SAÚDE LGBTQIA+
PRÁTICAS DE CUIDADO TRANSDISCIPLINAR

Saulo Vito Ciasca   Andrea Hercowitz   Ademir Lopes Junior

EDITORES

SAÚDE LGBTQIA+
PRÁTICAS DE CUIDADO TRANSDISCIPLINAR

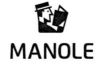

MANOLE

Copyright © Editora Manole Ltda., 2021, por meio de contrato com os editores.

Produção editorial: Juliana Waku
Projeto gráfico: Departamento Editorial da Editora Manole
Capa: Ricardo Yoshiaki Nitta Rodrigues
Imagem da capa: iStockphoto
Editoração eletrônica: Elisabeth Miyuki Fucuda e Luargraf
Ilustrações: Luargraf

CIP-BRASIL. CATALOGAÇÃO NA PUBLICAÇÃO
SINDICATO NACIONAL DOS EDITORES DE LIVROS, RJ

S272

Saúde LGBTQIA+ : práticas de cuidado transdisciplinar / editores Saulo Vito Ciasca, Andrea Hercowitz, Ademir Lopes Junior. - 1. ed. - Santana de Parnaíba [SP] : Manole, 2021.
: il. ; 28 cm.

    Apêndice
    Inclui bibliografia e índice
    ISBN 978-65-5576-116-0

    1. Minorias sexuais - Saúde e higiene. 2. Minorias sexuais - Saúde mental. 3. Minorias sexuais - Psicologia. I. Ciasca, Saulo Vito. II. Hercowitz, Andrea. III. Lopes Junior, Ademir.

20-67889   CDD: 613.04
                         CDU: 613.885

Maria Gleice Rodrigues de Souza - Bibliotecária - CRB-7/6439

Todos os direitos reservados.
Nenhuma parte deste livro poderá ser reproduzida, por qualquer processo, sem a permissão expressa dos editores. É proibida a reprodução por fotocópia.
A Editora Manole é filiada à ABDR – Associação Brasileira de Direitos Reprográficos.

1ª edição – 2021

Editora Manole Ltda.
Alameda América, 876
Tamboré – Santana de Parnaíba – SP – Brasil
CEP: 06543-315
Fone: (11) 4196-6000
www.manole.com.br | https://atendimento.manole.com.br/

Impresso no Brasil | *Printed in Brazil*

Editores

Saulo Vito Ciasca
Homem branco, cis e gay. Médico psiquiatra pela Faculdade de Medicina da Universidade de São Paulo (FMUSP), professor, psicoterapeuta com formação em Psicodrama, Psicoterapia Psicodinâmica Breve e Teatro. Coordenador da Área da Saúde da Aliança Nacional LGBTI+. Coordenador da Pós-graduação em Psiquiatria pela SANAR. Professor da disciplina de Saúde LGBTQIA+ na graduação em Medicina pela UNINOVE e de cursos de pós-graduação na área de sexualidade no Instituto de Psiquiatria do Hospital das Clínicas da FMUSP (IPq-HCFMUSP), Hospital Pérola Byington, FMABC, UNISAL e IBCMED. Pesquisador e colaborador voluntário do Ambulatório Transdisciplinar de Identidade de Gênero e Orientação Sexual (AMTIGOS) do IPq-HCFMUSP, especializado no cuidado de crianças e adolescentes com vivências de variabilidade de gênero. Membro da Comissão de Diversidade Sexual e Gênero da OAB. Membro voluntário da ONG Mães pela Diversidade. Membro da World Professional Association for Transgender Health (WPATH). Co-fundador do Cursinho Pré-Vestibular MedEnsina.

Andrea Hercowitz
Mulher branca, cis, hetero, tem 2 filhos LGBT. Pediatra e Hebiatra pela AMB e SBP. Membro dos Departamentos de Adolescência e de Pediatria Legal da Sociedade de Pediatria de São Paulo. Médica voluntária no Ambulatório Transdisciplinar de Identidade de Gênero e Orientação Sexual (AMTIGOS) do Instituto de Psiquiatria do Hospital das Clínicas da Faculdade de Medicina da Universidade de São Paulo. Membro do Conselho da ONG Mães pela Diversidade – SP. Hebiatra da Casa Viva Clínica de Tratamento de Transtornos Alimentares. Hebiatra do Centro de Especialidades Pediátricas do HIAE. Professora convidada da Faculdade Israelita de Ciências da Saúde Albert Einstein.

Ademir Lopes Junior
Homem branco, cis e gay. Médico de família e comunidade com graduação e residência pela Faculdade de Medicina da Universidade de São Paulo (FMUSP). Coordenador da Residência de Medicina de Família e Comunidade da FMUSP. Especialista em Educação de Profissionais da Saúde pela Universidade Federal do Ceará/Programa Faimer Brasil. Co-coordenador do Grupo de Trabalho de Gênero, Sexualidade, Diversidade e Direitos da Sociedade Brasileira de Medicina de Família e Comunidade e do GT de Populações (In)visibilizadas da Associação Brasileira de Educação Médica. Médico assistente no Centro de Saúde Escola Samuel B. Pessoa – FMUSP e Coordenador da Preceptoria Médica para profissionais da Estratégia de Saúde da Família na Associação Saúde da Família. Membro da World Professional Association for Transgender Health.

Autores

Ademir Lopes Junior
Homem branco, cis e gay. Médico de família e comunidade com graduação e residência pela Faculdade de Medicina da Universidade de São Paulo (FMUSP). Coordenador da Residência de Medicina de Família e Comunidade da FMUSP. Especialista em Educação de Profissionais da Saúde pela Universidade Federal do Ceará/Programa Faimer Brasil. Co-coordenador do Grupo de Trabalho de Gênero, Sexualidade, Diversidade e Direitos da Sociedade Brasileira de Medicina de Família e Comunidade e do GT de Populações (In)visibilizadas da Associação Brasileira de Educação Médica. Médico assistente no Centro de Saúde Escola Samuel B. Pessoa – FMUSP e Coordenador da Preceptoria Médica para profissionais da Estratégia de Saúde da Família na Associação Saúde da Família. Membro da World Professional Association for Transgender Health

Adriana Cezaretto
Lésbica, em um relacionamento homoafetivo há 11 anos, sendo 5 anos de casamento legalizado. Psicóloga de formação e Doutora em Saúde Pública. Pesquisadora colaboradora do Núcleo de Pesquisa em Direitos Humanos e Saúde da População LGBT+ (NUDHES) e professora de disciplina sobre saúde coletiva e atenção primária à saúde das populações em situação de vulnerabilidade social, em curso de graduação de Medicina.

Alan Carlos Braga de Arruda
Cirurgião dentista, graduado em Odontologia pela Universidade Estadual Paulista (UNESP) no Campus de Araçatuba. Especialista em Implantodontia, atua na área de Odontologia Estética e nas disfunções da articulação temporomandibular.

Alessandra Diehl
Psiquiatra, educadora sexual, Especialista em Dependência Química pela Universidade Federal de São Paulo (UNIFESP) e Sexualidade Humana pela Universidade de São Paulo (USP). Mestre e Doutora pela UNIFESP. Pós-doutoranda da USP Ribeirão Preto. Vice-presidente da Associação Brasileira de Estudos em Álcool e outras Drogas (ABEAD).

Alexander Salcedo Ballestrin
Ativista intersexo, pessoa transmasculina, bissexual, branco e defensor dos Direitos Humanos.

Allison Anjos
Bacharel em Ciências Biológicas pela Universidade Federal de Pernambuco. Mestre em Ciências Biológicas – Biologia Celular e Molecular pela Universidade Estadual Paulista. Doutor em Ciências Biológicas – Biologia Celular e Molecular pela Universidade Estadual Paulista, Campus Rio Claro.

Ana Canosa
Psicóloga clínica e terapeuta de casal. Especialista em Educação Sexual e em Terapia Sexual pela SBRASH/FMABC. Coordenadora do curso de pós-graduação em Educação em Sexualidade e em Terapia Sexual do Centro Universitário Salesiano (UNISAL). Diretora-editora da Sociedade Brasileira de Estudos em Sexualidade Humana (SBRASH).

Ana Carolina de Oliveira Costa
Mestre em Psicologia Clínica pela Pontifícia Universidade Católica de São Paulo (PUC-SP) em Envelhecimento e Sexualidade. Coordenadora de Grupos do Amadurecimento/Pesquisadora do LIM-27 do Instituto de Psiquiatria do Hospital das Clínicas da Faculdade de Medicina da Universidade de São Paulo (IPq-HCFMUSP).

Ana Lucia Cavalcanti
Médica Ginecologista e Obstetra, especializada em Sexualidade Humana e Psicoterapia. Mestrado e Doutorado em Obstetrícia e Ginecologia pela Faculdade de Medicina da Universidade São Paulo (FMUSP).

Ana Luiza Ferreira
Mulher transexual, usuária do Sistema Único de Saúde. Acadêmica de Medicina da Universidade Federal do Rio de Janeiro.

Ana Paula Andreotti Amorim
Pessoa branca, integrante do movimento LBT, militante LGBTI+. Médica de Família e Comunidade com residência pela Faculdade de Medicina da Universidade de São Paulo (FMUSP). Médica de Ensino e Pesquisa do Programa de Atenção Primária à Saúde da FMUSP. Atuante no movimento de mulheres lésbicas e bissexuais de São Paulo. Integrante do Comitê Técnico Municipal de Saúde LGBT da SMS de São Paulo. Integrante do GT de Gênero, Sexualidade, Diversidade e Direitos e do GT de Mulheres na Medicina de Família e Comunidade da SBMFC. Integrante da ABRASITTI.

André Henrique dos Santos Francisco
Homem, branco, cis, gay. Especialista em Sexualidade Humana (IBMR), Mestre e Doutorando em Antropologia (PPGA/UFF). Membro da Sociedade Brasileira de Estudos em Sexualidade Humana (SBRASH). Atua como educador sexual e como pesquisador de temas de gênero, corpo e sexualidade (com foco em masculinidades), bem como estudos relativos a tecnologia e modernidades, internet e redes sociais.

André Luiz da Silva
Monge da Ordem Soto Zen do budismo japonês. Médico de Família e Comunidade pela AMB/SBMFC. Mestrado em Ciências Médicas pela PUC-RS. Doutorado em Ciências da Saúde pela UFCSPA. Professor da Escola de Medicina da PUCRS e do Departamento de Saúde Coletiva da UFCSPA. Membro dos Grupos de Trabalho de Espiritualidade e Saúde e Sexualidade, Gênero, Diversidade e Direitos da SBMFC, representante do budismo no Diálogo Inter-religioso de Porto Alegre, cofundador da Rainbow Sangha Brasil – grupo de representação LGBTQIA+ dentro do budismo.

Andrea Hercowitz
Mulher branca, cis, hetero, tem 2 filhos LGBT. Pediatra e Hebiatra pela AMB e SBP. Membro dos Departamentos de Adolescência e de Pediatria Legal da Sociedade de Pediatria de São Paulo. Médica voluntária no Ambulatório Transdisciplinar de Identidade de Gênero e Orientação Sexual (AMTIGOS) do Instituto de Psiquiatria do Hospital das Clínicas da Faculdade de Medicina da Universidade de São Paulo. Membro do Conselho da ONG Mães pela Diversidade – SP. Hebiatra da Casa Viva Clínica de Tratamento de Transtornos Alimentares. Hebiatra do Centro de Especialidades Pediátricas do HIAE. Professora convidada da Faculdade Israelita de Ciências da Saúde Albert Einstein.

Andréa Lucia Torres Amorim
Sapiosexual, batizada pelo povo Guarani com o nome Rete Poty e pelo povo Quilombola com o nome Brisa. Jongueira. Educadora Popular. Mestrado e Doutorado em Saúde Coletiva e Ciências Humanas em Saúde pela Universidade Federal de São Paulo (UNIFESP) e Faculdade de Sociologia e Ciências Políticas Complutense de Madrid. Médica do SUS, na Estratégia de Saúde da Família (ESF) e Comunidade. Médica de equipe de saúde em Territórios Indígenas do Acre, Mato Grosso, Rondônia, Parque Indígena do Xingu e São Paulo, com vários Povos Indígenas diferentes. Médica da ESF em áreas rurais e periféricas (favela) e médica no Consultório na Rua em São Paulo (Pari e Brás). Terapeuta Comunitária. Professora da graduação de Medicina na Universidade Nove de Julho.

Andréa Tenório Correia da Silva
Formada na Faculdade de Ciências Médicas da Santa Casa de São Paulo. Médica de Família e Comunidade. Possui mestrado, doutorado e pós-doutorado pelo Departamento de Medicina Preventiva da Faculdade de Medicina da Universidade de São Paulo (FMUSP). Professora adjunta na Faculdade de Medicina de Jundiaí. Professora na Faculdade de Medicina Santa Marcelina e Coordenadora do módulo básico de Atenção Primária. Coordenadora do Núcleo de Pesquisa de Atenção Primária e Educação em Saúde – NUPAS-FASM. Orientadora de Mestrado e Doutorado pelo Programa de Pós-graduação em Saúde Coletiva do Departamento de Medicina Preventiva da FMUSP. Coordenadora dos Estudos PANDORA-SP (Saúde Mental do Profissional da Atenção Primária) e do Estudo multicêntrico MED-MENTAL (Depressão, Burnout e Ideação suicida em estudantes de medicina: o papel dos fatores do ambiente acadêmico). Áreas de pesquisa: atenção primária, saúde mental, determinantes de saúde, gestão em saúde, educação médica e ciência da implementação.

Andreia Beatriz Silva dos Santos
Mulher negra. Militante da Organização Política Reaja ou Será Morta, Reaja ou Será Morto, que luta contra o genocídio do povo negro. Médica de Família e Comunidade com Título de Especialista pela Sociedade Brasileira de Medicina de Família e Comunidade (SBMFC). Atua em uma equipe de saúde prisional da Penitenciária Lemos de Brito, em Salvador, Bahia. Mestre em Saúde Coletiva pela Universidade Estadual de Feira de Santana (UEFS). Docente da graduação em Medicina da UEFS. Pesquisadora do Núcleo Interdisciplinar de Estudos em Desigualdades em Saúde da UEFS. Coordenadora do Grupo de Trabalho em Saúde Prisional da SBMFC.

Andres Santos Jr
Mestre em Ciências da Saúde (Psiquiatria/Psicopatologia) e psicanalista. Pesquisador em Psicopatologia e Neuroestética. Supervisor do Ambulatório Longitudinal da residência em Psiquiatria no Departamento de Psiquiatria da Escola Paulista de Medicina da Universidade Federal de São Paulo (EPM-UNIFESP).

Angela Maggio da Fonseca
Livre-Docente em Ginecologia pela Faculdade de Medicina da Universidade de São Paulo (FMUSP). Professora Associada do Departamento de Obstetrícia e Ginecologia da FMUSP.

Anna Paula Uziel
Psicóloga, Doutora em Ciências Sociais. Professora da Universidade do Estado do Rio de Janeiro (UERJ).

Ariadne Ribeiro Ferreira
Mulher trans, bissexual, branca e defensora do SUS e dos Direitos Humanos. Pedagoga. Mestre e Doutoranda em Ciências pelo Departamento de Psiquiatria e Psicologia Médica da Universidade Federal de São Paulo. Especialista em Dependência Química pela Universidade Federal de São Paulo. Colaboradora do Comitê Técnico de Saúde Integral LGBTI da Secretaria Municipal de Saúde de São Paulo. Assessora de Apoio Comunitário do Programa Conjunto das Nações Unidas sobre HIV/Aids (UNAIDS).

Aroldo de Lara Cardoso Júnior
Psicólogo e advogado pela Pontifícia Universidade Católica de São Paulo (PUC-SP). Especialista em Adolescência pela Universidade Federal de São Paulo (UNIFESP). Formação em Psicodrama pelo Instituto Sedes Sapientiae. Membro da Federação Brasileira de Psicodrama. Mestrando em Psicologia Clínica pela PUC-SP. Fez o Curso de Extensão em Sexualidade pelo Hospital das Clínicas da Faculdade de Medicina da Universidade de São Paulo (HCFMUSP). Atua em consultório, hospitais e escolas.

Artur Kalichman
Homem cis, branco e heterossexual. Médico formado pela Faculdade de Ciências Médicas da Universidade do Estado do Rio de Janeiro. Residência médica, Mestrado e Doutorado no Departamento de Medicina Preventiva da Faculdade de Medicina da Universidade de São Paulo. Médico sanitarista no Centro de Referência e Treinamento em DST-Aids da SES-SP (CRT). Foi Coordenador do Programa Estadual de DST/Aids e Diretor do CRT entre 1996 e 2005 e coordenador adjunto de 2006 a 2019. Atualmente é técnico da Gerência de Vigilância Epidemiológica do CRT.

Beatriz Bork
Psicóloga com 28 anos de experiência em atendimentos clínicos. Doutoranda em Psicologia Clínica da Pontifícia Universidade Católica de São Paulo (PUCSP). Mestre em Psicologia Escolar e do Desenvolvimento Humano pela Universidade de São Paulo (USP). Especialista em atendimento clínico de pré-adolescentes e adolescentes pelo Instituto Sedes Sapientiae com base psicodinâmica dentro da teoria psicanalítica. Atua no Ambulatório Transdisciplinar de Identidade de Gênero e Orientação Sexual (AMTIGOS) no Hospital das Clínicas da Faculdade de Medicina da Universidade de São Paulo – atendendo grupo de adultos transgêneros em 2014 e atendimentos/supervisão de famílias de crianças e adolescentes trans desde 2015.

Bernardo Banducci Rahe
Homem cis gay. Psiquiatra, Professor de Psiquiatria da Faculdade Santa Marcelina. Membro da AGLP e WPATH. Trabalha na área de Saúde Mental da População LGBTI+, Dependências Químicas e Não Químicas. Estudioso da Arte Drag.

Braulina Aurora Baniwa
Indígena, mulher, mãe e pesquisadora do povo Baniwa. Bacharela em Antropologia, Mestranda em Antropologia Social na Universidade de Brasília (UnB). Membra pesquisadora do coletivo de pesquisadores indígenas no Projeto Acervo Memórias Indígenas no Brasil. Pesquisadora no Observatório Dos Direitos e Políticas Indigenistas (OBIND/UnB) e 6ª Câmara. Membra do corpo editorial do Projeto Vozes Indígenas na Produção do Conhecimento (ENSP-Fiocruz) e Vozes Indígenas no Diálogos da Diáspora. Pesquisadora do Laboratório Matula/UnB dos povos tradicionais. Membra fundadora da Articulação Brasileira de Indígenas Antropologes (ABIA).

Breno Rosostolato
Psicólogo. Especialista em Educação e Terapia Sexual pelo Centro Universitário Salesiano de São Paulo (UNISAL). Integrante do Grupo de Pesquisa em Sexualidade Humana do UNISAL, cadastrado no diretório do Conselho Nacional de Desenvolvimento Científico e Tecnológico (CNPq). Professor do curso de Pós-graduação em Educação em Sexualidade (UNISAL) e das disciplinas de Psicologia, Antropologia e Sociologia e Preceptor da Liga Acadêmica de Psicologia (Faculdade Santa Marcelina).

Bruno Forato Branquinho
Homem cis gay. Psiquiatra formado pela Faculdade de Medicina da Universidade de São Paulo (FMUSP) e com residência no Hospital das Clínicas da FMUSP (HCFMUSP). Psicanalista de orientação lacaniana. Assina coluna sobre saúde LGBT na Carta Capital e é psiquiatra voluntário no projeto Casa 1.

Bruno Pereira Stelet
Doutor em Saúde Publica pela ENSP-Fiocruz. Médico de Família e Comunidade na Secretaria de Saúde do Distrito Federal. Preceptor do Programa de Residência em Medicina de Família e Comunidade da Escola Superior de Ciências da Saúde ESCS-DF.

Carlos Alberto Pessoa Rosa
Formado na Faculdade de Ciências Médicas da Santa Casa de São Paulo. Especialista em Cardiologia e Clínica Médica. Membro da Câmara de Cardiologia e Delegado Regional do Cremesp. Ex-membro do Conselho Consultivo do Cremesp. Participou como autor do livro *Atestado médico: prática e ética*, do livro *Bioética clínica: reflexões e discussões sobre casos selecionados*, coordenação do Professor Doutor Gabriel Oselka, foi coordenador e autor do livro *Relação médico-paciente: um encontro*, todos editados pelo Cremesp. Publicou ainda *Mortalis: um ensaio sobre a morte*, prêmio Xerox-LivroAberto, ensaio.

Carlos Eduardo de Castro e Silva Carreira
Pessoa binária, homem cisgênero homossexual, branco, de expressão de gênero não conforme. Professor de Direito Internacional e Direitos Humanos e Advogado. Diretor Acadêmico do Centro de Pesquisas em Proteção Internacional de Minorias da Universidade de São Paulo (USP). Coordenador de Relações Internacionais da Comissão de Diversidade Sexual e de Gênero da OAB/SP e Conselheiro Científico do Grupo de Advogados pela Diversidade Sexual e de Gênero. Mestrando em Direito Internacional pela Faculdade de Direito da USP. Especialista em Direito das Famílias e Sucessões pela Escola Paulista de Direito e Bacharel em Direito pela UNESP.

Carolina Iara de Oliveira
Mulher intersexo, travesti, negra e vive com HIV/aids. Foi eleita co-vereadora em São Paulo pela Bancada Feminista do PSOL. Mestranda em Ciências Humanas e Sociais, assistente de políticas públicas da prefeitura de São Paulo e ativista de movimentos sociais como a Associação Brasileira de Intersexos (ABRAI) e Rede Nacional de Adolescentes e Jovens vivendo com HIV/aids.

Cassiana Léa do Espírito Santo
Mulher cis heterossexual, paulistana, amante da diversidade. Psicóloga pela Universidade Mackenzie. Psicodramatista pelo convênio entre a Sociedade de Psicodrama de São Paulo e a Pontifícia Universidade Católica de São Paulo (SOPSP/PUC-SP). Acompanhante Terapêutica pelo Instituto Sedes Sapientiae. Especialista em Dependência Química pela Unidade de Pesquisas em Álcool e Drogas, da Universidade Federal de São Paulo (UNIAD/UNIFESP). Membro da Coordenação do Psicodrama Público On-Line, desdobrado do Centro Cultural São Paulo. Supervisora do Núcleo de Adultos do Ambulatório Transdisciplinar de Identidade de Gênero e Orientação Sexual (AMTIGOS) do Instituto de Psiquiatria do Hospital das Clínicas da Faculdade de Medicina da Universidade de São Paulo (IPq-HCFMUSP).

Daniel Augusto Mori Gagliotti
Homem, cis, branco, gay, preferência pronominal: ele/dele. Médico graduado pela Faculdade de Medicina da Universidade de São Paulo (FMUSP). Residência em Psiquiatria pelo Instituto de Psiquiatria do Hospital das Clínicas da FMUSP (IPq-HCFMUSP). Psiquiatra do Ambulatório Transdisciplinar de Identidade de Gênero e Orientação Sexual (AMTIGOS) do IPq-HCFMUSP e do Grupo de Assistência Psicológica ao Aluno (GRAPAL) da FMUSP. Atua também em consultório privado. É membro da World Professional Association for transgender Health (WPATH), Associação Brasileira de Psiquiatria (ABP) e American Psychiatric Association (APA). É autor de diversos capítulos na área da saúde LGBT e advoga a favor da luta pela garantia à saúde e direitos humanos LGBTQIA+.

Daniela Vinhas Bertolini
Médica Pediatra e Infectologista Pediátrica. Doutora em Pediatria pela Faculdade de Medicina da Universidade de São Paulo (FMUSP). Infectologista Pediátrica do Programa Estadual e Municipal de DST/Aids de São Paulo. Coordenadora da Equipe da Pediatria do Centro de Referência e Treinamento em DST/Aids – Programa Estadual São Paulo.

Débora Silva Teixeira
Médica formada pela Universidade Federal do Rio de Janeiro (UFRJ). Especialista em Medicina de Família e Comunidade com residência pela UERJ. Professora da Faculdade de Ciências Médicas da Universidade do Estado do Rio de Janeiro (UERJ). Mestre em Educação em Ciências e Saúde pela UFRJ. Doutoranda do Instituto de Medicina Social/UERJ. Pesquisadora do Laboratório Interdisciplinar de Pesquisa em Atenção Primária à Saúde (LIPAPS). Colaboradora do Grupo de Trabalho Gênero, Sexualidade, Diversidade e Direitos, do Grupo de Mulheres na MFC e do Grupo de Trabalho de Saúde da População Negra, todos organizados pela Sociedade Brasileira de Medicina de Família. Participante da coorte 2020 do Columbia Women's Leadership Network organizado pelo Columbia Global Center, Rio de Janeiro.

Denise Leite Vieira
Mulher cis, heterossexual, branca, feminista e defensora do Sistema Único de Saúde (SUS) e dos Direitos Humanos. Psicóloga. Doutora em Ciências pelo Departamento de Psiquiatria e Psicologia Médica da Universidade Federal de São Paulo (UNIFESP). Especialista em Educação em Sexualidade pelo Centro Universitário Salesiano de São Paulo (UNISAL), e em Sexologia Clínica pelo Centro de Sexologia de Brasília/Escola Bahiana de Medicina e Saúde Pública (Cesex/EBMSP). Integrante do Grupo de Pesquisa "Sexualidade Humana" (CNPq) do UNISAL. Membro da Associação Brasileira Profissional para a Saúde Integral de Pessoas Travestis, Transexuais e Intersexo (ABRASITTI). Colaboradora do Comitê Técnico de Saúde Integral LGBTI da Secretaria Municipal de Saúde de São Paulo. Coordenadora Adjunta do Núcleo de Estudos, Pesquisa, Extensão e Assistência à Pessoa Trans Professor Roberto Farina da UNIFESP (Núcleo TransUnifesp).

Denison Melo de Aguiar
Homem pardo, cis, gay. Graduado em Direito pela Universidade da Amazônia. Advogado. Mestre em Direito Ambiental pelo Programa de Pós-graduação em Direito Ambiental da Universidade do Estado do Amazonas (PPGDA-UEA). Professor da Universidade do Estado do Amazonas (UEA). Doutorando pelo Programa de Pós-Graduação em Direito da Universidade Federal do Estado de Minas Gerias (PPGD-UFMG). Coordenador de: I. Clínica de Mecanismos de Soluções de Conflitos (MArbiC-UEA); II. Clínica de Direito LGBT (CLGBT-UEA) e III. Clínica de Direito dos animais (YINUAKA-UEA), todas na Universidade do Estado do Amazonas. Editor Adjunto da Nova

Hileia – PPGDA/UEA. Editor Chefe da Equidade – Direito/UEA. Coordenador na graduação de Direito do Núcleo Editorial da Mestrado em Direito Ambiental (NEDAM-UEA)

Denize Ornelas Pereira Salvador de Oliveira
Mulher cis negra, mãe, feminista e militante antirracismo no Coletivo NegreX de Estudantes de Medicina e Médices Negres. Graduada em Medicina pela Universidade Federal Fluminense e Mestre em Saúde da Família pela Universidade Federal de São Paulo. Médica de Família e Comunidade pela SBMFC, Especialista em Educação, Saúde e Terapia Sexual pelo IEPOS – Hospital Pérola Byington. Docente do Curso de Medicina da Universidade Nove de Julho e Coordenadora do Programa de Residência em Medicina de Família e Comunidade da Secretária de Saúde de São Bernardo do Campo.

Denny Tavares da Silva
Homem trans, heterossexual, preto com ascendência indígena, defensor do Sistema Único de Saúde (SUS) e dos Direitos Humanos. Bacharel em Educação Física pela Universidade Paulista (UNIP), com bolsa integral do Programa Universidade para Todos (PROUNI). Especialista em Fisiologia do Exercício e Treinamento Resistido na Saúde, na Doença e no Envelhecimento pela Escola de Educação Permanente (EEP) da Faculdade de Medicina da Universidade de São Paulo (FMUSP). Profissional de Educação Física no Núcleo Ampliado à Saúde da Família na Atenção Básica (NASF-AB).

Desirèe Monteiro Cordeiro
Psicóloga formada pela Pontifícia Universidade Católica de São Paulo (PUC-SP). Psicodramatista Sociedade Paulista de Psicodrama (PUC-SP/SOPSP). Mestre em Ciências pelo Departamento de Psiquiatria da Faculdade de Medicina da Universidade de São Paulo (FMUSP). Psicóloga voluntária supervisora de atendimento de Adolescentes no Ambulatório Transdisciplinar de Identidade de Gênero e Orientação Sexual (AMTIGOS). Membro da World Professional Association for Transgender Health – WPATH (Associação Profissional Mundial de Saúde de Transgêneros).

Diângeli Soares Camargo
Médica de Família e Comunidade titulada pela Sociedade Brasileira de Medicina de Família e Comunidade e pela Associação Médica Brasileira (SBMFC/AMB). Mestre em Saúde da Família pela Universidade Estadual Paulista (UNESP/Botucatu). Atua como Médica de Família e Comunidade no Hospital Israelita Albert Einstein e como docente do curso de Medicina da Universidade Anhembi Morumbi.

Diogo Almeida
Homem trans, bissexual, caiçara. Graduado em Recursos Humanos, atuante do terceiro setor, usuário do Sistema Único de Saúde.

Dionne do Carmo Araújo Freitas
Mulher branca intersexo heterossexual, com a vivência trans. Terapeuta Ocupacional formada pela Faculdade de Medicina de Ribeirão Preto da Universidade de São Paulo (USP). Pós-graduação Lato Sensu pelo Programa de Residência Multiprofissional em Atenção e Cuidado Hospitalar na Saúde do Adulto e Idoso pela Faculdade de Medicina da Universidade de São Paulo (FMUSP) e Pós-graduação Strito Sensu Mestrado em Desenvolvimento Territorial Sustentável – Redes Sociais e Políticas Públicas pela Universidade Federal do Paraná (UFPR). Trabalha em um Centro de Atenção Psicossocial na Região Metropolitana de Curitiba. Diretora Consultora de Saúde da Associação Brasileira de Intersexos, Diretora da Área de Intersexos da Aliança Nacional LGBTI, Membro da Associação Brasileira de Famílias Homotransafetivas, além da atuação no movimento Social Intersexo e Aliada LGBT+.

Dorli Kamkhagi
Doutora em Psicologia Clínica. Mestre em Gerontologia. Cordenadora de Grupos do Amadurecimento /Pesquisadora do LIM-27 do Instituto de Psiquiatria do Hospital das Clínicas da Faculdade de Medicina da Universidade de São Paulo.

Durval Damiani
Professor Livre-Docente. Chefe da Unidade de Endocrinologia Pediátrica do Instituto da Criança do Hospital das Clínicas da Faculdade de Medicina da Universidade de São Paulo (ICr-HCFMUSP).

Edson Luiz Defendi
Homem cis gay. Psicólogo. Doutor em Psicologia Clínica pela Pontifícia Universidade Católica de São Paulo (PUC-SP). Especialista em Psicoterapia Familiar e de Casal pela PUC-SP e em Psicologia Hospitalar e Reabilitação pela Faculdade de Medicina da Universidade de São Paulo (FMUSP). Atua em consultório particular e como moderador do GpaiH – Grupo de pais homossexuais em São Paulo, além de atuar como coordenador técnico na organização Fundação Dorina.

Elis de Moraes Pena
Psicóloga pela Pontifícia Universidade Católica de São Paulo (PUC-SP). Possui formação em Coordenação de Grupos na Abordagem Fenomenológica-Existencial pelo Fenô∑Grupos. Colaboradora voluntária do Ambulatório Transdisciplinar de Identidade de Gênero e Orientação Sexual (AMTIGOS) do Instituto de Psiquiatria do Hospital das Clínicas da Faculdade de Medicina da Universidade de São Paulo (IPq-HCFMUSP).

Érica Ferraz
Membra da Comissão de Diversidade Sexual e de Gênero da OAB São Paulo. Ativista pela causa Trans e das Travestis. Educação sexual, prevenção ao HIV/Aids e IST.

Érika Mendonça das Neves
Médica Ginecologista e Obstetra, especializada em Sexualidade Humana e Psicanálise. Mestrado e Doutorado em Obstetrícia e Ginecologia pela Faculdade de Medicina da Universidade São Paulo (FMUSP).

Felipe Campos do Vale
Farmacêutico pela Universidade Federal do Maranhão. Mestre em Saúde Coletiva pela Faculdade de Medicina da Universidade de São Paulo (FMUSP). Analista de Saúde – Farmacêutico do SAE DST AIDS Cidade Dutra. Farmacêutico do Centro de Saúde Escola Samuel B Pessoa FMUSP.

Fer Pontes Battaglia
Psicólogo formado pela Universidade de São Paulo (USP). Mestrando em Psicologia Clínica na Universidade de São Paulo, com especialização em Terapias Comportamentais. Membro da Transgender Professional Association for Transgender Health. Psicoterapeuta e pesquisador de pessoas LGBTI+, especialmente pessoas trans.

Fernanda Amancio Nasrallah
Mulher cisgênera, bissexual. Ativista da causa LGBTI+ e Direitos Humanos, possui experiência profissional na área de HIV/Aids. Graduanda do curso de Saúde Pública na Universidade de São Paulo (USP) e ex-graduanda em Gestão de Políticas Públicas na mesma Universidade.

Fernando Augusto de Souza Guimarães
Doutorando do Programa de Pós-graduação em Sociologia da Universidade Federal de São Carlos (PPGS-UFSCar). Possui pela mesma instituição Mestrado em Sociologia e Bacharelado em Ciências Sociais. Atua principalmente na área de Sociologia da Religião, pesquisando a intersecção entre sexualidade e religião, mais especificamente os dicursos sobre homossexualidade no cristianismo. É também membro do Núcleo de Estudos de Religião, Economia e Política (NEREP) e do Comitê Editorial da Revista Áskesis.

Fillipe Teixeira Tinoco Rodrigues
Homem branco, cis, gay. Médico de família e comunidade com graduação pela Universidade Federal do Rio de Janeiro (UFRJ/Campus Macaé) e residência pela Universidade do Estado do Rio de Janeiro (UERJ). Médico na Clínica da Família Estivadores no município do Rio de Janeiro. Cursa o programa de Mestrado Profissional em Atenção Psicossocial do Instituto de Psiquiatria da UFRJ (IPUB-UFRJ).

Flavia H. A. Garcia Marchi
Esposa do Marcelo e mãe da Beatriz. Graduada em Fonoaudiologia pela Universidade de São Paulo (USP). Especialista em Neurogeriatria pelo Hospital das Clínicas da Faculdade de Medicina da Universidade de São Paulo (HCFMUSP). Mestre em Ciências (FMUSP). Especialista em Administração Hospitalar e de Sistemas de Saúde (CEAHS – Fundação Getúlio Vargas-SP). Integra a equipe de profissionais da Facial Team Brasil.

Francirosy Campos Barbosa
Mulher, cis, heterossexual, branca, faz uso do lenço islâmico. Antropóloga, Professora Associada no Departamento de Psicologia da Universidade de São Paulo, FFCLRP. Pós-doutorado na Universidade de Oxford. Coordenadora do Grupo de Antropologia em Contextos Islâmicos e Árabes (GRACIAS). Muçulmana revertida ao Islam há sete anos, pesquisadora de comunidades muçulmanas há 22 anos.

Frederic Pouget
Homem branco, cis, gay. Doutor em História Cultural pela Universidade Estadual de Campinas (UNICAMP). Mestre em Arqueologia pela Universidade de São Paulo (USP). Bacharel em Ciências Sociais (USP). Psicanalista.

Gabriela Calazans
Mulher, branca, cis, heterossexual. Psicóloga, especialista em Saúde Coletiva, Mestre em Psicologia Social pela Pontifícia Universidade Católica de São Paulo (PUC-SP) e Doutora em Medicina Preventiva pela Faculdade de Medicina da Universidade de São Paulo (FMUSP). Pesquisadora no Departamento de Medicina Preventiva da FMUSP. Integra o Núcleo de Estudos para Prevenção da Aids da Universidade de São Paulo, NEPAIDS-USP, e o Comitê Técnico de Saúde Integral de Lésbicas, Gays, Bissexuais, Travestis e Transexuais, Intersexo da Secretaria Municipal de Saúde de São Paulo.

Gaia Qav
Física pela Universidade Federal de Santa Catarina (UFSC). Especialista em mídias digitais. Idealizadora do projeto Meu Clitóris Minhas Regras.

Guilherme Antoniacomi Pereira
Médico de Família e Comunidade em São Bernardo do Campo/SP. Membro do Grupo de Trabalho Gênero, Sexualidade, Diversidade e Direitos da Sociedade Brasileira de Medicina de Família e Comunidade.

Gustavo Antonio Raimondi
Homem, branco, cis gay, médico-educador, com residência em Médico de Família e Comunidade pela Faculdade de Medicina da Universidade Federal de Uberlândia (UFU). Doutor em Saúde Coletiva pela Universidade Estadual de Campinas (UNICAMP), com período sanduíche na University of Massachusetts, Amherst, MA, EUA, tendo recebido a Menção Honrosa na Área de Saúde Coletiva no Prêmio Capes de Teses 2020, com a tese intitulada "Corpos que (não) importam na prática médica: uma autoetnografia performática sobre o corpo gay na escola médica". Professor de Saúde Coletiva da Faculdade de Medicina da Universidade Federal de Uberlândia. Co-fundador e Membro do Grupo de Trabalho de Populações

(In)Visibilizadas e Diversidades da Associação Brasileira de Educação Médica.

Heloíse Fruchi
Mestranda em Antropologia Social. Pesquisadora pelo CÓCCIX, Núcleo de Estudos de Gênero, Corpo e Cidade do Departamento de Antropologia da Universidade de São Paulo. Idealizadora (trans não-binárie branca) da Icamiaba, Instituição de Autodefesa e Arquitetura Corporal Feminista e LGBTQI, onde ministra atividades práticas e teóricas e presta serviços de consultoria em Políticas de Diversidade, Segurança e Comunicação. Especialista em Violência de Gênero, Tecnologias de Corpo-Gênero, Pós-Feminismos e Feminismos Decoloniais. Conselheira em temáticas de Gênero e Sexualidade da Sexta do Mês, núcleo de articulação de simpósios e seminários do Programa de Pós-graduação em Antropologia Social (PPGAS) da Universidade de São Paulo.

Igor Oliveira Trindade
Homem branco, cis, gay. Nutricionista pelo Centro Universitário São Camilo. Fundador da Liga Acadêmica de Nutrição em Gerontologia. Diretor do Coletivo Guarda-Chuva, voltado à saúde integral da população LGBTQI+.

Inês Eugênia Ribeiro da Costa
Graduação em Odontologia pela Universidade Federal de Pernambuco. Mestrado em Saúde Coletiva pela Universidade Federal de Pernambuco. Diretora Geral de Gestão Estratégica da Informação e Custos em Saúde – Secretaria Estadual de Saúde. Tem experiência na área de Saúde Coletiva, com ênfase em Saúde Coletiva, atuando principalmente nos temas: planejamento, descentralização e gestão, monitoramento e economia da saúde.

Ivana Warwick
Profissional de TI e pastora na Igreja da Comunidade Metropolitana de São Paulo. Mulher trans, assumiu seu gênero depois dos 50. Manteve sua fé cristã, vivenciada desde a infância, e renovada para entender o amor irrestrito de Deus por toda a humanidade em sua diversidade. Estudante de Teologia e candidata ao ofício clerical em sua denominação, a ICM – Igreja da Comunidade Metropolitana (Metropolitan Community Church).

Ivone de Oliveira
Mulher cadeirante, bissexual. Formada em Ciências Contábeis. Militante ativista pela diversidade sexual responsável pela inclusão da pessoa com deficiência na Parada LBGT de São Paulo. Teve poliomielite aos 6 meses de nascida que a deixou com sequelas e uma delas foi a de não poder andar com os próprios pés. Andar de cadeira de rodas nunca a impediu de correr atrás de seus sonhos e objetivos.

Jackeline Giusti
Mestre e Doutora em Ciência pela Faculdade de Medicina da Universidade de São Paulo. Psiquiatra supervisora no Ambulatório de Adolescentes Impulsivos (uso de drogas e automutilação) no Serviço de Psiquiatria da Infância e Adolescência (SEPIA) do Instituto de Psiquiatria do Hospital das Clínicas da Faculdade de Medicina da Universidade de São Paulo (IPq-HCFMUSP).

Jenifer Morais de Melo
Mulher cis lésbica. Residência Médica em Ginecologia e Obstetrícia pela Maternidade Ana Braga. Pós-graduada em Psiquiatria pela Faculdade de Ciências Médicas da Santa Casa de São Paulo. Ginecologista da Secretária de Estado de Saúde do Amazonas (SES-AM).

João Paulo Junqueira Magalhães Afonso
Homem, branco, cis, gay, preferência pronominal: ele/dele. Médico formado pela Escola Paulista de Medicina da Universidade Federal de São Paulo (EPM-UNIFESP). Residência Médica em Dermatologia pela EPM-UNIFESP. Especialização em Dermatologia Avançada pela EPM-UNIFESP. Especialização em Dermatoscopia pela EPM-UNIFESP. Membro Titular da Sociedade Brasileira de Dermatologia. Membro Titular da Sociedade Brasileira de Cirurgia Dermatológica. Membro Titular do Grupo Brasileiro de Melanoma. Médico Dermatologista do Corpo Clínico do Hospital Sírio-Libanês. Produz conteúdos educativos sobre Dermatologia, Beleza e Arte no canal do Youtube Dermart by João Paulo Junqueira e Instagram @joaopaulojunqueiradermato.

Job dos Reis
Homem branco, cis gay. Psicólogo. Especialista em Sexualidade Humana pela Universidade Estadual de Campinas (UNICAMP) e SBRASH. Especialista em Terapia Cognitivo Comportamental pelo INESP SP. Professor em diversos cursos de formação e especialização em sexualidade. Membro do grupo de estudos em Terapia Afirmativa LGBT – coordenado pelo Psicólogo Klécius Borges. Psicólogo colaborador do Ambulatório Transdisciplinar de Identidade de Gênero e Orientação Sexual (AMTIGOS) do Instituto de Psiquiatria do Hospital das Clínicas da Faculdade de Medicina da Universidade de São Paulo (IPq-HCFMUSP).

Joel Hirtz do Nascimento Navarro
Fisioterapeuta graduado pelo Centro Universitário Metodista do Sul, do IPA. Doutor em Saúde Coletiva pela Universidade Federal do Espírito Santo (UFES) e Mestre em Gerontologia Biomédica pela Pontifícia Universidade Católica do Rio Grande do Sul (PUCRS). Membro do Núcleo de Pesquisa em Política, Gestão e Avaliação em Saúde Coletiva (NUPGASC) da UFES. Desenvolve estudos sobre envelhecimento, sexualidade e gênero.

Jônatas de Oliveira
Nutricionista formado pela Universidade Federal de São Paulo (UNIFESP). Aprimorado em Transtornos Alimentares pelo Programa de Transtornos Alimentares (AMBULIM) do Instituto de Psiquiatria do Hospital das Clínicas da Faculdade de Me-

dicina da Universidade de São Paulo (IPq-HCFMUSP). Mestrando em Ciências pela FMUSP e pesquisador colaborador do AMBULIM. Colaborador do Ambulatório do Grupo de Estudos em Comer Compulsivo e Obesidade (GRECCO) do AMBULIM.

José Paulo Fiks
Psiquiatra, Psicoterapeuta, MD, PHD Mestre em Semiótica, Doutor em Comunicação, Pós-Doutor em Ciências da Saúde. Pesquisador em Neuroestética. Professor afiliado (Affiliate Professor) e Pesquisador do PROVE (Serviço de Assistência e Pesquisa em Violência e Estresse Pós-Traumático) do Departamento de Psiquiatria da Escola Paulista de Medicina da Universidade Federal de São Paulo (EPM-UNIFESP).

Julia Kaddis El Khouri
Mulher trans. Psicóloga clínica, analista junguiana e Doutora em Psicologia Clínica pela Pontifícia Universidade Católica de São Paulo (PUC-SP). Membro didata do IPAC/AJB. Filiada à International Association for Analytical Psychology (IAAP). Membro terapeuta do IBTSANDPLAY, filiada à International Society for Sandplay Therapy (ISST). É colaboradora voluntária do Ambulatório Transdisciplinar de Identidade de Gênero e Orientação Sexual (AMTIGOS) do Instituto de Psiquiatria do Hospital das Clínicas da Faculdade de Medicina da Universidade de São Paulo (IPq-HCFMUSP).

Karine Schlüter
Médica ginecologista e obstetra. Graduação em Medicina pela Faculdade de Medicina da Universidade Federal do Rio Grande do Sul (UFRGS). Residência em Ginecologia e Obstetrícia na Maternidade de Campinas, Campinas, SP. Título de Especialista em Ginecologia e Obstetrícia (TEGO) pela Federação Brasileira de Ginecologia e Obstetrícia (FEBRASGO). Título de Especialista em Videolaparoscopia e Videohisteroscopia pela FEBRASGO. Título de Especialista em Sexualidade Humana pela Sociedade Brasileira de Estudos em Sexualidade Humana (SBRASH). Trabalhou como médica voluntária do Ambulatório Transdisciplinar de Identidade de Gênero e Orientação Sexual (AMTIGOS) do Instituto de Psiquiatria do Hospital das Clínicas da Faculdade de Medicina da Universidade de São Paulo (IPq-HCFMUSP). Médica voluntária do Ambulatório de Gênero e Sexualidades (AMBGEN) da Universidade Estadual de Campinas (UNICAMP).

Leandra Steinmetz
Médica assistente da Unidade de Endocrinologia Pediátrica do Instituto da Criança do Hospital das Clínicas da Faculdade de Medicina da Universidade de São Paulo (ICr-HCFMUSP).

Leandro Augusto Pinto Benedito
Homem cis gay. Psiquiatra com formação pela Faculdade de Medicina da Universidade de São Paulo (FMUSP) e especialização em Psicopatologia Fenomenológica pela Faculdade de Ciências Médicas da Santa Casa de São Paulo. Médico colaborador do Ambulatório Transdisciplinar de Identidade de Gênero e Orientação Sexual (AMTIGOS) do Instituto de Psiquiatria do Hospital das Clínicas da FMUSP.

Liliane de Oliveira Caetano
Mulher negra, periférica, cis heterossexual, militante de Direitos Humanos. Assistente Social, graduada pela Faculdade Paulista de Serviço Social de São Caetano do Sul. Especialista em Políticas Públicas e Gestão de Projetos Sociais pela Faculdade Paulista de Serviço Social de São Caetano do Sul. Atua no Ambulatório Transdisciplinar de Identidade de Gênero e Orientação Sexual do Instituto de Psiquiatria do Hospital das Clínicas da Faculdade de Medicina da Universidade de São Paulo. Representação do Conselho Federal de Serviço Social (CFESS) como Conselheira titular/suplente no Conselho Nacional de Combate à Discriminação e Promoção dos Direitos de Lésbicas, Gays, Bissexuais, Travestis e Transexuais de 2015 até 2019 e, na Comissão para Estudo da Transexualidade do Conselho Federal de Medicina (CFM) de 2016 até 2018.

Luana Mendes da Silva Fernandes
Mulher, cisgênera, bissexual, negra. Psicóloga. Doutorando em Saúde Pública pela Universidade de São Paulo (USP). Mestre em Saúde Pública pela USP. Aprimoramento em Psicologia da Saúde – FUNDAP. Residência em Psicologia Clínica no Programa de Atenção a Tentativas de Suicídio – CNPq. Extensão em Clínica Psiquiátrica – Hospital das Clínicas da Faculdade de Medicina da Universidade de São Paulo (HCFMUSP). Extensão em Tanatologia – FMUSP. Atuação nos equipamentos de Saúde Pública, em serviço técnico especializado, principalmente nas áreas de saúde mental e prevenção ao suicídio com foco em populações vulneráveis. Membro pesquisador do Laboratório de Saúde Mental Coletiva da Faculdade de Saúde Pública da USP.

Luanda Pires
Cis lésbica negra. Advogada e Palestrante. Especialista em Direito Contratual, Homoafetivo e de Gênero. Pós-graduanda em Direitos Humanos, Responsabilidade Social e Cidadania Global pela Pontifícia Universidade Católica (PUC-RS). Presidenta da Associação Brasileira de Mulheres Lésbicas, Bissexuais, Travestis, Transexuais e Intersexos (ABMLBTI) . Secretária Executiva da Comissão da Diversidade Sexual e de Gênero da OAB/SP. Diretora-Tesoureira do Grupo de Advogados pela Diversidade Sexual e de Gênero (GADVs). Coordenadora do Me Too Brasil. Líder da pauta LGBTI+ no Movimento Advogadas do Brasil. Coordenadora do Projeto "Diversidade Importa" no Movimento Mulheres com Direito. Membra da Associação Brasileira das Mulheres de Carreira Jurídica (ABMCJ SP). Membra das Comissões da Mulher Advogada e Igualdade Racial da OAB/SP. Representante da Comissão da Diversidade Sexual e de Gênero da OAB/SP na Frente Parlamentar em Defesa dos Direitos das Pessoas LGBTQIA+ da Assembleia Legislativa do Estado de São Paulo.

Lucas Garcia Alves Ferreira
Homem cis, endossexo, gay. Biomédico e doutorando em Biologia Molecular. Graduação em Biomedicina pela Escola Paulista de Medicina da Universidade Federal de São Paulo (EPM-UNIFESP). Mestrado pelo Programa de Pós-graduação em Farmacologia da EPM-UNIFESP. Doutorado em andamento pelo Programa de Pós-graduação em Biologia Molecular da EPM-UNIFESP, desenvolvendo projetos de pesquisa relacionados às Diversidades/Diferenças de Desenvolvimento do Sexo (DDS).

Lucas Naufal Macedo
Homem branco, cis, gay. Médico e Psiquiatra pela Faculdade de Medicina da Universidade de São Paulo (FMUSP). Colaborador do Ambulatório de Impulso Sexual Excessivo e de Prevenção aos Desfechos Negativos associados ao Comportamento Sexual (AISEP) do Instituto de Psiquiatria do Hospital das Clínicas da FMUSP (IPq-HCFMUSP). Colaborador do Programa de Psiquiatria Social e Cultural (PROSOL) do IPq-HCFMUSP.

Lucas Pereira de Melo
Homem negro, cis gay e pernambucano. Enfermeiro. Professor Doutor do Departamento de Enfermagem Psiquiátrica e Ciências Humanas da Escola de Enfermagem de Ribeirão Preto da Universidade de São Paulo (EERP-USP) na área de Ciências Sociais aplicadas à Saúde e à Enfermagem. Líder do Laboratório de Pesquisas Sociais em Saúde e Enfermagem. Tutor da Liga de Gênero e Sexualidade da EERP-USP.

Luciane Gonzalez Valle
Psicóloga cognitiva, experiência de 25 anos na área clínica. Especialista em Psicoterapia Cognitiva. Pós-graduada em Psicopatologia e Psicofarmacologia pelo Instituto Sedes Sapientiae e em Socionomia pela Pontifícia Universidade Católica de São Paulo. Psicóloga colaboradora e responsável pela área de psicologia infantil do Ambulatório Transdisciplinar de Identidade de Gênero e Orientação Sexual (AMTIGOS) do Instituto de Psiquiatria do Hospital das Clínicas da Faculdade de Medicina da Universidade de São Paulo (IPq-HCFMUSP).

Luiz Valério Soares da Cunha Junior
Negro, gay, candomblecista, nordestino, homem cis. Bacharel em Fisioterapia – Universidade Salgado de Oliveira. Especialista em Saúde Pública – Gestão de Sistemas e Ações de Saúde – Universidade Estadual de Pernambuco. Especialista em Micropolítica da Gestão e Trabalho em Saúde, com Ênfase na Gestão Estadual – Universidade Federal Fluminense. Coordenador Estadual de Saúde da População LGBT. Coordenador do Comitê Técnico Estadual de Saúde LGBT. Conselheiro Estadual do Conselho de Direitos para a População LGBT.

Luiza Valle de Oliveira Brízida
Acadêmica da Faculdade de Medicina da Universidade de Brasília.

Magnus Regios Dias da Silva
Homem cis gay e endossexo. Professor Associado Livre Docente de Endocrinologia da Escola Paulista de Medicina da Universidade Federal de São Paulo (EPM-Unifesp). Chefe do Ambulatório de Endocrinologia do Desenvolvimento e Transição Adolescente-Adulto e Coordenador do Núcleo TransUnifesp. Membro da Sociedade Brasileira de Endocrinologia e Metabologia, Endocrine Society e da Associação Associação Brasileira pela Saúde Integral de Travestis, Transexuais e Intersexo (ABRASITTI). Assessor Técnico de Políticas Públicas para População LGBTQIA+.

Maíra Caricari Saavedra
Fonoaudióloga. Graduada pela Pontifícia Universidade Católica de São Paulo (PUC-SP). Especialista em Saúde Coletiva pela PUC-SP. Atuou como integrante das primeiras equipes do Núcleo de Apoio à Saúde da Família (NASF) da cidade de São Paulo, com atuação em serviços públicos de atenção básica à saúde no SUS. Atua no Ambulatório Transdisciplinar de Identidade de Gênero e Orientação Sexual (AMTIGOS) do Instituto de Psiquiatria do Hospital das Clínicas da Faculdade de Medicina da Universidade de São Paulo. Membro da World Professional Association for Transgender Health (WPATH – Associação Profissional Mundial de Saúde de Transgêneros).

Maíra Monteiro Marques
Cirurgiã Plástica Estética e Reconstrutiva. Graduada, pós-graduada em Cirurgia Geral, Cirurgia Plástica pela Universidade de São Paulo. Pós-graduação Latu Sensu em Cirurgia Plástica do Contorno Corporal pela Universidade de São Paulo. *Fellowship* em Pittsburgh EUA em Contorno Corporal Pós Bariatrica. Coordenação de Serviços de Cirurgia Plástica Reconstrutiva em Cirurgia de Contorno Corporal Pós-bariátrica, Queimados e Reconstrução de Face desde 2010. Atuação em Clínica Particular com Cirurgia Estética desde 2010 atuando em todas as subespecialidades da cirurgia plástica com equipe multidisciplinar e contando com mais de 5 mil procedimentos estéticos nos últimos 10 anos.

Marcele Paiva
Doutora em Saúde Coletiva pelo Instituto de Medicina Social da Universidade do Estado do Rio de Janeiro (IMS-UERJ). Professora Assistente do Departamento de Medicina Integral, Familiar e Comunitária da UERJ. Preceptora do Programa de Residência de Medicina Família e Comunidade da UERJ.

Marcelo Limão Gonçalves
Licenciado em Matemática, bacharel em Sociologia e Política, MBA em Gestão de Negócios e graduando em Psicologia. Professor universitário e consultor empresarial, especialista em diversidade e saúde mental no trabalho. Colabora nos cursos de atualização em "Transtornos Mentais Relacionados ao Trabalho" e "Psicologia da Saúde Ocupacional", do Instituto de Psicologia do Hospital das Clínicas da Faculdade de Medicina da Universidade de São Paulo (IPq-USP). É conselheiro na

ONG "Mães pela diversidade" e coordenador do projeto "O amor vence", de acolhimento às mães e pais de filhos LGBTQIA+, junto à assessoria de políticas para a diversidade sexual da prefeitura de Jundiaí/SP.

Márcia Morikawa
Psiquiatra da Infância e Adolescência formada pelo Instituto de Psiquiatria do Hospital das Clínicas da Faculdade de Medicina da Universidade de São Paulo (IPq-HCFMUSP). Psiquiatra do corpo clínico do Hospital Sírio-Libanês. Psiquiatra do corpo clínico do Hospital Israelita Albert Einstein. Médica Assistente do Serviço de Psiquiatria da Infância e Adolescência (SEPIA) do IPq-HCFMUSP. Supervisora Médica do Hospital Dia Infantil do SEPIA IPq-HCFMUSP. Psiquiatra Infantil do AMTIGOS do IPq-HCFMUSP. Médica Coordenadora do Programa de Ansiedade na Infância e Adolescência (PROTAIA) do IPq-HCFMUSP.

Márcia Rocha
Travesti, empresária, advogada, pós-graduada em Educação Sexual e coordenadora do projeto Transempregos.

Marco de Tubino Scanavino
Médico pela Universidade Federal de Ciências da Saúde de Porto Alegre (UFCSPA). Mestre e Doutor em Ciências da Saúde, na Área de Concentração da Psiquiatria. Colaborador do Programa Ambulatorial Integrado dos Transtornos do Impulso (ProAMITI) do Instituto de Psiquiatria do Hospital das Clínicas da Faculdade de Medicina da Universidade de São Paulo (IPq-HCFMUSP). Pós-Doutor na área de concentração das Moléstias Infecciosas e Parasitárias, pela FMUSP. Médico assistente do IPq-HCFMUSP no Centro de Reabilitação e Hospital-Dia (CRHD). Fundador e Coordenador do Ambulatório de Impulso Sexual Excessivo e de Prevenção aos Desfechos Negativos associados ao Comportamento Sexual (AISEP-IPq-HCFMUSP). Professor do Departamento de Psiquiatria da FMUSP e Orientador Pleno da Pós-graduação em Fisiopatologia Experimental da FMUSP.

Maria Lia Silva Zerbini
Mulher, cis, branca, bi. Enfermeira pela Universidade de São Paulo (EEUSP). Especialização em Saúde Coletiva pela Faculdade de Medicina da Universidade de São Paulo (FMUSP) e Micropolítica da Gestão e Trabalho em Saúde pela Universidade Federal Fluminense (UFF). Mestre em Saúde Coletiva na área de Avaliação de Políticas Públicas pela Universidade Federal do Rio Grande do Sul (UFRGS). Trabalha no Programa Municipal de DST/Aids, Tuberculose e Hepatites Virais do Município de Ribeirão Preto. Facilitadora de aprendizagem no projeto de desenvolvimento da gestão de programas de residências e preceptoria no SUS pelo IEP Hospital Sírio-Libanês (DGPSUS-IEPS/HSL).

Marianne Regina Araújo Sabino
Mulher negra, cisgênera, heterossexual. Médica de Família e Comunidade (MFC) da cidade do Recife. Professora de MFC da Faculdade de Ciências Médicas da Universidade de Pernambuco. Iniciou atendimento a pessoas trans ainda na Residência Médica de MFC e contribuiu com o Espaço Trans do Hospital das Clínicas da Universidade Federal de Pernambuco (HC-UFPE). Hoje faz parte da Unidade de Saúde da Família Brasilit, que é a referência em atendimento a pessoas trans do Distrito Sanitário IV da cidade do Recife.

Marina Ganzarolli
Cis lésbica branca. Mestra e Doutoranda em Sociologia Jurídica pela Universidade de São Paulo. Advogada especialista em Compliance Cultural, Direito da Mulher e da Diversidade. Conselheira Estadual Titular e Presidenta da Comissão de Diversidade Sexual e de Gênero da OAB/SP. Pesquisadora do Núcleo Direito e Democracia do Centro Brasileiro de Análise e Planejamento (CEBRAP). Assessora Especial para Direitos LGBT da ABMCJ – Associação Brasileira das Mulheres de Carreiras Jurídicas São Paulo. Diretora-Secretária do Grupo de Advogados pela Diversidade Sexual e de Gênero (GADVs).

Mario Cesar Vilhena
Bacharel, Mestre e Doutor em Direito. Advogado e militante de direitos humanos, em especial dos direitos indígenas e dos povos e comunidades tradicionais e das pessoas com deficiência. Professor convidado do curso de Gestão de Políticas Públicas da EACH-USP.

Mario Thadeu Leme de Barros Filho
Bacharel, Mestre e Doutor em Direito. Advogado, Professor do Eixo de Humanidades do Curso de Medicina da Faculdade Israelita de Ciências da Saúde Albert Einstein.

Mateus Ricardo dos Santos
Homem, cis, negro, gay. Acadêmico de Medicina da Faculdade de Medicina da Universidade de São Paulo. Membro do Coletivo LGBT NEGSS – Núcleo de Estudos em Gênero Saúde e Sexualidade – e membro do GT de Gênero, Sexualidade, Diversidade e Direitos da SBMFC. Diretor da Liga de Prevenção e Tratamento à infecção pelo HIV/Aids. Interessado nas áreas de educação médica, sexualidade, gênero e raça/cor.

Mauro Barbosa Júnior
Professor de cursos lato senso. Atua na área de fisioterapia em sexualidade e saúde sexual. Membro do Comitê Científico da Sociedade Brasileira de Sexualidade Humana.

Mila Torii Corrêa Leite
Professora Adjunta da Disciplina de Cirurgia Pediátrica da Escola Paulista de Medicina da Universidade Federal de São Paulo (UNIFESP). Professora Doutora.

Milton Roberto Furst Crenitte
Médico Geriatra. Doutorando em Ciências pela Faculdade de Medicina da Universidade de São Paulo (FMUSP). Coordenador médico do ambulatório de sexualidade da pessoa idosa do Hospital das Clínicas da FMUSP. Professor de curso de Medicina da Universidade de São Caetano do Sul. Voluntário da ONG Eternamente SOU.

Miranda Lima
Médico pela Universidade Federal do Maranhão. Psiquiatra pelo Hospital Geral de Carapicuíba na Secretaria Estadual de Saúde de São Paulo, travesti pelo Conselho Federal de Medicina, homem trans algo feminino por mim mesmo. Atua como preceptor da Residência de Psiquiatria do Hospital Geral de Carapicuíba, psiquiatra pela Secretaria Municipal de Saúde de Taboão da Serra e psiquiatra voluntário do Ambulatório do Núcleo de Assistência Multiprofissional à Pessoa Trans da Universidade Federal de São Paulo (UNIFESP).

Murilo Moura Sarno
Homem branco, cis gay e baiano. Médico de família e comunidade com graduação pela Faculdade de Medicina da Universidade Federal da Bahia (UFba). Titulado pela Sociedade Brasileira de Medicina de Família e Comunidade (SBMFC). Atuou em serviços de saúde da família no município de São Paulo. Professor de Atenção Primária no curso de Medicina no Centro Universitário FMABC. Professor de Habilidades Médicas no curso de Medicina da USCS Campus Bela Vista. Coordenador da Unidade Curricular Habilidades Médicas do curso de Medicina da USJT Campus Cubatão. Mestre em Ciências da Saúde pelo Centro Universitário FMABC. Membro do GT de Gênero, Sexualidade, Diversidade e Direitos e do GT de Ensinagem da SBMFC.

Natalia Tenore Rocha
Enfermeira pela Universidade Federal de São Paulo. Especialista em Urgência e Emergência pelo Instituto de Ensino e Pesquisa Albert Einstein. Membro fundador do Núcleo de Estudos, Pesquisa, Extensão e Assistência à Pessoa Trans Professor Roberto Farina da Universidade Federal de São Paulo – Núcleo TransUnifesp. Atua no ambulatório do Núcleo TransUnifesp e em serviço de pronto atendimento.

Paulo Iotti
Cis gay branco. Doutor e Mestre em Direito Constitucional pela Instituição Toledo de Ensino. Especialista em Direito da Diversidade Sexual e de Gênero e em Direito Homoafetivo. Advogado e Professor Universitário. Diretor-Presidente do Grupo de Advogados pela Diversidade Sexual e de Gênero (GADvS). Integrante da Comissão de Diversidade Sexual e de Gênero da OAB/SP.

Pedro Fernandes
Homem cis gay, pessoa com deficiência. Nascido em Petrópolis, Região Serrana do Rio de Janeiro. Graduação em Marketing pela Universidade Norte do Paraná (UNOPAR). Pós-graduação em Gestão Pública pela Universidade Norte do Paraná (UNOPAR). Graduando em Serviço Social pela Universidade Norte do Paraná (UNOPAR). Atuante do Conselho Municipal de Cultura de Petrópolis, do Fórum Popular de Cultura de Petrópolis, do Conselho Municipal da Pessoa com Deficiência de Petrópolis (CMDDPD) e da União Nacional LGBT.

Rachel Esteves Soeiro
Mulher branca cis gênero heterossexual. Graduada em Medicina pela Faculdade de Ciências Médicas da Universidade Estadual de Campinas (UNICAMP). Residência em Medicina de Família e Comunidade pela UNICAMP. Mestrado em Ciências na Área de Concentração de Saúde da Criança e do Adolescente pela UNICAMP com a Dissertação: "Invisíveis ou indesejáveis: adolescentes em situação de rua e a violência ancorada em seu cotidiano". Doutoranda em Saúde Materna no CAISM, UNICAMP. Trabalhou com a Organização Humanitária Médicos sem Fronteiras em projetos no Níger, Sudão do Sul, República Democrática do Congo e Guiné. Atualmente é médica da equipe do Consultório na Rua de Campinas, supervisora do Programa Mais Médicos em Campinas, preceptora do quarto ano de Medicina e da Residência em Medicina de Família e Comunidade na Faculdade de Ciências Médicas da UNICAMP.

Rafael Isaac Pires Albano
Homem cis bissexual. Médico graduado pela Faculdade de Medicina da Universidade de São Paulo de Ribeirão Preto. Residente de Psiquiatria pela Secretaria Municipal de São Bernardo do Campo.

Rafael Zeni
Homem cis gay. Psicólogo clínico, sexólogo e educador sexual. Palestrante dos temas sobre sexualidade e membro do Coletivo Ser, podcast sobre sexualidade e saúde sexual.

Ralcyon Francis Azevedo de Teixeira
Médico Infectologista pelo HC-FMUSP. Supervisor do Pronto Socorro (2013-2018) e diretor da Divisão Médica (2018-2020) do Instituto de Infectologia "Emílio Ribas".

Regina Moura
Médica. Docente do Departamento de Medicina Integral, Familiar e Comunitária da Faculdade de Ciências Médicas da Universidade do Estado do Rio de Janeiro (UERJ) (aposentada). Preceptora do Programa de Residência em Medicina de Família e Comunidade do Departamento de Medicina Integral, Familiar e Comunitária Mestre em Sexologia.

Reinaldo Ayer de Oliveira
Médico. Professor de Bioética do Departamento de Medicina Legal, Ética Médica e Medicina Social e do Trabalho da Faculdade de Medicina da Universidade de São Paulo.

Renata Carneiro Vieira
Mulher branca, cis e lésbica. Médica de família e comunidade. Especialista em Gestão em Saúde e em Atenção Domiciliar. Pós-graduação em Sexologia pelo Hospital Pérola Byington.

Ricardo Barbosa Martins
Homem cis homossexual. Psicólogo no Centro de Referência e Treinamento (CRT) em DST/Aids. Doutor em Psicologia Social e Mestre em Psicologia Clínica pelo Instituto de Psicologia da Universidade de São Paulo (IPUSP). Psicólogo membro e Diretor do Ambulatório de Saúde Integral para Travestis e Transexuais do CRT – São Paulo. Professor universitário da Unicapital – Universidade Brasil Unidade Mooca.

Ricardo Vasconcelos
Médico clínico geral e infectologista formado pela Faculdade de Medicina da Universidade de São Paulo (FMUSP). Trabalha como médico assistente no SEAP HIV, ambulatório especializado em HIV do Hospital das Clínicas da FMUSP e como coordenador médico de importantes estudos de prevenção da FMUSP, como o iPrEX, Projeto PrEP Brasil, HPTN 083 de PrEP injetável de longa duração e estudo MOSAICO de vacina preventiva contra o HIV. Atualmente terminando o doutorado com PrEP e infecções sexualmente transmissíveis na FMUSP.

Rita Helena Borret
Mulher cisgênero, preta e lésbica. Médica de Família e Comunidade – Universidade Federal do Rio de Janeiro (UFRJ). Especialista em Gênero e Sexualidade pelo Clam-IMS. Mestre em Saúde Coletiva com ênfase em Atenção Primária pela UFRJ. Doutoranda em Saúde Pública pela ENSP/FIOCRUZ/RJ.

Rodrigo Fonseca Martins Leite
Médico pela Faculdade de Medicina da Universidade de São Paulo (FMUSP). Especialista em Psiquiatria Clínica pelo Instituto de Psiquiatria do Hospital das Clínicas da FMUSP (IPq-HCFMUSP). Mestre em Mental Health Policies and Services – Universidade Nova de Lisboa – Portugal. Diretor de Relações Institucionais do IPq-HCFMUSP. Coordenador do curso de Medicina da UniFAJ.

Rodrigo Itocazo Rocha
Doutor em Ciências pela Faculdade de Medicina da Universidade de São Paulo (FMUSP). Médico Assistente da Divisão de Cirurgia Plástica do Hospital das Clínicas da FMUSP. Cirurgião plástico responsável pelo Programa de Cirurgias de Afirmação Genital do Hospital Estadual Mário Covas. Regente do Capítulo de Genitália e Intersexo da Sociedade Brasileira de Cirurgia Plástica. Revisor do corpo editorial da Revista Brasileira de Cirurgia Plástica.

Rogerio Cukierman
Rabino da Congregação Israelita Paulista. Formou-se rabino pela Escola Rabínica do Hebrew College, um seminário rabínico pluralista. Mestrados em Educação Judaica pelo Hebrew College, em Estudos Judaicos pelo Hebrew Union College e em Economia pela Universidade de Tel Aviv. Formado em Administração de Empresas pela EAESP-FGV. Tem focado sua atuação rabínica na construção de espaços de educação judaica pluralista e de perspectivas judaicas baseadas no acolhimento, na justiça e na inclusão.

Ronaldo Zacharias
Pós-doutorado em Democracia e Direitos Humanos (Ius Gentium Conimbrigae) pela Universidade de Coimbra, Portugal. Doutor em Teologia Moral (Weston Jesuit School of Theology) pela Universidade de Cambridge, Estados Unidos. Coordenador do Curso de Pós-graduação em Educação em Sexualidade do Centro Universitário Salesiano de São Paulo (UNISAL). Secretário da Sociedade Brasileira de Teologia Moral (SBTM). Sacerdote pertencente à Sociedade de São Francisco de Sales (Salesianos de Dom Bosco).

Samira Alves Matos
Mulher branca transexual. Assistente social do consultório na rua na Secretaria de Saúde em Bompar. Já foi agente de saúde e agente social.

Saulo Vito Ciasca
Homem branco, cis e gay. Médico psiquiatra pela Faculdade de Medicina da Universidade de São Paulo (FMUSP), professor, psicoterapeuta com formação em Psicodrama, Psicoterapia Psicodinâmica Breve e Teatro. Coordenador da Área da Saúde da Aliança Nacional LGBTI+. Coordenador da Pós-graduação em Psiquiatria pela SANAR. Professor da disciplina de Saúde LGBTQIA+ na graduação em Medicina pela UNINOVE e de cursos de pós-graduação na área de sexualidade no Instituto de Psiquiatria do Hospital das Clínicas da FMUSP (IPq-HCFMUSP), Hospital Pérola Byington, FMABC, UNISAL e IBCMED. Pesquisador e colaborador voluntário do Ambulatório Transdisciplinar de Identidade de Gênero e Orientação Sexual (AMTIGOS) do IPq-HCFMUSP, especializado no cuidado de crianças e adolescentes com vivências de variabilidade de gênero. Membro da Comissão de Diversidade Sexual e Gênero da OAB. Membro voluntário da ONG Mães pela Diversidade. Membro da World Professional Association for Transgender Health (WPATH). Co-fundador do Cursinho Pré-Vestibular MedEnsina.

Silvia Almeida
Assistente de Responsabilidade Social. Atuou como Consultora do UNAIDS – Programa das Nações Unidas para AIDS. Membro Fundadora do MNCP – Movimento Nacional de Cidadãs PositHIVas, Membro do GIV – Grupo de Incentivo à Vida, Membro do Instituto Cultural Barong, Colaboradora da ONG Reprolatina – Soluções em Saúde Sexual e Reprodutiva.

Simone Rocha Figueredo
Mulher cis, heterossexual, parda. Médica de Família e Comunidade, com graduação e residência pela Faculdade de Medicina da Universidade de São Paulo (FMUSP). Atua no Centro

de Saúde-Escola Samuel B. Pessoa (CSEB-FMUSP), e participa da coordenação da residência de Medicina de Família e Comunidade da FMUSP.

Stephan Sperling
Médico, especialista em Medicina de Família e Comunidade. Médico sênior do Escritório de Compromisso Social da Sociedade Beneficente de Senhoras Hospital Sírio-Libanês. Iyàwó de tradição Nàgó-Ègbá e Juremado na tradição pernambucana da Jurema Sagrada pela Zeladora-de-Santo Maria José Santos de Carvalho, Ìyálòrìsà Zezé de Òsun, sacerdotisa do Ilé Oba Àse Ìyálá Omi.

Sylvia Faria Marzano
Graduada pela Faculdade de Ciências Médicas da Pontifícia Universidade Católica de São Paulo (PUC-SP). Especialização em Cirurgia e Urologia Pediátricas no Hospital Infantil Darcy Vargas de São Paulo. Pós graduada – pela Sociedade Brasileira de Estudos da Sexualidade Humana (SBRASH), Instituto ISEXP e Faculdade de Medicina do ABC em Terapia Sexual. Pós-graduada pela F&Z – Assessoria e desenvolvimento em Educação e Saúde e Pontifícia Universidade Católica de Goiás (PUC GO) em Psicoterapia Socio dramática de Família, Casais e Grupos. Psicodramatista pela FEBRAP. Terapeuta de Eye Moviment Dessensitization and Reprocessing (EMDR). Médica Urologista do ambulatório de especialidade do AMA – E Jardim Guairacá, da Prefeitura de São Paulo em parceria com a SPDM – Escola Paulista de Medicina. Professora do Curso de Pós-graduação em Terapia Sexual da Universidade Salesianos Pio XI (UNISAL). Professora do Curso de Pós-graduação em Sexologia Clínica do IBCMED – Universidade Juscelino Kubitschek. Terapeuta de família, casal e sexual. Psicodramatista e Terapeuta em EMDR em atendimentos em São Paulo e São Caetano do Sul.

Thaís Emília de Campos dos Santos
Doutora e Mestre em Educação (UNESP), linha Psicologia da Educação, pesquisadora em Educação, Sexualidade, Autonomia, Moralidade e Diversidade Sexual/Intersexo. Psicopedagoga e Pedagoga Habilitada em Educação Especial (UNESP). Aperfeiçoamento em Educação Inclusiva (SEE-USP). Presidenta e cofundadora da Associação Brasileira Intersexo. Coordenadora do projeto "Dê Coração" parceria com a Rede de Apoio "Jacob (y)" (UNIFESP). Diretora do Instituto "Jacob Cristopher": Educação, Diversidade e Inclusão Social. Formação em Psicanálise. Parceira técnica das Comissões de Diversidade de Sexo e Gênero da OAB.

Thiago Félix Pinheiro
Homem cis branco e bissexual. Psicólogo com Mestrado, Doutorado e Pós-doutorado em Saúde Coletiva pela Faculdade de Medicina da Universidade de São Paulo (FMUSP). Pesquisador do Núcleo de Pesquisa em Direitos Humanos e Saúde da População LGBT (NUDHES) da Santa Casa de São Paulo e do Núcleo de Estudos para Prevenção da Aids (NEPAIDS) da USP.

Tiago da Silva Porto
Médico pela Faculdade de Medicina da Universidade de São Paulo. Psicanalista membro da Sociedade Brasileira de Psicanálise de São Paulo e membro do Departamento de Psicanálise do Instituto Sedes Sapientiae.

Uri Lam
Rabino da Congregação Israelita Templo Beth-El, em São Paulo. Vice-Presidente do Conselho Rabínico Reformista do Brasil. Membro do Fórum do Diálogo Inter-Religioso Nacional entre Judeus e Cristãos. Professor do Instituto Ibero-Americano de Formação Rabínica Reformista (IIFRR). Psicólogo (Instituto de Psicologia da Universidade de São Paulo – IPUSP) e Mestre em Filosofia (Pontifícia Universidade Católica de Campinas – PUC-Camp).

Vandréa Nunes Cordeiro Garcia Rodrigues
Mulher cis panssexual, cafuza. Médica de família e comunidade graduada pela Universidade do Estado do Rio de Janeiro (UERJ). Titulada pela SBMFC. Especialista em Saúde da Família pela Universidade Federal de São Paulo (UNIFESP). Especialista em Acupuntura pela CMBA. Mestranda em Saúde da Família pela Universidade Estadual Paulista (UNESP-Botucatu).

Vanessa Cristina Baptista
Mulher cis, hétero, parda, paulistana. Graduação em Psicologia pela Universidade Paulista. Especialização em Terapia Cognitivo-Comportamental pelo Instituto de Psiquiatria do Hospital das Clínicas da Faculdade de Medicina da Universidade de São Paulo (IPq-HCFMUSP), em Transtornos Alimentares pelo IPq-HCFMUSP. Atualização em Ansiedade e Depressão – AMBAM – GRUDA pelo IPq-HCFMUSP, Atualização em Sexualidade, Identidade de Gênero e Orientação Sexual no Ambulatório Transdisciplinar de Identidade de Gênero e Orientação Sexual (AMTIGOS) do IPq-HCFMUSP. Extensão em Sexologia Médica. Psicóloga colaboradora do Ambulatório de Bulimia e Transtornos Alimentares (AMBULIM) do IPq-HCFMUSP e do AMTIGOS do IPq-HCFMUSP. Mestranda em Ciências pela FMUSP. Pós-graduanda em Terapia Sexual Lato Sensu no Centro Universitário Salesiano (UNISAL). Professora convidada do curso de Pós-Graduação em terapia Cognitivo Comportamental no Centro Universitário Salesiano (UNISAL).

Vinícius Lacerda Ribeiro
Homem, cis, branco, gay, preferência pronominal: ele/dele. Médico graduado pela Universidade de Brasília (UnB). Residência em Cirurgia Geral e Cirurgia do Aparelho Digestivo pela Faculdade de Medicina da Universidade de São Paulo (FMUSP). Realiza atendimentos em coloproctologia no ambulatório de Doenças Infecciosas do Ânus e Reto no Hospital das Clínicas da FMUSP. Médico plantonista no Hospital Israelita Albert Einstein. Médico cirurgião geral no Hospital Municipal da Vila Santa Catarina. Escreve para a Coluna de Saúde LGBT+ da revista Carta Capital. Instagram @drvinilacerda com dicas de

saúde para a população LGBTQI+. Atende também em consultório particular.

Virginia Janet García Machado
Uruguaia residente no Brasil desde 2009. Psicóloga pela Universidad de la República do Uruguai com revalidação do diploma pela Universidade Federal Fluminense (UFF). Especialista em grupos, casal e família (Centro Gestáltico de Montevideo). Especialista em Psicologia Clínica (Instituto Gestalt de São Paulo). Clown-terapeuta pela A Arte de ser Grande. Colaboradora do Ambulatório Transdisciplinar de Identidade de Gênero e Orientação Sexual (AMTIGOS) do Instituto de Psiquiatria do Hospital das Clínicas da Faculdade de Medicina da Universidade de São Paulo (IPq-HCFMUSP).

Vivian I. Avelino-Silva
Médica Infectologista. Professora Doutora do Departamento de Moléstias Infecciosas e Parasitárias da Faculdade de Medicina da Universidade de São Paulo e Docente da Faculdade Israelita de Ciências da Saúde Albert Einstein. Professora Adjunta do Departamento de Epidemiologia e Bioestatística da Universidade da Califórnia São Francisco.

Walter Mastelaro Neto
Homem cisgênero, identifica-se como assexual estrito pan-grayrromântico. Graduado em Direito pela Faculdade Anhanguera de Rondonópolis. Militante em questões de diversidade sexual e de gênero, falando especialmente sobre as questões envolvendo assexualidades e monodissidência. Coordenador do Núcleo de Saúde e Diversidade da Comissão de Diversidade Sexual e de Gênero da OABSP.

Wandson Alves Ribeiro Padilha
Homem negro, cis gay e nordestino. Médico de Família e Comunidade. Preceptor da Residência de Medicina de Família e Comunidade da UNIVASF. Mestrando em Saúde da Família pela Fiocruz – PE. Médico assistente do ambulatório de atenção integral à saúde de pessoas trans e travestis de Petrolina – PE.

Dedicatória

Dedicamos este livro a todas as pessoas lésbicas, gays, bissexuais, transexuais binárias e não binárias, travestis, *queer*, intersexo, assexuais, pansexuais e de outras identidades, que se orgulham de ser quem são e que lutam pela liberdade e diversidade.

Agradecemos a todos os nossos estudantes e residentes que nos ensinam diariamente. Que nos colocam em encruzilhadas quando perguntam o que não sabemos e nos fazem perceber que muitas vezes ninguém sabe ainda. Somos gratos às pessoas de quem cuidamos, que compartilham seus segredos, suas angústias e comemoram suas conquistas. Àqueles que dizem, "vou te contar algo que ainda não contei para ninguém". À Manole e em especial à Karina Balhes, por acreditarem no nosso projeto. Às autoras, autores e todos aqueles que de alguma forma colaboraram nas várias etapas desse projeto. Nosso muito obrigado!

Editores

Agradeço à família na qual nasci. Aos meus avós que, em meio às adversidades e atrocidades que viveram, tiveram a capacidade de se reinventar e de ensinar aos seus descendentes o valor dos estudos, das amizades e da força de vontade, mantendo suas crenças, apesar de toda discriminação e violência que sofreram. Aos meus pais, Clara e Ike, que me transmitiram esses ensinamentos e mostraram que a beleza do ser humano é ser diverso e que todos merecem o nosso respeito. Aos meus irmãos, Beto e Celo e minhas sobrinhas, que reforçaram a certeza do valor da diversidade. Ao meu marido, Fabio, meu eterno companheiro, pelo apoio, compreensão e paciência de sempre e por ser o pai que toda filha e todo filho mereceria ter. E ao meu filho Rafa e minha filha Luli, com os quais aprendo diariamente, que me abriram as portas do mundo LGBTQIA+ e me transformaram como mulher, mãe e profissional.

Andrea

A todas as pessoas que praticam o amor, o respeito, o acolhimento, a escuta. Sinto-me honrado por tantas delas terem passado pelo meu caminho. Ao meu marido Rafael, com quem tive as primeiras ideias de concepção deste livro. Sua serenidade, escuta e parceria me confortam e fortalecem. Obrigado Rafa! Aos meus outros familiares, seres que enchem minha vida de sabores, cores, calor, afeto, espiritualidade e luz. Elaine, Dálio, Ísis, André, Wanda e Andres: obrigado por me lembrarem sempre o que é mais importante na vida. Aos meus tios, Andres Junior e José Paulo, que permanecem como fonte de inspiração e modelo. Obrigado, amigas e amigos, que me aceitam, torcem, desafiam e com quem tanto rio e choro. E por fim, a todas as pessoas que acreditaram e fizeram acontecer este projeto!

Saulo

Agradeço a todas aquelas pessoas que saíram do armário para lutar por direitos e tornar possível a publicação de um livro como esse. Aos colegas de trabalho, que deram apoio ao longo de 2020 para que, em meio a uma pandemia, eu conseguisse conciliar a rotina de atendimentos, aulas e reuniões com o projeto do livro. Aos colegas do GT Gênero, Sexualidade, Diversidade e Direitos da SBMFC e de Populações (In)visibilizadas da ABEM, pelos aprendizados e trabalho conjunto. Ao meu pai, Ademir, que nos deixou um pouco antes do lançamento deste livro, que conta um pouco da nossa relação. À minha mãe, Valmiria, por demonstrar que podemos mudar. Ao meu irmão, Anderson, que me ensina sobre diversidade de uma outra perspectiva. Um agradecimento especial ao Fe, meu companheiro, que me instiga a sair do comum, pela compreensão, parceria e apoio.

Ademir

Durante o processo de edição desta obra, foram tomados todos os cuidados para assegurar a publicação de informações técnicas, precisas e atualizadas conforme lei, normas e regras de órgãos de classe aplicáveis à matéria, incluindo códigos de ética, bem como sobre práticas geralmente aceitas pela comunidade acadêmica e/ou técnica, segundo a experiência do autor da obra, pesquisa científica e dados existentes até a data da publicação. As linhas de pesquisa ou de argumentação do autor, assim como suas opiniões, não são necessariamente as da Editora, de modo que esta não pode ser responsabilizada por quaisquer erros ou omissões desta obra que sirvam de apoio à prática profissional do leitor.

Do mesmo modo, foram empregados todos os esforços para garantir a proteção dos direitos de autor envolvidos na obra, inclusive quanto às obras de terceiros e imagens e ilustrações aqui reproduzidas. Caso algum autor se sinta prejudicado, favor entrar em contato com a Editora.

Finalmente, cabe orientar o leitor que a citação de passagens da obra com o objetivo de debate ou exemplificação ou ainda a reprodução de pequenos trechos da obra para uso privado, sem intuito comercial e desde que não prejudique a normal exploração da obra, são, por um lado, permitidas pela Lei de Direitos Autorais, art. 46, incisos II e III. Por outro, a mesma Lei de Direitos Autorais, no art. 29, incisos I, VI e VII, proíbe a reprodução parcial ou integral desta obra, sem prévia autorização, para uso coletivo, bem como o compartilhamento indiscriminado de cópias não autorizadas, inclusive em grupos de grande audiência em redes sociais e aplicativos de mensagens instantâneas. Essa prática prejudica a normal exploração da obra pelo seu autor, ameaçando a edição técnica e universitária de livros científicos e didáticos e a produção de novas obras de qualquer autor.

Sumário

Prefácio – Prof. Dr. Mílton de Arruda Martins XXVII

Prefácio – Maju Giorgi XXIX

Apresentação XXXI

Glossário XXXIII

Seção I – "Nada sobre nós, sem nós"

1 Narrativas de usuários, profissionais e estudantes LGBTQIA+ no sistema de saúde 1
Adriana Cezaretto, Igor Oliveira Trindade, Luana Mendes da Silva Fernandes, Ana Luiza Ferreira, Érica Ferraz, Márcia Rocha, Diogo Almeida, Carolina Iara de Oliveira, Walter Mastelaro Neto, Vandréa Nunes Cordeiro Garcia Rodrigues

Seção II – Introdução à sexualidade humana e diversidade

2 Definições da sexualidade humana 12
Saulo Vito Ciasca, Andrea Hercowitz, Ademir Lopes Junior

3 Aspectos históricos da sexualidade humana e desafios para a despatologização 18
Saulo Vito Ciasca, Frederic Pouget

4 Determinação e diferenciação biológica do sexo e suas diversidades 28
Karine Schlüter, Lucas Garcia Alves Ferreira, Magnus Regios Dias da Silva

5 Desenvolvimento da identidade de gênero 38
Andrea Hercowitz, Márcia Morikawa, Saulo Vito Ciasca, Ademir Lopes Junior

6 Desenvolvimento da orientação afetivo-sexual 44
Andrea Hercowitz, Saulo Vito Ciasca, Ademir Lopes Junior

7 Identidades sexuais e de gênero e suas relações com a cultura 51
Carolina Iara de Oliveira, André Henrique dos Santos Francisco, Marcelo Limão Gonçalves

8 Vulnerabilidades, interseccionalidades e estresse de minorias 59
Rita Helena Borret, Denize Ornelas Pereira Salvador de Oliveira, Andréa Lucia Torres Amorim, Braulina Aurora Baniwa

9 Religiões e suas interfaces com a diversidade sexual e de gênero 72
Denison Melo de Aguiar, André Luiz da Silva, Stephan Sperling, Ronaldo Zacharias, Fernando Augusto de Souza Guimarães, Ivana Warwick, Francirosy Campos Barbosa, Rogerio Cukierman, Uri Lam

Seção III – Políticas de saúde LGBTQIA+ no Brasil

10 Necessidades de saúde: demografia, panorama epidemiológico e barreiras de acesso 82
Gabriela Calazans, Artur Kalichman, Mateus Ricardo dos Santos, Thiago Félix Pinheiro

11 Políticas de saúde LGBTQIA+ no Sistema Único de Saúde e na saúde suplementar 92
Gabriela Calazans, Inês Eugênia Ribeiro da Costa, Luiz Valério Soares da Cunha Junior, Allison Anjos, Leandro Augusto Pinto Benedito

12 LGBTQIA+fobia institucional na área da saúde 100
Andréa Tenório Correia da Silva, Carlos Alberto Pessoa Rosa, Daniel Augusto Mori Gagliotti

13 Processo Transexualizador do SUS 107
Liliane de Oliveira Caetano, Ricardo Barbosa Martins

Seção IV – Ciclo de vida das pessoas LGBTQIA+

14 Desenvolvimento da infância e da adolescência das pessoas LGBTQIA+ 113
Andrea Hercowitz, Thaís Emília de Campos dos Santos

15 A "saída do armário" 121
Edson Luiz Defendi, Julia Kaddis El Khouri

16 Transição social de gênero 127
Desirèe Monteiro Cordeiro, Luciane Gonzalez Valle

17 Conjugalidade e parentalidade LGBTQIA+ 132
Ana Canosa, Anna Paula Uziel, Mauro Barbosa Júnior

18 Envelhecimento da pessoa LGBTQIA+ 139
Milton Roberto Furst Crenitte, Dorli Kamkhagi, Ana Carolina de Oliveira Costa

Seção V – Abordagem da diversidade sexual e de gênero

19 Acesso e organização dos serviços de saúde ..147
Simone Rocha Figueredo, Lucas Pereira de Melo, Ademir Lopes Junior

20 Abordagem comunitária e educação em saúde 157
Fillipe Teixeira Tinoco Rodrigues, Marcele Paiva, Murilo Moura Sarno, Ademir Lopes Junior

21 Anamnese e exame físico: comunicação afirmativa 169
Murilo Moura Sarno, Karine Schlüter, Renata Carneiro Vieira, Ademir Lopes Junior, Andrea Hercowitz, Saulo Vito Ciasca

22 Abordagem familiar e psicossocial 175
Beatriz Bork, Thaís Emília de Campos dos Santos, Guilherme Antoniacomi Pereira

23 Abordagem da violência na prática clínica 187
Débora Silva Teixeira, Renata Carneiro Vieira, Mauro Barbosa Júnior, Rita Helena Borret, Regina Moura

24 Psicologia afirmativa e abordagens psicológicas 197
Job dos Reis, Tiago da Silva Porto, Julia Kaddis El Khouri, Cassiana Léa do Espírito Santo, Virginia Janet García Machado, Elis de Moraes Pena, Luciane Gonzalez Valle

Seção VI – Cuidado integral à saúde LGBTQIA+

25 Mulheres cis lésbicas 206
Renata Carneiro Vieira, Rita Helena Borret

26 Homens cis gays 215
Ademir Lopes Junior, Saulo Vito Ciasca, Luiz Valério Soares da Cunha Junior, Rafael Isaac Pires Albano

27 Mulheres e homens cis bi e pansexuais 224
Daniel Augusto Mori Gagliotti, Andrea Hercowitz

28 Mulheres trans e travestis 229
Saulo Vito Ciasca, Julia Kaddis El Khouri, Leandro Augusto Pinto Benedito

29 Homens trans 240
Miranda Lima, Andrea Hercowitz

30 Pessoas não binárias 249
Fer Pontes Battaglia, Fernanda Amancio Nasrallah, Andrea Hercowitz, Ademir Lopes Junior, Saulo Vito Ciasca

31 Pessoas intersexo 257
Bruno Pereira Stelet, Dionne do Carmo Araújo Freitas, Luiza Valle de Oliveira Brízida, Magnus Regios Dias da Silva, Mila Torii Corrêa Leite

32 Pessoas assexuais 265
Walter Mastelaro Neto, Ademir Lopes Junior, Andrea Hercowitz

33 Abordagem de pessoas LGBTQIA+ em situações específicas de vulnerabilidade 270
Ivone de Oliveira, Pedro Fernandes, Flavia H. A. Garcia Marchi, Andréa Lucia Torres Amorim, Samira Alves Santos, Rachel Esteves Soeiro, Andreia Beatriz Silva dos Santos, Carlos Eduardo de Castro e Silva Carreira

Seção VII – Saúde sexual e reprodutiva LGBTQIA+

34 Abordagem da saúde sexual de pessoas LGBTQIA+ 292
Denise Leite Vieira, Bernardo Banducci Rahe, Rafael Zeni, Ademir Lopes Junior, Andrea Hercowitz, Saulo Vito Ciasca

35 Satisfação e saúde sexual de pessoas cis lésbicas, gays, bissexuais e assexuais 301
Ana Canosa, Breno Rosostolato

36 Satisfação e saúde sexual de pessoas trans e intersexo 311
Denise Leite Vieira, Ariadne Ribeiro Ferreira, Alexander Salcedo Ballestrin, Denny Tavares da Silva

37 Saúde reprodutiva e contracepção 318
Denize Ornelas Pereira Salvador de Oliveira, Diângeli Soares Camargo, Vandréa Nunes Cordeiro Garcia Rodrigues

38 Cuidados na prática do sexo anal 329
Vinícius Lacerda Ribeiro, Ademir Lopes Junior, Saulo Vito Ciasca

39 Cuidados com acessórios sexuais 338
Érika Mendonça das Neves, Gaia Qav, Ana Lucia Cavalcanti, Angela Maggio da Fonseca

Seção VIII – Atenção a problemas específicos de saúde

40 Prevenção e cuidados das doenças crônicas .. 346
Wandson Alves Ribeiro Padilha, Milton Roberto Furst Crenitte, Ademir Lopes Junior

41 Cuidados ginecológicos 357
Ana Paula Andreotti Amorim, Jenifer Morais de Melo

42 Afecções anorretais não infecciosas 365
Vinícius Lacerda Ribeiro

43 Infecção por HIV e sorofobia 373
Ricardo Vasconcelos, Silvia Almeida

44 Outras infecções sexualmente transmissíveis ... 379
Daniela Vinhas Bertolini, Ralcyon Francis Azevedo de Teixeira, Ademir Lopes Junior, Andrea Hercowitz, Saulo Vito Ciasca

45 Síndromes depressivas e ansiosas 390
Bruno Forato Branquinho, Leandro Augusto Pinto Benedito, Saulo Vito Ciasca

46 Suicídio e autolesão não suicida 398
Jackeline Giusti, Rodrigo Fonseca Martins Leite

47 Uso, abuso e dependência de substâncias 405
Bernardo Banducci Rahe, Alessandra Diehl

48 Cuidados com uso da internet e aplicativos 414
Aroldo de Lara Cardoso Júnior, André Henrique dos Santos Francisco

49 Problemas associados à imagem corporal 420
Vanessa Cristina Baptista, Andrea Hercowitz

50 Disforia de gênero em crianças, adolescentes e adultos 426
Saulo Vito Ciasca, Daniel Augusto Mori Gagliotti

Seção IX – Modificações corporais

51 Cuidados no processo de transição de gênero 435
Andrea Hercowitz, Saulo Vito Ciasca

52 Bloqueio puberal e hormonização em adolescentes 443
Andrea Hercowitz, Leandra Steinmetz, Durval Damiani

53 Hormonização em adultos 451
Karine Schlüter, Marianne Regina Araújo Sabino

54 Procedimentos cirúrgicos para mulheres trans, travestis e pessoas transfemininas 460
Rodrigo Itocazo Rocha

55 Procedimentos cirúrgicos para homens trans e pessoas transmasculinas 469
Maíra Monteiro Marques

56 Acompanhamento multiprofissional das modificações corporais em pessoas trans 478
Joel Hirtz do Nascimento Navarro, Maíra Caricari Saavedra, Natalia Tenore Rocha, João Paulo Junqueira Magalhães Afonso

Seção X – A diversidade na sociedade

57 Bioética 487
Vivian I. Avelino-Silva, Mario Thadeu Leme de Barros Filho, Mario Cesar Vilhena, Reinaldo Ayer de Oliveira

58 Direitos da diversidade sexual e de gênero 496
Heloíse Fruchi, Luanda Pires, Marina Ganzarolli, Paulo Iotti

59 Panorama da pesquisa LGBTQIA+ 507
Marco de Tubino Scanavino, Lucas Naufal Macedo

60 Ensino da saúde de diversidades sexuais 513
Gustavo Antonio Raimondi, Andrea Hercowitz, Saulo Vito Ciasca, Ademir Lopes Junior

61 Arte, cultura e a representação do universo LGBTQIA+ 520
Andres Santos Jr, José Paulo Fiks

Seção XI – Papéis, responsabilidades e competências profissionais

62 Papéis, responsabilidades e competências profissionais 531
Ademir Lopes Junior, Andrea Hercowitz, Saulo Vito Ciasca, Samira Alves Matos, Rodrigo Itocazo Rocha, Milton Roberto Furst Crenitte, Vinícius Lacerda Ribeiro, João Paulo Junqueira Magalhães Afonso, Leandra Steinmetz, Natalia Tenore Rocha, Maria Lia Silva Zerbini, Felipe Campos do Vale, Mauro Barbosa Júnior, Maíra Caricari Saavedra, Karine Schlüter, Ralcyon Francis Azevedo de Teixeira, Igor Oliveira Trindade, Jônatas de Oliveira, Alan Carlos Braga de Arruda, Desirèe Monteiro Cordeiro, Luciane Gonzalez Valle, Liliane de Oliveira Caetano, Dionne do Carmo Araújo Freitas, Sylvia Faria Marzano

Anexo – Redes de assistência, ensino e pesquisa em saúde LGBTQIA+ 557

Índice remissivo 562

Prefácio

Fiquei muito honrado ao ser convidado pelos editores para escrever um prefácio para o livro *Saúde LGBTQIA+: Práticas de Cuidado Transdisciplinar*. Minha primeira sensação foi a vontade de ler integralmente este livro necessário e inovador, com editores e autores com muita experiência na área. A segunda sensação foi de mais uma vez reconhecer o pioneirismo e a qualidade do trabalho da Editora Manole, sempre comprometida com a formação de qualidade dos estudantes e profissionais da área da saúde.

Os editores definiram como objetivos centrais do livro reunir conhecimentos sobre saúde da população LGBTQIA+, dentro do contexto do cuidado à saúde em nosso país.

Será, certamente, material importante de estudo para estudantes das profissões da saúde, profissionais em formação e todos os profissionais da saúde preocupados com um cuidado integral à saúde que respeite e valorize, em sua prática, a diversidade humana em todas as suas dimensões.

Muitos pesquisadores consideram importante que, em temas como diversidade sexual e identidade de gênero, a experiência de vida de quem fala seja muito valorizada. Os editores se preocuparam com isso, procurando garantir que, pelo menos um dos autores de cada capítulo tivesse envolvimento pessoal com a temática do capítulo, ou seja, que fosse relacionada à sua própria identidade sexual e de gênero. Além disso, o livro se inicia com narrativas de usuários, profissionais e estudantes LGBTQIA+ no Sistema de Saúde ("Nada sobre nós, sem nós")

Ao rever os temas das seções e dos capítulos, é possível afirmar que a abordagem é a mais ampla possível, envolvendo definições, aspectos históricos, aspectos biológicos, de desenvolvimento, afetivos, culturais, religiosos, políticos. Essa abordagem ampla prepara o leitor para os aspectos centrais do livro, que estão relacionados ao cuidado integral à saúde das pessoas LGBTQIA+. Os capítulos finais estão relacionados aos aspectos éticos e de direitos, além da pesquisa, do ensino e das competências profissionais.

Lembro aqui um trecho do juramento médico, que a Associação Médica Mundial propõe para todos os que se formam em medicina e que é uma atualização do Juramento de Hipócrates.

"Como membro da profissão médica ... não permitirei que considerações sobre idade, doença ou deficiência, crença religiosa, origem étnica, sexo, nacionalidade, filiação política, raça, orientação sexual, estatuto social ou qualquer outro fator se interponham entre o meu dever e meu paciente..."

Todas as outras profissões de saúde assumem compromissos equivalentes em relação a todas as pessoas.

Mas para que a atuação de todos profissionais de saúde seja coerente com esses compromissos assumidos, em especial em relação às pessoas LGBTQIA+, são necessários conhecimento técnico e preparação adequada. Este livro, também nesse sentido, é fundamental para todos.

Mílton de Arruda Martins
Professor Titular de Clínica Médica
Faculdade de Medicina da Universidade de São Paulo

Prefácio

Quando há alguns anos eu apresentei o Saulo e a Andrea, eu sabia que estava plantando uma semente que em algum momento germinaria. Essa semente já deu muitas flores e me parece que a mais bonita e necessária foi este livro, que com certeza não será o último. Ser mãe de uma pessoa LGBTQIA+ é viver com o coração nas mãos, imaginando qual será a próxima violência, a próxima segregação, a próxima humilhação, a próxima injustiça! Nos muitos anos desta minha caminhada, me deparei com uma realidade de pequenas e grandes violências, cotidianas, sobrepostas, às vezes veladas, às vezes escancaradas, que aprisionam essa população numa roda viva que parece não ter saída. Falamos de um preconceito que implode famílias, que faz com que pais torturem, vilipendiem e até mesmo assassinem os próprios filhos quando percebem neles características que eu percebi no meu filho na inocência dos 5 anos ! Ele não sabia o que era sexo, sexualidade ou identidade, ele não tinha desejo sexual, ele apenas era diferente. Meu filho foi um privilegiado por ter um lugar amoroso para onde voltar todos os dias e se reconstruir para enfrentar o mundo tão hostil com ele no dia seguinte. Ele teve uma família que, diante da realidade que se impunha, desconstruiu o conceito opção para construir o de condição e se levantar contra a injustiça. Não é a regra. A regra é que o preconceito comece dentro de casa, siga quando se deparam com profissionais da educação despreparados que se aliam ao cruel *bullying* LGBTfóbico que faz com que a evasão escolar e o suicídio do adolescente sejam inúmeras vezes maiores que os de pessoas cis hétero. Seguindo pela vida eles são excluídos da própria fé e têm o sagrado negado, deparam-se com um mercado de trabalho trancado, são jogados à margem da sociedade e têm dificuldade até para coisas simples para qualquer um como alugar um imóvel ou contratar um serviço. Na saúde não é diferente. Eles já começam a ser humilhados na sala de espera, para depois serem tratados como aberração por profissionais despreparados que pensam que eles escolheram a própria sexualidade. Quem escolheria passar por tudo isso? Estamos falando de um preconceito que mata, às vezes com um tiro, facada ou espancamento, mas muitas vezes sutilmente.

A exclusão da saúde, o medo dessa população de procurar atendimento é uma dessas formas sutis. Não admira que a média de vida de mulheres trans seja de 34 anos! A importância deste livro é imensa, porque coloca a saúde contextualizada num cenário sociopolítico cultural que não pode ser desprezado. A importância deste livro é imensa, porque joga luz em pessoas, em crianças invisíveis e em todo o seu sofrimento. Eu também aprendi nestes tantos anos de experiência que a única cura, o único remédio contra o preconceito é a informação. Que este livro que se fazia tão urgente leve a informação séria, empírica, científica e verdadeira. Que levante muitos contra a injustiça, que cure muitas almas, que calente muitos corações, que leve alento aos desesperançados, que proteja muitas crianças, que salve muitas vidas, que seja um bálsamo. É uma honra escrever este prefácio e lutar ao lado de vocês, Andrea, Saulo e Ademir. Não é opção!

Maju Giorgi
Presidente Nacional da ONG Mães pela Diversidade

Apresentação

A história deste livro se mistura com a nossa história. Um psiquiatra, uma pediatra/hebiatra e um médico de família e comunidade. Três profissionais envolvidos com o ensino de graduação, pós-graduação e residência, com vivências diferentes, mas com uma mesma percepção: a quase inexistência de ensino sobre a temática LGBTQIA+ na formação dos profissionais de saúde, a carência de literatura brasileira a respeito, e o consequente impacto negativo na assistência a essa população. Saulo e Ademir são homens cis gays que se conheceram na faculdade num período em que o assunto era invisível nos cursos médicos. Andrea tem dois filhos não heterossexuais e está envolvida em projetos para o acolhimento de pessoas LGBTQIA+ em suas famílias.

Nós três estamos hoje comprometidos com a formação dos profissionais de saúde. Desejamos com este livro suprir a demanda por materiais fundamentados cientificamente, que considerem o contexto brasileiro e que tenham sido construídos em diálogo com pessoas LGBTQIA+ e representantes do movimento social.

Tomamos o cuidado de compor uma proporção equivalente entre autoras e autores, contemplando a diversidade de orientações sexuais, identidades de gênero, raças/etnias, regiões do país e profissões. Procuramos garantir que pelo menos uma das pessoas envolvidas no capítulo tivesse relação pessoal com a temática por sua identidade sexual e de gênero. Há profissionais das mais variadas áreas da saúde, que ensinam, pesquisam e cuidam, além de estudantes e pessoas de movimentos sociais. Optamos por usar a sigla LGBTQIA+ (lésbicas, gays, bissexuais, transexuais e travestis, *queer*/questionando, intersexo, assexuais e outros) pelo seu reconhecimento internacional e representatividade. Alguns podem argumentar que o "Q", de *queer*, é pouco relacionado ao contexto brasileiro, entretanto, tem-se observado o seu uso como "Questionando" e há um número crescente de pessoas identificando-se como *queer* nos últimos anos no Brasil. Procuramos consultar os movimentos sociais a fim de escolher os termos mais apropriados relacionados às identidades sexuais e de gênero e os aspectos de sua saúde. Em muitos casos, entretanto, o debate ainda não foi concluído.

Organizamos o livro em 11 seções. A seção I – "Nada sobre nós, sem nós" trata de histórias reais de estudantes, profissionais da área da saúde, usuárias(os) LGBTQIA+ e sua relação com a assistência. Essas narrativas demonstram a necessidade de melhorias no ensino para garantir o cuidado integral a essa população. Somos gratos às pessoas que compartilharam momentos de suas vidas conosco, alguns tristes, outros alegres, outros de indignação.

A seção II – "Introdução à sexualidade humana e diversidade" apresenta conceitos sobre sexualidade, gênero e aspectos relacionados ao seu desenvolvimento. Temas como cultura, vulnerabilidade, interseccionalidade e estresse de minorias são aqui detalhados, pois auxiliam a compreender o contexto das pessoas LGBTQIA+ e o quanto suas vivências podem ser diferentes de acordo com raça e classe social. A religião é um ponto sensível na discussão sobre sexualidade e diversidade e, por isso, convidamos lideranças religiosas para debaterem as possibilidades de acolhimento dentro de cada fé.

Na seção III – "Políticas de saúde LGBTQIA+ no Brasil", discute-se a construção do Sistema Único de Saúde e Suplementar, as políticas de saúde específicas e a sua relação com os cuidados à população LGBTQIA+.

O ciclo de vida das pessoas LGBTQIA+ é discutido na seção IV, na qual são descritas as vivências das pessoas LGBTQIA+, desde a infância até a velhice, com as particularidades de cada momento, pontuando os cuidados a serem tomados nas diversas fases da vida e os erros a serem evitados.

A seção V – "Abordagem da diversidade sexual e de gênero" apresenta desde a organização de serviços até recomendações para a anamnese e o exame físico, além de abordagem familiar e da violência na prática clínica, tão importantes no cuidado de pessoas LGBTQIA+. No capítulo de abordagens psicológicas, profissionais de diversas linhas expuseram os princípios e as práticas afirmativas a fim de fortalecer um olhar despatologizante das diversidades.

A seção VI – "Cuidado integral à saúde LGBTQIA+" está dividida entre cada um dos segmentos identitários. Os capítulos podem servir de guia para um estudo inicial, pois elencam, de forma abrangente, os principais temas de cuidado para cada população específica, que podem ser aprofundados nas outras seções.

Já na seção VII – "Saúde sexual e reprodutiva LGBTQIA+", procuramos ter um olhar amplo, que vai além da discussão de disfunções na resposta sexual. São discutidos assuntos importantes, mas pouco ensinados nos currículos de graduação e residência, como satisfação sexual, saúde reprodutiva das pessoas LGBTQIA+, cuidados na prática de sexo anal, com acessórios sexuais e outras práticas sexuais consideradas tabus.

Na seção VIII – "Atenção a problemas específicos de saúde", pedimos aos autores para escreverem sobre temas comuns encontrados na literatura médica (transtornos mentais, doenças crônicas, afecções ginecológicas, infecções sexualmente transmissíveis, dentre outros), porém revisitados sob a perspectiva da população LGBTQIA+ e com evidências específicas para este grupo. Um dos destaques desta seção é o capítulo sobre problemas relacionados ao uso de internet e aplicativos, como *cyberbullying*.

A seção IX – "Modificações corporais" aprofunda o conhecimento em saúde da população trans em uma abordagem multiprofissional a respeito dos cuidados no processo de transição de gênero, incluindo procedimentos clínicos e cirúrgicos.

Preocupados em dialogar com outros saberes para além da saúde, propusemos a seção X – "A diversidade na sociedade", que reúne capítulos sobre arte, direito, debates contemporâneos sobre bioética, formação de profissionais e produção científica.

Por fim, a seção XI – "Papéis, responsabilidades e competências profissionais" traz um capítulo que foi construído a partir de um extenso diálogo entre editores e autores. Cada parte refere-se a uma profissão de saúde ou especialidade médica, nas quais pensamos, em conjunto, nas competências profissionais para os cuidados em saúde LGBTQIA+. Acreditamos que essa seção convidará profissionais de saúde a refletirem sobre suas habilidades, conhecimentos e atitudes pertinentes ao cuidado de pessoas LGBTQIA+ e auxiliará educadores e gestores de instituições de ensino na construção de currículos que prezem pela diversidade sexual e de gênero.

Os últimos anos no Brasil não têm sido os mais acolhedores para as pessoas LGBTQIA+. Discursos violentos de figuras públicas e representantes do governo, aliados a um cenário de desinformação, *fake news* e restrição de investimentos em saúde e educação, têm dificultado a garantia de efetivação dos direitos humanos e sociais. A pandemia da Covid-19 no país agravou a situação de desigualdade e, como será visto nos capítulos, excluiu ainda mais aqueles que já são vulnerabilizados. Foi nesse contexto que o livro foi redigido. Muitas das autoras e autores são profissionais de saúde e estiveram na linha de frente na atenção à saúde da população, sobrecarregando-se nesse período e/ou vivenciando problemas de saúde e pessoais decorrentes da pandemia. Esse é mais um dos motivos pelos quais agradecemos imensamente o compromisso, a paciência e a dedicação de cada um.

Saulo Vito Ciasca
Andrea Hercowitz
Ademir Lopes Junior

Glossário

DEFINIÇÕES

Cisgênero (cis): pessoa que se identifica com o gênero designado ao nascimento.

Expressão de gênero: forma como a pessoa deseja se expressar, em um determinado momento e contexto, em relação aos padrões sociais de gênero. Abrange imagem corporal, roupas, adornos e gestos. Não necessariamente está de acordo com os padrões de gênero e pode ser fluida.

Gênero designado ao nascimento: gênero que é atribuído à pessoa no momento do nascimento a partir do reconhecimento do sexo genital ou cromossômico.

Gênero: estrutura social e construção histórica do que é ser homem/masculino ou mulher/feminino nas diferentes épocas e sociedades.

Identidade de gênero: como cada pessoa se identifica em relação ao seu gênero.

Identidade sexual: é como a pessoa se identifica a partir de padrões culturais de atração sexual, comportamentos e práticas sexuais.

Orientação afetivo-sexual: refere-se à atração/desejo (ou não) física, afetiva/romântica ou emocional por outras pessoas.

Papel sexual de gênero: expectativa social de comportamentos, atitudes, funções, ocupação de espaços, responsabilidades e poderes atribuídos à feminilidade e à masculinidade.

Saída do armário: termo utilizado para se referir à revelação da orientação sexual ou identidade de gênero da pessoa LGBTQIA+. Pode ser também utilizado por familiares ou parcerias que expõem sua relação com pessoas LGBTQIA+ (por exemplo: quando a mãe de uma pessoa LGBTQIA+ se afirma como tal, ou quando um homem cis hetero assume seu namoro com uma travesti)

Sexo biológico: classificação de acordo com a anatomia, os cromossomos e os hormônios.

Sexualidade: aspecto central da vida do ser humano que abrange corpo, sexo, identidades, papéis e expressões de gênero, orientação sexual, erotismo, prazer, intimidade e reprodução.

Transgênero (trans): pessoa que não se identifica com o gênero designado ao nascimento. É um termo guarda-chuva que engloba várias identidades: homens e mulheres transexuais, pessoas não binárias, travestis e outras.

IDENTIDADES

Agênero: pessoa que não se identifica com nenhum gênero, ou refere não ter gênero.

Alossexual: pessoa que sente atração e desejo sexual por outras pessoas.

Assexual: pessoa que não sente atração ou desejo sexual por outras pessoas. Pode ter atração afetiva e/ou romântica.

Bissexual: pessoa que é emocional, física e/ou sexualmente atraída por pessoas de mais de um gênero.

Drag king: performance artística de uma expressão de gênero masculina, que pode ser mais ou menos estereotipada e exagerada. Pode ser interpretada por qualquer artista, cis ou trans.

Drag queen: performance artística de uma expressão de gênero feminina, que pode ser mais ou menos estereotipada e exagerada. Pode ser interpretada por qualquer artista, cis ou trans.

Endossexo: pessoa cujo corpo tem uma conformação gonadal, cromossômica, genital e fenotípica de acordo com a convenção social do que é estipulado como sexo masculino ou feminino.

Gay: homem que é emocional, física e/ou sexualmente atraído por homens.

Homem transexual: homem que foi atribuído ao sexo e gênero femininos ao nascimento a partir do reconhecimento do genital.

Homossexual: pessoa que sente atração sexual por pessoas do mesmo gênero.

HSH/HcSHc: a sigla HSH é utilizada em estudos para se referir a homens que fazem sexo com homens, considerando principalmente homens cis. Geralmente exclui homens trans e algumas vezes inclui pessoas transfemininas. A sigla HcSHc seria mais adequada, pois refere-se a homens cis que fazem sexo com homens cis, independentemente de se identificarem como gays, bissexuais ou pansexuais.

Intersexo: identidade sociopolítica de pessoas que apresentam diversidades na diferenciação do sexo.

Lésbica: mulher que é emocional, física e/ou sexualmente atraída por mulheres.

LGBTQIA+: conjunto de pessoas que não são cisgêneras, heterossexuais, endossexo e alossexuais. As primeiras letras correspondem, respectivamente, a lésbicas, gays, bissexuais, pessoas transgênero (homens transexuais, mulheres transexuais, pessoas não binárias, travestis), pessoas intersexo, assexuais, e o "+" busca incluir outras identidades, como a pansexualidade.

MSM/McSMc: a sigla MSM é utilizada em estudos para se referir a mulheres que fazem sexo com mulheres, considerando principalmente mulheres cis. Geralmente exclui mulheres trans e algumas vezes inclui pessoas transmasculinas. A sigla McSMc seria mais adequada, pois refere-se a mulheres cis que fazem sexo com mulheres cis, independentemente de se identificarem como lésbicas, bissexuais ou pansexuais.

Mulher transexual: mulher que foi atribuída ao sexo e gênero masculinos ao nascimento a partir do reconhecimento do genital.

Pansexual: pessoa que é emocional, física e/ou sexualmente atraída por outras pessoas independentemente do gênero.

Pessoa não binária: pessoa que não se identifica no binômio homem-mulher. Pode se descrever nem como homem nem como mulher, algo entre os dois, ter um terceiro gênero, entre outros.

Pessoa transfeminina: termo "guarda-chuva" que abrange identidades de gênero trans com expressão feminina. Inclui mulher trans, travesti e pessoa não binária com expressão feminina.

Pessoa transmasculina: termo "guarda-chuva" que abrange identidades de gênero trans com expressão masculina. Inclui homem trans e pessoa não binária com expressão masculina.

Queer: pode designar identidades sexuais ou de gênero, para qualquer pessoa que não se reconhece como cis ou heterossexual e que questiona os padrões existentes.

Questionando: pessoa que não tem a identidade sexual ou de gênero definidas e que está refletindo a respeito.

Transexual: homem ou mulher que não se identifica com o gênero designado ao nascimento.

Transvestigênere: neologismo que propõe substituir o termo transgênero e ser mais inclusivo, por fundir as palavras transexual e travesti, além de terminar de forma neutra em alusão às pessoas não binárias.

Travesti: pessoa transfeminina que se identifica com a identidade de gênero travesti. Deseja ser reconhecida como tal pela sociedade. Construção identitária brasileira que foi marginalizada ao longo da história e vem ganhando maior representatividade.

TERMOS RELACIONADOS À VIVÊNCIA TRANS

Aquendar: ato de esconder o pênis tracionando-o para trás, junto do saco escrotal, fixando-os com fita adesiva ou roupa íntima para esse fim.

Binder: faixa compressiva utilizada para esconder o volume mamário. Utilizado com o objetivo de tornar as mamas menos visíveis e a silhueta com uma leitura social masculina.

Leitura social de gênero: como a pessoa é reconhecida pela sociedade em relação à sua expressão de gênero.

Modificações corporais: procedimentos realizados por pessoas trans para modificar o corpo. Podem incluir hormonização, procedimentos cirúrgicos e dermatológicos.

Nome social: nome pelo qual a pessoa escolhe ser chamada, que pode ser diferente do nome de registro. Frequentemente utilizado por pessoas transgênero.

Packer: prótese externa em formato de pênis e saco escrotal. Utilizado com objetivo de conferir volume genital sob a roupa, urinar em pé (através de um canal interno) e/ou penetração.

"Passabilidade": é a possibilidade de uma pessoa ser socialmente reconhecida como membro de um grupo ou categoria identitária diferente da sua.

Processo de transição de gênero: ações realizadas por pessoas para modificar elementos da expressão de gênero de acordo com a identidade. Podem envolver procedimentos hormonais, cirurgias, mudança de nome nos documentos, uso de roupas e acessórios.

Processo transexualizador do SUS: procedimentos previstos pela Portaria n. 2.803/2013 do Ministério da Saúde que define procedimentos cobertos pelo Sistema Único de Saúde para modificações corporais em pessoas trans.

LGBTQIA+fobia

Bifobia: medo, preconceito, discriminação, pensamentos negativos, violência contra pessoas bissexuais.

(Cis)sexismo: sexismo são normas sociais que estabelecem diferenças de valoração e expectativas entre os gêneros. Normalmente se vinculam à perspectiva binária cisgênero (cis-sexismo) e desvalorizam aqueles atributos considerados femininos, algo semelhante ao machismo.

Efeminofobia/*sissyfobia*: medo, preconceito, discriminação, pensamentos negativos, violência contra homens cis com expressão de gênero mais próxima do feminino.

Endossexo-cis-heteronormatividade: norma social que valoriza e considera como única possibilidade aceitável a existência endossexo, cisgênero e heterossexual e que exclui e marginaliza aquelas pessoas que não seguem essa norma.

Estresse de minoria: estresse adicional aos quais grupos minoritários estão expostos de forma crônica ao longo da vida. É um dos mecanismos que aumentam a vulnerabilidade e está relacionado a piores indicadores de saúde e qualidade de vida.

Família LGBTQIA+: família que possua ao menos um membro LGBTQIA+.

Gayfobia: medo, preconceito, discriminação, pensamentos negativos, violência contra homens gays.

Homofobia: medo, preconceito, discriminação, pensamentos negativos, violência contra pessoas homossexuais

Lesbofobia: medo, preconceito, discriminação, pensamentos negativos, violência contra mulheres lésbicas.

LGBTQIA+fobia: medo, preconceito, discriminação, pensamentos negativos, violência contra pessoas da comunidade LGBTQIA+

Minorias/populações minorizadas: grupos que sofrem opressão e marginalização da sociedade devido a suas características. Podem se referir a minorias sexuais e de gênero (LGBTQIA+), minorias raciais e étnicas (população negra e indígena) e outras. Apesar do termo, nem sempre o grupo corresponde a uma quantidade menor na sociedade (ex.: população negra no Brasil). Outros termos são correspondentes, como "populações vulneráveis", "vulnerabilizadas", "invisibilizadas", "negligenciadas" e "historicamente marginalizadas/oprimidas".

Movimento LGBT/LGBTI+/LGBTQIA+: movimento social que reivindica visibilidade e direitos sociais. Surgiu nos anos 1960 e é formado por pessoas LGBTQIA+ e seus apoiadores.

Sorofobia: medo, preconceito, discriminação, pensamentos negativos, violência contra pessoas que vivem com HIV ou o medo de se contaminar com o HIV.

Transfobia: medo, preconceito, discriminação, pensamentos negativos, violência contra pessoas transexuais, travestis e pessoas não binárias.

Seção I – "Nada sobre nós, sem nós"

1

Narrativas de usuários, profissionais e estudantes LGBTQIA+ no sistema de saúde

Adriana Cezaretto
Igor Oliveira Trindade
Luana Mendes da Silva Fernandes
Ana Luiza Ferreira
Érica Ferraz

Márcia Rocha
Diogo Almeida
Carolina Iara de Oliveira
Walter Mastelaro Neto
Vandréa Nunes Cordeiro Garcia Rodrigues

INTRODUÇÃO

Ciência e saúde não são práticas neutras. Tanto a produção do conhecimento como a definição de estratégias de cuidado devem ser definidas com a participação das pessoas que serão foco dessa ação. "Nada sobre nós, sem nós" é uma frase que foi empregada no 25º Simpósio Internacional da WPATH (World Professional Association for Transgender Health) para enfatizar a importância da comunidade LGBTQIA+ na construção de projetos de saúde. A partir dessa premissa, os editores desta obra convidaram estudantes, profissionais de saúde e usuários LGBTQIA+ para relatarem suas vivências no sistema de saúde brasileiro. Escutar essas histórias, percebendo os afetos e valores envolvidos, é o primeiro passo para identificar as necessidades de saúde e promover um cuidado humanizado.

ADRIANA CEZARETTO, LÉSBICA, PSICÓLOGA E PROFESSORA

Para narrar minha história é necessário antes fazer uma pequena introdução para que as pessoas que leem esse texto entendam o meu lugar social de fala nessa sociedade, pois esses "lugares" possibilitam maior ou menor acesso a direitos e a atendimentos de qualidade. Depende da família que nascemos (nosso sobrenome), da nossa etnia ou cor de pele, do nosso sexo e gênero.

Sou mulher, branca, lésbica, psicóloga e pós-graduada em saúde pública. Atualmente dou aulas em curso de medicina, na disciplina de saúde coletiva, de uma universidade privada. Entendo que minha formação facilita meu enfrentamento em consultas médicas, particularmente quando a(o) médica(o) não compreende questões específicas da saúde LGBTQIA+. Além disso, a cor da minha pele em nossa sociedade me exime do racismo à brasileira que faz com que muitos profissionais da saúde, por exemplo, disponibilizem menor tempo de consulta às mulheres negras.

Estou em um relacionamento homoafetivo há 11 anos (casada legalmente há 5 anos) com Clere, mulher negra e lésbica, formada em tecnologia da informação. Por todas as questões de estigma e preconceitos, demorei um tempo considerável até dizer ao meu ginecologista que eu estava em um relacionamento homoafetivo. Deste dia, eu não me esqueço. Sempre conversávamos bastante sobre questões de saúde geral, sobre minha pesquisa de mestrado e, depois, ele começava os exames clínicos. No momento do exame clínico ele perguntou se eu tinha tido relação sexual nos últimos meses. Disse que sim. Então me perguntou se era com um ou mais namorados. Eu disse: "apenas uma mulher, a mesma há dois anos". Ele então parou o exame, balbuciou algo e mudou seu comportamento. Não voltou mais no assunto da parceria sexual, coletou o Papanicolau, fez o pedido de exames de rotina, e pediu para retornar com os resultados. Demorei um tempo maior para retornar, pois me senti constrangida com o silêncio pouco ou nada usual nas minhas consultas com ele. No retorno, eu disse que vi os resultados e que estava tudo bem. E que uma amiga endocrinologista me acompanhou quanto às alterações nos níveis do paratormônio. Continuou esbravejando dizendo que não sabia o que eu estava fazendo lá. Eu disse que queria saber sobre os resultados do Papanicolau (este ainda não tinha visto). E ele: "só para isso não precisava vir". Aqui só faltou dizer "se não transa com homem, não ocupe o meu tempo". Fiquei constrangida e envergonhada, sem muitas palavras. Achei que ele estivesse em um dia ruim. Só depois de um tempo consegui entender que o comportamento dele mudou após a revelação da minha homossexualidade. Não voltei mais, pois aquele médico bem indicado e "competente" em quem eu tanto confiava, não conseguiu mais realizar a boa clínica por seu óbvio despreparo. Depois deste, fiquei quatro anos sem procurar consulta ginecológica.

Nessa mesma época, Clere precisou de atendimento ginecológico por ter fortes cólicas e intenso fluxo menstrual. Permitam-me relatar a experiência dela (pois ela me permitiu e me auxiliou na redação deste trecho). Buscou uma médica pelo livreto de seu convênio, um dos melhores na época, por sinal. Após confirmar seus dados na ficha do prontuário, a médica perguntou sobre o motivo da consulta e Clere respondeu que era sua primeira consulta ginecológica e que tinha muitas cólicas desde a menarca, agora pioradas, levando-a a perder dias de trabalho. A médica então disse que poderiam ser miomas e que iria examiná-la. Pediu que Clere colocasse o avental para o exame ginecológico. Enquanto ela se trocava, a médica iniciou as perguntas mais íntimas. Perguntou se ela já tinha tido relação sexual. Clere disse que sim, que era casada com uma mulher. E a segunda pergunta então foi: "e já teve outras relações?", e Clere respondeu que era a única parceria sexual até o momento. A médica então pediu que ela vestisse a roupa novamente porque se "nunca tinha feito sexo", não tinha o que examinar. Falou que iria pedir para colher o Papanicolau em laboratório e realizar ultrassonografia para saber da existência de miomas. Para finalizar a "ética" consulta, disse que, de qualquer forma, não precisaria se preocupar, pois na existência de miomas era só fazer a retirada do útero, já que não teria filhos. Clere saiu da consulta cheia de raiva, sem nenhuma orientação médica e com uma certeza. Lá não mais voltaria. Em nenhum momento foi perguntado se ela queria gerar filhos. Naquela época a resposta seria sim, pois havia tal pretensão. Como já havia citado, minha esposa é negra, lésbica e sem sobrenome estrangeiro. É descendente de povos africanos (bisavó materna) e indígenas (bisavó paterna). Não diferente de outros relatos, seu tempo de consulta foi bem reduzido.

Com o passar do tempo comecei a ter atrasos na minha menstruação. Clere e eu resolvemos arriscar uma clínica geral para nos acompanhar no contexto integral de saúde. Tivemos o imenso prazer de conhecer uma profissional sensível e muito competente. Uma senhora de quase 70 anos. A sua primeira pergunta foi: como tem se sentido? Só depois da resposta é que perguntou se havia algo em particular que tivesse me levado à consulta. Fez todo o exame clínico, o que é bem raro hoje em dia em consultas. Auscultou, avaliou pálpebras, fez palpação abdominal, viu reflexos, enfim... uma consulta de uma hora (para cada uma de nós). Quando então falei da irregularidade menstrual ela pediu dosagens de alguns hormônios e me orientou a buscar uma ginecologista, pois era algo mais específico e precisaria de acompanhamento. Assim, criei coragem e agendei pelo único método que tinha naquele momento: o "unidunitê" no livreto do convênio. No dia da consulta, logo que cheguei ao consultório percebi a secretária bastante acolhedora e com uma aparência que fugia às normas sociais de gênero, tanto pelas roupas como por seu modo de falar. A situação me fez sentir confortável na recepção. Pensei: enfim uma médica aberta às diferenças, à diversidade. Logo fui chamada pela médica. Muito atenciosa e simpática conversamos um tanto de coisas até que me perguntou sobre o ciclo menstrual, falou das possibilidades de eu estar no climatério e então questionou sobre se eu era sexualmente ativa; e então eu disse que era casada com uma mulher. Fez uma segunda pergunta: "Mantém relação sexual somente com ela?" e eu respondi que sim, desde o início do nosso relacionamento. Não perguntou mais nada. Eu, naqueles últimos meses, estava percebendo minha libido diminuída. Queria ter falado sobre isso com ela, mas a falta de continuidade na conversa não me deixou confortável para a pergunta. Enquanto ela fazia os pedidos de exames para saber dos níveis de hormônios, pedi se poderia aproveitar e incluir testes para hepatites virais (IST). A resposta dela foi: "Mas para quê, se só tem uma mulher como parceira sexual"? E então eu tive a certeza de que ela não entendia e não se preocupava em entender sobre os cuidados que deveria ter naquela consulta. Já tive outras parcerias sexuais na vida. Resumo da ópera: retornei mais duas vezes para saber dos resultados dos exames e depois não retornei mais. Mais uma vez saí de uma consulta com a sensação de tempo perdido. Tempo de busca por uma profissional, tempo de espera e tempo de saúde perdidos. Penso o quanto essa negligência "desorienta" mulheres que precisam dessas orientações para ter relações mais seguras, para ter melhor cuidado com seu corpo e sua saúde.

Estar na área da saúde me ajuda a encontrar outras vias para buscar essas informações. Mas tenho amigas que não têm essas facilidades. O que tenho feito para que isso mude? Hoje faço parte do Núcleo de Pesquisa em Direitos Humanos e Saúde LGBTQIA+. Além disso, nas minhas aulas para futuros médicos, ainda que não seja este o tema, sempre acho um vértice para incluir a discussão sobre o atendimento integral, sobre a necessidade de se falar de sexualidade, sobre a necessidade de se compreender os próprios preconceitos sobre a sexualidade, tendo como principal objetivo mais que do instruir, sensibilizar os alunos para uma prática de cuidado mais inclusiva, mais ética e de mais cuidado de fato com as(os) pacientes que futuramente irão atender. Digo que sexualidade é uma parte importante da saúde das pessoas e que, portanto, perguntar sobre práticas sexuais certamente abrirá possibilidades para que as pacientes falem de suas dúvidas, curiosidades e dificuldades. Faço isso acreditando que haverá mais médicas e médicos sensíveis ao atendimento ginecológico e que também estarão mais abertas (e abertos) ao diálogo com suas pacientes. E assim, em uma clínica eticamente compartilhada poderem buscar uma solução mais saudável, em prol da vida e da saúde dessas pessoas.

IGOR TRINDADE, HOMEM CIS, GAY E NUTRICIONISTA

Sou um homem cis gay e tenho lembranças de sempre ter admirado o corpo masculino de forma diferente, mas demorei muito tempo para entender o que era esse sentimento. Nasci em Santos, litoral de São Paulo, mas desde pequeno sempre estive no interior do estado, até precisar morar em uma cidade chamada Miracatu por um problema financeiro familiar e dali fui a algumas outras cidades, sempre atrás de uma vida melhor.

Em uma dessas mudanças, morei na casa de uma tia-avó lésbica que namorava outra mulher na época; e, após a morte de um parente, tive contato com um primo gay da minha mãe, casado naquele momento. Então, desde os 4 anos eu convivo com a homossexualidade, que para mim sempre foi uma forma muito natural de amor, até a adolescência.

Passar a infância inteira e parte da adolescência em diversas cidades do interior me levou a muitas igrejas, já que venho de uma família de origem portuguesa extremamente católica. Mesmo muito tolerantes, é algo trivial à nossa família o contato com o divino. Em alguma dessas passagens, lembro-me de ter escutado a palavra "homossexualismo" de forma muito pejorativa e a partir daquele momento me senti errado ou sujo e mesmo com toda a convivência de algo que era comum a mim, já não enxergava como normal.

Dos meus 8 anos até próximo aos 14, assim que me mudei para a capital do estado de São Paulo, duvidei de mim e quis fazer de tudo para esconder esse segredo. Para isso, pratiquei *bullying* com diversos outros homens gays, que diferente de mim, eram afeminados e fora do padrão. Talvez por isso eu não sofresse tanto, já que sempre fui privilegiado por ter olhos e peles claras e não ser afeminado, mas por dentro eu me remoía diariamente por conviver com essa culpa e principalmente por precisar passar por cima de pessoas para me afirmar como uma pessoa que não era.

Ao me assumir, com 14 anos de idade, deixei de frequentar qualquer tipo de igreja ou culto religioso porque sentia que todo aquele sentimento ruim pelo qual passei poderia voltar e que os discursos religiosos eram uma mentira, já que eu não era errado por ter essa característica, que era apenas uma dentre as milhares que tenho.

Minha experiência na relação da saúde com a sexualidade surgiu após minha primeira crise de ansiedade, quando descobri, aos 16 anos, que sofria de transtorno de ansiedade generalizada e, até chegar ao diagnóstico, visitei os mais diversos médicos e psicólogos. Em um deles, pelo serviço público de saúde (SUS), em uma unidade básica de saúde (UBS) no centro da capital paulista, fui aconselhado a ir a uma igreja e entender sobre a minha sexualidade, pois poderia ter algo de errado com meu psicológico em decorrência disso. Ou seja, ser gay teria me levado a ter crises de ansiedade e pânico e a igreja poderia me tratar, mas um profissional habilitado não.

Sempre tive muito apoio familiar, seja dos meus pais ou dos meus avós, então quando relatei o ocorrido, procuramos um serviço diferente para que eu pudesse me sentir melhor e encaminhar minha vida, já que ninguém concordou com a abordagem feita pela psicóloga. Essa experiência me traumatizou de tal forma que gostaria muito de mudar de alguma forma o serviço de saúde, mas eu não sabia bem como.

Ao me formar no ensino médio, sabia que gostaria de trabalhar na área da saúde e fazer a diferença no meio LGBTQIA+, porém não tinha ideia do que gostava, então comecei a trabalhar em um período e estudar em outro para os vestibulares de medicina. Foi assim por cerca de 3 anos, até ter outra crise de ansiedade, acompanhada de depressão forte, que me fizeram desistir e achar que não devesse continuar seguindo esse caminho.

Com o tempo fui melhorando e descobri que gostava muito de ler sobre alimentos e nutrição, então prestei o vestibular em uma universidade particular para o curso de nutrição e, pela boa colocação, consegui uma bolsa de estudos e decidi ingressar.

Com o passar do tempo fui ficando desanimado, pois passei a pensar que os meus objetivos com a minha comunidade não seriam alcançados, já que eu imaginava que sendo nutricionista não poderia ajudar os LGBTQIA+ pelo mundo, até conhecer um coletivo que estava surgindo na faculdade, chamado Guarda-Chuva. A partir daquele momento, tudo se transformara e ressignifiquei minha formação, por meio de pessoas maravilhosas que encontrei pelo caminho e me ensinaram que não preciso ficar preso à minha formação para lutar junto àqueles que fazem parte de minha comunidade.

Hoje, aos 23 anos, sou um dos diretores e responsáveis pelo crescimento desse coletivo no cenário de estudantes e profissionais da área. Somos alunos de todos os cursos da saúde que buscam disseminar informações sobre as especificidades da comunidade LGBTQIA+ dentro do âmbito que nos compete. Já estamos em atividade há cerca de 3 anos e conseguimos quebrar barreiras dentro de uma universidade católica que pouco apoia a diversidade e servimos de inspiração para outros coletivos que vêm surgindo com outros estudantes da saúde de outras universidades. Temos um evento anual, nomeado Encontro de Saúde LGBTQIA+ do Coletivo Guarda-Chuva. A primeira edição do evento contou com um dos editores deste livro, Saulo Ciasca, padrinho do nosso coletivo e pessoa que pela qual tenho imensa admiração e sou eternamente grato pelos ensinamentos.

Estou no último semestre do curso e vou levar essa experiência comigo. Meu desejo é abrir uma clínica de acolhimento a pessoas LGBTQIA+ para garantir respeito, um bom cuidado e o mínimo de dignidade a tantos que estão à margem da sociedade.

LUANA MENDES, MULHER CIS, BISSEXUAL, PSICÓLOGA E PROFESSORA

Sou uma mulher cis, bissexual e dentro do que compete às minhas lembranças, desde a tenra idade apresentei curiosidades e interesse em relação aos corpos dos meninos e das meninas. Mas, as retaliações também se apresentaram precocemente, fui criada em uma família de valores cristãos, onde dentro dos diversos discursos opressores ponderados sobre os valores religiosos do catolicismo foram sendo enquadradas minhas percepções de "certo" e "errado", porém sem nunca me proporcionarem satisfação no que era posto ou imposto, mas sempre me geraram questionamentos e inquietações.

Por volta dos 10 anos, percebi, diferentemente de todas as meninas com as quais eu convivia e em contraponto a todos os ensinamentos religiosos que eu havia tido até então (em que a heteronormatividade ponderava as relações), que não eram apenas meninos que me atraíam, mas meninos e meninas. Mas, em minha primeira experiência homoafetiva, me deparei com a sensação de que aqueles desejos eram clandestinos, como se houvesse algo de errado comigo. Eu mesma ainda não compreendia.

Anos depois ocorreram minhas primeiras experiências com homens – os primeiros relacionamentos e as primeiras transas –, e como a atração e o desejo eram presentes e intensos, foi fácil viver por bastante tempo ignorando minha atração por mulheres. Somente aos 23 anos esse desejo latente por mulheres emergiu novamente, foi quando tive meu primeiro relacionamento homossexual. Mas os sentimentos de que aquilo era algo errado e deveria ser mantido em sigilo ainda tinham suas permanências em um momento de muita confusão e solidão, pois não via possibilidades de ter pessoas para falar sobre; então, novamente reneguei-os e os reprimi, afastando-me dessa relação.

Continuei vivendo minha heterossexualidade, porém esse incômodo me mobilizou a buscar nos livros conhecimentos sobre o que eu estava vivenciando, o que me fez posteriormente levar essa situação que me incomodava para o processo terapêutico. Era absurdo para mim que algo que não interferia na vida das outras pessoas pudesse gerar sentimentos tão intensos de vergonha, como se eu estivesse infringindo criminalmente alguém.

Quando pude compreender internamente que não havia nada de errado com a minha orientação sexual e que reportá-la a outras pessoas não se fazia necessário, que a bissexualidade não era estar indecisa e muito menos ser promíscua, busquei nos coletivos maior compreensão sobre o que era pertencer à população LGBTQIA+ e todas as idiossincrasias que compunham as orientações sexuais.

Nunca foi um processo fácil, e permanece não sendo, até hoje não é algo falado no meu núcleo familiar. Já vivenciei situações constrangedoras com amigas que queriam experienciar uma relação com outra mulher; porém, para não trair seus parceiros, faziam propostas de relação com o casal. Isso me faziam sentir objetificada, como se nas relações homoafetivas não houvesse sentimento, conquista e envolvimento e quando eu dava essa devolutiva, a contrarreferência sempre era violenta, "mas você não pega todo mundo?".

Mas, uma das piores experiências de violência que tive foi com um homem hétero, com o qual eu havia ficado, de forma pontual. Em um evento no qual eu estava com uma mulher e esse indivíduo também se encontrava, ele, de forma competitiva para reafirmar sua masculinidade, se aproximou e começou a flertar com a mulher que estava comigo, e mesmo eu me relacionando com ela, permaneceu nesse jogo de inconveniência e começou a alcoolizá-la, com o intuito único de provar que não "perderia" para uma mulher.

Como profissional da saúde, não posso deixar de abordar as questões da saúde: durante meus 33 anos de vida, minhas práticas sexuais foram questionadas uma única vez, quando fui realizar um teste rápido, em uma instituição de saúde na qual eu trabalhava.

Nos últimos anos tenho participado dos coletivos e dentro da minha atuação, tanto como profissional da saúde quanto como docente, tenho lutado para modificar esse contexto de vulnerabilidade que nós LGBTQIA+ vivenciamos.

Para finalizar, gostaria de registrar o que pode parecer óbvio – mas uma coisa que aprendi com minhas vivências é que o óbvio precisa ser repetido incansavelmente até ser incorporado e associado: os pré-conceitos encontram-se intrínsecos visceralmente nas estruturas sociais e matam diariamente. Para proteger e cuidar, precisamos primeiramente respeitar as individualidades, e posteriormente oferecer escuta qualificada e empatia, pois com a construção e consolidação desses elementos, modificamos as estruturas sociais, proporcionamos dignidade ao outro e, desse modo, vidas são ressignificadas e salvas.

ANA LUIZA FERREIRA, MULHER TRANSEXUAL, BISSEXUAL E ESTUDANTE DE MEDICINA

Quando nasci, em uma cidade no interior de Minas Gerais, as palavras da obstetra ditas aos meus pais foram de que eu era um menino. Um misto de emoções e sensações se fez presente naquele momento e ao mesmo tempo, surgia ali aquela clássica separação entre coisas de menino e de menina. No meu caso, o quarto seria pintado de azul, minhas roupinhas teriam cores neutras, azuis ou estampas escuras e já teria até um time de futebol com uniforme à disposição. Nasci num corpo que disseram ser masculino, mas sempre tive uma fascinação pelo universo feminino. Ao chegar na adolescência, pude perceber que não era habitante do meu próprio corpo. Hoje, Ana Luiza, uma mulher transexual.

Eu tinha amigos gays e sentia atração por homens como eles, mas mesmo assim me sentia diferente. Meu pai era LGBT fóbico, teve uma educação militarista e baseada em uma religião conservadora; minha mãe me aceitava melhor, mas achava que era uma fase, que ia me "endireitar". Eles achavam que eu era gay e que me curaria. Meu pai sempre culpou minha mãe, dizendo que ela não tinha me educado direito.

Quem me falou da existência da transexualidade pela primeira vez foi uma psicóloga de um local onde eu era voluntária. Conversando com ela pude me identificar como trans aos 12 anos de idade. Minha transição começou só aos 17 anos, quando saí de casa para estudar no Rio de Janeiro. Fui fazer faculdade de farmácia, morava na Casa Nem, que acolhe pessoas LGBTQIA+ em situações de vulnerabilidade social no Rio de Janeiro. Eu trabalhava de recepcionista em um instituto de beleza e, em ambos os locais, em decorrência da minha aparência andrógina, tendendo para feminina, eu falava meu nome masculino e as pessoas estranhavam. Começaram a me estimular a usar um nome feminino e o casal com quem eu morava, dois homens cis gays, me batizaram de Ana Luiza. Quando defini meu nome, ia usar só Luiza. Mas depois decidi usar também o Ana porque minha mãe pediu.

Nessa época eu não tinha conhecimento dos direitos trans, como o nome social, mas para não passar por mais constrangimentos, na faculdade comecei a falar com os professores, um a um, pedindo para me chamarem de Ana Luiza, para mudarem meu nome na lista de chamada. Nunca tive problemas, não senti transfobia lá, fui apoiada. Usava o banheiro feminino estimulada pelas minhas amigas. Eu tento não chamar a atenção, ter um comportamento de acordo com o meu visual. Apesar de eu não achar, dizem que sou muito "passável", o que pode ser bom por um lado, pois faz com que eu não tenha que ficar me reafirmando. Por outro lado, quando estou com um cara, não sei o que fazer. Se conto, corro o risco de ele querer me matar na hora, mas se não conto e ele descobre depois... corro esse risco também!

Três anos depois entrei na faculdade de medicina e fiquei com muito medo do trote, sabia que na medicina era violento, já tinha escutado relatos de morte. Mas alguns dias antes de iniciarem as aulas, eu soube de uma aluna trans que era formada nessa mesma faculdade, consegui o contato dela e ela me tranquilizou, se ofereceu para estar lá se eu quisesse. Na época, eu estava ministrando aulas voluntariamente no Prepara Nem, um cursinho pré-vestibular para trans e travestis em situação de vulnerabilidade. Essa rede de contatos foi muito importante para mim, me deu uma base de apoio forte.

Na faculdade de medicina nunca sofri transfobia. Na minha classe, de 100 alunos, 26 são LGBT! Mas infelizmente a saúde LGBTQIA+ não é abordada durante o curso, só recentemente, na disciplina de Saúde Mental e da Saúde da Família, começaram a falar do tema durante 4 horas. Quando passei no vestibular da UFRJ os alunos estavam sensibilizados em decorrência de um evento que tinha acontecido no hospital universitário, quando um aluno conversou com uma mulher trans que estava internada em cuidados paliativos e essa se queixou que do ponto de vista médico ela era bem tratada, mas estava muito triste por estar internada na ala masculina e não ter o seu nome social respeitado. Fui chamada para discutir formas de melhorar esse atendimento e fiz apresentações nas ligas. Iniciei minha transição por meio de atendimento virtual. Na hora que precisava de injeção, pedia para alguém aplicar. Conheci o Processo Transexualizador do SUS em palestras, mas percebi que ele ainda não funciona direito. Apesar de ser uma política existente e uma porta de entrada das pessoas trans no SUS, ela ainda tem suas falhas. Há médicos transfóbicos, o atendimento é descentralizado e as filas são enormes! Às vezes tem dispensação de medicamentos, às vezes não. Isso faz com que muita gente se automedique. Eu mesma já usei medicamentos por conta própria. Algumas vezes me sentia mal, provavelmente por ter exagerado na dose, quando parava por um tempo. Os profissionais da saúde têm que entender que tem usuários que sabem mais do que eles, que poderia haver uma troca.

Confesso que até chegar aqui, foi um longo e árduo processo. No que se refere ao cotidiano de pessoas trans, este se resume a uma série de desatendimentos de direitos fundamentais (diferentes organizações não nos permitem utilizar o nome social), alvos de preconceito e estigma, exclusão estrutural (acesso dificultado ou impedido à educação, ao mercado formal de trabalho e até mesmo ao uso de banheiros) e de violências variadas, de ameaças a agressões e homicídios, o que configura a extensa série de percepções estereotipadas negativas e de atos discriminatórios contra nós, mulheres trans e travestis.

Aos alunos e profissionais de saúde recomendo: abandonem a heterocisnormatividade; coloquem sua escuta em ação para saber como ajudar; não julguem; não deduzam se uma pessoa é trans ou não, ela é quem sabe; falem sobre as práticas sexuais; vocês não precisam ver a genitália da pessoa trans quando a queixa não é nessa região; se errarem, peçam desculpas. É importante promover o cuidado de maneira holística, não nos fragmentando em alguém que só demanda intervenções de modificação corporal – ou, no caso das pessoas atendidas em centros de referência para o HIV, em alguém que só necessite de cuidados relacionados.

Aqui no Brasil, ocorre a escassez de serviços e de profissionais médicos que dominem as especificidades da questão trans e consigam prescrever com segurança os medicamentos para essas usuárias. Infelizmente, a maioria dos cursos de graduação ainda não incluíram em seu currículo disciplinas específicas que abordem as especificidades da população trans. Outro obstáculo é o preconceito arraigado na cultura dos profissionais de saúde que desrespeitam e deslegitimam as identidades trans, além de persistirem visões patologizadas sobre nossos corpos. Se faz necessária uma ampliação da formação dentro dos cursos formais e oferecer treinamento para profissionais que já se encontram em serviço. Uma estratégia muito utilizada e que demonstra grande capacidade de sensibilização de profissionais é ter a presença de pessoas trans experientes em formações profissionais, aproximando os trabalhadores de saúde à realidade da nossa população. Estou me preparando para ser uma delas, penso em ser cirurgiã, apesar de saber que esse é um ambiente machista e misógino. É bom ter uma mulher por lá. Não é porque sou trans que vou só atender pacientes trans, quero ser uma médica para todos e de todas.

ÉRICA FERRAZ, TRAVESTI E VENDEDORA

Meu nome é Érica Ferraz, tenho 36 anos e sou portadora do HIV. Nasci em São Paulo, mas vivi em uma cidade do interior, próxima a Jundiaí. Desde os 8 anos sentia que tinha alguma coisa diferente comigo: gostava de andar com as meninas, mas não para namorar e sim porque eu queria ser igual a elas. Sofri preconceito da minha mãe. Ela me tirou da escola, do contato com os amigos e com a família e depois me abandonou na casa dos outros, pois tinha vergonha de mim. Não falo com ela há 3 anos.

Comecei a me travestir aos 19 anos. Troquei meu vestuário e iniciei a hormonização para me adequar. Para mim, ser travesti é ser uma mulher guerreira, em uma luta diária, em enfrentamento com uma sociedade que impõe regras, na qual as pessoas acabam acatando que ser diferente é errado. A grande maioria das travestis vive do corpo, 90% vive da prostituição, mas eu nunca precisei me prostituir, desde os 15 anos trabalho com ferramentas. Hoje estou desempregada, conseguir emprego é muito difícil para uma travesti e agora, com a pandemia, piorou.

Já passei por vários constrangimentos nos serviços de saúde. Todas as vezes que precisei ir à Unidade Básica de Saúde (UBS) antes de retificar meu nome, chamavam-me pelo nome masculino. O nome social fica entre parênteses, mas ninguém olha para isso. Sempre peitei, nunca deixei de ir ao serviço por causa disso, porque não é constrangimento só para mim, é para todo mundo. Mas evito ir quando é alguma coisa leve.

Há oito anos fui a um posto de saúde para pedir um exame de HIV. Chegando lá, deram-me um avental e mandaram-

-me sentar em uma cadeira. Quando percebi, estavam se preparando para fazer um exame de papanicolau em mim, ou seja, mais uma vez não olharam a ficha. Só quando perguntei aonde iam enfiar o "bico de papagaio", foram olhar o prontuário. A partir de então ficou entrando um monte de gente na sala só para me ver, me senti um macaco de circo. Ouvi frases do tipo "puxa, nem parece que você é!" ou "nossa, não acredito!". Quando ameacei fazer uma denúncia, o diretor da UBS veio me pedir desculpas.

Atualmente não estou usando hormônios, parei há dois anos quando descobri o HIV. Parei por conta própria, fiquei com medo de tomar muitos remédios e me fazer mal. Não vou a um endocrinologista há três anos, porque a que trabalha no posto que eu frequento não gosta de conversa. Eu falava que sentia enjoo e dor de cabeça com os hormônios e ela não me escutava, atendia as pessoas que nem gado, dava a receita e mandava embora. Os profissionais da saúde não encostam em mim, não me dão um beijo. Nem me examinam. Quando me deram o diagnóstico do HIV foi assim, a pessoa "jogou" o diagnóstico no meu colo e saiu. Em geral, o pessoal da enfermagem é diferente, é mais educado com a gente.

Falar sobre saúde de pessoas transexuais e travestis é muito complicado, tanto para nós como para os profissionais da saúde. Sabemos que ser da área da saúde é cansativo, corrido, mas é nessa hora, quando procuramos o sistema de saúde, que estamos extremamente vulnerabilizadas e não podemos ser ainda mais expostas. A eles eu peço que sejam mais pacientes, porque a pessoa já é acuada, sofre a vida inteira e quando é mal entendida tende a ficar nervosa, ataca. Acredito que podemos mudar, estamos sempre em evolução, evoluir é bom.

MÁRCIA ROCHA, TRAVESTI, ADVOGADA

Meu primeiro contato com o universo médico após o início de minha transição foi em um hospital particular bastante movimentado no bairro dos Jardins, na capital de São Paulo, perto da Av. Paulista. Eu ainda vivia como homem no meu dia a dia e era casada com uma mulher que me acompanhou ao hospital. Ainda usava roupas masculinas em público, pois ninguém da minha família ou amigos sabia que eu estava em transição, embora já tivesse seios bem desenvolvidos por hormônios que escondia com uma camiseta apertada e camisas largas. Havia feito *laser* para pelos no rosto e no corpo todo, tinha cabelos longos presos em um rabo, sobrancelhas feitas e orelhas furadas nas quais alternava um único brinco com um discreto brilhante, um dia de cada lado.

Minha relação com médicos e hospitais havia sido comum desde a infância, um menino ou homem adulto sendo naturalmente atendido por doenças comuns, nunca havia estado internada ou me submetido a cirurgia alguma até então.

Nesse dia, fui encaminhada a uma sala de exames para uma ultrassonografia abdominal, em razão de uma dor aguda. Quando o rapaz entrou, imediatamente pediu para que eu tirasse a camisa. Foi um choque porque eu não tinha pensado que teria que me expor, embora fosse óbvio. Meio constrangida, comecei a desabotoar ao mesmo tempo que explicava que eu era trans e tinha seios. O rapaz disse que "tudo bem", meio que nem prestando atenção no que eu dizia.

Quando tirei a camiseta revelando mamilos bem desenvolvidos sobre seios relativamente pequenos para meu tamanho, embora bastante evidentes, o rapaz tomou um susto, ficou sério, pediu licença e saiu da sala.

Fiquei esperando um bom tempo até que o médico veio. Pediu que eu deitasse e perguntou o que eram esses seios ao que respondi: "São seios" – e novamente tive que explicar que era trans, tomava hormônios há alguns anos, mas ainda não tinha me assumido publicamente, por isso ainda vivia "como homem". O médico examinou meus seios como quem está contrariado, uma expressão de desgosto no rosto. Disse que o técnico iria fazer meu exame e saiu da sala.

Dessa vez, uma mulher apareceu e delicadamente fez o exame que deveria ter sido feito uma hora antes. Me vesti e fomos embora. A realidade do atendimento à saúde para pessoas trans em 2006 ficando bastante clara para mim. Era um hospital particular, mas simplesmente não estavam preparados para lidar com todos os seres humanos.

A segunda experiência foi uma apendicite de emergência. Já desconfiada que teria que "entrar na faca", fui direto para um hospital particular de São Paulo. Era o ano de 2008 e dei entrada na emergência, à noite, fui operada pelo cirurgião plantonista. Só me lembro de ter explicado ser trans e que, se possível, gostaria que o procedimento fosse por laparoscopia, por conta das cicatrizes. Ele não prometeu, mas acabou conseguindo. Não me senti discriminada dessa vez, depois soube que aquele hospital tinha feito um programa de conscientização interno. Muitos anos depois, ao necessitar de uma colecistectomia, procurei o mesmo cirurgião, dessa vez em seu consultório, que se lembrou imediatamente de mim. Novamente, a laparoscopia foi possível e é preciso dizer que o preconceito pode afastar clientes, a empatia e não discriminação, além da competência, garantem fidelidade.

À essa altura, eu começava a participar de reuniões semanais de ativistas trans no Centro de Referência para a Diversidade, no centro da capital. Relatos e queixas eram muito comuns sobre as dificuldades para cirurgias de redesignação sexual e comentários de como eram exigidos comportamentos "femininos" para o convencimento dos especialistas de que eram "mulheres de verdade", sem o qual não conseguiriam entrar na fila para a desejada cirurgia, fila essa que já demorava vários anos.

Em 2009, eu já era ativista e participava de reuniões do SUS com movimentos sociais. Em 2011, estive presente em Brasília para o lançamento do programa de saúde integral para travestis e transexuais. Um ano depois, em um congresso de enfermagem no Rio Grande do Sul com mais de 4 mil profissionais da área, perguntei se alguém tinha conhecimento da portaria para saúde integral de travestis e transexuais, e ninguém tinha ouvido falar. Ora, de que adianta fazer eventos, escarcéu, chamar todas as ativistas do país com hotel, café, almoço e jantar em eventos para discutir e elaborar uma portaria que não será jamais divulgada? Só pensem!

Em 2012, fui convidada para fazer um curso de capacitação para "controle social do SUS", em Brasília. Também nesse ano, resolvi assumir publicamente minha transgeneridade, já bastante ciente e preparada para enfrentar todas as dificuldades do mundo, não me denominando como transexual mas como "travesti com muito orgulho".

Há alguns anos vinha participando de encontros e congressos da academia, apresentei alguns trabalhos e fui convidada em 2013 para ocupar um assento no Comitê de Direitos Sexuais da *World Association for Sexual Health*, onde descobri que o Brasil não é o pior lugar do mundo para pessoas trans. Pelo contrário, vem se tornando um dos melhores, com leis avançadas e atendimentos à saúde. Dizem ser o país que mais mata LGBT no mundo, e talvez seja, mas muitos LGBT morrem em grande parte por conta da situação social em que vivem quando são expulsas(os) de casa pelos próprios pais. Costumo dizer que em países nos quais o preconceito é grande demais, onde existem leis contra a homossexualidade (70% dos países do mundo) e mesmo pena de morte em alguns, não morrem LGBT porque eles não podem se assumir, não podem ser quem são, não podem existir publicamente. Ocultos, não são mortos, mas isso absolutamente não significa que o país é melhor para eles do que o nosso. Viajo muito pelo mundo e as piores discriminações e preconceitos que sofri foram em outros países.

Depois de me assumir em 2012, fiz algumas cirurgias, inclusive lipoescultura e colocação de próteses de mama. A cada uma delas, inclusive aquela para retirada da vesícula já mencionada, percebia que o atendimento mudava, melhorava cada vez mais, desde a recepção e enfermagem, até o pagamento. A mídia, as novelas, a ciência e até a própria medicina debruçavam-se mais e mais sobre os assuntos LGBT, o judiciário decidindo questões como união estável, casamento, nome de pessoas trans, adoções, entre outras de grande repercussão. Ganhávamos visibilidade, cada vez menos vistos(as) como aberrações. Neste ano de 2020 foi decidido pelo Supremo Tribunal Federal (STF) que podemos doar sangue.

Por outro lado, recentemente, em 2018, estive em uma casa de acolhimento para travestis em situação de rua. Durante o encontro, uma moradora me relatou que existe uma Unidade de Pronto Atendimento (UPA) na mesma rua, que não as atende. Diante da minha indignação, ela contou que teve uma dor de ouvido muito forte e se dirigiu ao local, tendo sido orientada a procurar o Centro de Referência e Treinamento DST/Aids (CRT), que é capacitado para atender travestis. Por uma dor de ouvido?! Lembram-se da portaria de 2011 que mencionei, sobre Saúde Integral? Pois é, já foram várias portarias editadas depois daquela, mas até hoje a tal saúde integral para travestis e transexuais não existe de fato.

Ainda estamos longe de um atendimento ideal, principalmente no serviço público, embora nos dias de hoje seja bem mais fácil ser tratada como um ser humano, para desespero (e reação violenta) de grupos políticos reacionários.

Com o Projeto Transempregos, fundado em 2014, que ajuda pessoas trans a serem aceitas no mercado formal de trabalho, cada vez mais empresas, repartições públicas e hospitais têm colaboradores trans. Cada vez mais, pessoas trans percebem as mudanças na sociedade, avanços no respeito a seus direitos e resolvem se assumir. Já escutei que alguns países observam o Brasil tentando entender essa "epidemia" de pessoas "virando" trans que tem ocorrido aqui. Digo que é pouco, existe muita gente "no armário" ainda, gente que tem medo de perder o respeito, o trabalho, a família, então não se assumem, não contam como se sentem. Mas são Gente!

Aos poucos, os caminhos se abrem para nossa existência, lentamente o mundo vai compreendendo que sempre existimos em todos os tempos da história, em todas as culturas do planeta, apenas sendo um grupo humano por vezes mal compreendido.

Lenta, mas persistentemente, conquistamos nosso direito de ser, nosso direito de existir.

DIOGO ALMEIDA, HOMEM TRANS E ATUANTE DO TERCEIRO SETOR

Todas as pessoas passam por transições ao longo da vida – sejam elas de carreira ou até mesmo capilares – comigo isso não foi diferente.

No fim de 2012 uma variedade de sentimentos que sempre tentei esconder surgiram à luz e começaram a fazer sentido. Havia descoberto, a partir de buscas na internet, o que significava ser um homem transexual.

Bebendo do conteúdo que encontrava em *sites* de busca, descobri muitas coisas. Nesse momento, lembro-me de fechar os olhos com força, tentando imaginar a sensação do vento que entra pela lateral da camisa andando de bicicleta, do mar que bate no peito quando a onda vem, do sol que queima o ombro e as costas quando a caminhada é libertadora. A sensação era tão boa que só queria ficar ali, lembrando do momento em que desisti das tentativas de suicídio e decidi que iria continuar vivo com o objetivo de realizar todos esses sonhos.

Já fazendo acompanhamento psicológico pelo SUS, fui em busca dos hormônios. Passei por sete endocrinologistas diferentes – todos que havia na cidade – nenhum deles aceitou me acompanhar. Então soube que existia um ambulatório especializado no atendimento de pessoas transgênero e entrei em contato para marcar a primeira consulta depois de alguns meses.

Era 2013 e eu sentia que não podia mais esperar. Já tinha esperado muito até descobrir quem eu realmente era e precisava começar o acompanhamento hormonal. Uma amiga conhecia um traficante que vendia anabolizantes para academias, então eu disse para ela que um amigo meu queria fazer um pedido. Consegui pegar o medicamento e o próximo passo era a autoaplicação. Na época, tinha pavor de agulhas, comecei a ver vídeos para descobrir como aplicar. Demorei alguns dias e, em 23 de março de 2013, comecei a me hormonizar. O traficante que me vendeu foi preso logo em seguida e comecei a comprar por *sites* na internet, segui dessa forma por mais de um ano. Só hoje consigo ver o tamanho do perigo que corri.

Em 2016, já com o acompanhamento endocrinológico no ambulatório especializado, chegou o momento de ser chamado para realizar a mamoplastia masculinizadora de tórax. Depois desses anos, passei por algumas ilusões e por isso já nem podia acreditar que esse momento tinha chegado. O ambulatório era novo, então eu seria o segundo a realizar esse tipo de cirurgia. Assim que entro na sala, o médico, um senhor de idade, já começa a consulta questionando qual é meu nome antigo e o porquê de não estar em nenhum papel. Eu explico que retifiquei os documentos, digo que acredito que isso não seja importante nesse momento, mas ele insiste em saber, chutando aleatoriamente alguns nomes femininos. Já bem cansado dessa situação, pergunto para ele se podemos seguir com a consulta.

Já em outra consulta com o mesmo médico, tiro a camiseta para que ele possa olhar meu tórax e fazer marcações sobre a cirurgia. Ele chama alguns residentes para explicar como será feita a cirurgia, tipos de cortes, dreno e em um momento começa a explicar que não vai "tirar tudo" deixando espaço para quando eu "mudar de ideia" conseguir colocar silicone.

Respirei fundo algumas vezes e me proibi de sair dali ou ter algum tipo de reação. Estava prestes a operar pelo SUS, o que pouquíssima gente consegue. Ele era de outra geração e eu entendia isso. Senti que o médico não confiava nem em quem eu era nem no trabalho que estava prestes a realizar. Não tinha muitas opções, foi com ele que operei.

Em 2017, passei por uma cirurgia de histerectomia total, também com complicações transfóbicas. Quando fui chamado para a cirurgia, explicaram-me que um médico iria fazer o pré e o pós-operatório; e outro, faria a cirurgia. Estranhei, mas aceitei. Algum tempo depois da consulta descobri que o médico que iria me operar se recusava a atender pessoas transgênero; só concordava em fazer as cirurgias, pois as pessoas estando desacordadas ele não teria contato. Mais uma vez, pela falta de opções, segui dessa forma.

A transfobia é uma das faces mais perversas que a sociedade demonstra. Quando pessoas transgênero buscam atendimento médico, estão em busca de acolhimento e de resolver questões específicas. Já sofremos muito com o mundo lá fora e não queremos encontrar mais barreiras dentro de um consultório.

CAROLINA IARA, MULHER TRAVESTI, INTERSEXO, CIENTISTA SOCIAL E CO-VEREADORA DE SÃO PAULO

Os serviços de saúde são lugares de controle biopsicossocial de uma população, que oferecem bem-estar e promoção à saúde, mas que em alguns momentos também são lugares de produção de sofrimento e dor. Não só dores físicas, provenientes de procedimentos médicos e cirúrgicos, mas também de dores emocionais, culturais e sociais, reproduzindo ideais de corpos perfeitos, ideias absolutas sobre o que é certo e errado para ser mulher ou homem, ou, em última análise, para se ser humano (num sentido quase de melhoramento racial mesmo, uma eugenia).

Não estou dizendo que os serviços de saúde são eugenistas de propósito, ou que haja homogeneidade no cuidado em saúde. Estou dizendo que práticas desumanizadoras ainda acontecem nos espaços hospitalares e demais serviços, e que reproduzem problemas sociais, como o racismo, o machismo, a desigualdade social e, indo para a minha história, a intersexofobia – fobia por pessoas intersexo.

Eu não vou me alongar na definição de intersexo e nos seus 48 tipos (aproximadamente) de "apresentações" identificados pelas ciências biológicas, porque este livro com certeza vai abordar isso em outro capítulo. Vou falar da minha história, num mergulho autoetnográfico. Mas quero enfatizar que pessoas intersexo estão justamente no limiar daquilo que entendemos como "biológico" e "natural", e esses 2% da população (ou mais, porque há dificuldades na notificação dos nascidos-vivos), realmente desafiam a norma vigente de sexo biológico e de gênero.

Nasci há 27 anos e a determinação de meu gênero foi um rebuliço, porque aquele tal pênis enxergado nos exames de ultrassonografia da época e que, culturalmente, denominaram-me como um bebê-homem, na verdade era o que ainda hoje alguns chamam de genitália atípica (até bem pouco tempo genitália ambígua). Verificaram que eu teria, segundo a ciência médica, a criptorquidia moderada (testículos levemente internalizados), a hipospádia proximal (uretra que não chegava até a cabeça do pênis), glande incompleta e com abertura fora do comum (cabeça do pênis com "deformidade" segundo o padrão, ou "quase um bife enrolado, com buraco oco" segundo relatos de minha mãe), e fui submetida a cirurgias na primeira infância, aos seis anos e aos doze anos, tanto na construção da uretra como num "melhoramento estético", para a construção de um pênis útil.

Sei da realidade de várias pessoas intersexo, amigas minhas, que sofreram o processo inverso, de construção de neovaginas, porque ao serem submetidas ao instrumento de nome "falômetro" (que é uma régua a qual se mede o pênis dos bebês), as equipes decidiram – sabe-se lá o porquê (na verdade sei, mas esse é um texto autobiográfico, já disse, meu lado acadêmico mostrarei em outro capítulo) – que essas minhas/meus amigas/os deveriam ter vaginas. Micropênis ou pênis sem chance de virilização não podem existir, pensam muitos. Ou uma massa muscular abundante na região genital não pode ser "desperdiçada", como foi o meu caso, mesmo que, para tanto, eu tenha sido retalhada em três grandes cirurgias e diversos outros procedimentos menores, alguns sem anestesia sequer local, para a construção desse pênis ideal.

Eu poderia enfatizar e detalhar as cirurgias, ou as sondas que pululam minha memória, o invólucro preto que circundava (e segurava de pé, como dizia minha avó Altina) isso que chamam de pênis, as cicatrizes e fístula que ainda tenho, toda a dor indescritível no meu físico. As internações poderiam ser aqui rememoradas, a dor do processo pós-operatório, o medo de não aguentar a dor, o medo da chacota na escola… Poderia destacar os cochichos da família dizendo "será que ele é menina 'que veio em sexo errado'", ou a preocupação da minha avó falando para a minha mãe o quanto eu precisava de cuidados especiais por ter nascido diferente, nascido já "machucado", e "mais delicado". Mas o que eu vou destacar para esse livro é uma humilhação que passei aos seis anos, e depois outra aos doze.

Aos seis anos fiz a cirurgia que, de fato, eu tive acesso a prontuário e que já me lembro. Saí do hospital com sonda uretral, com invólucro preto circundando o pênis (desculpem os termos aí, profissionais da saúde, mas eu sou cientista social), muitos pontos e muita dor. Fiquei alguns dias em casa, não sei precisar quantos exatamente, e depois voltei ao hospital que fiz a cirurgia. Minha mãe, Gisa, trabalhava nesse hospital como técnica de enfermagem, mas no dia estava de plantão, então quem me acompanhava era minha avó Altina e uma prima de minha mãe. Fomos ao consultório do médico e lembro estar com imenso medo e de que o médico iria tirar os pontos da genitália. Era óbvio que uma criança de seis anos choraria numa situação dessas, antes mesmo de se começar o procedimento, e foi o que eu fiz.

Fui rudemente admoestada, advertida por aquele médico jovem e branco: "vamos parar de choradeira e agir que nem homem", disse o médico. "Um negão desse chorando por quê?". Deve ser muito agradável mesmo ter um cano dentro de seu pênis e inúmeros pontos ao redor, não é mesmo? Mas pena que eu era só uma criança de seis anos e não podia dar tal resposta. Além da conotação sexista, do macho que não pode sentir dor, havia a ideia do racismo incutida, ou seja, o de que pessoas negras não sentem tanta dor, ou de que homens negros devem ser mais fortes. Bem, o médico continuou sua retirada do invólucro, dos pontos, eu continuei esgoelando, minha avó gritava indignada enquanto a prima de minha mãe me segurava, ajudando o médico no procedimento. Não me lembro de nenhuma anestesia. E lembro que ele enxotou minha avó do consultório no meio da consulta.

O trauma foi tão grande que, mesmo que ninguém tivesse repetido essa história para mim, eu me lembraria como se tivesse sido ontem. Minha avó contou essa história várias vezes, minha mãe fez reclamação no comitê de ética do hospital, e o médico foi transferido de setor. Eu achei que esse seria o pior dia da minha vida... Mal sabia eu que seis anos depois estaria no mesmo hospital, passando pelas mesmas coisas, e a tal uretra tão bem construída artificialmente no pênis também artificial se fechou. Não conseguia urinar. Dores e mais dores, inchaços porque ir ao banheiro se tornou algo quase impossível. Antes de ser submetida à última grande cirurgia genital, fui parar no ambulatório do hospital, e ouvi que precisaria de uma desobstrução na uretra. Uma enfermeira grande me prendeu na maca pelo braço, outra pela perna e o médico veio com uma sonda e enfiou-a. Lidocaína? Para quê? Analgésico? Para quê também? Enfim. Seis anos depois e eu dando os mesmos berros da infância e de novo ouço: "calma, rapaz, sei que é difícil, mas você precisa ser forte, ou você não vai conseguir urinar de pé". Urinar de pé. Como é importante urinar de pé para ser alguém próximo do humano, não é mesmo?

Tive que realizar outra operação, ficar mais uns quarenta dias de molho, isolada do mundo, aguentando de novo pontos, invólucros etc. E até então eu nem sabia que todos esses procedimentos tinham a ver com meu sexo biológico. Eu até suspeitava no fundo, mas o que me era dito e também à minha família era que tudo se resumia a uma "má-formação congênita do órgão genital e da uretra", e que as cirurgias eram para eu ir ao banheiro, e eu só fui descobrir que tudo tinha a ver com travestilidade aos 24 anos.

Aos 14 anos, dois anos após minha última cirurgia genital, comecei a questionar bastante se eu era homem ou mulher, e decidi naquele momento que não era nenhum dos dois, mas sim uma travesti, igual a algumas amigas que eu acabei fazendo no bairro de São Mateus. Dos 15 aos 18 anos aflorei essa minha identidade travesti, fui me descobrindo, me inventando, até que aos 18 anos surgiu uma oportunidade de emprego no mesmo hospital católico que realizei todas essas cirurgias, onde fiquei de 2011 a 2014. E foi assim que me tornei uma trabalhadora da saúde, desde 2014 como servidora pública na prefeitura de São Paulo, como assistente de políticas públicas de um hospital municipal. Mas, para ter esse emprego e conseguir entrar no mestrado de Ciências Sociais, eu tive que interromper minha transição de gênero, esconder minha travestilidade por 9 anos, podendo retomá-la somente em 2019, em processos internos e externos de muito sofrimento. Fico pensando como tudo poderia ter sido diferente se eu soubesse sobre minhas condições biológicas com mais elucidação, menos segredos, menos CID (Classificação Internacional de Doenças) difíceis de entender. Não me sentiria a travesti fragmentada e mutilada. Mas, minha avó já dizia que "leite derramado a gente limpa e ferve outro". É o que estou trabalhando, e aos trancos e barrancos, conseguido aqui e acolá.

Você, leitor, me lerá de novo lá no capítulo 7 sobre identidades e cultura, e lá eu me aprofundo no que você pode refletir para que histórias de sofrimento como a minha sejam mitigadas, e até completamente evitadas. E os demais capítulos deste livro também são dedicados a isso, para que uma humanização na saúde não fique como normativa somente escrita numa Política Nacional de Humanização do SUS (o Humaniza SUS, de 2003), mas possa se entranhar nas práticas das ciências da saúde.

WALTER MASTELARO, ASSEXUAL, ADVOGADO

O grande enfrentamento de pessoas assexuais é a invalidação de suas experiências. Durante suas vidas, pessoas assexuais terão suas experiências desacreditadas e patologizadas, especialmente, por profissionais da saúde.

Muito cedo passei a entender que conversar sobre as minhas experiências não seria algo fácil ou que encontraria acolhimento. Curiosamente, o fato de que gostava de meninas e de meninos parecia ser algo simples, quando discutia não ter interesse em sexo. A afirmação de que não tinha interesse em praticar sexo, fosse com meninas ou meninos, sempre foi recebida com incredulidade.

Quando era adolescente conversei com um médico sobre não ter interesse em praticar sexo com outras pessoas, ele me respondeu que eu era muito novo e sentiria vontade de praticar com alguém quando ficasse mais velho.

Durante a faculdade fui doador rotineiro de sangue. Uma das coisas mais incômodas era o questionário feito antes da doação de sangue. Sempre que respondia que não possuía parceiros sexuais minha resposta era recebida com dúvida e incredulidade. Rapidamente aprendi que se respondesse ter tido até duas pessoas como parceiras, ninguém se incomodava com a minha resposta.

Tinha 24 anos quando contei pessoalmente pela primeira vez para outra pessoa sobre ser assexual. Eu tinha ido para a terapia justamente porque estava começando a me identificar como assexual e queria conversar sobre isso. A reação foi péssima. Não somente tive um confronto com meu terapeuta (e os dois profissionais seguintes) sobre a validade da assexualidade como uma identidade sexual, como acabei fazendo, por recomendação de um segundo profissional, exames de dosagem hormonal, que apesar de um resultado de níveis dentro da normalidade, renderam uma sugestão de que "o uso temporário de hormônios poderiam estimular um aumento da libido".

Essas experiências, embora pessoais, foram semelhantes a outras que pessoas assexuais relataram serem comuns em um contexto de saúde. Muitas vezes a pessoa assexual que não teve contato sexual na vida é tratada como imatura, infantil, e que ainda terá essas experiências, sofrendo desdém de muitos funcionários da saúde.

Somente depois de 8 anos, voltei a discutir a minha experiência como assexual com um profissional da saúde, e encontrar uma pessoa que respeitasse as minhas experiências e não buscasse encontrar um trauma secreto foi um dos critérios para que nós pudéssemos começar uma relação de confiança.

Ainda hoje existe desconhecimento na área da saúde acerca da assexualidade. É comum que profissionais treinados e educados com a ideia de que "sexo é vida", entendam pessoas que manifestam um desinteresse em práticas sexuais como pessoas doentes, ou que precisam de correção ou tratamento.

Como uma pessoa assexual espero não ser tratado como um corpo e uma psique adoecidos e patologizados por profissionais da saúde. Espero que ao ser atendido por um profissional da saúde não tenha minhas experiências transformadas em um diagnóstico, mas possam ser acolhidas e respeitadas, compreendidas como uma identidade sexual real e válida.

VANDRÉA GARCIA, MULHER, CIS, PANSEXUAL E MÉDICA

Ser mãe e gestar sempre esteve nos meus planos e sonhos, desde a infância. Acho que isso para a maioria das meninas era algo muito compulsório, mas eu, filha de uma mulher feminista e um homem que lutava para desconstruir em si o machismo e decidido a criar filhas livres, tinha muita clareza que a maternidade era algo opcional e nada tinha a ver com a completude de uma mulher.

Acredito que o senso comum da sociedade sobre pessoas LGBTQIA+ serem pais e mães (ou não serem na verdade), sempre criou um grande conflito interno em mim. Não me lembro na infância de nenhuma família homoafetiva com filhos; aliás, a maioria dos amigos e amigas de meus pais que eram LGBTQIA+ viviam sozinhos. Esse conflito me corroeu por muito tempo, enquanto mulher pansexual (na adolescência nem conhecia esse termo, apenas bissexual). O armário era um espaço um pouco mais cômodo e demorou para que eu conseguisse me ver em uma família homoafetiva com filhos como sempre sonhei. Quando conheci Elis foi amor à primeira vista, primeira escutada, primeiro beijo e logo já estávamos dividindo sonhos, inclusive o da maternidade.

Quando decidimos que era hora de sermos mães, fomos pensar nas alternativas. No serviço de reprodução humana, sentimos falta de uma apresentação geral das possibilidades, de ajuda dos profissionais para ponderarmos prós e contras de cada opção e de conversas claras sobre as fases dos processos que iríamos realizar. Sempre fomos tratadas muito bem, mas sentíamos que os profissionais conheciam pouco da dinâmica de um casal homoafetivo que não tinha nenhuma doença relacionada à fertilidade, mas que necessitava da tecnologia de reprodução assistida para gestar. Nos serviços de saúde sempre vivenciei a invisibilidade da minha orientação sexual e nunca me perguntaram nos diversos espaços a respeito, pois todos deduziam que sou lésbica pelo fato de ser casada com uma mulher. Costumo me apresentar muitas vezes como bissexual por "cansaço" de ter que explicar, inclusive para profissionais de saúde e outras pessoas LGBT, que pansexual não significa se relacionar com não humanos (por exemplo, com vegetais). Por mais absurdo que pareça, muita gente acha isso!

A sensação que tínhamos é que a cada nova decisão que tomávamos se abriam novas portas para decisões em exponencial e tudo no mesmo momento. Todo esse processo de desbravar possibilidades gerou muitos sentimentos de angústia em nós. Então decidimos pela fertilização *in vitro* com gestação de substituição. Decidimos ter duas gestações concomitantes, ou seja, uma de nós geraria o embrião fecundado com o óvulo da outra ao mesmo tempo. Eu estava bastante em dúvida da gestação ao mesmo tempo, mas nosso ciclo menstrual se iniciou no mesmo dia. Era o que faltava para termos certeza que seria desta forma que devíamos fazer.

No dia 6 de fevereiro de 2018, dia do meu aniversário, fizemos a transferência dos embriões. Era carnaval e não fiz repouso como recomendado pela equipe. Tinha lido muitos estudos que colocavam em xeque o repouso pós-transferência. Decidi seguir as evidências científicas. Pulei carnaval e ao final fizemos o exame que veio positivo para as duas. Estávamos grávidas! Logo após o teste, Elis iniciou um sangramento com cólicas. Apesar disso a gravidez estava evoluindo bem. Após vários dias de angústia, ela teve um novo sangramento e, então, o aborto.

Tivemos que lidar com a vida e a morte, a alegria e a tristeza. Ao mesmo tempo viver o luto e a celebração de uma nova vida. Ali, como pacientes, foi muito triste sentir na pele como a sociedade e os profissionais lidam mal com as perdas gestacionais, como estão despreparados para dar suporte sem ofender ou gerar mais sofrimento. Em meio às emoções de quem passa por esse momento tão difícil, deslegitimam aquela vida como se fosse facilmente substituível por uma nova gestação, como se não fosse uma vida por não ter nascido. Curiosamente isso contraria a postura da maior parte da sociedade (incluindo muitos profissionais de saúde) em relação a legalização do aborto.

Nesse momento tão delicado, encontramos profissionais que não sabiam como lidar com a questão (mas achavam que sabiam) e outros maravilhosos que nos apoiaram e foram fundamentais naquele sofrimento. Fomos acolhidas em um grupo de perdas gestacionais e infantis. Conseguimos nos reorganizar emocionalmente e decidimos fazer uma nova tentativa de gravidez para manter a ideia inicial de gestar ao mesmo tempo. Em abril estávamos as duas grávidas e teríamos três bebês, pois a gestação de Elis era gemelar. Entretanto, com sete semanas, um dos embriões não se desenvolveu e passamos a ter dois bebês, o que gerou bastante tristeza, angústia, insegurança e sentimentos ambíguos novamente.

Eu sempre me imaginei parindo em casa, mesmo antes de pensar como isso seria realmente possível. Elis não fazia questão de ter um parto domiciliar. Ela foi maravilhosamente acompanhada na Casa Ângela, experiência que foi incrível para nós em todos os aspectos. Lá éramos o único casal homoafetivo de todas as atividades coletivas que participamos. Percebíamos o cuidado e o respeito de todas as parteiras que nos atenderam. Estavam sempre preparadas para lidar com nossas particularidades. Nosso obstetra e sua equipe, como plano B, foram muito cuidadosos conosco. Durante toda gestação fomos acompanhadas por uma equipe humanizada.

Elis teve várias questões durante a gestação, nada grave, mas que nos levaram algumas vezes ao pronto-socorro obstétrico. O fato mais comum nesse local era que ninguém nos percebia como uma família, um casal. Sempre perguntavam se éramos irmãs ou amigas. Era muito claro que não passava na cabeça da maioria dos profissionais que existem vários formatos de famílias e como não sabiam abordar essas possibilidades dentro de um atendimento.

Em 23 de outubro, eu pari Akin, depois de 25 horas de trabalho de parto, iniciado em casa e finalizado na maternidade. Depois de muitas contrações minhas e de Elis, muito amor e dedicação nossa e da equipe, ele chegou. Em 13 de janeiro, Elis pariu Aluá na maternidade. Para que Akin mamasse, entre idas e vindas minhas da sala de parto até o conforto médico do centro obstétrico, houve todo o esforço do nosso obstetra para que ele ficasse o máximo de tempo conosco e da nossa doula.

Desde então, continuamos compartilhando a vida, os sonhos, os filhos e a amamentação. Temos que explicar muitas vezes para as pessoas, incluindo profissionais, que não fazemos amamentação cruzada. Afinal, nós duas somos mães de ambas as crianças, e o conceito de "amamentação cruzada" é quando alguém que não é a mãe amamenta uma criança. Seguimos aprendendo, ensinando e trabalhando para que cada dia mais os profissionais estejam preparados para respeitar e responder a demanda de saúde de todas as pessoas LGBTQIA+.

Seção II – Introdução à sexualidade humana e diversidade

2

Definições da sexualidade humana

Saulo Vito Ciasca
Andrea Hercowitz
Ademir Lopes Junior

Aspectos-chave

- Sexualidade é um aspecto central da vida do ser humano que abrange corpo, sexo, identidades, papéis e expressões de gênero, orientação sexual, erotismo, prazer, intimidade e reprodução.
- Práticas sexuais se referem a como cada um se relaciona sexualmente, ao ato de transar, procriar, ter prazer.
- Heterocisnormatividade é uma estrutura social que impõe um padrão de gênero binário, cisgênero e heterossexual.
- Gênero é a dimensão social e histórica da construção e do entendimento dos significados do masculino/masculinidade (homem) e do feminino/feminilidade (mulher).
- Expressão de gênero é a forma como a pessoa deseja se expressar, em um determinado momento e contexto, em relação aos padrões sociais de gênero.
- Papéis sociais de gênero se referem às expectativas sociais de comportamentos, atitudes, funções, ocupação de espaços, responsabilidades e poderes atribuídos à feminilidade e à masculinidade.
- Identidade de gênero é a compreensão que cada sujeito constrói sobre si em relação às definições sociais de gênero.
- Identidade sexual é como a pessoa se identifica em relação a tipologias sexuais histórica e socialmente construídas, que incluem aspectos da orientação sexual, experiências e comportamentos, relacionamentos afetivo-sexuais e expressão de gênero.

INTRODUÇÃO

Os últimos 30 anos presenciaram uma evolução notável em relação às terminologias, conceitos e descrições relacionadas à sexualidade humana e ao gênero. As preferências, significados e usos em relação aos termos variam quanto à cultura, entre diferentes gerações e até mesmo de pessoa para pessoa. A linguagem e a criação de conceitos são produtos históricos e sociais da humanidade e também representam valores e perspectivas de uma época. Assim, muitos desses conceitos e termos têm sido bastante problematizados, inclusive pelo movimento social LGBTQIA+, com reflexões importantes sobre a melhor escolha das palavras e descrição de seus significados. Compreender qual o sentido de cada uma dessas terminologias contribui para que o profissional tenha um olhar mais apurado sobre a sexualidade e a saúde LGBTQIA+ e evite equívocos na sua abordagem.

SEXUALIDADE

Sexualidade é um aspecto central da vida do ser humano que abrange corpo, sexo, identidades, papéis e expressões de gênero, orientação sexual, erotismo, prazer, intimidade e reprodução. É vivenciada e expressa por pensamentos, fantasias, desejos, crenças, atitudes, valores, comportamentos, práticas, relacionamentos e relações de poder. É influenciada pela interação de fatores biológicos, psicológicos, sociais, econômicos, políticos, culturais, legais, históricos, religiosos e espirituais[1]. A sexualidade abarca significados, ideias, desejos, sensações, emoções, experiências, condutas, proibições, modelos e fantasias que são configurados de modos diversos em diferentes contextos sociais e períodos históricos. Trata-se, portanto, de um conceito dinâmico que pode se modificar e está sujeito a diversos usos, múltipas e contraditórias interpretações, debates e disputas políticas[2].

A Organização Mundial da Saúde (OMS) define a saúde sexual como: "um estado de bem-estar físico, emocional, mental e social em relação à sexualidade; não é meramente a ausência de doença, disfunção ou debilidade. Requer uma abordagem positiva e respeitosa da sexualidade e dos relacionamentos sexuais e afetivos, bem como da possibilidade de vivenciar experiências sexuais prazerosas e seguras, isentas de coerção, discriminação e violência. Para que a saúde sexual seja alcançada e mantida, os direitos sexuais de todas as pessoas devem ser respeitados, protegidos e atendidos"[1].

Práticas sexuais se referem ao ato de transar, copular, procriar, ter prazer. O ato sexual tem diferentes significados a depender das culturas e através das épocas. Hoje em dia, o ato dito "padrão" envolve, nessa ordem, um homem e uma mulher que se beijam, "dão uns amassos", estimulam manualmente o corpo e os genitais, fazem ou não sexo oral e finalmente, o intercurso pênis-vagina. O problema desse padrão é que se traduz em um modelo cisgênero, heterocentrado, falocentrado, capacitista, etarista, monogâmico e que privilegia determinados tipos de prazer. Deve-se compreender o ato sexual como uma forma de comunicação, em que cada pessoa, parceria ou grupo sinta-se livre para escolher suas próprias formas de dar e receber prazer, com uma gama de possibilidades maior (ver Capítulo 34 – "Abordagem da saúde sexual de pessoas LGBTQIA+").

Heterocisnormatividade é uma estrutura social que impõe um padrão heterossexual (pessoa que tem atração pelo gênero "oposto") e cisgênero (pessoa que se identifica com o gênero designado ao nascimento) na definição do que seria permitido e autorizado ao ser humano. Nessa norma, quem nasce com pênis é designado do sexo/gênero masculino, deve se identificar como homem, seguir os papéis e maneiras de se vestir e de se comportar conforme o esperado para homens em uma determinada sociedade, e ter atração sexual por mulheres. A mesma lógica se impõe a quem nasce com vulva (será do sexo/gênero feminino, deverá se comportar como mulher e ter atração por homens)[3].

CONSTRUTOS DA SEXUALIDADE E DO GÊNERO

Sexo biológico

O conceito de sexo biológico se refere à padronização de características físicas, de acordo com convenções e conceitos da biologia, para caracterizar diferentes espécies, sejam animais, vegetais e até fungos. Geralmente a palavra sexo é utilizada para se referir ao sexo biológico, embora possa também ser utilizada para práticas sexuais. Na espécie humana, utilizam-se como parâmetros os cromossomos, a composição hormonal, a genitália e os caracteres sexuais secundários para a definição de pessoas como sendo do sexo masculino (XY; testosterona; pênis e testículos; distribuição de pelos e gordura típicos) ou feminino (XX; vagina, útero e ovários; estrógeno e progesterona; presença de mamas, distribuição de pelos e gordura típicos) ou intersexo (estados biológicos atípicos relacionados a diferenças no desenvolvimento do sexo).

Há, portanto, vários sexos: cromossômico, genital, gonadal, fenotípico e cerebral. Na sociedade, quando se fala sobre sexo biológico, geralmente está se referindo ao sexo genital (reconhecimento da genitália no ultrassom ou ao nascimento). Entretanto, considerar que um pênis é do "sexo masculino" e uma vulva é do "sexo feminino" também poderia ser compreendido como maneira de designar o gênero a partir do genital. Não há como se descobrir o sexo de alguém sem examinar a genitália, cariótipo ou características corporais. Dessa forma, não se deve presumir o sexo da pessoa por parecer ser uma pessoa feminina ou masculina (ver Capítulo 4 – "Determinação e diferenciação biológica do sexo e suas diversidades").

Intersexo é um termo usado para uma variedade de condições em que uma pessoa nasce com uma anatomia sexual e/ou reprodutiva que não se enquadra nas definições típicas e binárias de sexo masculino ou feminino. Essa variação pode envolver atipia genital, combinações de fatores genéticos, hormonais e aparência e variações cromossômicas sexuais diferentes de XX para mulher e XY para homem (ver Capítulo 31 – "Pessoas intersexo").

Endossexo é um termo mais recentemente utilizado pelos movimentos sociais para pessoas cujas características corporais (cromossomos, gônadas e genitália) se enquadram nas convenções de sexo "masculino" ou "feminino".

Gênero

Gênero é a dimensão social e histórica da construção e do entendimento dos significados do masculino/masculinidade (homem) e do feminino/feminilidade (mulher). Refere-se a papéis, comportamentos, atividades, atributos, responsabilidades e oportunidades que uma determinada sociedade considera apropriados para homens e mulheres. Gênero interage com, mas se diferencia das categorias do sexo biológico[1]. É um conceito utilizado para pensar sobre a construção e controle dos corpos e das identidades, mas que extrapola a experiência individual. Gênero é uma estrutura social que organiza relações: a divisão do trabalho, a distribuição da riqueza e da propriedade, o sistema político, a educação, a saúde, entre outras. A própria linguagem, a forma como se pensa e vivencia o mundo e si mesmo estão profundamente marcadas por distinções entre o gênero masculino e feminino, que também orientam o modo como as pessoas agem e interagem, que expectativas criam, como percebem a relação entre si e o outro.

O gênero também organiza a relação entre homens e entre mulheres e estrutura inclusive divisões de poder entre as masculinidades hegemônicas (homens, cis, heterossexuais, viris) e as oprimidas (homens trans, gays, bissexuais, efeminados). Intersecciona-se com outras estruturas sociais como raça e classe, produzindo diferenças na experiência de viver; por exemplo, mulheres brancas e negras que têm vivências diversas do que é ser mulher na sociedade (ver Capítulo 8 – "Vulnerabilidades, interseccionalidades e estresse de minoria"). Papéis sociais de gênero, gênero designado ao nascimento, expressão de gênero e identidade de gênero são outros construtos relacionados a gênero.

Papéis sociais de gênero se referem às expectativas sociais de comportamentos, atitudes, funções, ocupação de espaços, responsabilidades e poderes atribuídos à feminilidade e à masculinidade. A divisão social do trabalho tem relegado às mulheres o papel do cuidado com a prole e a casa. O espaço privado é considerado responsabilidade feminina, enquanto o público é destinado aos homens. Sensibilidade e expressão de afetos são consideradas características femininas, enquanto força e racionalidade são consideradas masculinas, e valoradas de forma desigual na sociedade. Dos homens se espera trabalhar, prover recursos, ser dominante, forte, resolutivo e não demonstrar emoções. O livre exercício da sexualidade, numa sociedade machista, é incentivado aos homens, enquanto é julgado e proibido às mulheres. A subordinação da mulher ao homem foi socialmente construída e, portanto, pode ser modificada. Os papéis sociais na sociedade contemporânea ocidental se baseiam na binaridade, excluindo pessoas que não sigam essa lógica (não binárias).

O gênero designado (pela sociedade – família e profissionais da saúde) é realizado a partir da visualização do sexo no ultrassom ou nascimento. A partir do reconhecimento da presença de pênis, testículos e, às vezes, cromossomos XY, designa-se que a pessoa é masculina: "É um menino!". A partir do reconhecimento da presença de vulva, ovários e, às vezes, cromossomos XX, designa-se que a pessoa é feminina: "É uma menina!" Na maior parte das vezes, portanto, dentro de uma cultura binária (que compreende como padrão o binômio macho/homem/masculino e fêmea/mulher/feminina), o gênero designado será binário (menino/menina). A presença de genitália atípica ou de diferenças no desenvolvimento do sexo é um desafio para a designação do gênero, impossível na lógica binária hegemônica.

O termo expressão de gênero é a forma como a pessoa deseja se expressar, em um determinado momento e contexto, em relação aos padrões sociais de gênero. É como "a apresentação do gênero de cada pessoa se manifesta pela aparência física – incluindo roupa, estilo de cabelo, acessórios, cosméticos – maneirismos, fala, padrões comportamentais, nomes e referências pessoais"[4].

A expressão de gênero pode ser alterada a qualquer momento, se a pessoa assim o desejar. Refere-se ao que é mostrado, dito ou feito para indicar aos outros (ou ao próprio indivíduo) seu grau de masculinidade, feminilidade, neutralidade ou não binaridade. O que se reconhece como masculino ou como feminino muda de acordo com os costumes, normas sociais e momentos históricos. Muito do que antigamente era considerado feminino (p. ex., brincos), pode hoje ser considerado masculino e vice-versa.

Identidade de gênero se refere à convicção da pessoa de se reconhecer como homem, mulher, algo entre essas definições ou fora do contexto binário hegemônico. É a compreensão que cada sujeito constrói sobre si em relação às definições sociais de gênero. Segundo os princípios de Yogiakarta, "identidade de gênero é entendida como referente à profundamente interna e individual experiência de gênero, a qual pode corresponder, ou não, com o sexo designado no nascimento, incluindo o senso pessoal de corpo (que pode envolver, livremente, modificações na aparência ou função do corpo por via médica, cirúrgica ou outras formas) e outras expressões de gênero, incluindo vestuário, fala e maneirismos"[5]. A identidade de gênero pode ser binária, ou seja, estar de acordo com a expectativa histórico-cultural de que na sociedade existem apenas homens e mulheres. A pessoa que não se reconhece como homem ou mulher, ou se posiciona entre ou fora dessas categorias, pode se reconhecer como não binária.

As identidades de gênero se relacionam com o grau de identificação com o gênero designado ao nascimento. Pessoas cisgênero, ou simplesmente cis, são aquelas cujo pertencimento de gênero, que a sociedade projeta para que ela assuma, e a identidade e compreensão que ela tem de si mesma, coincidem. Um exemplo é a criança que foi designada menino ao nascer e entende-se e identifica-se como menino/homem. Se a pessoa não se identifica em algum grau com o gênero designado ao nascimento, constrói uma identidade diferente da que lhe propuseram e possui o desejo de reivindicá-la a partir de uma mudança na expressão de gênero é chamada transgênero (ou trans). Pessoas trans são um termo amplo ("guarda-chuva") usado para incluir uma diversidade de pessoas cujas histórias, corpos e formas de se reconhecer podem ser bem diferentes, mas que compartilham o fato de não se identificarem com o gênero que lhes foi atribuído no nascimento. O uso dos termos transgênero/transgeneridade são questionados no Brasil por invisibilizar a identidade travesti, sendo preferidos pelos movimentos sociais organizados as expressões transexualidade/transexual. As identidades oficialmente reconhecidas pelo movimento são travesti, mulher transexual e homem transexual. O termo transvestigênere é utilizado por algumas pessoas como substituição de transgênero, como um neologismo que aglutina pessoas "trans", tra"vesti"s e gêneros não binários representados pelo "e" no final[6].

Pessoas transfemininas são aquelas que adotam características tipicamente atribuídas a padrões (expressão e gênero) femininos e que não se identificam com o gênero designado ao nascimento. Podem se identificar como mulheres (ou mulher transexual), travestis ou não binárias. Analogamente, pessoas transmasculinas têm expressão de gênero masculina. Podem se identificar como homem transexual ou não binários. Por exemplo, a pessoa nasceu com vulva e ovários é designada menina. Não se identifica com esse gênero, tampouco como homem. Diz ser não binária. Apesar disso, utiliza nome e pronomes masculinos, comportamentos e vestimentas masculinas. Dessa forma, pode ser que ela se identifique como uma pessoa não binária transmasculina.

Dentre as identidades de gênero não binárias, incluem-se agêneros, *genderfuck*, *genderqueer*, *two-spirit*, *neuter*, *neutrois*, bigênero, trigênero, gênero fluido, dentre outros. Pessoas agênero são as que não se identificam com gênero algum, já pessoas de gênero fluido vivenciam variações na identidade de gênero (ver Capítulo 28 – "Mulheres trans e travestis"; Capítulo 29 – "Homens trans" e Capítulo 30 – "Pessoas não binárias"). Identidade de gênero é sempre autoatribuída a partir das próprias referências do indivíduo.

O processo de transição de gênero se refere a todas as ações e modificações adotadas pelas pessoas transexuais e travestis ao longo de sua trajetória na busca de produzir uma leitura social em relação ao gênero na qual elas se identificam. Inclui nome social, roupas, acessórios, pronomes e modificações corporais (de ocultação de pênis e mamas a hormonização e cirurgias). Isso permite uma modificação da expressão de gênero para que esteja mais próxima à desejada pela pessoa. A expressão "afirmação de gênero", embora utilizada internacionalmente para designar esse processo (*gender affirmation*) e na resolução do Conselho Federal de Medicina, não é considerada adequada pelos movimentos organizados, conforme pode ser observado em nota da Associação Nacional de Transexuais e Travestis (ANTRA): "Não utilizamos o termo Afirmação de Gênero, pois partimos de uma ideia na qual nenhuma modificação corporal (ou a ausência dela), apesar de serem importantes, definem nossa transgeneridade e que nosso gênero já está muito bem estabelecido quando optamos por qualquer mudança"[7].

Há vivências e experimentações relacionadas às expressões de gênero que não se referem à identidade de gênero de uma pessoa, não devendo ser consideradas como representações de transgeneridade/transexualidade. Pessoas cis ou trans podem utilizar roupas ou acessórios relacionadas a outro gênero que não o que elas se identificam em diversas situações. Pessoas *crossdressers* são pessoas que utilizam vestimentas e se comportam de um gênero diferente da sua identidade em alguns momentos de sua vida ou em algumas situações específicas. Pessoas cis ou trans podem realizar performances artísticas, atuando como transformistas, *drag queens* ou *drag kings*, que são personagens estereotipadas que podem expressar um gênero feminino, masculino, andrógino, não binário e até atravessar os modelos antropomórficos para uma ilimitada possibilidade de criatividade. Pessoas transexuais e travestis podem ter práticas de *crossdressing*, performar como transformistas ou como *drag*.

Alguns termos são utilizados em manuais de classificação diagnóstica da saúde e se relacionam com a transgeneridade. Incongruência de gênero é um diagnóstico encontrado no Código Internacional de Doenças – 11ª versão que se refere à incongruência com o gênero designado ao nascimento[8]. Inclui todas as pessoas trans (mulheres e homens transexuais, pessoas não binárias, travestis) e permite acesso às modificações corporais que são oferecidas pelo SUS (Sistema Único de Saúde). O termo é criticado pelos movimentos sociais, pois a pessoa trans, de fato, não possui uma incongruência com o próprio gênero, mas uma não identificação com o gênero que lhe foi designado ao nascimento. O termo, na versão mais recente, foi retirado da seção de transtornos mentais e listado em uma seção denominada "Condições relacionadas à saúde sexual". Já o termo disforia de gênero se refere ao sofrimento e prejuízos de uma pessoa devido à "não conformidade de gênero", como está referido no Manual Diagnóstico e Estatístico de Transtornos Mentais, 5ª versão (DSM-5)[9]. A expressão é comumente confundida com a transgeneridade, mas não deve ser entendida como sinônimo, visto que pessoas trans podem ter disforia ou não. Há também uma crítica em relação a esse termo, pois poderia ser considerado patologizador nomear um sofrimento específico. Por exemplo, não se nomeia o sofrimento decorrente da baixa estatura de "disforia de estatura". De qualquer forma, devido ao uso frequente do termo como sintoma de desconforto em relação ao corpo e à realidade trans pelas próprias pessoas trans, optou-se por incluir uma discussão mais aprofundada a respeito no Capítulo 50 – "Disforia de gênero em crianças, adolescentes e adultos".

Orientação afetivo-sexual

Segundo a OMS, a orientação sexual se refere à atração/desejo (ou não) física, romântica ou emocional por outras pessoas[1]. Pode ser subdivida em atração sexual, afetiva ou romântica. A atração sexual se relaciona ao desejo, à excitação e ao interesse em práticas sexuais com uma outra pessoa. Já a atração afetiva se refere ao interesse em manter vínculo e troca de afetos. É considerada muitas vezes semelhante à atração romântica, embora possam existir diferenças. A ideia de romanticidade/romântico está correlacionada a sentimentos como amor e paixão, que foram construções sociais a partir do século XVIII (ver Capítulo 6 – "Desenvolvimento da orientação afetivo-sexual").

Heterossexual é uma pessoa que sente atração por um gênero diferente do seu (não se deve utilizar gênero ou sexo oposto, porque gêneros não são necessariamente binários). Homossexuais sentem atração por pessoas do mesmo gênero. Bissexuais são pessoas que sentem atração por mais de um gênero. Pansexuais são pessoas que sentem atração por pessoas independentemente do gênero. Assexuais são pessoas que estão em um espectro de sentirem pouca ou nenhuma atração/desejo sexual por pessoas, apesar de poderem ter resposta a estímulos sexuais. A concepção da atração sexual como capacidade tem sido criticada, pois pessoas assexuais poderiam ser consideradas pessoas com deficiência, pois não teriam atração/capacidade por outras pessoas.

A atração sexual deve ser diferenciada de comportamento e identidade sexual. O comportamento se refere às práticas sexuais e ao relacionamento em si. Uma pessoa pode sentir atração por um gênero, sem necessariamente efetivar um ato sexual. É comum pessoas homo ou bissexuais, apesar de sua atração, evitarem práticas sexuais com alguém do mesmo gênero devido a LGBTIfobia. Da mesma forma, há pessoas heterossexuais, que mesmo sem sentirem-se atraídas por pessoas do mesmo gênero, estabelecem relações sexuais, como no caso de profissionais do sexo.

A terminologia HSH (homens que fazem sexo com homens) e MSM (mulheres que fazem sexo com mulheres) tem sido utilizada na literatura, principalmente para ações de prevenção a infecções sexualmente transmissíveis (IST), para se referir àquelas pessoas que têm relações sexuais com outras do mesmo gênero, independente da atração sexual. Geralmente essas pesquisas estão focadas em pessoas cisgênero e, em alguns casos, de forma equivocada, ainda incluem as pessoas trans a partir do gênero designado ao nascimento e não da identidade de gênero. Por exemplo, algumas pesquisas incluem na categoria HSH apenas homens cis, ou então homens cis, mulheres trans e travestis. Neste livro, por isso, optou-se pela terminologia HcSHc (homens cis que fazem sexo com homens cis) a fim de ser mais específico em relação ao objeto de estudos, ou McSMc (mulheres cis que fazem sexo com mulheres cis).

A identidade sexual é como a pessoa se identifica em relação a tipologias sexuais histórica e socialmente construídas, reconhecendo-se como integrante ou não de um determinado grupo. As identidades sexuais incluem aspectos da orientação sexual (atração), experiências e comportamentos sexuais, relacionamentos afetivo-sexuais e expressão de gênero.

No Brasil, existem múltiplas formas de se referir à comunidade formada por pessoas não cis heterossexuais e não endossexo. Neste livro, os editores optaram pela sigla LGBTQIA+ para designar as identidades lésbica, gay, bissexual, transexual/travesti/transgênero, queer/questionando, intersexo, assexual e o + para as demais identidades sexuais e de gênero (incluindo pansexual) por entenderem que esta seria a forma mais inclusiva e com reconhecimento internacional.

Por serem constituídas culturalmente, as identidades sexuais também se correlacionam com diferenças de raça, classe e procedência. Alguns exemplos são gay, *queer*, bicha, lésbica, ursos, entendida, "caminhoneira", assexual etc. A ideia de bicha/bixa, por exemplo, tem uma forte conotação de marginalização (ver Capítulo 26 – "Homens cis gays"). Outras terminologias, como assexual ou pansexual, podem se referir tanto à orientação como à identidade sexual. Uma pessoa com atração sexual e que mantém relações com outras do mesmo gênero não necessariamente se identifica como gay ou lésbica. Afinal, reconhecer-se como tal implica em se identificar com outros atributos, como estilo de vida e comportamento. As identidades sexuais estão em constante mudança na sociedade, assim como outros padrões culturais.

CONSIDERAÇÕES FINAIS

A elaboração de conceitos e definições sobre a sexualidade humana pode auxiliar na descontrução da cis heteronormatividade. A ideia binária de gênero e sexo não se verifica em nenhum aspecto da sexualidade, nem na biologia, nem nos comportamentos, nem nas identidades. A própria concepção de que existem apenas dois tipos de sexo (masculino e feminino) tem sido desconstruída devido à existência de uma multiplicidade de variedades cromossômicas, hormonais e corporais.

A diversidade sexual e de gênero pode ser caracterizada justamente por múltiplas combinações, que não são estanques, nem obrigatórias, nem exclusivamente determinantes entre cromossomos, hormônios, corpo, identidade de gênero, orientação sexual, comportamento sexual, identidade sexual e papéis sexuais. As próprias definições podem ser aprimoradas e mudadas com o tempo, pois assim como outras criações humanas, estão em constante questionamento, tanto pelos movimentos políticos e sociais, quanto pelas novas descobertas científicas e reflexões filosóficas.

Erros comuns	Como evitá-los
Considerar identidade sexual e orientação sexual como conceitos iguais.	Orientação sexual é por quem se sente atração sexual, podendo ser homo/bi/pan/assexual. Identidade sexual são tipologias sociais constituídas a partir de orientação sexual/comportamento sexual/relacionamentos/expressão de gênero.
Considerar que só existem dois tipos de sexos biológicos (masculino e feminino).	Existe uma diversidade do sexo que envolve múltiplas combinações possíveis entre cromossomos, hormônios, genitais e caracteres sexuais secundários.
Considerar que orientação sexual é o mesmo que comportamento sexual.	Orientação sexual se refere à atração sexual, que pode ou não ser efetivada em ato sexual. Não é necessário existir a relação sexual para que se defina a atração sexual.
Incluir mulheres trans nos estudos como HSH.	Considerar mulheres trans em pesquisas como homens que fazem sexo com homens (HSH) é uma forma de violência, pois as invisibiliza enquanto identidade de gênero e ignora sua reinvindicação de serem tratadas como mulheres. O mais apropriado seria considerar mulheres trans como um grupo de estudo específico.
Considerar disforia de gênero como sinônimo de transexualidade.	Transexualidade se refere a pessoas com uma identidade de gênero diferente daquele designado ao nascimento. Disforia de gênero se refere ao sofrimento e prejuízos de uma pessoa devido à não conformidade de gênero.

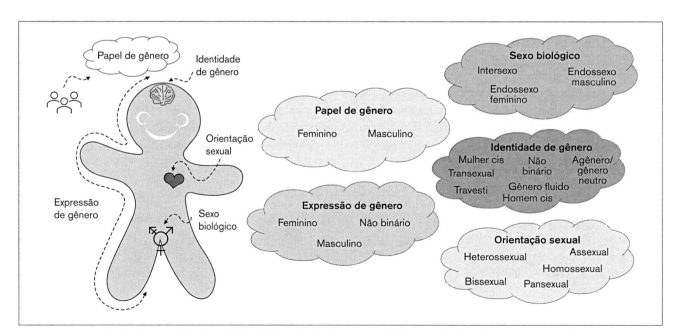

Figura 1 Desenho do boneco da diversidade. Adaptado de Killermann S. The genderbread person – desenhado por Luisa H. Tagnin.

Material complementar

Cartilhas e manuais

- Sociedade Brasileira de Medicina de Família e Comunidade. Cartilha mitos e verdades sobre saúde da população LGBTIA+ (2020). Disponível em: https://www.sbmfc.org.br/cartilhas-e-guias/
- Aliança Nacional LGBTI. Manual de comunicação LGBTI+ (2015). Disponível em: https://unaids.org.br/wp-content/uploads/2015/09/Manual-de-Comunicação-LGBT.pdf.
- Jaqueline Gomes de Jesus. Orientações sobre identidade de gênero: conceitos e termos. Guia técnico sobre pessoas transexuais, travestis e demais transgênero, para formadores de opinião; 2012.

Canais do YouTube®

- *Canal das Bee* (Fernanda e Herbert).
- *Tempero Drag* (Rita von Hunty).

REFERÊNCIAS BIBLIOGRÁFICAS

1. Organização Mundial da Saúde. Sexual Health. 2006. Disponível em https://www.who.int/health-topics/sexual-health#tab=tab_2 (acesso 5 abr 2020).
2. Oka M, Laurenti C. Entre sexo e gênero: um estudo bibliográfico-exploratório das ciências da saúde. Saúde e Sociedade. 2018;27:238-51.
3. Worthen MG. Hetero-cis–normativity and the gendering of transphobia. International J Transgenderism. 2016;17(1):31-57.
4. The Yogyakarta principles. The second international panel of experts in international human rights law, sexual orientation, gender identity, gender expression and sex characteristics. The Yogyakarta principles plus 10: additional principles and state obligations on the application of international human rights law in relation to sexual orientation, gender identity, gender expression and sex characteristics to complement the Yogyakarta Principles. Geneva: [s.n]; 2017. Disponível em: https://yogyakartaprinciples.org/wp-content/uploads/2017/11/A5_yogyakartaWEB-2.pdf (acesso 2 abr 2020).
5. The Yogyakarta principles. The international panel of experts in international human rights law and on sexual orientation and gender identity. The Yogyakarta principles: principles on the application of international human rights law in relation to sexual orientation and gender identity. Yogyakarta: [s.n.]; 2006. Disponível em: https://www.yogyakartaprinciples.org/principles_en.pdf (acesso 2 abr 2020).
6. Carvalho R. O corpo transvestigênere – O corpo travesti – Na arte. Revista Docência e Cibercultura. 2019;3(1):213-6.
7. Associação Nacional de Travestis e Transexuais. Notícias. 2020. Disponível em https://antrabrasil.org/noticias/ (acesso 5 nov 2020).
8. World Health Organization. International classification of diseases for mortality and morbidity statistics – 11th Revision (ICD-11). 2018. Disponível em: https://icd.who.int/browse11/l-m/en (acesso 7 mar 2020).
9. American Psychiatric Association. Diagnostic and statistical manual of mental disorders. 5 ed. Washington: APA; 2013.

3

Aspectos históricos da sexualidade humana e desafios para a despatologização

Saulo Vito Ciasca
Frederic Pouget

 Aspectos-chave

- O conhecimento médico-científico está permeado por discursos históricos heterocisnormativos, que tradicionalmente invisibilizam a temática LGBTQIA+ nos currículos dos profissionais da saúde.
- A diversidade sexual e de gênero é verificada em todas as culturas e momentos da História, desde as primeiras aglomerações nômades até as recentes civilizações.
- A despatologização das identidades LGBTQIA+ passa por fatores discursivos e culturais que atravessam a formação e a atuação de profissionais de saúde.
- O conhecimento da história e da evolução do pensamento médico a respeito das terminologias diagnósticas é fundamental para entender confusões e controvérsias e evitar discursos patologizantes.
- A história da sexualidade permite compreender os elementos constituintes dos embates atuais, como a invisibilidade lésbica e bissexual, assim como a interseccionalidade com raça e classe social, e o debate epistemológico entre bi e pansexualidade.

INTRODUÇÃO

A História foi e é determinante para compreender a sexualidade humana. Questões morais e éticas sempre foram impostas às sexualidades ao mesmo tempo em que se produziram bases científicas (e pseudocientíficas) para legitimar discursos preconceituosos e discriminatórios. O objetivo deste capítulo é descrever aspectos históricos da sexualidade humana com foco no desenvolvimento do pensamento científico na área da saúde. Será discutido como a sexualidade humana começou a ser dissociada da religião, a importância da ciência nesse processo e em especial a medicina em protagonizar o discurso sobre as diversas formas de amor, conjugalidades, relacionamentos e práticas sexuais. Finalmente, será abordada a construção conceitual histórica do discurso médico sobre os fenômenos homossexual, transgênero e intersexo até sua despatologização, com reflexões a respeito dos bastidores que constituíram a elaboração dos manuais diagnósticos atuais.

HISTÓRIA DA SEXUALIDADE E DA CIÊNCIA

Pensar a história da sexualidade é pensar a história da ciência e seu desenvolvimento, e a história da medicina é envolvida nesse processo. Essa perspectiva permite refletir sobre a temporalidade e a suposta "neutralidade" dos termos científicos para nomear e categorizar a sexualidade humana. Neutralidade científica é uma ilusão, já que cabe ao cientista escolher o que descreve, de onde e o porquê o faz. Não existe e nunca existiu um anjo iluminista que trouxe a Ciência. Esta se deu por meio de um longo processo de rupturas com visões de mundo místico-religiosas, sistemas morais, sociais e muitas fogueiras (em alusão às inquisições religiosas), até ser pautada pelo método naturalista e positivista. Foi nesse contexto que nasceu a medicina como discurso científico "revolucionário" em detrimento das feitiçarias, curas místicas e outras abordagens. Nesse mesmo período do século XIX, o portador do discurso científico-médico foi também idealizado como o homem ocidental, branco, cis e heterossexual[1].

SEXO, RELIGIÃO E O PENSAMENTO CIENTÍFICO

"Sem pecado, nada de sexualidade. E sem sexualidade, nada de História."[2]

Em todas as culturas humanas existe alguma explicação sobre a sexualidade e o gênero. Em uma perspectiva comparativa histórica, o sexo está presente, embora de forma diversa, em todas as manifestações culturais, sejam elas sociais, econômicas ou religiosas. A forma como o budismo aborda manifestações de homoerotismo é diferente de como os xamãs indígenas o explicam. Ao perceber essa complexidade e diversidade de como outras sociedades compreendem o homoerotismo, a antropologia e a história no século XX passaram a questionar a ideia de superioridade da cultura ocidental (com seus aspectos religiosos cristãos, heteronormativos, monogâmicos e patriarcais) diante de outras civilizações e a concepção vigente de "desvios sexuais" como algo anormal ou primitivo. "Desvio" e "normalidade" foram os grandes marcadores do discurso médico no final do século XIX que trazem em si vários aspectos morais do que seria considerado "normal"[3].

Na cultura ocidental, a religião católica é um exemplo de como se exerce esse papel sobre o controle do corpo e se produz um saber sobre a sexualidade. O Concílio de Trento, em 1563, estabeleceu as primeiras normas sobre o celibato dos padres e o papel da mulher junto ao sexo. Esta passou a ser meramente para procriação, sendo o prazer e o desejo reprimidos. No entanto, esse ideal dogmático da Igreja foi desafiado em alguns momentos pela realidade histórica: no Brasil colônia, havia um liberalismo sexual evidente, produzido pelo contato com os povos indígenas e africanos que viviam com os corpos à mostra[4], sendo as confissões na inquisição brasileira bastante eloquentes nesse tema, incluindo vários relatos de homoerotismo pelos jesuítas e historiadores[5].

O Iluminismo, ao longo da formação dos Estados europeus, exerceu grande influência nas constituições dos países ocidentais no século XIX, assim a medicina passou a ser uma entidade oficial que detinha o poder de categorizar aspectos do comportamento humano em detrimento da Igreja.

Esse poder atribuído às ciências médicas, apesar da sua aparente "neutralidade" científica, nunca deixou de ser atravessada pelo contexto social, político e cultural. Historicamente, o grande exemplo desse processo foi o surgimento do racismo científico no qual inúmeras teorias eugenistas no século XX "justificaram" as atrocidades da Segunda Guerra Mundial, como as câmaras de gás para judeus, ciganos, negros e todos os "desviantes sexuais" e "degenerados". No Brasil, essas teorias "científicas" estiveram presentes nas faculdades de medicina, no ideal de embranquecimento da população mestiça e no processo "civilizatório" imposto à população indígena[6].

PERSPECTIVAS CIENTÍFICAS DA SEXUALIDADE

Michel Foucault (1988) demonstrou como os discursos históricos estão associados ao controle do corpo, desde a Antiguidade Greco-romana, na Igreja durante a Idade Média, até a política nacionalista de formação dos Estados europeus e, portanto, na construção da medicina enquanto ciência autônoma. O autor associa a sexualidade a produções de poder (que determinam interdições aos subordinados), de saber (que legitimam um conhecimento que beneficia o lado de quem detém o poder e consideram errado ou ignorante quem não o possui) e discursiva (com seus silêncios convenientes, como a ausência de educação sexual e de gênero nas escolas). Foucault compreende nas suas análises históricas que "o sexo deve ser visto como problema econômico e político da população, sendo necessário analisar a taxa de natalidade, a idade do casamento, os nascimentos legítimos e ilegítimos, a precocidade e a frequência das relações sexuais, a maneira de torná-las fecundas ou estéreis, o efeito do celibato ou das interdições, a incidência das práticas contraceptivas (...)". Estabeleceu-se assim, a partir do século XVIII, a "polícia do sexo", formada sobretudo pela comunidade médica[7]. Dessa forma, o autor traz uma crítica contundente à suposta neutralidade médica e da ciência.

As teorias contemporâneas, baseadas no acúmulo de evidências da antropologia biológica, ensinam que o corpo é resultado de uma constante interação entre natureza/cultura e está, sempre foi e estará marcada por processos culturais de longa duração[8]. Isso parece evidente, mas não é o que acontece quando, por exemplo, o aspecto funcional do ânus é apresentado apenas como parte do sistema excretor no currículo médico, como se não existisse a possibilidade de função prazerosa e sexual (sensação por sua vez catalisada na psiquê humana por fatores culturais). Qualquer parte do corpo é dotada de erotismo, sendo este permeado de contextos simbólicos e culturais[3]. Segundo Deleuze e Guattari, "não transamos apenas com pênis, vaginas ou ânus, mas transamos com nossos corpos e gêneros. E mais: transamos sempre em um contexto, com algum cenário, transamos, em suma, em um ambiente"[9]. A psicanálise e Freud foram pioneiros em propor que a sexualidade, e seus significados, poderiam ser expressões do inconsciente, e que a bissexualidade seria a disposição inata do ser humano, de onde originalmente viria o desejo.

A Teoria Queer, oficialmente *queer theory* (em inglês), surgiu na década de 1980 a partir de estudos gays, lésbicos e feministas e se refere a produções teóricas e de ativismo destinadas a contestar e desconstruir normas sociossexuais (cis heterossexual e patriarcal). Afirma que a orientação sexual e a identidade sexual ou de gênero dos indivíduos são atos performáticos construídos socialmente e que, portanto, não existiriam papéis sexuais inatos ou biologicamente determinados. As identidades, e o que é autorizado ou não para cada uma delas, seriam formas socialmente variáveis de performar um papel sexual. Segundo Butler, "não se pode fazer referência a um corpo que não tenha sido desde sempre interpretado mediante significados culturais"[10]. Do ponto de vista sociocultural e político, a Teoria Queer tem contribuído para questionar padrões estanques de identidades, contribuindo para a aquisição de direitos e redução de desigualdade. Entretanto, a ideia de que a identidade de gênero é um produto isolado do ambiente tem sido problematizada por estudos de neurociências e genética. Além de fatores sociais e psicológicos, aspectos da diversidade biológica (como ação de hormônios na fase intrauterina, por exemplo) estão relacionados a cascata de eventos do desenvolvimento da identidade de gênero (ver Capítulo 5 – "Desenvolvimento da identidade de gênero"). De qualquer forma, a Teoria Queer analisa os processos sociais a partir do estranhamento do olhar, questionando a ideia de identidades normais ou "desviantes" e de desejos como legítimos ou ilegítimos[10].

A sexualidade está intrinsecamente relacionada com as principais questões que atravessam a atualidade, como as étnico-

-raciais, os novos imperialismos, o terrorismo, a migração, os conflitos do mundo neocapitalista e as relações pós/neocoloniais. O (não) lugar dos corpos negros e indígenas nos debates sobre a sexualidade expõe a necessidade de incluir nessa reflexão outros processos sociais para além da desigualdade sexual e de gênero, como o racismo e o etnocentrismo.

Colonialidade é um conceito introduzido pelo filósofo peruano Aníbal Quijano[11] no final dos anos 1980 para analisar os diversos sistemas de opressão definidos a partir de estruturas de gênero, etnia e raça. Faz uma crítica ao alegado universalismo dos discursos que na realidade seriam "uma forma de conhecer que toma o Ocidente, a branquitude, o masculino e a heterossexualidade como a medida do humano"[12]. A matriz colonial de poder produziria uma geopolítica que garante o controle da economia, da autoridade, da natureza e dos recursos naturais, do gênero, da sexualidade e da subjetividade a partir do fundamento patriarcal, cristão e racial do conhecimento. Decolonialidade é um conjunto de estudos, conceitos e categorias interpretativas para se criticar a ideia de universalidade e modernidade, que seriam ideias garantidoras da matriz colonial de poder e estariam sustentadas no ideal civilizatório eurocêntrico hetero, patriarcal e monogâmico. A teoria *Queer of Color* é uma metodologia que analisa a interdependência entre os processos de colonização e exploração dos povos com o racismo estrutural, o sexismo e heterossexismo, além de recuperar o *queer* não como apenas o homossexual, mas se referindo a processos de construção de comportamentos e de grupos normativos e não normativos[13].

A *Queer of Color* amplia a abordagem da Teoria *Queer*. Essa, constituída a partir de quadros teóricos norte-americanos e europeus, também poderia ser um tipo de colonialismo epistemológico e de discurso distante para analisar as realidades dos países africanos e latino-americanos. Aproveitando esse debate, autoras e autores brasileiro têm expandido a possibilidade de análise da realidade do país se utilizando de outras abordagens teóricas, como a interseccionalidade (ver Capítulo 8 – "Vulnerabilidade, interseccionalidades e estresse de minoria") a fim de incorporar a questão indígena, a escravidão, os conflitos étnico-raciais e de classe, evidenciando em seus processos as formas colonizadas de ser, saber e poder que constituíram e controlaram as subjetividades até o presente[13].

O PAPEL DA MEDICINA NOS DISCURSOS SOBRE SEXUALIDADE

No mundo ocidental, a partir do século XVIII, houve uma proliferação de discursos sobre sexualidade propagada por meio das instituições, como Igreja, família, medicina, escola entre outras. Esses discursos regularam as formas de relacionamento sexual e romântico e de constituição familiar, estabelecendo um controle eficiente. Dessa forma, regulou-se o sexo não pela proibição, mas pela formulação de discursos que fortaleceriam e aumentariam o controle da população pelo Estado[7].

No século XIX, a medicina e a psiquiatria elaboraram o conceito de "perversão sexual", que correspondia a um desvio, por parte de um indivíduo ou grupo, de comportamentos considerados "normais" para determinada época ou local. O termo surgiu nos diagnósticos médicos a partir da edição do livro *Psychopathia Sexualis*, escrito por Krafft-Ebing, em 1886. As perversões foram classificadas incluindo termos, como sadismo, masoquismo e fetichismo, usados até hoje[14]. Qualquer comportamento anormal, disfuncional ou estranho era considerado uma doença mental e, portanto, perigoso para o *status quo* e para as estruturas de poder no mundo ocidental.

Na busca de etiologias para essas doenças foram propostas explicações como "extravagância", "onanismo", "insatisfações" e até "fraudes contra a procriação". Foi definida a norma do desenvolvimento sexual da infância à terceira idade, categorizando todos os desvios possíveis, e criando-se controles pedagógicos e tratamentos médicos para os "desviantes". Estabeleceu-se por fim uma sexualidade centrada na genitalidade, com ênfase nos órgãos genitais. Nascia uma série de identidades "desviantes": os exibicionistas de Lasègue, os fetichistas de Binet, os zoófilos e zooerastas de Krafft-Ebing, os automonossexualistas de Rohdeler, os mixoscopófilos, ginecomastos, presbiófilos, dentre outros[15].

Havelock Ellis foi coautor do primeiro livro médico sobre a homossexualidade, denominado *Inversão Sexual* (1896)[16]. Na obra, as relações e práticas homossexuais foram descritas como comportamentos e houve a tentativa de não caracterizá-los como doença, atividade criminosa ou imoral. Ellis considerava o fenômeno de pessoas que se identificavam como sendo de outro gênero como inversão sexo-estética. Outro médico alemão, Magnus Hirschfeld, foi quem fundou a primeira organização mundial de direitos LGBT, em 1897. Era um grande estudioso do fenômeno da transgeneridade e a entendia, assim como a homossexualidade, como uma condição de "estados intermediários" de um espectro entre o "homem puro" e a "mulher pura". Considerava a diversidade sexual e de gênero como parte da natureza. Um dos seus colegas mais jovens foi Harry Benjamin, que se tornou um importante defensor da causa trans em meados do século XX.

John Money (1950) cunhou os termos gênero, identidade de gênero, papel de gênero e orientação sexual e entendia a identidade de gênero como flexível, podendo ser mudada segundo a criação da criança como menino ou menina, posição que foi duramente criticada posteriormente[17]. Kinsey fez uma pesquisa e um relatório que descrevia a variabilidade das sexualidades humanas. A pesquisa se preocupou em evitar julgamentos de ordem moral, religiosa ou cultural. Seu trabalho desconstruiu perspectivas sobre comportamento sexual e demonstrou isso estatisticamente, o que foi um marco na época[18,19]. Na década de 1960, a pílula anticoncepcional, a segunda onda do movimento feminista e o movimento de maio de 1968 permitiram uma nova revolução sexual, com maior ênfase ao prazer em detrimento à reprodução.

A revolução durou pouco: a epidemia do HIV/Aids pôs em xeque discursos sobre comportamentos sexuais e saúde pública, notadamente marcados por ideologias homotransfóbicas e discriminatórias. Com o crescente número de pessoas infectadas, indiferentemente da classe social e sexual, políticas públicas globais foram formuladas para o combate à epidemia. Esse esforço evidenciou as contradições sociais em diversos países, além de expor atitudes governamentais discriminatórias. A epidemia também trouxe à tona estigmas relacionados à população de gays, travestis e transexuais, novas relações com os corpos e a necessidade da imposição de limites na relação sexual. O homem homossexual, as travestis e pessoas trans voltaram a ser culpabilizados pelo seu comportamento e discursos a respeito da cura gay ganharam força.

A medicina e a psiquiatria têm mudado paradigmas nucleares a respeito do conceito de transtorno mental, com menor ênfase no aspecto da anormalidade e maior importância ao sofrimento e prejuízo/dano no funcionamento socioafetivo-ocupacional da pessoa. Nesse sentido, não se entende o homoerotismo e a transgeneridade como transtornos, pois não são características que reduzem o campo social e a liberdade da pessoa de ser no mundo.

A QUESTÃO HOMOSSEXUAL: DO HOMOSSEXUALISMO À HOMOSSEXUALIDADE

As práticas homoeróticas aparecem na história da humanidade desde a antiguidade, nem sempre associadas a relações afetivas. São descritos ritos de iniciação com sêmen em nativos norte-americanos pré-colonização, trechos do Mahabharata e Kama Sutra indianos, relatos de comportamento homoerótico nas tribos Siwa e as mais conhecidas relações de *philia* gregas, em que era comum o coito sexual entre mestres e pupilos. Em 630 a.C., arquivos mostram que aristocratas em Creta adotavam relações formais entre príncipes adultos e meninos adolescentes, com o objetivo de transmitir conhecimentos aos jovens. A felação e a passividade em relação ao outro homem eram determinadas de acordo com o *status* social, sendo o amor entre homens garantia de eficiência militar (Esparta) e liberdade cívica. Mulheres podiam ter comportamento homossexual na época desde que não ameaçassem a família. Um dos grandes exemplos sobre o amor homoerótico feminino são as poesias de Safo, da ilha de Lesbos (referência histórica do jargão lésbica). Platão, em seus escritos, acreditava que só o amor entre pessoas do mesmo sexo poderia transcender a relação sexual[20].

Com a Idade Média e a queda do Império Romano, instalou-se a repressão sexual na figura do Imperador Constantino e do Cristianismo como religião oficial. Os praticantes da pederastia (prática sexual entre um homem e um rapaz mais jovem) começaram a ser perseguidos, Tomás de Aquino nomeou a sodomia (coito anal) como o 2º pior pecado, perdendo apenas para o assassinato, e a criminalizou. A Inquisição condenou a prática sodomita no livro *Malleus Maleficarum*, comparando o comportamento com a cópula com demônios[21]. O Brasil foi uma das primeiras nações a descriminalizar os atos homossexuais, em 1830.

No século XIX, o termo homossexualismo foi cunhado pelo discurso médico como a classificação de uma doença. Os atos e desejos homossexuais deixavam de ser um comportamento e ganhavam o *status* de uma condição inerente ao sujeito, alheios à sua vontade, uma doença. Criava-se a "identidade homossexual". Retira-lhe a culpa, a não ser que não deseje tratamento. O sufixo ismo é de origem grega e carrega dois sentidos principais: a ideia de uma doutrina, seita ou conjunto de ideias (Cristianismo, Judaísmo, Marxismo) ou a ideia de doença (tabagismo, alcoolismo, botulismo). O sufixo dade traz um sentido de expressão, manifestação humana (identidade, felicidade, espontaneidade, sexualidade). Assim, o termo homossexualismo carrega um estigma que enxerga pessoas homossexuais como doentes ou desviantes, enquanto a palavra homossexualidade remete à ideia de que ela é apenas mais uma expressão da sexualidade ou da identidade humana. A substituição dos termos é fundamental no tocante à prática de cuidado na assistência à saúde, sendo hoje considerado homofóbico o uso do termo "homossexualismo".

Desde fins do século XIX, era comum o encarceramento de pessoas LGBTQIA+ em manicômios, onde sofriam várias violações com os antigos tratamentos executados. No século XX, tratamentos de reversão de "homossexualismo" (medicalização, terapias cognitivo-comportamentais e terapias de reversão) foram tentados e falharam, permanecendo até hoje uma conduta praticada em alguns países e em setores conservadores da sociedade[22] (ver Capítulo 12 – "LGBTQIA+fobia institucional na área da saúde"). Atualmente vem ocorrendo a emergência de "comunidades terapêuticas" no Brasil, na sua maioria vinculadas a entidades religiosas, com o ressurgimento dessas violações, sobretudo contra pessoas trans.

Em 1973, foi removido o item "homossexualismo" da 2ª edição do *Manual diagnóstico e estatístico de transtornos mentais* da Associação Psiquiátrica Americana (DSM-II)[23]. Cerca de 150 anos após a descriminalização, em 1985, o Conselho Federal de Medicina retirou a homossexualidade da lista de patologias, decisão que foi tomada antes de manifestações na Organização Mundial da Saúde (OMS) e da Classificação Internacional de Doenças e Problemas Relacionados à Saúde (CID), que se posicionaram da mesma forma em 1990 e 1992, respectivamente.

A CID é uma publicação da OMS que sistematiza os códigos de cada condição, transtorno, doença ou necessidade de saúde. No tocante à medicina, a definição do diagnóstico (de saúde, de doença, de vulnerabilidade, de situação de condições) é fundamental para justificar e orientar qualquer ato ou procedimento, como solicitação de exames, prescrição medicamentosa e encaminhamentos. O próprio nome da CID é controverso, pois além de doenças e problemas, também classifica condições não patológicas, como gravidez e parto, assim como condições da sexualidade e da identidade de gênero que não devem ser entendidas como problemáticas[24].

A homossexualidade deixou de ser doença na CID-10, mas permaneceram diagnósticos relacionados na categoria transtornos psicológicos e comportamentais associados ao desenvolvimento sexual e à sua orientação, como descrito na Tabela 1.

Na CID-10 surge o diagnóstico da orientação sexual egodistônica, quando uma pessoa não aceita a sua orientação, ge-

Tabela 1 Diagnósticos da CID-10 relacionados à orientação sexual considerados patologizantes

F66.0 Transtorno da maturação sexual	O paciente está incerto quanto à sua identidade sexual ou sua orientação sexual, e seu sofrimento comporta ansiedade ou depressão. Comumente isso ocorre em adolescentes que não estão certos da sua orientação (homo, hetero ou bissexual), ou em indivíduos que após um período de orientação sexual aparentemente estável (frequentemente ligada a uma relação duradoura) descobre que sua orientação sexual está mudando
F66.1 Orientação sexual egodistônica	Não existe dúvida quanto a identidade ou a preferência sexual (heterossexualidade, homossexualidade, bissexualidade ou pré-púbere), mas o sujeito desejaria que isso ocorresse de outra forma devido a transtornos psicológicos ou de comportamento associados a essa identidade ou a essa preferência; e pode buscar tratamento para alterá-la
F66.2 Transtorno do relacionamento sexual	A identidade ou a orientação sexual (hetero, homo ou bissexual) leva a dificuldades no estabelecimento e na manutenção de um relacionamento
F66.8 Outros transtornos do desenvolvimento psicossexual	
F66.9 Transtorno do desenvolvimento sexual, não especificado	

Fonte: Organização Mundial da Saúde, 1993[24].

rando sofrimento e angústia. A condição "egodistônica" estaria vinculada a uma série de experiências de rejeição e discriminação, oriundas de ambientes sociais opressivos que conduzem ao adoecimento psíquico. Esse diagnóstico foi usado de forma inadequada por profissionais conservadores para defender a "cura gay", justificando terapias de conversão de homossexualidade, afinal "a pessoa homossexual que sofre teria o direito de procurar ajuda para mudar sua orientação".

Em 2018, a OMS anunciou o lançamento da CID-11. O manual ainda não está traduzido para o português e tem previsão de início de aplicabilidade nos diversos países a partir de 2022. Na CID-11, os diagnósticos citados na Tabela 1 foram retirados, por serem imprecisos e constantemente utilizados como subterfúgio para uma contínua patologização da homossexualidade. Os únicos registros referentes à "orientação sexual" na CID-11 são "aconselhamento relacionado ao comportamento sexual e orientação sexual e relacionamentos sexuais da pessoa e de terceiros" e "contexto de agressão, brigas sobre opiniões pessoais sobre questões de orientação sexual", que refletem possíveis e válidos contextos de atendimento em saúde à população homossexual[25].

Em 1999, o Conselho Federal de Psicologia do Brasil (resolução nº 001/1999) proibiu todos os profissionais da área de realizarem qualquer tipo de tratamento que vise redefinir a orientação sexual das pessoas, resolução de vanguarda e que serviu de base para outros países como referência[26].

A QUESTÃO TRANSGÊNERO: DESAFIOS PARA A DESPATOLOGIZAÇÃO

Existem evidências de variações espectrais do gênero que remetem há 5 mil anos. Os termos "transexual" e "travesti" são recentes na história, com a presença de diversas outras terminologias como "transvestire", significando disfarce, "travestito", "transformista", e outros incorporados na cultura. O poder discursivo a respeito de sua vivência vem sendo atualmente conquistado pela comunidade trans ("lugar de fala"), sendo historicamente submetido à nomeação cisgênera. Dessa forma, a história trans é marcada por muitas vivências que hoje consideraríamos transgêneras, mas que não eram denominadas dessa maneira na época pela ausência do termo.

Na Índia, muitas divindades cultuadas eram trans: Ardhanarishvara (fusão de Shiva com Parvati, metade homem e metade mulher) e Lakshmi Narayana (fusão de Lakshmi com Vishnu), por exemplo[27]. Na mitologia grega, Vênus Castina tinha a atribuição de "responder com simpatia e compreensão os desejos das almas femininas aprisionadas em corpos masculinos". Tirésias de Tebas, um famoso profeta cego, viveu por sete anos como mulher[28]. Alguns imperadores romanos apresentavam características variantes de gênero: em 67, Nero ordenou que um jovem liberto, Sporus, fosse castrado e casou-se com ele (este tinha uma semelhança física muito grande com Sabina, e Nero o teria chamado pelo nome de sua esposa morta); Heliogábalo pintava os olhos, depilava o seu cabelo e usava perucas antes de se prostituir em tavernas e bordéis (a história conta que ele ofereceu grandes somas de dinheiro ao médico que lhe pudesse dar genitais femininos)[29].

Nos séculos XII e XIII, durante as Cruzadas na Europa, alguns cavaleiros templários franceses cultuavam Baphomet, um bode que era homem e mulher, representando o sagrado e o profano[30]. Há relatos de que o papa VIII era uma pessoa do sexo feminino, questão ainda controversa na História. Alguns historiadores interpretam a lenda como uma metáfora da androginia papal e da presença de mulheres que se vestem como homens a fim de alcançarem a execução de papéis exclusivamente masculinos na época[31].

Nos séculos XV e XVI, imigrantes europeus chegaram no Norte da América e constataram que muitas tribos indígenas tinham no mínimo três gêneros. Na tribo Navaho existem os Nadleehi ou os "transformados", pessoas especiais que não eram nem homens nem mulheres, mas os dois juntos. A tribo Ojibwa compreende os Niizh Naridoowag ou "dois espíritos", que deu origem ao número 2 da sigla LGBTQIA2+. A tribo Lakota entende os Winkte, machos com comportamentos femininos e na tribo Cheyenne há os Hemaneh, pessoas metade homem e metade mulher[32]. Na mesma época, o Lorde Cornbury, o primeiro governador colonial de Nova York, chegou ao Novo Mundo vestido como mulher e despachava assim no seu escritório[33]. Na Europa, o Cavaleiro d'Eon, amante de Luís XV, viveu 49 anos como homem e 34 como mulher, figura que inspirou Havelock Ellis a cunhar o termo eonismo[34]. A transgeneridade é multicultural: na África, desde os séculos XVII e XVIII, há o culto de um orixá denominado Oxumaré, que vive seis meses do ano como homem e seis meses como mulher.

Em uma noite de 1969, a polícia invadiu o *Stonewall Inn*, em Nova York (fato corriqueiro na época que visava a dispersão e intimidação da população LGBTQIA+ local), sendo a primeira vez em que as pessoas se revoltaram. Inicialmente a resistência foi verbal, mas as duas ativistas trans Sylvia Rivera e Marsha P. Johnson transformaram-na em uma manifestação física, luta que ficou conhecida como a Revolta de Stonewall, marcando o início do movimento LGBTQIA+ organizado no mundo. Curiosamente esse fato é constantemente difundido dentro do contexto historiográfico gay, invisibilizando a luta travesti e transexual das pautas LGBTQIA+[35].

No Brasil e em várias culturas as pessoas trans foram historicamente estigmatizadas, marginalizadas e perseguidas devido à crença na sua anormalidade, abjeção e patologia. Fato associado também a um fascínio por artistas transformistas (hoje conhecidos como *drag queens* e *drag kings*) e o fetiche pelo corpo trans. Há relatos de bailes de "travestis" desde o século XIX, quando marinheiros eram recepcionados no Rio de Janeiro por homens vestidos de mulher. Mesmo após 1964, com permissão da ditadura militar, artistas apresentavam-se nos palcos, como o Teatro Rival e o Canecão, dividindo espaços com mulheres cis. A atriz Roberta Close se tornou a principal referência imagética para mulheres transexuais brasileiras ao sair na capa da revista Playboy em 1984, com a manchete "A mulher mais bonita do Brasil é um homem", apesar de sempre ter se identificado como mulher.

O discurso científico a respeito da transgeneridade se inicia no século XIX. Na Tabela 2, estão descritos acontecimentos importantes a respeito do tema.

A evolução do pensamento nosológico (estudo dos critérios diagnósticos) a respeito da transexualidade segue um padrão de ciência cisnormativo, que coloca a cisgeneridade como referência e as diversidades de gênero sob seu escrutínio. O *Manual diagnóstico e estatístico de transtornos mentais* (DSM), da Associação Americana de Psiquiatria (APA), foi originalmente publicado em 1844 e objetivava uma classificação estatística de pessoas institucionalizadas com transtornos mentais. O ter-

Tabela 2 Alguns fatos pioneiros relacionados à história da transgeneridade

Ano	Pessoa	Fato
1864	Karl Heinrich Ulrichs	Cunhou o termo *Urnings* para se referir a almas femininas aprisionadas em corpos masculinos
1886	Richard von Krafft-Ebing	Cunhou o termo *Eviration* para designar a mudança de personalidade masculina para feminina e *Defemination* para a mudança de feminina para masculina
1891	Albert Moll	Cunhou o termo *Conträre Geschlechtsempfurdung* para se referir a sentimentos do "gênero contrário" e *Geschlechtsumwaldlungstreib* para se referir à vontade de modificação do sexo
1899	Magnus Hirschfeld	Cunhou os termos travestismo – usar roupas do outro sexo e transexualismo – identificação por outros sexos
1918	Alan L. Hart	Foi médico e o primeiro homem trans a realizar cirurgia de redesignação sexual
1919	Magnus Hirschfeld	Criou o *Institut für Sexualwissenschaft* (Instituto de Sexologia). Diferente dos outros médicos da época, ele não preconizava "curar a doença da mente", mas tentar dar acesso a cuidado (hormonização e cirurgias) e direitos iguais
1922-1931	Dora Richter	Primeira mulher a retirar os testículos e se submeter a penectomia
1930	Lili Elbe	Escreveu *Man into Woman*, primeira mulher dinamarquesa a ser submetida à cirurgia de redesignação sexual, faleceu em uma cirurgia de transplante de útero
1933	Nazistas	Destróem o *Institut für Sexualwissenschaft* (Instituto de Sexologia) e seus arquivos
1939	Michael Dillon	Recebeu a primeira receita de testosterona para hormonização
1948-1966	Harry Benjamin	Deu progesterona para uma criança que queria se tornar mulher. Criou o *Benjamin's Standards of Care for Trans Health*, que deu origem ao atual *Standards of Care* da World Professional Association for Transgender Health (WPATH), hoje na 7ª versão. Criou o termo transexual, em 1966.
1971	Roberto Farina	Primeiro cirurgião a fazer uma cirurgia de transgenitalização no Brasil, em Waldirene Nogueira. Foi processado em 1978 pelo Conselho Federal de Medicina, sob a acusação de lesões corporais graves, sendo condenado em primeira instância e absolvido posteriormente.
1977	João W. Nery	Psicólogo e escritor, foi o primeiro homem trans a ser submetido a toracoplastia masculinizadora, cirurgia proibida na época, em plena ditadura. O médico que o operou foi condenado à prisão dois anos depois. Escreveu a autobiografia Viagem Solitária.

mo transexualismo apareceu em 1980, no DSM-III. As maiores mudanças de nomenclatura nas sucessivas edições do DSM estão descritas na Tabela 3.

Em 2013 foi publicado o DSM-5, que retirou a transexualidade do manual, não mais considerando o fenômeno como doença. Apesar disso, manteve um diagnóstico relacionado ao sofrimento marcante e/ou prejuízo sócio-ocupacional intenso associado à não identificação com o gênero designado a partir do genital reconhecido ao nascimento, denominado "disforia de gênero". Isso gerou inúmeros problemas nas comunidades científicas, pois a disforia de gênero passou a ser confundida com a transexualidade[37]. Para maiores detalhes, ver Capítulo 50 – "Disforia de gênero em crianças, adolescentes e adultos".

Outras mudanças e os diagnósticos presentes no DSM-5 podem ser vistos na Tabela 4.

A persistência de um diagnóstico relacionado à transexualidade em um manual de transtornos mentais, mesmo que não definidor desta, é um desafio a ser superado para a total despatologização das identidades trans. Assim como a "homossexualidade egodistônica" na CID-10, o diagnóstico de disforia de gênero ainda suscita controvérsias. Alguns argumentam que a categoria é necessária já que muitas pessoas trans vivenciam uma intensa disforia/sofrimento a respeito do seu corpo, enquanto outras não.

Na CID-11, a vivência de não identificação com o gênero designado ao nascimento a partir do reconhecimento da genitália muda o nome de transexualismo (CID-10) para incongruência de gênero. Esse diagnóstico é dividido em Infância e Adolescência/Adultos e seus códigos são realocados da seção de transtornos mentais para a de medicina sexual e de gênero. Oficialmente a transexualidade deixa de ser compreendida como transtorno mental[25].

Na construção da CID-11 ocorreu uma maior aproximação e conversa com o movimento civil organizado LGBTQIA+; que, em conjunto, chegaram no consenso de nomear a condição como "incongruência com o gênero designado ao nascimento", explicitando que a pessoa trans não tem uma incongruência/não identificação/não concordância com o seu próprio gênero, mas com o gênero que lhe foi atribuído segundo o genital reconhecido ao nascimento. Posteriormente o diagnóstico foi abreviado para incongruência de gênero, o que não foi completamente aceito e permanece questionado pelo movimento LGBTQIA+.

Recentemente, uma controvérsia a respeito do diagnóstico de incongruência de gênero na infância e na adolescência na CID-11 foi levantada. Pesquisadores referem que a presença do diagnóstico (mesmo que fora da seção dos transtornos mentais) traria estigma às crianças, sendo inerentemente pre-

Tabela 3 Transexualidade no DSM

Versão do DSM	Termo diagnóstico (e código)	Seção	Principais mudanças
DSM-III (1980)	Transexualismo (302.5x) TIGI (302.60) TIG atípico (302.85)	Transtornos psicossexuais	▪ Primeiro diagnóstico descritivo, baseado em sintomas para o então "transexualismo" ▪ Inclusão do diagnóstico na infância ▪ Todas as variações de gênero não cisgêneras são consideradas patológicas
DSM-III-R (1987)	Transexualismo (302.50) TIGI (302.60) TIGAANT (302.85) TIGSOE (302.85)	Transtornos geralmente evidenciados inicialmente na infância e na adolescência	▪ Inclusão de TIGAANT ▪ Incluído na seção descrita ▪ Todas as variações de gênero não cisgêneras são consideradas patológicas
DSM-IV (1994)/ DSM-IV-TR (2000)	TIG adolescentes e adultos (302.85) TIGI (302.6) TIGSOE (302.6)	Transtornos sexuais e de identidade de gênero	▪ Incluído na nova seção descrita ▪ Adoção de um único diagnóstico aplicando-se à infância, à adolescência e aos adultos ▪ Critérios similares para meninos e meninas
DSM-5	Exclusão do diagnóstico referente à identidade trans		▪ Inclusão de um diagnóstico referente ao sofrimento e prejuízo significativos relacionados à identidade trans – disforia de gênero

DSM: *Manual diagnóstico e estatístico de transtornos mentais*; TIG: transtorno de identidade de gênero; TIGAANT: transtorno de identidade de gênero em adolescentes e adultos subtipo não transexual; TIGI: transtorno de identidade de gênero na infância; TIGSOE: transtorno de identidade de gênero sem outra especificação. Fonte: traduzido e adaptado pelos autores a partir de Beck et al., 2015[36].

Tabela 4 Mudanças no DSM-5

DSM-5 (2013)	▪ DG adolescentes e adultos (302.85) ▪ DG infância (302.6) ▪ DG outra especificação (302.6) ▪ DG inespecífica (302.6)	▪ Nova seção (disforia de gênero) ▪ Restringe os critérios da infância ▪ Amplia critérios para adultos ▪ Foco na disforia como problema clínico e não a identidade *per se* ▪ Disforia de gênero não é sinônimo de transgeneridade/transexualidade/travestilidade. Há pessoas trans com ou sem disforia de gênero

DG: disforia de gênero. Fonte: American Psychiatric Association, 2013[37].

judicial. Nesse entendimento, essas crianças não precisariam de qualquer abordagem específica de profissionais de saúde, portanto não haveria necessidade de um diagnóstico. Entretanto, pesquisas com pessoas trans adultas demonstram que receber um diagnóstico relacionado à identidade de gênero durante a infância é importante e traz uma gama de benefícios pessoais, familiares e sociais, colocando em xeque as alegações de que a nomenclatura seria prejudicial[38].

A QUESTÃO INTERSEXO

A história da pessoa intersexo reflete a extensão do poder que a medicina e a ciência detêm sobre o corpo humano. Dentro da cultura binária macho-fêmea, os corpos intersexo estiveram até recentemente em categorias, como "hermafroditismo", "distúrbios de desenvolvimento sexual", "anomalias", "genitália ambígua", "ambiguidades", o que demandava a pronta "correção da anomalia" de forma cirúrgica. A partir de 1960, deram-se novos desenvolvimentos na cirurgia neonatal e formulações diagnósticas como "pseudo-hermafroditismo" e "hermafroditismo verdadeiro", padronizando-se a intervenção cirúrgica precoce[39]. Acreditava-se na década de 1960 que a identidade de gênero era construída a partir do gênero designado (considerar uma criança menina a tornaria menina e vice-versa), e portanto a atribuição de gênero de alguém poderia ser resolvida na sala cirúrgica. A capacidade para intercurso heterossexual e a técnica cirúrgica determinavam a escolha do sexo biológico, geralmente para feminino (considerado mais fácil cirurgicamente). O diagnóstico e o prontuário cirúrgico eram mantidos em segredo do paciente, às vezes inclusive dos pais e/ou responsáveis, a fim de evitar "estigmatizações" e maior sofrimento para a família. Esse modelo de cuidado de ocultação ainda pode ser observado em algumas clínicas e regiões do mundo.

A partir da década de 1990, em vigência de inúmeras complicações decorrentes das cirurgias e de uma cultura que promoveu vergonha, estigma e mistério em torno das identidades intersexo, grupos ativistas e movimentos de suporte passam a ganhar mais força. Reivindicando autonomia e a possibilidade da existência do corpo intersexo como exemplo de diversidade de sexo biológico, passam a atacar o modelo de cuidado vigente.

Em 2006, ocorre o Consenso de Chicago que advoga a atuação de equipes multidisciplinares e a comunicação do diagnóstico para familiares, além de propor um manejo cirúrgico mais conservador (aguardar, se possível, até a consolidação da identidade de gênero da criança), mas se manteve sem um posicionamento claro a respeito. O diagnóstico de hermafroditismo é abolido, sendo substituído por distúrbios do desenvolvimento sexual (DDS). Posteriormente, surge o termo intersexo como identidade e propõe-se a substituição do significado da sigla DDS para diferenças no desenvolvimento do sexo[40].

Atualmente, ainda ocorrem procedimentos precoces sem a possibilidade de compreensão e consentimento por parte da pessoa intersexo, como gonadectomias, redução clitoridiana, vaginoplastia, cirurgias de hipospádia e intervenções hormonais na infância. O legado é a manutenção de esterilizações, disfunções sexuais e urinárias, dor crônica, terapia de reposição hormonal ao longo da vida, além de vergonha, isolamento e sentimentos de inadequação, levando à depressão, estresse pós-traumático e ideação suicida. Outro risco é a própria incongruência de gênero por atribuição errônea do gênero.

São poucos os países que reconhecem oficialmente pessoas intersexo dando-lhes o direito de indicar o próprio gênero em seus documentos (Alemanha, Austrália, Canadá e Bangladesh, por exemplo). Essa é uma pauta urgente no Brasil, para que essa população possa ser legitimada sem a necessidade de uma atribuição precoce de sexo/gênero.

DESAFIOS ATUAIS

A história da medicina é atravessada por diversos momentos paradigmáticos, desde a sua formação enquanto ciência, no seu rompimento com o discurso religioso até sua autoafirmação enquanto detentora de "verdades naturais". No sentido da autoafirmação da pessoa LGBTQIA+ em contraste ao discurso médico, o começo do século XXI testemunhou o surgimento de comunidades brasileiras em defesa e pela visibilidade das minorias sexuais e de gênero (p. ex. Grupo Gay da Bahia, Associação Brasileira de Gays, Lésbicas e Transgêneros, Articulação Nacional de Travestis, Transexuais e Transgêneros (Antra) e Instituto Brasileiro de Transmasculinidades). Uma série de avanços se somaram a conquistas do movimento LGBTQIA+, como a regulamentação da união estável e do casamento entre pessoas do mesmo sexo, o reconhecimento dessa união como uma entidade familiar, assim como a extensão do direito à adoção para casais homossexuais. Essas conquistas reiteram direitos, garantindo mais equidade e diminuindo desigualdades sociais (materiais e simbólicas), deixando gays, lésbicas e bissexuais mais protegidos e empoderados para confrontarem os desafios de viver em uma sociedade (ainda em muitos aspectos) heteronormativa. Dentre elas, podemos citar o processo transexualizador do SUS (ver Capítulo 13), as políticas de saúde (ver Capítulo 11), o avanço do ensino nas faculdades de medicina (ver Capítulo 60) e os avanços dos direitos da diversidade e de gênero (ver Capítulo 58).

A autonomia do movimento trans de outros movimentos sociais, a luta internacional pela despatologização, os privilégios da cisgeneridade, o reconhecimento da infância e da adolescência trans, a reparação dos déficits educacionais, a inserção no mercado de trabalho formal e a representatividade nas artes e na política partidária são questões que vão sedimentando a força do movimento social no complexo cenário atual.

A total despatologização das identidades trans e intersexo e da assexualidade, a invisibilidade lésbica e bissexual nos espaços de poder, a interseccionalidade com raça e classe social e o debate epistemológico entre a bi e a pansexualidade ainda são alguns desafios a serem superados no Brasil e no mundo.

Erros comuns	Como evitá-los
Considerar a diversidade sexual e de gênero como modismo atual.	A diversidade sexual e de gênero estão presentes na história da humanidade desde o seu início.
Compreender as definições da diversidade sexual e de gênero como conceitos imutáveis.	No decorrer da história o termo travesti, por exemplo, foi ressignificado de diversas formas. Deve-se compreender as definições da sexualidade como constructos que se relacionam com a época e a cultura em que surgiram. Apenas em 1886 o termo homossexual surgiu, com o significado de "portador de homossexualismo", definição que mudou com a despatologização da homossexualidade pela OMS, em 1990.
Confundir incongruência de gênero com disforia de gênero.	Incongruência de gênero se refere à não identificação com o gênero designado ao nascimento e disforia se refere ao sofrimento relacionado à incongruência de gênero. Ambas expressões são consideradas como tendo conteúdos ainda patologizantes, por diversos motivos.
Considerar a diversidade da diferenciação do sexo como anomalia, disfunção ou hermafroditismo.	Compreender que os aspectos históricos e a endossexocisheteronormatividade são fatores que produzem a diferenciação entre "normal" e "patológico" e que é necessário que as pessoas intersexo e a diversidade de diferenciação do sexo sejam abordadas como possibilidades não patológicas dentro do espectro da diversidade.

Material complementar

Filmes
- *Paris is burning* (direção: Jennie Livingston; 1991).
- *Der Einstein des Sex* (direção: Rosa von Praunheim; 1999).
- *Vênus Negra* (direção: Abdellatif Kechiche; 2011).

Canais do Youtube®
- *Tempero Drag* – Rita von Hunty.

Livros
- *História da sexualidade*, de Michel Foucault. Paz & Terra; 1976.
- *Manifesto contrassexual*, de Paul B. Preciado. N-1 Edições; 2000.
- *Devassos no paraíso: a homossexualidade no Brasil, da colônia à atualidade*, 4a edição, de João Silvério Trevisan. Objetiva; 2018.
- *História do movimento LGBT no Brasil*, de James N. Green, Marisa Fernandes, Renan H. Quinalha, Marcio Caetano (orgs.). Alameda; 2018.

REFERÊNCIAS BIBLIOGRÁFICAS

1. Latour B. Ciência em ação: como seguir cientistas e engenheiros sociedade afora. São Paulo: Unesp; 2000.
2. Klempe SH. Kierkegaard and the rise of modern psychology. London: Routledge; 2017.
3. Freud S, Corrêa PD. Três ensaios sobre a teoria da sexualidade. Edição 'Livros do Brasil'; 1997.
4. Giraldi A. Sexo do lado de baixo do Equador. Unesp Ciência. 2010;26-31.
5. Trevisan JS. Devassos no paraíso: a homossexualidade no Brasil, da colônia à atualidade. 6 ed. Rio de Janeiro: Record; 2000.
6. Verzolla BL, Mota A. Representações do discurso médico-eugênico sobre a descendência: a eugenia mendelista nas teses doutorais da Faculdade de Medicina e Cirurgia de São Paulo na década de 1920. Saúde e Sociedade. 2017;26:612-25.
7. Foucault M. História da sexualidade, vol. 1: a vontade de saber. Rio de janeiro: Graal; 1988.
8. Pedrão F. A invenção das ciências modernas. In. Stengers I. A invenção das ciências modernas. São Paulo: Editora 34; 2002. RDE – Revista de Desenvolvimento Econômico. 2007;8(14).
9. Goodchild P. Deleuze and Guattari: an introduction to the politics of desire. Sage; 1996.
10. Salih S. Judith Butler e a teoria queer. São Paulo: Autêntica; 2016.
11. Mignolo WD. Colonialité: le côté le plus sombre de la modernité. Revista Brasileira de Ciências Sociais. 2017;32(94).
12. Miskolci R, Pelúcio L. Apresentação. Discursos fora de ordem: sexualidades, saberes e direitos. São Paulo: Annablume; 2012. p. 9-25.
13. Rea CA, Amancio IM. Decolonizing sexuality: Queer theory of color and movements to the South. Cadernos Pagu. 2018(53).
14. Krafft-Ebing R. Psychopathia sexualis. F. Enke; 1907.
15. Stearns PN. Sexuality in world history. London: Taylor & Francis; 2017.
16. Ellis H. Psychology of sex: the biology of sex – The sexual impulse in uouth – Sexual deviation – The erotic symbolisms – Homosexuality – Marriage – The art of love. Oxford: Butterworth-Heinemann; 2013.
17. Money J. Gender role, gender identity, core gender identity: Usage and definition of terms. J Am Acad Psychoanal. 1973;1(4):397-402.
18. Kinsey AC, Pomeroy WB, Martin CE. Sexual behaviour in the human male. Philadelphia: WB Saunders; 1948.
19. Kinsey AC, Pomeroy WB, Martin CE, Gebhard PH. Sexual behavior in the human female. Philadelphia: WB Saunders; 1953.
20. Bullough VL. Homosexuality: a history (from ancient Greece to gay liberation). London: Routledge; 2019.
21. Kramer H, Sprenger J. The malleus maleficarum. São Paulo: Editora Cosimo Classic; 2007.
22. Zucker KJ. The politics and science of "reparative therapy". Arch Sex Behav. 2003;32(5):399-402.
23. American Psychiatric Association (APA). Homosexuality and sexual orientation disturbance: Proposed change in DSM-II. 6th printing. APA Document Reference. 1973(730008):44.
24. 24- World Health Organization. The ICD-10 classification of mental and behavioural disorders: diagnostic criteria for research. Genebra: World Health Organization; 1993.
25. World Health Organization. ICD-11 for mortality and morbidity statistics. Retrieved June. Genebra: World Health Organization; 2018.
26. Pala AC, Lima FF. Reflexões éticas na prática clínica: a importância da resolução CFP n° 001/1999. Revista de trabalhos acadêmicos – Campus Niterói. 2018;1(15).
27. Seid B. The lord who is half woman (Ardhanarishvara). Art Institute of Chicago Museum Studies. 2004;30(1):48-95.
28. Rose HJ. A handbook of Greek mythology. London: Routledge; 2004.
29. Carlà-Uhink F. Between the human and the divine: cross-dressing and transgender dynamics in the Graeco-Roman world. In. Campanile D, Carlà-Uhink F, Facella M. TransAntiquity. London: Routledge; 2017. p. 3-37.
30. Kaldera R. Hermaphrodeities: The transgender spirituality workbook. Morrisville: Lulu Press; 2013.
31. Júnior HF. Joana, metáfora da androginia papal. Cultura – Revista de História e Teoria das Ideias. 2008;25:113-34.
32. Lang S. Native American men-women, lesbians, two-spirits: Contemporary and historical perspectives. J Lesbian Stud. 2016;20(3-4):299-323.

33. Bonomi PU. Lord Cornbury Redressed: The Governor and the Problem Portrait. The William and Mary Quarterly. 1994;51(1):106-18.
34. Cody LF. Sex, civility, and the self: Du Coudray, d'Eon, and Eighteenth-Century Conceptions of Gendered, National, and Psychological Identity. French Historical Studies. 2001;24(3):379-407.
35. Nappo MK. Not a quiet riot: Stonewall, and the creation of lesbian, bisexual, gay, and transgender community and identity through public history techniques. [Dissertation]. North Carolina: University of North Carolina Wilmington; 2010.
36. Beck TF, Kreukels BP, Cohen-Kettenis PT, Steensma TD. Partial treatment requests and underlying motives of applicants for gender affirming interventions. J Sex Med. 2015;12(11):2201-5.
37. American Psychiatric Association. Diagnostic and statistical manual of mental disorders. 5 ed. Washington: APA; 2013.
38. Vargas-Huicochea I, Robles R, Real T, Fresán A, Cruz-Islas J, Vega-Ramírez H, et al. A Qualitative study of the acceptability of the proposed ICD-11 gender incongruence of childhood diagnosis among transgender adults who were labeled due to their gender identity since childhood. Arch Sex Behav. 2018;47(8):2363-74.
39. Feder EK. Making sense of intersex: Changing ethical perspectives in biomedicine. Indiana University Press; 2014.
40. Pasterski V, Prentice P, Hughes IA. Consequences of the Chicago consensus on disorders of sex development (DSD): current practices in Europe. Arch Dis Childhood. 2010;95(8):618-23.

4
Determinação e diferenciação biológica do sexo e suas diversidades

Karine Schlüter
Lucas Garcia Alves Ferreira
Magnus Regios Dias da Silva

 Aspectos-chave

- A determinação e diferenciação do sexo biológico é um processo ordenado durante toda a vida embrionária e fetal, da fecundação até o nascimento, estendendo-se até a puberdade, de forma não linear, complexa, regida por múltiplas influências genéticas, epigenéticas e ambientais.
- O desenvolvimento do sexo inclui as fases de determinação, padronização e diferenciação, podendo ser estudado no nível cromossômico, gonadal e fenotípico; este último, englobando características da genitália interna ou ductal e genitália externa ou urogenital.
- As variações do corpo intersexo – genitália atípica – são agrupadas como diversidades/diferenças do desenvolvimento do sexo (DDS) e classificadas como cromossômica e não cromossômica (indivíduos 46,XX [DDS 46,XX] e 46,XY [DDS 46,XY]).
- Conhecer as variações do desenvolvimento do sexo – da fase da gônada bipotencial às variantes de genitália – pode ampliar a compreensão da diversidade biológica, as possibilidades de inclusão social e melhorar a qualidade de vida das pessoas intersexo.

> "A ideia de dois sexos é simplista. Biólogo(a)s agora pensam que existe um espectro mais amplo do que isso."
> *Claire Ainsworth**

INTRODUÇÃO

Até o final do século XX, a ideia existente a respeito do desenvolvimento do sexo, aqui compreendido como biológico, era de que as diferenças de fenótipo entre machos e fêmeas se deviam a uma sequência coordenada de eventos lineares. Essas diferenças teriam início no momento da fecundação e dependeriam fundamentalmente da presença ou ausência do cromossomo Y no embrião humano. A existência do cromossomo Y implicaria a funcionalidade do gene *SRY*** (*sex determining region Y*), descoberto em 1990, que definiria a determinação do sexo, ou seja, a formação das gônadas do macho, que por sua vez produziriam testosterona e hormônio antimülleriano (AMH) a partir da diferenciação das células de Sertoli. A secreção de AMH conduziria a uma atrofia do ducto de Müller (ou ducto paramesonéfrico; precursor embrionário do terço superior da vagina, útero e trompas) e promoveria o desenvolvimento do ducto de Wolff (ou ducto mesonéfrico; precursor embrionário do epidídimo, ducto deferente e vesícula seminal). A presença do gene *SRY* determinaria a diferenciação das gônadas primordiais em testículo (*testis*) e, a partir da formação desse órgão, a testosterona e a di-hidrotestosterona fariam todas as demais ações de diferenciação sexual nos mais diversos tecidos humanos. Mais recentemente, todavia, observou-se o desenvolvimento de tecido testicular sem a presença do gene *SRY*.

Por décadas, o conhecimento sobre a diferenciação sexual foi sustentado pelo paradigma de Alfred Jost (1916-1991), em que o desenvolvimento do trato reprodutor de fêmeas ocorreria por uma via passiva (*default*) na ausência de hormônios pró-testiculares, enquanto o desenvolvimento do trato reprodutor de machos requereria a síntese testicular de androgênios e AMH. Esse paradigma foi recentemente revisado devido a evidências em modelos animais, que mostraram que a regressão do ducto mesonéfrico em fêmeas não ocorre de forma passiva simplesmente por ausência de androgênios no período fetal. Ela é ativamente promovida por outros fatores de regulação da diferenciação gonadal e ductal, envolvendo a interação epitélio-me-

---

* *The idea of two sexes is simplistic. Biologists now think there is a wider spectrum than that.* Essa foi uma matéria na Nature News, escrita pela jornalista de ciência Claire Ainsworth, em 2015.

** De acordo com a nomenclatura oficial para humanos, símbolos de genes são escritos em itálico e símbolos de proteínas (receptores, fatores e hormônios proteicos) e outros fatores não proteicos (hormônios esteroides) sem itálico, com letras maiúsculas em todos os casos.

sênquima e a sinalização de fatores de crescimento codificados pelos genes: *RSPO1, SOX3, SOX9, WNT4* e *NR2F2*[1].

Nos últimos 20 anos, com o desenvolvimento de tecnologias de biologia molecular, foi possível estudar mais profundamente as diferenças entre os cromossomos, secreção e ação de hormônios sexuais e suas consequências em tecidos não gonadais, como no sistema nervoso central (SNC).

A primeira parte deste capítulo apresentará os processos biológicos do desenvolvimento do sexo; e a segunda discutirá sobre os distúrbios/diferenças do desenvolvimento do sexo, do inglês *disorders/differences of sex development* (DSD). Essa sigla tem sido utilizada para descrever as condições congênitas de desenvolvimento do sexo atípico, sejam elas variações de origens cromossômicas, genéticas ou ambientais (exposição materno-fetal a hormônios) e assim categorizadas pela biomedicina para classificação clínico-diagnóstica. Estima-se entre 0,5 e 1,5% de atipias congênitas do sexo na população, embora somente 20% delas tenham seu diagnóstico molecular definido, permanecendo as demais formas de DDS sem a variante causal identificada[2].

Os conhecimentos sobre a determinação e a diferenciação sexual humana derivam de experimentos com animais e de estudos clínicos de pessoas com DDS. Embora a compreensão de suas causas tenha evoluído, ainda há muito a pesquisar, pois uma mesma variante genética pode apresentar fenótipos diversos, sugerindo a participação de outros fatores ainda desconhecidos nessa variabilidade de expressão fenotípica. As etapas de desenvolvimento do sexo biológico serão abordadas a seguir.

DETERMINAÇÃO E DIFERENCIAÇÃO SEXUAL HUMANA A PARTIR DA GÔNADA BIPOTENCIAL

A primeira célula formada a partir da fecundação apresenta um sexo cromossômico, sendo a combinação XY responsável por determinar geneticamente um macho (cariótipo 46, XY), enquanto a combinação XX determina uma fêmea (cariótipo 46, XX). Até a 6ª semana de gestação, os eventos do desenvolvimento embrionário não diferem entre os embriões XX e XY. Nessa fase, a crista genital, precursora embrionária da gônada, é indiferenciada, bipotencial e constituída por células progenitoras que podem se diferenciar em testiculares, ovarianas ou ovotesticulares[3].

O desenvolvimento de testículo ou ovário depende de uma rede de fatores genéticos e do balanço de sua expressão nas vias testicular e ovariana, as quais atuam em paralelo e de modo antagônico. O conjunto de eventos iniciais desse processo é denominado determinação sexual[4]. A partir da determinação da gônada macho, o testículo inicia a produção de hormônios esteroides e peptídicos que induzem a manutenção e maturação das genitálias interna e externa no macho, enquanto promovem a regressão das estruturas da fêmea. Esse segundo processo do desenvolvimento fenotípico genital é denominado diferenciação sexual[3].

A definição de sexo não se limita à categorização binária – também chamada de típica – de distribuição cromossômica (46,XX e 46,XY), gonadal (ovários e testículos), de genitália interna (vagina/útero presentes ou ausentes) e externa (vulva ou pênis/saco escrotal), e da secreção e ação hormonal (estrogênios e androgênios). Variantes atípicas do desenvolvimento do aparelho reprodutor são reconhecidas pela biologia como diversidades do sexo biológico.

A termiologia endossexo é utilizada pelo movimento social para descrever pessoas que não nasceram intersexo, ou seja, que apresentam características anatômicas sexuais típicas de fêmeas ou machos. Pessoas endossexo e intersexo podem desenvolver qualquer identidade de gênero e orientação sexual.

A DETERMINAÇÃO DO SEXO BIOLÓGICO

A crista genital é uma intumescência de células que se desenvolve na face ventral do mesonefro a partir da proliferação do epitélio celômico adjacente entre a 3ª e a 4ª semana do desenvolvimento humano intrauterino. Essa crista dará origem a uma gônada bipotencial. Essas células em proliferação são intercaladas por células germinativas primordiais (CGP) que migram para a crista genital que se torna morfologicamente identificável na 5ª semana. O epitélio celômico é uma coleção de células progenitoras somáticas (CPS) da gônada que recebem as CGP[5].

Próximo das cinco semanas, as CPS da crista genital iniciam a expressão dos fatores de transcrição WT1 (*WT1 transcription factor*), SF1 (*steroidogenic factor 1*) e GATA4 (*GATA binding protein 4*). A expressão do SF1 é ativada e regulada por WT1 e GATA4. Nesse estágio, essas células são multipotentes e capazes de originar outras do tipo Sertoli ou da granulosa, e células esteroidogênicas do tipo Leydig ou da teca e, assim como as CGP, capazes de se diferenciar nas linhagens germinativas testicular ou ovariana. Os fatores de transcrição que começam a ser expressos na gônada bipotencial serão requeridos para a regulação das vias de determinação testicular e ovariana nas semanas seguintes[6].

As cristas gonadais macho e fêmea são indistinguíveis até a 6ª semana do desenvolvimento humano. A partir desse momento, algumas células progenitoras somáticas da gônada com cromossomos sexuais XY passam a expressar o gene *SRY*, que está localizado no braço curto do cromossomo Y e codifica um fator de transcrição de mesmo nome. A expressão de *SRY* é um gatilho para a ativação de uma rede coordenada de fatores moleculares que programam a determinação, a diferenciação e a manutenção do testículo de forma paralela à inibição dos fatores de determinação pró-ovarianos (Figura 1).

A expressão de *SRY* a partir do 42º dia do desenvolvimento é programada dentro de uma janela de tempo específica, ainda que transiente, reduzindo sua expressão aos níveis basais por volta do 61º dia. Portanto, a proteína SRY é apenas um gatilho para a determinação da via pró-testicular, a qual dependerá da expressão e da ação de alvos moleculares do SRY, entre eles os fatores SOX9 e FGF9 (Figura 1). Alguns pesquisadores apontam também para a existência de fatores-gatilho, denominados fator Z, que induziriam a programação molecular para determinação de antitestículo e ovário, antagonizando com o SRY. Essa teoria tem sido sustentada pela observação de gônadas com padrão ovotestis (bipotencial) e testículos disgenéticos em machos 46,XX que são negativos para *SRY*[1,7-9].

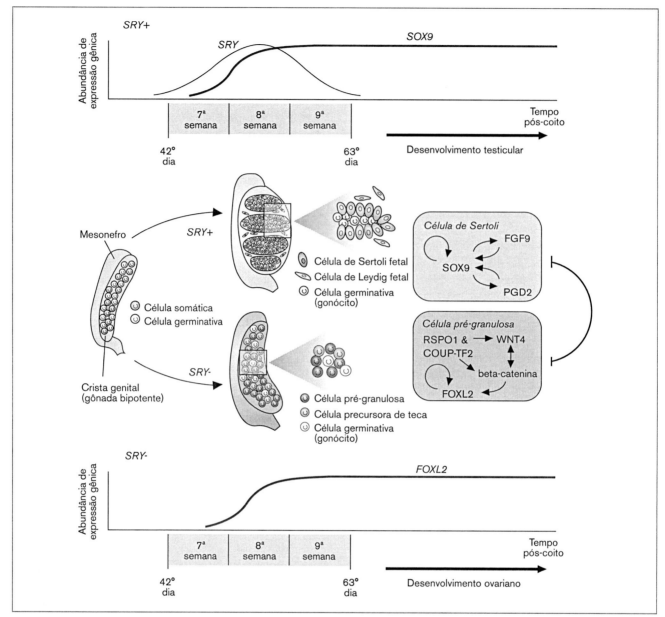

Figura 1 Eventos moleculares e morfológicos envolvidos na determinação sexual típica. A crista genital permanece indiferenciada até o início da 7ª semana do desenvolvimento embrionário humano, quando programas genéticos distintos passam a se estabelecer na gônada a depender da presença ou ausência de ativação do SRY. As imagens ilustram a citoarquitetura e os tipos celulares das gônadas macho e fêmea em desenvolvimento, bem como os fatores-chave que determinam esse processo. A abundância de expressão gênica de alguns desses fatores é indicada nos gráficos de acordo com as semanas e os dias do desenvolvimento embrionário e fetal.

A DIFERENCIAÇÃO DAS CÉLULAS GONADAIS: SERTOLI E GRANULOSA

A expressão do SRY em células progenitoras somáticas em gônada XY ainda bipotencial é imediatamente seguida pelo estabelecimento de um programa genético com rápida regulação de diversos genes relacionados à determinação sexual, os quais induzem a formação de células de Sertoli, que são as primeiras células somáticas a se diferenciarem na gônada macho. As células progenitoras somáticas XX também apresentam a ativação de um programa genético específico no mesmo período, que encaminha a formação de células pré-granulosas. Enquanto a diferenciação de células da granulosa continua durante o período pós-natal, as células de Sertoli são rápida e completamente formadas no primeiro trimestre do desenvolvimento humano intrauterino. Esses fatos podem ser explicados pelas diferentes assinaturas genéticas dos programas ativados nesses dois tipos celulares[3].

Pesquisadores acreditam que a diferenciação das células progenitoras somáticas XY e XX da crista genital é o desenvolvimento comum de células pré-granulosas e, consequentemente, formação do ovário, a menos que a expressão do *SRY* ultrapasse o limiar necessário para ativação das vias de determinação testicular e, portanto, de inibição das vias ovarianas. De fato, indivíduos 46,XY com deleção completa ou parcial do gene *SRY*, assim como indivíduos 46,XX positivos para o mesmo gene (por meio de translocação genética) podem desenvolver ovários e testículos, respectivamente, ou gônadas com componentes ovotesticulares[4].

Entre os fatores de transcrição que potencialmente participam da regulação da expressão de SRY e manutenção do fenótipo gonadal, o SF1 é um dos mais importantes para o desenvolvimento gonadal e suprarrenal. Variantes de *NR5A1*, gene que codifica o fator SF1, correspondem à etiologia molecular de cerca de um quinto dos casos de disgenesia gonadal 46,XY. A expressão de SF1 é induzida desde o estágio de gônada bipotente, quando esta se torna dimórfica pela determinação gonadal. Nesse momento, células do testículo embrionário passam a expressar altos níveis de SF1, enquanto as células somáticas ovarianas apresentam uma redução temporária. Além do SF1, outros fatores de transcrição expressos diferencialmente nas células somáticas XY regulam a expressão de SRY, como WT1, CBX2 (*chromobox 2*), GATA4 e seu cofator FOG2, conhecido também como ZFPM2 (*zinc finger protein, FOG family member 2*).

O WT1 é o principal fator de regulação do SRY em humanos. Apresenta alta capacidade de ligação na região promotora do *SRY* e de ativação de sua transcrição. Além disso, WT1 coopera com a regulação de GATA4 sobre SRY e interage com SF1 para regular a atividade transcricional sobre *SRY* e também sobre os genes *AMH* (*anti-Mullerian hormone*) e *NR0B1* (*nuclear receptor subfamily 0 group B member 1*). O fator NR0B1, conhecido como DAX1 (*dosage-sensitive sex reversal, adrenal hypoplasia critical region on chromosome X, gene 1*), atua como um regulador negativo da transcrição do *NR5A1* e antagoniza os efeitos do SRY, agindo, portanto, como um inibidor das vias de determinação testicular. A duplicação de *NR0B1*, localizado no braço curto do cromossomo X, foi associada à disgenesia gonadal completa em indivíduos 46,XY.

Entre a 6ª e a 7ª semanas, a expressão de SOX9 é regulada positivamente pelo SRY, rapidamente atingindo altos níveis de expressão na gônada macho. Assim como para SRY, a ação de SOX9 é dose-dependente, de forma que um limiar crítico de ativação deve ser superado para que a determinação e a manutenção do fenótipo testicular seja assegurada (Figura 1). Sabe-se que o SOX9 é indispensável e suficiente para os eventos da organogênese testicular. Indivíduos 46,XX com duplicação da região do gene *SOX9* no cromossomo 17, independentemente da presença de *SRY*, manifestam desenvolvimento de testículo (DDS 46,XX testicular)[4,10].

O SOX9 exerce um mecanismo de autorregulação para sustentar sua expressão e orquestra cascatas de genes para determinação e manutenção da gônada macho, como *FGF9* (*fibroblast growth factor 9*) e *PTGDS* (*prostaglandin D2 synthase*). A ação do FGF9 por meio de seu receptor FGFR2 (*fibroblast growth factor receptor 2*) e da enzima PTGDS, que catalisa a conversão da PGH2 em PGD2 (*prostaglandin H2 e D2*), compõem alças de manutenção da expressão de SOX9. Os fatores SOX9 e FGF9 atuam também como inibidores da via ovariana RSPO1 (*R-spondin 1*)/WNT4 (*Wnt family member 4*)/β-catenina, esta última expressa pelo gene *CTNNB1* (*catenin beta 1*). Além disso, o fator de transcrição DMRT1 (*doublesex and mab-3 related transcription factor 1*) foi relatado como um dos reguladores positivos da expressão de SOX9 e ambos contribuem com uma alça de inibição do fator ovariano FOXL2 (*forkhead box L2*) (Figura 1).

As células somáticas XX que iniciam a diferenciação em células pré-granulosas manifestam a ativação da via RSPO1/WNT4/β-catenina e do fator FOXL2, os quais antagonizam fatores-chave das vias de determinação testicular e regulam genes envolvidos com a determinação ovariana, mas que são ainda pouco conhecidos (Figura 1). As sinalizações reguladas por WNT4 e FOXL2, este último atuando de forma autônoma em relação à sinalização RSPO1/WNT4/β-catenina, estão envolvidas com a ativação de FST (*follistatin*), fator que parece estar envolvido com a sobrevivência das células germinativas em meiose na gônada fêmea. Casos de perda de função dos fatores determinantes de ovário em indivíduos com sexo genético fêmeo e que não manifestam disgenesia gonadal completa 46,XX sugerem que um módulo de determinação ovariana pode compensar a falta de outro. Outros genes, como *MAP3K1* (*mitogen-activated protein kinase kinase kinase 1*), *WWOX* (*WW domain containing oxidoreductase*) e *NR2F2* (*nuclear receptor subfamily 2 group F member 2*) foram adicionados como participantes das vias de determinação sexual após identificação de variantes com fenótipos de DDS 46,XY e 46,XX[10].

O epitélio celômico se diferencia em células pré-Sertoli ao aumentarem a expressão de SOX9 e coalescem ao redor das CGP para formar os futuros túbulos seminíferos. A partir desses cordões testiculares, as células pré-Sertoli adquirem fenótipo epitelial e passam a ser identificadas como células de Sertoli imaturas ou fetais. Em paralelo, as CGP manifestam mudanças em seu transcriptoma e tornam-se gonócitos. Células somáticas derivadas do epitélio celômico que permanecem no espaço mesenquimal/intersticial, fora das estruturas tubulares em formação, e aquelas que migram do mesonefro para a gônada, são fonte de células esteroidogênicas, as células de Leydig na gônada macho (Figura 1).

As células de Sertoli coordenam a diferenciação dos outros tipos celulares do testículo, incluindo células germinativas e mesenquimais. O SRY e o SOX9 ativam a expressão do gene *DHH* (*desert hedgehog signaling molecule*), que atua conjuntamente ao PGDF (*platelet-derived growth factor*), ambos secretados pelas células de Sertoli, para promover a diferenciação e a proliferação das células de Leydig, a partir de progenitores mesenquimais. Mutações no gene *DHH* foram associadas a casos de disgenesia gonadal 46,XY parcial e completa. O FGF9, também secretado pelas células de Sertoli, age na diferenciação das células germinativas.

Em embriões 46,XX, o epitélio celômico se diferencia nas células pré-granulosas e esteroidogênicas da gônada fêmea, as células da teca, mas a organização celular para formação dos folículos ovarianos ainda não é observada nos primeiros estágios do desenvolvimento gonadal, apresentando mais tardiamente em relação à diferenciação da citoarquitetura do testículo (Figura 1). Em estágios mais avançados do desenvolvimento, as células pré-granulosas passam por transição mesênquima-epitélio para circundar as células germinativas e fornecem suporte para as células da teca, de origem mesenquimal. O início da esteroidogênese na gônada fêmea é mais tardio do que na gônada macho, o que parece estar relacionado a diferentes níveis de expressão dos mesmos genes entre as células da teca e de Leydig. As vias de esteroidogênese testicular e ovariana são reguladas pelos mesmos fatores, entre eles o SF1[3,11].

O DESENVOLVIMENTO DA GENITÁLIA INTERNA (DUCTAL) E EXTERNA (UROGENITAL)

As células de Leydig da gônada fetal iniciam, durante a 8ª semana, um programa de expressão de genes-chave para a esteroidogênese testicular: *LHCGR* (*luteinizing hormone/choriogonadotropin receptor*), *STAR* (*steroidogenic acute regulatory protein*), *HSD3B2* (*hydroxy-delta-5-steroid dehydrogenase, 3 beta-and steroid delta-isomerase 2*), *HSD17B3* (*hydroxysteroid 17-beta dehydrogenase 3*), *CYP11A1* (*cytochrome P450 family 11 subfamily A member 1*) e *CYP17A1* (*cytochrome P450 family 17 subfamily A member 1*). A partir disso, é iniciada a produção de esteroides sexuais pela gônada macho, com destaque para os androgênios, como a testosterona.

Os eventos que determinam o sexo no embrião independem de hormônios sexuais, enquanto os da diferenciação sexual (formação das genitálias interna e externa) dependem da sinalização hormonal. Os embriões humanos na 7ª semana de gestação têm dois sistemas de ductos embrionários que originam a genitália interna: o ducto mesonéfrico (ou ducto de Wolff), que origina epidídimo, ducto deferente e vesícula seminal; e o ducto paramesonéfrico (ou ducto de Müller), que origina tubas uterinas, útero e terço superior da vagina (Figura 2A).

Por volta da 8ª semana de gestação, a gonadotrofina coriônica humana (hCG) sintetizada e secretada pela placenta atua em receptores do hormônio luteinizante *LHCGR* presentes em células de Leydig imaturas, as quais iniciam a síntese e a secreção de androgênios, sendo a testosterona o esteroide produzido em maior abundância por essas células. Nesse período, a glândula suprarrenal fetal também contribui para a síntese de androgênios, como a desidroepiandrosterona sulfatada (DHEAS).

Devido à complexidade genética das diferenças/diversidades de desenvolvimento do sexo (DDS), foi resumida na Tabela 1 a lista dos principais genes envolvidos na formação do sexo[1,12-13].

A ação crítica dos androgênios para a indução da androgenização do trato reprodutor ocorre em uma janela temporal entre a 8ª e a 12ª semanas de gestação, que leva a uma diferenciação morfológica das genitálias. Nesse intervalo da gestação há um aumento da concentração plasmática de testosterona no feto macho, atingindo-se um pico pré-natal que determina a manutenção e a maturação das estruturas derivadas do ducto mesonéfrico. Os androgênios também induzem as células de Sertoli a aumentarem a síntese e a secreção do hormônio antimülleriano (AMH), cuja função é promover a regressão dos ductos paramesonéfricos (Figura 2A).

A 5-alfa-di-hidrotestosterona (DHT), um metabólito ativo da testosterona nas células-alvo que contém a enzima 5-alfarredutase do tipo 2, é necessária para o desenvolvimento da próstata, da glande do pênis e do saco escrotal, os quais são derivados, respectivamente, do seio urogenital, do tubérculo genital e das pregas labioescrotais (Figura 2B). Por volta da 14ª semana de gestação, a produção testicular de androgênios é reduzida no feto macho. Ao fim do último trimestre de gestação, os testículos secretam quantidade de androgênios suficiente para induzir a descida das gônadas do abdome para o saco escrotal, evento que depende da ação conjunta do INSL3 (*insulin-like hormone 3*). A falha na descida testicular, que pode ser provocada pela secreção insuficiente de androgênios pelos testículos fetais, leva ao quadro de criptorquidia. Essa condição afeta cerca de 1% dos recém-nascidos a termo e pode estar associada a casos de disfunção testicular e infertilidade.

Na ausência de secreção de testosterona e de AMH, haverá regressão do ducto mesonéfrico e manutenção do desenvolvimento do ducto paramesonéfrico, resultando na formação da genitália interna em fêmeas. Na ausência da produção local de DHT no tubérculo genital e nas pregas labioescrotais, essas estruturas dão origem ao clítoris e grandes lábios da vagina (Figura 2). Esses eventos podem acontecer em fetos com cariótipo 46,XX ou 46,XY.

CONDIÇÕES DO SEXO ATÍPICO CLASSIFICADAS PELA BIOMEDICINA COMO DDS

Estima-se a partir de registros médicos obtidos de centros especializados que 1 em cada 4,5 a 5,5 mil recém-nascidos apresentem desenvolvimento atípico da genitália[14]. Os estudos que apontam para a variação do sexo anatômico se basearam em exames pré-natais de rotina ou de inspeção clínica ao nascimento. No entanto, variações mais sutis podem não ser percebidas, e somente serem diagnosticadas durante a puberdade ou vida adulta frequentemente motivadas pela queixa de incompletude dos caracteres sexuais secundários e/ou de infertilidade.

Com os avanços da genética molecular, uma nova classificação baseada na etiologia foi proposta pela Reunião do Consenso de Chicago, realizada em 2005 com clínicos, geneticistas, cirurgiões e biomédicos de diversas áreas[15]. A partir de então, foram desaconselhados os termos hermafroditismo verdadeiro e pseudo-hermafroditismo, homem XX, sexo reverso XX ou XY. A Tabela 2 indica a nova nomenclatura adotada para esse conjunto de variações, inicialmente categorizadas como distúrbios (do inglês *disorders*) e atualmente chamado de diversidades/diferenças do desenvolvimento do sexo (DDS)[16,17]. Do ponto de vista biomédico, as DDS compreendem um amplo espectro de variações embriológicas dos testículos e ovários, ou da biossíntese e ação dos esteroides sexuais, em especial da testosterona e DHT, que resultam no desenvolvimento atípico da anatomia genital.

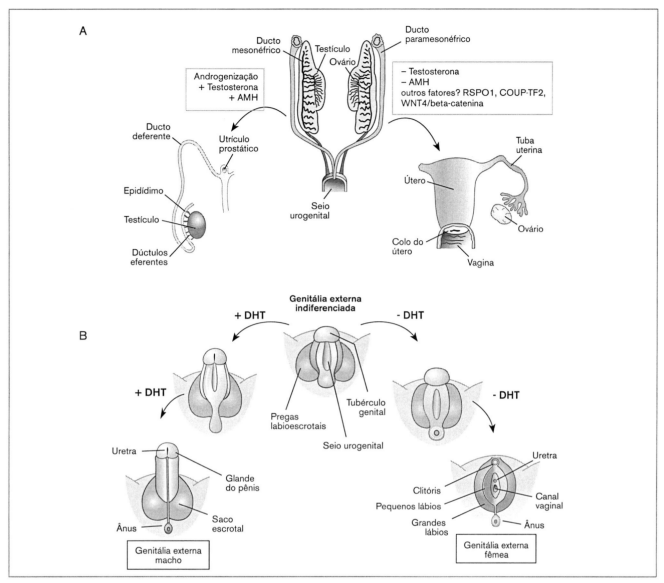

Figura 2 Ilustração dos eventos de diferenciação da genitália típica. A diferenciação das genitálias interna (A) e externa (B) típicas acontece a partir da 8ª semana do desenvolvimento fetal humano.

Tabela 1 Genes relacionados às diferenças/diversidades de desenvolvimento do sexo (DDS). Lista dos principais genes envolvidos da formação do sexo, segundo a distribuição como 46,XX e 46,XY

Gene	Local. Crom	Classe funcional da proteína	Herança genética	Fenótipo da genitália interna (ductal) e externa (urogenital)
Variantes genéticas relacionadas à pessoa intersexo com DDS 46,XY				
ARX	Xp22.13	Fator de transcrição gênica	X	Testículo disgenético, ausência de ductos müllerianos, genitália externa atípica (M/F)
ATRX	Xq13.3	Fator remodelador de cromatina	X	Testículo disgenético, ausência de ductos müllerianos, genitália externa M, F, ou atípica (M/F)
CBX2	17q25	Proteína Polycomb	AR	Ovários normais, presença de estruturas müllerianos, genitália externa F

(continua)

Tabela 1 Genes relacionados às diferenças/diversidades de desenvolvimento do sexo (DDS). Lista dos principais genes envolvidos da formação do sexo, segundo a distribuição como 46,XX e 46,XY *(continuação)*

Gene	Local. Crom	Classe funcional da proteína	Herança genética	Fenótipo da genitália interna (ductal) e externa (urogenital)
DHH	12q13.1	Molécula de sinalização celular	AD/AR	Testículos disgenéticos, presença de ductos müllerianos, genitália externa F
DMRT1	9p24.3	Fator de transcrição gênica	Deleção monossômica	Testículo disgenético ou ovotesticular, com ou sem ductos müllerianos, genitália externa M, F, ou atípica (M/F)
GATA4	8p23.1-p22	Fator de transcrição gênica	AD	Testículo disgenético, ausência de ductos müllerianos, genitália externa M ou atípica (M/F)
MAMLD1	Xq28	Fator coativador de transcrição gênica	X	Ausência de ductos müllerianos, genitália externa M com hipospádia
MAP3K1	5q11.2	Enzima quinase	AD	Testículo disgenético ou ovotesticular, com ou sem ductos müllerianos, genitália externa M, F, ou atípica (M/F)
NR0B1	Xp21.3	Receptor nuclear/fator de transcrição gênica	Duplicação Xp21.3	Testículo ou ovário disgenético, ou ovotesticular, com ou sem ductos müllerianos, genitália externa M, F, ou atípica (M/F)
NR5A1	9q33	Receptor nuclear/fator de transcrição gênica	AD/AR	Testículo disgenético ou ovotesticular, com ou sem ductos müllerianos, genitália externa M, F, ou atípica (M/F)
SOX9	17q24-q25	Fator de transcrição gênica	AD	Testículo disgenético ou ovotesticular, com ou sem ductos müllerianos, genitália externa M, F, ou atípica (M/F)
SRY	Yp11.3	Fator de transcrição gênica/ determinante de testículo	Y	Testículo disgenético ou ovotesticular, com ou sem ductos müllerianos, genitália externa M, F, ou atípica (M/F)
WNT4	1p35	Molécula de sinalização celular	Duplicação 1p35	Testículo disgenético ou ovotesticular, presença de ductos müllerianos, genitália externa F, ou atípica (M/F)
WT1	11p13	Fator de transcrição gênica	AD	Testículo disgenético, com ou sem ductos müllerianos, genitália externa F ou atípica (M/F)
WWOX	16q23.3-q24.1	Enzima oxidorredutase	AD	Testículo disgenético, ausência de ductos müllerianos, genitália externa atípica F
DHX37	12q24.31	Enzima helicase	AD	Testículo disgenético ou atrófico, associado com a síndrome de regressão testicular embrionária, genitália externa M ou atípica (M/F)
Variantes genéticas relacionadas à pessoa intersexo com DDS 46,XX				
MAMLD1	Xq28	Fator coativador de transcrição gênica	XR	Gônada em fita ou disgenética, estruturas müllerianas presentes, genitália externa atípica (M/F)
NR5A1	9q33	Receptor nuclear/fator de transcrição gênica	AD/AR	Gônada disgenética (insuficiência ovariana primária), estruturas müllerianas presentes, genitália externa F
RSPO1	1p34.3	Molécula de sinalização celular	AR	Testículo disgenético ou ovotesticular, ausência de ductos müllerianos, genitália externa M ou atípica (M/F)
SOX3	Xq27.1	Fator de transcrição gênica	Duplicação	Testículo atrófico, sem informação sobre estruturas müllerianas, hipo ou azospermia, genitália externa M ou atípica (M/F)
SOX9	17q24-q25	Fator de transcrição gênica	Duplicação	Testículo atrófico, ausência de estruturas müllerianas, genitália externa M ou atípica (M/F)
SRY	Yp11.3	Fator de transcrição gênica/ determinante de testículo	Translocação	Testículo com hipo ou azospermia, testículo disgenético ou ovotesticular, ausência de ductos müllerianos, genitália externa M ou atípica (M/F)
WNT4	1p35	Molécula de sinalização celular	AD/AR	Ovário ou testículo ou ovotestis, ausência de estruturas müllerianas, genitália externa M, F ou atípica (M/F)
NR2F2	15q26.2	Receptor nuclear/fator de transcrição gênica (Fator Z)	AD	Ovotestis, testículo disgenético, presença de ductos müllerianos, genitália externa M com hipospádia

Fonte: adaptada de Carvalheira et al., 2019[1], Ono e Harley, 2013[12] e da Silva et al., 2019[13]. AD: autossômica dominante; AR: autossômica recessiva; F, fêmea; Local. Crom: localização cromossômica; M, macho gonadal; X: herança genética ligada ao X.

Tabela 2 Resumo da nova nomenclatura do conjunto de variações do sexo agrupadas como diversidades/diferenças do desenvolvimento do sexo pela comunidade científica. Lista de termos usados no passado como nomenclatura prévia àquela proposta pelo Consenso de Chicago (2005), inicialmente compreendidas como distúrbios (*disorders*) e atualmente como diversidades/diferenças do desenvolvimento do sexo (DDS)

Nomenclatura prévia	Nomenclatura adotada a partir de 2006 mais atualmente aceita
Intersexo	DDS
Pseudo-hermafroditismo masculino; Subvirilização de homem XY	DDS 46,XY
Pseudo-hermafroditismo feminino; Masculinização de mulher XX	DDS 46,XX
Hermafroditismo verdadeiro	DDS ovotesticular
Homem XX ou sexo reverso XX	DDS 46,XX testicular
Sexo reverso XY	Disgenesia gonadal completa 46,XY

Fonte: adaptada de Lee et al., 2006[14].

As condições fenotípicas ou variantes assintomáticas de DDS (Figura 3 e 4) são quase sempre congênitas e decorrem de:

- Alterações do número ou estrutura dos cromossomos sexuais (p. ex., 45,X; 47,XXY).
- Alterações de um dos genes que controla a cascata do desenvolvimento testicular (*WT1*, *NR5A1*, *DMRT1*, *SRY*, *SOX9*, entre outros) e ovariano (*WT1*, *NR5A1*, *WNT4*, *FOXL2*, *RSPO1*, *NR2F2*, entre outros).
- Ação dos hormônios peptídicos, como o AMH, que inibe as estruturas paramesonéfricas, e INSL3, que promove a descida transabdominal do testículo.
- Ação dos esteroides sexuais, como a testosterona e o DHT que atuam sobre a descida do testículo da região inguinal para o saco escrotal e virilização (androgenização) da genitália externa.

A Figura 3 indica um esquema de classificação resumida das DDS e a Figura 4 apresenta exemplos ilustrativos de manifestações anatomomorfológicas de estados do espectro de DDS.

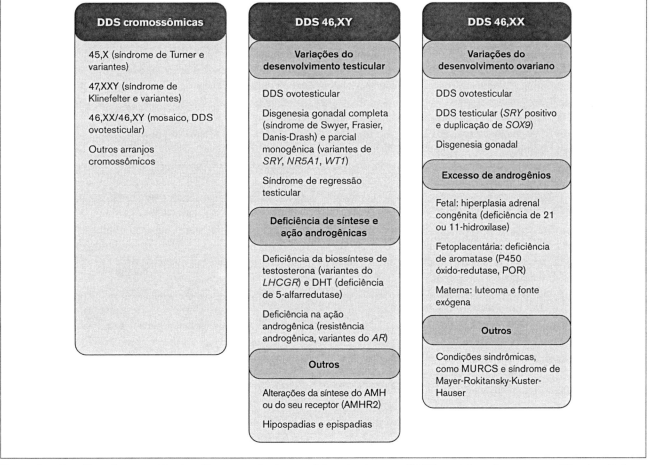

Figura 3 Classificação resumida das diferenças do desenvolvimento do sexo (DDS) em três subgrupos genético-fenotípicos. AMHR2: *anti-Mullerian hormone receptor type 2*; AR: *androgen receptor*; MURCS: associação de aplasia mülleriana, aplasia renal e displasia dos somitos cervicotorácicos.

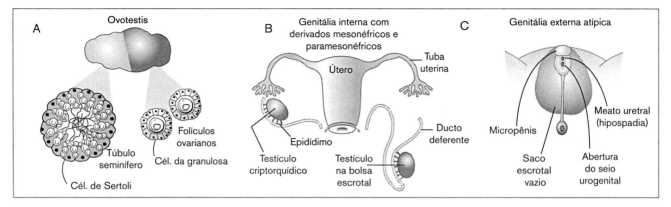

Figura 4 Ilustração do desenvolvimento morfofuncional de condições intersexo dentro do espectro das diferenças do desenvolvimento do sexo (DDS). A: representação de gônada com presença simultânea de tecido ovariano (com folículos) e testicular (com túbulos seminíferos, com ou sem espermatozoides), a qual é denominada de condição ovotestis (DDS ovotesticular). B: genitália interna com presença de derivados mesonéfricos (wolffianos; epidídimo, vesícula seminal e ducto deferente) e paramesonéfricos (mullerianos; tuba uterina, útero e terço superior da vagina). C: genitália externa atípica em decorrência do baixo nível de androgenização, incorrendo na presença do meato uretral em posição inferior à glande do pênis, em sua face ventral, caracterizando a condição de hipospadia. É indicada ausência de testículos no saco escrotal a qual é denominada de criptorquidia.

DIMORFISMO SEXUAL PARA ALÉM DO SISTEMA REPRODUTOR

Assim como o fenótipo genital é dependente de uma cascata de eventos genéticos, síntese de hormônios e seus receptores, a diferenciação sexual cerebral ocorre por caminhos semelhantes. O quanto as diferenças neurológicas entre pessoas convencionadas como masculinas e femininas são resultado de questões hormonais, cromossômicas, ambientais ou culturais ainda é uma grande questão[18,19]. Algumas evidências das diferenças entre os sexos vêm de estudos *post mortem* que identificaram dimorfismos significativos em tamanho e densidade celular em núcleos do hipotálamo. Por exemplo, os núcleos intersticiais do hipotálamo anterior, INAH1 e INAH2 são maiores em homens do que em mulheres; o INAH3 é maior em homens heterossexuais do que em mulheres heterossexuais e as mulheres trans apresentam um padrão de INAH3 tipicamente feminino[20].

O núcleo central do *Bed Nucleus da Stria Terminalis* apresenta padrão semelhante em mulheres trans e mulheres cis, assim como o núcleo supraquiasmático, entretanto, este é maior em homens com orientação sexual homoafetiva[20]. Neurônios de kissepitina, um peptídeo associado a regulação de secreção de hormônio liberador de gonadotrofinas (GnRH) e ao início da puberdade, apresenta expressão hipotalâmica semelhante em mulheres trans e cis. A falta de um sistema de kissepitina funcional no hipotálamo leva a ausência de puberdade e imaturidade sexual[21,22]. Polimorfismos do receptor androgênico também parecem estar associados à transexualidade[23].

A diferenciação sexual cerebral está relacionada tanto a esteroides sexuais como a características genéticas/cromossômicas. Pessoas 46,XX com hiperplasia adrenal congênita (HAC) submetidas a exposição aumentada a androgênios durante a vida fetal apresentam variações de genitália ao nascimento e frequência de incongruência de gênero maior que a população geral[20]. Esse fato sugere que a exposição intrauterina a altas concentrações de androgênios em pessoas com cromossomos XX pode levar a um padrão neurológico masculino. Outra condição é a síndrome de insensibilidade androgênica completa (CAIS), na qual a pessoa tem um cariótipo 46,XY, portanto com formação de testículos e produção de testosterona e hormônio antimülleriano na vida intrauterina, mas sem ação androgênica. Nessas pessoas existem características cerebrais tanto tipicamente femininas quanto masculinas, dependendo do aspecto estudado, sugerindo ação gênica e hormonal da estruturação neurológica[20].

Diante da complexidade em relação a determinação e diferenciação sexual, os conceitos de sexo biológico, como uma associação binária fixa entre cromossomos-gônadas-hormônios-cérebro-genitais, precisam ser problematizados. Começando pelo sexo cromossômico, seria simples afirmar que há apenas dois sexos: XX e XY. Mas o que dizer de alguém que carrega apenas um X ou dois X e um Y? Da mesma forma, o sexo gonadal costuma ser definido binariamente pela presença de testículos ou ovários e consequente produção de testosterona ou estrogênio. Mas como definir esse sexo gonadal quando o sexo fenotípico não é congruente com a presença ou ausência de testículo, como na HAC ou na CAIS? A designação do sexo biológico e a atribuição do gênero ao nascimento rotineiramente se dá pelo reconhecimento do sexo fenotípico genital; porém, em caso de variações, a mesma pode ser difícil.

Para tornar a questão mais complexa, há o sexo cerebral com características biológicas que não correspondem à cis-heteronorma binária. O sexo cerebral, atualmente relacionado a características, como identidade de gênero e orientação sexual, é construído a partir de influências genéticas, hormonais e ambientais, não se conhecendo o peso de cada um desses fatores nas funções psiconeurológicas específicas[20] (ver Capítulo 5 – "Desenvolvimento da identidade de gênero" e Capítulo 6 – "Desenvolvimento da orientação afetivo-sexual").

Restringir a definição de sexo biológico a qualquer um dos aspectos anteriores parece ser reducionista e não corresponder à vasta realidade da experiência humana. A relação entre biologia, cérebro, mente, comportamento, cultura e sociedade é uma das fronteiras da pesquisa atual, que não pode prescindir de uma reflexão conceitual sobre o que é identidade de gênero e orientação sexual, e como ela se constitui no ser humano, que é um ser social. De qualquer maneira, apenas um olhar transdisciplinar poderá apresentar respostas para compreendermos esse processo. Além disso, reconhecer que podem haver fatores biológicos relacionados à diversidade sexual e de gênero, não implica em considerar que essas variações são doenças ou que necessitem de tratamento.

Erros comuns	Como evitá-los
Considerar uma pessoa intersexo como doente.	Corpos intersexo correspondem a variações do corpo biológico e não são uma doença em si. A pessoa intersexo, assim como qualquer pessoa, não pode ser reduzida ao seu genital, tenha ele um padrão típico ou atípico, uma variante genital atípica, infrequente ou ambígua.
Considerar que só existe um tipo de sexo biológico.	Existem vários sexos biológicos, com variantes em cada um deles. Existe o sexo cromossômico, o gonadal, o fenotípico e o cerebral.
Considerar que todas as pessoas com cromossomos XY desenvolvem testículos e pênis.	Existem variações do sexo biológico nos quais pessoas com cromossomos XY podem desenvolver vulva e vagina, como é o caso de pessoas com insensibilidade androgênica.

 Material complementar

Material informativo

Para conhecer mais sobre o espectro de variantes do sexo biológico, ouça o *podcast* do Nature News: go.nature.com/xowzq5

REFERÊNCIAS BIBLIOGRÁFICAS

1. Carvalheira G, Malinverni AM, Moyses-Oliveira M, Ueta R, Cardili L, Monteagudo P, et al. The natural history of a man with ovotesticular 46,XX DSD caused by a novel 3-Mb 15q26.2 deletion containing NR2F2 gene. J Endocr Soc. 2019;(11):2107-13.
2. Eid W, Biason-Lauber A. Why boys will be boys and girls will be girls: human sex development and its defects. Birth Defects Res C Embryo Today. 2016;108(4):365-79.
3. Stévant I, Nef S. Genetic control of gonadal sex determination and development. Trends Genet. 2019;5(5):346-58.
4. Mäkelä JA, Koskenniemi JJ, Virtanen HE, Toppari J. Testis Development. Endocr Rev. 2019;40(4):857-905.
5. Manku G, Culty M. Mammalian gonocyte and spermatogonia differentiation: recent advances and remaining challenges. Reproduction. 2015;149(3):R139-57.
6. Yang Y, Workman S, Wilson M. The molecular pathways underlying early gonadal development. J Mol Endocrinol. 2018;24;JME-17-0314.
7. Ludbrook LM, Bernard P, Bagheri-Fam S, Ryan J, Sekido R, Wilhelm D, et al. Excess DAX1 leads to XY ovotesticular disorder of sex development (DSD) in mice by inhibiting steroidogenic factor-1 (SF1) activation of the testis enhancer of SRY-box-9 (Sox9). Endocrinology. 2012;153(4):1948-58.
8. Swartz JM, Ciarlo R, Guo MH, Abrha A, Weaver B, Diamond DA, et al. A 46,XX ovotesticular disorder of sex development likely caused by a steroidogenic factor-1 (NR5A1) Variant. Horm Res Paediatr. 2017;87(3):191-5.
9. Gomes NL, de Paula LCP, Silva JM, Silva TE, Lerario AM, A 46,XX testicular disorder of sex development caused by a Wilms' tumour Factor-1 (WT1) pathogenic variant. Clin Genet. 2019;95(1):172-176.
10. Warr N, Greenfield A. The molecular and cellular basis of gonadal sex reversal in mice and humans. Wiley Interdiscip Rev Dev Biol. 2012;1(4):559-77.
11. Carré GA, Greenfield A. The Gonadal supporting cell lineage and mammalian sex determination: the differentiation of Sertoli and granulosa cells. Results Probl Cell Differ. 2016;58:47-66.
12. Ono M, Harley VR. Disorders of sex development: new genes, new concepts. Nat Rev Endocrinol. 2013;9(2):79-91.
13. da Silva TE, Gomes NL, Lerário AM, Keegan CE, Nishi MY, Carvalho FM, et al. Genetic evidence of the association of DEAH-box helicase 37 defects with 46,XY gonadal dysgenesis spectrum. J Clin Endocrinol Metabol. 2019;104(12):5923-34.
14. Lee PA, Nordenström A, Houk CP, Ahmed SF, Auchus R, Baratz A, et al. Global disorders of sex development update since 2006: perceptions, approach and care. Horm Res Paediatr. 2016;85(3):158-80.
15. Lee PA, Houk CP, Ahmed SF, Hughes IA, International Consensus Conference on Intersex organized by the Lawson Wilkins Pediatric Endocrine Society and the European Society for Paediatric Endocrinology. Consensus statement on management of intersex disorders. International Consensus Conference on Intersex. Pediatrics. 2006;118(2):e488-500.
16. Wiesemann C, Ude-Koeller S, Sinnecker GH, Thyen U. Ethical principles and recommendations for the medical management of differences of sex development (DSD)/intersex in children and adolescents. Eur J Pediatr. 2010;169(6):671-9.
17. Adam MP, Vilain E. Emerging issues in disorders/differences of sex development (DSD). Am J Med Genet C Semin Med Genet. 2017;175(2):249-52.
18. Bao AM, Swaab DF. Sexual differentiation of the human brain: relation to gender identity, sexual orientation and neuropsychiatric disorders. Front Neuroendocrinol. 2011;32(2):214-26.
19. Swaab DF, Hofman MA. Sexual differentiation of the human brain. A historical perspective. Prog Brain Res. 1984;61:361-74.
20. Bakker J. The Sexual Differentiation of the human brain: role of sex hormones *versus* sex chromosomes. Curr Top Behav Neurosci. 2019;43:45-67.
21. Tena-Sempere M. Roles of kisspeptins in the control of hypothalamic-gonadotropic function: focus on sexual differentiation and puberty onset. Endocr Dev. 2010;17:52-62.
22. Taziaux M, Staphorsius AS, Ghatei MA, Bloom SR, Swaab DF, Bakker J. Kisspeptin expression in the human infundibular nucleus in relation to sex, gender identity, and sexual orientation. J Clin Endocrinol Metab. 2016;101(6):2380-9.
23. Hare L, Bernard P, Sanchez FJ, Baird PN, Vilain E, Kennedy T, et al. Androgen receptor repeat length polymorphism associated with male-to-female transsexualism. Biol Psychiatry. 2019;65(1):93-6.

5

Desenvolvimento da identidade de gênero

Andrea Hercowitz
Márcia Morikawa
Saulo Vito Ciasca
Ademir Lopes Junior

 Aspectos-chave

- A determinação da identidade de gênero ainda não está completamente esclarecida, entretanto, acredita-se que resulta da interação entre fatores biológicos, psicológicos e socioculturais.
- Os hormônios, a genética e a estrutura cerebral são fatores biológicos que podem influenciar a identidade de gênero.
- As sociedades estruturam papéis e estereótipos de gênero, que variam ao longo da história e das culturas, com os quais a pessoa pode ou não se identificar.
- Os fatores sociais influenciam papéis de gêneros estereotipados, mesmo em famílias que buscam maior igualdade de gêneros e tentam educar as crianças e adolescentes sem a cristalização de "comportamentos de cada gênero".
- O modelo *self* de gênero verdadeiro preconiza que comportamento de gênero deve ser entendido como parte da expressão criativa de uma identidade individual.
- A compreensão da existência de fatores biológicos, psicológicos e sociais da identidade de gênero auxilia na compreensão da diversidade humana e nunca deve ser usada para fins antiéticos ou para justificar desigualdades sociais e de direitos.

INTRODUÇÃO

Identidade de gênero é a convicção da pessoa em se reconhecer como homem, mulher, algo entre essas definições ou fora do padrão binário hegemônico, independentemente do sexo biológico e da expressão de gênero. Ela é sempre auto- referida, só o próprio indivíduo pode exteriorizá-la. Algumas pessoas apresentam fluidez de gênero, ou seja, uma variabilidade de identificação no decorrer da vida, o que é mais comum em crianças. Aqueles que se identificam com o gênero designado ao nascimento a partir do reconhecimento do sexo são chamados de cisgêneros e aqueles que não se identificam são conhecidos como transgêneros.

A construção da identidade de gênero ainda não é inteiramente conhecida, mas sabe-se que resulta da interação de fatores biológicos, psicológicos e socioculturais. Alguns autores preconizam que existem quatro faces da identidade de gênero, cada uma com uma função diferente: gênero cromossômico, gênero fenotípico, gênero cerebral e a experiência de gênero[1].

É importante frisar que as evidências biológicas que se relacionam com a formação da identidade de gênero não constituem argumentos para que se entenda a transgeneridade como doença, mas como mais uma expressão de diversidade da natureza, determinada na vida intrauterina e independe da vontade de cada um.

A busca pelo conhecimento dos fatores determinantes na formação da identidade de gênero é de cunho meramente científico, para maior compreensão do comportamento humano e jamais poderia ser usada como forma de modificá-la. A tentativa de manipulação com fins de eugenia é antiética e considerada criminosa.

HISTÓRIA DOS MODELOS EXPLICATIVOS DO DESENVOLVIMENTO DA IDENTIDADE DE GÊNERO

Até a década de 1990, predominavam hipóteses psicológicas para explicar a formação da identidade de gênero. Robert Stoller foi um psicanalista que elaborou possíveis origens para a transexualidade na década de 1960, como bissexualidade da mãe, muita proximidade entre mãe e filho, influência da irmã, ausência do pai e passividade e bissexualidade deste. Nessa tese, o grau de feminilidade que se desenvolveria um uma criança com pênis teria relação com suas vivências durante a infância[2]. Chiland escreveu que crianças com incongruência de gênero entenderiam, por mensagens conscientes e inconscientes de seus pais, que não são amadas por serem quem são, especialmente pelo gênero a que pertencem e que, portanto, não poderiam amar a si mesmas, a menos que pertencessem a outro gênero[3]. Ao longo das décadas, questões relacionadas à identificação, não reconhecimento corporal, capacidade ou incapacidade de transferência foram sendo atribuídas a simbiose, narcisismo, psicose, ou seja, a patologias ou desvios da estruturação de um desenvolvimento tido como "normal", dentro de uma lógica endossexo-cis-heteronormativa.

Em 2003, Cohen-Kettenis e Pflafflin concluíram, em estudos sobre opções de abordagens para crianças e adolescentes com vivências de variabilidade de gênero, que "apesar da existência de muitas abordagens psicoterápicas, não existem estudos controlados que as fundamentem. Não há evidências de que psicoterapias com o objetivo de 'curar' a transexualidade tenham qualquer papel no arsenal de opções de acompanhamento"[4].

Diferentemente da psicanálise, a teoria do aprendizado social reconhece a validade do fenômeno da identificação, mas propõe que a criança apreende e conserva a partir dos modelos de comportamento expostos pelos pais ou por figuras afetivamente significativas, o que induz ou reforça o seu comportamento e facilita o fenômeno da identificação com o modelo afetivo, incluindo fatores associados ao gênero[5].

A partir de 1990, os modelos biológicos ganham força e evidência com estudos que serão apresentados a seguir. Atualmente, tem-se considerado que tanto fatores biológicos e psicológicos quanto sociais podem estar implicados no desenvolvimento da identidade de gênero.

CONSTRUÇÃO SOCIAL DO GÊNERO

Os aspectos socioculturais se referem a construções sociais de gênero (papéis, estereótipos etc.) e podem variar ao longo da história e entre as culturas. A própria ideia de gênero, que estabelece diferenças a partir de características corporais e genitais, é uma construção humana que determina a forma com a qual a pessoa interpreta e vive no mundo. Gênero é, antes de tudo, uma maneira de estabelecer diferenças. Os papéis de gênero na estrutura social determinam como homens e mulheres se expressam e se comportam e quais espaços ocupam na sociedade.

Os referenciais de gênero constroem ideais de homens e mulheres e as vivências subjetivas. O gênero é uma categoria social imposta sobre um corpo sexuado, que se refere aos domínios estruturais e ideológicos implicados nas relações entre sexos. O gênero é um elemento constitutivo de relações sociais baseado nas diferenças percebidas entre os sexos e uma forma de significar as relações de poder.

"Ninguém nasce mulher: torna-se mulher", assim Simone de Beauvoir, em o *Segundo Sexo*, faz uma crítica aos determinismos que justificariam as diferenças entre homens e mulheres. "Nenhum destino biológico, psíquico, econômico define a forma que a fêmea humana assume no seio da sociedade. É o conjunto da civilização que elabora esse produto intermediário entre o macho e o castrado que qualificam o feminino"[6]. Essa percepção é importante, pois, mesmo que fenômenos biológicos e psicológicos influenciem a construção individual da identidade de gênero, as desigualdades sociais que ocorrem entre homens e mulheres, como diferenças econômicas, de direitos, tipos de emprego e funções na comunidade são socialmente construídas e não podem ser justificadas por isso.

Butler, por meio da teoria *queer*, postula que o gênero seria a maneira como as pessoas se identificam em relação às referências sociais de gênero[7]. Para a autora, o gênero é construído a partir da repetição de atos estilizados associados ao que é considerado masculino ou feminino, constituindo uma performance de gênero. Não seria aprendido conscientemente, mas vivenciado e praticado. Butler ainda demonstra que, além de diferença entre homens e mulheres, haveria aspectos que diferenciariam os vários homens e mulheres entre si, sendo alguns mais e outros menos hegemônicos. Entretanto, estudos mais recentes demonstram que poderia haver elementos biológicos que, junto a essas referências sociais de gênero, interagem no indivíduo levando à autodeterminação da identidade de gênero[1].

A vivência do gênero pode ser vista desde antes do nascimento, quando os pais criam expectativas ao saberem o sexo biológico da criança no ultrassom. Diferenças podem ser observadas ao nascimento, quando crianças do gênero masculino tendem a olhar mais para objetos e móbiles e as do feminino olham para rostos, seguindo a linha do "T" em referência à linha dos olhos e da boca e nariz[8]. Em torno de 3 a 4 meses os bebês já são capazes de distinguir faces masculinas e femininas e aos 7 meses já discriminam as vozes. Entre 18 e 31 meses começam a verbalizar e brincar, escolhendo brinquedos e brincadeiras associados a meninos ou meninas, assim como podem reconhecer as diferenças entre homens e mulheres, usando os pronomes adequados a cada um. Nesse momento, porém, ainda têm a percepção de que o gênero é variável, que muda de acordo com a expressão de gênero, como roupas ou cortes de cabelo. Apesar disso, em crianças de 2 e 3 anos com vivências de variabilidade de gênero, não são raros os relatos de disforia de gênero (sofrimento decorrente dessas vivências). É em torno de 4 a 6 anos que percebem a estabilidade do seu gênero, o que reforça a escolha das brincadeiras e de amizades baseadas na semelhança de identidades de gênero. A maioria dos adultos jovens refere que as primeiras memórias da consciência de sua própria variabilidade de gênero são, no máximo, dos 8 anos de idade[8].

ASPECTOS BIOLÓGICOS DA IDENTIDADE DE GÊNERO

Pesquisadores de todo o mundo procuram entender como se constrói a identidade de gênero dos seres humanos e quais os fatores biológicos que a influenciam. Sugere-se haver uma interação de três fatores nesse âmbito: ação dos hormônios sexuais, genética, estrutura e função cerebral.

Enquanto a diferenciação genital acontece no primeiro trimestre da gestação, a cerebral ocorre no segundo, por meio de um processo genético, seguido pela diferenciação hormonal[1] (ver Capítulo 4 – "Determinação e diferenciação biológica do sexo e suas diversidades"). Por serem processos isolados, o resultado final de genitais e cérebro podem ser diferentes, desencadeando uma cascata de eventos que originaria a incongruência de gênero.

Sabe-se que os cérebros de pessoas cisgênero diferem em suas características, considerando-se um cérebro masculino ou feminino de acordo com suas estruturas, funções e conexões neuronais. Diferenças dos padrões de conexão funcional fazem com que a cognição espacial, motora, de linguagem, raciocínio e identificação de emoções sejam diferentes em pessoas consideradas do sexo masculino e feminino[9].

HORMÔNIOS

A diferenciação cerebral acontece, nos humanos, no segundo trimestre da gestação, sob influência principalmente da testosterona. Os períodos em que ela age na diferenciação sexual cerebral coincide com seus momentos de pico, estando mais elevada, quando comparam-se os sexos masculinos e femininos, entre o segundo e sexto mês de gestação e nos 3 primeiros meses após o nascimento[10]. A testosterona não possui efeito "masculinizante" no sistema nervoso central (SNC), pois é imediatamente transformada em estradiol pela ação da aromatase. O estradiol, por sua vez, é que possui um efeito "virilizante" no desenvolvimento do SNC no sexo masculino. Como a testosterona não é secretada na presença das gônadas femininas, não há pico de estradiol e o cérebro, no sexo feminino, escapa da transformação observada no masculino. A aromatase tem, portanto, um papel relevante na diferenciação sexual.

Uma das evidências da influência hormonal no cérebro, pode ser vista na "feminização" do cérebro humano como consequência da ausência de ação da testosterona em pessoas 46 XY com síndrome de insensibilidade androgênica completa (CAIS), uma situação em que não há receptores para a testosterona circulante. Essas crianças nascem com fenótipo considerado feminino, a despeito do cariótipo, e a maioria se autoidentifica como mulher[11].

O uso de alguns medicamentos, como fenobarbital e fenitoína durante a gestação podem modificar o metabolismo dos hormônios sexuais do feto, alterando a diferenciação sexual cerebral e elevando a chance para o nascimento de uma criança com vivência de variabilidade de gênero[11].

Os hormônios podem influenciar na formação da identidade de gênero, principalmente por sua ação cerebral no período perinatal, conhecido como fase organizacional[12]. Estudos sugerem que há uma segunda fase na qual os hormônios possam ter efeito no cérebro dos seres humanos: a puberdade, durante a qual há novamente uma elevação de seus níveis, fase conhecida como ativacional. Esta é uma possível explicação para que crianças com variabilidade de gênero na infância apresentem conformidade entre identidade de gênero e o gênero designado ao nascimento, após o aparecimento dos caracteres sexuais secundários. Já adolescentes que entraram na puberdade e mantêm a identidade de gênero trans após a fase ativacional, costumam continuar se identificando como trans[13]. Não há diferenças nos níveis séricos de hormônios sexuais em crianças, adolescentes e adultos cis e trans, o que exclui o efeito de hormônios fora da fase perinatal como determinante da identidade de gênero.

Em relação à população geral, há uma incidência maior de homens trans em indivíduos 46 XX com virilização decorrente de hiperplasia adrenal congênita (HAC), reforçando a hipótese da correlação entre os níveis de androgênios pré-natais e a formação da identidade de gênero[12,14]. Foi realizado um estudo com pessoas 46 XX com HAC, das quais 44% foram registradas e cresceram como sendo do gênero masculino e 66% como sendo do gênero feminino. Na vida adulta, todas as que foram criadas como sendo do gênero masculino se identificavam como homens cis, e das mulheres, 20% se identificavam como cis e as demais referiam alguma variabilidade de gênero, fortalecendo a teoria do efeito da testosterona na formação da identidade de gênero masculina[15].

O mesmo ocorre em pessoas com cariótipo 46 XY nascidas com extrofia de cloaca, agenesia de pênis, ou bebês que tenham sofrido amputação peniana acidental. Apesar de criadas como mulheres, devido às características físicas, uma porcentagem considerável (53%) tem a identidade de gênero masculina, o que sugere que a ação dos androgênios intraútero influenciam na formação de suas identidades de gênero[12,14].

Crianças recém-nascidas XY que apresentam deficiência de 5-alfa-redutase-2 ou 17-beta-hidroxiesteroide desidrogenase-3 (ambas situações impedem que a testosterona seja transformada em diidrotestosterona) nascem com fenótipo feminino e, por isso, costumam ser criadas como meninas. No entanto, mais da metade (60%) se identifica como homem, escolhendo viver como tal após a puberdade, possivelmente pela influência da testosterona no desenvolvimento cerebral no período fetal, com uma intensificação desses efeitos na puberdade devido a elevação sérica desse hormônio[11,13].

GENÉTICA

Todos os seres vivos carregam genes codificados em cromossomos sexuais que determinam a diferenciação sexual cerebral[10]. Em fetos de ratos, cerca de 50 genes foram identificados como atuantes nos cérebros dos machos e das fêmeas, antes mesmo do início da ação dos hormônios[11].

A diferenciação sexual cerebral nos seres humanos se inicia diante da presença do gene *SRY*, presente no cromossomo Y. Sua ação é fundamental para a formação dos testículos e consequente produção da testosterona, que leva à organização cerebral masculina. A ausência desse gene faz com que se formem gônadas femininas (ovários), que não produzem testosterona, ocorrendo ativação organizacional cerebral com características femininas (ver Capítulo 4 – "Determinação e diferenciação biológica do sexo e suas diversidades").

Os primeiros indícios da relação entre identidade de gênero e genética apareceram em estudos realizados em humanos por meio da observação de irmãos gêmeos[12]. No que diz respeito à incongruência de gênero, Heylens et al. encontraram 39,1% de concordância em gêmeos monozigóticos (ambos transgêneros) e nenhuma concordância em gêmeos dizigóticos[16].

A incongruência de gênero tem uma base poligênica, envolvendo a interação entre múltiplos genes e polimorfismos que influenciam a diferenciação do cérebro intraútero. Até o momento foram identificadas associações entre os polimorfismos de *CYP17 T/ C SNP, ERβ CA* e *ERα XbaI A / G SNP* em homens trans e AR em mulheres trans[11]. Outros genes estão em estudo em mulheres trans, como *COMT, CYP11A1, HSD17B6, STS e SULT2A1*[17].

Assumindo o papel crucial dos hormônios sexuais na diferenciação sexual cerebral, genes relacionados a eles foram considerados possivelmente implicados, podendo estar envolvidos no desenvolvimento da identidade de gênero. O mesmo acontece com aqueles relacionados com a função dos receptores de andrógenos (AR), pois a perda de sua função predispõe a uma identidade de gênero feminina, como acontece na síndrome de insensibilidade androgênica completa (CAIS)[14]. Os receptores de estrogênio, juntamente com o AR, interagem com enzimas modificadoras de histona, o que está associado à diferenciação sexual neural. A testosterona circulante ativa o AR e é convertida em estrogênio no cérebro, através da aromatase.

CÉREBRO

Existem diversas diferenças entre o cérebro masculino e o feminino, entre elas o volume total, a espessura cortical, o tamanho das amígdalas e do hipocampo. Homens cis têm volume cerebral maior que o das mulheres cis, assim como massas branca e cinzenta. A amígdala, rica em receptores de andrógenos, é maior nos homens cis do que nas mulheres cis, ao contrário do hipocampo, que é rico em receptores de estrógenos e, portanto, maior nas mulheres cis[18]. Entretanto, a simples correlação em estudos transversais entre anatomia e identidade de gênero não permite identificar relações causais.

Estudos demonstram mais características estruturais e funcionais semelhantes entre pessoas trans e pessoas cis que compartilham da mesma identidade de gênero do que com aquelas que compartilham do mesmo sexo biológico. Isso inclui diferenças locais no número de neurônios, no volume de núcleos subcorticais, no volume de massa branca e cinzenta, na resposta neural a feromônios e no funcionamento visuoespacial[10].

Em relação à ativação cerebral, observa-se resultados semelhantes. Em mulheres trans, por exemplo, ocorre aumento de atividade hipotalâmica quando cheiram hormônios androgênicos (feromônios) e ativação do tálamo, amígdala e córtex orbitofrontal após estimulação erótica, ambas reações semelhantes às mulheres cis.

A diferenciação sexual do cérebro resulta de influências genéticas e hormonais. Imagens de ressonância magnética de pessoa com CAIS mostram aspectos estruturais e funcionais tipicamente femininos, resultado da ação hormonal (ou falta dela, uma vez que a testosterona não vai agir devido a insensibilidade de seus receptores), porém algumas características neurais tipicamente masculinas, sugerindo efeito dos genes ligados aos cromossomos sexuais na formação dessas estruturas[19].

ASPECTOS PSICOLÓGICOS E SOCIOCULTURAIS DA IDENTIDADE DE GÊNERO

Os aspectos psicológicos da identidade de gênero se referem aos processos de integração e envolvimento de instâncias, como pensamentos, emoções, sentimentos, atitudes, fantasias e tendências. Eles se desenvolvem a partir da aquisição de conhecimentos, internalização de experiências de socialização, vivências com o corpo, prazer e desprazer e com os padrões culturais, dentre outros.

MODELO DA APRENDIZAGEM SOCIAL

Os estereótipos de papéis de gênero são aprendidos mesmo em famílias defensoras da igualdade de gêneros. Um antigo estudo, de 1977, de William Damon, fez um experimento com crianças, contando a história de um menino que brincava com bonecas: aos 4 anos, as crianças acreditavam que não havia problema de meninos brincarem de bonecas, aos 6 anos, as crianças achavam que era errado e, aos 9 anos, as crianças conseguiam diferenciar quais eram as brincadeiras de meninos e de meninas e o que era "errado". Ou seja, conseguiam compreender que meninas geralmente brincam com bonecas, mas que um menino brincar com uma boneca não era a mesma coisa que quebrar janelas, o que era errado, no seu conceito[20].

Crianças por volta dos 6 anos, tendo compreendido seu sexo e seu gênero, buscam uma regra de como meninos e meninas agem e se comportam. Isso gera uma rigidez temporária quanto a esses conceitos, como se fossem regras morais absolutas, que mais tarde entenderão que se tratam de convenções sociais, levando à flexibilização do conceito de papel de gênero[5]. A maioria das crianças de 7 anos acredita que as diferenças de papéis de gênero são intrinsecamente associadas às diferenças do sexo biológico. Aos 9 anos, elas entendem que algumas diferenças nos comportamentos entre meninos e meninas seriam atos da vontade da pessoa e, portanto, poderiam ser aprendidos ou corrigidos.

Estudos de estereótipos de gêneros em adultos e crianças a partir de 8 anos mostram que as pessoas tendem a associar algumas características sempre aos homens, como agressão, espírito de aventura, grosseria e crueldade, e outras, como a fraqueza, compreensão, delicadeza e generosidade, às mulheres[21]. Outro estudo demonstra que as crianças atribuem um status mais elevado a um emprego (com o qual elas têm familiaridade) quando ele é desempenhado por um homem do que quando é realizado por uma mulher[22]. Aparentemente, uma parte do aprendizado de como meninos e meninas se portam são instruídos e modelados por outras crianças mais velhas.

As teorias de aprendizagem social enfatizam que as crianças são expostas a estereótipos de papéis de gênero na mídia, seja em comerciais, novelas e desenhos, nos quais as mulheres estão cozinhando, cuidando da casa, dos filhos, sendo afetuosas e sentimentais e os homens dirigem carros potentes, fazem esportes e estão no ambiente de trabalho, sendo identificados como mais ativos, poderosos e independentes[23]. Os pais e familiares acabam reforçando os papéis de gênero ao comprarem brinquedos e roupas estereotipados e ao estimularem meninos a chutarem bolas de futebol e falarem que as meninas são princesas e delicadas.

Teorias cognitivo-desenvolvimentais, baseadas na teoria piagetiana sugerida por Lawrence Kohlberg, dizem que o aspecto fundamental do desenvolvimento do papel de gênero é a compreensão da criança a respeito do seu gênero. Ou seja, uma vez que a criança entenda que é menino ou menina, ela se motivará a aprender e a se comportar como esperam que se comporte naquele gênero, com a imitação sistemática do modelo esperado[24,25]. Crianças de 3 a 5 anos usam o gênero para decidir o que vestir[26] e quais brinquedos escolher, bem como apresentam preferências por brincadeiras por pares do mesmo gênero que o seu[27].

As crianças, por volta dos 6 anos, separam as pessoas em "iguais a mim" ou "diferentes de mim" de maneira inflexível e absoluta, em busca de ordem e regras que as ajudem a dar sentido às suas experiências, somente vindo a compreender que os papéis de gênero são convenções sociais e não regras absolutas e rígidas, no início da adolescência. O conceito da androginia, que possui características tanto femininas quanto masculinas, fica mais bem contemplado nos esquemas individuais de gênero, nos quais caraterísticas masculinas não se opõem às características femininas, mas se situam num *continuum*, como num espectro, sendo possível ter escores em ambas as dimensões. Dessa forma, as características femininas ou masculinas podem ser mais ou menos intensas, chegando à possibilidade de um gênero neutro. Atualmente, reconhece-se como não binário o gênero que não se conforma aos papéis sociais considerados masculinos ou femininos.

A teoria de esquema de gênero, baseada nas teorias do processamento de informação do desenvolvimento cognitivo e na teoria de Kohlberg, sugere que a identidade de gênero começa a se desenvolver em torno dos 18 meses, quando as crianças percebem a diferença entre o masculino e o feminino, sabem seu próprio gênero e podem separar os grupos com alguma consistência. Os adultos, por sua vez, mostram às crianças que a categorização é importante, incentivando o desenvolvimento do esquema de gênero que combine com normas e crenças culturais. Percebe-se isso na separação de filas ou times de meninos e meninas, na compra de presentes estereotipados e na escolha do tema da mochila com temas infantis estabelecidos socialmente como típicos de cada gênero[24,25].

MODELO DO "VERDADEIRO SELF DE GÊNERO"

Segundo Ehrensaft, o comportamento de gênero deve ser entendido como parte da expressão criativa de uma identidade individual. Não é útil considerar o gênero como binário, visto que o comportamento verificado na sociedade transcende expectativas culturais normativas de homens e mulheres. Portanto, o desenvolvimento da identidade de gênero não é um processo linear, podendo se constituir de forma consistente, fluida, rígida ou flexível, sendo ressignificada ao decorrer da vida. Por fim, Ehrensaft preconiza um conceito denominado "criatividade de gênero", que se refere à "criação única de cada indivíduo de um *self* de gênero que integra o corpo, o cérebro, a mente e a psique, o que, por sua vez, é influenciado pela socialização e cultura, para estabelecer seu gênero autêntico, identidade e expressões"[28].

Segundo Winnicott, o verdadeiro *self* é o núcleo autêntico da personalidade, de onde ações espontâneas e o senso de realidade surgem. Dessa forma, o potencial de amadurecimento do *self* verdadeiro é associado a um espelhamento apropriado e o acolhimento emocional dos cuidadores, no qual os adultos não impõem seus próprios *selfs* à psique da pessoa e permitem que o seu *self* autêntico emerja. A criatividade individual é uma função psicológica que libera o *self* verdadeiro e facilita a espontaneidade, autenticidade e a sensação de ser real, e não um personagem. O falso *self* seria a persona que a criança exerce baseada nas internalizações e interpretações da criança de comportamentos de gênero apropriados segundo as expectativas externas[29,30].

A identidade deve ser diferenciada do conceito de personalidade. Enquanto a personalidade é construída gradualmente a partir de itens herdados geneticamente, informações extraídas do ambiente e experiências cotidianas internalizadas que exercem influência sobre o *modus vivendi* do sujeito, a identidade é tudo aquilo que distingue um indivíduo dos demais, ou seja, é o conjunto de características que determina a unicidade pessoal e social dos indivíduos. Ambos desenvolvimentos são únicos, graduais e complexos. A identidade se refere a "quem" ou "o quê" a pessoa é, enquanto a personalidade ao "como" se é[31].

Esse modelo propõe uma integração dos aspectos biológicos, psicológicos e sociais, no qual o "*self* de gênero verdadeiro", ou núcleo da identidade de gênero, provém de um substrato relacionado a genes, hormônios, cromossomos, receptores hormonais, corpo e estrutura cerebral. Cada pessoa nasceria, portanto, com um aparato biológico sob o qual experiências vividas do mundo externo podem ser assimiladas, tornando-se mais ou menos significativas para a construção identitária. O processo ocorre por meio da aprendizagem social e pela capacidade de interpretação dos códigos sociais de gênero para o desenvolvimento da *self* de gênero verdadeiro (utilizando-se verdadeiro como contraponto ao gênero designado ao nascimento)[28].

CONSIDERAÇÕES FINAIS

A construção da identidade de gênero é resultado da interação de aspectos biológicos, psicológicos, culturais e sociais, corroborando com a ideia de que as pessoas não podem se tornar transgênero por pressão social ou que seriam determinadas unicamente pelo biológico.

A compreensão que crianças trans têm a respeito do próprio gênero é semelhante ao de crianças cis, incluindo a experimentação de papéis de gênero ao longo de seu desenvolvimento. Brincar com jogos estereotipadamente atribuídos ao outro gênero, usar roupas e fantasias independentemente do gênero faz parte do universo infantil, lúdico, dos sonhos e fantasias pueris e não cristaliza nenhuma identidade de gênero nas crianças. Sendo assim, as crianças devem ser ouvidas nas suas demandas, nas suas queixas e acolhidas nas suas reivindicações, pois esse mecanismo poderá resultar em adultos menos estereotipados e que possam viver mais de acordo com suas próprias convicções.

Erros comuns	Como evitá-los
Acreditar que a identidade de gênero tem um único fator determinante.	A determinação da identidade de gênero ainda não está completamente esclarecida, entretanto, acredita-se que resulta da interação entre fatores biológicos, psicológicos e socioculturais.
Orientar que a identidade de gênero pode ser modificada ou "tratada" (terapia reparativa ou repressão do comportamento).	Cada indivíduo possui uma noção do próprio gênero que integra o corpo, o cérebro, a mente e a psique, e é influenciado pela socialização e cultura. A repressão leva ao sofrimento e não à alteração da identidade de gênero.
Acreditar que ensinar sobre diversidade de gênero para crianças pode torná-las confusas ou problemáticas em relação ao gênero.	A possibilidade de experimentação típica da infância deve ser estimulada no que tange aos diferentes papéis de gênero da sociedade. Crianças que possuem adultos trans como resposáveis, por exemplo, não têm maiores chances de serem trans ou ficarem confusas a respeito de si mesmas. O ensino da diversidade deve ser preconizado a fim de reduzir atitudes discriminatórias e violentas e aumentar a aceitação da diferença desde o início.
Buscar a compreensão sobre a formação de identidade de gênero para fins de eugenia.	A busca pelo conhecimento dos fatores determinantes na formação da identidade de gênero é focado na compreensão do comportamento humano. A tentativa de manipulação com fins de eugenia é antiética e considerada criminosa.

Material complementar

Livro
- A criança em desenvolvimento, 12ª edição, de Helen Bee e Denise Boyde. Artmed; 2011.

YouTube®
- Reportagem da Discovery Home and Health sobre Jazz Jennings (2018): https://youtu.be/2VSszwtXvwY.
- Trangender kids https://www.youtube.com/watch?v=XDcKCrwX33U.

Globoplay®
- Fantástico. Quem Sou Eu?. Exibição em 12 mar 2017. Disponível em: https://globoplay.globo.com/v/5719129/.

REFERÊNCIAS BIBLIOGRÁFICAS

1. Altinay M, Anand A. Neuroimaging gender dysphoria: a novel psychobiological model. Brain imaging and behavior. 2019;27:1-7.
2. Stoller R. A experiência transexual. Rio de Janeiro: Imago; 1982.
3. Chiland C. The psychoanalyst and the transsexual patient. Int J Psycho-Anal. 2000;81(1):21-35
4. Cohen-Kettenis PT, Pfäfflin F. Transgenderism and intersexuality in childhood and adolescence: Making choices. Thousand Oaks: Sage; 2003.
5. Martin CL, Ruble DN, Szkrybalo J. Cognitive theories of early gender development. Psychol Bull. 2002;128(6):903-33.
6. Beauvoir S. O segundo sexo. Rio de Janeiro: Nova Fronteira; 2014.
7. Butler J. Undoing gender. Psychology Press; 2004.
8. Rafferty JR, Donaldson AA, Forcier M. Primary care considerations for transgender and gender-diverse youth. Pediatrics in Review. 2020;41(9):437-54.
9. Nguyen HB, Loughead J, Lipner E, Hantsoo L, Kornfield SL, Epperson CN. What has sex got to do with it? The role of hormones in the transgender brain. Neuropsychopharmacology. 2019;44(1):22-37.
10. Roselli CE. Neurobiology of gender identity and sexual orientation. J neuroendocrinol. 2018;30(7):e12562.
11. Bao AM, Swaab DF. Sexual differentiation of the human brain: relation to gender identity, sexual orientation and neuropsychiatric disorders. Frontiers in Neuroendocrinology. 2011;32(2):214-26.
12. Hembree WC, Cohen-Kettenis PT, Gooren L, Hannema SE, Meyer WJ, Murad MH, et al. Endocrine treatment of gender-dysphoric/gender-incongruent persons: an endocrine society clinical practice guideline. J Clin Endocrinol Metabol. 2017;102(11):3869-903.
13. Berenbaum SA, Beltz AM. Sexual differentiation of human behavior: effects of prenatal and pubertal organizational hormones. Front Neuroendocrin. 2011;32(2):183-200.
14. Fisher AD, Ristori J, Morelli G, Maggi M. The molecular mechanisms of sexual orientation and gender identity. Mol Cell Endocrinol. 2018;467:3-13.
15. Apóstolos RAAC. Identidade de gênero, função sexual e qualidade de vida em indivíduos com hiperplasia adrenal congênita e cariótipo 46, XX registrados no sexo masculino. [Dissertação]. Salvador: Escola Bahiana de Medicina e Saúde Pública; 2017.
16. Heylens G, De Cuypere G, Zucker KJ, Schelfaut C, Elaut E, Bossche HV, et al. Gender identity disorder in twins: a review of the case report literature. J Sex Med. 2012;9(3):751-7.
17. Foreman M, Hare L, York K, Balakrishnan K, Sánchez FJ, Harte F, et al. Genetic link between gender dysphoria and sex hormone signaling. J Clin Endocrinol Metabol. 2019;104(2):390-6.
18. Giedd JN, Raznahan A, Mills KL, Lenroot RK. magnetic resonance imaging of male/female differences in human adolescent brain anatomy. Biology of Sex Differences. 2012;3(1):19.
19. Bakker J. The sexual differentiation of the human brain: role of sex hormones versus sex chromosomes. Curr Top Behav Neurosci. 2019;43:45-67.
20. Damon W. The social world of the child. San Francisco: Jossey-Bass; 1977.
21. Williams J E, Best D L. Measuring sex stereotypes: a multination study (rev. ed.). Newbury Park, CA: Sage, 1990.
22. Liben L, Bigler R, Krogh H. Pink and blue collar jobs: Children's judgments of job status and job aspirations in relation to sex of worker. J Exp Child Psychol. 2001;79(4):346-63.
23. Leaper C, Breed L, Hoffman L, Perlman C. Variations in the gender-stereotyped content of children's television cartoons across genres. J Applied Social Psychology. 2002;32:1653-62.
24. Kohlberg L. A cognitive-developmental analysis of children's sex-role concept and attitudes. In: Maccoby EE. The development of sex diferences. Stanford, CA: Stanford University Press; 1966. p. 82-172.
25. Kohlberg L. Essays on moral development. Vol. 1. The philosophy of moral development. New York: Harper & Row; 1981.
26. Halim ML, Ruble DN, Tamis-LeMonda CS, Zosuls KM, Lurye LE, Greulich FK. Pink frilly dresses and the avoidance of all things "girly": Children's appearance rigidity and cognitive theories of gender development. Dev Psychol. 2014;50(4):1091-101.
27. Fast AA, Olson, KR. Gender development in transgender preschool children. Child Dev. 2018;89(2):620-37.
28. Ehrensaft D. From gender identity disorder to gender identity creativity: True gender self child therapy. J Homosexuality. 2012;59(3):337-56.
29. Winnicott DW. The maturational processes and the facilitating environment: Studies in the theory of emotional development. Abingdon: Routledge; 2018.
30. Winnicott DW. Playing and reality. London: Psychology Press; 1991.
31. Arciero G, Bondolfi G. Selfhood, identity and personality styles. New Jersey: John Wiley & Sons; 2009.

6

Desenvolvimento da orientação afetivo-sexual

Andrea Hercowitz
Saulo Vito Ciasca
Ademir Lopes Junior

 Aspectos-chave

- A orientação afetivo-sexual pode ser definida como a tendência persistente a sentir (ou não) atração sexual, fantasias, desejos e a se relacionar sexualmente com determinada parceria.
- O desenvolvimento da orientação afetivo-sexual está relacionado a fatores biológicos, psicológicos e socioculturais.
- Fatores genéticos, hormonais, cerebrais e imunológicos agem em conjunto na influência biológica das orientações afetivo-sexuais.
- Religião, raça, nível socioeconômico, educação e ambiente familiar são marcadores socioculturais que influenciam a expressão da orientação afetivo-sexual.
- Diferenças no perfil de parentalidade, do tipo de criação e das primeiras experiências da infância não estão relacionados à variações na orientação afetivo-sexual dos filhos e filhas.
- A orientação afetivo-sexual é um dos aspectos da identidade de uma pessoa. Tentar modificá-la desrespeita sua integridade e gera sofrimento.

INTRODUÇÃO

Apesar da atração e comportamento sexuais com pessoas do mesmo gênero ocorrerem através da história, as identidades lésbica, gay e bissexual são relativamente novas, assim como o próprio conceito de orientação e identidade sexual. As perspectivas adotadas pelos pesquisadores variam de visões essencialistas, que enfatizam as influências biológicas na orientação sexual (sendo esta uma qualidade fixa da personalidade), a perspectivas construcionistas que enfatizam o significado das influências históricas e culturais nas identidades sexuais, sua plasticidade e potencial para mudanças no tempo e de acordo com as circunstâncias[1-3].

ORIENTAÇÃO SEXUAL

A orientação sexual pode ser definida como a tendência persistente a sentir (ou não) atração sexual, fantasias, desejos e a se relacionar sexualmente com determinada parceria. Compreende três elementos, conforme a Tabela 1.

Tabela 1 Componentes da orientação sexual

Atração	Atração sexual e/ou romântica da pessoa e por qual gênero está orientada (quando presentes).
Comportamento sexual	Relações sexuais e relacionamentos afetivos estabelecidos e com qual gênero, independentemente da atração.
Identidade sexual	Como a pessoa se identifica em relação à sua capacidade de sentir atração afetivo-sexual e seu histórico de comportamento afetivo-sexual. Não é necessariamente fixa, podendo variar no decorrer da vida.

A gênese da sexualidade humana e das orientações afetivo-sexuais ainda está longe de ser totalmente conhecida, apesar da grande quantidade de estudos realizados sobre o tema. Sabe-se que uma conjunção complexa de aspectos biológicos, psicológicos e socioculturais atua em cada indivíduo de modo singular para caracterizar o seu comportamento, incluindo o sexual.

Pesquisas sobre o desenvolvimento da orientação sexual demonstram que o início da sua expressão ocorre geralmente no começo da adolescência[4], com a primeira atração por outras pessoas em torno dos 10 anos. Desde essa idade, ela pode estar direcionada a pessoas de outro gênero, do mesmo ou mais de um, de forma inconsciente e sem influência da educação recebida em casa[5].

Os fatores determinantes da orientação afetivo-sexual são alvo de pesquisas em todo o mundo, mas o debate pode se tornar acalorado quando se percebe que a investigação gira, quase que na totalidade das vezes, em torno das minorias sexuais. A heterossexualidade, vista como "normal", parece não despertar tamanha curiosidade no meio científico, o que evidencia certo olhar sobre a sexualidade e o objeto de estudo[6]. A ciência nunca é neutra e, mesmo que não explícito, a escolha e recorte do objeto de pesquisa pode demonstrar intenções. No caso dos estudos sobre a orientação sexual, uma das acusações seria de desenvolver conhecimento a fim de modificar as orientações sexuais não heterossexuais, que seriam variações "anormais" da heterossexualidade. Entretanto, outra explicação seria que se investigam as orientações não heterossexuais em comparação às heterossexuais, considerando que todas são expressões da diversidade, assim como a variação da cor dos olhos ou do tipo de cabelo, quando se comparam olhos verdes em relação aos marrons, ou o cabelo encaracolado em relação ao liso. Cabe lembrar que cor de olhos e tipo de cabelo são características que também poderiam ser utilizadas socialmente para estigmatização racial e exclusão. Outro exemplo de variação biológica que se expressa numa habilidade humana, e que foi por muito tempo patologizada, é ser destro ou canhoto.

Alguns pesquisadores e movimentos sociais tendem a argumentar que reconhecer a influência biológica da orientação sexual justificaria sua diversidade como expressão da natureza e, portanto, que não poderia ser mudada. Outros, geralmente mais conservadores, consideram que a ausência de determinantes biológicos expressaria que a diversidade sexual é causada pela influência do ambiente e, portanto, passível de correção por psicoterapias.

Considerar a diversidade das orientações sexuais como algo que deve ser modificado independe de conhecer as razões ou causas que a geram. A caracterização da homo/bissexualidade como "doença a ser curada" ou "expressão da diversidade que deve ser mantida" são construções históricas, sociais e políticas. Da mesma forma, compreender que existem influências sociais não justifica que essas sejam antinaturais, imorais, ou que devam ou possam ser mudadas por intervenções sociais ou psicoterapêuticas. De qualquer forma, o que se tem verificado ao longo da história é que orientação sexual não é passível de modificação por tratamentos médicos, psicoterapias ou influência familiar e que não é uma escolha ou opção do indivíduo, mas sim um aspecto da personalidade e expressão da sua identidade.

Assim, a justificativa ético-política para o estudo das origens da orientação afetivo-sexual deve ser a busca de uma maior compreensão do comportamento humano respeitando a sua diversidade, assim como deve ocorrer com pesquisas sobre outras características humanas, como personalidade, cognição, inteligência, habilidades artísticas e esportivas, dentre outros. Conhecer sobre o desenvolvimento e construção do ser humano, em toda a sua diversidade, inclusive sexual, permite ampliar a compreensão sobre os sujeitos, seus corpos, sua mente, sua sexualidade e sobre a sociedade em que vive. A natureza já demonstrou inúmeras vezes que sempre que se busca homogeneizar as espécies, ao invés de acolher a diversidade, isso tende a prejudicar o coletivo. A ética em pesquisa nesse tema considera que em hipótese alguma esses conhecimentos devam ser utilizados para manipulação genética com objetivos de eugenia.

ASPECTOS BIOLÓGICOS

A Organização Mundial da Saúde (OMS) considera que a existência de fatores biológicos na formação das orientações afetivo-sexuais ainda é controversa, embora existam vários estudos a respeito. Questiona-se se a identificação desses fatores diminuirá ou aumentará a estigmatização que a população LGBTQIA+ sofre em diversas sociedades, principalmente no que diz respeito à pesquisa genética e à procura do "gene gay"[7].

Há cada vez mais evidências de que a orientação sexual, assim como a identidade de gênero, sofre influência das primeiras semanas do desenvolvimento embrionário por meio da interação da genética com os hormônios gonadais e que ambos estariam envolvidos na expressão de um determinado endofenótipo cerebral[8]. Apesar desses fatores biológicos interagirem entre si, aqui serão discutidos separadamente, com o objetivo de facilitar o seu entendimento.

ASPECTOS GENÉTICOS E EPIGENÉTICOS

Pesquisas com familiares, especialmente com irmãos gêmeos têm demonstrado influência do componente genético na formação da orientação afetivo-sexual. Há maior proporção de irmãos homossexuais entre gêmeos monozigóticos do que dizigóticos. A correlação é maior entre homens cis homossexuais do que mulheres cis, sugerindo uma maior influência genética entre os do sexo masculino. Outros estudos demonstraram a maior ocorrência de homens homossexuais na linhagem materna do que paterna, sugerindo uma possível correlação com o cromossomo X[9]. Um estudo realizado na Suécia, com 7.652 gêmeos, sendo 2.320 pares de monozigóticos e 1.506 pares de dizigóticos, demonstrou que o comportamento homossexual pode estar relacionado a fatores hereditários e ambientais individuais e específicas (como condições pré-natais e experiências sexuais), porém com pouca significância atribuída a fatores ambientais compartilhados (como ambiente familiar ou atitudes sociais aprendidas)[10].

Em 1993, foi publicado pela primeira vez um artigo que sugeria que parte do cromosso X, mais especificamente o trecho Xq28, continha um gene ou um grupo de genes que estariam mais presentes em homem cis homossexuais. Apesar de criticado na época por ter estudado apenas 38 pares de gêmeos, estudos genômicos mais recentes continuam encontrando essa associação, dentre outras, relacionadas com os cromossomos 7 e 8[9] e, mais recentemente, com o 13 e o 14[11].

Em 2019, um estudo de associação genômica em larga escala, com 492.678 indivíduos encontrou não apenas um gene, mas diversos *loci* espalhados pelo genoma, de pequena expressão individual, que em conjunto e com variedade de expressão, estariam relacionados à orientação sexual de homens e mulheres cis homo, bi e assexuais. Dentre os genes identificados, cinco demonstraram maior relevância. A influência genética parece ser diferente na determinação da orientação sexual de homens e mulheres, estimando que em torno de 40% da variação da orientação sexual nos homens teria uma influência genética e 20% nas mulheres. As demais razões estariam relacionadas a aspectos hormonais e socioculturais, que poderiam inclusive influenciar a expressão gênica[9,12].

Diversos autores têm levantado a hipótese de que fatores epigenéticos possam ter importância na diversidade de orientações sexuais. Isso poderia ser uma das explicações para irmãos gêmeos monozigóticos terem orientações sexuais diferentes. Ao nascimento, o perfil de metilação do DNA dos bebês não é idêntico, resultado de modificações ocorridas durante a gestação, o que influenciaria a expressão gênica e atuaria não só na orientação, mas também em outras características individuais de comportamento de cada um deles[13].

Outras variações resultantes do ambiente intrauterino reforçam a possibilidade da atuação da epigenética, como o efeito dos níveis de hormônios androgênicos em fetos XX e a produção materna de anticorpos direcionados aos cromossomo Y, após gestações de filhos XY, conhecida como resposta imune materna[14,15].

ASPECTOS HORMONAIS

Os hormônios sexuais, estrogênio e testosterona, estão correlacionados com o desenvolvimento dos fenótipos corporais masculinos e femininos. Acredita-se que eles influenciem também a formação da orientação afetivo-sexual em dois momentos da vida do ser humano, na fase pré-natal, conhecida como fase organizacional, e na adolescência, chamada de fase ativacional, resultante do aumento dos níveis séricos dos esteroides sexuais[8].

Por questões éticas, não é possível fazer experimentos hormonais em humanos. Por isso, a maioria das informações sobre a influência da testosterona na orientação sexual decorre de estudos de pessoas com hiperplasia adrenal congênita (HAC), pois são produtoras de altos níveis de androgênios. Pesquisas demonstram que a maioria das mulheres cisgênero com HAC expressam fantasias e comportamentos exclusivamente heterossexuais, entretanto 15 a 30% manifestam comportamento e fantasias homossexuais, possivelmente devido aos níveis de androgênios elevados durante o período pré-natal. Esse comportamento não é observado nos homens, sugerindo que androgênios acima dos níveis considerados normais não modifiquem o comportamento sexual masculino[14].

Outros hormônios vêm sendo estudados, ainda com evidências inconclusivas. Dosagens séricas de testosterona e progesterona de mulheres cis lésbicas e bissexuais parecem ser mais elevadas do que de mulheres heterossexuais. Homens homossexuais apresentam uma maior sensibilidade à ocitocina quando comparados aos homens heterossexuais e reagem com maior atratividade a rostos masculinos após sua instilação por via nasal[14]. Além disso, observou-se que mulheres lésbicas e bissexuais têm níveis mais elevados de cortisol que mulheres heterossexuais após contato com agentes estressores, assim como homens homossexuais os têm em níveis mais baixos do que homens heterossexuais, o que pode estar relacionado à estresse de minorias e não necessariamente à orientação sexual[16].

Marcadores biológicos

A correlação entre características físicas e comportamento deve ser considerada com cautela. No passado, teorias deterministas que relacionavam a biologia ao comportamento humano levaram ao surgimento do racismo científico e a teorias como a criminologia de Cesare Lombroso, que buscavam na anatomia, hereditariedade e características psicológicas as razões para a delinquência. Assim, por muito tempo, especialmente após o genocídio dos campos de concentração e experimentos humanos antiéticos da Segunda Guerra Mundial, o estudo da relação entre características corporais e comportamento foi tido com muitas ressalvas.

Entretanto, o avanço da ciência e o conhecimento do mapa genético, bem como pesquisas sobre embriologia e neurociências, têm demonstrado que pode existir uma correlação entre comportamento e anatomia. Distante de uma visão na qual o corpo determinaria o comportamento, as evidências dessa correlação oferecem pistas que pode haver fatores comuns que influenciam tanto o comportamento quanto às características fenotípicas corporais.

Algumas características encontradas no corpo humano são decorrentes da exposição aos hormônios, os chamados marcadores biológicos. Por exemplo, o nível de estrogênios no período pré-natal influencia o comprimento do segundo dedo (indicador) e os androgênios o do quarto dedo (anelar), o que faz com que, em média, a proporção do segundo dedo em relação ao quarto seja maior em crianças XX que em XY, sendo mais evidente na mão direita. Uma metanálise com 21 estudos, totalizando amostra com 1.618 homens heterossexuais, 1.693 mulheres heterossexuais, 1.503 gays e 1.014 lésbicas, verificou que essa relação é menor em mulheres lésbicas do que em mulheres heterossexuais, sugerindo uma ação da testosterona na orientação sexual de mulheres cis. Nos homens cis não se percebe nenhuma diferença entre homossexuais ou heterossexuais nesse quesito[17].

A influência dos hormônios durante a gestação determina características faciais que podem estar correlacionadas com o comportamento sexual. Estudos morfológicos encontraram quatro diferenças mais marcantes entre lésbicas e mulheres heterossexuais, tendo as primeiras a face com discretos traços tidos como mais masculinizados, o nariz mais arrebitado, a boca mais proeminente e a testa menor. Com relação aos homens são encontradas três diferenças, os gays apresentando o maxilar mais estreito, o nariz mais curto e a testa mais larga[18]. Apesar de ser mais uma prova de que a origem da orientação sexual não é inerente à vontade individual e, ao contrário, é moldada durante a gestação, esses achados geram grande preocupação, devido à possibilidade de mau uso, principalmente se utilizados com o apoio da inteligência artificial, recurso que aumenta muito a percepção dessas características, e que coloque em risco a privacidade e a segurança de pessoas não heterossexuais.

As emissões otoacústicas também podem ser consideradas marcadores biológicos, pois costumam ser mais fracas nos recém-nascidos do sexo masculino do que nos do sexo feminino, característica que perdura por toda a vida. Ao avaliar mulheres, percebeu-se que as lésbicas têm um padrão semelhante ao masculino e as bissexuais, um padrão intermediário, sugerindo, em ambos os exemplos, a influência da testosterona na formação na orientação afetivo-sexual feminina. Não se observa nenhuma diferença entre os homens[9].

Outro dado interessante é a preferência pela lateralidade direita ou esquerda de mãos e pés, consequência do predomínio de um ou de outro hemisfério cerebral e que parece estar relacionada com o sexo biológico e a orientação sexual. Em amostras populacionais, observa-se que entre os homens cis há uma proporção maior de canhotos do que entre as mulheres cis; mulheres cis bi e homossexuais têm uma relação canhota/destra mais semelhante a de homens heterossexuais; e homens bi e homossexuais apresentam relação similar a de mulheres cis heterossexuais. A maior proporção de canhotos entre homens cis heterossexuais, mulheres bi e lésbicas pode ser um marcador biológico indireto de maiores níveis de testosterona no período pré-natal, pois tende a atrasar a maturação fetal do hemisfério direito, o que favoreceria a dominância do hemisfério direito[19].

ASPECTOS CEREBRAIS

Existem diferenças neuroanatômicas e funcionais quando se comparam os cérebros de homens e mulheres cisgênero, como tamanho, celularidade e conexões sinápticas. Da mesma forma, observa-se uma maior variabilidade das características cerebrais quando se comparam as populações heterossexuais e não heterossexuais[14].

Entre homens cis heterossexuais, assim como nas mulheres homossexuais, o hemisfério cerebral direito é maior do que o esquerdo e suas conexões funcionais são derivadas da amígdala direita, enquanto o volume de ambos os hemisférios é mais simétrico em homens homossexuais e mulheres heterossexuais, que têm a maioria de suas conexões funcionais derivadas da amígdala esquerda. Outra similaridade entre homens gays e mulheres heterossexuais são as áreas ativadas ao cheirar aromas derivados de estrógeno e progesterona, que são diferentes nos homens heterossexuais[14].

Em estudos animais, várias regiões cerebrais foram identificadas como associadas ao comportamento sexual, como o terceiro núcleo intersticial do hipotálamo anterior (INAH-3), uma região da área pré-óptica. Um estudo de 1991, com necrópsias em humanos, encontrou que o INAH-3 é maior nos homens cis do que nas mulheres, porém é menor nos homossexuais do que nos heterossexuais. Esse estudo tinha um viés importante, pois todos os gays morreram em decorrência da aids. Entretanto, outro estudo, em 2001, eliminando esse viés, encontrou as mesmas relações[20]. Em homens gays, observa-se que o núcleo supraquiasmático, o istmo do corpo caloso e a comissura anterior são maiores do que nos homens heterossexuais[11].

O hipotálamo de homens gays responde menos à fluoxetina do que o de homens heterossexuais, indicando uma atividade do sistema serotoninérgico diferente, mas não é possível identificar é decorrente de alterações cerebrais do ambiente (como o estresse de minoria) ou de fatores relacionados à genética e ao ambiente intrauterino[21]. Outra diferença está relacionada aos feromônios, cuja influência na ativação cerebral foi avaliada por tomografia por emissão de pósitrons (PET). O feromônio masculino não provoca nenhuma estimulação hipotalâmica no homem heterossexual, mas a reação a ele é semelhante em homens homossexuais e mulheres heterossexuais[21]. Nas mulheres lésbicas a resposta é recíproca. Além disso, avaliação da atividade cerebral por ressonância magnética em repouso mostrou uma diferença em intensidade da resposta nos lobos frontal e occipital entre homens homossexuais e heterossexuais[19]. Essa evidência demonstra que há relação entre estímulo de feromônios e orientação sexual, mas não se sabe se é um padrão aprendido ou um mecanismo intrínseco que influencia o desenvolvimento.

ASPECTOS IMUNOLÓGICOS MATERNOS

Partindo da observação de que homens gays têm, frequentemente, maior número de irmãos mais velhos do sexo masculino do que os homens heterossexuais, diversos estudos têm demonstrado que a ordem de nascimento dos irmãos homens aumenta a chance de que os filhos subsequentes sejam homossexuais e que esse mecanismo seja responsável por 15 a 29% da homossexualidade masculina[6].

Uma possível explicação seria a existência de componentes imunológicos da mãe, incluindo anticorpos, que são capazes de ultrapassar a barreira hematoencefálica do cérebro em desenvolvimento. A sensibilização materna acontece progressivamente após a gestação de cada feto XY, mesmo em casos de abortamento. Seria uma reação semelhante ao que acontece em mães Rh- quando geram um bebê Rh+, mas tendo como alvo proteínas que agem na diferenciação sexual, durante o desenvolvimento cerebral[15].

De fato, anticorpos contra NLGN4Y, uma proteína ligada ao Y e de grande importância na formação do cérebro masculino, são encontrados em maior quantidade no sangue de mulheres cis do que de homens cis. Ao se comparar mães de filhos gays, principalmente aquelas com mais de um filho do sexo masculino, com mães de filhos heterossexuais, observa-se que os títulos de anti-NLGN4Y são ainda mais elevados, mesmo que dosados muitos anos após a última gestação[15].

ASPECTOS PSICOLÓGICOS E SOCIOCULTURAIS

Até a década de 1990, predominavam as hipóteses psicológicas como gênese da orientação sexual, conferindo em sua maioria um cunho de imoralidade, perversão e ilegalidade à questão. As teorias apontavam dinâmicas intrafamiliares, como a bissexualidade da mãe, a proximidade entre mãe e filho (gerando uma simbiose entre eles), ausência do pai, passividade e bissexualidade do pai e influência de uma irmã (que reforçaria ou daria origem ao comportamento feminino do irmão). Também foram hipotetizados o medo que a pessoa homossexual teria de pessoas do outro gênero e os processos de identificação de objeto na infância[22]. Freud postulava que os seres humanos seriam potencialmente bissexuais, quer seja na forma manifesta, quer seja na forma latente.

Não há evidência que sugira que a parentalidade ou as experiências na infância precoce influenciem a definição da orientação sexual[23]. Estudos sobre homoparentalidade apontam que filhos(as) de mães lésbicas não apresentam diferenças em relação à orientação sexual quando comparados aos de mães heterossexuais)[23]. O mesmo ocorre com filhos criados por pais gays[24].

A mudança de paradigma sobre a homossexualidade como uma variação normal da expressão da sexualidade humana se deu com os estudos de Kinsey, que observou o comportamento sexual de homens e mulheres cis dos EUA. No estudo, Kinsey perguntava sobre práticas sexuais ao longo da vida e não necessariamente a atração ou identidade sexual. A prevalência de 37% dos homens com pelo menos uma experiência homossexual entre a adolescência e o início da vida adulta foi um dos achados. Formulou-se, então, a Escala Kinsey, que propôs um espectro entre a hetero e a homossexualidade (Tabela 2).

Tabela 2 Escala Kinsey

Nível	Descrição
0	Exclusivamente heterossexual
1	Predominantemente heterossexual, apenas eventualmente homossexual
2	Predominantemente heterossexual, embora homossexual com frequência
3	Igualmente heterossexual e homossexual
4	Predominantemente homossexual, embora heterossexual com frequência
5	Predominantemente homossexual, apenas eventualmente heterossexual
6	Exclusivamente homossexual
X	Assexual

Fonte: adaptada de Seidman et al., 2011[26]; Cabaj, 1996[22].

O Royal College of Psychiatrists, baseando-se em evidências apresentadas, afirmou: "Apesar de quase um século de especulação psicanalítica e psicológica, não há nenhuma evidência substantiva para apoiar a sugestão de que a natureza da criação dos filhos ou que as primeiras experiências da infância desempenham qualquer papel na formação da orientação fundamental de uma pessoa heterossexual ou homossexual. Parece que a orientação sexual é de natureza biológica, determinada por uma complexa interação de fatores genéticos e do ambiente uterino precoce. A orientação sexual não é, portanto, uma escolha"[27].

A orientação afetivo-sexual pode ser entendida como a capacidade de um indivíduo sentir atração e intimidade por outrem, que pode ser manifestada de forma consciente ou inconsciente, de acordo com as experiências vividas e aspectos psicológicos subjacentes, como a personalidade da pessoa (introversão/extroversão, por exemplo). As experiências podem ser positivas ou negativas (estigma, rejeição, abuso, relacionamentos saudáveis, convívio com outras pessoas de mesma orientação sexual), e não necessariamente corresponderão ao comportamento relacionado a essa atração sexual e desejo de intimidade. Até mesmo a maior aceitação da diversidade sexual oferecida por famílias com pais e mães homoafetivos pode levar a maior experimentação sexual dos filhos quando adolescentes ou adultos com pessoas do mesmo gênero, porém, sem alterar a sua orientação sexual.

A identidade sexual é construída a partir do referencial sociocultural, tendo como elementos a capacidade de sentir atração, do desejo em se relacionar e se envolver, da consciência disso e do comportamento. Exemplos de identidades são "gay", "lésbica", "bicha", "viado", "sapatão", "assexual", "bissexual", dentre outros (ver Capítulo 7 – "Identidades sexuais e de gênero e suas relações com a cultura"). Alguns termos, ao longo da história, como bicha e viado, utilizados antigamente como xingamentos homofóbicos, tem sido ressignificados pela comunidade LGBTQIA+ como identidade de orgulho (ver Capítulo 26 – "Homens cis gays").

A identidade sexual é uma experiência profundamente pessoal, subjetiva e cultural. Seu desenvolvimento já foi apresentado na literatura com a descrição de seis estágios, a saber: confusão, comparação de identidades, tolerância, aceitação, orgulho e síntese (na qual a identidade sexual se funde a outros aspectos da identidade e personalidade da pessoa)[28]. Apesar de antiga, essa classificação permite a reflexão de que uma pessoa com orientação sexual não heterossexual provavelmente se deparará com um momento de confusão ao realizar que sente atração sexual de forma diferente que a maioria de seus pares, comparando-se a eles em relação à formas de expressar a sexualidade (ações, sentimentos, emoções e expressão de prazer). Ela será submetida às crenças e atitudes em relação à diversidade do seu meio, adquirirá ou não conhecimentos a respeito e se sentirá mais ou menos confortável consigo dependendo das experiências de socialização e o seu resultado. Se positivo, a pessoa poderá continuar com os estágios de tolerância, aceitação e, finalmente, síntese. Se a pessoa experimentar na relação de si com o mundo muitas dificuldades, poderá deixar-se "dentro do armário" ou nem mesmo ter sua capacidade de atração consciente para si. O estágio de orgulho, se presente, seria diretamente proporcional à homonegatividade interiorizada anteriormente. Críticas e revisões dessa abordagem foram apresentadas na literatura.

Muitas pessoas trans que realizam a transição de gênero mudam de uma atração exclusiva para algum grau de bissexualidade. Um estudo com 115 pessoas trans mostrou que 33% das mulheres e 22% dos homens mudaram seu comportamento sexual[29]. Outro, com 452 pessoas, evidenciou que 49% das mulheres trans e 64% dos homens trans reportaram mudanças após a transição social[30]. Uma hipótese para isso é que a necessidade de legitimar o gênero pode ser um obstáculo para a atração sexual, devido a riscos físicos, sociais e psicológicos. Um homem trans pode evitar ter relações sexuais com homens cis por medo de estupro, abuso ou de não ser lido/reconhecido como homem devido à homofobia internalizada.

> "Eu não poderia me sentir atraída por um homem enquanto eu estava de homem porque isso me faria me sentir um gay".
>
> Mulher trans, de 34 anos

O conceito de orientação sexual (desejo por alguém e determinado gênero) é diferente do de orientação afetiva ou romântica (possibilidade de manter vínculos duradouros, intensos e profundos com alguém do mesmo gênero ou não). Uma pessoa pode ser, por exemplo, heterossexual e homoafetiva, homossexual e homoafetiva, assexual e biafetiva. Geralmente, atração romântica e afetiva são utilizadas como sinônimos, mas pode-se considerar uma diferença entre elas. A orientação afetiva está mais relacionada à busca de intimidade, enquanto a romanticidade teria suas raízes históricas no século XVIII, com o surgimento da ideia de amor romântico, que pressuporia o estabelecimento de vínculos e compromissos duradouros, embora essa ideia tenha mudado com o tempo. A nomeação da orientação romântica é vista por muitos como problemática por ser uma visão estática da forma como as pessoas estabelecem relações românticas com outras. As identidades mais frequentes associadas a orientações românticas podem ser vistas no Tabela 3.

Tabela 3 Orientações românticas

Nome	Definição
Heterorromântico	Pessoa que sente atração romântica por outro gênero
Homorromântico	Pessoa que sente atração romântica pelo mesmo gênero
Birromântico	Pessoa que sente atração romântica por mais de um gênero
Arromântico	Pessoa que não sente atração romântica por nenhum dos gêneros
Panromântico	Pessoa que sente atração romântica independente do gênero da outra pessoa
Gray-romântico ou *grey*-romântico	Pessoa com orientação romântica variável entre romântica e arromântica. Podem se identificar como tal porque apesar de às vezes sentirem atração romântica, não desejam relações românticas
Demirromântico	Apenas sente atração romântica após desenvolver uma conexão emocional com outra pessoa
Lithromântico	Pessoa que sente atração romântica, mas que não deseja reciprocidade ou envolvimento em relação romântica

CONSIDERAÇÕES FINAIS

As evidências sugerem que a orientação sexual está relacionada a fatores biológicos e não aparenta ter influência da criação ou estilo de vida. No entanto, as identidades sexuais são construtos sociais que surgem a partir da interação entre orientação sexual, práticas sexuais, tipos de relacionamentos e construções de estereótipos de gênero, inclusive com intersecções com raça e classe. Embora relativamente estável e autoatribuída, a pessoa pode mudar sua identidade sexual, afinal são referências e construtos sociais com os quais se identifica ou não, já a orientação sexual não é possível de ser modificada, pois não é uma escolha da pessoa. Por não ser uma escolha, tentar revertê-la é uma violência, desrespeita sua identidade e gera sofrimento.

Erros comuns	Como evitá-los
Acreditar que a orientação afetivo-sexual é fruto do ambiente.	O profissional da saúde deve saber que a orientação afetivo-sexual é resultado da interação de fatores biopsicossociais, sendo a natureza biológica o fator preponderante de sua gênese.
Tentar reverter a orientação sexual de uma pessoa.	A orientação afetivo-sexual é um dos aspectos da identidade da pessoa. Não é uma opção e não pode ser modificada. A terapia reversiva, também conhecida como "cura gay" é proibida no Brasil.
Não levar em consideração a orientação afetivo-sexual de uma pessoa durante o atendimento.	A orientação afetivo-sexual de uma pessoa é parte de sua identidade e influencia seu comportamento, sua relação com si mesmo e com os outros. Não abordá-la faz com que o cuidado com sua saúde não seja integral e, portanto, seja menos efetivo.
Ignorar as evidências que sugerem a influência biológica na construção da orientação sexual com a justificativa que essas podem ser utilizadas para eugenia.	Conhecer o desenvolvimento da orientação sexual pode contribuir para a compreensão integral do ser humano com o compromisso com a diversidade. Não é ético que esse conhecimento seja utilizado para promover a violência ou para buscar uma eugenia social.

 Material complementar

YouTube®

- *The origins of orientation: sexuality in the 21st century* (World Science Festival). Disponível em: https://www.youtube.com/watch?v=IZsnPmuYp9c&feature=youtu.be

REFERÊNCIAS BIBLIOGRÁFICAS

1. Bailey JM. Biological perspectives on sexual orientation. Psychological perspectives on lesbian, gay, and bisexual experiences. 2003;14:50-85.
2. Byne W, Parsons B. Human sexual orientation: The biologic theories reappraised. Arch General Psychiat. 1993;50(3):228-39.
3. Kitzinger C. Implications for lesbian and gay psychology. Lesbian, gay, and bisexual identities over the lifespan: psychological perspectives. 1995;9:136.
4. Cochran SD, Drescher J, Kismödi E, Giami A, García-Moreno C, Atalla E, et al. Proposed declassification of disease categories related to sexual orientation in the International Statistical Classification of Diseases and Related Health Problems (ICD-11). Bulletin of the World Health Organization. 2014;92:672-9.
5. Substance Abuse and Mental Health Services Administration (SAMHSA). Helping families support their lesbian, gay, bisexual, and transgender (LGBT) children. Rockville: SAMHSA; 2014.
6. Balthazart J. Fraternal birth order effect on sexual orientation explained. Proceedings of the National Academy of Sciences. 2018;115(2):234-6.
7. World Health Organization. Gender and Genetics. 2020. Disponível em: https://www.who.int/genomics/gender/en/index2.html (acesso 11 jun 2020).
8. Fisher AD, Ristori J, Morelli G, Maggi M. The molecular mechanisms of sexual orientation and gender identity. Molecular and cellular endocrinology. 2018;467:3-13.
9. Roselli CE. Neurobiology of gender identity and sexual orientation. J Neuroendocrinol. 2018;30(7):e12562.
10. Långström N, Rahman Q, Carlström E, Lichtenstein P. Genetic and environmental effects on same-sex sexual behavior: A population study of twins in Sweden. Archives of sexual behavior. 2010;39(1):75-80.
11. Manzouri A, Savic I. Cerebral sex dimorphism and sexual orientation. Human brain mapping. 2018;39(3):1175-86
12. Ganna A, Verweij KJ, Nivard MG, Maier R, Wedow R, Busch AS, et al. Large-scale GWAS reveals insights into the genetic architecture of same-sex sexual behavior. Science. 2019;365(6456):eaat7693.
13. Ngun TC, Vilain E. The biological basis of human sexual orientation: Is there a role for epigenetics?. Advances in Genetics. 2014;86:167-84.
14. Wang Y, Wu H, Sun ZS. The biological basis of sexual orientation: How hormonal, genetic, and environmental factors influence to whom we are sexually attracted. Frontiers in Neuroendocrinology. 2019;5:100798.
15. Bogaert AF, Skorska MN, Wang C, Gabrie J, MacNeil AJ, Hoffarth MR, et al. Male homosexuality and maternal immune responsivity to the Y-linked protein NLGN4Y. Proceedings of the National Academy of Sciences. 2018;115(2):302-6.
16. Juster RP, Hatzenbuehler ML, Mendrek A, Pfaus JG, Smith NG, Johnson PJ, et al. Sexual orientation modulates endocrine stress reactivity. Biological Psychiatry. 2015;77(7):668-76.
17. Grimbos T, Dawood K, Burriss RP, Zucker KJ, Puts DA. Sexual orientation and the second to fourth finger length ratio: a meta-analysis in men and women. Behavioral neuroscience. 2010;124(2):278.
18. González-Alvarez J. Perception of sexual orientation from facial structure: A study with artificial face models. Arch Sexual Behavior. 2017;46(5):1251-60.
19. Tran US, Kossmeier M, Voracek M. Associations of bisexuality and homosexuality with handedness and footedness: A latent variable analysis approach. Arch Sexual Behavior. 2019;48(5):1451-61.
20. Byne W, Tobet S, Mattiace LA, Lasco MS, Kemether E, Edgar MA, et al. The interstitial nuclei of the human anterior hypothalamus: an investigation of variation with sex, sexual orientation, and HIV status. Hormones and Behavior. 2001;40(2):86-92.
21. Bao AM, Swaab DF. Sexual differentiation of the human brain: relation to gender identity, sexual orientation and neuropsychiatric disorders. Front Neuroendocrinol. 2011.
22. Cabaj RP, Stein TS. Textbook of homosexuality and mental health. Am Psych Assoc; 1996.
23. Bailey JM, Zucker KJ. Childhood sex-typed behavior and sexual orientation: a conceptual analysis and quantitative review. Developmental Psychology. 1995;31(1):43
24. Bailey JM, Bobrow D, Wolfe M, Mikach S. Sexual orientation of adult sons of gay fathers. Developmental Psychology. 1995;31(1):124.
25. Sutfin EL, Fulcher M, Bowles RP, Patterson CJ. How lesbian and heterosexual parents convey attitudes about gender to their children: The role of gendered environments. Sex Roles. 2008;58:501-13.
26. Seidman S, Fischer NL, Meeks C. Introducing the new sexuality studies. Abingdon: Routledge; 2011.
27. King M. Bartlett A. Submission to the Church of England's listening exercise on human sexuality. British Psychiatry and Homosexuality. 2008.
28. Cass VC. The implications of homosexual identity formation for the Kinsey model and scale of sexual preference. Washington: APA; 1990.
29. Auer MK, Fuss J, Höhne N, Stalla GK, Sievers C. Transgender transitioning and change of self-reported sexual orientation. PLoS One. 2014;9(10):e110016.
30. Katz-Wise SL, Reisner SL, Hughto JW, Keo-Meier CL. Differences in sexual orientation diversity and sexual fluidity in attractions among gender minority adults in Massachusetts. J Sex Research. 2016;53(1):74-84.

7

Identidades sexuais e de gênero e suas relações com a cultura

Carolina Iara de Oliveira
André Henrique dos Santos Francisco
Marcelo Limão Gonçalves

> "We're all born naked, and the rest is drag"
> *Rupaul Charles*

Aspectos-chave

- Na sociedade contemporânea, a cultura adquiriu centralidade nos processos de significação. A compreensão do "corpo", "gênero", "identidade" e "sexualidade" são construções e fenômenos biopsicossociais.
- Em algumas sociedades, o sexo anatômico não é o determinante na construção de papéis e identidades de gênero.
- Algumas culturas têm três ou quatro gêneros: homem, mulher, variante masculino e variante feminino, cada uma com sua própria designação.
- No Brasil e no mundo identificam-se diversas subculturas dentro da comunidade LGBTQIA+.
- A travestilidade está entrecortada e relacionada com a desigualdade social histórica do Brasil e com a racialização e sexualização de certos fenótipos.

INTRODUÇÃO

O conceito de cultura é amplo e diverso e corresponde a um conjunto de hábitos, crenças, valores e conhecimentos de uma sociedade. A cultura pode ser vista como um modo de entender o mundo e organizar a vida social. É por meio dela que "buscamos soluções para nossos problemas cotidianos, interpretamos a realidade e produzimos novas formas de interação social"[1].

A sexualidade, o gênero, a identidade e o corpo são produtos da cultura, portanto socialmente construídos. Ao nascer, durante todo o processo de socialização, cada indivíduo aprende a reconhecer padrões de comportamento, identificando modelos a seguir ou a refutar, de acordo com aquilo que se espera dele. "Para cada profissão, sexo, idade, há uma expectativa de comportamento específico, supostamente adequado"[2].

Segundo Bourdieu, os indivíduos são atores sociais que interagem por meio de jogos, sem normas explícitas, nos quais as pessoas fazem suas escolhas de vida marcadas pelo *habitus*, como sistema de predisposições, perpassado por constrangimentos econômicos, políticos, culturais e sociais[3].

O CORPO E A CULTURA

O corpo é produto da cultura. Embora exista uma materialidade biológica, é por meio dela que o corpo adquire significado, sendo central na definição de diferenças entre as pessoas na ordem social. A própria ideia de dois sexos biológicos, masculino e feminino típicos e distintos, depende do contexto histórico e social. No passado, os europeus ocidentais herdaram dos gregos a percepção de que haveria apenas um sexo biológico. Nesse modelo, homem e mulher não teriam diferença em termos de natureza, tendo um único corpo, diferenciado pelo grau de perfeição: o corpo com pênis era considerado perfeito, o que lhe garantiria uma posição hierárquica superior, e o corpo sem pênis, imperfeito[4].

No século XVIII, com a revolução científica, um novo pensamento acerca dos corpos surge: passa-se a considerar a existência de dois sexos com dois corpos diferentes. Essa mudança de mentalidade só foi possível em razão do contexto político do período, especialmente centrado nas divisões entre a esfera pública e a privada, homens e mulheres, partidários e contrários à autonomia feminina. Isso seria afirmado pela diferença sexual física e na constatada força superior dos homens e frequente "incapacidade" das mulheres, em decorrência de suas funções reprodutivas. A biologia passa a justificar as supostas diferenças "inatas" entre homens e mulheres e serve para patologizar corpos atípicos. Afinal, se a natureza já tinha se encarregado de postular certa divisão, caberia à sociedade respeitá-la e garantir um "comportamento adequado" de acordo com as características corporais.

Somente a partir do século XX, com o surgimento da psicanálise e dos estudos sobre a sexualidade humana, é que o entendimento dos corpos volta a transcender a concepção exclusivamente biológica. Surgem outras visões: o corpo carrega significados e é expressão material de uma linguagem[5].

SEXUALIDADE, GÊNERO E CULTURA

A sexualidade é um "dispositivo histórico" que se constitui a partir de múltiplos discursos sobre o sexo que regulam, normatizam, instauram saberes e produzem "verdades", em uma visão foucaultiana. Uma dessas narrativas coloca a sexualidade como um lugar "incontestável da expressão de um suposto 'eu' íntimo e verdadeiro"[5]. "Valores e práticas sexuais modelam, orientam e esculpem desejos e modos de viver a sexualidade, dando origem a carreiras sexuais/amorosas"[6].

O conceito de gênero despontou na década de 1960 com a efervescência dos discursos feministas e seus estudos, com o intuito de traduzir as diversas formas de interação humana. Entende-se gênero como a forma de legitimar e construir as relações sociais[7], referindo-se às diferenças biopsicossociais entre homens e mulheres. Gênero é uma categoria pensada para além de detalhes anatômicos, concebido a partir das relações sociais e de poder, pautadas em dicotomias e oposições que vão para além de masculino/feminino, mas relaciona-se também com outras relações de poder, como alto/baixo, rico/pobre, claro/escuro.

O que define as pessoas como "homens" ou "mulheres" do ponto de vista sociocultural são os comportamentos e os papéis aprendidos e desempenhados na relação com o outro. "Nenhum indivíduo existe sem relações sociais desde o nascimento"[8]. Portanto, sempre que estamos nos referindo ao sexo, já estamos agindo de acordo com o gênero associado ao sexo daquele com o qual estamos interagindo". Esse processo é social e cultural, visto que o entendimento dos comportamentos "masculinos" ou "femininos" varia nas diferentes regiões do mundo e ao longo do tempo[9].

IDENTIDADES SEXUAIS E DE GÊNERO

A identidade em seu sentido moderno surgiu em um ensejo de desenhar uma classificação do "outro". A própria antropologia seria a ciência do outro, uma visão do dominador sobre "os selvagens", ou o que contemporaneamente pode-se chamar de "oprimidos". A etnologia, o estudo dos diferentes povos descobertos pela colonização, veio para identificar primeiro o que está fora da norma ou o outro racial a ser conquistado. É verdade que antes já se tinha identidade entre os colonizadores e até mesmo as sociedades da Antiguidade (homem, mulher, estamentos, sodomitas, escravos etc.).

No entanto, com a colonização isso ganhou força e identificar tornou-se um ato de dominação, algo que permanece nos usos contemporâneos da identidade, no sentido de identificação. Termos como "identidade feminina", "identidade negra" e "identidade homossexual" são corriqueiros, enquanto raramente se menciona sobre uma "identidade branca, ocidental, heterossexual e masculina". É como se, nas sociedades complexas, a identidade servisse para classificar e controlar um grupo específico[10], moldando a cultura em prol da manutenção da estrutura socioeconômica das classes sociais, sobretudo dos privilégios das elites econômicas, por meio de diversos instrumentos de socialização (instituições como a família, a escola, a igreja, a mídia tradicional) e de formação de costumes, senso comum, signos e símbolos[11]. Porém, os processos culturais e, portanto, das identidades, não são postos só de cima para baixo. Há uma relação dialética e contradições ao longo da história.

Na sociedade contemporânea, a cultura adquiriu centralidade nos processos de significação. Essa circulação de sentidos corresponde também a uma circulação política, econômica e financeira, por diferentes meios, inclusive da mídia[12]. O processo de subjetivação internaliza disposições socioculturais. A construção de um "eu" está intrinsecamente ligada à sociedade em que o sujeito se insere[6]. A compreensão do "corpo", "gênero", "identidade" e "sexualidade" são construções e fenômenos biopsicossociais[13].

A construção da identidade do ser humano engloba sua identidade sexual, que é perpassada pela orientação sexual e pela identidade de gênero, cada qual com seus caracteres constitutivos e expressões[12]. Por um longo tempo, identidade sexual referia-se à orientação sexual e, especificamente, a um processo de construção divergente da norma heterossexual. Porém, ela é multidimensional e relacionada à percepção que cada um tem de si mesmo, em termos do gênero com o qual se identifica, do modo como essa pessoa se expressa, das pessoas por quem se atrai e das práticas sexuais que ela leva adiante com os outros. Já identidade de gênero refere-se à percepção de si mesmo em relação aos referenciais de gênero que a sociedade lhe apresenta. Existem, portanto, conjuntos de elementos identitários que vão formando identidades que se englobam, se sobrepõem e/ou que agem conjuntamente.

CULTURA LGBTQIA+

A partir dos anos 1970, com o fortalecimento do movimento LGBTQIA+ no Brasil e em outras partes do mundo, as pessoas LGBTQIA+ passam a conquistar progressivamente maior visibilidade na sociedade, embora isso seja bastante diferente dependendo do país e da região. Na perspectiva de promover orgulho a essas identidades, nas grandes cidades, principalmente dos EUA e Europa, surgem bandeiras, paradas e símbolos que passam a representar esse grupo e seus segmentos. O triângulo rosa, utilizado para identificar homossexuais nos campos de concentração durante a Segunda Guerra Mundial, passa a ser ressignificado, assim como a palavra gay. A bandeira do arco-íris surgiu em 1978, inicialmente com oito cores, para o dia da Liberdade Gay de São Francisco, sendo, tempos depois, reduzida para seis cores, sem o rosa e o anil[14]. Grupos de *Drag queens* e gays hipermasculinos que utilizam roupas de couro são alguns segmentos que ficam mais populares nesse período. *Tom of Finland*, um desenho surgido no final dos anos 1950, torna-se um símbolo da cultura gay. Discotecas, festivais de música, movimentos hippie, feministas e estudantis de formas diferentes se articulam com a pauta LGBTQIA+.

Na América do Sul e mais especificamente no Brasil, nos anos 1970, surgem movimentos semelhantes, como os representados pelo Jornal o Lampião da Esquina[15] e o grupo Somos – Grupo de Afirmação Homossexual, com o subgrupo Lésbico Feminista, a partir de 1979. Em 1980, entretanto, as lésbicas sentiram a pressão do machismo e da discriminação e formaram o GALF (Grupo Aliança Lésbica Feminista). A partir de então mulheres cis lésbicas passaram a publicar panfletos alertando sobre preconceitos e discriminação, mas foram fortemente reprimidas, por diversas vezes, com prisões e expulsões de locais públicos.

As travestis, embora envolvidas com o movimento desde os anos 1970 e tivessem papel importante no combate da aids nos anos 1980, se organizaram formalmente em 1992, na Associação das Travestis e Liberados do Rio de Janeiro (ASTRAL), e no início do século XXI surgem a ANTRA (Articulação Nacional de Travestis e Transexuais), a Rede Trans e o Instituto Brasileiro de Transmasculinidades (IBRAT)[15].

Locais de convivência e lazer, anteriormente escondidos em guetos, tornam-se gradativamente mais frequentados por pessoas não LGBTQIA+, sobretudo nas grandes cidades. Artistas tornam-se símbolos de questionamentos dos padrões de expressão de gênero, como David Bowie, Ney Matogrosso e o grupo Dzi Croquettes. Figuras femininas passam a ser ícones da comunidade gay, como Barbra Streisand, Madonna e Cher. Cantoras como Ana Carolina, Adriana Calcanhoto e Cássia Eller, assim como Simone de Beauvoir e Virgínia Woolf são figuras femininas importantes da diversidade sexual. Outros artistas como Johnny Hooker, Liniker, Daniela Mercury e Linn da Quebrada têm sido destaques LGBTQIA+ no Brasil. Festas de música eletrônica, música pop, funk e samba vêm se tornando espaços mais acolhedores aos LGBTQIA+.

Em 1997, aconteceu a primeira Parada na cidade de São Paulo, que se nomeava "Parada do Orgulho Gay", que em 1999 foi modificada para "Parada do Orgulho GLBT" e, em 2008, com a mudança da sigla, passou a ser conhecida como "Parada do Orgulho LGBT". Em 29 de agosto de 1996, cerca de 100 mulheres se uniram no 1º SENALE (Seminário Nacional das Lésbicas), que acontece periodicamente até hoje com o nome de SENALESBI (Seminário Nacional das Lésbicas e Bissexuais), que passou a incluir as mulheres bissexuais. O dia 29 de agosto é considerado o Dia do Orgulho Lésbico em homenagem à data de realização do primeiro seminário. Em 2008, na 1ª Conferência Nacional de Gays, Lésbicas, Bissexuais e Transexuais (GLBT), a sigla foi modificada para LGBT, para dar mais pauta às necessidades desse grupo, aumentando a sua visibilidade equiparando com a sigla já utilizada em outros países.

Em todo esse processo de conquista de visibilidade, terminologias previamente utilizadas para estigmatizar e subjugar a população LGBTQIA+ têm sido ressignificadas. Assim como o termo *queer* foi revisto nos EUA pelos movimentos sociais, termos pejorativos em relação às lésbicas têm sido revistos, como sapatão, sapa, dyke, bolacha, têtê, entendida, harif, fancha, tuxa, preula, soy e zambi. Entre os cis gays, bicha, viado, urso/bear, lontra, *chubby*, fanchono, poc, bixa afeminada são alguns termos que têm sido revistos. Ressalta-se que esses termos não representam efetivamente vivências singulares, que podem ser influenciados por diferenças de raça, classe e gênero. Atualmente, observa-se um número cada vez maior de pessoas se autoidentificando como queer, por ser uma denominação mais inclusiva e que não estabelece normas e comportamentos rígidos. Para mais informações ver Capítulo 25 – "Mulheres cis lésbicas" e Capítulo 26 – "Homens cis gays".

Crossdressing, transformistas e *drags*

Crossdressing se refere ao ato de se vestir com roupas consideradas de outro gênero que não o que a pessoa se identifica. Pode envolver de atos isolados a um estilo de vida. O uso das roupas pode ou não vir acompanhado de uma performatividade relacionada à expressão de gênero, na qual a pessoa pode utilizar nomes e comportamentos do outro gênero. Os primeiros homens cis a sair na rua vestidos de mulher foram Frederick Park e Ernest Boulton, na Inglaterra no século XIX. Foram investigados pela polícia como criminosos. Homens que se "travestiam" eram comumente presos pelo crime da "sodomia" ou em decorrência de "prostituição", já que não haviam leis que proibiam o *crossdressing*. Atualmente, o termo vem sendo cada vez menos usado como identidade, já que os códigos de gênero e suas expressões vêm sendo flexibilizados e menos binários[16].

O termo *drag* é uma sigla que tem sua origem no teatro Shakespeariano e Elizabethano e é um acrônimo para "*Dress as a girl*", destinado a homens que representavam papéis de mulheres, já que estas eram proibidas de performar em palcos na época. Hoje em dia é utilizado, ao se referir a *drag queens*, para designar a performance artística de uma expressão de gênero feminina, que pode ser mais ou menos estereotipada e exagerada. As *drag queens* são personagens que geralmente são representadas por homens cis gays, mas não são exclusivas a esse grupo. Mulheres cis e trans, homens trans e homens cis heterossexuais também podem performar *drag queens*.

O conceito de *drag* como uma forma de arte ligada à cultura LGBTQIA+ começou nos anos 1930, em que homens cis gays perfomavam *drag* como uma forma de entretenimento, envolvendo música, atuação, dança, comédia e drama, em bares LGBTQIA+ nos Estados Unidos. É possível que muitas pessoas trans também performassem *drag* como possibilidade de vivenciar o gênero no qual se identificavam de forma mais pública, mesmo que dentro dos guetos dos bares e cenários LGBTQIA+ da época. Pessoas que utilizavam roupas de outro gênero poderiam ser presas, dentro de uma série de perseguições e violências que culminaram com os protestos de Stonewall, em Nova York. A partir daí, mesmo que como uma subcultura, diferentes estilos de *drag* circulavam, como a androginia da *drag* Divine, as *Club Kids* com um senso de moda extravagante e fora dos padrões de gênero e também surgem as *Drag Kings*, performatividade *drag* que explora o gênero masculino de forma artística, geralmente realizada por mulheres cis. Mais recentemente, Rupaul Charles abriu espaço para a cultura *drag* no mainstream, por meio do reality show "*Drag Race*", dando visibilidade e palco para inúmeras drags de várias regiões do mundo se apresentarem e mostrarem seus talentos.

No Brasil, os bailes chamados de "travestis", na época, ocorriam no século XVII, quando marinheiros eram recepcionados no Rio de Janeiro por homens vestidos de mulher com os quais podiam dançar, dada a falta de mulheres. Homens que utilizam roupas de mulheres durante os bailes de carnaval no início do século XX também eram considerados "travestis". Artistas transformistas (termo brasileiro para *drag queens* e *drag kings*) apresentavam-se nos teatros brasileiros já na década de 1960 e em programas de TV na década de 1980. Rogéria, Jani Di Castro e Brigitte de Búzios são algumas dessas divas[15]. Mais recentemente, no cenário brasileiro, a cultura drag tem ganhado força por meio de nomes como Pabllo Vittar, Gloria Groove, Lorelay Fox, Rita von Hunty, Silvetty Montilla e uma das autoras deste livro, Mary Poppers.

Algumas pessoas que performam a arte drag vêm cunhando o termo "gênero drag" para se referir a experiências de maior fluidez de gênero nos contextos não artísticos, a partir da rotina de performance drag, associadas ao confronto do sexismo e heterossexismo. Muitas vezes as funções da comunicação a partir da cultura drag trazem uma posição social paradoxal: enquanto celebradas dentro da comunidade LGBTQIA+ nos "palcos", são ao mesmo tempo estigmatizadas dentro do contexto privado e relacional. Os significados múltiplos do gênero drag colocam-no em uma posição entre as demandas gays e transgêneras, com um processo de construção e ressignificações recentes e transformadoras na contemporaneidade.

DIVERSIDADE SEXUAL E DE GÊNERO: VARIAÇÕES TRANSCULTURAIS

As pesquisas etnográficas deixam evidente que não há um padrão "correto", "inevitável" ou "universal" para os conceitos de sexo, gênero e sexualidade. Entretanto, na cultura ocidental moderna, esses aspectos são o cerne da identidade individual e, por isso, difíceis de serem desconstruídos. Além disso, as diversidades sexual e de gênero desafiam a padronização do que é natural, normal e moralmente correto[17]. "Muitas culturas nem fazem a distinção entre o natural e o cultural, ou entre sexo e gênero. Em muitas sociedades, o sexo anatômico não é o fator determinante na construção de papéis e identidade de gênero"[17].

Em certas partes do mundo e ao longo da história, alguns exemplos de sociedades que apresentam variações de identidades de gênero e sexuais na cultura para além do padrão ocidental binário são: Akava'ine (ilhas Maori), Bakla (Filipinas), Bugis (Indonésia), Virgem juramentada (Balcãs), Muxes (Oaxaca, México), Fa'afafine (Samoa), Kathoey (Tailândia), Fakaleiti (Tonga), Takatāpui (Maori), Femminiello (Nápoles, Itália), Māhū (Havaí), Hyjras/Sãdhin (Índia), Mukhannathun (islamismo antigo), Tumtum e Androgynos (judaísmo antigo)[18].

Two-spirits: América do Norte

A sociedade católica dos colonizadores espanhóis tinha a sodomia como um crime hediondo e, ao entrar em contato com os povos nativos norte-americanos, o estranhamento foi inevitável. Mais que isso, ver homens vestidos de mulher realizando trabalhos femininos e mantendo relações sexuais com outros homens, em plena harmonia e sem que ninguém achasse isso um "problema", produziu reações de desprezo, indignação e violência.

A palavra utilizada para referir-se a essas pessoas era "*berdache*", um termo pejorativo que compreendia algo próximo de uma "prostituta masculina". Também equiparava seu significado ao termo "homossexual" da cultura ocidental. Apesar disso, essas pessoas tinham um papel valorizado na divisão social do trabalho, que incluía as funções espirituais. Para substituir o termo *berdache*, adotou-se o termo "dois-espíritos" (*two-spirits*) para dar conta de uma compreensão que não seja etnocêntrica e estereotipada.

> Dois-espíritos tem a vantagem de transmitir a natureza espiritual da variação de gênero nas sociedades nativas norte-americanas tradicionais e contemporâneas, embora enfatize a construção binária euro-americana de sexo/gênero entre masculino e feminino – homens e mulheres, que não caracterizava todos os grupos nativos norte-americanos.

Fonte: Nanda, 2014[17].

Um estudo etnográfico documentou cerca de 150 sociedades nativas norte-americanas, revelando grandes variações[17]. Algumas culturas têm três ou quatro gêneros: homem, mulher, variante masculino e variante feminino. O povo *Mohave*, instalado no vale do rio Colorado, em partes dos atuais estados da Califórnia, Arizona e Nevada, possui quatro categorias de gênero: homem, mulher, *alyha* (transgênero feminino) e *hwame* (transgênero masculino).

Apesar da variedade entre essas culturas, é possível observar três pontos em comum: a presença da "travestilidade" (uso de vestimentas do gênero "oposto"); a troca de papéis ocupacionais (mulheres em tarefas de caça e guerra, ou homens na tecelagem e na preparação dos alimentos); e a relação afetivo-sexual entre indivíduos do mesmo sexo (sendo ou não pertencentes ao mesmo gênero). O Quadro 1 demonstra como a aldeia *Mohave* aborda os casos de crianças que demonstram interesse em se tornar *alyha* ou *hwame* nas idades próximas às cerimônias da puberdade.

Quadro 1 Povo Mohave e crianças *alyha*

> Criança de 11 anos, nascida com pênis, demonstra interesse em participar de brincadeiras femininas, rejeitando as consideradas masculinas, como caça e guerra. Tem preferência por vestir saias ao invés de calções típicos dos homens. Apesar dos responsáveis tentarem, num primeiro momento, dissuadir a criança de se tornar *alyha*, ao persistirem os comportamentos os parentes preparam uma cerimônia especial em caráter de surpresa, com toda a aldeia sendo convidada para a transição de gênero. A partir deste momento, torna-se uma *alyha* em caráter permanente, totalmente integrada nessa sociedade.

Fonte: Nanda, 2014[17].

Hijra e Sadhin: Índia

Na Índia, Bangladesh e países da Indochina, a existência de um "terceiro gênero" ilustra possibilidades de gênero para além do pensamento binário. Os indianos acreditam que todas as pessoas possuem, ao mesmo tempo dentro de si, uma essência masculina e feminina, assim como no caso de muitas divindades. Tal característica pode ser observada nas manifestações religiosas (rituais hindus), na mitologia e na arte. Pessoas são retratadas com fisionomia andrógina, ou com anatomia atípica. Ilustrações e narrativas de homens possuindo útero, mamas, ou grávidos constituem expressões culturais e religiosas das mais comuns, o que demonstra uma aceitação mais inclusiva da diversidade.

> "O hinduísmo reconhece muitas variantes e transformações de sexo/gênero. Em contraste com as religiões ocidentais, que tentam resolver, reprimir ou banalizar contradições e ambiguidades sexuais, o hinduísmo "celebra a ideia de que o universo é infinitamente diverso, e (...) que todas as possibilidades podem existir sem excluir umas às outras".
>
> Fonte: Nanda, 2014[17].

Hijra são pessoas que nasceram com pênis que adotam expressão de gênero feminina, e os *sadhin*, pessoas que nascem com vulva e têm expressão de gênero masculina. *Hijra* é a expressão que melhor explica o pensamento mítico e religioso, que concebe uma natureza andrógina em todos os seres. Não são considerados homens, pois têm impedimentos para manter relações sexuais com mulheres, seja por não terem ereção peniana, por terem a genitália mutilada ou por serem pessoas que têm preferência sexual por homens. Por outro lado, por não poderem gerar filhos, também não são consideradas mulheres, haja vista que nessa cultura a fertilidade e a reprodução são elementares para a inserção social.

No hinduísmo, acredita-se que as *hijras* são pessoas que receberam um "chamado" dos deuses, sendo portanto dotadas de poder divino. Foram escolhidas por *Shiva*, um deus benevolente, que representa a destruição e a renovação, e pela *Deusa-mãe*, que representa maternidade e fertilidade, para fazer a mediação entre os planos divino e secular. Dessa forma, as *hijras* possuem um papel e um status social de destaque nessa sociedade, participando de expressões musicais em cerimônias de casamento, ou dando bênção aos nascimentos de crianças, principalmente meninos, pois acreditam que as *hijras* têm o poder espiritual de trazer fertilidade e prosperidade. A tradição determina que elas recebam, em troca, doações em dinheiro, comida e roupas. Desprezar a presença das *hijras* nesses contextos pode trazer azar e maus agouros.

Os *sadhins*, menos visíveis que as *hijras*, renunciam ao casamento e são celibatários por toda a vida. Usam roupas típicas de homens e cabelos curtos. A decisão por essa identidade é tomada após o primeiro ciclo menstrual, existindo a exigência da virgindade. Não é realizado um ritual e o nome é mantido no feminino. Podem realizar trabalhos de homens e mulheres, tendo a permissão de participar de cerimônias masculinas como fumar cachimbos, mas são vetados de irem aos funerais, cerimônia exclusiva dos homens.

Burneshas, virgens por juramento: Balcãs

Diferentemente das *hijras* e dos *two-spirits*, que oferecem possibilidades de identificar os aspectos "políticos" (inserção social, status, posição hierárquica) e "religiosos" (chamado divino, poderes sagrados) na determinação de papéis de sexo, gênero e sexualidade, as chamadas "virgens por juramento" iluminam outra possibilidade: a inserção da economia como fator principal para a constituição de um terceiro gênero.

Na região ocidental da península dos Balcãs, a presença de mulheres vestindo roupas masculinas, portando armas e trabalhando em ocupações tipicamente masculinas tem sido relatada desde o início do século XIX. No passado, esta era uma região rural de conflitos entre grupos rivais, onde o porte de armas não era autorizado às mulheres, que assim também eram preservadas das ações de violência. Nessa cultura, morriam muito mais homens do que mulheres. Em tais circunstâncias, institucionalizou-se um tipo específico de variação de gênero: as virgens por juramento, também conhecidas pelo termo *burneshas*.

Atualmente pode se observar a presença de *burneshas* no norte da Albânia e da Macedônia, além de registros históricos dessas pessoas na Península Balcânica, Kosovo, Montenegro, Sérvia, Bósnia e Croácia. Embora haja um número muito reduzido, sobretudo a partir de conquistas de direitos e da abertura política para as mulheres, a prática remonta mais de 500 anos de história. São pessoas com vulva que possuem reconhecimento na comunidade como "homens sociais", em uma sociedade patrilinear na qual as mulheres não possuem direito à herança ou de manter o nome da linhagem da família.

Na falta de um herdeiro masculino para a transmissão de bens, comprar terras, bem como proporcionar a continuidade da linhagem familiar, as virgens por juramento eram incentivadas, desde bem cedo, a ocupar o lugar de um filho homem. Algumas eram criadas como homem desde o nascimento, enquanto outras faziam a "transição" na idade adulta.

Uma condição para assumir o gênero masculino é o juramento de se conservar virgem, garantindo assim que não ocupará o papel de mulher, seja no casamento, na geração de filhos ou nas atividades domésticas. A quebra do juramento poderia condená-la à morte por apedrejamento. Ao deixar de participar do matrimônio ou da maternidade, não são consideradas mulheres. Entretanto não são consideradas homens, pois é de conhecimento da comunidade que têm vulva e vagina, sendo consideradas "mulheres masculinas". Algumas mudam o nome, enquanto outras o mantêm e apenas modificam o pronome de tratamento para o masculino.

Muxes: Oaxaca, no México

Em Juchitán, cidade do estado mexicano de Oaxaca, no Istmo de Tehuantepec, encontra-se um território com espaço para existências desviantes do padrão binário e dicotômico ocidental, masculino/feminino, homem/mulher: a "muxe"* e a "nguiu". Enquanto a muxe é uma pessoa que nasceu com o sexo masculino atribuído, mas apresenta "uma performance e uma identidade de gênero femininas ou próximas ao feminino", a nguiu é uma categoria oposta, que significa "mulher masculinizada" na compreensão local[19].

A presença das muxes na cultura zapoteca é relatada desde a época pré-colombiana, possivelmente acompanhando padrões de papéis e comportamentos dos povos nativos norte-americanos, embora haja dificuldade em encontrar as raízes precisas da construção dessa variação de gênero. Os relatos dos exploradores espanhóis no século XVI apresentam sua indignação com o fato de observarem nos povos nativos dessa região relacionamentos sexuais entre homens, práticas de sodomia e performances transgênero. Aqui também o termo "*berdache*" fora empregado para classificar tais sujeitos, com um caráter pejorativo[20].

As muxes configuram um terceiro gênero, alguém que não é exatamente mulher, não é exatamente homem, mas algo que se situa entre homem e mulher, incorporando algumas características de cada um deles. Trata de uma categoria que está ancorada no gênero, e não na orientação sexual. Apesar disso não estiveram (e ainda hoje não estão) livres das tentativas eurocêntricas de classificá-las como "homossexuais". Nessa cultura, ao contrário, espera-se que a muxe, por pertencer ao gênero feminino, tenha relacionamentos eróticos e afetivos com homens, sem que isso signifique um relacionamento homossexual. Os locais questionam: se a muxe deseja relacionar-se com uma mulher, porque tornou-se muxe? Há muxes que se casam com mulheres e têm filhos, embora em menor número.

Não são todas as muxes que se vestem ou exibem performances femininas. Algumas, inclusive, usam vestimentas masculinas, mas com algum detalhe ou adereço que seja do universo feminino, sendo prontamente identificadas pela comunidade local. Mesmo sendo casos de exceção, usar roupas masculinas não as torna menos muxes.

A região de Juchitán oferece reconhecimento para as muxes e aceitação desde a infância. As crianças que se identificam desde cedo nessa variação de gênero costumam receber cuidados e proteção de uma muxe mais velha.

---

* "Para compreender a muxe, é necessário compreender o contexto histórico-geográfico de Juchitán e do Istmo de Tehuantepec, a etnia zapoteca, a língua zapoteca, a função do comércio para esse povo, os sistemas religiosos e de devoção, o intrincado sistema de festas e aspectos particulares como o vínculo comunitário e de parentesco, o orgulho e a fofoca."[19]

> "Nenhuma família quer ter um filho muxe, em princípio, e as muxes, na maioria dos casos que conheci, foram severamente castigadas e repreendidas pelos seus pais devido a sua condição de gênero. Muitas vezes foram insultadas e golpeadas. Entretanto, as muxes sempre encontraram algum espaço de tolerância na família e na vizinhança – espaço que souberam aproveitar e ampliar. Sempre há uma tia ou uma prima muxe que defende o pequeno e que serve como uma âncora para a identificação e a construção da identidade, sempre há crianças muxes na vizinhança para brincar ou adultos mais simpáticos à condição transgênera das "muxitas"."

Fonte: Barbosa, 2016[19].

Há ocupações valorizadas para as muxes na divisão social do trabalho, cumprindo funções destinadas às mulheres, mas não somente, e, sobretudo, organizando e animando festas – as chamadas "velas" –, bem como participando de cerimônias religiosas ou mesmo enfeitando altares de igrejas. Em uma cultura que prioriza as comemorações e reuniões comunitárias, as muxes ocupam um lugar não só de aceitação, mas de destaque, um pensamento inconcebível na cultura ocidental judaico-cristã, que tem como base as contraposições binárias de sexo (masculino/feminino) e gênero (homem/mulher) como sendo universal, imutável e normativo.

Travestis: Brasil, Portugal, Espanha e América do Sul

A travestilidade e suas experiências estão muito entrecortadas e relacionadas com a desigualdade social histórica do Brasil e com a racialização e sexualização de certos fenótipos de raça/cor, de faixas precarizadas da classe trabalhadora, "pela erotização das relações subalternizantes e pela exigência de uma coerência que deve ser corporificada entre feminilidade e passividade"[21].

Quando o CFM afirma que travesti é aquela pessoa que não concorda com a destinação de gênero imposta no nascimento, mas que aceita sua genitália, automaticamente se subentende que os homens e mulheres transexuais não aceitam suas genitálias e necessitam de redesignação sexual. Essa é uma ideia equivocada, uma vez que a identidade de gênero é autoatribuída e não se relaciona com as características dos seus corpos. Tudo isso é bastante questionável e vai corroborar a construção do imaginário de sexo biológico binário[22]. Ademais, uma travesti pode desejar em dado momento da vida fazer a redesignação genital sem abandonar sua identidade como travesti, assim como um homem trans pode decidir não retirar seus seios e útero, ou ainda uma mulher trans não desejar uma neovagina.

A genitalização da travesti segue uma histórica associação das vivências travestis à prática sexual clandestina e à prostituição. "As experiências que conformam as travestilidades no Brasil estão marcadas por uma recusa social dessa expressão de gênero, o que leva a situações de violência"[21].

A hormonização é um grande assunto das travestis, e traz relatos que nos mostram como a vivência travesti, em sua maioria, é marcada pela sexualização e racialização[21]. A hormonização exagerada e desacompanhada causaria mais preocupação pela dificuldade de ereção que algumas travestis relatam do que pelo medo de uma maior incidência de trombose, por exemplo, e isso se explica pela atuação profissional de 90% da população trans: o trabalho sexual.

> Esse é um dos motivos pelos quais Greyce Negra não se "hormoniza". Ela é bastante cotada entre os clientes justamente por ser tida como "bem-dotada", ou seja, ter pênis grande, e ser ativa no sexo (penetrar o cliente) sempre que demandado. Ainda que deseje fortemente ter seios, Greyce não tem coragem de fazer tal intervenção.

Fonte: Pelúcio, 2011[21].

Portanto, é extremamente problemática a determinação de que toda travesti não terá incômodo com sua genitália, quando muitas vezes a ela é imposta o uso peniano para conseguir sobreviver, da mesma forma que é muito violento impor a quem se autodefine como mulher trans que ela necessariamente deve se sentir mal em ter um pênis e desejar por uma vagina.

Identidades Queer: EUA

A identidade *queer* (cuir/cuier) se refere a quaisquer pessoas que não se identificam ao padrão endossexo-cis-heteronormativo. O termo *queer* foi introduzido na língua inglesa por volta de 1500 e não há uma palavra em português que a traduza respeitando a sua semântica. Traduzido como "estranho", "esquisito", "perverso", "excêntrico", "peculiar", "insólito", foi usado como termo homofóbico, um insulto a fim de colocar as pessoas que fogem da norma como abjetas. Posteriormente, foi ressignificado pelo movimento LGBTQIA+ como um atributo positivo.

> "Também em português "*queer*" nada quer dizer ao senso comum. Quando pronunciado em ambiente acadêmico não fere o ouvido de ninguém, ao contrário, soa suave (cuier), quase um afago, nunca uma ofensa. Não há rubores nas faces nem vozes embargadas quando em um congresso científico lemos, escrevemos ou pronunciamos *queer*. Assim, o desconforto que o termo causa em países de língua inglesa se dissolve aqui na maciez das vogais que nós brasileiros insistimos em colocar por toda parte. De maneira que a intenção inaugural desta vertente teórica norte-americana (Teoria *Queer*), de se apropriar de um termo desqualificador para politizá-lo, perdeu-se no Brasil."

Fonte: Pelúcio, 2014[23].

No Brasil, *queer* ganha uma conotação diferente, um termo para qualquer pessoa que se imponha de maneira diversa às normas de gênero socialmente construídas. Uma pessoa trans, travesti, gay afeminado, lésbica e até cis heterossexual pode se denominar *queer*.

Pode-se realizar uma aproximação do processo de ressignificação do termo *queer* (de um xingamento para representação de orgulho identitário) nos EUA com o que vem ocorrendo com a expressão "bixa afeminada" no Brasil. O termo "bixa/bicha" também vem sendo ressignificado, em conjunto com o "afeminada", que foram motivos de escárnio e piadas no processo de constituição da cis heteronorma para uma expressão que designa uma identidade ao mesmo tempo sexual e de gênero, sendo autoatribuída[24].

REFLEXÕES SOBRE OUTRAS IDENTIDADES SEXUAIS

Recentemente têm surgido movimentos de homens cis que, embora mantenham relações sexuais com pessoas do mesmo gênero, não se identificam como partícipes da comunidade gay. Estes alegam que esse comportamento seria uma expressão do desejo sexual e uma forma de extravasar a vontade de experimentar a atividade sexual com outros homens"[25].

Um desses movimentos é o "g0y" ("g-zero-y" e a pronúncia em português é "gói"), surgido nos Estados Unidos no início do século XXI. São homens cis que se relacionam sexualmente com outros homens cis, mas que se recusam a ser identificados como gays. Muitos mantêm relacionamento afetivo-sexual com mulheres cis. O "zero" no lugar do "a" da palavra gay simboliza a inexistência de sexo anal, ou seja, não há quem penetre ou quem é penetrado, limitando-se à troca de carícias, brincadeiras e até mesmo sexo oral[25]. Um relacionamento entre g0ys pode ser chamado popularmente pela gíria *"bromance"*, significando um *romance* entre *brothers*, mas que se caracteriza como amizade e não como relacionamento amoroso ou conjugal. Outro movimento são os *"highsexual"*, homens cis que se consideram heterossexuais, mas que se relacionam sexualmente com outros homens apenas quando estão sob efeito de álcool ou outras substâncias que alterem seu comportamento.

Identificam-se como heteroflex os homens cis heterossexuais que têm aparência considerada por eles mesmos como "muito masculina" e que se relacionam esporadicamente com outros homens, sem envolvimento afetivo e sem a necessidade de questionar a própria identidade sexual heterossexual.

Se por um lado esses movimentos podem significar que homens cis heterossexuais estejam experimentando novas formas de exercer sua sexualidade, deve-se questionar os porquês da recusa de se identificarem como pessoas que têm atração sexual por outras do mesmo gênero e se caracterizarem como cis gays ou bissexuais. Uma possibilidade seria a recusa de se atribuir uma identidade marginalizada e estigmatizada na sociedade, ou seja, uma expressão da bi ou homofobia.

CONSIDERAÇÕES FINAIS

Ter um olhar de reconhecimento da alteridade, identificar a si mesmo e ao outro como iguais em importância, mas diferentes em especificidades, é essencial para promover um cuidado humanizado. Não há diálogo possível, respeito ou relação sem dominação se não houver o reconhecimento da autodefinição de quem procura os serviços de saúde, do contexto social em que se encontra, o que a pessoa diz, o que expressa, como se nomeia e como o social impacta a saúde delas.

Compreender a influência da cultura na identidade sexual e de gênero é fundamental para que profissionais de saúde abordem a pessoa de forma integral, sensível às nuances que podem fortalecer o vínculo ou prejudicá-lo. Reconhecer expressões identitárias e seus significados amplia as possibilidades de cuidados à pessoa LGBTQIA+.

Erros comuns	Como evitá-los
Entender os conceitos de gênero, identidade e sexualidade como universais.	Esses conceitos são construtos sociais e, portanto, podem variar de acordo com cada cultura e momento histórico.
Acreditar que cada orientação sexual corresponde a uma identidade sexual única.	Pessoas com a mesma orientação e práticas sexuais podem ter identidades sexuais diferentes, por exemplo, homens homossexuais podem se identificar como ursos, bixas, gays etc.
Compreender que a travesti é uma mulher trans que não fez cirurgia genital.	A identidade de gênero de uma pessoa não está relacionada com seu corpo. A travestilidade é uma identidade de gênero relacionada à construção social histórica do Brasil. A autoidentificação dessa identidade pode significar um posicionamento de reivindicação política.

Material complementar

Documentários
- *Two Spirits* (direção: Lydia Nibley; 2009).
- *Disclosure* (direção: Sam Feder; 2020).

Livro
- *Gender diversity - crosscultural variations*, de Serena Nanda; 2014.

Filmes
- *Pink Flamingos* (direção: John Waters; 1972).
- *Priscilla, a rainha do deserto* (direção: Stephan Elliott; 1994).
- *Madame Satã* (direção: Karim Aïnouz; 2002).
- *Beautiful boxer* (direção: Ekachai Uekrongtham; 2003).
- *Divinas Divas* (direção: Leandra Leal; 2016).
- *Bixa travesty* (direção: Claudia Priscilla e Kiko Goifman; 2019).
- Séries [subtítulo do box]
- *RuPaul's Drag Race* (2009) – Netflix®.
- *Pose* (2019) – Netflix®.
- *Legendary* (2020) – HBO®.
- Canais do Youtube [subtítulo do box]
- *Lorelay Fox* – Lorelay Fox.
- *Louie Ponto* – Louie.
- *Tempero Drag* – Rita Von Hunty.
- *Doutora Drag* – Dimitra Vulcana.
- *Põe na Roda* – Pedro HMC.

REFERÊNCIAS BIBLIOGRÁFICAS

1. Silva A. Sociologia em movimento. 2 ed. São Paulo: Moderna, 2017.
2. Dutra JL. Onde você comprou esta roupa tem para homem?": A construção de masculinidades nos mercados alternativos de moda. Nu & Vestido: dez antropólogos revelam a cultura do corpo carioca. Rio de Janeiro: Record, 2002. p.359-411.
3. Bourdieu P. A dominação masculina. Tradução de Kühner MH. Rio de Janeiro: Bertrand Brasil, 2007.
4. Laqueur T. Inventando o sexo. Rio de Janeiro: Relume Dumará, 2001.
5. Soares RD, Meyer DE. O que se pode aprender com a" MTV de papel" sobre juventude e sexualidade contemporâneas?. Revista Brasileira de Educação. 2003;(23):136-48.
6. Flausino MC. Mídia, sexualidade e identidade de gênero. In: XXV Congresso Brasileiro de Ciências da Comunicação; 2002.
7. Gomes R. Sexualidade masculina e saúde do homem: proposta para uma discussão. Ciência & Saúde Coletiva. 2003;8(3):825-9.
8. Grossi MP. Identidade de gênero e sexualidade. In: Antropologia em Primeira Mão. Florianópolis; 2010.
9. MacCormack CP. Nature, culture and gender: a critique. Nature, culture and gender. 1980;31:1-24.
10. Perlongher N. Antropologia das sociedades complexas: identidade e territorialidade, ou como estava vestida Margaret Mead. Revista Brasileira de Ciências Sociais. 1993;8(22):89-97.
11. Williams R. Cultura e materialismo. Tradução de Glaser A. São Paulo: Editora Unesp, 2011. p.352-3.
12. Poletto J, Kreutz L, Hall S. A identidade cultural na pós-modernidade. Conjectura: filosofia e educação. 2014;19(2):199-203.
13. Bozon M. Sociologia da sexualidade. São Paulo: FGV Editora; 2004.
14. Dicionário de símbolos. Significado da bandeira LGBT e sua história. [internet] Disponível em: <https://www.dicionariodesimbolos.com.br/significado-bandeira-lgbt-e-historia/>. Acesso em: 05 nov.2020.
15. Green JN, Quinalha RH, Caetano M, Fernandes M, editors. História do movimento LGBT no Brasil. Alameda, 2018.
16. Mahawasala S. A história das drag queens. [internet] 2017. Disponível em: <https://www.fashionbubbles.com/historia-da-moda/ a-historia-das-drag-queens-parte-1/>. Acesso em: 05 nov.2020.
17. Nanda S. Gender diversity: Crosscultural variations. Waveland Press; 2014 Jan 22.
18. Rowland DL, Jannini EA. Cultural differences and the practice of sexual medicine. A guide for sexual health practitioners. Cham, Switzerland: Springer, 2020.
19. Barbosa L. Muxes: entre localidade e globalidade Transgeneridade em Juchitán, Istmo de Tehuantepec. Mandrágora. 2016;22(2):5-30.
20. Stephen L. Sexualities and genders in Zapotec Oaxaca. Latin American Perspectives. 2002 Mar;29(2):41-59.
21. Pelúcio L. Marcadores sociais da diferença nas experiências travestis de enfrentamento à aids. Saúde e sociedade. 2011;20:76-85.
22. Fausto-Sterling A. Dueling dualism. Cadernos Pagu. 2002;(17-18):9-79.
23. Pelúcio L. Traduções e torções ou o que se quer dizer quando dizemos queer no Brasil?. Revista Periódicus. 2014;1(1):68-91.
24. Zamboni J. Educação bicha: uma a (na [l]) rqueologia da diversidade sexual. Doctoral dissertation, Tese (Doutorado em Educação). Programa de Pós-Graduação em Educação, Universidade Federal do Espírito Santo, Vitória, 2016. 115 f.
25. Antunes PP. Homofobia internalizada: o preconceito do homossexual contra si mesmo. São Paulo: Annablume, 2017.

8
Vulnerabilidades, interseccionalidades e estresse de minorias

Rita Helena Borret
Denize Ornelas Pereira Salvador de Oliveira
Andréa Lucia Torres Amorim
Braulina Aurora Baniwa

Aspectos-chave

- O conceito de vulnerabilidades, que inclui as dimensões individual, programática e social, começa a ser utilizado na saúde na década de 1980 com o avanço da epidemia de HIV e a necessidade de reconhecer e atuar nos fatores que influenciavam no processo de saúde e adoecimento da população e de grupos específicos.
- Não é possível diferenciar o que é biológico e social. O meio social interage de forma contínua, aplicando significados a como se compreende o que é biológico.
- Desigualdade é quando se aplica à diversidade marcadores de diferença que promovem hierarquização e opressão.
- Ao compreender o sujeito em sua integralidade, a perspectiva interseccional permite identificar as especificidades de grupos que vivenciam múltiplas formas de opressão simultaneamente.
- A subjetividade de pessoas LGBTQIA+ negras no Brasil é construída dentro de uma lógica social que hipersexualiza, objetifica e violenta corpos negros, promovendo a ideia de sub-humanidade e inferioridade. O racismo é reforçado e atualizado por processos de marginalização econômica, genocídio e encarceramento em massa.
- A população indígena foi historicamente marginalizada pelo processo de colonização, teve sua sexualidade estigmatizada e criminalizada, sofrendo um processo de genocídio e epistemicídio. A abordagem da saúde das pessoas indígenas LGBTQIA+ deve ser considerada nesse contexto.

INTRODUÇÃO

Algumas categorias de diferenças, como raça, etnia, classe, gênero e orientação sexual, têm sido construídas para designar a hierarquização e a classificação social que é estruturante e historicamente relacionada a desigualdades no contexto brasileiro. Ao compreender os indivíduos como sujeitos sociais, essas categorizações atuam de forma simultânea, muitas vezes produzindo diferentes formas de opressão. A interseccionalidade, ao analisar como marcadores sociais interagem no processo saúde e adoecimento, oferece uma perspectiva mais plural e crítica sobre essas inter-relações e dinâmicas.

VULNERABILIDADE

O termo vulnerabilidade é empregado para avaliar como dinâmicas sociais e culturais interagem com aspectos individuais na construção de condições de fragilidade e perigo. No campo da saúde, é utilizado como categoria que pretende analisar as inter-relações nas dimensões individuais, coletivas e conjunturais-institucionais que estão envolvidas no processo de saúde e adoecimento[1,2].

Essa categoria começou a ser utilizada no campo da saúde na década de 1980. Nos estudos sobre a epidemia de HIV/Aids, os conceitos utilizados inicialmente eram os de grupos e comportamentos de risco. Eles orientavam uma determinada prática em saúde: se o grupo era de risco, suas características deveriam ser identificadas e sob essas pessoas recairiam as ações preventivas. A consequência foi a estigmatização, culpabilização e isolamento do grupo que tinha determinadas características, como gays, travestis, usuários de substâncias injetáveis e profissionais do sexo, e a percepção de que quem não pertencesse a esses grupos estaria protegido. Já o comportamento de risco responsabilizava individualmente a pessoa pelas suas ações, sem considerar a existência de fatores sociais que influenciavam suas atitudes. Os conceitos de grupo e comportamento de risco se demonstraram insuficientes para justificar as mudanças que estavam ocorrendo no perfil de pessoas afetadas pela epidemia e para orientar ações em saúde naquele momento, e assim emergiu a necessidade de ampliar a análise sobre o complexo processo de saúde e adoecimento e seus determinantes. O conceito de vulnerabilidade passa a ser utilizado para substituir o de grupo e comportamento de risco a fim de ampliar a análise sobre os fatores sociais e conjunturais que influenciam o adoecer[2,3].

Essa mudança de perspectiva possibilitou a elaboração de estratégias mais abrangentes e que considerassem outros determinantes da incidência de HIV para além do indivíduo, como LGBTIfobia e o menor acesso de gays, travestis, mulheres trans e profissionais do sexo aos serviços de saúde. No Brasil atual, os piores indicadores de saúde relacionados ao HIV/Aids entre a população negra, principalmente as mais pobres, revela também a presença de outros fatores nessa dinâmica, como o racismo e exclusão econômica.

Outras correntes já propunham análises do processo de adoecimento em que aspectos econômicos, nutricionais, laborais e culturais fossem considerados potenciais delineadores de suscetibilidade ao adoecimento. No entanto, o desafio proposto pelo conceito de vulnerabilidade é o de analisar como esses aspectos interagem na formação da subjetividade e no desenvolvimento de relações sociais e institucionais. É na compreensão da indissociabilidade entre sujeito e meio que está o diferencial dessa proposta analítica[3].

A partir da necessidade de respostas mais efetivas e do reconhecimento da complexidade envolvida nos processos de adoecimento, a vulnerabilidade se consolidou como categoria analítica dos fenômenos que ocorrem no campo da saúde[1,3], sendo atualmente proposta sua sistematização em três dimensões, sempre interligadas, de análise e intervenção: individual, social e programática[1] (Tabela 1).

Tabela 1 Dimensões de vulnerabilidade[1]

Dimensão individual	Coloca em destaque o viés comportamental e racional de tomada de condutas e decisões, baseados na possibilidade de receber e acessar informações, bem como na construção de relações intersubjetivas
Dimensão social	Coloca em destaque os aspectos sociais que delimitam e desenham os diferentes contextos vigentes. São exemplos as relações econômicas, de gênero, de sexualidade, étnico/raciais, de capacidade, de lugar de moradia/origem, entre outras
Dimensão institucional ou programática	Coloca em destaque o papel dos serviços de saúde, considerando políticas formuladas a partir da interatuação com outras instituições, como a educação, a justiça, a segurança pública e os centros de produção cultural

Em relação às condições de saúde das pessoas LGBTQIA+, alguns aspectos da dimensão individual são LGBTIfobia internalizada, sofrimento mental, abuso de substâncias, álcool e tabaco, desconhecimento sobre métodos de prevenção de infecções sexualmente transmissíveis (IST) e saúde reprodutiva, uso inadequado de hormonização, baixa autoestima, dentre outros. Em relação à dimensão social, ausência de suporte social e LGBTIfobia são alguns dos principais fatores, mas que podem apresentar diferenças a partir de intersecções com o racismo, o machismo, o etarismo etc. A dimensão programática se refere ao papel desempenhado pelos serviços e profissionais na atenção a essa população. Serviços que respeitam o nome social e têm profissionais preparados para acolher a diversidade sexual e de gênero, com competências adequadas para atender as necessidades específicas da população LGBTQIA+, reduzem a vulnerabilidade programática.

O princípio da equidade no Sistema Único de Saúde (SUS) estabelece que pessoas com necessidades diferentes precisam receber cuidados de maneira diferenciada. Assim, a abordagem da vulnerabilidade implica identificar suas diversas dimensões e oferecer cuidado de maneiras diferentes, considerando o contexto social.

CÓDIGOS CULTURAIS, ETNOCENTRISMO E COLONIALIDADE

Cultura é o conjunto de valores, signos e símbolos compartilhados por determinado grupo social que, por meio dela, se organizam, se comunicam e vivem em sociedade[1,4,5]. As organizações sociais, a partir desses códigos, produzem significados e compreensões variadas para a diversidade. O comportamento humano, a atribuição de valores para distintos aspectos biológicos do corpo e a construção de categorias sociais de diferenças estarão diretamente relacionadas com a codificação cultural compartilhada pelo grupo.

No campo institucional, dos serviços e da produção científica, é necessário reconhecer a indissociabilidade entre ciência, cultura e meio social na construção do campo da saúde. A ciência não é neutra e interage com seu meio político, social e econômico, sendo também utilizada como ferramenta para produzir e manter desigualdades[5,6].

Os marcadores sociais de diferenças influenciam na construção da subjetividade. Como pessoas construídas dentro da cultura, profissionais de saúde tendem a olhar para o outro e para o mundo a partir de sua perspectiva, o que facilita o processo de reprodução, consciente ou não, de opressões e marginalizações. O processo de cuidado é construído num espaço intersubjetivo, portanto, não atentar para a própria subjetividade e a da pessoa cuidada leva a maiores chances de produzir violências.

O processo de colonização, iniciado no século XV por países europeus, produziu uma nova lógica de hierarquização e inferiorização de grupos sociais colonizados. Africanos, americanos e asiáticos eram (e são) considerados exóticos, selvagens ou em um ponto abaixo na evolução humana. Ao mesmo tempo em que são produzidas novas identidades sociais para índios, negros e mestiços, hierarquizando de maneira inferior os povos colonizados, "europeus", que indicavam até então procedência geográfica ou país de origem, passam a se constituir racialmente como povo hierarquicamente superior e padrão.

Tal momento histórico funda a lógica da categoria racial como critério de classificação social e estratégia para justificar o genocídio, a escravização, a expropriação de povos não europeus e a imposição da cultura europeia como norma. Os processos de produção de desigualdades, elaborados com base em atributos fenotípicos, que convencionou-se chamar racismo, é anterior à formulação da própria noção de raça e foi essencial para o surgimento do capitalismo.

As culturas coloniais e as estruturas capitalistas possibilitaram a continuidade das formas de dominação mesmo após o fim das administrações coloniais. O capitalismo branco patriarcal, cis, heteronormativo sustenta hoje a colonialidade do poder no mundo globalizado moderno, que se reproduz em uma tripla dimensão que se articula e se retroalimenta: a do poder, a do saber e a do ser.

A colonialidade do ser discute o eurocentrismo como forma de controle da subjetividade/intersubjetividade humana, ao passo que define como norma a vivência e a perspectiva do homem cis, branco, heterossexual, burguês e cristão e condiciona à marginalidade as identidades e vivências que não se enquadram nesse padrão. Diversas sociedades americanas e africanas estabelecem outras formas de interpretar e lidar com sexo, gênero e sexualidade, inclusive assumindo a intersexualidade, a homossexualidade e a presença de três ou mais gêneros como parte da dinâmica social. As relações entre homens e mulheres não eram necessariamente relações de poder e subordinação[7]. Assim, pesquisadoras feministas decoloniais como Maria Lugones, Paula Gunn Allen e a nigeriana Oyèrónké Oyěwùmí questionam a fabricação do sistema gênero, tal como se conhece nas sociedades modernas/coloniais ocidentais como categoria universal[7].

No Brasil, a história e a cultura colonial produziram a ideia da miscigenação racial de maneira romantizada, silenciando o genocídio de povos indígenas e negros, bem como os estupros realizados contra mulheres cis racializadas. O mito de um país racialmente democrático esconde o fato de que as populações racializadas têm sua condição de humanidade negada até os dias atuais. Um jovem negro no Brasil tem 2,7 mais chances de morrer assassinado do que um jovem branco. Ao contrário do que ocorre com mulheres brancas, as taxas de violência por parceria íntima contra mulheres negras vem aumentando no país.

A colonialidade do saber discute o eurocentrismo como forma hegemônica do modo de produzir e validar conhecimento, impondo o método científico moderno como regra e promovendo epistemicídios ao redor do globo. Com o advento do movimento filosófico iluminista do século XVIII, o continente europeu transforma o ser humano em objeto de estudo, estabelecendo como norma o "homem" (cis, branco, heterossexual, urbano, burguês e cristão) e generaliza a humanidade a partir desse lugar. A tríade: sexo biológico, identidade de gênero em conformação com o gênero atribuído ao nascimento e heterossexualidade compulsória é fruto desse processo de colonialidade do saber e do ser.

INTERSECCIONALIDADE

Olhar para indivíduos como sujeitos sociais e integrais implica em reconhecer os distintos marcadores sociais de diferença a que estão submetidos de forma concomitante e como essas categorizações interagem entre si, gerando múltiplas formas de opressão[8].

O termo interseccionalidade explica como essas matrizes de dominação se articulam e interagem entre si promovendo distintas formas de experiência de marginalidade para os grupos que não cumprem a norma hegemônica imposta. Inicialmente desenvolvido por feministas negras em conjunto com outras feministas racializadas como inferiores, a lente da interseccionalidade é um "instrumento teórico metodológico que torna possível analisar aspectos raciais da discriminação de gênero, sem perder de vista os aspectos de gênero da discriminação racial"[9]. Trata especificamente da forma pela qual o racismo, o patriarcado, a opressão de classe e de sexualidade interagem entre si, sustentados pelo sistema de dominação capitalista/colonialista[9], e os coloca na centralidade da discussão sobre toda e qualquer forma de relação social de poder e vivências de marginalização, reconhecendo como esses marcadores sociais de diferença operam em intersecção.

O sistema de subordinação capitalista/colonialista se sustenta sobre as matrizes de dominação de gênero, raça, classe e sexualidade que, ao se articularem, reproduzem para mulheres racializadas e pobres imagens de controle que vão atravessar toda sua construção subjetiva. Tais imagens de controle subordinam as mulheres negras e reforçam que mulheres negras trans, lésbicas ou bissexuais têm uma existência não legitimada socialmente. O mesmo acontece para homens negros gays que forjam sua construção subjetiva atravessados pela imagem de controle do selvagem hiperssexualizado, de falo aumentado e agressivo.

LUGAR DE FALA

O apagamento e silenciamento de narrativas não hegemônicas tem sido importante estratégia de invisibilização de opressões e manutenção do padrão hegemônico imposto. Chimamanda Ngozi chama a atenção para os perigos de uma história única ou para os perigos do controle narrativo sobre a história[10,11].

A filósofa Djamila Ribeiro propõe o conceito de lugar de fala para discutir que, nas inter-relações sociais de poder, as pessoas e grupos ocupam distintos *locus* sociais, seja na condição de privilegiado ou marginalizado, e sugere que as narrativas sejam analisadas a partir desse lugar. Por exemplo, para falar sobre experiências de racismo na sociedade brasileira, a população negra tem como lugar de fala a vivência da discriminação racial. Por outro lado, a população branca, ao discutir sobre racismo, faz isso de um lugar social de grupo que se privilegia da hierarquização racial vigente. A autora reconhece que, para abordar qualquer temática, a experiência social que subjetiva as pessoas atravessa a forma como ela é analisada[12,13].

O protagonismo narrativo de pessoas oprimidas sobre suas vivências é essencial para estimular a reflexão crítica sobre desigualdades sociais, para a construção de propostas de cuidado integral e para a promoção de equidade. Estudar ou estabelecer políticas sobre LGBTIfobia sem oferecer espaço para que pessoas LGBTQIA+ possam exercer seu protagonismo de fala tende a reproduzir a heterocisnorma que as exclui. O mesmo ocorre ao analisar os impactos do racismo no Brasil sem considerar a perspectiva da população negra e indígena[5,6].

ESTRESSE DE MINORIAS

O processo de subjetivação e socialização a partir da marginalidade implica em grande sofrimento e estresse para grupos que são estigmatizados. Tais grupos são considerados minoritários uma vez que não detém o poder hegemônico de controlar a narrativa sobre si. A população negra, mulheres, pessoas economicamente vulneráveis são exemplos de grupos que, apesar de numericamente maiores, são considerados minoritários. Em sociedades cis heteronormativas, como o Brasil, a população LGBTQIA+ está relegada à marginalização social. O termo minorias sexuais e de gênero se refere a essa condição.

Meyer propõe o conceito de "estresse de minorias sexuais", que considera aspectos externos e internos (pessoais) de estresse aos quais essas pessoas estão submetidas. Seriam, do mais distal para o mais proximal, quatro aspectos essenciais para avaliação: eventos e condições LGBTIfóbicas objetivas (crônicas ou agudas); a expectativa de eventos como esses e a vigilância contínua necessária para se proteger; a internalização de atitudes e pensamentos sociais negativos (LGBTIfobia internalizada) e a decisão pela ocultação ou não da orientação sexual, que demanda esforço para se reprimir e esconder a identidade, ou para a revelação e o enfrentamento das disputas cotidianas de espaço e legitimidade. Esse quarto aspecto implica um sofrimento específico da vivência social de minorias sexuais[12].

O estresse de minorias impacta na formação de subjetividade, na construção de autopercepção e autocuidado, bem como na construção de relações sociais, incluindo as familiares. A expectativa de ações discriminatórias por parte de profissionais de saúde se apresenta como um desafio na decisão sobre a revelação da identidade sexual e de gênero da pessoa LGBTQIA+.

GÊNERO, CLASSE E RAÇA

Rita Helena Borret
Denize Ornelas Pereira Salvador de Oliveira

As sociedades modernas ocidentais se organizam globalmente dentro de uma dinâmica socioeconômica e cultural capitalista e colonialista. Um complexo sistema de subordinação e hierarquização social se faz necessário para manter tal dinâmica; e raça, gênero, sexualidade e classe são os marcadores sociais de diferença que atuam como matrizes estruturantes de dominação que sustentam esse sistema, sendo centrais para a construção e manutenção de relações de poder e opressão.

A hierarquização social por meio do sistema raça-gênero-sexualidade-classe ocorre principalmente por três caminhos: o não reconhecimento da existência de tais marcadores sociais, uma análise superficial e enviesada desses marcadores e a deslegitimação de narrativas e construção de conhecimentos.

Racismo em foco

A raça é uma categoria geradora de diferenças e desigualdades que os serviços de saúde têm grande dificuldade em reconhecer e abordar[13,14]. Pessoas pretas e pardas correspondem a 55,8% da população brasileira e a 67% dos usuários do SUS. No Brasil, o racismo é estrutural na construção histórica e cultural da sociedade, fruto do colonialismo, do genocídio da população nativa (indígena) e dos mais de trezentos anos do processo de escravização da população negra africana[5,10].

Após a abolição, o país se viu diante de um problema para a elite: a majoritária negritude da população. Com a concepção de que as pessoas negras são inferiores e indesejáveis, desenvolveu-se a ideologia do branqueamento populacional[10]. Algumas ações colocadas em prática foram: a violência sexual por homens cis brancos com mulheres cis negras e indígenas; o estímulo do governo brasileiro à vinda de imigrantes europeus facilitando o acesso à terra e oportunidades de emprego e moradia; a falta de políticas governamentais para integração socioeconômica da população negra recém liberta; entre outras[10].

O Brasil experiencia um mito que contribui significativamente para tornar a abordagem racial difícil: o "mito da democracia racial", que surge entre as décadas de 1930 e 1950, e cria a ideia de que, no país, existe uma miscigenação dos povos negros, nativos indígenas e brancos europeus, sem discriminação racial. Ao romantizar as relações existentes entre senhores e pessoas escravizadas, como harmônica e integrada, invisibilizou, por exemplo, as situações de violência sexual sofridas, principalmente, por mulheres negras e indígenas[5,14-16].

O racismo institucional é "a falha coletiva de uma organização em prover um serviço apropriado e profissional às pessoas por causa de sua cor, cultura ou origem étnica", e ocorre inclusive no setor da saúde, como demonstrado pela pesquisa "Experiências desiguais ao nascer, viver, adoecer e morrer: tópicos em saúde da população negra no Brasil"[18,19].

Tabela 2 Racismo[19]

Racismo internalizado	A rejeição e o auto-ódio pela reprodução da percepção da raça negra como inferior, fora do padrão estético e intelectualmente ou culturalmente aquém da raça branca
Racismo interpessoal	Ação direta, intencional ou não, de discriminação e preconceito com o outro, por considerá-lo racialmente inferior. A omissão de ação diante de situação de racismo também é lida como racismo interpessoal
Racismo institucional	Reprodução do racismo na política institucional e na oferta de serviços

A população negra vivencia a dificuldade de reconhecer-se como parte de um grupo socialmente lido como inferior, perigoso e marginalizado. Negar a identidade negra e/ou reproduzir ações e discursos racistas são formas de tentar lidar com tal experiência. O processo de perceber-se e tornar-se negro no Brasil é doloroso e provoca grande sofrimento para essa população[20].

Desigualdades de classe em foco

No Brasil, é comum fazer a imediata associação entre pessoas negras e pessoas em situação econômica mais vulnerável.

De fato, a população negra brasileira representa maioria absoluta (75,2%) entre a parcela mais pobre do país e apenas 27,7% entre a parcela mais rica, de acordo com o IBGE em pesquisa realizada em 2018[21].

Com a abolição da escravatura, o final do século XIX e início do século XX foram palco de uma série de políticas de marginalização social, política e espacial da população negra[10]. A favela do morro da Providência (primeira favela do Rio de Janeiro) surge no início do século XX com a migração de inúmeras pessoas negras recém-libertas, sem acesso a moradia, emprego ou renda, para as áreas de morros e encostas da cidade[21].

Ainda hoje, é a população negra quem lidera as estatísticas de desemprego e empregos informais, que tem menos anos de estudos, que representa a menor parcela que acessa o ensino superior e que está em situação de rua[21]. São de famílias negras a maioria dos domicílios que não contam com saneamento básico ou energia elétrica e que estão categorizados como aglomerados subnormais pelo IBGE[21]. São os jovens negros que lideram as estatísticas de morte por homicídio, com mais de 75% do total de casos, e é sua imagem que é veiculada na mídia como potencialmente perigosa e, portanto, passível de ações desumanizadas por parte dos serviços de segurança pública e justiça[13,22].

Outra forma de produzir contínua marginalização social é atrelar sempre uma imagem negativa às favelas e periferias. A produção artística e cultural que existe nesses cenários, embora seja rica e plural, sofre com a invisibilidade e o não reconhecimento[23]. A violência das ações e omissões do Estado nesse espaço não ganham visibilidade na mídia. Ao passo que se aceita que favelas e periferias passem dias ou anos sem abastecimento de luz, água ou esgoto, é inadmissível que o mesmo aconteça em áreas ocupadas por pessoas ricas. A forma agressiva como operações policiais acontecem em favelas, o deficitário sistema de transporte público que atende as áreas mais distantes de centros urbanos ou as condições degradantes a que pessoas encarceradas ficam submetidas no país, são exemplos de como a sociedade reconhece e valoriza de forma desigual as pessoas de acordo com a renda ou *status* econômico[23].

A naturalização e criminalização da pobreza operam como estratégia para manter os privilégios de classe de uma minoria de pessoas que se beneficia dessa desigualdade econômica e detém o controle dos meios de comunicação e a máquina política de administração pública.

Gênero em foco

A gênero são atribuídos um conjunto de papéis, crenças, atributos e atitudes que determinam o que significa socialmente ser homem ou ser mulher e seus respectivos campos de atuação, que mantêm desigualdades ao subjugar o gênero feminino e aquelas características atribuídas a esse polo[23]. Essas desigualdades se revelam nas práticas sexuais, em espaços de poder, na construção de identidades e subjetividades e podem provocar sofrimento, adoecimento, morte e acentuar outras iniquidades sociais[6,24-27].

O padrão estético é uma poderosa ferramenta de opressão de gênero. O capitalismo, ao legitimar o corpo como um bem de consumo, torna aceitáveis e acessíveis alterações corporais, que variam desde o uso de maquiagens, brincos e *piercings* até o extensivo mercado de cirurgias plásticas, que alimenta um lucrativo mercado de estética. No Brasil, o padrão estético vigente corresponde a características fenotípicas eurocêntricas. Corpos femininos que, além de magros, jovens e brancos, apresentam cabelos lisos, olhos verdes ou azuis, nariz e lábios finos, boca pequena, quadril estreito, mamilos e vulva rosados. Esse padrão de beleza é inatingível para a maioria das mulheres brasileiras, e especialmente cruel com as negras, que por vezes se reconhecem como o oposto dessa definição.

As desigualdades de gênero, que se revelam em práticas sexuais e em espaços de poder, geram nas mulheres sofrimento, adoecimento e morte[6,24-27]. Essa construção social lhes impõe o serviço doméstico e a responsabilidade pela criação dos filhos e não os considera produtivos nem passíveis de remuneração. Entende a mulher como frágil, emocionalmente instável e incapaz de ocupar cargos de liderança, produzindo sentimentos importantes na construção da subjetividade feminina, nas dinâmicas relacionais e no processo de saúde-doença[5,6,24].

As mulheres cis lésbicas e bissexuais têm sua sexualidade frequentemente silenciada e estigmatizada na sociedade, nos serviços de saúde e na produção científica. A norma hegemônica que castra e controla a sexualidade feminina e a condiciona aos interesses patriarcais produz violências lesbofóbicas, como o "estupro corretivo" – práticas sexuais heterossexuais forçadas sem consentimento para a "cura" de sua homossexualidade. Tal prática advém da ideia socialmente construída de que o prazer sexual feminino está necessariamente atrelado a práticas falocêntricas. Mulheres cis, travestis e trans são sistematicamente fetichizadas. As mulheres cis lésbicas e bissexuais têm sua sexualidade "validada" socialmente apenas quando atendem ao desejo de homens em ter experiências sexuais com duas ou mais mulheres e se tornam vítimas de agressão quando essa participação é negada.

Expressões da desigualdade de gênero e misoginia também são vistas entre a população LGBTQIA+, por meio da invisibilização e silenciamento das narrativas e reivindicações de mulheres lésbicas, bissexuais, trans e travestis e da desvalorização de atributos considerados mais próximos do feminino, reproduzida principalmente por homens cis gays. Algumas mulheres trans e travestis relatam que, após a transição, percebem maior número de interrupções de fala ou agressões cotidianas, violências já comumente relatadas por mulheres cis. A objetificação dos corpos trans, inclusive de homens trans, por homens cis, é também uma expressão da estrutura social cisheteropatriarcal.

Entre homens cis gays é comum a prática misógina de microagressão e preterimento em relação aos "gays afeminados", a chamada efeminofobia ou *sissyfobia*. A cultura gay valoriza um padrão de corpo hipermasculinizado (músculos e falo grande) e o exercício intenso da prática sexual pelos homens cis gays, enquanto invisibiliza o exercício da sexualidade das mulheres cis lésbicas.

Perspectiva interseccional

Mulheres negras e indígenas vivem de maneira interseccional o machismo e o racismo como matrizes de opressão, que podem interagir com outros marcadores sociais de diferença, como classe, geração, capacidade física ou orientação sexual. A ideia atribuída ao gênero feminino de fragilidade e domesticação, não é uma construção social que pode ser universalizada. Enquanto tal vivência denuncia historicamente a experiência de mulheres brancas ocidentais de classes econômicas privilegiadas, não dialoga com a vivência de mulheres racializadas como negras ou indígenas que tiveram seus corpos condicionados ao trabalho doméstico externo e nas lavouras e ainda vivenciaram sistemáticos processos de violação sexual.

A mulher negra brasileira tem sua imagem social atrelada a dois roteiros possíveis, construídos pelo discurso hegemônico: a hipersexualizada mulata do carnaval e a empregada doméstica responsável por cuidar da casa e dos filhos, seus e de seus empregadores. A primeira imagem, da mulher negra hipersexualizada, fogosa, que dança sensualmente e é interessante para práticas sexuais, mas não para relações afetivas públicas, se faz presente em nossa sociedade ainda hoje, fruto de uma construção social pautada na objetificação do corpo da mulher negra durante o período escravocrata, em que o abuso sexual dessas mulheres foi naturalizado. A segunda imagem, da empregada doméstica, que cuida da casa dos patrões (ou dos senhores) ao longo de toda a vida e que passa a ser considerada *quase* da família também se constrói desde o período escravocrata, no qual mulheres negras, desde a infância, eram forçadas ao trabalho doméstico, no qual se mantinham por toda a vida e se atualizam nos dias de hoje[28].

A mulher negra brasileira é tida socialmente como forte, capaz de lidar melhor com a dor e o sofrimento, autossuficiente e com o dom natural de cuidar do outro. Essa imagem introjetada no subconsciente da população brasileira interfere na forma como se oferta cuidado em saúde para essas mulheres. São essas mulheres negras que têm menos acesso a consultas de pré-natal, exame de preventivo e mamografia, que lideram as estatísticas de violência doméstica, de mortalidade por abortamento inseguro e de intervenções obstétricas desnecessárias e, por vezes, agressivas no país. Esses dados explicitam a reprodução do racismo institucional na saúde, bem como a urgente necessidade de uma abordagem integral e racializada visando um cuidado em saúde equânime.

Como criança negra, crescer com essa estreiteza de representatividade, com o recorrente discurso de que seu padrão fenotípico não é bonito, ou com o peso da perda da inocência ainda muito jovem, seja para finalidades sexuais ou para responsabilidades domésticas, são questões que vão influenciar diretamente na construção da subjetividade dessas mulheres. Condicionar-se a ser subserviente a homens e a mulheres brancas e a não almejar lugares de poder e de grande visibilidade são alguns dos sofrimentos que precisam ser considerados no processo de subjetivação e de saúde e adoecimento dessas crianças negras.

Perspectiva interseccional e população LGBTQIA+

A LGBTIfobia se expressa de maneiras diferentes entre os vários segmentos da população LGBTQIA+ e sua interação com marcadores de raça e classe social[29]. Se as representações sociais condicionam mulheres negras a um *locus* de subserviência aos interesses do patriarcado capitalista, na intersecção com a homossexualidade, confere às lésbicas negras não apenas o silenciamento social, como também o apagamento do corpo-subjetividade e performatividade. São praticamente inexistentes dados de saúde sobre mulheres lésbicas com desagregação racial, de classe ou de identidade de gênero no Brasil[28,29]. Cabe, no entanto, salientar que esses corpos negros em não conformidade com a heterossexualidade compulsória existem/resistem, socializam e performam, apesar das opressões, mas com influências significativas em seus processos de saúde e adoecimento.

Algumas pessoas trans e travestis negras apontam a intersecção de opressão de gênero e raça às quais estão submetidas como "transfobia racista" e essa vivência implica em grande dificuldade de mobilidade social. O Quadro 1 apresenta o relato da transfeminista negra Jaqueline Gomes de Jesus sobre a transfobia racista vivenciada por mulheres trans e travestis negras.

Quadro 1 Relato de Jacqueline de Jesus[31]

> "Representa enfrentar transfobia, misoginia e racismo. Também exotificação, assédio e objetificação. A mulher trans negra é mais invisibilizada, pois quando a gente fala sobre a mulher trans, sobretudo nos meios de comunicação, você só vai ver a mulher branca. Inclusive no trabalho sexual: qual é a mais bem paga? É a branca. A negra está excluída. Nós somos um país estruturalmente racista e isso se evidencia mesmo dentro de um contexto de pessoas cis que convivem com pessoas trans, que trabalham com pessoas trans. O racismo que constitui a cultura brasileira é velado, não é verbalizado".

As masculinidades gays, bissexuais e trans são construídas a partir de um padrão hegemônico cis heterossexual de homem provedor, forte, racional e sempre disponível sexualmente. A partir daí existe a construção de várias masculinidades mais ou menos hegemônicas[32]. Homens gays também são socializados para exercer essa masculinidade cis heterossexual hegemônica, o que pode explicar aspectos da conjugalidade entre eles e a relação misógina que podem estabelecer com as mulheres.

A condição de vitimizados pela homofobia não impede que gays cis brancos se utilizem de sua vantagem social de branquitude e masculinidade e objetifiquem e hipersexualizem os gays cis negros, ou que tenham atitudes misóginas diante de mulheres cis e trans[33]. Homens negros gays, condicionados a estereótipos de hiperssexualização, agressividade, menos valia, inferioridade intelectual e violência, subjetivam-se e socializam a partir dessas imagens sociais, seja afastando-se delas ou absolvendo-as como possibilidade. No imaginário da cultura gay, homens negros são "obrigados" a ter um falo grande, serem viris e sempre exercer a posição de "ativos" na relação sexual, um lugar de objeto/não sujeito, enquanto os gays negros afeminados sofrem grande exclusão e estigmatização[33]. Essa dinâmica de sub-humanidade do corpo negro condiciona a experiência social do negro gay a um *locus* social de "outro", seja na sociedade, seja dentro da comunidade gay.

Em decorrência da LGBTIfobia, a população LGBTQIA+ tem grande dificuldade de permanecer nas instituições educacionais, do nível básico ao ensino superior. Essa violência institucional se traduz em altos índices de abandono e baixos níveis de rendimento escolar entre essa população. A entrada no mercado de trabalho é um desafio devido à violência institucional presente nas empresas e setores públicos de empregabilidade. Essas vivências de opressão impõem instabilidade econômica para a população LGBTQIA+. Ademais, a experiência frequente de abandono familiar e expulsão domiciliar durante a adolescência, a partir da revelação da identidade sexual e/ou de gênero, acentuam as dificuldades financeiras enfrentadas pela população LGBTQIA+.

Contudo, cabe ressaltar que as experiências de marginalização econômica e dificuldades no mercado de trabalho não podem ser consideradas de maneira universal para toda a população LGBTQIA+. A não conformidade com o sistema binário de gênero impõe um lugar de marginalização ainda maior para pessoas transexuais e travestis que têm poucas oportunidades e as vêm aumentar conforme aumenta sua "passabilidade" social, em um movimento contínuo de negação da existência social trans. Para pessoas transexuais e travestis negras, a empregabilidade, o salário e as vivências de violência são atravessadas pelo racismo transfóbico. Para LGB a empregabilidade e permanência no mercado de trabalho possuem estreita relação com a ocultação da identidade sexual e/ou com uma performance de gênero em acordo com a expectativa da heterocisnorma.

Ao produzir estudos e informações sobre a população LGBTQIA+ brasileira é essencial cuidar para que as vivências e experiências de uma minoria de pessoas LGBTQIA+ economicamente privilegiadas não sejam generalizadas. O silenciamento e a invisibilização das pessoas pobres e periféricas, especialmente mulheres e negras, contribui para que apenas a experiência de homens homossexuais brancos, cis, de classe econômica privilegiada (que são os mais próximos da cisheteronorma vigente) seja vista e tomada como padrão. O próprio movimento LGBTQIA+, ao reconhecer o protagonismo gay dentro do grupo, tem buscado estratégias para dar visibilidade às outras existências sociais marginalizadas e para a lente interseccional.

Abordagem do profissional das questões de classe, raça e gênero entre os LGBTQIA+

A saúde, enquanto ciência moderna produzida no bojo da colonialidade, opera em favor de interesses hegemônicos que variam conforme o contexto social e as relações de poder e de interesses que se estabelecem. Isso significa que a produção de conhecimento, bem como a lógica de cuidado em saúde, não situam-se no campo de uma suposta neutralidade científica. É importante reconhecer que a saúde e a medicina operam estratégia de controle do comportamento humano, seja na produção de teorias racistas que reforçam a inferioridade intelectual de corpos negros ou na busca por associação entre agressividade e negritude, subserviência e gênero feminino, na determinação da homossexualidade e transexualidade como comportamentos socias desviantes ou patológicos e outros. Gênero, raça, classe e sexualidade são matrizes de dominação que estruturam o sistema patriarcal capitalista/colonialista branco e, ao promover hierarquização social, conferem aos grupos oprimidos experiências sociais de negação da condição de humanidade e cidadania.

Reconhecer que os marcadores sociais de diferença operam, de maneira isolada ou em intersecção, processos de subjetivação e socialização que estigmatizam pessoas consideradas não hegemônicas a lugares sociais de inferioridade e sub-humanidade torna-se fundamental para compreender distintos processos de saúde e adoecimento. Se considerarmos a lógica de produção de cuidado como encontros intersubjetivos, torna-se também essencial reconhecer os profissionais de saúde enquanto sujeitos sociais, subjetivados nessas relações de poder e opressão e, portanto, reprodutores dessa lógica.

A abordagem da diversidade de gênero, raça, classe e sexualidade se apresenta como desafio para um cuidado em saúde efetivamente integral e equânime. Apesar dessa centralidade nos processos de socialização e de saúde-doença na população brasileira, são poucos os profissionais de saúde que os abordam em seu cotidiano. Não discutir essas temáticas nos processos de formação e serviços de saúde pode ser compreendida como uma estratégia que mantém a invisibilidade institucional.

O desconforto em torno da discussão de sexualidade, comportamentos sexuais e cisheteronormatividade são os principais motivos pelos quais profissionais de saúde evitam abordar orientação sexual, identidade de gênero e práticas sexuais nos encontros clínicos. O tabu em torno dessa discussão opera em favor de um sistema de gênero que controla o comportamento ao definir roteiros sexuais normativos, que incluem a castração da sexualidade feminina e a compulsoriedade da heterossexualidade. Não prover espaços seguros para discussão de práticas e prazer sexual leva a silenciamento, opressão, orientações incorretas ou incongruentes, inviabilidade de acesso à saúde como um direito e negação da existência a pessoas LGBTQIA+ (ver Capítulo 12 – "LGBTQIA+fobia institucional na área da saúde").

Raramente a população negra se apresentará em uma unidade de saúde com uma queixa específica sobre racismo. Essa situação tende a surgir como uma demanda oculta ou como sofrimento por trás de um sintoma corporificado que, para ser integralmente abordado, precisa ser reconhecido em suas raízes. Entre profissionais de saúde, a habilidade de perguntar ao usuário sua raça/cor raramente é desenvolvida ou considerada relevante nos processos de cuidado. A não abordagem ativa do racismo é um aspecto central do racismo institucional.

Para conhecer dados racializados (desagregar por raça/cor) é fundamental o preenchimento do quesito raça/cor em prontuários e documentos institucionais[13]. O adequado preenchimento do quesito, via autodeclaração, ainda é, no entanto, uma questão difícil de ser operacionalizada, seja pela falta de fiscalização ou pela relutância de profissionais de saúde em perguntá-lo.

Para promover visibilidade das questões raciais, de gênero, de sexualidade e de classe, os profissionais e serviços de saúde precisam refletir sobre as relações de poder e interesses que atravessam a lógica de produção de cuidado; ter humildade cultural; debater sobre os marcadores sociais de diferença e sua interação com processos de subjetivação e saúde e adoecimento; produzir conhecimento, em conjunto e a partir de narrativas não hegemônicas, considerando diversas lógicas de socialização e de produção de conhecimento podem ser estratégias importantes para decolonizar a lógica de produção de cuidado no Brasil.

POVOS INDÍGENAS*

Andréa Lucia Torres Amorim
Braulina Aurora Baniwa

Povos indígenas, povos originários, ou nações indígenas, segundo o censo demográfico brasileiro de 2010, somam mais de 305 povos diferentes no território brasileiro, com uma diversidade política, geopolítica e cultura próprias e mais de 274 línguas faladas[34]. De acordo com o Instituto Socioambiental, 114 são povos considerados "isolados", terminologia usada para se referir a grupos que não mantêm contato permanente com o restante da sociedade não indígena.[34] Existe uma tentativa de aliança entre grupos diferentes (alguns que anteriormente eram inimigos) diante do massacre e da perspectiva de extinção a partir da invasão europeia no que se constituiu como continente americano. Nesse contexto, os povos indígenas, que têm também seus nomes singulares autoatribuídos, autodeclaram-se "parentes", visando uma aliança contra o genocídio e epistemicídio (Quadro 2).

Quadro 2 Genocídio[36]

> Genocídio é qualquer ato com a intenção de destruir, no todo ou parte, um grupo nacional, étnico, racial ou religioso por meio de assassinatos, dano grave à integridade física ou mental, submissão a condições de existência que causem destruição física total ou parcial, impedimento de nascimentos no seio do grupo e transferência forçada de crianças e adolescentes para outro grupo social.

---

* Agradecimentos ao professor Estevão Fernandes, da Universidade Federal de Rondônia, pelo apoio e revisão na primeira versão do texto.

Os indígenas foram submetidos a agressões, no passado e no presente, e sua depopulação foi da ordem de 95 a 96%, segundo Dobyns[37]. As tentativas de genocídio perduram até os tempos atuais. Recentemente a Comissão Nacional da Verdade apontou que, no período de 1964 a 1985, na ditadura militar, das 10 etnias estudadas em seu relatório, havia 434 vítimas de violência, uma estimativa de 8.350 indígenas mortos e muitos grupos sofreram tentativas de extermínio (Quadro 2)[38]. Grande parte desse massacre esteve e está associado a agressões na luta pelo direito à terra, sendo frequentes os conflitos armados com grileiros, acirrados pelo próprio Estado em determinados momentos políticos.

O censo de 2010 demonstrou que há 896,9 mil indígenas com 63,8% vivendo em área rural e 36,2% em área urbana[34]. A taxa de mortalidade infantil se mantém elevada[38] e há povos à beira da extinção com somente 5 a 40 indivíduos[35]. Atualmente, há 462 terras indígenas que ocupam em torno de 12% do território brasileiro, distribuídos em todos os biomas, com maior concentração na Amazônia Legal[40]. A demarcação de terras indígenas é a principal garantia de existência desses povos e da tentativa de preservação de suas epistemologias e cosmovisões, patrimônio da humanidade.

Outra face do genocídio são as condições precárias de atenção à saúde, saneamento básico, segurança alimentar e assistência materno-infantil. Esse panorama se constitui pelos altos índices de mortalidade infantil, desnutrição e doenças infectocontagiosas, doenças crônicas (hipertensão arterial, obesidade, diabete e dislipidemia), suicídio e uso abusivo de álcool e outras substâncias[41].

Há inúmeros relatos de ativistas indígenas e não indígenas sobre negligência do Estado e de profissionais de saúde em relação ao acesso das comunidades à saúde pública de qualidade, apesar da existência de um subsistema de Atenção à Saúde Indígena no SUS. A diversidade de realidades locais e da geopolítica (p. ex., territórios indígenas que pertencem a municípios diferentes) exige estratégias programáticas que garantam a equidade da atenção à saúde em seus vários níveis. A Secretaria Especial de Saúde Indígena (SESAI) prevê em sua estrutura os Conselhos Distritais de Saúde Indígena (CONDISI), que têm como principal objetivo efetivar o controle social com a participação dos indígenas nas decisões sobre a atenção à saúde de suas comunidades. Entretanto, a integração com as referências locais e regionais do SUS está permeada, muitas vezes, por conflitos, racismo e discriminação desses povos. São inúmeras as denúncias de procedimentos médicos ilegais, como laqueaduras sem o consentimento em mulheres indígenas e partos cesarianas sem indicação[42].

Diversidade sexual indígena: um breve histórico

Desde a colonização, as práticas sexuais indígenas foram associadas pelo colonizador ao pecado, vício, patologia ou outros estigmas (Quadro 3). As culturas indígenas foram tidas como indesejadas; suas sociedades vistas como um atraso; seus afetos considerados errados; seus amores considerados pervertidos; e suas religiões desprovidas de fé[43]. A visão europeia descreveu as práticas de algumas populações indígenas como "costumes bestiais", fazendo uso de expressões estigmatizantes, como incesto, corrupção, pederastia, inversão, selvageria, canibalismo, poligamia, embriaguez, luxúria, sodomia, nudez, bacanais e lascívia, sintetizados em termos como "pecado nefando", "pecado contra a natureza", entre outros[43].

Quadro 3 Visão dos colonizadores sobre os indígenas[44]

> "Para eles, o índio representa um ser sem civilização, sem cultura, incapaz, selvagem, preguiçoso, traiçoeiro etc. Para outros ainda, o índio é um ser romântico, protetor das florestas, símbolo da pureza, quase um ser como o das lendas e dos romances".

Os colonizadores, num processo de disputa epistemológica, tentaram impor aos indígenas uma visão de mundo religiosa, filosófica, científica e moral que estruturava a sociedade europeia. Em algumas regiões, houve a imposição do esvaziamento da identidade indígena e um disciplinamento baseado na violência que visou enquadrar os indígenas no padrão cis-heterossexual do colonizador[43]. A interseccionalidade entre a questão indígena e LGBTQIA+ se coloca nessa interface.

Quadro 4 A colonização sobre as mulheres indígenas, reflexão do ponto de vista de uma mulher indígena[45]

> "Essas práticas e tudo o que antes era acessado de forma amigável, passaram a ser restringidas pelas religiões ou divisões que foram provocadas no interior das comunidades, como as diferenças entre casáveis e não casáveis, entre gênero e geracional. Tudo sofreu uma transformação forçada. Assim, as alianças matrimoniais tornaram-se impossíveis. A diferença e a desigualdade provocadas pela religião eram vistas como inadequadas, por isso é que muitos pesquisadores falam da endogamia ou casamento entre as pessoas do mesmo clã. Essa violação das regras matrimoniais, dos arranjos familiares e da formação das lideranças políticas foi uma das piores, desde o meu ponto de vista. Ocorreu um acirramento nas lutas pelo poder entre líderes das comunidades, além disso, muitas mulheres fugiram para casar."

São identificados dois tipos de discurso sobre a questão LGBTQIA+[43]. Um deles, endossado por lideranças religiosas e políticas não indígenas, e por parte das lideranças indígenas, recrimina a homossexualidade e afirma que esta é resultado do contato com a sociedade "envolvente", como apresentado na fala de uma liderança indígena no Quadro 5. A homossexualidade, nessa visão, conflitaria com a "tradição" indígena e decorreria da "perda da cultura" e "depravação advinda do contato". Outra visão tem uma atitude mais acolhedora com a diversidade, como se verifica na resposta de outra liderança (Quadro 5). Há que se lembrar que esses discursos não nos permitem afirmar que os povos indígenas são LGBTIfóbicos, uma vez que são narrativas escritas em língua portuguesa de lideranças que têm acesso à internet. A realidade indígena brasileira é composta por uma grande diversidade de vivências. Algumas pessoas indígenas que estão em aldeias distantes não compreendem a língua portuguesa, o que, entre outras questões, pode dificultar a compreensão e a autoproteção contra a sociedade não indígena. As narrativas assinaladas apontam alguns pensamentos dentro de várias perspectivas que compõem o pensamento dos povos indígenas brasileiros. Para afirmações mais aprofundadas seriam necessários estudos para registrar percepções e experiências de outros membros dessas comunidades, principalmente aquelas captadas pelas narrativas na língua de cada povo.

Quadro 5 Exemplos de falas de lideranças indígenas sobre a homossexualidade[43]

Liderança 1: narrativa anti-LGBTQIA+

> "Eu posso ser taxado de ignorante, atrasado ou preconceituoso... Mas esse defeito de personalidade não indígena eu não aprovo. Acho que o índio tem que se conservar como seus avós viveram tradicionalmente. Não existe ganho nenhum para esses marmanjos andarem com florzinhas como uma índia. O índio deu sempre bons exemplos de masculinidade porque os Payé jamais admitiriam que seus próprios filhos da Aldeia copiassem essa praga humana dos juruá. É uma vergonha para todos os Povos Indígenas o que esses jovens [...] estão fazendo. Espero que o Cacique e o Payé saibam como corrigir essa terrível doença do espírito".

Liderança 2: narrativa acolhedora em relação aos LGBTQIA+

> "[...] como Povos que cultuam a paz... não podemos permitir manifestações de homofobia entre nós. A questão indígena tem grandes aliados, amigos e colaboradores que são homossexuais e isso não os torna menos humanos, menos sensíveis, menos gente e menos dignos...[...] para mim não importa a orientação sexual das pessoas o que importa é quem são... como são... a essência de cada um como ser humano e que merece ser respeitado. Assim como alguns de nós os considera pessoas indignas, outros também nos consideram indignos só por sermos indígenas... e não podemos permitir que isso aconteça!"

Outra perspectiva sobre o tema foi desenvolvida por estudiosos a partir de textos históricos, literários e crônicas do período colonial sobre a sexualidade dos povos originários. Esses textos expressavam a visão colonizadora e etnocêntrica europeia, faltando portanto a visão do próprio indígena sobre a diversidade sexual e de orientações. Nessas crônicas, alguns povos participavam de rituais antropofágicos, que em geral eram relatados como orgias, nas quais os europeus ora eram partícipes, ora apenas observadores. Os Tupinambás costumavam utilizar termos como "tibira" e "çacoaimbeguira" para se referir aos índios gays e índias lésbicas, respectivamente[43].

Segundo esses estudos, a repressão sexual teria surgido a partir da colonização europeia para um controle forçado da sexualidade e se tornou uma das "feridas coloniais".[43] Dessa maneira, os castigos aos indígenas serviam como prática de controle e eram aplicados a "infrações", como nudez, bebedeira, fornicação, poligamia, obscenidade de atos, rixa, desenvoltura de sua língua(gem). O não cumprimento das determinações impostas pelos religiosos, como assiduidade às missas e à escola, prática do jejum e cultivo das roças, também eram justificativas para punições. As palmatórias, muito utilizadas pelos religiosos franciscanos, tinham sua quantidade definida de acordo com a gravidade da infração: as prisões podiam durar de uma noite a aproximadamente oito dias e o suplício no tronco, no qual o índio ficava preso, um ou dois dias sendo açoitado com trinta chibatadas diárias[43].

Havia uma brutal violência com quem saísse das normas permitidas pela Igreja, que era representante do Estado e da coroa portuguesa. O paradigma de conduta adequada era o homem cis europeu branco heterosexual casado que mantinha relações sexuais com sua esposa apenas para reprodução dentro da instituição família cristã. As intervenções e condenações eram executadas principalmente pelos padres católicos e validadas pelo tribunal do santo ofício (inquisição), que condenou no Brasil 135 pessoas por sodomia (sendo 4 indígenas informados)[43]. A sexualidade indígena, interpretada como obscena, era imoral e passível de punição com morte, como relatado no Quadro 6.

Quadro 6 Relato da morte do índio tibira Tupinambá, o primeiro homossexual condenado à morte no Brasil[43]

> "Em 1613: Índio tibira Tupinambá do Maranhão é executado como bucha de canhão por ordem do frades capuchinhos franceses em São Luís, "para desinfestar esta terra do pecado nefando".
> "Morres por teus crimes, approvamos tua morte e eu mesmo quero pôr fogo na peça para que saibam e vejam os francezes, que odiamos tuas maldades [...]: quando Tupan mandar alguem tomar teo corpo, si quiseres ter no Ceo os cabellos compridos e o corpo de mulher antes do que o de um homem, pede a Tupan, que te dê o corpo de mulher e ressuscitarás mulher, e lá no Ceo ficarás ao lado das mulheres e não dos homens [...] Junto da peça montada na muralha do Forte de S. Luiz, junto ao mar, amarraram-no pela cintura á bocca da peça e o Cardo vermelho lançou fogo á escrava, em presença de todos os Principaes, dos selvagens e dos francezes, e immediatamente a bala dividio o corpo em duas porções, cahindo uma ao pé da muralha, e outra no mar, onde nunca mais foi encontrada".

Diversidade sexual indígena na atualidade

A história brasileira está repleta de episódios brutais de violências sexuais praticadas contra os povos indígenas. O estupro foi utilizado como uma forma legal de tomar posse na captura de escravos e escravas[43]. A violência contra mulheres indígenas no processo de invasão do território brasileiro (o dito "pega a laço") se estende até os dias de hoje em alguns locais. Estupros foram e ainda são realizados por militares, garimpeiros, grileiros, homens não indígenas e indígenas contra mulheres indígenas, além de crianças. Alguns desses episódios se somam ao uso abusivo de álcool e outras drogas. A troca de atividade sexual por favores e presentes também é relatada, assim como a prostituição.

Religiões neopentecostais e seitas que se aproximam dos povos indígenas pelo argumento da filantropia, têm imposto sua religiosidade e atitudes condenatórias semelhantes aos colonizadores e padres católicos. A miséria e a falta de perspectiva de algumas comunidades favorecem a tentativa de imposição da cultura hegemônica sobre a cultura indígena. Cortam seus cabelos, os impedem de falarem sua língua, controlam seu território, exploram seus recursos, expropriam seu saber, obrigam-nos a registrar as crianças indígenas com nomes cristãos e não os chamam pelo nome de sua língua indígena (o que é muito comum inclusive por profissionais de saúde)[43].

Nesse contexto violento, de imposição religiosa e de vulnerabilização, assumir a ideia de que "não existe índio gay" pode ser uma estratégia de defesa contra a LGBTIfobia[45]. Há vários relatos de violência LGBTIfóbica contra indígenas que expressaram uma sexualidade diferente da cis heteronorma. Perseguição, apedrejamento, expulsão, imposição da prostituição, morte e suicídio, aparecem como resultado de posturas homofóbicas dentro e fora das comunidades indígenas[43].

A sexualidade indígena está inserida, em muitas regiões do país, em uma realidade de marginalização/vulnerabilização. Infecções sexuais, prostituição (inclusive infantil), violência de gênero e LGBTIfobia fazem parte de um cotidiano complexo, principalmente nas regiões onde há maior contato com a sociedade não indígena, nas proximidades de centros urbanos. O acesso a novas tecnologias, como celulares e internet, tem contribuído para a mudança das perspectivas da sexualidade e das práticas sexuais indígenas. A pornografia e o uso de câmeras para exposição erótica têm sido incorporados pelas novas gerações[46].

Os coletivos de estudantes indígenas universitários, por outro lado, têm debatido em rodas de conversa e encontros nacionais sobre a temática da diversidade sexual e que ser LGBTQIA+ não é uma doença vinda de fora das comunidades. Esses encontros têm sido importantes para que os jovens indígenas LGBTQIA+ conheçam seus direitos e sintam-se acolhidos. No Brasil, o Acampamento Terra Livre, maior encontro indígena do país promovido pela Articulação dos Povos Indígenas do Brasil, e o Encontro Nacional de Estudantes Indígenas (ENEI) realizaram em 2017 atividades sobre diversidade sexual e de gênero, demonstrando um avanço no debate brasileiro sobre a intersecção entre a questão indígena e LGBTQIA+[47,48].

Movimento *Two Spirits*

Dentre alguns movimentos de re-existência que buscam ressignificar o quadro de violência direcionado a pessoas LGBTQIA+ indígenas está o movimento pan indigenista *Two Spirits*, nos Estados Unidos e Canadá. Esse movimento ganhou visibilidade na pandemia da Aids, quando indígenas sem assistência de saúde voltavam para morrer em suas aldeias. Os indígenas que voltaram eram criticados por trazerem para suas famílias a "doença do bicha branco". Por outro lado, quando acolhidos, ajudaram a construir um novo sentido para sua existência naquele momento histórico. Os *Two Spirits* acreditam na ideia de que há dois espíritos, de homem e mulher. Para ativistas do Povo Mohawk há indígenas que teriam ambos os espíritos, sendo privilegiados por isso[49].

Em sua epistemologia, os *Two Spirits* reivindicam estar em outra lógica, não eurocêntrica, na qual não se aplica a categoria gênero. Além disso, resgatam figuras históricas como We'wha (Zuni, 1850-1896), ativista importante para o Povo Zuni, confundido com uma mulher por não indígenas. No reencontro com sua própria história, esse movimento constrói um ativismo que compreende a expressão da sexualidade como parte integrante da vida, buscando por isso atuar em pautas que dizem respeito a toda sua comunidade[50].

Nascido num panorama de negligência e falta de acesso a direitos, o movimento *Two Spirit* faz críticas importantes aos movimentos LGBTQIA+ e aos estudos *queer*. Argumenta que embora tenham produzido reflexões importantes, os estudos *queer* não têm tratado das realidades complexas dos povos indígenas, e temas importantes, como o colonialismo, o genocídio, a sobrevivência, a imigração, a diáspora, o luto e a resistência desses povos: "o que os estudos *queer* têm a dizer sobre império, globalização, neoliberalismo, soberania, e terrorismo?"[51].

Para os *Two Spirits*, como Driskill ativista do povo Cherokee, a recuperação das sexualidades indígenas está relacionada com a necessidade de um processo de descolonização que repare suas feridas e traumas históricos. Assim, reivindicam a ideia de "soberania erótica" (*sovereign erotics*) que significa a "totalidade erótica curada e/ou em processo de cura do trauma histórico ao qual os povos indígenas continuam a sobreviver, enraizada nas histórias, tradições e lutas pela resistência de nossas nações"[52].**

CONSIDERAÇÕES FINAIS

Os conceitos de interseccionalidade, etnocentrismo, decolonialidade, lugar de fala e vulnerabilidade são ferramentas que podem auxiliar os profissionais de saúde a compreender as diferenças existentes entre os LGBTQIA+ relativas a gênero, raça/etnia e classe. Além disso, contribuem na análise de políticas públicas que promovam equidade, reconhecendo que as necessidades podem ser diferentes entre pessoas de um mesmo segmento LGBTQIA+. Na prática clínica, esse conceitos permitem compreender que as subjetividades são diferentes dependendo das experiências prévias e do local de fala na estrutura social.

A população negra e os povos indígenas no Brasil foram marcados por um violento processo de colonização que os mantêm marginalizados ainda nos dias atuais. Ser uma pessoa LGBTQIA+ branca, negra ou indígena traz especificidades relacionadas à saúde que precisam ser conhecidas pelo profissional na abordagem integral e que vise promover equidade.

Erros comuns	Como evitá-los
Compreender LGBTQIA+ como sujeitos passivos em decorrência da sua vulnerabilidade.	Profissionais de saúde devem reconhecer as situações que vulnerabilizam as pessoas LGBTQIA+, sem vitimizá-las ou considerá-las passivas. Devem abordá-las entendendo suas potencialidades e escutando suas demandas a partir de suas próprias vivências, sem preconceitos ou julgamentos morais.
Considerar a população LGBTQIA+ como um grupo homogêneo em suas experiências e relações sociais.	É importante não generalizar as experiências da comunidade LGBTQIA+ a partir da perspectiva e narrativa de um grupo único, de homens cis gays, brancos, economicamente privilegiados. Para isso, faz-se necessário reconhecer as especificidades entre a comunidade e as intersecções com raça, classe, gênero e sexualidade.
Considerar a perspectiva nortecêntrica como universal e única.	A ciência e os conceitos utilizados para interpretar o mundo, inclusive de gênero, orientação e identidade sexual, são construções sociais e históricas, portanto, podem mudar ao longo do tempo e com a cultura, e também expressar relações de poder. Muitas das concepções hegemônicas atuais foram construídas por países colonizadores e reverberam na construção do ser e saber dos povos colonizados.
Não considerar questões de raça, classe ou gênero/sexualidade por meio de uma análise interseccional das necessidades da população LGBTIA+.	Raça, classe e gênero/sexualidade são categorias sociais que produzem relações de poder e opressão. Tais categorias se interseccionam e determinam construções de subjetividade e vivências. Assim, a lente interseccional deve ser considerada na análise dos processos de saúde e adoecimento nos diferentes segmentos LGBTIA+.
Negar a existência da diversidade sexual e de gênero entre indígenas.	Os povos indígenas são diferentes uns dos outros, inclusive em suas cosmovisões sobre a sexualidade, não devendo se homogeneizar. Alguns acolhem mais a diversidade sexual e de gênero, enquanto há relatos de posturas LGBTIfóbicas em outras comunidades. Negar que existem indígenas LGBTQIA+ pode ser uma defesa contra a LGBTIfobia trazida pela imposição da religião e culturas externas.

** Agradecimentos ao professor Estevão Fernandes, da Universidade Federal de Rondônia, pelo apoio e revisão na primeira versão do texto.

> **Material complementar**
>
> **Site**
> - www.geledes.org.br.
>
> **Canais YouTube®**
> - *Spartakus* (Spartakus Santiago).
> - *Muro pequeno* (Murilo).
>
> **Livros**
> - *As alegrias da maternidade*, de Buchi Emechet. Dublinense; 2018.
> - *Hibisco roxo*, de Chimamanda Ngozi Adichie. Companhia das Letras; 2011.
> - *Quarto de despejo*, de Maria Carolina de Jesus. Ática; 2019.
> - *Memórias da plantação*, de Grada Kilomba. Cobogó; 2019.
> - *Insubmissas lágrimas de mulheres*, de Conceição Evaristo. Malê; 2016.
> - *Irmã outsider*, de Audre Lorde. Autêntica; 2019.
> - *Por um feminismo afro-latino-americano*, de Lélia Gonzalez. Zahar; 2020.
> - *Olhos d'água*, de Conceição Evaristo. Pallas; 2014.
> - *Existe índio gay?*, de Estevão Rafael Fernandes; 2016. Brazil Publishing; 2019.
>
> **Música**
> - *AmarElo* (Emicida).
> - *Elza Negra; Negra Elza* (Elza Soares).
> - *Bixa Travesty* (Linn da Quebrada).
>
> **Filmes**
> - *Estrelas além do tempo* (direção: Theodore Melfi; 2016).
> - *Falando de amor* (direção: Forest Whitaker; 1995).
> - *Felicidade por um fio* (direção: Haifaa al-Mansour; 2018).
> - *M8: quando a morte socorre a vida.* (direção: Jeferson De; 2019).
> - *Moonlight* (direção: Barry Jenkins; 2016).
> - *Rafiki* (direção: Wanuri Kahiu; 2018).
> - *Pariah* (direção: Dee Rees; 2011).
> - *Desobediência* (direção: Sebastián Lelio; 2017).
> - *A morte e vida de Marsha P. Johnson* (direção: David France; 2017).
> - *The world unseen* (direção: Shamim Sarif; 2007).
> - *I can't think straight* (direção: Shamim Sarif; 2008).
>
> **Documentário**
> - *Anamnese* (direção: Clementino Junior; 2016).
> - *Terra sem pecado* (direção: Marcelo Costa; 2020).
> - Séries [subtítulo do box]
> - *Olhos que condenam*. Netflix; 2016.
> - *Vida e a história de Madam C. J. Walker*. Netflix; 2020.
> - *The L world*. Showtime; 2004.
> - *Dear white people*. Netflix; 2017.
> - *Greenleaf*. Netflix; 2016.

REFERÊNCIAS BIBLIOGRÁFICAS

Vulnerabilidade, interseccionalidade e estresse de minoria

1. Oviedo RA, Czeresnia D. O conceito de vulnerabilidade e seu caráter biossocial. Interface-Comunicação, Saúde, Educação. 2015;19:237-50.
2. Ayres JR, França Júnior I, Calazans GJ, Saletti Filho HC. O conceito de vulnerabilidade e as práticas de saúde: novas perspectivas e desafios. Promoção da saúde: conceitos, reflexões, tendências. 2003;2:121-44.
3. Dimenstein M, Neto MC. Abordagens conceituais da vulnerabilidade no âmbito da saúde e assistência social. Revista Pesquisas e Práticas Psicossociais. 2020;15(1):1-7.
4. Sevalho G. The concept of vulnerability and health education based on the theory laid out by Paulo Freire. Interface. 2018;22(64):177-89.
5. Almeida S. O que é racismo estrutural? Belo Horizonte: Letramento; 2018.
6. Brah A. Diferença, diversidade, diferenciação. Cadernos Pagu. 2006(26):329-76.
7. Lugones M. Colonialidad y género. Tabula rasa. 2008 (09):73-101.
8. Collins PH. Se perdeu na tradução? Feminismo negro, interseccionalidade e política emancipatória. Parágrafo. 2017;5(1):6-17.
9. Aguião S. A produção de identidades e o reconhecimento de sujeitos e direitos: algumas possibilidades da perspectiva interseccional e da articulação de marcadores sociais da diferença. Curso de Especialização em Gênero e Sexualidade – EGeS. Disciplina 3 – Sexualidade. Material Suplementar. Rio de Janeiro: CLAM/IMS/UERJ; 2015.
10. Collins PH. Pensamento feminista negro: conhecimento, consciência e a política do empoderamento. São Paulo: Boitempo; 2019.
11. Adichie C. O Perigo da História Única. Vídeo da palestra da escritora nigeriana no evento Tecnology, Entertainment and Design (TED Global 2009). Disponível em: https://www.ted.com/talks/chimamanda_ngozi_adichie_the_danger_of_a_single_story?language=pt-br (acesso 1 nov 2020).
12. Meyer IH. Prejudice, social stress, and mental health in lesbian, gay, and bisexual populations: conceptual issues and research evidence. Psychological bulletin. 2003;129(5):674.

Gênero, classe e raça

13. Brasil. Ministério da Saúde. Portaria n. 992, de 13 de maio de 2009. Institui a Política Nacional de Saúde Integral da População Negra. Brasília: Diário Oficial da União; 2009.
14. Werneck J. Racismo institucional e saúde da população negra. Saúde e Sociedade. 2016;25:535-49.
15. Roberto DM. Relativizando: uma introdução à antropologia social. São Paulo: Rocco; 2010.
16. Freyre G. Casa Grande & Senzala: formação da família Brasileira sob o regime da economia patriarcal. Rio de Janeiro: Livraria José Olympio, 1969. t. II.
17. Gomes R, Minayo MCS, Fontoura HA. A prostituição infantil sob a ótica da sociedade e da saúde. Rev Saúde Pública. 1999;33(2).
18. Lopes F. Experiências desiguais ao nascer, viver, adoecer e morrer: tópicos em saúde da população negra no Brasil. In: Seminário saúde da população negra Estado de São Paulo 2004. São Paulo: Instituto de Saúde; 2005. p. 53-101.
19. Stokely C, Hamilton CV. Black power: the politics of liberation in America. New York: Vintage; 1967.
20. Santos ND. Tornar-se negro: as vicissitudes da identidade do negro brasileiro em ascensão social. Rio de Janeiro: Edições Graal; 1983.
21. IBGE. Desigualdades sociais por cor ou raça no Brasil. Estudos e pesquisas. Informação Demográfica e Socioeconômica. Disponível em: https://biblioteca.ibge.gov.br/index.php/biblioteca-catalogo?view=detalhes&id=2101681 (acesso 01 nov 2020).
22. IPEA. Instituto de Pesquisa Econômica Aplicada. Fórum Brasileiro de Segurança Pública. Atlas da Violência; 2019.
23. Franco M. UPP – a redução da favela a três letras: uma análise da política de segurança pública do estado do Rio de Janeiro. [Dissertação]. Rio de Janeiro: Universidade Federal Fluminense; 2014.
24. Brasil. Ministério da Saúde. Secretaria de Atenção à Saúde. Departamento de Ações Programáticas Estratégicas. Política nacional de atenção in-

tegral à saúde da mulher: princípios e diretrizes, para o período compreendido entre os anos de 2004 e 2007. Brasília: Ministério da Saúde; 2004b.
25. Collins PH. Aprendendo com a outsider within: a significação sociológica do pensamento feminista negro. Sociedade e Estado. 2016;31(1):99-127.
26. Seyferth G. A invenção da raça e o poder discricionário dos estereótipos. Anuário antropológico. 1994;18(1):175-203.
27. Freitas TT. RIBEIRO, Djamila. O que é lugar de fala?. Belo Horizonte: Letramento, 2017. 112 p.(Feminismos Plurais). Horizontes Antropológicos. 2019 Aug;25(54):361-6.
28. Gonzales L. Racismo e sexismo na cultura brasileira. Revista Ciências Sociais Hoje. 1984;2(1):223-44.
29. Ribeiro CA. Class, race, and social mobility in Brazil. Dados. [online]. 2006;49(4):833-73.
30. Collins PH. Pensamento feminista negro: conhecimento, consciência e a política do empoderamento. São Paulo: Boitempo Editorial; 2019.
31. Rego YL. Reflexões sobre afronecrotransfobia: políticas de extermínio na periferia. Humanidades & Inovação. 2019;6(16):167-81.
32. Nardi PM. Gay masculinities. California: Sage; 2000.
33. Restier H, de Souza RM. Diálogos contemporâneos sobre homens negros e masculinidade. São Paulo: Ciclo Contínuo; 2019.

Povos indígenas

34. Instituto Brasileiro de Geografia e Estatística. Indígenas. Censo Demográfico 2010. Available: https://indigenas.ibge.gov.br/images/indigenas/estudos/indigena_censo2010.pdf (acesso 01 nov 2020).
35. ISA. Instituto Socioambiental. Povos indígenas no Brasil. Disponível em: https://pib.socioambiental.org/pt/P%C3%A1gina_principal (acesso 01 nov 2020).
36. Organização das Nações Unidas. Definição de genocídio. 1946. Disponível em: https://www.un.org/en/genocideprevention/genocide.shtml (acesso 01 nov 2020).
37. Sánchez Albornoz N. La población de América latina. Desde los tiempos precolombinos al. 1973;2025:79.
38. Figueiredo JD. Relatório Figueiredo. Brasília: Ministério do Interior; 1967.
39. Marinho GL, Borges GM, Paz EP, Santos RV. Infant mortality among indigenous and non-indigenous people in the Brazilian microregions. Rev Bras Enfermagem. 2019;72(1):57-63.
40. Fundação Nacional do Índio. Terras indígenas: o que é? Disponível em: www.funai.gov.br/index.php/nossas-acoes/demarcacao-de-terras-indigenas (acesso 15 jul 2020).
41. Marinho GL, Mendes Borges G, Araújo Paz EP, Ventura Santos R. Mortalidade infantil de indígenas e não indígenas nas microrregiões do Brasil. Rev Bras Enfermagem. 2019;72(1).
42. Natali JB. Investigação de índias é investigada na BA. Disponível em: https://www1.folha.uol.com.br/fsp/brasil/fc23059916.htm (acesso 01 nov 2020).
43. Fernandes ER. Decolonizando sexualidades: enquadramentos coloniais e homossexualidade indígena no Brasil e nos Estados Unidos. [Tese]. Brasília: Universidade de Brasília; 2015.
44. dos Santos Luciano G. O índio brasileiro: o que você precisa saber sobre os povos indígenas no Brasil de hoje. Ministério de Educação: SECAD; 2006.
45. Aurora B. A colonização sobre as mulheres indígenas: reflexões sobre cuidado com o corpo. Interethnic – Revista de Estudos em Relações Interétnicas. 2019; 22(1):109-15.
46. Fernandes ER. Existe índio gay?: a colonização das sexualidades indígenas no Brasil. Curitiba: Prismas; 2017.
47. VENEI. V Encontro Nacional de Estudantes Indígenas 2017. Disponível em: https://bahiaenei.wixsite.com/v-enei/programacao (acesso 15 jul 2020)
48. Candido M. Excluídos e sexualizados, indígenas LGBTs contra-atacam a homofobia. Disponível em: https://www.uol.com.br/ecoa/ultimas-noticias/2020/06/22/excluidos-e-sexualizados-indios-lgbts-contra-atacam-a-homofobia.htm (acesso 03 nov 2020).
49. McCallum C. Nota sobre as categorias gênero e sexualidade e os povos indígenas. Cadernos Pagu. 2013(41):53-61.
50. Fernandes ER. Indigenous homosexual activism: a comparative analysis between Brazil and North America. Dados. 2015;58(1):257-94.
51. Driskill QL. Doubleweaving two-spirit critiques: building alliances between native and queer studies. GLQ: A Journal of Lesbian and Gay Studies. 2010;16(1-2):69-92.
52. Driskill QL. Call me brother: Two-spiritness, the erotic, and mixedblood identity as sites of sovereignty and resistance in Gregory Scofield's poetry. Speak to me words: Essays on contemporary American Indian poetry. 2003:222-34.

9

Religiões e suas interfaces com a diversidade sexual e de gênero

Denison Melo de Aguiar
André Luiz da Silva
Stephan Sperling
Ronaldo Zacharias
Fernando Augusto de Souza Guimarães
Ivana Warwick
Francirosy Campos Barbosa
Rogerio Cukierman
Uri Lam

INTRODUÇÃO

Denison Melo de Aguiar

Espiritualidade, religião e religiosidade são conceitos diferentes e com implicações diversas na vida das pessoas LGBTQIA+. A espiritualidade é a busca de uma experiência transcendente, de significados e explicações para a vida. É subjetiva, pessoal e singular e, embora possa existir nas religiões, não é exclusiva delas.

A religião é um sistema de crenças e normas institucionalizadas que orientam as ações cotidianas das pessoas. É a busca pelo divino por meio de ritos e simbologias específicos. Por seu caráter institucional, tem hierarquias de poder, definição de lideranças e regras que organizam a socialização entre seus membros, entre si e com aqueles fora da religião.

A religiosidade, por conseguinte, é a prática relacionada a uma instituição religiosa. É o cumprimento de normas e doutrinas, como a consagração de rituais, a reverência aos símbolos religiosos e a crença em dogmas. As diferentes religiões podem ser mais ou menos flexíveis em relação à exigência das práticas religiosas.

Existem religiões nas quais a aceitação da diversidade sexual é irrestrita, porém, apesar das diversidades de gênero e orientação sexual não serem mais consideradas patologias no meio médico, sociológico e psicológico e de muitos avanços legais e de direitos humanos terem sido conquistados, grande parte da população brasileira está vinculada a religiões nas quais a heterocisnormatividade é a regra, o que invisibiliza, marginaliza e culpabiliza as pessoas LGBTQIA+ que fazem parte dessas comunidades.

Assim como a sexualidade, a espiritualidade faz parte do conceito de saúde integral. Pessoas LGBTQIA+ têm espiritualidade e podem desejar ter uma prática religiosa, demanda que deve ser acolhida pelas comunidades. Da mesma maneira, o respeito à diversidade religiosa deve ser um objetivo naquelas sociedades que tenham como princípio a solidariedade, o diálogo e a diversidade humana. A intolerância religiosa deve ser combatida e todas as religiões devem ser aceitas, desde que seus discursos não propaguem a violência e o ódio.

A vinculação a alguma religião pode ser um fator de resiliência e proteção para comportamentos de risco, assim como o apoio familiar. No entanto, em algumas situações, as religiões podem ser determinantes de violência e vulnerabilização, especialmente para os LGBTQIA+. O que fazer, quando espiritualidade e sexualidade parecem impossíveis de se apresentarem em uma mesma pessoa, segundo os dogmas que regem algumas religiões? Como lidar, se o berço de suas crenças, proíbe a sua existência por ser quem se é? Como amenizar o sentimento de não pertencimento? Se as instituições religiosas são, por princípio, locais de acolhimento, de socialização e de senso comunitário, caberia aos líderes religiosos a responsabilidade pela inclusão de todas as pessoas, que, aliás, podem se tornar seus futuros membros.

O Brasil é um país rico em sua diversidade cultural e religiosa. Pesquisa realizada em janeiro de 2020 mostrou que, entre a população brasileira, 50% se diz católica, 31% evangélica, 10% referem não ter religião, 3% são espíritas, 2% de umbanda, candomblé ou outras religiões afrobrasileiras, 2% de outras religiões, 1% ateus e 0,3% judeus (Pesquisa Datafolha, 13 jan. 2020). Com o intuito de compreender como as religiões encontradas no país lidam com a diversidade sexual e, principalmente, como acolhem os LGBTQIA+ e suas famílias dentro de suas comunidades, sem ferir os dogmas de cada religião, solicitamos a estudiosos e líderes religiosos que descrevessem a visão atual dentro de seus preceitos.

A seguir, serão expostas as perspectivas de diversas religiões a respeito da diversidade sexual e de gênero, em ordem alfabética.

PERSPECTIVA BUDISTA

André L. Silva – Monge Yakusan

Desde os primórdios com o Buda histórico (o então príncipe Sidarta Gautama), a filosofia de Buda, que passou a ser chamada de budismo por volta do século XVIII, não é uma religião de imposição dogmática no que se refere à sexualidade. A homossexualidade é vista exatamente como a heterossexualidade, como a bissexualidade e todos os espectros da sexualidade humana.

A totalidade das escolas budistas são unânimes em não impor aos seus praticantes uma maneira correta de se viver, mas sim propor maneiras de nos livrarmos das amarras que nos levam ao sofrimento, como ensinou o Buda histórico e as centenas de mestres e mestras ao longo dos séculos.

As visões tradicionais zen da sexualidade humana se enquadram confortavelmente no âmbito mais amplo da moralidade budista. Isto é, o comportamento sexual humano, especialmente o desejo sexual, não é considerado inerentemente mau ou bom, mas pode ser visto como um dos mais poderosos obstáculos à prática religiosa e à obtenção da iluminação. Assim, por exemplo, os textos do budismo Theravada proíbem especificamente todas as formas de comportamento sexual de monges e monjas. Os códigos Theravada exigem a expulsão automática da comunidade monástica de qualquer monge ou monja que se envolvesse em relações sexuais. Embora os códigos monásticos zen não sejam uma replicação exata dos códigos mais antigos, o celibato tem sido uma conduta esperada nos mosteiros zen tradicionais. Tradicionalmente, o comportamento sexual apropriado para praticantes leigos budistas inclui relações sexuais apenas dentro dos limites do casamento.

Ao longo da história da tradição zen, alguns mestres rejeitaram aspectos do código monástico zen, incluindo o entendimento tradicional de sexualidade, comer carne e beber álcool. Considerando que todas as distinções como bem e mal, moral e imoral são dualidades que transcendem a iluminação, certos professores zen consideram permissíveis as relações sexuais. Essa abordagem foi severamente criticada por outros professores zen como um mal-entendido da "liberdade zen" que leva a um comportamento degenerado.

O monaquismo zen no Japão passou por uma mudança significativa desde o final do século XIX. Dentro das várias escolas do budismo na China e no Japão hoje, a maioria dos monges se casa e cria famílias, embora as monjas continuem praticando o celibato. Nesse sentido, o zen japonês moderno difere de outras formas modernas de zen no leste da Ásia. No Ocidente, onde a maioria dos praticantes e professores de zen são leigos, o casamento entre as lideranças é comum. De fato, a compreensão do comportamento sexual apropriado nos círculos zen ocidentais está mudando, de modo que não é incomum que os professores zen no ocidente aceitem relações sexuais comprometidas entre casais não casados, incluindo relacionamentos homoafetivos[1].

O mestre zen vietnamita Thich Nhat Hahn, ao estabelecer os princípios do que se chamou de budismo engajado (socialmente), deixou dentre os preceitos, orientações para uma conduta sexual adequada:

"Não maltrate seu corpo. Aprenda a cuidar dele com respeito. Para preservar a felicidade dos outros, respeite os direitos e os compromissos dos outros. Preserve suas energias vitais (sexual, espiritual, respiração) para a realização de seu Caminho. Para irmãos e irmãs leigos ou a monges ou monjas a quem não são exigidos votos de castidade: suas expressões sexuais não devem ser sem amor e comprometimento. Em uma relação sexual tenha consciência do sofrimento que pode ser causado no futuro. Para preservar a felicidade de outros, respeite seus direitos e compromissos. Esteja plenamente consciente da responsabilidade de trazer novas vidas a este mundo. Medite sobre o mundo para o qual você está trazendo novos seres"[2].

Em relação ao gênero, o budismo antigo já reconhecia quatro gêneros: masculino cis, feminino cis, ubhatovyañjañaka (equivalente ao intersexo) e pandaka (equivalente à pessoa transgênero). O que se discutia na época era a permissão para ordenar pessoas transgênero como monge ou monja, fato que hoje já ocorre naturalmente na grande maioria das escolas budistas[3].

Apesar disso, alguns templos e mosteiros ainda não permitirem a ordenação de monges e monjas LGBTQIA+. Entretanto, por entender que as pessoas LGBTQIA+ ainda são uma população muito vulnerabilizada, existem comunidades budistas específicas para acolher pessoas LGBTQIA+ e combater a LGBTIfobia[4]. No Brasil, em 2018, foi criada a *Rainbow Sangha*, com o apoio de diversas escolas budistas e praticantes de todo o país e também de pessoas brasileiras vivendo no Japão. Além do apoio à causa LGBTQIA+, um dos pontos da *Rainbow Sangha* é o diálogo inter-religioso. O lema dessa comunidade é: "Budismo integra, não segrega. Vamos viver a diversidade e não a adversidade"[5].

PERSPECTIVA CANDOMBLECISTA

Stephan Sperling, Ìyàwó de tradição Nàgó-Ègbá e Juremado na tradição pernambucana da Jurema Sagrada pela Zeladora-de-Santo Maria José Santos de Carvalho, Ìyálòrìṣà Zezé de Òṣun

Apesar de incorreto, convencionou-se denominar o conjunto de manifestações religiosas tradicionais africanas, pautadas por maior vinculação étnica, cultural e litúrgica com o Continente Mãe, de candomblé. Em verdade, dificilmente podemos vincular as diversas manifestações religiosas da ancestralidade negra em apenas um sistema de crença. Para além da dificuldade de sintetizarmos em um único sistema de crenças toda a multiplicidade de fenômenos religiosos dessas etnias e nações, os candomblés nasceram – como muitas outras confissões – em meio a um ambiente sincrético[6]. "Pode-se compreender como sincretismo a combinação, em um só sistema, de elementos de crenças e práticas culturais de diversas fontes, uniu práticas e crenças católicas e de diversos povos africanos. Teve uma função estratégica na constituição dos candomblés, uma vez que a perseguição a qualquer elemento da cultura negra era muito frequente na sociedade brasileira da época do surgimento dos candomblés, o que tornou esta estratégia uma forma de resistência e camuflagem"[7].

O pensamento ontológico candomblecista, ao menos o *Nàgó-Yorùbá*, ressaltando que a formação do candomblé brasileiro comporta diversos grupos étnicos e linguísticos, pode ser sistematizado em dez dimensões, conforme pode ser observado na Tabela 1.

Tabela 1 As dez dimensões da sistematização do pensamento candomblecista *Nàgó-Yorùbá* (adaptado do Professor e *Bàbálòrì* à Sidnei Nogueira de *Sàngó*)

Dimensão (em Nàgó-Yorùbá)	Significado	Fundamento
Ara	Corpo	Instrumento físico de nossa individualidade na Terra, que para os yorùbá é compreendida como um Grande Mercado, onde realizamos nossas transações e trocas
Òjiji	Espelho do corpo	Espécie de representação imaterial de nosso corpo, no qual reside a força vital que nos sustenta
Okàn	Coração	Sede dos sentimentos que, junto aos pensamentos de um indivíduo, compõem a singularidade de seu iwá, caráter
Èmí	Sopro primordial	Sopro infundido pelo Criador, indestrutível e sobrevivente à morte do Ara
Orí	Cabeça	Divindade individual mais essencial, antes da qual nenhuma outra divindade abençoa o ser humano
Òrìsà	Orixá	Natureza divinizada e ancestralizada. Dá forma a tudo e a todos, sendo despertada na iniciação, para que, em transe, manifeste-se no médium*
Ara Ègùngùn	Corpo ancestral	Conjunto no pós-vida dos indivíduos e de suas realizações durante sua passagem terrena
Odú	Caminho	Estrada de conhecimento, marcada por diversos signos, por vezes sendo visualizados e interpretados pela consulta aos Oráculos**
Ìwà	Caráter	Casamento indissolúvel entre o que somos e como nos portamos
Elégbára/Bará/ Exu individual	Mensageiro individual***	Aquele que nos conecta aos recados do Divino e protege nossa corporeidade

* Médium não é termo empregado pelas tradições candomblecistas, uma vez não sendo o Òrìsà uma Entidade externa que empresta o corpo do iniciado, mas sim uma Divindade que se exterioriza durante as cerimônias. Para facilitar a compreensão do fenômeno, no entanto, pode-se realizar esse paralelismo com a manifestação Espírita.

**Èrindílógùn, do yorubá Dezesseis, é a consulta às dezesseis conchas de búzios que, em mais de 250 combinações, ou caídas, determinam aspectos relevantes da vida do consulente. Também conhecido como Jogo ou Consulta a Òrúnmìlà-Ifá, Divindade da ciência do caminho e dos acontecimentos, não deve ser compreendido como sortilégio vulgar, mas como verdadeira anamnese espiritual da condição do consulente.

*** Èsù, Exu, Divindade dos caminhos e limiares: Aquele que preside a comunicação entre a Terra e a Ancestralidade, o Mundo Além, neste caso, não se trata da Entidade que ocupa o imaginário popular e se manifesta em muitas cerimônias, mas da Divindade associada a cada ser humano e a seu Orixá.

Pode-se perceber o quanto é indissociável para o sistema de crenças dos candomblés a vivência corpórea e a manifestação espiritual. A jornada humana não se trata, dessa forma, de uma busca *de*, mas de uma busca *através*. Não havendo o que redimir, como também não havendo do que escapar, o candomblé, herdando parte do pensamento tradicional africano, incentiva o permanente devir, valorizando cada experiência em busca do fortalecimento de *orí* (cabeça) e de *iwá* (caráter). Para tanto, auxiliando o ser humano nesse movimento ininterrupto através de si mesmo, encontra-se disponível o *Àsẹ*, Axé, a força vital. Viver transitando e operando no Mercado da Vida consome a força do ser humano corporificado, sendo necessário realizar uma série de trocas e ofertas com a Natureza para que essa força vital seja recuperada – trocas e ofertas que se denominam, de forma simplificada *Ẹbọ*, Ebó, oferenda; e *Orò*, imolação, quando envolve sacralização de animais para consumo comunitário.

Nesse cenário, a sexualidade humana não poderia deixar de compor sua narrativa e possuir sua relevância. No entanto, é preciso reconhecer que o pensamento *Nàgó-Yorùbá*, ao menos antes da colonização europeia, não impunha a alguém, fora do contexto erótico, um exercício de identidade vinculado à sua genitália, ou algum tipo de relação de poder, ou lugar social vinculado à anatomia[8].

As disposições com que as Comunidades Tradicionais de Terreiro disciplinam a dinâmica da sexualidade humana, portanto, possuem não apenas herança da ancestralidade africana, mas, igualmente, interferências do processo de colonização e aculturação. Para muitas, isso significa a persistência da genitalização do papel social e religioso de seus filhos-de-Santo, destinando às pessoas com pênis, o exercício de funções religiosas específicas, como o toque dos atabaques e as oferendas para Exu, enquanto às pessoas com vulva são destinadas outras atividades, como o preparo dos animais sacralizados e obrigatoriamente o uso de saias no terreiro. Isso pode violentar o exercício religioso das pessoas trans nas Casas de Santo e não representa a essência do pensamento *Nàgó-Yorùbá*.

Os enfrentamentos às fórmulas tradicionalistas colonialistas no seio da religião iniciaram-se, sobretudo, por meio de sacerdotisas e sacerdotes homossexuais, que se identificavam publicamente com o uso de indumentárias, até o momento exclusivas para o gênero diferente do seu. É o caso do pano de cabeça, peça tida como de uso exclusivo por pessoas com sexo biológico feminino, mas que passou a compor a paramentação de homens, cis ou transgêneros. Deve-se, nesta matéria, destacar a memória de Pai Joãozinho da Goméia, (nome-de-Santo *Taata Londirá*), prodigioso sacerdote do candomblé *Ngola*, cis gay, cuja fibra e persistência desmistificaram e tornaram a religião sensível às demandas da população LGBTQIA+.

Talvez o único fenômeno que restrinja atividades ritualísticas de mulheres cis e alguns homens trans seja a menstruação. Há funções na Casa de Àsẹ interditadas para quem está observando período menstrual, como participar do *Ipàdé*, oferenda propiciatória a *Èsù*, ou manifestar em transe seu *Òrìsà*. No entanto, o interdito não reside na expressão da identidade de gênero do candomblecista, mas de um fenômeno biológico corporal específico. Analogamente, a ejaculação também impedirá a atuação de mulheres trans e os homens cis.

É desafiador ceder espaço à cosmovisão candomblecista no momento do encontro clínico. No entanto, o principal fenômeno que restringe seu efetivo compartilhamento não é o desconhecimento em relação à espiritualidade ancestral negra, mas, eminentemente, o racismo religioso. Para o povo de Santo LGBTQIA+, ainda, sobrepõe-se no encontro médico-paciente dois episódios de grande vulnerabilidade: afirmar-se LGBTQIA+ numa sociedade estruturalmente organizada para odiar diversidade de gêneros e sexualidades, e candomblecista, numa sociedade estruturalmente organizada para promover o ódio racista.

Investir na possibilidade de compartilhamento, buscar convergências entre visões sistêmicas de religiosidade, confiar no encontro profissional de saúde/paciente como evento pedagógico, em que não apenas condições de saúde devam ser cuidadas, mas formas de ser no mundo igualmente, é o melhor indicativo para LBTI+ candomblecistas. Respeitar os limites e as exposições da corporeidade do outro, evitando toques em signos religiosos (como os fios de conta, as tiras de palha amarradas nos braços e abdome – contra-Ègùn, o pano de cabeça, ou pano da Costa – que envolve tórax e abdome) e investigando-se posturas que podem causar estranhamento (silêncio persistente, olhares baixos, não tomar nenhum objeto diretamente das mãos do profissional) por estarem associadas à ritualística, facilitam o acolhimento e o conforto para a consulta.

Nenhuma orientação sexual ou identidade de gênero é indesejável ou menosprezável diante da ancestralidade ou diante de Òrìṣà, tudo é expressão da jornada do ser humano através de si mesmo, em busca de uma cabeça melhor, de um caráter melhor, de maior intimidade com as Divindades e de um legado benéfico para os que sucederem a comunidade religiosa. Faz sentido que os encontros para cuidado, dessa forma, reproduzam essa segurança e naturalidade.

PERSPECTIVA CATÓLICA

Padre Ronaldo Zacharias, *sdb*

A concepção da Igreja Católica sobre a sexualidade humana pode ser sintetizada nos aspectos descritos a seguir.

A sexualidade humana é um componente fundamental da personalidade, um próprio modo de ser, de se manifestar, de se comunicar com os outros, de sentir, de se exprimir e de viver o amor humano; portanto, uma dimensão constitutiva do humano.

Embora a sexualidade não possa, em hipótese alguma, ser reduzida à genitalidade, é preciso reconhecer ao corpo uma particular função: ele revela e expressa a pessoa na sua condição de homem e mulher – dois modos de participação da mesma humanidade –, pois não há outro modo de existir se não por meio da corporeidade.

Os sexos são semelhantes para se compreenderem e diferentes para se completarem. O fato de o corpo humano ser sexuado significa que ele exprime a dupla vocação do ser humano à reciprocidade e à fecundidade; vocação esta que se manifesta por meio das relações de intimidade sexual-genital.

As relações sexuais devem se realizar somente na instituição do matrimônio – entendido como definitiva comunhão de vida –, porque só então se verifica o nexo inseparável entre o significado unitivo e o significado procriativo de tais relações. Fora do matrimônio, portanto, a vivência da sexualidade, na sua dimensão de genitalidade, é considerada uma grave desordem moral e, portanto, ilícita. Para os não casados, o caminho de realização sexual é o da abstinência sexual.

A abstinência sexual é uma das expressões da castidade, isto é, do empenho para a integração da sexualidade na própria personalidade, integração que comporta a integridade da pessoa e a integralidade da doação. A integridade da pessoa caracteriza-se pelo fato de ela estar inteira naquilo que faz, e garante, assim, a unidade entre sentimento-desejo, razão-vontade, atração-fantasia, relação-compromisso. A integralidade da doação, por sua vez, comporta a doação total de si num contexto de compromisso estável e definitivo. Ambas implicam o domínio de si e indicam que a castidade tem leis de crescimento e está sujeita à fragilidade e vulnerabilidade próprias do humano. O autodomínio deve estar sempre orientado à autodoação.

A orientação afetivo-sexual, quando constitutiva, também faz parte da identidade pessoal. Ela se caracteriza por tendências hetero ou homossexuais profundamente enraizadas, isto é, as pessoas sentem atração exclusiva ou predominante por alguém do sexo oposto ou do mesmo sexo. O fato de se reconhecer que a homossexualidade se expressa histórica e culturalmente de formas muito variáveis, que sua gênese continua amplamente inexplicada, que a pessoa não escolhe por quem se sentir atraída, o fato de tal atração não proceder de uma complementaridade afetiva e sexual verdadeira – complementaridade possível apenas entre pessoas de sexo diferente – e fechar o ato sexual ao dom da vida – ato próprio e específico dos cônjuges – faz com que ela seja considerada objetivamente desordenada, isto é, não orientada aos fins da sexualidade (unitivo e procriativo). Sendo assim, a única via de realização sexual para as pessoas homossexuais também é a da abstinência sexual. No entanto, como se exclui o matrimônio como possibilidade para as pessoas homossexuais, a abstinência sexual é por toda a vida, o que não deixa de ser uma cruz para tais pessoas. Por isso mesmo, elas devem ser acolhidas com respeito, compaixão e delicadeza. Chamadas também elas à castidade, podem e devem aproximar-se, gradual e resolutamente, da perfeição cristã.

Resulta difícil e até impossível compreender a concepção da Igreja Católica sobre sexualidade e orientação afetivo-sexual se não tivermos presente o fundamento de tal concepção, pois deste deriva uma determinada antropologia que subjaz à sua compreensão da realidade e, consequentemente, aos seus ensinamentos. A Palavra de Deus é esse fundamento (Palavra composta pela Sagrada Escritura e pela Sagrada Tradição). De acordo com essa Palavra, foi Deus quem criou o ser humano à Sua imagem; foi Ele quem os criou homem e mulher (Gn 1,27). Foi Deus quem quis que os dois formassem uma só carne (Gn 2,24), fossem fecundos e se multiplicassem (Gn 1,28). E Jesus, ao referir-se às passagens do Gênesis no debate com os fariseus sobre o divórcio (Mt 19,3-9), não apenas confirmou a vontade de Deus sobre o homem e a mulher, mas empenhou a Igreja em preservá-la e defendê-la. E, assim, a Sagrada Tradição e o Magistério da Igreja sempre confirmaram que: o matrimônio é o único contexto lícito para a intimidade sexual; a inseparabilidade entre os significados unitivo e procriativo da sexualidade – os mesmos do matrimônio – é querida por Deus; o ser humano possui uma natureza que deve ser respeitada e não pode ser manipulada como lhe apetece; há uma lei moral inscrita na natureza humana, a ser compreendida à luz da unidade da alma e do corpo, da unidade das suas inclinações, tanto de ordem espiritual quanto biológica, e de todas as outras características específicas, necessárias para a obtenção do seu fim.

É nessa perspectiva que se deve compreender a transgeneridade. A tentativa de superar a diferença constitutiva entre masculino e feminino conduz a uma ambiguidade masculina e feminina que impede o processo de identificação da pessoa e, portanto, aniquila a natureza, faz com que a pessoa viva uma condição indeterminada e lança-a num terreno em que prevalecem a pulsão emotiva e a vontade individual, mais do que a verdade do ser. E isso, para a pessoa, pode gerar um grande sofrimento. Pôr-se ao lado de tais pessoas para compreender a vontade de Deus a seu respeito, ajudá-las a aceitar o próprio corpo, a cuidar dele e a respeitar os seus significados, também quanto à sua feminilidade ou masculinidade, é tarefa da Igreja.

Para a igreja católica, a sexualidade é um bem (no sentido ético) com valor em si, e deve ser assumida também como um valor (no sentido ético), que constitui um bem para quem o assume. No entanto, há um grande abismo entre o que ela propõe aos fiéis quanto à vivência da sexualidade e a prática concreta desses fiéis. Na tentativa de propor um possível caminho de superação – ou ao menos de redução – de tal abismo, ouso elencar aqui algumas pistas, atendo-me a constatações objetivas, sem fazer qualquer juízo de valor. Tais pistas indicam o que precisaria ser revisto e/ou aprofundado na doutrina católica a respeito da sexualidade. Urge, portanto: 1. estender a abordagem da sexualidade para além do contexto exclusivo do matrimônio; 2. superar a identificação entre moral sexual e ensinamento do Magistério; 3. ampliar o conceito de complementaridade para além da dimensão puramente heterogenital ou reprodutiva; 4. assumir a abstinência sexual com "um" dos caminhos para se alcançar a excelência moral; 5. elaborar uma ética sexual que assuma a fraqueza e a vulnerabilidade humana como dimensões constitutivas do humano; 6. opor-se à identificação entre comportamento gravemente desordenado ou meramente ilícito e comportamento pecaminoso; 7. integrar ideal e real, ser e dever ser na proposta de vivência da sexualidade; 8. afirmar que a "mudez" sobre a vivência da própria sexualidade não pode ser condição para aceitação da pessoa na sua identidade sexual; 9. compreender efetivamente a castidade como integração da sexualidade num projeto de vida que seja significativo para a pessoa em questão; 10. superar a dicotomia entre ser-agir em matéria sexual; 11. assumir o outro, seja ele quem for e seja qual for a condição-contexto em que vive, como sujeito da reflexão moral; 12. dar prioridade à qualidade da relação interpessoal e não ao significado de qualquer ato apenas em si mesmo; 13. integrar as dimensões objetiva e subjetiva da moralidade no processo de decisão pessoal e de juízo de valor; 14. assumir a misericórdia evangélica como chave de interpretação tanto da doutrina do Magistério quanto da vivência concreta dos fiéis; 15. proclamar que o convite evangélico à santidade é sempre inclusivo e dirigido a todas as pessoas de boa vontade.

Parafraseando o apóstolo Paulo, podemos dizer que trazemos um grande tesouro em vaso de barro (2Cor 4,7). Ao mesmo tempo em que precisamos cuidar para que o vaso não se rompa e comprometa a beleza do tesouro, devemos também cuidar para que o tesouro não deixe de ser significativo para o vaso, comprometendo, dessa forma, a sua existência. Nesse sentido, há muito ainda a ser feito!

PERSPECTIVA ESPÍRITA KARDECISTA

Fernando Augusto de Souza Guimarães

Desde a sua chegada ao Brasil, o espiritismo kardecista, como chamado por alguns, ou o espiritismo, simplesmente, ganhou muitos adeptos. Atualmente, compõe o cenário religioso brasileiro como terceira maior vertente religiosa no país, estando atrás apenas dos segmentos católicos e evangélicos. Embora, a dimensão religiosa do espiritismo seja mais conhecida entre os brasileiros, cabe lembrar que a doutrina espírita se apresenta ao mesmo tempo enquanto religião, filosofia e ciência, possibilitando diversas experiências e vivências, a depender de qual das três dimensões se dá prioridade.

Essa característica do espiritismo entrelaça-se à concepção de seu "codificador" Allan Kardec – pseudônimo de Hippolyte Léon Denizard Rivail, que ao estudar o fenômeno das "mesas girantes e falantes"*, por meio de métodos experimentais, acabou codificando uma doutrina filosófica com implicações morais. Desse modo, a base teórico-doutrinária do espiritismo repousa no trabalho de Allan Kardec, especialmente nos "livros da codificação": *O livro dos Espíritos* (1857), *O Livro dos Médiuns* (1861), *O Evangelho segundo o Espiritismo* (1864), *O Céu e o Inferno* (1865) e *A Gênese* (1868). Sendo a publicação de *O Livro dos Espíritos* considerada o marco inicial do espiritismo.

A doutrina espírita considera que cada pessoa possui um espírito imortal que evolui por meio de processo reencarnatório, sendo os acontecimentos da existência encarnada submetidos à lei de causa e efeito, resultado da justiça divina que impõe aos espíritos as consequências de todos os seus atos. Dada a dinâmica da reencarnação, os efeitos das ações individuais dos espíritos se impõem sobre estes, mas não obrigatoriamente na mesma existência, pois dependem das necessidades evolutivas individuais. A implicação dessa doutrina reside na possibilidade de se compreender os acontecimentos da vida como

---

* Entretenimento popular no século XIX que consistia em grupos de pessoas reunidas para assistir o fenômeno das mesas que giravam, bem como ouvir os barulhos que ocorriam nesses episódios. Tais fenômenos eram creditados à manifestação de espíritos.

efeitos de ações em encarnações pretéritas, não como punição, mas antes, enquanto oportunidades de aprendizagem para evolução espiritual, fruto da justiça divina e não de sua ira.

A partir da consideração desses princípios doutrinários e da dinâmica da vida proposta pelo espiritismo é possível compreender qual a sua postura diante da diversidade de gênero e sexual. Allan Kardec, em *O livro dos espíritos*, esclarece que os espíritos não têm sexo, pois esta é uma condição do corpo biológico, condição imposta aos espíritos encarnados para que aprendam a lidar com a energia sexual de maneira "digna, disciplinada e responsável". Diferente de outras vertentes religiosas, no espiritismo a energia sexual é vista como força positiva e criativa, estando atrás apenas da força do amor. Desse modo, práticas sexuais não são condenadas *a priori*, pois o que as definem como certas ou erradas é sua relação com o amor, ou seja, as motivações por trás do ato sexual em si. O importante é se o sexo é feito com afeição, com respeito mútuo, fidelidade, lealdade, isto é, o certo é o sexo motivado pelo amor e não pela busca desenfreada do prazer.

Assim, a moralidade sexual no espiritismo se pauta nas intenções que movem o coito sexual muito mais do que nas práticas envolvidas. Nesse sentido, o sexo heterossexual não é a métrica que estabelece o certo e o errado. E embora a monogamia seja vista como o modelo das relações afetivo-sexuais, desde que baseada no amor, ainda assim, não é privilégio das relações heterossexuais, devendo ser buscada em toda relação afetivo-sexual, independentemente da orientação sexual e do gênero dos indivíduos.

Destarte, no espiritismo não há condenação explícita de nenhuma orientação sexual ou de gênero, porque são as motivações que conferem o bom emprego da energia sexual. Além disso, a combinação dos princípios da imortalidade do espírito e da reencarnação possibilita o surgimento de diversas explicações sobre a diversidade sexual e de gênero, negando sua patologização e reforçando a necessidade de encará-las como normais. Logo, se torna possível o exercício da religiosidade espírita por parte de indivíduos LGBTQIA+ sem que tenham de lidar com a culpa de serem quem são.

Entretanto, é preciso reforçar que no espiritismo não há instituições nem pessoas responsáveis por assegurar a legitimidade das interpretações da doutrina e estabelecer o certo do errado. Tal como constata Célia da Graça Arribas, o espiritismo acaba sendo aquilo que homens e mulheres fazem da doutrina. Por isso, aos indivíduos LGBTQIA+ que busquem viver sua religiosidade no meio espírita, é importante salientar que haverá disparidades no modo como a diversidade sexual e de gênero são abordadas em cada centro espírita, a depender das pessoas que o compõem, podendo ser mais progressistas ou menos.

PERSPECTIVA EVANGÉLICA

Pastora Ivana Warwick

As igrejas protestantes são igrejas cristãs que surgiram na Alemanha a partir da reforma protestante no século XVI, quando em 1517, Martinho Lutero, o líder reformista, apresentou 95 teses que criticavam práticas da igreja católica, como o pagamento de indulgências. As igrejas protestantes são também conhecidas como evangélicas, por basearem sua crença nos quatro evangelhos de Jesus Cristo e ter a Bíblia como sua única regra de fé e prática. Atualmente há três grandes correntes evangélicas: a protestante histórica, a pentecostal e a neopentecostal.

As igrejas protestantes históricas são as mais antigas e referem-se às igrejas Luterana, Presbiteriana, Batista Histórica, Metodista e Anglicana, ou Episcopal. As igrejas pentecostais surgem nos Estados Unidos, no início do século XX, e tem como sua crença fundamental os dons sobrenaturais do espírito santo: falar em línguas estranhas, curas milagrosas, exorcismo. Suas principais representantes no Brasil são a Assembleia de Deus, a Congregação Cristã e a Pentecostal Deus é Amor. Os neopentecostais são um desdobramento mais recente dos pentecostais e suas principais representantes no Brasil são a igreja Universal do Reino de Deus e a Renascer em Cristo. Sua característica marcante são os cultos de cura e libertação do demônio e a pregação da Teologia da Prosperidade, na qual há uma forte ênfase no ganho financeiro e material como benção divina.

Embora fundamentadas no Novo Testamento, a interpretação literal do Antigo Testamento é utilizada pela maioria das igrejas evangélicas para condenar as orientações sexuais e as identidades de gênero fora da norma heterossexual/cisgênero. "Com homem não te deitarás, como se fosse mulher" (Levítico 18:22) e a destruição de Sodoma e Gomorra (Gênesis 19:1-11) costumam ser utilizadas para justificar a não aceitação de LGBTQIA+. Por outro lado, essas mesmas lideranças não aceitam, convenientemente, interpretações literais de outros trechos, como a condenação à morte de filhos desobedientes com apedrejamento (Deuteronômio 21:19) e de homens serem proibidos de se barbear (Levítico 19:27).

Da mesma forma, em alguns versículos da Bíblia é possível verificar a presença de relacionamentos homoafetivos, como em II Samuel 1:26b, quando Davi se declara a Jônatas ("Excepcional era o teu amor, ultrapassando o amor de mulheres"); e na relação muito estimada entre o centurião de Cafarnaum e o servo doente (Lucas 7:1-10). Aqueles que questionam tais interpretações afirmam que esses versículos demonstrariam apenas uma forte amizade entre essas pessoas, porém sem nenhuma intimidade.

Há muitas pessoas gays, lésbicas e bissexuais nas igrejas evangélicas, mas que geralmente não revelam a sua orientação, pois a "saída do armário" poderia impedi-las de participar da liderança, grupo de louvor ou até mesmo justificar sua exclusão da comunidade religiosa. Travestis, homens e mulheres transexuais, entretanto, são mais marginalizados, pois obviamente não escondem sua expressão de gênero.

Muitas igrejas fundamentalistas, geralmente pentecostais e neopentecostais, possuem lideranças que pregam um discurso de ódio contra as pessoas LGBTQIA+ por meio de cultos de cura da homossexualidade, exorcismo do demônio e apoio a movimentos políticos conservadores. Por outro lado, igrejas progressistas, como a Anglicana, têm avançado em relação aos direitos LGBTQIA+, com a realização de casamentos homoafetivos. Entretanto, mesmo essas igrejas progressistas ainda mantêm discursos normatizadores em relação à sexualidade, como a valorização da virgindade antes do casamento e a manutenção de relacionamentos monogâmicos.

A Igreja da Comunidade Metropolitana (ICM) é a primeira congregação a promover uma inclusão irrestrita dos LGBTQIA+. Surgiu nos Estados Unidos em 1968, após a tentativa de suicídio do reverendo batista Troy Perry, que foi exposto por ser gay e expulso de sua igreja. Troy fundou a ICM que hoje está presente em mais de 30 países, inclusive no Brasil, há mais de 15 anos. A liderança da ICM no Brasil é composta por clérigos e lideranças pastorais leigas LGBTQIA+, entre estes, quatro pastoras trans.

Em uma interpretação mais inclusiva da Bíblia, Deus é chamado por diversos nomes, cultuado de diversas formas, nas mais diversas culturas e povos, e continua sendo Deus. Contudo, a narrativa que prevaleceu historicamente de Deus foi como uma figura "masculina" e "tirana", reflexo do contexto religioso tribal da antiguidade. Jesus, filho de Deus, o Messias, veio ao mundo para ressignificar a relação do homem com Deus em laços de amor e intimidade, como mencionado em "Amarás ao Senhor teu Deus de todo o teu coração, de toda a tua alma e de todo o teu entendimento" (Mateus 22:36). Jesus falava aos excluídos da religião estabelecida, os explorados, impuros e imorais. Teria sido morto justamente porque criticava a hipocrisia dos religiosos de sua época, os fariseus, saduceus e escribas, tendo deixado isso muito claro na expulsão dos vendilhões e cambistas do templo. Jesus não pregava moralidade vã, mas verdadeira mudança interior, tendo salvado da morte a mulher adúltera e perdoado o ladrão ao seu lado na cruz.

Nessa perspectiva, a fé cristã precisa ser inclusiva em todos os sentidos: cor de pele, orientação sexual, identidade de gênero, procedência, entre outros. Uma família cristã precisa acolher um filho LGBTQIA+ indistintamente, em especial na adolescência. Durante a infância é comum os pais evangélicos levarem seus filhos à igreja e ensinarem o temor a Deus, que é justo, soberano e abençoa a todos. Na adolescência, entretanto, ao perceber sua sexualidade, um(a) LGBTQIA+ se vê como diferente, pecador e passa a acreditar que Deus lhe condena. O adolescente ficará em extrema vulnerabilidade se a família não o acolher incondicionalmente, expulsando-o de casa ou o aceitando apenas parcialmente ("gostamos de você, mas não fale com esse jeito de bicha"). Massacrar conceitos religiosos em uma pessoa LGBTQIA+ pode levá-la a morte!

Os profissionais de saúde evangélicos precisam acolher a todas as pessoas indistintamente, sem julgá-las, pois o moralismo pode manchar a imagem de Jesus. Realizar proselitismo, tentando atrair alguém para a sua religião, apenas para ter mais um discípulo não é amar. A religião não pode ser utilizada em um discurso de arrebanhamento. Trata-se de uma dupla desonestidade, pois a pessoa LGBTQIA+ já é vulnerabilizada pela sociedade e está ainda mais fragilizada por conta da doença ou sofrimento. O profissional precisa ter em mente que qualquer discurso que exclui minorias é um discurso de morte. A pessoa LGBTQIA+ deve sair da sala do profissional com esperança e não com culpa.

PERSPECTIVA ISLÂMICA

Francirosy Campos Barbosa

O islam é uma das três religiões monoteístas, que tem como diferença básica o não entendimento de Deus como "pai" e sim como criador de todas as criaturas da terra. Na cosmologia islâmica, Deus criou o homem e a mulher para um ser a coberta do outro ("Elas são vossas vestimentas e vós sois as delas" – Alcorão 2:187). Nesse sentido, iguala-se às demais religiões monoteístas no interdito das relações homossexuais e relações sexuais fora do casamento (consideradas como adultério). Ao dizer que a homossexualidade é interdita pontua-se uma regra islâmica que separa o comportamento entre lícito (*halal*) e ilícito (*haram*); trata-se de uma concepção tradicional e hegemônica dentro do islam. A sexualidade no islam é *halal* quando se trata de casais heteros casados[18]; por sua vez, a homossexualidade ativa é interdita, ao contrário da homossexualidade passiva. Entende-se por ativa, quando a homossexualidade é exposta, incentivada, pública, isto é, tem a prática sexual; a passiva, por sua vez, reconhece a sua orientação, mas não estabelece nenhum contato sexual.

O entendimento da homossexualidade e das práticas homoafetivas não são compreendidas da mesma forma em todos os contextos islâmicos, principalmente quando se tratam de nascidos muçulmanos. No caso de países de população majoritariamente muçulmana existe punição estatal para a prática da homossexualidade, que vem cada vez mais sendo debatida por grupos de muçulmanos LGBTQIA+ e por pessoas aliadas.

A vida na comunidade muçulmana é regida por decisões de acadêmicos, membros de escolas de jurisprudências (*Fiqh*), havendo cinco mais conhecidas: quatro sunitas e uma xiita. As regras compreendem também as relações na saúde. Em tese, todo ser humano tem direito ao atendimento médico e cuidados, mas como isso se dará na prática corresponde à realidade de cada país e abertura para o diálogo sobre orientação sexual[19]. Muitas violências acontecem por desconhecimento e falta de debate na comunidade religiosa. Os "crimes de honra" (crimes cometidos pela família, pai, irmão, parente masculino quando a filha, irmã, sobrinha não agem conforme o esperado pela cultura sexista, como cometer adultério ou não aceitar o casamento) em família fogem a qualquer prescrição religiosa, mas, em algumas situações, acabam sendo resposta para muitas violências contra mulheres. Certamente, "estupros corretivos" em mulheres lésbicas, por exemplo, devem ocorrer, ou casamentos forçados de homens e mulheres para salvarem a "honra" da família. Violências como essas são passíveis de acontecer, quando se tem uma sociedade que pouco se dialoga sobre sexualidade, embora, isso não se aplique quando se estuda a própria biografia do Profeta Muhammad, que nunca se furtou a dialogar sobre qualquer tema, inclusive sobre sexualidade e a defender as criaturas de Deus.

A falta de diálogo intracomunidade gera três grupos diferentes: a) a pessoa que se vê obrigada a passar por uma adequação da genitália e outras partes do corpo, como no caso do Irã; b) a pessoa que faz adequação porque acredita ser transexual, mas depois descobre que não é, revelando dessa forma a ausência de discussões sobre orientação sexual e identidade de gênero; c) a pessoa que não sabe o que é orientação sexual e não sabe o que é ser gay ou lésbica, apenas sabe reconhecer a heterossexualidade[20].

Muitos homens e mulheres muçulmanos não se consideram homossexuais embora mantenha relações sexuais com o mesmo sexo. O entendimento dos afetos em determinadas culturas tem registros e explicações diversas, assim como, considerar a homossexualidade como um teste divino, como qualquer outro teste colocado por Deus ao homem[21].

Em seu livro *Le génie de l´islam,* Tariq Ramadan faz ponderações discordando de algumas leituras literalistas que apontam todo homossexual como não muçulmano. Ele se coloca contrário a isso, dizendo que a restrição está na publicização, como apontei acima, e também considera que no Alcorão o julgamento se refere ao ato e não à pessoa: "Toda alma é depositária das suas ações" (Alcorão, 74:38).

Podemos dizer que esse é o consenso nas tradições islâmicas, sunita e xiita. No Irã, por exemplo, autoriza-se a mudança de sexo, mas sabe-se que muitas pessoas optam por fazê-la não por vontade própria, mas para seguir uma normativa do sistema islâmico do país. Nesse caso, percebe-se que o tratamento ao tema se restringe ao aspecto da transexualidade e "hermafroditismo" (*khuntha*), assim como homens "afeminados" (*mukhannath*). O termo hermafroditismo foi mantido devido à citação original, pois ainda é muito usado por muitos muçulmanos, que não compreendem a categoria intersexo. Do mesmo modo, o entendimento da homossexualidade como doença ainda vigora em alguns grupos, considerando que o jejum e as orações podem contribuir para o controle do desejo sexual – seja em casos de homossexualidade ou heterossexualidade. O islam é a religião do equilíbrio, e a sexualidade – e o uso que se faz dela – faz parte desse repertório, não descartando o prazer, porque dar prazer ao outro é receber bênçãos (*hassanas*). Mas sempre limitada a relações entre casais heterossexuais e casados, que devem rezar antes e fazer a limpeza corporal completa após o ato sexual (*ghust* – banho)[19].

Independente de sua orientação sexual, as partes íntimas (*awrah*) do corpo humano devem estar cobertas, (trata-se de regra islâmica) sendo esta exposição permitida apenas em caso de cirurgia[19]. O *awrah* também tem relação com privacidade (intimidade) como é possível destacar do Alcorão (24:58). Os profissionais de saúde precisam estar cientes das questões de privacidade e toque, práticas alimentares e medicamentos inaceitáveis (muçulmanos não se alimentam de carne de porco e seus derivados nem ingerem álcool).

É recomendável perguntar se muçulmanos preferem atendimento com profissionais de saúde homens ou mulheres, principalmente nos cuidados que requerem maior privacidade. A orientação sexual dessa pessoa também não deve ser explicitada aos visitantes ou pessoas da família. A intimidade sexual de um casal no islam não pode ser assunto de conversas, a não ser que tenha a intenção de orientação. Expor sua intimidade é reprovável.

"A limpeza é metade da fé" (dito do Profeta Muhammad). Uma regra básica aos agentes de saúde são os cuidados com a higiene dos pacientes. Para que possam fazer suas orações (cinco vezes ao dia) é necessário fazer ablução (*wudhu*) – limpeza de partes do corpo (boca, rosto, braços até o cotovelo, cabeça, narinas e pés). Se o paciente está impossibilitado disso pode realizar o *tayammum*, que é uma ablução sem água. Outros itens de cuidado são: raspar o pelo púbico, a circuncisão (geralmente realizada quando criança), aparar o bigode/barba, remover os pelos das axilas e cortar as unhas. Muitos pacientes se ressentem por não poderem realizar o jejum no mês do Ramadan por motivo de doença, por exemplo. Vale sugerir à pessoa uma forma de se sentir fazendo parte deste mês, facilitando para ele a leitura do alcorão e a prática de suas orações. As mulheres menstruadas não rezam e nem fazem jejum durante o período, pois a menstruação dificulta a ablução. As regras de higiene, como a retirada dos pelos púbicos são as mesmas – há escolas que sugerem deixar pouco pelo. Homens independentemente da sua orientação sexual são educados a fazer xixi sentados, como é usual entre as mulheres[22].

Há mulheres cis, mulheres trans e homens trans que usam lenço (*hijab*) e sentem-se constrangidos em ficar sem os mesmos, principalmente se o usam desde criança. Seria recomendável que uma mulher da área de saúde as ajudasse a colocar o lenço, conforme gostariam de se apresentar; e que a entrada de homens fosse anunciada antes de adentrar o quarto.

Independente do interdito da prática homossexual no islam, o corpo é sagrado, e o ser humano é uma criatura de Deus, por isso, perfeita, não devendo alterar a sua obra a não ser por uma questão de saúde. A saúde psíquica no islam vem sendo constantemente estudada, talvez, esta seja uma brecha importante para se ampliar esse diálogo que promove o bem-estar físico, psíquico e espiritual dos muçulmanos.

PERSPECTIVA JUDAICA

Rabino Rogerio Cukierman
Rabino Uri Lam

O judaísmo, uma religião com mais de 3.500 anos de história, acolhe no seu interior alguns paradoxos: de um lado é a mais antiga religião que tem na Bíblia sua escritura sagrada fundamental; de outro, é uma religião que rejeita leituras literais e têm na pluralidade interpretativa sua marca fundamental. Dessa forma, apesar da expressa centralidade do texto bíblico, são suas múltiplas e diversas interpretações que têm realmente importância do ponto de vista da vida judaica.

Tradicionalmente, a fonte para a oposição à homossexualidade, especialmente a masculina, baseia-se em dois versículos bíblicos: Levítico 18:22 e Levítico 20:13. Em ambos, é considerada uma abominação um homem se deitar com outro como se deitasse com uma mulher. Setores judaicos mais tradicionalistas apontam para estas passagens como prova de que relações homossexuais são absolutamente proibidas.

Do outro lado do debate, aponta-se para o fato de que diversas passagens bíblicas nunca tiveram uma implementação de fato, como a instrução para apedrejarem uma criança insolente e malcriada (Deut. 21:18-21) ou o ritual de envenenamento de uma mulher, cujo marido tem ciúmes (Num. 5:11-31). Mesmo o preceito de "olho por olho, dente por dente" (Ex. 21:23-25) foi radicalmente reinterpretado na literatura rabínica e passou a significar que o agressor precisa pagar uma indenização financeira à parte agredida. Considerando esses precedentes, argumentam, as passagens que condenam a homossexualidade também não devem ser entendidas no seu sentido literal.

Outro argumento utilizado na defesa de uma abordagem mais ampla com relação às orientações sexuais e identidades de gênero é a criação do "ser humano" (com seus desejos, seus corpos, suas identidades) à imagem divina, o que lhe confere, segundo a tradição judaica, dignidade inalienável. Ainda mais: no primeiro capítulo da Bíblia Hebraica (Gen 1:26-27), o primeiro ser humano é masculino e feminino!

Uma evidência de que a condenação de Levítico não era sempre lida em seu sentido literal é o fato de que a homossexualidade não era desconhecida no mundo judaico da Antiguidade ou na origem do movimento rabínico: de acordo com o texto bíblico, o mitológico rei David teve um relacionamento homoafetivo com Ionatan (2 Sam. 1:23-27) e o Talmud da Babilônia relata um encontro homoerótico entre os rabinos Iochanan e Resh Lakish (BT Bava Metsia 84a).

A literatura rabínica, já no século III EC,** registrava quatro definições de gênero não binárias entre o masculino e o feminino, atribuindo-as até mesmo a figuras ancestrais, como os patriarcas e as matriarcas do judaísmo.

O conceito de "amar o teu próximo como a ti mesmo" (Lev. 19:18) e a obrigação de proteger os segmentos mais vulneráveis da sociedade têm determinado posturas judaicas que reconhecem, acolhem e protegem seres humanos independentemente de onde estejam nos universos da orientação sexual e da identidade de gênero. Atualmente, todos os movimentos judaicos liberais (e alguns segmentos mais progressistas da ortodoxia) têm cerimônias religiosas para casais homossexuais e pessoas trans entre seus rabinos e rabinas. Como esperado em uma tradição religiosa na qual a interpretação do texto tem papel central, tais condutas não são consensuais e há segmentos mais tradicionalistas da comunidade judaica que as rejeitam com veemência.

A formação rabínica aos poucos vem mostrando uma abertura à diversidade sexual. O Movimento Reconstrucionista passou a admitir alunos/as gays em 1984; o Movimento Reformista, em 1990; e o Conservador em 2008. O primeiro rabino ortodoxo abertamente gay foi ordenado em 2019, em Israel, após ter sua ordenação negada na sua *yeshivá* (escola rabínica) em Nova York; e o primeiro rabino transgênero foi ordenado pelo Movimento Reformista em 2006.

Entre os 120 mil membros da comunidade judaica brasileira, a comunidade LGBTQIA+ ainda encontra resistência para ser acolhida. Recentemente, algumas sinagogas liberais passaram a desenvolver esforços para serem mais acolhedoras e inclusivas, mas a questão continua sendo tratada com preconceito em grande parte dos espaços comunitários. Com relação ao casamento entre pessoas do mesmo sexo, apesar de vários rabinos reformistas e conservadores serem a favor de sua realização, no Brasil o assunto ainda não é bem recebido, de modo geral, em suas sinagogas e acabam, na prática, ocorrendo muito esporadicamente.

O Estado de Israel é pioneiro em questões LGBTQIA+. Israelenses abertamente gays servem nas Forças de Defesa de Israel (FDI) desde os anos 1990 e as FDI são consideradas as forças militares mais favoráveis aos gays no mundo. Tel Aviv é considerada uma das cidades mais amigáveis à população LGBTI. Casais do mesmo sexo que se casam no exterior têm suas uniões reconhecidas pelo Estado, com os mesmos direitos e benefícios que os casais heterossexuais.

REFERÊNCIAS BIBLIOGRÁFICAS

1. Baroni HJ. The illustrated encyclopedia of Zen Buddhism. New York: The Rosen Publishing Group, Inc; 2002.
2. Nhat Hahn T. Os 14 preceitos do budismo engajado. Disponível em: http://tudosobreobudismo.blogspot.com/2017/04/os-14-preceitos-do-budismo-engajado.html?m=1 (acesso 25 maio 2020).
3. Harvey P. An introduction to buddhist ethics. Cambridge: Cambridge University Press; 2000.
4. Alphabet Sangha. Worldwide Queer Sanghas. Disponível em: https://alphabet.eastbaymeditation.org/ worldwide-queer-sanghas/ (acesso 26 mar 2020).
5. Rainbow Sangha. Disponível em: http://budismolgbt.com.br/sobre-o-rainbow-sangha/ (acesso 28 mai 2020).
6. Nascimento WF. Sobre os candomblés como modo de vida: Imagens filosóficas entre Áfricas e Brasis. Ensaios Filosóficos. 2016;13:153-70.
7. Verger P. Orixás: deuses iorubás na África e no Novo Mundo. São Paulo: Corrupio Comércio; 1981.
8. Nascimento WF. OYÈRÓNKẸ́ OYĚWÙMÍ: potências filosóficas de uma reflexão. Filosofia africana: pertencimento, resistência e educação – edição especial. 2019;10(2).
9. Nogueira S. Ori: autoconhecimento e vida em harmonia. Apresentação realizada em formação particular. Curso online. (acesso 01 abril 2020).
10. Nascimento W. Transgeneridade e candomblés: notas para um debate. Revista Calundu. 2019;3(2).
11. Congregação para a doutrina da fé. Persona humana. Sobre questões de ética sexual (1975). Disponível em: http://www.vatican.va/roman_curia/congregations/cfaith/documents/rc_con_cfaith_doc_19751229_persona-humana_po.html
12. Congregação para a educação católica. "Homem e mulher os criou". Para uma via de diálogo sobre a questão do gender na educação (2019). Disponível em: https://www.vatican.va/roman_curia/congregations/ccatheduc/documents/rc_con_ccatheduc_doc_20190202_maschio-e-femmina_po.pdf
13. Congregação para a educação católica. Orientações educativas sobre o amor humano (1983). Disponível em: http://www.vatican.va/roman_curia/congregations/ccatheduc/documents/rc_con_ccatheduc_doc_19831101_sexual-education_po.html
14. Conselho pontifício para a família. Sexualidade humana: verdade e significado. Orientações educativas em família (1995). Disponível em: http://www.vatican.va/roman_curia/pontifical_councils/family/documents/rc_pc_family_doc_08121995_human-sexuality_po.html
15. Genovesi VJ. Em busca do amor. Moralidade católica e sexualidade humana. São Paulo: Loyola; 2008.
16. Jung PB, Coray JA (Orgs). Diversidade sexual e catolicismo: para o desenvolvimento da teologia moral. São Paulo: Loyola; 2005.
17. Salzman TA, Lawler MG. A pessoa sexual. Por uma antropologia católica renovada. São Leopoldo: Unisinos; 2012.

** "Era Comum" é uma forma não-religiosa de fazer referência aos anos do calendário gregoriano.

18. Barbosa FC, Paiva CM. Sexo/prazer no Islam é devoção. Religião & Sociedade. 2017;37(3):198-223.
19. Barbosa FC. Islamofobia não pode ser resposta para homofobia. Disponível em: https://jornal.usp.br/artigos/islamofobia-nao-pode-ser-resposta-para-homofobia/ (acesso 05 fev 2020).
20. Kamali SH. Transgenders, from Islam's perspective. New Straits Times; 2009.
21. Lima BL. Jihad (s) Islâmica (s) (des) viada(s): uma (n)etnografia com muçulmanos-os inclusivas-os da França. [Dissertação]. Ribeirão Preto: Faculdade de Filosofia Ciências e Letras de Ribeirão Preto; 2018.
22. Silva ML. Hijrat al-nafs narrativas fractais e tramas legais na experiência migratória forçada de muçulmanos com sexualidades dissidentes na cidade de São Paulo – direitos, discursos e memórias. [Tese]. São Paulo: Universidade de São Paulo; 2019.

Seção III – Políticas de saúde
LGBTQIA+ no Brasil

10

Necessidades de saúde: demografia, panorama epidemiológico e barreiras de acesso

Gabriela Calazans
Artur Kalichman
Mateus Ricardo dos Santos
Thiago Félix Pinheiro

 Aspectos-chave

- Há importantes lacunas nas informações demográficas sobre pessoas LGBTQIA+, dado que as principais pesquisas populacionais nacionais não contêm perguntas acerca de orientação ou identidade sexual e identidade de gênero, invisibilizando esses grupos populacionais.
- Áreas como a Demografia e a Epidemiologia trabalham com definições convencionais acerca do sexo dos indivíduos e não costumam incorporar a complexidade do conceito de gênero.
- Para produzir informações populacionais sobre pessoas LGBTQIA+ é preciso estabelecer novos métodos de pesquisa para contemplar a autoidentificação de orientação sexual e de identidade de gênero e incorporá-los em estudos demográficos e nos sistemas de informação do SUS.
- Processos de estigmatização, discriminação e patologização voltados às orientações sexuais e identidades de gênero dissidentes dos padrões cis e heteronormativos são os principais determinantes dos agravos à saúde de pessoas LGBTQIA+.
- Diferenças relacionadas à orientação sexual, à identidade de gênero e à caracterização sexuada dos corpos estão associadas a desigualdades em diferentes esferas da assistência em saúde.
- Ao procurarem atenção à saúde, populações LGBTQIA+ encontram uma série de barreiras, o que dificulta seus processos de cuidado e pode afastá-las dos serviços de saúde.
- Sistemas de informação no âmbito do SUS, como o Sistema Nacional de Agravos sob Notificação (Sinan), não dispõem de campos para registrar a identidade de gênero nem a orientação sexual, somente o sexo biológico do caso notificado e das pessoas com as quais teve relações sexuais. Desse modo, no Sinan não estão disponíveis dados sobre travestis, mulheres e homens transexuais, ainda que as primeiras sejam as mais vulneráveis na epidemia de HIV e Aids.
- Análise relativa às infecções pelo HIV, casos e óbitos por Aids entre homens que fazem sexo com homens (HSH) por raça/cor expressa a experiência social de sofrimento impingido por processos de estigmatização, discriminação e patologização voltados às orientações sexuais e identidades de gênero dissidentes dos padrões cis e heteronormativos, e interseccionado por outros marcadores sociais da diferença, como raça/cor e classe social, repercutindo em barreiras no acesso aos serviços de saúde.
- A incorporação, pelos estudos epidemiológicos, de categorias como HSH – que suprimem as identidades dos usuários, pressupõem homogeneidade em sua composição e estão atrelados ao conceito de grupos de risco, em detrimento do reconhecimento da vulnerabilidade –, explicita outra limitação dos estudos epidemiológicos, das políticas de saúde e da organização da rede de atenção à saúde.

INTRODUÇÃO

Diante da escassez de informações sobre a saúde da população LGBTQIA+ no Brasil, este capítulo busca sistematizar os poucos dados populacionais disponíveis que ajudam a caracterizar tais grupos, assim como suas necessidades de saúde, principais agravos que os acometem e barreiras que encontram no acesso aos serviços de saúde. Pretende-se, com isso, subsidiar a atuação de profissionais de saúde de forma que possam conhecer melhor a população atendida e, assim, desenvolver práticas mais adequadas em resposta às necessidades singulares das pessoas que integram tais grupos populacionais.

DEMOGRAFIA

A Demografia é a área do conhecimento que trata sobre populações humanas. As populações são dinâmicas e sofrem variações em função de mudanças de fecundidade, conjugalidade, migrações, envelhecimento e mortalidade, o que é fortemente afetado por transformações geopolíticas, sociais, culturais e econômicas. Seu estudo é crucial para orientar o desenvolvimento de medidas de cuidado público, como políticas públicas, ações e serviços de saúde. Há, no entanto, importantes lacunas nas informações demográficas sobre pessoas LGBTQIA+, dado que os principais instrumentos de pesquisa populacional nacionais, como os Censos Demográficos* e as Pesquisas Nacionais por Amostra Domiciliar** do Instituto Brasileiro de Geografia e Estatística (IBGE), não contêm perguntas acerca de orientação ou identidade sexual e identidade de gênero. O que, de partida, já demonstra a invisibilidade desses grupos populacionais.

Estudos de áreas como a Demografia e a Epidemiologia – esta mais conhecida entre os profissionais de saúde – trabalham com definições convencionais acerca do sexo dos indivíduos e não costumam incorporar a complexidade do conceito de gênero. Há algumas experiências não hegemônicas de estudos acerca da diversidade sexual e de gênero, mas dificilmente se referem a amostras representativas da população nacional. Optou-se, neste capítulo, por explicitar as categorias adotadas nos estudos e na literatura consultados, apontando seus limites e apresentando reflexões críticas acerca deles. Para conhecer as definições adotadas neste livro, consulte o Capítulo 7 – "Identidades sexuais e de gênero e suas relações com a cultura".

As primeiras estimativas populacionais disponíveis referem-se à população de "homens que fazem sexo com homens" (HSH) e foram obtidas por meio de estudos sobre comportamentos e práticas sexuais realizados no contexto das respostas à epidemia de HIV e Aids, as Pesquisas de Conhecimentos, Atitudes e Práticas na População Brasileira (PCAP). O termo "homens que fazem sexo com homens" foi cunhado no campo do HIV/Aids na década de 1990 articulando a preocupação em reduzir o estigma contra gays, bissexuais, transgêneros e homens autoidentificados como heterossexuais que se envolvem em práticas sexuais com outros homens, e a compreensão de que o risco de infecção estava associado a práticas e comportamentos, ao invés de identidades sociais ou culturais. Naquele momento, o discurso médico-sanitário identificava o risco de infecção pelo HIV à identidade homossexual, favorecendo a estigmatização de tais segmentos populacionais[1]. A despeito dos bons propósitos, há inúmeras críticas ao termo por nublar a presença de travestis e mulheres transexuais nas análises epidemiológicas que o adotam ou por pressupor certa universalidade e a cisgeneridade dos homens, quando se trata de políticas de prevenção de HIV/Aids[2].

Na PCAP de 2004, foi utilizada a seguinte pergunta sobre práticas sexuais para investigar a orientação sexual: "Normalmente, você tem relação sexual: somente com homens; somente com mulheres; mais com homens, mas às vezes com mulheres; mais com mulheres, mas às vezes com homens"[3]. Estimou-se, assim, uma população de 1.538.621 HSH no Brasil, equivalente a 3,2% da população total de 15 a 49 anos de idade. Em 2008, identificou-se que, entre os indivíduos do sexo masculino de 15 a 49 anos, 3,1% declararam ter, no momento da pesquisa, relações sexuais com outros homens, equivalendo a 1.582.900 homens*** que faziam sexo apenas com homens (1,9%) ou tanto com homens quanto com mulheres (1,2%)[4]. Na última versão da PCAP, realizada em 2013[5], estimou-se a população de HSH em 2.275.400 indivíduos, correspondendo a 3,5% dos homens de 15 a 64 anos. Destes, 2,3% declararam ter relações sexuais exclusivamente com homens e 1,2% com homens e mulheres. A publicação dessa versão da pesquisa foi a primeira a apresentar uma estimativa da população de mulheres lésbicas, que correspondia a 3.125.300 mulheres em 2013, representando a proporção de 4,6% do total de mulheres de 15 a 64 anos. Não há dados em relação a mulheres bissexuais, que, embora coletados[3-5], não foram publicados. Dados sobre transexuais, travestis, pessoas intersexo, assexuais e queer**** e/ou questionando, por sua vez, nunca integraram os instrumentos de coleta desses estudos.

O Censo Demográfico 2010 foi o primeiro estudo demográfico a coletar dados populacionais sobre casais lésbicos e gays, por meio da identificação de cônjuge ou parceria do mesmo sexo da pessoa responsável pelo domicílio[6]. O Censo capturou a existência de 67.492 casais de mesmo sexo*****, após a adoção de fatores de expansão, sendo aproximadamente 46% de gays e 54% de lésbicas******[6]. Estima-se que essa contagem esteja subestimada, pois só foram contados gays e lésbicas que vivem com suas parcerias em mesmo domicílio e desde que um deles – entrevistada(o) ou parceira(o) – fosse a(o) responsável pela casa.

A distribuição espacial dos casais do mesmo sexo está concentrada em cidades com alta densidade populacional. Quase metade reside em São Paulo e no Rio de Janeiro, embora esses dois estados contenham apenas um terço da população total do país[6].

Gays e lésbicas em união são, em média, mais escolarizados que homens e mulheres em união heterossexual (casados e coabitando) e sem união. Essa diferença educacional das pessoas em parcerias do mesmo sexo em relação àquelas em parcerias heterossexuais é maior nas coortes mais velhas do que nas mais jovens. Independentemente da idade e da educação, os casais do mesmo sexo têm rendimentos médios maiores do

---

* Ver: https://www.ibge.gov.br/estatisticas/sociais/populacao/25089--censo-1991-6.html?=&t=o-que-e
** Ver: https://www.ibge.gov.br/estatisticas/sociais/populacao/9171--pesquisa-nacional-por-amostra-de-domicilios-continua-mensal.html?=&t=o-que-e
*** Esses estudos não diferenciam homens cis e transgênero.
**** Há uma disputa acerca do termo queer, que, inicialmente, no cenário internacional, referia-se àqueles sujeitos que não se conformavam com os padrões cisheteronormativos. Podendo, assim, referir-se a quaisquer pessoas dos segmentos LGBT, mas mais recentemente vemos o uso do termo como uma categoria identitária específica e a incorporação da letra Q ao acrônimo LGBTQIA+. Há, portanto, nesse termo guarda-chuva, uma referência mais genérica a quem não se enquadra nesses padrões, bem como a especificação de quem se posiciona mais criticamente à toda normatividade relativa a gênero e sexualidade. Nesse sentido, há dúvidas sobre se é pertinente caracterizar pessoas identitariamente como queer, dada a crítica aos construtos sociais acerca da sexualidade e do gênero.
***** O artigo consultado, mantendo a tradição da Demografia, trata sobre casais do mesmo sexo, mas faz discussão densa e consistente sobre a necessidade de novos métodos de pesquisa para melhor acessar orientação sexual e identidade de gênero em pesquisas por meio de relatos dos próprios indivíduos e casais LGBT.[6]
****** Novamente, aqui não há diferenciação entre pessoas cis e transgênero.

que os heterossexuais. Em média, os rendimentos são 1,7 vez maiores para gays e 1,5 vez maiores para lésbicas do que os de homens e mulheres em uniões heterossexuais[6].

Há crianças presentes em famílias de casais do mesmo sexo que têm um vínculo diversificado com os adultos que compõem o casal. A maioria dos gays em união não tem filhos. No entanto, cerca de um terço dos casais de lésbicas tem filhos e a maioria vem de relacionamentos anteriores dessas mulheres[6].

As chances de ser um gay ou lésbica em parceria aumentam à medida que a idade diminui, provavelmente sugerindo um efeito de transformações sociais ao longo do tempo. Ou seja, na medida em que a homossexualidade foi se tornando mais aceita socialmente, mais pessoas de novas gerações tendem a se engajar em uniões homossexuais[6].

É possível também que pessoas com status social mais elevado tenham maior facilidade em se declarar em uma união homossexual diante de um recenseador. Um desafio para estudos demográficos voltados à população LGBTQIA+ é o contexto social de grande discriminação, pois pode ser difícil para uma pessoa não cis-heterossexual declarar-se como tal ou falar sobre sua relação homo/transafetiva para o recenseador, por medo de consequências negativas, tratamento desrespeitoso e violento.

NECESSIDADES DE SAÚDE

O tema das necessidades de saúde tem diversos sentidos em diferentes abordagens da saúde. Nos estudos acerca do acesso a serviços, da qualidade da assistência, dos direitos à saúde e das políticas públicas, a adoção de tal conceito apontou desigualdades sociais e fomentou a proposição do Sistema Único de Saúde (SUS). No âmbito do ensino médico, as necessidades têm sido entendidas como adoecimentos cujas frequência e complexidade variam em determinadas populações e como ocorrência ou potencial de adoecimento individual identificados pelo risco epidemiológico. Em um desenvolvimento teórico-conceitual, mais abstrato, elas têm sido referidas à socialidade e historicidade da vida humana e da saúde, em particular[7]. Nessa perspectiva, foi possível abordar os processos de trabalho em saúde e encarar as práticas profissionais como contexto instaurador de novas necessidades[8].

Já em usos de cunho operativo, as necessidades têm sido utilizadas na formulação de políticas e programas de gestão dos serviços de saúde em resposta a problemas particulares. Assim, o tema pode ser tratado do ponto de vista populacional ou, ainda, das necessidades individuais, como ocorre nos estudos acerca das demandas dos usuários[7].

Discutir necessidades de saúde de pessoas LGBTQIA+ torna-se relevante nesses diversos sentidos. Diferenças relacionadas à orientação sexual, à identidade de gênero e à caracterização sexuada dos corpos estão associadas a desigualdades em diferentes esferas da assistência em saúde. Nesse sentido, a própria invisibilidade de muitas questões de saúde desses grupos ou a escassez de conhecimento a respeito de suas especificidades são expressões dessas desigualdades. Historicamente, a patologização da homo/bissexualidade, da transexualidade/travestilidade, da intersexualidade e da assexualidade tem restringido a compreensão e a atuação de profissionais e gestores de saúde ao intuito de tratar tais condições, dificultando a expressão e o acolhimento de diversas demandas de pessoas LGBTQIA+.

Em pesquisa sobre diversidade sexual e homofobia no Brasil realizada com uma amostra representativa da população brasileira[9], em torno de 6% dos respondentes referiram rejeição espontânea às pessoas não cis-heterossexuais. As pessoas que mais rejeitaram eram homens cis-heterossexuais, menos escolarizados, mais jovens (entre 16 e 24 anos) e mais velhos (com 60 anos ou mais). Em amostra de gays, lésbicas e bissexuais, mais da metade dos respondentes declarou sentir-se discriminada (53%), o que foi mais comum entre os mais jovens (67%) e menos comum entre os maiores de 45 anos (32%). A experiência da discriminação produziu sentimentos negativos, como "tristeza", "inferioridade", "anormalidade", "depressão", "humilhação", e 19% dos que sofreram discriminação não contaram a ninguém sobre o problema[9].*

É relevante destacar que os efeitos da diversidade sexual e de gênero na saúde não estão enraizados na expressão ou identidade dos indivíduos, mas nas respostas sociais e comunitárias a elas. Compreende-se, assim, que processos de estigmatização, discriminação e patologização voltados às orientações sexuais e identidades de gênero dissidentes dos padrões cis e heteronormativos configuram-se como os principais determinantes dos agravos à saúde de LGBTQIA+.

A invisibilidade é ainda mais expressiva no que tange às pessoas intersexo ou àquelas caracterizadas pela diversidade de diferenciação do sexo (DDS). Como há diferentes condições intersexo, diferentes estudos estimam distintas prevalências na população, havendo condições mais raras ou mais frequentes. Os estudos que adotam a definição mais ampliada falam em até 1:100, enquanto os estudos que enfatizam as condições mais "perceptíveis" falam em 1:2.000[10].

INIQUIDADES EM SAÚDE E BARREIRAS DE ACESSO

A população LGBTQIA+ constitui uma miríade de grupos distintos aglutinados sob o mesmo acrônimo. Do ponto de vista social e das iniquidades em saúde, cada grupo componente dessa população apresenta particularidades que os diferenciam entre si e conferem características específicas, as quais devem ser levadas em conta pelos profissionais de saúde que prestam cuidado a esses indivíduos. Além disso, pessoas e famílias LGBTQIA+ são diversas em termos de cor de pele, raça e etnia, status socioeconômico, estrutura familiar, idade e geração, ocupação e inserção no mercado de trabalho, distribuição espacial, entre diversos outros marcadores sociais de diferenças. Do ponto de vista das barreiras de acesso, essas populações comparti-

---

* Não há menção, no referido estudo, sobre se as pessoas entrevistadas se identificavam como cis ou transgênero[9].

lham a vivência de uma série de entraves que dificultam – e podem chegar a impedir – a busca por cuidados em saúde[11].*

Populações LGBTQIA+ compartilham entre si a experiência de processos de estigmatização social causados pela reação comunitária à não conformação desses grupos às normas sociais cisheteronormativas. Diferentes estudos apontam que pessoas LGBT compartilham a ocorrência de certos agravos que ocorrem com maior frequência em comparação a pessoas que não são desses grupos[12].** Apresentam aproximadamente o dobro de chance de fumar e relatam maiores taxas de uso abusivo de álcool e outras drogas. Estudos demonstraram piores indicadores em saúde mental, com maiores taxas de depressão, ansiedade e ideação suicida[13,14].*** Além disso, gays, lésbicas e bissexuais apresentam maior probabilidade de relatar limitação de atividades por conta de questões físicas, mentais e emocionais[13]. Tais indicadores de saúde mental têm sido relacionados à experiência de "estresse de minoria", causado pela vivência cotidiana de constrangimentos sociais e violências relacionados à orientação sexual e à identidade de gênero[12,15].****

Há escassez de estudos, em especial brasileiros, que tenham produzido dados sobre as necessidades de saúde de mulheres lésbicas, sendo que estudos que discutem os agravos específicos dessa população têm sido realizados predominantemente em outros países[16,17]. Os achados apontam que mulheres lésbicas são mais propensas a ser obesas ou estar em sobrepeso em comparação às mulheres heterossexuais, o que as coloca em maior risco para doenças cardiovasculares. Esse parâmetro não diferiu nas mulheres bissexuais[13]. Mulheres lésbicas apresentam maior probabilidade de relatar sofrimento psíquico desencadeado pela violência, física e psicológica, em casa, no trabalho e em lugares públicos[17,18].

Homens gays são menos propensos a ter sobrepeso ou serem obesos que homens heterossexuais. Homens bissexuais não diferem nesse parâmetro em relação aos homens heterossexuais[13]. Ambos – homens gays e bissexuais – entretanto, referem, mais frequentemente, distúrbios alimentares e problemas em relação à autoimagem[12]. Homens gays, bissexuais e outros HSH, assim como pessoas transgênero, apresentam maior risco para HIV e outras IST[12].

Pessoas transgênero enfrentam iniquidades em saúde decorrentes das dificuldades de acesso ao sistema de saúde: desconhecimento sobre opções de serviços de saúde para pessoas trans é relatado frequentemente[11]. A hormonização sem acompanhamento e sem prescrição médica e o uso de silicone industrial injetável em substituição ao implante de próteses mamárias, por aproximadamente 49% das travestis e mulheres trans, figuram como importantes problemas de saúde[11,19]. Já na hormonização feita com acompanhamento médico, o uso do estrógeno em pessoas trans esteve associado ao aumento do risco de problemas cardiovasculares e o da testosterona, ao aumento da resistência à insulina[20].

Dada a enorme pressão social por conformidade a um modelo binário de sexo, é comum a realização de cirurgias em pessoas intersexo para "adequação" ou "normalização" da genitália considerada "ambígua". Tais cirurgias são contestadas por serem realizadas em bebês, que não podem expressar seu consentimento, e pelo risco de se atribuir um genital em desacordo com a futura identidade de gênero da criança[10] (ver Capítulo 31 – "Pessoas intersexo").

Em relação à violência, a população LGBTQIA+ enfrenta uma realidade alarmante, especialmente no Brasil, país que mais mata pessoas transexuais e travestis no mundo. No período de outubro de 2018 a setembro de 2019, 130 pessoas transexuais e travestis foram assassinadas no Brasil*****. O Atlas da Violência 2020****** é a segunda versão do relatório a apresentar dados sobre violência contra a população LGBTQIA+.******* De acordo com o Atlas, no período de 2011 a 2018, foram feitas 14.162 denúncias de violência contra pessoas LGBTQIA+, sendo 1.720 e 1.685 denúncias nos anos de 2017 e 2018, respectivamente, pelo Disque 100.******** Dessas, acumulam-se 2.925 denúncias de violência física, com 423 e 306 denúncias nos anos de 2017 e 2018, respectivamente. Já os registros do Sistema Nacional de Agravos de Notificação (Sinan) do Ministério da Saúde********, em que a notificação de violência sofrida pelo usuário do SUS é

---

* Esse estudo trata da experiência de pessoas transgênero.
** Esse estudo usa o acrônimo LGBT
*** Esse estudo trata de LGB, não fazendo menção à cis ou transgeneridade.
**** Esse estudo faz o uso do acrônimo LGBT.
***** De acordo com o Trans Murder Monitoring Project (TMM), elaborado pela ONG Transgender Europe (TGEU), projeto de pesquisa que monitora, coleta e analisa sistematicamente relatórios de homicídios de pessoas trans e em diversidade de gênero em todo o mundo. As atualizações dos resultados são publicadas no site: http://transrespect.org/en/transmurder-monitoring/tmm-resources. Disponível em: https://tgeu.org/tmm-update-trans-day-of-remembrance-2019/ (acesso em 10/11/2020).
****** O Atlas da Violência é um relatório publicado pelo Instituto de Pesquisa Econômica Aplicada (Ipea), fundação pública vinculada ao Ministério da Economia do Governo Federal, que fornece suporte técnico e institucional às ações governamentais e disponibiliza, para a sociedade, pesquisas e estudos realizados por seus técnicos. Esse Atlas apresenta estatísticas sobre diversas formas de violência com dados coletados de múltiplas fontes oficiais e não oficiais. Para mais informações, ver: https://www.ipea.gov.br/atlasviolencia/ (acesso em 10/11/2020).
******* A primeira versão a incorporar análises sobre violência contra a população LGBTQIA+ foi o Atlas da Violência 2019.
******** Disque 100, ou Disque Direitos Humanos, é um serviço que recebe, analisa e encaminha denúncias de violações de direitos humanos vinculado ao Ministério da Mulher, da Família e dos Direitos Humanos. Acolhe denúncias relacionadas a crianças e adolescentes, pessoas idosas, pessoas com deficiência, pessoas em restrição de liberdade, população LGBT, população em situação de rua, discriminação étnica ou racial, tráfico de pessoas, trabalho escravo, terra e conflitos agrários, moradia e conflitos urbanos, violência contra ciganos, quilombolas, indígenas e outras comunidades tradicionais, violência policial (inclusive das forças de segurança pública no âmbito da intervenção federal no estado do Rio de Janeiro), violência contra comunicadores e jornalistas e violência contra migrantes e refugiados. Para mais informações, ver: https://www.gov.br/mdh/pt-br/acesso-a-informacao/disque-100-1 (acesso em 10/11/2020).
******** O Sinan não dispõe da variável "identidade de gênero", somente "orientação sexual", categorizada como heterossexual, homossexual ou bissexual, não permitindo mensurar especificamente casos de violência contra pessoas trans.

de notificação compulsória, apontam cerca de 7.000 casos de violência contra gays, lésbicas e bissexuais no período de 2017 a 2018. O Atlas ainda problematiza a escassez de informações sobre a violência contra LGBTQIA+ e sugere que informações sobre identidade de gênero e orientação sexual sejam incluídas no próximo Censo Demográfico e nos boletins de ocorrência. O formato atual dificulta que os casos de violência contra esses grupos possam ser contemplados nas estatísticas geradas a partir do sistema de segurança pública, causando entraves à intervenção do Estado por meio de políticas públicas. A análise do perfil socioeconômico das vítimas de violência LGBTQIA+ mostrou que a maioria das vítimas é negra, com exceção à população de bissexuais no ano de 2017, habitante de zonas urbanas, solteira e do sexo feminino[21].

A população de jovens e adolescentes LGBTQIA+ também está sujeita à ação da violência. A Pesquisa Nacional Sobre o Ambiente Educacional no Brasil,* feita com estudantes do Ensino Fundamental e Médio de 13 a 21 anos, em todo o território nacional (à exceção de Tocantins), revelou que 73% e 68% dos jovens sofreram agressão verbal, e que 27% e 25% deles sofreram agressões físicas, por conta de sua orientação sexual e identidade de gênero, respectivamente. Soma-se a isso 56% dos jovens que responderam à pesquisa ao dizer terem sido assediados/as sexualmente na escola[22]. Em relação à violência entre casais homossexuais, pesquisas apontam que a frequência de violência entre casais homoafetivos é próxima à de casais heteroafetivos, o que demanda maior atenção e respostas ao problema. Parece ser comum uma visão "heterocentrista" do problema ao se pressupor que a violência nas relações afetivas só ocorre por conta da disparidade homem-mulher e idealizar-se as relações homoafetivas, como se nelas não houvesse a chance de ocorrer violência. Essa visão limita a visibilidade da questão, como se ela estivesse em um "armário dentro de um armário"[23]. Além disso, a própria comunidade LGBT tende a ignorar a existência dessa violência, por medo de reforçar estereótipos sociais homofóbicos[23].**

Barreiras de acesso aos serviços de saúde

Ao procurar cuidados de saúde, populações LGBTQIA+ experimentam uma série de barreiras, o que dificulta o processo de cuidado e pode afastar esses indivíduos dos equipamentos de saúde. Ao se descreverem os "Discursos do Não" presentes nas falas de profissionais médicos da Atenção Primária, identificou-se a falta de competência cultural dos serviços de saúde para atender à diversidade e às especificidades de saúde da população LGBT. Os profissionais não reconhecem as especificidades das pessoas desse grupo populacional e as comparam com "qualquer outro" usuário do serviço, de forma que isso torna difícil o reconhecimento das necessidades trazidas por esses usuários ao serviço, bem como da importância de reconhecê-las enquanto sujeitos no processo de cuidado. Justificam a incapacidade de abordar essas especificidades no cuidado, ao mesmo tempo em que se eximem dessa responsabilidade, transferindo-a para os hiatos de conteúdo de sua formação e capacitação. Por fim, a partir do relato da percepção da ausência dessa população nos equipamentos da Atenção Primária, acabam por culpá-la por "Não querer" procurar os serviços ou apresentar suas demandas e necessidades, questionando a própria existência dessas demandas. Isso revela a dúbia atitude dos profissionais, que percebem a ausência de pessoas LGBT nos serviços e as culpabilizam por isso, o que promove a invisibilização das barreiras que esses grupos enfrentam para conseguir acessar e permanecer no serviço, bem como para ter suas demandas atendidas[24].***

Por conta das experiências de discriminação ou pelo medo de que elas ocorram, algumas pessoas LGBTQIA+ evitam procurar os serviços de saúde. Além disso, orientações e cuidados inadequados ou pouco adequados produzem consequências, como o receio e a demora de nova procura por cuidados de saúde por usuários LGBT[15].**** Nessa direção, mulheres cisgênero lésbicas e bissexuais estão menos propensas a relatar acompanhamento médico regular do que as mulheres cisgênero heterossexuais[13,25].***** Homens bissexuais também estão mais propensos a relatar menores taxas de acompanhamento médico em comparação aos homens heterossexuais; enquanto homens gays não diferiram dos homens heterossexuais em relação a esse parâmetro[13]. Travestis e transexuais são provavelmente os grupos que mais evitam buscar serviços de saúde. Ocorrência prévia de discriminação no uso do sistema de saúde esteve associada a um aumento de 6,7 vezes nas chances de usuários transexuais e travestis evitarem a procura por cuidados de saúde. Dentre as pessoas entrevistadas, 43,2% disseram já ter deixado de procurar ajuda médica quando necessitavam, em razão de experiências de preconceitos que costumam ocorrer nesses espaços, como a pressuposição de que seu gênero foi incorretamente assinalado e o uso do nome de registro civil no lugar do nome social escolhido pelo usuário; situações que ocorrem reiteradamente, mesmo quando os próprios usuários expressam verbalmente o descontentamento em serem tratados daquela forma e o desejo pelo uso do nome social ou do pronome em conformidade com sua identidade de gênero[11].

Ainda quando as barreiras de acesso não impedem os usuários LGBTQIA+ de se aproximarem do sistema de saúde, há di-

---

* A Pesquisa Nacional Sobre o Ambiente Educacional no Brasil é um estudo desenvolvido pela Secretaria de Educação da Associação Brasileira de Lésbicas, Gays, Bissexuais, Travestis e Transexuais (ABGLT) em parceria com outras instituições do movimento social. Seu relatório apresenta análises e resultados da primeira pesquisa nacional realizada virtualmente no Brasil com jovens LGBTQIA+ sobre as experiências que tiveram nas instituições educacionais em relação à sua orientação sexual e/ou identidade/expressão de gênero. Para mais informações, ver: https://www.ibdsex.org.br/collection/pesquisa-nacional-sobre-o-ambiente-educacional-no-brasil-2015-as-experiencias-de-adolescentes-e-jovens-lesbicas-gays-bissexuais-travestis-e-transexuais-em--nossos-ambientes-educacionais/ (acesso em 10/11/2020).
** Esse estudo usa o acrônimo LGBT.

*** Esse estudo faz uso do acrônimo LGBT.
**** Também há uso do acrônimo LGBT.
***** Esses estudos não fazem referência à cis e transgeneridade.

ficuldades que desafiam sua permanência no sistema. A revelação sobre sua orientação sexual e as atitudes dos profissionais de saúde em resposta a isso figuram como fator importante que afeta negativamente a experiência de grupos minorizados em seus cuidados em saúde. Nesse contexto, apenas metade dos gays e lésbicas do Reino Unido revelaram sua orientação sexual ao profissional de saúde que os acompanha, sendo que o motivo mais comum para a não revelação está associado a fatores da interação entre o profissional de saúde e o usuário. Muitos membros da comunidade LGBT referem ter medo de reações negativas ou de se sentirem envergonhados e humilhados depois de revelar sua orientação sexual, aspectos que dificultam a abordagem desse tema com os profissionais de saúde. Medo de discriminação, receio de não receber tratamento adequado e igualitário, possibilidades de impactos negativos na carreira ou nos benefícios assistenciais, incertezas sobre a confidencialidade das informações, bem como possibilidade de criminalização também foram causas citadas como justificativas que dificultavam a abordagem da orientação sexual nos atendimentos. Essa situação afeta com mais intensidade usuários LGBT de grupos étnicos minorizados, que se identificam como bissexuais, que possuem baixa renda e que não possuem nível educacional superior[15]. Nesse sentido, em estudo realizado com transexuais e travestis, 62,1% das(os) entrevistadas(os) disseram se sentir desconfortáveis ou muito desconfortáveis em discutir suas demandas de saúde com os profissionais de saúde[11]. Assexuais também enfrentam dificuldades em discutir sua sexualidade com os profissionais de saúde e tendem a esperar vieses, patologização e falta de compreensão ou conhecimento do seu cuidador, o que resulta na não revelação da sua assexualidade por cerca de metade dos integrantes desse grupo[26]. Mulheres cis lésbicas, bissexuais e trans possuem maior dificuldade em revelar sua orientação sexual aos profissionais de saúde e relatam, com frequência, que são silenciadas pela suposição de que elas são heterossexuais, sobretudo quando o assunto tratado é a saúde reprodutiva[15-17,25].

Quando superam as barreiras do receio de discutir suas necessidades específicas, pessoas LGBTQIA+ costumam se deparar com o despreparo dos profissionais de saúde para abordar as demandas que surgem, porque muitos não possuem conhecimento necessário para conduzir um cuidado efetivamente apropriado. Nessa mesma pesquisa mencionada anteriormente, 30,3% das(os) transexuais e travestis entrevistadas(os) relataram que tiveram de ensinar bastante a seus cuidadores sobre suas próprias demandas, enquanto 32,4% disseram que tiveram de ensinar um pouco[11]. Assexuais relatam que sentem a necessidade de advogar pela sua assexualidade e pelas suas escolhas em relação à saúde reprodutiva, motivados pela patologização que sofrem dos profissionais de saúde, os quais realizaram diagnósticos de distúrbios mentais, físicos ou sexuais relacionados à assexualidade, situação que afetou de 25% a 50% dos participantes de uma pesquisa estadunidense sobre a interação dos assexuais com profissionais da área da saúde[26]. Mulheres que fazem sexo com mulheres são menos propensas a receber procedimentos preventivos para câncer de mama e de colo do útero*[16,25]. Mulheres lésbicas relatam falta de conhecimento dos profissionais de saúde sobre práticas sexuais entre mulheres, o que limita as orientações e programas preventivos que são ofertados a essas usuárias[27].**

Mulheres cis em relações homossexuais têm esbarrado em dificuldades também na busca por tecnologias reprodutivas, embora haja permissão legal para a reprodução assistida nesses casos, inclusive com a possibilidade de gestação compartilhada, em que o embrião obtido a partir da fecundação dos oócitos de uma mulher é transferido para o útero de sua parceira[28]. O SUS restringe predominantemente o uso de tecnologias reprodutivas a casais heterossexuais inférteis, de modo que às pessoas com relações em outras configurações restam as possibilidades de pagarem por esse serviço no setor privado ou recorrerem a técnicas de autoinseminação com esperma de doadores conhecidos***. Além disso, mulheres cis em relações homossexuais que conceberam filhos por meio de reprodução assistida relatam que, mesmo sendo férteis, foram tratadas com tecnologias para infertilidade e expostas a intervenções invasivas e desnecessárias, bem como a efeitos adversos dos tratamentos[29].

Entre homens gays, travestis e mulheres trans, são expressivas as repercussões do estigma na conformação de barreiras de acesso. De acordo com o relato de homens gays sobre o uso do SUS, sua orientação sexual é associada à infecção pelo vírus do HIV, o que produz a pressuposição, por parte dos profissionais de saúde, de que o motivo da procura pelo serviço de saúde se relaciona com essa questão. Além disso, usuários soropositivos apresentam grande preocupação com confidencialidade das informações sobre seu diagnóstico, chegando a se deslocar para fora do território de abrangência do equipamento de saúde no qual sua moradia está localizada e a forjar novos endereços, para evitar serem reconhecidos e sofrerem as consequências da sorofobia e homofobia[27].

Situação prática: o "caso" do HIV/Aids na população LGBT

A comunidade LGBT é especialmente vulnerável à infecção pelo HIV/Aids, ainda que não da mesma forma para todas as populações agrupadas no acrônimo. Enquanto alguns grupos se destacam nos índices epidemiológicos, outros são invisibilizados na produção de dados e nos cuidados relativos ao HIV/Aids. Dados da epidemia serão apresentados como um caso prático para analisar os desafios da coleta de informações no SUS e as barreiras de acesso a políticas, serviços e tecnolo-

---

* Apenas um estudo estadunidense recente indicou não haver diferenças entre mulheres lésbicas, bissexuais e heterossexuais no que tange a receber teste de Papanicolau[13].

** Esse estudo faz uso do acrônimo LGBT.

*** Atualmente, a reprodução assistida (inseminação ou fertilização in vitro) é disponibilizada a casais de mulheres e a mulheres solteiras por, pelo menos, um serviço do SUS, o Serviço de Reprodução Humana do Centro de Ensino e Pesquisa em Reprodução Assistida do Hospital Materno Infantil de Brasília (ver http://www.saude.df.gov.br/reproducao-humana/).

gias de saúde pela população LGBT no âmbito da epidemia e da resposta ao HIV/Aids, no Brasil e no estado de São Paulo.

A Figura 1 mostra a prevalência da infecção pelo HIV em algumas das chamadas populações-chave* a partir de estudos transversais nacionais, em comparação à "população geral", e o aumento progressivo de infecção pelo HIV entre gays e outros HSH: 12,1% em 2009 e 18,4% em 2016. O único estudo populacional dessa série direcionado a mulheres trans e travestis ocorreu em 2016, apresentando prevalência de 31,2%. Esses estudos são importantes porque foram direcionados a estimar a prevalência específica de HIV nessas populações, uma vez que as fichas de notificação do Sinan não dispõem de campos para registrar as identidades de gênero nem a orientação sexual, somente o sexo biológico do caso notificado e o sexo biológico das pessoas com as quais teve relações sexuais. Desse modo, no Sinan, não estão disponíveis dados sobre travestis, mulheres e homens transexuais, ainda que as primeiras sejam as mais vulneráveis na epidemia, explicitando uma lacuna na produção de informações sobre os LGBTQIA+.

Outro exemplo para análise das necessidades de saúde se refere às infecções pelo HIV e aos casos e óbitos por Aids entre HSH por raça/cor no estado de São Paulo de 2009 a 2018. Para subsidiar a reflexão, vale lembrar que, desde 2013, todas as pessoas que vivem com HIV e Aids (PVHA) têm indicação, no Brasil, de iniciar o uso de terapia antirretroviral (TARV), se desejarem, a fim de evitar a evolução da infecção para imunodeficiência. Os portadores do HIV com a carga viral indetectável, além de não desenvolverem a doença, não transmitem o HIV. É o tratamento como prevenção.

Assim, ter Aids significa, na prática, uma falha do sistema de saúde, pois entre a infecção pelo HIV e o desenvolvi-

---

* Populações-chave são definidas pela Organização Mundial da Saúde como aquelas que, em razão de comportamentos de maior risco específicos, estão em maior risco de infecção pelo HIV, independentemente do tipo da epidemia ou do contexto local. Há, ainda, importante reconhecimento de que esses grupos populacionais não têm sido devidamente focalizados pelas políticas de prevenção de HIV e, muitas vezes, são negligenciados por governos e políticas sociais. Por serem grupos muitas vezes discriminados, marginalizados e mesmo criminalizados, têm seus direitos diversas vezes pouco respeitados e assegurados, o que é correlacionado com sua maior vulnerabilidade ao HIV e à Aids. Ver: https://www.who.int/hiv/pub/guidelines/keypopulations/en/ (acesso em 10/11/2020).

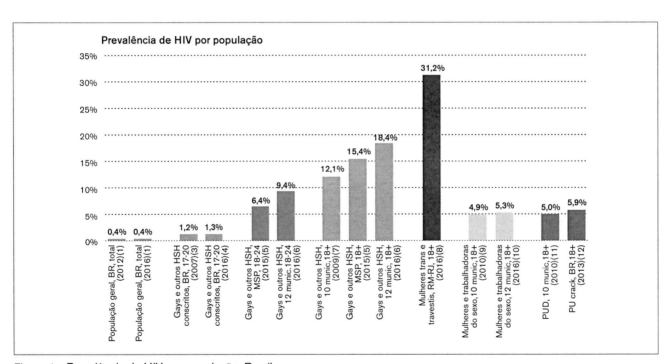

Figura 1 Prevalência de HIV por população, Brasil.
Fontes: (1) BRASIL, Ministério da Saúde. Secretaria de Vigilância em Saúde. Departamento das IST, do HIV/aids e das Hepatites Virais. Relatório de Monitoramento Clínico do HIV. Brasília, 2016; (3) Szwarcwald et al. Práticas de risco relacionadas, infecção pelo HIV entre jovens brasileiros do sexo masculino, 2007. Cad. Saúde Pública [online]. 2011, vol.27, suppl.1, pp.s19-s26; (4) Sperhacke et al. Apresentação realizada no Departamento das IST, do HIV/aids e das Hepatites Virais, 2017; (5)Veras et al. High HIV Prevalence among Men who have Sex with Men in a Time-Location Sampling Survey, São Paulo, Brazil. AIDS Behav. 2015 Sep;19(9):1589-98; (6) Kerr et al. Comportamento, atitudes, práticas e prevalência de HIV e sífilis entre homens que fazem sexo com homens (HSH) em 12 cidades brasileiras. Relatório técnico entregue ao Departamento das IST, do HIV/aids e das Hepatites Virais, 2017; (7) Kerr et al. HIV among MSM in a large middle-income country. AIDS. 2013 Jan 28/27(3):427-35; (8) Grinsztejn et al. Unveiling of HIV dynamics among transgender women: a respondente-driven sampling in Rio de Janeiro, Brazil. The Lancet HIV, 3018(17)30015-2/ fev/ 2017; (9) Damacena et al. Risk factors associated with HIV prevalence among female sex workers in 10 Brazilian cities. J Acquir Immune Defic Syndr. 2011 Aug;57 Suppl 3:S144-53; (10) Szwarcwald et al. Comportamento, atitudes, práticas e prevalência de HIV e sífilis entre mulheres profissionais do sexo em 12 cidades brasileiras. Relatório técnico entregue ao Departamento das IST, do HIV/aids e das Hepatites Virais, 2017; (11) Bastos et al. Taxas de infecção de HIV e sífilis e inventário de conhecimento, atitudes e práticas de risco relacionadas às infecções sexualmente transmissíveis engtre usuários de drogas em 10 municípios brasileiros. Relatório técnico entregue ao Departamento de DST, Aids e Hepatites Virais, 2010; (12) Bastos et al. Pesquisa Nacional sobre o uso de crack: quem são os usuários de crack e/ou similares do Brasil? Quantos são nas capitais brasileiras? Rio de Janeiro; 2014. 224 p.

mento da Aids se passam em média 8 anos; tempo suficiente para que, antes disso, o teste diagnóstico seja acessado e o tratamento iniciado – ambos disponíveis no SUS. Pode também significar dificuldades das PVHA em estabelecer vínculo com o serviço de saúde, abandono do tratamento e, consequentemente, evolução para a doença. Em quaisquer das duas situações, existe uma forte vulnerabilidade, seja individual, programática ou social, que coloca barreiras de acesso ao teste diagnóstico, aos serviços, ao tratamento ou à adesão a este (ver Capítulo 12 – "LGBTQIA+fobia institucional na área da saúde"). Morrer de Aids denota, em um grau ainda mais dramático, as mesmas falhas das políticas e dos serviços de saúde e as dificuldades das PVHA que levaram ao desenvolvimento da doença e ao seu pior desfecho.

As Figuras 2 e 3, a seguir, expressam a disparidade das tendências de casos e óbitos por Aids ao comparar os HSH brancos, pretos e pardos ao longo dos anos.

Os casos entre os brancos caem desde 2012, entre os pardos isso só ocorre a partir de 2016, e entre os pretos o número de casos ainda continua subindo durante toda a série histórica. Com os óbitos, essas tendências se repetem, caindo entre os HSH brancos desde 2012, enquanto a queda é menos acentuada entre HSH pardos e pretos e só se inicia a partir de 2017. Essas marcantes diferenças estão relacionadas às barreiras adicionais de acesso ao teste diagnóstico, aos serviços e à TARV colocadas pela interseção de gênero e orientação sexual com o

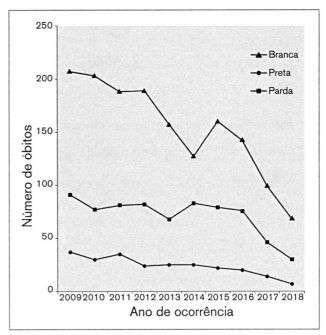

Figura 3 Óbitos por Aids em HSH por raça/cor, estado de São Paulo, de 2009 a 2018.
Fonte: Bipaids

racismo estrutural e institucional, que marcam de forma indelével a enorme desigualdade do país.*

As Figuras 2, 3 e 4 apresentam casos e óbitos por Aids e infecção pelo HIV em números absolutos e não em taxa. Isso é relevante por não se conhecer o tamanho exato da população de homens gays e outros HSH no país, também uma lacuna dos estudos sobre demografia. Por outro lado, sabe-se pela PNAD-C de 2016 que 44,2% da população brasileira declarou-se branca, 8,2% preta e 46,7% parda. Dessa forma, embora em números absolutos existam mais óbitos entre HSH brancos do que entre os pretos, a taxa de mortalidade entre HSH pretos é maior do que entre HSH brancos.

A Figura 4 mostra as infecções pelo HIV, que, além de apontar as tendências mais recentes da epidemia, dizem respeito ao maior ou menor acesso e possibilidade de utilização das diversas estratégias de prevenção combinada disponíveis no decorrer desse período.

Há tendência de aumento das infecções indistintamente à raça/cor até 2016, quando as infecções começam a cair entre os brancos. Essa tendência se amplia de 2017 para 2018, quando também se reduzem as infecções entre os pardos, ainda que em menor grau. Mais uma vez, entre os HSH pretos, a tendência é diferente e as infecções continuam a aumentar durante toda a série histórica.

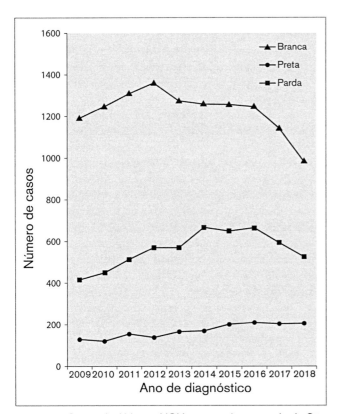

Figura 2 Casos de Aids em HSH por raça/cor, estado de São Paulo, de 2009 a 2018.

---

* O conceito de interseccionalidade, produto de diferentes abordagens teóricas do feminismo negro, configura-se como importante ferramenta analítica para compreender a articulação de distintas diferenças e desigualdades na vida social. Para saber mais, ver: Crenshaw, 2002[30]; Brah e Phoenix, 2004[31]; Piscitelli, 2008[32].

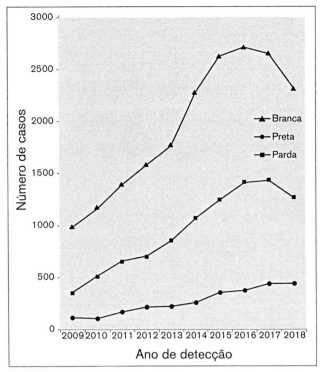

Figura 4 Casos notificados de infecção por HIV em HSH por raça/cor, estado de São Paulo, de 2009 a 2018.
Fonte: Bipaids

Até 2016, o conjunto de estratégias de prevenção combinada* disponíveis não estava conseguindo reverter o aumento das infecções pelo HIV em toda a população de HSH do estado de São Paulo. Esse dado reforça a hipótese de que a desigualdade no acesso aos testes e à TARV é a grande explicação para a queda de casos e de óbitos por Aids entre os HSH brancos, o que não se observa entre os pretos.

A Profilaxia Pré-Exposição (PrEP) ao HIV foi incorporada como política pública no Brasil no final de 2017. Podem acessar a PrEP pelo SUS: HSH, mulheres transexuais, profissionais do sexo e pessoas em relações sorodiferentes. Porém, desde 2016 já ocorriam estudos demonstrativos da sua factibilidade em São Paulo que foram ampliados em 2017 e cujos voluntários foram incorporados à política pública de acesso. Da mesma forma que em outros locais, como Austrália e EUA, onde a implantação da PrEP, já desde 2012, foi fator fundamental para a queda das infecções entre HSH, os dados demonstram sua efetividade também no estado de São Paulo. Entretanto, mais uma vez, a intersecção das desigualdades de gênero, orientação sexual e raça/cor expressam-se no acesso à PrEP. Dados do Sistema de Controle Logístico de Medicamentos (Siclom) sobre dispensação da PrEP no SUS no estado de São Paulo até setembro de 2020 mostram que a grande maioria de seus usuários é constituída de homens cis (85,7%), com 12 ou mais anos de estudo (72,5%), brancos (63%), dos quais 84% são homossexuais, enquanto as mulheres trans (2,3%), travestis (0,7%) e as pessoas pretas (11,3%) e pardas (23,2%) são minoria dentre os que estão acessando a PrEP, apesar de sua grande vulnerabilidade, o que colabora para aumentá-la. Esse quadro não é diferente em outros estados brasileiros.

Adicionalmente, as diferenças regionais no país quanto à capacidade de incorporação da nova política pública também colocam barreiras ao acesso a essa estratégia de prevenção. O estado de São Paulo responde por cerca de 40% das PrEP realizadas no país. Por fim, vale ressaltar a relativa demora na incorporação da PrEP como política pública no país, não por falta de evidências de sua eficácia e efetividade, mas por questões morais ligadas à prevenção do HIV, à sexualidade e à homotransfobia. Essas mesmas questões podem também estar implicadas na dificuldade de sua implementação mais efetiva em algumas regiões do país.

CONSIDERAÇÕES FINAIS

O compilado aqui reunido sistematiza o conhecimento disponível acerca das informações demográficas e das necessidades de saúde das pessoas e populações LGBTQIA+ e aponta importantes lacunas. Ao explicitar a escassez de informações populacionais no Brasil sobre pessoas LGBTQIA+, diz-se sobre seu pequeno reconhecimento e sua ainda ampla invisibilidade. O enfrentamento de desafios relacionados à geração de informações, como o registro de dados sobre identidade de gênero e orientação sexual nos estudos demográficos e nos sistemas de informação do SUS, poderia contribuir para a maior produção de dados estatísticos.

O estudo acerca das necessidades de saúde de pessoas LGBTQIA+ explicita que processos de estigmatização, discriminação e patologização voltados às orientações sexuais, identidades de gênero e fenótipo sexual dissidentes dos padrões cisheteronormativos são os principais determinantes dos agravos à sua saúde. Diferenças relacionadas à orientação sexual, à identidade de gênero e à caracterização sexuada dos corpos estão associadas a desigualdades em diferentes esferas da assistência em saúde. Ao procurar atenção à sua saúde, pessoas LGBTQIA+ experimentam uma série de barreiras, o que dificulta o processo de cuidado e pode afastar esses indivíduos dos equipamentos de saúde. O reconhecimento de tais questões mostra-se relevante para a estruturação de um cuidado atento e adequado a suas especificidades, bem como à capacitação de profissionais de saúde no enfrentamento das iniquidades atreladas às diversidades sexual e de gênero.

O estudo de caso da epidemia de HIV e Aids entre HSH analisado por critérios de raça/cor evidencia a experiência social de sofrimento impingido por processos de estigmatização, discriminação e patologização voltados às orientações sexuais e identidades de gênero dissidentes dos padrões cisheteronormativos e interseccionado por outros marcadores sociais da diferença, como raça/cor e classe social, repercutindo em barreiras no acesso aos serviços de saúde. Ademais, a incorporação, pelos estudos epidemiológicos, de categorias como HSH – que su-

---

* Sobre prevenção combinada, ver: http://www.aids.gov.br/pt-br/publico-geral/previna-se (acesso em: 10/11/2020).

primem as identidades dos usuários, pressupõem homogeneidade em sua composição e estão atreladas ao conceito de grupos de risco, em detrimento da valorização da vulnerabilidade – explicita outra limitação dos estudos epidemiológicos, das políticas de saúde e da organização da rede de atenção à saúde.

REFERÊNCIAS BIBLIOGRÁFICAS

1. Young RM, Meyer IH. The trouble with "MSM" and "WSW": Erasure of the sexual-minority person in public health discourse. Am J Public Health. 2005;95:1144-9.
2. Calazans GJ. Políticas públicas de saúde e reconhecimento: um estudo sobre prevenção da infecção pelo HIV para homens que fazem sexo com homens [Tese de Doutorado]. São Paulo: Faculdade de Medicina da USP; 2018.
3. Ministério da Saúde (BR), Secretaria de Vigilância em Saúde, Programa Nacional de DST e Aids. Pesquisa de Conhecimento Atitudes e Práticas na População Brasileira de 15 a 54 anos, 2004. Brasília (DF); 2005.
4. Ministério da Saúde (BR), Secretaria de Vigilância em Saúde, Departamento de DST, Aids e Hepatites Virais. Pesquisa de Conhecimentos, Atitudes e Práticas na Brasileira. Brasília (DF); 2011.
5. Ministério da Saúde (BR), Secretaria de Vigilância em Saúde, Departamento de DST, Aids e Hepatites Virais. Pesquisa de Conhecimentos, Atitudes e Práticas na Brasileira. Brasília (DF); 2016.
6. Goldani A, Esteve A, Turu A. Coming Out in the 2010 Census: Same-Sex Couples in Brazil and Uruguay. In: XXVII IUSSP International Population Conference, Busan, Korea. Busan, 2013;26.
7. Schraiber LB. Necessidades de saúde, políticas públicas e gênero: a perspectiva das práticas profissionais. Cien Saude Colet. 2012;17(10):2635-44.
8. Mendes-Gonçalves RB. Práticas de saúde: processos de trabalho e necessidades. In: Ayres JR, Santos L (org.). Saúde, sociedade e história: Ricardo Bruno Mendes-Gonçalves. São Paulo: Hucitec; Porto Alegre: Rede Unida; 2017.
9. Carrara S, Lacerda P. Viver sob ameaça: preconceito, discriminação e violência homofóbica no Brasil. In: Venturi G, Bokany V. Diversidade sexual e homofobia no Brasil. São Paulo: Perseu Abramo; 2011.
10. Ainsworth C. Sex redefined. Nature. 2015;518(7539):288.
11. Costa AB, da Rosa Filho HT, Pase PF, Fontanari AMV, Catelan RF, Mueller A, et al. Healthcare needs of and access barriers for Brazilian transgender and gender diverse people. J Immigr Minor Health. 2018;20:115-23.
12. Ard KL, Makadon HJ. Improving the health care of lesbian, gay, bisexual and transgender (LGBT) people: Understanding and eliminating health disparities. Boston, MA: The Fenway Institute; 2012.
13. Conron KJ, Mimiaga MJ, Landers SJ. A population-based study of sexual orientation identity and gender differences in adult health. Am J Public Health. 2010;100(10):1953-60.
14. Teixeira-Filho FS, Rondini CA. Ideações e tentativas de suicídio em adolescentes com práticas sexuais hetero e homoeróticas. Saúde Soc. 2012;21(3):651-67.
15. Brooks H, Llewellyn CD, Nadarzynski T, Pelloso FC, Guilherme FS, Pollard A, et. al. Sexual orientation disclosure in health care: a systematic review. Br J Gen Practice. 2018;68(668):e187-e196.
16. Barbosa RM, Facchini R. Acesso a cuidados relativos à saúde sexual entre mulheres que fazem sexo com mulheres em São Paulo, Brasil. Cad Saúde Pública. 2009;2:S291-S300.
17. Valadão RC, Gomes R. A homossexualidade feminina no campo da saúde: da invisibilidade à violência. Physis. 2011;21(4):1451-67.
18. Cardoso MR, Ferro LF. Saúde e população LGBT: demandas e especificidades em questão. Psicologia - Ciência e Profissão. 2012;32(3):552-63.
19. Pinto TP, Teixeira FB, Barros CRS, Martins RB, Saggese GSR, Barros DD, et al. Silicone líquido industrial para transformar o corpo: prevalência e fatores associados ao seu uso entre travestis e mulheres transexuais em São Paulo, Brasil. Cad Saúde Pública [Internet]. 2017;33(7):e00113316.
20. Wierckx K, Elaut E, Declercq E, Heylens G, De Cuypere G, Taes Y, et al. Prevalence of cardiovascular disease and cancer during cross-sex hormone therapy in a large cohort of trans persons: a case–control study. European Journal of Endocrinology. 2013;169(4):471-478.
21. Instituto de Pesquisa Econômica Aplicada – IPEA. Atlas da Violência 2020. Rio de Janeiro: Instituto de Pesquisa Econômica Aplicada – IPEA; 2020. Disponível em: http://repositorio.ipea.gov.br/handle/11058/10214?mode=full. Acesso em: 02/11/2020.
22. Associação Brasileira de Lésbicas, Gays, Bissexuais, Travestis e Transexuais. Secretaria de Educação. Pesquisa Nacional sobre o Ambiente Educacional no Brasil 2015: as experiências de adolescentes e jovens lésbicas, gays, bissexuais, travestis e transexuais em nossos ambientes educacionais. Curitiba: ABGLT, 2016.
23. Da Luz RR, Gonçalves HS. Violência doméstica entre casais homossexuais: a violência invisível. Bagoas-estudos gays: gêneros e sexualidades. 2014;8(11).
24. Paulino DB, Rasera EF, Teixeira FB. Discursos sobre o cuidado em saúde de Lésbicas, Gays, Bissexuais, Travestis, Transexuais (LGBT) entre médicas(os) da Estratégia Saúde da Família. Interface (Botucatu). 2019;23:e180279
25. McNair R. Lesbian health inequalities: a cultural minority issue for health professionals. Med J Aust. 2003;178:643-5.
26. Flanagan SK, Peters HJ. Asexual-identified adults: Interactions with health-care practitioners. Archives of Sexual Behavior. 2020;49:1631-43.
27. Cerqueira-Santos E, Calvetti PU, Rocha KB, Moura A, Barbosa LH, Hermel J. Percepção de usuários gays, lésbicas, bissexuais e transgêneros, transexuais e travestis do Sistema Único de Saúde. Interam J Psychol. 2010;44(2):235-45.
28. Conselho Federal de Medicina. Resolução n. 2.168, de 21 de setembro de 2017. Adota as normas éticas para a utilização das técnicas de reprodução assistida – sempre em defesa do aperfeiçoamento das práticas e da observância aos princípios éticos e bioéticos que ajudam a trazer maior segurança e eficácia a tratamentos e procedimentos médicos –, tornando-se o dispositivo deontológico a ser seguido pelos médicos brasileiros e revogando a Resolução CFM n. 2.121, publicada no D.O.U. de 24 de setembro de 2015, Seção I, p. 117. Diário Oficial da União. 10 nov 2017; Seção 1: 73.
29. Carvalho PGCD, Cabral CDS, Ferguson L, Gruskin S, Diniz CSG. 'We are not infertile': challenges and limitations faced by women in same-sex relationships when seeking conception services in São Paulo, Brazil. Cult Health Sex. 2019;21(11):1257-72.
30. Crenshaw K. Documento para o encontro de especialistas em aspectos da discriminação racial relativos ao gênero. Estud Fem. 2002;1:171-89.
31. Brah A, Phoenix A. Ain't I a woman? Revisiting intersectionality. J Int Womens Stud. 2004;5(3):75-86.
32. Piscitelli A. Interseccionalidades, categorias de articulação e experiências de migrantes brasileiras. Sociedade e cultura. 2008;11(2):263-74.

11

Políticas de saúde LGBTQIA+ no Sistema Único de Saúde e na saúde suplementar

Gabriela Calazans
Inês Eugênia Ribeiro da Costa
Luiz Valério Soares da Cunha Junior

Allison Anjos
Leandro Augusto Pinto Benedito

 Aspectos-chave

- O Sistema Único de Saúde (SUS) é produto de intensas mobilizações sociais.
- O Movimento LGBT reivindica historicamente o reconhecimento das identidades sexuais e de gênero não hegemônicas, buscando garantir acesso a direitos sociais livres de discriminação por orientação sexual e identidade de gênero.
- A Política Nacional de Saúde Integral de LGBT (PNSI-LGBT) foi instituída após muita pressão e diálogo com o movimento LGBT.
- As ações em saúde voltadas a pessoas LGBTQIA+ no âmbito da Saúde Suplementar são incipientes e localizadas e as cirurgias de modificações corporais ainda não fazem parte da cobertura mínima de procedimentos dos planos de saúde.

INTRODUÇÃO

O Sistema Único de Saúde (SUS) e a Política Nacional de Saúde Integral de Lésbicas, Gays, Bissexuais, Travestis e Transexuais (PNSI-LGBT)[1,2] configuram-se como conquistas sociais que asseguram a garantia do direito constitucional à saúde para o conjunto da população brasileira e, especificamente, da população LGBT. Ao longo deste capítulo, será analisado como as políticas de saúde voltadas à população LGBT são fruto de pressão do movimento social e de participação social no âmbito de instâncias estatais visando assegurar que a população de lésbicas, gays, bissexuais, travestis e transexuais se constitua como sujeitos de direitos. É posterior ao estabelecimento da política nacional a maior segmentação populacional e incorporação mais ampla de pessoas intersexo, *queer*, não binárias, pansexuais e assexuais ao acrônimo LGBTQIA+ e suas variações. Assim, é importante reconhecer que, embora compartilhem da experiência da LGBTQIA+fobia, no que tange às políticas de saúde não se adensou ainda o debate sobre as especificidades de cada um desses segmentos populacionais, nem tal política inclui as pessoas QIA+. Essa constatação e este capítulo propõem-se a mobilizar a discussão entre profissionais de saúde e o movimento social quanto à necessidade de fortalecimento e aperfeiçoamento dessas políticas.

MOBILIZAÇÃO SOCIAL PELO SUS: PROTEÇÃO SOCIAL E O DIREITO À SAÚDE

A Constituição Federal de 1988[3] é produto de intensa mobilização social. Até aquele momento, no país, a saúde não se configurava como um direito de todos, estando restrita a trabalhadores formais como parte da política de previdência social. A abordagem adotada no SUS e em suas políticas de saúde compreende a saúde como sujeita a múltiplos determinantes, que perpassam pelos fatores econômicos, lutas de classe e condições de vida da população, dentre outros.

As Conferências Nacionais de Saúde foram instituídas por lei que remonta à década de 1930, mas foi somente na 8ª Conferência Nacional de Saúde, a primeira a contar com intensa participação social, que se constituiu como marco para a reforma do sistema público de saúde brasileiro, materializado na Constituição Federal de 1988[3,4].

Com a promulgação das Leis Orgânicas n. 8080 e 8.142, em 1990, iniciou-se o processo de implantação do SUS, definido como: "o conjunto de ações e serviços públicos de saúde, prestados por órgãos e instituições públicas federais, estaduais e municipais, da administração direta e indireta e das fundações mantidas pelo Poder Público"[5,6]. Deve-se atentar para a palavra processo, pois, entendendo o SUS como uma conquista de direito, ele estará sempre em implantação, dada a "ousadia", se é assim possível dizer, pela busca constante da universalidade, equidade e justiça social.

Os princípios e diretrizes do SUS trazem implicações para o Estado, que deve ser forte, atuante e pautado pela ética e solidariedade, sendo necessária a estruturação e manutenção de um modelo de cuidado que atenda às necessidades de saúde da população.

Tudo isso reverbera na importância do entendimento de que o SUS é uma política de Estado e não de governos. Para dar materialidade à definição da Constituição Federal, faz-se necessário que o Estado dê conta de sua responsabilidade sanitária, por meio de políticas econômicas e sociais que promovam inclusão social, proteção ambiental, integração da política de saúde com as outras políticas públicas e, sobretudo, uma articulação efetiva e eficaz entre os entes federados.

Compreender o SUS como uma política estatal é efetivar o conceito e o exercício da cidadania como espaço da democracia, reconhecendo permanentemente iniquidades e incorporando mecanismos de inclusão de novos sujeitos sociais. Isso requer a compreensão dos sistemas de proteção social. Estes expressam as características de uma sociedade, suas crenças e valores, visão de mundo e o lócus dos direitos sociais, como também o conceito de cidadania adotado pelo país. A Constituição de 1988[3], em seu artigo 194, apresenta um modelo de seguridade social inspirado no conceito de justiça social. Em tal modelo, a seguridade social configura-se como um sistema de proteção social, que inclui a previdência, a saúde e a assistência social como direitos. Adota, assim, um papel forte do Estado na garantia de direitos universais a todos os cidadãos e cidadãs brasileiros, independentemente de sua condição social, econômica, racial, étnica, sexual e de gênero. A construção desse sistema e de suas políticas traz no seu cerne a necessidade constante de lutas e mobilizações políticas para avançar na expansão do conceito de cidadania em busca de inclusão e justiça social para todos.

A política de saúde deve ser vista como uma política social inserida em uma realidade histórica, pois é nessa arena de disputa de interesses que se dá a sua formulação[7]. Nessa compreensão, a sociedade constrói suas políticas sociais a partir dos valores que compartilham e defendem com suas instituições e atribui o papel que o Estado deve ter em seu desenvolvimento. As forças sociais dão o tom dos modelos de políticas a serem instituídas. A política de saúde LGBT, como política social, é resultante de processos dessa natureza. Compreender seus desafios requer analisar seu processo de construção e como sua formulação, objetivos, estratégias, recursos e valores respondem às necessidades de bem-estar social da população LGBT.

MOVIMENTO LGBT

Ainda em plena ditadura civil-militar, já no final dos anos 1960 e ao longo da década de 1970, surgiram algumas manifestações e produções culturais questionadoras das rígidas convenções que separavam "masculino" e "feminino", como mostram Peter Fry e Edward MacRae[8] em "O que é homossexualidade", ao tratarem de Caetano Veloso, Secos e Molhados e os Dzi Croquetes. Isso ainda não se configurava como um movimento social, mas ecoou e contribuiu para a produção de novas sensibilidades e subjetividades em relação à sexualidade e ao gênero.

Nesse contexto de transformações sociais e de luta por direitos por meio de mobilização social, o movimento homossexual brasileiro começou a se organizar ao final do regime militar, durante o período de redemocratização. Com o abrandamento da censura, um marco importante se deu com a conquista de espaço em uma mídia alternativa, tendo início em 1978, com o lançamento do jornal homossexual "Lampião da Esquina", no Rio de Janeiro, produzido por jornalistas, artistas e intelectuais homossexuais[9]. Essa publicação abordava as questões homossexuais de forma não pejorativa, inserindo esse grupo no contexto político da época, deixando de lado a ideia de que os homossexuais eram motivo de chacota e ironia e reconhecendo suas lutas e reivindicações[8].

O surgimento desse jornal provocou mudanças no segmento dos homossexuais, como um grupo de artistas, intelectuais e profissionais liberais que, cansados de uma vida restrita a boates e bares, começaram a se reunir para discutir as implicações sociais e pessoais de sua orientação sexual, vindo a fundar em São Paulo um dos mais conhecidos grupos homossexuais, o Somos – Grupo de Afirmação Homossexual[8]. Dentre os debates travados, discutiu-se um modelo de relações mais igualitário, sem hierarquia nas relações sexuais ou afetivas, reivindicando uma nova identidade homossexual, menos dicotômica entre "ativo/passivo", "bicha/boche", "lady/fanchona". Entre 1978 e 1979, eclodiram vários grupos homossexuais em diversas cidades e estados do país[8].

De 1980 a 1984, foram realizados alguns encontros nacionais de indivíduos e grupos organizados homossexuais, nos quais foram debatidas pautas políticas do movimento emergente*. Dentre as principais deliberações desses encontros estavam duas iniciativas. Uma, que foi bem-sucedida, no âmbito da saúde pela despatologização de identidades sexuais, que buscava tornar sem efeito, em território nacional, o diagnóstico 302.0, da CID-9, vigente até 1990, que qualificava a homossexualidade como "desvio e transtorno sexual" no Código de Doenças do Instituto Nacional de Previdência Social (INPS). Este era responsável, à época, pela oferta de assistência estatal à saúde. A outra iniciativa estava na esfera do reconhecimento legal das identidades sexuais não hegemônicas, pela incorporação na Constituição brasileira da proteção dos direitos em função da "opção sexual", posteriormente renomeada como "orientação sexual"[10]; o que a despeito de importantes conquistas não se efetivou.

A partir da epidemia de Aids, no início dos anos 1980, deram-se as primeiras experiências de reconhecimento de alguns dos segmentos da população LGBT no âmbito das políticas de saúde e das esferas governamentais. Inicialmente, pela demanda de integrantes dos grupos Somos e Outra Coisa à Secretaria de Estado da Saúde de São Paulo diante do novo problema de saúde que impactava homossexuais masculinos e travestis[11]. Posteriormente, intensificou-se, ao longo da década de 1990, o envolvimento de grupos e organizações do movimento LGBT com

---

* Para mais informações sobre os Encontros de Grupos Homossexuais Organizados (EGHO) e Encontros Brasileiros de Homossexuais (EBHO), veja Simões e Facchini, 2009[10].

instâncias estatais para ações de prevenção do HIV e em serviços voltados às doenças sexualmente transmissíveis e à Aids[10]. Dessa forma, estreitaram-se as relações entre ativistas, profissionais e gestores de políticas de saúde, com a utilização de recursos provenientes do Ministério da Saúde aplicados para o desenvolvimento de projetos realizados pelas organizações não governamentais do movimento voltados à prevenção da Aids, como parte de um longo processo de cidadanização de sujeitos sociais marcados pela diversidade sexual e de gênero[11-13].

Tais políticas foram colocadas na agenda a partir da instituição, em 2004, no âmbito do governo federal, do Programa Brasil Sem Homofobia (PBSH)[14], que tinha como objetivo combater à violência e à discriminação homofóbicas, equiparar direitos e assegurar o respeito às especificidades de cada um dos segmentos populacionais focalizados – gays, lésbicas, transgêneros e bissexuais. Esse programa foi elaborado conjuntamente por representantes do movimento social LGBT junto à Secretaria Especial de Direitos Humanos* (SEDH) no âmbito do Conselho Nacional de Combate à Discriminação[15]. O PBSH[14] configurou-se como uma iniciativa de integração ministerial para responder aos seus objetivos, sendo composto por oito ministérios e secretarias do governo federal. Seu programa de ações é composto por onze seções: a promoção dos direitos de homossexuais; legislação e justiça; cooperação internacional; direitos a segurança; educação; saúde; trabalho; cultura; políticas para juventude e para as mulheres; racismo, homofobia e preconceito de gênero.

A base para a construção do PBSH foi um processo de sistematização por ativistas de reivindicações manifestadas em diferentes encontros do movimento LGBT, contando com a contribuição de colaboradores em universidades. Tal sistematização foi apresentada por representantes do movimento social aos diferentes órgãos do governo federal. Isso implicou em um processo de apreensão do funcionamento da ação governamental e das políticas públicas pelos ativistas, bem como de articulação política para chegar aos compromissos expressos no documento final[15].

Nesse programa[13], buscou-se assegurar o direito ao atendimento e ao tratamento igualitários na saúde. Para isso, três das 53 ações do PBSH[14] voltavam-se à garantia do direito à saúde (Quadro 1).

Quadro 1 Ações do Programa Brasil Sem Homofobia[14] voltadas à garantia do direito à saúde

- Formalização do Comitê Técnico de Saúde da População de Gays, Lésbicas, Transgêneros e Bissexuais com o objetivo de estruturar uma Política Nacional de Saúde GLBT.
- Apoio à produção de conhecimentos sobre saúde e condições de vida de GLBT e à promoção do acesso ao conhecimento produzido.
- Investimento na formação, capacitação e sensibilização dos profissionais de saúde, com vistas a garantir acesso igualitário, respeito à diversidade sexual e acolhimento das especificidades de saúde dessa população[14].

Assim, ainda em 2004, em resposta ao PBSH[14], foi instituído o Comitê Técnico de Saúde da População de Gays, Lésbicas, Transgêneros e Bissexuais** (GLTB) por meio da Portaria n. 2.227[16], no âmbito da Secretaria de Gestão Estratégica e Participativa (SGEP) do Ministério da Saúde (MS). Em resposta a uma das ações propostas pelo PBSH para esse Comitê, a "Política Nacional de Atenção Integral à Saúde da Mulher"[17] apresentou demandas singulares das mulheres lésbicas expressas no V Seminário Nacional de Mulheres Lésbicas, realizado em 2003. Em 2006, a "Carta dos Direitos dos Usuários da Saúde"[18] deu destaque ao atendimento livre de discriminação por orientação sexual e identidade de gênero e ao reconhecimento do nome social, buscando responder à reivindicação por equidade e tratamento igualitário no âmbito do SUS.

Houve um longo processo de expressão de demandas populares em diversas instâncias de participação social até o efetivo desenho e a publicação da Política Nacional de Saúde GLBT, para além da reivindicação expressa por sua instituição no PBSH[14]. Foram apresentadas propostas para a população LGBT na 13ª Conferência Nacional de Saúde, ocorrida em 2007, tais como: a garantia de acesso ao SUS, o fomento a uma política nacional de saúde integral para LGBT, o incentivo à pesquisa e à produção de conhecimentos sobre essas populações[19].

No processo preparatório à I Conferência Nacional de Gays, Lésbicas, Bissexuais, Travestis e Transexuais, intitulada "Direitos Humanos e Políticas Públicas: o Caminho para Garantir a Cidadania de GLBT", realizada em junho de 2008, uma versão preliminar da Política Nacional de Saúde LGBT foi submetida à consulta pública. Cerca de um terço das propostas aprovadas nessa conferência foi voltado à saúde, mostrando o interesse e a relevância das políticas desse setor[10,20], e fundamentaram a elaboração do Plano Nacional de Promoção da Cidadania e dos Direitos Humanos de LGBT, da Secretaria Especial de Direitos Humanos da Presidência da República (SEDH/PR). Esse documento subsidia e apresenta diretrizes para a elaboração de políticas públicas para LGBT no Brasil[21].

Em 2008, foram publicadas portarias que instituíram o Processo Transexualizador no SUS e definiram suas diretrizes e regulamentações nacionais. Foram definidos procedimentos para implantação de serviços em todo o país, respeitando as três esferas de gestão[22,23]. Posteriormente, em 2013, o processo transexualizador foi redefinido e ampliado, de forma a garantir a integralidade da atenção à saúde[24].

Em 2011, a Política Nacional de Saúde Integral de LGBT (PNSI-LGBT) foi publicada oficialmente[1,2]. Antes disso, houve um esforço de construção de sua legitimidade junto às instâncias de gestão do SUS, tendo sido apresentada e aprovada no

---

* Instituída durante o governo Lula, com status de Ministério, vinculada diretamente à Presidência da República.

** O Comitê Técnico de Saúde Integral LGBT encontra-se em inatividade segundo o técnico do MS, desde sua última reunião ocorrida em 11/04/2017, com a presença das seguintes representações: DAGEP/SGEP/MS; ARTGAY; Rede Trans Brasil; Rede Afro LGBT; CNCD; UNALGBT/Amapá; Rede Sapatá/PB; Coordenação Estadual LGBT/CE; Coordenação LGBT/SDH; Antra/BA; IBRAT; DAB/SAS/MS; NESP/UnB; DAPES/SAS/MS (Comunicação pessoal com técnico do MS).

âmbito do Conselho Nacional de Saúde* em 2009[25] e na Comissão Intergestores Tripartite,** em 2011, onde foi aprovada uma resolução com um Plano Operativo da Política[26]. Tal plano foi organizado em quatro eixos estratégicos – acesso; ações de promoção e vigilância em saúde; educação permanente e educação popular em saúde; e monitoramento e avaliação das ações de saúde – e apontou as competências das gestões federal, estadual, distrital e municipal do SUS para implantação da Política nos diferentes níveis da gestão das políticas de saúde.

Essa política reconhece que os processos de discriminação e estigmatização por orientação sexual e identidade de gênero são determinantes de condições de vida, saúde e doença e geram sofrimento às populações LGBT[1,2]. Compreende também que, a despeito de um compartilhamento comum a tais populações, as experiências são distintas para os diferentes grupos que compõem a "sopa de letrinhas"*** LGBT[27], em função das distinções entre a lesbofobia, a gayfobia, a bifobia, a travestifobia e a transfobia, mas também por outros marcadores de diferenças sociais, como orientação sexual, identidade de gênero, fase do ciclo de vida, raça-etnia e território. É concebida, assim, como fundada no respeito aos direitos humanos contribuindo para a promoção da cidadania e da inclusão da população LGBT, por meio da articulação com outras políticas sociais. A PNSI-LGBT é composta por 24 objetivos específicos (Quadro 2) e tem como objetivo geral a promoção da saúde integral da população LGBT, por meio da eliminação da discriminação e do preconceito institucional a fim de reduzir as iniquidades e desigualdades em saúde, de forma a afirmar o SUS como um sistema efetivamente universal, integral e equitativo[1,2].

São explicitadas distintas competências aos governos federal, estadual e municipal na PNSI-LGBT. Desde sua promulgação, observam-se diferentes processos de implantação em estados e municípios de todo o país, com a criação de instâncias técnicas e políticas de fomento à sua implementação[28,29]. Em muitas dessas instâncias continua sendo central a atuação de representantes do movimento LGBT com vistas a pressionar pela garantia do direito à saúde livre de discriminações.

SAÚDE LGBTQIA+ NA SAÚDE SUPLEMENTAR

A assistência à saúde é livre à iniciativa privada no Brasil, conforme o artigo 199 da Constituição Federal. O subsistema

---

* O Conselho Nacional de Saúde (CNS) é a instância máxima de participação e controle social das políticas de saúde, instituído por uma das Leis Orgânicas da Saúde, a Lei Federal n. 8.142/906.
** A Comissão Intergestores Tripartite é a instância de negociação, articulação e decisão interfederativas das políticas de saúde, na qual o governo federal é representado pelo Ministério da Saúde, as gestões estaduais são representadas pelo Conselho Nacional de Secretários de Saúde (CONASS) e as gestões municipais são representadas pelo Conselho Nacional de Secretarias Municipais de Saúde (CONASEMS).
*** Em referência ao trabalho clássico de Regina Facchini[27], que tratou da segmentação das diferentes identidades no âmbito do movimento LGBT.

Quadro 2 Objetivos específicos da PNSI-LGBT[1,2]

- Instituir mecanismos de gestão para atingir maior equidade no SUS, com especial atenção às demandas e necessidades em saúde da população LGBT, incluídas as especificidades de raça, cor, etnia, territorial e outras congêneres;
- Ampliar o acesso da população LGBT aos serviços de saúde do SUS, garantindo às pessoas o respeito e a prestação de serviços de saúde com qualidade e resolução de suas demandas e necessidades;
- Qualificar a rede de serviços do SUS para a atenção e o cuidado integral à saúde da população LGBT;
- Qualificar a informação em saúde no que tange à coleta, ao processamento e à análise dos dados específicos sobre a saúde da população LGBT, incluindo os recortes étnico-racial e territorial;
- Monitorar, avaliar e difundir os indicadores de saúde e de serviços para a população LGBT, incluindo os recortes étnico-racial e territorial;
- Garantir acesso ao processo transexualizador na rede do SUS, nos moldes regulamentados;
- Promover iniciativas voltadas à redução de riscos e oferecer atenção aos problemas decorrentes do uso prolongado de hormônios femininos e masculinos para travestis e transexuais;
- Reduzir danos à saúde da população LGBT no que diz respeito ao uso excessivo de medicamentos, drogas e fármacos, especialmente para travestis e transexuais;
- Definir estratégias setoriais e intersetoriais que visem reduzir a morbidade e a mortalidade de travestis;
- Oferecer atenção e cuidado à saúde de adolescentes e idosos que façam parte da população LGBT;
- Oferecer atenção integral na rede de serviços do SUS para a população LGBT nas Doenças Sexualmente Transmissíveis (DSTs), especialmente com relação ao HIV, à AIDS e às hepatites virais;
- Prevenir novos casos de cânceres ginecológicos (cervicouterino e de mamas) entre lésbicas e mulheres bissexuais e ampliar o acesso ao tratamento qualificado;
- Prevenir novos casos de câncer de próstata entre gays, homens bissexuais, travestis e transexuais e ampliar o acesso ao tratamento;
- Garantir os direitos sexuais e reprodutivos da população LGBT no âmbito do SUS;
- Buscar no âmbito da saúde suplementar a garantia da extensão da cobertura dos planos e seguros privados de saúde ao cônjuge dependente para casais de lésbicas, gays e bissexuais;
- Atuar na eliminação do preconceito e da discriminação da população LGBT nos serviços de saúde;
- Garantir o uso do nome social de travestis e transexuais, de acordo com a Carta dos Direitos dos Usuários da Saúde;
- Fortalecer a participação de representações da população LGBT nos Conselhos e Conferências de Saúde;
- Promover o respeito à população LGBT em todos os serviços do SUS;

continua

Quadro 2 Objetivos específicos da PNSI-LGBT[1,2] *(continuação)*

- Reduzir os problemas relacionados à saúde mental, drogadição, alcoolismo, depressão e suicídio entre lésbicas, gays, bissexuais, travestis e transexuais, atuando na prevenção, promoção e recuperação da saúde;
- Incluir ações educativas nas rotinas dos serviços de saúde voltadas à promoção da autoestima entre lésbicas, gays, bissexuais, travestis e transexuais e à eliminação do preconceito por orientação sexual, identidade de gênero, raça, cor e território para a sociedade em geral;
- Incluir o tema do enfrentamento às discriminações de gênero, orientação sexual, raça, cor e território nos processos de educação permanente dos gestores, trabalhadores da saúde e integrantes dos Conselhos de Saúde;
- Promover o aperfeiçoamento das tecnologias usadas no processo transexualizador, para mulheres e homens; e
- Realizar estudos e pesquisas relacionados ao desenvolvimento de serviços e tecnologias voltados às necessidades de saúde da população LGBT.

Fonte: Ministério da Saúde, 2011[1]; 2012[2].

privado da saúde, composto pelo subsetor suplementar e pelo subsetor liberal clássico (Quadro 3), oferece experiências muito díspares a seus usuários em relação ao cuidado em saúde.

Dados da ANS de junho de 2020 indicam cerca de 46,7 milhões de pessoas beneficiárias dos planos de saúde, o que corresponde a 22,3% da população brasileira.* A maioria desses planos privados atua de forma descentralizada, com profissionais de saúde credenciados atuando de forma isolada, atendendo à população de maneira fragmentada, sem a formação de um sistema coordenado por políticas abrangentes em saúde[31]. Isso dificulta a elaboração de projetos singulares para o cuidado integral em saúde de seus usuários.

---

* Ver: https://www.ans.gov.br/perfil-do-setor/dados-gerais

Quadro 3 Subsistema privado da saúde no Brasil

- O subsistema liberal clássico é integrado pelos serviços particulares autônomos, definidos por clientela própria, captada por processos informais, em que os profissionais de saúde estabelecem diretamente as condições de tratamento e de sua remuneração.
- A saúde suplementar é formada por serviços financiados pelos planos e seguros de saúde, sendo predominante nesse subsistema. Seu financiamento é privado, contando com subsídios públicos, e sua gestão é privada e regulada pela Agência Nacional de Saúde Suplementar (ANS). Os prestadores de assistência podem ser serviços privados – credenciados pelos planos e seguros de saúde ou pelas cooperativas médicas –, próprios dos planos e seguros de saúde, conveniados ou contratados pelo subsistema público, integrando sua rede credenciada.

Fonte: adaptado de Pietrobon et al., 2008[30].

Além dessa dificuldade, a saúde suplementar, por ser constituída por empresas privadas que visam, entre outras coisas, o lucro, vive uma tensão entre a ampliação da oferta de serviços e a redução de seus custos operacionais. Esta, em parte, tenta ser resolvida pela regulação da ANS e a constituição de uma lista de procedimentos, elaborada a partir da análise de eficácia e custo-benefício, que devem ter cobertura obrigatória[32] e de protocolos clínicos bem estabelecidos que embasem e justifiquem tais práticas. Entretanto, esse não é um processo simples e muitas vezes está sujeito à pressão de empresários e *lobbies* políticos.

O pequeno número de estudos com evidências robustas sobre a saúde da população LGBTQIA+ e, por consequência, a falta protocolos e diretrizes clínicas bem estabelecidos contribuem para que os planos privados de saúde não ofereçam cobertura para ações específicas para essas populações. Outro determinante é a própria LGBTIfobia por parte dos profissionais e gestores dos planos e seguros de saúde. Sendo assim, o principal enfoque de um atendimento oferecido na saúde suplementar que leve em conta a diversidade sexual e de gênero costuma ser na abordagem do comportamento sexual e do risco para infecções sexualmente transmissíveis (IST). Somado a isso, a heterogeneidade de profissionais com diferentes formações, sensibilidades e normas éticas, distantes da regulação ativa dos gestores de planos de saúde, impossibilita um atendimento uniforme de qualidade em toda a rede de atenção suplementar.

A ausência de diretrizes e cobertura na saúde suplementar voltadas à saúde LGBTQIA+, além de acarretar desassistência aos beneficiários, torna-se responsável pelo aumento de processos jurídicos contra os próprios planos de saúde. Na ocorrência da negativa de procedimentos específicos, como processos cirúrgicos para afirmação de gênero, os beneficiários dos planos de saúde recorrem ao sistema público, que passa a ser a única alternativa. Cabe lembrar, entretanto, que o sistema suplementar, que recusou a oferta do procedimento, motivando a transferência do paciente ao SUS, foi financiado indiretamente com recursos públicos, por meio das práticas de elisão fiscal, que garantem descontos aos beneficiários dos planos em seu imposto de renda. Ou seja, a atual estrutura de financiamento e regulação do sistema suplementar também impacta na demanda e no financiamento do SUS. Assim, mesmo que o artigo 32 da Lei Federal n. 9.656/1998[33] preveja o ressarcimento dos planos de saúde ao SUS por procedimentos realizados, esses processos são morosos e restituem apenas parte dos valores.**

No sistema suplementar, contudo, nos últimos anos têm surgido novos modelos de assistência baseados nas políticas do SUS e em experiências internacionais que podem alterar o funcionamento desse sistema e propiciar uma melhora na atenção integral à saúde de indivíduos LGBTQIA+.

** Ver: https://www.iess.org.br/cms/rep/reflex.pdf e http://www.ans.gov.br/planos-de-saude-e-operadoras/espaco-da-operadora/18-planos-de-saude-e-operadoras/espaco-da-operadora/263-ressarcimento-ao-sus.

No subsistema liberal, os consultórios e clínicas privadas se mantêm financeiramente a partir da captação de clientes e cobrança por procedimentos e consultas. No atual momento histórico de maior visibilidade, especialmente nas grandes cidades, a existência de um público LGBTQIA+ de maior poder aquisitivo poderia ser considerada também um fator que explica por que alguns profissionais do sistema privado, para além do cenário de maior conquista social de direitos LGBTQIA+, têm se voltado ao atendimento dessa população. Esse movimento de mercado já foi observado em outros setores econômicos, como o turismo, e é denominado "Pink Money"[34].

Uma reflexão crítica sobre esse processo, entretanto, precisa ser feita: se por um lado ele permite uma maior visibilidade da temática na mídia e entre os profissionais de saúde, respondendo a uma certa demanda social, por outro, esse atendimento está circunscrito a um grupo pequeno e privilegiado dos LGBTQIA+ que tem poder econômico, geralmente pessoas brancas, de classe média e alta, em centros urbanos.

Garantia de extensão do benefício do plano à parceria homotrans-afetiva

A principal conquista da população de LGBTQIA+ na saúde suplementar foi a possibilidade da inclusão de parcerias de mesmo sexo como dependentes do beneficiário titular de planos privados de saúde, que ocorreu em 2010, antes da equiparação das uniões hétero e homoafetivas pelo Supremo Tribunal Federal[35].

População transgênero

A população transgênero encontra diversas dificuldades de acesso também dentro do sistema suplementar. O cuidado em saúde específico para essa população é bastante limitado, sendo o processo de afirmação de gênero muitas vezes o único cuidado específico em saúde oferecido, ainda de forma parcial e incompleta.

A obrigatoriedade do respeito ao uso do nome social nos serviços privados de saúde não é regulamentada, ficando a critério de cada estabelecimento a sua utilização. Nos maiores planos, o uso do nome social na carteira do convênio é realidade há alguns anos. No entanto, a iniciativa encontra diversos obstáculos para atingir efetividade na maneira como a pessoa transgênero é tratada. Sistemas de informação e de prontuários eletrônicos em que inexiste o campo para o nome social, o custo de sua atualização e a formação heterogênea dos profissionais da assistência e de suporte (recepção, segurança, limpeza) dificultam o acolhimento adequado, trazendo impactos negativos ao acesso à saúde dessa população[36].

No processo de afirmação de gênero, há uma enorme disparidade na oferta do serviço em comparação ao SUS. Para a hormonização, pacientes deparam-se com dificuldades em encontrar profissionais dos planos de saúde que se disponham a fazer o acompanhamento clínico e a prescrição hormonal. Muitos recebem negativas e protagonizam grandes buscas pessoais até encontrarem um profissional adequado. No entanto, nos últimos dois anos, algumas empresas do setor têm iniciado treinamentos de profissionais, principalmente da medicina e enfermagem, que atuam na atenção primária à saúde, para realizar o atendimento integral à população transgênero. Tais iniciativas ainda são incipientes e localizadas, não alterando significativamente o acesso e a qualidade da atenção na saúde suplementar.

A realização de cirurgias é ainda mais rara, sendo concedidas, na maioria das vezes, apenas por decisão judicial. No "Rol de Procedimentos e Eventos de Saúde 2018" não há a previsão específica para os procedimentos relacionados ao processo de afirmação de gênero[31], nem previsão de sua inclusão na atualização que acontece a cada dois anos[37]. As cirurgias de mastectomia, histerectomia, ooforectomia e tireoplastia supostamente estão previstas sem qualquer restrição, sendo procedimentos com cobertura obrigatória aos planos privados de assistência à saúde quando solicitado pelo médico assistente, mesmo no âmbito do processo de afirmação de gênero[38]. Entretanto, muitos planos negam tais procedimentos sob a argumentação de que essas cirurgias seriam consideradas estéticas, o que tem sido contestado e revertido na justiça, com algumas decisões favoráveis inclusive à cobertura de outros procedimentos cirúrgicos não presentes no rol de procedimentos da ANS.*

População intersexo

Não há protocolos clínicos específicos para as especificidades de saúde da população intersexo. Portanto, quando há demanda, os pacientes muitas vezes são encaminhados ao SUS.

CONSIDERAÇÕES FINAIS

Há conquistas evidentes na garantia do direito à saúde de pessoas LGBT, fruto da combinação entre pressão do movimento social e sua bem-sucedida articulação com instâncias governamentais junto aos diferentes entes federados. Há, entretanto, inúmeros desafios para assegurar a continuidade e o adensamento de tais políticas – sua implantação descentralizada nos diversos municípios e estados do país, o estabelecimento de linhas de cuidado de atenção à saúde para os diferentes segmentos da população LGBTQIA+, especialmente a discussão e incorporação das necessidades de saúde de pessoas *queer*, intersexo e assexuais, a consolidação do financiamento para tais ações, a sustentação e o aprofundamento das iniciativas de educação permanente, o fortalecimento e a continuidade da articulação entre movimentos sociais e os diferentes níveis de governo.

Na saúde suplementar, algumas empresas têm tido iniciativas visando uma maior coordenação do cuidado e eficiência dos gastos, implantando clínicas de atenção primária com pro-

---
* Ver: https://fehoesp360.org.br/sindicato/sindhosp/noticia/7044/plano-de-saude-deve-cobrir-mastectomia-em-paciente-transexual e https://www.conjur.com.br/2020-ago-19/plano-saude-cobrir-mastectomia-paciente-transexual (acesso em 10/11/2020).

gramas específicos de prevenção, promoção e recuperação da saúde. Nesse sentido, existem algumas experiências que buscam incluir os cuidados com a hormonização para pessoas trans em ambulatórios específicos ou de atenção primária. Falta, entretanto, uma proposta integral de cuidados às pessoas LGBTQIA+ na saúde suplementar.

Material complementar

- Material didático do Curso "Promotores e promotoras da saúde LGBT para profissionais no SUS". Disponível em: https://lume.ufrgs.br/bitstream/handle/10183/189266/001082168.pdf?sequence=1&isAllowed=y

Vídeo

- "Cual es la diferencia". Esse vídeo mostra como não levar em consideração uma abordagem de diversidade de gênero pode levar a diagnósticos de saúde errôneos, que podem afetar a saúde de pessoas LGBTI. Disponível em: https://www.youtube.com/watch?v=WUnGHQNpxQY (acesso em 10 nov. 2020).

REFERÊNCIAS BIBLIOGRÁFICAS

1. Ministério da Saúde (BR). Gabinete do Ministro. Portaria n. 2.836, de 1º de dezembro de 2011. Institui, no âmbito do Sistema Único de Saúde (SUS), a Política Nacional de Saúde Integral de Lésbicas, Gays, Bissexuais, Travestis e Transexuais. Diário Oficial da União, Brasília, 1 dez 2011.
2. Ministério da Saúde (BR). Secretaria de Gestão Estratégica e Participativa. Política Nacional de Saúde Integral de Lésbicas, Gays, Bissexuais, Travestis e Transexuais. Brasília; 2012.
3. Brasil. Constituição (1988). Constituição da República Federativa do Brasil. Brasília (DF): Senado Federal; 1988.
4. Noronha JC, Lima LD, Vieira CV. O Sistema Único de Saúde – SUS. In: Giovanella L, et al. (orgs.). Políticas e sistema de saúde no Brasil. Rio de Janeiro: FIOCRUZ, 2009.
5. Brasil. Lei n. 8.080, de 19 de setembro de 1990. Dispõe sobre as condições para a promoção, proteção e recuperação da saúde, a organização e o funcionamento dos serviços correspondentes e dá outras providências. Diário Oficial da União. 20 set 1990.
6. Brasil. Lei n. 8.142, de 28 de dezembro de 1990. Dispõe sobre a participação da comunidade na gestão do Sistema Único de Saúde (SUS) e sobre as transferências intergovernamentais de recursos financeiros na área da saúde e dá outras providências. Diário Oficial da União. 31 dez 1990.
7. Fleury S, Ouverney AM. Política de saúde: uma política social. In: Giovanella Lígia et al. (orgs.). Políticas e Sistema de Saúde no Brasil. Rio de Janeiro: Fiocruz, 2009. p. 23-64.
8. Fry P, MacRae E. O que é homossexualidade. São Paulo: Abril Cultural Brasiliense, 1985 (Coleção Primeiros Passos; 26).
9. Rocha KA, Ferreira APRL, Carvalho HA, Cunha MJMA. Movimento LGBT e políticas públicas: da (in)visibilidade ao reconhecimento. In: VIII Jornada Internacional de Políticas Públicas; 2017; São Luís, Brasil. São Luís: Programa de Pós-Graduação em Políticas Públicas, Centro de Ciências Sociais, Universidade Federal do Maranhão, 2017. Disponível em: http://www.joinpp.ufma.br/jornadas/joinpp2017/pdfs/eixo6/movimentolgbtepoliticaspublicasdainvisibilidadeaoreconhecimento.pdf. Acesso em: 10/08/2020.
10. Simões JA, Facchini R. Na trilha do arco-íris: do homossexual ao movimento LGBT. São Paulo: Editora Fundação Perseu Abramo, 2009.
11. Calazans GJ. Políticas públicas de saúde e reconhecimento: um estudo sobre prevenção da infecção pelo HIV para homens que fazem sexo com homens [Tese de Doutorado]. São Paulo: Faculdade de Medicina da USP, 2018.
12. Carrara S. Moralidades, racionalidades e políticas sexuais no Brasil contemporâneo. Mana. 2015;21(2):323-45.
13. Carrara S. A antropologia e o processo de cidadanização da homossexualidade no Brasil. Cadernos PAGU. 2016;(47):1-38.
14. Conselho Nacional de Combate à Discriminação. Brasil Sem Homofobia: Programa de combate à violência e à discriminação contra GLTB e promoção da cidadania homossexual. Brasília: Ministério da Saúde, 2004.
15. Daniliauskas M. Relações de gênero, diversidade sexual e políticas públicas de educação: uma análise do Programa Brasil Sem Homofobia [Dissertação de Mestrado]. São Paulo: Faculdade de Educação da USP, 2011.
16. Ministério da Saúde (BR). Gabinete do Ministro. Portaria nº 2.227, de 14 de outubro de 2004. Dispõe sobre a criação do Comitê Técnico para a formulação de proposta da política nacional de saúde da população de gays, lésbicas, transgêneros e bissexuais – GLTB. Brasília: Diário Oficial da União, 14 out 2004.
17. Ministério da Saúde (BR). Política Nacional de Atenção Integral à Saúde da Mulher: princípios e diretrizes. Brasília: Ministério da Saúde, 2004.
18. Ministério da Saúde (BR). Portaria n. 675/GM, de 30 de março de 2006. Aprova Carta dos Direitos dos Usuários da Saúde, que consolida os direitos e deveres do exercício da cidadania na saúde em todo o país. Brasília: Diário Oficial da União, 31 mar 2006.
19. Ministério da Saúde (BR). Conselho Nacional de Saúde. Relatório Final da 13ª Conferência Nacional de Saúde: Saúde e Qualidade de vida: políticas de estado e desenvolvimento. Brasília: Ministério da Saúde, 2008.
20. Secretaria Especial dos Direitos Humanos. Anais da Conferência Nacional de Gays, Lésbicas, Bissexuais, Travestis e Transexuais – GLBT. Brasília: Secretaria Especial dos Direitos Humanos, 2008.
21. Secretaria Especial dos Direitos Humanos. Plano Nacional de Promoção da Cidadania e Direitos Humanos de Lésbicas, Gay, Bissexuais, Travestis e Transexuais. Brasília: Secretaria Especial dos Direitos Humanos, 2009.
22. Ministério da Saúde (BR). Gabinete do Ministro. Portaria n. 1.707, de 18 de agosto de 2008. Institui, no âmbito do Sistema Único de Saúde (SUS), o Processo Transexualizador, a ser implantado nas unidades federadas, respeitadas as competências das três esferas de gestão". Brasília: Diário Oficial da União, 19 ago. 2008. Seção I, p. 43.
23. Ministério da Saúde (BR). Secretaria de Atenção à Saúde (SAS). Portaria n. 457, de 19 de agosto de 2008. Regulamenta o Processo Transexualizador no SUS. Brasília: Diário Oficial da União, 20 ago. 2008.
24. Ministério da Saúde (BR). Gabinete do Ministro. Portaria n. 2.803, de 19 de novembro de 2013. Redefine e amplia o processo transexualizador no Sistema Único de Saúde (SUS). Brasília: Diário Oficial da União. 20 nov 2013; Seção 1.
25. Paulino DB. Discursos sobre o acesso e a qualidade da atenção integral à saúde da população LGBT entre médicos(as) da estratégia saúde da família [Dissertação de Mestrado]. Uberlândia: Instituto de Psicologia, Programa de Pós-Graduação em Psicologia, Universidade Federal de Uberlândia, 2016.
26. Ministério da Saúde (BR). Gabinete do Ministro. Comissão Intergestores Tripartite. Resolução nº 2, de 6 de dezembro de 2011. Estabelece estratégias e ações que orientam o Plano Operativo da Política Nacional de Saúde Integral de Lésbicas, Gays, Bissexuais, Travestis e Transexuais, no âmbito do Sistema Único de Saúde (SUS). Brasília: Diário Oficial da União, 6 dez 2011.
27. Facchini R. Sopa de letrinhas? Movimento homossexual e produção de identidades. Rio de Janeiro: Garamond, 2005 (Coleção Sexualidade, Gênero e Sociedade. Homossexualidade e Cultura).
28. Sena AGN, Souto KMB. Avanços e desafios na implementação da Política Nacional de Saúde Integral LGBT. Tempus Actas de Saúde Coletiva. 2017;11(1):9-28.
29. Calazans G. Políticas de saúde voltadas à diversidade sexual e de gênero. In: Facchini R, França LI (orgs.). Direitos em disputa: LGBTI+, poder e diferença no Brasil contemporâneo. Campinas: Editora da UNICAMP, 2020 (no prelo, publicação prevista ainda para este ano).
30. Pietrobon L, Prado ML, Caetano JC. Saúde suplementar no Brasil: o papel da Agência Nacional de Saúde Suplementar na regulação do setor. Physis. 2008;18(4):767-83.
31. Malta DC, Cecílio LCO, Merhy EE, Franco TB, Jorge AO, Costa MA. Perspectivas da regulação na saúde suplementar diante dos modelos assistenciais. Ciência & Saúde Coletiva. 2004;9(2):433-44.

32. Agência Nacional de Saúde Suplementar. Rol de procedimentos e eventos em saúde – 2018 [lista online]. Rio de Janeiro: ANS, 2018. Disponível em: https://www.ans.gov.br/images/stories/Plano_de_saude_e_Operadoras/Area_do_consumidor/rol/2018/Anexol_Rol-2018_Ok.pdf. Acesso em: 15 ago 2020.
33. Brasil. Lei n. 9.656, de 03 de junho de 1998. Dispõe sobre os planos e seguros privados de assistência à saúde. Diário Oficial da União. 04 jun 1998.
34. Oliveira Junior Tomaz Edson Ribeiro de. A importância da comunidade LGBT como segmento de interesse da hotelaria. [Trabalho de Conclusão de Curso]. Niterói: Faculdade de Turismo e Hotelaria da UFF, 2014.
35. Agência Nacional de Saúde Suplementar. Súmula normativa n. 12, de 4 de maio de 2010. Rio de Janeiro: ANS, 2010. Disponível em: http://www.ans.gov.br/component/legislacao/?view=legislacao&task=TextoLei&format=raw&id=NzA=. Acesso em: 15 ago 2020.
36. Costa AB, Rosa Filho HT, Pase PF, Fontanari AMV, Catelan RF, Mueller A, et al. Healthcare needs of and access barriers for Brazilian transgender and gender diverse people. J Immigr Minor Health. 2018;20:115-23.
37. Agência Nacional de Saúde Suplementar. Cronograma das Reuniões Técnicas de Análise das Propostas de Atualização do Rol. Ciclo 2019-2020 – Propostas do FormRol Procedimentos e Medicamentos [Internet]. Rio de Janeiro: ANS, 2019. Disponível em: http://www.ans.gov.br/images/stories/rol/Cronograma_Rol2020_novo.pdf. Acesso em: 15 ago 2020.
38. Agência Nacional de Saúde Suplementar. Gerência de Assistência à Saúde – GEAS, Gerência-Geral de Regulação Assistencial – GGRAS, Diretoria de Normas e Habilitação dos Produtos – DIPRO. Parecer técnico n. 26. Cobertura: Processo Transexualizador. Rio de Janeiro: ANS, 2019. Disponível em: http://www.ans.gov.br/images/stories/parecer_tecnico/uploads/parecer_tecnico/_parecer_2019_26.pdf. Acesso em: 15 ago 2020.

LGBTQIA+fobia institucional na área da saúde

Andréa Tenório Correia da Silva
Carlos Alberto Pessoa Rosa
Daniel Augusto Mori Gagliotti

 Aspectos-chave

- As situações de discriminação e violência vivenciadas pela população LGBTQIA+ nos serviços de saúde e instituições de ensino configuram vulnerabilidade programática e têm graves repercussões para seu processo de saúde-doença-cuidado.
- Para combater o preconceito e o estigma direcionados à população LGBTQIA+, os gestores dos serviços de saúde e de instituições de ensino devem realizar um diagnóstico situacional dos processos e condições vinculados à vulnerabilidade programática.
- Expressões da LGBTQIA+fobia nas instituições de ensino da área da saúde são: a recepção de calouros com trotes violentos, a ausência de conteúdos sobre saúde sexual, diversidade nos currículos de graduação e programas de residência e a presença de comentários pejorativos ou estigmatizantes de professores e preceptores sobre pessoas LGBTQIA+.
- Ideologia de gênero e terapia reparativa (ou Cura Gay) são termos e condutas ainda muito utilizados e exemplos de violências LGBTIfóbicas institucionais.
- As próprias intervenções cirúrgicas precoces destinadas a cuidar das pessoas intersexo podem ser consideradas produtos do estigma e do preconceito das instituições de saúde e da sociedade.

"Os estereótipos de gênero ainda nos levam a minimizar o sofrimento de mulheres, meninas e lésbicas, gays, bissexuais, transgêneros e pessoas intersexuais e às vezes até mesmo a aquiescer."
Juan E. Méndez, Relator Especial da ONU sobre tortura

INTRODUÇÃO

Os princípios básicos norteadores do acesso à saúde pública, privada ou suplementar no Brasil, bem como a qualidade dos serviços prestados, são colocados em xeque e questionados quando ignoram as graves desigualdades sociais. A discussão que há algum tempo é feita sobre a desigualdade de gênero pode ser ampliada para analisar também as discrepâncias de acesso e permanência da população LGBTQIA+ nos serviços de saúde e escolas de nível técnico, superior e pós-graduação da área da saúde. Esse capítulo irá apresentar os conceitos de LGBTQIA+fobia institucional nos serviços de assistência e instituições de ensino da área da saúde, sinalizando estratégias que podem transformar essa situação. Por fim, serão discutidas as especificidades dessa violência em questões como o uso da expressão ideologia de gênero, a terapia reparativa e o atendimento a pessoas intersexo nos serviços de saúde.

LGBTQIA+FOBIA INSTITUCIONAL E VULNERABILIDADE PROGRAMÁTICA

A LGBTQIA+fobia institucional pode ser definida como qualquer situação de violação de direitos humanos, intencional ou não, exposta ou velada, verbal ou física, na qual o indivíduo LGBTQIA+, ou qualquer pessoa percebida como tal pelos outros, se sinta diminuído, discriminado, constrangido, insultado, ofendido, assustado; ou quando de alguma maneira essa pessoa evita frequentar um determinado local por medo de represália ou de vivenciar situações constrangedoras. Cria-se assim uma barreira de acesso para a pessoa LGBTQIA+ àquela determinada instituição.

As situações de discriminação e a falta de acesso da população LGBTQIA+ a serviços de assistência à saúde e instituições de formação profissional interferem no processo saúde-doença de forma direta e indireta. São exemplos de violência institucional no âmbito LGBTQIA+: agressões, torturas, discriminação em órgãos públicos e privados por autoridades governamentais; discriminação econômica, contra a livre movimentação, privacidade e trabalho; segregação familiar, escolar, científica e religiosa; difamação e preconceito promovido pela mídia; insulto e preconceito anti-LGBTQIA+[1,2].

O combate à violência institucional pode ser compreendido a partir do referencial teórico de vulnerabilidade em saúde e suas três dimensões individual, social e programática (Quadro 1)[3]. O que se evidencia nos serviços de assistência e instituições de ensino na área da saúde em que ocorrem as violências contra a população LGBTQIA+ é a vulnerabilidade programática.

Quadro 1 Vulnerabilidade individual, social e programática[3]

Vulnerabilidade é definida como o estado de indivíduos ou grupos que, por alguma razão, têm sua capacidade de autodeterminação reduzida, podendo apresentar dificuldades para proteger seus próprios interesses devido a déficits de poder, inteligência, educação, recursos, força ou outros atributos (...). A vulnerabilidade individual compreende os aspectos biológicos, emocionais, cognitivos, atitudinais e referentes às relações sociais. A vulnerabilidade social é caracterizada por aspectos culturais, sociais e econômicos que determinam a oportunidade de acesso a bens e serviços. A vulnerabilidade programática refere-se aos recursos sociais necessários para a proteção do indivíduo dos riscos à integridade e ao bem-estar físico, psicológico e social.

Instituições e suas dinâmicas complexas estão condicionadas por percepções individuais e coletivas sobre inovação e diversidade e por fatores contextuais e político-organizacionais do sistema em que estão inseridas[4]. O principal fator para a efetividade de novas políticas e ações é viabilizar a mudança de atitudes e valores presentes no imaginário coletivo dos sujeitos envolvidos nesses processos[5]. Nessa perspectiva, os gestores das instituições têm papel imprescindível em processos de mudança, pois podem mapear fatores e dinâmicas de trabalho relacionados aos episódios de discriminação. Além disso, a construção de diagnósticos situacionais nas escolas e serviços assistenciais pode gerar informações para nortear a implementação e a sustentabilidade de intervenções para mitigar a vulnerabilidade programática e suas graves repercussões.

Na medida em que essas instituições não sistematizam estratégias para identificar e eliminar comportamentos e ações discriminatórias contra a população LGBTQIA+, contribuem para a perpetuação dessas situações e a manutenção das graves repercussões no processo saúde-doença-cuidado (de usuários, profissionais, estudantes e professores da área da saúde).

VIOLÊNCIA INSTITUCIONAL NOS SERVIÇOS DE SAÚDE

Apesar da visibilidade alcançada e dos esforços para combater o preconceito e a desinformação social, a violência dirigida à comunidade LGBTQIA+ continua a ser um problema na assistência à saúde. Existem demandas específicas dessa população, como do câncer de mama e colo uterino nas mulheres lésbicas, em que o não acolhimento e o despreparo profissional podem, ao afastá-las do serviço, agravar o quadro clínico. Os depoimentos dos Quadros 2, 3 e 4 foram coletados para o livro Relação Médico-Paciente: um encontro, publicado pelo Conselho Regional de Medicina de São Paulo (Cremesp), em 2017[6]. Nesses relatos, fica evidente a invisibilidade, o preconceito e o quanto um profissional despreparado pode fragilizar ainda mais quem já se encontra fragilizado.

Há evidências suficientes de que episódios de discriminação e estigmatização afetam a qualidade da atenção, seja na dificuldade de acesso, piora da acurácia diagnóstica, da adesão terapêutica, do acolhimento ou da satisfação dos pacientes[7]. Exemplos de violência institucional são a estigmatização de travestis e homens cis gays, quando são realizados procedimentos desnecessários, como a solicitação recorrente de exame de HIV, independente do risco e do motivo da queixa e o desrespeito na escolha ao desejo da pessoa transexual sobre qual ala ficar durante a internação. Vivências de violência afastam essas pessoas dos serviços por medo de maus-tratos e de desrespeito à sua identidade de gênero e sexualidade, e é ainda mais grave quando somada a outros fatores de vulnerabilização, como aquelas direcionadas a indivíduos pobres, negros, deficientes e imigrantes.

Quadro 2 Situação de violência institucional na prática clínica (Flávia e Amanda)

Escrita do Ser
Flávia e Amanda, sua esposa, vivem juntas. Flávia é empresária e Amanda, socióloga.
Escrita social e de saúde
Flávia sofreu uma queda que a levou ao pronto-socorro. Foi Amanda quem a acompanhou.
Território do atendimento
Pronto-socorro de serviço privado.
Atendimento profissional e resolutividade do caso
O médico, ortopedista, 60 anos, foi bem profissional até perguntar se eram irmãs: – Não doutor, Flávia é minha esposa! – Respondeu Amanda. – Vocês sabem que duas mulheres é o sonho de todo homem, né? – Retrucou o médico, com um sorriso malicioso no rosto. O restante da consulta foi bizarro, silêncio total, as duas não retornaram para reavaliação.

A Política Nacional de Saúde Integral de Lésbicas, Gays, Bissexuais, Travestis e Transexuais, sancionada pela portaria nº 2.836, de 1º de dezembro de 2011, por meio de seu plano operativo, com enfrentamento à discriminação e preconceito nos serviços de saúde, com ações e estratégias para qualificação adequada de gestores e profissionais do Sistema Único de Saúde (SUS), veio para reparar a desassistência a que estava submetida essa população[8]. De lá para cá, diversos estudos foram aplicados, permitindo um aprimoramento de políticas públicas dirigidas a esse grupo no país.

No Brasil, pesquisa da Universidade Regional do Cariri demonstrou que vítimas LGBTQIA+ de violência que procuraram ajuda na primeira hora do ocorrido relataram que os profissionais de saúde não atuaram conforme as diretrizes nacionais do atendimento a vítimas de violência, havendo relatos de preconceitos sofridos durante a assistência.[9] Não é aceitável que serviços de assistência à saúde sejam agentes de mais violência contra os vulneráveis, como o vivenciado por Jonas (Quadro 3) e por Karen (Quadro 4).

Quadro 3 Situação de violência institucional na prática clínica (Jonas)

Escrita do Ser
Jonas, estudante e adolescente.
Escrita social de saúde
Jonas sempre foi um filho atencioso, prestativo e bom aluno. Na adolescência, resolveu abrir-se com os pais e irmãos, o que lhe causou uns bons hematomas e uma fratura na tíbia, consequência da surra que recebeu do pai e do irmão.
Território do atendimento
Pronto-socorro.
Atendimento profissional e resolutividade do caso
O médico, ao saber o ocorrido, levantou-se, fechou a porta do consultório e dirigiu-se a Jonas e à sua mãe, que o acompanhava: – Rapaz, seus familiares estão corretos, não vamos fazer disso um caso policial, se eu tivesse um filho na mesma situação daria o mesmo corretivo. Você não vai querer prejudicá-los, vai? – Não, ele não vai, não! – Respondeu a mãe, adiantando-se ao filho. Jonas apanhou muito, foi forçado a ouvir sermões de religiosos, antes de decidir sair de casa.

Quadro 4 Situação de violência institucional na prática clínica (Karen)

Escrita do Ser
Karen, 30 anos.
Escrita social e de saúde
Karen vive a transexualidade sem conflitos além dos provocados pelo preconceito social. Aprendeu a driblá-los e exigir ser chamada de Karen, mas não esperava pelo ocorrido com a médica, ao recorrer ao serviço de saúde.
Território do atendimento
Consultório de serviço público.
Atendimento profissional e resolutividade do caso
Dra. Ana, 50 anos, atendeu a paciente sem olhá-la no rosto. Em nenhum momento a profissional dirigiu-se a ela pelo nome feminino, ao contrário, insistia em usar o masculino. Foram solicitados alguns exames e a despedida não passou do gesto da médica de abrir a porta e dar as costas à Karen.

Os profissionais de saúde devem estar alfabetizados sobre questões relacionadas a gênero, sexualidade, racismo, discriminação e violência, pois nas instituições nas quais atuam podem ser agentes de mudanças na assistência visando promover maior equidade. Alcançar nos serviços de saúde ambientes acolhedores, que atendam com compaixão e apoio, evitando comportamentos hostis e discriminatórios, que chegam a 40% em dados obtidos em diversos trabalhos, requer investir na formação universitária e na educação permanente[10]. Sem o devido preparo, os profissionais continuarão carregados de comportamentos estereotipados, tabus e mitos sociais construídos dentro de uma sociedade que coloca a cisheterossexualidade como moral e universal (ver Capítulo 60 – "Ensino da saúde de diversidades sexuais").

Outro aspecto da violência institucional é aquela direcionada ao profissional de saúde LGBTQIA+. Piadas LGBTIfóbicas, dificuldades para contratação e ausência de profissionais de saúde que se declarem LGBTQIA+ em cargos de liderança são uma das faces dessa violência. Não é incomum haver dificuldades para se aprovar um candidato trans na seleção de emprego, por exemplo, por receio do que "os clientes" irão pensar. Essa violência muitas vezes é velada. Para enfrentá-la, devem ser utilizadas estratégias semelhantes às do combate do racismo institucional, como implantação de políticas de contratação que privilegiem a diversidade, declaração explícita no código de conduta e de ética da instituição para combate à LGBTIfobia e medidas disciplinares quando ocorrer algum tipo de violência ou assédio[11]. Essas são ações que podem auxiliar em transformações para uma cultura institucional mais inclusiva e que promova o cuidado, tanto das pessoas atendidas como dos profissionais que ali trabalham.

VIOLÊNCIA NAS INSTITUIÇÕES DE ENSINO SUPERIOR DA ÁREA DE SAÚDE

No contexto acadêmico da formação em saúde, são comuns os relatos de comentários e atitudes sexistas e LGBTIfóbicas por parte do corpo discente e docente, como os relatados por um aluno de medicina na mídia social que teve grande repercussão no Brasil (Quadro 5).

Estudos com alunos de medicina nos Estados Unidos mostram que em torno de 10% acreditam que a homossexualidade deve ser punida, outro tanto não gosta de minorias sexuais, e ao redor de 50% afirmam que a homossexualidade vai contra crenças religiosas. Os docentes e preceptores, que deveriam ser modelos de atuação profissional e ter formação docente na perspectiva da ética e da humanização, também são agentes de violência. Estas são mais frequentes nos estágios práticos, tanto no que se refere às atitudes de discriminação contra estudantes LGBTQIA+, quanto às violências perpetradas contra pacientes, em particular atitudes discriminatórias e preconceituosas contra pessoas trans[7].

São poucas as pesquisas que investigaram as consequências da exposição dos estudantes universitários LGBTQIA+ à violência, à discriminação e às microagressões no contexto das instituições de ensino superior na área da saúde. Também são escassos os estudos que analisaram as repercussões individuais e institucionais de sofrer violência por preconceito e estigma durante a

Quadro 5 Relato de Gustavo Amorim – publicação em mídia social, sobre sua vivência durante a graduação[12]

> Relato de uma bixa carbonizada
>
> (...) Nos primeiros meses a dor era leve. A queimadura do sol era de primeiro grau e era amenizada pela sensação de vitória por fazer parte da mais antiga e maior universidade do Brasil. Por estudar na tantas vezes eleita melhor faculdade federal de medicina do país. Que privilégio!!! Mas logo esse filtro solar acabou e a blindagem contra os raios de ódio não existia mais. A humilhação era constante. "Viado não pode fazer urologia", disse um professor. "Viado faz toque retal sem luva", dizia o médico durante a aula prática. "Essas bixas dão o cu e depois vem reclamar que pega HIV", disse o outro. "Você é muito afeminado. Se contenha na enfermaria" disse o meu preceptor de clínica médica. "Ainda bem que não veio aquele viado, senão tacaria fogo nele", disse o anestesista durante um plantão na maternidade escola. A cada ofensa a dor aumentava. A pele escaldava diante da humilhação. A queimadura se aprofundava. No final do segundo ano já atingia a derme e era de segundo grau. Por dentro o dano era ainda pior. A falta de pertencimento e a exclusão trouxeram-me a depressão e a ansiedade. Quantas vezes pensei em desistir do que mais amava porque não era bem-vindo? Quantas vezes chorei nos corredores, no colo dos amigos, no telefone com a família... A minha maior conquista se transformou na minha doença. E ironicamente quem foram os principais responsáveis pelo meu adoecimento? Pessoas que curam. Pessoas que deveriam curar (...)."

formação universitária, em especial no Brasil. Em uma pesquisa na Universidade de Stanford, cerca de 40% dos estudantes de medicina LGBTQIA+ relataram ter medo de sofrer discriminação no ambiente acadêmico por colegas, professores ou pacientes. Um terço dos estudantes cis gays, lésbicas e bissexuais não revelaram sua orientação sexual durante a formação médica e 60% dos estudantes trans escondiam sua identidade de gênero[13].

Apesar do aumento progressivo de pesquisas que investigam a relação entre índices em saúde mental (depressão, ansiedade e *burnout*) de estudantes da área da saúde com fatores do ambiente universitário, ainda são raras as que investigam a exposição à discriminação, maus-tratos e à violência no contexto acadêmico[14-17]. Quando essas variáveis são investigadas, os tipos de violência e seus conteúdos raramente são analisados[18], o que têm impedido de demonstrar sua relação com a LGBTIfobia.

No Brasil, um estudo durante o curso médico encontrou altas prevalências de exposição aos maus-tratos. Cerca de dois terços dos estudantes consideraram os episódios graves e 30% referiu violência recorrente, entretanto, o conteúdo desses episódios e a motivação vinculada não foram analisadas. A existência de poucos estudos mantém a invisibilidade do problema e a naturalização dos episódios de violência durante a faculdade[18].

A violência institucional também se manifesta nos currículos de graduação. Há ausência de conteúdos e debates nos currículos sobre tópicos fundamentais para a saúde LGBTQIA+[19]. Uma revisão de produções científicas que abordam a competência cultural dos profissionais de saúde em relação à população LGBTQIA+ detectou falta de discussão acadêmica sobre a temática nos currículos, demonstrando uma prática marcada pelos padrões heterocisnormativos. Embora as Diretrizes Curriculares Nacionais para os cursos de graduação em Medicina mencionem as dimensões da diversidade biológica, de gênero e orientação sexual, muitas vezes essas não se traduzem em ações reais de visibilidade no currículo[20]. O resultado final são profissionais e práticas de cuidado inadequadas e preconceituosas. Em escolas médicas com um currículo que contempla ações para o cuidado à população LGBTQIA+[21], os estudantes relatam se sentirem mais confortáveis, entretanto, ainda assim, despreparados para atender pessoas LGBTQIA+, o que aponta para a necessidade de aprimoramento das estratégias institucionais (ver Capítulo 60 – "Ensino da saúde de diversidades sexuais").

O trote na recepção dos calouros é outra situação típica de reprodução da violência institucional e, nesse caso, intergeracional. Nessa situação, veteranos realizam "brincadeiras" e dão apelidos de conteúdo sexista e LGBTIfóbico aos recém-aprovados; que costumam se submeter a tais situações, que são de fato violências, com receio de não serem incluídos no grupo de alunos, caso se recusem a participar. As violências são de todos os tipos, verbal, sexual e física, resultando inclusive em mortes e lesões corporais, nos casos mais graves. A LGBTIfobia institucional do trote se manifesta também na atuação dos professores, seja por omissão de sua responsabilidade, seja por justificarem que o responsável pela violência seria o consumo excessivo de álcool e substâncias psicoativas, comum nas festas, muitas vezes culpabilizando as vítimas. Esse argumento invisibiliza as reais causas da LGBTIfobia e da misoginia que são a cultura institucional opressiva reproduzida na relação entre professores-veteranos-calouros-pacientes[22].

O "pascu" é outro exemplo de violência de conteúdo sexual que ocorre no trote de alguns cursos, inclusive nos da área da saúde. A partir da perspectiva da heterocisnorma, na qual introduzir algo no ânus é proibido e degradante (ver Capítulo 38 – "Cuidados na prática do sexo anal"), os veteranos colocam pasta de dente na região anal de alunos novatos para punir e/ou humilhar. Essa prática, embora não seja direcionada exclusivamente a pessoas LGBTQIA+, ocorre majoritariamente com estudantes homens e pode ser considerada um estupro (Quadro 6)[23].

Quadro 6 "Pascu"

> "Pascu" tem gradações na violência, pois há diferença entre colocar pasta na região do ânus e dentro do ânus de uma pessoa. A introdução pode levar a caracterização de estupro, pois é utilizado para isso dedo ou instrumentos. No caso da aplicação da pasta de dente na região, há ardência, mas as mucosas internas não são afetadas e não há penetração. Por isso, analisa-se aqui o "Pascu" como estupro e como tortura.

Para lidar com a exclusão de LGBTQIA+ e a exposição à violência no ambiente acadêmico, inclusive ao menor acesso das pessoas a essas instituições, é necessário compreender a dinâmica institucional para propor mudanças sistêmicas, como proposições de cotas para aumentar o acesso de pessoas transgênero, e implantação de ouvidoria, para garantir escuta das denúncias de LGBTIfobia[24]. Organização de serviços na própria instituição de ensino para acolhimento ao estudante e residente, como serviços de saúde mental, assistência social e atenção à saúde preparados para lidar com necessidades das pessoas LGBTQIA+ são estratégias que sinalizam para um projeto institucional mais comprometido com a diversidade. O apoio formal da direção da escola aos coletivos de estudantes LGBTQIA+ e a realização de semanas temáticas que debatam sobre diversidade podem ser consideradas uma boa estratégia de mudança do currículo oculto e para viabilizar políticas acadêmicas.

Outras ações estratégicas são: abordagem da temática LGBTQIA+ na educação permanente dos docentes, gestores e coordenadores; punição dos perpetradores de violência; implantação de modelos de tutoria mais articulados à gestão da instituição. Além disso, incluir nos contratos de trabalho tópicos que descrevam o que é e o que configura violência no ambiente acadêmico, como assédio moral e sexual, descrevendo que a instituição não pactua com esse tipo de comportamento e que havendo por parte de funcionário atitude que configure violência, a política institucional será de demissão por justa causa.

IDEOLOGIA DE GÊNERO E TERAPIA REPARATIVA

Os termos ideologia de gênero e terapia reparativa/curativa são um tipo de LGBTIfobia institucional cercado de informações falsas, com viés religioso e moralista, culminando na replicação e manutenção da violência. Cabe ao profissional de saúde entender cada um deles para que dessa maneira divulgue aquele conhecimento que tenha fundamento científico e seja eticamente responsável.

Ideologia de gênero

A ideologia de gênero é um termo utilizado por grupos que se opõem aos estudos de gênero para desqualificar seus pressupostos, evidências científicas e recomendações. Estudos de gênero são um campo interdisciplinar que têm gênero como uma categoria principal de análise. Envolvem disciplinas, como direito, política, linguagem, psicologia, antropologia, história, saúde pública, medicina, biologia dentre outros, incluindo estudos sobre mulheres, homens e estudos *queer*. Para os grupos críticos aos estudos de gênero, esses seriam uma forma de imposição de teorias nos mais diversos âmbitos da sociedade relacionadas a identificar a diferença entre os gêneros e implantar políticas LGBTQIA+ e de diversidade sexual.

Não é um termo científico ou técnico pertencente à área médica ou da saúde. Há dificuldade em se encontrar dados que deem embasamento científico ao termo, ou mesmo expliquem o significado social da expressão nas diferentes sociedades. Há muito a se compreender sobre suas origens, entretanto, a ideia pode ser encontrada em textos da Igreja Católica, em 1997, do então cardeal Joseph Ratzinger, futuro papa Bento XVI, em que ele ataca o feminismo e os direitos reprodutivos. No texto, Ratzinger questiona os estudos de gênero e, portanto, a liberação da mulher da opressão, argumentando que essa seria uma estratégia que contrariaria a natureza e a lei divina[25].

A maior divulgação do termo ocorreu a partir do momento em que passou a ser usado por religiosos e políticos em seus textos e declarações, principalmente na América Latina. Tudo indica que empreendedores morais contra os estudos de gênero são grupos que buscam afastar os movimentos feministas, LGBTQIA+ e seus apoiadores das definições de políticas públicas, buscando, por outro lado, controlá-las. Sobretudo, pretendem determinar o funcionamento das leis de um determinado país, Estado ou município na perspectiva cisgênera, masculina e heterossexual. São, portanto, refratários às demandas de emancipação de direitos da mulher, de pessoas LGBTQIA+ ou daqueles que consideram ameaçar sua concepção de mundo tradicional.

O combate aos estudos de gênero ganha cada vez mais terreno em escala global, particularmente na Europa e na América Latina, associando-se a diversas discussões em torno dos direitos reprodutivos, da educação sexual ou do reconhecimento de identidades LGBTQIA+. Se, historicamente, os setores religiosos se opuseram ao avanço dos direitos sexuais e reprodutivos, o uso da expressão "ideologia de gênero" fora da igreja é mais recente[26].

Os direitos devem garantir a diversidade e a linha que não se pode cruzar é aquela que separa as opiniões das discriminações[27]. O uso da expressão ideologia de gênero é uma violência discursiva na medida em que deslegitima os estudos científicos sobre identidade de gênero e orientação afetivo-sexual das últimas décadas, tratando-os como um conjunto de ideias infundadas, além de estigmatizá-los como nefastos e "destruidores da família". Essa visão tem a intenção de assustar as pessoas e, assim, controlá-las para satisfazer intenções políticas.

Terapia reparativa

Terapia conversiva, curativa ou reparativa, originalmente referiu-se a intervenções voltadas a tornar uma pessoa heterossexual. Entretanto, atualmente, são intervenções para mudar não apenas a orientação, mas também a identidade e expressão de gênero de um indivíduo de acordo com a heterocisnormatividade. As principais vítimas costumam ser adolescentes, que possuem limites legais para tomada de decisões e têm, muitas vezes, que se submeter às de seus pais ou responsáveis. Sinalizando que a diversidade de identidade de gênero e orientações sexuais não são permitidas, as terapias reparativas contribuem para o estigma e preconceito às pessoas LGBTQIA+, deixando-as mais vulneráveis ao sofrimento mental.

Diversas associações multiprofissionais, especialmente em saúde mental, ao redor do mundo, já denunciaram tais práticas. No Brasil, o Conselho Federal de Psicologia proibiu esse tipo de procedimento, em 22 de março de 1999, por meio da Resolução 001/99[28]. A opinião consensual das associações e conselhos é que as terapias de conversão não demonstram eficácia em atingir seus objetivos que são, eles próprios, questionáveis de uma perspectiva ética e estão associados a desfechos negativos, incluindo piora da autoestima, autopreconceito, depressão, ansiedade e aumento dos índices de tentativas e efetivação de suicídios[29].

Mesmo assim, apesar de todos os estudos que evidenciam o quanto é deletério para o indivíduo submeter-se à terapia de conversão (ou "cura gay" como é citada no Brasil), ainda se registram relatos de pessoas LGBTQIA+ que foram levadas a centros de tratamento e cultos religiosos para que fossem "convertidos" em cis heterossexuais. Muitos profissionais que se intitulam "cristãos" também pregam e levam à justiça o direito de pregar a terapia de cura, para que possam exercê-la, com argumentos conservadores e religiosos. Faltam números fidedignos e estudos de larga escala em nosso país que avaliem quantas pessoas LGBTQIA+ já passaram por situações de tentativa de cura e os locais onde isso ocorreu.

Cabe ao profissional de saúde que se deparar com tais práticas curativas proibidas e, portanto, criminosas, seja em uma conversa com outro profissional ou nas mídias sociais, denunciar o profissional ou a clínica ao conselho respectivo e, se possível, às autoridades policiais competentes para registrar o ocorrido e para que providências legais sejam tomadas.

VIOLÊNCIA INSTITUCIONAL NO CUIDADO DAS PESSOAS INTERSEXO

A existência intersexo afronta o binarismo e a inteligibilidade de gênero e sua relação com os genitais. Desconstrói e desestabiliza a discussão essencialista sobre a relação entre cromossomos, hormônios, genitais e gênero, por romper o conceito de normalidade e anormalidade[30,31] (ver Capítulo 4 – "Determinação e diferenciação biológica do sexo e suas diversidades" e Capítulo 31 – "Pessoas intersexo"). Pode-se considerar que as pessoas intersexo estão submetidas a uma violência institucional, pois ainda são patologizadas, classificadas como doenças, distúrbios do desenvolvimento sexual e como tal deveriam ser tratadas e acompanhadas o quanto antes, de forma mais eficaz por meio das cirurgias de "padronização/normalização" dos corpos, no que tange à sua conformação sexual fenotípica aos padrões binários.

O tratamento dispensado às pessoas intersexo ainda é precário e violador de direitos e as próprias intervenções cirúrgicas podem ser consideradas produtos do estigma e do preconceito. As cirurgias, que podem ser compreendidas como mutilações em certas situações, costumam ser realizadas quando as pessoas são bebês e não têm discernimento e capacidade de decidir sobre o que está ocorrendo com seu corpo. As intervenções cirúrgicas também não são garantia de sucesso da adequação desses corpos ao gênero escolhido. A decisão sobre a escolha do genital típico (pênis ou vulva) pode não ser confirmada pela criança a partir da adolescência, causando uma gama de transtornos psiquiátricos, frustrações e sofrimento mental[31,32]. As instituições de saúde brasileiras precisam deixar explícitos quais são os protocolos de acompanhamento dos indivíduos intersexo, pactuando diretrizes comuns e baseadas em evidência para que cirurgias desnecessárias sejam evitadas e garantindo um acompanhamento multidisciplinar a eles e suas famílias.

Indivíduos que fizeram algum tipo de intervenção cirúrgica ou hormonal em idade precoce nos anos passados, quando não havia estudos suficientes para se normatizar os protocolos de conduta em saúde a essa população, não podem ser abandonados. Essas pessoas precisam ser acolhidas e acompanhadas com equipe multiprofissional nas instituições de saúde, não para corrigir os possíveis erros do passado, mas para que, olhando para eles, garanta-se desta vez um acolhimento humano e cuidadoso em saúde, minimizando riscos e oferecendo suporte adequado, principalmente em saúde mental.

CONSIDERAÇÕES FINAIS

Apesar de todas as transformações ocorridas no pós-guerra, dos movimentos de liberação sexual, das discussões referentes à diversidade, refletir sobre a sexualidade em sua complexidade ainda continua um tabu. Mesmo quando o assunto é abordado, geralmente é de modo evasivo ou sarcástico, inclusive em grande parte de nossas universidades, o que compromete a formação e a atuação do profissional.

O reconhecimento de orientação sexual, da identidade de gênero e da autonomia sobre o próprio corpo como direito humano e o combate à LGBTIfobia institucional não podem escapar da responsabilidade dos serviços e instituições de ensino da área da saúde. Calar-se diante de um fato concreto e real é condenar minorias à invisibilidade e exclusão. Há de se cobrar das instituições uma maior preocupação em implantar e manter políticas com enfoque na diversidade, na ampliação aos direitos humanos, na garantia de direitos e no combate ao estigma, ao preconceito e à LGBTIfobia.

É imprescindível que os gestores dos serviços de saúde e de instituições de ensino se comprometam na formulação de políticas institucionais e na implementação de ações que minimizem a vulnerabilidade programática direcionada à população LGBTQIA+. Tais políticas necessitam contemplar a avaliação estruturada e periódica da sua sustentabilidade, e incluir mudanças na formação dos profissionais, assim como, na educação permanente dos docentes e gestores.

Erros comuns	Como evitá-los
Não considerar vivências prévias de violência e discriminação do paciente com a área da saúde e sua associação com maior dificuldade de vínculo e confiança com novos profissionais.	Pessoas LGBTQIA+ têm, muitas vezes, histórico de violência em serviços de saúde que fazem com que se constitua uma barreira de acesso. Deve-se abordá-las de forma empática e atuar caso ocorra no próprio serviço.
Não intervir em contextos de violência institucional LGBTIfóbica.	Deve-se realizar um diagnóstico situacional e oferecer propostas e respostas que detectem, abordem e previnam a violência LGBTIfóbica nos diferentes contextos. Todas as pessoas são corresponsáveis pela construção de um ambiente afirmativo e acolhedor para todos.

continua

(continuação)

Erros comuns	Como evitá-los
Confundir a expressão "ideologia de gênero", utilizando-a como se fosse uma expressão legitimada pela ciência.	"Ideologia de gênero" é uma expressão utilizada por pessoas conservadoras que deslegitima a ciência e a noção de que a identidade de gênero e o sexo biológico são conceitos diferentes e independentes.
Considerar a variabilidade de gênero e de orientação sexual como uma fase da vida que não precisa de abordagem ou aprofundamento na prática clínica.	A observação passiva é uma atitude que desconsidera as necessidades individuais da pessoa e piora o estigma e a LGBTIfobia internalizada. Deve-se atuar sempre que surgirem demandas relacionadas à diversidade sexual e de gênero.

 Material complementar

Filmes

- *Boy erased: uma verdade anulada* (direção: Joel Edgerton; 2018).
- *This is what love in action looks like* (direção: Morgan Jon Fox; 2011).
- *Salve-me* (direção: Robert Cary; 2007).
- *Falsa moral* (direção: C. Jay Cox; 2003).

Livro

- *Boy erased: uma verdade anulada*, de Garrard Conley. Intrínseca; 2019.

REFERÊNCIAS BIBLIOGRÁFICAS

1. Gross J, Carlos PD. Da construção da sexualidade aos direitos LGBT: uma lenta conquista. Revista Direito e Política. 2015;10(2).
2. Gomes SM, Sousa LM, Vasconcelos TM, Nagashima AM. O SUS fora do armário: concepções de gestores municipais de saúde sobre a população LGBT. Saúde e Sociedade. 2018;27:1120-33.
3. Ayres JRCM, Calazans GJ, Saletti Filho HC, França Jr I. Risco, vulnerabilidade e práticas de prevenção e promoção da saúde. In: Campos G, Minayo MCS, Akerman M, Drumond Jr M, Carvalho YM (orgs.) Tratado de saúde coletiva. São Paulo: Editora Fiocruz; 2006. p. 375-417.
4. Silva SF, Souza NM, Barreto JOM. Fronteiras da autonomia da gestão local de saúde: inovação, criatividade e tomada de decisão informada por evidências. Ciência & Saúde Coletiva. 2014;19(11):4427-38.
5. Mello L, Avelar B, Maroja D. Por onde andam as políticas públicas para a população LGBT no Brasil. Revista Sociedade e Estado. 2012;27(2):289-312.
6. Rosa CAP et al. Relação médico-paciente: um encontro. São Paulo: Cremesp; 2017. Disponível em: http://www.cremesp.org.br/?siteAcao=Biblioteca&area=livros&pesquisa=1_(acesso 29 dez 2019).
7. Natarelli TRP, Braga IF, de Oliveira WA, Silva MAI. O impacto da homofobia na saúde do adolescente. Esc Anna Nery. 2015;19(4):664-70.
8. Brasil. Portaria nº 2.836, de 1 de Dezembro de 2011. Institui, no âmbito do Sistema Único de Saúde (SUS), a Política Nacional de Saúde Integral de Lésbicas, Gays, Bissexuais, Travestis e Transexuais (Política Nacional de Saúde Integral LGBT). Brasília: Ministério da Saúde; 2011.
9. Felice F, Jeanderson J, Grayce G. Violência física contra lésbicas, gays, bissexuais, travestis e transexuais no interior do nordeste brasileiro. Revista de Salud Pública. 2018;20(4):445-52.
10. Pires ROM, et al. Preconceito contra diversidade sexual e de gênero entre estudantes de medicina de 1º a 8º semestre de um curso da Região Sul do Brasil. Rev Bras Educ Med. 2019;43(1):568-78.
11. López LC. O conceito de racismo institucional: aplicações no campo da saúde. Interface – Comunicação, Saúde, Educação. 2012;16(40):121-34.
12. Quebrando o tabu. Relato de uma bixa carbonizada. Disponível em: https://www.facebook.com/quebrandootabu/posts/1857195784336800/ (acesso 09 out 2020).
13. White T. Discrimination fears remains for LGBT medical students. Disponível em: https://med.stanford.edu/news/all-news/2015/02/many-lgbt-medical-students-choose-to-stay-in-the-closet.html (acesso 25 fev 2020).
14. Dyrbye L, Thomas M, Shanafelt T. Systematic review of depression, anxiety, and other indicators of psychological distress among U.S. and Canadian medical students. Acad Med. 2006;81(4):354-73.
15. Dyrbye L, Thomas M, Harper W, Massie Jr FS, Power DV, Eacker A, et al. The learning environment and medical student burnout: A multicentre study. Medical Education. 2009;43(3):274-82.
16. Mayer FB, Santos IS, Silveira PSP, Lopes MHI, Souza ARND, Campos EP, et al. Factors associated to depression and anxiety in medical students: a multicenter study. BMC Medical Education. 2016;16:282.
17. Tung YJ, Lo KKH, Ho RCM, Tam WSW. Prevalence of depression among nursing students: A systematic review and meta-analysis. Nurse Educ Today. 2018;63:119-29.
18. Peres MF, Babler F, Arakaki JN, Quaresma IY, Barreto AD, Silva AT, et al. Mistreatment in an academic setting and medical student's perceptions about their course in São Paulo, Brazil: a cross-sectional study. Sao Paulo Med J. 2016;134(2):130-7.
19. Muller A. Teaching lesbian, gay, bisexual and transgender health in a South African health sciences faculty: addressing the gap. BMC Med Educ. 2013;27(13):174.
20. Brasil. Resolução nº 3, de 20 de junho de 2014 – Institui Diretrizes Curriculares Nacionais do Curso de Graduação em Medicina e dá outras providências. Brasília: Ministério da Educação; 2014.
21. White W, Brenman S, Paradis E, Goldsmith ES, Lunn MR, Obedin-Maliver J, et al. Lesbian, gay, bisexual, and transgender patient care: medical students' preparedness and comfort. Teach Learn Med. 2015;27(3):254-63.
22. Sansão L. As veias abertas da faculdade de medicina. São Paulo: Revista Adusp; 2015. p. 43-53.
23. Salgado GM, Práticas violentas em trotes universitários. Disponível em: https://ambitojuridico.com.br/edicoes/revista-166/praticas-violentas-em-trotes-universitarios-o-pascu/ (acesso 16 ago 2020).
24. Maia D. Ao menos 12 universidades federais do país têm cotas para alunos trans. In: Folha de São Paulo. 20 mai 2019. Disponível em: www1.folha.uol.com.br/educacao/2019/05/ao-menos-12-universidades-federais-do-pais-tem-cotas-para-alunos-trans.shtml (acesso 16 ago 2020).
25. Miskolci R, Campana M. Ideologia de gênero: notas para a genealogia de um pânico moral contemporâneo. Revista Sociedade e Estado. 2017;32(3).
26. Kováts E, Poim M (Eds.). Gender as symbolic glue: the position and role of conservative and far right parties in the anti-gender mobilization in Europe. Budapest: FEPS; 2015.
27. Gagliotti, DAM. O que é ideologia de gênero. In: Saadeh A. Como lidar com a disforia de gênero (transexualidade). São Paulo: Hogrefe; 2019. p. 23-26.
28. Conselho Federal de Psicologia. Resolução CFP n. 001/99, de 22 de março de 1999. Brasília: CFP; 1999. (consultado em 16 de janeiro de 2012).
29. Byne W. Regulations restrict practice of conversion therapy. LGBT Health. 2016;3(2):97-9.
30. Machado PS. Confesiones corporales: algunas narrativas sociomédicas sobre los cuerpos intersex. In: Cabral M. Interdicciones: escrituras de la intersexualidad en castellano. Córdoba: Anarrés; 2009. p. 83-101.
31. Santos MMR, Araujo TCCF. A clínica da intersexualidade e seus desafios para os profissionais de saúde. Psicologia: Ciência e Profissão. 2003;23(3):26-33.
32. de Albuquerque Oliveira AC. Os corpos refeitos: a intersexualidade, a prática médica e o direito à saúde. Revista de Gênero, Sexualidade e Direito. 2015;1(1):01-25.

13
Processo Transexualizador do SUS

Liliane de Oliveira Caetano
Ricardo Barbosa Martins

 Aspectos-chave

- O Processo Transexualizador do SUS é a política do Sistema Único de Saúde (SUS) para garantir o direito das pessoas transexuais e travestis às transformações corporais.
- A nomenclatura processo transexualizador é polêmica, partindo do princípio de que não é o processo quem transexualiza as pessoas.
- Duas situações foram importantes para a construção do processo transexualizador: a atuação/organização do movimento social LGBTQIA+ e o aumento de demandas judiciais para regulamentação.
- Apesar das portarias do processo transexualizador expressarem aspectos contraditórios, é inegável que significou uma mudança de paradigma para a política pública de saúde.
- O processo transexualizador é previsto apenas por portaria, o que lhe confere instabilidade normativa.

INTRODUÇÃO

O Processo Transexualizador do SUS é a política do Sistema Único de Saúde (SUS) para garantir o direito das pessoas transexuais e travestis às transformações corporais. A nomenclatura processo transexualizador é bastante polêmica, pois pode ser interpretada equivocadamente como um "processo que transexualiza" as pessoas.

A temática envolve questões diversas, como o direito ao próprio corpo, despatologização das identidades trans, acesso e qualidade da assistência prestada, dentre inúmeras outras. O presente capítulo não tem a pretensão de esgotar a ampla possibilidade de análises, mas corroborar com a discussão do ponto de vista de quem estuda e também operacionaliza esses serviços no SUS.

HISTÓRICO ANTERIOR AO PROCESSO TRANSEXUALIZADOR

O primeiro registro de um procedimento cirúrgico do processo de transição de gênero em uma pessoa trans no Brasil data de 1971, durante o regime militar, e foi realizado em Valdirene Nogueira, uma mulher transexual. Relatos indicam que ela ficou satisfeita com a cirurgia. Em 1975, ela entrou com pedido na justiça para mudar o nome do registro civil, o que tornou seu caso público, com repercussões indesejadas.

O médico Roberto Farina, que fez a cirurgia, teve seu registro profissional cassado pelo Conselho Federal de Medicina (CFM) e foi condenado à prisão pela acusação de ter cometido crime de lesão corporal grave. Essas penas foram revistas posteriormente. Esse acontecimento foi utilizado como justificativa por muitos profissionais de saúde para não realizar transformações corporais em pessoas trans. De fato, esse argumento, assim como a própria decisão do CFM, são expressões da transfobia institucional nesse contexto.

Nos anos de 1980, a história de Roberta Close, uma modelo transexual brasileira, teve bastante impacto na opinião pública sobre as transformações corporais. Ela havia realizado cirurgias fora do Brasil e estava na mídia como "a mulher mais bonita do Brasil é um homem". Apesar da transfobia da manchete, pôde-se divulgar a discussão sobre as pessoas trans e a possibilidade de procedimentos cirúrgicos.

Duas situações foram importantes para a construção do processo transexualizador: a organização do movimento social LGBT da época que alcançou a abertura do Ministério da Saúde para a participação social dessa população e o aumento de demandas judiciais para regulamentação e financiamento das transformações corporais[1].

Em 1995, o Projeto de Lei (PL) n. 70 apresentado à Câmara dos Deputados pelo Deputado José Coimbra, pretendia que essas cirurgias não fossem consideradas crimes de lesão corporal nas seguintes condições: "[...] a intervenção cirúrgica realizada para fins de ablação de órgãos e partes do corpo humano quando, destinada a alterar o sexo de paciente maior e capaz, tenha ela sido efetuada a pedido deste e precedida de todos os exames necessários e de parecer unânime de junta médica". E que nesses casos fosse autorizada judicialmente a mudança de prenome. Embora esse projeto de lei fosse considerado avançado para sua época, ele se inseria em uma lógica de adequação e não de direito ao corpo, como se evidencia em sua justificação no Quadro 1.

Quadro 1 Justificativa para realização de transformações corporais PL 70/1995[2]

[...] O Dr. Roberto Farina, grande especialista na área analisando um determinado caso, afirmou: "O certo seria através da psiquiatria, psicanálise ou psicoterapia, mudar a mente de modo a adequá-la segundo os atributos físicos que são masculinos. Ora como tal tratamento (técnicas psicoterapêuticas) falha sistematicamente, nesses casos, não nos resta outra solução senão seguir o caminho inverso, isto é, adaptar o corpo à sua mente feminina que é inarredável, irreversível e inabalável. Isto só pode ser conseguido através da cirurgia, com a qual provemos um corpo portador de uma mente feminina, com os atributos femininos".

O PL 70/1995 não foi aprovado e somente em 1997 ocorreu a regulamentação das cirurgias do processo de transição de gênero, para os profissionais de medicina, por meio da resolução CFM 1482/97, que autorizou os procedimentos, em caráter experimental, no período[3]. Dentre os critérios para acesso às cirurgias, estão o diagnóstico de "transexualismo" pela CID-10 (Classificação Internacional de Doenças, 10a versão) e acompanhamento multidisciplinar mínimo de 2 anos. As exigências não consideraram a autoatribuição da identidade de gênero e o direito à autonomia da vontade e do corpo.

Ainda em 1997, o deputado federal Wigberto Tartuce apresentou à câmara o PL 3.727/97, que pretendia que "em caso de mudança de sexo, mediante cirurgia, será permitida a troca de nome por sentença". Ponderou que sendo as cirurgias uma realidade no Brasil, não seria possível uma pessoa que se submeteu aos procedimentos ficar sem a alteração no registro civil. Afirmou ainda que "o legislador não pode ficar a reboque de fatos sociais nem de jurisprudência"[4]. O PL não foi aprovado.

Em 2001, houve ação do Ministério Público Federal para inclusão das cirurgias do processo de transição de gênero no rol de procedimentos do SUS de acordo com a Resolução do CFM[5]. Em 2002, o CFM aprovou a Resolução n. 1.652/2002, revogando a Resolução n. 1.482/97, que estabeleceu que os procedimentos cirúrgicos relacionados às mulheres transexuais deixariam de ser considerados experimentais, de tal modo que passariam a poder ser realizados em hospitais públicos ou privados, sendo retirada a condição de instituições vinculadas à atividade de pesquisa[6]. No caso dos homens trans, todos os procedimentos permaneceram como experimentais, mesmo para histerectomia e a mastectomia, cujas técnicas já estavam consagradas para outras indicações.

No âmbito do Legislativo Federal, além das ações que pretendiam assegurar direitos, também há tentativas de violação desses, como em 2005, quando o deputado federal Elimar Máximo Damasceno propôs o PL n. 5.872/2005, que pretendia proibir a mudança de nome de pessoas transexuais, com a alegação de que "agem contra a sua individualidade mutilando os próprios caracteres sexuais, e ainda lhes são oferecidos a oportunidade de mudança de prenome. Os transexuais, em retirando os caracteres sexuais com os quais a natureza o contemplou, atira em Deus a sua revolta"[7]. O PL traz uma nítida demonstração de desrespeito ao Estado laico.

Em 2006, foram propostos os Princípios de Yogyakarta, do qual o Brasil é signatário, que se referem a princípios sobre a aplicação da legislação internacional de direitos humanos em relação à orientação sexual e identidade de gênero (ver Quadro 2). Embora sejam considerados avançados, os Princípios de Yogyakarta não foram citados nas portarias do Ministério da Saúde sobre o processo transexualizador.

Quadro 2 Princípios de Yogyakarta[8]

Compreendemos identidade de gênero a profundamente sentida experiência interna e individual do gênero de cada pessoa, que pode ou não corresponder ao sexo atribuído no nascimento, incluindo o senso pessoal do corpo (que pode envolver, por livre escolha, modificação da aparência ou função corporal por meios médicos, cirúrgicos ou outros) e outras expressões de gênero, inclusive vestimenta, modo de falar e maneirismos.

O Comitê Técnico de Saúde da População GLBT instituído em 2006 apresentou críticas em relação à patologização e a centralidade dos procedimentos médicos-cirúrgicos nos processos de transição de gênero. O debate realizado pelo Comitê avançou na compreensão de saúde integral para além da demanda cirúrgica[9].

PORTARIAS DO PROCESSO TRANSEXUALIZADOR DO SUS

Período entre 2008 a 2013

A Constituição Federal de 1988 institui a participação popular, conhecida como controle social, como uma das diretrizes do SUS e outras políticas de Estado. Essa participação é exercida pelos Conselhos de Garantia de Direitos e por Conferências realizadas periodicamente. Apenas em 2008 foi realizada a primeira Conferência Nacional de Gays, Lésbicas, Bissexuais, Travestis e Transexuais – GLBT (sigla que foi alterada para LGBT nesse evento). Nessa época, a elaboração e a regulamentação de protocolos do processo transexualizador foram pautas do movimento social LGBT e inúmeros processos judiciais já ocorriam com a finalidade da assistência pública para as demandas de transformações corporais[5].

Nessa conjuntura, em agosto de 2008, o Ministério da Saúde (MS) instituiu o denominado processo transexualizador no SUS, com a Portaria n. 1.707/2008[10] e a Secretaria de Assistência à Saúde regulamentou este mesmo procedimento com a Portaria n. 457/2008, assim estabelecendo as diretrizes para o custeio de tal assistência no âmbito da política pública de saúde[11].

As portarias estabeleceram a necessidade de credenciamento dos serviços de referência e habilitaram quatro recursos de saúde: o Hospital de Clínicas de Porto Alegre, da UFRGS, no Rio Grande do Sul; o Hospital Universitário Pedro Ernesto da UERJ, no Rio de Janeiro; o Hospital das Clínicas da Faculdade de Medicina da USP, em São Paulo; e o Hospital das Clínicas de Goiás, da UFG.

Inicialmente não houve nenhum serviço com o aporte do SUS nas regiões norte e nordeste do país. Isso prejudicou o acesso de moradores dessas regiões, ainda que a política pública de saúde estabeleça o Tratamento Fora de Domicílio (TFD), visando assegurar o acompanhamento de saúde para quem precise de atendimento não disponível em seus municípios/estados. Apesar da forte atuação nos contextos da política da saúde, especialmente na luta contra HIV/Aids, as travestis inicialmente não foram contempladas no processo transexualizador.

O mesmo aconteceu em relação aos homens trans, que não tiveram assegurado o acesso no âmbito do processo transexualizador do SUS, nem no que diz respeito à assistência hormonal e, tão pouco, aos procedimentos cirúrgicos, nessa primeira portaria. Mesmo que as portarias do processo transexualizador expressassem esses e outros pontos contraditórios, é inegável que significou uma mudança de paradigma para a política pública de saúde. Entretanto, as tentativas de sustá-las começaram ainda em 2008 na Câmara dos Deputados, com o Projeto de Decreto Legislativo n.. 1.050 do deputado federal Miguel Martini, alegando sobre o artigo 129 do Código Penal (Lesão corporal)[12]. Ainda que essa e outras proposituras não tenham alcançado êxito, não deixa de ser um processo representativo.

Em 2010, foi publicada a Resolução n. 1.955/2010 pelo Conselho Federal de Medicina (CFM) que manteve apenas a neofaloplastia como procedimento cirúrgico experimental[13].

Período a partir de 2013

Em fevereiro de 2013 foi apresentado na Câmara dos Deputados Federal o PL 5.002/2013 de Jean Wyllys e Erika Kokay, projeto denominado Lei João W. Nery – Lei de Identidade de Gênero. O PL previa o reconhecimento da identidade de gênero da pessoa e foi arquivado[14].

No contexto posterior à aprovação da Política Nacional de Saúde Integral LGBT e da realização da 2ª Conferência Nacional LGBT, em 2011, que reivindicavam a garantia de acesso universal, integral e equânime a esses procedimentos[15], o MS publicou a Portaria n. 859/2013, ampliando e redefinindo o Processo Transexualizador do SUS. Nela foi autorizada a assistência hormonal para adolescentes a partir dos 16 anos e a liberação dos procedimentos cirúrgicos após os 18 anos[16]. Contudo, essa portaria foi suspensa no mesmo dia da publicação, com a justificativa de que os protocolos de atendimentos não estavam bem definidos.

Após alguns meses, foi publicada pelo MS outra Portaria n. 2.803/2013, tratando da redefinição e ampliação do processo transexualizador (documento que se encontra vigente até o momento da escrita do capítulo). Essa aprovação ocorreu depois de decisão judicial de uma ação civil pública, a respeito de implantação de procedimentos cirúrgicos e prevendo multa diária em caso de descumprimento.

A Portaria n. 2.803/2013, além das pessoas transexuais, ampliou o acesso das travestis ao processo transexualizador. Entretanto impediu que os adolescentes fizessem a hormonização antes dos 18 anos, mesmo com o Parecer CFM n. 8/2013, que previa a possibilidade a partir dos 16 anos. Além disso, as cirurgias continuaram sendo permitidas somente aos 21 anos. Embora tenha havido previsão para a regulação dos procedimentos cirúrgicos pela Central Nacional de Regulação de Alta Complexidade (CNRAC), ela nunca aconteceu. Em 2017, por meio da Portaria n. 807/2017, o MS transferiu a responsabilidade dessa regulação aos gestores estaduais de saúde.

O MS não dispõe, até o momento, de dados sobre o número de pessoas que aguardam os procedimentos cirúrgicos. Não há uma iniciativa no plano federal que organize os cuidados com a saúde de pessoas trans em suas diferentes dimensões: linhas de cuidados, capacitação profissional detalhada e organização e gestão de filas de espera, o que torna questionável a sua transparência. Os serviços credenciados até fevereiro de 2020 estão descritos na Tabela 1.

Tabela 1 Serviços habilitados/credenciados no processo transexualizador[17]

Cidade/Estado	Modalidade	Serviço
Salvador/BA	Ambulatorial	Hospital Universitário Prof. Edgar Santos
Vitório/ES	Ambulatorial	Hospital Universitário Cassiano Antônio de Moraes
Goiânia/GO	Ambulatorial e hospitalar	Hospital das Clínicas da Universidade Federal de Goiás
Uberlândia/MG	Ambulatorial	Hospital das Clínicas de Uberlândia
João Pessoa/PB	Ambulatorial	Complexo Hospitalar de Doenças Infectocontagiosas Dr. Clemetino Fraga
Recife/PE	Ambulatorial e hospitalar	Hospital das Clínicas da Universidade Federal de Pernambuco
Curitiba/PR	Ambulatorial	Centro de Pesquisa e Atendimento a Travestis e Transexuais
Rio de Janeiro/RJ	Ambulatorial e hospitalar	HUPE – Hospital Universitário Pedro Ernesto
Rio de Janeiro/RJ	Ambulatorial	Instituto Estadual de Diabetes e Endocrinologia
Porto Alegre/RS	Ambulatorial e hospitalar	Hospital de Clínicas de Porto Alegre – UFRGS
São Paulo/SP	Ambulatorial e hospitalar	Hospital das Clínicas de São Paulo – FMUSP
São Paulo/SP	Ambulatorial	Ambulatório de Saúde Integral de Travestis e Transexuais CRT – DST/AIDS

A partir desses dados do MS verifica-se que a região Norte do Brasil ainda não dispõe de nenhum serviço habilitado ou em processo para habilitação, embora já existam iniciativas de prestação dessa assistência, a exemplo do estado do Amazonas. Na região Sudeste, todos os estados possuem pelo menos um serviço credenciado, o que não significa necessariamente um acesso mais facilitado, pois é também a região mais populosa do país. Há outros serviços que se encontram em processo de habilitação nos Estados da Bahia, Mato Grosso do Sul, Rio Grande do Sul, Sergipe e São Paulo.

DESCRIÇÃO DO PROCESSO

O Processo Transexualizador do SUS da Portaria n. 2.803/13[18] descreve e orienta uma série de providências a serem tomadas, com destaque às modalidades de recursos a serem acessados, a composição de equipes de saúde envolvidas e os critérios para credenciamento de serviços junto ao Ministério da Saúde. No entanto, os papéis das equipes de saúde – a considerar as especificidades profissionais – não figuram nas descrições da referida portaria e, portanto, ficam a critério das diferentes discussões e resoluções que seguem no interior das instituições e de referências de conselhos específicos.

Suas diretrizes se orientam nos princípios do SUS e consistem em: integralidade das ações, o trabalho em equipe e a integração com ações e serviços. Ainda no quesito integralidade de ações, vale ressaltar a importância de se articular com dimensões do Programa Nacional de Humanização, como acolhimento, projeto terapêutico singular, respeito ao nome social e responsabilidade dos serviços pelo acesso de pessoas trans ao SUS.

A portaria prevê que o papel da atenção básica seria apenas de acolhimento e encaminhamento para os serviços especializados que seriam os responsáveis pelas transformações corporais e classificados na modalidade ambulatorial e hospitalar.

A modalidade ambulatorial está destinada ao acompanhamento clínico pré e pós operatório e à assistência hormonal. Para que uma pessoa trans seja elegível para qualquer modalidade cirúrgica, ela deve ser acompanhada por dois anos e ao final desse processo deve ser realizado relatório. No entanto, a hormonização pode ser ministrada independentemente de quaisquer interesses por procedimento cirúrgico, tratando-se de um processo a ser definido no campo da gestão institucional, sem recomendação de tempo de atendimento. O processo de hormonização foi definido como um procedimento que "consiste na utilização de terapia medicamentosa hormonal disponibilizada mensalmente para ser iniciada após o diagnóstico no processo transexualizador (estrógeno ou testosterona)".

A modalidade hospitalar está definida pela realização das cirurgias e procedimentos pré e pós-operatórios. As cirurgias são permitidas a partir dos 21 anos de idade e a hormonização a partir de 18 anos.

A Portaria inclui a "integralidade da atenção a transexuais e travestis, não restringindo ou centralizando a meta terapêutica às cirurgias de transgenitalização e demais intervenções somáticas", como ocorrera no próprio CFM e em vários protocolos mundiais.

Na portaria, lê-se no parágrafo único: "Compreende-se como usuário(a) com demanda para o Processo Transexualizador os transexuais e travestis." Aqui, não fica explicitado se a autoatribuição de identidade de gênero é o que define a pessoa como transexual ou travesti. E, no caso, exclui-se do processo pessoas que se consideram não binárias.

PROCEDIMENTOS QUE CONSTAM NO PROCESSO N. 2.803/2013

As cirurgias que fazem parte do processo e que são subvencionadas em valor de tabela do SUS para as instituições habilitadas estão apresentadas na Tabela 2.

Tabela 2 Procedimentos do Processo Transexualizador do SUS

Nível ambulatorial	Nível cirúrgico
Acompanhamento pré e pós-operatório	Orquiectomia bilateral com amputação do pênis e neocolpoplastia (construção de neovagina)
Assistência hormonal	Tireoplastia (cirurgia de redução do pomo de Adão com vistas à feminilização da voz e/ou alongamento das cordas vocais)
Acompanhamento multiprofissional para atendimento clínico não relacionado a pré e pós-operatório	Assistência hormonal preparatória para cirurgias de modificações corporais
	Mastectomia simples bilateral (ressecção de ambas as mamas com reposicionamento do complexo aréolo mamilar)
	Histerectomia com anexectomia bilateral e colpectomia
	Cirurgias complementares do processo de transição de gênero (reconstrução da neovagina realizada, meatotomia, meatoplastia, cirurgia estética para correções complementares dos grandes lábios, pequenos lábios e clitóris e tratamento de deiscências e fistulectomia)
	Plástica mamária reconstrutiva bilateral, incluindo implante de prótese mamária de silicone bilateral

Observação: a nomenclatura dos procedimentos cirúrgicos foi atualizada e pode ser conferida nos Capítulos 54 e 55. Aqui está a descrição como consta no Processo. Fonte: Ministério da Saúde[18].

No entanto, nem todas as instituições habilitadas oferecem a totalidade de modalidades cirúrgicas que constam na Portaria. Isso se deve a uma complexidade de questões técnicas e de políticas de gestão em saúde que ainda estão sendo construídas para o estabelecimento desses processos como uma pauta.

O credenciamento do serviço no Processo Transexualizador do SUS permite o recebimento de recursos financeiros pelo MS. Entretanto, a portaria não impede que serviços não credenciados realizem esses procedimentos, desde que sigam as normativas previstas.

Os procedimentos descritos têm como tipo de financiamento o Fundo de Ações Estratégicas e Compensação (FAEC).

CRÍTICAS AO PROCESSO TRANSEXUALIZADOR PROPOSTO PELA PORTARIA N. 2.803/2013

O nome "Processo Transexualizador" tem sido questionado, pois por muito tempo, profissionais de saúde frequentemente ocuparam o papel de "diagnosticar" a transexualidade a fim de autorizar o acesso a procedimentos, sobretudo a cirurgia genital. "Processo" pode remeter à ideia de "trajetória a ser seguida" ou "procedimentos aos quais a pessoa deveria ser submetida". Portanto, "processo transexualizador" poderia ser interpretado como um processo de chancela institucional, por meio da cirurgia e procedimentos médicos, que legitimaria (ou não) a existência das pessoas trans.

Diferentemente de países como Argentina e Uruguai que possuem leis específicas sobre identidade de gênero, no Brasil não há qualquer lei em âmbito federal a respeito até a escrita deste capítulo. O processo transexualizador é previsto por portaria, o que lhe confere instabilidade normativa, pois qualquer ato do poder executivo federal pode revogá-lo. Apesar disso, o Poder Judiciário tem tomado decisões no sentido de ampliar os direitos LGBTQIA+, como pode ser observado no Capítulo 58 – "Direitos da diversidade sexual e de gênero". Por outro lado, apesar das portarias, os serviços hospitalares para cirurgias de modificações corporais no Brasil continuam concentrados na região Sudeste e Sul. A Portaria não considera que algumas ações para transformações corporais podem ser realizadas também na Atenção Primária à Saúde, como a hormonização e cuidados em saúde mental, ou em centros de Ambulatórios de Especialidades não credenciados pelo Processo Transexualizador, como serviços de dermatologia, endocrinologia ou ginecologia.

Mesmo com a revisão do processo de 2008 para 2013, não houve alteração em relação à lógica de cuidado estabelecida nas primeiras portarias, que se baseou apenas na resolução do CFM da época e não considerou contribuições de outras categorias profissionais que participaram dos processos de discussão, como o serviço social e a psicologia. Em 2018, foram publicadas as Resoluções n. 001/2018 do Conselho Federal de Psicologia (CPF)[19]. e n. 845/2018 do Conselho Federal do Serviço Social (CFESS)[20], que estabelecem um novo paradigma de cuidado a partir da autoatribuição da identidade de gênero em consonância com a despatologização das identidades trans, dentre outros aspectos. A Tabela 3 elenca as problemáticas ainda presentes no processo transexualizador do SUS.

CONSIDERAÇÕES FINAIS

A construção e a publicação das portarias do processo transexualizador trouxe para o SUS a responsabilidade de procedimentos ligados às transformações corporais de pessoas trans, que fora desamparada por muitos anos na história da saúde pública brasileira. Essa portaria tornou-se um primeiro recurso para produzir um processo mais sistemático de inclusão, permitindo que pessoas trans tivessem maior acesso à saúde e fizessem procedimentos para transformações corporais com acompanhamento profissional.

Ainda são escassos os serviços credenciados no país para transformações corporais, sejam eles hospitalares, ambulatoriais especializados ou na Atenção Primária à Saúde. É necessário que haja um progresso que consolide a construção de uma política pública com integração de processos em rede, papéis nos níveis de atenção definidos, estrutura que capacite e normatize profissionais na temática e por fim, que figure como pauta de gestão pública.

Tabela 3 Questões que requerem atualizações à Portaria n. 2.803/2013

Questão	Descrição
Falta de assistência a crianças e adolescentes trans	O acompanhamento psicossocial e atendimento familiar não são previstos, assim como o bloqueio hormonal para púberes e adolescentes e a hormonização a partir dos 16 anos, apesar de já haver regulamentação pelo CFM (Resolução 2.265/2019)[21]
Cirurgias apenas a partir dos 21 anos	O Código Civil Brasileiro estabelece a maioridade civil aos 18 anos
Hormonização prevista apenas em centros de referência	A hormonização pode ser realizada na APS, desde que existam profissionais preparados, assim como já ocorre em alguns locais dentro e fora do país. Entretanto, a Portaria concebe a APS apenas como um serviço triador para centros especializados
Critério de no mínimo 2 anos de acompanhamento multiprofissional antes da realização da cirurgia	Além do critério de 2 anos não considerar a questão da subjetividade de cada pessoa e cada acompanhamento, na prática, o acesso aos procedimentos é ainda mais demorado, gerando de um lado agravos à saúde e de outro processos judiciais
Patologização de identidades trans	Diagnósticos médicos foram alterados pela CID-11 e ainda não foram incorporados pelo SUS. O CFP e o CFESS publicaram resoluções na perspectiva da despatologização

APS: atenção primária à saúde; CFESS: Conselho Federal do Serviço Social; CFP: Conselho Federal de Psicologia; SUS: Sistema Único de Saúde.

Material complementar

- Simpson K, Ministério da Saúde (orgs.). Transexualidade e travestilidade na saúde. Transexualidade e travestilidade na Saúde. Brasília: Ministério da Saúde; 2015. p. 9-15.

REFERÊNCIAS BIBLIOGRÁFICAS

1. Lionço T. Atenção integral à saúde e diversidade sexual no Processo Transexualizador do SUS. Physis. Rio de Janeiro. 2009;19(1):43-63.
2. Brasil. Câmara dos Deputados. Diário Nacional do Congresso. Projeto de Lei n. 70/1995, Seção I, p. 4218. De 24/03/1995.
3. Brasil. Conselho Federal de Medicina (CFM). Resolução n. 1.482/1997. Publicada no D.O.U. de 19/09/1997. p. 20.944.
4. Brasil. Câmara dos Deputados. Diário da Câmara dos Deputados. Projeto de Lei n. 3727/1997, p. 33944. De 24/10/1997.
5. Rocon PC, Sodré FE, Rodrigues A. Regulamentação da vida no processo transexualizador brasileiro: uma análise sobre a política pública. Rev Katálysis. 2016;19(2).
6. Brasil. Conselho Federal de Medicina (CFM). Resolução n. 1.652/2002. Publicada no D.O.U. de 02/12/2002, n. 232, Seção 1, p. 80/81.
7. Brasil. Câmara dos Deputados. Projeto de Lei n. 5.872/2005. Disponível em: https://www.camara.leg.br/proposicoesWeb/prop_mostrarintegra?codteor=338727&filename=PL+5872/2005 (acesso 01 mar 2020).
8. Princípios de Yogyakarta. Disponível em: http://www.clam.org.br/pdf/principios_de_yogyakarta.pdf (acesso em 01 mar 2020).
9. Lionço T. Atenção integral à saúde e diversidade sexual no Processo Transexualizador do SUS. Physis. Rio de Janeiro. 2009;19(1):43-63.
10. Brasil. Ministério da Saúde. Portaria n. 1.707 de 18 de agosto de 2008. Publicada no D.O.U. n. 159, de 19/08/2008. Seção 1, p. 43.
11. Brasil. Secretaria de Assistência à Saúde. Portaria n. 457 de 19 de agosto de 2008. Publicada no D.O.U. Seção 1, p. 70.
12. Brasil. Câmara dos Deputados. Projeto de Decreto Legislativo n. 1.050/2008. Disponível em: https://www.camara.leg.br/proposicoesWeb/prop_mostrarintegra?codteor=607743&filename=PDC+1050/2008 (acesso em 01 mar 2020).
13. Brasil. Conselho Federal de Medicina (CFM). Resolução n. 1.955/2010. Publicada no D.O.U. de 03/09/2010. Seção I, p. 109-10.
14. Brasil. Câmara dos Deputados. Projeto de Lei n. 5.002/2013. Disponível em: https://www.camara.leg.br/proposicoesWeb/fichadetramitacao?idProposicao=565315 (acesso em 31 ago 2020).
15. Brasil. Presidência da República. Secretaria de Direitos Humanos. Conselho Nacional LGBT. Anais da 2ª Conferência Nacional de Políticas Públicas e Direitos Humanos para Lésbicas, Gays, Bissexuais, Travestis e Transexuais – LGBT. Disponível em: https://direito.mppr.mp.br/arquivos/File/IIConferenciaNacionaldePoliticasPublicaseDireitosHumanosLGBT.pdf
16. Brasil. Ministério da Saúde. Portaria n. 859 de 30 de julho de 2013. Disponível em: http://bvsms.saude.gov.br/bvs/saudelegis/sas/2013/prt0859_30_07_2013.html (acesso em 01 mar 2020).
17. Brasil. Ministério da Saúde. Nota Informativa N. 0118/2020. Secretaria de Atenção Especializada à Saúde Departamento de Atenção Especializada e Temática Coordenação Geral de Atenção Especializada.
18. Brasil. Ministério da Saúde. Portaria n. 2803 de 18 de novembro de 2013. Publicada no D.O.U. n. 226, de 21/11/2013. Seção 1, p. 25.
19. Brasil. Conselho Federal de Psicologia (CFP). Resolução n. 1/2018. Publicada no D.O.U. de 30/01/2018. Edição 21, Seção 1, p. 136.
20. Brasil. Ministério da Saúde. Secretaria de Gestão Estratégica e Participação. Departamento de Apoio à Gestão Participativa. Transexualidade e travestilidade na saúde. Brasília: Ministério da Saúde; 2015.
21. Brasil. Conselho Federal de Serviço Social (Cfess). Resolução n. 845/2018. Publicada no D.O.U. de 27/02/2018. Edição 38, Seção 1, p. 77-85.
22. Brasil. Lei n. 8.080, de 19/09/1990.
23. Brasil. Conselho Federal de Medicina (CFM). Resolução n. 2.265/2019. Publicada no D.O.U. de 09/01/2020. Edição 6, Seção 1, p. 96.

Seção IV – Ciclo de vida das pessoas LGBTQIA+

14
Desenvolvimento da infância e da adolescência das pessoas LGBTQIA+

Andrea Hercowitz
Thaís Emília de Campos dos Santos

 Aspectos-chave

- Crianças e adolescentes LGBTQIA+ são estigmatizadas por seus comportamentos "fora do padrão" da sociedade heterocisnormativa.
- Crianças intersexo com frequência têm suas existências negadas ou estigmatizadas em diversos campos sociais.
- Famílias, escolas e profissionais de saúde são determinantes das condições de saúde das crianças e adolescentes LGBTQIA+ e devem estar preparados para atendê-las em suas especificidades.
- A rejeição parental e da sociedade geram impactos negativos na criança e no adolescente LGBTQIA+, com repercussões na saúde física e mental na vida adulta.
- Com compreensão e respeito à sua identidade, crianças e adolescentes LGBTQIA+ podem viver plenamente as experiências da infância e da adolescência, tornando-se adultos saudáveis.

INTRODUÇÃO

Os conceitos de infância, adolescência, sexo e gênero são construtos sociais reforçados por uma educação patriarcal e heterocisnormativa que estabiliza e padroniza a sociedade, por meio de um controle social e econômico[1-4]. Como resultado, faz-se incomum a expectativa de ter um filho LGBTQIA+. Exames realizados durante a gestação podem reconhecer a genitália e o cariótipo do feto e a partir daí o bebê é designado como menino ou menina. Apesar de ultrassonografias e cariótipos não avaliarem orientação sexual e identidade de gênero, possibilidades diferentes da heterocisnormatividade não costumam ser concebidas na idealização que a família faz para esse indivíduo. No entanto, a criança imaginada pode não corresponder à real, seja ao nascimento, como acontece nos casos de crianças intersexo, ou mais tardiamente, na infância e na adolescência[5].

CONCEITO DE INFÂNCIA E ADOLESCÊNCIA

A percepção da infância e da adolescência como idade cronológica sempre existiu, no entanto, a sua concepção como fases com características e necessidades específicas, é recente e vem sendo moldada a partir do século XVIII. Até então crianças e adolescentes eram tidos como adultos imaturos e não recebiam um olhar diferenciado[6].

No Brasil é considerada criança todo indivíduo até 11 anos de idade e adolescente, entre 12 e 18 anos. O reconhecimento de seus direitos foi sedimentado pelo Estatuto da Criança e do Adolescente (ECA), em 1990, no qual ficam definidos o direito à vida, à saúde, à liberdade, ao respeito e à dignidade como pessoas humanas em processo de desenvolvimento[7].

INFÂNCIA

Até o século XVII, eram consideradas crianças as pessoas de até 7 anos de idade, que eram tidas como inocentes, frágeis e incapazes. Depois disso, passavam a ser tratadas como pequenos adultos, sem nenhuma especificidade ou olhar diferenciado. A partir do século XVIII, no entanto, a família sofreu grandes transformações e criaram-se novas necessidades sociais, nas quais a criança passou a ser mais valorizada, tornando-se o centro das atenções[6].

O conceito de infância não muda só com o tempo, mas também com contextos sociais, econômicos, geográficos, e características individuais. Deve ser compreendido como um modo particular de se pensar a criança, e não um estado universal, vivido por todos do mesmo modo[6]. Há muitas crianças e muitas infâncias, cada uma construída por nossos entendimentos de seus significados[8].

A infância é um momento crucial para o desenvolvimento da personalidade do indivíduo e no qual as informações recebidas do ambiente podem deixar marcas. Segurança, confiança, autoestima, autonomia, iniciativa, sociabilidade e criatividade, são alguns exemplos de capacidades adquiridas nesse momento da vida quando a criança é atendida em suas necessidades e estimulada adequadamente.

A orientação sexual costuma ser percebida pela primeira vez no final da infância, mesmo que não verbalizada nesse momento, enquanto a identidade de gênero tende a ser demonstrada a partir dos 3 a 5 anos de idade (ver Capítulo 5 – "Desenvolvimento da identidade de gênero" e Capítulo 6 – "Desenvolvimento da orientação afetivo-sexual"). Não enxergar uma criança como ela é, mas como se quer que ela seja, é uma vivência frequente de LGBTQIA+, no entanto, como todas as outras, ela tem suas especificidades e suas necessidades, que devem ser percebidas e respeitadas.

ADOLESCÊNCIA

A partir da construção do conceito da infância, pode-se pensar na fase seguinte, a adolescência. Seu surgimento na concepção atual é mais recente e data do século XIX[6].

Considera-se que a adolescência é a transição da infância para a vida adulta, caracterizada por transformação, mudança de estilo e de personalidade. Durante essa fase, a busca da identidade e da independência são os principais objetivos, e para conquistá-las o adolescente passa por uma fase de experimentação, testando comportamentos diferentes, modificando suas relações familiares, descobrindo o próprio corpo e desenvolvendo novas habilidades[9].

Nem todas as pessoas apresentam os mesmos comportamentos e experimentações, mas algumas são muito frequentes, entre elas o desenvolvimento da sexualidade e a mudança da forma de se relacionar com amigos e familiares.

A sensação de não ser mais uma criança desperta diversos sentimentos, que variam do medo diante de uma nova visão do mundo até a prepotência, resultante das aquisições físicas, intelectuais e sociais. As relações com amigos se tornam mais fortes, tornando-se esses, muitas vezes, a sua maior referência e algum afastamento dos pais se faz necessário, para que o adolescente ganhe espaço para a construção de sua personalidade e identidade.

Com a chegada da puberdade os caracteres sexuais secundários começam a se desenvolver, causando em pessoas cisgênero um estranhamento inicial e uma aceitação e até orgulho posterior. A curiosidade pelo próprio corpo migra para o interesse pelos outros e a orientação sexual se torna mais clara, por meio da sensação de atração e desejos.

A comparação, a identificação e a necessidade de aceitação de outros adolescentes é uma forte característica dessa fase; e ser diferente, em qualquer aspecto que seja, pode causar sofrimento. A padronização traz conforto ao adolescente e facilita o enfrentamento de todas as novidades que envolvem seus sentimentos e corpos. Olhar para o outro e identificar a semelhança traz alívio para suas angústias. E isso muitas vezes é negado ao adolescente LGBTQIA+.

INFÂNCIA E ADOLESCÊNCIA LGB

Pesquisas realizadas nos últimos anos mostram que a primeira atração sexual por outras pessoas acontece cedo, em torno dos 10 anos. Desde essa idade, ela pode estar direcionada a pessoas de outro gênero ou do mesmo, independentemente da vontade do indivíduo e da educação recebida em casa. A orientação sexual, assim como a identidade de gênero, são componentes da personalidade, sendo que nenhuma pessoa da família, escola ou sociedade pode modificá-las. Apesar de alguns adolescentes dizerem que já achavam que eram LGB em torno de 7 a 9 anos de idade, a maioria passa a se identificar como tal aos 13 anos e comunica suas famílias um ano depois[11].

A "saída do armário" costuma ser um momento de grande desafio, mas torna-se mais tranquila quando a criança é criada em um ambiente com diálogo, em uma família que se mostre aberta a essa possibilidade e onde não exista o medo de reações negativas, como ser ridicularizado ou rejeitado. O mesmo acontece com os amigos e a escola. Mas isso é um processo, pois antes de exteriorizar uma orientação sexual diferente da heterocisnormatividade, a criança/adolescente tem que se aceitar, uma difícil tarefa quando as informações recebidas do mundo são de preconceito, estigmatização e violência.

Aqueles que não se comportam de acordo com as regras da sociedade e da família, que têm atitudes diferentes das tidas como tipicamente masculinas ou femininas, frequentemente são objeto de brincadeiras e humilhação. A homofobia e a bifobia podem ser difundidas desde a mais tenra idade, e o abuso e exclusão homo/bifóbicos são geralmente direcionados àqueles cuja aparência ou comportamento são considerados diferentes[12]. A pressão para a padronização dos comportamentos é forte, mesmo em famílias que não considerem isso um problema, mas que acabam reprimindo seus filhos na intenção de protegê-los das possíveis agressões, físicas ou verbais, a que estão expostos fora de casa[11].

> "Pessoas LGBT não crescem sendo elas mesmas. Crescem sacrificando e limitando sua espontaneidade para evitar humilhações e preconceitos."
>
> Alexander Leon, escritor

É difícil falar de orientação sexual em crianças, mas ao se questionar famílias de LGB, elas referem que já vislumbravam essa possibilidade, por expressões de gênero diversas manifestadas mesmo que subliminarmente. E não são só as famílias que percebem isso, uma vez que muitas dessas crianças sofrem *bullying* nas escolas em decorrência da orientação sexual que ainda não se tornou consciente. Desde cedo, essas crianças e adolescentes têm a percepção de que a vida seria mais fácil se fossem iguais a todo mundo e se dão conta de que as piadas e imitações engraçadas de estereótipos se referem a eles mesmos, o que resulta em medo, vergonha e negação.

De fato, crianças LGB, muitas vezes antes de se perceberem ou se definirem como tais, têm experiências negativas com frequência maior do que crianças cis heterossexuais. A pressão é diferente entre meninos e meninas, uma vez que na sociedade ocidental é mais aceitável ser uma menina "masculinizada", que goste de carros e de futebol, do que um menino com comportamentos associados ao tipicamente feminino, que goste de bonecas e dança, por exemplo. Por outro lado, ser menina em uma sociedade machista impõe outras opressões, como reprimir sua sexualidade.

Ser julgado por uma característica pessoal é diferente do que ser julgado por um comportamento ou uma vestimenta. Não dá para mudar o que faz parte do ser. Não é como trocar a roupa ou só usá-la em um local no qual ela seja aceita. Eles vivem diariamente a tensão entre o ser autêntico e a impressão que querem causar nos outros. Podem tentar se esconder, mudando roupas e seus comportamentos, mas isso imprime vergonha, reduz autoestima e espontaneidade, fragilizando o desenvolvimento da infância. Como consequência desses cenários adversos, tornam-se susceptíveis aos comportamentos de risco, como fumar, beber, usar substâncias, praticar autolesão, ter restrições ou compulsões alimentares e se isolarem socialmente.

"O maior desafio na vida adulta de lésbicas, gays, bissexuais e transexuais é perceber quais partes de nós são o que somos de verdade e quais inventamos para nos proteger do mundo."

Alexander Leon, escritor

Diversos estudos têm mostrado o quanto as vivências da infância e da adolescência repercutem nos adultos. O fato de pessoas LGBTQIA+ passarem por experiências negativas com uma frequência elevada quando comparada à população cis heterossexual, torna mais comum o envolvimento desses em situações de risco para a saúde física e mental. Dentre essas experiências, chamam a atenção as situações estressantes ou traumáticas que incluem abuso, negligência, disfunção da dinâmica familiar e ter algum parente que não o aceite, que frequentemente o xingue, humilhe ou insulte[13].

É pouco provável que uma pessoa LGBTQIA+ chegue à idade adulta sem ter tido nenhuma experiência como as citadas anteriormente, pois mesmo que viva em um ambiente harmônico e acolhedor, existe a sociedade, que costuma ser menos receptiva do que essa família. A escola, ambiente às vezes mais frequentado do que a própria casa e onde se reúnem pessoas provenientes das mais diversas formas de educação, culturas e crenças, pode ser bastante hostil. Existem escolas que negam a existência do problema, assim como existem as que assumem, mas que não sabem como lidar com ele. Por mais que a instituição esteja atenta, piadinhas nos corredores não são escutadas pelos responsáveis, assim como exclusões podem não ser percebidas ou consideradas "normais para a idade".

Como lidar com naturalidade diante da diversidade sexual e como, e até onde, a escola pode interferir na educação de cada estudante ainda é motivo de discussão. De acordo com o Centers for Disease Control and Prevention (CDC), ter uma escola que crie um ambiente de aprendizado seguro e favorável para todos os alunos e ter pais/responsáveis que cuidem e aceitem é especialmente importante. Ambientes positivos podem ajudar todos os jovens a obterem boas notas e manterem a saúde física e mental. Para que os jovens prosperem nas escolas e nas comunidades, precisam se sentir social, física e mentalmente apoiados. Um clima escolar positivo está associado à diminuição de depressão, pensamentos suicidas, uso de substâncias e evasão escolar entre estudantes LGBTQIA+[14]. Falar sobre diversidade sexual torna o ensino inclusivo, fazendo com que todos sintam suas identidades validadas e facilita a aceitação, construindo uma sociedade acolhedora e diminuindo os abismos entre as diferenças dos seres humanos.

Estudos populacionais demonstram que adolescentes cisgêneros LGB apresentam taxas de comportamentos suicida muito elevadas quando comparadas aos seus pares heterossexuais[15], sendo consequência da LGBTIfobia, do isolamento social, do abuso de substâncias, abuso parental e sexual. Embora as sociedades ocidentais tenham visto uma mudança com relação à inclusão desses jovens, eles ainda enfrentam grande dificuldade em se impor dentro das comunidades heterocisnormativas. Muitos adolescentes que tentaram o suicídio associam o evento com as memórias que trazem das suas experiências após a "saída do armário", vivenciadas no núcleo familiar, no seu ciclo de amigos, nas escolas e nos centros religiosos, com o surgimento de sentimentos negativos, como solidão e isolamento, medo de *bullying* e assédio moral[12].

INFÂNCIA E ADOLESCÊNCIA TRANS

A identidade de gênero é percebida por crianças durante a sua primeira infância. Entre 2 e 3 anos de idade já são capazes de diferenciar homens e mulheres e de se identificar com um ou outro, não sendo raros os relatos de crianças que com essa idade demonstram sentir que não pertencem ao gênero atribuído a eles no nascimento. A percepção de que o gênero é algo estável acontece entre 3 e 5 anos[16].

Crianças trans podem apresentar interesse por atividades e brinquedos culturalmente associadas a um gênero diferente do que lhes foi designado ao nascimento, assim como muitas vezes se recusam a vestir as roupas socialmente determinadas para elas, baseadas no binarismo meninos/meninas, chegando a apresentar aversão a essas vestimentas. O desenvolvimento e o comportamento de uma criança trans está totalmente de acordo com sua identidade de gênero, tal qual seus pares cisgêneros, porém em alguns momentos demonstram mais estereótipos relacionados ao gênero sentido, principalmente no que diz respeito às vestimentas. Esse comportamento não tem nenhuma relação com o tempo transcorrido desde a transição[16] e pode tornar-se mais intenso diante da proibição de sua expressão.

Em geral seus pais/responsáveis acreditam ser só uma fase, mas ao perceberem que essa não passa, tendem a reprimi-las, travando batalhas diárias e provocando sofrimento intenso. Devido ao desconhecimento das pessoas em relação à transexualidade, o suporte para essas crianças é muito escasso, tanto no núcleo familiar quanto fora dele. Mesmo familiares que aceitam esse comportamento, muitas vezes só permitem a livre expressão do gênero sentido dentro de casa, seja por vergonha e/ou por proteção. Quando a família aceita e assume a transexualidade de seu filho, todos passam, juntos, a enfrentar as diversidades do mundo externo. Agregar escola, comunidade, centro religioso, esportivo, amigos e familiares na compreensão e aceitação de uma criança trans exige um grande esforço conjunto.

A maioria dos adolescentes transgênero refere ter se sentido diferente na mais tenra idade, o mais tardar em torno de 8 anos de idade, mas muitos só relatam serem trans aos pais/responsáveis e ao mundo muitos anos depois, em torno dos 16 anos. Crianças podem apresentar uma fluidez na identidade de gênero, que nem sempre se concretiza como uma identidade trans, porém a maioria das pessoas que chega à adolescência com a percepção de serem transgênero, permanecem com essa identificação[17].

A adolescência é um momento da vida na qual a identificação com os pares é de grande importância e na qual o olhar para o que está acontecendo com o outro é muito intenso. Ser diferente nessa fase leva a julgamentos e sensação de solidão. De fato, estudos com pessoas transgênero mostram que os primeiros anos da adolescência são os de maior preconceito e violência, pois por ser um período de mudança e aprendizado, as regras de comportamento de gênero e orientação sexual são muito rígidas. Devido ao grande valor que se dá à opinião dos outros e à comparação entre o grupo, "sair do armário" nesse momento da vida pode trazer consequências negativas, com prejuízo na saúde física e mental[10]. Eles são vitimados por seu comportamento de gênero, tido como transgressivo, e o preconceito recebido pode se transformar em autolesão ou mesmo ideação suicida[12].

A população trans é uma das mais vulnerabilizadas e com os piores desfechos em saúde mental. No quesito tentativas de suicídio, na adolescência chega a 14%, muito além dos 6,7% da população total[18,19]. Dentre os adolescentes trans, as maiores taxas de tentativas de suicídio estão entre os homens (50,8%), seguida pelos não binários (41,8%) e pelas mulheres trans (29,9%). A interseccionalidade com uma orientação sexual não heterossexual é um fator agravante e eleva ainda mais o risco. Cerca da metade deles realizaram alguma autolesão sem intenção suicida no último ano[18].

Quando comparados com jovens cis homo ou bissexuais, pessoas trans apresentam mais experiências negativas no decorrer da infância e da adolescência, como negligência e abuso emocional, com grande impacto em suas vidas adultas. Em decorrência disso têm prevalência ainda maior de problemas de saúde mental[13]. Essa negligência está, muitas vezes, associada ao desconhecimento por parte dos pais/responsáveis, pois esse não é um tema que foi citado no decorrer de suas vidas. Muitos pais se sentem confusos e desamparados diante da surpresa de ter um filho transgênero. Fornecer conhecimento a essas famílias e habilitá-las a lidar com a situação, diminui os sentimentos de abandono parental.

O mesmo acontece com as escolas que, despreparadas para acolher alunos com vivências de variabilidade de gênero, podem virar um ambiente inóspito. Pesquisas com trans mostram que durante o período escolar, do infantil ao fundamental, mais da metade dos alunos trans sofrem violência verbal e física no ambiente escolar, muitas vezes resultando em evasão. Essas agressões aparecem claramente nas risadas e brincadeiras maldosas de colegas, mas também nas condutas de professores e coordenação, como o não respeito ao nome social e pronomes, ao uso do banheiro de acordo com o a identidade de gênero, proibição de frequentar aulas de educação física de acordo com sua identidade nos casos de aulas separadas por gênero e a divisão dos quartos em acampamentos.

Algumas crianças e adolescentes não se identificam dentro do padrão binário e estático de gênero. A fluidez é mais comum na primeira década de vida, mas pode ter um padrão duradouro. Algumas pessoas sentem-se mais homens ou mais mulheres variando o grau dessa identificação no decorrer da vida. Outras, apesar de não terem a identidade fluida, não se sentem nem homens e nem mulheres, ou seja, consideram-se não binários. Se indivíduos trans binários já têm dificuldade de serem compreendidos em suas comunidades, aqueles com fluidez e não binariedade são ainda mais julgados.

A vivência da puberdade pode ser especificamente desafiadora para adolescentes com vivências de variabilidade de gênero. O aparecimento dos caracteres secundários aos hormônios sexuais pode gerar ansiedade, estresse, medo e isolamento. Meninas trans podem intensificar a prática da ocultação de pênis e testículo, queixarem-se do crescimento de pelos e de barba facial, recearem a alta estatura, além de evitarem situações como piscina e vestiários para não exporem o tronco ou órgãos genitais. Meninos trans referem, com frequência, incômodo com a menstruação e o que ela significa, além de começarem a ocultar as mamas, utilizando-se de faixas peitorais e *binders*. Muitos queixam-se de não poderem ser mais altos, além do sofrimento que podem sentir pelo fato de não terem um pênis.

Enquanto alguns apresentam desconforto, outros podem ressignificar a puberdade e seus corpos, sem demonstrar aversão aos caracteres sexuais e aos genitais, o que não invalida a autoatribuição identitária.

A não binariedade e a fluidez de gênero são outras possibilidades dentro da diversidade. Os adolescentes cada vez menos aceitam as etiquetas socialmente determinadas, recusando-se a estabelecer uma descrição estática de seu gênero.

INFÂNCIA E ADOLESCÊNCIA INTERSEXO

A infância e a adolescência da pessoa intersexo pode envolver vivências singulares, principalmente pelo fato de se tratar de um corpo diverso que tem sua natureza negada em todos os campos sociais, dentre as quais se destacam: as dificuldades com os documentos registrais dos bebês; a forma de se designar a pessoa, em uma sociedade com padrão binário e que desconsidera seus corpos; as "adequações cirúrgicas" e hormonizações desde os primeiros dias de vida; famílias e escolas que oferecem uma educação voltada apenas para corpos com órgão definidos como de macho ou de fêmea; religiões e igrejas que concebem a existência dos corpos intersexo como algo pertencente ao "mal". Isso afeta o desenvolvimento biopsicossocial de crianças e adolescentes intersexo de forma única e negativa.

Analisando relatos com pessoas intersexo constata-se que suas infâncias foram marcadas por sentimentos de não pertencimento e insegurança, não nomeáveis na época, mas com a percepção de serem diferentes das demais crianças[20,21]. Apesar de terem um desenvolvimento que passa pelas mesmas fases e seguem o mesmo ritmo das crianças endossexo (ou não intersexo), em seu íntimo, esses sentimentos estão presentes, sendo exteriorizados e compreendidos quando se descobrem intersexo. É na adolescência que surgem os primeiros conflitos com familiares em relação ao gênero aos quais foram designados e moldados[20,21].

Em relação à construção da identidade, essa pode ser violada logo ao nascimento, quando o bebê recebe uma designação que não corresponde ao seu estado natural. Muitas vezes a criança intersexo recebe a primeira educação em um gênero, depois é transitada para outro juntamente com seu corpo modificado por cirurgias para, posteriormente, ser transitada novamente, de volta ao primeiro gênero. Exemplificando: há casos de bebês que são designados menino ao nascimento e posteriormente, baseando-se em resultados de exames, passa a ser designado menina; porém, mais tarde, com outros resultados, volta a ser considerado menino novamente. Esse é um processo violento para a criança, ser um dia tratada e vestida de uma forma e no outro ter seus cabelos cortados, suas roupas trocadas e brinquedos doados, sendo proibido o acesso a brinquedos com os quais tinha afeto e brincava.

No ambiente escolar, analisando-se os relatos citados anteriormente[20,21], observa-se que o desempenho costuma ser semelhante aos alunos endossexo ou até mesmo acima da média, pois constata-se que diversos sujeitos intersexo apresentam resultados acima do esperado para idade[16,17]. Foram relatadas situações de assédio sexual e estupro coletivo na escola, ora por serem meninos que parecem meninas ora por curiosidade, em um caso em que sabia-se que o adolescente era intersexo. A educação sexual e a biologia também não abarcam os corpos intersexo, deixando-os sem representatividade. Ensina-se que existem o sexo masculino e o feminino, fala-se de síndromes dos cromossomos sexuais e anomalias, educa-se sobre o uso de camisinha "feminina" e "masculina". Mas como ficam os corpos com outra variação?

As diversas intervenções médicas às quais crianças e adolescentes intersexo são submetidos afetam a forma como se relacionam com seus corpos e com os outros. Geram um incômodo geral, desde não gostarem das aulas de educação física ou natação e não terem coragem de trocar de roupa na frente de colegas ou irmãos, até não tocarem seu próprio corpo e não quererem namorar ou ter contato íntimo.

Meninas com cromossomos XY que não menstruam relatam sentirem-se menos mulheres, ficando desconfortáveis quando as colegas conversam sobre a primeira menstruação, assim como meninos que não virilizam na puberdade se sentem menos meninos, ficando incomodados quando seus amigos conversam sobre o tamanho do pênis. Essas questões abalam a autoestima e surgem como gerador de angústias.

Ter um corpo modificado sem ser escutado e sem consentimento equivale à tortura, resultando nos mesmos processos psíquicos de uma pessoa que foi torturada. Mesmo que isso tenha ocorrido quando ainda era bebê e que tenha sido mantido sigilo, esses processos psíquicos se dão em nível inconsciente. Daí a importância da verdade para a reelaboração e ressignificação desses fatos, com apoio de profissionais que respeitem a autonomia da pessoa intersexo e a autodeterminação de seus corpos, de forma ética. A pessoa deve ser percebida como sujeito de sua vida e ter suas angústias escutadas, pois o corpo pertence a ela e não aos pais, nem às equipes de saúde.

BASES DE APOIO

Família

A orientação sexual e a identidade de gênero são autopercebidas, ou seja, ninguém pode dizer se uma pessoa é LGBTQIA+ a não ser ela mesma. Por mais que as famílias tenham a impressão de que seu filho faça parte desse grupo, têm que aguardar que a criança ou adolescente se perceba e verbalize. Até lá, devem mostrar um ambiente acolhedor, no qual sintam-se confortáveis quando se perceberem fazendo parte de uma minoria sexual ou de gênero. Esse ambiente é construído mostrando respeito e compreensão às pessoas LGBTQIA+, apontando exemplos positivos entre amigos, conhecidos ou pessoas públicas. Recomenda-se evitar demonstrar expectativas de comportamentos heterocisnormativos e fazer piadas e comentários negativos que envolvam estereótipos relacionados à população LGBTQIA+.

No caso da população intersexo, a decisão por um procedimento cirúrgico precoce para a escolha de um genital para a criança a partir do padrão binário pode significar uma violação do direito à existência desses corpos. Esse processo pode ser altamente traumático para essas pessoas, com desfechos negativos na vida emocional, sexual e reprodutiva decorrentes das cirurgias. Ao invés disso, o papel da família pode ser educar e empoderar seu filho para autonomia e autodeterminação do seu corpo, orientando que ele pertence somente a ele mesmo e a ninguém mais.

Após a autopercepção e verbalização por parte dos filhos, cabe às famílias: acolher com carinho, cientes do desafio que deve ter sido o processo de autoaceitação e de exposição para seus pais/responsáveis; estarem abertas ao diálogo; defendê-los quando for necessário, onde quer que seja; levá-los a eventos e/ou comunidades LGBTQIA+, aumentando a percepção de pertencimento; mostrar exemplos de pessoas LGBTQIA+ bem-sucedidas, amigos pessoais e/ou figuras públicas; trabalhar para aumentar a aceitação nos ambientes que frequentam; receber seus amigos e namorados(as) em casa, assim como proporcionar encontros entre eles; apoiar sua expressão de gênero, como modo de vestir, falar e agir; acreditar e mostrar a eles que podem ser felizes[11].

A aceitação familiar durante a adolescência aumenta as chances de bem-estar e felicidade no decorrer da vida. Entre os adultos que se sentiram acolhidos e respeitados por suas famílias durante a juventude, 92% se classificam como muito felizes e entre os que se sentiram rejeitados, apenas 35%. Além disso, há, entre eles, menores índices de depressão, comportamentos suicidas, relações sexuais sem preservativo e uso de substâncias e, ao contrário, uma autoestima elevada, assim como todos os indicadores de saúde[22].

Escolas

A escola, local onde passam a maior parte do seu tempo e constroem os seus vínculos sociais, tem que ser um ambiente amigável e protetor para crianças e adolescentes LGBTQIA+. Introduzir o assunto e normalizar a variabilidade de orientação sexual e identidade de gênero, amplia a aceitação da diversidade e reduz a violência física e emocional. É responsabilidade da coordenação do local de ensino identificar situações de constrangimento e de violência e, ao percebê-la, acolher tanto a vítima quanto o agressor, no intuito de evitar a proliferação desse comportamento negativo. Há maiores índices de evasão e *bullying* em escolas que não têm políticas de inclusão da diversidade sexual e de gênero e mecanismos de proteção aos estudantes LGBTQIA+.

Professores e coordenadores abertamente LGBTQIA+ fazem com que estudantes que se identificam como tais sintam-se representados e compreendidos, assim como são um exemplo positivo para a comunidade como um todo, diminuindo os comentários jocosos e promovendo o respeito pela diversidade.

No que se refere aos alunos transgênero, a escola deve respeitar o pronome e o nome social, facilitar a participação em atividades de acordo com sua vontade e permitir o uso do banheiro no qual sinta-se confortável, sempre respeitando a sua identidade de gênero.

Em relação aos estudantes intersexo, compreender que essa variação corporal é natural e inata, e ensiná-la nas aulas de ciências/biologia e educação sexual como variação biológica e não como patologias/síndromes. Ter um enfoque para que os corpos intersexo sejam vistos como sujeitos de ação, que possuem sentimentos, inteligência e não apenas resumi-los a uma "anomalia" sub-humana.

A escola deve acolher toda a diversidade de estudantes e promover um ambiente educacional respeitoso, assim como os berçários precisam receber os bebês intersexo sem expô-los. Na adolescência, quando se inicia a puberdade e aparecem os caracteres sexuais secundários, somam-se novos desafios para a escola, que pode ter que lidar com o grupo de adolescentes, o surgimento do desejo sexual e relacionamentos, e o desenvolvimento corporal singular do adolescente intersexo.

Situação da prática	Sugestão de abordagem
Adolescente de 12 anos é levado ao serviço de saúde por sua avó, preocupada com a piora de seu rendimento escolar. Em atendimento sozinho, ele refere que não está conseguindo focar na escola, pois está sofrendo *bullying* por ter um estojo rosa e não gostar de jogar futebol.	O profissional deve se responsabilizar pela orientação à família e à escola sobre diversidade de comportamento e possibilidade de experimentação de papéis sem culpa, constrangimento ou repressões. Deve fornecer subsídios para que o adolescente lide com as situações de *bullying*.

PROFISSIONAIS DE SAÚDE

Cabe aos profissionais de saúde refletirem sobre seu papel com crianças e adolescentes com diversidade de corpos, de gênero e de orientação sexual, não deixando suas concepções pessoais influenciarem em suas decisões e respeitando a autonomia e autodeterminação de cada um. Podem atuar como facilitadores, dando suporte aos menores e suas famílias. Quando se mostram acolhedores e abertos à diversidade sexual, ampliam-se as possibilidades de os jovens revelarem seus sentimentos e receberem ajuda, caso precisem. Algumas sugestões de questões que podem auxiliar o profissional a iniciar uma conversa sobre diversidade sexual e de gênero estão no Quadro 1. Recomenda-se, ao se referir às parcerias, utilizar termos neutros ao perguntar sobre atrações, relacionamentos e atividades sexuais.

Diante de famílias que saibam que o filho é LGBTQIA+, o profissional de saúde deve: acolhê-los e ouvir suas histórias; orientá-los sobre a normalidade da diversidade sexual e o quanto a rejeição parental é prejudicial; sugerir atitudes para o suporte adequado de seus filhos (como explicado no tópico sobre famílias); indicar literatura adequada para maior compreensão e fortalecimento do núcleo familiar; ajudá-los nas tomadas de decisões. Quando os pais/responsáveis estão sofrendo ou não aceitam a sexualidade do filho, é importante compreender quais fatores podem estar envolvidos nesse sentimento e abordá-los (medo do que os vizinhos e familiares vão pensar, dúvidas se terão netos, culpa, conflitos religiosos, conflitos com a própria sexualidade).

Em relação à população intersexo, os profissionais de saúde devem orientar os pais e diferenciar o que são cirurgias estéticas daquelas que têm uma indicação clínica, por exemplo, não conseguir urinar. Bebês não podem exercer consentimento em relação aos procedimentos em suas genitálias e que por isso deve-se esperar mais tempo até que esses indivíduos se desenvolvam e

Quadro 1 Questões que podem facilitar a conversa sobre diversidade sexual e de gênero na consulta com adolescentes

Você já teve alguma aula na escola sobre reprodução ou sexualidade?
Como você se sente em relação à sua orientação sexual e identidade de gênero?
Seus amigos já estão começando a ficar ou namorar? E você? Já sentiu atração por alguém? Já teve algum relacionamento?
Você se sente bem com o seu corpo?
Você tem alguma dúvida sobre sexualidade que gostaria de me perguntar?
Em que local vocês se encontram?
Quais métodos contraceptivos você conhece/usa?
Em que grau de intimidade você já chegou? Já teve/tem relação sexual? Como você se sente nas relações?
Você tem amigos ou colegas LGBTQIA+? Na escola já foi falado sobre isso?

Fonte: Andrea Hercowitz.

possam expressar suas vontades e desejos. Dúvidas e angústias dos pais devem ser acolhidas sem julgá-los, mas ao mesmo tempo promovendo o respeito ao corpo da criança intersexo. Para mais informações, ver Capítulo 31 – "Pessoas intersexo".

O profissional deve estar atento e rastrear sofrimento mental e situações de violência em crianças e adolescentes intersexo, oferecendo suporte interdisciplinar, se necessário. No caso de adolescentes na puberdade, o profissional pode abordar sobre as modificações corporais, as primeiras experiências sexuais e relacionamentos, discutindo possíveis questões singulares que possam aparecer no seu desenvolvimento. Daí a necessidade do suporte ser transdisciplinar e longitudinal, no qual estejam envolvidos conselhos de bioética com a presença de pessoas intersexo.

CONSIDERAÇÕES FINAIS

O desafio de criar crianças e adolescentes saudáveis independe do sexo, identidade de gênero e orientação sexual. Ser LGBTQIA+ e crescer em um ambiente sem a pressão de um ideal socialmente estabelecido e com a certeza da aceitação reduz possíveis sofrimentos e estigmatização[9]. Ainda há muito a ser feito para a compreensão da diversidade sexual, de gênero e de corpos por parte das famílias, escolas e sociedade, de forma que crianças e adolescentes LGBTQIA+ possam ser respeitados por serem quem são. Incluídos, permite-se que possam viver todas as experiências próprias da idade sem se sentirem rejeitados, julgados ou como anomalias, elevando a qualidade de vida não só na infância e adolescência, mas com repercussões por toda a vida.

Erros comuns	Como evitá-los
Ignorar a existência de crianças e adolescentes LGBTQIA+ e desvalorizar suas demandas.	Ampliar o conhecimento em saúde LGBTQIA+, capacitando-se para o acolhimento dessa população e de suas famílias.
Reprimir manifestações de diversidade sexual e de gênero em crianças e adolescentes.	Ter conhecimento de que diversidade sexual e de gênero existe e que a repressão não muda orientação sexual e identidade de gênero, sendo apenas geradores de sofrimento em crianças e adolescentes LGBTQIA+.
Não abordar situações de *bullying* relacionadas à diversidade sexual e de gênero na escola.	Oferecer atividades em sala de aula que abordem temas sobre diversidade sexual e de gênero, adaptadas para cada idade, a fim de prevenir esse tipo de violência. Na detecção de situações de *bullying*, elas devem ser abordadas explicitamente pelos professores, sem expor a criança ou o adolescente que foi vitimado. Os profissionais de saúde, assim como adultos assumidamente LGBTQIA+, podem ser chamados para oferecer auxílio em algumas situações.

(continua)

(continuação)

Erros comuns	Como evitá-los
Orientar observação passiva e/ou terapia reparativa.	Crianças e adolescentes devem ser respeitados e acolhidos, independente da sua idade, orientação sexual e identidade de gênero, sendo supridos em suas necessidades do momento. Ignorar essas necessidades e tentar revertê-las é extremamente prejudicial.
Tomar decisões precoces diante de bebês, crianças e adolescentes intersexo, sem o seu consentimento.	Crianças e adolescentes intersexo são donos de seus corpos e têm o direito de tomar decisões sobre eles. Se forem jovens demais para decidir e não houver nenhum risco de morte, a decisão deve postergada.

 Material complementar

Filmes
- *XXY* (direção: Lucia Puenzo; 2008).
- *Girl* (direção: Lukas Dhont; 2018).
- *Tomboy* (direção: Céline Sciamma; 2011).
- *Eu não quero voltar sozinho* (curta-metragem) (direção: Daniel Ribeiro; 2010).
- *Hoje eu quero voltar sozinho* (direção: Daniel Ribeiro; 2014).
- *Me chame pelo seu nome* (direção: Luca Guadagnino; 2017).

Seriados
- *Sex Education.*
- *Merli.*
- *Rita.*

Documentário
- *Crescendo como Coy* (direção: Eric Juhola; 2016).

Livro
- *Jacob(y), "entre os sexos" e cardiopatias, o que o fez anjo?*, de Thais Emilia de Campos dos Santos. Scortecci; 2020.
- *O terceiro travesseiro*, de Nelson Luiz de Carvalho. GLS, 2007.

REFERÊNCIAS BIBLIOGRÁFICAS

1. Butler JP. Problemas de gênero: feminismo e subversão da identidade. Rio de Janeiro; Civilização Brasileira; 2003.
2. Foucault M. História da sexualidade I: a vontade de saber. Rio de Janeiro: Graal; 1993.
3. Preciado B. Manifesto contrassexual: práticas subversivas de identidade sexual. São Paulo: N-1 edições; 2014.
4. Bock AMB. A adolescência como construção social: estudo sobre livros destinados a pais e educadores. Adolescência como uma construção social. Revista Semestral da Associação Brasileira de Psicologia Escolar e Educacional (ABRAPEE). 2007;11(1):63-76.

5. Nahata L. The gender reveal: implications of a cultural tradition for pediatric health. Pediatrics. 2017;140(6):e20171834.
6. Frota AM. Different conceptions on childhood and adolescence: the importance of historicity on their construction. Estudos e Pesquisas em Psicologia. 2007;7(1).
7. Brasil. Ministério da Educação. Estatuto da Criança e do Adolescente. Lei n. 8.069, de 13 de julho de 1990. Brasília: Ministério da Educação; 1990.
8. Schulte CM. Verbalization as a threshold in children's drawing encounters. Visual Arts Research. 2013;39(2):54-69.
9. Hercowitz A. Puberdade e crescimento. In: Vitalle MS, Silva FC, Pereira AML, Wiler RME, Niskier SR, Schoen TH. Medicina do adolescente: fundamentos e práticas. São Paulo: Atheneu; 2019. p 39-48.
10. Russell ST, Fish JN. Mental health in lesbian, gay, bisexual, and transgender (LGBT) youth. Annual review of clinical psychology. 2016;12:465-87.
11. Ryan C. Helping families support their lesbian, gay, bisexual, and transgender (LGBT) children. Family Acceptance Project.
12. Rivers I, Gonzalez C, Nodin N, Peel E, Tyler A. LGBT people and suicidality in youth: a qualitative study of perceptions of risk and protective circumstances. Social Science & Medicine. 2018;212:1-8.
13. Schnarrs PW, Stone AL, Salcido Jr R, Baldwin A, Georgiou C, Nemeroff CB. Differences in adverse childhood experiences (ACEs) and quality of physical and mental health between transgender and cisgender sexual minorities. Journal of psychiatric research. 2019;119:1-6.
14. Centers for disease control and prevention. Lesbian, gay, bisexual, and transgender health. Disponível em: https://www.cdc.gov/lgbthealth/youth.htm (acesso em 14 mar 2020).
15. Clements-Nolle K, Lensch T, Baxa A, Gay C, Larson S, Yang W. Sexual identity, adverse childhood experiences, and suicidal behaviors. J Adolescent Health. 2018;62(2):198-204.
16. Gülgöz S, Glazier JJ, Enright EA, Alonso DJ, Durwood LJ, Fast AA, et al. Similarity in transgender and cisgender children's gender development. Proceedings of the National Academy of Sciences. 2019; 116(49):24480-5.
17. Rafferty J, Committee on Psychosocial Aspects of Child and Family Health. Ensuring comprehensive care and support for transgender and gender-diverse children and adolescents. Pediatrics. 2018;142(4).
18. Toomey RB, Syvertsen AK, Shramko M. Transgender adolescent suicide behavior. Pediatrics. 2018;142(4):e20174218.
19. Thoma BC, Salk RH, Choukas-Bradley S, Goldstein TR, Levine MD, Marshal MP. Suicidality disparities between transgender and cisgender adolescents. Pediatrics. 2019;144(5).
20. Orri M, Scardera S, Perret LC, Bolanis D, Temcheff C, Séguin JR. Mental health problems and risk of suicidal ideation and attempts in adolescentes. Pediatrics. 2020;146(1):e20193823.
21. Campos-Santos TE, Martins RA. Relatos de vidas: mutilações impostas e não direito à certidão de nascimento. In: Dias MB. Intersexo. São Paulo: Thomson Reuters – Revistas dos Tribunais; 2018. p. 545-53.
22. Morais AC. Além do que se vê: relatos de quem nasceu intersexo no Brasil. Goiânia: Pontifícia Universidade Católica de Goiás; 2019.
23. Substance Abuse and Mental Health Services Administration, A Practitioner's Resource Guide: helping families to support their LGBT children. HHS Publication No. PEP14-LGBTKIDS. Rockville: Substance Abuse and Mental Health Services Administration; 2014.

15
A "saída do armário"

Edson Luiz Defendi
Julia Kaddis El Khouri

 Aspectos-chave

- "Sair do armário" é uma expressão para se referir a quando a pessoa revela publicamente sua orientação sexual ou identidade de gênero LGBTQIA+.
- "Sair do armário" pode ser considerado um rito de passagem para as pessoas LGBTQIA+, configurando uma transformação psicossocial e política.
- Apesar das especificidades de cada grupo, a luta de toda a comunidade LGBTQIA+ tem em comum a busca pela legitimação, pela representatividade e pelo exercício da cidadania.
- "Sair do armário" é um processo individual (sair para si – reconhecer a identidade) e social (sair para o outro) ocorrendo com maior frequência na adolescência e na juventude, porém pode acontecer em qualquer momento da vida.
- A "saída do armário" pode significar para as pessoas LGB uma libertação de sua sexualidade e, para as pessoas transgênero, um reconhecimento da própria identidade a partir da qual podem ser legitimadas em sua existência.
- A família de origem segue sendo o grupo mais desafiador para a "saída do armário".
- As referências cisgênera e heteronormativa ainda são muito internalizadas em nossa sociedade e continuam representando um desafio na construção de novas expressões de gênero e da sexualidade.

INTRODUÇÃO

O objetivo do presente capítulo é discutir acerca do processo de "saída do armário" e as implicações biopsicossociais a ele relacionadas. Entendendo esse fenômeno como um grande processo de transformação na vida de pessoas LGBTQIA+, será abordado o luto presente nessas transformações, compreendido como um processo psicológico de mudanças e perdas significativas diante das expectativas e crenças que normatizam as identidades e sexualidades, ou seja, os desafios em sair do armário e lidar com perdas quando se vive em uma sociedade hegemonicamente heterocisnormativa, a despeito das mudanças de valores e comportamentos sociais atualmente vivenciados. As especificidades do processo de "saída do armário" para indivíduos LGBTQIA+, no qual está em jogo as dissidências relacionadas à orientação sexual, serão discutidas, assim como a complexidade do luto em relação às identidades transgênero, situação que produz diversos estressores ao indivíduo e uma necessidade de reorganização de vida, ou melhor dizendo, de uma elaboração de luto para o surgimento de uma nova existência. Todas essas mudanças revelam que esse processo, por mais desafiador que seja, tem se tornado mais possível, uma vez que a nossa cultura tem construído novas categorias para situar corpo, sexo, gênero, identidade e sexualidade.

CONTEXTO HISTÓRICO-SOCIAL

Desde a década de 1960, com o movimento feminista e com a queda do modelo patriarcal cada vez mais pronunciada, tem ocorrido a construção de novos paradigmas na cultura ocidental contemporânea[1]. Esse movimento possibilitou a cisão do conceito de sexo em muitos níveis, resultando na maior liberdade da expressão do gênero e da sexualidade[2]. O fortalecimento do movimento homossexual também ocorreu nesse período, caracterizando-se enquanto "um conjunto de ações sociais racionais orientadas por novos valores, que traziam para a agenda política as questões da sexualidade humana e suas diversas expressões identitárias"[3]. A transgeneridade, por outro lado, não era conhecida e tão pouco compreendida no referencial ocidental moderno, embora houvesse descrições dela ocupando posições especiais em muitas sociedades do mundo, mas, de alguma forma, se perdendo com o advento da sociedade moderna patriarcal[4].

Com a relativização dos valores judaico-cristãos, tão arraigados em nossa cultura, o que antes era visto como patológico passou a ser compreendido como formas da diversidade humana, permitindo-se, desse modo, vivenciar a expressão mais livre do gênero e da sexualidade. Junto a isso, criou-se uma liberdade que inclui também a representação do corpo como possibilidade de experimentação e de transformação[1,5].

Sob a perspectiva sociocultural e política, é na década de 1990 que avanços ocorreram no sentido de ganhar maior compreensão sobre concepções do corpo, do gênero e da sexualidade, resultando numa noção de gênero não mais considerada apenas qualidade natural herdada biologicamente, mas também resultado da construção subjetiva de cada indivíduo. Com isso, podemos afirmar que todas essas mudanças que a cultura vem sofrendo têm contribuído, cada vez mais, para a construção de novos espaços de reconhecimento da vivência LGBTQIA+, seja em sua dimensão pessoal, social ou jurídica[5].

"SAÍDA DO ARMÁRIO" PARA PESSOAS LGBTQIA+: SAIR PARA SI, SAIR PARA O OUTRO

Fabrício (nome fictício), 54 anos, homem cis gay, relata sua experiência em "sair ou permanecer no armário".

"[...] penso que o exaustivo exercício de viver muitos anos no armário deixa sequelas nas nossas habilidades de relacionamento, pois temos que viver "um personagem" para os outros. Recentemente, reencontrei amigos da faculdade de 30 anos atrás e percebi como o fato de estar no armário, e portanto vivendo uma vida dupla, me impediu de estabelecer laços com aquelas pessoas de quem eu tanto gostava. Eu me afastei, fui viver minha vida gay longe deles, por medo de não ser aceito. Tive sorte de reencontrá-los este ano e poder restabelecer os laços de amizade e isso tem sido muito reparador para minha psique."

Já Rodrigo (nome fictício), 31 anos, homem trans, faz o seguinte relato:

"[...] quando me assumi trans foi uma segunda "saída do armário", porque o meu entendimento de identidade de gênero veio depois da descoberta da sexualidade. Não foi fácil, foi uma dupla batalha, embora acredite que a diversidade sexual hoje seja mais bem aceita socialmente. Porém, quando assumi a decisão de transicionar, muito daqueles com quem eu convivia faziam parte de alguma letra LGBQIA+, e raras foram às vezes que não sofri uma enxurrada de julgamentos e questionamentos deles, tendo como enquete principal a seguinte pergunta: "mas precisa disso"? e respondia: "sim, precisa!"

Da segunda vez que saí do armário, o "couro já estava calejado" e o caminho foi menos árduo, mas de certa forma ainda doloroso, pois já havia aprendido a lidar com quem olha torto, com quem não conseguia ser empático, ou até mesmo com aqueles que aparentemente "bem intencionados" tentavam solucionar os meus "problemas". Ser trans é uma condição, transicionar é uma escolha: é a escolha de tirar o peso dos ombros e guardar no armário a fantasia social. É viver livre e leve, sem culpa de ser o que somos."

O processo de "sair do armário" ou de promover a revelação social da homossexualidade é apontado na literatura como um dos principais desafios para pessoas LGBTQIA+, implicando diversas transformações de vida[6,7]. Esse processo não é diferente para as pessoas transgênero, embora existam desafios específicos para cada grupo, como observado nos relatos anteriores. Para algumas pessoas trans, a transição pode envolver apenas uma renegociação das relações sociais e familiares em relação à sua identidade de gênero, mas, para outras, pode significar também mudanças físicas, envolvendo hormonização e procedimentos cirúrgicos[8].

CONSIDERAÇÕES DA LITERATURA CIENTÍFICA E IMPLICAÇÕES PARA A SAÚDE DA POPULAÇÃO LGBTQIA+

De forma geral, "sair do armário" (termo emprestado da língua inglesa – *coming-out of the closet*) é um processo por intermédio do qual a pessoa reconhece, se apropria e desenvolve sua homo/bi/pan/assexualidade, compartilhando essa orientação afetivo-sexual e desejos com outras pessoas (familiares, amigos, colegas de trabalho ou estranhos), tornando-se visível socialmente como uma pessoa homo/bi/pan/assexual[9,10].

Testemunha-se cada vez mais o processo de "saída do armário" de pessoas transgênero, ao revelarem sua verdadeira identidade de gênero e seu desejo de vivenciá-lo num novo papel social. É importante ressaltar que, mesmo não sendo um problema de saúde mental *per se*, a homo/bi/pan/assexualidade, a transgeneridade e o processo de se assumir e se revelar, não se configuram como um processo simples podendo envolver, entre outros, maiores riscos para a vida do indivíduo como tentativas e consumação de suicídio; exposição à violência psicológica e física; aumento do risco de desenvolver transtornos mentais, além de experiências de rejeição familiar e social, aspectos estes considerados importantes estressores para pessoas LGBTQIA+, e tornando-as mais vulneráveis a apresentar problemas de saúde física e mental[11-13]. Tão pouco a "saída do armário" é um processo linear. Pessoas que já se assumiram como LGBTQIA+ podem vivenciar momentos em que consideram retornar ao armário em decorrência de uma situação de violência, como idosos que passam a morar em casas de repouso, adolescentes que mudam de escola, ou quando algum evento trágico ocorre na vida da pessoa e, devido a LGBTIfobia internalizada, ela pensa que se fosse cisheterossexual aquilo não ocorreria (como quando algum colega é morto por ser LGBTQIA+).

Um levantamento realizado pela Associação Norte Americana de Psicologia (APA) constatou que jovens e adolescentes LGBTQIA+ sofrem altos índices de rejeição, discriminação e violência, seja social, familiar ou escolar, e que esses fatores elevam em 8,4 vezes as possibilidades de tentativas de suicídio; 5,9 vezes o risco de apresentarem níveis de depressão e outros transtornos mentais; 3,4 vezes a vulnerabilidade de usarem drogas ilegais e de se envolverem em comportamentos sexuais de risco, além de correrem um risco 6,2 vezes maior de sofrer violência psicológica e física[14].

Esses riscos em saúde mental são tão sérios, que a APA vem chamando a atenção para essas evidências, a ponto de publicar em 2012* um manual específico de recomendações a profissionais da área de saúde com políticas e diretrizes imprescindíveis para o atendimento e trabalho com esse grupo.

A lógica e a dinâmica de "sair do armário" como desafio para pessoas LGBTQIA+ foram estudadas por Sedgwick[15], que construiu o conceito "epistemologia do armário" – entendido como um regime que regula as relações sociais, com suas regras contraditórias sobre privacidade e segredo, público e privado. O armário se caracteriza por um conjunto de normas nem sempre explícitas, porém rígida e socialmente instituídas que fazem do espaço público sinônimo único e exclusivo da heterossexualidade, relegando ao privado a relação entre pessoas do mesmo gênero[16].

O processo de revelação social ou de "saída do armário" impõe ao indivíduo uma constante reflexão sobre a relação custo-benefício em revelar ou não sua orientação afetivo-sexual diante de grupos sociais. Nesse contexto, pode acontecer de pessoas não revelarem suas identidades porque sentem temor, não sabem quais podem ser as consequências dessa revelação a curto ou longo prazo, sentem medo do imprevisível e do desconhecido, evitam desapontar pessoas importantes com a revelação e evitam sentirem rejeição e sofrerem violência de pais e amigos e outras pessoas de suas redes pessoais, se excluídos da comunidade religiosa, perderem uma promoção na carreira ou mesmo serem agredidas física e verbalmente em espaços públicos[17,18].

A vida pode ficar dividida entre os grupos que sabem (geralmente outros LGBTQIA+ e pessoas amigas) e os que não sabem (frequentemente a família de origem, amigos cis heterossexuais, colegas de trabalho etc.). Cabe ressaltar que o processo de revelação é um processo de importância vital ao homo/bi/pan/assexual, porque contribui imensamente para seu desenvolvimento psicológico e social, pois entra em jogo uma série de questões básicas importantes para o ser humano, como pertencimento, agenciamento, ligação a redes pessoais, construção de identidade e orientação afetivo-sexual[19].

A "saída do armário" para pessoas transgênero pode se configurar como um processo ainda mais dramático, uma vez que normalmente implica em assumir um novo papel social, podendo ou não vir acompanhado de transformações físicas. Essas mudanças normalmente geram sentimentos de insegurança e podem abalar questões básicas da vida, como foi descrito anteriormente. Ao mesmo tempo, com a maior circulação de informações sobre novas formas de se pensar e vivenciar a sexualidade, tem se observado um número crescente de pessoas trans saindo do armário.

O apoio dessa autonomia está baseado nos avanços da biomedicina, a qual possibilita as modificações corporais para transição de gênero desde a segunda metade do século XX, por meio de vários procedimentos cirúrgicos e hormonais[20]. No entanto, muitas pessoas trans acabam não tendo acesso a esses procedimentos para adequarem seus corpos às suas referências internas de gênero, seja pela falta de acesso a serviços de saúde, ou porque não desejam um espelhamento direto das referências binárias. Isso não quer dizer que não possam ser legitimadas e respeitadas dentro do espectro da diversidade, na expressão própria e singular de seu gênero[21]. Diante desses aspectos apontamos que a experiência de "saída do armário" para si e para o outro implica em lidar com perdas ou iminências de perdas de diversas ordens. Muitas pessoas LGBTQIA+ sentem-se culpadas por apresentarem uma orientação afetivo-sexual ou identidade de gênero dissidente e necessitam se afirmar como homo/bi/pan/assexuais ou transgêneros num mundo LGBTIfóbico, demandado transformação e luto interno – percebendo-se diferentes da maioria.

Pessoas LGBTQIA+ foram educadas e socializadas dentro da mesma ordem de gênero e de uma perspectiva heterocisnormativa. Portanto, quando a pessoa começa a compreender e sentir que sua existência e seu desejo, seja do ponto de vista de sua orientação afetivo-sexual ou identidade de gênero, é dissidente das expectativas sociais. Nesse caso, há necessidade de empreender uma elaboração das perdas e "reformatar" a expectativa sobre si e sobre a sua autoimagem, ou seja, o impacto de ser LGBTQIA+ num mundo que privilegia a heterossexualidade e a cisgeneridade como a forma correta de se viver.

"Sair do armário" para o outro também implica no luto sobre as expectativas que se tem sobre a pessoa LGBTQIA+. É muito comum se ouvir frases como: "Esse não é meu filho, não o reconheço sendo gay"; "Algo morreu dentro de mim quando soube da sua homossexualidade". Essas são demonstrações de que esse luto vai sendo vivido constantemente pela pessoa LGBTQIA+ e pessoas do seu círculo social, causando estresse e dificuldades.

Além dessas questões relacionais, muitas pessoas LGBTQIA+, por não aceitação e rechaço de seus familiares, perdem efetivamente esses vínculos. Em situações mais extremas existe um afastamento total e uma perda efetiva de relações interpessoais importantes, levando à necessidade de lidar com um luto de perdas de relações afetivas valiosas. Tal processo pode envolver muitas lutas internas e perpassar por traumas emocionais e físicos.

Na experiência da transição de gênero, a mudança da expressão e papel de gênero na vida pode gerar sentimentos ameaçadores em relação à questões financeiras e à garantia de sobrevivência[8]. Por isso, as famílias de origem podem ser compreendidas "como espaços sociais altamente tensionados entre a necessidade de auxiliarem, inclusive economicamente, seus membros trans e o receio de sanções/desaprovações comunitárias"[22].

O processo de assumir a própria verdade, seja em relação à orientação afetivo-sexual ou à identidade de gênero, pode gerar a criação de novas dinâmicas na qualidade dos relacionamentos.

Outra questão relevante é a "saída do armário" e sua relação com o HIV. Existe a suposição equivocada de que todo gay,

---

* *Guidelines for Psychological Practice With Lesbian, Gay, and Bisexual Clients.* O manual pode ser acessado em https://www.apa.org/pi/lgbt/resources/guidelines.aspx e faz parte da Divisão 44, que produz conhecimento e legitima as políticas da Associação Norte Americana de Psicologia (APA) para orientação e atendimento a indivíduos LGBTI. Uma ampla revisão e ampliação do conteúdo do material está prevista para o ano de 2020.

bi ou trans tem HIV, o que pode dificultar a "saída do armário" devido a sorofobia. De outra maneira, esse estigma pode ser um dos fatores que leva a pessoa que vive com HIV a se sentir pressionada a contar sua orientação sexual e/ou identidade de gênero para suas parcerias e/ou família.

RECOMENDAÇÕES PARA O MANEJO DE SITUAÇÕES DE REVELAÇÃO SOCIAL

- O processo de "saída de armário" para pessoas LGBTQIA+ geralmente não acontece de forma linear. Ele envolve avanços e recuos e requer bastante cuidado do profissional de saúde para identificar situações de vulnerabilidades à saúde.
- Um dos principais desafios de revelação social e que implica a maior vivência de lutos está relacionado à revelação à família de origem. É importante considerar o contexto em que a pessoa vive, como os membros da família consideram a homo/bi/pan/assexualidade ou a transgeneridade e os riscos envolvidos nessa situação.
- Na maioria das vezes, o processo de "saída do armário" inicia-se na adolescência e na juventude, mas isso não é uma regra. Quando o processo acontecer com a pessoa em idade adulta ou até mais avançada, é de extrema importância considerar o ciclo vital e as características específicas a ele.
- A decisão em revelar ou não a orientação afetivo-sexual e a identidade de gênero, o momento adequado e a forma como fazê-lo, cabe à pessoa. Mesmo sabendo que a revelação produz alívio e é promotora de saúde, apoiar a pessoa nesse processo requer compreender essa situação de forma global, levando em conta a singularidade e a individualidade de cada um.
- Conteúdos de promoção de saúde (muitos disponíveis na internet) têm se apresentado como importantes recursos de apoio para a revelação social, principalmente para jovens e adolescentes LGBTQIA+[23,24]. Esses conteúdos podem ser de grande valia, pois conectam pessoas, abrem a oportunidade de trocas de experiências e trazem informações sobre "saída de armário", bem como existem também conteúdos de promoção de saúde direcionados a profissionais que lidam com questões específicas do público LGBTQIA+. Infelizmente esses conteúdos são escassos em língua portuguesa – veja dicas de sites e filmes no final do capítulo.
- Pessoas que desejam revelar sua orientação LGBTQIA+ e estejam em situações de extrema vulnerabilidade e risco de violência podem requerer a construção de planos de segurança. Nessa situação, o profissional de saúde pode auxiliar na construção de uma rede de apoio, orientar sobre serviços de acolhimento e refletir com a pessoa estratégias de como e quando fazer a revelação (p. ex., evitando revelar em situações nas quais há consumo de álcool, presença de armas ou risco de integridade física). Pessoas que optem por se manter no armário não devem ser julgadas, pois essa pode ser a única estratégia de sobrevivência em determinados contextos.

- A pessoa que descobre seu *status* sorológico positivo para HIV pode ter reações diversas, como ansiedade, angústia, sensação de finitude e medo. A homotransfobia internalizada é um determinante para piores desfechos em relação ao processo de aceitação de estar com HIV. A "saída do armário" do *status* sorológico pode ser um fator de resiliência que contribui com a redução do isolamento e estigma e deve ser abordada, pesando-se os prós e contras. O profissional deve deixar claro que a orientação sexual, identidade de gênero ou *status* sorológico não precisam ser reveladas se a pessoa não o desejar.

A "SAÍDA DO ARMÁRIO" DO PROFISSIONAL

Muitos profissionais de saúde LGBTQIA+ se perguntam se devem ou não revelar sua orientação, identidade de gênero ou *status* sorológico do HIV aos pacientes. Os motivos do profissional podem ser o desejo de promover um ambiente seguro para pessoas LGBTQIA+, um clima de abertura e sinceridade aos pacientes, oferecer a perspectiva de um modelo positivo, promover o vínculo de autenticidade e desfazer mitos ou estereótipos.

Pessoas também podem desejar saber e/ou perguntar sobre a orientação/identidade/*status* sorológico do profissional. Na ocorrência de questionamentos, devem ser notadas quais as possíveis motivações e expectativas de resposta, que podem visar a humanização da relação com o profissional ("estou falando com um outro ser humano") ou ser um fator para o paciente escolher (ou não) o profissional como seu cuidador. É opção do profissional revelar ou não sua orientação/identidade/sorologia. Entretanto, no caso de não revelar ou não dizer a verdade, deve estar ciente de que isso pode afetar negativamente a relação, caso a pessoa a descubra por outros meios. Em geral, tanto pacientes cisheterossexuais quanto LGBTQIA+ costumam acolher positivamente a "saída do armário" do profissional.

CONSIDERAÇÕES FINAIS

A inclusão do indivíduo LGBTQIA+ ainda representa um desafio para a sociedade, apesar do interesse crescente pelo tema e dos avanços em termos de visibilidade social e direitos legais. Ainda é preciso superar a homo/bi/pan/afobia e a transfobia internalizadas, bem como a intolerância, a exclusão e a violência contra pessoas LGBTQIA+ para que estes possam encontrar no mundo um lugar de acolhimento e reconhecimento.

"Sair do armário" significa uma ação reafirmadora de pessoas LGBTQIA+, enraizando na vida a forma como elas se reconhecem, e quebrando as normas de gênero e sexualidade que definem como um homem ou uma mulher devem agir e se comportar e com quem devem se relacionar.

A pauta LGBTQIA+ continua provocando reflexões e questionamentos acerca dos paradigmas vigentes, ganhando projeção e espaço para ampliar os diálogos sobre como a nossa cultura vem integrando a noção de gênero e sexualidade, por meio de discussões teóricas e ações políticas[25].

Demandas frequentes	Sugestões de abordagem
"Sair do armário", comunicar/revelar ao outro, é apenas o início do processo.	Atente-se para apoiar a pessoa LGBTQIA+, quando ela efetivamente resolver "sair do armário". Ajude-a a refletir sobre a importância do processo, fazer um balanço sobre os riscos advindos da revelação social.
Diante de novas situações, a pessoa LGBTQIA+ necessita sempre avaliar os riscos-benefícios em "sair do armário".	É muito importante mapear junto à pessoa LGBTQIA+ quais são os segmentos mais problemáticos para "sair do armário" (geralmente família de origem e trabalho). Apoie-a construção de estratégias para levar adiante esse processo.
"Sair do armário" traz muita ambiguidade, sentimento de confusão, riscos à saúde e situações imprevisíveis.	Acolhimento e escuta são palavras-chave para efetivas abordagens às pessoas LGBTQIA+. É preciso trabalhar de forma a promover saúde e sempre em caráter preventivo. Realize os encaminhamentos necessários que podem auxiliar na minimização de seus sofrimentos e prevenção a ideações suicidas e outros riscos de transtorno mental.
Não é incomum acontecer episódios de violência quando acontece a "saída do armário", principalmente por parte da família de origem.	A pessoa LGBTQIA+ necessita ser acolhida de forma integral em situações de violência. Articule-se com a rede de assistência social e outros apoios comunitários. Violência doméstica e expulsão do convívio familiar são situações comuns.
Podem surgir dúvidas sobre os profissionais que podem apoiar o processo em "sair do armário".	É importante compreender que a pessoa LGBTQIA+ vivencia muitos enfrentamentos além dos conflitos relacionados ao gênero e a sexualidade, por isso é fundamental receber, além do acompanhamento médico e psicoterápico, o acompanhamento jurídico e familiar.
Profissionais que consideram erroneamente o processo de "saída de armário" de forma linear.	Sugere-se compreender as pessoas LGBTQIA+ em sua singularidade e que o processo de "saída de armário" varia de acordo com o contexto e é impactado pelos aspectos socioculturais, não devendo ser considerado de forma linear.
Pessoa LGBTQIA+, seus familiares ou de seu convívio social podem vivenciar um luto com características específicas.	Luto é uma experiência natural do ser humano, inerente aos processos de transformação da vida, não devendo ser tratado como patológico. O profissional pode ajudar a pessoa a se relacionar com os novos aspectos identitários, de expressão de gênero e orientação afetivo-sexual de forma a integrar as vivências passadas e presentes.

 Material complementar

Sites
- https://itgetsbetter.org/
- www.facebook.com/LGBTNACIONALADOLESCENTES/
- www.impactprogram.org
- https://www.nctsn.org/what-is-child-trauma/populations-at-risk/lgbtq-youth
- https://www.wpath.org/

Canais no YouTube® que possam ser referência para pessoas que desejam sair do armário
- *Canal das Bee.*
- *Transdiário.*
- *Põe na Roda.*
- *Louie Ponto.*

Filmes com a temática "Sair do armário" – LGB
- *Orações para Bobby* (direção: Russell Mucahy; 2009).
- *Saindo do armário* (direção: Simon Shore; 1998).
- *O primeiro que disse* (direção: Ferzan Ozpetek; 2010).
- *Azul é a cor mais quente* (direção: Abdellatif Kechiche; 2013).
- *Hoje eu quero voltar sozinho* (direção: Daniel Ribeiro; 2014).
- *Com amor, Simon* (direção: Greg Berlanti; 2017).
- *Filadélfia* (direção: Jonathan Demme; 1993).

Filmes com a temática "Sair do armário" – Trans
- *Laerte-se* (direção: Eliane Brum; 2017).
- *A garota dinamarquesa* (direção: Tom Hooper; 2015).
- *Meu nome é Ray* (direção: Gaby Dellal; 2015).
- *Transamérica* (direção: Duncan Tucker; 2005).
- *Tomboy* (direção: Céline Sciamma; 2011).
- *Minha vida em cor-de-rosa* (direção: Alain Berliner; 1997)

REFERÊNCIAS BIBLIOGRÁFICAS

1. Khouri JKE. Uma investigação de aspectos psicodinâmicos da transexualidade por meio da Terapia Breve de Sandplay. [Tese] (Doutorado em Psicologia Clínica). São Paulo: Pontifícia Universidade Católica de São Paulo; 2020.
2. 2. Benedetti MR. Toda feita: O corpo e o gênero das travestis [All made: The body and gender of transvestites]. Rio de Janeiro: Gramond; 2005.
3. Saraiva MS. Gênero e orientação sexual: uma tipologia para o movimento transfeminista. Transfeminismo: teorias e práticas. 2 ed. Rio de Janeiro: Metanoia; 2014. p. 68.
4. Singer J. Androginia: rumo a uma nova teoria da sexualidade. São Paulo: Cultrix; 1990.
5. Lanz L. O corpo da roupa: a pessoa transgênera entre a transgressão e a conformidade com as normas de gênero. Uma introdução aos estudos transgêneros. Curitiba: Transgente; 2015. 446 p.
6. Lawrenz P. Estresse de minoria, fatores familiares e saúde mental em homens homossexuais. [Dissertação] (Mestrado em Psicologia). Porto Alegre: Pontifícia Universidade Católica do Rio Grande do Sul; 2017. Disponível em: http://tede2.pucrs.br/tede2/bitstream/tede/7425/2/DIS_PRISCILA_LAWRENZ_PARCIAL.pdf.
7. Antunes PP. Homofobia internalizada: o preconceito do homossexual contra si mesmo. São Paulo: Annablume; 2017.

8. Fabbre VD. Agency and social forces in the life course: The case of gender transitions in later life. J Gerontol Series B: Psychological Sciences and Social Sciences. 2017;72(3):479-87.
9. Savin-Williams RC. Becoming who I am. Cambridge: Harvard University Press; 2016.
10. Drescher J. O que tem em seu armário. O livro de casos clínicos LGBT. Porto Alegre: Artmed; 2014. p. 21-33.
11. Haas AP, Eliason M, Mays VM, Mathy RM, Cochran SD, D'Augelli AR, et al. Suicide and suicide risk in lesbian, gay, bisexual, and transgender populations: Review and recommendations. J Homosexuality. 2010;58(1):10-51.
12. Baams L, Grossman AH, Russell ST. Minority stress and mechanisms of risk for depression and suicidal ideation among lesbian, gay, and bisexual youth. Developmental Psychology. 2015;51(5):688.
13. Escobar-Viera CG, Whitfield DL, Wessel CB, Shensa A, Sidani JE, Brown AL, et al. For better or for worse? A systematic review of the evidence on social media use and depression among lesbian, gay, and bisexual minorities. JMIR mental health. 2018;5(3):e10496.
14. Singh AA, Moss L, Mingo T, Eaker R. LGBTQQ students and safe schools: a call for innovation and progress. Washington: APA; 2015.
15. Sedgwick EK. A epistemologia do armário. Cadernos Pagu. 2007;(28):19-54.
16. Miskolci R. Desejos digitais: uma análise sociológica da busca por parceiros on-line. Belo Horizonte: Autêntica; 2017.
17. Carmo J, Cunha A. As experiências de vida e os desafios de homossexuais brasileiros: uma revisão sistemática. Psicologia e Saúde em debate. 2017;3(1):141-57.
18. Murasaki AK, Galheigo SM. Juventude, homossexualidade e diversidade: Um estudo sobre o processo de sair do armário usando mapas corporais. Braz J Occup Ther. 2016.
19. Cohen KM, Savin-Williams RC. Saindo do armário para si mesmo e para os outros. O livro de casos clínicos GLBT. 2014:36-51.
20. Arán M, Murta D, Lionço T. Transexualidade e saúde pública no Brasil. Ciência & Saúde Coletiva. 2009;14:1141-9.
21. Moreira F. Não vidência e transexualidade: questões transversais. Transfeminismo: teorias e práticas. Rio de Janeiro: Metanoia; 2014.
22. Almeida GD, Ribeiro AC, Gebrath Z. As relações de trabalho como um aspecto da assistência à saúde de pessoas trans. In: Coelho MTAD, Sampaio LLP (org.). Transexualidades: um olhar multidisciplinar. Salvador: EDUFBA; 2014. p. 187-200.
23. Defendi EL. Jovens homossexuais masculinos, internet e promoção de saúde: desafios em assumir e revelar a orientação sexual. [Tese]. São Paulo: Pontifícia Universidade Católica de São Paulo; 2019.
24. Moris V, Defendi EL, Rossi M. Revelação da homossexualidade e suporte na internet. In: XI Congresso Brasileiro de Sexualidade Humana. Anais do XI Congresso Brasileiro de Sexualidade Humana. Recife; 2007. p. 57.
25. Roughgarden J. Evolução do gênero e da sexualidade. Londrina: Planta; 2005.
26. Greenfield J. Coming out: The process of forming a positive identity. In: Makadon HJ, Mayer KH, Potter J, Goldhammer H. The Fenway Guide to Lesbian, Gay, Bisexual, and Transgender Health. Philadelphia: American College of Physicians; 2015.

16
Transição social de gênero

Desirèe Monteiro Cordeiro
Luciane Gonzalez Valle

Aspectos-chave

- A transição social é a mudança da expressão de gênero para aquele com o qual a pessoa se identifica.
- Na infância a transição social ocorre por meio do uso de roupas, acessórios, corte de cabelo, nome social, pronomes de tratamento de acordo com o gênero com o qual a criança se identifica, sem a realização de modificações corporais.
- A transição social é parte do processo de transição de gênero e pode acontecer em qualquer fase da vida.
- Crianças podem apresentar manifestações de incongruência de gênero precocemente, a partir de 2 anos de idade.
- Crianças que fazem transição social apresentam menos sinais de sofrimento (disforia de gênero).
- O acompanhamento psicológico é instrumento de grande importância tanto para quem está fazendo a transição quanto para sua rede de apoio – famílias, cônjuges, amigos.

INTRODUÇÃO

A maioria das sociedades está organizada em torno de um modelo dicotômico de gênero, nas quais os indivíduos são fortemente controlados quanto à sua congruência, ou não, às normas construídas sobre essa visão binária. É praticamente impossível viver o cotidiano sem ter que preencher uma documentação que pergunte se a pessoa é homem ou mulher. Essa dinâmica permeia várias interfaces sociais. As subjetividades, as crenças das pessoas e a maneira como elas experimentam a si e aos outros são construídas nessa estrutura binária. Isso tem um impacto profundo nas identidades e nas experiências vividas de pessoas transgênero, especialmente para aquelas cuja identidade de gênero não corresponde às expectativas sociais ou na qual o corpo físico, de alguma forma, não corresponde ao corpo convencionalmente associado ao sexo biológico.

Toda vez que transgêneros são percebidos como desviantes das normas de gênero, sentem-se expostos e sujeitos à discriminação, transfobia e assédio psicológico. Esses estigmas afetam a qualidade de vida, podendo ocasionar que evitem certas situações para reduzir o risco de serem expostas socialmente. Essa evitação situacional tem referência particular à identidade de gênero e ao estágio de transição dessa pessoa.

Além do isolamento social, pessoas trans apresentam os piores marcadores de saúde física e mental entre os LGBTQIA+, como transtornos de ansiedade, depressão, ideação ou tentativas de suicídio, abuso de substâncias, infecções sexualmente transmissíveis (IST)/Aids entre outros, como resultado de sua vivência em uma sociedade que não os reconhece e os agride diariamente.

Sabe-se que pessoas cuja identidade e expressão de gênero sempre foram tipicamente associadas ao sexo reconhecido no nascimento sofrem menos preconceito nas interações sociais. Isso motiva a pessoa transgênero a querer fazer sua transição social, além da própria angústia de se sentir incongruente.

TRANSIÇÃO SOCIAL

A transição social está relacionada a mudança da expressão de gênero, adequando-os ao gênero sentido e vivenciado. Não se restringe às abordagens físicas, como hormonização e cirurgias, apesar da importância desses passos e da influência deles no próprio processo de transição social. Embora muitas pessoas precisem tanto desses procedimentos para aliviar a própria disforia de gênero (sofrimento em decorrência da incongruência de gênero), outras precisam de apenas uma dessas opções de acompanhamento, e algumas não precisam de nenhuma das duas[1-3].

Com auxílio da psicoterapia, alguns indivíduos conseguem integrar sua vivência trans ao gênero que lhes foi atribuído ao nascer e não sentem a necessidade de intervenções cirúrgicas de feminizar ou masculinizar seu próprio corpo. Para essas pessoas as mudanças na expressão de gênero são suficientes para aliviar a disforia de gênero. Portanto, o acompanhamento é individualizado, de acordo com a demanda de cada um. Essas pessoas devem ser acolhidas e trabalhadas no processo de psicoterapia. Podem se autodefinir em termos específicos, como trans, transgênero, travesti, bigênero, entre outros ou afirmar as suas experiências únicas que podem transcender o conceito binário.

Atualmente, percebe-se uma geração de pessoas trans com uma gama enorme de variabilidade de gênero, diversidade em suas identidades, papéis e expressões de gênero. Pessoas de gênero masculino/feminino[2,4,5].

Muitas pessoas podem não experimentar o processo de transição da identidade como realmente uma "transição", porque nunca adotaram totalmente o gênero que lhes foi designado no momento do nascimento ou porque concretizam sua identidade de uma forma que não implica uma mudança de sua expressão de gênero. A maior visibilidade pública e a consciência da diversidade de gênero têm ampliado as opções para pessoas com disforia de gênero efetivarem uma identidade, encontrarem uma expressão de gênero que sejam confortáveis para elas[6].

Ao profissional de saúde é fundamental saber acolher a demanda desses indivíduos, apoiando a sua transição de identidade de gênero, compreendendo como ela é expressada. Deve explorar as diferentes alternativas para sua expressão e auxiliar nas decisões diante das opções de acompanhamento clínico para aliviar possível disforia e quais tipos de abordagens serão necessárias, lembrando que isso varia de pessoa para pessoa.

As alterações na expressão de gênero (que pode envolver viver tempo integral ou parcial em outro gênero, de acordo com a identidade de gênero da pessoa) são realizadas com psicoterapia individual, de casal, familiar ou grupal (ver Quadro 1), com apoio social e nas mudanças de expressão de gênero. Adicionalmente (ou como alternativa) às opções de acompanhamentos psicológicos e clínicos, outras opções podem ser consideradas para ajudar a aliviar a disforia de gênero (ver Quadro 2).

Quadro 1 Psicoterapia (individual, de casal, familiar ou grupal)

Explorar a identidade e a expressão de gênero
Abordar o impacto negativo da disforia de gênero (se presente) e o estigma na saúde mental
Trabalhar expectativas de transição social
Trabalhar expectativas com relação ao início de procedimentos de transição de gênero (bloqueio puberal, hormonização e cirurgias) e seus resultados
Aliviar a transfobia internalizada
Aumentar o apoio social e entre pares
Melhorar a imagem corporal
Mobilizar, fornecer recursos e desenvolver autonomia
Trabalhar o possível luto da família decorrente da cisgeneridade
Fornecer recursos para lidar com violência transfóbica
Auxiliar o casal no caso da transição de gênero de um dos parceiros
Promover resiliência

Quadro 2 Ações coadjuvantes para alívio da disforia de gênero

Recursos, grupos ou organizações comunitárias de apoio entre pares, pessoalmente ou *online*, que forneçam vias de apoio social e de promoção de direitos
Recursos de apoio para as famílias e amigos, pessoalmente ou *online*
Orientação e apoio visando permitir a expressão de gênero dentro do ambiente educacional (ensino infantil, fundamental, médio, graduação)
Mudanças de nome e gênero nos documentos de identidade
Orientação intersetorial sobre acompanhamento hormonal e cirúrgico

Segundo a World Professional Association for Transgender Health (WPATH), quando se pensa em crianças e em adolescentes com questões de incongruência de gênero, os profissionais de saúde deverão seguir as seguintes orientações:

- Os profissionais devem ajudar as famílias a ter uma resposta amigável e educacional para as preocupações de sua criança ou adolescente com disforia de gênero. As famílias têm um papel muito importante na saúde psicológica e no bem-estar da pessoa[3,7]. Isso vale também para colegas e mentores na comunidade, que podem ser outra fonte de apoio social.
- A psicoterapia, se necessária, deve se concentrar em reduzir a angústia da criança ou adolescente relacionada com a disforia de gênero quando presente e em diminuir quaisquer outras dificuldades psicossociais. Ela pode ser realizada em todos os momentos do processo de transição de gênero, antes, durante e após. Não há avaliações formais de diferentes enfoques psicoterapêuticos publicadas para essa situação, mas vários métodos de aconselhamento têm sido descritos[8-16].
- As famílias devem ser apoiadas na gestão da incerteza e ansiedade sobre o futuro psicossexual da sua criança ou adolescente, e em ajudá-los a desenvolver um autoconceito positivo.
- Os profissionais não devem impor uma visão binária de gênero. Devem indicar margens amplas para que as pessoas usuárias dos seus serviços explorem diferentes opções de expressão de gênero. As intervenções hormonais ou cirúrgicas podem ser apropriadas para alguns adolescentes, mas não para todos.
- As pessoas usuárias do serviço e suas famílias devem ser apoiadas na tomada de decisões difíceis na medida em que as mesmas estão autorizadas a expressar um gênero que seja consistente com sua identidade de gênero, assim como o momento das mudanças na expressão de gênero e possível transição social. Por exemplo, uma pessoa pode frequentar a escola assumindo um processo de transição social parcial (p. ex., usando roupas e um penteado que reflete sua iden-

tidade) ou total (p. ex., usando um nome e pronomes congruentes com sua identidade). As questões difíceis são se e quando informar os outros sobre a sua situação, e como as outras pessoas de sua convivência reagirão.

- Os profissionais de saúde devem apoiar as pessoas usuárias do serviço e suas famílias nos papéis de educadores e defensores, diante das interações com membros da comunidade e autoridades, como professores, conselhos escolares e tribunais.
- Os profissionais devem se esforçar para manter uma relação terapêutica com crianças e adolescentes com variabilidade de gênero e suas famílias no decorrer de possíveis alterações sociais ou intervenções físicas subsequentes. Isso garante que as decisões sobre a expressão de gênero e o tratamento da disforia de gênero sejam cuidadosa e repetidamente considerados.

O mesmo raciocínio se aplicará caso uma criança ou adolescente já tenha mudado socialmente a sua expressão de gênero antes de serem vistos por um profissional de saúde.

TRANSIÇÃO SOCIAL NA INFÂNCIA

Para as crianças na primeira infância, os conceitos iniciais sobre gênero são bastante flexíveis e elas experimentam todas as possibilidades com tranquilidade e liberdade, principalmente se não ocorrer a coação de um adulto.

Em relação ao gênero, a criança primeiro aprende a nomeá-lo para então passar a expressar verbalmente como se percebe. Esse desenvolvimento ocorre naturalmente, até que ela possa, ainda nos primeiros anos de vida, com 3 ou 4 anos, ter propriedade para falar sobre a sua congruência ou incongruência. Existem vários relatos de pessoas ainda mais jovens, de 2 anos de idade, que demonstram disforia de gênero.

A fluidez de gênero durante a infância é relativamente frequente e não necessita de atenção especial, se a criança não apresentar disforia de gênero. Esse comportamento costuma gerar angústia para os cuidadores, que podem apresentar dificuldade em lidar com um filho sem um gênero definido. A recomendação nesses casos, é respeitar o momento da criança e suas demandas atuais, sem forçar uma definição identitária.

Nessa fase da vida, a transição se limita às mudanças na expressão de gênero, sem modificações corporais definitivas. Isso pode incluir mudanças nas vestimentas, no corte de cabelo, nos acessórios e adornos escolhidos, no uso do banheiro utilizado em locais públicos, na escolha de pronomes e do nome social. Ela costuma acontecer lentamente, como forma de experimentação, iniciando-se em casa, somente para os familiares, mas pode, se essa for a opção da criança e da família, ser realizada em todos os ambientes ao mesmo tempo. Antes de frequentar a escola e outros locais do seu dia a dia transicionada, os profissionais envolvidos nessas atividades devem receber orientações a respeito da transexualidade e discutir a melhor forma de incluir essa criança, minimizando os riscos de discriminação e violência.

O grau de aceitação das famílias e a velocidade com que elas permitem que seus filhos pequenos façam a transição social para outra expressão de gênero é muito variado e, frequentemente, muito controverso entre os diversos membros da família. Quanto mais respeitado o desejo da criança, menor sofrimento psíquico será gerado.

Apesar da transição social ainda poder ser um assunto desconhecido para muitos profissionais em psicologia clínica e psiquiatria, ela está sendo cada vez mais solicitada pelos pais e apoiada por médicos, terapeutas e professores. As escolas estão trabalhando e acomodando a transição social dos alunos, com a facilitação das mudanças de nome, uniformes e provisão de banheiros. Existem alguns exemplos de transições sociais que ocorrem em crianças desde os 2 a 3 anos de idade.

Os profissionais podem ajudar as famílias a tomar decisões sobre o momento e o processo de mudança na expressão de gênero dos seus filhos ou filhas pequenas. Devem fornecer informações e ajudar mães e pais a considerarem os potenciais benefícios e desafios de cada opção. Nesse sentido, percebe-se uma baixa taxa de disforia de gênero persistente na infância[17,18].

Os responsáveis pela criança devem ser orientados a enxergar essa experiência como uma exploração de viver em outra expressão de gênero e não como uma definição de vida, uma vez que uma mudança posterior para a expressão de gênero original pode ser muito dolorosa[19]. Eles precisam ser orientados a não cristalizar seu filho no gênero, é preciso permitir que a criança transite livremente por todas as tonalidades que queira.

Os profissionais de saúde mental podem ajudar os responsáveis na identificação de possíveis soluções ou propostas intermediárias (p. ex., transicionar apenas quando estejam de férias ou em casa). A criança deve ser informada explicitamente que ela pode mudar de ideia sempre que quiser, que o mais importante é que ela esteja confortável. Independentemente das decisões da família sobre a transição de seu filho (tempo, grau, velocidade), os profissionais devem aconselhar a criança e apoiá-la por meio do trabalho psicoterapêutico, mostrando as opções e suas implicações, bem como criando repertório emocional para que possa lidar com toda essa temática.

Deve-se orientar os responsáveis que mesmo que insistam em não permitir que a transição aconteça, devem respeitar as necessidades da criança de uma maneira sensível e cuidadosa, garantindo que tenham amplas oportunidades em explorar seus sentimentos e comportamentos de gênero num ambiente seguro, o qual é facilitador ao seu desenvolvimento psíquico e que garantirá menor sofrimento emocional.

As famílias que permitem que seus filhos façam uma transição de papéis de gênero também podem precisar de aconselhamento para facilitar uma experiência positiva para a criança. Podem necessitar de apoio no uso dos pronomes corretos, na manutenção de um ambiente seguro e de apoio para a criança em transição (p. ex., na escola, nos grupos de amigos) e na comunicação com outras pessoas da vida da criança.

Em qualquer um dos casos, na medida em que uma criança se aproxima da puberdade, uma avaliação adicional pode ser necessária, já que as opções para intervenções físicas se tornam relevantes e possíveis. Não existe um levantamento sobre o número de crianças que já fizeram a transição social ou se a fazem sob a orientação de profissionais ou de forma independente.

Situação da prática
Criança de 6 anos chega ao consultório trazida pelos pais, preocupados com seu comportamento. Desde os 3 anos insiste em dizer que é um menino. Na avaliação, a criança diz que "seu pipi vai crescer", quer cortar o cabelo curto e usar roupas do irmão mais velho. Se recusa a participar das aulas de balé e pede para fazer judô. Gosta de assistir desenhos e brincar de carrinhos e, quando contrariada, fica hostil e irritada. Ultimamente tem se recusado a ir para a escola e tem mostrado sinais de ansiedade, como roer as unhas e coçar o corpo. Quer que sua festa de aniversário seja do Homem-Aranha.
Sugestão de abordagem
Recomenda-se explicar para os familiares sobre a diversidade e orientá-los a deixar a criança se comportar livremente e explorar as diversas expressões de gênero que desejar, paulatinamente. Negociar com eles e com a criança o passo a passo do processo, compreendendo que ele não é linear e é completamente reversível.
O objetivo do trabalho é compreender cada criança e apoiá-la nessa jornada, criando um sistema no qual ela se sinta com acesso aos cuidados de apoio sem julgamentos.
Salientar que variações na identidade e expressão são aspectos normais da diversidade humana e que os problemas de saúde mental nessas crianças surgem do estigma e das experiências negativas, podendo ser evitados com uma família e ambiente social de apoio, incluindo cuidados de saúde.

TRANSIÇÃO SOCIAL NA ADOLESCÊNCIA

Em adolescentes, algumas ideias a respeito da identidade e expressão de gênero podem tornar-se firmemente estabelecidas e fortemente expressadas, dando uma falsa impressão de irreversibilidade e, também, podem sofrer influências das expectativas dos cuidadores.[20]

As intervenções físicas devem ser abordadas no contexto do desenvolvimento do adolescente e são divididas em três categorias ou estágios: bloqueio puberal, iniciado a partir dos primeiros sinais de puberdade; hormonização, aprovado no Brasil a partir de 16 anos, usa hormônios para estimular o aparecimento de caracteres sexuais secundários de acordo com o gênero vivenciado; intervenções cirúrgicas, realizadas a partir dos 18 anos de idade de acordo com o parecer do Conselho Federal de Medicina (CFM) n. 2.265/2019[21]. Nem todos os adolescentes sentem necessidade de realizar todas as possibilidades do processo de transição de gênero e devem ser respeitados em suas escolhas.

TRANSIÇÃO SOCIAL NO ADULTO

A transição social não é sempre iniciada na infância e adolescência; adultos e idosos também podem optar por fazê-la. São diversos os motivos que levam uma pessoa a querer fazer o processo nessa fase da vida, entre elas a dificuldade de se assumir mais cedo, principalmente quando em famílias ou grupos sociais LGBTIfóbicos; a transfobia internalizada; o medo estigmatizado do HIV, principalmente para aqueles que foram adolescentes nas décadas de 1980 e 1990 e que perderam muitos amigos e conhecidos por conta da Aids; desconhecimento da identidade trans. Algumas pessoas relatam que apesar de terem vivido como como gays ou lésbicas, ainda não se sentiam confortáveis com o próprio corpo, até que se perceberam com incongruência de gênero.

A transição social na fase adulta pode acontecer de diversas formas e, assim como a "saída do armário", não é linear. Pessoas podem manter diversas identidades e expressões de gênero a depender do contexto, como trabalho e família. A cultura *Drag* oferece também, uma porta de entrada para experimentações em relação ao gênero para adolescentes e adultos de quaisquer idades. Para maiores informações, ver Capítulo 15, A "saída do armário".

Adultos que queiram realizar as modificações corporais do processo de transição de gênero podem já ter realizado ou não a transição social, assim como a hormonização. De qualquer forma, de acordo com os protocolos do Ministério da Saúde e a Resolução do CFM, todos necessitam de avaliação e acompanhamento psicológico e psiquiátrico pré-operatórios, por um período de pelo menos um ano. Para maiores informações, ver Capítulo 51, "Cuidados no processo de transição de gênero".

AVALIAÇÃO PARA INTERVENÇÕES FÍSICAS

Antes que qualquer intervenção física seja considerada para adolescentes ou adultos, é necessária a realização de uma exploração extensiva de suas questões psicológicas, familiares e sociais, como indicado acima. A duração dessa exploração pode variar substancialmente dependendo da complexidade da situação. No início do processo de transição de gênero, pessoas trans podem, para se perceberem legitimadas ou esconderem estigmas indesejados, intensificar uso de maquiagem, uso de acessórios ou até adotar comportamentos mais estereotipados em relação ao gênero identificado. À medida que o processo ocorre e a pessoa se sente reconhecida, pode se tornar mais espontânea e com menor necessidade de manter esse comportamento.

Erros comuns	Como evitar
Abordar a criança/adolescente pensando apenas no seu futuro, no que virá a ser e não no momento atual.	Instituir um projeto de cuidado que considere o momento atual, suas expectativas, sofrimento e contexto.
Ignorar a demanda de transição de gênero da criança e do adolescente, assumindo uma postura de observação passiva.	Crianças e adolescentes com demanda insistente, intensa e prolongada de expressão de gênero e reivindicação de identidade que não são respeitadas têm piores desfechos de saúde mental e física, além de risco de suicídio e autolesão. Preconiza-se conversar com familiares sobre a possibilidade de transição social na infância.

(continua)

(continuação)

Erros comuns	Como evitar
Considerar que toda criança com demandas de expressão de gênero na infância e na adolescência sempre será uma pessoa trans na fase adulta.	Nem todas as crianças e adolescentes que apresentem incongruência de gênero serão transgêneros na idade adulta.
Entender a transição social de gênero na infância como linear, sem levar em conta o desejo da criança.	Crianças podem apresentar fluidez de gênero, apresentando manifestações de comportamento variadas. Existem responsáveis que se antecipam à criança no processo de transição social, "tirando-a do armário" em redes sociais ou na escola sem o preparo da mesma.
Reforçar estereótipos de gênero na transição social da infância.	O fato da criança se identificar com um outro gênero não deve ser usado para reforçar estereótipos de comportamentos ou uso de roupas tipicamente masculinos ou femininos (p. ex., a criança ter de ser "delicada" se deseja ser menina).

CONSIDERAÇÕES FINAIS

Pessoas de todos os gêneros podem explorar a identidade e a expressão de seu gênero, a qualquer momento de suas vidas. Decidir experimentar os aspectos sociais, físicos ou mesmo legais de sua identidade e expressão de gênero pode ser muito difícil, se pensarmos em questões familiares e culturais, além das do próprio indivíduo. É essencial que, independentemente da idade, a esse grupo de indivíduos fazer tal transição ocorra com proteção e resiliência suficientes para a exploração ser feita com segurança.

 Material complementar

Filmes
- *Minha vida em cor de rosa* (direção: Alain Beriner; 1997).
- *Garota dinamarquesa* (direção: Tom Hooper; 2015).
- *Meu nome é Ray* (direção: Gaby Dellal; 2015).

Material informativo
- Guia para retificação de registro civil para pessoas não cisgêneras. Disponível em: https://antrabrasil.files.wordpress.com/2020/03/guia_retificacao_genero.pdf

REFERÊNCIAS BIBLIOGRÁFICAS

1. Bockting WO, Goldberg JM, Knudson G. Guidelines for transgender care (Special issue). Int J Transgenderism. 2006;9:3-4.
2. Bockting WO. Psychotherapy and the real-life experience: from gender dichotomy to gender diversity. Sexologies. 2008;17(4):211-24.
3. Lev AI. Transgender emergence: therapeutic guidelines for working with gender-variant people and their families. Binghamton: Haworth Clinical Practice Press; 2004.
4. Ekins R, King D. The transgender phenomenon. Thousand Oaks: Sage; 2006.
5. Nestle J, Wilchins RA, Howell C. Genderqueer: voices from beyond the sexual binary. Los Angeles: Alyson Publications; 2002.
6. Feinberg L. Transgender warriors: making history from Joan of Arc to Dennis Rodman. Boston: Beacon Press; 1996.
7. Brill SA, Pepper R. The transgender child: a handbook for families and professionals. Berkeley: Cleis Press; 2008.
8. Cohen-Kettenis PT. Gender identity disorders. In: Gillberg C, Harrington R, Steinhausen HC (eds.). A clinician's handbook of child and adolescent psychiatry. New York: Cambridge University Press; 2006. p. 695-725.
9. de Vries ALC, Cohen-Kettenis PT, Delemarre-van de Waal HA. Clinical management of gender dysphoria in adolescents. Int J Transgenderism. 2006;9(3-4):83-94.
10. Di Ceglie D, Thümmel EC. An experience of group work with parents of children and adolescents with gender identity disorder. Clin Child Psychol Psychiat. 2006;11(3):387-96.
11. Hill DB, Menvielle E, Sica KM, Johnson A. An affirmative intervention for families with gendervariant children: parental ratings of child mental health and gender. J Sex Marital Ther. 2010;36(1):6-23.
12. Malpas J. Between pink and blue: a multi-dimensional family approach to gender nonconforming children and their families. Family Process. 2011;50(4):453-70.
13. Menvielle EJ, Tuerk C. A support group for parents of gender-nonconforming boys. J Am Acad Child Adolesc Psychiat. 2002;41(8):1010-3.
14. Rosenberg M. Children with gender identity issues and their parents in individual and group treatment. J Am Acad Child Adolesc Psychiat. 2002;41(5):619-21.
15. Vanderburgh R. Appropriate therapeutic care for families with prepubescent transgender/gender-dissonant children. Child Adolesc Social Work J. 2009;26(2):135-54.
16. Zucker KJ. "I'm half-boy, half-girl": Play psychotherapy and parent counseling for gender identity disorder. In: Spitzer RL, First MB, Williams JBW, Gibbons M (eds.). DSM-IV-TR casebook, vol. 2. Arlington: American Psychiatric Publishing; 2006. p. 321-34.
17. Drummond KD, Bradley SJ, Peterson Badali M, Zucker KJ. A follow up study of girls with gender identity disorder. Developmental Psychology; 2008;44(1):34-45.
18. Wallien MSC, Cohen-Kettenis PT. Psychosexual outcome of gender-dysphoric children. J Am Acad Child Adolesc Psychiat. 2008;47(12):1413-3.
19. Steensma TD, Biemond R, de Boer F, Cohen-Kettenis PT. Desisting and persisting gender dysphoria after childhood: a qualitative followup study. Clin Child Psychol Psychiatry. 2011;16(4):499-516.
20. Hembree WC, Cohen-Kettenis P, Delemarre-van de Waal HA, Gooren LJ, Meyer WJ, Spack NP, et al. Endocrine treatment of transsexual persons: an Endocrine Society clinical practice guideline. J Clin Endocrinol Metab. 2009;94(9):3132-54.
21. Brasil. Conselho Federal De Medicina. Resolução CFM n. 2.265/2019. Dispõe sobre o cuidado específico à pessoa com incongruência de gênero ou transgênero e revoga a Resolução CFM n. 1.955/2010. Brasília: Ministério da Saúde; 2020.

17

Conjugalidade e parentalidade LGBTQIA+

Ana Canosa
Anna Paula Uziel
Mauro Barbosa Júnior

 Aspectos-chave

- Pessoas LGBTQIA+ têm conquistado socialmente a possibilidade de existir como famílias.
- Entre casais do mesmo gênero, novos arranjos familiares, para além do padrão monogâmico, têm sido estabelecidos.
- As formas de pessoas do mesmo gênero acederem à parentalidade são: filhos de relacionamento heterossexual anterior, coparentalidade, adoção e reprodução assistida.
- Mulheres cis lésbicas podem optar por gestação compartilhada, na qual o óvulo de uma é utilizado para a fecundação do embrião que será implantado no útero da outra.
- Pessoas cis e trans podem optar por gestação de substituição, desde que recorram a parentes de até quarto grau.
- A gestação de homens trans é hoje uma possibilidade.

INTRODUÇÃO

Um dos vários conceitos de família é aquele que a compreende como um grupo de pessoas que convivem e compartilham sentimentos de proximidade e pertencimento.

A família, na perspectiva social, é um grupo de apoio que pode regular o processo de socialização e proteger seus membros. A família nuclear se refere àquelas pessoas mais próximas, composta pelo casal, trisal ou outros arranjos conjugais e por filhos e filhas e pessoas adultas responsáveis. A família estendida compreende familiares e agregados que circundam e se articulam com a família nuclear[1,2].

Conjugalidade é a relação entre pessoas de diferentes origens que se unem para formar uma nova identidade familiar. Existem aspectos afetivos (sentimentos envolvidos na relação), sexuais (com quem se tem práticas sexuais), de convívio (como se vive o cotidiano) e legais (vínculos reconhecidos juridicamente, como casamento e união civil) envolvidos na relação conjugal.

Parentalidade é a relação que se estabelece de responsabilidade pela criação de alguém mais novo, incluindo aspectos afetivos e educacionais. Pode ser exercida individualmente ou ser um projeto conjugal, estabelecido por meio da reprodução, adoção formal ou criação. Deve ser diferenciada de filiação, que é a relação jurídica entre a pessoa responsável e quem deve ser cuidado, obtida por meio de documentos como o registro civil[3].

Já a coparentalidade é um tipo de parentalidade na qual maiores de idade compartilham a responsabilidade pelos cuidados, educação e bem-estar de uma criança ou um adolescente. Nesse arranjo, as pessoas envolvidas se relacionam a partir da responsabilidade pela criança e não por meio de uma relação conjugal ou vínculos biológicos obrigatórios. Um exemplo seria um casal de cis lésbicas que estabelece um acordo com um casal cis gay para gerar e criar um filho de forma compartilhada.

MUDANÇAS NOS ARRANJOS FAMILIARES

O modelo tradicional de conjugalidade e parentalidade tem sido modificado a partir de mudanças sociais e tecnológicas. Novos arranjos conjugais e parentais foram possíveis a partir do questionamento de laços monogâmicos rígidos, pelo reconhecimento legal e maior visibilidade das formações conjugais LGBTQIA+, pela separação da ligação compulsória entre prática sexual e procriação e pela possibilidade de gestação em casais com pessoas do mesmo gênero devido a novas tecnologias de reprodução assistida, como a gestação de substituição e gestação compartilhada. Ver o Capítulo 37 – "Saúde reprodutiva e contracepção".

O conceito de família ampliou-se nas últimas décadas, acompanhando as transformações da sociedade. "Enquanto o casamento e o compromisso costumavam ser combinados como um único processo, mudanças sociais os separaram em eventos distintos da vida. Agora é comum as pessoas coabitarem em relacionamentos comprometidos sem serem casadas e muitos outros não veem mais o casamento como um compromisso ao longo da vida"[4].

A Constituição Federal de 1988 foi, no Brasil, uma ruptura na concepção da família. Diferentemente do que vigorava, a família não precisa mais do casamento para se formar, sendo também reconhecidas as famílias monoparentais[5]. Todos os filhos passam a ter os mesmos direitos, não havendo mais distinção se nasceram na vigência de um casamento, de uma união estável ou não, se esta pessoa responsável vive sozinha, se os filhos foram adotados ou nasceram por reprodução assistida. Deixam de existir, portanto, filhos naturais legítimos ou ilegítimos e adotivos. Todos são filhos.

Desde o final do século XX luta-se para visibilizar e reconhecer socialmente expressões afetivas e amorosas entre pessoas LGBTQIA+, seja pela garantia de direitos legais, como a possibilidade de união civil e/ou casamento com pessoas do mesmo gênero, seja pela garantia de segurança na expressão livre e pública dos afetos entre essas pessoas.

CONJUGALIDADES

São variadas as formas de conjugalidade, sejam cis heterossexuais ou não, e suas razões: uma, duas ou mais pessoas, em casas separadas, morando juntas, motivadas pelo desejo, amor, paixão, obrigação moral, resposta à família ou à sociedade, querer ter descendentes em união com alguém, compartilhar a vida, entre tantos outros.

O chamado padrão da família "tradicional" surgiu no século XVII. Após alguns séculos de um imperativo de amor romântico, que se apoia na tríade amor, casamento e atividade sexual, vê-se atualmente com maior frequência pessoas questionarem esse formato. Sobre esse arranjo cis heterossexual tradicional do Romantismo[6], são transferidas muitas esperanças e expectativas para o casamento e se espera que o amor romântico seja uma panaceia para as angústias existenciais.

Esse amor e casamento, porém, eram esperados apenas para as pessoas cis heterossexuais, uma vez que os relacionamentos com pessoas do mesmo gênero não eram considerados socialmente legítimos, pois a reprodução "natural" não estaria prevista nesse tipo de relação conjugal e sexual. Diferente do que ocorre com famílias que sofrem racismo no Brasil, em que o núcleo familiar também é atingido e se acolhe mutuamente, o núcleo familiar pode não ser protetor ou acolhedor para pessoas LGBTQIA+.

CONJUGALIDADES LGBTQIA+

Pessoas LGBTQIA+ têm conquistado socialmente a possibilidade de existir como famílias e sair da clandestinidade, principalmente nos grandes centros urbanos. Com o tempo, a relação conjugal estabelecida como satisfação emocional, na busca de companheirismo, carinho e apoio, vem sendo mais aceita, embora muitos ainda receiem a expressão afetiva em locais públicos. O medo de sofrer violência e a presença de LGBTIfobia internalizada, com a crença de que o afeto entre pessoas de mesmo gênero não é natural, muitas vezes tolhe a espontaneidade nas manifestações de afetos.

Dinâmica conjugal

Não são encontradas diferenças na qualidade, satisfação e longevidade dos relacionamentos de casais heterossexuais quando comparados com os de lésbicas e gays[7]. Coesão, adaptabilidade, apoio social e equilíbrio entre as expectativas e aspirações de cônjuges influenciam na satisfação da relação e promovem sentimentos de bem-estar, contentamento, companheirismo, afeição e segurança, propiciando intimidade no relacionamento[8,9]. O apoio da família de origem e/ou de escolha e de pessoas amigas são importantes para os casais formados por pessoas de mesmo gênero ou não. Muitas vezes, para assumir um relacionamento, as pessoas LGBTQIA+ precisam romper com os laços sociais e/ou familiares, o que, embora doloroso, pode proporcionar maior leveza no exercício conjugal cotidiano e maior respeito à alteridade de cada um. Esse seria um modo compensatório e resiliente de lidar com as adversidades externas[10].

Assim como alguns desafios na dinâmica dos casais heteroafetivos surgem porque são duas pessoas com gêneros diferentes, nos relacionamentos com pessoas do mesmo gênero podem surgir desafios justamente por isso. Em algumas situações, aspectos da masculinidade hegemônica podem se reproduzir na relação entre dois homens cis, como a dificuldade de expressar afetos ou se responsabilizar pelos cuidados domésticos. Casais com pessoas do mesmo gênero podem também manifestar, na relação com terceiros, sentimento de ciúme (como os heterossexuais) associado ao de inveja (pelos olhares e interesses direcionados ao outro, e não a si mesmo)[11,12].

O estresse de minoria ao qual os relacionamentos LGBTQIA+ estão sujeitos produz estressores específicos, como a decisão do casal "sair ou não do armário" para a família e para a sociedade. Essa pode ser uma fonte de conflito, como quando uma das parcerias não quer se expor e exige o silêncio da outra para performar uma heterossexualidade ao visitar familiares. Por outro lado, pessoas LGBTQIA+ podem considerar o início de um namoro como um motivo para revelar sua orientação não heterossexual a pessoas próximas[13].

A invisibilidade dos relacionamentos entre pessoas do mesmo gênero faz com que o casal tenha menos suporte social e maior dificuldade de enfrentar as crises inerentes ao ciclo de vida familiar[13]. O luto pela perda da pessoa amada ou pelo término de um relacionamento pode ter que ser vivenciado em silêncio quando o casal não está "fora do armário"[14]. Por outro lado, não é incomum que em relações LGBTQIA+ as ex-parcerias sexuais se tornem parte da família estendida.

Nas relações não heterossexuais, algumas suposições equivocadas são comuns, como a tentativa de determinação de quem é o "homem" e quem é a "mulher" do casal, ou quem é o "pai" e quem é a "mãe" quando houver uma prole. Outros erros são supor as posições sexuais, imputar papéis da heteronorma no relacionamento e imaginar que casais homossexuais são sempre mais equitativos, de convivência mais fácil, menos violentos e com relações baseadas no amor sem interesses econômicos.

Pessoas assexuais podem manter relacionamentos afetivos, com ou sem práticas sexuais, inclusive desejando exercer a parentalidade. Pessoas bissexuais não são mais promíscuas que as de outras orientações e podem estabelecer relacionamentos monogâmicos satisfatórios. Entretanto, em quase todos os arranjos conjugais, com pessoas do mesmo gênero ou não, a frequência das práticas sexuais tende a reduzir com o tempo de relacionamento, apesar disso, a satisfação pode se manter[13].

Em relacionamentos entre uma pessoa cis e uma trans, a passabilidade do casal (ver Glossário e Capítulo 2 – "Definições da sexualidade humana") pode ser uma questão, tanto para a pessoa trans quanto para sua parceria, e ambas podem sofrer preconceito e marginalização LGBTIfóbica. *T-lovers* são pessoas que buscam se relacionar especificamente com pessoas trans. Pode haver uma relação entre o machismo e a fetichização dos corpos, com dificuldades para o estabelecimento de relacionamentos equitativos. No processo de transição social, assim como as pessoas trans, suas parcerias também passam por um processo de ressignificação de sua sexualidade, inclusive refletindo sobre qual seria sua orientação sexual antes e depois. Algumas vezes o relacionamento será desafiado se as expectativas de modificações corporais forem diferentes.

Arranjos conjugais

Devido ao medo de exposição, estigma e normatividade cis heteroafetiva, os modelos de relacionamentos LGBTQIA+ ainda são pouco visíveis em nossa sociedade. Nesse contexto, as mudanças atuais decorrentes do debate sobre igualdade de gênero e maior liberdade sexual têm permitido que uma diversidade de arranjos de relacionamentos seja construída. Se por um lado, algumas pessoas LGBTQIA+ optam por um relacionamento semelhante ao modelo tradicional de casal, como a monogamia, papéis fixos e desiguais entre as parcerias, e desejo em ter filhos, outras buscam modelos diferentes de acordo com seus desejos e possibilidades.

Entre casais hetero e homossexuais, para além do padrão monogâmico, novos tipos de relacionamentos têm aparecido, como o poliamor, relação que se apoia na possibilidade de compromisso afetivo-sexual com mais de uma pessoa e/ou com as pessoas entre si; relações abertas, quando é permitida a prática sexual fora da relação de compromisso, desde que as parcerias evitem o envolvimento afetivo para garantir a exclusividade do amor; relações livres, quando não é preciso consentimento da parceria e todos são autônomos para viver relações afetivo-sexuais de variados tipos.

Poliamor é diferente de poligamia. A poligamia é proibida no Brasil e ocorre em alguns países da África, Oriente Médio e Sudeste Asiático. Relações poligâmicas são baseadas no casamento reconhecido legalmente pelo Estado, na assimetria de gênero (apenas homens cis podem ter mais de uma parceira mulher cis, e não o contrário) e as relações afetivo-sexuais são essencialmente cis heterossexuais. Já a relação poliamorosa é baseada numa maior igualdade entre os gêneros e na possível flexibilidade de orientação afetivo-sexual. O compromisso legal, como o casamento, não é definidor nem necessário no poliamor. Esses relacionamentos costumam ser construídos de maneira cuidadosa, autoconsciente e baseados em reflexivo processo de negociação, sejam eles cishetero ou LGBTQIA+[4]. Ressalta-se que relações que escapam à heteronorma monogâmica, tanto por conta do número (como na relação poliamorosa), quanto pelo gênero do par (como entre pessoas do mesmo gênero) encontram, muitas vezes, estigma e dificuldade de aceitação por parte de suas famílias de origem[4].

Aspectos legais: casamento e união civil

A união civil entre pessoas do mesmo gênero é autorizada desde o ano de 2011, após o Supremo Tribunal Federal (STF) decidir pelo reconhecimento desse formato de união como entidade familiar. Em maio de 2013, o Conselho Nacional de Justiça (CNJ) publicou uma resolução que responsabiliza os cartórios pelo registro de casamentos de pessoas do mesmo gênero, proibindo sua recusa, o que frequentemente acontecia, assegurando sua efetivação, ainda que não exista uma lei específica no Brasil[15].

O reconhecimento do direito à união civil estável e casamento tem servido para proteger os direitos das parcerias e vem aumentando sua demanda entre as gerações mais novas[11]. No Brasil, logo após as eleições presidenciais em outubro de 2018, houve um aumento de 360% nos registros de uniões estáveis até o mês de dezembro do mesmo ano. O total dos enlaces nos três meses subsequentes à eleição do presidente, conhecido por declarações claramente LGBTIfóbicas, perfazem 69% dos registros do mesmo tipo no ano anterior[16].

ABORDAGEM DA CONJUGALIDADE LGBTQIA+ PELO PROFISSIONAL

Histórias e vivências de diversidade conjugal irão atravessar as trajetórias de profissionais de saúde em diferentes momentos e espaços, sendo necessário considerar todas as possibilidades na abordagem. Para isso recomenda-se perguntar diretamente, de forma cuidadosa, sobre os arranjos familiares, sem pressuposições baseadas no modelo familiar tradicional. Sugestões de perguntas inclusivas encontram-se no Quadro 1.

Quadro 1 Sugestões de perguntas inclusivas

Você tem algum relacionamento (afetivo) com alguém?
Essas pessoas moram com você?
Qual seu status civil?
Com quem você mora? Qual a relação com as pessoas que moram com você?
Você tem relações sexuais? Com quem?
Você tem ou pretende ter filhas, filhos? Como? Com quem?
Quem você considera sua família?
Você tem planos futuros? Com quem?

É possível que, por experiências negativas anteriores, casais LGBTQIA+ se sintam receosos em ambientes de saúde. Nesses casos, a empatia e a legitimação da relação com a mesma valoração e *status* que os demais tornam-se uma ferramenta de aproximação. Para entender o ambiente sociocultural do casal, perguntas cuidadosas sobre o quão "fora do armário" são suas relações, quais são seus vínculos com as famílias de origem e sua rede de suporte, incluindo amigos e possível família de escolha, são bem-vindas.

O profissional de saúde deve abordar a sexualidade sem pressuposições e julgamentos, buscando compreender a dinâmica do casal para poder orientá-lo de forma adequada. Se existir um planejamento para uma parentalidade futura, discutir as possibilidades e se houver a necessidade de contracepção, indicá-la. (ver Capítulo 37 – "Saúde reprodutiva e contracepção").

PARENTALIDADE, GÊNERO E SEXUALIDADE

Se a formação de um casal hoje é mais plural, certamente os exercícios da parentalidade também o são. Apesar de já estar claro que a orientação sexual e a identidade de gênero de crianças e adolescentes independem de sua criação, (ver Capítulo 5 – "Desenvolvimento da identidade de gênero" e Capítulo 6 – "Desenvolvimento da orientação afetivo-sexual"), mães e pais LGBTQIA+ ainda sofrem preconceito por parte da sociedade, que duvida de sua capacidade para a criação de filhos. Além disso, baseando-se em suas próprias vivências de discriminação e estigma, é comum que relatem altos níveis de ansiedade por temerem pela segurança e bem-estar de sua prole[17].

PARENTALIDADE E HOMOSSEXUALIDADE

O termo homoparentalidade foi cunhado em 1997 pela APGL – *Association des Parents et Futurs Parents Gays et Lesbiens*[18] e nomeia "a situação na qual pelo menos um adulto que se autodesigna homossexual é (ou pretende ser) pai ou mãe de, no mínimo, uma criança"[19].

Diferente do cenário de um casal heterossexual em idade reprodutiva, a parentalidade de casais de gays ou de lésbicas cis raramente acontece por acaso, como por uma gravidez não planejada, um parente que morre e pede que o casal assuma a criança como filho, ou apareça uma criança inesperada[20]. Na maior parte das vezes, tem que ser planejado, seja em um processo de adoção, seja pelo do uso de alguma tecnologia reprodutiva.

Constituição da parentalidade

São quatro as formas de pessoas do mesmo gênero acederem à parentalidade: filhos de relacionamento heterossexual anterior, coparentalidade, adoção e reprodução assistida[21].

A coparentalidade é muito comum entre casais de gays e de lésbicas cis, ou um casal e uma pessoa sozinha. Apesar da inexistência da relação conjugal entre as pessoas responsáveis pela criação dos filhos, presume-se planejamento e cuidado conjuntos e igualitários entre pessoas que optam por essa forma de parentalidade[20]. A gestação da criança é viabilizada por meio de uma inseminação caseira, quando não se tem recursos financeiros.

Desde 2005, a adoção por casais do mesmo gênero tem sido possível no Brasil, embora não haja permissão ou proibição previstas em lei. A partir de 2011, baseando-se no reconhecimento do casamento entre pessoas do mesmo gênero pelo STF, as Varas da Infância vêm deferindo a adoção com diretriz mais clara, ainda que dependa da posição da magistratura responsável por cada caso.

A reprodução assistida pode ser realizada pela inseminação artificial ou por fertilização *in vitro* (FIV), e a gravidez pode ocorrer em uma das parceiras ou pela cessão temporária do útero, na gestação de substituição (ver Capítulo 37 – "Saúde reprodutiva e contracepção"). Na inseminação artificial, é colocado sêmen na cavidade uterina com o auxílio de equipe especializada, com o objetivo de facilitar a fecundação; para a FIV é necessária a coleta de gametas que serão fecundados em laboratório e implantados posteriormente no útero da pessoa que irá gestar.

A inseminação artificial caseira é uma técnica que, apesar de não recomendada, devido aos riscos de infecção e lesões de mucosa vaginal, não é proibida no Brasil e tem sido bastante utilizada, principalmente por casais de mulheres lésbicas/bissexuais e por casais trans, no qual o homem irá gestar. É realizada coletando-se o sêmen de um doador e colocando-o imediatamente após a coleta na vagina, através de seringa ou catéter.

Tanto nos casos de adoção, quanto na reprodução assistida realizada em clínicas de fertilização, o registro dos progenitores pode ser realizado direto no Cartório de Registro Civil, sem a necessidade de processo judicial, de acordo com o provimento 63 do CNJ (ver Capítulo 58 – "Direito da diversidade sexual e de gênero"). Nos casos de inseminação artificial caseira não é possível o registro pela pessoa que não gestou, pois é exigido um documento assinado pelo diretor da clínica de inseminação.

Pais cis gays e bissexuais

A reprodução da masculinidade tida como hegemônica, na qual se exige uma performance masculina exemplar[22], traz a paternidade como uma demanda a ser cumprida socialmente em casais cis heterossexuais[23]. Assemelham-se às paternidades de homens homossexuais e heterossexuais quando se afirma a figura masculina de homem provedor, trabalhador e responsável financeiro para sustentar e educar os filhos e filhas[24-26]. Nesse aspecto, não é a orientação sexual do homem que importa, mas as construções de gênero que lhe impõem formas de comportamento.

O modelo da matriz heterossexual presume também a paternidade. A capacidade de um homem casado gerar descendentes, indispensável à manutenção do matrimônio, dentro de um contexto patriarcal, está atrelada a uma construção hegemônica de masculinidade. Durante algum tempo, como mostra o trabalho de Tarnovski, a paternidade afastava a ideia de promiscuidade atrelada à homossexualidade masculina, uma perspectiva de "salvação"[26]. Por outro lado, o exercício da paternidade do homem homossexual traz à luz olhares positivos e despatologizantes da homossexualidade[25].

Apesar da busca pelo enquadramento social, a homoparentalidade chega rompendo, de certa forma, tais construções de gênero. Se no começo dos anos 2000 as pesquisas se propuseram a compará-la com a paternidade heterossexual, atualmente há uma construção do homem pai homo e bissexual marcada pela expressão de seus sentimentos desprendida das normas heterossexistas de afeto e o dever reconhecido pela necessidade da prole de ter um pai participativo, evidenciando assim a vivência da paternidade.

Novos modelos de paternidade insurgem atualmente rompendo os paradigmas históricos das relações de gênero instituídas familiar, cultural e socialmente, questionando a paternidade heterossexual. O grande marco é o homem pai como sujeito do cuidado, até então atribuído à mulher mãe, dentro da matriz heterossexual que também passa a ser desestabilizada por buscas mais equitativas de gênero, menos hierarquizadas. A Associação Psiquiátrica Americana (APA) emitiu uma nota oficial em 2005 a respeito da homoparentalidade gay e lésbica, incluindo a asserção: "Nenhum estudo demonstrou que crianças de arranjos homoafetivos estejam em desvantagem em qualquer aspecto em relação aos filhos de casais heterossexuais"[27].

Além da adoção, recentemente casais de homens cis têm recorrido ao que no Brasil se chama gestação por substituição (também conhecida como barriga solidária). Apesar de todas as mudanças sociais e legais das últimas décadas, muitas vezes o imperativo do biológico se manifesta no desejo de ter um filho com características suas. Embora sem legislação específica, a regulação do Conselho Federal de Medicina (CFM) permite que se recorra a mulheres cis da família com até 4º grau de parentesco, desde que não haja transação financeira. Nessa modalidade de acesso à paternidade, fica a critério do casal contar ou não à família extensa quem é o pai biológico, sendo esta uma curiosidade comum, ainda que a relação genética não assegure o afeto que se constrói.

Quanto ao recorte da parentalidade do homem bissexual, artigos que tratam do tema são extremamente escassos. Numa busca no Scielo com o marcador "bissexualidade" e "parentalidade" não foi encontrado nenhum artigo.

Situação da prática	Sugestão de abordagem
Vinícius é um homem cis bissexual com uma filha do primeiro casamento com uma mulher cis. Atualmente está casado com Fábio, homem cis gay, que adotou formalmente Nicole, criança de 2 anos. O casal procura o serviço de saúde para informações sobre a possibilidade de terem um filho com material genético de Fábio.	Casais formados por 2 homens cis que queiram ter filhos biológicos podem optar pela gestação de substituição. Nesse caso, a mulher cis que gestará deverá ter até o quarto grau de parentesco com um dos pais.

Mães cis lésbicas e bissexuais

A homoparentalidade feminina reúne duas características bastante singulares, no campo do gênero e da sexualidade. Por um lado, a naturalização da maternidade é habitual. Estranha-se a mulher que não quer ser mãe, pois a maternidade é entendida como o ápice da realização feminina. Por isso, a maternidade cis lésbica é melhor aceita do que a paternidade cis gay, marcada por uma desconfiança da capacidade dos homens de cuidarem de crianças, sobretudo se forem pequenas e pelo medo do abuso sexual, uma vez que há um estigma de uma identificação da homossexualidade masculina com a promiscuidade e com um apetite sexual desenfreado e incontrolável.

Um casal de mulheres cis pode escolher quem engravida e as duas podem amamentar. Está em vigor a Resolução CFM 2.168/2017 que permite a realização da gestação compartilhada (ROPA – recepção de óvulos pela parceira), que consiste na geração de um embrião por um óvulo de uma e sua implantação no útero da outra. O uso da tecnologia, nesse caso, permite que uma mãe dê a luz a um bebê com material genético da outra. O debate sobre natureza e cultura está presente de forma contundente nas questões da filiação por duas mulheres. A gestação compartilhada se constrói na intersecção das noções de família social e biológica[28-30].

A maternidade de casais de lésbicas cis muitas vezes aproxima as famílias extensas que não aceitavam a orientação sexual de suas filhas, netas e sobrinhas. A chegada de um bebê oriundo da técnica de reprodução assistida torna as pessoas avós, fazendo com que encarem de outra forma o relacionamento de suas filhas. Nesse sentido, a gestação compartilhada é, na maior parte das vezes, entendida como um equilíbrio na participação das mulheres na geração da criança e concede maior segurança às famílias no sentido da continuidade da relação com ela, caso uma separação aconteça.

PARENTALIDADES TRANS

Desde o final da primeira década deste milênio, a temática da gravidez de homens trans tem chamado a atenção na mídia. Se anos atrás a expressão "pais grávidos" remetia aos homens que tinham os mesmos sintomas que suas esposas e que vivenciavam de forma intensa a gravidez da mulher, ou ainda a imaginários avanços tecnológicos que talvez permitissem um homem engravidar, atualmente remetem a uma realidade concreta: homens trans grávidos ou parindo.

A gravidez se torna possível quando existe a manutenção do útero e dos ovários, mesmo se a pessoa estiver em uso de testosterona, podendo ocorrer ao acaso. Se houver planejamento da gravidez, o hormônio deve ser interrompido temporariamente, para que a fecundação e gestação se tornem possíveis. A amamentação é possível, se esse for o desejo e não houver sido realizada a mamoplastia masculinizadora (ver Capítulo 55 – "Procedimentos cirúrgicos para homens trans e pessoas transmasculinas"). Entretanto, muitos preferem não amamentar por diversos motivos: a associação da amamentação como algo tipicamente feminino (sobretudo em gestações que ocorreram involuntariamente), o desconforto de lidar com o aumento das mamas decorrente da gestação e a dificuldade de desatrelar a amamentação do papel "mãe", que eles podem negar (por serem pais).

Outra questão que aparece na parentalidade trans diz respeito a contar às crianças que um ou ambos os adultos responsáveis são trans, estejam lá um pênis ou uma vulva. Entretanto, a sexualidade, já nos ensinou Carole Vance, está entre as orelhas, a anatomia não diz respeito ao cuidado, ao amor e ao afeto[31].

Pesquisa na qual foram entrevistados três homens e três mulheres trans que tiveram filhos/as antes, durante ou depois da transição, biológicos e adotivos mostra que atender essa população não basta para a diminuição do preconceito, que se reproduz nos próprios serviços de saúde. A ideia de que as mulheres cis são naturalmente preparadas para a maternidade assombra mães trans que duvidam da sua capacidade de cuidado, o que precisa ser desconstruído[30].

Travestis são as que sofrem mais preconceitos no que diz respeito à maternidade, pois se "os homossexuais ameaçam a 'ordem' pelo comportamento, desejando e fazendo sexo com pessoas do mesmo gênero, as travestis ameaçam corporalmente, pois é o próprio corpo que subverte a norma"[19]. Assim, a sua identidade de gênero e o estigma do trabalho sexual costumam ser considerados impeditivos para o reconhecimento de suas funções de cuidadora, mesmo quando não se assume essa postura abertamente. As próprias travestis, conforme demonstra pesquisa de Zambrano[19], reforçam uma naturalização das habilidades femininas do cuidado, que não estariam inscritas na anatomia, mas no gênero.

CONSIDERAÇÕES FINAIS

A diversidade de formações de família requer uma revisão dos padrões de parentalidade e conjugalidade baseados na heterocisnormatividade a fim de favorecer a criação de vínculos afetivos entre as parcerias LGBTQIA+ e entre as pessoas responsáveis com seus filhos e filhas. Profissionais de saúde são peças-chave para essa mudança social. Relacionamentos LGBTQIA+ precisam ser acolhidos e reconhecidos com o mesmo valor que os cis heteroafetivos.

Em relação à parentalidade, sejam homens trans ou cis, gays, hetero ou bissexuais, mulheres cis ou trans, lésbicas, hetero ou bissexuais, três são as formas de chegarem os filhos: por adoção formal, criação ou gestação. Alguns terão o mesmo material genético dos pais e mães, outros de um deles e outros de nenhum. São possíveis óvulos e espermatozoides heterólogos no útero de quem será a gestante da criança. São muitas as possibilidades. Pensar em conjugalidades e parentalidades não tradicionais ilumina questões sobre família, afeto, cuidado e ajuda a refletir sobre o que de fato importa.

Erros comuns	Como evitá-los
Quando uma criança está acompanhada por uma só pessoa, em um atendimento, supor que a mesma tem um genitor de gênero distinto.	O profissional não deve pressupor que responsáveis pelas crianças são sempre um homem e uma mulher cis, inclusive no registro civil. Todos podem ser mães e pais da criança. A legislação brasileira permite o registro, judicialmente, de até 4 pessoas na certidão de nascimento de uma criança, considerando as possibilidades de recasamento, coparentalidade ou outras situações não previstas.
Quando um casal de mulheres ou de homens se apresentar como familiares da criança, chamar só um de mãe ou de pai e excluir a outra pessoa.	Cada família tem seu arranjo e sua maneira de compor e nomear seus integrantes. É um dever profissional perguntar como as pessoas gostariam de ser referenciadas.
Considerar que as relações não monogâmicas são mais problemáticas ou menos verdadeiras do ponto de vista afetivo.	Ter empatia, valorizar as relações afetivas de cada pessoa sem pressupor a monogamia como padrão a ser seguido ou valorizado. Observar as singularidades de cada relacionamento a fim de considerar potencialidades e desafios.
Considerar que a convivência conjugal entre pessoas do mesmo gênero é mais fácil.	Relacionamentos entre pessoas do mesmo gênero apresentam aspectos semelhantes aos casais heteroafetivos, embora estejam submetidos à vulnerabilidade pelo estresse de minoria, como menor rede de apoio e invisibilidade.

Material complementar

Site
- www.thekids.gabrielaherman.com

Séries
- *Amores Livres*, da GNT®.
- *Poliamor*, da TLC. Disponível no YouTube®.
- *Explained* – episódio "Explicando a monogamia". Disponível na Netflix®.

Filmes
- *Amanda e Monick* (direção: André da Costa Pinto; 2008).
- *Transamérica* (direção: Duncan Tucker; 2005).
- *Baby love* (direção: Vincent Garenq; 2008).
- *Minhas mães e meu pai* (direção: Lisa Cholodenko; 2010).
- *Patrick 1,5* (direção: Ella Lemhagen; 2008).

Documentário
- *Dois pais, dois filhos* (2020; disponível em: https://youtu.be/zS3GWn1as9Q).

Livros infantis
- Leite M. Olívia tem dois papais. São Paulo: Companhia das Letrinhas; 2010.

REFERÊNCIAS BIBLIOGRÁFICAS

1. Treuthart MP. Adopting a more realistic definition of family. Gonz L Rev. 1990;26:91.
2. Minuchin S. Families and family therapy. Abingdon: Routledge; 2018.
3. Maluf AC. Novas modalidades de família na pós-modernidade. [Tese]. São Paulo: Universidade de São Paulo; 2010.
4. Sheff E. Polyamorous families, same-Sex marriage, and the slippery slope. J Contemporary Ethnography. 2011;40(5):487520. Disponível em: sci-hub.tw/10.1177/0891241611413578 (acesso 01 mar 2020).
5. Santos CP, Fonsêca CSM. Adoção por pais solteiros: desafios e peculiaridades dessa experiência. Psicologia: Teoria e Prática. 2011;13(2):89-102.
6. Perel E. Sexo no cativeiro. Rio de janeiro: Objetiva; 2007.
7. Roisman GI, Clausell E, Holland A, Fortuna K, Elieff C. Adult romantic relationships as contexts of human development: a multimethod comparison of same-sex couples with opposite-sex dating, engaged, and married dyads. Developmental Psychology. 2008;44(1):91-101. Disponível em: https://www.ncbi.nlm.nih.gov/pubmed/18194008 (acesso 15 mar 2020).
8. Cerqueira-Santos E, Silva BB, Rodrigues SH, Santos L. Homofobia internalizada e satisfação conjugal em homens e mulheres homossexuais. Contextos Clínicos. 2016;9(2):148-58. Disponível em: http://www.revistas.unisinos.br/index.php/contextosclinicos/article/view/ctc.2016.92.01/5653 (acesso 15 mar 2020).
9. Lomando E, Wagner A, Gonçalves, J. Coesão, adaptabilidade e rede social no relacionamento conjugal homossexual. Psicologia: teoria e prática. 2011;13(3);96-109. Disponível em: https://www.redalyc.org/pdf/1938/193821358008.pdf (acesso 23 fev 2020).
10. Gomes IC. In: Berttran, DE. Amores invisíveis – casais longevos da diversidade. Apresentação. São Paulo: Editora de Cultura; 2018.
11. Heilborn ML. In: Berttran DE. Amores invisíveis – casais longevos da diversidade. Prefácio. São Paulo: Editora de Cultura; 2018.
12. Castaneda M. A experiência homossexual – Explicações e conselhos para homossexuais. São Paulo: Ed. Girafa; 2006.
13. Greenan DE, Tunnell G. Couple therapy with gay men. New York: Guilford Press; 2003.
14. Harley DA, Teaster PB (Eds.). Handbook of LGBT elders: An interdisciplinary approach to principles, practices, and policies. New York: Springer; 2015.
15. Brasil. Conselho Nacional de Justiça (CNJ). Resolução n. 175, de 2013. Dispõe sobre a habilitação, celebração de casamento civil, ou de conversão de união estável em casamento, entre pessoas de mesmo sexo. Brasília: Ministério da Justiça; 2013.
16. Garcia, D. Casamentos entre pessoas do mesmo sexo saltam 360% após eleição de Bolsonaro, diz IBGE. Folha Uol. On-line, Atualizado 4/12/2019 (acesso 25 fev 2020).
17. Goldberg AE, Allen KR (eds.). LGBT-parent families: Innovations in research and implications for practice. New York: Springer Science & Business Media; 2012.
18. Zambrano E. Parentalidades "impensáveis": pais/mães homossexuais, travestis e transexuais. Horizontes Antropológicos – Porto Alegre. 2006;12(26):123-47.
19. Uziel AP. Homossexualidade e adoção. Rio de Janeiro: Garamond; 2007.
20. Fortuna-Pontes M. Filhas e filhos de mães lésbicas: caminhos e margens no Brasil e na França. [Tese]. Rio de Janeiro: Programa de Pós-Graduação em Psicologia Social da Universidade do Estado do Rio de Janeiro; 2019.
21. Grossi MP. Gênero e parentesco: famílias gays e lésbicas no Brasil. Cad. Pagu [online]. 2003; 21:261-80.
22. Gomes R. Sexualidade masculina: gênero e saúde. Rio de Janeiro: Editora da Fundação Oswaldo Cruz; 2008.
23. Corsaro WA. Sociologia da infância. Porto Alegre: Artmed; 2011.
24. Vieira ML, Bossardi CN, Gomes LB, Bolze SDA, Crepaldi MA, Piccinini CA. Paternidade no Brasil: revisão sistemática de artigos empíricos. Arq Bras Psicol. 2014;66(2):36-52.
25. Diniz A, Mayorga C. Possíveis interlocuções entre parentesco e identidade sexual: paternidade vivenciada por homens homo/bissexuais. In: Grossi M, Uziel AP, Mello L. Conjugalidades, parentalidades e identidades lésbicas, gays e travestis. Rio de Janeiro: Garamond; 2007. p.253-76.
26. Tarnovski FL. Pais assumidos: adoção e paternidade homossexual no Brasil contemporâneo. [Dissertação]. Santa Catarina: Universidade Federal de Santa Catarina; 2002.
27. Patterson C. Lesbian and gay parenting. New York: American Psychological Association (APA); 2005.
28. Fortuna-Pontes M. Desejo por filhos em casais de mulheres: percursos e desafios na homoparentalidade. [Dissertação]. Rio de Janeiro: Pontifícia Universidade Católica do Rio de Janeiro; 2011.
29. Carvalho PGC. Homossexualidade feminina; Cuidado Pré-Natal; Mães; Gravidez; Técnicas reprodutivas. [Tese]. São Paulo: Universidade de São Paulo; 2018.
30. Vitule CC, Machin MTR. Casais de mesmo sexo e parentalidade: um olhar sobre o uso das tecnologias reprodutivas. Interface (Botucatu. Online). 2015;19:1169-80.
31. Vance CS. A antropologia redescobre a sexualidade: um comentário teórico. Physis [online]. 1995;5(1):7-32.
32. Trajano M. Entre a cruz e a espada: experiências de parentalidade de homens e mulheres trans em contextos cisheteronormativos. [Dissertação]. Rio de Janeiro: Instituto Fernandes Figueira/Fiocruz; 2019.

Envelhecimento da pessoa LGBTQIA+

Milton Roberto Furst Crenitte
Dorli Kamkhagi
Ana Carolina de Oliveira Costa

Aspectos-chave

- A sexualidade não é extinguida na velhice.
- As velhices LGBTQIA+ devem ser entendidas sob o prisma da teoria interseccional: são permeadas por questões de gênero, raça, renda, escolaridade, orientação sexual, entre outras.
- Pessoas idosas LGBTQIA+ apresentam desigualdades no acesso à saúde que podem ter consequências no processo de envelhecimento.
- Pessoas idosas LGBTQIA+ podem ter dificuldades em encontrar uma moradia digna ou uma instituição de longa permanência (ILPI) acolhedora.
- Particularidades de saúde da população LGBTQIA+ devem ser levadas em conta na promoção de saúde integral no envelhecimento.
- Profissionais de saúde que assistem pessoas idosas LGBTQIA+ devem respeitar e incluir as "famílias de escolha" nas discussões sobre cuidados paliativos e planejamento de cuidados em casos de demências.

INTRODUÇÃO

A gerontologia, campo de análise sobre o envelhecimento, tem avançado muito nas últimas décadas. Entretanto, ainda prevalece um olhar heterocisnormativo nesse quesito, apagando possibilidades e identidades sexuais das pessoas idosas LGBTQIA+, mesmo com pesquisas nos EUA mostrando que há entre 1,4 a 3,8 milhões de idosos LGBTQIA+ e que em 2030 a estimativa será de 3,6 a 7,2 milhões[1,2].

Estudiosos têm debatido que os modelos baseados no envelhecimento heterossexual e cisgênero são insuficientes para entender as particularidades de experiências no envelhecimento de minorias sexuais e de gênero[3].

Estudos observacionais mostram prevalências maiores de depressão, de ideação suicida, de obesidade, de sedentarismo e de uso ou abuso de álcool, tabaco e substâncias psicoativas em pessoas LGBTQIA+. Desigualdades no acesso aos serviços de saúde associadas com um pior controle de doenças crônicas podem influenciar negativamente no processo de envelhecimento desses indivíduos[1-3].

Para entender essas razões é interessante incorporar os conhecimentos sobre vulnerabilidade, advindos de pesquisas sobre HIV e Aids. Enquanto antes se olhava principalmente para riscos e comportamentos individuais, pesquisadores passaram a incluir as vulnerabilidades sociais e programáticas em suas análises. A primeira relacionada com o contexto socioeconômico ao qual a pessoa está inserida, e a segunda com a presença ou ausência de políticas públicas voltadas à proteção do indivíduo. E no caso das pessoas idosas LGBTQIA+, tais vulnerabilidades são influenciadas não só por questões etárias, mas também pelo racismo, pela pobreza, pela exclusão social e pela LGBTIfobia[4].

Dessa forma, as velhices de LGBTQIA+ expressam uma dupla invisibilidade na sociedade. Por um lado, por serem expressões de experiências e identidades sexuais não hegemônicas, por outro, pela marginalização e desvalorização dos idosos, fazendo com que esse tema esteja ausente tanto da pauta de quem defende as pessoas idosas, quanto de quem milita pelos direitos dos indivíduos LGBTQIA+[2].

Para minimizar essa invisibilidade é preciso discutir os principais aspectos e desafios do envelhecer LGBTQIA+, como aqueles relacionados com a rede de suporte social, questões relacionadas ao ciclo de vida, como a intersecção com síndromes demenciais e cuidados paliativos; a necessidade de suporte para os idosos com algum grau de dependência; saúde sexual; saúde mental e a relação entre a multimorbidade e seus principais agravos de saúde. Além disso, é necessário aprimorar o cuidado gerontológico direcionado à população LGBTQIA+ idosa, na intenção de valorizar essa fase da vida e promover o envelhecimento ativo dessas pessoas.

ENVELHECER LGBTQIA+

"O Homem envelhece não só em função do corpo, mas também da mente e do olhar da sociedade. É preciso observar que a noção de envelhecimento não representa apenas a passagem do tempo cronológico, mas também a percepção que temos desta passagem de tempo."

Beauvoir S[5]

A história do movimento LGBTQIA+ no Brasil e em outros países deve ser resgatada para que se possa compreender como a opressão ocorre nas diferentes gerações e influencia o envelhecimento. Nosso país esteve sob uma ditadura militar entre 1964 e 1985, período caracterizado por intensa repressão às manifestações políticas, sociais e culturais que destoassem da ideologia dominante. Para o pensamento hegemônico da época, ser homossexual era considerado uma patologia, um atentado à "moral e aos bons costumes" ou um desvio de caráter[6].

Em 1973, a Academia Americana de Psiquiatria deixa de considerar a homossexualidade como doença e, apenas em 2018, a Organização Mundial da Saúde retira a transexualidade da classificação de enfermidades. Esses e outros fatores corroboraram para que idosos LGBTQIA+ tenham encontrado na invisibilidade uma possível maneira de fugir de discriminações[7].

Essa geração de pessoas idosas teve sua orientação sexual e/ou identidade de gênero reprimidas por opressões, medos ou culpas, favorecendo o desenvolvimento da homofobia internalizada, um preconceito que a pessoa LGBTQIA+ tem por si mesma, levando-a, em alguns casos, a negar sua identidade sexual, na tentativa de se adequar às normas para ser socialmente aceita[8].

Não é incomum relatos de homens gays ou de mulheres lésbicas, por exemplo, que sentiam uma obrigação em namorar ou até mesmo em casar-se com pessoas de outro gênero uma vez que o modelo familiar formatado na cis heterossexualidade era a única via possível para serem aceitos. Esses indivíduos foram expostos a uma dupla vida, na qual parte de sua criatividade foi embotada e por vezes descolorida de tanto buscar aceitação. E mesmo seguindo o caminho hegemônico, ainda sentiram conflitos e ambiguidades.

As mudanças corporais que o tempo proporciona têm impacto no envelhecimento LGBTQIA+, trazendo a discussão sobre a dimensão social e simbólica do corpo. Devido a homofobia, homens gays são cobrados socialmente para terem um corpo "musculoso" e "masculino"[9] para serem aceitos, gerando visualmente uma forma de distinção e identificação, dentro e fora do grupo gay, atendendo uma aparência relacionada também ao poder e sucesso. Enfrentam a necessidade de se adequarem ao padrão social de beleza e de jovialidade, sendo esse um dos grandes estereótipos enfrentados por essas pessoas na velhice, época marcada por modificações corporais evidentes.

Por isso, iniciativas que busquem a ruptura de construções opressoras e que avancem na luta por direitos das pessoas idosas LGBTQIA+ são tão importantes, incluindo também outros marcadores da diferença, como raça, renda, escolaridade, gênero e moradia.

ENVELHECIMENTO LGBTQIA+ SOB O PRISMA DA TEORIA INTERSECCIONAL

A interseccionalidade das experiências e vivências de múltiplas identidades minoritárias – ser LGBTQIA+, ser negro(a), ser idoso(a) – produz estressores que impactam negativamente os desfechos em saúde. A idade coloca uma camada a mais de complexidade nessas questões, sendo o isolamento um dos seus principais desfechos. Nesse sentido, Kim, Jen e Fredriksen-Goldsen conduziram um estudo de corte transversal, em 2014, envolvendo 2.450 pessoas LGBTQIA+ com 50 anos ou mais nos Estados Unidos[10]. Evidenciaram que americanos hispânicos e negros, quando comparados com seus conterrâneos brancos, apresentavam piores condições de renda, de escolaridade e de suporte social, fatores associados com índices mais frágeis de qualidade de vida física e psicossocial. A espiritualidade, porém, estava relacionada a melhores indicadores de qualidade de vida, dado semelhante ao de outra pesquisa de 2013, que a identificava como fator de resiliência de lésbicas, gays e bissexuais negros, mesmo na presença de homofobia internalizada[11].

Pesquisas no Brasil são necessárias para avaliar e propor políticas públicas nesse sentido e para entender o impacto das igrejas evangélicas e de outras religiões, cristãs ou não, na saúde dessa população, bem como a necessidade de criação de espaços e templos espirituais inclusivos para as pessoas LGBTQIA+.

Infelizmente, a história pregressa ou atual de pessoas LGBTQIA+ pode ter sido marcada pela situação de rua. Pesquisas em grandes cidades norte-americanas mostram que a proporção de LGBTQIA+ pode chegar a 20% da amostra total[12]; e em São Paulo, censo realizado em 2015, com indivíduos em situação de rua, mostrou que 10% se identificavam como LGBTQIA+[13]. Nesses casos, a pobreza e a exclusão social são marcadas por outras condições de complexidade, levando a resultados de maior vulnerabilidade do que na população heterossexual e cisgênero. Há maior discriminação, maior frequência de violência física e sexual, maior vulnerabilidade a abuso de álcool, outras substâncias e as infecções sexualmente transmissíveis (IST), além de piores condições de acesso aos serviços de saúde.

As desigualdades e os dilemas enfrentados pelas pessoas idosas LGBTQIA+ em privação de liberdade merecem destaque. Em 2017, o Brasil apresentava a terceira maior população carcerária do mundo, com 726 mil pessoas, segundo dados do Departamento Penitenciário Nacional[14]. O Departamento de proteção de direitos LGBT, vinculado ao Ministério da Mulher, da Família e dos Direitos Humanos, publicou em 2020 um documento técnico com diagnóstico do tratamento penal de pessoas LGBTQIA+ nas prisões brasileiras[15]. Foi levantado o perfil de 499 estabelecimentos prisionais (de um total de 1.149), por meio de um questionário *online*. Destaca-se, aqui, a proporção de pessoas com 45 anos ou mais entre cada grupo da sigla LGBTQIA+. Eram 4,5% dos homens gays, 5,1% de homens bissexuais, 4,5% de travestis, 3,8% de mulheres trans e 10,9% de mulheres lésbicas. Nesse contexto, a senescência pode aumentar não só componentes biológicos de vulnerabilidade, mas também socioeconômicos e psicossociais, ampliando, assim, a probabilidade de violações de direitos humanos.

RELAÇÕES FAMILIARES E SUPORTE SOCIAL

Para a geração atual de pessoas idosas LGBTQIA+, o momento de "sair do armário" pode ter gerado angústias, medos e rupturas com familiares biológicos. Assim, surgem as "famílias de escolha" ou "famílias de coração". Uma análise de parentesco feita com grupos de gays e de lésbicas em São Francisco (EUA) na década de 1980 mostrou que jovens que eram expulsos de casa ao assumirem sua sexualidade ou que rompiam relações com suas famílias biológicas construíam laços profundos e duradouros com outros amigos homossexuais ou com pessoas que aceitassem sua identidade sexual[16].

Entretanto, índices elevados de solidão e isolamento social ainda são frequentes em pessoas idosas LGBTQIA+. Informações norte-americanas mostram que 80% desses indivíduos são solteiros, 90% não tem filhos e 75% vivem sozinhos. Na população geral, esses números chegam a 40, 20 e 33%, respectivamente[17].

Estudo de 2016, com 2.444 lésbicas, gays e bissexuais com 50 anos ou mais, mostrou que aqueles que moravam sozinhos ou com outras pessoas (que não parcerias amorosas) apresentavam taxas maiores de sensação de solidão[18]. Além de levantar a discussão sobre redução de discriminação para parcerias amorosas não hegemônicas, os autores sugerem o direcionamento de políticas públicas para pessoas idosas LGBTQIA+ a fim de diminuir o isolamento social e a solidão, fatores com possíveis impactos em saúde cardiovascular, saúde mental e em mortalidade.

Outra demanda vivenciada por alguns idosos se refere às angústias em relação ao amanhã. Muitos trazem inseguranças permeadas pela pergunta sobre quem cuidaria deles no futuro, e sobre o medo de não ter uma parceria ou de sofrer um abandono ou a morte de um ente querido. Tais sensações podem ser gatilhos para evitar encontros afetivos e amorosos, aumentando ainda mais a solidão.

MORADIA E RENDA

As vulnerabilidades a que as pessoas idosas LGBTQIA+ estão submetidas também se refletem na dificuldade de encontrar uma moradia digna, seja por questões individuais (dificuldades em subir uma escada, limitações funcionais), por questões programáticas (ausência de políticas de moradia direcionadas aos idosos) ou sociais (pobreza, desemprego, ausência de previdência social etc.).

Além disso, o cenário heterocisnormativo impacta negativamente aqueles que necessitam de algum grau de cuidado diário e precisam buscar Instituições de Longa Permanência para idosos (ILPI), ou *Cohousing*, um modelo de vilarejo compartilhado, ou Centros-dia, um serviço no qual o idoso recebe cuidados durante o dia e que à noite volta para sua casa.

Uma pesquisa nos Estados Unidos com idosos LGBTQIA+ institucionalizados mostrou que 23% já sofreu algum assédio verbal ou físico por parte dos outros residentes e 14% pela equipe de saúde[19]. Outro estudo, com 218 funcionários de uma ILPI, evidenciou que esses servidores estavam mais preparados para aceitar relações cis heterossexuais do que entre dois cis homens ou duas mulheres.

Em 2017, em uma pesquisa, o jornalista Neto Lucon fez 100 ligações telefônicas e 12 visitas a 40 ILPI, casas de apoio, casas de repouso, albergues e abrigos em São Paulo. Apenas um abrigo declarou haver um morador gay. Outro referiu que um morador precisou "voltar ao armário" por sofrer preconceito de outros residentes, e em diversos contatos constatou que os profissionais que atuam nesses serviços não estão preparados para lidar com a diversidade.

Por essas razões, o processo de institucionalização da pessoa idosa LGBTQIA+ é acompanhado pelo medo fundamentado de ter que esconder a própria sexualidade, e quando existe algum lugar que seja sensível às suas necessidades, ela demonstra uma profunda satisfação.

As atitudes dos cuidadores e profissionais de saúde desses serviços são extremamente importantes, uma vez que são eles quem provêm cuidados diretos aos residentes e podem viabilizar a diversidade sexual no espaço, além de detectar e eliminar possíveis práticas discriminatórias.

Cabe aos gestores desses serviços, a criação de estratégias institucionais de enfrentamento da LGBTIfobia e o treinamento dos profissionais para acolher a diversidade sexual e de gênero, como forma de reduzir os casos de violência[21,22].

Situação da prática	Sugestão de abordagem
Um dos moradores de uma ILPI chamado Sérgio foi visto por outros residentes saindo à noite vestido de mulher. Os outros moradores estão "fofocando" e cada vez mais ignorando-o. Ele diz que sempre se identificou como trans e se vestiu em privado por muitos anos, e agora deseja viver permanentemente em sua verdadeira identidade de gênero como Selena.	Os profissionais da ILPI devem ter empatia, escuta ativa e não presumir a identidade e/ou a orientação sexual baseadas na aparência externa. Acolher a pessoa idosa LGBTQIA+ e estabelecer estratégias que promovam a diversidade sexual e de gênero, por meio de conversas sobre o tema e ações de combate institucional à LGBTQIA+fobia. A sinalização do ambiente com símbolos LGBTQIA+ pode ser importante para que pessoas idosas se sintam mais confortáveis em manifestar sua orientação sexual ou identidade de gênero.

ESPECIFICIDADES DE SAÚDE DAS PESSOAS IDOSAS LGBTQIA+

Envelhecer trans

No Brasil, são poucos os idosos transexuais e travestis, uma vez que a expectativa dessa população está em torno de 35 anos (ver Capítulo 28 – "Mulheres trans e travestis"). Pessoas trans podem, a depender de inúmeras circunstâncias, fazer sua transição social e processo de transição de gênero em vários momentos da vida, inclusive em idades mais avançadas. Podem ter transicionado na juventude, quando o preconceito era maior, fazendo-o de forma furtiva, escondida, com significativas perdas no decorrer da vida, como separar-se da família de origem, mudar de localidade, ou terem sido expostas a violência física ou prostituição.

No passado, eram poucas as alternativas de modificação corporal, e muitas travestis, hoje idosas, submeteram-se a procedimentos, como aplicação de silicone líquido industrial em condições precárias com bombadeiras. Por conta disso, muitas podem ter se contaminado com hepatite B, C e HIV pelo uso de agulhas contaminadas, especialmente antes da década de 1990.

Alguns marcos na vida podem ser gatilho ou facilitar a transição social, como mortes de parentes significativos e repressores (pai, mãe ou cônjuge, por exemplo), crescimento e independência dos filhos e aposentadoria. As pessoas podem decidir manter diferentes expressões de gênero, afirmando identidades diferentes, a depender dos contextos e locais, de maneira seletiva, por exemplo, invisibilizando a identidade trans no trabalho e a expondo apenas em casa ou com os amigos mais próximos.

O envelhecimento trans é marcado por desafios e dificuldades. Há maiores taxas de desemprego, subemprego, violência e menor acesso à saúde em comparação às pessoas cis. Associa-se a isso a falta de cuidado inclusivo em saúde ao idoso trans e a falta de conhecimento a respeito de hormonização em longo prazo, além dos impactos das cirurgias de modificações corporais na terceira idade. Esses idosos têm maior chance de viverem um isolamento, inclusive dentro da comunidade LGBTQIA+, por estigma e preconceito intracomunitário[1].

Em relação ao tratamento hormonal, as evidências não permitem afirmar que o uso de hormônios aumente o risco de câncer naqueles sem contraindicações. No caso do risco cardiovascular, a terapia com testosterona mostrou-se relativamente segura, porém o uso de estrógeno (em especial o etinilestradiol) esteve associado com um possível aumento de até 2 vezes na mortalidade por essa causa[23]. Assim, é preciso resgatar a ideia de que a idade por si só não deve ser um fator para suspensão ou não iniciação da terapia. De acordo com a avaliação clínica e laboratorial, alterações na via de administração (oral para transdérmica) e reduções na dose de estrógeno ou de testosterona podem ser necessárias.

Não existe consenso na literatura sobre qual abordagem deve ser feita em relação ao rastreamento de osteoporose em pessoas trans idosas. Em mulheres trans, independente do uso de hormônios, o aumento do risco está relacionado à inatividade física, baixa massa e força muscular. Estudos são contraditórios em relação a influência dos estrógenos na massa óssea, alguns sugerindo aumento, diminuição ou não interferência. Uso de antiandrógenos e retirada das gônadas podem ser fatores de risco para osteoporose. Em homens trans, a maioria dos estudos mostra que a testosterona não influencia a massa óssea e um fator de risco seria ooforectomia antes dos 45 com reposição hormonal inadequada. Algumas recomendações sugerem uma densitometria aos 65 anos para todas as pessoas trans e a cada 5 anos para aquelas pessoas submetidas a gonadectomia, por exemplo. Outras diretrizes sugerem manter as indicações para o gênero designado ao nascimento, considerando a avaliação global de risco pelo *Fracture Risk Assessment Tool* (FRAX)[24].

Risco de câncer

Câncer de canal anal

Enquanto a incidência em homens cis heterossexuais é de 0,6 casos para cada 100 mil pessoas/ano, em homens cis que fazem sexo com homens cis (HcSHc) com HIV esse número é 158 vezes maior[25]. Tal fato faz com que algumas sociedades já recomendem o rastreio desse câncer com a pesquisa anual de Papanicolau anal com anuscopia de magnificação em todos os homens cis com HIV, mulheres com displasia cervical e pessoas com condiloma. Os dados são ainda mais conflitantes quando se referem a mulheres com HIV e HcSHc sem HIV (mais informações no Capítulo 38 – "Cuidados na prática do sexo anal").

Câncer de mama

Alguns fatores, como a maior prevalência de obesidade e de nuliparidade em mulheres cis lésbicas podem relacionar-se a um maior risco dessa neoplasia. Além disso, possíveis barreiras de acesso à saúde e a falta de confiança neles podem justificar uma menor realização de exames preventivos por essas mulheres (ver Capítulo 29 – "Homens trans" e Capítulo 28 – "Mulheres trans e travestis").

Câncer de colo uterino

Estudos observacionais estimam uma prevalência de HPV em mulheres de minorias sexuais entre 13 a 30%[26]. Entretanto, por falta de conhecimento, por barreiras de acesso à saúde ou pelo mito da suposta proteção contra esse vírus em práticas sexuais não hegemônicas, a taxa de realização de rastreio desse câncer com a coleta cervicovaginal anual chega a ser quase 2 vezes menor em mulheres lésbicas quando comparadas com heterossexuais. Alguns fatores de risco envolvidos no câncer de mama também podem corroborar com a sua ocorrência (ver Capítulo 40 – "Prevenção e cuidados das doenças crônicas"). No contexto de prevenção dessa patologia é fundamental também incluir o debate sobre os desafios e barreiras de realização do rastreio desse câncer por homens trans.

Câncer de próstata

O câncer de próstata aparece como o segundo câncer mais frequentemente identificado no mundo, sendo inúmeros os avanços e discussões sobre seu rastreio, diagnóstico, tratamento e abordagem de possíveis efeitos adversos de cirurgias e da radioterapia. Porém, grande parte desse debate é permeado pela heterocisnormatividade. Os efeitos colaterais comuns do tratamento são dificuldade de ereção, perda de libido, incontinência urinária ou até mesmo incontinência fecal após o tratamento. Entretanto, as discussões sobre saúde sexual geralmente presumem e focam na qualidade da ereção peniana para atingir e manter a penetração vaginal. Estudiosos indicam que, para alcançar e prosseguir numa relação anal, é necessária uma intensidade de ereção maior.

No caso de homens cis e pessoas trans com próstata, o risco de câncer é o mesmo, porém o tratamento pode interferir de forma diferente na vida sexual. Homens cis e pessoas transgênero com próstata exclusivamente receptivos na relação anal podem se importar menos com uma disfunção erétil. Ou, de forma contrária, a próstata é um órgão altamente inervado e pode ser prazeroso na penetração anal. Sua retirada pode afetar negativamente a qualidade da vida sexual. A radioterapia pode lesar a região anal tornar a penetração mais incômoda e as preocupações serão relacionadas aos efeitos tardios da radioterapia na função vesical e retal, incluindo dor abdominal, orientações dietéticas e o manejo de diarreia.

O rastreamento para câncer de próstata é controverso e será discutido no capítulo sobre doenças crônicas (Capítulo 40). Mesmo com a controvérsia entre as sociedades médicas em relação ao seu rastreio com PSA, é fundamental que profissionais de saúde incorporem as mulheres trans e travestis nessa discussão, lembrando que o ponto de corte do exame para indicar uma avaliação aprofundada será menor.

Câncer colorretal

O risco de câncer colorretal na população LGBTQIA+ é o mesmo da população geral. Entretanto, pessoas LGBTQIA+ idosas têm pior acesso aos serviços de saúde e uma menor realização de exames de rastreio. Alguns fatores de risco para câncer colorretal, como obesidade, tabagismo e abuso de álcool são mais prevalentes em lésbicas.

Câncer de pulmão

Não há rastreamento recomendado para câncer de pulmão, entretanto, o tabagismo, principal fator de risco, é mais prevalente na população LGBTQIA+ e deve ser oferecida a oportunidade de aconselhamento e estratégias de cessação do uso do tabaco.

Saúde mental

Há maior prevalência de depressão, de risco de suicídio e de uso e abuso de substâncias psicoativas na população LGBTQIA+ devido ao estresse de minorias. Na população idosa LGBTQIA+, esse risco pode ser agravado pelo isolamento social e por comorbidades clínicas, como dor crônica, perda de funcionalidade e situações de luto. Situações de violência por cuidadores, abandono pela família e ter que "retornar ao armário" ao ser institucionalizado são fatores-gatilho e perpetuadores do sofrimento mental e risco de suicídio.

Uma publicação com 96.992 norte-americanos com 50 anos ou mais investigou essa questão. Mostrou que homens cis gays e bissexuais tinham uma chance 77% maior para problemas de saúde mental quando comparados aos cis heterossexuais. Já nas mulheres cis lésbicas e bissexuais esse valor era 40% maior[27]. O mesmo estudo evidenciou que mulheres cis lésbicas e bissexuais e homens cis gays e bissexuais, em relação aos cis heterossexuais, apresentavam uma chance 43 e 47% maior para abuso de álcool, respectivamente. Por fim, a chance de homens cis gays e bissexuais e de mulheres cis lésbicas e bissexuais serem tabagistas foi 57 e 52% maior[27].

Saúde sexual

"A sexualidade tem pouco ou nada a ver unicamente com ereções e orgasmos, e sim com comunhão, com tocar e se deixar tocar, acariciar e ser acariciada, ter e dar prazer. É só conseguir mudar o padrão de encarar e de atuar, usando formas abertas e receptivas entre si, que se chega ao nirvana nos encontros amorosos."

(Fucs, 1992, p. 94)[28]

A gerontologia superou o "mito da velhice assexual", passando a legitimar a inclusão da sexualidade como possível nessa fase da vida das pessoas. Porém, mesmo com todos os esforços dos especialistas, diversas construções sociais ainda os privam do amor, da sexualidade e do prazer.

Exemplos de desafios podem incluir a falta de privacidade, se o indivíduo residir com um dos filhos ou em uma ILPI. Em outras situações, devido ao estigma, alguns idosos podem enfrentar a necessidade de "retornar ao armário" ou buscar práticas sexuais com profissionais do sexo na rua ou na internet e se expor a situações de violência ou abuso financeiro pelo medo de exposição.

A penetração não é a única fonte produtora de satisfação e a presença de dificuldades de ereção, secura vaginal, e incontinências tendem a ser mais prevalentes em idosos, embora não deva ser considerado "normal". Essas questões devem ser abordadas numa concepção da sexualidade que considere o prazer sexual de forma ampliada, incluindo a possibilidade de preliminares, toque e a penetração, se for desejada. Mudanças no ciclo da resposta sexual dos idosos devem ser abordados e explicados, como maior tempo para atingir excitação e maior latência da fase de resolução da resposta do ciclo sexual.

O profissional de saúde deve criar um ambiente acolhedor para abordar a sexualidade do idoso, perguntando sobre prazer e desejo, parcerias e as práticas sexuais. Essa estratégia proporciona oportunidades para abordar prevenção de IST, como explicação de uso seguro dos acessórios sexuais, preservativos e lubrificantes (ver Capítulo 38 – "Cuidados na prática do sexo anal"; Capítulo 25 – "Mulheres cis lésbicas"; e Capítulo 34 – "Abordagem da saúde sexual de pessoas LGBTQIA+")[2,29].

Outro exemplo de abordagem inclusiva pode envolver a descoberta das barreiras de uso de preservativo por idosos. Pesquisas qualitativas com pessoas idosas vivendo com HIV mostram que a maior parte deles entende a importância da camisinha e outros métodos preventivos, mas que muitos não a utilizam na maior parte das relações por acreditarem que não é necessário, por terem dúvidas em como colocá-la ou retirá-la ou por medo de perderem a ereção[30]. Inibidores da 5-fosfodiesterase, como sildenafila ou tadalafila (excluídas as contraindicações), podem ser prescritos para problemas de ereção. A recomendação do preservativo interno (utilizado na região anal ou vaginal) pode facilitar a penetração quando a parceria tem problemas de ereção. Mulheres trans e travestis podem ter preferência por penetrar suas parcerias sexuais, e que em virtude de privação de testosterona podem ter dificuldades de ereção e de orgasmo. Mulheres lésbicas e bissexuais podem ter dificuldade de lubrificação, e o uso de lubrificantes a base de água ou cremes de estrógeno tópico podem ser indicados de forma semelhante a mulheres cis heterossexuais.

A incidência de HIV tem aumentado em idosos, possivelmente porque as campanhas de prevenção não são direcionadas a esse público. Nesse contexto, a profilaxia pré-exposição (PrEP) e pós-exposição (PEP) podem ter seu papel, entretanto, a maioria dos estudos avaliaram a sua eficácia em pessoas com menos de 50 anos.

Cuidados paliativos

A sexualidade deve ser entendida como um componente nuclear da vida de todos os humanos, e portanto, deve ser incluída nos planos de cuidados paliativos. Ela não se resume apenas ao ato sexual, mas também ao contato íntimo, à proximidade física e à conexão emocional, os quais se tornam mais importantes nos últimos estágios da vida.

Muitas pessoas LGBTQIA+, por medo de discriminação e por falta de confiança no serviço de saúde acabam se privando dessas expressões e, consequentemente, uma morte com dignidade não lhes é proporcionada[2]. Pessoas que não revelam suas identidades sexuais narram maiores dificuldades e desconforto ao discutirem com o profissional de saúde questões ligadas ao fim da vida[31].

O currículo de ensino de cuidados paliativos deve treinar os profissionais para as necessidades dessa população. Um programa educacional piloto sobre saúde LGBTQIA+ aplicado a oncologistas e paliativistas evidenciou que a maioria não só recomendaria esse treinamento a seus colegas, como também se sentiu mais confiante ao promover o cuidado de seus pacientes[32]. Pessoas LGBTQIA+ têm menos suporte social, maiores chances de morar sozinhas, de não terem filhos e de não apresentarem ninguém para chamar em alguma emergência, o que se agrava no contexto de cuidados paliativos. O medo de morrerem sozinhas, com dor ou de sofrerem discriminação no momento da morte são preocupações descritas com frequência.

Para corroborar a importância das "famílias de escolha", uma pesquisa qualitativa, com 23 indivíduos LGBTQIA+ de 57 a 78 anos, analisou medos e esperanças em relação à fase final de vida. Em suas entrevistas, muitos participantes expressaram o desejo de políticas que garantissem o respeito aos desejos e às relações desses agrupamentos familiares nesse momento tão vulnerável de suas trajetórias[33].

Dois documentos legais que podem proteger a biografia dessas pessoas e garantir o respeito às "famílias de escolha" são o Testamento Vital (um tipo de Diretiva Antecipada de Vontade) e a Procuração para Cuidados de Saúde. O primeiro é uma declaração entregue ao profissional de saúde, aos familiares ou representantes legais, sem necessidade de registro em cartório, a fim de garantir os desejos do indivíduo diante de doenças terminais. O segundo é um registro que nomeia um procurador, o qual adquire o poder de decisão sobre tratamentos, caso o outorgante encontre-se incapaz de expressar sua vontade.

Pessoa que vive com HIV/Aids

A epidemia do HIV/Aids impacta desproporcionalmente pessoas LGBTQIA+ (sobretudo pessoas trans, travestis e homens cis gays) e negras. Nos EUA, 50% das pessoas vivendo com HIV/Aids têm mais de 50 anos[34]. Há, dentro dessa população, pessoas que vivem há mais de 25 anos com HIV e pessoas que adquirem novas infecções em idade mais avançada.

Dos sobreviventes de longo prazo, 70% vive sozinho e há maior pobreza por incapacidades decorrentes da Aids de forma mais precoce. São pessoas que referem um forte impacto do estigma de ter HIV, além de terem experienciado perdas profundas nas décadas de 1980 e 1990, incluindo o falecimento da grande parte de sua rede de suporte social em decorrência dessa enfermidade[35].

O organismo dessas pessoas pode sofrer um processo inflamatório mais intenso mesmo com o controle da carga viral, levantando controvérsias sobre o seu impacto no processo de envelhecimento e um possível risco aumentado para a síndrome de fragilidade, que está, por sua vez, associada a maior risco de hospitalizações, perda funcional, quedas e morte.

Estudos observacionais mostram que a chance de um idoso ser diagnosticado tardiamente é maior do que uma pessoa jovem, corroborando com uma menor chance de conseguir recuperação imunológica/CD4 com antiretrovirais (TARV), com uma progressão mais rápida para aids e menores chances de sobrevivência[36]. Trata-se de um possível obstáculo para controle da epidemia nessa faixa etária. O diagnóstico é mais tardio porque os profissionais de saúde subestimam o risco nessa idade, sem acessar a história de vida sexual passada e presente dessas pessoas. O estigma leva a falha para engajamento ao cuidado e medo da divulgação da identidade de gênero, orientação afetivo-sexual e *status* sorológico ao profissional. Sintomas que são óbvios em adultos jovens são atribuídos a outras condições no idoso, o que pode, atrasar o processo.

Pessoas com HIV idosas têm maior incidência de comorbidades, com exceção das pessoas que o adquiriram mais cedo. Os principais problemas são polifarmácia, (55% das pessoas com HIV de mais de 50 anos usam pelo menos cinco medicamentos), lipodistrofia e distúrbios metabólicos (devido ao HIV e à TARV), doença cardiovascular, doença renal crônica, osteo-

Situação da prática	Sugestão de abordagem
Sueli tem 80 anos e é viúva há 7 anos, após o falecimento de sua companheira Marta, com quem viveu por 30 anos. As duas não tiveram filhos e não desenvolveram nenhuma amizade ou relação concreta com seus parentes biológicos. Nas últimas semanas, Sueli descobriu que tem um câncer de mama em estágio avançado, e está muito preocupada em morrer sozinha, com dor e até mesmo em ser discriminada no final de sua vida.	Profissionais da saúde devem acolher os pacientes em suas angústias e medos, permitindo que expressem sua sexualidade nesse momento de vida e respeitando sua biografia. Uma das formas de combater a solidão pode ser mapear e fortalecer a rede de apoio com amigos, grupos comunitários e instituições que acolham a sua orientação sexual.

porose, doença hepática, neoplasias, depressão, ansiedade, transtorno do estresse pós-traumático e uso de substâncias. A demência secundária ao HIV é uma disfunção neurocognitiva que é muito menos comum com o uso aderente de TARV, mas ainda é prevalente nessa população e produz um impacto significativo na aderência medicamentosa e outras atividades de vida diária essenciais para a independência (manejo medicamentoso, finanças, compras e alimentação)[35].

Demências

A população idosa LGBTQIA+ encontra-se sob maior risco de apresentar fatores modificáveis para a ocorrência de demências, como obesidade, diabetes, hipertensão, baixa escolaridade, déficit auditivo não tratado, tabagismo, depressão, inatividade física e isolamento social, devido às maiores disparidades de acesso aos serviços de saúde, tanto por questões institucionais quanto sociais e individuais[37].

Os primeiros estágios do declínio cognitivo afetam atividades de vida instrumental, que são facilmente negligenciados em um atendimento clínico e produzem maiores riscos para pessoas que vivem sozinhas sem suporte. Deve-se questionar sobre segurança (dirigir, cozinhar, finanças, caminhadas), isolamento social, potenciais fontes de suporte e problemas sensoriais (visão e audição). Avaliar fatores que podem piorar o declínio cognitivo: polifarmácia, aderência medicamentosa, interações medicamentosas e seus efeitos colaterais, transtornos do sono, IST (sífilis e HIV) e uso de substâncias (tabagismo, álcool, maconha, metanfetamina, benzodiazepínicos e opioides).

Conforme os problemas de memória avançam, a pessoa pode se esquecer da pessoa com quem ela se sente confortável em falar sobre sua sexualidade e isso pode ser causa de angústia. Dependendo do estágio da demência de uma pessoa trans, ela pode não se lembrar do uso da hormonização habitual ou ter memórias apenas do período antes da transição, levantando-a a questões relacionadas à aceitação do próprio corpo.

O diagnóstico de demência pode ser atrasado pela falta de socialização, suporte familiar e/ou medo de visitas aos profissionais de saúde. A família pode estar afastada por não aceitar a pessoa ou sua parceria, a qual quando presente, pode perder seu lugar de cuidador em detrimento da família biológica. Nos casos de litígios presumíveis e de cuidados paliativos sugere-se a confecção do Testamento Vital ou a Procuração para cuidados de saúde[2].

Violência

O fenômeno da violência contra a pessoa idosa é definido por formas de abuso físico, psicológico, sexual, financeiro, negligência e institucional, e constitui uma questão complexa de saúde pública, com consequências não só em saúde mental, mas também física e em morbimortalidade.

Uma revisão sistemática da literatura de 2020, com 27 artigos, evidenciou que idade, estado civil, escolaridade, renda, situação e relação familiar, suporte social, solidão, demências, depressão e dependência para atividades de vida diária são os principais fatores de risco envolvidos na ocorrência de violência[38,39].

Ao mesmo tempo que as velhices LGBTQIA+ podem estar expostas a maior probabilidade em sofrer violências, são as pessoas com menores chances e maiores dificuldades em denunciar esses abusos para as autoridades da saúde ou policiais. Conselhos do Idoso devem estar preparados para acolher suspeita de abuso por LGBTIfobia e abrigos e ILPI para acolher idosos em situação de violência.

CONSIDERAÇÕES FINAIS

Embora o discurso social que discrimina formas de expressão de sexualidade não hegemônicas esteja mais brando em alguns setores da sociedade, ele ainda possui um impacto muito forte, principalmente na população mais velha.

As questões socioculturais influenciam diretamente no processo de envelhecimento. Assim, pessoas LGBTQIA+ que estão inseridas em um contexto de violência estrutural, cerceadas pela heterocisnormatividade ao longo da vida, podem ter agravadas na velhice situações que contribuam para o isolamento social e para a solidão.

É relevante nomear essa realidade a fim de dar visibilidade às diferenças que, pelas perspectivas socioculturais, condicionam essas pessoas a situações de vulnerabilidade. Profissionais empáticos, que respeitem as diferentes biografias e que favoreçam a vivência plena de todas as velhices são necessários para a promoção do envelhecimento ativo e saudável para todos.

Erros comuns	Como evitá-los?
Presumir que a velhice seja "assexual".	Fazer perguntas amplas para o idoso como "Você tem alguma questão sobre sua sexualidade que gostaria de discutir?"
Não abordar sobre a sexualidade e diversidade sexual nos planos de cuidados paliativos.	Não presumir a orientação sexual e identidade de gênero sem perguntar para a pessoa. A sexualidade, incluindo práticas sexuais, masturbação, desejo e prazer devem ser abordadas nos planos de cuidados paliativos.
Não conhecer a orientação sexual e a identidade de gênero da pessoa idosa.	Permitir que o idoso "saia do armário" ou permaneça fora dele, com falas empáticas e com linguagem de gênero neutra.
Valorizar apenas membros da família biológica em discussões sobre a saúde da pessoa idosa.	Entender o conceito de "família de escolha" e envolver essas pessoas nas discussões importantes sobre a vida da pessoa idosa.
Permanecer em silêncio diante de situações de discriminação que um idoso LGBTQIA+ pode sofrer em uma ILPI.	Não compactuar com atitudes ofensivas de outros residentes nem da equipe de saúde. Lembrar que o silêncio ajuda a manter a discriminação.

Material complementar

- *Marguerite* (curta metragem) (direção: Marianne Farley; 2017). Uma senhora idosa e sua enfermeira desenvolvem uma amizade que a levará a desenterrar desejos e paixões não confessados, e assim fazer as pazes com seu passado.
- *Gracie e Frankie* (série; disponível na Netflix®).
- Henning CE. Gerontologia LGBT: velhice, gênero, sexualidade e a constituição dos "idosos LGBT". Horiz Antropol. 2017; 23(47):283-323.
- *Transamérica* (filme) (direção: Duncan Tucker; 2005).
- EternamenteSOU: ONG brasileira de apoio a idosos LGBTQIA+. Disponível em: https://eternamentesou.org
- www.sageusa.org
- https://www.openingdoorslondon.org.uk/

REFERÊNCIAS BIBLIOGRÁFICAS

1. American Geriatrics Society Ethics Committee. American Geriatrics Society Care of Lesbian, Gay, Bisexual, and Transgender Older Adults Position Statement. J Am Geriatr Soc. 2015;63:423-26.
2. Crenitte MRF, Miguel DF, Jacob Filho W. Abordagem das particularidades da velhice de lésbicas, gays, bissexuais e transgêneros. Geriatr Gerontol Aging. 2019;13(1):50-6.
3. Baker K, Beagan B. Making assumptions, making space: an anthropological critique of cultural competency and its relevance to queer patients. Medical Anthropology Quarterly. 2014;28:579-98.
4. Fredriksen-Goldsen KI, Kim HJ, Emlet CA, Muraco A, Erosheva EA, Hoy-Ellis CP, Goldsen, et al. The aging and health report: disparities and resilience among lesbian, gay, bisexual, and transgender older adults; 2011.
5. Beauvoir S. La vejez. Buenos Aires: Sudamericana; 1970.
6. Cabral JR. Arquivos da repressão: fontes de informação sobre diversidade sexual e de gênero na ditadura militar. Arch Online. 2017.
7. Bailey L. Trans ageing. Lesbian, gay, bisexual and transgender ageing: Biographical approaches for inclusive care and support. 2012;15:51-66.
8. Pereira H, Leal I. A homofobia internalizada e os comportamentos para a saúde numa amostra de homens homossexuais. Revista Análise Psicológica. Lisboa: Instituto Universitário Ciências Psicológicas, Sociais e da Vida; 2002.
9. Pereira SJN, Ayrosa EAT. Corpos consumidos, cultura de consumo gay carioca. Organizações & Sociedade. 2012;19(61):295-313.
10. Kim HJ, Jen S, Fredriksen-Goldsen KI. Race/ethnicity and health-related quality of life among LGBT older adults. Gerontologist. 2017;57(suppl 1):30-9.
11. Walker JJ, Longmire-Avital B. The impact of religious faith and internalized homonegativity on resiliency for black lesbian, gay, and bisexual emerging adults. Developmental Psychology. 2013;49:1723-31.
12. Cochran BN, Stewart AJ, Ginzler JA, Cauce AM. Challenges faced by homeless sexual minorities: comparison of gay, lesbian, bisexual, and transgender homeless adolescents with their heterosexual counterparts. Am J Public Health. 2002;92(5):773-7.
13. Fundação Instituto de Pesquisas Econômicas (Fipe). Pesquisa censitária da população em situação de rua: caracterização socioeconômica da população adulta em situação de rua e relatório temático de identificação das necessidades desta população na cidade de São Paulo.. São Paulo: Fipe; 2015.
14. Brasil. Departamento Penitenciário Nacional. Levantamento Nacional de Informações Penitenciárias. Brasília: Ministério da Justiça e Segurança Pública.
15. Brasil. Secretaria Nacional de Proteção Global – Departamento de Promoção dos Direitos de LGBT. LGBT nas prisões do Brasil: diagnóstico dos procedimentos institucionais e experiências do encarceramento. Brasília: Ministério da Mulher, da Família e dos Direitos Humanos; 2020.
16. Weston K. Families we choose: lesbians, gays, kinship. New York: Columbia University Press; 1992.
17. Social Isolation (SAGE). Disponível em: www.sageusa.org/issues/isolation.cfm (acesso 01 ago 2020).
18. Kim HJ, Fredriksen-Goldsen KI. Living Arrangement and loneliness among lesbian, gay, and bisexual older adults. Gerontologist. 2016;56(3):548-58.
19. National Senior Citizens Law Center. LGBT older adults in long-term care facilities: Stories from the field. 2011. Disponível em: http://www.lgbtlongtermcare.org/authors/ (acesso 20 out 2018).
20. Lucon N. O duplo sofrimento de idosos gays em asilos: abandono e preconceito. Pragmatismo Político. Disponível em: https://www.pragmatismopolitico.com.br/2017/01/sofrimento-idosos-gays-asilos-abandono-preconceito.html (acesso 23 jan 2017).
21. Bell AS, Bern-Klug M, Kramer Kw, Saunders JB. Most nursing home social service directors lack training in working with lesbian, gay, and bisexual residents. Soc Work Health Care. 2010;49(9):814-31.
22. Hinrichs KL, Vacha-Haase T. Staff perceptions of same-gender sexual contacts in long-term care facilities. J Homosex. 2010;57(6):776-89.
23. Gooren LJ, T'Sjoen G. Endocrine treatment of aging transgender people. Rev Endocr Metab Disord. 2018;19(3):253-62.
24. Radix A, Deutsch MB. Bone health and osteoporosis In: UCSF Transgender Care & Treatment Guidelines [intrenet]; 2016. Disponível em: https://transcare.ucsf.edu/guidelines/bone-health-and-osteoporosis (acesso 22 ago 2020).
25. Piketty C, Selinger-Leneman H, Bouvier AM, Belot A, Mary-Krause M, Duvivier C, et al. Incidence of HIV-related anal cancer remains increased despite long-term combined antiretroviral treatment: results from the french hospital database on HIV. J Clin Oncol. 2012;30(35):4360-66.
26. Marrazzo JM, Koutsky LA, Kiviat NB, Kuypers JM, Stine K. Papanicolaou test screening and prevalence of human papillomavirus among women how have sex with women. Am J Public Health. 2001;91:947.
27. Fredriksen-Goldsen KI, Kim HJ, Barkan SE, Muraco A, Hoy-Ellis CP. Health disparities among lesbian, gay, and bisexual older adults: results from a population-based study. Am J Public Health. 2013;103(10):1802-09.
28. Fucs G. Homens e mulheres: encontros e desencontros. Rio de Janeiro: Rosa dos Tempos; 1992.
29. Stall R. Aids risk behaviors among late middle-aged and elderly americans. Arch Intern Med. 1994;154(1):57-63.
30. Serra A, Sardinha AH de L, Pereira ANS, Lima SCVS. Percepção de vida dos idosos portadores do HIV/aids atendidos em centro de referência estadual. Saúde em Debate. 2013;37:294-304.
31. Kcomt L, Gorey KM. End-of-life preparations among lesbian, gay, bisexual, and transgender people: integrative review of prevalent behaviors. J Soc Work End Life Palliat Care. 2017;13(4):284-301.
32. Finn R, Dalton PD. A pilot training programme for health and social care professionals providing oncological and palliative care to lesbian, gay and bisexual patients in Ireland. Psycho-oncology. 2013;22(5):1050-4.
33. Wilson K, Kortes-Miller K, Stinchcombe A. Staying out of the closet: LGBT older adults' hopes and fears in considering end-of-life. Can J Aging. 2018;37(1):22-31.
34. Centers for diseases control and prevention (CDC). Disponível em: https://www.cdc.gov/hiv/group/age/olderamericans/index.html
35. Hillman J. The sexuality and sexual health of LGBT elders. Annual review of gerontology and geriatrics. 2017;37(1):13-26.
36. Dai SY, Liu JJ, Fan YG, Shan GS, Zhang HB, Li MQ, et al. Prevalence and factors associated with late HIV diagnosis. J Med Virol. 2015;87(6):970-7.
37. Peel E, Taylor H, Harding R. Sociolegal and practice implications of caring for LGBT people with dementia. Nurs Older People. 2016;28:26-30.
38. Santos MAB, Moreira RS, Faccio PF, Gomes GC, Silva VL. Fatores associados à violência contra o idoso: uma revisão sistemática da literatura. Ciência & Saúde Coletiva [online]. 2020;25(6):2153-75. Disponível em: https://www.scielo.br/scielo.php?script=sci_arttext&pid=S1413-81232020000602153 (acess 04 ago 2020).
39. Bloemen EM, Rosen T, LoFaso VM, Lasky A, Church S, Hall P, et al. Lesbian, gay, bisexual, and transgender older adults' experiences with elder abuse and neglect. J Am Geriatr Soc. 2019;67(11):2338-45.
40. Mount Sinai Office for Diversity and Inclusion. https://www.mountsinai.org/about/lgbt-health (acesso 20 out 2018).

Seção V – Abordagem da diversidade sexual e de gênero

19

Acesso e organização dos serviços de saúde

Simone Rocha Figueredo
Lucas Pereira de Melo
Ademir Lopes Junior

Aspectos-chave

- Serviços de saúde devem ter um olhar ampliado das necessidades de saúde, clareza das finalidades institucionais, dos valores éticos e políticos que orientam suas interações e articulações voltadas às pessoas LGBTQIA+.
- A recepção dos serviços de saúde costuma ser um obstáculo às pessoas LGBTQIA+, em especial às pessoas transgênero, aos homens cis gays com expressão de gênero feminina e às mulheres cis lésbicas que performam gênero lido como masculino.
- Os profissionais, de maneira geral, não têm formação sobre a saúde de pessoas LGBTQIA+ na graduação. Será, portanto, nos treinamentos em serviço, que muitos profissionais terão seu primeiro contato com o tema.
- É mais importante fortalecer a rede e os apoiadores para viabilizar mudanças institucionais, principalmente no início do processo, do que tentar convencer aqueles que resistem ou criticam as transformações.

INTRODUÇÃO

O processo de trabalho na saúde é uma ação realizada por um "agente" sobre um determinado "objeto" visando um "objetivo". Os agentes são os profissionais de saúde que interagem entre si e com a pessoa a ser cuidada, e suas ações podem ser articuladas com outros serviços e agentes (equipamentos sociais, família, rede de apoio do paciente etc.). O objeto do trabalho é um recorte das necessidades de saúde, que são construídas a partir de um diálogo entre o cuidador e a pessoa e são delimitadas por valores sociais, éticos, políticos e econômicos[1].

O objetivo do trabalho é a sua finalidade, o produto que se pretende alcançar com a ação. Se saúde é a capacidade das pessoas e comunidades para construir seus projetos de felicidade, intervindo de forma criativa na sua trajetória e contexto, pode-se considerar que promover a saúde é ampliar essa capacidade em potencial. Projeto de felicidade é um plano, algo a ser construído; e felicidade é algo singular, definido pela pessoa, mas que simultaneamente se estabelece num contexto de interações sociais[2]. Portanto, profissionais e serviços que pretendam promover e recuperar a saúde das pessoas LGBTQIA+ devem ter um olhar ampliado das necessidades de saúde, clareza de suas finalidades e dos valores éticos e políticos que orientam suas interações e articulações. As ações de saúde (consultas ambulatoriais, internações, procedimentos clínicos e cirúrgicos, grupos educativos e terapêuticos) são determinadas pelo modelo de gestão, pelo perfil de formação dos profissionais e pelo tipo de articulação do serviço com a sociedade. Tendo em vista que reproduzem o modelo heterocisnormativo e LGBTIfóbico que estrutura as relações sociais em geral (ver Capítulo 11 – "Políticas de saúde LGBTQIA+ no Sistema Único de Saúde e na saúde suplementar"), construir um serviço acolhedor e que responda às necessidades de saúde LGBTQIA+ implica modificar os processos de gestão, recepção, ambiência, registro, prontuário, regulação e educação permanente (EPS).

GESTÃO

Um serviço de saúde, público ou privado, adequado ao atendimento de pessoas LGBTQIA+, deve ter um compromisso radical com os direitos humanos e com a não violência. O clima institucional deve garantir a livre expressão da diversidade de gênero e sexual, o combate a qualquer tipo de violência e o protagonismo das pessoas LGBTQIA+ nas ações relacionadas ao seu cuidado[3].

A preocupação em acolher as pessoas LGBTQIA+ deve ser transversal no planejamento institucional. Sempre que se propuser alguma ação, deve-se avaliar se esta contempla a diversidade sexual e de gênero. Por exemplo, como se respeitam os direitos de pessoas trans quando as enfermarias e os banheiros estão divididos entre masculino e feminino? Ou, como é promovida a participação de homens e mulheres não cis heterossexuais nos grupos das unidades básicas de saúde? As recomendações da Política Nacional de Saúde Integral LGBT[4] e das Conferências Nacionais de Políticas Públicas de Direitos Humanos LGBT[5] podem auxiliar os serviços a estabelecerem prioridades no planejamento.

O combate à LGBTQIA+fobia e o respeito à diversidade sexual e de gênero precisam estar explícitos no Código de Ética da instituição e a equipe de saúde deve estar ciente dessas diretrizes. Profissionais e usuários devem ser estimulados a reconhecer situações de violência e combatê-las, principalmente as microagressões do cotidiano (p. ex., não respeitar o nome social de pessoas trans, utilizar o pronome masculino para as travestis, supor a heterossexualidade das pessoas, dentre outros). Experiências institucionais e relatos exitosos devem ser divulgados e valorizados.

A ouvidoria tem papel educativo e de fiscalização, e precisa estar preparada para acolher denúncias sobre LGBTIfobia e encaminhar soluções. No papel educativo, o ouvidor pode dialogar com o agressor para retomar os princípios éticos da instituição e sugerir mudanças de atitude. Os relatórios da ouvidoria devem ser divulgados, preservando o anonimato e dados sobre LGBTQIA+fobia incluídos no diagnóstico situacional e planejamento do serviço. Em relação à fiscalização, o ouvidor deve comunicar à Comissão de Ética e ao gestor do serviço sobre situações de violência e infração ética. Medidas disciplinares em relação aos profissionais devem ser tomadas pelos órgãos pertinentes, se necessário.

A razão para articular o planejamento institucional, o Código de Ética e a ouvidoria é criar um clima institucional acolhedor que proteja as pessoas LGBTQIA+ da violência e, em certo sentido, encoraje-as a se manifestar publicamente, sejam profissionais de saúde ou usuários. Ter um colega de trabalho ou ser atendido por um profissional sabidamente LGBTQIA+ pode ser transformador e uma estratégia para mitigar o preconceito.

Por fim, o serviço de saúde, em especial os públicos, devem atuar na perspectiva da responsabilidade social e parceria com a sociedade de acordo com seu papel no sistema de saúde. O compromisso com a diversidade sexual e de gênero deve estar explícito no site, nas redes sociais, nos boletins, nas atividades públicas e em outras comunicações institucionais. Promover ações em saúde em datas relevantes para a população LGBTQIA+ (Quadro 1) é uma das maneiras de sinalizar esse comprometimento. Para verificar outras sugestões relacionadas à gestão, leia o tópico sobre "Como viabilizar processos de mudança" no fim deste capítulo.

RECEPÇÃO

A recepção dos serviços costuma ser reconhecida como um local e ambiência próprias, no qual há trabalhadores cuja função que exercem ali configura, inclusive, a forma como os denominamos: recepcionistas. Nessa compreensão, a recepção torna-se uma barreira burocrática, ou uma soleira, que demarca a linha simbólica entre os cotidianos da vida e o tecnoassistencial do serviço. Ademais, a recepção e os recepcionistas cos-

Quadro 1 Datas relevantes à população LGBTQIA+

29/01: Dia Nacional da Visibilidade de Travestis e Transexuais
Domingo após 14/02 (Dia de São Valentim): Semana da Consciência Arromântica
25/03: Dia Nacional do Orgulho Gay
31/03: Dia Internacional da Visibilidade Trans
26/04: Dia da Visibilidade Lésbica
17/05: Dia Internacional Contra à LGBTIfobia
19/05: Dia do Orgulho Agênero
24/05: Dia de Consciência e Visibilidade Pansexual e Panromântica
28/06: Dia Internacional do Orgulho LGBTQIA+ (mês do orgulho LGBTQIA+)
14/07: Dia Internacional do Orgulho Não-Binárie
19/08: Dia Nacional do Orgulho Lésbico
29/08: Dia Nacional da Visibilidade Lésbica
23/09: Dia de Celebrar a Bissexualidade
11/10: Dia da "Saída do Armário"
15/10: Dia do Espírito (contra o bullying e a favor da juventude LGBTQIA+)
26/10: Dia da Consciência Intersexo
Primeiro domingo de novembro: Dia da Parentalidade Trans
08/11: Dia da Solidariedade Intersexo
20/11: Dia da Memória/Lembrança Transgênero
26/11: Dia da Visibilidade Assexual
01/12: Dia Internacional da Luta Contra a Aids
08/12: Dia do Orgulho Pansexual e Panromântico
10/12: Dia Internacional dos Direitos Humanos

Fonte: Adaptado de Observatório Brasil de Igualdade de Gênero[6] e English Wikipedia[7].

tumam ocupar um lugar secundário no rol de preocupações da equipe de saúde, pois ali, na concepção de alguns, não se produz o cuidado em saúde, dada sua função mais administrativa. Na contramão dessa acepção, há uma outra proposta de recepção como um processo relacional que se inicia antes da "porta" do serviço e que implica, portanto, acolhimento e cuidado[8].

Tendo em vista que parte significativa da população LGBTQIA+ não acessa o sistema de saúde[9], cabe aos serviços compreender quais as barreiras de acesso em sua realidade e quem são os trabalhadores que atuam nesse processo. Devem ser considerados trabalhadores de saúde todos aqueles que pertencem ao quadro funcional e que possuem alguma autonomia para "decidir coisas" no encontro com os usuários[8]. Incluem-se nessa categoria os profissionais da segurança (vigias, porteiros), dos serviços gerais (faxineiros, copeiros), da administração (secretários, atendentes, recepcionistas, telefonistas etc.) e da saúde (médicos, enfermeiros, técnicos de enfermagem, cirurgiões dentistas, psicólogos etc.).

A recepção é um ponto de estrangulamento do acesso das pessoas LGBTQIA+ aos serviços devido ao preconceito, estigma e discriminação, pautados nos estereótipos de gênero (cis heterossexual), legitimados pelo discurso religioso (pecado) ou médico-científico (doença), em especial direcionados aos homens cis gays com expressão de gênero feminina, às mulheres cis lésbicas que performam um gênero lido como masculino e, notadamente, às travestis, às mulheres e aos homens transgêneros, e às pessoas não binárias. Em relação ao acesso de pessoas trans, os estudos apontam situações mais graves na recepção de humilhação, ridicularização, julgamento moral, discriminação e desumanização[9-11].

No início da conversa com as pessoas, recomenda-se uso de palavras no gênero neutro e perguntar por qual pronome e nome a pessoa prefere ser tratada. O uso do nome social é um aspecto nevrálgico para a garantia da cidadania das pessoas trans[9]. No Brasil, apesar da legislação existente, há um desconhecimento e desrespeito ao pleno exercício desse direito[12]. No SUS, a Portaria n. 1.820, de 13 de agosto de 2009, que institui a carta de Direitos dos Usuários do SUS, garante o uso do nome social[13].

No caso dos hospitais, em especial nas enfermarias e UTI, mais um aspecto se coloca no acolhimento: garantir o acesso da parceria à pessoa LGBTQIA+ hospitalizada. Em algumas situações de conflito entre o paciente LGBTQIA+ e sua família de origem, pessoas sem documento formal de vínculo civil podem ter dificuldade para acessar sua parceria no hospital e tomar decisões em relação à pessoa inconsciente. Embora existam avanços nos direitos civis LGBTQIA+, como a autorização de casamentos, a união civil e a adoção por casais homotransafetivos, ainda há inúmeros casais que vivem escondidos devido à LGBTIfobia e que não são reconhecidos como tais pela sociedade.

AMBIÊNCIA

A ambiência dos serviços se refere não apenas à dimensão física, mas inclui a social, a profissional e a relacional. De acordo com Política Nacional de Humanização, ambiência é marcada "tanto pelas tecnologias médicas ali presentes quanto por outros componentes estéticos ou sensíveis apreendidos pelo olhar, olfato, audição; por exemplo, a luminosidade e os ruídos do ambiente, a temperatura etc. Além disso, é importante na ambiência o componente afetivo expresso na forma do acolhimento, da atenção dispensada ao usuário, da interação entre os trabalhadores e gestores"[14].

Dessa forma, o cuidado com a ambiência do serviço pode incluir a fixação de informações, símbolos e figuras LGBTQIA+ (Quadros 1 e 2). Essas ações contribuem para uma experiência estética e sensorial que rompe com a assepsia e monocromia dos serviços e favorecem a identificação e a inclusão.

A sinalização dos banheiros deve prevenir experiências constrangedoras para as pessoas transgênero decorrentes do uso, quase generalizado, de textos e imagens que reforçam a perspectiva binária de gênero[17]. Existem alternativas de sinalização mais inclusivas como as apresentadas na Figura 1.

Nas maternidades, a ambiência deve evitar a divisão entre espaços para meninos e meninas. Se houver fotos ou figuras das famílias e crianças nos corredores e salas de espera, sugere-se incluir representações de todos os tipos, incluindo famílias LGBTQIA+ e outras diversidades, como a racial e a étnica. A decoração das maternidades e consultórios de ginecologia é tradicionalmente generificada como "espaços de mulher", o que pode ser uma barreira de acesso ao acolhimento de homens trans que frequentem esses serviços.

Quadro 2 Materiais para ambiência dos serviços de saúde

- Bandeira de arco-íris e outros símbolos LGBTQIA+
- Sinalização dos banheiros de forma inclusiva (Figura 1)
- Pôsteres sobre diversidade racial e étnica de pessoas e famílias LGBTQIA+
- Cartazes sobre organizações sem fins lucrativos e mídia específica LGBTQIA+
- Broches ou adesivos relacionados às necessidades de saúde LGBTQIA+
- Declaração de não discriminação afirmando que o mesmo cuidado será oferecido a todas as pessoas
- Datas e eventos relevantes LGBTQIA+ (Quadro 1)

Fonte: adaptado de GLMA[15] e de McNamara e Henry[16].

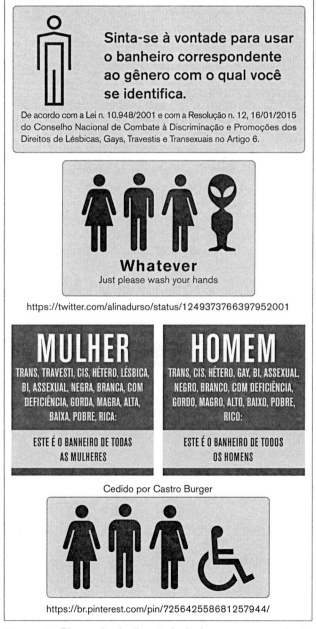

Figura 1 Placas de sinalização inclusivas para a população LGBTQIA+.

Nas enfermarias, os hospitais devem ter uma política para proteger as pessoas LGBTQIA+ de constrangimentos e agressões. Uma estratégia é garantir a privacidade e intimidade pelo uso de cortinas, que podem ser abertas e fechadas entre as camas para a realização do exame físico e banhos no leito, preocupação essa que deveria ocorrer independentemente do gênero do paciente do leito ao lado. De qualquer forma, esse recurso pode evitar a necessidade da divisão entre enfermarias masculinas e femininas, o que pode expor os LGBTQIA+ a situações de exclusão, como ter que ficar sempre sozinho no quarto do isolamento, ou de desconforto, como uma pessoa trans que pode se sentir deslocada tanto na enfermaria masculina como feminina. Se a enfermaria estiver dividida por gênero, sugere-se perguntar em qual ala a pessoa a ser internada se sente mais confortável para ficar. A equipe do hospital precisa estar treinada para prevenir e manejar situações de LGBTIfobia que possam surgir entre os pacientes de uma mesma ala e em nenhuma hipótese a violência pode ser justificada.

REGISTRO E PRONTUÁRIO

A coleta de informações e registros em prontuário, seja na recepção ou nas consultas, pode ser um obstáculo ao acolhimento, tanto na dificuldade de realizar perguntas adequadas e não heterocisnormatizantes quanto a falta de alternativas adequadas no formulário para registro da diversidade sexual e de gênero.

O uso de um formulário autopreenchido pode facilitar a coleta de informações sobre gênero e orientação sexual, entretanto, é uma estratégia limitada em populações com baixo nível de escolaridade. Por outro lado, uma equipe de recepção treinada pode oferecer uma primeira impressão acolhedora durante a coleta de dados demográficos, esclarecendo as perguntas e os termos utilizados.

Os formulários de admissão devem permitir a coleta de informações de identificação, como o nome de registro, o nome social em destaque e o pronome pelo qual a pessoa gostaria de ser chamada; e de dados demográficos, como identidade de gênero, orientação sexual e estado civil. Termos como mulher trans, homem trans, travesti e não binário devem ser adicionados às alternativas homem e mulher para se registrar o maior número possível de identidades de gênero. Prefere-se manter genericamente homem e mulher, ao invés de homem cisgênero e mulher cisgênero, para evitar possíveis constrangimentos às pessoas trans que não queiram revelar essa identidade na recepção. Explicitar todas as alternativas ajuda na acurácia das informações e é um sinal de aceitação das pessoas transgênero[15-16], embora algumas vezes seja necessário explicar esses termos. "Adicione outra categoria" e "Não quero responder" devem compor as alternativas a fim de acolher novas identidades e respeitar o desejo de privacidade.

No contexto atual, informações sobre sexo atribuído ao nascimento, inventário anatômico, parceria(s) sexuais e, em algumas situações, identidade de gênero e orientação sexual, podem ser melhor acessadas na consulta, devido a privacidade e vínculo. Entretanto, os formulários devem prever espaços para esses itens (Tabela 1).

A entrega da declaração de confidencialidade por escrito incentiva a pessoa a revelar informações sobre sua saúde, sabendo que elas estarão protegidas. Os elementos dessa declaração incluem: quem tem acesso ao prontuário, como os resultados dos exames permanecem confidenciais, política de compartilhamento de informações com outros serviços ou companhias de seguro (para serviços privados) e instâncias em que não é possível manter o sigilo[15].

REGULAÇÃO

Regulação é a organização e controle da oferta de serviços, realizada por meio de articulação entre as diferentes esferas de governo ou gestão. Esse processo acontece em níveis mais centrais da gestão dos sistemas e nos serviços se traduz como um grupo de profissionais lidando com um sistema informatizado que disponibiliza vagas de exames e atendimentos.

Tabela 1 Modelos para registro em prontuário

Perguntas	Opções de resposta	
Qual sua identidade de gênero?	( ) Mulher ( ) Homem	( ) Travesti ( ) Gênero fluido ou não binário ( ) Não quero responder ( ) Adicione outra categoria: ___
Qual sexo lhe foi designado ao nascimento? (marque apenas uma opção)	( ) Masculino ( ) Feminino	( ) Intersexo ( ) Não quero responder
Qual pronome de tratamento você prefere? (Pode assinalar mais de um)	( ) Ele/dele ( ) Ela/dela	( ) Elu/delu ( ) Não quero responder ( ) Adicione outra categoria: ___
Você se identifica como:	( ) Lésbica/homossexual ( ) Gay/homossexual ( ) Heterossexual ( ) Bissexual	( ) Pansexual ( ) Assexual ( ) Não quero responder ( ) Adicione outra categoria: ___

Fonte: adaptado de Ard & Makado, 2012[18].

A regulação é particularmente sensível às pessoas trans e alguns cuidados devem ser tomados. Os sistemas de informação devem prever o registro das pessoas como pessoas transexuais e travestis, e não limitar acesso a procedimentos e consultas baseado no gênero. Por exemplo, precisam garantir o agendamento de mamografia ou ultrassom pélvico transvaginal para homens trans, de ultrassonografia de próstata para mulheres trans ou travestis, e de consultas com urologista ou ginecologista independente do gênero.

Existem também alguns gargalos na rede de atenção à saúde das pessoas LGBTQIA+, como serviços inexistentes ou insuficientes de reprodução assistida, do acompanhamento vinculado ao Processo Transexualizador do SUS e das complicações do uso de silicone líquido industrial. É tarefa do nível central da regulação articular com as macrorregiões de saúde para definir fluxos e garantir acesso de serviços especializados às pessoas LGBTQIA+ de acordo com suas necessidades. O tratamento fora do domicílio (TFD) é uma possibilidade prevista pelo SUS para a garantia de saúde especializada no território brasileiro, em especial para procedimentos cirúrgicos, hormonização e bloqueio puberal, com referências frequentemente localizadas em outra cidade ou Estado[19].

É responsabilidade da regulação local das unidades de saúde conhecer a rede, os caminhos a serem percorridos e em que ponto do processo o usuário está, particularmente para os serviços em que o tempo de espera é muito grande. Com fluxos bem definidos é possível dimensionar os déficits assistenciais, auxiliando no planejamento da gestão e na ação do movimento social.

ESPECIFICIDADES POR TIPO DE SERVIÇO

Ações de promoção, prevenção, diagnóstico, tratamento e reabilitação da saúde devem ser planejadas e previstas numa rede composta por serviços de Atenção Primária à Saúde (APS) e serviços especializados. É na APS que a maior parte dos problemas de saúde da população LGBTQIA+ deve ser resolvida, como a hormonização para pessoas trans e a profilaxia pré-exposição (PrEP) e pós-exposição (PEP) ao HIV. Intervenções que requeiram cuidados intensivos prolongados ou uso de equipamentos (cirurgias, problemas graves de saúde mental, reprodução assistida etc.) devem ser realizados em ambulatórios especializados ou hospitais, mantendo o acompanhamento na APS, que é o nível do sistema de saúde responsável pela coordenação e longitudinalidade do cuidado.

Embora existam serviços nos quais a frequência e visibilidade de pessoas LGBTQIA+ tende a ser maior, como nos serviços de HIV/Aids e os do Processo Transexualizador do SUS, todos os serviços de saúde, independentemente da sua especificidade, devem estar preparados para atender essa população. Entretanto, para além do acolhimento, é preciso implantar ações que respondam às necessidades de saúde de pessoas LGBTQIA+, ampliando a oferta de insumos e preparando tecnicamente os profissionais para ações clínicas. A Tabela 2 sugere ações, frequentemente negligenciadas, que deveriam fazer parte do rol de uma rede de atenção integral à saúde. Cabe lembrar que, embora existam especificidades, há necessidades que não estão relacionadas à identidade de gênero e sexual das pessoas

Tabela 2   Ações em saúde voltadas à atenção integral à população LGBTQIA+ por tipo de serviço

Tipo de serviço	Ações em saúde que devem fazer parte de uma rede de atenção integral à população LGBTQIA+
Atenção Primária à Saúde	▪ Abordagem da diversidade sexual e de gênero em todas as ações de saúde da APS (puericultura, pré-natal, doenças crônicas, visitas domiciliares, cuidados paliativos, grupos de educação em saúde etc.) ▪ Disponibilidade de vacina de hepatite A para adultos, em especial para cis gays, pessoas trans e profissionais do sexo ▪ Prevenção, diagnóstico e tratamento de IST, incluindo possibilidade de realização de anuscopia na APS ▪ Oferta e facilitação do acesso para realização de teste rápido para IST ▪ Orientação específica sobre prevenção de IST entre lésbicas ▪ Gestão do risco e prevenção combinada do HIV, incluindo prescrição e acompanhamento de PrEP e PEP ▪ Diagnóstico e primeiro atendimento de pessoas com HIV/aids ▪ Orientação em saúde reprodutiva para LGBTQIA+, incluindo especificidades das pessoas trans e bissexuais ▪ Disponibilização de métodos anticoncepcionais hormonais e de barreira, incluindo a colocação de DIU ▪ Orientação para a indução da lactação para a pessoa que não teve a gestação (p. ex., mulher cis lésbica, homem trans) ▪ Promoção da parentalidade positiva LGBTQIA+ ▪ Suporte às transições do ciclo de vida LGBTQIA+, inclusive fases como "saída do armário" e conflitos familiares relacionados à orientação sexual e identidade de gênero ▪ Detecção precoce e atenção ao sofrimento mental decorrente da LGBTIfobia ▪ Detecção e abordagem da violência doméstica entre casais LGBTQIA+ ▪ Prescrição e acompanhamento da hormonização de pessoas trans ▪ Disponibilização de hormônios, medicamentos para PrEP, PEP e IST nas farmácias ▪ Atendimento multiprofissional para modificações corporais ▪ Disponibilização de gel lubrificante, preservativo interno/vaginal e externo/peniano em local de fácil acesso, sem necessidade de atendimento prévio ▪ Facilitação do acesso de pessoas LGBTQIA+ aos serviços de saúde por meio de atuação dos agentes comunitários, principalmente aqueles voltados para as populações marginalizadas, como profissionais do sexo e população em situação de rua ▪ Incentivo e apoio a grupos comunitários LGBTQIA+

(continua)

Tabela 2 Ações em saúde voltadas à atenção integral à população LGBTQIA+ por tipo de serviço *(continuação)*

Tipo de serviço	Ações em saúde que devem fazer parte de uma rede de atenção integral à população LGBTQIA+
Serviços ambulatoriais especializados	<ul><li>Abordagem da diversidade sexual e de gênero de acordo com a especificidade do serviço</li><li>Diagnóstico e tratamento especializado em HIV/aids e outras IST</li><li>Reprodução assistida para pessoas LGBTQIA+</li><li>Apoio psicoterapêutico adequado às questões LGBTQIA+</li><li>Acompanhamento multiprofissional de crianças e adolescentes com incongruência de gênero</li><li>Bloqueio hormonal e hormonização em adolescentes com incongruência de gênero</li><li>Hormonização em adultos em acompanhamento pelo Processo Transexualizador do SUS</li><li>Apoio endocrinológico para hormonização em situações clinicamente complexas (multimorbidade, por exemplo)</li><li>Atendimento multiprofissional para modificações corporais</li><li>Atendimento multiprofissional para acompanhar as DDS</li><li>Avaliação e orientação genética em DDS</li><li>Grupos de apoio para pessoas intersexo, crianças e adolescentes trans</li><li>Suporte em saúde mental para crianças e adolescentes intersexo, e seus pais, quando necessário</li><li>Suporte em saúde mental para pessoas LGBTQIA+ com co-ocorrências graves e crônicas</li></ul>
Hospitais	<ul><li>Avaliação pré e pós-operatória das cirurgias do Processo Transexualizador do SUS</li><li>Cirurgias do Processo Transexualizador do SUS e para pessoas intersexo, quando desejadas</li><li>Atendimento clínico e cirúrgico de complicações do uso de silicone líquido industrial</li></ul>
Maternidades	<ul><li>Orientação à indução da lactação para parcerias lésbicas, homens trans e pessoas não binárias que queiram amamentar, além da pessoa gestante</li><li>Inclusão de gestantes LGBTQIA+ ao grupo nas visitas pré-parto à maternidade</li><li>Acolhimento e orientação de responsáveis de recém-nascidos com DDS</li><li>Referenciamento das crianças com DDS para serviços de acompanhamento especializados e para a APS</li></ul>
Serviços de emergência	<ul><li>No caso de pessoas inconscientes, respeitar a expressão de gênero (vestimentas e maquiagem, por exemplo) para a escolha do uso de pronomes de tratamento, independentemente do genital, traços físicos da pessoa ou documentos identificatórios</li><li>Acolhimento e não julgamento de pessoas LGBTQIA+ em situação de intoxicação por uso de substâncias ou tentativas de suicídio, compreendendo que a LGBTIfobia é um de seus principais determinantes</li><li>Atenção a pessoas LGBTQIA+ que sofreram violência física ou sexual sem culpá-las pelo ocorrido, especialmente trans e travestis em situação de rua ou trabalho sexual</li><li>Notificar situações de violência, especificando a identidade de gênero e orientação sexual declarada pela pessoa</li><li>Atenção a pessoas que procuram a emergência por alguma intercorrência decorrente de sua prática sexual (por exemplo, trauma, retenção de corpo estranho ou IST), evitando comentários pejorativos ou julgamentos</li></ul>

APS: atenção primária à saúde; DDS: diferenças do desenvolvimento do sexo; IST: infecções sexualmente transmissíveis; PEP: profilaxia pós-exposição; PrEP: profilaxia pré-exposição.

LGBTQIA+ e que precisam ser atendidas por meio de uma abordagem que respeite a dignidade da pessoa.

A atuação dos serviços de saúde não se restringe às ações realizadas dentro da instituição e inclui campanhas publicitárias e ações na comunidade junto com outros equipamentos sociais, como escolas, centros religiosos, centros culturais etc. Em especial, a articulação da saúde com outros setores pode potencializar as alternativas do plano de cuidado, como justiça, segurança pública, assistência social, educação, habitação, emprego e renda (ver Capítulo 20 – "Abordagem comunitária e educação em saúde").

EDUCAÇÃO PERMANENTE EM SAÚDE (EPS)

Os profissionais, de maneira geral, não têm formação sobre saúde LGBTQIA+[20-21] na graduação. Será, portanto, na EPS, nos treinamentos em serviço, que muitos terão seu primeiro contato com o tema. O cuidado é realizado nos diferentes encontros entre usuários e profissionais e, portanto, todos devem fazer parte dos treinamentos: pessoal administrativo, assistencial, de serviços gerais e de segurança. A Tabela 3 sugere um conjunto de temas a serem abordados nas atividades da EPS.

Os treinamentos devem ser periódicos e aproveitar momentos em que a temática está em evidência, como em datas por reivindicação de direitos (Quadro 1). Pessoas e coletivos LGBTQIA+ devem ser convidados a participar da construção das atividades, bem como profissionais de saúde LGBTQIA+ do serviço que se sintam à vontade para tal. Isso humaniza, dá rosto e história para números e dados epidemiológicos, e garante que a voz dessas pessoas não seja silenciada.

O serviço deve verificar se está cumprindo seu papel na rede de cuidado (Tabela 2) e os profissionais da assistência refletirem em que medida a diversidade sexual e de gênero é considerada em suas condutas e atitudes. As seções V, VI, VII e VIII deste livro apresentam as melhores práticas em saúde LGBTQIA+ e podem ser usadas como referência.

O treinamento dos profissionais da assistência também inclui a aquisição de competências clínicas para atenção à saúde LGBTQIA+ de acordo com a especialidade do profissional (ver Capítulo 62 – "Papéis, responsabilidades e competências

Tabela 3 Temas a serem abordados por meio da educação permanente em saúde (EPS)

Tema	Conteúdo
Construções sociais e papéis de gênero	Aborde as mudanças históricas dos papéis de gênero e da despatologização das identidades LGBTQIA+ ao longo do tempo e em diferentes sociedades, exemplificando: • A forma como sociedades tradicionais performam gêneros diferentes, para além de homem e mulher, pode ajudar a combater a visão de que diversidade sexual e de gênero é uma "moda" • Direitos das mulheres ao voto, ao divórcio, à sua integridade física e ao acesso a universidades • Retirada do "homossexualismo" e do "transexualismo" do Código Internacional de Doenças (CID)
Conceitos sobre gênero e sexualidade	Apresente os termos que são utilizados para descrever sexo biológico, identidade e expressão de gênero e orientação afetivo-sexual Esquemas visuais podem ajudar a compreender as múltiplas possibilidades, como o infográfico genderbread (disponível na internet, no endereço genderbread.org)
Direito à saúde	Discuta os marcos constitucionais que garantem direito à saúde, e objetivam "promover bem de todos, sem preconceitos de origem, raça, sexo, cor, idade e quaisquer outras formas de discriminação"[22] Apresente dados sobre menor uso dos serviços de saúde, barreiras, taxas de adoecimento e expectativa de vida pelos LGBTQIA+[9,23]
Direito ao uso do nome social	Apresente legislação que garante o direito ao uso do nome social[24] Explique como imprimir o cartão SUS apenas com o nome social[25] Identifique as limitações para uso do nome social nos sistemas informatizados do serviço e estratégias para superá-las e proteger o usuário de constrangimentos. Muitas vezes os trabalhadores mais habituados com a rotina dos sistemas perceberão inconsistências e barreiras e como contorná-las
Política Nacional de Saúde Integral de LGBT	Discuta os direitos garantidos e as diretrizes indicadas na Política Nacional LGBT[4] Recomende a possibilidade de curso gratuito online no Sistema Universidade Aberta do SUS (UNA-SUS) sobre a Política Nacional LGBT ou outros com a mesma relevância
LGBTIfobia	Apresente dados sobre mortalidade e violência, e a LGBTIfobia como determinante social da saúde[26-27] Explique que LGBTIfobia é crime, punida pela lei do racismo, por decisão do Supremo Tribunal Federal, desde 2019

profissionais") e do tipo de serviço (Tabela 2). Os profissionais devem ser orientados a avaliar risco e vulnerabilidade considerando a cor de pele, classe social, inserção comunitária, religiosa e familiar, sem reproduzir estereótipos, e não reduzindo as pessoas LGBTQIA+ apenas a sua identidade de gênero ou orientação sexual.

Simulações permitem desenvolver habilidades sobre como aplicar o aprendido no cotidiano. Recomenda-se o uso de metodologias ativas de ensino-aprendizagem e discussão de casos para despertar o interesse e participação. Vídeos indicados no fim do capítulo podem provocar a reflexão sobre o impacto da abordagem comunicacional na resolutividade clínica.

A mudança de atitude é o aspecto mais importante e o maior desafio. A abordagem comunicacional deve ser trabalhada com todos os profissionais, desde os primeiros treinamentos e retomada sistematicamente a partir de novas vivências. O Quadro 3 apresenta diálogos que podem ser dramatizados para discussão das dificuldades práticas e para auxiliar na construção de atitudes mais adequadas. Dois profissionais encenam a situação enquanto outros assistem, podendo interromper os atores para sugerir

Quadro 3 Propostas de cenas no treinamento dos profissionais

Cena 1: recepção da unidade básica de saúde – Travesti
Situação U: Olá, boa tarde, me mudei recentemente pra essa região e gostaria de fazer cadastro no posto. P: Claro. Você poderia me fornecer um documento? U: (entrega o documento com o nome de registro masculino não retificado)
Sugestão de abordagem acolhedora P: Ok, registrei aqui as informações que preciso. Como você gostaria de ser chamada no serviço e nos documentos gerados aqui, como receitas, pedidos de exame, encaminhamentos, cartão SUS? U: Ana. P: Ok. Pra colocarmos aqui no registro, Ana, você se identifica como mulher, homem ou outro gênero? U: Eu sou travesti. P: Ok, Ana, o seu cadastro está pronto. Aqui está um folheto explicando as maneiras de agendar consultas e outras atividades da unidade em que não é necessário agendamento. Seja bem-vinda.

(continua)

Quadro 3 Propostas de cenas no treinamento dos profissionais *(continuação)*

Cena 2: atendimento oftalmológico agendado no ambulatório de especialidades – homem trans
Situação P: (chama na recepção): – Ana Julia da Silva U: (vem cabisbaixo, performa gênero masculino)
Sugestão de abordagem acolhedora P: (cumprimenta o paciente na sala de espera, aguarda chegar na sala, fecha a porta). Meu nome é Cláudia, sou a médica que vai te atender hoje. Como gostaria de que te chamasse? U: Prefiro Marcos. P: Está bem, Marcos. Aqui no nosso cadastro temos outro nome registrado. Gostaria que eu solicitasse ao setor de registro a mudança do seu nome no prontuário da unidade? Assim sempre te chamaremos por Marcos quando vier aqui para consultas ou exames. U: Sim, gostaria muito! P: Certo, fazemos isso assim que terminarmos a consulta. Você tem direito ao uso do nome social em todos os espaços do SUS. U: Puxa, me disseram que só poderia mudar quando eu trocasse meu nome no RG. P: Não... Depois te levo ao setor do arquivo e matrículas, na recepção, e eles te explicam melhor e cuidam disso. Em que eu posso te ajudar hoje? U: Eu estou com dificuldade de ver de perto, e com os olhos lacrimejando muito.

P: Profissional; RG: registro geral; SUS: Sistema único de Saúde; U: usuário.

ações ou discutir suas respostas. No fim da atividade, uma conduta adequada de atuação do profissional deve ser demonstrada.

Na condução da discussão podem ser utilizadas perguntas reflexivas, problematizando quando e como perguntar sobre a identidade de gênero, a orientação afetivo-sexual e as práticas sexuais. Deve ser explicada sobre a relevância e a necessidade de perguntar a todas as pessoas, sistematicamente, sobre orientação afetivo-sexual e identidade de gênero, sem pressupor respostas a partir de quaisquer modos de agir, falar ou vestir. Para informações sobre a abordagem comunicacional na consulta, leia o Capítulo 21 – "Anamnese e exame físico: comunicação afirmativa".

O treinamento inicial deve abordar temas sobre comunicação, responsabilidade do serviço e vulnerabilidade LGBTQIA+, mas os encontros subsequentes podem incluir questões que sejam mais sensíveis aos trabalhadores, como problemas na ouvidoria, vivências no atendimento ou dificuldades nos fluxos do serviço. Existem materiais com casos para discussão que podem ser utilizados para organização dessas atividades da EPS e estão indicados no fim do capítulo.

COMO VIABILIZAR PROCESSOS DE MUDANÇA

Iniciar processos de mudança nos serviços pode ser difícil, seja ele pretendido pelo gestor ou pelos profissionais. Resistências são expressas por ausência de participação em reuniões sobre a temática, por desinteresse em considerar a pauta relevante, por obstáculos em dar visibilidade para pessoas LGBTQIA+, e por justificativas como "autonomia do profissional" e "crenças religiosas" para não mudar comportamentos.

Entretanto, se há resistências, é porque há forças para mudança. Nesse sentido, as estratégias dependem do momento em que se encontra o serviço e das oportunidades que surgem. Deve-se identificar oportunidades e apoiadores, principalmente no início do processo, por meio de um diagnóstico situacional. Fortalecer a interação e as iniciativas dos apoiadores é mais importante para ampliar forças do que tentar convencer aqueles que resistem[28].

Outras estratégias são convidar profissionais de saúde, pacientes, pesquisadores, movimentos sociais e gestores de outros locais envolvidos na temática criam movimento e novas parcerias; valorizar e divulgar resultados alcançados, mesmo que pequenos, como agradecimento de pacientes, fotos das atividades realizadas no mural da instituição e apresentações de pôsteres em congressos, amplia a visibilidade; mudar a ambiência; construir meios institucionais para consolidar a mudança, incluindo o tema sobre sexualidade e gênero nas várias atividades assistenciais ou de formação dos profissionais. Ao longo do tempo, isso atrai pessoas que inicialmente não reconheciam a importância do tema, mas se tornam sensibilizadas e futuros apoiadores. O movimento tende a crescer com o tempo e ampliar a governabilidade para a mudança. Sugere-se apresentar as recomendações e diretrizes da Política Nacional LGBT para explicar ao gestor e profissionais de saúde sobre essa necessidade.

O diálogo e a mediação de conflitos são recursos fundamentais em todo o processo, principalmente para lidar com as resistências. O Quadro 4 sugere como abordar essas situações, que muitas vezes decorrem da ignorância e do pouco contato que alguns profissionais e gestores têm com o tema. Por fim, exportar a iniciativa para outros serviços e estar disponível para

Quadro 4 Como mediar conflitos

- Demonstrar empatia e explicar quando perceber necessidade
- Conquistar as pessoas no cotidiano pelo afeto
- Sinalizar quando perceber alguma situação inadequada e demonstrar como deveria ser feito
- Incluir a temática LGBTQIA+ no Código de Ética da instituição e utilizá-lo como referência de conduta

apoiar mudanças em outros locais é uma estratégia para promover processos de mudança.

CONSIDERAÇÕES FINAIS

Um dos principais fatores de vulnerabilidade da população LGBTQIA+ é o acesso aos serviços de saúde e o desconhecimento dos profissionais para abordar suas demandas específicas. A transformação da estrutura institucional cis heterocentrada passa por ações de sensibilização dos profissionais para questões de diversidade sexual e de gênero. Recomendam-se que essas sejam realizadas na perspectiva de mobilização de afetos, e não apenas de explicações racionais, protocolos ou estabelecimento de normas. Para isso, é estratégica a parceria com pessoas e organizações do movimento LGBTQIA+ para que compartilhem suas histórias pessoais, de violência ou de resiliência, com os serviços de saúde. Essa aproximação deve ocorrer não apenas durante a sensibilização, mas no próprio planejamento, execução e avaliação dos programas de saúde direcionados à população LGBTQIA+.

Material complementar

- ¿Cual és la diferencia? Colectivo Ovejas negras, com legendas em português pela Liga de Medicina de Família e Comunidade UFCSPA. Disponível em: youtu.be/kuIRHg8kTMM.
- Manual de comunicação LGBTI+. 2ª ed.; 2018. Disponível em: unaids.org.br/wp-content/uploads/2015/09/Manual-de-Comunicação-LGBT.pdf.
- Providing inclusive services and care for LGBT people. A guide for health care staff, 2016. Disponível em: www.lgbthealtheducation.org/publication/learning-guide/.
- Affirmative Services for Transgender and Gender-Diverse People, 2020. Disponível em: www.lgbthealtheducation.org/publication/affirmative-services-for-transgender-and-gender-diverse-people-best-practices-for-frontline-health-care-staff.

Erros comuns	Como evitá-los
Não utilizar símbolos, mensagens ou cartazes que indiquem que o serviço acolhe a diversidade sexual e de gênero.	Organizar a ambiência institucional a fim de demonstrar que o serviço acolhe a diversidade sexual e de gênero, como colocação de cartazes e folhetos sobre saúde de LGBTQIA+, bandeiras, sinalização para uso dos banheiros de acordo com o gênero vivenciado, placas sobre uso do nome social.
Profissionais não se conscientizarem de suas atitudes e comportamentos cis heteronormativos ou LGBTIfóbicos.	Promover educação permanente na qual os profissionais percebam e reflitam sobre suas atitudes e comportamentos. Explicar, demonstrar e orientar estratégias adequadas para acolhimento.
Realizar ações de saúde segmentadas por gênero de acordo com a cis heteronorma, como "semana da mulher" para prevenção de câncer de colo de útero.	Evitar ações de saúde que reforcem os estigmas de gênero. Se optar pela realização de atividades divididas por gênero, incluir ativamente a discussão sobre a diversidade de gênero e sexual.
Código de conduta da instituição não prever o que se espera do profissional em relação à diversidade sexual e de gênero.	Haver menção explícita no código de conduta da instituição sobre a necessidade do profissional ter que acolher e respeitar as pessoas LGBTQIA+. Instituir processos disciplinares para pessoas que tenham atitudes LGBTIfóbicas.
Prontuários com quesitos que não incluam itens para registro da diversidade sexual e de gênero.	Incluir quesitos sobre orientação sexual e identidade de gênero nos formulários e treinar os profissionais sobre como perguntar e registrar.

REFERÊNCIAS BIBLIOGRÁFICAS

1. Schraiber LB, Mendes-Goncalves RB. Necessidades de saúde e atenção primária. In: Schraiber LB, Nemes MIB, Mendes-Gonçalves RB (Orgs.). Saúde do adulto: programas e ações na unidade básica. 2 ed. São Paulo: Hucitec; 2000. p. 29-47.
2. Ayres JRCM. O cuidado, os modos de ser (do) humano e as práticas de saúde. Saúde e sociedade. 2004;13(3):16-29.
3. Geledés – Instituto da Mulher Negra. Guia de enfrentamento do racismo institucional. Disponível em: https://www.geledes.org.br/wp-content/uploads/2013/05/FINAL-WEB-Guia-de-enfrentamento-ao-racismo-institucional.pdf (acesso 14 jun 2020).
4. Brasil. Ministério da Saúde. Secretaria de Gestão Estratégica e Participativa. Departamento de Apoio à Gestão Participativa. Política Nacional de Saúde Integral de Lésbicas, Gays, Bissexuais, Travestis e Transexuais. Brasília: Ministério da Saúde; 2012.
5. Brasil. Ministério da Saúde. 3ª Conferência Nacional de Políticas Públicas de Lésbicas, Gays, Bissexuais, Travestis e Transexuais. Relatório final. Brasília: MS; 2016.
6. Observatório Brasil da Igualdade de Gênero. Datas importantes. Disponível em www.observatoriodegenero.gov.br/menu/eventos/calendario-das-mulheres (acesso 07 jun 2020).
7. List of LGBT awareness periods. English Wikipedia. Disponível em: https://en.wikipedia.org/wiki/List_of_LGBT_awareness_periods (acesso 07 jun 2020).
8. Merhy EE. Em busca do tempo perdido: a micropolítica do trabalho vivo em saúde. In: Merhy EE, Onocko R (orgs.). Agir em saúde: um desafio para o público. 2 ed. São Paulo: Hucitec; 2006. p. 71-112.
9. Rocon PC, et al. Acesso à saúde pela população trans no Brasil: nas entrelinhas da revisão integrativa. Trab Educ Saúde. 2020;18(1):e0023469.
10. Ferreira BO, Pedrosa JIS, Nascimento EF. Gender diversity and access to the Unified Health System. Rev Bras Promoç Saúde. 2018;31(1):1-10.
11. Muller MI, Knauth DR. Desigualdades no SUS: o caso do atendimento às travestis é 'babado'. Cadernos EBAPE. 2008;6(2):1-14.
12. Souza MHT, Pereira PPG. Cuidado com saúde: as travestis de Santa Maria, Rio Grande do Sul. Texto & Contexto Enfermagem. 2015;24(1):146-53.
13. Brasil. Ministério da Saúde. Portaria n. 1.820, de 13 de agosto de 2009. Dispõe sobre os direitos e deveres dos usuários da saúde. Diário Oficial da União da República Federativa do Brasil. 2009;146(155).
14. Brasil. Ministério da Saúde. Humaniza SUS: Política Nacional de Humanização: documento base para gestores e trabalhadores do SUS. 2 ed. Brasília: Ministério da Saúde; 2004.
15. Gay and lesbian medical association. Guidelines for care of lesbian, gay, bisexual, and trangender patients. San Francisco: GLMA; 2006.
16. McNamara MC, Henry NG. Best practices in LGBT care: A guide for primary care physicians. Cleveland Clin J Med. 2016;83(7):531-41.
17. Dias AF, Zoboli F, Santos AL. O banheiro como espaço político de gênero. Reflexão e Ação. 2018;26(2):165-81.

18. Ard KL, Makadon HJ. Improving the health care of lesbian, gay, bisexual and transgender (LGBT) people: Understanding and eliminating health disparities. Boston, MA: The Fenway Institute; 2012.
19. Rocon PC, Sodré F, Rodrigues A, Barros MEBD, Wandekoken KD. Desafios enfrentados por pessoas trans para acessar o processo transexualizador do Sistema Único de Saúde. Interface (Botucatu). 2019;23:e180633.
20. Guimarães RDCP, Cavadinha ET, Mendonça AVM, Sousa MF. Assistência a população LGBT em uma capital brasileira: o que dizem os Agentes Comunitários de Saúde? Tempus Actas de Saúde Coletiva. 2017;11(1):121-39.
21. Paulino DB, Rasera EF, Teixeira FDB. Discursos sobre o cuidado em saúde de lésbicas, gays, bissexuais, travestis, transexuais (LGBT) entre médicas (os) da estratégia saúde da família. Interface (Botucatu). 2019;23:e180279.
22. Brasil. Constituição (1988). Constituição da República Federativa do Brasil. Brasília, DF: Senado Federal; 1988. Artigos 3 e 196.
23. Albuquerque GA, Garcia CL, Alves MJH, Queiroz CMHT, Adami F. Homossexualidade e o direito à saúde: um desafio para as políticas públicas de saúde no Brasil. Saúde Debate. 2013;37(98):516-24.
24. Brasil. Ministério da Saúde. Portaria n. 1.820, de 13 de agosto de 2009. Dispõe sobre os direitos e deveres dos usuários da saúde. Brasília: Ministério da Saúde; 2009.
25. Brasil. Ministério da Saúde. Nota técnica 18/2014. Nome social no cartão SUS. Brasília: Ministério da Saúde; 2014
26. Oliveira JMD, Mott L. Mortes violentas de LGBT+ no Brasil – 2019: relatório do Grupo Gay da Bahia. Salvador: GGB; 2020.
27. Benevides BG, Nogueira SNB (orgs.). Dossiê dos assassinatos e da violência contra travestis e transexuais brasileiras em 2019. São Paulo: ANTRA, IBTE; 2020.
28. Bland CJ, Starnaman S, Wersal L, Moorhead-Rosenberg L, Zonia S, Henry R. Curricular change in medical schools: how to succeed. Acad Med. 2000;75(6):575-94.

Abordagem comunitária e educação em saúde

Fillipe Teixeira Tinoco Rodrigues
Marcele Paiva
Murilo Moura Sarno
Ademir Lopes Junior

Aspectos-chave

- A abordagem comunitária em saúde é o conjunto de ações orientadas para a comunidade que visa o diagnóstico da situação de saúde, o planejamento e a execução de ações coletivas que visam mitigar as iniquidades em saúde.
- A LGBTIfobia é um determinante social de saúde e sua identificação, prevenção e combate devem fazer parte das ações da abordagem comunitária.
- Orientação sexual, identidade de gênero, expressão de gênero são marcadores sociais de diferença e devem ser variáveis incluídas no diagnóstico da comunidade.
- O mapeamento dos recursos do território e a articulação intersetorial entre os diferentes serviços da rede de atenção à saúde são importantes para garantir um cuidado integral a pessoas LGBTQIA+.
- A educação popular é um referencial mais adequado para a abordagem educacional da saúde LGBTQIA+, pois busca atuar na transformação dos determinantes sociais da desigualdade e no fortalecimento dos laços comunitários.
- Profissionais de saúde devem estimular o controle social no âmbito do Sistema Único de Saúde e o protagonismo das pessoas LGBTQIA+ na construção de projetos de saúde na comunidade.

> Eu usei a preposição "a", falar "a" ti, mas disse que o "falar a ti" só se converte no "falar contigo" se eu te escuto.
>
> Paulo Freire, 1982

INTRODUÇÃO

Comunidade é um conceito amplo e heterogêneo. Uma de suas concepções é de grupo de pessoas que interagem e que apresentam algum tipo de vínculo, como relações de parentesco, territorialidade, identidade, religião ou outros. Em geral, remete à ideia de solidariedade, vida comum e segurança em meio à hostilidade. Pode referir-se a comunidade de uma escola, um bairro, uma cidade, ou mesmo uma comunidade virtual em uma rede social. Outros elementos ajudam a compreender as características de uma comunidade: sentimento de pertencimento, coesão social, permanência ao longo do tempo e territorialidade (real ou virtual)[1]. Fazer parte de certa comunidade pode ser voluntário, quando alguém deseja interagir e pertencer ao grupo, ou contextual, obrigado pelas forças das circunstâncias[1]. O conceito de sociedade, por outro lado, é mais impessoal e está atrelado à ideia de Estado e de relações sociais mediadas por instituições e leis. Pode ser compreendida pelo conjunto de ações individuais, mas que são orientadas a partir da ação de outros. Só existe ação social quando o indivíduo tenta estabelecer algum tipo de comunicação, a partir de suas ações com os demais[2]. A comunidade LGBTQIA+ pode ser vista como um grupo de pessoas que interagem, se identificam e compartilham determinados valores. Não se refere necessariamente a todas as pessoas que não sejam cis heterossexuais, mas aquelas que se reconhecem como pertencentes a esse grupo.

O sentimento de pertencimento a alguma comunidade geralmente está associado a melhores indicadores de saúde[3]. Portanto, questões relativas ao estresse de minoria a que pessoas LGBTQIA+ estão submetidas, como estigmatização, culpabilização e patologização, afastam essas pessoas das relações comunitárias, promovendo insegurança, medo, sofrimento e piores indicadores de saúde. Algumas comunidades podem ser bastante acolhedoras para alguns, mas fortemente excludentes para outros. Pessoas LGBTQIA, por exemplo, podem ser excluídas em certas comunidades religiosas. Da mesma forma, infelizmente, a própria comunidade LGBTQIA+ pode excluir aqueles que não se enquadrem em certos padrões de corpo, capacidade física ou intelectual. Portanto, a construção de comunidades mais inclusivas e diversas implica a todo o momento identificar suas regras e como elas impactam as diferentes pessoas, determinando quem se sente dentro ou fora e quais suas razões.

ABORDAGEM COMUNITÁRIA EM SAÚDE LGBTQIA+

A abordagem comunitária em saúde compreende esforços dos serviços e profissionais de saúde no sentido de "compreender e transformar a rede complexa de interações, que se comunica dialogicamente no tempo e no espaço"[4]. Essas interações podem se dar por meio de trocas materiais, afetivas, informacionais e de poder. No caso da abordagem comunitária sobre a temática LGBTQIA+, portanto, é necessário compreender as redes de fluxo na comunidade, como circulam informações sobre sexualidade e gênero, como é mais ou menos aceita a diversidade, como se estabelecem as relações de poder, quem são os formadores de opinião, quem são agentes potenciais de mudança.

Além disso, a abordagem comunitária tem um sentido e um compromisso ético, que é promover saúde e cidadania. Para além da ideia de "saúde como completo bem-estar biopsicossocial", a compreensão da saúde como "capacidade de intervir criativamente na própria vida" pode orientar os profissionais em suas ações. Portanto, em relação à abordagem comunitária LGBTQIA+, os serviços devem se perguntar o quanto suas ações contribuem (ou não) para que as pessoas LGBTQIA+ tenham mais condições de intervir na sua vida e na sua comunidade a fim de construírem seus projetos de vida como bem desejarem. A ideia de "criatividade" é importante, pois implica em reconhecer o potencial humano de transformar o meio ambiente de forma singular, articulando recursos de forma inovadora[5]. A garantia de direitos humanos, liberdade, condições de sobrevivência, direito ao corpo dentre outros dialogam com essa perspectiva de saúde. Fica claro, dessa forma, a diferença entre promover saúde (aumentar a capacidade) e prevenir doenças (evitar agravos).

A partir da 13ª Conferência Nacional de Saúde, a orientação sexual e a identidade de gênero passaram a fazer parte da análise da determinação social de saúde[6]. Nessa mesma conferência, recomendações de abordagem comunitária relacionadas às pessoas LGBTQIA+ foram realizadas, como: desenvolvimento de ações intersetoriais de educação em direitos humanos e respeito à diversidade por meio de campanhas e currículos escolares que abordem os direitos sociais; ampliação da participação dos movimentos sociais LGBTQIA+ nos conselhos de saúde; implementação do protocolo de atenção contra a violência, considerando a identidade de gênero e a orientação sexual; reconhecimento de que todas as formas de LGBTIfobia devem ser consideradas na determinação social de sofrimento e de doença.

Embora não seja exclusividade dos serviços de Atenção Primária à Saúde (APS), esses são equipamentos estratégicos para promover ações comunitárias em saúde, pois estão mais próximos do território geográfico, tendo mais recursos para compreender essas relações. O maior acesso à internet e aos celulares criou um outro espaço de interação comunitária, o ambiente virtual. Esse tem sido especialmente importante para o fortalecimento da comunidade LGBTQIA+, promovendo diálogo, informação e encontros. Entretanto, assim como a comunidade de "carne e osso" promove relações emancipatórias e violências, o mesmo tem ocorrido na internet. *Fake news, cyberbullying*, cancelamentos virtuais dentre outros são dinâmicas de violência, muitas vezes de conteúdo LGBTIfóbico, com repercussões na vida real, como depressão, problemas econômicos, na escola ou trabalho.

LGBTQIA+FOBIA COMO UM DETERMINANTE SOCIAL DE SAÚDE

A violência, o estigma e a discriminação por orientação sexual e identidade de gênero incidem de forma contundente no processo de saúde e doença de pessoas LGBTQIA+. O estigma consiste na ocorrência concomitante de ações, como rotular, estereotipar, separar em categorias e discriminar, que produzem iniquidades em diversos aspectos psicossociais e socioeconômicos[7]. O modelo de estresse de minorias propõe que grupos estigmatizados estão expostos a uma carga excessiva de fatores estressores em decorrência de suas posições sociais[8]. Esses estressores são específicos (no caso das pessoas LGBTQIA+, direcionados a orientação ou identidade de gênero), permanentes (ocorrem ao longo da vida) e socialmente determinados. Os estressores podem ser classificados em três categorias (estressores gerais, distais e proximais) e interagem na determinação de processos de vulnerabilização e resiliência (Figura 1)[8].

Os estressores gerais referem-se àqueles compartilhados pela comunidade geral e estão relacionados ao ambiente e contexto histórico (problemas econômicos, desemprego, falta de saneamento etc.). Os estressores específicos são categorizados em externos/distais e internos/proximais e estão associados ao reconhecimento da pessoa como minoria, ou seja, alguém com características discriminadas e inferiorizadas na dinâmica social, como ser LGBTQIA+, negro, imigrante etc. Quando a comunidade identifica alguém como minoria, essa pessoa enfrenta situações que não são esperadas pela população geral, como sofrer violência ou estigma por "parecer gay". Essas situações são denominadas estressores distais/externos[8].

Já os estressores internos/proximais ocorrem a partir do momento que a pessoa se percebe como LGBTQIA+. Nessa situação, ela pode passar a temer ser rejeitada, ficar preocupada em esconder sua orientação sexual/identidade de gênero, ou internalizar a LGBTIfobia. Entretanto, ao identificar-se como uma minoria, ela também pode desenvolver estratégias de resiliência, enfrentamento da violência e busca de pertencimento comunitário. (Figura 1)[8]. A abordagem comunitária implica em atuar nos determinantes sociais relacionados ao estresse de minorias a fim de promover transformações na dinâmica comunitária, fortalecer e desenvolver maior resiliência da comunidade LGBTQIA+ e reduzir a exposição aos estressores externos[8].

As disparidades em saúde observadas na população LGBTQIA+ não são reflexos de questões psicológicas ineren-

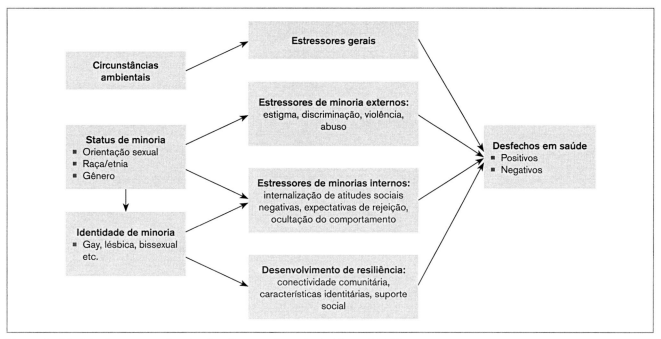

Figura 1 Modelo do estresse de minorias. Fonte: adaptado de Meyer, 2003[8].

tes à experiência LGBTQIA+, mas resultantes do estigma persistentemente direcionado a esses grupos. O estigma atinge esses grupos nos níveis pessoal, interpessoal e estrutural (Figura 2). A experiência como minoria sexual com o estigma pode desencadear processos cognitivos, afetivos, interpessoais e psicológicos que promovem resultados negativos em relação à saúde física e mental, como maior prevalência de ansiedade, depressão, comportamento suicida, abuso de substâncias, maior risco para IST/HIV e transtornos alimentares[9].

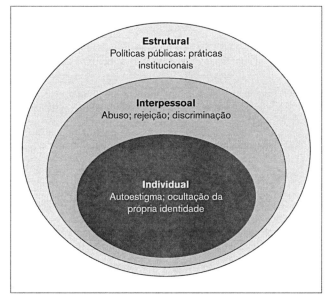

Figura 2 Estigma como uma construção em múltiplos níveis. Fonte: Hatzenbuehler, 2016[9].

Um componente estrutural da perpetuação de iniquidades vivenciadas por pessoas LGBTQIA+ é o acesso a uma atenção adequada à saúde de maneira integral, incluindo as especificidades de suas demandas. De acordo com o dossiê Saúde das Mulheres Lésbicas – Promoção da Equidade e da Integralidade, mulheres lésbicas e bissexuais geralmente não revelam sua orientação sexual ao buscar atendimento e, quando o fazem, comumente notam maior rapidez na consulta[10]. O tema do acesso é também bastante complexo para as pessoas transexuais e travestis. No Rio de Janeiro, por exemplo, estima-se que entre as mulheres trans e travestis, apenas 49,4% obteve acesso a cuidado médico em um período de 6 meses; apenas 15,9% teve acesso a cuidados específicos para modificação corporal; 32,3% realizou enchimento de partes moles e, dentre essas, 93,3% o fizeram de forma clandestina; e 56,8% faziam uso de hormônios e, dentre essas, 87% o faziam sem seguimento formal em saúde[11].

Dentre os diversos processos de vulnerabilização da população LGBTQIA+, destaca-se no cenário brasileiro a violência contra esses grupos, atingindo especialmente transexuais e travestis. Levantamento do projeto *Transrespect versus Transphobia Worldwide*[12] traz o Brasil como o país em que mais pessoas trans são assassinadas em todo mundo, sendo 325 assassinatos de janeiro de 2008 a dezembro de 2011. Há que se considerar ainda que o registro desses dados ainda conta com precária sistematização e são provavelmente subnotificados. As biografias das pessoas trans e travestis são frequentemente atravessadas por uma violência que é estrutural, uma necropolítica trans capaz de produzir ininterruptamente morte física e simbólica (apagamento, exclusão, cidadania precária)[13].

A própria dificuldade no levantamento de informações sobre orientação sexual e identidade de gênero nos sistemas de informação (como registro de violências, censos demográficos e prontuários) e o seu cruzamento com dados sobre idade, raça/cor e classe social são aspectos estruturais da determinação social que produzem vulnerabilização e iniquidades e dificultam o planejamento da abordagem comunitária[14].

ABORDAGEM COMUNITÁRIA NA ATENÇÃO PRIMÁRIA À SAÚDE

A orientação comunitária é um atributo da APS que potencialmente pode diminuir as iniquidades sociais e seus efeitos adversos sobre a saúde LGBTQIA+. Para atingir seus objetivos, é preciso que os profissionais conheçam as necessidades de saúde LGBTQIA+ em determinado território, tenham inserção comunitária onde essas pessoas vivem e circulam e realizem intervenções culturalmente competentes[15].

No contexto brasileiro, a Estratégia de Saúde da Família (ESF) é o modelo prioritário de reorganização da rede de assistência à saúde visando a consolidação dos princípios do Sistema Único de Saúde (SUS)[16]. Prevê uma equipe de saúde com médico, enfermeiro, técnicos de enfermagem e agentes comunitários de saúde (ACS) que são responsáveis por garantir acesso e acompanhar as pessoas de um determinado território específico ao longo do tempo de forma integral. Essa inserção permanente e a vinculação com os ACS (que são moradores no próprio território) favorece a abordagem comunitária, pois facilita o conhecimento sobre a comunidade e seus valores, o levantamento de dados epidemiológicos e ambientais e avaliação *in loco* das intervenções coletivas.

Há poucos estudos que investigaram o benefício de intervenções comunitárias no âmbito da APS para a promoção de saúde e superação das disparidades vivenciadas pela população LGBTQIA+. Algumas evidências, porém, demonstram que intervenções no nível comunitário que combatam o estigma social podem trazer bons resultados na prevenção de suicídio, abuso de substâncias e crimes LGBTIfóbicos. Dentre essas, destacam-se ações *antibullying* em escolas, campanhas publicitárias, leis antidiscriminação, ações que promovam aceitação da orientação sexual/identidade de gênero entre familiares, estratégias de promoção de cidadania e empoderamento em relação aos direitos, entre outras[17,18].

Tabela 1 Abordagem comunitária e saúde LGBTQIA+[19]

Etapas da abordagem comunitária	Questões específicas LGBTQIA+
Territorialização e mapeamento	A equipe define e cartografa seu território de atuação a fim de identificar grupos, famílias e indivíduos expostos a riscos e vulnerabilidades. As ACS devem estar sensibilizados para identificar locais de frequentação LGBTQIA+, lideranças e grupos comunitários que acolhem a diversidade sexual e de gênero. Situações de vulnerabilidade, como existência de instituições com discursos LGBTIfóbicos podem ser mapeadas
Adscrição de clientela e cadastro	Ocorre o cadastro da população. Informações sobre identidade de gênero, orientação sexual e nome social devem ser previstas nos formulários e os profissionais adequadamente preparados para perguntar. Esse cadastro demográfico deve ser mantido atualizado e analisado junto com outras informações sobre idade, raça e renda. Mais informações, ler Capítulo 19 – "Acesso e organização dos serviços de saúde"
Diagnóstico de saúde da comunidade	Realiza-se o levantamento de dados sobre a situação de saúde da comunidade. A equipe deve estar treinada sobre abordagem da diversidade sexual e de gênero e considerar estratégias para captar a população LGBTQIA+, uma vez que um dos principais desafios é sua dificuldade de acesso aos serviços devido a experiências anteriores de LGBTIfobia
Estímulo à participação e controle social	Busca-se mobilizar a participação da comunidade. Lideranças LGBTQIA+ podem ser convidadas a se envolverem com os conselhos de saúde e estabelecer de parcerias com organizações LGBTQIA+ para atividades comunitárias
Organização de ações de promoção de saúde	Realizam-se ações para promoção da saúde, como campanhas, grupos educativos ou articulações comunitárias. Essas atividades podem ou não estar voltadas especificamente para LGBTQIA+. A temática da diversidade sexual e de gênero pode ser incluída em ações já realizadas na UBS, como grupos de adolescentes, gestantes etc. Para atingir pessoas que não frequentam o serviço, pode-se divulgar convites na página da equipe de saúde na rede social, compartilhar avisos por WhatsApp para os pacientes, distribuir folhetos pelos ACS direcionados à população LGBTQIA+ e realizar as atividades fora do serviço de saúde, em espaços comunitários, como escolas e associações
Identificação dos serviços de referência no nível secundário e terciário	É papel da APS articular a construção de uma rede de saúde que responda às necessidades de sua comunidade, incluindo problemas específicos ou mais prevalentes na população LGBTQIA+. A partir do levantamento de dados e dos casos atendidos, a UBS, junto ao gestor, deve estabelecer parcerias e comunicação com serviços de referência. Um exemplo são a construção de redes para reprodução assistida e cirurgias de modificações corporais para pessoas LGBTQIA+, frequentemente inexistentes
Monitoramento dos indicadores de saúde do território-população de abrangência	As informações produzidas sobre a comunidade devem ser acompanhadas sistematicamente para a análise da situação de saúde e reavaliação do planejamento local. A inexistência ou baixo número de pacientes LGBTQIA+ pode indicar que essas pessoas ainda estão invisibilizadas ou que não estão acessando o serviço, levando a necessidade de novas ações

ACS: agentes comunitários de saúde; APS: atenção primária à saúde; UBS: unidade básica de saúde.

Após a definição do território geográfico que será responsabilidade da equipe de saúde, a abordagem comunitária passa pelas etapas descritas no Tabela 1 que são realizadas de forma interdependente. A coluna da direita oferece exemplos de ações relacionadas à diversidade sexual e de gênero em cada etapa.

Quadro 1   Caso: Luana

Luana é uma mulher trans negra e tem 26 anos. Decidiu vir à UBS, pois deseja passar por uma consulta para orientações sobre hormonização. Ela já utiliza pílulas anticoncepcionais que foram indicadas por outras colegas com quem mora. O médico Lucas, homem cis branco a atende e pensa que isso seria um desafio, pois ele nunca orientou sobre hormonização e não conhece um serviço para encaminhá-la. Lucas repara arranhões e hematomas e questiona o que houve. Luana diz que, por ser trabalhadora sexual, essa é uma situação corriqueira. Ao ser perguntada sobre boletim de ocorrência, responde: "O que adianta, doutor? Sempre vão culpar a gente e dizer que eu roubei algo. Nunca acreditam na gente." Após algum tempo, Luana diz que foi expulsa de casa aos 18 anos. Seus pais são muito religiosos e não aceitam a situação. Sofreu diversas agressões físicas e verbais antes fugir de casa e não mantém contato com a família. Hoje mora com três colegas trans em um pequeno apartamento na área da UBS.

Sugestão de abordagem

Antes de definir uma ação, o profissional precisa refletir porque ele não conhecia, até aquele momento, Luana nem o grupo de mulheres trans que moram com ela, embora o apartamento esteja no seu território. Elas estariam sendo acompanhadas pela ACS da microárea correspondente? Quais seriam os determinantes daquela situação de violência e dificuldade de acesso? Aquela situação poderia alertar que outras pacientes trans do território não estão acessando o serviço? Quantas pessoas LGBTQIA+ existem na área de adscrição que talvez vivenciem tamanha vulnerabilidade? A hormonização poderia ser realizada ali na própria UBS ou deveria ser encaminhada para serviços especializados? Como a abordagem comunitária na APS poderia trazer respostas a essas necessidades?

COMO FAZER: INSERÇÃO COMUNITÁRIA, DIAGNÓSTICO DA SITUAÇÃO DE SAÚDE E ARTICULAÇÃO INTERSETORIAL

Inserção comunitária

A inserção comunitária diz respeito a aprender o modo de vida de uma comunidade. É um processo contínuo de identificação e interação com os diversos grupos, instituições, religiosidades e organizações políticas que atuam em determinado território[20]. Grupos LGBTQIA+ podem ter importante papel na dinâmica comunitária local e merecem atenção das equipes de saúde.

A competência cultural é a capacidade de conhecer e articular elementos culturais em prol das pessoas e suas comunidades. Isso implica sensibilidade e humildade para identificar valores e concepções culturais (o que inclui a sexualidade e o gênero) que podem ser diferentes daquelas do profissional[21].

Além da escuta atenta e empática, por exemplo, uma pessoa cis heterossexual pode desenvolver sua competência cultural por meio da leitura de livros e filmes sobre histórias LGBTQIA+, conhecer ambientes frequentados por essas pessoas e estar atento a como a comunidade atendida lida com a diversidade e a LGBTIfobia. Isso amplia a capacidade de conhecer e valorizar vivências que podem ser diferentes das do profissional.

Um relato de experiência na abordagem de travestis, no bairro da Lapa, no Rio de Janeiro apresenta aspectos relevantes sobre como realizar a aproximação de uma equipe de saúde a um grupo minoritário[22]. Destaca-se nessa experiência a construção de vínculo por meio de uma postura dialógica da equipe e da disponibilidade em realizar uma escuta qualificada. Uma das estratégias utilizadas foi estar presente nos locais habitualmente ocupados por esses grupos. As visitas domiciliares sistemáticas e contínuas aos casarões em que moravam as travestis foram centrais para a construção de um vínculo inicial com a equipe, uma vez que havia grande resistência por parte das mesmas em frequentarem a unidade de saúde para consultas agendadas ou outros procedimentos. É comum que pessoas LGBTQIA+ sintam-se receosas em buscar um serviço. Muitas vezes isso se deve ao fato de já terem sofrido alguma violência LGBTIfóbica nesses espaços de cuidado[23]. Portanto, o movimento ativo de aproximação por parte de profissionais em locais que sejam seguros e habituais a essas pessoas parece resultar em uma vinculação efetiva à equipe.

Uma segunda ação foi sensibilizar e capacitar a equipe de saúde e comunidade sobre as questões de diversidade sexual e de gênero, visando tornar o serviço de saúde um espaço acolhedor para pessoas LGBTQIA+. Na experiência relatada, além da aproximação através de visitas domiciliares, foram colocados cartazes na UBS que abordavam o preconceito sobre identidade de gênero, realizadas ações educativas na sala de espera, debates com a comunidade sobre sexualidade e sessões de cinema com filmes que promovessem discussão sobre a temática.

A construção de mecanismos para favorecer o acesso à UBS e a outros níveis de atenção foi fundamental. Flexibilizar a agenda com oferta de atendimento imediato e a pactuação com gestores locais de fluxos próprios de encaminhamento para outros serviços foram ações que facilitaram a vinculação de travestis à equipe de saúde.

A inserção comunitária, portanto, se inicia antes do usuário entrar na instituição e não termina quando ele sai do prédio. O serviço de saúde é mais acessado quando as pessoas o reconhecem como um equipamento que responde às suas necessidades. Nesse sentido, as campanhas publicitárias em saúde são fundamentais, pois oferecem narrativas e imagens sobre o que é o serviço e a quem se destina. Por isso, precisam incluir a diversidade sexual e de gênero em suas mensagens, evitando reproduzir estereótipos e invisibilizar a população LGBTQIA+. As campanhas de infecções sexualmente transmissíveis (IST), por exemplo, devem incluir meios de prevenção para além do uso preservativo pênis-vagina e aquelas direcionadas ao combate da violência familiar, aspectos da violência entre casais homotransafetivos e LGBTIfobia.

Diagnóstico da situação de saúde

Para humanizar o acolhimento nos serviços, é preciso conhecer as necessidades e vulnerabilidades específicas da população LGBTQIA+[24] O diagnóstico de saúde inclui a coleta e análise de dados sociodemográficos e de condições de saúde, detalhando faixa etária, naturalidade, escolaridade, comorbidades, hábitos alimentares e perfil de demanda[25]. Ter informações consistentes sobre as necessidades de saúde de um grupo minoritário, conhecer suas demandas prioritárias e qual a oferta de serviços e capacidade de atendimento para responder a essas necessidades são fundamentais para o planejamento de políticas e ações de saúde[25]. Apesar de sua condição de vulnerabilidade, a população LGBTQIA+ não está abarcada dentre os grupos classicamente priorizados pelas políticas de APS (p. ex., gestantes, pessoas idosas, com hipertensão, com diabetes, crianças etc.). Portanto, cabe às próprias equipes ativamente incluir aspectos sobre diversidade sexual e de gênero no processo diagnóstico de sua comunidade.

Uma das fragilidades na produção de informações sobre a população LGBTQIA+ está na coleta de dados durante o cadastramento de pessoas nas UBS e na notificação de agravos. É comum não se perguntar, fazer suposições ou generalizações quanto à orientação sexual e identidade de gênero e realizar um registro inadequado[26]. Isso tem grave consequência, como o apagamento de informações sobre a população LGBTQIA+ na formulação de políticas e pesquisas em saúde[27]. No contexto da atuação local das equipes de saúde, a qualificação da coleta desses dados é um dos primeiros passos para a construção de um diagnóstico comunitário que se preocupa em trazer a visibilidade das minorias sexuais.

Algumas barreiras para a coleta de dados sobre identidade de gênero e orientação sexual são a linguagem heteronormativa, a linguagem corporal fechada e pouco amigável e a presença de símbolos religiosos no ambiente. Por outro lado, fatores facilitadores são a linguagem inclusiva, a linguagem corporal aberta e acolhedora e cartazes e adesivos no ambiente com referências LGBTQIA+ ou de defesa dos direitos humanos[28]. Em relação à coleta de dados sobre identidade de gênero, uma das propostas para tornar essa tarefa mais adequada é a utilização do método em "dois passos", perguntando sobre a identidade de gênero e o sexo atribuído ao nascimento. Essa pode ser utilizada na visita de cadastro da ACS, no registro de profissionais da recepção, ou na consulta. Cuidado especial deve ser dado ao sigilo na UBS e prontuários. Algumas pessoas podem ter receio de expor sua intimidade e sexualidade a profissionais de saúde da UBS, pois temem uma "saída do armário" contra sua vontade ou por não desejarem que isso seja revelado à ACS, que também é parte da comunidade. Para mais informações ler o Capítulo 19 – "Acesso e organização dos serviços de saúde" e o Capítulo 21 – "Anamnese e exame físico: comunicação afirmativa".

O uso isolado dos dados já disponíveis nos sistemas de informação para o diagnóstico de saúde pode mascarar as desigualdades, às vezes gritantes, nas condições de vida e saúde de alguns grupos minoritários. Para minimizar esse problema, o diagnóstico da situação de saúde pode incluir em sua metodologia várias fontes de informação, inclusive com métodos qualitativos, como observação de campo e entrevista com informantes-chave[25]. Essas podem favorecer o reconhecimento e a aproximação das demandas de grupos minoritários que são geralmente invisibilizados.

Articulação intersetorial e entre os níveis de atenção à saúde

Uma estratégia que facilita o acesso aos serviços é a articulação do setor da saúde com outros equipamentos sociais. Os equipamentos de saúde, em especial as UBS, devem conhecer os equipamentos sociais de cada região, de que maneira podem ser acessados, e a quais questões podem responder, acionando-os de acordo com a necessidade de cada situação. A Tabela 2 oferece um mapeamento dos principais equipamentos sociais que podem ser articulados numa rede intersetorial de cuidados LGBTQIA+.

O ecomapa comunitário é um instrumento útil para identificar recursos do território. Na Figura 3, está exemplificada uma das formas de construção de um ecomapa comunitário.

Nessa técnica, o profissional desenha um círculo com a pessoa ou a população minoritária para a qual será construído o ecomapa (no exemplo da Figura 3, foi a população transexual). Na segunda etapa, o círculo é dividido em segmentos que representam setores diferentes da sociedade (como educação, saúde, moradia, justiça e outros). Em reunião de equipe, ou com a comunidade, pergunta-se quais são os equipamentos sociais existentes em cada setor; por exemplo, no setor "Renda e Emprego" foram indicados "Capacitrans", "CRAS" e outros. Os equipamentos que ficam desenhados mais próximos do centro do círculo mantêm uma relação mais próxima da pessoa ou grupo analisado, enquanto os equipamentos mais para a periferia do círculo têm relações mais distantes ou frágeis. Como resultado, o ecomapa permite diagnosticar a rede de equipamentos que se relaciona com a pessoa/grupo, quais os setores vazios ou mais articulados, e que serviços poderiam ser acionados na construção de uma abordagem comunitária intersetorial[29].

EDUCAÇÃO EM SAÚDE

A educação em saúde foi introduzida no Brasil na década de 1920 pelas elites econômicas e políticas, reproduzindo o modelo europeu que fora desenvolvido após a revolução industrial e que tinha caráter higienista, etnocêntrico, cis heterocentrado e voltado para a manutenção de uma mão-de-obra "saudável" que fosse capaz de manter as relações econômicas de concentração da riqueza[30]. Esse modelo, baseado no discurso hegemônico da época, via o processo de saúde-adoecimento como algo puramente biológico, refutando os saberes e modos de viver e cuidar das populações, vistos como algo místico e não científico. Esse contexto abriu espaço para práticas extremamente nor-

Tabela 2 Rede de cuidado intersetorial LGBTQIA+

Acolhimento a situações de vulnerabilidade	Serviços de acolhimento e assistência social para pessoas em situação de violência, risco de violência ou de extrema vulnerabilidade social, incluindo abrigos para pessoas em situação de rua. (ver Capítulo 33 – "Abordagem de pessoas LGBTQIA+ em situações específicas de vulnerabilidade")
Cultura	Centros culturais e museus da diversidade. Bibliotecas costumam promover debates e encontros entre artistas, exposição de peças de teatro e valorizar temáticas LGBTQIA+
Convivência e geração de renda	Centros de convivência da diversidade sexual e de formação para o trabalho podem ampliar a inserção profissional das pessoas LGBTQIA+
Segurança	Serviços policiais, com destaque para delegacias especializadas em crimes contra a população LGBTQIA+ e Delegacia da Mulher. Na ausência deles, as delegacias comuns devem receber as queixas e precisam estar preparadas para acolher a diversidade sexual e de gênero
Assistência jurídica e cartorial	Serviços de assistência jurídica para apoio em situações de LGBTIfobia, adoção por casais homotransafetivos, problemas com a mudança de registro civil. Cartórios também podem orientar sobre alguns procedimentos
Educação	Pessoas LGBTQIA+ tem, em média, menor escolaridade que a população geral, em especial trans e travestis pela maior evasão escolar devido ao *bullying*. A articulação dos serviços de saúde com a escola, por meio do Programa Saúde na Escola, pode abordar esse tema em atividades educativas, além de receber encaminhamentos e participar do cuidado de crianças e adolescentes em sofrimento. Para situações em que já houve o abandono, os Centros de Educação de Jovens e Adultos podem contribuir para que as pessoas completem sua formação e ampliem seus repertórios de vida, trabalho e cidadania
Coletivos e organizações não governamentais	Organizações não governamentais, coletivos e outras formas de organização do movimento social devem ser mapeadas. Elas podem oferecer suporte de diferentes tipos, promover encontros reflexivos sobre ser LGBTQIA+, organizar e apoiar eventos de visibilidade e de luta por direitos

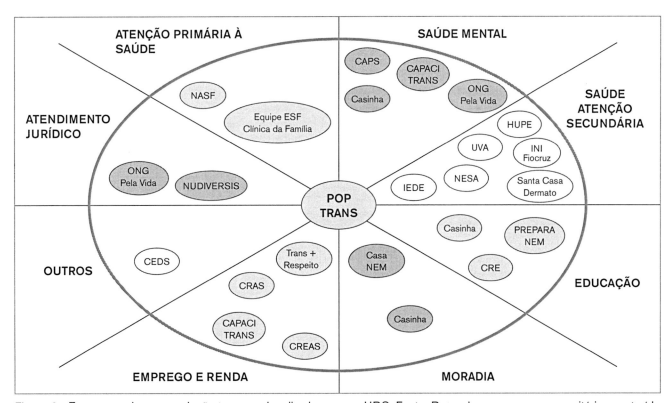

Figura 3 Ecomapa sobre a população transexual realizada em uma UBS. Fonte: Baseado no ecomapa comunitário construído no Programa de Residência em Medicina de Família, em Comunidade da Universidade do Estado do Rio de Janeiro (UERJ) para articulação de uma rede de cuidado às pessoas trans. Reuniões contaram com o apoio da Coordenadoria Especial de Diversidade Sexual do município do Rio de Janeiro (CEDS Rio) e com a participação de representantes de diversos setores afins.
Siglas: CAPACITRANS: projeto social de capacitação profissional; Casinha: ONG; CEDS: coordenadoria especial da diversidade sexual (parte da Casa Civil do município do Rio); CRAS: centro de referência de assistência social; CRE: Coordenadoria Regional de Educação; CREAS: centro de referência especializado de assistência social; ESF: estratégia de saúde da família; Iede: instituto estadual de diabetes e endocrinologia Luiz Capriglione; HUPE: Hospital Universitário Pedro Ernesto; INI Fiocruz: Instituto Nacional de Infectologia Evandro Chagas (Fiocruz); NASF: núcleo de apoio à saúde da família; NESA: núcleo de estudos da saúde do adolescente; Nudiversis: Núcleo de defesa dos direitos homoafetivos e diversidade sexual (defensoria pública do RJ); Prepara NEM: pré-vestibular voltado para a população trans; Trans+respeito: programa de empregabilidade dentro da CEDS Rio; UVA: ambulatório da universidade Veiga de Almeida.

matizadoras que, na segunda metade do século XX, com o advento do complexo médico-industrial e seus interesses econômicos, culminou com o entendimento da saúde como mudanças individuais de atitudes, além do consumo de bens e tecnologias de saúde[30]. Alguns exemplos eram práticas educativas voltadas à padronização do comportamento por meio da puericultura, da saúde reprodutiva e sexual das mulheres e da prevenção de IST, sempre na perspectiva cis heterossexual.

No contexto de repressão social durante a ditadura militar no país, principalmente nas décadas de 60 e 70, os primeiros passos para a organização social dos LGBTQIA+ são dados. Nessa época surgem alternativas a esse modelo higienista, sendo a Educação Popular em Saúde a mais representativa[31]. Tendo como base as propostas de Paulo Freire para uma nova educação emancipatória, na década de 1970, a educação popular consolida-se pela aproximação do saber popular em diversos setores, por meio da articulação de partidos políticos clandestinos, movimentos sociais e os movimentos eclesiais de base da igreja católica[30,32]. Na década de 1980, as ações educativas e de prevenção em torno da aids trazem a temática da diversidade sexual e de gênero para dentro das ações educativas numa perspectiva mais emancipatória e dialógica com o movimento LGBTQIA+.

Pode-se afirmar que saúde e educação são temas intrinsecamente relacionados. Sem o processo educativo a saúde dificilmente seria resolutiva e não conseguiria decodificar os saberes científicos em algo palpável para as pessoas[33]. Salienta-se que existem diferentes modos de fazer educação em saúde, sendo as metodologias participativas as mais adequadas para os serviços assistenciais (Tabela 3)[34].

É válido destacar que o pensamento freireano e o Movimento de Educação Popular se coadunam à luta e resistência das pessoas LGBTQIA+ na medida que pautam a humanização, a libertação, a emancipação, o diálogo e o modo integrado de estar no mundo. Esses objetivos são propostos a partir da construção de uma consciência crítica e da preservação da capacidade criadora dos sujeitos. Do contrário, cria-se uma acomodação, um ajustamento que suprime liberdades e reforça opressões[36].

TRABALHO COM GRUPOS E EDUCAÇÃO POPULAR

Um marco da história de grupos na saúde foi o ambulatório de tisiologia de Joseph Pratt, em Boston, em 1905, que, pressionado pela demanda, reunia os pacientes para prescrever algumas medidas higienistas. Nesse processo, observou-se que o convívio dos pacientes os tornava mais corajosos e otimistas, com melhora do seu quadro clínico[36]. Percebe-se, assim, alguns elementos importantes do processo grupal, como a convivência, o reconhecimento entre iguais e a interação, que têm impacto na saúde, principalmente entre aqueles isolados, estigmatizados e minorizados, o que pode incluir as pessoas LGBTQIA+. Tais observações levaram a empregar a técnica em outros serviços de saúde até hoje.

Em muitos dos grupos tradicionais, é utilizada uma educação chamada de Educação Bancária, definida como transmissão passiva de conhecimentos para um "corpo vazio". O professor/profissional de saúde, dono do conhecimento, "deposita-os" no educando/paciente que os recebe passivamente, sem contestá-lo. Nesse processo, é negado o conhecimento prévio dos educandos e muitas vezes as informações recebidas estão dissociadas de sua realidade[37].

A Educação Popular em Saúde ou Movimento Popular em Saúde constituem-se um referencial para a realização de traba-

Tabela 3 Enfoques educativos das metodologias participativas na saúde LGBTQIA+

Enfoque educativo	O educador é sujeito da ação. Objetiva que o usuário compreenda seus riscos para realizar uma escolha informada. O educador explora as crenças e valores dos usuários. Por exemplo: compreender o que a pessoas trans conhecem sobre o uso de hormônios, informar qual o tempo esperado para as modificações corporais e quais seriam os hormônios e dosagens adequadas, além de possíveis efeitos colaterais.
Enfoque preventivo	É a mais utilizada pelos serviços de saúde. O sujeito da ação é o educador e visa mudanças individuais de comportamento dentre os usuários, com o objetivo de afastar os riscos à saúde. A estratégia utilizada é a persuasão. Por exemplo: recomendar a vacina de hepatite A para homens cis gays adultos. Diferente da estratégia educativa, o sucesso é medido pela adesão à vacina, mesmo que a pessoa não tenha clareza sobre os meios de transmissão sexual da hepatite A.
Enfoque de desenvolvimento pessoal	Aproxima-se do enfoque educativo, mas tem o objetivo de desenvolver a personalidade dos indivíduos e competências que o ajudem a ter maior controle de suas vidas. Também está centrado na figura do educador. O método clínico centrado na pessoa encontra seu paralelo nesse enfoque. Por exemplo: elaborar junto com a pessoa LGBTQIA+ estratégias e resiliência para lidar com situações de violência devido à orientação sexual ou de gênero.
Enfoque radical	Os enfoques anteriores visam intervenções no plano individual. Já o enfoque radical tem o objetivo de transformar as condições sociais geradoras de agravos, dialogando com o conceito de determinação social do processo de saúde-adoecimento. A mudança buscada visa superar a realidade, a condição de oprimido, o contexto de violações de direitos. Os educadores e educandos são sujeitos politicamente ativos na conquista pelo direito à saúde, pela autonomia e emancipação. É o enfoque mais adequado para o contexto das pessoas LGBTQIA+. Por exemplo: promover ações com lideranças-chave da comunidade para combater a LGBTIfobia.

lhos em grupos em saúde balizadas pelo princípio de que mesmo as pessoas mais oprimidas e marginalizadas possuem um saber acumulado rico em experiências para uma "busca criativa" de como melhorarem suas próprias vidas. Esse saber deve ser muito valorizado, assim como colocado como parte integrante do "fazer educativo" pelo profissional de saúde[31].

Paulo Freire, em 1992, destaca que "a principal implicação de reconhecer que ninguém está só é a de saber ouvir e que os diálogos entre profissionais são capazes de gerar o reconhecimento das pessoas da comunidade como sujeitos ativos, gestores da sua vida e, consequentemente, do seu processo saúde-doença. Isso diminui a assimetria do poder do profissional, incentivando a autonomia dos sujeitos, o que é especialmente importante ao trabalhar com grupos que historicamente sofrem violências institucionais"[37].

Os grupos em saúde voltados para a população LGBTQIA+, ao invés de procurar difundir comportamentos e conceitos, devem ser capazes de problematizar abertamente o que está incomodando e oprimindo. A teoria se constrói a partir da prática e não sobre a prática. A educação em saúde deixa de ser algo estático, sendo influenciada e capaz de influenciar transformações sociais. Suas principais vantagens estão no Quadro 2.

Quadro 2 Vantagens do grupo com a população LGBTQIA+

- Facilita a construção coletiva do conhecimento.
- Permite trocas de experiências entre os participantes.
- É um espaço de reflexão e suporte.
- Promove conhecimento de novas realidades, tanto para o usuário quanto para o facilitador.
- Permite a construção coletiva de soluções.
- Possibilita a quebra da relação vertical entre o usuário e facilitador.
- Possibilita aumentar o vínculo com melhora nos resultados do manejo clínico.
- Facilita a compreensão da problemática pela equipe de saúde, que às vezes são difíceis de perceber no atendimento individual.
- Facilita que as dimensões sociais do problema de saúde sejam explicitadas e aprofundadas.
- Contribui para fortalecer a cidadania e uma cultura organizativa numa comunidade por meio da valorização dos espaços educativos coletivos.

Fonte: Ceccim, 2004[38].

Uma preocupação comum no planejamento dos grupos sobre LGBTQIA+ é como convidar e acessar o público-alvo, se essas pessoas se sentiriam confortáveis em expor sua sexualidade e participar de um grupo específico, ou se seria melhor abordar a temática num grupo geral. Não existe uma única resposta e a metodologia dependerá do contexto e dos objetivos do grupo. O Quadro 4 apresenta um caso real de dinâmicas que foram utilizadas na abordagem grupal de pessoas trans numa comunidade do Rio de Janeiro. Essa atividade formou-se inicialmente como um espaço para a escuta de demandas de saúde. Conforme o grupo ocorria, foi formada uma rede de apoio entre participantes que transcendia os muros da unidade ou o tempo do grupo. Tratava-se de um grupo aberto para qualquer pessoa trans e de frequência mensal. O grupo possuía um compromisso com sigilo preconizado para as atividades de grupo. As dinâmicas aqui descritas visam compor um repertório de opções a serem reproduzidas em outros grupos.

Além de buscar um referencial teórico adequado, para construir um espaço dialógico, as atividades em grupos devem ser planejadas. Uma metodologia muito usada é a 5W2H[39] (Quadro 3).

Quadro 3 Método 5W2H para planejamento do grupo

O que (*What*) deve ser feito?
Por que (*Why*) deve ser implementado?
Quem (*Who*) é o responsável pela ação, quem são os participantes?
Onde (*Where*) deve ser executado?
Quando (*When*) deve ser implementado?
Como (*How*) deve ser conduzido?
Quanto (*How much*) vai custar a implementação?

Fonte: Ministério da Saúde[39].

SAÚDE NA ESCOLA

Associações regionais de defesa da população LGBTQIA+ e promotores de justiça levantaram dados que mensuram a taxa de evasão escolar em pelo menos uma vez na vida da população trans entre 70-85%[39]. Em pesquisa feita pela Associação Brasileira de Lésbicas, Gays, Bissexuais, Travestis, Transexuais e Intersexos (ABLGBT)[40], com a participação de 1.016 pessoas, 45% dos estudantes afirmam já terem se sentido inseguros no ambiente escolar devido a sua identidade de gênero e orientação sexual. Esses dados mostram o grande potencial do Programa de Saúde na Escola (PSE), bem como da atuação da APS como agentes modificadores dessa realidade. Instituído por meio do Decreto n. 6.286[41], de 5 de dezembro de 2007, o PSE, apesar de apresentar grande preocupação com a saúde sexual e reprodutiva de adolescentes e jovens, não foca no combate à LGBTIfobia ou na garantia aos direitos LGBTQIA+. Cabe aos profissionais de saúde, portanto, compreenderem o desafio ético que se impõe em abordar a saúde integral LGBTQIA+ no contexto escolar.

Além da evasão escolar, pautas importantes de abordagem são a determinação binária de utilização dos banheiros[42], o *bullying* e o risco de suicídio. Estudo americano mostra que políticas *antibullying* para escolas que pautam especificamente a discriminação contra pessoas LGBTQIA+ estão ligadas a menores taxas de suicídio nesses jovens[17], demonstrando a relevância na integração dos setores educação e saúde para a prevenção e a promoção da saúde da diversidade sexual e de gênero.

PARTICIPAÇÃO POPULAR E CONTROLE SOCIAL

A participação comunitária é uma das diretrizes organizativas do SUS assegurada pela Constituição Federal e regulada

Quadro 4 Exemplos de metodologias na abordagem grupal LGBTQIA+

Um corpo trans no mundo: a partir do desenho do contorno de um corpo de uma pessoa colocada no chão, foi sugerido que as participantes trans colocassem do lado de dentro do desenho o que desejavam para seu corpo e, do lado de fora do contorno, o que desejavam para o mundo que vivem. Essa dinâmica permitiu reconhecer os desejos parecidos entre as participantes e que formavam a singularidade de um corpo que era diferente do outro. A atividade proporcionou a sensação de pertencimento e alteridade.

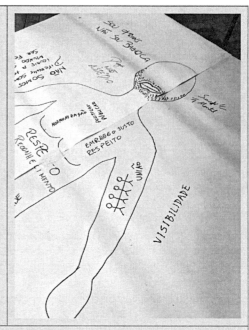

Setembro amarelo: No Brasil, os meses ganham campanhas de sensibilização associadas às cores, sendo o mês de setembro relacionado à prevenção do suicídio, que também é um problema de saúde prevalente entre as pessoas LGBTQIA+. A atividade solicitava que os participantes do grupo usassem o receituário branco de controle especial, habitualmente usado para medicações psicotrópicas, para prescreverem o que identificavam como importantes para melhorar sua saúde mental. Foram prescritas poesias, autoestima e outras medidas não farmacológicas. Isso possibilitou discutir sobre a concepção ampliada de saúde e sobre os determinantes sociais envolvidos no processo saúde-doença.

Outubro é rosa, novembro é azul e eu? Numa perspectiva binária de gênero, as campanhas nacionais de sensibilização do mês de outubro estão destinadas à saúde das mulheres, e as do mês de novembro aos homens. Na atividade realizada com pessoas trans, foram discutidas quais as ações de prevenção e promoção da saúde para essa população. Além da oferta de informações trazidas pelos profissionais, foram problematizadas as perspectivas binárias e excludentes das campanhas preventivas.

Fonte: Programa de Residência em Medicina de Família e Comunidade – UERJ, 2018. Elaborados pelos próprios autores.

pela Lei n. 8.142/90[43]. A participação popular deve acontecer mediante a atuação dos segmentos sociais organizados nas Conferências e nos Conselhos de Saúde, nas três esferas de governo, e pela participação em colegiados de gestão nos serviços de saúde. Essa diretriz visa a construção de uma democracia participativa em que a população influencia, avalia e fiscaliza a execução das políticas de saúde[44]. Existem inúmeras dificuldades na implantação desse modelo de democracia participativa. Porém, garantir a ocupação das diversas instâncias do controle social com representatividade da população LGBTQIA+ capaz de pautar suas demandas específicas é fundamental para o fortalecimento da atenção à saúde das minorias sexuais e de gênero no cenário brasileiro[14].

No âmbito da saúde, o papel dos movimentos sociais LGBTQIA+ na articulação com o governo e a ocupação dos conselhos de saúde foram fundamentais para a implementação do Processo Transexualizador e da Política Nacional de Saúde Integral de Lésbicas, Gays, Bissexuais, Travestis e Transexuais[45,46]. Cabe, portanto, aos profissionais de saúde, principalmente na APS, ocupar, como também, mobilizar essas pessoas e coletivos ligados ao movimento social, a fim de que ocupem os colegiados, os conselhos, os comitês técnicos de saúde LGBQTIA+ entre outros espaços de interlocução da população com a gestão da saúde.

CONSIDERAÇÕES FINAIS

A abordagem comunitária é uma prática viva influenciada pelo contexto organizacional e sociopolítico. Deve ser priorizada na abordagem da saúde das pessoas LGTBQIA+, principalmente nos serviços de APS, pois fortalece os laços de suporte comunitários e pode promover transformações nos determinantes sociais do processo saúde-doença, como a LGBTIfobia. A percepção da existência de grupos temáticos LGBTQIA+ nas UBS e a existência de redes de apoio facilita que pessoas LGBTQIA sintam-se mais seguras para "sair do armário", o que pode ser um fator de resiliência e melhoria da qualidade de vida.

Uma das principais ferramentas da abordagem comunitária é o diagnóstico situacional que possibilita o planejamento das ações da equipe de saúde por meio de dados epidemiológicos, observação em campo e entrevista com lideranças-chave. Quesitos como orientação sexual e identidade de gênero devem fazer parte dos formulários e os profissionais devem estar atentos a como aparecem nas entrelinhas do cotidiano a LGBTIfobia e nas questões relacionadas com sexualidade e gênero. A Educação Popular, na perspectiva freireana, deve orientar as práticas educativas para além do repasse de informações. O processo educativo na saúde deve ter como compromisso ético a valorização dos saberes diversos e a promoção do diálogo emancipatório e solidário.

Erros comuns	Como evitá-los
Ignorar e não realizar atividades voltadas à população LGBTQIA+ na abordagem comunitária.	Identificar necessidades de saúde da população LGBTQIA+ na comunidade, planejar e executar atividades comunitárias voltadas às pessoas LGBTQIA+.
Presumir respostas ou ignorar informações sobre orientação sexual e identidade de gênero no cadastro dos pacientes.	Prever quesitos sobre gênero designado ao nascimento, identidade de gênero e orientação nos formulários e treinar os profissionais para coleta adequada de dados com linguagem aberta e inclusiva.
Desconsiderar a complexidade e os determinantes sociais da saúde das pessoas LGBTQIA+ e realizar uma abordagem exclusivamente biomédica.	Identificar os determinantes sociais e dinâmicas do estresse de minorias e articular a saúde com outros setores a fim de responder às demandas da população LGBTQIA+ na construção de uma saúde integral, realizando o mapeamento de recursos no território e trabalhando em rede.
Ter postura prescritiva, autoritária e cis heteronormativa ao realizar ações de educação em saúde.	Utilizar referenciais da educação popular para planejar trabalhos em grupos.

Material complementar

- Sobre a metodologia de estimativa rápida participativa, uma das ferramentas para diagnóstico da situação de saúde em APS: Campos FCC, Faria HP, Santos MA. Planejamento e avaliação das ações em saúde. 2 ed. Belo Horizonte: Nescon/UFMG; 2010. Disponível em: https://www.nescon.medicina.ufmg.br/biblioteca/imagem/Modulo_Planejamento-2010.pdf (acesso 30 mai 2020).

Filmes
- *Madame Satã*. (direção de Karim Aïnouz; 2002).
- *Milk: a voz da igualdade* (direção: Gus Van Sant; 2009).

Livros
- *Pedagogia da autonomia*, de Paulo Freire; Paz & Terra; 2004.
- *Travesti. Prostituição, sexo, gênero e cultura no Brasil*, de Don Kulick. Fiocruz; 2008.

REFERÊNCIAS BIBLIOGRÁFICAS

1. Peruzzo CM, de Oliveira Volpato M. Conceitos de comunidade, local e região: inter-relações e diferença. Líbero. 2016(24):139-52.
2. Weber M. A ética protestante e o espírito do capitalismo: texto integral. São Paulo: Martin Claret; 2001.
3. Begen FM, Turner-Cobb JM. The need to belong and symptoms of acute physical health in early adolescence. J Health Psychology. 2012;17(6):907-16.
4. Franceschini AB, Sampaio SS, Franceschini TRC. Abordagem comunitária: uma perspectiva para a promoção de saúde universal, integral e equânime. In: Forster AC, Ferreira JBB, Vicentine FB (orgs.). Atenção à saúde da comunidade no âmbito da atenção primária à saúde na FMRP-USP. 1ed. Ribeirão Preto: Funpec; 2017. p. 43-58.
5. Canguilhem G. O normal e o patológico. Rio de Janeiro: Forense Universitária; 2009.
6. Conselho Nacional de Saúde. 13ª Conferência Nacional de Saúde: relatório final. Brasília: Ministério da Saúde; 2008.
7. Link BG, Phelan JC. Conceptualizing stigma. Annu Rev Sociol. 2001;27:363-85.
8. Meyer IH. Prejudice, social stress, and mental health in lesbian, gay, and bisexual populations: conceptual issues and research evidence. Psychol Bull. 2003;129(5):674-97.
9. Hatzenbuehler ML, Pachankis JE. Stigma and minority stress as social determinants of health among lesbian, gay, bisexual, and transgender youth: research evidence and clinical implications. Pediatr Clin North Am. 2016;63(6):985-97.
10. Rede Feminista de Saúde. Saúde das mulheres lésbicas: promoção da equidade e da integralidade. Belo Horizonte: [publisher unknown]; 2006.
11. Grinsztejn B, Jalil EM, Monteiro L, Velasque L, Moreira RI, Garcia ACF, et al. Unveiling of HIV dynamics among transgender women: a respondent-driven sampling study in Rio de Janeiro, Brazil. Lancet HIV. 2017; 4(4):169-76.
12. Balzer C, Hutta JS, Adrián T, Hyndal P, Stryker S. Transrespect versus transphobia worldwide: a comparative review of the human-rights situation of gender-variant/trans people. Berlin: TvT Publication Series; 2012. Vol. 6.
13. Caravaca-Morera JA, Padilha MI. Necropolítica trans: diálogos sobre dispositivos de poder, morte e invisibilização na contemporaneidade. Texto & Contexto – Enfermagem. 2018;27(2):1-10.
14. Mello L, Perilo M, Braz CA, Pedrosa C. Políticas de saúde para lésbicas, gays, bissexuais, travestis e transexuais no Brasil: em busca de universalidade, integralidade e equidade. Sexualidad, Salud y Sociedad. 2011;(9):7-28.
15. Starfield B. Atenção primária: equilíbrio entre necessidades de saúde, serviços e tecnologia. Cap. 13, Avaliação da atenção primária: uma visão da população. Brasília: UNESCO/Ministério da Saúde; 2002. p. 481-533.
16. Campos GWS, et al. Tratado de saúde coletiva. Cap. 25, Atenção primária à saúde e estratégia de saúde da família, 1 ed. São Paulo: Hucitec/Fiocruz; 2006. p. 783-837.
17. Hatzenbuehler ML, Keyes KM. Inclusive anti-bullying policies and reduced risk of suicide attempts in lesbian and gay youth. J Adolesc Health. 2013;53(1):21-6.
18. Hatzenbuehler ML, Duncan DT, Johnson RN. Neighborhood-level LGBT hate crimes and bullying among sexual minority youths: a geospatial analysis. Violence Vict. 2015;30(4):663-75.
19. Brasil. Portaria n. 2.436 de 21 de setembro de 2017. Brasília: Ministério da Saúde; 2017. Disponível em: https://bvsms.saude.gov.br/bvs/saudelegis/gm/2017/prt2436_22_09_2017.html (acesso 26 abr 2020).
20. Ribeiro MTAM, Fiuza TM, Costa LA, Esteche FF, Oliveira PRS. Abordagem comunitária e suas ferramentas para a organização do trabalho na estratégia de saúde da família. PROMEF. 2017:1-12.
21. Oelke ND, Thurston WE, Arthur N. Intersections between interprofessional practice, cultural competency and primary healthcare. Journal of Interprofessional Care. 2013;27(5):367-72.
22. Romano VF. As travestis no Programa Saúde da Família da Lapa. Saúde Soc. 2008;17:211-19.
23. Chisolm-Straker M, Jardine L, Bennouna C, Morency-Brassard N. Transgender and gender nonconforming in emergency departments: a qualitative report of patient experiences. Transgender Health. 2017;2:8-16.

24. Sousa PJ, Abrão FMS, Costa AM. Humanização no acolhimento de lésbicas, gays, bissexuais, travestis e transexuais na atenção básica: reflexões bioéticas para enfermagem. Rev enferm UFPE on line. 2011;5:1064-71.
25. Tancredi FB, Barrios SRL, Ferreira JHC. Planejamento em saúde. Fazendo um diagnóstico da situação de saúde da população e dos serviços de saúde. São Paulo: Fundação Peirópolis; 1998. p. 19-26.
26. Brasil. Ministério da Saúde. Secretaria de Vigilância em Saúde. Departamento de Vigilância de Doenças e Agravos não Transmissíveis e Promoção da Saúde. Notificação de violências interpessoais e autoprovocadas. Brasília: Ministério da Saúde; 2017. Disponível em:: http://bvsms.saude.gov.br/publicacoes/notificacao_violencias_ interpessoais_autoprovocadas (acesso 11 out 2020).
27. Bauer Greta R, Hammond R, Travers R, Kaay M, Hohenadel KM, Boyce M. "I don't think this is theoretical; this is our lives": how erasure impacts health care for transgender people. J Assoc Nurses AIDS Care: JANAC. 2009;20(5):348-61.
28. Brooks H, Llewellyn CD, Nadarzynski T, Pelloso FC, Guilherme FS, Pollard A, et al. Sexual orientation disclosure in health care: a systematic review. Br J General Prac. 2018;68(668):187-96.
29. Alexandre AM, Labronici LM, Maftum MA, Mazza VD. Mapa da rede social de apoio às famílias para a promoção do desenvolvimento infantil. Revista da Escola de Enfermagem da USP. 2012;46(2):272-9.
30. Silva CMC, Meneghim MC, Pereira AC, Mialhe FL. Educação em saúde: uma reflexão histórica de suas práticas. Cienc. Saúde Coletiva. 2010;15(5):2539-50.
31. Vasconcelos EM. Educação popular: de uma prática alternativa a uma estratégia de gestão participativa das políticas de saúde. Physis. 2004;14(1):67-83.
32. Brandão CR. A educação popular na área da saúde. In: Vasconcelos EM, Prado EV. A saúde nas palavras e nos gestos: reflexões da rede de educação popular e saúde. 2 ed. São Paulo: Hucitec; 2017. p. 34-9.
33. Mota JCN. Educação popular e pensamento decolonial latino-americano em Paulo Freire e Orlando Fals Borda. [Tese]. Belém: Universidade Federal do Pará; 2015.
34. Barreto et al. Educação em saúde e intervenções comunitárias. In: Gusso G, Lopes JMC, Dias LC (org.). Tratado de medicina de família e comunidade: princípios, formação e prática. Porto Alegre: Artmed; 2019.
35. Pereira CF, Lage AC. Educação como prática da liberdade para lésbicas, gays, bissexuais, travestis e transexuais: saberes, vivências e (re)leituras em Paulo Freire. Revista Diversidade e Educação. 2017;5(2):68-76.
36. Bechelli LPC, Santos MA. Psicoterapia de grupo: como surgiu e evoluiu. Rev Latino-Am Enfermagem. 2004;12(2):242-9.
37. Freire P. Pedagogia da esperança: um reencontro com a Pedagogia do Oprimido. Rio de Janeiro: Paz e Terra; 1992.
38. Ceccim RB. Educação permanente em saúde: desafio ambicioso e necessário. Interface – comunicação, saúde, educação. 2005;9(16):161-78.
39. Brasil. Ministério da Saúde. Secretaria de Atenção à Saúde. Departamento de Atenção Básica. A melhoria contínua da qualidade na atenção primária à saúde: conceitos, métodos e diretrizes. Brasília: Ministério da Saúde; 2010.
40. Associação Brasileira de Lésbicas, Gays, Bissexuais, Travestis e Transexuais. Secretaria de Educação. Pesquisa Nacional sobre o Ambiente Educacional no Brasil 2015: as experiências de adolescentes e jovens lésbicas, gays, bissexuais, travestis e transexuais em nossos ambientes educacionais. Curitiba: ABGLT; 2016.
41. Brasil. Decreto n. 6.286, de 5 de dezembro de 2007. Disponível em: http://www.planalto.gov.br/ccivil_03/_ato2007-2010/2007/decreto/d6286.htm (acesso 11 out 2020).
42. Cruz EF. Banheiros, travestis, relações de gênero e diferenças no cotidiano da escola. Rev Psicol Polít. São Paulo. 2011;11(21):73-90. Disponível em: http://pepsic.bvsalud.org/scielo.php?script=sci_arttext&pid=S1519-549X2011000100007&lng=pt&nrm=iso (acesso 23 jul 2020).
43. Brasil. Lei n. 8.142, de 28 de dezembro de 1990. Diário Oficial da União. Disponível em: http://www.planalto.gov.br/ccivil_03/leis/L8142.htm (acesso 11 out 2020).
44. Campos GWS, et al. O Sistema Único de Saúde. In: Tratado de saúde coletiva. 1 ed. São Paulo: Hucitec/Fiocruz; 2006. p. 531-62.
45. Lima F, Cruz KT. Os processos de hormonização e a produção do cuidado em saúde na transexualidade masculina. Sexualidad, Salud y Sociedad – Revista Latinoamericana. 2016:162-86.
46. Brasil. Ministério da Saúde. Secretaria de Gestão Estratégica e Participativa. Departamento de Apoio à Gestão Participativa. Política Nacional de Saúde Integral de Lésbicas, Gays, Bissexuais, Travestis e Transexuais. 1 ed. Brasília: Ministério da Saúde; 2013. Disponível em: http://bvsms.saude.gov.br/bvs/publicacoes/politica_nacional_saude_lesbicas_gays.pdf (acesso 11 out 2020).

Anamnese e exame físico: comunicação afirmativa

Murilo Moura Sarno
Karine Schlüter
Renata Carneiro Vieira

Ademir Lopes Junior
Andrea Hercowitz
Saulo Vito Ciasca

Aspectos-chave

- Abordar a sexualidade melhora desfechos de saúde, apesar de as pessoas raramente o fazerem espontaneamente.
- Não é possível saber e não se pode presumir a identidade de gênero ou a orientação sexual de nenhuma pessoa sem que ela própria as verbalize.
- A maioria das pessoas LGBTQIA+ não informa espontaneamente sua orientação sexual, por medo de serem julgadas ou agredidas.
- É essencial deixar explícito que toda diversidade sexual e de gênero será acolhida sem julgamento.
- Existem especificidades na abordagem e no exame clínico de pessoas LGBTQIA+ que exigem conhecimentos, habilidades e atitudes adequadas.

INTRODUÇÃO

Sexualidade ainda é um tabu, mas é parte essencial da saúde geral de todo indivíduo e, por isso, deve sempre ser abordada. Apesar de desejarem conversar sobre isso com seu profissional de saúde, raramente os pacientes o fazem espontaneamente, por vergonha ou medo de serem julgadas[1]. Por outro lado, profissionais não abordam o tema porque têm medo de ser invasivos ou "ofender" os pacientes, pois a sociedade ainda considera "normais" apenas as pessoas cisgênero e heterossexuais e todas as demais erradas, desviantes e doentes. Em um estudo a respeito desse tema, 78% dos clínicos entrevistados acreditavam que os pacientes iriam se recusar a dar informações sobre orientação sexual e teriam reações negativas. Dos pacientes, apenas 10% disseram que se recusariam a dar informações e 3% ficaram estressados, irritados ou ofendidos com as perguntas[2]. Entretanto, não perguntar impede que o cuidado seja adequado. É importante olhar para a própria relação com a sexualidade e refletir sobre os sentimentos em relação a ela. Quanto mais tranquilo o profissional estiver em abordar esse tema, melhor será a reação dos pacientes, inclusive os heterossexuais.

Pessoas LGBTQIA+ são estigmatizadas, sofrem preconceito e agressões em diversos espaços ao longo da vida, inclusive nos serviços de saúde, e adoecem por esse sofrimento[3]. Postergam e até evitam a busca por atendimento e, quando atendidas, na maioria das vezes não revelam sua orientação sexual ou identidade de gênero, o que piora significativamente o seu estado de saúde. São frequentes os relatos de preconceito e agressões sofridas no sistema de saúde e são comuns os momentos em que o profissional não demonstra julgamento, mas não sabe lidar com as especificidades da saúde LGBTQIA+.

Torna-se essencial o desenvolvimento de estratégias para aumentar o acesso das pessoas LGBTQIA+ ao sistema de saúde e o aprendizado de competências e habilidades de comunicação específicas para esse atendimento, melhorando a relação profissional-paciente e a efetividade das ações de saúde[2,4,5]. A anamnese é um momento essencial do processo terapêutico, mobilizando competências afetivas e cognitivas de profissionais de saúde, que permitem desenvolver espaço de confiança e diálogo[6]. Independentemente da orientação sexual ou identidade de gênero, a utilização do método[7] auxiliará uma boa anamnese, necessitando-se de atenção às especificidades dos LGBTQIA+.

ANTES DO ATENDIMENTO

O primeiro contato com qualquer profissional da equipe (recepcionistas, seguranças ou o próprio profissional de saúde) é significativo para o início de uma boa relação entre a pessoa atendida e o serviço de saúde e pode ser um momento de estresse para as minorias sexuais, como travestis, transexuais e não binários. Identificar as pessoas pelo nome e pronome por elas definidos é o primeiro sinal de que elas serão acolhidas em suas individualidades e que estarão seguras contra situações de discriminação e constrangimento. O ambiente também pode comunicar, por meio de fotos e cartazes, que aquele é um ambiente acolhedor aos LGBTQIA+.

Registrar em destaque no prontuário o nome e o pronome da pessoa na maneira como ela deseja ser chamada é uma estratégia simples e efetiva na redução de desconfortos desnecessários. Em vez de campos para pai e mãe, sugere-se substituí-los por responsáveis, a fim de evitar a heteronormatividade na parentalidade e conjugalidade. Dirigir-se à pessoa utilizando termos neutros é outra maneira de garantir um ambiente mais acolhedor[8].

ATENDIMENTO

Preconiza-se, em um contexto afirmativo de atendimento, perguntar a todas as pessoas sobre identidade de gênero e orientação afetivo-sexual e fazer disso uma política, a fim de reduzir suposições e estigma. Normalizar essas questões e enfatizar o impacto que as identidades produzem nos desfechos em saúde são fundamentais. É importante atentar para uma linguagem menos generificada e evitar expressões estigmatizantes, como "mulher biológica" e "sexo de verdade", ao se referir a pessoas cis e outros exemplos que podem ser visualizados na Tabela 1.

A abordagem deve ser individualizada, perguntando-se como a pessoa prefere ser chamada, demonstrando empatia, validando e reconhecendo as emoções demonstradas, permitindo silêncios, buscando entender o ambiente onde se vive, com quem e como e se está em um relacionamento. A anamnese deve ser guiada pelas necessidades, dúvidas, agenda e prioridades da pessoa, pois, apesar de a orientação sexual ou a identidade de gênero serem importantes, muitas vezes o motivo do atendimento não está relacionado diretamente a isso.

É preciso perceber em que momento a pessoa está de sua "saída do armário", se tem uma rede de suporte com a família de origem ou de escolha e se está vinculada à comunidade LGBTQIA+ de alguma forma. O grau de conforto com a orientação sexual, a identidade e a expressão de gênero e os comportamentos sexuais devem ser observados, considerando-se a possibilidade de LGBTIfobia internalizada e qual é o seu impacto. No caso das pessoas trans, quais são os desejos e as expectativas em relação ao processo de transição de gênero e como elas se referem a seus genitais e mamas. Pessoas intersexo podem ter desconforto com partes do corpo e considerar a possibilidade de modificações corporais.

O acesso aos serviços de saúde e o *status* socioeconômico, educacional e cultural devem ser avaliados, assim como a existência de alguma questão relacionada com a origem étnica, racial, região do país ou questões religiosas. Devem-se conhecer as experiências prévias da pessoa nos serviços e suas atitudes quanto à saúde (esquiva/receio/evitação ou tranquilidade/satisfação).

Na presença de queixas sexuais, anogenitais ou de saúde mental, perguntas mais específicas podem ser realizadas, como tipo de práticas sexuais, estratégias de prevenção e prazer sexual (Tabela 2)[9]. Não se deve assumir que as pessoas são limitadas a certas práticas baseadas em seu sexo genital ou gênero.

Tabela 1 Linguagem não generificada e expressões a serem utilizadas ou evitadas no atendimento

Linguagem a ser evitada	Linguagem recomendada
Vagina, vulva, pênis, testículos	Genital (a depender do contexto)
Peitos, mamas	Tórax (a depender do contexto)
Menstruação	Sangramento (a depender do contexto)
Esposo, esposa, marido	Parceria(s) (a depender do contexto)
Pai, mãe	Responsável(is) (a depender do contexto)
Camisinha masculina	Preservativo externo
Camisinha feminina	Preservativo interno
Cirurgia de troca de sexo	Cirurgias de modificações corporais/cirurgia de redesignação sexual
MTF ("homem que virou mulher"/"mulher em corpo de homem")	Mulher trans
FTM ("mulher que virou homem"/"homem em corpo de mulher")	Homem trans
Homem biológico/"homem de verdade"	Homem cis
Mulher biológica/"mulher de verdade"	Mulher cis
Assexuado	Assexual
Intersexual/hermafroditismo	Intersexo
O travesti	A travesti

Tabela 2 Perguntas a serem realizadas na anamnese sexual

Preferências	"Que tipo de sexo você está praticando?" "Você tem alguma linguagem preferida ao seu referir ao seu corpo e genitais?" "Você está sexualmente ativo(a) atualmente?" "Que tipos de sexo pratica?" "Você tem desejo sexual?"
Parceria	"Com quem você está praticando sexo?" "Você é sexualmente ativo(a) com um ou mais parceiros(as)?" "Está namorando alguém? Algum parceiro extra?" "Como as parcerias se identificam quanto ao gênero?"
Práticas	"Quais partes do seu corpo encostam em quais partes do corpo da sua parceria?" "Está utilizando próteses, brinquedos sexuais ou objetos para sexo? Compartilha-os?" "Você usa objetos dentro de genitais ou do ânus, ou nas parcerias?" "Alguma outra prática sexual que não foi citada?"
Proteção para IST	"Há alguma prática sexual sem barreira? Por quê?" "Como você negocia/dialoga/decide o uso de preservativos?" "Se já teve IST, em quais locais?" "Já teve algum corrimento? Alguma ferida em genitais, região anal ou boca?"
Abuso/violência	"Há alguma violência nos seus relacionamentos? Você se sente seguro(a) em casa?" "Você está praticando sexo por prazer ou sente-se forçado(a) em alguma maneira?" "Você se sente seguro(a) no relacionamento atual? Sente-se empoderado(a) para pedir à parceria para usar camisinha?" "Sente que precisa usar alguma substância para ter relações sexuais?"
Prazer	"Você se sente apto(a) para sentir prazer e excitação na atividade sexual?" "O quão satisfeito(a) você está com a sua capacidade de orgasmo?" "Você sente dor ou desconforto durante ou após o ato sexual?" "Você considera o sexo divertido?" "Está fazendo sexo por dinheiro, abrigamento, drogas ou outras necessidades?"
Gravidez	"Você já considerou preservação de fertilidade/banco de gametas?" "Você já considerou engravidar ou ter seus próprios filhos biológicos?" "Durante o ato sexual, há algum contato com esperma ou chance de gravidez?" "Já considerou opções contraceptivas?"

IST: infecção sexualmente transmissível.

Os profissionais de saúde devem ter cuidado para não reproduzir estigmas e preconceitos, como quando, desejosos em "elogiar" a pessoa atendida, fazem comentários como "nem parece ser trans" ou "tão bonita, nem parece lésbica". A linguagem e a postura corporal podem comunicar ao paciente empatia e aceitação, ou ser mais uma forma de exclusão e violência. Todos os profissionais, mesmo os mais experientes, têm uma lista de comportamentos ou atividades sexuais considerados nojentos, inadequados ou extremos, devendo se atentar a ela.

Em situações em que termos ou práticas desconhecidas aos profissionais de saúde sejam trazidos à consulta, é importante pedir explicação à pessoa para compreender melhor o contexto, demonstrar interesse pela sua realidade e evitar erros derivados de compreensões equivocadas. Pedir que a pessoa explique do jeito dela e, gradualmente, desmontar incertezas trará mais segurança no diálogo e no raciocínio clínico.

A exploração dos relacionamentos deve ser sensível e não normatizadora, respeitando as múltiplas formas de conjugalidade possíveis (monogamia, relacionamento aberto, poliamor, BDSM, *kink* etc.). Também são importantes questões como a transição de gênero durante o relacionamento, abertura e divulgação da identidade de gênero e orientação sexual para os outros, sexo para sobrevivência, relações de dependência afetiva, sexual e financeira e a presença de traumas.

No caso de violência, em suas múltiplas apresentações, deve-se escutar, comunicar que se acredita nas palavras da pessoa ("isso deve ter sido assustador para você"), validar a decisão de falar ("eu entendo que deva ser difícil para você falar sobre isso"), enfatizar a inaceitabilidade da violência ("violência é inaceitável, isso não deveria ter ocorrido"), deixar explícito que a pessoa não deve ser culpabilizada ("o que ocorreu não foi sua culpa"), fazer planos de segurança e fornecer recursos para lidar com o risco. Mais detalhes são discutidos no Capítulo 23 – "Abordagem da violência na prática clínica".

Sendo necessária a solicitação de exames complementares, convém lembrar que nem todos os serviços aceitam pedidos nos quais a identificação de gênero não seja baseada na carteira de registro. Esse fator de estresse precisa ser dialogado com a pessoa atendida, explicando as limitações desses processos, mas pensando juntos quais estratégias podem ser adotadas para minimizar tais desconfortos, a depender do contexto de cada exame e serviço.

Caso seja necessário entrar em contato com a pessoa em seu domicílio, ambiente educacional ou de trabalho, deve-se combinar como este será feito, de forma a garantir sua privacidade e segurança. Há situações em que a sexualidade ou identidade de gênero não é declarada nesses ambientes, e uma "retirada do armário" acidental por parte do serviço de saúde poderá trazer danos diversos, inclusive de cunho profissional ou de violência[10].

Por fim, deve-se garantir que a forma de registro e o encaminhamento para outros serviços mantenham o sigilo e o respeito. O profissional deve estabelecer o compromisso e a responsabilidade de que, em casos de falhas dessa postura, tentará corrigi-las e prevenir erros futuros. Isso transmitirá à pessoa atendida a preocupação quanto à sua segurança, reforçando o processo de adesão terapêutica.

EXAME FÍSICO

O exame físico pode ser considerado um ritual, pois é executado dentro de um espaço simbólico, com ferramentas específicas e por profissionais preparados, utilizando ações particulares para realizá-lo[11]. O privilégio de tocar um corpo é dado a poucos profissionais, e despir-se e ser examinado compreendem um marcador de vulnerabilidade. Esse entendimento é essencial para uma abordagem atenta durante o exame, não apenas no sentido de achados que possam confirmar ou descartar hipóteses diagnósticas, mas também dos sentimentos que emergem nesse momento.

Isso é particularmente importante quando se discute o exame físico de pacientes que já se encontram em situação de vulnerabilidade social, como a população LGBTQIA+. Embora partilhem barreiras comuns em relação ao exame físico (como medo, vergonha, ansiedade), cada pessoa tem suas especificidades, histórias e experiências individuais. A consulta feita com tempo e atenção fornecerá informações fundamentais para um exame físico bem-sucedido tanto do ponto de vista de obter informações diagnósticas quanto do fortalecimento do vínculo profissional-paciente.

Qualquer exame ou procedimento tem o potencial de ser traumático. Nunca deve ser realizado apenas por curiosidade da equipe de saúde sobre os procedimentos de modificação corporal realizados. Deve-se criar uma cultura de consentimento, explicando-se como será o procedimento, cada passo realizado e sua finalidade. O exame físico deve ser feito em espaço privado, conduzido respeitosamente (deixando exposta apenas a parte do corpo que está sendo examinada e perguntando periodicamente se o exame pode continuar). Indica-se rever as experiências prévias com outros exames e questionar o que pode ser feito para tornar o exame mais confortável. O adolescente pode optar por ter ou não um acompanhante durante o momento do exame físico, mas em crianças ele deve ser sempre realizado na presença de um adulto.

O exame pode ser iniciado oferecendo-se um avental ao paciente. Uma alternativa é pedir para o paciente se despir e cobri-lo com um lençol. Ao final do exame, o profissional pode deixar o consultório enquanto o paciente se veste.

O exame ginecológico pode ser desconfortável, em especial para aqueles pacientes que não tiveram experiência com penetração ou que sentem desconforto com os genitais. Antes do exame, o espéculo pode ser mostrado e o exame, explicado. A posição ideal é em decúbito dorsal, com o afastamento das pernas. O uso de perneiras não é obrigatório, pois muitas pessoas referem desconforto e sensação de vulnerabilidade. Pode ser sugerido que a própria pessoa manipule seus genitais para a inspeção externa e que introduza o espéculo: embora essa conduta seja amplamente descrita na literatura, é preciso perguntar à pessoa como ela prefere que se proceda. Se preciso, o profissional auxilia a posicionar e abrir o espéculo, cujo tamanho deve ser escolhido de acordo com cada paciente. Em pacientes com neovagina, está indicado o uso de anuscópio ou espéculo de tamanho pequeno. Lubrificante à base de água deve ser utilizado, inclusive na coleta de Papanicolaou, pois não altera os resultados e evita desconforto. Espelho para que a pessoa visualize seus genitais pode ser utilizado como estratégia de educação em saúde, mas pessoas com aversão ao órgão podem ter dificuldade de fazê-lo. Ao final do exame, deve ser oferecido um lenço higiênico.

A posição mais confortável para a anuscopia e o toque retal é o decúbito lateral. O procedimento deve ser explicado passo a passo e o anuscópio, mostrado. A introdução digital ou do anuscópio deve ser feita com cuidado, percebendo a resistência dos esfíncteres, evitando movimentos bruscos. Perceber a movimentação do diafragma respiratório auxilia no melhor momento da introdução digital, progredindo lentamente a cada inspiração, pois o esfíncter anal tende a relaxar. Ao final do exame, os resultados devem ser explicados, e deve ser oferecido um lenço higiênico para a pessoa se limpar. Há um grande tabu na realização do exame proctológico, tanto por pessoas cis heterossexuais como por pessoas LGBTQIA+. A homofobia internalizada, por exemplo, pode fazer a pessoa evitar a consulta, devido a culpa e constrangimentos por ter feito sexo anal receptivo. O tabu também faz com que o exame seja pouco realizado pelos profissionais de saúde em geral. A cirurgia de redesignação sexual para mulheres trans e travestis não inclui a prostatectomia. Após o procedimento cirúrgico, a próstata fica localizada na parede anterior da neovagina, e o toque vaginal pode ser mais adequado que o toque retal para a avaliação prostática.

Quando necessário, o exame do pênis e do escroto deve ser feito pela inspeção, palpação do escroto e testículos, exposição da glande e avaliação da uretra. Na inspeção, deve-se priorizar que a própria pessoa manipule seus genitais, se ela se sentir mais confortável. A ereção pode ocorrer em qualquer momento do exame, devendo-se lidar com naturalidade e explicar a normalidade da reação. Mulheres trans e travestis podem se sentir muito desconfortáveis com a exposição da genitália, podendo ser necessário protelar o exame. Crianças e adolescentes com disforia de gênero podem sentir a mesma dificuldade, porém o exame é importante para o estadiamento da puberdade. Dessa forma, preconiza-se detalhar a importância do exame e fortalecer o vínculo de confiança. Sugere-se o fornecimento de imagens explicativas para facilitar a compreensão. O hábito de "aquendar", ou *tucking*, que consiste em colocar os testículos nas lojas inguinais e o pênis ser puxado para trás, entre as pernas, preso com fita adesiva, pode provocar lesões e até criptorquidia, e deve ser investigado inclusive em crianças.

Quanto ao exame do tórax, deve-se realizar primeiro com a pessoa sentada e depois em decúbito dorsal. Quando estiver sentada, sugere-se iniciar pela inspeção das mamas, seguida pela palpação das axilas (com os braços elevados e apoiados), a fim de iniciar uma aproximação sucessiva das várias etapas do exame. Em decúbito dorsal, realizam-se a inspeção e a palpação superficial e profunda das mamas e a leve expressão dos mamilos. Em homens trans, é importante salientar que a exposição da região, mesmo que com *binder* (faixa torácica que comprime as mamas), pode ser difícil e ser um fator que os faz recear o momento do exame. Este deve ser consentido e informado passo a passo, investigando-se antes possíveis desconfortos. Homens trans já submetidos a toracoplastia masculinizadora precisam ser examinados da mesma forma, assim como mulheres trans e travestis, independentemente do uso de hormônios ou próteses. O *binder* pode provocar escoriações e lesões mamárias, devendo-se investigá-las. Também está relacionado à dor da coluna torácica e cervical, devendo-se examinar essas regiões.

Especificamente em mulheres trans e travestis que fizeram uso de silicone com líquido industrial, devem-se questionar os locais de aplicação e palpar a região adjacente para detectar possível migração do material, inclusive complicações como trombose venosa profunda, compressão de vasos e nervos e, de forma mais grave, síndrome compartimental.

Quanto ao exame físico de pessoas com diversidade de diferenciação do sexo (DDS), existem outras sutilezas e cuidados. A genitália diversa muitas vezes exige a avaliação por inúmeras especialidades médicas e documentação fotográfica para arquivo. Muitas vezes esses pacientes ainda são crianças. Não existe bibliografia específica sobre os aspectos psicológicos envolvidos no exame físico dessa população, mas um artigo de revisão sistemática de literatura, relativa a questões psicológicas de crianças que sofreram abuso sexual e precisam ser examinadas, faz um paralelo entre as emoções vividas por esse grupo de pacientes e com as das pessoas com DDS que precisam passar por exame genital, justificando esse paralelo em função do fato de apresentarem sentimentos semelhantes de vergonha, medo e vulnerabilidade[12].

CASO PARA REFLEXÃO

Pedro (nome fictício), 17 anos, em atendimento com a função de avaliar os resultados de exames laboratoriais e realizar o exame físico prévio ao uso de testosterona. Após algum tempo da entrevista, a médica explica que precisa fazer algumas perguntas mais íntimas.

Pedro concorda. São feitas perguntas relativas à orientação sexual e se ele já teve penetração vaginal. Ele responde que prefere não definir sua orientação sexual e que já foi penetrado com acessório sexual.

A médica explica o exame passo a passo e comenta: "Pelo fato de você ser um homem com mamas, vagina, útero e ovários, esses órgãos precisam também de cuidado". O paciente fica inquieto, movimentando-se mais na cadeira, na medida em que o exame físico está sendo explicado, e após um tempo fica com os olhos marejados.

A médica toca seu ombro e fala para que ele fique calmo. Explica que, embora o exame físico seja necessário, ele pode ser feito no seu retorno. Perguntado se ele foi surpreendido com a necessidade do exame físico, ele acena que sim com a cabeça baixa. Ela tenta tranquilizá-lo, dizendo que não há nenhum problema e que será examinado em outro momento a ser escolhido por ele, dirigindo-se aos exames laboratoriais.

Enquanto ela preenche o prontuário, Pedro diz: "Pode ser hoje para examinar. O que me incomodou foram suas palavras." O exame físico foi realizado sem nenhuma resistência do paciente, que se mostrou o tempo todo muito colaborativo. Não havia anormalidades no exame físico. Ao final do atendimento, foi discutido o que o paciente esperava da hormonização. Os termos de consentimento e assentimento foram entregues para serem lidos em casa e trazidos no próximo atendimento, quando então seria iniciada a hormonização.

Pontos positivos desse atendimento:

- Ao explicar sobre o motivo das perguntas mais íntimas da anamnese, o paciente conseguiu entendê-las como um cuidado com a sua saúde.
- Ao explicar sobre como seria o exame físico passo a passo, evitou-se que o paciente fosse surpreendido ao ter seu corpo tocado.
- Ao perceber a angústia do paciente, a médica demonstrou empatia tocando seu ombro e o tranquilizou.
- Ao explicar ao paciente que não havia problemas em postergar o exame para outro momento, deu-se autonomia ao paciente para ele decidir como queria ser atendido.

Ponto negativo do atendimento:

- O uso dos termos "mamas, vagina, útero e ovários" se referindo ao corpo do paciente. Diante de um paciente trans, há uma chance considerável de que termos como esses para se referir aos genitais ou ao tórax sejam fator desencadeante de angústia e desconforto. O ideal seria a médica perguntar ao paciente que termo ela deveria usar para se referir a essas partes do corpo dele. Provavelmente esse cuidado teria facilitado o atendimento e poupado o paciente de sofrimento desnecessário.

Erros comuns	Como evitá-los
Deixar de abordar a sexualidade no cuidado.	Lembrar que a sexualidade faz parte da vida de todas as pessoas, em todas as fases do ciclo de vida, interferindo no processo saúde-adoecimento.
Pressupor identidade de gênero ou orientação sexual de qualquer pessoa a partir de sua expressão de gênero.	Perguntar para todas as pessoas a orientação sexual e a identidade de gênero de forma neutra e aberta.
Não usar nome social ao se referir a pessoas transgêneras.	Sempre perguntar por qual nome as pessoas desejam ser chamadas e registrar o nome social em todos os documentos do serviço de saúde, em letras grandes ou outras estratégias para chamar mais atenção que o nome oficial.
Deduzir práticas sexuais a partir de orientação sexual e/ou identidade de gênero.	Perguntá-las diretamente, utilizando termos simples e adequados ao contexto sociocultural.
Não abordar condições de vida e fatores de adoecimento relacionados à LGBTIfobia.	Rastrear todas as formas de violência, transtornos mentais, suicídio, uso prejudicial de tabaco, álcool e outras drogas.
Focar a entrevista de homens homo ou bissexuais em questões de IST.	Se não for a demanda da pessoa, só abordar tal tema no momento de antecedentes de saúde, quanto à oferta de rastreamento de IST, se for adequado ao contexto.
Iniciar entrevista com pessoa trans, perguntando sobre o uso de hormônios ou passado de cirurgias.	"Qual motivo trouxe você aqui hoje? Como posso ajudar?"

IST: infecção sexualmente transmissível.

CONSIDERAÇÕES FINAIS

"Eles sentem medo de tocar em você" – os pacientes referem comumente que, em experiências anteriores, os profissionais de saúde evitaram tocar neles, durante o exame ou até mesmo nas saudações, evitando beijos e abraços. É papel dos profissionais de saúde interromper essa cadeia negativa de experiências e construir uma nova possibilidade para os pacientes e as práticas de saúde

Esses cuidados fomentam confiança, matéria fundamental na relação médico-paciente e no bom resultado terapêutico. Assim, um exame físico negociado, dialogado, atento, tem o potencial de ser o início de uma travessia entre a invisibilidade e o tornar-se visto. Esse "tornar-se visto", mesmo que restrito àquele momento/espaço do atendimento, frequentemente é um momento raro de reconhecimento para o paciente. É importante que ele perceba que é visto dentro de sua singularidade[13].

Material complementar

Livro
- *Comunicação clínica: aperfeiçoando os encontros em saúde*, de Gustavo Gusso. Grupo A; 2021.

Vídeo do YouTube®
- *Cuál es la diferencia* (2014).

REFERÊNCIAS BIBLIOGRÁFICAS

1. Rose JA. An evaluation of a hospital's communication cultural competence staff training to increase disclosure and data collection on sexual orientation and gender identity: toward reducing health disparities for lesbian, gay, bisexual, and transgender patients. Nova Iorque. Tese [Doutorado em Educação] – Universidade Columbia; 2019.
2. AACH, DUCOM. American Academy on Communication in Healthcare e Drexel University College of Medicine [homepage na internet]. DocComBrasil. [acesso em 27 de fevereiro 2020]. Disponível em: http://piripirei.net/DocComBrasil/default.php.
3. Brasil. Ministério da Saúde. Secretaria de Gestão Estratégica e Participativa. Departamento de Apoio à Gestão Participativa. Política Nacional de Saúde Integral de Lésbicas, Gays, Bissexuais, Travestis e Transexuais. Brasília: Ministério da Saúde; 2013.
4. OMS/OPAS. Comunicaciones breves relacionadas con la sexualidad: recomendaciones para un enfoque de salud pública. Genebra: World Health Organization; 2015. [acesso em 27 de fevereiro de 2020]. Disponível em: https://iris.paho.org/bitstream/handle/10665.2/49504/9789275320174_spa.pdf?ua=1
5. Advocates for Youth. Sexuality education: building an evidence- and rights-based approach to healthy decision-making. Washington; 2014.
6. Sarno MM, Angélico Júnior FV. Anamnese e exame físico. Manual de exame físico. 1. ed. Rio de Janeiro: Elsevier; 2019. p. 1-17.
7. Stewart M, Brown JB, Weston WW, McWhinney IR, McWilliam CL, Freeman TR, editores. Medicina centrada na pessoa: transformando o método clínico. 3. ed. Porto Alegre: Artmed; 2017.
8. Goldhammer H, Sula M, Keuroghlian AS. Communicating with patients who have nonbinary gender identities. Ann Fam Med. 2018;16(6):559-62.
9. Lewis E-B, Vincent B, Brett A, Gibson S, Walsh RJ. I am your trans patient. BMJ. 2017;357:j2963.
10. European Union Agency for Fundamental Rights. EU LGBT survey – European Union lesbian, gay, bisexual and transgender survey: results at a glance. 2013.
11. Constanzo C, Verghese A. The physical examination as ritual: social sciences and embodiment in the context of the physical examination. Med Clin North Am. 2018;102(3):425-31.
12. Tishelman AC, Shumer DE, Nahata L. Disorders of sex development: pediatric psychology and the genital exam. J Pediatr Psychol. 2017;42(5):530-43.
13. The Joint Commission. Advancing effective communication, cultural competence, and patient- and family-centered care for the lesbian, gay, bisexual, and transgender (LGBT) community: a field guide. Washington: The Joint Commission; 2011.

22

Abordagem familiar e psicossocial

Beatriz Bork
Thaís Emília de Campos dos Santos
Guilherme Antoniacomi Pereira

 Aspectos-chave

- A família é um arranjo social de pessoas unidas por laços afetivos e sociais, que geralmente compartilham o mesmo espaço e mantêm entre si uma relação solidária.
- Nenhum modelo de família deve ser apregoado como normal ou ideal para ser seguido ou aprovado.
- As famílias elaboram o seu próprio regimento interno, influenciado pelos sistemas de crença, valores sociais, espirituais, de raça, classe, gênero e sexualidade através do tempo.
- O profissional deve desenvolver habilidades para interpretar os sintomas e as dinâmicas dentro de um contexto sistêmico, elaborando hipóteses e intervenções que auxiliem a família a prosseguir e estimular o desenvolvimento de seus membros, inclusive da pessoa LGBTQIA+.
- A família LGBTQIA+ deve ser entendida sob contextos mais amplos, de forma que sejam identificados estressores horizontais (transição do ciclo de vida, linha do tempo etc.) e verticais (LGBTIfobia, racismo, machismo etc.).
- A abordagem familiar pode ser realizada de diversas formas: perguntas interventivas e circulares; círculos familiares; genograma; linha do tempo familiar; conferência ou reunião familiar.
- Para qualquer intervenção, devem-se levar em conta as especificidades de gênero e/ou orientação sexual.

INTRODUÇÃO

O cuidado à saúde das pessoas LGBTQIA+ não pode ser realizado de forma deslocada de seus múltiplos contextos – físico, psíquico, familiar, cultural, social e financeiro. Ao profissional de saúde é feito o convite de olhar o indivíduo que está à sua frente também sob a ótica da família. Essa abordagem permite-lhe identificar se os componentes estão relacionados ou são a origem de um problema orgânico, psicológico e/ou psicossocial[1].

HISTÓRICO

O ser humano é um ser social e depende da relação com os outros, desde o nascimento, para sobreviver e se desenvolver. A família é um grupo social construído historicamente. No momento atual, é caracterizado por um espaço no qual se pretendem o apoio e a sobrevivência das crianças, suporte ao longo da vida (incluindo nascimento e morte), espaço de conflito, negociação e aprendizado de regras sociais, espaço de trocas afetivas e acolhimento, local no qual ocorrem a educação informal e o apoio à educação formal, podendo haver absorção (ou não) de valores éticos e fortalecimento de laços de solidariedade[2]. Como todo arranjo social, a família atual é uma construção histórica, e os formatos existentes não são iguais ao longo da história ou regiões geográficas[3].

O padrão familiar cis heteronormativo monogâmico ocidental surge com a origem da propriedade privada, especificamente com a agricultura, na qual é valorizada a proteção do bem material para a manutenção das heranças, daí a importância da procriação e da função reprodutiva. Refere-se à passagem do primitivismo à divisão de classes, que proporciona a escravidão de alguns homens considerados inferiores ou pertencentes a raças tidas como menos humanas ou sub-humanas, assim como a subordinação das mulheres, com o intuito de preservar a linhagem da espécie e a propriedade, na procriação e no cuidado da cria[4].

A família moderna surge de um discurso que tem efeito de verdade, mesmo não sendo, e constitui-se como uma ferramenta de controle social, com o intuito de manter a estabilidade do sistema econômico vigente, o capitalismo, que visa a privilégios apenas para determinados sujeitos. Como adverte Foucault (1993), a verdade não tem caráter de permanência, mas de controle e manutenção do poder de alguns. Mulheres que contestaram o patriarcado e sua forma de organização familiar foram vistas como bruxas, já que seu enfrentamento influenciou diversas outras maneiras de desestabilizar os mecanismos de controle social cis heteronormativos monogâmicos[5]. Portanto, todas as pessoas com diversidade de gênero e de orientação sexual desorganizam o modo estável de proteger a propriedade privada e a estabilidade da divisão das classes econômicas.

Os arranjos familiares se multiplicam e se modificam conforme as novas demandas econômicas, sociais, políticas, históricas e culturais[6]. Partindo da Idade Média, o agrupamento familiar era um contrato estabelecido entre um casal cis heterossexual com a proposta de ter alguns filhos que legitimassem sua união, não havendo laço afetivo, recolhimento, vida privada ou íntima entre seus membros, nem mesmo preocupação com o amor e afeição aos filhos. Isso difere da família atual, que exerce uma enorme influência social e cultural para crianças e adolescentes, tendo seu papel como protetora e zeladora. Isso significa que ela passou, então, a se constituir como elo afetivo e sexual, na busca do prazer, da ilusão do amor recíproco, que une afeto e sexo[7].

A atividade sexual, o parentesco, a conjugalidade (relação afetiva e de projeto de vida com outra(s) pessoa(s)), a parentalidade (cuidados destinados às crianças pelos adultos responsáveis), o matrimônio (registro civil dos casamentos) e a filiação (registro civil de filhos), embora não sejam necessariamente vinculadas umas às outras, foram consideradas como tais dentro de uma estrutura cis heterossexual monogâmica chamada "família moderna", surgida a partir do século XVII na Europa[8]. Essa estrutura social também privilegia famílias brancas, de maior poder aquisitivo e urbanas e, dentro da família, os homens cis, o que é denominado estrutura familiar patriarcal.

Em 2016, o Dicionário Houaiss conceituou família como: "núcleo social de pessoas unidas por laços afetivos, que geralmente compartilham o mesmo espaço e mantêm entre si uma relação solidária"[9]. Essa nova forma de enxergar a família é comemorada por juristas, ativistas e famílias diversas, pois gera acolhimento aos diferentes arranjos familiares que anteriormente não eram englobados nesse verbete.

O SISTEMA FAMILIAR E A DIVERSIDADE SEXUAL E DE GÊNERO

Segundo a terapia sistêmica, num arranjo familiar, os membros estão em constante interação, nunca de forma unilateral, linear, mas circular, que se retroalimenta. A ação de X afeta Y, e, neste, surgem mudanças de comportamento e de comunicação, que, por sua vez, afetam X ou Z, e assim se estabelece, sucessivamente, o sistema familiar[10]. O movimento social, a diversidade e a complexidade da vida contemporânea aumentaram o reconhecimento de que nenhum modelo de funcionamento familiar deve ser apregoado como normal ou ideal para ser seguido ou aprovado pela sociedade. Afinal, as famílias elaboram seu próprio regimento interno, que é diretamente influenciado pelos sistemas de crença, valores sociais, espirituais, de raça, classe, gênero e sexualidade através do tempo. Suas normas implícitas e explícitas podem se manter ou ser modificadas pela dinâmica das histórias, pelos conflitos de poder, pelos padrões de comportamento através das gerações e pelas expectativas acerca dos papéis, ações e suas consequências, de seus membros[11].

Dessa forma, a família pode ser entendida esquematicamente como um subsistema da comunidade, da cultura e da sociedade mais ampla, sujeita a estressores verticais e horizontais (Figura 1)[12]. O eixo vertical inclui padrões de relacionamento e *performance* que são transmitidos para as gerações seguintes, contendo todas as atitudes, tabus, expectativas, rótulos e opressões dos níveis acima, bem como seus códigos de racismo, sexismo, classismo e cis heteronormatividade. Já o hori-

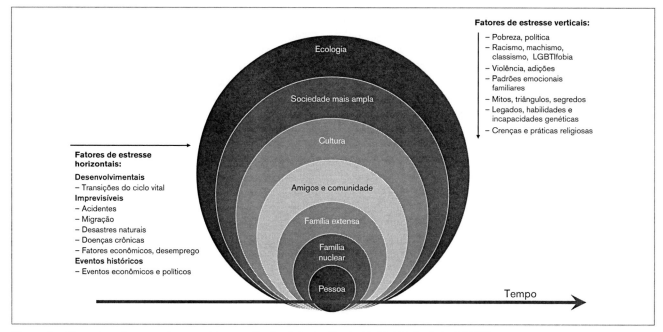

Figura 1   Fluxo de estresse sobre os sistemas. Fonte: Adaptação de McGoldrick et al., 2012[12].

zontal descreve a família à medida que esta avança no tempo, suas mudanças e transições no ciclo de vida[13].

As escolas de terapia familiar têm usado cada vez mais uma mescla de várias abordagens, tendo como ponto de referência básico os recursos e pontos fortes das famílias, em vez de priorizar as patologias, os déficits e as limitações. Desenvolvendo-se a habilidade de examinar os sintomas e a dinâmica familiar dentro de um contexto sistêmico, as intervenções terapêuticas têm como foco auxiliar a família a construir seus projetos de vida, de modo que possa acolher e garantir a autonomia de cada um de seus membros, inclusive da pessoa LGBTQIA+. Essa postura positiva e orientada para o futuro muda a ênfase de como as famílias fracassaram para como elas podem desenvolver resiliência aos estressores ambientais e intervir no seu meio social[14].

A resiliência está conectada a duas condições fundamentais: ao enfrentamento de uma situação adversa e à resposta positiva diante desse sofrimento. Contudo, ela não é uma característica inata do indivíduo, mas desenvolvida e/ou restringida a partir das interações dinâmicas entre pares e o contexto social. A ideia de resiliência não pode significar uma atitude passiva de adaptação frente aos estressores e às injustiças sociais. Os determinantes sociais devem ser considerados na avaliação, assim como a compreensão de que relações familiares também são políticas. Por isso, é fundamental à prática clínica validar os sofrimentos, compreender a relação da família com o seu meio social, demonstrar curiosidade pelo seu cotidiano e estabelecer vínculo de suporte para que ela busque seus objetivos e propósitos[15].

A vulnerabilidade social, a migração e o pertencimento a grupos étnicos e raciais minorizados, como a população negra, trazem intersecções diferentes para a dinâmica de famílias com pessoas LGBTQIA+. Famílias mais pobres e periféricas lidam cotidianamente com a violência social e o abandono familiar da figura "paterna". Sair do armário nesses ambientes pode ser mais inseguro do que quando se vive em contextos menos violentos. Além disso, perder o suporte social nesses contextos pode colocar a pessoa em situação de maior vulnerabilidade social[16].

A construção social da mulher negra e do homem negro é diferente da das pessoas brancas. As mulheres negras são preteridas em relação às brancas para o matrimônio e hipersexualizadas, assim como homens gays negros, acarretando consequências importantes para a construção da subjetividade, conhecidos como "solidão da mulher negra" e "solidão do gay negro"[17]. Ser LGBTQIA+ nessas famílias implica enfrentar opressões diversas na interface entre racismo e LGBTIfobia. A gravidez na adolescência é mais comum, assim como a presença de várias gerações habitando no mesmo domicílio, o que as diferencia das famílias de classes médias. A avó da família muitas vezes é aquela de maior renda, devido à aposentadoria. Condições precárias de moradia e menor número de cômodos fazem com que as relações de privacidade sejam diferentes, influenciando a vivência de pessoas LGBTQIA+ nesses ambientes.

TRABALHO COM FAMÍLIAS

Olhar para a família como um sistema dinâmico implica apropriar-se de conceitos que possibilitem ao observador construir uma imagem dessa família, formada pelas partes em interação, a fim de propor intervenções (Quadro 1)[12,18,19].

Partindo desse arcabouço teórico, o profissional de saúde pode formular hipóteses que envolvam todo o sistema familiar. Uma abordagem familiar não implica unicamente convocar a família para uma consulta ou reunião. É possível "trazer a família para a consulta" mesmo nos atendimentos individuais[15], em especial para as pessoas LGBTQIA+, uma vez que a grande maioria delas carrega sua família como principal estressor e grupo perpetuante de violências.

A demonstração de interesse do profissional pelas interações familiares auxilia a compreender o sintoma apresentado pelo indivíduo. As perguntas interventivas e circulares podem auxiliar nessa investigação, bem como os círculos familiares, a construção de linha do tempo da família, de um genograma. Afinal, todas essas metodologias permitem a imersão do profissional no sistema familiar, proporcionam a reflexão pelo indivíduo sobre suas relações e garantem a sua segurança[15].

Em algumas situações, torna-se essencial trazer os membros da família ao atendimento, convocando uma reunião ou conferência familiar. Para o profissional de saúde, facilita visualizar as interações familiares ao vivo, pois as visões trazidas pela

Quadro 1 Conceitos a serem observados na dinâmica familiar

- Subsistemas: individual, parental, conjugal, fraternal etc. Diferem-se, interagem entre si de forma muito específica e se desenvolvem ao longo do ciclo de vida familiar.

- Papéis: os membros da família podem assumir uma variedade deles – cuidador, dependente, provedor, depositário, porta-voz etc.

- Limites: fronteiras conceituais entre ou dentro de sistemas e subsistemas. São determinados por regras invisíveis que definem a participação de membros da família em diferentes tipos de interações. Eles podem ser muito fracos – quando seus membros vivem juntos a maior parte do tempo, quando um toma a liberdade de falar pelo outro, tendo pouca diferenciação entre pais e filhos e espaço privado para seus membros – ou muito rígidos, quando há pouca tolerância à chegada de novos membros ou dificuldade de adaptação à mudança de papéis.

- Padrões: de proximidade e afastamento, que se alteram ao longo do ciclo de vida e são transmitidos através das gerações.

- Díade: relação entre duas pessoas – conjugal, pai-filha, avó-neto etc. – que pode ter um padrão próximo, fusionado, hostil, distante, rompido, entre outros.

- Triângulos familiares: conjunto de três relacionamentos, em que o funcionamento de cada um é dependente dos outros dois e os influencia. Acontece quando dois membros, evitando o conflito, envolvem uma terceira pessoa, aliviando a tensão da díade inicial. É um dos mais importantes componentes na teoria dos sistemas.

pessoa podem ser insuficientes para formular hipóteses e intervenções mais assertivas. Já para a pessoa em foco, a reunião familiar pode facilitar a comunicação por meio da mediação de alguém neutro, no caso, o profissional de saúde, principalmente em momentos críticos como a revelação da identidade de gênero ou orientação sexual, a transição de gênero ou quando nasce um bebê intersexo. Essas intervenções devem ser realizadas sempre com consentimento da pessoa que demanda o cuidado. Além disso, cabe ao profissional organizar e mediar a reunião familiar, a fim de prever problemas, gerir melhor o tempo e a condução da sessão, bem como evitar práticas de violência.

GENOGRAMA

Diferentemente do heredograma, que representa a herança genética da família, o genograma surgiu com a necessidade dos terapeutas familiares de representarem o sistema familiar graficamente, a fim de melhor compreendê-lo, visualizar suas relações e triângulos por meio das gerações. Quando construído juntamente à pessoa, por si só, ele já se torna um potente instrumento terapêutico de abordagem familiar, pois possibilita entender as interligações entre os componentes da família, os padrões que se repetem, os cortes emocionais e o nível de diferenciação de cada indivíduo e sua influência. Com ele podem ser associadas diversas outras técnicas: álbum de fotos, linha do tempo familiar, objetos, retratos falados etc.[20].

Algumas informações são fundamentais para a construção do genograma. Existe uma representação estática, que mostra a estrutura familiar, formada pelos membros, idades, enfermidades, situação laboral, os vivos, os falecidos. E outra, dinâmica, que informa as interações e os papéis dos membros da família[21]. A Figura 2 mostra os desenhos utilizados na padronização brasileira e na internacional[20].

Os símbolos para representar graficamente a orientação sexual no genograma no Brasil são diferentes das utilizadas em outros países. Na Segunda Guerra Mundial, o triângulo rosa invertido era utilizado pelos nazistas para indicar homossexuais capturados nos campos de concentração. O movimento gay, surgido na segunda metade do século XX, ressignificou essa figura e dela se apropriou, passando a ser a sua representação, sendo posteriormente sendo substituída pela bandeira do arco-íris. No Brasil, por motivo desconhecido, foi alterada a representação para a base voltada para baixo, possivelmente para não remeter à mesma ideia dos campos de concentração.

Outro aspecto deve ser considerado sobre a cis heteronormatividade dos símbolos do genograma. Por que o padrão da representação, a "figura mais simples", é a cis heterossexual, sendo a transgeneridade, a homossexualidade e outras diversidades sexuais variações dessas acrescidas de outros sinais? Será que, em certa medida, não se pressupõe que a pessoa é cis heterossexual a não ser que alguma informação revele o diferente? Beauvoir mencionava que a mulher era vista como o segundo sexo, construído a partir do "não ser homem". Será que não se reproduz o "não ser cis heterossexual" na simbologia do genograma para a comunidade LGBTQIA+?

Questiona-se o motivo de tamanha binariedade e cis heteronormatividade nessas representações. É urgente que o movimento social LGBTQIA+ brasileiro, juntamente às entidades científicas, chegue a um consenso acerca desses símbolos para que identidades não binárias, travestis, assexuais e intersexo possam ser incluídas. De todo modo, entendendo o genograma como uma ferramenta de abordagem centrada na pessoa e em sua família, cabe a ela – e apenas ela – definir como quer ser caracterizada. O profissional de saúde deve oferecer a diversidade de símbolos e dar luz à construção de seu arranjo. Em certos casos, em que as relações conflituosas se dão pela LGBTIfobia, talvez seja importante obter uma sinalização específica para garantir o sigilo do registro.

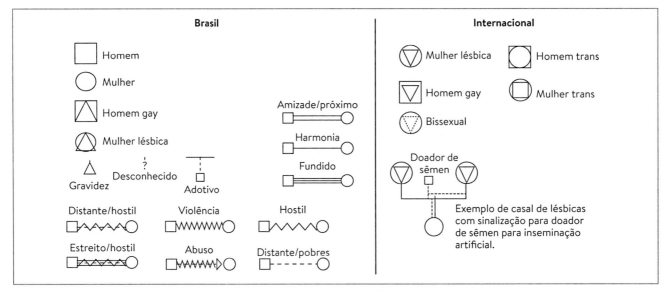

Figura 2 Símbolos do genograma. Fonte: Adaptação de Cerveny, 2014[20].

CICLO DE VIDA

O ciclo de vida da família compreende que esses são grupos que nascem, crescem, diminuem e se findam. Em linhas gerais, a formação de um novo grupo familiar se inicia quando alguém compreende um outro, que não seja seu ascendente, como parte da família. Por exemplo, ao casar-se ou ter um filho. A expansão da família se dá pelo nascimento, pela adoção ou inclusão de agregados. No caso das famílias de escolha LGBTQIA+, a formação de uma nova família se dá pelo reconhecimento de determinado vínculo afetivo como importante para o apoio e os desafios da vida. A diminuição e o fim da família ocorrem pela morte ou quebra de vínculos familiares (expulsão, divórcio etc.). Com exceção da morte, todas as demais formas de saída da família podem não ser definitivas, e o limite entre saída ou não pode ser tênue, como aquelas pessoas que, mesmo divorciadas, mantêm relações cotidianas devido aos cuidados com filhos, ou pessoas trans que saíram de suas cidades no interior para vivenciar sua sexualidade e gênero com maior liberdade, mas que mantêm algum contato com a família de origem. Mesmo na morte ou saída de alguém, esse espaço simbólico do ente querido se mantém na estrutura familiar[22].

Cada estágio do ciclo de vida apresenta desafios para os seus membros mais ou menos previsíveis. São momentos do qual mudanças devido aos estressores horizontais forçam um rearranjo do funcionamento familiar, a fim de se adaptar ao novo contexto[2]. Por exemplo, ao decidir conviver com alguém no mesmo domicílio, existem os desafios da divisão das contas, das tarefas domésticas e da garantia de privacidade. No nascimento de filhos, devem-se considerar um equilíbrio entre a responsabilidade de cuidar da criança recém-chegada e o tempo com a outra parceria. Ao sair da casa dos pais, está colocado o desafio da independência financeira, dentre outros. A compreensão do ciclo familiar em determinado contexto cultural, bem como sua interface com a estrutura social de classe, gênero e raça, auxilia a entender os desafios que seus entes enfrentam naquele momento. Famílias rígidas, com dificuldade de adaptação, tendem a sofrer nos momentos de transição[23]. A Tabela 1 mostra algumas etapas específicas de pessoas LGBTQIA+.

APGAR FAMILIAR

O APGAR familiar é um instrumento de avaliação da satisfação de cada membro da família[2]. São cinco perguntas rápidas que o profissional faz para auxiliar na detecção de problemas no funcionamento familiar, atribuindo-se uma pontuação a cada resposta e realizando-se um somatório que permite a categorização do grau de funcionalidade familiar (Tabela 2). Cada uma das perguntas é feita individualmente para todas as pessoas da família, que devem responder "quase sempre" (pontuação: 2), "algumas vezes" (pontuação: 1) ou "nunca" (pontuação: 0). Para cada pessoa são somadas as pontuações das cinco respostas, definindo um valor total que indica a funcionalidade da família, segundo a percepção daquele membro. Esse instrumento não pode substituir a história da pessoa e a escuta atenta. Na identificação de disfuncionalidades, o profissional pode realizar uma avaliação mais detalhada da dinâmica familiar e verificar as razões envolvidas.

A ferramenta é útil porque muitas questões sexuais e de gênero não são explicitadas ou mesmo percebidas como problemas pela família num primeiro momento, embora possam ser sentidas. Segredos e conflitos podem estar na fonte desses desconfortos. Por exemplo, um pai cis gay que esteja em um casamento tradicional e tenha dificuldade de assumir sua orientação, devido à homofobia internalizada, pode estabelecer relações conflituosas com um filho que esteja entrando na adolescência e, mesmo não sendo gay, tenha uma expressão de gênero menos típica. O filme *Beleza americana* é um exemplo de dinâmica semelhante.

Tabela 1 Algumas questões específicas do ciclo de vida de pessoas LGBTQIA+

Etapa do ciclo de vida	Desafios
Nascimento de criança intersexo	Lidar com a diferença do que era esperado. Tomar decisões em relação aos cuidados clínicos, se preciso. Lidar com a pressão endossexocisnormativa da sociedade.
Perceber-se como LGBTQIA+	Lidar com o luto da cisgeneridade ou heterossexualidade e estigma.
Revelar-se LGBTQIA+ (saída do armário)	Lidar com a aceitação/rejeição dos familiares e da sociedade.
Decisão em ter filhos por reprodução assistida	Estabelecer segurança financeira e recursos para financiar uma reprodução assistida. Relacionar-se com uma terceira pessoa no caso de gestação de substituição. Aceitar os familiares da criança gerada no relacionamento LGBTQIA+.
Adoção	Lidar com as etapas do processo de adoção, demora e possíveis frustrações. Incluir uma criança que já tem história de vida na família. Lidar com diferenças que possam existir na educação prévia da criança.
Envelhecimento	Lidar com perda da funcionalidade, dependência física e morte de amigos e cônjuge. Concluir projetos.

Fonte: os editores.

Tabela 2 Apgar familiar

Componente da dinâmica familiar	Pergunta
Adaptation (adaptação)	Estou satisfeito(a) com a ajuda que recebo da minha família, sempre que alguma coisa me preocupa.
Partnership (participação)	Estou satisfeito(a) com a forma como a minha família discute assuntos de interesse comum e compartilha comigo a solução do problema.
Growth (crescimento)	Acho que a minha família concorda com o meu desejo de encetar novas atividades ou de modificar o meu estilo de vida.
Affection (afeição)	Estou satisfeito(a) com o modo como a minha família manifesta a sua afeição e reage aos meus sentimentos, como irritação, pesar e amor.
Resolve (Resolução)	Estou satisfeito(a) com o tempo que passo com a minha família.

Pontuação de 7 a 10 – família altamente funcional. Pontuação de 4 a 6 – família com moderada disfunção. Pontuação de 0 a 3 – família com disfunção acentuada.

PRACTICE

Na verificação de problemas e conflitos familiares, como abandono de um idoso LGBTQIA+ que necessita de cuidados, quando um adolescente cis gay precisa revelar à família o diagnóstico de HIV, alterações de comportamento de criança devido ao divórcio de um casal com pessoas do mesmo gênero, ou não diferenças de opinião dos adultos no cuidado com as crianças com questões de gênero, pode ser necessário realizar uma reunião familiar. O PRACTICE é uma diretriz de abordagem focada no problema que auxilia a organizar e mediar o diálogo nas reuniões de família. Seu nome é um acrônimo da primeira letra de cada um dos itens avaliados da dinâmica e recursos familiares. Após o acolhimento e a apresentação de seus membros, o profissional apresenta o problema a ser resolvido no conflito, auxiliando a família a identificar recursos para isso[22]. A Tabela 3 apresenta os aspectos que devem ser observados e avaliados durante a reunião familiar.

FAMÍLIAS COMPOSTAS POR PESSOAS LGB

Ao trabalhar com famílias compostas por pessoas cis lésbicas, gays e bissexuais, é preciso dar atenção a especificidades do ciclo familiar e aos principais desafios e violência decorrentes da LGBTIfobia. O *bullying* sofrido por crianças e adolescentes e a discriminação no emprego e em outros ambientes da vida adulta são fatores que interferem nas relações intrafamiliares[11]. A identificação de expectativas, fatores protetores e de vulnerabilidade e o desenvolvimento da resiliência são aspectos a serem abordados durante todo o acompanhamento da abordagem familiar.

Tabela 3 PRACTICE

Presenting problem (problema apresentado)	Qual o problema a ser resolvido? Todos os membros da família têm clareza sobre esse problema?
Roles and structure (papéis e estrutura)	Quais os papéis que cada um ocupa na família? Quem é provedor, cuidador, mediador?
Affect (afeto)	Quais os afetos que podem ou não ser expressos na família? Como são acolhidos? Quem pode e não pode expressar sentimentos? Qual o afeto predominante no momento?
Communication (comunicação)	Quais as vias de comunicação dessa família? Existe diálogo, ou a comunicação é autoritária? Todos os membros falam entre todos? Existe espaço para silêncio? Alguém domina as comunicações?
Time of life cycle (fase do ciclo de vida)	Em que momento do ciclo de vida essa família está? Quais os desafios dessa fase do ciclo de vida?
Illness in family (doença na família)	Como a família vivencia a doença ou o problema em questão? Quais os significados dessa doença ou problema para essa família? Já houve situações semelhantes no passado?
Coping with stress (enfrentamento do estresse)	De que estratégias de enfrentamento a família dispõe para enfrentar problemas semelhantes no passado? Como a família lida com perdas?
Ecology (meio ambiente, rede de apoio)	Qual a rede de apoio da família? Existem amigos que se relacionam com a família ou com os membros dela? Quais equipamentos sociais têm relação com essa família?

Ciclo de vida da família com pessoas LGB

Algumas fases do ciclo de vida LGB são específicas, como a saída do armário. Perceber-se não cis heterossexual, autoidentificar-se como LGB e revelar-se como tal para outras pessoas é um processo singular, mas comum a muitas pessoas LGB e que pode interferir na dinâmica familiar. Diferente de famílias de minorias raciais, adolescentes LGB não têm garantia de que serão acolhidos por suas famílias ao relatarem que sofreram violência LGBTIfóbica. A intimidade entre os membros da família pode ser, portanto, prejudicada. Pessoas bissexuais podem ter de sair uma "segunda vez do armário", tanto como não heterossexuais quanto como não homossexuais. Entre LGB, o flerte e o início de um namoro pode ser um desafio, devido ao receio de sofrer uma agressão LGBTIfóbica, caso manifeste seu interesse afetivo-sexual por alguém.

Para relacionamentos entre cis lésbicas e entre cis gays, a decisão em ter filhos (por adoção ou por reprodução assistida) é uma decisão consciente e que deve ser planejada, diferentemente do que ocorre para muitos casais cis heterossexuais que precisam se preocupar mais com a contracepção. Idosos LGB podem ter rompido os vínculos familiares consanguíneos e ter de vivenciar a velhice sozinhos ou com amigos. Arranjos familiares diversos podem ser estabelecidos, como trisais, relacionamentos abertos, filhos de relacionamentos anteriores e família de escolha (composta por amigos próximos). Nesse caso, além do estresse de minoria pela LGBfobia, essas famílias têm o desafio em comum de serem reconhecidas como tal pela sociedade.

Identificando-se como LGB na família

Um estudo demonstrou que a homofobia internalizada está diretamente relacionada à rejeição sofrida a partir dos pais no momento de revelar a identidade sexual e à rede de suporte escassa, o que levaria a maiores índices de ansiedade, depressão e ideação suicida[24]. "Sair do armário" para os pais é considerado um dos maiores marcos desenvolvimentais para o jovem LGB. Estudos mostram que, apesar da maior aceitação social vivenciada nas últimas décadas, os pais ainda têm uma propensão maior a reagir de forma negativa ao descobrirem a orientação sexual dos filhos, o que pode gerar rompimento das relações familiares, realinhamento de outras e, na maior parte das vezes, aumento dos conflitos. Dessa forma, é esperado que os membros dessas famílias busquem, ainda que de forma indireta, os serviços de saúde. Na abordagem, devem-se avaliar os padrões de comunicação internos, sinalizando para a possibilidade de violência ou abuso e crises familiares anteriores resolvidas de forma bem-sucedida, identificar as reações emocionais, tanto dos pais quanto dos filhos, e avaliar o risco para o surgimento de transtornos mentais, uso de substâncias e/ou suicídio[25].

Ao trabalhar com os pais, com o intuito de entender e aceitar a identidade sexual dos filhos, são frequentes a comparação e a aproximação de um sentimento de perda, do luto de um ideal de heterossexualidade para o filho, somado ao medo do *bullying*, ou de práticas sexuais inseguras, sentimentos de culpa, ou vergonha do que a comunidade, a vizinhança ou o que outros familiares irão dizer. Já com os filhos, é essencial identificar os sentimentos envolvidos na rejeição dos pais, avaliar a rede de suporte, valorizando o papel de amigos e da comunidade LGBTQIA+ e, por fim, estar disponível para atender às demandas que não necessariamente estão relacionadas à orientação sexual[25].

Adultos casados ou com filhos em famílias com padrão cis heterossexual também podem se identificar como LGB e sair do armário. Nesse contexto, os desafios podem ser lidar com os filhos (que ainda são crianças ou adolescentes) ou com a parceria, que pode se sentir traída e enganada pelo período do relacionamento, muitas vezes independentemente de a pessoa se assumir como homo ou bissexual. Em algumas situações, a própria pessoa LGB pode procurar o profissional de saúde, que deve reconhecer e acolher essa fase do ciclo de vida; porém, em outras situações, quem procura o profissional são os filhos ou parcerias, sofrendo (devido à própria LGBTIfobia ou contexto social) e buscando compreender o que aconteceu. O profissional deve acolher sem julgamento e abordar a situação compreendendo "o que está em jogo" (sensação de traição, vergonha, achar que não conhecia o pai/mãe/parceria), buscando normalizar a diversidade sexual e apoiando a resolução de problemas.

Constituição de uma nova família pela pessoa LGB

Quando existe um ambiente familiar pouco acolhedor, ou quando a pessoa LGB pretende estudar ou trabalhar em outra cidade ou já tem autonomia financeira, muitas optam por morar sozinhas ou dividir moradia, seguindo-se uma fase do ciclo familiar de "família de pessoa única" ou "moradia compartilhada". Jovens de cidades menores podem optar por estudar e trabalhar em cidades maiores, a fim de exercerem com maior liberdade sua sexualidade. Relacionamentos de duração variável podem ser estabelecidos, inclusive chegando à moradia conjunta, mas muitas vezes sem planos de filhos ou formalização legal da relação.

Entretanto, nas últimas décadas, vê-se nitidamente um aumento de pessoas LGB que buscam casar e adotar crianças ou optar pela reprodução assistida. Um desafio para as pessoas LGB é a ausência de referências sobre "famílias LGB", visto que as expectativas são frequentemente menos óbvias do que para as pessoas heterossexuais, cujas relações são determinadas pelas tradições, normas vigentes e até mesmo pela lei[11]. A relação conjugal homossexual apresenta aspectos semelhantes aos dos casais heterossexuais, como negociação da intimidade e divisão de tarefas, mas também especificidades, como o fato de serem duas pessoas do mesmo gênero (socialmente como tal) (ver Capítulo 17 – "Conjugalidade e parentalidade LGBTQIA+"). Em contextos LGBfóbicos, as fronteiras do casal com o mundo externo podem se tornar mais rígidas devido ao receio de violência nos ambientes de trabalho ou da família de origem, especialmente quando há pequena rede de apoio, o que empurra o casal, na maioria das vezes, à menor socialização[11].

Para pessoas LGB, a parentalidade requer planejamento e organização psíquica e financeira. As pesquisas mostram que os filhos dessas famílias têm o potencial de se desenvolver tão bem quanto os de famílias heterossexuais[26], apesar de sofrerem uma pressão muito forte por parte da heteronormatividade dentro e fora da organização familiar.

Nessa fase do ciclo de vida, em relação à família, a pessoa LGB pode procurar o profissional por conflitos no relacionamento ou por questões envolvendo a criação dos filhos. Muitas das ferramentas utilizadas na terapia de casal podem ser aqui aproveitadas, compreendendo as interfaces com o estresse de minoria. Fatores como raça, classe, nacionalidade, regionalidade, entre outras diferenças, influenciam a dinâmica do casal, seja quando ambos possuem as mesmas características (ex.: pessoas da mesma classe social), seja quando há diferença no próprio casal (ex.: pessoas com cores de pele diferentes).

Encerramento do ciclo familiar de uma pessoa LGB

Idosos LGB podem ter uma pequena rede social, pois a grande parte não possui filhos ou outros membros da família reconhecidos legalmente para ajudá-los[27]. Contam, às vezes, com apoio de amigos ou da comunidade LGBTQIA+, a chamada "família de escolha". Entre aqueles moradores da periferia, é frequente os vizinhos se constituírem como rede de suporte, ou para aqueles que praticam alguma religião, os membros da comunidade de fé.

Nessa fase de vida, ocorre o encerramento de ciclos e projetos. Arrependimentos podem vir à tona por "ter se revelado muito tarde", ou, por outro lado, o sentimento de bem-estar por ter tido experiências valorosas na vida e bons encontros. Relacionamentos LGB que não são visibilizados tornam vulnerável a pessoa idosa, pois, quando uma das parcerias morre, a outra pode vivenciar o luto na solidão. Mesmo idosos fora do armário, mas com pequena rede de apoio, podem ter de "entrar no armário" ao serem institucionalizados. Uma rede de suporte escassa aumenta a vulnerabilidade em saúde mental e o risco de suicídio.

O profissional, na abordagem familiar, deve sempre incluir a família de escolha e a rede de amigos, se a pessoa desejar. Algumas pessoas podem querer reatar laços familiares antigos ou reviver aspectos de sua vida. Outros desejam evitá-los, mas pode ser necessário, em algumas situações de vulnerabilidade extrema, negociar a possibilidade de contato com algum familiar, mas sempre deixando a decisão final para a pessoa. Após a morte do indivíduo LGB, o profissional deve acolher a família e os amigos e realizar uma visita de luto, se for possível.

FAMÍLIAS COMPOSTAS POR PESSOAS TRANS

Pessoas transgênero e suas famílias podem procurar cuidados ou apoio por diversas razões. Os profissionais devem estar familiarizados com as questões de variabilidade de gênero, ter competência cultural, além de sensibilidade e capacidade de oferecer o cuidado em equipe multidisciplinar. A avaliação do ajustamento psicossocial precisa valorizar a identidade de gênero, assim como o sofrimento associado (disforia), quando houver, sua história, os sentimentos e o impacto do estigma associado à diversidade de gênero.

A percepção da variabilidade de gênero pela família

Crianças em torno de 4 a 6 anos já são capazes de verbalizar a respeito da própria identidade de gênero e escolhem pares e brinquedos baseados nessa identificação. Há, porém, inúmeros relatos de crianças menores, com 2 a 3 anos, que se recusam a colocar roupas típicas do gênero que lhes foi designado ao nascimento e que apresentam desconforto com determinadas partes do corpo. Ao perceberem a persistência do comportamento, conflitos familiares podem surgir, seja por desconhecimento, preconceito ou diferença de conduta de cada membro diante da atitude. Diante da situação, os profissionais da saúde costumam ser os primeiros a serem acionados[28].

O acolhimento familiar se faz com orientações a respeito das identidades de gênero, da possível fluidez na infância e da naturalidade das variações de gênero dentro das possibilidades do ser humano. O profissional precisa acolher os responsáveis, entender qual é a sua visão sobre diversidade sexual e de gênero e trabalhar suas expectativas e frustrações. Na maioria das vezes eles chegam confusos, tentando entender o que está acontecendo e em busca de caminhos e respostas. Se não houver um alinhamento entre os familiares, é necessário ajudá-los a encontrar um equilíbrio para que possam apoiar a criança em suas necessidades. É indicado oferecer materiais didáticos para um melhor entendimento e facilitar o contato com outras famílias que passam pela mesma situação.

Adolescentes podem se perceber trans ainda na infância, mas não conseguir se expressar, por sentirem que não serão aceitos ou somente se identificarem como trans após a entrada na puberdade. Em ambas as situações, a revelação aos responsáveis pode trazer repercussões à família. Nessa idade os responsáveis podem identificar a revelação como um ato de transgressão, "coisa de adolescente", e reprimir o comportamento. O acolhimento familiar se faz da mesma maneira, com explicações claras sobre o impacto negativo da rejeição parental na saúde física e mental desses jovens. Grupos de adolescentes trans favorecem as vivências da diversidade de gênero e facilitam as experiências da adolescência com pares com os quais possam se identificar.

A transição de gênero na família

A transição de gênero nunca é um processo apenas individual. Ela pode acontecer em qualquer fase do ciclo de vida e apresenta aspectos relacionais, principalmente dentro da família. A qualidade da parentalidade, a cooperação, a harmonia entre as pessoas adultas, as interações do cotidiano entre seus membros são mais determinantes para a resiliência familiar do que a estrutura em si[29].

Abordagem familiar na transição na infância e adolescência

A transição de gênero na infância se baseia na mudança da expressão de gênero. Orienta-se, de acordo com a sua vontade, mudar o corte de cabelo, as roupas, e tudo que a faça se sentir mais confortável dentro de sua vivência. Um nome social pode ser escolhido e com ele os pronomes relacionados à identificação de gênero.

Na adolescência, além da transição social, outras intervenções podem ser realizadas, devendo-se avaliar cada caso. A idade e o desenvolvimento puberal são critérios que, somados à avaliação por equipe multidisciplinar e a vontade do adolescente e sua família, permitem ou não o uso de hormônios, seja para bloqueio da puberdade, seja para modificações corporais.

A necessidade de suporte na adolescência ocorre pelas próprias questões da idade, somadas a um grau de sofrimento intenso, reforçado pelas mudanças físicas impostas pela biologia que aumentam o desconforto que já era sentido.

O trabalho com famílias de crianças e adolescentes com vivências de variabilidade de gênero, em que os pais podem trazer à tona todos os seus questionamentos, dúvidas e angústias, é fundamental. A inclusão em grupos de famílias é indicada, criando-se um espaço para a discussão sobre identidade de gênero, com vivências comuns a todos os presentes, permitindo a percepção de que não são os únicos que vivem e convivem com o tema. Nesses grupos, observam-se frequentemente comentários dos pais de que seus filhos são acusados pela sociedade como pessoas estranhas, provavelmente com graves transtornos ou outros problemas, muitas vezes até mesmo por seus pares, outros familiares e quaisquer pessoas que convivam.

Os serviços devem oferecer aconselhamento familiar e psicoterapia de apoio para crianças e adolescentes na exploração de sua identidade de gênero. A intervenção familiar propõe que os responsáveis tenham maior compreensão a respeito do fenômeno, para que possam ter maior resiliência e aceitação/apoio às preferências e gostos de seus filhos sem que sejam tolhidos, impedidos de serem quem são; que não sejam vistos como pessoas inadequadas, erradas e que, por isso, não sejam queridas. Dessa forma, podem estar mais próximos e aliviar o sofrimento relacionado à disforia de gênero de seus filhos, quando presente, diminuindo qualquer outra dificuldade psicossocial[28].

A transgeneridade não é uma escolha nem ao menos responsabilidade de nenhum cuidador. Muitos familiares afirmam sentir culpa ou responsabilidade pelas questões de gênero de seus filhos, e conflitos no casal podem ocorrer em decorrência disso, um responsabilizando o outro pela variabilidade de expressão do filho. Deve-se promover a compreensão de que a identidade de gênero não é passível de influência, manipulação ou controle externo. Na vivência trans, não há um trajeto simples a ser percorrido, e é fundamental que a pessoa se sinta segura e apoiada para enfrentar possíveis reveses impostos pela sociedade[30].

Por esse motivo, deve ser preconizado nos encontros familiares um trabalho preventivo, de fortalecimento, aceitação e construção de instrumentos para poder lidar com as dificuldades intrínsecas ao fenômeno da transexualidade, além de todas as dificuldades vividas por cada etapa do desenvolvimento. É fundamental que se objetive um trabalho na base da aceitação familiar, visto que por meio de relatos de transgêneros adultos houve uma trajetória de muita dor, solidão e dificuldade. A família deve ser uma unidade de cuidado e segurança, um dos principais suportes da vida, onde a troca de afeto contribui para o fortalecimento das relações familiares, fundamentais para o desenvolvimento e a construção da identidade de cada um[31].

Em situações particulares ou quando se percebe a necessidade de um esclarecimento diferenciado, de acolhimento, podem ser agendados encontros individuais para determinadas famílias ou membros que precisem de um olhar específico e minucioso, criando-se oportunidade de trabalhar em conjunto para o bem-estar tanto das crianças quanto dos adolescentes.

Abordagem familiar na transição no adulto e idoso

Em adultos, é frequente a percepção de serem diferentes desde muito novos, mesmo que em alguns casos não se tenha essa clareza. Em muitas situações, foram retaliados por suas famílias, que seriam as únicas pessoas próximas e possíveis com quem contar. Muitas pessoas trans referem que se percebiam como não pertencentes ao gênero designado ao nascimento desde a infância. Entretanto, devido à transfobia e por desconhecerem a existência da transexualidade, é comum que algumas se reconheçam como transgênero apenas na vida adulta.

A pessoa que transiciona na vida adulta já pode estar em um relacionamento "heterossexual" ou "homossexual" e ter filhos. Nessa situação, podem surgir conflitos com a parceria e filhos. Acusações de infidelidade, ausência de confiança e intimidade podem ser feitas pela parceria, que também pode se sentir culpada pela situação das pessoas trans e questionar a própria sexualidade. Raiva, mágoa e sentimentos de fracasso podem estar presentes, vindo a surgir conflitos em um divórcio ou pela guarda pelos filhos. Em outras situações, entretanto, o "luto da cisgeneridade" transcorre de forma tranquila quando existem diálogo e compreensão, podendo haver solidariedade entre as pessoas envolvidas. A decisão em manter ou não um relacionamento após a transição da pessoa trans passa por variáveis como aspectos financeiros, história e projetos de vida, criação de filhos, sexualidade e afetos.

O profissional de saúde deve ter uma escuta atenta, a fim de identificar os conflitos, tanto da pessoa trans quanto de seus familiares. Perceber como o grupo enfrentou no passado outras situações de estresse auxilia na identificação de recursos e estratégias para lidar com a situação atual. Não cabe ao profissional definir as decisões a serem tomadas, mas auxiliar os membros da família a perceberem os fatores envolvidos e encontrarem seus próprios caminhos.

FAMÍLIAS COM PESSOAS INTERSEXO

Diferentemente das outras siglas, o I de intersexo traz singularidades em relação à família. Enquanto na população LGBTQIA+ as questões de sexo, gênero e identidade começam a se manifestar na infância, no caso da população intersexo, muitas vezes, surgem diversos dilemas já no pré-natal ou no nascimento[32].

A abordagem familiar no período perinatal

Ao perceber, antes do nascimento, pelo exame de imagem, uma genitália diferente e/ou na sexagem um cariótipo que não seja XX ou XY, surge uma série de reflexões para profissionais de saúde e genitores da criança, devido ao padrão endossexocisnormativo (no qual a presença do pênis define que será menino e da vagina que será menina e não inclui genitálias diversificadas). A quebra das expectativas costuma causar preocupação e angústia. Perguntas podem ser feitas pelas famílias aos profissionais de saúde: "como educar um bebê sem sexo definido?", "como escolher o nome?" ou "um menino fará xixi sentado?". Nessa situação, explicações sobre a diferenciação do sexo, diversidade de corpos e a existência de pessoas intersexo devem ser oferecidas.

Após o nascimento, o profissional de saúde deve acolher os responsáveis e garantir o registro da criança. Os pais podem se sentir culpados ou com a sensação de terem falhado. Pode haver rejeição, separação e abandono, recaindo a responsabilidade pelos cuidados com a criança principalmente sobre a pessoa que gestou. Avós e parentes podem se recusar a pegar a criança no colo ou tratá-la diferente das outras. A felicidade do nascimento pode ser substituída por negação, medo, vergonha, dúvidas e angústias relacionadas sobre o que fazer com a criança que nasceu. O profissional deve buscar identificar qual é a rede de apoio dos adultos responsáveis, que também precisam de cuidados.

O nascimento da criança intersexo não deve ser visto como a "causa" dos conflitos familiares, mas como um fator estressor para ao qual a família pode ter dificuldade de reorganizar sua dinâmica para lidar com a situação em função de estar inserida numa sociedade binária. O profissional, portanto, deve servir de apoio para que seus membros encontrem suas soluções e o melhor cuidado para a criança. Em algumas situações, a decisão da família é entregar o bebê para adoção, pois os responsáveis não se sentem capazes de oferecer cuidado, o que pode gerar a vivência de abandono.

Na Declaração de Nascido Vivo (DNV), existem três opções para registro do sexo: masculino, feminino e ignorado. Como a DNV é digital, nenhum dos campos pode ficar em branco para que a Certidão de Nascimento seja lavrada. Entretanto, frequentemente, o preenchimento correto não ocorre, pois as equipes de saúde da maternidade alegam desconhecimento sobre como preencher ou que a criança será exposta se for preenchida a opção "ignorado"[33,34].

As cirurgias podem ser indicadas mais para apaziguar as angústias dos responsáveis pelas crianças do que em benefício da pessoa intersexo. Quando a cirurgia é feita, na adolescência, a pessoa pode acusar os pais. Por outro lado, os pais podem ter receio de não fazerem nenhum procedimento e também serem acusados por isso. O não envolvimento da criança ou do adolescente na decisão sobre seus corpos leva a uma possibilidade de inúmeros conflitos familiares.

A abordagem familiar na infância e adolescência

As crianças e os responsáveis podem trazer para os profissionais de saúde questões da relação dos ambientes frequentados por essas crianças, como a escola ou locais de atividades esportivas. Cabe ao setor da saúde orientar as famílias em questões práticas do dia a dia, como lidar com a troca de roupas no vestiário, uso do banheiro ou situações de *bullying*. Devem estar disponíveis, se for interesse da criança, dos responsáveis e da escola, para participar de conversas com os cuidadores das creches, professores, ou participar de atividades com outras crianças, adolescentes ou pais, na perspectiva de esclarecimento, com o cuidado de não expor a pessoa intersexo. É essencial a escuta da criança intersexo, sendo ela sujeito de sua vida, e a escola deve prezar pelo desenvolvimento da autonomia dessa criança e não cultivar o hábito de que profissionais ou pais falem por ela – a criança é que é sujeito de sua vida[35].

Deve-se explicar para a criança e/ou adolescente intersexo sobre as características de seu corpo, fornecendo educação que seja mais apropriada para o seu contexto, respeitando uma educação mais neutra e não binária. É necessário que as famílias estejam apropriadas dos conceitos de diversidade em relação aos corpos, gêneros e orientações sexuais, para que compreendam a existência da intersexualidade como mais uma possibilidade e possam se identificar com relação a gêneros binários (masculino ou feminino) ou não binários[33,34].

Segredos, silêncios e mentiras devem ser observados nas dinâmicas familiares. O profissional pode auxiliar na mediação do diálogo entre os membros da família, quando perceber obstáculos e houver sofrimento[33,34]. Na infância e adolescência, o indivíduo já deve ser visto como sujeito de seu corpo e ter voz; no caso dos que já foram operados e não participaram das decisões sobre seus corpos, um desafio para os responsáveis pode ser como revelar que eles já fizeram a cirurgia genital, ou lidar com conflitos quando descobrem esse segredo.

Assim como podem ocorrer rejeição e abandono pelos familiares, alguns comportamentos podem ser aceitação, acolhimento e superproteção. Superproteção não é sinônimo de aceitação e acolhimento; muitas vezes é fator negativo para o desenvolvimento da criança, pois reduz sua autonomia. Muitos indivíduos intersexo, na infância, são proibidos de ir ao banheiro acompanhados na escola, ir à piscina, namorar ou ficar nus na frente de outras pessoas. As famílias devem ser encorajadas a empoderar as crianças como sujeitos de seus corpos, e ensinar a elas que não precisam escondê-los.

> Jacob foi a primeira criança intersexo do Brasil, cuja família assumiu publicamente que quem deveria escolher sobre seu corpo não seriam os pais, mas a própria pessoa, quando tivesse consciência corporal e autonomia para essa decisão. As reportagens divulgadas sobre Jacob encorajam outros pais e mães a lutarem pela autodeterminação dos corpos de suas crianças[32].

Os corpos intersexo devem ser entendidos como uma variante da normalidade. A equipe transdisciplinar pode auxiliar a promover o diálogo e a troca entre iguais, ou seja, que as famílias possam acessar umas às outras, trocar experiências, felicidades e angústias e que sejam estimuladas a conversar com adultos intersexo[36].

A abordagem familiar na vida adulta

Existem relatos de pessoas que descobriram somente na vida adulta serem intersexo, ou seja, foram educadas em um gênero, sofreram cirurgias genitais sem saber e usaram hormônios no decorrer da vida num "complô" de mentiras familiares e dos profissionais de saúde, que alegavam serem vitaminas. Algumas vezes chegam a descobrir a verdade através de prontuários da época da infância, embora as equipes de saúde buscassem manter esse segredo, como se fosse menos traumático o sujeito não conhecer as variantes de seu corpo de nascimento. Na descoberta, podem ocorrer mágoas, sofrimento, angústia e sentimento de culpa da família, chegando ao rompimento de relações familiares e suicídio[27,29]. A família formada por pessoa intersexo deve ser abordada no sentido de avaliar e oferecer as possibilidades em relação ao desejo reprodutivo, à fertilidade e à contracepção. Pode ser que a pessoa se descubra intersexo durante a investigação de infertilidade e a parceria apresente reações de insegurança, medo, sensação de ter sido traída ou enganada.

CONSIDERAÇÕES FINAIS

Na abordagem familiar, os profissionais de saúde precisam conhecer os padrões culturais, as dinâmicas familiares e as estratégias de sobrevivência do núcleo familiar, identificando seus recursos de apoio social. Profissionais devem ter abertura e escuta para compreender as singularidades da família e seus recortes interseccionais de raça, classe e gênero. A LGBTIfobia e a endossexocis-heteronormatividade são determinantes sociais que afetam o ciclo de vida e as relações de famílias com pessoas LGBTQIA+, gerando estressores e desafios específicos no ciclo de vida, como a saída do armário ou a transição de gênero. Entretanto, famílias que conseguem enfrentar essas etapas, desenvolvendo estratégias de adaptação e transformação, são famílias mais saudáveis, pois permitem o acolhimento da diversidade e a promoção da autonomia dos seus membros.

Erros comuns	Como evitá-los
Patologizar as famílias julgando os processos como normais ou disfuncionais.	Os profissionais precisam estar conscientes de seus preconceitos, pois é esperado o sofrimento familiar sob condições de estresse, principalmente verticais, como a LGBTIfobia. Para isso, é fundamental ter informações atuais embasadas na literatura sobre os funcionamentos familiares. As famílias são únicas e devem ser compreendidas dentro de sua funcionalidade, não de um parâmetro externo.
Não reconhecer ou considerar como normais violência ou abuso familiar.	Apesar de a postura sistêmica partir da causalidade circular, violência ou abuso nunca devem ser normalizados. Os processos familiares não são tolerados quando prejudicam algum membro. É fundamental demonstrar quando e o quanto a atitude de um membro familiar é capaz de desrespeitar ou até desestruturar o outro, de maneira que os demais participantes não sejam coniventes e permissivos nesses casos.
Priorizar os déficits e as limitações do sistema familiar.	O trabalho com famílias deve ter como objetivo encontrar os recursos e pontos fortes delas, a fim de buscar soluções e auxiliá-las a atingirem a resiliência familiar.

Material complementar

Séries

- *Grace e Frankie* (direção de Marta Kauffman, Howard J. Morris; 2015).
- *Queer as folk (2000-2005)*. Warner Bros Television.
- *Crônicas de San Francisco* (2019). Disponível na Netflix®.

Filmes

- *Priscila, a Rainha do Deserto* (direção de Stephan Elliott; 1994).
- *Boy on the side* (direção de Herbert Ross; 1995).
- *A gaiola das loucas* (direção de Mike Nichols; 1996).
- *Beleza americana* (direção de Sam Mendes; 1999).
- *C.R.A.Z.Y* (direção de Jean-Marc Vallée; 2005).
- *XXY* (direção de Lucía Puenzo; 2007).
- *Contracorriente* (direção de Javier Fuentes-León; 2009).
- *Praia do futuro* (direção de Karim Aïnouz; 2014).
- *Me chame pelo seu nome* (direção de Luca Guadagnino; 2018).

REFERÊNCIAS BIBLIOGRÁFICAS

1. Moreira LT, Rollo AC, Torre R, Cruz MA. Abordagem familiar: quando, como e por quê? Um caso prático. Rev Port Med Geral Fam. 2018;34(4):229-36.
2. Chapadeiro CA, Andrade HYSO, Araújo MRN. A família como foco da Atenção Primária à Saúde. Belo Horizonte: Nescon/UFMG; 2011.
3. Carnut L, Faquim JP. Conceitos de família e a tipologia familiar: aspectos teóricos para o trabalho da equipe de saúde bucal na estratégia de saúde da família. J Prim Health Care. 2014;5(1):62-70.
4. Engels F. A Origem da família, da propriedade privada e do Estado. São Paulo: Escala; 2009.
5. Foucault M. História da sexualidade 1: a vontade de saber. Rio de Janeiro: Graal; 1993.
6. Louro GL. Gênero e sexualidade: pedagogias contemporâneas. Pro-Posições. 2008;19(2):17-23.
7. Demenech F. Famílias: diferentes concepções históricas. In: X Encontro Regional Sudeste de História Oral – Educação das sensibilidades: violência, desafios contemporâneos [Internet]. Campinas; 2013. p. 1-16.
8. Zambrano E. Parentalidades "impensáveis": pais/mães homossexuais, travestis e transexuais. Horiz Antropol. 2006;12(26):123-47.
9. Houaiss A. Dicionário Houaiss da Língua Portuguesa. Rio de Janeiro: Objetiva; 2016.
10. Bateson G. Steps to an Ecology of Mind. 1. ed. Chicago: University of Chicago Press; 2000.
11. Walsh F. Processos normativos da família: diversidade e complexidade. 4. ed. Porto Alegre: Artmed; 2016.
12. McGoldrick M, Gerson R, Petry S. Genogramas: avaliação e intervenção familiar. Porto Alegre: Artmed; 2012.
13. Carter B, McGoldrick M. As mudanças no ciclo de vida familiar: uma estrutura para a terapia familiar. 2. ed. Porto Alegre: Artmed; 1995.
14. Domínguez DG, Bobele M, Coppock J, Peña E. LGBTQ relationally based positive psychology: An inclusive and systemic framework. Psychol Serv. 2015;12(2):177-85.
15. Asen E, Tomson D, Young V, Tomson P. 10 minutos para a família: intervenções sistêmicas em Atenção Primária à Saúde. Porto Alegre: Artmed; 2012.
16. Johnson TW, Keren MS. As famílias de mulheres lésbicas e homens gays. In: McGoldrick M. Novas abordagens da terapia familiar. Raça, cultura e gênero da prática cínica. São Paulo: Roca; 2003.
17. Souza CAS. A solidão da mulher negra: sua subjetividade e seu preterimento pelo homem negro na cidade de São Paulo. Dissertação [Mestrado em Ciências Sociais] – Pontifícia Universidade Católica de São Paulo; 2008.

18. Minuchin S, Nichols MP, Lee W-Y. Famílias e casais: do sintoma ao sistema. Porto Alegre: Artmed; 2009.
19. Bowen M. Family therapy in clinical practice. J. Aronson; 1994. 565 p.
20. Cerveny CD. O livro do genograma. São Paulo: Roca; 2014.
21. Gusso G, Lopes JMC, Dias LC. Tratado de Medicina de Família e Comunidade. 2. ed. Porto Alegre: Artmed; 2018.
22. Ditterich RG, Gabardo MC, Moysés SJ. As ferramentas de trabalho com famílias utilizadas pelas equipes de saúde da família de Curitiba, PR. Saúde Soc. 2009;18(3):515-24.
23. McGoldrick M. Novas abordagens da terapia familiar: raça, cultura e gênero na prática clínica. São Paulo: Roca; 2003.
24. Puckett JA, Woodward EN, Mereish EH, Pantalone DW. Parental rejection following sexual orientation disclosure: Impact on internalized homophobia, social support, and mental health. LGBT Health. 2015;2(3):265-9.
25. Woodward EN, Willoughby B. Family therapy with sexual minority youths: a systematic review. J GLBT Fam Stud. 2014;10(4):380-403.
26. Biblarz TJ, Savci E. Lesbian, gay, bisexual, and transgender families. J Marriage Fam. 2010;72(3):480-97.
27. Fredriksen-Goldsen KI. Resilience and disparities among lesbian, gay, bisexual, and transgender older adults. Public Policy Aging Rep. 2011;21(3):3-7.
28. Coleman E, Bockting W, Botzer M, Cohen-Kettenis P, Decuypere G, Feldman J, et al. Normas de atenção à saúde das pessoas trans e com variabilidade de gênero. 7. ed. World Professional Association for Transgender Health; 2012.
29. Dierckx M, Motmans J, Mortelmans D, Tsjoen G. Families in transition: a literature review. Int Rev Psychiatry. 2016;28(1):36-43.
30. Brill SA, Pepper R, Spack NP. The transgender child: a handbook for families and professionals. San Francisco: Cleiss Press; 2008.
31. Santos GS dos, Pieszak GM, Gomes GC, Biazus CB, Silva S de O. Contribuições da primeira infância melhor para o crescimento e desenvolvimento infantil na percepção das famílias. Rev Fun Care Online. 2019;11(1):67-73.
32. Dias MB, coordenadora. Intersexo. São Paulo: Revista dos Tribunais/Thomson Reuters; 2018.
33. Campos-Santos TE, Martins RA. Relatos de vidas: mutilações impostas e não direito à certidão de nascimento. In: Dias MB, coordenadora. Intersexo. São Paulo: Revista dos Tribunais/Thomson Reuters; 2018. p. 545-53.
34. Martins RA, Campos Santos TE de. Educação da criança intersexo: o que temos? In: Dias MB, coordenadora. Intersexo. São Paulo: Revista dos Tribunais/Thomson Reuters; 2018. p. 493-503.
35. Santos TE. Educação de crianças e adolescentes intersexo. Marília. Tese [Doutorado em Educação] – Universidade Estadual Paulista; 2020.
36. Campos TE. Educação sexual e autonomia: estudo de uma intervenção com alunos do ensino médio do interior do estado de São Paulo. Dissertação [Mestrado em Educação] – Universidade Estadual Paulista; 2015.
37. Morais AC. Além do que se vê: relatos de quem nasceu intersexo no Brasil. Goiânia: Pontifícia Universidade Católica de Goiás, 2019.
38. Veiga L. As diásporas da bixa preta: sobre ser negro e gay no Brasil. Tabuleiro de Letras. 2018;12(1):77-88.

Abordagem da violência na prática clínica

Débora Silva Teixeira
Renata Carneiro Vieira
Mauro Barbosa Júnior

Rita Helena Borret
Regina Moura

Aspectos-chave

- Problemas de saúde de pessoas LGBTQIA+ são gerados por níveis elevados de sofrimento psíquico pela violência estrutural, física, psicológica, sexual e simbólica.
- Os locais mais frequentes de violência às pessoas LGBTQIA+ são na família, na escola, no trabalho e em lugares públicos.
- São indicativos da possibilidade de violência: sintomas inespecíficos, dores recorrentes, sofrimento psíquico, ansiedade e humor deprimido, ideação suicida e automutilação, isolamento social, lesões corporais incompatíveis com a clínica, falta de autonomia nas práticas sexuais e reprodutivas, abuso de álcool e outras substâncias.
- Para o rastreamento da violência, profissionais de saúde devem fazer perguntas diretas e escutar as respostas, acolhendo e validando o sofrimento da pessoa, sem culpá-la pelo ato.
- A discussão da violência nos serviços de saúde reduz o tabu e o estigma, possibilitando que as vítimas se coloquem e procurem ajuda. O desenvolvimento de estratégias de ativação de grupos, coletivos e equipamentos sociais pode fortalecer a rede de apoio comunitário.

INTRODUÇÃO

A violência é um problema que afeta a saúde de diversas maneiras, trazendo sofrimento mental, diminuição da qualidade de vida, lesões físicas e mortes. Ela não se resume a lesões corporais, homicídios ou estupros. Também se apresenta de formas insidiosas e culturalmente naturalizadas de agressões, como violência patrimonial, psicológica e assédio. As diversas formas da violência apresentam elementos gerais em comum, mas têm especificidades em suas manifestações e são articuladas entre si, uma potencializando a outra. A violência contra LGBTQIA+ precisa ser vista dentro do contexto histórico, cultural e social em que se reproduz. Em uma sociedade que normatiza e hierarquiza as pessoas, os que não se enquadram na "norma" são considerados inferiores e, por isso, é esperável e legítimo que sejam vítimas de diversas formas de exclusão e violência[1].

VIOLÊNCIA E ESTRESSE DE MINORIAS

A Política Nacional de Saúde Integral da População LGBT de 2013 reconhece o impacto da discriminação e do estigma na determinação social da saúde e no processo de sofrimento e adoecimento das pessoas LGBTQIA+[2]. Estigma diz respeito a uma qualidade socialmente desaprovada ou desvalorizada, que faz com que um indivíduo seja marginalizado, visto como inferior e/ou indesejável. É um processo psicossocial por meio do qual determinadas pessoas são rejeitadas pelo grupo a que pertencem. Delas geralmente se passa a esperar e apreciar apenas o que está relacionado à marca socialmente negativa que carregam[3,4].

Em sociedades heterocisnormativas, como o Brasil, a população LGBTQIA+ está relegada à marginalização social, uma vez que não corresponde às expectativas socialmente impostas de gênero e sexualidade. O termo minorias sexuais e de gênero se refere a essa condição marginal. Na tentativa de sistematizar os fatores que levam ao sofrimento experienciado pela marginalização das minorias, Meyer propõe o conceito de "estresse de minorias", que considera aspectos externos e internos (pessoais) de estresse aos quais essas pessoas estão submetidas e que podem ser avaliados conforme o Quadro 1[5].

EPIDEMIOLOGIA DA VIOLÊNCIA

Muitos problemas de saúde de pessoas LGBTQIA+ são gerados por níveis elevados de sofrimento psíquico pela violência estrutural, física, psicológica, sexual e simbólica que sofrem na família, na escola, no trabalho e em lugares públicos. Os números dessa violência são imprecisos e subestimados, tanto por não serem denunciados pelas vítimas, que não se sentem seguras, quanto pela subnotificação da motivação LGBTIfóbica de diversos episódios de violência nos registros da saúde e da jus-

Quadro 1 Aspectos para a avaliação de estresse de minorias em pessoas LGBTQIA+

Vivência de eventos e condições LGBTIfóbicas objetivas crônicas ou agudas, como xingamentos, violências físicas etc.
Expectativa de eventos LGBTIfóbicos e vigilância contínua para se proteger.
LGBTIfobia internalizada: internalização de atitudes e pensamentos sociais negativos.
Esforço para ocultar a orientação sexual/identidade de gênero ou para enfrentar disputas cotidianas de espaço e legitimidade

Fonte: Meyer, 2003[5].

tiça. Ainda assim, segundo estudo do Grupo Gay da Bahia, entidade referência no registro de mortes por homofobia no Brasil, só em 2018 ocorreram 420 mortes violentas com motivação LGBTIfóbica no país[6].

O Brasil é um dos países que registra maiores índices de violência contra pessoas LGBTQIA+ no mundo[7,8], mesmo com a importante subnotificação. A maioria dos estados não publica dados sobre violência motivada por LGBTfobia. Porém, o Disque 100, canal para denúncias de violações de direitos humanos, afirma ter registrado 1.685 denúncias de violência a pessoas LGBTQIA+ em 2018[9]. Um levantamento da Fundação Getúlio Vargas, analisando dados do Disque 100 em 2017, revela que a maior parte das denúncias foi sobre situações de violência psicológica e discriminação (respectivamente 35,2% e 35,1%), 20,9% foram de violência física, 6,4% de violência institucional, 3,1% de negligência, 1,2% de abuso financeiro e econômico, enquanto as violações sexuais responderam por 0,9% dos casos. Nos relatórios do Disque 100, em todos os anos, desde 2012, São Paulo é o estado com maior quantidade de denúncias, seguido por Rio de Janeiro e Minas Gerais. Já no índice de casos para cada 100 mil habitantes, o Distrito Federal lidera o ranking desde 2014.

Segundo levantamento da Associação Internacional de Lésbicas, Gays, Bissexuais, Trans e Intersexo[10], havia em 2019, ao redor do mundo, 68 países com leis contra homossexualidade, com 2 países (Iêmen e Emirados Árabes) prevendo pena de morte. Essas leis refletem e reforçam o preconceito e a naturalização da violência contra as pessoas LGBTQIA+, reproduzem a intolerância, e são utilizadas para justificar detenções arbitrárias, abuso policial, extorsão e tortura. Por outro lado, apenas 42 países possuem leis que criminalizam a homofobia, somente 26 permitem o casamento entre pessoas do mesmo gênero e 27 permitem que casais homoafetivos adotem filhos. Esse quadro demonstra o quanto ainda é difícil ser uma pessoa LGBTQIA+ na maior parte do mundo.

MANIFESTAÇÕES DA VIOLÊNCIA EM PESSOAS LGBTQIA+

As manifestações da violência que ocorrem com pessoas LGBTQIA+ podem aparecer na forma de violência psicológica, patrimonial, física e sexual, e em cada uma delas existem especificidades a respeito dessa população[11].

Violência psicológica

A violência psicológica é entendida como qualquer conduta que cause dano emocional e diminuição da autoestima, que prejudique e perturbe o pleno desenvolvimento ou que vise degradar ou controlar suas ações, comportamentos, crenças e decisões mediante ameaça, constrangimento, humilhação, manipulação, isolamento, vigilância constante, perseguição, insulto, chantagem, ridicularização, exploração, limitação do direito de ir e vir ou qualquer outro meio que lhe cause prejuízo à saúde psicológica e à autodeterminação. É uma forma subjetiva de agressão e, muitas vezes, negligenciada até por quem sofre.

Gestos como quebrar objetos, agredir animais de estimação e expor armas brancas ou de fogo visam intimidar a vítima e gerar medo. É comum o uso de crianças e filhos para transmitir informações ou mesmo ameaçá-las indiretamente, deixando a vítima culpada.

O isolamento é uma forma comum de violência que gera privação social, aumentando a dependência da pessoa à parceria abusiva. Permite a dominância da forma de pensar do abusador, previne amigos e familiares de contradizerem a parceria abusiva e reduz a chance de a pessoa procurar ajuda e apoio de outras pessoas.

O estigma sexual e de gênero pode ser usado contra a vítima em relações trans/homoafetivas. Quando a vítima é uma pessoa LGBTQIA+, é possível usar contra ela o medo da rejeição e a LGBTIfobia internalizada, seja em forma de ameaças de revelar sua identidade de gênero e/ou orientação sexual em ambientes em que ela não se sinta segura, seja reforçando insultos e a vergonha de ser LGBTQIA+.

A pessoa que agride pode proibir a vítima de ter contato com outras pessoas ou grupos, agravando a invisibilidade e o isolamento a que muitas pessoas LGBTQIA+ estão submetidas. Ela pode negar seu acesso à comunidade LGBTQIA+ ou criar cenas vexatórias em eventos. Para pessoas que têm filhos de relações anteriores, pode haver ainda ameaças de cortar o contato com essas crianças, em especial quando elas não são reconhecidas legalmente como mãe/pai[12].

Em pessoas trans, o agressor pode dizer que ninguém a deseja por ser trans, dizer que tem vergonha dela e usar o medo da transfobia ou sua identidade para justificar o isolamento perpetrado. Pode obrigá-la a se conformar a uma apresentação de gênero não desejada, pressioná-la a parar de procurar a transição de gênero, referir-se a elas pelo nome de registro ou pronomes errados, usar características físicas para manipular, menosprezar e controlar[13].

Violência moral

A violência moral, entendida como qualquer conduta que configure calúnia, difamação ou injúria, pode se apoiar no estigma social, reforçando a LGBTIfobia internalizada e a vergonha da vítima, tanto em ser reconhecida como LGBTQIA+ como em ser vista como vítima de violência. A agressão pode acontecer pelo não reconhecimento das relações trans/homoafetivas e da invisibilidade desses indivíduos, a fim de manter a relação de abuso.

Violência patrimonial

A violência patrimonial é "qualquer conduta que configure retenção, subtração, destruição parcial ou total de seus objetos, instrumentos de trabalho, documentos pessoais, bens, valores e direitos ou recursos econômicos, incluindo os destinados a satisfazer as necessidades da vítima". Muitas pessoas LGBTQIA+, ao se assumirem, ainda não têm independência econômica e se encontram em situações muito vulneráveis. Pais, mães, tios, avós ou parcerias podem negar à vítima o controle de suas vidas por meio do controle financeiro. Além disso, a ameaça de forçar a "saída do armário" no trabalho é uma forma de violência econômica[12].

Violência física

A violência física consiste no uso de força para causar dano físico, por exemplo: empurrar, puxar cabelos, dar tapas, socos, chutes, cabeçadas, apertar braços com força, enforcar, queimar, acordar a pessoa várias vezes etc. Em casais do mesmo gênero, a pessoa que agride pode acompanhar a vítima a serviços de saúde sem que os profissionais desconfiem dessa situação, podendo se passar por uma relação de amizade e, desse modo, controlar a informação que a vítima fornece na consulta[12].

Situação prática	Sugestão de abordagem
Érica é uma mulher cis lésbica, branca, casada com Lívia, cis lésbica e negra. Conta para a assistente social que não tem dinheiro para comprar o remédio prescrito, pois apesar de trabalhar, não anda com dinheiro nem cartão. Sua esposa diz que é mais inteligente e, por isso, controla as contas da casa e o dinheiro de Érica, que não pode fazer nem comprar nada sem antes falar com Lívia. Érica nem sabe mais o quanto ganha e não pode fazer muitas escolhas na sua vida. No entanto, prefere que seja assim, pois sua "esposa é boa e mais organizada" e assim se sente cuidada.	O profissional deve fortalecer o vínculo e compreender a dinâmica do casal, identificando a violência patrimonial (limitar o acesso a bens) e psicológica (desqualificá-la), incluindo aspectos que possam estar relacionados a diferenças de raça e classe. No seguimento, estimular a reflexão de Érica para reconhecer o que está acontecendo de acordo com as suas possibilidades. É preciso validar o sofrimento ao ser percebida a situação como violência e construir um plano conjunto de cuidado, cujos caminhos são decididos pela própria pessoa. Uma situação de violência nem sempre será resolvida com o rompimento da relação, cabendo ao profissional não julgar, mas sim apoiar e oferecer cuidado para a pessoa e o casal.

Em pessoas trans, o abuso físico pode ocorrer a partir da negação do acesso aos hormônios, impedir que a pessoa cicatrize de cirurgias de modificação corporal e mirar no tórax e/ou no genital para a violência física.

Violência sexual

É considerada agressão sexual qualquer conduta que force a presenciar, manter ou participar de relação sexual não desejada, mediante intimidação, ameaça, coação ou uso da força; que induza a comercializar ou a utilizar, de qualquer modo, a sua sexualidade, como compartilhar vídeos e fotos sexuais pela internet; que impeça de usar qualquer método contraceptivo ou que a force ao casamento, à gravidez, ao aborto ou à prostituição; ou que limite ou anule o exercício de seus direitos sexuais e reprodutivos. Às vezes a vítima não reconhece esse tipo de violência por entender que essas ações fazem parte da "obrigação conjugal". Em casais do mesmo gênero, a violência sexual pode ser minimizada pela vítima e outros, em razão de representações sociais estereotipadas.

O estupro corretivo é realizado com a finalidade de "corrigir" ou controlar a sexualidade e o comportamento sexual da vítima. Um dos exemplos ocorre "quando um ou mais homens, geralmente da família, estupram uma mulher por acharem que ela é ou parece ser lésbica e que tal prática vai 'corrigir' sua orientação afetivo-sexual. Nos assombrosos casos de estupros corretivos em ambientes intrafamiliares e domésticos, incluem-se aqueles cometidos em congregações religiosas, por líderes e demais fiéis que pretendem 'exorcizar' lésbicas ou bissexuais"[14]. Desde setembro de 2018, com a Lei n. 13.718, o estupro corretivo passou a integrar o texto do Código Penal brasileiro, como crime contra a liberdade sexual, o que aumenta a pena de condenados por esse crime. Há relatos de estupro corretivo em homens trans (para serem "corrigidos" à sua condição de "fêmea") e pessoas assexuais (para "aprenderem a gostar de sexo").

A violência sexual pode ter motivação LGBTIfóbica e servir para humilhar homens cis gays (geralmente efeminados) e mulheres trans e travestis. Formas de abuso sexual específicas às pessoas trans incluem demandar relação sexual como forma de afirmar identidade de gênero e forçar a pessoa a usar partes do corpo com as quais sente desconforto em razão de disforia.

CONTEXTOS DE VIOLÊNCIA

Violência doméstica

A violência intrafamiliar contra pessoas LGBTQIA+ pode ocorrer tanto na família de origem quanto na família formada por pessoas LGBTQIA+ na vida adulta. Apesar de a violência na família de origem ser mais conhecida, ainda há poucos estudos sobre suas características ou sobre estratégias de intervenção. Estudos nacionais[20] e internacionais avaliaram o impacto na saúde do indivíduo em relação ao modo como a família de origem reage à revelação da identidade sexual ou de gênero e demonstraram que reações ruins, rejeição e punição resultam em jovens com maior incidência de problemas de saúde mental[21], de tentativas de suicídio, de uso prejudicial de álcool ou outras substâncias ilícitas e até da probabilidade de terem uma relação sexual desprotegida[22].

Ao contrário de pessoas que vivem opressões por raça/etnia ou religiosas, LGBTQIA+ geralmente são diferentes dos outros membros de sua família, não encontrando alguém que seja modelo ou que compartilhe da sua experiência. Assim, não percebem a casa como um refúgio ou ambiente seguro. A família de origem pode ser o primeiro e principal agressor. As intimidações contra adolescentes LGBTQIA+ podem vir de um irmão que ameaça revelar aos adultos sobre a orientação sexual ou identidade de gênero da pessoa, contando aos pais que o adolescente se veste escondido com roupas do outro gênero ou que "busca fotos na internet de pessoas nuas do mesmo gênero". Em situações de rejeição, as pessoas LGBTQIA+ buscam uma rede social significativa que as acolha e ampare, construindo um novo referencial familiar após o primeiro ser marcado pelo desamparo e falta de apoio, embora os efeitos da rejeição se mantenham por muitos anos[22].

Por outro lado, há menos estudos sobre os casos de violência dentro da família homoafetiva. Em alguns espaços, ainda prevalece a crença de que nessas famílias seriam infrequentes os casos de violência íntima. Porém, há pesquisas que mostram que ela ocorre na mesma ou até em maior proporção do que entre casais heterossexuais[23-25]. Uma pesquisa norte-americana sobre violência doméstica e sexual mostrou que 44% das mulheres cis lésbicas, 26% dos homens cis gays, 61% das mulheres cis bissexuais e 37% dos homens cis bissexuais sofreram estupro, violência física e/ou perseguição por parceria íntima ao longo da vida, em comparação com 35% das mulheres cis heterossexuais e 29% dos homens cis heterossexuais[26]. Entre as pessoas trans, uma metanálise mostrou que a prevalência de violência física ao longo da vida foi de 37,5% e sexual, de 25%. Pessoas trans tiveram 1,7 vez mais chance de qualquer violência doméstica, 2,2 vezes de violência física e 2,5 vezes de violência sexual em comparação com pessoas cis. Não houve diferença entre homens e mulheres trans[27]. O isolamento social, a ruptura de laços familiares e de amizade e a LGBTIfobia internalizada são fatores de risco para violência íntima e dificultadores da interrupção do ciclo de violência. Toda violência intrafamiliar ocorre em um contexto de relações próximas e íntimas e os agressores – pais, mães, irmãos, cônjuges, filhos, ou qualquer membro da família – conhecem as fragilidades e lançam mão de estratégias de perpetuação da violência que tornam mais difícil que a vítima consiga se libertar dessas relações abusivas.

Violência na escola

A violência nas instituições educacionais é prejudicial à saúde física e mental, com maior risco de ansiedade, medo, estresse, perda de confiança, baixa autoestima, solidão, autolesão não suicida, depressão e suicídio[28]. A vivência escolar, como cenário importante de convívio social e espaço de construção de autoestima, autonomia e subjetividade durante a adolescência e a juventude, deve ser sempre abordada por profissionais de saúde. Vivências de LGBTIfobia na escola podem se apresentar como relutância em ir para as aulas, dificuldade de adaptação, pedidos frequentes para mudar de escola, queda no rendimento ou, ainda, como mudança de comportamento na escola ou em casa ou com faltas frequentes.

Todas as formas de discriminação e violência nas escolas são um obstáculo ao direito fundamental de crianças e adolescentes à educação de qualidade. Estudantes que não se conformam aos estereótipos hegemônicos de gênero e sexualidade, incluindo estudantes LGBTQIA+, são significativamente mais vulneráveis à violência[28], com maior prevalência de situações de *bullying*. Outras formas implícitas de opressão podem estar presentes nas instituições escolares, tornando-as mais hostis para esses estudantes. Por exemplo, quando professores ou gestores escolares reforçam estereótipos em materiais didáticos ou na sala de aula[2].

A Pesquisa Nacional sobre o ambiente escolar no Brasil, realizada em 2016 com jovens LGBTQIA+ entre 13 e 21 anos, apresenta dados alarmantes sobre vivências de LGBTfobia nas instituições escolares[29]. Dos entrevistados, 72,6% declararam já ter sido agredidos verbalmente na escola por causa de sua orientação sexual e 68% por sua identidade/expressão de gênero e mais de um quarto dos estudantes (26,6%) sofreram agressão física na escola. O *cyberbullying*, que consiste na utilização de meios eletrônicos, como telefone celular ou internet, para ameaçar ou prejudicar alguém, tem se tornado motivo de grande preocupação em decorrência de seu aumento entre jovens e adolescentes. Cerca de um terço (34,7%) dos entrevistados vivenciou essa agressão no último ano[29].

Segundo a pesquisa, 69,1% dos estudantes ouviram comentários LGBTIfóbicos de professores ou funcionários da escola. Embora a presença destes nos momentos da agressão verbal seja elevada (64,7%), os estudantes referem que, na maioria das vezes (55,9%), as medidas tomadas pela instituição para lidar com essa violência foram ineficazes. Apenas 10,7% dizem denunciar sempre as violências e agressões sofridas na instituição de ensino e um número ainda menor (7,7%) conta para a família[29]. Além disso, 60,2% afirmam que, no último ano, se sentiram inseguros no ambiente escolar por causa de sua orientação sexual e 42,8% pela forma como expressam gênero. Do total, 38,4% apontam os banheiros como espaço de maior insegurança, seguido de aulas de educação física (36,1%) e vestiários (30,6%) e evitam esses espaços. Quase um terço (31,7%) faltou à aula pelo menos um dia no mês, por insegurança ou constrangimento[29]. A mesma pesquisa foi realizada em seis países da América Latina (Argentina, Chile, Colômbia, México, Peru e Uruguai), apresentando dados muito similares. A exceção fica por conta do Uruguai, que tem se destacado por adotar políticas públicas de respeito à diversidade, com menos de 50% de estudantes relatando situações de LGBTIfobia.

Para crianças e jovens LGBTQIA+, a falta de preparo do corpo docente para abordar sexualidade em suas diversidades, a ausência e a invisibilidade de professores e gestores LGBTQIA+ e a sensação de não pertencimento ao padrão cisheteronormativo favoreçam o sofrimento crônico e a sensação de insegurança no ambiente escolar, tornando essa experiência traumática. Isso predispõe ao baixo rendimento e à evasão escolar (que poderia ser melhor compreendida como uma "expulsão"), resultando em menor qualificação profissional e menor garantia de empregabilidade[28].

Violência no ambiente de trabalho

O acesso e a permanência no mercado de trabalho podem ser hostis às pessoas LGBTQIA+. Entre pessoas trans, a taxa de desemprego é muito elevada: 10% têm emprego formal, enquanto 90% buscam na prostituição sua fonte de subsistência[30]. Esses dados revelam não apenas a exclusão social e a falta de oportunidades, mas também as desigualdades e reproduções de cisheteronormatividade que a população LGBTQIA+ precisa enfrentar no cotidiano.

Uma pesquisa com 10 mil empregadores concluiu que 20% das companhias que atuam no Brasil se recusam a contratar homossexuais. A principal justificativa para essa não contratação é o medo de ter a imagem da empresa associada ao profissional. O estudo revela ainda que 7% não contratariam um LGBTQIA+ "de modo algum", enquanto 11% só considerariam a contratação caso o candidato não pudesse chegar a um cargo de chefia[31].

A permanência no ambiente de trabalho formal também se mostra um desafio. Uma pesquisa com profissionais LGBTQIA+ de 14 estados do Brasil, na faixa etária de 18 a 50 anos, demonstrou que, dos 230 entrevistados, 40% disseram ter sofrido discriminação direta por sua sexualidade e todos relataram ter vivenciado o constrangimento de discriminação velada. Outra pesquisa, com profissionais LGBTQIA+ formalmente empregados, revelou que apenas pouco mais de um terço dos entrevistados (36%) se assume para todos os colegas no trabalho e, ainda, que três em cada quatro entrevistados (73%) testemunharam homofobia no local de trabalho no período de um ano[32]. As recorrentes situações de expulsão de casa, evasão escolar e dificuldade de inserção no mercado de trabalho colocam a população LGBTQIA+, principalmente transexual e travesti, em situação de maior vulnerabilidade econômica.

ABORDAGEM DA VIOLÊNCIA NOS CUIDADOS DE SAÚDE

Sinais indiretos de violência

Situações envolvendo violência muitas vezes são acompanhadas de sentimentos de culpa e vergonha. Pessoas LGBTQIA+ tendem a não procurar ajuda em serviços de saúde por conta de experiências prévias negativas e medo de rejeição[33]. Investigar o itinerário da pessoa pelo serviço de saúde, desde a porta de entrada até o atendimento, pode ajudar a identificar possíveis violências institucionais e barreiras de acesso[34]. Além disso, a LGBTIfobia internalizada também dificulta o reconhecimento da violência por parte das vítimas[35].

O contato com o serviço de saúde pode ser a única oportunidade para uma vítima LGBTQIA+ buscar apoio, pois pode não existir uma rede social de suporte, o que as coloca em um processo de maior vulnerabilização. Portanto, é fundamental que os profissionais de saúde estejam atentos aos sinais indiretos de violência que podem emergir em atendimentos gerais.

Queixas com sintomas inespecíficos, dores recorrentes, sofrimento psíquico, ansiedade e humor deprimido, ideação suicida e automutilação, isolamento social, lesões corporais incompatíveis com a clínica, falta de autonomia nas práticas sexuais e reprodutivas, abuso de álcool e outras substâncias são indicativos da possibilidade de violência[36].

Em crianças e adolescentes, assim como nas violências por outras motivações, os sinais de abuso físico e sexual podem se apresentar como alteração do comportamento, regressão do desenvolvimento, inibição ou agressividade, medo de ficar sozinho(a), alterações disfuncionais (como vômitos, perda do controle esfincteriano, constipação, dor recorrente em membros, cefaleia ou desconforto abdominal) e lesões corporais frequentes relatadas como acidentes[37].

Em atendimentos a casais ou famílias, a observação de comportamentos coercitivos por parceria ou familiar, o desrespeito do nome social durante consultas, ameaças de revelar a identidade ou a orientação sexual sem autorização são indicativos de uma dinâmica de violência nas relações[36,38].

Rastreamento de violência

Qualquer consulta pode ser uma oportunidade para rastrear violência com algumas perguntas, conforme apresentado no Quadro 2. Deve-se sempre garantir privacidade e sigilo nos atendimentos, mesmo que sejam rápidos, pois pessoas que não assumiram publicamente a orientação sexual ou a identidade de gênero podem ter medo de se exporem.

É fundamental a utilização de uma linguagem não sexista e que respeite o nome social, além de evitar nomenclaturas e termos que podem ser considerados ofensivos. Indagar a forma como a pessoa deseja ser chamada e identificada é uma maneira descomplicada de iniciar uma abordagem com respeito. Trazer perguntas abertas sobre as práticas sexuais, orientação sexual e identidade de gênero pode ajudar a pessoa a se sentir mais confortável e as situações de violência podem emergir na conversa[39]. É notório que a maioria das vítimas de violência doméstica e intrafamiliar são meninas e mulheres[40], porém é necessário reconhecer que meninos e homens, especialmente os gays, bissexuais ou trans, também podem ser vítimas. Nesse sentido, deve-se ultrapassar as expectativas sociais da masculinidade e os estereótipos de gênero para identificar essas situações.

Evitar generalizações faz parte de uma abordagem respeitosa. A comunidade LGBTQIA+ é heterogênea e perpassada pelos marcadores de raça/cor, etnia, idade, classe, status social, condições de saúde e cultura que colocam pessoas e grupos em diferentes relações de vulnerabilização[12]. Estar sensível à experiência de sofrimento da pessoa atendida e sua trajetória de vida ajuda a construir vínculo e um plano de cuidado que faça sentido.

Quadro 2 Perguntas para o rastreamento de violência

"Alguém já lhe forçou ou coagiu de alguma forma que lhe fez sentir desconforto?"
"Há alguma forma de violência nos seus relacionamentos?"
"Você se sente em segurança na sua casa?"

Abordagem na consulta

Os profissionais frequentemente não abordam situações de violência em pessoas LGBTQIA+, alegando desconhecimento e inabilidade[33,41]. Essas posturas se caracterizam como LGBTIfobia institucional[42] (ver Capítulo 12 – "LGBTQIA+fobia institucional na área da saúde"). É responsabilidade das equipes lidar com a violência e seus impactos na saúde[43,44]. A Tabela 1 apresenta uma proposta de abordagem centrada na pessoa[45] que considera aspectos individuais, familiares e comunitários na elaboração de um plano de cuidado[12,46].

É frequente nos serviços de saúde que a equipe também cuide e acompanhe pessoas que são autoras de violência. Não é simples cuidar de agressores, mas a equipe deve se qualificar para abordar a pessoa e a questão da violência sem julgamentos, inclusive porque pode ser um indivíduo que sofreu LGBTIfobia ao longo da vida. É responsabilidade do setor de saúde abordar as pessoas na perspectiva do cuidado e não admitir nenhum tipo de violência, cabendo à justiça o julgamento e a decisão pelas medidas legais.

Abordagem familiar

Tanto a família de origem como a constituída podem ser fontes de violência, sendo necessário afastar a vítima desse convívio. Em outras situações, a família pode ser um sistema de apoio e proteção. Por isso, a abordagem familiar, desde que pactuada com a pessoa vítima de violência, pode ser útil[12] (ver Capítulo 22 – "Abordagem familiar e psicossocial"). O Quadro 3 apresenta algumas ações que podem ser realizadas durante a entrevista familiar.

Tabela 1 Etapas na abordagem da violência

Etapa	Detalhamento	Ações possíveis
Escutar e comunicar que acredita	Garantir espaço de escuta, sem julgamento.	"Isso deve ter sido assustador para você"
Validar a decisão da pessoa em revelar a situação de violência	Pessoas LGBTQIA+ que sofrem violência podem vivenciar sentimentos de culpa e vergonha, piora do isolamento social e piora da LGBTIfobia internalizada. Além disso, muitas vezes sofrem a chamada dupla estigmatização – junto à LGBTIfobia, soma-se o julgamento em relação a serem vítimas de violência.	"Eu entendo que deve ser difícil para você falar sobre isso" "Foi importante você me falar isso, podemos pensar juntos o que fazer"
Explicitar que a pessoa não é culpada pela situação	Tentar diminuir a culpa, a vergonha e a LGBTIfobia internalizada.	"O que ocorreu não foi sua culpa"
Enfatizar a inaceitabilidade da violência	Discutir o ciclo da violência de relacionamentos íntimos (tensão, violência e "lua de mel")	"Violência é inaceitável. Isso não deveria ter ocorrido."
Avaliar os riscos imediatos	Avaliar se existe iminente risco de morte, ideação suicida ou lesão autoprovocada. Avaliar necessidade de PEP, PrEP, contracepção de emergência e acesso a aborto legal.	"Houve alguma relação sexual sem preservativo?" "Você usa algum método contraceptivo?" "O agressor tem acesso a armas de fogo?"
Pactuar plano de segurança e mapear rede de apoio	Abordar sobre estratégias de movimentação na casa, onde guardar documentação e recursos financeiros, plano de fuga e rede de apoio formal e informal. Se a violência ocorre em espaços institucionais como escola e/ou trabalho, discutir como acionar mecanismos de proteção nesses locais. Agendar retorno e combinar estratégias de comunicação (ambulatorial, remota ou domiciliar).	"Caso você sinta alguma ameaça de agressão, a quem você poderia recorrer?" "Você acha prudente estabelecer algum código de segurança com alguém de sua confiança para pedir ajuda, se preciso?" "Você sentiria mais segurança se ficasse em um abrigo?"
Aspectos a serem considerados no seguimento	Na abordagem de médio e longo prazos de situações de violência, verificar a necessidade de suporte em saúde mental e orientação jurídica. Promover ações que garantam mais autonomia e segurança à pessoa vítima de violência, como ampliar a rede de convivência. Contatos de centros de diversidade sexual e organizações não governamentais podem ser recomendados.	Você conhece quais são seus direitos? Você gostaria de receber algum apoio psicológico ou participar de um grupo com pessoas em situação semelhante?
Notificar a violência	A construção de informação em saúde de qualidade para tomadas de decisão e a organização da rede de assistência são parte do cuidado[47]	Preencher o formulário do Sistema de Informação de Agravos Notificáveis (SINAN).

Quadro 3 Entrevista familiar em situações de violência contra pessoas LGBTQIA+

Reconhecer a dinâmica e a estrutura da família. Investigar a divisão de papéis, como as decisões são tomadas, como os conflitos são resolvidos e como o poder circula.
Reconhecer a rede de apoio e os principais recursos sociais da família. Equipamentos comunitários, instituições religiosas, amigos e agregados que ajudam a família em momentos de dificuldade e podem apoiar as vítimas de violência. Identificar como a rede de apoio se articula com as questões de diversidade sexual e de gênero (instituições religiosas podem ser apoio para a família, mas serem excludentes caso a pessoa se revele LGBTQIA+).
Verificar se há mais de uma vítima de violência na família, uma vez que isso vai impactar diretamente no plano de segurança.
Verificar se há mais de um perpetrador de violência, uma vez que a LGBTIfobia pode estar presente em diferentes membros da família e ser um padrão que perpassa gerações[48].
Verificar se existem crianças, adolescentes ou outros grupos vulneráveis no ambiente familiar, de forma a acionar as redes de proteção adequadas. É estratégico construir com a família o senso de responsabilidade e o entendimento de que a omissão e a negligência também são formas de violência.
Ofertar uma abordagem terapêutica para mediação de conflitos, quando possível. Discutir o ciclo da violência e estratégias para lidar com situações-limite.
Trabalhar com a família meios de educação em saúde com o objetivo de reduzir a LGBTIfobia. Trazer conceitos sobre papéis de gênero, sexualidade, orientação afetivo-sexual, direitos humanos e civis pode promover reflexão e mudanças no ciclo de violência[49,50].
Ofertar grupos de ajuda mútua para familiares. Muitas vezes a experiência compartilhada entre pares pode trazer ressignificação, ainda que parcial, dos discursos e atitudes.

Abordagem da violência que ocorre na escola

Um tópico importante a ser abordado é o convívio social entre pares e com professores. Perguntas como: "com quem você conversaria caso tivesse algum problema na escola?" ou "você contaria em casa se algo estivesse acontecendo?" auxiliam a compreender a sensação de segurança no ambiente escolar. Os profissionais de saúde podem manter contato e trabalhar de maneira conjunta para promover atividades sobre gênero, sexualidade e violência nas instituições de ensino e saúde. A Cartilha "Por que discutir gênero na escola?" traz conceitos, dados e materiais que podem ser trabalhados com estudantes com o objetivo de promover reflexão e estimular uma sociedade mais equânime em relação ao gênero, sexualidade, raça e classe.

Abordagem da violência que ocorre no local de trabalho

O profissional de saúde precisa estar atento tanto a situações de violência vivenciadas nos espaços de trabalho quanto ao adoecimento provocado pela instabilidade financeira. Deve acolher e validar o sofrimento da pessoa e informar-lhe sobre direitos e legislação sobre crime motivado por LGBTIfobia, que desde 2019 é igualado ao crime de racismo no Brasil pelo Supremo Tribunal Federal. A decisão do que fazer (processo judicial, mudar de emprego, dentre outros) é sempre da pessoa que deve ser apoiada pelo profissional, qualquer que seja a sua resolução. A recomendação de apoio jurídico, serviços para recolocação ou aprimoramento profissional (cursos supletivos, pré-vestibulares etc.) pode contribuir para que as pessoas tenham maior quantidade e melhores oportunidades de emprego.

Situação prática
Fernando, homem cis, branco, vem em busca de ajuda em razão de seu divórcio. Há alguns anos casou-se com uma mulher, branca, cis heterossexual. Foi pai. Depois de um longo e feliz relacionamento, o casamento não estava indo bem e decidiu se separar de sua companheira. Fernando conta que é bissexual, já teve relações com homens cis. Sua orientação sexual não tem relação com seus problemas conjugais, mas evita expor sua bissexualidade publicamente por receio de não conseguir progredir na carreira do banco. Tem estado mais triste e ansioso, pois no processo de divórcio há brigas recorrentes e sua ex-companheira o tem exposto para colegas de trabalho dizendo que ele é gay, mau caráter e mentiroso.
Sugestão de abordagem
Acolher o sofrimento de Fernando e validar sua bissexualidade. Reconhecer os aspectos da bifobia e homofobia presentes na relação com a ex-companheira e no trabalho, representados pelo medo de não progredir na carreira, por não ser heterossexual, e a tentativa de ser exposto como gay. Chamá-lo de gay também é uma forma de invalidar a bissexualidade masculina ("não existem bissexuais, existem homens gays confusos ou enrustidos"). O profissional deve evitar culpar ou estigmatizar tanto Fernando quanto sua ex-companheira. Refletir e construir possíveis estratégias de resolução do conflito por meio da não violência, respeito à autonomia e aos direitos de cada pessoa.

ABORDAGEM COMUNITÁRIA PARA PREVENÇÃO E COMBATE DA LGBTQIA+FOBIA

Os serviços de saúde são locais potentes de promoção da cidadania e dos direitos humanos. O desenvolvimento de estratégias de ativação de grupos, coletivos e equipamentos sociais pode fortalecer a rede de apoio comunitário. A discussão da violência nesses espaços reduz o tabu e o estigma e possibilita que as vítimas se coloquem e procurem ajuda. A construção de estratégias para reduzir o isolamento e a invisibilidade de pessoas LGBTQIA+ deve ser parte do trabalho intersetorial. A equipe de saúde deve envolver a população e os gestores e conhecer os recursos de proteção social disponíveis no território, o que permite a elaboração de planos de segurança mais potentes. Para mais informações, ver Capítulo 20 – "Abordagem comunitária e educação em saúde". O Quadro 4 mostra as estratégias comunitárias para prevenção e combate à LGBTIfobia.

Quadro 4 Estratégias comunitárias para prevenção e combate à LGBTIfobia

Desenvolver atividades regulares de discussão e reflexão da equipe de saúde sobre gênero e sexualidade, comunicação e ação inclusiva e não reprodução de cisheteronormatividade. Identificar comportamentos e atitudes preconceituosas e estigmatizantes por parte dos profissionais.
Ofertar atividades coletivas de prevenção da violência entre adolescentes e jovens para identificação de situações de vulnerabilidade. Intervenções nessa fase da vida têm efeito positivo na prevenção do abuso na vida adulta[12].
Conhecer iniciativas locais/regionais de grupos de apoio. Estar próximo desses grupos e, na ausência destes, ajudar a construí-los localmente.
Proporcionar atividades com escolas, cursos pré-vestibulares, associação de moradores e empresas locais para promover atividades sobre temas relacionados com gênero e sexualidade e prevenção da LGBTIfobia.
Atuar intersetorialmente para garantir direitos da população LGBTQIA+ junto à comunidade civil e grupos de promoção de direitos.
Utilizar recursos *on-line* para disseminação de espaços de debate e troca de informação entre profissionais e a comunidade, além de proporcionar espaços de ajuda mútua entre pares.

CONSIDERAÇÕES FINAIS

A violência contra a comunidade LGBTQIA+ é produto de um conjunto complexo de práticas e crenças que promovem discriminação, desumanização e indiferença em relação ao outro. Há uma condenação social por grande parte da população, que nega ou é complacente em relação à discriminação e à violência contra pessoas LGBTQIA+, muitas vezes culpabilizando-as por "dar muita pinta", "estar na rua se prostituindo e por isso foi violentada, não por ser travesti". É comum a interpretação de que esses crimes ocorrem em razão de outros fatores, e não pela motivação LGBTIfóbica. Ao mesmo tempo, há escassez de dados oficiais sobre essa violência e os dados produzidos por organizações não governamentais são frequentemente criticados por conta da metodologia ou da abrangência.

Países como Argentina, Brasil, Colômbia e Uruguai têm avançado em matéria de leis ou entendimentos legais que reduzem a discriminação e a violência contra pessoas LGBTQIA+. A violência deve ser abordada considerando-se as múltiplas situações de vulnerabilidade que se entrelaçam à ser LGBTQIA+, como classe, raça, gênero, origem étnica, falta de acesso à educação e saúde e necessidades especiais.

Erros comuns	Como evitá-los
Não identificar situações de violência doméstica na abordagem de casais homoafetivos.	A violência doméstica pode estar presente em casais homoafetivos e deve ser rastreada pelos profissionais de saúde com perguntas breves. Toda consulta é uma oportunidade para identificação de violência.
Não abordar o risco de IST e gravidez em mulheres cis e homens trans vítimas de estupro corretivo, por serem LGBTQIA+.	Mulheres cis lésbicas, bissexuais, assexuais e homens trans podem ser vítimas de estupro corretivo, com risco de IST e gravidez. O aborto legal deve ser orientado em caso de gravidez indesejada decorrente de estupro.
Culpabilizar a pessoa LGBTQIA+ por ser vítima de violência, especialmente as mulheres cis e pessoas trans.	Em nenhuma hipótese a vítima deve ser culpada pela situação de violência, seja em razão de vestimentas, seu comportamento extrovertido, local em que estava ou se tinha ingerido álcool ou não.
Não notificar a violência e/ou a motivação LGBTIfóbica nos registros do SINAN.	Situações de violência devem ser notificadas nas fichas do SINAN e encaminhadas à Secretaria Municipal de Saúde. A motivação LGBTIfóbica deve ser registrada na ficha.
Abordar apenas as situações agudas de violência e não realizar ações de prevenção.	Os profissionais e serviços de saúde devem realizar ações familiares, comunitárias e em parceria com outros setores da sociedade, como escola e empresas, a fim de prevenir situações de violência. A abordagem educacional e em saúde do agressor pode ser um meio eficaz de prevenir recidivas.

Material complementar

Filmes

- *Meninos não choram* (direção: Kimberly Peirce; 2000).
- *Moonlight* (direção: Barry Jenkin; 2016).
- *Orações para Bobby* (direção: Russell Mulcahy; 2009).
- *Madame satã* (direção: Karim Aïnouz; 2002).
- *Paraíso perdido* (direção: Monique Gardenberg; 2018).
- *Corpo elétrico* (direção: Marcelo Caetano; 2017).
- *Uma mulher fantástica* (direção: Sebastián Lelio; 2017).
- *Piedade* (direção: Babis Makridis; 2018).

Livros

- *Antes que Anoiteça*, de Reinaldo Arenas. Best Seller; 1992.
- *As horas*, de Michael Cunningham. Companhia das Letras; 1999.
- *A cor púrpura*, de Alice Walker. José Olympio; 1982.
- *Viagem solitária*, de João Nery. Leya; 2012.
- *O filho de mil homens*, de Valter Hugo Mae. Biblioteca Azul; 2011.
- *O filho da mãe*, de Bernardo Carvalho. Companhia das Letras; 2009.

REFERÊNCIAS BIBLIOGRÁFICAS

1. Minayo MC. Violência e saúde. Rio de Janeiro: Fiocruz; 2006.
2. Brasil. Ministério da Saúde (MS). Política Nacional de Saúde Integral de Lésbicas, Gays, Bissexuais, Travestis e Transexuais. Brasília: 2013.
3. Herek GM. Sexual stigma and sexual prejudice in the United States: a conceptual framework. InContemporary perspectives on lesbian, gay, and bisexual identities. New York: Springer; 2009. pp. 65-111.
4. Goffman E. Estigma: notas sobre a manipulação da identidade. Tradução: Mathias Lambert. 1988;4.
5. Meyer IH. Prejudice, social stress, and mental health in lesbian, gay, and bisexual populations: conceptual issues and research evidence. Psychological bulletin. 2003;129(5):674.
6. Oliveira JMD, Motta L. Mortes violentas de LGBT+ no Brasil. Relatório do Grupo Gay da Bahia. 2019 [internet]. Disponível em: https://grupogaydabahia.files.wordpress.com/2020/04/relatc3b3rio-ggb-mortes-violentas-de-l gbt-2019-1.doc. Acesso em: 03 nov.2020.
7. Michels E. LGBT+ Mortos no Brasil. 2019. Disponível em: https://homofobiamata.wordpress.com/inicio/. Acesso em: 03 nov.2020.
8. Politize! LGBTfobia no Brasil: fatos, números e polêmicas. 2018. Disponível em: https://www.politize.com.br/lgbtfobia-brasil-fatos-numeros-polemicas/. Acesso em 02 nov.2020.
9. Brasil. Ministério da Mulher, da Família e dos Direitos Humanos. Ouvidoria Nacional dos Direitos Humanos. Disque Direitos Humanos Relatório 2018 [internet]. Disponível em: https://www.gov.br/mdh/pt-br/acesso-a-informacao/ouvidoria/balanco-disque-100. Acesso em: 03 nov.2020.
10. ILGA World. Maps of sexual orientation laws in the world. 2019. Disponível em: https://ilga.org/maps-sexual-orientation-laws. Acesso em: 02 nov.2020.
11. Brasil, 2006. Lei Maria da Penha, artigo 7° da Lei n. 11.340/2006.
12. Moleiro C, Pinto N, Oliveira JM, Santos MH. Violência doméstica: boas práticas no apoio a vítimas LGBT: guia de boas práticas para profissionais de estruturas de apoio a vítimas. Comissão Para A Cidadania e a Igualdade de Género, Divisão de Documentação e Informação. Lisboa; 2016.
13. Peitzmeier SM, Hughto JM, Potter J, Deutsch MB, Reisner SL. Development of a novel tool to assess intimate partner violence against transgender individuals. Journal of Interpersonal Violence. 2019;34(11):2376-97.
14. Santos TN, Araujo BP, Rabello LR. Percepções de lésbicas e não lésbicas sobre a possibilidade de aplicação da Lei Maria da Penha em casos de lesbofobia intrafamiliar e doméstica. Bagoas-Estudos gays: gêneros e sexualidades. 2014;8(11).
15. Braga IF, Oliveira WA, Silva JL, Mello FCM, Silva MAI. Violência familiar contra adolescentes e jovens gays e lésbicas: um estudo qualitativo. Rev Bras Enferm [Internet]. 2018;71(Suppl 3):1220-7.
16. Ryan C, Huebner D, Diaz RM, Sanchez J. Family rejection as a predictor of negative health outcomes in white and latino lesbian, gay, and bisexual young adults. Pediatr[Internet]. 2009 [cited 2017 Feb 20];123(1). Disponível em: http://pediatrics.aappublications.org/content/123/1/346.
17. Puckett JA, Woodward EN, Mereish EH, Pantalone DW. Parental rejection following sexual orientation disclosure: impact on internalized homophobia, social support, and mental health. LGBT Health [Internet]. 2015[cited 2017 May 23];2(3):265-9.
18. Reuter TR, Newcomb ME, Whitton SW, Mustanski B. Intimate partner violence victimization in LGBT young adults: Demographic differences and associations with health behaviors. Psychology of violence. 2017;7(1):101.
19. Whitton SW, Newcomb ME, Messinger AM, Byck G, Mustanski B. A longitudinal study of IPV victimization among sexual minority youth. Journal of Interpersonal Violence. 2019 Mar;34(5):912-45.
20. Ard KL, Makadon HJ. Addressing intimate partner violence in lesbian, gay, bisexual, and transgender patients. J Gen Intern Med. 2011;26(8):930-3.
21. Black M, Basile K, Breiding M, Smith S, Walters M, Merrick M, et al. National intimate partner and sexual violence survey: 2010 summary report.
22. Peitzmeier SM, Malik M, Kattari SK, Marrow E, Stephenson R, Agénor M, et al. Intimate partner violence in transgender populations: systematic review and meta-analysis of prevalence and correlates. Am J Public Health. 2020;110(9):e1-4.
23. Livres & Iguais - Nações Unidas. Bullying-and-Violence. 2017 [internet]. Disponível em: https://www.unfe.org/wp-content/uploads/2017/05/Bullying-and-Violence-PT.pdf. Acesso em: 03 nov.2020.
24. Associação Brasileira de Lésbicas, Gays, Bissexuais, Travestis e Transexuais. Secretaria de Educação. Pesquisa Nacional sobre o Ambiente Educacional no Brasil 2015: as experiências de adolescentes e jovens lésbicas, gays, bissexuais, travestis e transexuais em nossos ambientes educacionais. Curitiba: ABGLT, 2016.
25. Cunha T. Transexuais são excluídos do mercado de trabalho. 2017. Disponível em: http://especiais.correiobraziliense.com.br/transexuais-sao-excluidos-do-mercado-de-trabalho. Acesso em: 03 nov.2020.
26. Carta Capital. Duas em em cada dez empresas se recusam a contratar homossexuais no Brasil. [internet] 2018. Disponível em: http://www.cartacapital.com.br/sociedade/duas-em-cada-dez-empresas-se-recusam-a-contratarhomossexuais-no-brasil-1703.html. Acesso em: 03 nov.2020.
27. Johnson I, Brazil 2017 Report - Out Now Global LGBT2030 Study. Relatório Brasil LGBT 2030. Nov. 2017.
28. Ferreira BD, Pereira EO, Rocha MB, Nascimento EF, Albuquerque AR, Almeira MM, et al. "Não tem essas pessoas especiais na minha área": saúde e invisibilidade das populações LGBT na perspectiva de agentes comunitários de saúde. RECIIS. 2019;13(3).
29. Albuquerque GA, Lima Garcia C, Silva Quirino G, Alves MJ, Belém JM, Santos Figueiredo FW, et al. Access to health services by lesbian, gay, bisexual, and transgender persons: systematic literature review. BMC International Health and Human Rights. 2016;16(1):2.
30. Meyer IH, Dean L. Internalized homophobia, intimacy, and sexual behavior among gay and bisexual men. Stigma and sexual orientation: Understanding prejudice against lesbians, gay men, and bisexuals. 1998;4:160-86.
31. Sociedade Brasileira de Medicina de Família e Comunidade. Abordagem da Violência Contra a Mulher no Contexto da Covid-19 – Versão para profissionais. Grupo de Trabalho de Gênero, Sexualidade, Diversidade e Direitos. 1.ed. 28 de maio de 2020.
32. MEC/SECADI. Guia escolar rede de proteção à infância. 2011 [internet]. Disponível em: https://bibliotecadigital.mdh.gov.br/jspui/bitstream/192/1117/1/guia.pdf. Acesso em: 03 fev.2020.
33. Ruben MA, Fullerton M. Proportion of patients who disclose their sexual orientation to healthcare providers and its relationship to patient outcomes: A meta-analysis and review. Patient Education and Counseling. 2018;101(9):1549-60.
34. Maragh-Bass AC, Torain M, Adler R, Schneider E, Ranjit A, Kodadek LM, et al. Risks, benefits, and importance of collecting sexual orientation and gender identity data in healthcare settings: a multi-method analysis of patient and provider perspectives. LGBT health. 2017;4(2):141-52.

35. World Health Organization. Global and regional estimates of violence against women: prevalence and health effects of intimate partner violence and non-partner sexual violence. World Health Organization. 2013.
36. Rufino AC, Madeiro AP, Girão MJ. O ensino da sexualidade nos cursos médicos: a percepção de estudantes do Piauí. Revista brasileira de educação médica. 2013;37(2):178-85.
37. Queiroz TD, Alves FMS. Maria da Penha e as relações homoafetivas. ICESP, 2014. Disponível em: http://nippromove.hospedagemdesites.ws/anais_simposio/arquivos_up/docu mentos/artigos/4fa4dac3065f522481abb-856be69c8b5.pdf.
38. Ruud M. Cultural humility in the care of individuals who are lesbian, gay, bisexual, transgender, or queer. Nursing for Women's Health. 2018; 22(3):255-63.
39. Klein EW, Nakhai M. Caring for LGBTQ patients: methods for improving physician cultural competence. Int J Psychiatry Med. 2016;51(4):315-24.
40. Stewart M, Brown JB, Weston WW, McWhinney IR, McWilliam CL, Freeman TR. Medicina centrada na pessoa: transformando o método clínico. Porto Alegre: Artmed; 2017.
41. Organização Pan-Americana da Saúde. Manejo clínico de condições mentais, neurológicas e por uso de substâncias em emergências humanitárias. Guia de Intervenção Humanitária mhGAP (GIH-mhGAP)©, 2020.
42. Ministério da Saúde, Brasil. Ficha de notificação/investigação individual violência doméstica, sexual e/ou outras violências interpessoais. Disponível em: http://bvsms.saude.gov.br/bvs/folder/ficha_notificacao_violencia_domestica.pdf. Acesso em 03 nov.2020.
43. Schulman S. Homofobia familiar: uma experiência em busca de reconhecimento. Bagoas-Estudos gays: gêneros e sexualidades. 2010;4(05).
44. Knutson-Martin C. Mudança nas normas de gênero nas famílias e na sociedade in Walsh F. Processos normativos da família: diversidade e complexidade. Porto Alegre: Artmed; 2016.
45. Borges RD. Pais e mães heterossexuais: relatos acerca da homossexualidade de filhos e filhas (Doctoral dissertation, Universidade de São Paulo). Ribeirão Preto; 2009.
46. Nascimento RF, Garcia MR. Homo/transexualidades e família: análise de um grupo voltado a pais e mães de LGBTs. Laplage em Revista. 2018;4(3):209-24.
47. JADIG – Jovens Agentes pela igualdade de gênero na escola. Por que discutir gênero na escola. 2016. Disponível em: https://acaoeducativa.org.br/wp-content/uploads/2016/09/publicacao_porquediscutirgeneronaescola.pdf. Acesso em: 02 nov.2020.
48. 53 - Oliveira DC, Polidoro M, Signorelli MC, Pires RO, Motta IG, Yamaguchi LY, et al. Promotores e promotoras da saúde LGBT para profissionais no SUS. Porto Alegre: UFRGS; 2018.
49. García-Moreno C, Hegarty K, d'Oliveira AF, Koziol-McLain J, Colombini M, Feder G. The health-systems response to violence against women. The Lancet. 2015;385(9977):1567-79.
50. Gomes SM, Sousa LM, Vasconcelos TM, Nagashima AM. O SUS fora do armário: concepções de gestores municipais de saúde sobre a população LGBT. Saúde e Sociedade. 2018;27:1120-33.

Psicologia afirmativa e abordagens psicológicas

Job dos Reis
Tiago da Silva Porto
Julia Kaddis El Khouri
Cassiana Léa do Espírito Santo

Virginia Janet García Machado
Elis de Moraes Pena
Luciane Gonzalez Valle

PSICOLOGIA AFIRMATIVA

Job dos Reis

As bases da psicologia afirmativa para a população LGBTQIA+ foram construídas nas décadas de 1970 e 1980, a princípio nos Estados Unidos, e posteriormente difundiram-se pela Europa, principalmente na Grã-Bretanha, como uma reação à visão patologizante da homossexualidade. No Brasil, atualmente, não há um reconhecimento oficial da psicologia afirmativa, mas já se observam, em iniciativas isoladas de alguns profissionais, atitudes com relação aos clientes/pacientes LGBTQIA+ compatíveis com essa visão[1].

Diante do contexto de despatologização da homossexualidade e eliminação dos estigmas associados a essa população, surge primeiramente a chamada psicologia homossexual (*lesbian and gay psychology*). Embora alguns autores utilizem o termo "terapia afirmativa", a psicologia afirmativa não se configura como uma abordagem psicológica ou sistema de psicoterapia, mas um conjunto de conhecimentos psicológicos que objetivam promover uma visão positiva e afirmativa das diversas orientações sexuais, identidades de gênero e intersexo. Ela se distingue das visões das abordagens psicológicas tradicionais que ainda porventura compreendam a diversidade como patologia/transtorno/disfunção ou manifestação imatura da sexualidade[1].

A psicologia afirmativa trabalha com a perspectiva de que a homofobia, a transfobia e o heterossexismo experimentados pela população LGBTQIA+ são estressores que geram estigma e violência, além de reforçarem as desigualdades sociais dessa população, que acaba por sofrer discriminação direcionada. Dessa forma, torna-se vulnerável a inúmeros problemas, dentre eles a saúde mental. Os profissionais que atuam com a população LGBTQIA+ devem ajudar na afirmação de sua sexualidade, experiências e relacionamentos, auxiliando a lidar com a LGBTIfobia, o preconceito e os desafios pessoais.

Aos que desejam trabalhar a partir da perspectiva da psicologia afirmativa, os diversos autores recomendam[2]:

- Fazer uma autorreflexão sobre a sua própria educação, atitudes e crenças e reconhecer o seu lugar de privilégio e seus preconceitos decorrentes de viver em uma sociedade heteronormativa e binarista de gênero.
- Viver uma vida afirmativa, ou seja, familiarizar-se com os problemas da população LGBTQIA+ e ajudá-los a promover justiça e mudança social.
- Criar um ambiente afirmativo, disponibilizando na área de espera do consultório material de leitura e recursos para a população LGBTQIA+.
- Incluir uma linguagem afirmativa e neutra em todas as fichas e formulários, como nome social, identidade de gênero, entre outros, sem recorrer a suposições heterocisnormativas, mas perguntar sobre a parceria de uma pessoa.
- Com clientes/pacientes heterossexuais cisgêneros, atuar de forma questionadora, sempre que possível, sobre a pessoa em seu heterossexismo e o binarismo de gênero.

Além das recomendações anteriores, no Brasil os profissionais de psicologia devem seguir a Resolução n. 001/99, de 22 de março de 1999, do Conselho Federal de Psicologia, que estabelece normas de atuação para os psicólogos em relação à questão da orientação sexual[3]. Há também a Resolução n. 001/2018, de 29 de janeiro de 2018, que estabelece normas de atuação em relação às pessoas transexuais e travestis[4].

No decorrer deste capítulo, a partir do escopo das principais abordagens psicológicas, poderá ser compreendido como cada uma entende o sofrimento e as demandas da população LGBTQIA+ e as formas de tratar a variedade de questões comportamentais e psicológicas às quais essa população está exposta. Por meio dos conhecimentos técnicos de cada abordagem, somados aos conceitos da psicologia afirmativa, serão fornecidas ferramentas para ajudar os clientes/pacientes LGBTQIA+ a se moverem da vergonha para o orgulho.

PSICANÁLISE

Tiago da Silva Porto

A psicoterapia psicanalítica tem, como método, a escuta livre de cada indivíduo na sua singularidade e busca que cada sujeito, em sua potência de fala, possa aumentar seus instrumentos diante de sua própria vida e do mundo – ora desvelando elementos antes não percebidos pelo sujeito, o que pode levar a mudanças de vida, ora ressignificando experiências vividas que buscam deixar cada sujeito mais confortável com sua forma de ser vivente.

A terapia psicanalítica tem, como uma de suas funções primordiais, proporcionar para cada indivíduo a busca de sua singularidade como sujeito, implicando-o naquilo que deseja, fazendo-o se responsabilizar por sua sexualidade, tornando-o mais potente para vivê-la na busca de instrumentalizá-lo para uma vida passível de ser vivida. Responsável, entendido aqui, não como culpado pela escolha de seu próprio destino, mas sim como aquele que "escolheu" inconscientemente sua forma de gozar. A "ética psicanalítica" pressupõe um sujeito totalmente singular e implicado em seus próprios desejos, e não um autômato predeterminado, seja pela genética, seja pelo desejo de seus pais ou vicissitudes de sua história pessoal. Assim, não há terapia própria para gays, própria para trans ou própria para qualquer outra categoria identitária. Logo, não deverá haver um gay, uma lésbica, uma trans em análise; deverá, sim, haver um sujeito único em análise[5,6].

Isso não quer dizer que, quando se fala em cuidados com a população LGBTQIA+, os psicanalistas não devam ter um olhar atento e aberto para essas identidades. Uma das marcas da contemporaneidade é a permanente convocação e interrogação sobre as identidades. Convocar determinada identidade é se inscrever em um processo contínuo na busca de se redefinir, criando uma possibilidade de reinventar a própria história. As identidades podem ser tantas quantas forem necessárias para justificar a nossa própria singularidade e demarcar assim o território de nosso "ser" no mundo.

Ser inscrito por outra pessoa em determinada identidade é uma operação bem distinta daquela em que cada sujeito se coloca ou convoca suas próprias identidades. Zygmunt Bauman nos alerta que ser inscrito em determinada identidade carrega em si uma violência, ao passo que se inscrever pode ser uma busca legítima de um estar no mundo[7].

> "As 'identidades' flutuam no ar, algumas de nossa própria escolha, mas outras infladas e lançadas pelas pessoas em nossa volta, e é preciso estar em alerta constante para defender as primeiras em relação às últimas" (Zygmunt Bauman)

Certamente a identidade não é um conceito uno e estável. A identidade de que fala a filosofia não é a mesma que tratam os antropólogos e sociólogos. O conceito de identidade não pertence à terminologia da psicanálise. Como já dito, a psicanálise é um campo teórico e clínico essencialmente anti-identitário. Não há uma "identidade sexual". O campo teórico e clínico da psicanálise se baseia na noção de que todos os sujeitos habitam corpos desorganizados, infinitamente múltiplos, regidos por desejos muitas vezes conflituosos e incertos, corpos sempre incompletos. Corpos e desejos que muitas vezes geram no sujeito medo e angústia que podem paralisar a vida. É sobre esses afetos e paralisações que devem se debruçar os cuidados terapêuticos dos psicanalistas.

Ainda que a noção de identidade seja uma presença estrangeira no campo psicanalítico, ela é absolutamente necessária. O terapeuta não pode se furtar à ambivalência da identidade no que ela impõe à existência social, a dualidade entre os polos de opressão e libertação.

O terapeuta deve trabalhar sobre a problemática criada pelas fronteiras identitárias erguidas no campo da sexualidade humana desvestido da concepção de que haja uma norma no comportamento da sexualidade. Deve evitar qualquer patologização, atendo-se à escuta das manifestações da singularidade subjetiva impressa na sexualidade de cada indivíduo e de seu possível sofrimento, ponto essencial do trabalho psicanalítico. Georges Bataille, em seu livro O erotismo, nos aponta que existe um elemento irredutível na observação da sexualidade humana: o elemento íntimo[8].

Para o terapeuta atento ao rigor conceitual em psicanálise, o termo sexualidade deve vir no plural. Sejam as homossexualidades, as heterossexualidades, as bissexualidades, as transexualidades ou qualquer outro significante que se venha a acrescentar ao LGBTQIA+, eles devem aparecer necessariamente no plural, já que as sexualidades são tantas quantas são os próprios seres humanos.

Dentro do processo psicanalítico, o analista transita entre enxergar a liberdade e multiplicidade de gêneros e orientação dos desejos, por um lado, e, por outro, encontrar respostas às formações sintomáticas de cada indivíduo. Um exemplo são as experiências trans, que são experiências identitárias em que pessoas assumem uma identidade não coincidente com o gênero atribuído ao nascimento a partir da anatomia identificada, podendo ou não desejar modificações corporais. Nessas experiências identitárias, existem diversas formas de subjetivação e de construções de múltiplas formas de expressão de gênero. Não há uma posição subjetiva única, como sugerem algumas teorias que tipificam o "sujeito transexual". O trabalho analítico, nesses casos, se debruça em escutar o caminho particular que cada sujeito vai buscar expressar seu gênero e escolher intervir sobre seu corpo.

PSICOLOGIA ANALÍTICA JUNGUIANA

Julia Kaddis El Khouri

Experimenta-se um momento histórico de grandes mudanças e que pode ser evidenciado através dos paradigmas emergentes. Ao reconhecer a influência da cultura na identificação desses novos valores, constata-se uma forte ligação entre a psique e o ambiente na expressão desses valores. Tal percepção é um convite a vislumbrar um novo olhar junguiano sobre a diversidade.

Para Wahba, Jung concebeu a noção de gênero e sexualidade a partir do seu contexto sociopolítico e cultural. Entretanto, a noção de masculino e feminino, bem como de *anima* e *animus*, como funções contrassexuais, passaram a ser constantemente revisadas para se alinharem ao contexto e à consciência atual[9]. A autora esclarece que, apesar da extensa revisão do que é entendido por sexo, gênero e papéis sociais, ainda foram pouco diferenciados em relação à formulação original proposta por Jung.

Young-Eisendrath, ao refletir sobre as recentes mudanças das concepções de gênero e papéis sociais, afirmou que "[...] os papéis e as identidades de mulheres e homens estão mudando quase a todos os momentos em todas as grandes sociedades – com uma exceção, os homens continuam a ter mais poder do que as mulheres, tanto em termos de *status* quanto poder de tomada de decisões, em todas as grandes sociedades. Ameaçar esta dicotomia de poder (de que os homens são mais poderosos e as mulheres menos) é ameaçar o tecido da vida civilizada"[10]. Compreende-se, portanto, que a despeito das inevitáveis mudanças de valor e comportamento social que vêm ocorrendo, a leitura binária e heteronormativa ainda se apresenta fortemente imbricada nos valores de sociedades fundamentadas em velhos paradigmas.

Por outro lado, é possível observar que gerações mais jovens vêm expandindo suas experiências acerca dessa temática, passando a considerarem masculinidade e feminilidade como um estado de ser, podendo ser vivenciados igual e independentemente das características corporais de uma pessoa[11-13]. No entanto, ainda não foi postulada uma teoria junguiana, a partir de uma base arquetípica, que permitisse compreender e legitimar novos valores acerca de gênero, sexo, papel, identidade e orientação sexual. Segundo Hopcke, tal teoria teria de estar associada aos arquétipos do inconsciente coletivo, para que o fenômeno pudesse ser tocado num nível mais profundo, mesmo que modelado por fatores pessoais e culturais subjacentes[14].

Um dos aspectos fundamentais da terapia junguiana é o acolhimento da multiplicidade de sentimentos expressos durante o processo analítico, em todos os seus paradoxos, a fim de encontrar, nas manifestações da psique, os significados embutidos na expressão erótica, nas fantasias e nos sonhos do paciente. Por isso, Miller assevera que a abordagem junguiana privilegia a imagem e amplifica os seus sentidos[15].

Um segundo aspecto, valorizado no trabalho junguiano, é o olhar para o espaço intersubjetivo da relação terapêutica, considerando a relação complexa do sistema corpo e mente e dos processos paralelos – intrapsíquico e interpessoal, enquanto potencial para mudanças. Nas palavras de King: "Uma abordagem relacional sustenta que a relação de transferência e contratransferência é sempre coconstruída. A relação entre o intrapsíquico e o interpessoal é dialética e está em constante desenvolvimento; há duas pessoas, dois roteiros e dois lados da história, em um processo de psicoterapia e, fora do encontro, muitos significados são descobertos ou criados"[16].

Nesse modelo, relacional, a ênfase da terapia não é se concentrar na interpretação, embora não a exclua, mas na criação de novos padrões emocionais (já que o paciente pode trazer para a relação terapêutica padrões relacionais antigos e internalizados) e ressignificá-los como novas maneiras de se relacionar. Para King, "[...] nessa perspectiva, a interpretação e as ideias alcançadas verbalmente são experiências relacionais, e a interação, em si, é interpretativa e transmissora de significados"[16].

Desse modo, torna-se possível acolher o movimento de expansão e da expressão da sexualidade humana e encontrar, no pensamento junguiano, um espaço para a discussão dos temas contemporâneos e desafiadores que a cultura está vivenciando. De acordo com Samuels, quando se sustenta a tensão de forças que reivindicam a noção de unidade, amplia-se o espaço psíquico coletivo que passa a incluir cada vez mais a diversidade que a comunidade LGBTQIA+ representa[17].

PSICODRAMA

Cassiana Léa do Espírito Santo

> "Vem, volta, que eu estou te esperando desde que eu nasci. [...]
> E o amor que eu guardava, eu guardei para você. E a pessoa que eu sonhava, eu vi aparecer."
> (excerto da música *Volta*, do grupo O Terno.)

O psicodrama, criado pelo médico Jacob Levy Moreno em 1921, estuda e trabalha com as relações sociais e grupais, os vínculos afetivos, as relações entre os seres humanos e entre eles e o ambiente. Procura pesquisar, compreender e tratar as dinâmicas dos grupos, a relação entre as pessoas. É possível falar de psicodrama dentro de um processo psicoterápico ou terapêutico de forma mais ampla, com sessões de diversas modalidades: grupal ou não, processual (com sessões em sequência) ou não (em ato único), além de contextos não clínicos, como em escolas, organizações e instituições de diversos tipos. Em suma, onde houver preocupação com a qualidade das relações sociais e grupais, e até mesmo com a relação de uma pessoa consigo mesma, o psicodrama cabe[18].

A forma de trabalho do psicodrama é ativa, implica a pessoa – ou as pessoas – para além da mente; o psicodrama propõe que as experiências atravessem também o corpo e o emocional, o que é facilitado por técnicas adaptadas do teatro e fundamentadas na teoria da matriz de identidade[19]. Esta pode ser entendida como a "placenta social" em que a pessoa nasce e desenvolve seu processo relacional: um lugar físico e virtual onde se instalam as expectativas dos mais próximos sobre o bebê; meio preexistente modificado pelo nascimento do sujeito e ponto de partida para a sua formação como indivíduo[20].

O psicodrama se apropria de cenas reais ou imaginárias e as explora, aproveitando todas as noções de espaço e de tempo, ou seja, aproveitando não só o espaço físico, geométrico, mas criando e delimitando também um espaço virtual que permita o desenrolar de cenas psicodramáticas. Aproveita não só o tempo cronológico, objetivo, mas se vale também do tempo subjetivo, o tempo da experiência vivida[21].

O que se prioriza na prática psicodramática é promover a fluência da espontaneidade-criatividade, conceito entendido como a possibilidade de dar respostas novas a situações antigas, permitindo às pessoas uma vida com maior autonomia e liberdade. Isso pode se aproximar da ideia de assertividade, mas inclui algo de poético, estético, que dá sentido mais que cognitivo às experiências[21]

Uma pessoa espontânea-criativa é aquela que consegue viver de uma forma que lhe pareça satisfatória, sem prejuízo das relações, ou com o menor prejuízo possível. Entende-se que essa espontaneidade-criatividade pode ser observada, treinada e desenvolvida a partir de situações reais ou imaginárias por meio de dramatizações, como o *role-play* ou jogo de papéis[18]. Por exemplo, a experiência de um homem cis gay que tem dificuldade para revelar a si ou a outrem sua orientação é marcada por falta de espontaneidade-criatividade, em função do medo de não corresponder às expectativas do outro. Pode, para isso, se expressar em diversos contextos como uma personagem homofóbica, incorporando o lugar do opressor.

Para Moreno, é a partir dos papéis que se forma o Eu: o surgimento do Eu é posterior ao desempenho de papéis. E quanto mais papéis a pessoa desempenha ou já tiver desempenhado, mais próxima ela estará da saúde mental. Uma pessoa que desempenha poucos papéis, quando perde um deles, ou quando um papel passa a ser mais restrito, tem mais chance de adoecer. O treinamento de papéis pode ocorrer na vida real e/ou ser facilitado pelo contexto psicodramático, que proporciona a investigação do desempenho de papéis e seu desenvolvimento[18]. A partir da experimentação de situações antigas e novas, por meio da dramatização, verifica-se a possibilidade ou não de a pessoa se colocar no lugar do outro (a partir da técnica de inversão de papéis ou tomada de papel, por exemplo). Considerando a ideia de que o desempenho de papéis é anterior ao surgimento do Eu, faz sentido pensar, por exemplo, na proposta de que uma pessoa transexual, antes de se submeter a cirurgias do modificações corporais, seja estimulada a experimentar a transição social para o gênero com o qual se identifica por um tempo mínimo, pois sua identidade como pessoa trans estará mais consolidada quanto mais tiver desempenhado papéis no gênero dentro do qual procura se afirmar.

Ações psicodramáticas podem ocorrer com pessoas que foram oprimidas, por exemplo, mas também com aquelas que foram ou são as opressoras. O psicodramatista deve cuidar de demandas de sofrimento, direto ou indireto, provenientes de todo tipo de situação em que haja restrição da liberdade, promovendo situações que propiciem maior fluidez do estado espontâneo-criativo. Ainda o psicodrama pode servir a um trabalho profilático, preventivo de questões de saúde mental e social. Dentro da diversidade, o psicodrama continua com o objetivo de promover autonomia, liberdade, espontaneidade-criatividade, jamais se destinando a qualquer medida de terapia "reparativa" (que objetivaria a extinção das expressões de existência diversas). Ao contrário, o psicodrama cuida do encontro da pessoa consigo própria, além de poder sensibilizar o meio para um convívio social harmônico e amoroso.

Demandas relativas a questões de gênero e orientação sexual podem surgir a qualquer momento, em qualquer contexto. Somente será possível intervir nessas situações com cuidado, respeito e conhecimento técnico, considerando um projeto comum, ou seja, atentando aos objetivos das pessoas envolvidas, o que propiciará o seu envolvimento e compromisso com o trabalho, de forma ética.

Pode-se imaginar o trabalho psicodramático a partir de cenas de preconceito, discriminação, situações de dor e sofrimento provenientes dos papéis de gênero (determinados pelos padrões sociais), colocando-se em questão, por exemplo, no palco psicodramático, o que é ser homem, o que é ser mulher, o que é ser cisgênero, o que é ser transgênero. Pode-se utilizar de um *role-playing* para treinar a espontaneidade-criatividade dentro desses papéis, explorando expectativas e realidade, cenas temidas e cenas desejadas de um indivíduo ou de um grupo.

Em contextos institucionais, de educação ou organizacionais, o psicodrama pode intervir junto aos profissionais que atuam nesses serviços com público variado ou específico da comunidade LGBTQIA+ (como educadores, gestores etc.), como pode ser visto no Quadro 1.

Quadro 1 Possibilidades do uso do psicodrama em contextos institucionais

- Facilitar o trabalho e a integração entre profissionais de um serviço e as pessoas atendidas, no que tange a questões de sexualidade e gênero.
- Mobilizar e fortalecer recursos afetivos e cognitivos.
- Promover um espaço de expressão de dúvidas e crenças em relação a questões de gênero.
- Contribuir para a construção de um clima acolhedor, para que se possa entender e lidar com estigmas e preconceitos.
- Introduzir conceitos que permitam ampliar a compreensão da sexualidade (tais como orientação sexual, papel de gênero, identidade de gênero, disforia de gênero, vivência trans, comportamentos de risco, entre outros).
- Prevenir a violência institucional, assim como dirimir expressões de LGBTIfobia.
- Contribuir para a promoção da cidadania.

Alguns espaços de convívio público oferecem o psicodrama como atividade aberta e gratuita. São espaços férteis para o cuidado com a saúde mental e social, da população em geral, que podem ser conhecidos e vivenciados por qualquer pessoa, com diversas demandas, inclusive com questões de gênero e orientação sexual[22]. Essas atividades promovem a convivência, a escuta e o reconhecimento, impulsionam possibilidades de existir e de coexistir, criam novas relações e sentidos, consolidam um trabalho a serviço da cidadania e dos direitos humanos. Afinal, como diz Moreno: "Um procedimento verdadeiramente terapêutico não pode ter um objetivo menor do que o todo da humanidade"[18].

GESTALT-TERAPIA

Virginia Janet García Machado

Na gestalt-terapia, a pessoa é percebida como um todo, sempre compreendida dentro de um campo dinâmico, sendo parte, e em relação com ele. Isso se contrapõe à ideia de um sujeito passivo que recebe influências do meio e nos proporciona a possibilidade de representar holisticamente fenômenos complexos[23]. Um dos alicerces filosófico-teóricos da gestalt-terapia é o humanismo, que atua no desenvolvimento do potencial da pessoa, sendo esta uma realidade completa e inacabada. Trabalha com as contradições da própria vivência do indivíduo e sua consciência e liberdade, priorizando a vivência concreta, percebida corporalmente em relação a princípios abstratos. A abordagem é realizada através dos fenômenos humanos, quebrando com a uniformidade das formas de ser e estar no mundo e admitindo a diversidade de experiências atreladas à singularidade de cada pessoa e seu potencial (a possibilidade de aprofundar no crescimento e autoconhecimento por meio da própria experiência).

Sem ter ideias preconcebidas sobre a forma de viver e sentir das pessoas, essa teoria contempla a inclusão e a diversidade dos seres humanos.

Na perspectiva da gestalt-terapia, promover saúde implica realizar um trabalho no qual a inclusão não seja uma mera adaptação passiva da pessoa a condições de existências estabelecidas. A diversidade sexual, de práticas e de manifestações afetivas e sexuais presentes na sociedade supõe olhar para um leque de expressões diferentes de como vivem as pessoas em suas identidades, seus processos corporais, seus desejos e suas relações.

Pessoas LGBTQIA+ experimentam formas de ser e estar em um mundo que muitas vezes nega não só a sua presença, mas a sua existência. A gestalt-terapia visualiza caminhos onde as diferenças se tornam potências, passíveis de quantas representações de existências e experiências sejam possíveis para um ser humano.

A experiência da pessoa LGBTQIA+ é única, e o sentido que lhe é conferido está imerso em fatores subjetivos independentes de teorizações. A gestalt-terapia funciona como forma de encontrar o "verdadeiro" sentido, sem tentar entender os fatos a partir daquilo que é dito sobre eles. A vivência concreta vai muito além da abstração, e a experiência humana é única e intransferível.

O comportamento é analisado e entendido em função do campo vital da existência no momento em que ocorre e não apenas como resultado da realidade interna do indivíduo. Campo se refere aos espaços que a pessoa habita e existe, dentro e fora dela mesma. A pessoa está no campo, e o campo está na pessoa[24]. Assim, os processos pessoais se refletem nos sociais e vice-versa. A realidade é relacional e construída num campo vital, admitindo a possibilidade de múltiplas existências válidas num campo social[25].

Quando se trabalha com pessoas transgênero, há de se ter em conta que o corpo vivido e sentido não é uma realidade física independente do campo social e afetivo onde a pessoa vive, mas sim uma realidade contextual que remete a um entrosamento de pertencimentos e reconhecimentos. É necessário questionar se o possível mal-estar que uma pessoa transgênero sinta não seria diminuído ao conseguir uma integração, facilitada pelo reconhecimento dos outros, deixando de ser sua aparência um empecilho para ser e estar no mundo. Da mesma forma, o campo vital de uma pessoa lésbica, gay, bissexual, intersexo nem sempre oferece o suporte necessário para se sentir acolhida, reconhecida, confirmada, e desenvolver resiliência torna-se imprescindível para acolher e validar seus sentimentos.

A gestalt-terapia, para perceber o mundo interno, olha como está a relação da pessoa com o mundo e com os outros. Não é possível entender o ser humano sem observar o seu campo vital de existência. Os modelos de como "tem que ser" uma pessoa, rejeitando partes de si própria para se encaixar em modelos preestabelecidos, torna o ser humano incompleto e insatisfeito[26]. A integração da pessoa LGBTQIA+ inclui o reconhecimento das próprias necessidades dentro de um campo, seja vital, social ou afetivo.

A gestalt-terapia entende o universo LGBTQIA+ como uma forma a mais de ser e de estar no mundo, um caminho experiencial único e intransferível em um campo vital influenciado pelos discursos e vice-versa, que torna o sujeito cocriador da sua própria existência. O paradigma da teoria orienta a pessoa para o seu desenvolvimento total como ser humano, incluindo novas formas de ser, de estar e se vincular, com autenticidade no mundo. Propõe um modo de relacionamento autêntico que atenda ao processo que acontece aqui e agora, onde sentir, pensar e agir sejam parte da experiência original, livre e responsável de cada um.

DASEINSANALYSE

Elis de Moraes Pena

> "Com efeito, se a existência precede a essência, nada poderá jamais ser explicado por referência a uma natureza humana dada e definitiva; ou seja, não existe determinismo, o homem é livre, o homem é liberdade."
>
> (Jean-Paul Sartre)

A Daseinsanalyse é uma abordagem em psicoterapia desenvolvida pelo encontro da filosofia de Martin Heidegger e a atuação clínica dos psiquiatras Ludwig Binswanger e Medard Boss no século XX, que atuavam com a psicanálise freudiana até desenvolverem críticas à sua epistemologia e método[27]. O objetivo da análise existencial será a busca pelo sentido do ser do indivíduo, a compreensão que este faz de sua vida, suas ações, suas relações, o entorno e o tempo em que está inserido. Para Heidegger, é a partir da interação pessoa-mundo que se forma o eu, portanto a pessoa não está em relação com o mundo, ela é essa relação e só a partir dela pode compreender o ser si mesmo. A esse ser, que existe apenas enquanto ser-no-mundo, Heidegger dá o nome de *dasein*, ou "ser-aí"[28].

Segundo Sartre, a existência precede a essência[29]. Ao contrário do pensamento cartesiano, o ser-aí não pode ser dividido em seus aspectos internos (mente, sentimento) e externos (biologia e interação com o mundo externo). O indivíduo, este ser constantemente em relação, não nasce pronto. Ele nasce como possibilidades de ser e se faz existência enquanto imerso em atravessamentos: sua corporeidade, seu entorno, seu tempo histórico.

Enquanto em diversas correntes psicoterapêuticas o ponto focal dos conflitos do paciente está voltado para o passado, aos eventos que levaram o indivíduo a sentir e agir, na Daseinsanalyse o olhar está direcionado ao futuro, no vir-a-ser. Isso se dá porque toda pessoa nasce com uma única garantia, a de sua finitude, e é por estar limitada no tempo que há busca por sentido em sua existência. Caso fosse infinito, não haveria motivação para realizações. Nesse sentido, o olhar do ser está no porvir, no para que age, como age. O que busca, o que deseja para o seu tempo na Terra, o que pode fazer com os seus atravessamentos[30].

O processo terapêutico em Daseinsanalyse se dá, antes de tudo, pelo encontro entre o terapeuta e a pessoa. Ao paciente, cabe explorar por meio das palavras suas vivências e experiências e perceber o que motiva suas ações; ao terapeuta cabe apoiá-lo no processo de observar os meandros de sua experiência de ser, a forma como ele é, sem julgamentos ou parâmetros baseados em sua experiência pessoal. O objetivo é a ampliação do autoconhecimento do sujeito para que, a partir da compreensão de si, este seja livre para fazer escolhas mais próprias. Por exemplo, para alguém que se rejeita por ser homossexual, inserido em um contexto cultural opressor, o processo terapêutico pode se dar iluminando os aspectos opressivos sentidos que o levaram a acreditar que seria uma má pessoa. Isso permite questionar as regras do contexto em que se está inserido, para que a autorrejeição seja compreendida como a repressão de sua potência de ser[30].

Para tal, é utilizado o método fenomenológico de compreensão. Esse método, desenvolvido pelo filósofo alemão Edmund Husserl, preconiza que o observador, ou terapeuta, suspenda sua crença em um mundo "em si", as certezas que lhe pareçam óbvias, e investigue junto à pessoa os detalhes percebidos por ela nas experiências vividas. À fenomenologia não importa o mundo concreto, e sim o modo como o mundo é percebido por aquele que o vive[27].

O trabalho terapêutico pode ser individual, em casal ou em grupo, em consultório ou em contexto institucional. Independente do contexto inserido, o que a Daseinsanalyse busca é sempre o encontro que possibilite aberturas de compreensão. Não cabe em Daseinsanalyse a generalização de experiências ou sentimentos, não importa o que "todos" fazem ou como "as pessoas" pensam, assim como não cabem estruturas predeterminadas de existência. A generalização é a expressão do que Heidegger conceitua como impessoal: a busca de vínculo da pessoa com as definições estabelecidas por seu período histórico e sua cultura, na tentativa de fugir da angústia de ser responsável pela sua própria existência[28].

O impessoal, ainda que confortável por possibilitar que o indivíduo não se responsabilize por seu porvir, explicita padrões generalizados, formas medianas de agir, pensar, falar, expressar. Nesse sentido, tudo que é diverso ao que é intitulado mediano pode ser considerado inadequado aos olhos do impessoal. Ao ser entendido como inadequado, ocorre o sofrimento pelo conflito entre o desejo de pertencer e o chamado de sua própria existência. Esse é um dos conflitos que a população LGBTQIA+ enfrenta, já que seus corpos e/ou seus desejos são considerados como inadequados em diversos contextos.

Assim como não existe mundo "fora", não existe corpo "fora". É comum dizermos que "temos" um corpo, porém esse corpo que nos reveste é mundo para nós, é também quem somos. A corporeidade é a experiência de ser neste corpo que nos habita, e a relação que temos com esta nossa dimensão, sempre em constante mudança. Considerando a vivência transgênero e intersexo, a vivência corporal pode surgir como profunda fonte de angústias, já que a binaridade de gênero e a cisgeneridade são o horizonte histórico estabelecido há séculos, e o conflito pertencimento *versus* apropriação pode gerar processos intensos de disforia de gênero.

Em um processo terapêutico daseinsanalítico, a pessoa poderá entrar em contato com a sua corporeidade a despeito do que o senso comum engessa, pois não há patologização de sua vivência, e apropriar-se das potencialidades e dos desejos em relação a seu corpo. Terá espaço para questionar o horizonte histórico e sua própria experiência[31]. O trabalho em Daseinsanalyse é tornar transparente para a pessoa a compreensão do como as questões se apresentam para ela, para que se torne protagonista de si em suas particularidades e decisões. É por meio da apropriação de sua história e de sua corporeidade que a pessoa transgênero ou intersexo poderá decidir qual e se deseja buscar processos clínicos de transição de gênero.

Por fim, como afirmam Perosa e Pucci, respeitar um paciente é aceitar que ele seja como é. Para isso cabe uma postura observadora, atenta e acolhedora por parte do terapeuta, para que a pessoa encontre um lugar seguro para olhar para si e possa encontrar sua verdade e sua potência[30].

PSICOLOGIA COGNITIVA

Luciane Gonzalez Valle

Tendo como base os estudos recentes sobre sexualidades e gêneros, pensar sobre a prática da psicologia cognitiva com a população LGBTQIA+ é um convite a uma discussão teórica e ética, porque todo o discurso da clínica está direcionado para o trabalho com pessoas cis heterossexuais e não a esse grupo que vive frequentemente entre a vulnerabilidade e a invisibilidade.

Do ponto de vista epistemológico da psicologia, não há diferenças entre os indivíduos LGBTQIA+ e os cis heterossexuais; porém, se partirmos da premissa de que o ambiente sociocultural afeta os dois grupos de forma distinta, há forte rejeição vivida pelas pessoas LGBTQIA+. Portanto, torna-se imprescindível compreender profundamente as questões psicológicas e culturais para acessar o mundo de significados emocionais e as crenças de cada indivíduo, obtendo-se, assim, o maior êxito no manejo clínico.

O alicerce básico da psicoterapia cognitiva é a compreensão dos processos cognitivos que são construídos por meio da percepção e significação das informações provenientes do ambiente e criados pelo olhar do indivíduo por via da percepção de suas crenças, valores centrais e padrões de pensamentos.

A terapia cognitiva foi desenvolvida por Aaron T. Beck no início da década de 1960. Frequentemente, segundo ele, o ser humano formula regras ou padrões excessivamente severos e absolutos, baseados em suposições equivocadas. Esses padrões derivam do que Beck postula como esquemas emocionais ou padrões complexos de pensamentos, que determinam como as experiências serão percebidas e conceituadas por cada indivíduo. Esses padrões de pensamento são empregados automaticamente e podem servir como um mecanismo de transformação, que concilia os dados que chegam à percepção do indivíduo para adaptar e reforçar ideias preconcebidas. É uma forma do organismo de automatizar o funcionamento cognitivo para que o indivíduo tenha mais prontidão na ação e, assim, proteger o organismo vivo. Esses esquemas constituem a base para a codificação, categorização e avaliação das experiências e estímulos que uma pessoa encontra no seu mundo, e a manutenção deles gera um equilíbrio psíquico, mesmo que dê gênese a um sofrimento emocional[32].

Quadro 2 Postulado sobre o funcionamento da mente, segundo a psicologia cognitiva

> "A mente em funcionamento não somente reflete o mundo exterior, mas o transpõe, atribuindo significados que, muitas vezes, não são originários do estímulo em si. Dessa forma, a realidade interna será vista como fundamentalmente derivada de cada indivíduo e do ponto de vista emocional, ou seja, o mundo é construído também pelas emoções, e não somente por meio das premissas racionais. O conhecimento, então, diferentemente das referências objetivistas, será compreendido como fruto de uma organização pessoal, arquitetada e organizada por cada pessoa. Adota-se como metáfora explicativa desse funcionamento o chamado princípio da multiplicidade, ou seja, a possibilidade de múltiplas construções de sentido; e não mais o princípio da correspondência, que contempla apenas uma única construção, como utilizado pelas concepções epistemológicas objetivistas"[33].

Conhecer, sentir e agir são expressões inseparáveis em um mesmo sistema vivo e suas trajetórias, no decorrer da vida de um indivíduo, que espelham sua dinâmica de auto-organização no desenvolvimento humano. Especificamente na população LGBTQIA+, devem-se levar em consideração temas que refletem essa experiência, como a LGBTIfobia e todas as crenças disfuncionais criadas a partir dessa vivência, além da grande experiência tácita de medo, culpa e vergonha que podem gerar pensamentos automáticos e que conduzem à repetição de padrões de sofrimento.

Os sistemas vivos sentem e exploram os seus mundos, que de alguma forma se desenvolvem e se diferenciam ao longo do processo da vida, por meio de padrões que descrevemos como desenvolvimento[34]. A amplitude e as qualidades das experiências pessoais são inseparáveis das tentativas individuais de conhecer a si mesmo, ao outro, o mundo, as relações e os papéis exercidos. Esse fator torna-se preponderante no grupo LGBTQIA+, que muitas vezes tem suas relações interpessoais pautadas por sentimentos de menor valia, criando padrões de desenvolvimento desadaptativos.

Essas realidades sentidas e vividas são idiossincráticas. Elas são tão íntimas que raramente se percebe o quanto permeiam e norteiam a vida. Frequentemente a compreensão acerca da sua função ocorre em meio às crises emocionais, quando é buscada uma auto-organização interna. É uma falácia achar que sentimentos desagradáveis são problemas, pois é a partir deles que se percebe o desconforto que motiva a encontrar saídas e possibilidades novas e espontâneas. Segundo Hegel, é a negatividade que mantém viva a existência[35].

Na sociedade contemporânea, a experiência e a expressão do afeto são desencorajadas, principalmente as que são julgadas como negativas – raiva, medo, vergonha etc. – e que são perpetuadas por meio das cristalizações culturais. Consequentemente, o indivíduo se enrijece para não ser visto como irracional. "No empuxo daquela positivação geral do mundo, tanto o homem quanto a sociedade se transformam numa máquina de desempenho autista"[36].

Segundo Han, na ausência de contato com afetos potencialmente limitantes, o comportar-se estará comprometido a ser padronizado e apenas priorizará o propósito externo, em detrimento ao atendimento das demandas internas e psíquicas[36]. Isso poderá gerar uma tendência ao comportamento de não enfrentamento do LGBTQIA+ diante das agressões do mundo externo. Se o indivíduo não entrar em conflito com ele mesmo, não irá promover uma real mudança em seu ambiente sociocultural.

Não é necessário fazer apologia ao descontrole emocional, mas pode-se incentivar que o ser humano possa sentir de forma intensa e, ainda assim, agir com responsabilidade consigo e nas suas relações. Esse incitamento deve ser o objetivo primordial no trabalho psicoterapêutico com pessoas LGBTQIA+ porque, desde a infância e a adolescência, a expressão de seus afetos é desencorajada severamente, muitas vezes de forma punitiva.

O papel do psicoterapeuta é de extrema importância no manejo do sofrimento de pessoas LGBTQIA+. Além de estar tecnicamente preparado, esse profissional precisa adotar uma postura de total aceitação diante de seu cliente, pois a experiência de opressão e violência experimentadas por essas pessoas podem ter dado gênese a crenças centrais que dificultem a livre expressão no *setting* terapêutico.

A relação entre psicoterapeuta e cliente é um dos elementos diferenciais e essenciais de toda a psicoterapia. Mesmo que existam muitos tipos de relações que possam resultar em ajuda, como uma conversa com um amigo ou um familiar, o tipo de relação que se cria entre psicoterapeuta e cliente é distinto. Por isso, para que essa aliança seja verdadeiramente terapêutica, no *setting* terapêutico deve haver um espaço para ambos serem autores e coautores de suas histórias, sem se preocuparem com os julgamentos dos outros. Segundo Mahoney, uma das diferenças essenciais dessa relação é o seu alicerce no componente afetivo da empatia, caracterizado por uma tendência dos atores do vínculo psicoterapêutico a experimentarem sentimentos como simpatia, enternecimento e preocupação com o conforto ou bem-estar do outro[37]. A ação empática traz o diferencial da habilidade para se compreenderem os sentimentos e a ótica de uma outra pessoa e, consequentemente, comunicar de forma que ela se sinta verdadeiramente acolhida e entendida. Outra grande diferença reside em que, pelo fato de ser uma relação profissional, o psicoterapeuta se interessa genuinamente pelo cliente, mas mesmo fazendo parte de seu mundo afetivo não se torna parte de suas relações interpessoais do cotidiano.

As pessoas LGBTQIA+ estão muito expostas à rejeição e ao preconceito, podendo construir uma visão errônea sobre os próprios julgamentos e comportamentos. Por terem sido frequentemente castigadas ou desencorajadas em seu ambiente sociocultural, muitas desenvolvem repertórios de esquiva e autocontrole na expressão de seu papel social. Por isso, a relação psicoterapêutica precisa ser facilitadora de novas e criativas expressões da sexualidade e de papéis sociais dessa população.

O objetivo da clínica cognitiva voltada ao público LGBTQIA+ é fazer com que essa pessoa viva feliz não apenas suportando a sua condição, mas fomentando, por meio do processo psicoterapêutico, um sentimento venturoso e afortunado da sua forma de ser. Não é fazer que se sinta na normalidade, mas promover que se torne ela mesma e, assim, com pertencimento, sentir-se fortificada para a relação com o externo.

CONSIDERAÇÕES FINAIS

A partir da perspectiva da psicologia afirmativa, este capítulo objetivou apresentar um panorama das principais linhas psicoterapêuticas. Não se pretendeu esgotar o assunto da clínica voltada à população LGBTQIA+ ou a qualquer pessoa vítima de LGBTIfobia, em qualquer um dos seus espectros, mas sim promover uma discussão sobre as várias facetas desse atendimento psicoterapêutico a uma população tão ostensiva e psiquicamente violentada.

Material complementar

- Ayouch T. Psicanálise e homossexualidades. Curitiba: CRV; 2015.
- Borges K. Terapia afirmativa: uma introdução à psicologia e à psicoterapia dirigida a gays, lésbicas e bissexuais. São Paulo: Edições GLS; 2009.
- Butler J. Problemas de gênero: feminismo e subversão da identidade. Rio de Janeiro: Civilização Brasileira; 1990.
- Davies D, Neal C, editores. Pink therapy: a guide for counsellors and therapists working with lesbian, gay and bisexual clients. McGraw-Hill Education; 1996.
- Foucault M. História da sexualidade: a vontade de saber. Rio de Janeiro: Paz e Terra; 1976.
- Ianinni G, organizador. Caro Dr. Freud: respostas do século XXI a uma carta sobre homossexualidade. São Paulo: Autêntica; 2019.
- *Site* Pink Therapy – http://pinktherapy.com/ – a maior organização de terapia independente do Reino Unido, trabalhando com clientes de diversidade sexual e de gênero.
- Porchat P. Psicanálise e transexualismo: desconstruindo gêneros e patologias com Judith Butler. Curitiba: Juruá; 2014.

REFERÊNCIAS BIBLIOGRÁFICAS

Psicologia afirmativa

1. Borges K. Terapia afirmativa: uma introdução à psicologia e à psicoterapia dirigida a gays, lésbicas e bissexuais. São Paulo: Edições GLS; 2009.
2. Langdridge D. From aversion therapy to affirmative therapy. Open Learn – Free Learning from The Open University. [internet]. [acesso em 25 de fevereiro de 2020]. Disponível em: https://www.open.edu/openlearn/health-sports-psychology/psychology/aversion-therapy-affirmative-therapy
3. Brasil. Conselho Federal de Psicologia. Resolução n. 001/99, de 22 de março de 1999. Estabelece normas de atuação para os psicólogos em relação à questão da Orientação Sexual. Brasília: CFP; 1999.
4. Brasil. Conselho Federal de Psicologia. Resolução n. 001/2018, de 29 de janeiro de 2018. Estabelece normas de atuação para as psicólogas e os psicólogos em relação às pessoas transexuais e travestis. Brasília: CFP; 2018.

Psicanálise

5. Freud S. Três ensaios sobre a teoria da sexualidade, análise fragmentária de uma histeria ("o caso Dora") e outros textos (1901-1905). São Paulo: Companhia das Letras; 2016.
6. Freud S, Moraes MR. Amor, sexualidade, feminilidade. São Paulo: Autêntica; 2018.
7. Bauman Z. Identidade: entrevista a Benedetto Vecchi. Rio de Janeiro: Jorge Zahar; 2005.
8. Bataille G. El erotismo. Barcelona: Tusquets; 1997.

Psicologia analítica junguiana

9. Wahba LL. Snow White took a bite of the poisoned apple… but what about today? J Anal Psychol. 2016;61(2):255-62.
10. Young-Eisendrath P. Gênero e contrassexualidade. In: Young-Eisendrath P, Dawson T, organizadores. Manual de Cambridge para Estudos Junguianos. Porto Alegre: Artmed; 2002. p. 213-26.
11. McKenzie S. Queering gender: anima/animus and the paradigm of emergence. J Anal Psychol. 2006;51(3):401-21.
12. Boland A. God of the hinge: treating LGBTQIA patients. J Anal Psychol. 2017;62(5):688-700.
13. Khouri JKE. Uma investigação de aspectos psicodinâmicos da transexualidade por meio da Terapia Breve de Sandplay. São Paulo. Tese [Doutorado em Psicologia Clínica] – Pontifícia Universidade Católica de São Paulo; 2020.
14. Hopcke RH. Jung, Jungians and homosexuality. Eugene: Wipf and Stock Publishers; 2002.
15. Miller B. The analysis of the homoerotic and the pursuit of meaning. J Anal Psychol. 2006;51(3):381-99.
16. King A. The dawn of a new identity: Aspects of a relational approach to psychotherapy with a transsexual client. Br J Psychother. 2012;28(1):35-49.
17. Samuels A. The psique plural: personalidade, moralidade e o pai. Rio de Janeiro: Imago; 1992.

Psicodrama

18. Moreno JL. Quem sobreviverá?: fundamentos da sociometria, psicoterapia de grupo e sociodrama. Belo Horizonte: Dimensão Editora; 1992.
19. Fonseca J. Essência e personalidade: elementos de psicologia relacional. São Paulo: Ágora; 2018.
20. Gonçalves CS, Wolff JR, de Almeida WC. Lições de psicodrama: introdução ao pensamento de JL Moreno. São Paulo: Ágora; 1988.
21. Do Espírito Santo CL. Aquecimento do diretor de Psicodrama para o trabalho com grandes grupos. Revista Brasileira de Psicodrama. 2017;25(1):8-17.
22. Monteiro RF, da Fonseca Wechsler MP, editores. Psicodrama público na contemporaneidade: cenários brasileiros e mundiais. São Paulo: Ágora.

Gestalt-terapia

23. Ginger S. Gestalt: uma terapia do contato. São Paulo: Summus Editorial; 1995.
24. Ciornai S. Percursos em arteterapia gestáltica, arte em psicoterapia, supervisão em arteterapia. São Paulo: Summus Editorial; 2004.
25. Perls F. Gestalt-terapia. São Paulo: Summus Editorial; 1997.
26. Spangenberg A. Terapia Gestalt: Un Camino de Vuelta a Casa. Montevidéu: Psicolibros-Universidad; 2006.

Daseinsanalyse

27. Evangelista PERA. Psicologia fenomenológica existencial: a prática psicológica à luz de Heidegger. Curitiba: Juruá; 2016.
28. Heidegger M. Ser e tempo (1927), Partes I e II, tradução de Marcia Sá Cavalcante Schuback. Petrópolis: Vozes; 2002.
29. Sartre JP. O existencialismo é um humanismo. 3. ed. São Paulo: Nova Cultural; 1987.
30. Perosa MAY, Pucci D. Histórias de uma supervisão: exercícios de compreensão clínica daseinsanalítica. São Paulo: Escuta; 2018.
31. Pompéia JA, Sapienza BT. Os dois nascimentos do homem: escritos sobre terapia e educação na era da técnica. Rio de Janeiro: Verita; 2011.

Psicologia cognitiva

32. Beck A, Freeman A, Davis DD. Terapia cognitiva dos transtornos de personalidade. 3. ed. Porto Alegre: Artmed; 2017.
33. Abreu CN, Valle LG, Roso MC. Terapia cognitiva construtivista. Rev Psiquiatr Clín. 2001;28:356-60.
34. Greenberg LS, Safran JD. Emotion in psychotherapy: affect, cognition, and the process of change. The Guilford clinical psychology and psychotherapy series. New York: Guilford Press; 1987.
35. Nóbrega FP. Compreender Hegel. Petrópolis: Vozes; 2005.
36. Han B-C. Sociedade do cansaço. 2. ed. ampl. Petrópolis: Vozes; 2017.
37. Mahoney MJ. Processos humanos de mudança: as bases científicas da psicoterapia. Porto Alegre: Artmed; 1998.

25
Mulheres cis lésbicas

Renata Carneiro Vieira
Rita Helena Borret

Aspectos-chave

- A maioria das mulheres cis lésbicas não informa espontaneamente sua orientação sexual a profissionais de saúde por medo de serem julgadas ou agredidas.
- O principal fator de risco para as diversas formas de adoecimento das mulheres cis lésbicas é a lesbofobia.
- Mulheres cis lésbicas podem ter ou não indicação para coleta de colpocitologia oncótica, dependendo das práticas sexuais.
- Lésbicas cis podem sofrer diversas formas de violência, entre elas o estupro corretivo e a violência doméstica praticada por parceira ou familiares.
- O planejamento reprodutivo e familiar deve fazer parte do cuidado integral em saúde de cis lésbicas, incluindo informações sobre processo adotivo e acesso a tecnologias de reprodução assistida.

INTRODUÇÃO

A sexualidade não é apenas uma questão de instintos ou impulsos designados pela natureza, genética e hormônios; também é construída em circunstâncias sociais e culturais, sempre passível de julgamento moral. Como afirma o sociólogo John Gagnon, "não temos um comportamento sexual biologicamente nu, mas uma conduta sexual socialmente vestida"[1].

A orientação sexual é constituída por pelo menos três dimensões: desejo/atração, comportamento/atividade sexual e identidade, que são atravessadas por estigma social e preconceito. Assim, algumas mulheres cis podem se atrair por outras mulheres e não ter práticas sexuais com elas ou se identificar como lésbicas, enquanto outras podem ter desejo/atração e relações sexuais com outras mulheres, mas não se identificar como lésbicas[2]. Isso ocorre porque a construção da identidade homossexual é atravessada por estigma, preconceito e pela homofobia internalizada. A partir da vivência da marginalização sexual, ao não se reconhecer em conformidade com o padrão estabelecido, a pessoa sente culpa, insegurança, medo, vergonha, menos-valia e auto-ódio. A internalização da homofobia prende a população LGB a uma experiência individualizante de um problema coletivo e social que estimula o isolamento social, o que leva muitas vezes a quadros de ansiedade e depressão[3].

Com o intuito de dar visibilidade e desconstruir preconceitos, neste capítulo será usado o termo "cis lésbicas" em referência às homossexualidades femininas de mulheres cis.

VISIBILIDADE LÉSBICA

O grupo de mulheres que se identificam como cis lésbicas é tão diverso e plural quanto o grupo de mulheres em geral nas diversas sociedades. Também é plural e diversa a forma como essas mulheres experienciam a sexualidade e a expressão de gênero. Alguns estereótipos cercam a comunidade lésbica e podem ser estigmatizantes e reprodutores de opressões. A divisão de "tipos de lésbicas" – entre as mais masculinizadas (caminhoneiras, *butch*, bofinho, machinho, *tomboy*) e as que se adaptam ao que socialmente é considerado mais feminino (*lady, femme*, menininha) ou entre as que seriam ativas (quem faz a penetração, a manipulação ou o sexo oral) ou passivas no ato sexual – insinua padrões considerados corretos de ser lésbica e de que seria possível, a partir da adequação ao comportamento padronizado, classificar as mulheres em mais ou menos lésbicas. Cabe ressaltar que os estereótipos sobre a vivência homossexual feminina são construídos a partir de um discurso hegemônico heterocisnormativo, que busca reproduzir os roteiros de um sistema binário de gênero[4].

Alguns termos usados de forma pejorativa para se referir às mulheres homossexuais foram ressignificados dentro dos movimentos sociais organizados para fazer parte da identidade lésbica e da luta política por visibilidade. A palavra "lésbica" é um exemplo disso, como outras formas de referência: "sapatão", "sapa", "*dyke*", "bolacha", "*tête*", "entendida", "*harif*", "fancha", "tuxa", "preula", "*soy*" e "zambi". Esses termos são mais ou menos utilizados segundo regionalidades, classes sociais, idade e outros fatores. Só deveriam ser usados pelo profissional de saúde quando a própria mulher os usa para se referir a si mesma ou ao seu grupo identitário, pois podem ser ofensivos dependendo de por quem ou como é utilizado.

A reprodução da ideia de uma cultura lésbica, que aprisiona as mulheres homossexuais em determinados comportamentos e condicionalidades, para que possam ser legitimadas socialmente como verdadeiramente lésbicas, é um vício normativo que precisa ser evitado.

Um dos mitos mais antigos produzidos pela sexologia e que cercou durante anos a comunidade lésbica foi o *lesbian bed death*, ou "cama fria". Relaciona-se com a negação da sexualidade feminina e se baseou em um estudo da década de 1980[5] que inferiu que casais de mulheres tendem a ter um número menor de relações sexuais após dois anos de relacionamento em comparação com outros casais (cis heterossexuais ou cis homossexuais masculinos). A pesquisa, que foi realizada a partir da pergunta "com que frequência você e sua parceira tiveram relação sexual no último ano?", não foi capaz de incluir na análise de resultados a perspectiva de que, para muitas das pessoas entrevistadas, relações sexuais seriam compreendidas exclusivamente como atividades sexuais com penetração, tal como era a norma vigente. Apesar de diversos estudos posteriores terem revisto essa ideia[6,7], ela continuou sendo motivo de piadas estigmatizantes e foi internalizada por mulheres lésbicas que sofriam com a possibilidade de isso se concretizar.

Esse mito exemplifica como a ideia de roteiros de gênero e de atos sexuais normativos condicionam à marginalização experiências diversas de sexualidade. Como propõe Suzanne Iasenza (2002), a vivência da homossexualidade feminina não cabe em roteiros normativos e não deve ser analisada ou julgada de uma perspectiva heterossexual cisgênera e falocêntrica[8]. Em um estudo mais recente, Paine et al. analisam como diversos aspectos socioculturais vão interagir e interferir na vivência sexual de mulheres de meia-idade, promovendo desconforto em ter de se condicionar a padrões de comportamento sexual socialmente estabelecidos como normativos, seja para relações heteroafetivas, seja para relações homoafetivas[9].

Outros mitos dão conta de que as mulheres lésbicas se apaixonam e evoluem para uma relação estável muito rapidamente, relacionada a uma carência afetiva e dependência emocional, ou que têm um código de vestimentas, corte de cabelo e gostos próprios. Dessa forma, reduzem as mulheres lésbicas a estereótipos que não refletem sua pluralidade de comportamentos e expressões.

Na mídia, é comum encontrar imagens de casais de cis lésbicas representadas por mulheres jovens, magras, em sua maioria brancas e em poses sensuais, representando um fetiche de homens, que se sentem convidados ou impelidos a participar daquela atividade sexual. Essa fetichização é uma forma de assédio, deslegitima a relação entre mulheres e traz uma falsa sensação de aceitação social, que termina no momento em que a participação masculina é negada, dando lugar a diversas formas de violência. Os mitos sobre saúde mais comuns encontram-se no Quadro 1.

Quadro 1 Mitos e verdades sobre lésbicas

Mitos	Verdades
"Lésbicas querem ser homens" ou "lésbicas masculinizadas são homens trans."	A expressão de gênero não define a identidade de gênero ou a orientação sexual. A lésbica se identifica como mulher (independente do genital) e se relaciona afetiva e/ou sexualmente com outras mulheres.
"Uma mulher é lésbica porque se frustrou com homens, porque não consegue homem, ou porque foi vítima de abuso sexual."	Existem diversas teorias que tentam explicar a origem ou o motivo da homossexualidade. A vivência da sexualidade é atravessada por interações sociais e biológicas diversas, e a hipótese de que a homossexualidade seja resultante de experiências heterossexuais ruins não é verdadeira.
"A mulher cis lésbica é mais aceita socialmente que o homem cis *gay*."	Lésbicas cis são alvo do fetiche masculino, o que é uma forma de assédio e não tem relação com aceitação. Sofrem violências mais silenciosas, o que facilita o processo de invisibilização.
"Lésbicas cis não têm chance de pegar HIV."	Uma relação sexual que não envolva penetração peniana tem menor possibilidade de transmissão de HIV/IST, mas esta pode ocorrer no contato com fluidos corporais ou mucosas da boca, vagina e ânus.
"Lésbicas cis não precisam fazer o exame de colpocitologia oncótica."	A indicação ou não do exame (preventivo ou Papanicolaou) para uma cis lésbica vai depender de suas práticas sexuais.
"Lésbicas não têm relações abusivas e violentas."	Pode haver relações abusivas e violência entre casais de lésbicas com vários determinantes envolvidos na assimetria de poder, como racismo, diferença de renda e reprodução do modelo heterocisnormativo na relação.
"Lésbicas cis não querem e/ou não podem ser mães."	O desejo de ter filhos independe da identidade de gênero ou orientação sexual, e há diversas formas pelas quais esse desejo pode se concretizar.

O campo da saúde apresenta dificuldades em abordar a homossexualidade feminina no cuidado integral à saúde. Para as cis lésbicas, é um desafio reconhecer nas instituições de saúde espaços seguros de acolhimento e cuidado. Essas mulheres evitam buscar atendimento e, quando o fazem, o sentimento é de ansiedade e medo.

Se a sexualidade feminina é abordada de maneira tímida pelo campo da saúde, a homossexualidade e o homoerotismo feminino enfrentam o preconceito e a marginalização de uma sociedade marcada pela heterocisnormatividade. Para visibilizar as especificidades da vivência da homossexualidade feminina, que intersecciona o sexismo, a misoginia e a homofobia, criou-se o termo "lesbofobia". Com o objetivo de conferir visibilidade às situações de violência vivenciada por cis lésbicas, em 2018 os grupos Núcleo de Inclusão Social (NIS) e Nós: Dissidências Feministas lançaram o Dossiê sobre Lesbocídio no Brasil, com dados de mortes por lesbofobia no país entre os anos de 2014 e 2017[10].

Outro documento, o Dossiê Saúde das Mulheres Lésbicas, mostra que, no Brasil, das mulheres cis lésbicas que buscaram atendimento ginecológico, 40% a 60% não revelaram sua orientação sexual. Dentre as que revelaram, apenas 5,1% quando o profissional perguntou, e mais da metade relatou reações negativas ou de surpresa por parte deste[2]. Em geral, os profissionais de saúde não perguntam sobre orientação sexual e, quando as mulheres a revelam, enfrentam reações negativas e falta de informação qualificada[11]. Dessa forma, cis lésbicas evitam contatos com o sistema de saúde, e a temática da homossexualidade tende a ser evitada ou omitida nos encontros clínicos.

PROBLEMAS DE SAÚDE MAIS COMUNS

Não há problemas de saúde causados pela homossexualidade. Os problemas mais prevalentes em cis lésbicas (Quadro 2) são oriundos do estresse gerado pela lesbofobia, por postergarem a busca pelo atendimento, deixarem de ter acesso à promoção de saúde e rastreamentos e pela falta de rede familiar e social.

Quadro 2 Problemas de saúde mais comuns

Problemas	Comentários
Transtornos depressivos e ansiosos	Lésbicas cis têm maior risco de depressão e ansiedade e maior uso de antidepressivos, principalmente na juventude.
Suicídio	O lesbocídio diz respeito a mortes decorrentes de violência (assassinatos e suicídios) devido à orientação sexual lésbica da vítima. Destas, até 9% são suicídio, mais comuns entre mulheres que não revelaram sua orientação sexual.
Transtornos alimentares	Lésbicas têm maior risco do que mulheres heterossexuais de desenvolver transtornos alimentares.
Uso prejudicial de substâncias	A taxa de fumantes entre cis lésbicas é 2,3 vezes maior do que em cis heterossexuais. O consumo de álcool e outras substâncias também é mais prejudicial.
Obesidade	Entre cis lésbicas, há um maior número de mulheres com índice de massa corpórea superior a 30. Algumas evidências sugerem que isso pode se dar por uma menor pressão estética pela magreza dentro desse grupo.

(continua)

Quadro 2 Problemas de saúde mais comuns *(continuação)*

Problemas	Comentários
Diabetes tipo 2 e doenças cardiovasculares	Pela maior taxa de obesidade, tabagismo e uso prejudicial de substâncias e o estresse causado pela lesbofobia, cis lésbicas têm maior risco de diabetes tipo 2 e doenças cardiovasculares.
Câncer de mama e ovário	Estão ligados à nuliparidade e ausência de amamentação, além da obesidade, tabagismo e estresse, fatores mais frequentes nessa população.

Fonte: Knight, Jarrett, 2017[12]; Carroll, 2015[13].

Dada a origem, o manejo desses problemas passa por estimular e apoiar a criação de redes de suporte, bem como produzir e divulgar informações corretas e seguras. Nada disso é possível sem um treinamento adequado dos profissionais da assistência.

CUIDADO INTEGRAL

Aspectos psicológicos

> **CASO 1: Clara**
>
> Clara, mulher cis, branca, de 18 anos, procura atendimento devido a dificuldade para dormir. Conta que o quadro começou há pouco mais de 6 meses, quando começou a se relacionar com Laura, uma amiga da escola. Desde o início da relação, fica entre a alegria e a preocupação de como os pais e amigos da igreja vão lidar com essa relação. Às vezes pensa em terminá-la, por achar que o seu relacionamento com Laura não é certo.

Gênero e sexualidade são dimensões da experiência humana, cada qual com suas normas e hierarquias sociais específicas que implicam desigualdades e exclusão. Desde o início da regulação social da sexualidade, as práticas e os desejos entre pessoas do mesmo gênero foram patologizados – a partir do século XIX, o homossexual surge como uma identidade social marginalizada. Lésbicas cis convivem com a interseccionalidade de opressões de gênero, raça, classe social e sexualidade.

Dentre as vulnerabilidades específicas da lesbofobia, podem-se citar as violências explícitas, como assassinatos, assédios sexuais e estupros, as pequenas agressões, como micropunições, hipervigilâncias sutis e hostilizações verbais, e os movimentos de adequação às normas estabelecidas por meio de uma reeducação forçada[14]. A prática do "estupro corretivo" pretende "reverter" a homossexualidade ao forçar a mulher cis a práticas heterossexuais sem consentimento. Essa prática, misógina e homofóbica, é reproduzida de forma ainda frequente, aceita em muitas sociedades, e é fonte de angústia e medo.

Para lésbicas cis, revelar-se para o núcleo familiar e social pode provocar ruptura de relações, fazendo com que pessoas que eram fonte de segurança e proteção se tornem agressoras. Não poder compartilhar relacionamentos afetivos, conviver com a torcida das pessoas pelo fracasso desses relacionamentos ou estar hipervigilante para escondê-los provocam demasiada angústia. Assim, a abordagem familiar torna-se essencial para prevenir e reconhecer situações de sofrimento.

O isolamento social, fruto da fragilidade de vínculos e rede de apoio, é um aspecto importante de ser abordado, uma vez que pode promover situações de risco e sofrimento. Como sujeitos sociais, cis lésbicas têm necessidade de desenvolver relações interpessoais. No entanto, a autodesvalorização e a constante expectativa de rejeição podem submetê-las ao distanciamento e a relações de subjugação e opressão.

Ainda são tímidos os dados produzidos sobre saúde de mulheres cis lésbicas brasileiras, considerando as desigualdades sociais e o acesso à saúde presentes no país. A intersecção com raça, classe, identidade de gênero, procedência, capacidade física, geração e suas especificidades permanece silenciada.

Promoção e educação em saúde

CASO 2: Marina

Marina, mulher preta de 38 anos, diz que gosta de usar roupas masculinas e cabelos curtos e que, por não ser "feminina", se sente excluída pela maioria das mulheres. Ela diz que não se sente um homem, mas que um amigo lhe disse que ela deveria ser um homem trans, então está confusa.

A promoção de saúde confere visibilidade aos fatores de risco e às diferentes necessidades, territórios e culturas, na tentativa de reduzir vulnerabilidades e garantir equidade, além de ser uma ferramenta de extrema importância para o cuidado integral em saúde de cis lésbicas[15]. Para isso é preciso reconhecer as especificidades experienciadas por esse grupo socialmente marginalizado.

Para mulheres, a vivência da sexualidade é fortemente marcada por repressão pelas normas sociais. Elas aprendem a construir relações problemáticas com a percepção de seus desejos sexuais. Reconhecer e lidar com atração e desejo homoafetivos podem ser permeados por culpa, confusão e autodepreciação. O profissional de saúde deve estar atento para estimular uma relação mais saudável e generosa das mulheres, avaliando como elas têm lidado com o corpo, o desejo e todos os aspectos de sua sexualidade, a fim de promover saúde e estimular vivências desatreladas aos estigmas sociais.

A ideia de um roteiro único de gênero, culturalmente imposto às pessoas, deve ser desconstruída, pois pode provocar sofrimento e influencia o processo de adoecimento. Esse roteiro inclui, nas mulheres, o recatamento, a subordinação romantizada a um parceiro masculino, a necessidade de se adequar a padrões estéticos, o desejo da maternidade como caminho para dar sentido à existência e a identificação com práticas de cuidado e sensibilidade. Reconhecer a homossexualidade permite propor alternativas a esse padrão, desconstruindo a ideia de uma única possibilidade de estar em sociedade, o que contribui para uma vida mais saudável das lésbicas.

Assumir a identidade lésbica é um processo complexo, no qual diversas rupturas de relação acontecem. No entanto, assumir essa identidade sexual publicamente pode estimular o encontro e a formação de relações sociais com outras lésbicas. A vivência da lesbianidade de maneira não individual pode ser um fator de proteção para a saúde. Em muitos estudos, a militância em movimentos sociais e a participação em grupos com outras cis lésbicas são apontadas como um fator protetivo para a saúde[2,4]. Entretanto, cis lésbicas geralmente encontram dificuldade de se sentirem acolhidas e representadas, tanto em grupos do movimento LGBTQIA+, que reproduzem preconceitos misóginos, quanto em grupos feministas, que podem ser LGBTIfóbicos. Incentivadas pelas discussões sobre gênero e sexualidade do movimento feminista, surgido na década de 1960, as cis lésbicas começaram a criar seus próprios grupos e coletivos e neles encontrar identificação, suporte social e significado para as suas lutas[16].

Quadro 3 Ações de promoção de saúde

- Nos espaços coletivos, ter uma abordagem inclusiva para lésbicas, não reproduzindo a marginalização destas nos espaços de cuidado.
- Aprender e divulgar informações qualificadas sobre práticas de sexo seguro e cuidados contraceptivos para casais de lésbicas cis e trans.
- Conhecer e apresentar direitos e avanços legais para lésbicas sobre casamento, possibilidades de planejamento reprodutivo, incluindo adoção, fertilização e aspectos específicos sobre translactação e licença maternidade (ver Capítulo 37 – "Saúde reprodutiva e contracepção").
- Atentar para a promoção de saúde mental e desconstrução de sentimentos de menos-valia, culpa e auto-ódio, bem como para relações intrafamiliares, com parceria íntima e com grupos sociais estimulando relações saudáveis, não pautadas na opressão e subjugação.

Saúde sexual

CASO 3: Ana

Ana, mulher cis, parda, de 25 anos, procura atendimento queixando-se de corrimento vaginal amarelado e com odor fétido, sem outros sintomas. O médico diz que provavelmente terão que chamar o marido para também se tratar, mas Ana não se sente segura em revelar que é lésbica. Porém, quando o médico diz que vai iniciar o exame físico, ela decide falar. Conta para ele que transou apenas com mulheres desde a primeira relação sexual, que não tem uma parceira fixa e que nunca ouviu falar de nenhuma forma de proteção contra infecções no sexo entre mulheres.

Uma pergunta que frequentemente mulheres cis lésbicas ouvem (e se sentem mal ao ouvir) é se não "sentem falta" de nada durante a relação sexual, pensamento que vem da centralidade do pênis no pensamento da cultura ocidental. Entretanto, pesquisas confirmam que lésbicas referem ter mais orgasmos em suas relações sexuais do que mulheres heterossexuais, o que estaria ligado a uma maior frequência de sexo oral e a relações sexuais mais longas. Mulheres de forma geral conseguem chegar ao orgasmo quando, além da penetração vaginal, a relação sexual inclui beijos, estimulação manual da vulva e sexo oral[17]. Entretanto, queixas relacionadas à satisfação sexual são comumente ligadas a problemas de autoimagem e autoestima, questões de saúde mental, a um relacionamento saudável e ao uso de medicamentos ou substâncias, o que sempre impõe investigação quando a cis lésbica tem quaisquer desses problemas[18].

Alguns fatores contribuem para a escassez de dados sobre a transmissão de infecções na prática sexual entre mulheres cis. O primeiro é a invisibilidade de lésbicas na sociedade em geral, seguido do silenciamento de suas pautas dentro do movimento LGBTQIA+. Outro fator é a centralidade no pênis e o não reconhecimento social da relação sem penetração peniana como ato sexual, construindo o mito de que sexo entre mulheres não é sexo, caracterizando-o como "apenas preliminares", "brincadeira" ou masturbação. Além disso, há dificuldade em realizar pesquisas com populações marginalizadas, pelo medo de exposição dessas pessoas e de se colocarem em risco ao se identificarem para participar de estudos.

A maioria dos estudos sobre o risco de infecções sexualmente transmissíveis (IST) entre mulheres analisa o grupo de mulheres cis que fazem sexo com mulheres cis (McSMc), sem especificar a diferença entre aquelas que tiveram ou não relação com homens cis. Um estudo brasileiro, com 150 McSMc, relatou prevalência de papilomavírus humano (45,3%), *Chlamydia trachomatis* (2%), HIV (0,7%), *Trichomonas vaginalis* (1,3%), sífilis (1,3%) e *Neisseria gonorrhoeae* (0,7%) neste grupo[19]. Entre mulheres que nunca tiveram relação com homens cis, um estudo norte-americano demonstrou que até 42% tinham anticorpos para HPV-6 e 26% para HPV-16[20].

Em geral, as cis lésbicas têm índices de IST menores do que as bissexuais[21]. Entretanto, no caso da vaginose bacteriana existe um risco maior entre McSMc do que em mulheres cis heterossexuais, possivelmente relacionado ao tipo de prática sexual e à possibilidade de compartilhamento de lactobacilos no contato sexual e mudança da flora vaginal[20].

Existe a possibilidade de transmissão de doenças, como sífilis, clamídia, gonorreia, HPV e herpes através do contato do fluido, da mucosa vaginal ou anal com a boca, com as mãos, com outra vagina ou através de acessórios sexuais. No caso de herpes, por exemplo, estudo norte-americano demonstrou que mulheres cis com relações com outras mulheres cis no último ano tiveram 30% de sorologia positiva; 36% se relação com outra mulher cis ao longo da vida; e 24% para aquelas que nunca tiveram relação homossexual[20]. Objetos e dedos também podem transmitir bactérias da região anal para a vulva e uretra, aumentando a incidência de infecção urinária por *E. coli*.

Os principais fatores de risco identificados para IST entre cis lésbicas são múltiplas parcerias, sexo sem métodos de barreira e falta de higienização de objetos sexuais compartilhados. O tabagismo atual ou passado está associado a maior prevalência de IST em cis lésbicas; entretanto, a explicação causal permanece incerta, podendo ser decorrente da alteração dos fluidos vaginais pela nicotina ou ser fator de confusão para outros riscos. O relato de vivências de exclusão e estigma de mulheres lésbicas também está associado ao aumento de duas a seis vezes do risco de IST[22].

Quando houver diagnóstico de qualquer IST, estará indicado o tratamento das parcerias sexuais. A vaginose bacteriana deve ser considerada uma IST na relação sexual entre duas pessoas que tenham vagina (mulheres cis lésbicas, homens trans, mulheres trans com neovagina). Não existe, entretanto, recomendação rotineira para o tratamento concomitante das parcerias, embora este possa ser considerado nas situações de vaginose recorrente. Devido à ausência de estudos específicos, os rastreamentos de IST (sorologias – HIV, sífilis, hepatites B e C – e coleta de *swab* para clamídia e gonorreia) devem ser feitos conforme a idade e o comportamento sexual, de acordo com as indicações para mulheres cis[20]. Pode haver risco de transmissão de hepatites B e C pelo contato com sangue, e algumas medidas preventivas possíveis são: evitar contato com sangue menstrual na relação, uso de método de barreira, sorologias periódicas para hepatite C de acordo com o risco e vacinação para hepatite B[20]. A taxa de vacinação para HPV é menor entre cis lésbicas, por acreditarem que não há transmissão do vírus entre elas, embora a indicação da vacina seja a mesma que para a população geral[23].

Raras são as ações que afirmam a importância de cis lésbicas frequentarem os serviços de saúde, que orientem seu autocuidado, que considerem suas práticas sexuais nas campanhas pelo sexo seguro e que sensibilizem os profissionais ou serviços de saúde para as especificidades dessa população. São poucos os investimentos no desenvolvimento de métodos de barreira adequados, fazendo com que as lésbicas busquem adaptações para a proteção do contato com a vulva/vagina que nem sempre são factíveis ou seguras. As mais conhecidas estão no Quadro 4.

Alguns *sites* e *sex shops* vendem calcinha para sexo oral, conhecida como "calcinha de vênus". Confeccionada com uma camada fina de látex, foi desenvolvida como um produto para "barrar odores e fluidos da vagina", mas passou a ser usada por McSMc como método de proteção. Porém, não há estudos sobre sua eficácia, é difícil de encontrar e tem custo elevado. Outro produto, que já foi muito conhecido entre mulheres cis lésbicas para proteção contra IST, é o filme plástico (de policloreto de vinila – PVC), mas esse material é poroso e permite a passagem de vírus e de alguns tipos de bactérias[24]. Outras recomendações do Quadro 5 podem aumentar a segurança do sexo entre duas mulheres cis lésbicas.

Quadro 4 Métodos de barreira na prática sexual com vulva e vagina

- **Preservativo vaginal/interno:** permite a proteção na manipulação da vulva e da vagina, no uso de acessórios sexuais, e pode proteger no sexo oral desde que se usem as mãos para mantê-la posicionada.
- **Preservativo peniano/externo:** pode ser usado na manipulação e no uso de acessórios ou pode ser cortado e aberto para ser usado como barreira no sexo oral ou no tribadismo (contato entre mucosas vaginais), com uma dificuldade ainda maior de mantê-lo posicionado.
- **Folha de látex (*dental dam*):** um quadrado de látex geralmente usado em procedimentos odontológicos. Pode ser utilizado para o sexo oral ou tribadismo, mas, por ser uma folha mais grossa que a camisinha, precisa ser esticado para que tenha uma espessura que não traga tanto prejuízo para a sensibilidade, o que torna mais complicado posicioná-lo corretamente.
- **Luvas cirúrgicas:** usadas em todas as formas de manipulação.
- **Dedeiras de látex:** recomendadas para a manipulação genital.

Quadro 5 Recomendações para aumentar a segurança do sexo entre duas pessoas com vulva/vagina

- Manter as unhas curtas, seja para penetração, seja para manipulação, e as mãos limpas.
- Usar métodos de barreira para reduzir os contatos com fluidos vaginais ou sangue.
- Usar preservativo nos acessórios sexuais e trocá-lo sempre que cada pessoa for utilizá-lo. É mais seguro cada uma ter o próprio objeto e não o compartilhar. Porém, é importante usar novo preservativo ou higienizar o objeto quando trocar o uso entre vagina e ânus.
- Evitar o contato com lesões ou com sangue menstrual. Quando estiver menstruada, a mulher pode usar copo coletor ou absorvente interno e evitar a penetração vaginal.
- Usar lubrificante para diminuir o atrito e as chances de lesões quando usar luvas cirúrgicas ou outros materiais de látex.
- Usar luvas e lubrificante em práticas sexuais que possam causar sangramento.

Relacionamentos afetivos

CASO 4: Roberta

Roberta é uma mulher negra de 41 anos e Paula, uma mulher branca de 35, e as duas procuram atendimento, pois desejam ter filhos, mas ouviram dizer que o tratamento é muito difícil e caro. Vivem juntas há 5 anos, mas nunca oficializaram legalmente a relação. Roberta diz que sempre desejou engravidar, mas que tem medo de ter um filho com algum problema de saúde por ter mais de 40 anos.

A qualidade da relação conjugal tem impacto não só na saúde mental, mas também em todos os aspectos da vida de uma pessoa. Estar em um relacionamento saudável é apontado como fator de proteção em saúde, enquanto os abusivos são adoecedores, na medida em que não há respeito à autonomia e à liberdade de todos os sujeitos envolvidos e nos quais são comuns manifestações de todas as formas de violência.

Há uma tendência a imaginar homens na posição de agressores, pois, comumente, atribui-se a eles uma tendência natural, inata, biológica à agressividade, enquanto mulheres seriam tranquilas, carinhosas e compreensivas. Nesse sentido, supostamente os relacionamentos entre mulheres cis lésbicas seriam mais harmoniosos e a violência seria rara nessas famílias. Entretanto, diversos estudos encontraram índices elevados de violência conjugal entre mulheres, principalmente em casais em que há assimetria de poder econômico, *status* social ou ruptura com a família de origem. Um estudo demonstrou que 44% das mulheres cis lésbicas e 61% das mulheres bissexuais experienciaram estupro, violência física e/ou perseguição por parceria íntima, em comparação com 35% das mulheres cis heterossexuais[25]. Outros fatores podem colaborar com a violência nos relacionamentos lésbicos: maior frequência de uso prejudicial de álcool e outras substâncias, experiências de agressão pela família de origem, ruptura com as redes familiar e social, que deixa a mulher sem apoio quando tenta sair de um relacionamento abusivo, baixa autoestima resultante da homofobia internalizada e dos traumas anteriores[26,27].

Família e saúde reprodutiva

Diversos estudos já demonstraram que, em países onde a união homotransafetiva foi legalizada, houve melhora nos indicadores de saúde da população LGBTQIA+ e na aceitação social desses indivíduos. Atualmente no Brasil, a união civil de pessoas do mesmo gênero é considerada legal pelo Superior Tribunal Federal (STF) desde 2011 e, por uma resolução do Conselho Nacional de Justiça (CNJ), de 2013, os cartórios são obrigados a registrar casamentos homoafetivos (ver Cap. 17 – "Conjugalidade e parentalidade LGBTQIA+" e Cap. 58 – "Direitos da diversidade sexual e de gênero").

A possibilidade de exercer a maternidade não guarda qualquer relação com a orientação ou a identidade sexual, ou com o *status* conjugal, podendo ou não existir entre as mulheres cis lésbicas, assim como entre as bi ou as heterossexuais. Esse desejo pode também vir acompanhado ou não do desejo de gestar que, quando ocorre, encontra algumas maneiras de se concretizar. O planejamento reprodutivo é um direito que deve ser garantido também a lésbicas.

Para a adoção, o Estatuto da Criança e do Adolescente não prevê nenhum impedimento segundo orientação sexual ou identidade de gênero. O acesso às tecnologias de reprodução assistida no Brasil é garantido pelo Sistema Único de Saúde, porém, além do longo tempo de espera por uma consulta especializada, o processo é ainda mais difícil para quem precisa da doação de sêmen. A maior parte dos serviços foi pensada para casais cis heterossexuais em que a infertilidade se dá por fatores da mulher e utilizam o sêmen do próprio companheiro.

Para engravidar, algumas mulheres recorrem a relações sexuais com homens cis, o que muitas vezes é arriscado e até agressivo para a mulher e/ou casal lésbico. Outra alternativa frequente é a chamada "inseminação caseira", que, além de depender de uma pessoa doadora de sêmen, envolve maiores riscos de contrair IST ou lesão na vagina durante o procedimento. É recomendado também estabelecer um acordo com o(a) doador(a) em relação à parentalidade; no entanto, esse acordo não tem qualquer valor jurídico, e a inseminação caseira impede o registro imediato do bebê com o nome das duas mães, uma vez que os cartórios exigem um relatório da clínica de reprodução para isso, e a mãe que não gestou deve entrar com um processo de adoção (para saber mais, ver Cap. 58 – "Direitos da diversidade sexual e de gênero").

Rastreamentos

Há poucas evidências e estudos que definam com segurança quais são os exames de rastreamento que deveriam ser indicados para mulheres cis lésbicas. Muitas pesquisas não consideram a orientação sexual, ou outras colocam no mesmo grupo de análise mulheres lésbicas e bissexuais.

Câncer de colo uterino (câncer cervical)

É o quarto tipo de câncer mais comum entre as mulheres, porém o rastreamento costuma não ser oferecido para cis lésbicas, colocando esse grupo em situação de maior vulnerabilidade pelo diagnóstico tardio e desfecho negativo da doença, uma vez que profissionais de saúde e muitas lésbicas consideram que há menor ou nenhum risco de contrair HPV na relação sexual entre mulheres cis[13,28]. Dados americanos mostram maior prevalência de câncer de colo uterino entre mulheres cis bissexuais e lésbicas do que heterossexuais, sendo a iniquidade de acesso ao rastreamento a causa mais provável para esses números[13].

Quadro 6 Rastreamento de câncer de colo uterino (nível C de evidência)

Quem faz	Todas as pessoas (mulheres cis e homens trans) com colo de útero, após os 25 anos, que iniciaram atividade sexual com penetração, a cada três anos, se os dois primeiros exames anuais forem normais. O exame deve seguir até os 64 anos de idade[28].
Como se faz	Exame citopatológico (conhecido como preventivo ou Papanicolaou), que detecta lesões precursoras da doença, bem como estágios iniciais.
Especificidades	Atentar para uma ambiência segura e privativa. Orientar que a paciente tem o direito de interromper o exame, caso se sinta desconfortável. A inserção do espéculo pode ser incômoda e desconfortável. Atentar para a utilização do menor espéculo possível, lembrando da existência do virgoscópio (espéculo para virgens).

(continua)

Quadro 6 Rastreamento de câncer de colo uterino (nível C de evidência) *(continuação)*

Especificidades	O uso de lubrificante à base de água pode tornar o exame menos desconfortável e não altera o resultado do exame (ver Cap. 21 – "Anamnese e exame físico: comunicação afirmativa"). Para mulheres cis com vida sexual ativa sem atividade penetrativa, a decisão sobre realizar ou não o rastreamento deve ser individualizada e discutida.

Câncer de mama

A prevalência de câncer de mama entre mulheres lésbicas é maior do que entre heterossexuais, provavelmente pela falta de informação e não reconhecimento das instituições de saúde como espaço de cuidado. Além disso, fatores de risco como tabagismo, obesidade, nuliparidade e primeira gravidez após os 30 anos são mais comuns em mulheres cis lésbicas[13,28].

Quadro 7 Rastreamento de câncer de mama (nível C de evidência)

Quem faz	Mulheres cis entre 50 e 69 anos
Como faz	No Brasil, o preconizado é a mamografia a cada dois anos. O autoexame das mamas não está mais indicado, e o exame clínico deve ser realizado apenas mediante queixa, e não como rastreamento.

Saúde mental e violência

Mulheres cis lésbicas, quando comparadas com mulheres cis heterossexuais, apresentam, nos últimos 12 meses, maior frequência de depressão (10,5% *versus* 7,4%), uso de álcool (7,46 *versus* 4,36%) e uso de drogas (5,37% *versus* 1,99%). A prevalência de depressão ao longo da vida também é superior (22% *versus* 13,9%)[29]. As substâncias mais usadas nos Estados Unidos, em ordem decrescente, foram maconha, sedativos e estimulantes (cocaína e metanfetamina). Lésbicas cis tendem a apresentar também maior frequência de co-ocorrência de dois ou mais transtornos em saúde mental simultaneamente em comparação às heterossexuais (23,5% *versus* 7,75%)[30]. O Quadro 8 apresenta as principais recomendações de rastreamento para problemas em saúde mental e violência em cis lésbicas.

Quadro 8 Rastreamento para transtornos mentais e violência

Indicação de rastreamento – nível de recomendação	Recomendações no caso de rastreamento positivo
Transtornos de depressão – B Transtorno de ansiedade – C	Abordar autopercepção, rede de apoio, relação intrafamiliar e relação com parceria íntima

(continua)

Quadro 8 Rastreamento para transtornos mentais e violência

Indicação de rastreamento – nível de recomendação	Recomendações no caso de rastreamento positivo
Transtornos alimentares – C	Abordar relação da mulher com o corpo, com a comida, imagem corporal e hábitos alimentares
Ideação suicida – C	Abordar autopercepção, autoestima, autodepreciação e perguntar sobre autolesão não suicida e suicídio
Uso de substâncias Uso de tabaco – A Uso abusivo e dependência de álcool – B Uso abusivo de substâncias – C	Abordar uso de álcool, tabaco e outras substâncias
Violência conjugal – B	Abordar existência, equilíbrio e qualidade da relação afetiva

CONSIDERAÇÕES FINAIS

Mulheres cis lésbicas apresentam piores desfechos em saúde física e mental associados a violências que as afastam dos serviços de saúde e reduzem o acesso à prevenção e ao rastreamento. Os principais desafios ao cuidado integral a mulheres cis lésbicas são: abandonar a heterocisnormatividade, perguntando a todas as mulheres sobre sua orientação sexual e identidade de gênero; tratar a sexualidade e as práticas sexuais sem julgamentos; fazer com que as cis lésbicas se sintam seguras e à vontade para se abrir; identificar fragilidades individuais e redes de apoio. Essas atitudes são essenciais para a atenção integral a essa população e devem ser buscados por todos os profissionais envolvidos no cuidado.

Erro frequentes	Como evitá-los
Pressupor que uma mulher seja ou não lésbica pela forma como se veste, pelo corte de cabelo, pela forma de falar ou se comportar.	O profissional deve perguntar sobre orientação sexual e parceria(s) sexual(is) em todos os encontros. Atentar para a própria postura a fim de não reproduzir opressões e julgamentos.
Considerar sexo e sexualidade entre mulheres um tabu e não o abordar no encontro clínico.	Abordar autopercepção da vida sexual e suas práticas, além do prazer e da satisfação.
Não considerar a relação sexual entre duas mulheres cis como potencial transmissora de IST.	Oferecer informações sobre sexo seguro, conforme a prática sexual realizada por cada pessoa. Atentar para a oferta de testes rápidos de sífilis, HIV e hepatites. Atentar para a oferta de contraceptivos quando da relação sexual entre mulheres cis e trans que não realizaram cirurgia de redesignação sexual.

(continua)

(continuação)

Erro frequentes	Como evitá-los
Achar que nenhuma cis lésbica precisa fazer exame de colpocitologia oncótica.	Indicar o rastreamento de Papanicolaou para mulheres cis lésbicas de acordo com o tipo de prática sexual, conversando com elas sobre os riscos.
Não acessar fragilidade de rede de apoio, relacionamentos abusivos e isolamento social.	Abordar de forma sistemática com todas as mulheres lésbicas a dinâmica familiar e as relações afetivas e sociais construídas.
Pressupor que lésbicas não tenham o desejo de exercer a maternidade.	Discutir direitos e avanços legais previstos por lei para lésbicas. Oferecer possibilidades de planejamento reprodutivo, conforme o desejo das pessoas.

 Material complementar

Publicações
- *Revista Brejeiras*.
- *Revista Lésbi*.
- Cartilha "Laços e acasos para todas as mulheres que amam mulheres", do Grupo Arco-íris (observando apenas que o material faz uma indicação errada de uso de PVC para proteção no sexo).

Material de internet
- Podcasts: Cadê minhas lésbicas?, Anel de coco, Sapataria, Lésbica e ansiosa, Podcastão, Parachoque de Monstro, Lesbo-sapiência.
- YouTube: Sapatão Amiga, Louie Ponto, Canal das Bee, Sapatômica, Mayara e Yasmin.
- Instagram: @nuvemsapatão, @lesbicasquepesquisam, @resistencialesbica_, @coletivavisibilidadelesbica, @cultura.lesbica, @clubelesbos, @lesbicult, @lesbicasnahistória, @revistalesbi, @lesbicanegraecaminhao, @velcrochoque.
- Vídeo "Não é por ser lésbica que eu…": https://m.youtube.com/watch?index=1803&list=LLqICB8eCRs9pHRAd1ONR7XQ&v=62VG4vGkbAU.
- "Cancer Facts for Lesbian and Bisexual Women": www.cancer.org/healthy/find-cancer-early/womens-health/cancer-facts-for-lesbians-and-bisexual-women.html.
- "About Lesbian Health" – folder com orientações de saúde para lésbicas da Rainbow Health Ontario, Canadá: https://www.rainbowhealthontario.ca/wp-content/uploads/woocommerce_uploads/2014/09/ABOUT-Lesbian-Health-2015.pdf.

Filmes
- *Meninos não choram* (direção: Kimberly Peirce; 2000).
- *Desobediência* (direção: Sebastián Lelio; 2018).
- *Carol* (direção: Todd Haynes; 2016).
- *Rafiki* (direção: Wanuri Kahiu; 2018).
- *Elisa & Marcela* (direção: Isabel Coixet; 2019).
- *Amor por direito* (direção: Peter Sollett; 2016).

- *A secret love* (direção: Chris Bolan; 2020).
- *Azul é a cor mais quente* (direção: Abdellatif Kechiche; 2013).

Séries
- *The L Word*.
- *The Fosters*.
- *Orange is the New Black*.

REFERÊNCIAS BIBLIOGRÁFICAS

1. Gagnon J. Epílogo: Revisitando a conduta sexual (1998). In: Uma interpretação do desejo: ensaios sobre o estudo da sexualidade. Rio de Janeiro: Garamond; 2006.
2. Facchini R, Barbosa RM. Dossiê saúde das mulheres lésbicas: promoção da eqüidade e da integralidade. Rede Nacional Feminista de Saúde, Direitos Sexuais e Direitos Reprodutivos – Rede Feminista de Saúde; 2006. p. 43.
3. Goffman E. Estigma: notas sobre a manipulação da identidade deteriorada. 4. ed. Rio de Janeiro: LTC; 1988.
4. Rich A. Compulsory heterosexuality and lesbian existence. Signs: Journal of Women in Culture and Society. 1980;5(4):631-60.
5. Blumstein P, Schwartz P. American couples: Money, work, sex. Nova Iorque: William Morrow and Company; 1983.
6. Bressler LC, Lavender AD. Sexual fulfillment of heterosexual, bisexual, and homosexual women. J Homosex. 1986;12(3-4):109-22.
7. Coleman EM, Hoon PW, Hoon EF. Arousability and sexual satisfaction in lesbian and heterosexual women. J Sex Res. 1983;19(1):58-73.
8. Iasenza S. Beyond "lesbian bed death". J Lesbian Stud. 2002;6(1):111-20.
9. Paine EA, Umberson D, Reczek C. Sex in midlife: women's sexual experiences in lesbian and straight marriages. J Marriage Fam. 2019;81(1):7-23.
10. Peres MC, Soares SF, Dias MC. Dossiê sobre lesbocídio no Brasil: de 2014 até 2017. Rio de Janeiro: Livros Ilimitados; 2018.
11. Rufino AC, Madeiro A, Trinidad AS, dos Santos RR, Freitas I. Disclosure of sexual orientation among women who have sex with women during gynecological care: a qualitative study in Brazil. J Sex Med. 2018;15(7):966-73.
12. Knight DA, Jarrett D. Preventive health care for women who have sex with women. Am Fam Physician. 2017;95(5):314-21.
13. Carroll NM. Medical care of women who have sex with women. UpToDate; 2015.
14. da Silva Braga KD, Caetano MR, Ribeiro AI. Lesbianidades e educação: interrogando a produção acadêmica. Cad Pesqui. 2018;25(3):127-45.
15. Brasil. Ministério da Saúde. Política Nacional de Promoção da Saúde. Brasília: Ministério da Saúde; 2002a.
16. https://sites.uepg.br/jornalismo/ocs/index.php/6mulheresociedade/6mulheresociedade/paper/viewFile/149/47
17. Frederick DA, John HK, Garcia JR, Lloyd EA. Differences in orgasm frequency among gay, lesbian, bisexual, and heterosexual men and women in a US national sample. Arch Sex Behav. 2018;47(1):273-88.
18. Sobecki-Rausch JN, Brown O, Gaupp CL. Sexual dysfunction in lesbian women: a systematic review of the literature. Semin Reprod Med. 2017;35(5):448-59.
19. Andrade J. Vulnerabilidade de mulheres que fazem sexo com mulheres às infecções sexualmente transmissíveis. Ciênc. Saúde Coletiva. 2020.
20. Centers for Disease Control and Prevention. 2015 Sexually transmitted diseases treatment guidelines. WSW. [acesso em 10 de novembro de 2020]. Disponível em: https://www.cdc.gov/std/tg2015/specialpops.htm#WSW
21. Muzny CA, Kapil R, Austin EL, Brown L, Hook III EW, Geisler WM. Chlamydia trachomatis infection in African American women who exclusively have sex with women. Int J STD AIDS. 2016;27(11):978-83.
22. Takemoto ML, Menezes MD, Polido CB, Santos DD, Leonello VM, Magalhães CG, et al. Prevalence of sexually transmitted infections and bacterial vaginosis among lesbian women: systematic review and recommendations to improve care. Cad Saúde Pública. 2019;35(3):e00118118.
23. Agénor M, Peitzmeier S, Gordon AR, Haneuse S, Potter JE, Austin SB. Sexual orientation identity disparities in awareness and initiation of the human papillomavirus vaccine among US women and girls: a national survey. Ann Intern Med. 2015;163(2):99-106.
24. Miguel JJP. Estudo comparativo das propriedades térmicas e mecânicas do polipropileno reforçado com óxido de zinco, carbonato de cálcio e talco. Salvador. Dissertação [Mestrado em Gestão e Tecnologia Industrial] – Faculdade de Tecnologia SENAI CIMATEC; 2010.
25. Black M, Basile K, Breiding M, Smith S, Walters M, Merrick M, et al. National intimate partner and sexual violence survey: 2010 summary report. Atlanta: National Center for Injury Prevention and Control, Centers for Disease Control and Prevention; 2011.
26. Badenes-Ribera L, Bonilla-Campos A, Frias-Navarro D, Pons-Salvador G, Monterde-I-Bort H. Intimate partner violence in self-identified lesbians: a systematic review of its prevalence and correlates. Trauma Violence Abuse. 2016;17(3):284-97.
27. Sanger N, Lynch I. 'You have to bow right here': heteronormative scripts and intimate partner violence in women's same-sex relationships. Cult Health Sex. 2018;20(2):201-17.
28. Brasil. Ministério da Saúde. Protocolos da atenção básica: saúde das mulheres. Brasília: Ministério da Saúde; 2016.
29. Chaudhry AB, Reisner SL. Disparities by sexual orientation persist for major depressive episode and substance abuse or dependence: findings from a national probability study of adults in the United States. LGBT Health. 2019;6(5):261-6.
30. Cochran SD, Sullivan JG, Mays VM. Prevalence of mental disorders, psychological distress, and mental health services use among lesbian, gay, and bisexual adults in the United States. J Consult Clin Psychol. 2003;71(1):53-61.

26
Homens cis gays

Ademir Lopes Junior
Saulo Vito Ciasca
Luiz Valério Soares da Cunha Junior
Rafael Isaac Pires Albano

Aspectos-chave

- Atualmente a palavra gay é utilizada para se referir a uma identidade sexual de homens que têm atração sexual por outros homens e se reconhecem como tal, podendo ser cis ou trans.
- Deve-se diferenciar a identidade cis gay de homens cis que fazem sexo com outros homens cis (HcSHc), pois a vivência social cotidiana pode ser diferente, apesar das práticas sexuais poderem ser as mesmas.
- Gays, bichas e viados podem ser consideradas identidades sexuais diferentes e representar valores e locais de fala diversos na sociedade.
- Profissionais de saúde devem combater a sorofobia e reconhecer que a infecção pelo HIV é um problema de saúde importante entre os cis gays, sem estigmatizá-los.
- A efeminofobia, ou *sissyfobia*, é uma violência decorrente da cisheteronormatividade, que agride os homens com expressão de gênero que não correspondem ao padrão da masculinidade hegemônica.
- A comunidade gay pode ser fator de resiliência e conectividade social para homens cis gays, promovendo qualidade de vida. Entretanto, determinadas dinâmicas podem excluir aqueles que não correspondem a um padrão hegemônico de corpo, raça ou classe.

INTRODUÇÃO

A palavra gay costuma se referir a homens, cis ou trans, que sentem atração sexual por outros homens e se identificam como tal. Gay, portanto, pode ser visto como uma orientação ou identidade sexual, que devem ser diferenciadas de práticas sexuais. Há gays que nunca tiveram uma relação sexual com outro homem, da mesma maneira que há aqueles que têm práticas sexuais com outros do mesmo gênero e não se identificam como gays. Esse capítulo irá abordar os cuidados em saúde direcionados aos homens cis gays, enquanto os cuidados aos homens trans, independente da orientação sexual, podem ser encontrados no Capítulo 29 – "Homens trans".

Com origens semelhantes a palavra "gai", no francês antigo, e "gaio", em português, "gay" na língua inglesa do século XIX referia-se a algo alegre, despreocupado ou brilhante. Nos idos de 1890, a palavra também estava associada à promiscuidade e estilos de vida extrovertidos. Uma "gay house", por exemplo, significava bordel[1]. A partir do início do século XX passou a ser utilizada para se referir a homens cis homossexuais, como o oposto de *straight*, que remeteria a seriedade, respeitabilidade e convenção. Nos Estados Unidos, com o crescimento do movimento LGBTQIA+ a partir dos anos 1960, em especial após a Revolta de Stonewall, o termo, antes pejorativo, passou a ser ressignificado na perspectiva do orgulho, visibilidade, enfrentamento e força política.

Na língua inglesa, a palavra *homosexual* é considerada ofensiva e tem sido evitada, pela associação do termo com a história da patologização da diversidade sexual[2]. O termo homossexual foi originalmente empregado em 1869, na Alemanha, pelo médico autro-húngaro Karl Maria Kerbeny[3]. Era utilizado para categorizar pessoas que buscavam relações sexuais com pessoas do mesmo gênero e, portanto, possuíam uma "anomalia da preferência sexual", o que as caracterizaria como doentes ou psicopatas criminosas. No Brasil, a palavra missexualidade também foi utilizada como equivalente a homossexualidade no início do século XX[4]. Na literatura científica internacional são usados tanto os termos gay quanto homossexual. Por ser considerado uma expressão mais vinculada aos movimentos sociais e também encontrado na literatura científica, optou-se nesse capítulo pelo uso do termo gay.

Em português, a palavra homossexual não tem a mesma conotação negativa que no inglês, sendo comum referir-se ao movimento surgido no Brasil nos anos 1960 como de movimento brasileiro homossexual[5]. Atualmente, no país se utilizam as palavras homossexual, gay ou guei para se referir à identidade sexual de homens que sentem atração por outros homens[6].

IDENTIDADES CIS GAYS E SAÚDE

A ideia de uma "identidade gay" homogênea, ou mesmo uma comunidade gay única, não se evidencia na vida cotidiana. "Gays", "bichas" e "viados", da perspectiva cultural, são categorias identitárias diferentes, embora em todas se suponham relações sexuais entre homens[5]. "Bicha" e "viado" são termos brasileiros que eram historicamente utilizados para xingar e desqualificar homens e que têm sido ressignificados. Eram definidos como oposto de "homem", referindo-se àqueles que tinham comportamentos e expressão de gênero mais próximos do feminino, supostamente "passivos" nas práticas sexuais e, portanto, inferiores[7].

Enquanto a ideia de uma "cultura gay" frequentemente é descrita como um certo tipo de cultura pop vinculada aos padrões norte-americanos e europeus de música, festas e roupas, a ideia de bicha tem forte marginalização social: são pretos, pobres, afeminados e periféricos. O próprio movimento gay/homossexual, em busca de legitimização, muitas vezes combateu as identidades da bicha e do viado que, atualmente, vêm sendo ressignificadas num posicionamento crítico, da cis heteronormatividade e de outros aspectos interseccionais[8]. Bicha e viado vêm ao longo do tempo sendo incorporado como identidade, e em alguns espaços, prioritariamente periféricos, o uso desses termos se dá para a certificação positiva do gay, negro, periférico e afeminado.

Algumas outras expressões, às vezes pejorativas, utilizadas para se referir a certos grupos de homens gays são: "*barbie*" (homens musculosos geralmente depilados), "*poc*" (gays afeminados), "*twink*" (jovens gays magros e sem pelos), "*chubby*" (gays obesos), "*urso*" (gays maduros musculosos ou obesos com pelos), "*cub*" (ursos jovens), dentre outros. Esses são rótulos que dizem mais sobre estereótipos e/ou preconceitos a partir do classismo, consumismo, racismo, gordofobia e etarismo do que comunidades organizadas por vínculos sociais. Entretanto, são termos que também têm sido ressignificados[9].

Do ponto de vista da saúde LGBTQIA+, esses estereótipos se fundamentam nos próprios marcadores de diferença, como raça, classe, território e geração e produzem processos de saúde-adoecimento diversos: homens afeminados, assim como pessoas com expressão de gênero fora dos padrões cis heteronormativos, podem ter mais dificuldade de acessar um emprego e são mais julgados quando sofrem alguma violência, "pois não deveriam estar dando pinta"; gays cis idosos ou gordos podem sofrer preconceito dentro da própria comunidade LGBTQIA+ devido ao etarismo e gordofobia; a efeminofobia (aversão a homens afeminados) internalizada faz com que homens cis gays fiquem constantemente atentos para não "desmunhecar" em ambientes sociais, o que propicia sintomas ansiosos e de estresse[10].

Homens cis negros têm maiores taxas de infecção pelo HIV e menor acesso ao tratamento que brancos e de classe média devido ao racismo estrutural e a desigualdade econômica[11]. Gays negros são relegados a um não-lugar na economia do desejo homossexual, frequentemente sendo fetichizados pelos brancos que os reduzem a um corpo sem sujeito, "por vezes animalizado, em que a fantasia em torno do tamanho do pênis e de sua performance sexual preenche o imaginário das bichas brancas"[12]. A prática do racismo gera nesse grupo baixa autoestima e solidão que vulnerabilizam essas pessoas, destituindo-as como sujeitos de diálogo e escolha. Podem, assim, acabar aceitando relações sexuais desprotegidas ou permanecerem em relacionamentos violentos.

O processo de valorização de determinados atributos corporais e de virilidade também são verificados dentro dos aplicativos para encontros sexuais. Frases como "não curto gordos" ou "não curto afeminados" demonstram que, embora os gays sejam vítimas da homofobia, outras dinâmicas de exclusão podem se reproduzir dentro do próprio grupo[13]. A valorização do corpo e da magreza dentro do contexto gay é considerada uma das hipóteses para a maior prevalência de anorexia entre homens cis gays que heterossexuais[14].

GAYFOBIA, EFEMINOFOBIA E MACHISMO

A homofobia é uma expressão do sexismo que garante uma vigilância do comportamento de homens e mulheres a fim de que se cumpra a heteronorma[15]. Pode ser chamada de gayfobia quando está direcionada especificamente a gays. Ela os desumaniza e os responsabiliza pela sua situação de desvantagem, deteriorando a autoestima e fomentando a homofobia internalizada[16]. A efeminofobia, também chamada de *sissyfobia*, é uma das expressões da homofobia, que seria a aversão a homens com expressão de gênero mais feminina. O combate à bicha, portanto, seria um de seus principais alvos.

A gayfobia pode ser expressa por piadas, agressões verbais, agressão física, ameaça, chantagem ou extorsão no ambiente doméstico, familiar, escola ou locais públicos. Um tipo específico de violência que merece destaque por ser mais direcionado a gays cis é o "boa noite cinderela". Estudo realizado entre 2014 e 2017 na capital paulista mostrou que a maioria das vítimas do golpe "boa noite cinderela" foram homens (82,1%), em sua maioria gays e os agressores eram homens cis considerados atraentes. Os agressores se aproveitam que muitas das vítimas, devido a homofobia internalizada, podem ter dificuldade de se expor e realizar uma denúncia[17].

Entretanto, homens cis gays foram socializados como homens e podem se beneficiar da desigualdade da estrutura hierarquizada de gênero. O fato de serem vítimas da homo e efeminofobia não os impede de ter posturas machistas, misóginas ou transfóbicas, o que os colocaria em privilégio em relação às mulheres e pessoas trans. Desqualificar atributos socialmente vinculados às mulheres são expressões desse preconceito e deveriam ser evitados, assim como interrupções na fala das mulheres, ou roubar sua ideia como se fosse dele, dentre outras agressões.

CICLO DE VIDA DA PESSOA CIS GAY

Da perspectiva da abordagem familiar da pessoa cis gay, é possível considerar alguns estágios comuns do ciclo de vida que podem requerer um suporte do profissional de saúde. Na infância, uma criança que expressa gestos e falas diferentes do previsto para o seu gênero, pode ser reprimida pelos pais ou sofrer *bullying* na escola, gerando sofrimento, independente da definição de sua orientação sexual ou identidade de gênero. Os profissionais de saúde devem estar atentos a essas situações, orientando os pais e educadores na perspectiva da diversidade sexual. Deve-se explicar que a expressão de gênero não define a orientação sexual ou identidade de gênero, e que essas são sempre autorreferidas e não dependem da escolha das pessoas ou do processo educacional da criança.

Na adolescência, os meninos cis gays podem se perceber diferentes dos outros garotos cis heterossexuais. Alguns já eram rotulados como gays desde a infância pelos amigos ou familiares. Mesmo assim, esses podem negar num primeiro momento sua homossexualidade, para si e para os outros, tentando relacionamentos heterossexuais, às vezes com experiências sexuais. Dedicar-se muito aos estudos ou ao esporte pode ser uma estratégia para "compensar" a homossexualidade, o que caracterizaria um dos aspectos da homofobia internalizada[16]. Experimentação ou abuso de substâncias, depressão, ansiedade, isolamento podem surgir nesse momento de autopercepção da orientação sexual. Conflitos com a fé religiosa, especialmente as cristãs, são comuns, tanto pelos questionamentos próprios da adolescência, quanto pela discurso homofóbico que algumas igrejas pregam. Profissionais podem oferecer material informativo ou indicar comunidades religiosas que dialoguem com o adolescente numa outra perspectiva da fé e da doutrina religiosa mais acolhedora da diversidade sexual.

Após aceitar a homossexualidade para si, surge o desafio de revelá-la. Algumas vezes, a saída do armário ocorre sem intenção do adolescente, como quando alguém acessa uma mensagem de celular, uma conversa na internet, ou o adolescente é flagrado beijando outro garoto. Seja programada ou não, a "saída do armário" pode trazer conflitos com os pais ou amigos. Profissionais de saúde podem oferecer apoio e escuta nesse momento, tanto para o adolescente como para a família. Oferecer informação e indicar associações de apoio, como o Mães pela Diversidade, pode ser uma estratégia para que os familiares aceitem melhor a situação (ver Anexo: "Redes de assistência, ensino e pesquisa em saúde LGBTQIA+"). Em situações mais graves, o adolescente pode sofrer violência doméstica ou ser expulso de casa, cabendo ao profissional, junto com equipe multiprofissional, encontrar redes de apoio social (ver Capítulo 15 – A "saída do armário"). A entrada na universidade e a saída da casa dos pais pode ser um momento de viver com maior liberdade a homossexualidade. São inúmeros os coletivos de estudantes universitários LGBTQIA+ que podem tornar-se parte da rede de apoio do jovem cis gay.

A vida adulta coloca desafios para os cis gays, como a vida profissional, independência financeira, sexualidade, relacionamentos afetivos e desejo ou não de se reproduzir ou adotar crianças. A inserção no mercado de trabalho pode ser dificultada para aqueles que tenham uma expressão de gênero menos masculina, pois muitas empresas relatam não contratar profissionais LGBTQIA+ para não associar com sua marca, o que é uma evidência da LGBTIfobia institucional[18].

Idosos cis gays dos anos 2020 vivenciaram transformações sociais ao longo do século XX e XXI. Eram crianças ou jovens nos anos 1960 e 1970, durante a ditadura no Brasil, com forte repressão sexual e social. Nesse mesmo período, iniciava-se o movimento LGBTQIA+. Nos anos 1980 e 1990, em plena juventude, vivenciaram a epidemia da aids, e muitos perderam amigos para essa doença. Idosos cis gays podem ter que lidar com a pequena rede de apoio num contexto de diminuição da funcionalidade e da quase inexistência de instituições para idosos preparadas para acolher a diversidade sexual. Outros podem ter saído do armário apenas recentemente, após a maior visibilidade LGBTQIA+, e se questionarem se não deveriam ter saído antes. O risco da volta ao armário nessa fase do ciclo de vida pode ser uma questão de sobrevivência, visto que alguns podem ter que regressar para a casa de familiares biológicos, que não aceitavam sua sexualidade, por necessidade de cuidados devido a incapacidades.

CONJUGALIDADES E PARENTALIDADES

Os relacionamentos entre homens cis gays guardam muitas semelhanças com os casais heterossexuais e de lésbicas no que diz respeito às expectativas de fidelidade, companheirismo, parceria, segurança e lealdade[19]. Desafios como respeito à intimidade e autonomia, divisão de tarefas domésticas e acordo sobre planos futuros são aspectos enfrentados por todos esses casais.

A abordagem dos relacionamentos gays deve considerar que essas pessoas pertencem ao mesmo gênero e podem carregar características de seu processo de socialização como homens, influenciado pela ideia de masculinidade hegemônica, como maior competitividade, maior liberdade sexual e maior desvinculação entre relação afetiva e prática sexual. Pesquisas demonstram que homens cis gays tendem a valorizar mais o respeito à privacidade e a capacidade erótica da parceria do que mulheres cis (lésbicas ou heterossexuais) e homens cis heterossexuais[20]. Em relação à sexualidade, alguns estudos demonstram que, assim como ocorre com casais cis heterossexuais e de lésbicas, a frequência das relações sexuais tende a diminuir com o tempo do relacionamento, sem necessariamente um declínio da satisfação[21,22]. São comuns acordos para atividade sexual "fora" da relação, muitas vezes compreendida como uma travessura ou atividade recreativa. São inúmeros os contratos da não monogamia e que podem se alternar ao longo do tempo, como a não revelação, a revelação completa, ou relações sexuais do casal com um terceiro[23]. Esses acordos não monogâmicos não parecem deletérios aos relacionamentos, havendo uma distinção entre monogamia sexual, relativa à atividade sexual, e monogamia afetiva, relacionada ao compromisso afetivo com projetos futuros e a fidelidade ao acordo do casal, seja ele qual for[24,25].

Embora existam poucos estudos, a violência em relacionamentos cis gays tende a ser próxima as incidências de casais heterossexuais, sendo consideradas por alguns um dos três riscos mais importantes da saúde de homens cis homossexuais, ficando atrás apenas do HIV e abuso de álcool e outras substâncias[26]. Relacionamentos cis gays podem reproduzir hierarquias e desigualdades de gênero, como aqueles vinculados à ideia de homem-dominador e mulher-dominada, e outras em decorrência de diferenças de renda, raça/cor de pele, idade e atributos físicos. História de violência prévia, abuso de álcool e outras substâncias, transtornos mentais e baixa autoestima, habilidades comunicacionais precárias, baixo controle do impulso e homofobia internalizada propiciam essa violência[27], pois o agressor projeta na identidade da outra pessoa a frustração com sua orientação sexual. A homofobia internalizada também pode fazer a vítima considerar que seu relacionamento é errado e, portanto, que ela seria merecedora de um castigo[28].

O exercício da parentalidade de homens cis gays pode ocorrer por meio da adoção, filhos de relacionamentos anteriores com mulheres cis ou reprodução assistida por gestação de substituição. Muitos casais cis gays não desejam filhos; entretanto, uma proporção dos que pretendem tende a buscar laços biológicos e consideram importantes os ritos de casal – casamento, usar aliança e ter filhos – dentro de um padrão "tradicional" de família[29].

O CORPO GAY

A estigmatização dos gays (direcionadas principalmente àqueles que expressam um gênero menos masculino), a objetificação dos corpos (em que homens cis gays assumem para si um padrão que considerariam atrativo por quem se pretende ser desejado) e um padrão de competitividade (típica da socialização masculina) são fatores que podem levar a busca permanente de um corpo sem gordura, musculoso e com características que hipervalorizam os traços masculinos[29]. Uma expressão dessa dinâmica, muitas vezes excludente, pode ser vista no relato do Quadro 2.

Estudos qualitativos sugerem processos semelhantes na construção da imagem corporal dos homens independente da sua orientação sexual[31], entretanto, gays cis têm maiores índices de insatisfação com a imagem corporal do que os heterossexuais e se preocupam mais com a sua própria imagem corporal e a de suas parcerias, quando comparados com lésbicas cis e homens cis heterossexuais. Essa insatisfação aumenta o risco de transtornos alimentares, vigorexia e uso de anabolizantes[32].

Um estudo demonstrou que, durante as relações sexuais, 42% dos homens cis gays já esconderam uma parte do corpo por uma autopercepção negativa, índice maior do que o encontrado em mulheres cis heterossexuais (30%), lésbicas (27%) e homens heterossexuais (22%). Cerca de 39% deles referem que essa imagem negativa afeta sua saúde sexual, o que é quase o dobro dos homens heterossexuais (20%)[33].

ABORDAGEM EM SAÚDE

A abordagem deve ser realizada em ambiente institucional acolhedor, permitindo que as pessoas sintam-se tranquilas em expor sua orientação sexual (ver Capítulo 19 – "Acesso e organização dos serviços de saúde" e Capítulo 21 – "Anamnese e exame físico: comunicação afirmativa"). Homens cis gays não devem ser estigmatizados e suas necessidades devem ser escutadas com uma abordagem centrada na pessoa, integrando a demanda imediata com um olhar longitudinal e preventivo, considerando a interseccionalidade com raça e etnia, classe social e expressão de gênero. O profissional deve conhecer os problemas mais frequentes nessa população e realizar os rastreamentos de acordo com as evidências.

Deve-se avaliar a possibilidade de homofobia internalizada e como ela pode interferir na vulnerabilidade da pessoa, na

Quadro 1 Situação prática

Rodrigo, 33 anos, homem cis gay, preto, refere cefaleia recorrente há 1 mês e dificuldade para dormir. Faz uso de antirretroviral e a carga viral está indetectável. Exame físico sem alterações. A médica Débora, que o atende, afasta outros problemas clínicos e faz a hipótese de cefaleia tensional. Apesar de terem um relacionamento aberto, Rodrigo conta que tem tido brigas recorrentes com seu namorado Caetano, empresário, de 34 anos, que é muito ciumento. Sente que Caetano o humilha porque ganha mais e só o procura para relações sexuais. Nas brigas, Caetano o acusa de ter HIV e ser irresponsável, dizendo que ninguém irá querer ficar com ele, caso se separem.
A médica deve acolher o sofrimento de Rodrigo e abordar a situação de violência no relacionamento. Devem-se considerar os aspectos interseccionais, como aqueles relacionados a desigualdade racial (hipersexualização dos corpos negros), de classe (diferença de renda) e sorofóbicos (dizer que ninguém irá ficar com ele e que é culpado por ter HIV). Deve-se avaliar a rede social de apoio de Rodrigo e do casal, o risco de ideação suicida e abuso de substâncias. Embora Rodrigo já esteja em tratamento para o HIV, a profissional deve conhecer o que ele faz para se prevenir de outras IST, incluindo o uso do preservativo e gel lubrificante, rastreamentos para câncer de canal anal, clamídia e gonococo, e vacinas de hepatite A e B, e realizar a gestão de risco, de acordo com os desejos de Rodrigo.

Fonte: modificado de Lopes Junior, 2020[30].

Quadro 2 Relato de exclusão entre os gays

"Gay" é um padrão que vai muito além de desejos sexuais ou de identidades culturais. É um nicho social que tem regras rígidas, reproduzidas quase sem pensar. Um "homem gay ideal" precisa ser melhor do que um heterossexual. Mais bonito, culto, bem cuidado, estiloso… É como se a "falha" da homossexualidade tivesse que ser compensada com uma série de qualidades fabulosas de anúncio de revista. Dentes brancos, cabelo liso e bem penteado, corpo sarado, porte atlético, barba desenhada porque a aparência masculina deve ser cultivada. Somos lindos e gays, mas apenas quando parecemos uma coleção de bonecos Ken! (...) O gay que incomoda é a "bichinha pão com ovo". Os "machos sarados" são motivo de inveja entre homens HT e um desperdício na opinião das mulheres. Gordos "nem parecem gays", e como não são aceitos pelo padrão vigente precisam criar um nicho próprio, a toca dos ursos. Negros são a minoria da minoria, transformada em um fetiche por pau grande.

Fonte: Longo, 2014[34].

autoestima e no autocuidado. A sorofobia internalizada pode ser uma vivência frequente, em pessoas com ou sem HIV, pois os gays foram um dos grupos mais acometidos pela epidemia da aids e fortemente estigmatizados (ver Capítulo 12 – "LGBTQIA+fobia institucional na área da saúde" e Capítulo 43 – "Infecção por HIV e sorofobia").

A rede de apoio familiar e social deve ser considerada nos planos de cuidado, incluindo amigos e família de escolha, buscando-se o fortalecimento de vínculos harmônicos. A sexualidade e o planejamento reprodutivo devem ser abordados, perguntando-se sobre desejo e satisfação sexual, métodos de prevenção para IST (infecções sexualmente transmissíveis), e intenção em ter filhos biológicos ou adotivos.

Abordagem da sexualidade

Profissionais de saúde não devem pressupor a prática sexual a partir da identidade sexual. As práticas podem ser diversas e, embora o sexo anal com penetração seja frequente, nem todos os cis gays a realizam. Quanto ao uso da "chuca", algumas evidências a associam a maior chance de infecções sexualmente transmissíveis. Entretanto, se a pessoa quiser utilizá-la, deve-se orientar para evitar o compartilhamento do chuveirinho e para manter a água em temperatura ambiente, ou utilizar dispositivos descartáveis. Explicações sobre a fisiologia da evacuação e do sexo anal, além de recomendações para ingerir alimentos com fibras para um hábito intestinal regular podem ser úteis quando a preocupação da pessoa é o risco da presença de fezes no ato sexual. Deve-se realizar a gestão de risco e oferecer métodos de prevenção de IST de acordo com a prática sexual, como uso do preservativo, gel lubrificante, vacinas de hepatite A e B, rastreamento para clamídia (uretra e reto) e gonococo (uretra, reto e orofaringe), sorologias periódicas para IST (a cada 3 a 6 meses, se alto risco) e PrEP (profilaxia pré-exposição para o HIV) ou PEP (profilaxia pós-exposição para o HIV) (ver Capítulo 43 – "Infecção por HIV e sorofobia" e Capítulo 44 – "Outras infecções sexualmente transmissíveis")[35]. Deve-se ter cuidado para não estigmatizar a prática do sexo anal sem preservativo como errada ou considerá-la irresponsável. Geralmente os profissionais culpabilizam muito mais as pessoas que têm relação ânus-pênis sem preservativo do que aquelas com relação vagina-pênis.

Perguntas sobre o uso de substâncias durante a relação sexual devem ser feitas, sem julgamentos. É importante educar na perspectiva da gestão do risco, por exemplo, orientando para evitar o uso concomitante de diferentes substâncias, manter hidratação adequada e evitar alteração da consciência em práticas que possam causar dano se não houver percepção da dor (ex: *fisting* ou BDSM)[36] (ver Capítulo 34 – "Abordagem da saúde sexual de pessoas LGBTQIA+" e Capítulo 47 – "Uso, abuso e dependência de substância").

Perguntas sobre satisfação sexual devem fazer parte da anamnese geral e, na presença de queixas, avalia-se o ciclo da resposta sexual (desejo, excitação/ereção, orgasmo), incluindo aspectos anorretais (ver Capítulo 35 – "Satisfação e saúde sexual de pessoas cis lésbicas, gays, bissexuais e assexuais"). A falta de ereção não é necessariamente um problema, pois muitos gays cis podem ter práticas sexuais satisfatórias sem ela, como carícias, sexo oral, *gouinage* (sexo sem penetração), ou penetração receptiva. A abordagem de problemas da ejaculação em homens cis gays deve avaliar se essa ocorre quando a pessoa penetra ou é penetrada e se há comparação com o tempo ejaculatório do parceiro.

Abordagem da saúde reprodutiva

Cis gays que desejam adotar ou ter filhos biológicos podem buscar os profissionais de saúde para orientações e para explicar dúvidas. No Brasil, cis gays tem os mesmos direitos e seguem os mesmo procedimentos que os heterossexuais para a adoção, podendo inclusive registrar na documentação da criação o nome de ambos os pais. A reprodução assistida, por meio da gestação de substituição, é autorizada no Brasil para gays cis solteiros ou em relacionamento homoafetivo. A gestante deve ser uma pessoa com útero em até quarto grau de parentesco com um dos pais e não pode haver trocas econômicas (ver Capítulo 37 – "Saúde reprodutiva e contracepção"). Para os cis gays que têm práticas com risco de gestação (p. ex., cis gays com homem trans), métodos contraceptivos devem ser orientados, como método de barreira ou vasectomia, se não houver desejo reprodutivo.

Prevenção de doenças e rastreamentos

Os problemas de saúde com maior incidência entre homens cis gays em relação a população geral são: sofrimento, transtornos mentais e abuso de substâncias (Tabela 1), IST e

Tabela 1 Problemas de saúde mental entre homens cis gays

Problemas	Comentários
Transtornos depressivos	Depressão é 3 vezes mais frequente em homens cis gays do que em heterossexuais[40]
Transtornos ansiosos	Ansiedade é 1,5 vezes mais frequente em homens cis gays do que em heterossexuais[41]
Suicídio	Gays cis têm até 7 vezes mais risco de tentar suicídio do que heterossexuais. Um estudo norte-americano demonstrou que 40% dos adolescentes cis gays planejaram e 29% tentaram suicídio[42]
Anorexia nervosa e vigorexia	Homens cis gays têm elevada preocupação com a comida e a aparência física. Cerca de 30% deles têm insatisfação com a imagem corporal. A internalização do ideal de magreza, motivação para perder peso, dietas restritivas relacionadas a homofobia internalizada e necessidade de "compensação" aumentam o risco de desenvolver anorexia nervosa e vigorexia[43]
Uso prejudicial de substâncias	Consumo de cannabis, cocaína, poppers, LSD e *ecstasy* é maior entre cis gays[44]

HIV, incluindo hepatite A[37]. O risco de câncer de pulmão pode ser aumentado indiretamente devido ao tabagismo, assim como o risco cardiovascular. A maior incidência de câncer de canal anal está associada à infecção pelo HPV na região, especialmente entre pessoas com prática sexual anal receptiva e vivendo com HIV. Para informações específicas ver capítulos da Seção VIII – "Atenção a problemas específicos de saúde".

A incidência de câncer de próstata em homens cis gays é semelhante ao de heterossexuais. Para todas as pessoas que não têm fatores de risco adicionais, como antecedente familiar, está contraindicado o rastreamento para câncer de próstata (nível de recomendação D), pois os estudos demonstraram que não há aumento na expectativa de vida e aquelas que foram submetidas ao rastreamento tiveram maior proporção de desfechos negativos decorrentes da terapêutica e investigação diagnóstica[38,39].

A maior parte dos estudos sobre rastreamento na população de cis gays está relacionada a IST, em especial, aquelas que incluem métodos preventivos voltados ao HIV. Muitas das recomendações preventivas listadas nas Tabelas 2, 3 e 4 são feitas a partir de estudos de prevalência com amostras de conveniência de cis gays e extrapolação de recomendações baseadas na efetividade de rastreamentos realizadas para a população geral. Para doenças cuja prevalência não é diferente em cis gays (diabete, hipertensão, câncer de colon e outras) devem-se seguir as mesmas recomendações da população geral. As Tabelas 2, 3 e 4 oferecem um panorama de quais são as principais condutas preventivas sugeridas na abordagem integral de homens cis gays.

CONSIDERAÇÕES FINAIS

A ideia de uma identidade "gay", como se conhece hoje, foi construída social e historicamente, a partir dos países europeus e dos Estados Unidos, pela caracterização com quem se mantinha relações sexuais, se pessoas do mesmo ou de outro gênero. Após anos de luta contra a patologização e criminalização das práticas sexuais, essa palavra vem se tornando gradativamente motivo de orgulho em muitas regiões do mundo, embora ainda exista muita violência direcionada aos homens cis que têm atração sexual ou mantêm relações sexuais com outros homens cis. Em especial àqueles cuja expressão de gênero não corresponde ao padrão "típico" masculino, ou àqueles que fogem ao padrão hegemônico de raça, classe e corpo, como "afeminados", negros, pessoas periféricas, gordos, deficientes etc.

A ideia de um "gay ideal" ou de uma "cultura gay universal" pode esconder aspectos da colonialidade contemporânea e do apagamento de outras diversidades sexuais, especialmente as dos países do hemisfério sul. A comunidade LGBTQIA+ não é homogênea, chegando o momento de refletir sobre a existência de uma "masculinidade gay tóxica", aquela que objetifica corpos e muitas vezes é responsável por reproduzir violências misóginas, transfóbicas, bifóbicas, racistas e classistas, apesar de sofrer pela homofobia.

Nesse sentido, a ressignificação dos termos bicha/bixa e viado, palavras "brasileiras" utilizadas em substituição a gay,

Tabela 2 Ações preventivas relacionadas à saúde mental de homens cis gays

Ação preventiva	Observações
Rastreamento para depressão	O rastreamento é feito pelo PHQ-2 (*Patient Health Questionnaire-2*) com duas perguntas: 1- Nas últimas duas semanas, você tem se sentido desanimado, deprimido, ou sem esperança?; 2- Nas últimas duas semanas, você tem tido falta de interesse ou prazer em fazer as coisas? Pacientes com uma pergunta positiva devem ser avaliados para depressão[45]. O PHQ-9, com nove perguntas, pode auxiliar nessa avaliação mais detalhada. Para cis gays idosos, pode-se utilizar a escala de depressão geriátrica[43].
Rastreamento para abuso de álcool	Perguntar sobre uso de álcool e padrão de uso. Pode ser aplicado o instrumento CAGE (*feeling the need to Cut down, Annoyed by criticism, Guilty about drinking, and need for an Eye-opener in the morning*) e o AUDIT (*The Alcohol Use Disorders*). Duas respostas positivas para o CAGE indicam necessidade de avaliação detalhada[38].
Rastreamento para abuso de substâncias	Perguntar sobre o uso de substâncias e padrão de uso. O ASSIST (teste de triagem do envolvimento com álcool, tabaco e outras substâncias) pode ser utilizado para a avaliação[47].
Identificação de situações de violência por parceria íntima ou familiares	Deve-se sempre investigar a possibilidade de violência por parceria íntima em relacionamentos homoafetivos na presença de somatização, uso desproporcional do serviço em relação a gravidade da queixa, insatisfação sexual, sofrimento mental e dor crônica. Ainda não há estudos demonstrando o benefício do rastreamento universal, entretanto, o profissional deve estar atento para o risco de violência na escola, no trabalho e intrafamiliar em decorrência da motivação LGBTIfóbica[48].

Tabela 3 Ações preventivas relacionadas a infecções e outras IST

Preservativos de látex peniano e lubrificante à base de água	Oferecer para todos os homens cis gays com atividade sexual. O uso do lubrificante à base de água diminui o atrito e risco de lesões que poderiam facilitar a infecção de IST.
Orientações preventivas para sexo anal e oral	Evitar o compartilhamento de "chuveirinho" para realização da chuca. Orienta-se evitar sexo oral se presença de lesões na mucosa ou lesões gengivais, higienizar as mãos e manter unhas cortadas. Embora pouco aceitável, pode-se recomendar métodos de barreira para a prática ânus-boca e genital-boca. Nesse caso, estão indicados o Dental Dam ou o preservativo cortado para formar uma placa de látex a ser colocado entre a boca e o ânus/genital (ver Capítulo 41 – "Cuidados ginecológicos" e Capítulo 38 – "Cuidados na prática do sexo anal").

(continua)

Tabela 3 Ações preventivas relacionadas a infecções e outras IST *(continuação)*

Vacinas para HPV	A vacina para HPV pode ser realizada até os 26 anos, estando relacionada a prevenção do condiloma e, possivelmente, ao câncer de canal anal, pênis e boca. No SUS é disponível para meninos entre 11 e 14 anos e para pessoas que vivem com HIV entre 9 a 26 anos.
Vacina para hepatites A e B	A vacina para hepatite B é realizada em todo o país no sistema público em qualquer idade e a da hepatite apenas para crianças. Em adultos, a hepatite A está relacionada a surtos entre homens cis gays adultos e a ocorrência de casos mais graves que evoluem para hepatite fulminante e necessidade de transplante. No Estado de São Paulo a vacina da hepatite A está disponível no SUS para HcSHc, pessoas trans e profissionais do sexo, em qualquer idade.
Oferta de PrEP (profilaxia pré-exposição para o HIV)	Oferecer para aqueles com risco aumentado de infecção pelo HIV (não uso consistente do preservativo, IST prévias e uso recorrente de PEP).
Oferta de PEP (profilaxia pós-exposição para o HIV)	Deve ser oferecido e iniciado em até 72 h depois da exposição sexual de risco ao HIV. Recomenda-se realizar o teste rápido para HIV antes do início da PEP, entretanto, se não estiver disponível, pode-se iniciar empiricamente.
Sorologias periódicas para hepatites B, sífilis e HIV	Recomendam-se sorologias entre 6 meses a 1 ano de acordo com o risco. Deve-se ter o cuidado para não estigmatizar e considerar todos os gays como pessoas de alto risco para IST.
Sorologia para hepatite C	Recomenda-se o rastreamento para pessoas com HIV, nascidos entre 1945-1965, presença de tatuagens, uso de cocaína ou substâncias injetáveis e de acordo com as práticas sexuais (múltiplas parcerias, não uso consistente do preservativo).
Rastreamento para clamídia	O Center for Disease Control and Prevention (CDC) recomenda o rastreamento por teste de amplificação de ácido nucleico (NAAT) para clamídia anorretal (com *swab*, se prática receptiva) e uretra (amostra de urina, se prática insertiva) em homens cis gays, com intervalo entre 3 meses a 1 ano de acordo com a avaliação de risco.
Rastreamento para gonorreia	Entre homens cis gays, o CDC recomenda o rastreamento de gonorreia de acordo com o tipo de prática sexual em orofarínge, uretra e região anorretal. O intervalo varia de 3 meses a 1 ano de acordo com o risco de IST.

Fonte: adaptado de CDC[35]; Knight[37]; Ministério da Saúde[49,51,52]; Secretaria da Saúde[50].

Tabela 4 Ações preventivas relacionadas a doenças crônicas entre homens cis gays

Perguntar sobre uso de tabaco	O câncer de pulmão e o risco cardiovascular parece ser maior entre os homens cis gays do que na população geral em decorrência de maior frequência de tabagismo; entretanto, não há estudos sobre a incidência nessa população no Brasil[50]. Para o rastreamento do tabagismo, as duas perguntas iniciais são: Você fuma? Se a resposta for sim, perguntar se deseja parar. Oferecer suporte e aconselhar de acordo a fase motivacional.
Rastreamento para câncer de canal anal	Recomenda-se o rastreamento com citologia oncótica anal para homens cis que já tiveram condiloma ou que vivem com HIV. Deve-se realizar a anuscopia de magnificação, se resultado positivo. Os estudos ainda são insuficientes para recomendar para toda a população cis gay[51].

busca enfrentar padrões de opressão e propor a construção de uma identidade sexual que considere os desafios da história e cultura brasileira[55]. Uma "ética bixa" brasileira é aquela que combate a heterocisnormatividade, compreendendo-a como um processo social relacionado a outras desigualdades, reconhecendo que a homofobia pode incidir de forma diferente entre os cis gays[56]. Afinal, enquanto alguns gays vivem na "Disgaylândia, onde só têm divertimentos", privilegiados pela cor de pele e classe social, outros não têm dinheiro para entrar no parque e estão submetidos a ameaça de violência física cotidiana na periferia. Só reconhecendo essas diferenças será possível promover o respeito à diversidade sexual e de gênero, com solidariedade e enfrentamento das múltiplas opressões que atingem a comunidade LGBTQIA+[57].

Erros frequentes	Como evitá-los
Achar que alguém é gay a partir da expressão de gênero.	A identidade sexual é autodeterminada pela própria pessoa. Profissionais devem evitar suposições a partir da expressão de gênero e sempre perguntar como a pessoa se identifica sexualmente, por quem sente atração e com quem mantém práticas sexuais.
Considerar que todos os cis gays têm alto risco de contrair IST.	Assim como os heterossexuais, os cis gays têm comportamentos sexuais dos mais diversos. Alguns podem inclusive não ter práticas sexuais. A avaliação de risco deve ser feita considerando os tipos de práticas e número de parcerias.

(continua)

(continuação)

Erros frequentes	Como evitá-los
Não identificar relacionamentos abusivos e violência entre homens cis gays.	Relacionamentos homoafetivos não são isentos de situações de violência. Na abordagem centrada na pessoa, profissionais devem avaliar o contexto familiar e do relacionamento, principalmente na presença de queixas em saúde mental ou somatizações.
Considerar que cis gays, devido a sua orientação sexual, não são machistas.	Homens cis gays foram socializados como homens e, embora sofram pela homofobia, podem se beneficiar da desigualdade de gênero na sociedade machista. As ações de educação sexual com adolescentes e homens cis gays devem considerar o combate da homofobia e do machismo.
Considerar que a vivência de todos os cis gays é igual ou difícil.	Aspectos interseccionais de raça, classe, expressão de gênero, procedência (rural/urbana/imigrantes) e capacidade podem tornar a vivência dos gays cis muito diversa uma da outra. Profissionais devem promover uma escuta ampliada dessas narrativas a fim de identificar vulnerabilidades e potencialidades.

Material complementar

Canais do YouTube®
- Bee40tona.
- Põe na roda.
- Canal das bee.
- Muro pequeno.
- Spartakus.

Livros
- *Além do carnaval: a homossexualidade masculina no Brasil do século XX*, de James Naylor Green. Unesp; 2019.
- *O diabo em forma de gente: (r)existências de gays afeminados, viados e bichas pretas na educação*, de Megg Rayara Gomes de Oliveira. Devires; 2020.
- *Devassos no paraíso*, de João Silvério Trevisan. Objetiva; 2018.
- *Born to be gay: história da homossexualidade*, de Willian Naphy. Edições 70; 2006.
- *Ética bixa: proclamações libertárias para uma militância LGBTQ*, de Paco Vidarte. N-1 Edições; 2019.

Seriados
- *Queer as folk* (2000-2005).
- *Sex Education* (2019).
- *Grace and Frankie* (2015).
- *Will and Grace* (1998-2020).
- *Alguém tem que morrer* (2020).

(continua)

Material complementar *(continuação)*

Filmes
- *Bichas, o documentário* (YouTube®).
- *Me chame pelo seu nome* (direção: Luca Guadagnino; 2018).
- *Hoje eu quero voltar sozinho* (direção: Daniel Ribeiro; 2014).
- *Meu melhor amigo* (direção: Martín Deus; 2018).
- *Moonlight: sob a luz do luar* (direção: Barry Jenkins; 2017).
- *Shortbus* (direção: John Cameron Mitchell; 2006).
- *Praia do futuro* (direção: Karim Aïnouz; 2014).
- *Milk a voz da igualdade* (direção: Gus Van Sant; 2007).
- *Tatuagem* (direção: Hilton Lacerda; 2013).
- *Brokeback mountain* (direção: Ang Lee; 2006).
- *Má educação* (direção: Pedro Almodóvar; 2004).
- *As vantagens de ser invisível* (direção: Stephen Chbosky; 2012).

REFERÊNCIAS BIBLIOGRÁFICAS

1. Online etymology dictionary. Gay. (adj.). 2017. Disponível em https://www.etymonline.com/word/gay (acesso 5 nov 2020).
2. GLAAD. GLAAD Media reference guide: terms to avoid. Disponível em https://www.glaad.org/reference/offensive (acesso 7 nov 2020).
3. Trevisan JS. Devassos no paraíso: a homossexualidade no Brasil, da colônia à atualidade. 4 ed. São Paulo: Objetiva; 2018.
4. Green JN. Além do carnaval: a homossexualidade masculina no Brasil do século XX. São Paulo: Unesp; 1999.
5. Oliveira MR. O diabo em forma de gente: (r)existências de gays afeminados, viados e bichas pretas na educação. [Tese]. Curitiba: Universidade Federal do Paraná; 2017.
6. Zamboni J. A bicha na emergência da homossexualidade cultural: Peter Fry e o que o inglês não viu. Psicologia & Sociedade. 2018;30.
7. Testoni M. Sapatão, bicha, viado: os possíveis motivos para chamarem LGBTs assim. 2019. Disponível em: https://www.uol.com.br/universa/noticias/redacao/2019/04/24/sapatao-bicha-viado-os-motivos-possiveis-para-chamarem-lgbts-assim.htm (acesso 4 nov 2020).
8. Nanda S. Gender diversity: Crosscultural variations. Waveland Press; 2014.
9. Pereira SJ, Ayrosa EA. Corpos consumidos: cultura de consumo gay carioca. Organizações & Sociedade. 2012;19(61):295-313.
10. Sánchez FJ, Vilain E. Straight-acting gays: The relationship between masculine consciousness, anti-effeminacy, and negative gay identity. Arch Sex Behav. 2012;41(1):111-9.
11. Cunha AP, Cruz MM, Pedroso MD. Tendência da mortalidade por HIV/aids segundo raça/cor no Brasil e suas regiões entre 2000 e 2015.
12. Veiga L. Além de preto é gay: as diásporas da bixa preta. In: Restier H, Souza RM. Diálogos contemporâneos sobre homens negros e masculinidades. São Paulo: Ciclo Contínuo; 2019. p. 77-94.
13. Saraiva LA, Santos LT, Pereira JR. Heteronormatividade, masculinidade e preconceito em aplicativos de celular: o caso do Grindr em uma cidade brasileira. Brazilian Business Review. 2020;17(1):114-31.
14. Brown TA, Keel PK. Relationship status predicts lower restrictive eating pathology for bisexual and gay men across 10 year follow up. Int J Eating Dis. 2015;48(6):700-7.
15. Borrillo D. Homofobia: história e crítica de um preconceito. 1 ed. Belo Horizonte: Autêntica; 2016.
16. Antunes PPS. Homofobia internalizada: o preconceito do homossexual contra si mesmo. 1 ed. São Paulo: Annablume; 2017.
17. Takitane J, Pimenta DS, Fukushima FM, da Fonte VG, Leyton V. Aspectos médico-legais das substâncias utilizadas como facilitadoras de crime. Saúde, Ética & Justiça. 2017;22(2):66-71.

18. Carta Capital. Duas em em cada dez empresas se recusam a contratar homossexuais no Brasil. 2018. Disponível em http://www.cartacapital.com.br/sociedade/duas-em-cada-dez-empresas-se-recusam-a-contratarhomossexuais-no-brasil-1703.html (acesso 3 nov 2020).
19. Rodrigues V, Boeckel M. Conjugalidade e homossexualidade: uma revisão sistemática de literatura. Nova Perspectiva Sistêmica. 2016;25(55):96-109.
20. Féres-Carneiro T. A escolha amorosa e interação conjugal na heterossexualidade e na homossexualidade. Psicologia: reflexão e crítica. 1997;10(2):351-68.
21. Baumeister RF, Catanese KR, Vohs KD. Is there a gender difference in strength of sex drive? Theoretical views, conceptual distinctions, and a review of relevant evidence. Personality and social psychology review. 2001;5(3):242-73.
22. Deenen AA, Gijs L, Van Naerssen AX. Intimacy and sexuality in gay male couples. Archives of Sexual Behavior. 1994;23(4):421-31
23. Johnson TW, Keren MS. As famílias de mulheres lésbicas e homens gays. In: McGoldrick M. Novas abordagens da terapia familiar: raça, cultura e gênero na prática clínica. São Paulo: Roca; 2003.
24. Gottman JM, Levenson RW, Gross J, Frederickson BL, McCoy K, Rosenthal L, et al. Correlates of gay and lesbian couples' relationship satisfaction and relationship dissolution. J Homosexuality. 2003;45(1):23-43.
25. Castaneda, Marina. A experiência homossexual - Explicações e conselhos para homossexuais. Ed. Girafa; 2006.
26. da Luz RR, Gonçalves HS. Violência doméstica entre casais homossexuais: a violência invisível. Bagoas-estudos gays: gêneros e sexualidades. 2014;8(11).
27. Nascimento FA. Chacon SS. O segundo armário. Análise da violência doméstica entre casais homossexuais. In: XXVII Congreso de la Asociación Latinoamericana de Sociología. VIII Jornadas de Sociología de la Universidad de Buenos Aires. Asociación Latinoamericana de Sociología. Buenos Aires; 2009.
28. Rodriguez BC. A representação parental de casais homossexuais masculinos. [Dissertação]. São Paulo: Universidade de São Paulo. São Paulo; 2012.
29. Filice E, Raffoul A, Meyer SB, Neiterman E. The influence of Grindr, a geosocial networking application, on body image in gay, bisexual and other men who have sex with men: An exploratory study. Body Image. 2019;31:59-70.
30. Lopes Junior A, Raimondi GA, Murta D, Souza TT, Borret RH. Ensino e cuidado em saúde LGBTI+: reflexões no contexto da pandemia da Covid-19. Revista Brasileira de Educação Médica. 2020;44.
31. Morgan JF, Arcelus J. Body image in gay and straight men: a qualitative study. Eur Eat Disord Rev: J Eat Disord Association. 2009;17(6):435-43.
32. Levitan J, Quinn-Nilas C, Milhausen R, Breuer R. The relationship between body image and sexual functioning among gay and bisexual men. J Homosexuality. 2018;28.
33. Peplau LA, Frederick DA, Yee C, Maisel N, Lever J, Ghavami N. Body image satisfaction in heterosexual, gay, and lesbian adults. Arch Sex Behav. 2009;38(5):713-25.
34. Revista Fórum. O castigo do "corpo gay". 2014. Disponível em https://revistaforum.com.br/noticias/o-castigo-corpo-gay/ (acesso 7 nov 2020).
35. Center for Disease Control and Prevention. Screening recommendations and considerations referenced in treatment guidelines and original sources. 2015. Disponível em: https://www.cdc.gov/std/tg2015/screening-recommendations.htm (acesso 13 jul 2020).
36. Pakianathan MR, Lee MJ, Kelly B, Hegazi A. How to assess gay, bisexual and other men who have sex with men for chemsex. Sexually Transmitted Infections. 2016;92(8):568-70.
37. Knight DA, Jarrett D. Preventive health care for men who have sex with men. American Family Physician. 2015;91(12):844-51.
38. Brasil. Ministério da Saúde. Rastreamento. Série A. Normas e Manuais Técnicos Cadernos de Atenção Primária, n. 29. Brasília: Ministério da Saúde; 2010.
39. Preventive Task Force. Prostate Cancer: Screening. Disponível em: https://www.uspreventiveservicestaskforce.org/uspstf/recommendation/prostate-cancer-screening (acesso 12 nov 2020).
40. Chaudhry AB, Reisner SL. Disparities by sexual orientation persist for major depressive episode and substance abuse or dependence: findings from a national probability study of adults in the United States. LGBT Health. 2019;6(5):261-6.
41. Hartman C. Are lesbian, gay, bisexual, and transgender patients at higher risk for mental health disorders? Evidence-Based Practice. 2013;16(3):7.
42. Hatzenbuehler ML. The influence of state laws on the mental health of sexual minority youth. JAMA Pediatrics. 2017;171(4):322-4.
43. Blashill AJ, Tomassilli J, Biello K, O'Cleirigh C, Safren SA, Mayer KH. Body dissatisfaction among sexual minority men: Psychological and sexual health outcomes. Arch Sexual Behavior. 2016;45(5):1241-7.
44. Medley G, Lipari RN, Bose J, Cribb DS, Kroutil LA, McHenry G. Sexual orientation and estimates of adult substance use and mental health: results from the 2015 National Survey on Drug Use and Health. SAMHSA; 2016.
45. Kroenke K, Spitzer RL, Williams JB. The patient health questionnaire-2: validity of a two-item depression screener. Medical Care. 2003;41:1284-92.
46. Phelan E, Williams B, Meeker K, Bonn K, Frederick J, LoGerfo J, et al. A study of the diagnostic accuracy of the PHQ-9 in primary care elderly. BMC family practice. 2010;11(1):63.
47. Henrique IF, De Micheli D, Lacerda RB, Lacerda LA, Formigoni ML. Validação da versão brasileira do teste de triagem do envolvimento com álcool, cigarro e outras substâncias (ASSIST). Revista da Associação Médica Brasileira. 2004;50(2):199-206.
48. O'Doherty L, Hegarty K, Ramsay J, Davidson LL, Feder G, Taft A. Screening women for intimate partner violence in healthcare settings. Cochrane Database of Systematic Reviews. 2015;7:CD007007.
49. Brasil. Ministério da Saúde. Protocolo clínico e diretrizes terapêuticas para atenção integral às pessoas com iInfecções sexualmente transmissíveis. Brasília: Ministério da Saúde; 2019. Disponível em: http://www.aids.gov.br/pt-br/pub/2015/protocolo-clinico-e-diretrizes-terapeuticas-para-atencao-integral-pessoas-com-infeccoes (acesso 24 fev 2020).
50. São Paulo/SES/CCD/CVE. Informe técnico aumento de casos de hepatite A no estado de São Paulo. Jun 2017. Disponível em: http://nhe.fmrp.usp.br/wp-content/uploads/2017/07/informe_tecnico_hepatite_a.pdf (acesso 7 set 2020).
51. Brasil. Ministério da Saúde. Secretaria de Vigilância em Saúde. Departamento de Doenças de Condições Crônicas e Infecções Sexualmente Transmissíveis. Protocolo clínico e diretrizes terapêuticas para atenção integral às pessoas com infecções sexualmente transmissíveis (IST). Brasília : Ministério da Saúde; 2020.
52. Brasil. Coordenação-Geral do Programa Nacional de Imunizações. Ministério da Saúde. Informe técnico da ampliação da oferta das vacinas papilomavírus humano 6, 11, 16 e 18 (recombinante): vacina hpv quadrivalente e meningocócica c (conjugada); vacina HPV quadrivalente e meningocócica C (conjugada). 2018. Disponível em: https://portalarquivos2.saude.gov.br/images/pdf/2018/marco/14/Informe-T--cnico-HPV-MENINGITE.pdf (acesso 16 out 2020).
53. Quinn GP, Sanchez JA, Sutton SK, Vadaparampil ST, Nguyen GT, Green BL, et al. Cancer and lesbian, gay, bisexual, transgender/transsexual, and queer/questioning (LGBTQ) populations. CA. 2015;65(5):384-400.
54. Machalek DA, Poynten M, Jin F, Fairley CK, Farnsworth A, Garland SM, et al. Anal human papillomavirus infection and associated neoplastic lesions in men who have sex with men: a systematic review and meta-analysis. The Lancet Oncology. 2012;13(5):487-500.
55. Zamboni J. Educação bicha: uma a (na [l]) rqueologia da diversidade sexual. [Tese]. Vitória: Universidade Federal do Espírito Santo; 2016.
56. Vidarte P. Ética bixa: proclamações libertárias para uma militância LGBTQ. São Paulo: N-1 edições; 2020.

27
Mulheres e homens cis bi e pansexuais

Daniel Augusto Mori Gagliotti
Andrea Hercowitz

Aspectos-chave

- As orientações conhecidas como pluri ou polissexuais são aquelas em que as pessoas se sentem atraídas por mais de um gênero, como a bi e a pansexualidade.
- A bissexualidade pode ser entendida como uma atração afetivo-sexual ou como uma identidade da orientação sexual dirigida a mais de um gênero.
- A pansexualidade pode ser entendida como atração afetivo-sexual ou como uma identidade da orientação sexual dirigida a pessoas, independentemente de sua identidade de gênero ou expressão de gênero.
- A bi e a pansexualidade foram invisibilizadas por muito tempo pelas orientações monossexuais, tanto hetero como homossexuais.
- A invisibilidade das pessoas bi e pansexuais na sociedade e serviços de saúde é um fator de vulnerabilização para sofrimento psicológico e comportamentos de risco.

INTRODUÇÃO

Orientação sexual é um constructo multidimensional com três dimensões: identidade da orientação sexual, atração sexual, afetiva/romântica e o comportamento sexual com outras pessoas.[1] Da mesma maneira, a bissexualidade pode ser entendida a partir de múltiplas dimensões: autodeterminação da identidade bissexual, atrações por pessoas com gêneros diferentes e a possibilidade interna de se relacionar afetiva e sexualmente com mais de um gênero.[2] Essas relações com diferentes gêneros podem ocorrer ao longo da vida de forma simultânea ou não. As dimensões de orientação sexual podem não ser consistentes com o relatado por um indivíduo; por exemplo: uma mulher que se atraia por mais de um gênero (dimensão da atração sexual) pode se identificar como lésbica (dimensão de identidade da orientação sexual).

Já a pansexualidade pode ser entendida como a atração sexual e/ou romântica por pessoas, independentemente do genital/corpo, identidade de gênero ou expressão de gênero.[3] Pessoas que se definem como pansexuais afirmam que gênero e sexo biológico não são determinantes na escolha da parceria afetiva, romântica ou sexual, tendo como uma de suas bandeiras a rejeição do binarismo de gênero, diferenciando-se dos bissexuais, que podem identificar gêneros específicos pelos quais se sentem atraídos, na perspectiva binária ou não. Poucos são os artigos que estudam as diferenças e semelhanças entre pessoas bi e pansexuais, mas ambas as orientações têm em comum serem pluri/polissexuais, ou seja, direcionadas a dois ou mais gêneros, portanto, não monossexuais[3]. Cada vez mais jovens têm se declarado pansexuais, o que pode ser a demonstração de um questionamento à norma monossexual ou mesmo a recusa em serem socialmente encaixados em lugares predeterminados[4].

A letra B, referindo-se à bissexualidade masculina e feminina dentro da sigla LGBTQIA+, ganhou foco e visibilidade desde os estudos de Kinsey, na década de 1950, sobre o comportamento sexual do norte-americano. Dentre as suas diversas publicações, Kinsey evidenciou que muito mais gente do que se imaginava já havia apresentado alguma experiência sexual com pessoas de ambos os gêneros, ou seja, um comportamento bissexual em algum momento da vida. Contudo, Kinsey não usa as palavras "bissexual" ou "bissexualidade" nas descrições das categorias, em parte porque naquela época esses termos tinham a conotação de uma mistura de "masculinidade" e "feminilidade" biológica ou psicológica, em vez de ser uma variação entre as orientações hetero e homossexual, como queria mostrar o autor[5].

De fato, atualmente o movimento bissexual vem ganhando espaço a partir de reivindicações dos movimentos sociais na busca por visibilidade e direitos. Isso se expressa também na mídia de alguns países: dos 488 personagens LGBTQIA+ representados em programas de TV nos EUA, 26% eram bissexuais. Considerando que dentro da sigla LGB (lésbicas, gays e bissexuais) a bissexualidade representa aproximadamente 52%, inferimos que ainda há uma sub-representação na mídia[6,7].

DADOS POPULACIONAIS

Estima-se que a prevalência de adultos cisgênero que se autoidentificam como bissexuais seja de aproximadamente 4% em mulheres e 3% em homens, mas um número maior de pessoas reporta experiências sexuais prévias com outros gêneros[6]. Entre adolescentes cisgêneros de 14 a 17 anos, a prevalência estimada, com base em estudos populacionais norte-americanos, foi de 1,5% para meninos e 8,4% para meninas que se identificam como bissexuais[6]. Entre mulheres cis, há mais pessoas que se identificam como bissexuais que lésbicas, enquanto entre os homens cis, há mais pessoas que se identificam como gays que bissexuais[6].

Pessoas que se identificam como pansexuais costumam ser mais jovens do que as que se autodeclaram bissexuais, possivelmente porque a pansexualidade é uma identidade sexual reconhecida como mais nova dentre as plurissexualidades. Pessoas pansexuais também têm maior probabilidade de apresentarem diversidade de identidade de gênero quando comparadas a outras identidades sexuais. Entre pessoas cis pansexuais, há maior frequência de mulheres do que homens[3].

HISTÓRICO

A bissexualidade já era relatada em outras épocas e em outras culturas, como na antiguidade grega, japonesa e romana e em rituais indígenas. Na mitologia grega e romana, por exemplo, a "bissexualidade" costumava estar representada na sexualidade das deusas e dos deuses[9].

Do século XVII ao século XX, a palavra bissexualidade foi usada para se referir a corpos que possuíam uma genitália atípica, ou intersexo na definição atual. No século XIX, o psiquiatra alemão Richard von Krafft-Ebing, conhecido por categorizar as sexualidades em sua época –classificando as sexualidades em sua obra *Psychopathia Sexualis* –, denominou essa "combinação psicológica" de "hermafroditismo psicossexual". Posteriormente, Freud retomou essa noção em sua obra *Três ensaios sobre a teoria da sexualidade*, por meio do conceito de "hermafroditismo psíquico"[9].

Cientistas passaram a usar o termo bissexual para se referir a pessoas que sentiam atração por homens e mulheres no começo do século XX, sendo considerada, na época, como um estágio do desenvolvimento sexual, como se todos os indivíduos fossem no início bissexuais e depois se fixassem em uma monossexualidade. Nessa época, a bissexualidade não era considerada uma orientação sexual em si, mas entendida como um estágio do desenvolvimento, uma pré-sexualidade classificada nos termos da hétero e da homossexualidade. Perspectivas semelhantes acontecem atualmente em alguns discursos que negam a existência da bissexualidade e que insistem em classificar os sujeitos apenas como hétero ou homossexuais[10].

Os primeiros registros de coletivos bissexuais são dos Estados Unidos, por volta de 1970, com pessoas que não se reconheciam como gays ou lésbicas, mas pretendiam buscar maior reconhecimento dentro dessas comunidades[9,10]. No Brasil, na década de 1970, bissexuais eram vistos pelo movimento homossexual brasileiro como "enrustidos", "dentro do armário" ou "em cima do muro". A partir dos anos 1980, com o advento da Aids – "a peste gay" –, bissexuais passaram a ser acusados de fazerem a "ponte bissexual do HIV" entre o mundo gay/lésbico/homossexual e o mundo heterossexual.

A partir dos anos 2000, um número maior de coletivos de bissexuais passou a surgir por todo o Brasil, buscando por maior visibilidade, inclusão de pautas bissexuais em eventos e reconhecimento de direitos dentro da própria sigla LGBTQIA+, combatendo a bifobia (discriminações específicas dirigidas a pessoas que se identificam como bissexuais). São exemplos: o Coletivo BIL (coletivo de bissexuais e lésbicas), o Espaço B da Associação da Parada LGBT de São Paulo, coletivo Bi-sides, Primavera Bissexual e MovBi.

O primeiro a usar o termo pansexual foi Freud, no século XX (década de 1920), quando descrevia que o comportamento do ser humano era baseado em seus instintos, e que a sexualidade seria a matriz de todos os comportamentos. Pansexualidade como significado de orientação começou a ganhar força a partir de 1990, com o surgimento dos movimentos antibinarismo e a favor das identidades plurissexuais. Foi reconhecida inicialmente pelos sociólogos e, em seguida, difundida por meio da cultura pop por vários artistas que se autodefiniam como pansexuais.

SAÚDE DA POPULAÇÃO BISSEXUAL E PANSEXUAL

A maior parte dos estudos envolvendo minorias sexuais foca em experiências cis gays e lésbicas, pois na grande maioria dos artigos, pessoas plurissexuais são citadas junto com mulheres cis lésbicas quando se referem a mulheres, ou junto com homens cis gays quando se referem a homens. São raros os estudos exclusivamente com indivíduos bi e pansexuais.

Teorias de estresse de minorias propõem que minorias sexuais experienciam mais preconceito e discriminação relacionados à estigmatização de suas identidades, o que afetaria negativamente a saúde por meio de resposta psicológica e comportamental ao estresse. Sob essa ótica, o preconceito anti-bi/pansexual parece ter duas dimensões que se sobrepõem: primeiro, o não reconhecimento das plurissexualidades como orientações sexuais legítimas ao considerá-las algo instável ou temporário; segundo, a hostilidade direta às pessoas bi e pansexuais. A bifobia é realizada e perpetuada tanto por heterossexuais quanto por outras minorias sexuais.

O estresse de minoria específico à população plurissexual ocorre em um contexto de estigma, no qual homens e mulheres heterossexuais, gays e lésbicas apresentam atitudes negativas frente a essas pessoas. Dentro da própria comunidade LGBTQIA+ são tidos como promíscuos, confusos, não confiáveis e não autênticos[11]. Uma ideia equivocada comum é que as mulheres bissexuais seriam mais aceitas socialmente. Entretanto, essa suposta permissão ocorre a partir de uma perspectiva do fetiche machista. Os homens cis bissexuais tendem a ser percebidos negativamente, muitas vezes invisibilizados e considerados cis gays "enrustidos", tanto por pessoas hétero como homossexuais[12].

Pesquisas mostram que, em relação à saúde sexual, mental, violência e problemas clínicos, pessoas cis bi e pansexuais têm piores índices quando comparadas às cis heterossexuais e, em alguns casos, a cis lésbicas e cis gays. Uma revisão demonstrou altos índices de ideação suicida no último ano em pessoas bissexuais (18,5%), quando comparado a lésbicas/gays (4,2%) e heterossexuais (3%)[13].

Em geral, as pessoas bissexuais são menos informadas pelos serviços de saúde sobre cuidados com a saúde sexual, o que as torna mais vulneráveis a comportamentos de risco, como sexo sem preservativo, uso frequente de contracepção de emergência e a piores desfechos, como gravidez não planejada e abortamento provocado. Além disso, podem estar mais expostas a trabalhos sexuais, maior número de parcerias e violência. As principais disparidades em relação a questões psicossociais e de saúde mental são maiores índices de depressão, ansiedade e uso/dependência de substâncias químicas. Há desproporcionalidade também em condições clínicas preveníveis, como maiores taxas de infecção por HIV e outras infecções sexualmente transmissíveis (IST), assim como baixa qualidade de vida em saúde[11,14].

Quando comparadas às lésbicas, mulheres bissexuais têm maiores taxas de dependência de álcool (15,6% vs. 13,3%), maconha (35,1% vs. 11,4%) e outras drogas (18,2% vs. 7,6%). Mostrou-se também que existem maiores taxas de gravidez na adolescência em mulheres bissexuais em relação a lésbicas e heterossexuais[13].

As mulheres bissexuais são as que apresentam mais situações de vulnerabilização e índices de saúde mais precários, como maior risco para depressão, obesidade e disfuncionalidades em razão de dor[15]. Quando comparadas às mulheres cis heterossexuais, mulheres cis bissexuais apresentam maior frequência de sintomas gastrointestinais, dores torácicas e cervicais, síndrome de fadiga crônica e, no geral, pior percepção subjetiva em relação à sua própria saúde[16].

A própria definição de bissexualidade nos estudos se reflete em diferentes resultados. Para os homens bissexuais, quando se utiliza a autoidentificação de orientação sexual, tendem a ter índices semelhantes aos gays. Entretanto, quando os estudos definem bissexualidade pelo comportamento sexual, homens que têm relação com homens e mulheres tendem a ter maiores incidências de depressão, ansiedade, uso e abuso de substâncias (álcool e outras drogas)[13].

Esses achados sugerem que homens e mulheres bissexuais estão imersos em uma rede de epidemia sinergística (sindemia), na qual tais disparidades interagem umas com as outras em uma reação em cadeia de desfechos negativos em saúde impulsionados por adversidades de vida precoces, incluindo discriminação, estigma e trauma[15]. Entretanto, muitas dessas disparidades e seus desfechos têm se mostrado relativamente abafados por fatores protetivos que aumentam a resiliência, especialmente os mecanismos de suporte social oferecidos por grupos comunitários LGBTQIA+. Esses mesmos fatores de proteção levam à diminuição de sentimentos de isolamento, invisibilidade e marginalização.

Serviços de saúde para HIV e outras IST e campanhas sobre esse tema que tenham como foco específico a população plurissexual são quase inexistentes. A falta de vínculo com a comunidade LGBTQIA+, a relutância em mencionar sobre a orientação sexual ao provedor de saúde e o fato de que o cuidado e a prevenção ao HIV tendem a focar as comunidades gays ou de homens que fazem sexo com homens (HcSHc) levam à limitação da procura de bi e pansexuais por esses serviços, criando-se mais uma barreira de acesso à saúde[17].

Quando comparados aos bissexuais, pansexuais sofrem ainda mais preconceito e ceticismo em relação à sua orientação sexual e identidade, mesmo dentro das comunidades LGBTQIA+, e apresentam maiores índices de estresse psicológico. Como consequência, mostram-se ainda mais vulneráveis aos problemas de saúde mental, o que é exacerbado pelo desconhecimento dos profissionais de saúde a respeito de suas identidades[3]. Em relação às pessoas pansexuais existem poucos estudos. Entretanto, algumas especificidades relacionadas aos cuidados em saúde quando comparado a gays e lésbicas foram encontradas em uma pesquisa: comer sem fome, ou pular as refeições, fazer atividade física em excesso, dirigir sob efeito de substâncias, autolesão não suicida, ter atividade sexual sob influência de álcool e drogas, não procurar atendimento em saúde e ter baixa adesão aos tratamentos[18].

Situação prática	Sugestão de abordagem
Mulher de 40 anos queixa-se de dores no corpo e cansaço há 1 ano. Já fez investigação laboratorial e de imagem, mas nada foi encontrado. Refere fazer uso de álcool diariamente e fumar cerca de 1 maço de cigarros ao dia. No momento está solteira, mas já se relacionou com homens e mulheres no decorrer da vida.	O profissional deve estar ciente das vulnerabilidades características de mulheres bissexuais a fim de evitar iatrogenias, como excesso de exames e medicamentos. Deve-se investigar ativamente possíveis desencadeantes relacionados ao estresse de minorias, como vivências de discriminação e estigma, além de violência. Verificar se está em dia com as consultas ginecológicas, sintomas de ansiedade, depressão e o padrão de uso das substâncias. Encaminhar para acompanhamento psicológico ou psiquiátrico conforme necessidade.

IMPLICAÇÕES PARA PROFISSIONAIS DE SAÚDE

É importante aos profissionais da saúde compreenderem o que são as identidades bi e pansexuais, assim como as experiências específicas desses grupos em torno de suas vivências, especificamente os equívocos sobre suas identidades e a experiência da bifobia em suas vidas[3].

Diversos são os estudos sobre a relação médico-paciente quando se trata das minorias sexuais, nos quais fica evidente a falta de preparo por parte dos profissionais para lidar com pessoas fora da heterocisnormatividade e a apreensão dos pacientes em falar abertamente sobre a sua sexualidade, por conta de más experiências anteriores. Levantamentos dos desejos para um melhor atendimento incluem: que se usem palavras inclusivas, fora do padrão heterocisnormativo; fazer questionamentos abertos sobre a orientação sexual de cada um; ter mais conhecimento sobre a saúde sexual das minorias sexuais; que as expressões faciais, linguagem verbal e corporal não mudem após a revelação da orientação sexual. Referem ainda que ter um símbolo LGBTQIA+, como uma pequena bandeira ou material sobre a saúde das minorias sexuais, simboliza uma mensagem de aprovação por parte da equipe[19].

Estudos específicos com mulheres plurissexuais mostram que elas se sentem frequentemente anuladas ou julgadas em suas identidades e comportamentos sexuais nos atendimentos de saúde. Isso, somado à ausência de uma conversa aberta e empatia por parte dos profissionais, as afasta de um cuidado adequado com sua saúde sexual e reprodutiva. Mulheres que estejam, no momento da consulta, se relacionando com um homem costumam se sentir totalmente invalidadas, uma vez que costumam ser compreendidas como heterossexuais e suas necessidades específicas não são abordadas. Todas sentem que falta conhecimento sobre saúde LGBTQIA+ à grande maioria dos profissionais da saúde, e mesmo os que se dizem "abertos" desconhecem totalmente as particularidades das pessoas plurissexuais[11].

Para que os profissionais de saúde direcionem e reduzam as disparidades em saúde para esses indivíduos, devem focar em não apenas eliminar a homofobia e o heterossexismo nos sistemas e práticas médicas, mas especificamente trabalhar para reduzir o estresse de minoria específico.

A literatura científica existente nessa área deixou mais claro alguns possíveis mecanismos de disparidade da saúde plurissexual, incluindo estresse adicional relacionado à invisibilidade dessa orientação sexual, na qual pessoas bissexuais e pansexuais são interpretadas ou lidas socialmente como heterossexuais ou homossexuais; preconceito sofrido anteriormente ou medo de preconceito por parte dos profissionais de saúde; acesso diminuído a recursos específicos para bissexuais que têm efeito direto na saúde, como educação sexual afirmadora de experiências bi e pansexuais e grupos de suporte específicos[20].

Provedores de saúde podem enfrentar essas barreiras de acesso de diversas maneiras. Devem regularmente falar sobre a orientação sexual e identidade de gênero com todos os seus pacientes, como parte de uma rotina de cuidados e utilizar essas informações para iniciar uma conversa sobre fatores de vulnerabilidade em saúde, como a exposição ao estresse de minoria específico bissexual e depressão[21].

Os demais cuidados específicos em saúde devem ser orientados de acordo com o tipo de prática sexual da pessoa, e não apenas pela identidade bissexual, sem reproduzir estereótipos. Para a prevenção de IST, por exemplo, deve-se considerar as práticas sexuais sem supô-las previamente. Não se deve solicitar exames de IST sem avaliar o tipo de exposição e o número de parcerias, uma vez que não é porque a pessoa é bi/pansexual que teria relação com mais de uma pessoa ao mesmo tempo (ver Capítulo 44 – "Outras infecções sexualmente transmissíveis"). Homens bissexuais não são necessariamente aqueles que penetram na relação sexual, seja com homens ou mulheres. Mulheres bi/pansexuais podem ter corrimentos vaginais relacionados à prática vulva-vulva ou pênis-vulva (Capítulo 41 – "Cuidados ginecológicos"). Perguntas para rastreamento de violência doméstica, transtornos de ansiedade e depressão e abuso de substâncias devem ser realizadas, ao considerarmos a alta prevalência desses problemas na população bi/pansexual. Cuidados reprodutivos e anticoncepcionais devem ser oferecidos de acordo com o tipo de prática e relacionamento atual (Capítulo 37 – "Saúde reprodutiva e contracepção").

Todos os profissionais de saúde podem fazer uma autorreflexão no sentido de terem uma melhor compreensão de seus próprios preconceitos anti-bi e pansexuais e ajudarem a afirmar a plurissexualidade com seus pacientes, evitando presunções sobre as orientações sexuais possíveis, como assumindo que pacientes bissexuais são "na verdade" heterossexuais ou homossexuais. Isso deixaria os cuidadores mais alertas aos riscos de saúde que se aplicam a esses indivíduos[15].

CONSIDERAÇÕES FINAIS

Homens e mulheres cisgêneros bi e pansexuais enfrentam consequências comportamentais, psicossociais e clínicas da marginalização e isolamento, tanto de indivíduos e comunidades hétero quanto homossexuais.

Para que as minorias sexuais sejam reconhecidas e acolhidas adequadamente, sugere-se uma ampliação do ensino sobre as especificidades da população LGBTQIA+ nos cursos de formação de profissionais de saúde, que aborde também as plurissexualidades. Atualmente, pouco é ensinado sobre esse tema, e aqueles que buscam maior conhecimento o fazem por conta própria, na maioria das vezes impulsionados pelo contato com algum paciente ou familiar próximo.

Com base nos sucessos com que as comunidades gays e lésbicas ganharam visibilidade, aceitação e respeito em larga escala, os autores deste capítulo acreditam que futuros esforços focados na diminuição do estigma e no aumento de aceitação e respeito da bi e da pansexualidade irão diminuir consideravelmente as fronteiras de disparidade vivenciadas na saúde por essas populações.

Erros comuns	Como evitá-los
Lidar com o paciente como se a bissexualidade e a pansexualidade fossem uma fase.	O profissional tem de legitimar essas orientações e saber que a bi ou pansexualidade não são uma dúvida entre ser homo ou heterossexual.
Não abrir espaço na consulta para discutir sobre orientação sexual e identidade de gênero.	Sem esse espaço, a pessoa não será acolhida em todas as suas necessidades de atenção à saúde, portanto, o profissional de saúde deve tornar rotineira a abordagem desses temas.

continua

Erros comuns	Como evitá-los
Pensar/verbalizar: "pansexual é aquele que transa com tudo e com todos, até plantas e animais".	Identidades plurissexuais não dizem respeito a relações sexuais apenas, e isso inclui diferentes identidades de gênero, sexos e expressões humanas. Referem-se a relações entre seres humanos exclusivamente.
Solicitar exames de rotina e de rastreio supondo uma orientação afetivo-sexual.	Supor a prática sexual de uma pessoa a partir da sua orientação afetivo-sexual é um erro. As condutas e orientações devem ser tomadas a partir da avaliação singular de risco e comportamento do indivíduo.
Não reconhecer a própria limitação de compreensão ou os próprios preconceitos e moralidades.	O profissional não pode ser uma barreira de acesso, tendo a responsabilidade de se atualizar e adquirir competências relacionadas à saúde LGBTQIA+.

Material complementar

Material complementar

- Podcast: *Todas as letras* - Folha de São Paulo - Episódio: O B não é de biscoito.
- Série: *Euphoria* (HBO®, 2019), *Elite* (Netflix®).
- Bi-sides: https://bisides.com.
- Coletivo BIL: https://coletivobil.wordpress.com.
- Livro: *O terceiro travesseiro*, de Nelson Luiz de Carvalho. Mandarim; 1998.

Filmes

- *Paraísos artificiais* (direção: Marcos Prado; 2012).
- *E sua mãe também* (direção: Alfonso Cuarón; 2001).
- *Minhas mães e meu pai* (direção: Lisa Cholodenko; 2010).
- *Vicky Cristina Barcelona* (direção: Woody Allen; 2008).
- *Shortbus* (direção: John Cameron Mitchell; 2006).
- *O segredo de Brokeback Mountain* (direção: Ang Lee; 2005).

REFERÊNCIAS BIBLIOGRÁFICAS

1. Institute of Medicine. The health of lesbian, gay, bisexual, and transgender people: building a foundation for better understanding. Washington: The National Academies Press, 2011.
2. Mereish EH, Katz-Wise SL, Woulfe J. We're here and we're queer: sexual orientation and sexual fluidity differences between bisexual and queer women. Journal of Bisexuality. 2016.
3. Greaves LM, Sibley CG, Fraser G, Barlow FK. Comparing pansexual-and bisexual-identified participants on demographics, psychological well-being, and political ideology in a New Zealand national sample. J Sex Res. 2019;56(9):1083-90.
4. Morandini JS, Blaszczynski A, Dar-Nimrod I. Who adopts queer and pansexual sexual identities? J Sex Research. 2016;54(7):911-22.
5. Kinsey A, Pomeroy W, Martin C, Gebhard P. Sexual behavior in the human female. Philadelphia: Saunders, 1953.
6. Herbenick D, Reece M, Schick V, Sanders SA, Dodge B, Fortenberry JD. An event level analysis of the sexual characteristics and composition among adults ages 18 to 59: Results from a national probability sample in the United States. J Sexual Med. 2010;7:346-61.
7. Ellis SK. Where we are on TV. GLAAD Media Institu. 2019. https://www.glaad.org/sites/default/files/GLAAD%20WHERE%20WE%20ARE%20ON%20TV%202019%202020.pdf. Aacesso em: 26/7/2020.
8. Gates GJ. How many people are lesbian, gay, bisexual and transgender?. Los Angeles: The Williams Institute, UCLA School of Law; 2011.
9. Lewis ES. "Não é uma fase": construções identitárias em narrativas de ativistas LGBT que se identificam como bissexuais. Dissertação de Mestrado, Programa de Pós-Graduação em Letras. Rio de Janeiro: Pontifícia Universidade Católica do Rio de Janeiro, 2012.
10. Callis AS. Playing with Butler and Foucault: bisexuality and Queer Theory. J Bisexuality. 2009;9(3-4):213-33.
11. Grant R, Nash M, Hansen E. What does inclusive sexual and reproductive healthcare look like for bisexual, pansexual and queer women? Findings from an exploratory study from Tasmania, Australia. Culture, health & sexuality. 2019:1-4.
12. Yost MR, Thomas GD. Gender and binegativity: Men's and women's attitudes toward male and female bisexuals. Arch Sexual Behavior. 2012;41:691-702.
13. Feinstein BA, Dyar C. Bisexuality, minority stress, and health. Curr Sexual Health Reports. 2017;9(1):42-9.
14. Stall R, Friedman M, Catania JA. Interacting epidemics and gay men's health: A theory of syndemic production among urban gay men. In: Wolitski RJ, Stall R, Valdiserri RO (eds.). Unequal opportunity: Health disparities affecting gay and bisexual men in the United States. Oxford: Oxford University Press; 2008. p. 251-74.
15. Bostwick WB, Hughes TL, Everett B. Health behavior, status, and outcomes among a community-based sample of lesbian and bisexual women. LGBT Health. 2015;2:121-6.
16. Cochran SD, Mays VM. Physical health complaints among lesbians, gay men, and bisexual and homosexually experienced heterosexual individuals: Results from the California Quality of Life Survey. J Public Health. 2007;97:2048-55.
17. Miller M, Andre A, Ebin J, et al. Bisexual health: An introduction and model practices for HIV/STI prevention programming. New York: National Gay and Lesbian Task Force; 2007.
18. Smalley KB, Warren JC, Barefoot KN. Differences in health risk behaviors across understudied LGBT subgroups. Health Psychology. 2016;35(2):103.
19. Soinio JI, Paavilainen E, Kylmä JP. Lesbian and bisexual women's experiences of health care: "Do not say, 'husband', say, 'spouse'". J Clin Nursing. 2020;29(1-2):94-106.
20. Quinn GP, Sutton SK, Winfield B, Breen S, Canales J, Shetty G, Schabath MB, et al. Lesbian, gay, bisexual, transgender, queer/questioning (LGBTQ) perceptions and health care experiences. J Gay and Lesbian Social Serv. 2015;27:246-61.
21. Cahill S, Makadon H. Sexual orientation and gender identity data collection in clinical settings and in electronic health records: a key to ending LGBT health disparities. LGBT Health. 2014;1:34-41.

28
Mulheres trans e travestis

Saulo Vito Ciasca
Julia Kaddis El Khouri
Leandro Augusto Pinto Benedito

 Aspectos-chave

- Mulheres transexuais e travestis têm vivências do universo feminino na vida social, familiar, cultural e interpessoal reivindicando essa identidade e expressão para si.
- A identidade de gênero é autodeclarada e não está relacionada com as modificações corporais, seja por meio de hormonização, aplicação de silicone e/ou cirurgias.
- Profissionais de saúde devem ter familiaridade com as questões de saúde frequentes na população trans, como os impactos da transfobia, discriminação, abuso e violência, saúde mental, depressão, risco de suicídio, uso de substâncias e práticas sexuais.
- Mulheres trans e travestis em uso de hormônios devem ser monitoradas regularmente para avaliação de possíveis efeitos colaterais relacionados aos riscos individuais, como doença cardiovascular, osteoporose e rastreamento de cânceres.
- Pessoa com neovagina devem ser questionadas sobre desconfortos com os dilatadores, satisfação com a sensação e a profundidade neovaginal, controle urinário, controle dos esfíncteres anais, sangramento ou corrimento.

INTRODUÇÃO

Mulheres transexuais são aquelas que foram atribuídas ao sexo e gênero masculinos ao nascimento a partir do reconhecimento do genital. Travesti é uma identidade própria dos países da América Latina, Espanha e Portugal, com uma construção histórica importante no Brasil, especialmente na segunda metade do século XX[1]. A travesti foi designada masculina ao nascimento, mas se reconhece com uma identidade travesti com uma expressão de gênero feminina de caráter permanente. Tanto a mulher transexual como a travesti têm vivências do universo feminino na vida social, familiar, cultural e interpessoal, reivindicando essa identidade e expressão para si, a não ser que tenham dificuldades pela presença de transfobia externa ou internalizada. Muitas modificam seus corpos por meio de hormonização, aplicação de silicone e/ou cirurgias, mas isso não é definidor nem obrigatório.

A identidade de gênero é sempre autodeclarada e, portanto, não cabe ao profissional de saúde utilizar critérios diagnósticos para caracterizar identidades. São subjetividades que devem ser reconhecidas e legitimadas como próprias e pertencentes à diversidade humana, e não constituídas por desvios de personalidade, transtornos, perversões, psicoses, doenças, disforias ou incongruências.

O termo travesti passou por diversos significados na história brasileira. No início da década de 1960, era utilizado para "homens que se travestiam de mulher", especialmente as "bichas afeminadas" (ver Capítulo 26 – "Homens cis gays"). Não era propriamente uma identidade, sendo comuns expressões como "ter um travesti ou estar em travesti", ainda utilizado no pronome masculino. É no âmbito do movimento homossexual dos anos 1970 e com a possibilidade do uso de hormônios e de silicones nos anos 1980 que a travesti se caracteriza como uma identidade própria, diferente dos gays, e no final dos anos 1990 e início dos anos 2000, no debate sobre transexualidade, como diferente da mulher transexual[1].

No meio médico, com o advento das cirurgias de redesignação sexual e ainda sob uma concepção biomédica e patologizadora dessas identidades, a mulher transexual era definida como aquela que tinha aversão aos seus genitais e desejava modificá-los, enquanto as travestis seriam pessoas transfemininas que não desejavam essas cirurgias. Essa concepção ainda se mantém, erroneamente, em parte da comunidade médica brasileira, como se observa na Resolução n. 2.265/2019 do Conselho Federal de Medicina, que considera "travesti a pessoa que nasceu com um sexo, identifica-se e apresenta-se fenotipicamente no outro gênero, mas aceita sua genitália"[2].

As travestilidades foram marcadas por uma forte marginalização, sendo a rua e a prostituição, inclusive com um fluxo migratório para a Europa, por muito tempo uma das únicas possibilidades de sobrevivência[3]. Em decorrência disso, estigmas foram construídos, como "travestis são barraqueiras e violentas", enquanto a mulher transexual seria "fina, elegante e adequada aos padrões femininos da sociedade", marcas discursivas que ainda são encontradas inclusive dentro da comunidade trans.

Questões de raça e de classe contribuem para a discriminação das travestis, mais vinculadas à pobreza e raça negra, recorrendo às "bombadeiras" para aplicação do silicone industrial, enquanto as "mulheres trans teriam mais dinheiro para transformarem cirurgicamente seus corpos". Segundo algumas pesquisas, muitas travestis se consideram mulheres trans, mas encontraram o caminho para viver sua feminilidade na travestilidade, enquanto rede de apoio e trabalho sexual[4]. As mulheres trans e travestis que não desejam realizar as cirurgias de modificações corporais não podem ser consideradas menos femininas. Muitas mulheres trans identificam-se como travestis para dar visibilidade e empoderamento a essa identidade, que seria questionadora dos padrões estereotipados de ser mulher.

O termo transgênero, embora inclua todas as identidades trans, tende a apagar a identidade travesti, tão negligenciada na sociedade brasileira. A codeputada travesti e negra Érika Hilton, eleita em 2018, propõe o uso do termo "transvestigênere", um neologismo que funde as palavras transexual e travesti, além de terminar de forma neutra em alusão às pessoas não binárias. Neste texto, será usado o termo pessoas transfemininas (que inclui pessoas não binárias) para aludir ao grupo de pessoas trans com expressão de gênero feminina (que inclui mulher trans e travesti), reservando-se o uso do termo mulheres trans ou travestis para identificar especificamente esses segmentos

ASPECTOS GERAIS DO CUIDADO E ANAMNESE

O cuidado integral à saúde envolve o treinamento da equipe para uso de linguagem apropriada quando se referir às pacientes e seus acompanhantes, identificando as possíveis crenças discriminatórias internalizadas a respeito das pessoas transfemininas. Ter familiaridade básica com as questões de saúde mais frequentes dessa população é fundamental: impactos da transfobia, discriminação, abuso e violência, saúde mental, depressão, risco de suicídio, uso de substâncias, prática sexual segura, violência doméstica e cuidados com HIV e outras IST. O cuidado competente envolve ambiência do serviço, uso de nome social por todos os funcionários, além de garantir privacidade no exame físico (ver Capítulo 19 – "Acesso e organização dos serviços de saúde").

Especificidades da anamnese estão elencadas no Quadro 1. Deve-se evitar perguntas e exames desnecessários. Na presença de disforia de gênero (sofrimento ou prejuízo em decorrência da incongruência com o gênero designado ao nascimento), outras questões são importantes na anamnese (ver Capítulo 50 – "Disforia de gênero em crianças, adolescentes e adultos").

Quadro 1 Especificidades da anamnese em mulheres trans e travestis

Realizar o inventário anatômico ou de órgãos. Não assumir a anatomia da pessoa com base na apresentação de gênero.
Questionar se a pessoa oculta o pênis e os testículos e problemas relacionados.
Investigar possíveis sintomas relacionados à disforia de gênero, se presente (ver Capítulo 50 – "Disforia de gênero em crianças, adolescentes e adultos").
Perguntar se já realizou ou se tem desejo de realizar algum procedimento para modificação corporal como: aumento das mamas, uso de silicone líquido industrial, vaginoplastia, orquiectomia, labioplastia, cirurgias de face, cirurgia de pomo-de-Adão, cirurgias para mudança da voz, procedimentos cosméticos, eletrólise, depilação a laser ou cirurgias para mudar o contorno corporal.
Interrogar a respeito de condições prévias ou atuais que podem influenciar os riscos da hormonização: doença cardiovascular, diabetes mellitus, transtornos psiquiátricos, doença hepática, doença renal, HIV, tromboembolismo venoso e cânceres relacionados a hormônio.
Se a pessoa estiver em hormonização, questionar possíveis complicações associadas.
Perguntar sobre a posologia e formas de acesso aos hormônios (receitas, internet, amigos etc.), eficácia e expectativas.
Investigar história familiar, acessando questões que podem afetar a hormonização.
Abordar a saúde e satisfação sexual de forma sensível e com linguagem inclusiva, focada em comportamentos, e não em identidade.
Realizar rastreamentos para cânceres, depressão, ansiedade, suicídio, violência, uso de substâncias, violência doméstica e IST.

Fonte: adaptado de Whitlock et al., 2019[5].

SINERGIA DE VULNERABILIDADES

Apesar das recentes mudanças quanto ao reconhecimento da diversidade na sociedade, as pessoas transfemininas ainda estão expostas a uma somatória de fatores que sinergicamente potencializam de forma negativa os desfechos em saúde, fenômeno denominado "sinergia de vulnerabilidades"[6]. As iniquidades em saúde de mulheres trans e travestis decorrem de uma associação entre preconceito, discriminação, estigma, violência, sexismo/misoginia e determinantes sociais específicos que se interseccionam. Alguns grupos religiosos também alimentam a discriminação e o ódio a essas populações.

A precariedade de suporte familiar (e por conseguinte da vizinhança), a evasão escolar e a instabilidade econômica por falta de oportunidade de empregos, e a ausência de políticas específicas de proteção aumentam a chance de a pessoa ficar em situação de rua, o risco de HIV/IST, violência, agravos de saúde mental e suicídio.

A discriminação contra mulheres trans e travestis produz barreiras de acesso a locais e estabelecimentos, incluindo uso de banheiros públicos, dificuldades na escola (*bullying* e dificuldades relacionadas aos esportes, com suas divisões clássicas em masculinos ou femininos, além dos vestiários) e até restrições aos documentos de identificação com nome e gênero, embora essa realidade já tenha mudado para os adultos trans.

Pessoas transfemininas de várias regiões do mundo têm sido vítimas de graves e repetitivos atos de violência baseados no gênero, transfobia e machismo, como espancamentos, mutilações, estupros e assassinatos. Parecem representar uma ameaça uma vez que "[...] transexuais, com seus corpos, sentimentos e vivências, lançam um desafio à compreensão predominante sobre o fundamento corporal da identidade de gênero e da sexualidade, afrontando a heteronormatividade e o binarismo que informam a visão de mundo hegemônica"[7]. A ONG Transgender Europe e a ANTRA (Associação Nacional de Travestis e Transexuais) monitoram as mortes de pessoas trans e travestis, sendo reportados 2.982 assassinatos entre 2008 e 2018, dos quais 1.238 ocorreram no Brasil (41,5%). Destas, 62% eram trabalhadoras do sexo[8]. Dados governamentais são ausentes, constituindo mais uma vulnerabilidade programática por negligência e silenciamentos a partir das instituições oficiais.

A violência é um fator essencial para maior sofrimento mental nessa população. A escola geralmente se nega ou se abstém de tratar assuntos pertinentes à identidade de gênero e de proteger essas pessoas. Outras vezes, a própria família oferece pouco suporte ou é a autora de violência e, em muitos casos, a pessoa trans é forçada a fugir desse contexto. É responsabilidade de profissionais de saúde notificar os casos de violência, maus-tratos, assassinatos e suicídio relacionados a pessoas trans, especificando a motivação transfóbica, visando dar maior visibilidade aos dados formais. Para essa abordagem, ver Capítulo 21 – "Anamnese e exame físico: comunicação afirmativa".

A intrincada relação entre machismo e transfobia estruturais aumenta de forma exponencial a vulnerabilidade dessas pessoas por supostamente terem negado seu "privilégio biológico" de serem "homens ao nascer". A transfobia nega a transexualidade e produz preconceitos, como a interpretação de que as pessoas transfemininas seriam "gays muito gays". Paradoxalmente, nessa estrutura de pensamento homotransfóbico e machista, os homens cis gays de comportamento mais feminino são "inferiorizados" à categoria de "mulherzinhas", enquanto as mulheres trans são atribuídas à condição de "homem".

O racismo estrutural coloca pessoas negras na condição de subalternas na sociedade, produzindo mais uma camada de complexidade que culmina com a violência a que essas pessoas são submetidas. Produz-se, a partir da diferença, uma espécie de estranhamento, que hierarquiza, inferioriza e, finalmente, desumaniza essa comunidade. Isso faz com que a violência seja invisibilizada, sendo considerada "natural" no olhar da sociedade. A fetichização dos corpos negros e trans, o encarceramento em massa e a violência física e o extermínio nas periferias, sem uma comoção correspondente pela sociedade, traduzem uma estrutura que poderia ser chamada de afronecrotransfobia[9].

Bullying

Um estudo com 274 pessoas trans demonstrou que 86,5% delas experienciaram *bullying*, predominantemente na escola. Até 46,2% das pessoas trans, sobretudo mulheres e travestis, sofreram *bullying* frequente (vs. 14,2% das cis). As principais razões foram aparência física, expressão de gênero (nas pessoas que iniciaram a transição) e orientação sexual[10]. Pessoas que sofrem *bullying* têm maior chance de ansiedade, depressão, baixa autoestima, transtorno de estresse pós-traumático e suicídio. Políticas *antibullying* na escola, permissão do uso de nome social nas listas de chamada e uso do banheiro com o qual a pessoa se identifica são necessários para evitar a alta evasão escolar encontrada nessa população. Mulheres trans que não completaram o ensino médio têm quase o dobro de prevalência de sofrimento psicológico e mais que o dobro de tentativas de suicídio no último ano em comparação com a média[11].

Violência policial e privação de liberdade

Megaoperações, "blitzes", operações de "limpeza" e arrastões eram cenas comuns nos anos 1960 contra as travestis, frequentemente validados pelo "combate à vadiagem e prostituição". Nos anos 1980, com o estigma do HIV, algumas cortavam os braços com "gilete" para afastar os policiais pelo medo da infecção por HIV. A partir dos anos 1990, com o fortalecimento do movimento LGBTQIA+ e a possibilidade de denúncias por câmeras de celulares, parece haver uma maior preocupação com as repercussões da violência policial contra esse grupo e tentativas de treinamento na corporação. Entretanto, a abordagem ainda se mantém violenta, com relatos comuns de tratamento oferecido no pronome masculino, violação de direitos, agressões e extorsões[12].

As delegacias muitas vezes são pouco acolhedoras. Mesmo quando são vítimas, é comum as travestis serem transformadas em agressoras ou suspeitas nos boletins de ocorrência, o que faz com que muitas deixem de denunciar situações de violência. As delegacias especiais da mulher são instituições geralmente mais acolhedoras a esse público[13].

O encarceramento em massa da população negra e pobre faz com que as travestis e mulheres trans possuam desvantagens estruturais que aumentam a sua chance de serem privadas de liberdade.[14] Mais informações sobre pessoas LGBTQIA+ em restrição de liberdade podem ser vistas no Capítulo 33 – "Abordagem de pessoas LGBTQIA+ em situações específicas de vulnerabilidade".

Violência doméstica

Violência doméstica pode ocorrer em todos os tipos de relacionamentos, independentemente da identidade de gênero das parcerias, com agressões e abuso físico, emocional, psicológico, verbal, sexual ou financeiro. Entretanto, em pessoas transfemininas pode haver expressões de desigualdade de poder pelo machismo e pela transfobia. Muitas mulheres trans e travestis com aversão a partes do seu corpo podem evitar reportar a violência física por receio de precisarem se submeter à exposição corporal em perícias médicas ou fotos da polícia. Além disso, em pessoas trans que ainda não realizaram modificações corporais, após anos de relacionamento conjugal, o início do processo de transição de gênero pode ser motivo de luto e sofrimento para a parceria e ser o estopim para violência[15]. Ver mais detalhes no Capítulo 23 – "Abordagem da violência na prática clínica".

Situação de rua

O Censo da População em Situação de Rua divulgado pela Prefeitura de São Paulo em 2020 contabilizou 24.344 pessoas e, dentre elas, 386 pessoas trans. Críticos em relação ao estudo afirmam que os dados são subestimados, em razão do alto nomadismo e da realização de operações da polícia que dispersaram a população horas antes para que não fosse recenseada[16]. Há dificuldades específicas nos Centros de Acolhida por conta das divisões de gênero. A marginalização social e a falta de apoio da família e da comunidade dificultam o emprego formal, sendo o trabalho sexual uma das poucas alternativas disponíveis.

Pessoas em situação de rua têm barreiras de acesso à saúde específicas, com maior dificuldade de acesso aos serviços de saúde. As pacientes podem ter dificuldade de pegar medicamentos ou se manterem aderentes a tratamentos crônicos, como para tuberculose ou HIV. Equipes de Consultório na Rua e Agentes de Prevenção, muitas vezes compostos por travestis ou mulheres trans, são fundamentais para facilitar o acesso e articular e desenvolver ações em parceria intersetorial. Para mais detalhes, Capítulo 33 – "Abordagem de pessoas LGBTQIA+ em situações específicas de vulnerabilidade".

Trabalho sexual

Estima-se que 90% das mulheres trans e travestis no Brasil precisaram se prostituir em algum momento da vida[17]. No Brasil, o trabalho sexual não é regulamentado, vulnerabilizando ainda mais essas pessoas. Muitas brasileiras irão se tornar imigrantes ilegais e prostitutas na Europa e nos Estados Unidos para saírem dos contextos violentos a que estão expostas[3]. Um estudo revelou que trabalhadoras sexuais referem que, para além das questões econômicas, cruzar as fronteiras entre os países também envolve a habilidade de se expressarem mais livremente em sua sexualidade, ao mesmo tempo em que devem manejar as dificuldades e limitações impostas pelo preconceito étnico e racial, habilidades com o idioma e traços culturais[18].

Na abordagem das trabalhadoras do sexo trans, é importante o respeito, a preservação da dignidade e da privacidade, dando atenção especial às necessidades específicas. Deve-se atentar a quanto tempo a pessoa exerce a atividade, quantos clientes atende por dia, se mora no local de trabalho, se há coerção ou violência no acordo de pagamento para o motel, hotel, boate, pessoa ou pelo ponto da rua, quais são os horários de trabalho, se ocorre adequada prevenção a IST, se há outras fontes de renda, se experienciou violência, coerção ou chantagens, se usou ou trocou atividade sexual por substâncias.

Dificuldade de acesso à saúde

Há uma limitada produção científica sobre pessoas trans, apesar de necessidades específicas de saúde, um vácuo de políticas públicas consistentes e transfobia institucionalizada que dificultam o acesso a uma saúde de qualidade por essa comunidade. As barreiras de acesso à saúde têm diversas nuances e origens, como falta de preparo dos profissionais, experiências de violência nos ambientes de saúde, dificuldade financeira desproporcional dessa população que gera menor acesso à saúde suplementar, dentre outras[19].

Em uma análise das experiências prévias com serviços de saúde, foi encontrado que mais de um terço das mulheres transexuais já teve seu nome social desrespeitado, com quase 20% sendo vítimas de linguagem preconceituosa. Além disso, quase 25% das mulheres transexuais escutaram de profissionais que não sabiam o suficiente sobre suas questões, e aproximadamente 10% já interromperam ou tiveram negado o acompanhamento após a percepção de sua identidade de gênero. Essas experiências negativas no passado aumentam em mais de seis vezes a evitação da busca por um serviço de saúde quando este se faz necessário[20]. Violências discursivas são abordadas no Quadro 2.

INIQUIDADES NA SAÚDE MENTAL

A saúde mental é um dos principais problemas enfrentados pela população trans, causando uma alta prevalência de sofrimento psíquico, quadros depressivos e ansiosos, transtornos alimentares, autolesão não suicida, ideação suicida, suicídio e uso de substâncias[11].

Uma pesquisa demonstrou que mais de um terço das mulheres transexuais avaliadas apresentou sofrimento psicológico severo no último mês, número maior que em homens transexuais[11]. O sofrimento psicológico nessa população está associado a diversos fatores psicossociais, como: baixa escolaridade e evasão escolar, pobreza, baixo suporte familiar, vivências de violência física e sexual, preconceito no ambiente de trabalho, histórico de encarceramento, transfobia internalizada, sorologia positiva para HIV e associação com trabalho sexual[11,21]. Além disso, há maior prevalência de sofrimento psíquico e sintomas relacionados em pessoas que ainda não iniciaram o processo de transição de gênero, mas gostariam, em comparação a quem já transicionou[11,22].

A presença de sintomas depressivos na população de mulheres transexuais e travestis varia em estudos, mas fica na ordem de 50% a 67%, de 5 a 10 vezes maior que o encontrado na população geral[23,24]. Tais sintomas aparecem associados, também, com a "passabilidade" (percepção da leitura social em relação à expressão de gênero desejada, ou o quanto a pessoa consegue "passar" pelos espaços públicos sem as outras pessoas perceberem que ela é trans) e com o preconceito antecipado

Quadro 2 Violências discursivas transfóbicas

Erro	Explicação	Forma correta
Utilizar "mulher biológica", "biomulher" ou "mulher de verdade" ao se referir às mulheres cis	Sugerir que mulheres trans, por não terem nascido com o genital correspondente ao padrão cis heteronormativo, são "de mentira" é ofensivo e transfóbico.	Mulher cis/mulher cisgênero
"O travesti"	O uso do artigo "o" para travestis é inadequado, pois elas se constituem através do universo feminino, com expressão de gênero feminina.	A travesti
"A pessoa é tão gay que virou mulher"	Identidade de gênero e orientação afetivo-sexual são independentes.	Mulheres trans são mulheres. Homens gays são homens.
"Mulher em corpo de homem" / "Mulher que nasceu no corpo errado"	A frase traz a ideia de que o corpo de homem é o corpo com pênis, escroto, voz grave etc. A ideia de corpos certos ou errados, nessa concepção, é cisnormativa. Há várias possibilidades de corpos para homens ou mulheres, sendo estes independentes da identidade de gênero.	A depender da autoatribuição, deve-se utilizar: Pessoa transfeminina Mulher trans Mulher transexual Travesti

Fonte: os autores.

(medo de vir a sofrer preconceito e/ou violência em uma determinada situação)[24].

Dentre as travestis e mulheres transexuais, cerca de 30% a 70% relatam uso de substâncias[11,25], com prevalência mais alta em travestis profissionais do sexo[25]. Nessa população, o uso habitual de álcool chega a 85%, com preferência no consumo de cerveja, conhaque e vinho, e o tabagismo atinge a 60%. Entre as que fazem uso de substâncias ilícitas, 60% fazem uso de cocaína, quase 50% usam maconha e mais de 25%, crack[25].

Em relação ao suicídio, diversos estudos mostram que cerca de 40% das mulheres transexuais e travestis apresentaram alguma tentativa ao longo da vida[24] e ideação, em torno de 80%. Em 70%, a primeira tentativa ocorreu antes dos 18 anos[11]. Essa proporção é maior em pessoas mais pobres, com menor escolaridade, com baixo ou nenhum suporte familiar, que já experimentaram situação de violência física e sexual e em profissionais do sexo[11]. A presença de ideação suicida aparece associada também ao preconceito internalizado e baixo suporte social[24].

A presença de transtornos alimentares (anorexia e bulimia nervosa) na população de travestis e mulheres transexuais aparenta ser maior do que na população geral. No entanto, não há dados sobre essa prevalência nesse subgrupo da população brasileira.

RELACIONAMENTOS E SAÚDE SEXUAL

Relacionamentos

As últimas décadas têm sido marcadas por uma revolução cultural, oferecendo um espaço de respeito e reconhecimento das transexualidades, tanto no âmbito social quanto no jurídico[26]. Quando se agrega à discussão de gênero a noção de orientação afetivo-sexual, amplia-se a possibilidade de expressões que combinam identidade de gênero e identidade sexual. As pessoas trans podem se identificar como gays, lésbicas, bi, pan, assexuais ou outras orientações sexuais. Estudos mostram que 33% a 49% das mulheres trans apresentaram mudanças em sua orientação sexual após a transição social e hormonização[27,28]. Uma possível explicação é que, após a transição, elas não precisam mais performar a heteronormatividade para serem legitimadas, estando mais livres para vivenciarem sua sexualidade.

A maioria das mulheres trans e travestis reivindica aceitação e amor, uma demanda por um relacionamento que as considere mais do que um passatempo, uma aventura, uma amiga exótica, um fetiche ou uma parceira sexual. "*T-lovers*", ou também chamados "*trans-oriented men*", são homens cis/heteros que buscam se relacionar com mulheres trans e travestis heterossexuais. Para alguns é a feminilidade que constitui o elemento principal de atração, enquanto, para outros, é a própria identidade transexual ou travesti que os encanta. Parece que quanto mais machista é a cultura, mais forte é a fetichização e o estigma para assumirem um relacionamento integral. Para uma pessoa cis, incorporar a parceira trans na sua vida pode requerer uma "saída do armário" como "parceria de alguém trans" para a família, amigos e colegas de trabalho, também a sujeitando a vivências transfóbicas.

A transfobia internalizada e a baixa autoestima podem levar a um lugar de dependência e vulnerabilidade nos relacionamentos, com dificuldade de expressar seus desejos no ato sexual e manifestar desconforto. Pessoas transfemininas podem estar mais vulneráveis a IST por se submeter à exigência do não uso do preservativo pela parceira por medo de perdê-la.

Outra ideia controversa é a de que a "passabilidade" seria o caminho mais seguro para a sua aceitação social. Quando isso ocorre, cria-se outra dificuldade: o confronto com questões da revelação, que pode provocar respostas muitas vezes negativas da parceria. Podem surgir sentimentos de traição, decepção e vergonha que podem levar à rejeição ou a um ato de violência contra as pessoas transfemininas.

É a legitimação do afeto que torna possível a formação de famílias com pessoas transfemininas, sem ou com filhos. Na prática, a superação do preconceito e a inclusão do indivíduo transgênero na sociedade ainda são um desafio, apesar do interesse pelo tema e dos avanços em termos de visibilidade social e direitos legais.

Transparentalidade, reprodução e contracepção

O exercício da parentalidade entre pessoas transfemininas pode ocorrer no Brasil por reprodução natural, por inseminação ou por adoção. Entre as mulheres travestis de classe social mais baixa, tem sido também relatado o exercício da parentalidade por meio da participação na criação de sobrinhos ou de outras crianças em razão de circunstâncias diversas por meio de uma "adoção à brasileira", estabelecida por relações de parentalidade não oficiais[29].

Pesquisas demonstram que quase metade das mulheres trans deseja ter filhos biológicos e mais de um terço consideraria a preservação de fertilidade se essa alternativa lhes fosse apresentada[30]. Um estudo mostrou que, apesar de 76% das participantes terem cogitado a criopreservação de gametas, apenas 9,6% a realizaram[31].

Recomenda-se discutir alternativas (coleta e preservação de sêmen, orientação de cessar hormonização, criopreservação de tecido testicular ou células-tronco de espermatogônias)[32] para preservação de fertilidade para todas as pessoas que iniciarem hormonização ou forem submetidas a cirurgias do processo de transição de gênero. O Sistema Único de Saúde brasileiro não contempla quaisquer dessas opções.

Apesar do uso de hormônios interferir na espermatogênese, pessoas transfemininas que praticam sexo insertivo pênis-vagina precisam ser orientadas quanto à necessidade de contracepção, se assim o desejarem, podendo escolher entre métodos hormonais, de barreira, vasectomia ou dispositivo intrauterino. Para mais informações, ver Capítulo 37 – "Saúde reprodutiva e contracepção".

PREVENÇÃO

Risco cardiovascular

Há associação entre uso de estrógenos e aumento do risco cardiovascular (isquemia, infarto do miocárdio e tromboembolismo venoso) em razão do seu possível efeito negativo sobre inibidores da coagulação[33]. Dependendo da idade de início de hormonização e da duração total da exposição hormonal, os profissionais podem escolher o cálculo de risco cardiovascular para o sexo genital ou do gênero afirmado ou uma média de ambos. Não há um padrão estabelecido até o momento (ver Capítulo 40 - "Prevenção e cuidados das doenças crônicas").

Embora a hormonização tenha sido associada a fatores positivos, como o aumento do HDL e a diminuição do LDL, esses efeitos podem ser atenuados pelo aumento de massa ponderal, pressão arterial e resistência à insulina, não se traduzindo em risco reduzido de doenças cardiovasculares. Prevalência de tabagismo, abuso de substâncias e de álcool também são maiores na população trans, o que pode predispor a problemas cardiovasculares. Deve-se estimular cessação de tabagismo, prática de atividade física, moderação da ingesta de álcool e alimentação saudável para a redução do risco.

O etinilestradiol, presente nas pílulas contraceptivas, não deve ser utilizado para hormonização, pois está associado ao aumento de três vezes do risco de morte cardiovascular, sendo preferível o uso do 17-beta estradiol (adesivo ou oral) ou valerato/cipionato de estradiol (injetável). Além disso, a dose para mudanças corporais é de duas a quatro vezes a encontrada nessas pílulas[34]. O uso do estradiol transdérmico pode ser uma alternativa para a redução de risco de trombose em pessoas trombofílicas e pessoas que não desejam cessar tabagismo[35].

Osteoporose

Deve ser indicada densitometria óssea a partir dos 65 anos para mulheres trans e travestis. Se houver fatores de risco estabelecidos, deve-se começar entre 50 e 64 anos, a depender da avaliação do risco global. Pessoas trans que fizeram gonadectomia e têm uma história de pelo menos 5 anos sem hormonização devem ser aconselhadas a realizar a densitometria óssea independentemente da idade[36].

HIV/aids e outras IST

A infecção por HIV afeta desproporcionalmente pessoas transfemininas (até 49 vezes mais chance). A prevalência de infecção por HIV em mulheres trans no mundo (incluindo o Brasil) é 19,1%[37], com uma marcada diferença em relação à raça (um estudo norte-americano encontrou 51% dos casos de infecção por HIV em mulheres trans negras, 29% nas de origem latina/hispano-americana e 11% nas brancas)[38]. A presença do HIV está relacionada ao estigma, rejeição social, acesso inadequado a cuidado em saúde, violência doméstica, barreiras no acesso à educação, emprego e moradia[11]. Mulheres trans têm maiores prevalências e incidências de outras IST que pessoas cis. Uma revisão sistemática norte-americana mostrou uma prevalência na vida de 21,1% para IST, incluindo sífilis, gonorreia e clamídia[39].

A prevenção de IST consiste em modificar fatores socioeconômicos que aumentam vulnerabilidade, uso de vacinas, aconselhamento em relação à redução de danos e gestão de risco, uso de preservativos externos ou internos dependendo da anatomia, uso de lubrificantes, Profilaxia pré-exposição (PrEP), Profilaxia pós-exposição (PEP), testagem frequente de acordo com o risco (incluindo o autoteste para HIV) e tratamento de IST (a interrupção da transmissão previne futuras infecções). Mulheres trans e travestis podem ter dificuldade do uso de preservativo externo quando em uso de hormônios em decorrência da possível redução de ereção como efeito colateral. Nesse caso, o uso da PrEP é fundamental para a prevenção do HIV, e não há interações medicamentosas com a hormonização, embora não previna contra outras IST[40]. A avaliação do risco de IST deve ser feita considerando-se a existência de cirurgias genitais prévias e padrões de comportamento sexual, e não de pressuposições a partir da identidade de gênero. Para mais informações, ver Capítulos 43 – "Infecção por HIV e sorofobia" e 44 – "Outras infecções sexualmente transmissíveis".

Pessoas transfemininas devem seguir o calendário vacinal do Programa Nacional de Imunização, o que inclui as vacinas para hepatite B e HPV na infância e adolescência e do HPV para pessoas com HIV entre 9 e 26 anos. Independentemente da sorologia para HIV, a vacina para HPV está disponibilizada para pessoas entre 9 e 26 anos no sistema privado, sendo mais efetiva para aquelas que nunca tiveram contato com o HPV[41].

A vacina para hepatite A está disponível apenas para crianças nas unidades básicas de saúde do SUS, mas pode ser administrada para adultos transfemininos e profissionais do sexo nos serviços públicos de saúde em alguns estados do país, por ter adquirido um padrão de transmissão sexual nessa população, com quadros mais graves na vida adulta[42].

Cânceres

Não há protocolos específicos de rastreamento de cânceres para pessoas transfemininas, e os profissionais ficam em dúvida de quais programas de rastreamento devem seguir. Na literatura, as pessoas transfemininas costumam ser erroneamente retratadas como HSH (homens que fazem sexo com homens) e, na maioria, há um silenciamento e invisibilidade em relação aos seus cuidados. Para mais informações, ver Capítulo 40 – "Prevenção e cuidados das doenças crônicas".

Câncer de mama

Apesar de escassos, estudos mostram que não há associação estabelecida entre uso de hormônios e câncer de mama em pessoas transfemininas. Porém, quando surgem, os casos de cânceres e massa palpável tendem a ser mais precoces do que em homens cis (50 anos vs. 70 anos, respectivamente), sobretudo naquelas expostas a estrogenioterapia por 5 a 11 anos. Pacientes com mutações em genes BRCA 1 e 2 têm maior risco de desenvolverem neoplasia[43]. Por conta disso, o rastreamento para câncer de mama em mulheres trans e travestis é recomendado 5 anos após o início da hormonização com mamografias a cada 2 anos a partir dos 50 anos. O procedimento deve ser realizado tanto em mamas aumentadas por hormonização quanto por cirurgias[44].

Câncer de testículo

O rastreamento para câncer de testículo não é recomendado para a população geral nem pessoas trans. Em razão da disforia corporal, algumas mulheres trans e travestis podem não se palpar ou até mesmo não visualizarem a região, e isso pode ser um obstáculo para o autodiagnóstico precoce[45]. Existem raros casos de câncer testicular em mulheres trans na literatura, podendo haver um aumento do nível de testosterona circulante meses antes da presença de massa palpável. Não há evidências suficientes até o momento que comprovem a associação entre exposição exógena de estrogênio e câncer de testículo. Pode-se sugerir à paciente a realização do exame testicular anualmente, considerando-se o risco de disforia e a ausência de dados na literatura que comprovem seu benefício nessa população[46].

Câncer de próstata

A próstata não é removida em cirurgias de redesignação sexual, devendo-se seguir as mesmas orientações que nos homens cis. Não há evidências, até o momento, que relacionem nível mais baixo de testosterona e uso de estrógeno como fatores protetores para câncer de próstata. Deve-se atentar que os níveis de antígeno prostático específico (PSA) podem ser subestimados, pois são suprimidos com terapia antiandrogênica[47]. O toque vaginal pode ser mais eficaz para avaliar a próstata em pessoas que fizeram a neovulvovaginoplastia que o toque retal[48].

Saúde mental

Mulheres trans e travestis têm maior prevalência de depressão, ansiedade, transtornos alimentares, uso abusivo de substâncias, suicídio e autolesão não suicida, que deve ser rastreada na abordagem. A frequência de violência doméstica parece ser semelhante à de casais cis heterossexuais.

No rastreamento de agravos em saúde mental, deve-se abordar autopercepção, autoestima, autodepreciação, rede de apoio, relação intrafamiliar, relação com parceria íntima, relação com o corpo e imagem corporal, hábitos alimentares e relação com a comida. É preciso perguntar ativamente sobre autolesão e suicídio, uso de álcool, tabaco e outras substâncias[49].

Situação da prática	Sugestão de abordagem
Diana, mulher travesti, negra, 34 anos, procura o serviço, pois tem estado mais chorosa, tem medo de morrer, mas acha que algo ruim vai acontecer. Sente-se sozinha, ouviu dizer que sua expectativa de vida é de 35 anos no Brasil. É solteira, acha que todos os seus relacionamentos foram em vão e que servia apenas de objeto sexual para seus parceiros. Teve um período em que se prostituía e já fez tratamento de sífilis. Atualmente tem tentado se cuidar: há um ano iniciou uso de PrEP e está em um curso supletivo para concluir o ensino fundamental.	O profissional deve acolher essa pessoa no pronome feminino. Compreender que o sofrimento mental pode estar relacionado ao estresse de minoria, que se apresenta pela pequena rede social, fetichização pelo corpo da travesti, baixa escolaridade e sentimento de solidão. Fatores de resiliência devem ser identificados, como a motivação para o autocuidado, o uso da PrEP e a participação no curso supletivo. Deve-se perguntar sobre o uso de substâncias, situações de violência e dosagem dos hormônios que podem estar relacionadas a alteração do humor. Um projeto terapêutico deve ser estabelecido em conjunto com as expectativas da pessoa, podendo considerar psicoterapia, ações intersetoriais e para ampliação da rede de apoio social.

MODIFICAÇÕES CORPORAIS

Ocultação do pênis e testículos

Aquendar, dentre muitos significados no léxico Pajubá (gírias e dialeto LGBTQIA+), pode significar "esconder", "sumir". Trata-se do ato de esconder o pênis e os testículos, realizado por algumas mulheres transexuais, travestis e pessoas não binárias. O ato tem o objetivo de produzir uma aparência externa de um contorno suave e pode ajudar a reduzir disforia quando presente e fazer a pessoa se sentir melhor com seu corpo.

Apesar de haver métodos diferentes, o mais comum consiste em manualmente empurrar os testículos em direção à cavidade abdominal pelo canal inguinal, dobrando o pênis para trás, em direção ao ânus, prendendo-o, junto ao escroto, com fita adesiva na região do períneo, dos glúteos ou da perna, ou com diversas camadas de roupa íntima apertadas[50]. Existem produtos disponíveis no mercado para esse fim que devem ser oferecidos como alternativas, como fitas adesivas sem látex, à prova de água e de fácil manipulação que visam reduzir o desconforto e os danos do ato.

Não existem estudos sobre possíveis complicações do ato. As maiores queixas em relação ao hábito são de dor testicular e irritação e laceração na pele, pelo uso da fita adesiva. Além disso, há a possibilidade de torção testicular. Existe a hipótese de aumento do risco de infecção urinária pela maior proximidade do meato uretral com o ânus e, pelo uso da fita adesiva e por todo o processo que envolve desaquendar e aquendar novamente, uma diminuição de idas ao banheiro, com retenção urinária. Muitas pessoas que aquendam evitam ingerir líquido para diminuir o número de micções, o que pode levar à desidratação. Há uma preocupação teórica sobre a possibilidade do aquendar aumentar o risco de infertilidade. No entanto, não há estudos que confirmem ou afastem essa hipótese.

Depilação a *laser* e eletrólise

A depilação definitiva na região genital é considerada um pré-requisito para a realização da neovagina. A depilação a laser é um processo relativamente rápido e eficaz, que ocorre por emissão de luz pulsante. Quanto mais escuro é o pelo, em contraste com a pele clara, mais eficaz é o procedimento. No entanto, não é indicado para pessoas com pelos loiros ou brancos. Após uma série de sessões mensais, os pelos enfraquecem e diminuem significativamente. A manutenção ocorre em intervalos cada vez mais espaçados e, quando associado à hormonização, o resultado é ainda mais efetivo.

Já a eletrólise retira qualquer tipo de pelo, eliminando-os pela raiz. O procedimento é feito pela aplicação de uma corrente elétrica de baixa potência, pelo a pelo. Esse processo é mais doloroso e agressivo, porém o resultado é considerado definitivo após várias sessões.

Uso de silicone líquido industrial

Em travestis e mulheres transexuais, a urgência por procedimentos de modificação corporal leva, muitas vezes, à aplicação do silicone líquido industrial (SLI), em razão do seu fácil acesso e baixo custo, apesar de inadequado para o uso biológico. Usualmente é aplicado de maneira clandestina, por outras pessoas mais velhas e experientes dentro da própria comunidade trans, conhecidas como "bombadeiras".

No estado de São Paulo, quase metade das travestis e transexuais já fizeram uso de SLI, sendo a idade média do primeiro uso aos 22 anos de idade, mas com uma quantidade significativa de pessoas que o fizeram antes dos 18 anos. O uso de SLI é mais prevalente nos subgrupos de travestis e de trabalhadoras do sexo, evidenciando a vulnerabilidade desses grupos. Os principais locais de aplicação são glúteos, coxas e quadris[51].

O SLI injetável para promover mudanças corporais é contraindicado pelo risco de complicações, como o deslocamento do silicone, causando deformidades, siliconomas, infecção, necrose tecidual, embolia pulmonar e morte. Quase metade das travestis e mulheres transexuais que usaram SLI já apresentaram algum efeito colateral, apesar de muitas, mesmo assim, se sentirem satisfeitas com o procedimento[51]. Para mais detalhes a respeito do tratamento do siliconoma, ver Capítulo 54 – "Procedimentos cirúrgicos para mulheres trans, travestis e pessoas transfemininas".

Hormonização

Durante a hormonização, uma supervisão contínua deverá ser recomendada a todas as pessoas. É importante evitar doses excessivas de antiandrogênios ou estrogênios, as quais aumentam sensivelmente o risco de reações adversas. Os níveis hormonais devem ser monitorizados regularmente. Recomenda-se que estradiol seja inferior a 200 pg/ml e a testosterona total deve ser inferior a 50 ng/dL, embora as mudanças corporais atingidas sejam a meta da hormonização e um nível sérico específico dos hormônios. O monitoramento clínico e laboratorial deverá ser feito a cada três meses durante o primeiro ano e, em seguida, a cada seis meses. O monitoramento da hormonização poderá ser visto com mais detalhes nos Capítulos 52 – "Bloqueio puberal e hormonização em adolescentes" e 53 – "Hormonização em adultos".

Cuidados com a neovagina

Na pessoa com neovagina, além da história de saúde sexual, deve-se questionar sobre desconfortos com os dilatadores, satisfação com a sensação e a profundidade neovaginal, controle urinário, controle dos esfíncteres anais, sangramento ou corrimento. O exame físico da neovagina deve ser realizado por meio da inspeção visual com espéculo pequeno (diâmetro de 2 cm) ou anuscópio de plástico transparente de tamanho médio. Deve-se procurar por tecido de granulação, lesões, verrugas, corrimento ou sangramento. A próstata é palpável na parede neovaginal anterior.

A histologia e a microflora da neovagina são únicas, o que altera a avaliação etiológica dos corrimentos e sangramentos. Uma em cada quatro pessoas transfemininas terá corrimento ou queixa de mau odor[52]. O pH médio da neovagina é 5,88 (entre 5,0 e 7,0), significativamente maior que o da vagina de mulheres cis (entre 4,0 e 5,0)[53]. Não há lactobacillus e a flora dependerá da técnica cirúrgica realizada.

Na neovaginoplastia por inversão peniana, encontram-se mais de 70 espécies de bactérias, sendo as mais comuns

Enterococcus faecalis, Bacteroides ureolyticus, Staphylococcus epidermidis, Streptococcus anginosus spp., *Gardnerella vaginalis, Mobiluncus curtisii* e *Corynebacterium sp.* Na técnica de enxerto intestinal, as bactérias mais frequentes são *E. coli, Proteus, Providencia, Streptococcus* sp., *Bacteroides* sp. e *Staphilococcus* sp[54].

As IST neovaginais mais comuns são *Condiloma acuminatum, Neisseria gonorrhoeae* (sempre assintomática), *Clamidia trachomatis* e HSV. Não há relatos de tricomoníase até o momento. Fístula retovaginal, tecido de granulação e foliculite pela retenção de pelos intravaginais são condições que podem mimetizar IST e devem ser consideradas[54]. O tratamento de complicações relacionadas com a cirurgia de redesignação sexual é discutido nos Capítulos 41 – "Cuidados ginecológicos" e 54 – "Procedimentos cirúrgicos para mulheres trans, travestis e pessoas transfemininas". O Quadro 3 explicita algumas recomendações para o cuidado médico de neovaginas para mulheres trans e travestis.

Quadro 3 Recomendações para o cuidado de neovaginas para mulheres trans e travestis

Considerar exame vaginal anual para excluir tecido de granulação, vaginite ou evidência de malignidade e estenose vaginal.
Considerar uso regular de cremes acidificantes e probióticos contendo acidófilos se houver necessidade de reduzir o crescimento bacteriano.
Como a microbiologia das neovaginas é diferente, a escolha do antibiótico para os corrimentos neovaginais pode ser diferente da vaginose bacteriana em mulheres cis.
Na investigação de sangramento ou corrimento de uma neovagina derivada de sigmoide (enxerto intestinal), considerar o diagnóstico diferencial de infecção por desvio, atrofia de mucosa, doença inflamatória intestinal, trauma, pólipos, adenocarcinoma, sangramento pós-operatório e IST.
Na investigação de sangramento ou corrimento de uma neovagina derivada de inversão peniana, fazer diagnóstico diferencial com infecção, trauma, carcinoma de células escamosas, tecido de granulação, sangramento pós-operatório e IST.
Quando uma pessoa transfeminina apresenta-se com dor abdominal inferior, com ou sem febre, considerar o possível diagnóstico de perfuração neovaginal.
Para pessoas até 26 anos, oferecer imunização contra HPV, especialmente para mulheres trans e travestis que vivem com HIV.
Durante o rastreio de IST, pode-se considerar a coleta de amostras da uretra para Neisseria gonorrhoeae e Chlamydia para pessoas com alto risco.
Oferecer testagem para HIV, sífilis e hepatites quando apropriado.

Fonte: adaptado de US Preventive Services Task Force; 2020[49]; Cornelisse et al., 2017[55]; Ministério da Saúde, 2017[56].

CONSIDERAÇÕES FINAIS

O cuidado em saúde integral de mulheres trans e travestis envolve a percepção de todos os fatores associados a vulnerabilização e resiliência dessa comunidade. Alguns fatores protetores que interferem positivamente nos desfechos em saúde dessa população, devendo ser buscados pelos profissionais de saúde, são conectividade comunitária, suporte social de pares e familiares, orgulho identitário trans, esperança, otimismo, lidar positivamente ou com humor frente a situações adversas, autoestima coletiva, treinamento de profissionais para saúde trans, crenças espirituais, ativismo e responsabilidade social. É fundamental e urgente que o abismo entre as diversas demandas e especificidades de saúde dessas pessoas e a falta de conhecimento dos profissionais seja reduzido.

Apesar dos desafios e das divergências epistemológicas, o tema da transgeneridade continua provocando reflexões e questionamentos acerca dos paradigmas vigentes, ganhando projeção e espaço para ampliar os diálogos sobre como a cultura ocidental moderna vem integrando a noção de corpo, sexo, gênero, identidade e sexualidade, por meio de discussões teóricas, práticas clínicas e ações políticas.

Erros comuns	Como evitá-los
Utilizar de critérios como presença de pênis ou desejo para cirurgias como definidores da diferença entre mulheres trans e travestis.	A diferença entre mulheres trans e travestis está na autoatribuição identitária. Nesse caso, apesar das duas terem expressão de gênero feminina, é a própria biografia e os fatores socioculturais que se relacionam com a diferença dessas identidades, e não a aversão ou não à genitália.
Deixar de investigar os contextos de vulnerabilidade de mulheres trans e travestis.	Há situações de vulnerabilidade que são frequentes nas mulheres trans e travestis, associadas ao ostracismo social e transfobia. Profissionais de saúde devem acessar esses contextos e adequar a abordagem de forma a obter uma individualização do cuidado.
Não questionar mulheres trans e travestis sobre o uso de silicone líquido industrial.	Apesar de contraindicado, metade das mulheres trans e travestis faz uso do silicone líquido industrial. Faz parte do cuidado integral à saúde orientá-las sobre os riscos, realizar cuidados na perspectiva da redução de danos e tratar as possíveis complicações relacionadas.
Deixar de fazer as investigações necessárias para a prevenção de agravos em saúde, por não se encaixarem nas orientações e campanhas de rastreamento tradicionais.	As campanhas em saúde deveriam ser mais inclusivas para pessoas não cisgênero. As campanhas "outubro rosa" e "novembro azul" deveriam ser direcionadas às pessoas com mamas e pessoas com próstata, respectivamente, e não somente a mulheres e homens cis.

Material complementar

Filmes
- *Paris is burning* (direção: Jennie Livingston; 1990).
- *Alice Junior* (direção: Gil Baroni; 2019).
- *Uma mulher fantástica* (direção: Sebastián Lelio; 2017).

Série
- *Pose* (direção: Ryan Murphy, Janet Mock, Our Lady J, Steven Canals, Brad Falchuk; 2018)

Documentários
- *Laerte-se* (direção: Eliane Brum; 2017).
- *A Morte e a Vida de Marsha P. Johnson* (direção: David France; 2017).

Livros
- *A reinvenção do corpo: sexualidade e gênero na experiência transexual*, de Berenice Bento. Devires; 2018.
- *O corpo da roupa*, de Letícia Lanz. Transgente; 2015.

REFERÊNCIAS BIBLIOGRÁFICAS

1. Carvalho M, Carrara S. Towards a trans future?: contributions to a history of the travesti and transsexual movement on Brasil. Sexualidad, Salud y Sociedad (Rio de Janeiro). 2013;14:319-51.
2. Conselho Federal de Medicina. Resolução CFM n· 2.265/2019. Dispõe sobre o cuidado específico à pessoa com incongruência de gênero ou transgênero e revoga a Resolução CFM n. 1.955/2010. Brasil, 2020.
3. 3 - Teixeira FD. L'Italia dei Divieti: entre o sonho de ser europeia e o babado da prostituição. Cadernos pagu. 2008 Dec 1.
4. Khouri JKE. Uma investigação de aspectos psicodinâmicos da transexualidade por meio da Terapia Breve de Sandplay. Tese (Doutorado em Psicologia Clínica). São Paulo: Pontifícia Universidade Católica de São Paulo, 2020.
5. Whitlock BL, Duda ES, Elson MJ, Schwab PP, Uner OE, Wen S, et al. Primary care in transgender persons. Endocrinology and Metabolism Clin North Am. 2019.
6. Parker R, Camargo Jr KR. Pobreza e HIV/AIDS: aspectos antropológicos e sociológicos. Rio de Janeiro: Cad Saúde Pública. 2000;16(1):89-102.
7. Prates A. A Redução de Danos aplicada ao uso de silicone líquido e hormônios. In: Coelho MTAD, Sampaio LLP (orgs.). Transexualidades: um olhar multidisciplinar. Salvador: EDUFBA; 2014.
8. Transgender Europe (TGEU) and Carsten Balzer [homepage na internet] TvT research project Trans Murder Monitoring. 2016. Disponível em www.transrespect.org/en/research/trans-murder-monitoring/. Acesso em: 27 jul.2020.
9. Rego YL. Reflexões Sobre Afronecrotransfobia: políticas de extermínio na periferia. Humanidades & Inovação. 2019;6(16):167-81.
10. Witcomb GL, Claes L, Bouman WP, Nixon E, Motmans J, Arcelus J. Experiences and psychological wellbeing outcomes associated with bullying in treatment-seeking transgender and gender-diverse youth. LGBT health. 2019;6(5):216-26.
11. James SE, Herman JL, Rankin S, Keisling M, Mottet L, Anafi M. The Report of the 2015 U.S. Transgender Survey. National Center for Transgender Equality [Internet]; 2016 [cited 2020 Jun 13]. Disponível em: https://transequality.org/sites/default/files/docs/usts/USTS-Full-Report-Dec17.pdf
12. Bovo CM. Travestis e a polícia ao longo do tempo. Disponível em: http://www.justificando.com/2019/01/08/travestis-e-a-policia-ao-longo-do-tempo/. Acesso em: 01 nov.2020.
13. Souza MH, Malvasi P, Signorelli MC, Pereira PP. Violence and social distress among transgender persons in Santa Maria, Rio Grande do Sul State, Brazil. Cadernos de Saude Publica. 2015;31(4):767-76.
14. Reisner SL, Bailey Z, Sevelius J. Racial/ethnic disparities in history of incarceration, experiences of victimization, and associated health indicators among transgender women in the US. Women & Health. 2014;54(8):750-67.
15. Walker JK. Investigating trans people's vulnerabilities to intimate partner violence/abuse. Partner abuse. 2015;6(1):107-25.
16. Rede Brasil Atual. [homepage na Internet] Censo da população de rua não condiz com a realidade, criticam ativistas. (2020) Disponível em: https://www.redebrasilatual.com.br/cidadania/2020/01/censo-da-populacao-de-rua/. Acesso em: 27 jul.2020.
17. Associação Nacional de Travestis e Transexuais. [homepage na Internet]. Boletim.03/2020 (2020) Disponível em: https://antrabrasil.files.wordpress.com/2020/06/boletim-3-2020-assassinatos-antra.pdf. Acesso em: 27 jul.2020.
18. Silva JM, Ornat MJ. Intersectionality and transnational mobility between Brazil and Spain in travesti prostitution networks. Gender, Place & Culture. 2015;22(8):1073-88.
19. Roberts TK, Fantz CR. Barriers to quality health care for the transgender population. Clinical Biochemistry. 2014;47(10-11):983-7.
20. Costa AB, Filho HTDR, Pase PF, Fontanari AMV, Catelan RF, Mueller A, et al. Healthcare needs of and access barriers for Brazilian transgender and gender diverse people. Journal of Immigrant and Minority Health. 2016;20(1):115-23.
21. Zucchi EM, Barros CRDS, Redoschi BRL, Deus LFAD, Veras MASM. Bem-estar psicológico entre travestis e mulheres transexuais no Estado de São Paulo, Brasil. Cadernos de Saúde Pública. 2019;35(3).
22. Murad MH, Elamin MB, Garcia MZ, Mullan RJ, Murad A, Erwin PJ, et al. Hormonal therapy and sex reassignment: a systematic review and meta-analysis of quality of life and psychosocial outcomes. Clinical Endocrinology. 2010;72(2):214-31.
23. Bockting WO, Miner MH, Romine RES, Hamilton A, Coleman E. Stigma, mental health, and resilience in an online sample of the US transgender population. American Journal of Public Health. 2013;103(5):943-51.
24. Chinazzo IR, Lobato MIR, Nardi HC, Koller SH, Saadeh A, Costa AB. Impacto do estresse de minoria em sintomas depressivos, ideação suicida e tentativa de suicídio em pessoas trans. Ciência & Saúde Coletiva [Internet]. 2020 Jan [cited 2020Jun13]. Disponível em: http://www.cienciaesaudecoletiva.com.br/artigos/impacto-do-estresse-de-minoria-em-sintomas-depressivos-ideacao-suicida-e-tentativa-de-suicidio-em-pessoas-trans/17485?id=17485.
25. Rocha RMG, Pereira DL, Dias TM. O contexto do uso de drogas entre travestis profissionais do sexo. Saúde e Sociedade. 2013;22(2):554-65.
26. Ceccarelli PR. Inquilinos no próprio corpo: reflexões sobre as transexualidades. In: Coelho MTAD, Sampaio LLP (orgs.). Transexualidades: um olhar multidisciplinar. Salvador: EDUFBA, 2014.
27. Auer MK, Fuss J, Höhne N, Stalla GK, Sievers C. Transgender transitioning and change of self-reported sexual orientation. PLoS One. 2014;9(10):e110016.
28. Katz-Wise SL, Reisner SL, Hughto JW, Keo-Meier CL. Differences in sexual orientation diversity and sexual fluidity in attractions among gender minority adults in Massachusetts. J Sex Res. 2016;53(1):74-84.
29. Cardozo F. Performatividades de gênero, performatividades de parentesco: notas de um estudo com travestis e suas famílias na cidade de Florianópolis/SC. In: Grossi MP et al. (eds.). Conjugalidades, parentalidades e identidades lésbicas, gays e travestis. Rio de Janeiro: Garamond; 2012. p. 233-76.
30. Tornello SL, Bos H. Parenting intentions among transgender individuals. LGBT Health. 2017;4(2):115-20.
31. Auer MK, Fuss J, Nieder TO, et al. Desire to have children among transgender people in Germany: a cross-sectional multi-center study. J Sex Med. 2018;15(5):757–67.
32. Martinez F. Update on fertility preservation from the Barcelona International Society for Fertility Preservation-ESHRE-ASRM 2015 expert meeting: indications, results and future perspectives. Hum Reprod. 2017;32(9):1802-11.
33. Maraka S, Singh Ospina N, Rodriguez-Gutierrez R, et al. Sex steroids and cardio- vascular outcomes in transgender individuals: a systematic review and meta-analysis. J Clin Endocrinol Metab. 2017;102(11):3914-23.
34. Salvador J. Estudo de seguimento de cirurgia de redesignação sexual em transexuais masculino para feminino. Dissertação de Mestrado. Uni-

versidade Federal do Rio Grande do Sul (UFRS). Programa de Pós-Graduação em Ciências Médicas: Psiquiatria; 2014.
35. Getahun D, Nash R, Flanders WD, et al. Cross-sex hormones and acute cardio- vascular events in transgender persons: a cohort study. Ann Intern Med. 2018. Disponível em: https://doi.org/10.7326/M17-2785.
36. Stevenson MO, Tangpricha V. Osteoporosis and bone health in transgender persons. Endocrinology and Metabolism Clinics. 2019;48(2):421-7.
37. Baral SD, Poteat T, Strömdahl S, Wirtz AL, Guadamuz TE, Beyrer C. Worldwide burden of HIV in transgender women: a systematic review and meta-analysis. The Lancet infectious diseases. 2013;13(3):214-22.
38. Clark H, Babu AS, Wiewel EW, Opoku J, Crepaz N. Diagnosed HIV infection in transgender adults and adolescents: results from the National HIV Surveillance System, 2009–2014. AIDS and Behavior. 2017;21(9):2774-83.
39. Herbst JH, Jacobs ED, Finlayson TJ, McKleroy VS, Neumann MS, Crepaz N, HIV/AIDS Prevention Research Synthesis Team. Estimating HIV prevalence and risk behaviors of transgender persons in the United States: a systematic review. AIDS and Behavior. 2008;12(1):1-7.
40. Pre-Exposure Prophylaxis (PrEP), HIV Risk and Prev ention, HIV/AIDS, CDC. 2018. Disponível em: https://www.cdc.gov/hiv/risk/prep/index.html. Acesso em: 7 set. 2018.
41. INCA. Quem pode ser vacinado contra o HPV? [site da internet] Disponível em: https://www.inca.gov.br/perguntas-frequentes/quem-pode-ser-vacinado-contra-o-hpv. Acesso em: 01 nov.2020.
42. Ministério da Saúde. Nota Informativa nº 10/2018 - COVIG/CGVP/.DIAHV/SVS/MS. [site da internet] Disponível em: http://www.aids.gov.br/pt-br/legislacao/nota-informativa-no-102018-covigcgvpdiahvsvsms. Acesso em: 01 nov.2020.
43. Winter S, Diamond M, Green J, Karasic D, Reed T, Whittle S, et al. Transgender people: health at the margins of society. The Lancet. 2016;388(10042):390-400.
44. Hartley RL, Stone JP, Temple-Oberle C. Breast cancer in transgender patients: A systematic review. Part 1: male to female. Eur J Surg Oncol. 2018. Disponível em: https://doi.org/ 10.1016/j.ejso.2018.06.035.
45. US preventive services task force. [homepage na Internet] Final recommendation Statement: testicular cancer: screening (2020). Disponível em: https://www.uspreventiveservicestaskforce.org/uspstf/recommendation/testicular-cancer-screening. Acesso em: 21 jul.2020.
46. Chandhoke G, Shayegan B, Hotte SJ. Exogenous estrogen therapy, testicular cancer, and the male to female transgender population: a case report. J Med Case Reports. 2018;12(1):1-5.
47. Gooren L, Morgentaler A. Prostate cancer incidence in orchidectomised male to female transsexual persons treated with oestrogens. Andrologia. 2014;46(10):1156-60.
48. Deutsch MB (ed.). Guidelines for the primary and gender-affirming care of transgender and gender nonbinary people. University of California, San Francisco; 2016.
49. US preventive services task force. [homepage na Internet] Recommendations. (2020). Disponível em: https://www.uspreventiveservicestaskforce.org/uspstf/topic_search_results?topic_status=P. Acesso em: 21 jul.2020.
50. Things to know about tucking. [Internet]. Trans Care BC. [cited 2020]. Disponível em: http://www.phsa.ca/transcarebc/Documents/HealthProf/Tucking-Handout.pdf.
51. Pinto TP, Teixeira FDB, Barros CRDS, Martins RB, Saggese GSR, Barros DDD, et al. Silicone líquido industrial para transformar o corpo: prevalência e fatores associados ao seu uso entre travestis e mulheres transexuais em São Paulo, Brasil. Cadernos de Saúde Pública. 2017;33(7).
52. van der Sluis WB, Bouman MB, Gijs L, van Bodegraven AA. Gonorrhoea of the sigmoid neovagina in a male-to-female transgender. Int J STD AIDS. 2015;26(8):595-8.
53. Weyers S, Verstraelen H, Gerris J, Monstrey S, Santiago Gdos S, Saerens B, et al. Microflora of the penile skin-lined neovagina of transsexual women. BMC Microbiol. 2009;9:102.
54. van der Sluis WB, Bouman MB, Meijerink WJ, Elfering L, Mullender MG, de Boer NK, et al. Diversion neovaginitis after sigmoid vaginoplasty: endoscopic and clinical characteristics. Fertil Steril. 2016;105(3):834-9.e1.
55. Cornelisse VJ, Jones RA, Fairley CK, Grover SR. The medical care of the neovagina of transgender women: a review. Sexual Health. 2017;14(5):442-50.
56. Ministério da Saúde. Nota informativa n. 042, de 2017/DIAHV/SVS/MS. Reforça as recomendações e indicações da vacinação para o Papilomavírus Humano (HPV) em Pessoas Vivendo com HIV/AIDS (PVHA). Disponível em: http://www.aids.gov.br/sites/default/files/legislacao/2017/-notas_informativas_-prevencao/nota_informativa_no_042_2017_pdf_12078.pdf. Acesso em 01 nov.2020.

29
Homens trans

Miranda Lima
Andrea Hercowitz

 Aspectos-chave

- As barreiras de acesso e a demora para a implementação de políticas públicas para homens trans os coloca em situação de maior vulnerabilidade.
- Homens trans podem optar ou não por modificações corporais e de expressão de gênero, o que não interfere em sua identidade.
- Profissionais de saúde devem conhecer as especificidades da população de homens trans, como o uso de testosterona, packers, binders, para orientá-los adequadamente.
- Homens trans apresentam alta incidência de problemas de saúde mental, como consequência da discriminação, estigma e preconceito sofridos diariamente.
- A prevalência de câncer cervical é alta entre homens trans por conta da carência de orientações preventivas e falhas no rastreamento.

INTRODUÇÃO

Homens transexuais são aquelas pessoas designadas como sendo do sexo e gênero feminino ao nascimento, baseando-se na genitália e/ou órgãos reprodutivos e/ou cariótipo e que têm identidade de gênero masculina. Por serem considerados minoria dentro da população transgênero, homens trans costumam ter suas existências e vivências mais invisibilizadas do que mulheres trans. A possibilidade da identidade de gênero trans masculina ainda é desconhecida por muitas pessoas, por isso, frequentemente, homens trans se identificam para a sociedade inicialmente como mulheres lésbicas, até a percepção da diversidade de gênero.

> "Eu apenas pensei que algo estava errado comigo, como se eu não fosse uma boa lésbica... porque eu realmente era um homem, então nunca quis ser uma mulher. É assim que eu estava falhando como lésbica".
>
> Chaz Bono

HISTÓRICO

A transgeneridade foi vista de diferentes maneiras no decorrer da história, nas diversas culturas e sociedades do mundo. Apesar do termo transgeneridade ter surgido em meados do século XX, há relatos de povos que cultuavam divindades que pertenciam a mais de um gênero e de pessoas que tinham vivências de variabilidade de gênero desde pelo menos o século XII (ver Capítulo 3 – "Aspectos históricos da sexualidade humana e desafios para a despatologização"). Mesmo com a sua identificação ao longo da história, a identidade trans ainda é desconhecida e pouco validada por grande parte da população e, quando identificada, costuma estar associada às mulheres trans e travestis.

Despatologização na história recente

Em 2013, a 5ª versão do *Manual diagnóstico e estatístico de transtornos mentais* da Associação Psiquiátrica Americana (DSM-5) retirou a transexualidade de sua lista de doenças, mantendo apenas o sofrimento intenso relacionado à não identificação com o gênero designado ao nascimento, o que é hoje conhecido como disforia de gênero.

Em 2019, quando a Organização Mundial da Saúde (OMS) lançou a Classificação Estatística Internacional de Doenças e Problemas Relacionados à Saúde em sua 11ª edição (CID-11), a transgeneridade passou a ser considerada uma condição de saúde, em lugar de um transtorno, e nomeada de "incongruência de gênero". A descrição dessa condição é feita abrindo espaço para identidades trans não binárias, pois tem como critérios apenas a existência de marcante e persistente incongruência entre o gênero vivenciado individualmente e o sexo assinalado ao nascimento (e não necessariamente a identificação com o gênero "oposto").

Atenção à saúde do homem trans no Brasil

As políticas de saúde pública relacionadas aos cuidados à população trans no país datam do final do século XX e início do século XXI, priorizando inicialmente as mulheres trans, para apenas mais recentemente focar nos cuidados aos homens trans. É de 1997 a primeira Resolução do Conselho Federal de Medicina (CFM) que autoriza médicos a realizarem as cirurgias do processo de transição de gênero nos hospitais universitários, em caráter experimental. Em 2002, uma nova resolução retira o caráter experimental da neovulvovaginoplastia, mantendo-o para as cirurgias de redesignação sexual masculina.

O Processo Transexualizador do SUS foi instituído em 2008 e permitiu o acesso ao acompanhamento multiprofissional, à hormonização e às cirurgias para mulheres trans, porém levou 5 anos para que também fossem incorporados como usuários os homens trans e as travestis, o que aconteceu em 2013 (ver Capítulo 13 – "Processo Transexualizador do SUS")[1]. Somente em 2019 o Ministério da Saúde incluiu os procedimentos de vaginectomia e metoidioplastia na Tabela de Procedimentos, Medicamentos, Órteses, Próteses e Materiais Especiais do SUS. A neofaloplastia continua sendo permitida apenas como projeto de pesquisa.

PROCESSO DE TRANSIÇÃO DE GÊNERO

Pessoas transgênero podem querer fazer modificações na expressão de gênero e em seus corpos, mas nem todos buscam por isso, o que não os torna menos trans. A transgeneridade é uma questão de identidade, a transição de gênero é realizada para oferecer maior conforto para quem a deseja (ver Capítulo 51 – "Cuidados no processo de transição de gênero").

A leitura social que é feita de uma pessoa trans pelos demais e que lhes confere a possibilidade de se "passar socialmente" por uma pessoa cis é conhecida como "passabilidade". Esse termo é utilizado para descrever aqueles que, por sua aparência, acabam sendo vistos socialmente como pessoas cisgênero. Quanto maior a chance de ser "confundido" com alguém cis, mais "passável" a pessoa é considerada[2]. O termo surgiu na primeira metade do século XX, dentro do movimento negro dos Estados Unidos, sendo usado para descrever pessoas negras de pele mais clara que podiam ser vistas na sociedade como brancas e, assim, receberem os privilégios desse reconhecimento[2]. Pessoas transgênero consideradas mais "passáveis" podem sofrer menos com a transfobia no seu dia a dia, pois passam a receber alguns privilégios das pessoas cis. No entanto, nenhuma pessoa trans, por mais "passável" que seja, está imune à discriminação por conta de sua condição, e a busca desenfreada por essa "passabilidade total" também tem consequências em saúde mental.

Transição social

A transição social é compreendida pela mudança na forma de se identificar socialmente em relação ao gênero. Pode incluir, além do uso do nome social, mudanças nas roupas e no aspecto físico sem a intervenção com hormônios e cirurgias. Nesse processo, alguns homens trans podem recorrer ao uso de alguns acessórios e dispositivos para sentirem-se mais confortáveis no desempenho do papel de gênero masculino e/ou com seus corpos. Vale ressaltar que nem todo homem trans se utiliza desses dispositivos (ver Capítulo 16 – "Transição social de gênero"), alguns não gostam, outros não se adaptam e há aqueles que não sentem a necessidade ou já fizeram as modificações cirúrgicas desejadas. Deve-se sempre levar em conta a importância do uso desses acessórios em suas vidas ao orientar sobre os riscos do seu uso. Cabe ao profissional de saúde que for abordar o tema fazê-lo de forma individualizada, questionando sobre a sua vivência de forma respeitosa e focada no auxílio em saúde.

Acessórios e dispositivos

Packers

São próteses penianas móveis, geralmente feitas em silicone ou borracha, que podem ter ou não uma aparência próxima à de um pênis e de testículos. Algumas assemelham-se muito com esses órgãos também na funcionalidade, tendo, por exemplo, mecanismos de bombeamento para promover uma ereção da prótese (ver Figura 1)[3].

Um dos objetivos dos *packers* é dar volume na região da genitália. Alguns proporcionam a micção em pé (ver orientações no Quadro 1), possibilitando a utilização de mictórios em banheiros masculinos, pela existência de uma área afunilada, que funciona como um pequeno reservatório, e um canal que atravessa a parte peniana da prótese. Muitos homens trans usam o *packer* para se sentirem mais confiantes e seguros em situações sociais diversas ou por questões estéticas.

Podem ser usados também para prática sexual, seja para promover penetração ou receber sexo oral, seja na masturbação. Para esse fim, são usados com uma cinta ou outro dispositivo que o prenda ao corpo e, por vezes, com hastes rígidas, igualmente mó-

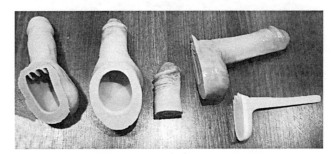

Figura 1 *Packers*.

Quadro 1 Orientações para urinar de pé com *packer*

Conhecer o corpo e a localização da uretra
Treinar primeiro em casa, antes de tentar fazê-lo fora
Fortalecer os músculos pélvicos com exercícios diários de contração e relaxamento
Se necessário ampliar o orifício de seu *packer*
Usar cuecas com orifício central
Usar calças largas
Urinar antes de sentir urgência miccional

Fonte: Transguy Supply[4]

veis, colocadas em seu interior para dar-lhes capacidade penetrativa. Existem próteses desenvolvidas especificamente para o uso na masturbação do clitóris, prendendo-se a ele por pressão/sucção. Quando utilizado para relações sexuais, deve ser orientado o uso de preservativo e de higienização adequada.

Os modelos mais tecnológicos e realísticos têm alto custo, portanto, de difícil acesso à maior parte da população, sendo a maioria só encontrada fora do país. Nos últimos anos, o mercado nacional tem se especializado na produção de produtos voltados para os homens trans, com boa qualidade e custos mais baixos.

Binders

São faixas elásticas que, colocadas em torno do tórax, têm o objetivo de diminuir o volume das mamas e, dessa forma, torná-las menos visíveis, dando ao peitoral uma aparência masculina típica. Para o mesmo fim, algumas pessoas usam ataduras, esparadrapos e faixas autocolantes, estas com mais riscos e limitações do que o *binder*, devendo, portanto, ser evitadas (ver Figuras 2 e 3)[5].

Esses dispositivos podem ser de uso bem desconfortável, principalmente para aqueles que possuem mamas volumosas, porém promovem benefícios psicológicos e sociais ao estimularem a autoconfiança e melhora da autoestima. No entanto, seu uso por tempo prolongado pode acarretar problemas respiratórios, com diminuição da capacidade de expansão pulmonar, e de pele, relacionados ao atrito, umidade local e limitação da aeração da pele (ver Quadro 2).

Um estudo com 1.800 homens trans que faziam uso de *binders* reportou que 97% dos participantes tiveram pelo menos um desfecho negativo associado, 60% disseram que o profissional de saúde reagiu negativamente ou negligenciou o seu uso e 82% acreditavam ser importante ter uma conversa com o profissional sobre seu hábito de uso[5]. Os problemas associados ao uso de *binder* podem ser observados no Quadro 3.

Modificações corporais

Homens trans podem desejar mudanças corporais, as quais podem ser adquiridas com o uso de hormônios e por meio de procedimentos cirúrgicos. Existem protocolos a serem seguidos antes, durante e depois dos procedimentos que devem ser conhecidos por todos os profissionais de saúde. Para mais detalhes, ver Seção IX, "Modificações corporais".

Hormônios

Para adquirir características consideradas masculinas, homens trans e pessoas não binárias podem recorrer ao uso da testosterona. Esse procedimento deve ser acompanhado regularmente por profissional habilitado, de acordo com a Resolução CFM n. 2265/2019[8] (ver Capítulo 53 – "Hormonização em adultos").

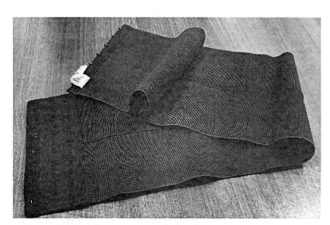

Figura 2 *Binders.*

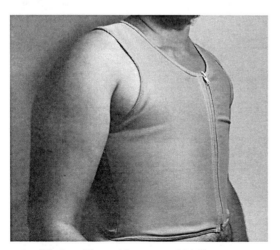

Figura 3 *Binders.* Fonte: Hypeness, 2016[6].

Quadro 2 Orientações para o uso do *binder*

Evite usar fitas adesivas e bandagens	Podem lesar a pele e causar problemas osteomusculares
Utilize no máximo por 8 a 12 horas ao dia e não use para dormir. Se possível, programe um dia livre do uso.	O uso excessivo pode causar lesões cutâneas, problemas respiratórios e osteomusculares
Use no tamanho adequado	*Binders* já são justos, se pequenos, causam desconforto e lesões cutâneas e osteomusculares
Areje-o	A umidade pode causar lesões e infecções de pele
Use com uma camiseta fina por baixo ou um talco para corpo	Isso evita o atrito, a umidade e protege a pele
Lave-o manualmente com regularidade	Isso ajuda a diminuir as agressões à pele
Evite que fique enrolado na cintura	Isso pode machucar. Uma solução é costurar um tecido na parte de baixo que possa ser preso na calça.

Fonte: Callen-Lorde, 2020[7].

Quadro 3 Problemas associados ao uso do *binder*

Dor torácica	Dispneia	Infecções e alterações de pele
Dor no ombro	Tontura	Infecções respiratórias
Dor lombar	Azia	Fadiga
Fratura e deformidade de costelas	Tosse	Dor abdominal
Deformidade de coluna	Limitação de ombros	Alterações mamárias
Parestesia	Problemas digestivos	Sudorese
Calor excessivo	Prurido	Atrofia muscular
Cefaleia	Problemas de assoalho pélvico	Restrição da expansão torácica

Fonte: Peitzmeier, 2017[5].

O uso de testosterona acarreta diversas mudanças físicas, como aumento dos pelos do corpo, ganho de musculatura e engrossamento da voz, e afeta também o campo da sexualidade. Homens trans em hormonização rapidamente sentem essas alterações. A testosterona tende a aumentar a libido e a concentrar as áreas erógenas na genitália e no clitóris e a sensação de orgasmo pode se tornar mais intensa e concentrada no genital. É recomendável que a pessoa em uso de testosterona seja estimulada a explorar o próprio corpo sozinha ou com sua parceria sexual, em busca do autoconhecimento[3]. Algumas pessoas podem apresentar mudanças no desejo e na orientação sexual, possivelmente decorrente tanto da ação hormonal direta como por mudanças da autopercepção e significado dos relacionamentos. Alterações no comportamento também podem ser percebidas, com aumento da impulsividade e agressividade.

Cirurgias

Os procedimentos cirúrgicos para pessoas trans incluem as cirurgias de redesignação sexual (metoidioplastia e faloplastia), mamoplastia masculinizadora e cirurgias faciais (ver Capítulo 55 – "Procedimentos cirúrgicos para homens trans e pessoas transmasculinas"). Outras cirurgias já utilizadas para mulheres cis também podem ser procuradas para reduzir o desconforto com a genitália, como aquelas para redução dos lábios internos. É importante que a pessoa esteja ciente de todos os riscos e benefícios antes de tomar a decisão de realizar a cirurgia. Recomenda-se o autoconhecimento do corpo e a busca por diferentes formas de prazer como forma melhorar a satisfação sexual[9].

O Conselho Federal de Medicina, em sua Resolução n. 2.265/2019, descreve como contraindicações psiquiátricas para os procedimentos cirúrgicos apenas transtornos mentais graves, como transtornos psicóticos graves, transtornos de personalidade graves, retardo mental e transtornos globais do desenvolvimento graves[8].

CUIDADO INTEGRAL À SAÚDE

Para um cuidado integral à saúde dos homens trans é necessário conhecer suas vivências, especificidades e agravos de saúde. Eles frequentemente experimentam situações de preconceito, desconhecimento a respeito de suas existências e transfobia, seja no núcleo familiar, no ambiente escolar ou de trabalho ou na vida social. Em decorrência de suas vivências, apresentam altos índices de problemas em saúde física e mental.

Pessoas trans podem chegar aos serviços de saúde com experiências anteriores negativas, decorrentes de violências, causadas por preconceito ou por despreparo da equipe local. Por conta disso, grande parte evita as consultas de rotina, procurando profissionais de saúde somente em caso de extrema necessidade. Nessas situações, podem apresentar postura defensiva ou agressiva. O bom atendimento se inicia com um ambiente inclusivo, que tenha sinalizações de respeito à diversidade sexual e de gênero, com o uso do nome social e dos pronomes adequados. Anamnese e exame físico devem ser realizados de forma respeitosa e baseada na ética profissional de cada especialidade, garantindo-se o direito à confidencialidade, privacidade e sigilo (ver Capítulo 21 – "Anamnese e exame físico: comunicação afirmativa").

SITUAÇÕES DE VIOLÊNCIA

Bullying

A incidência de *bullying* entre pessoas trans é bastante elevada. Estudo realizado em 2019 demonstrou que 46,2% das pessoas trans já sofreram algum tipo de *bullying*. Dentre estes, 63,3% relatam ter sido por sua aparência física, 46,4% por sua expressão de gênero e 28,4% por sua orientação sexual[8]. No Brasil, estima-se que 82% dos jovens transexuais e travestis abandonem a escola, sendo a violência nesse ambiente o principal motivo pela evasão. Isso gera impactos importantes para sua saúde mental e seu futuro profissional[10].

Violência doméstica

Pessoas LGBTQIA+ vivem experiências de violência em diversos ambientes no decorrer de suas vidas, desde a escola, trabalho, na rua e no núcleo familiar, com uma incidência maior na população transgênero (ver Capítulo 23 – "Abordagem da violência na prática clínica"). Situações de violência doméstica podem ser de difícil detecção pelos profissionais de saúde, sendo um importante agravante das doenças mentais, uso e abuso de substâncias e práticas sexuais de maior risco. Uma metanálise com 49.966 pessoas transgênero observou 37,5% de prevalência na vida em relação à de violência física e 25% da sexual[11].

Estudo com 150 homens trans mostrou que 38,9% já sofreram pelo menos um episódio de violência doméstica na vida e 10,1% o tiveram no último ano, entre eles serem obrigados a viver no gênero que não lhes agrada ou serem obrigados a parar a transição, serem forçados a permanecer no relacionamento, pressionados pela fala de que ninguém mais ficaria com um homem trans, serem chantageados sob o risco de revelarem sua identidade de gênero e terem elementos relacionados à transição destruídos, como hormônios, *packers, binders* e roupas[12]. Cerca de 25% das vítimas desse tipo de violência não percebem a situação e cabe aos profissionais de saúde ajudarem na sua identificação e oferecer suporte.

Violência sexual

Um levantamento com estudantes trans norte-americanos revelou que 12% deles sofreram violência sexual no ambiente escolar[13]. Levantamento do US transgender em 2015 demonstrou que 47% dos entrevistados sofreram violência sexual ao longo da vida, aumentando para 53% entre as pessoas trans negras[14].

Homens trans são alvo frequente do chamado estupro corretivo, abuso sexual realizado com o discurso de "correção da identidade de gênero". Na maioria das vezes é realizado por um ou vários membros da família. Por ocorrer no ambiente familiar, por isso, muitas vezes a vítima não denuncia e não compartilha seu sofrimento, desencadeando graves repercussões em sua saúde mental. Foi detectado que 64% das pessoas trans que sofreram abuso sexual tentaram o suicídio[13].

Em 2018, foi sancionada no Brasil a Lei n. 13.718, na qual o estupro corretivo passa a ser considerado crime contra a liberdade sexual, o que aumenta a pena de condenados em até dois terços[15].

Estresse de minorias

A teoria do estresse de minorias postula que as disparidades se originam no clima social estigmatizante ao qual os grupos minoritários estão expostos. E que, por isso, há um funcionamento neuroendócrino e psicológico modificado que leva a maiores chances de consequências negativas em saúde mental[16]. A exposição continuada a estressores específicos da população trans estaria relacionada a maior risco de transtornos ansiosos, depressivos, de uso de substâncias e tentativas suicidas[17].

Estressores sociais direcionados à população trans são: vitimização por gênero, rejeição por gênero, discriminação por gênero e não confirmação de identidade. Postula-se que eventos de preconceito social podem gerar processos internos e subjetivos de estresse de minorias, como transfobia internalizada, expectativas de rejeição e ocultação de identidade de gênero[18].

Transfobia internalizada

Caracteriza-se pela culpa e baixa autoestima resultantes de vitimização, rejeição e discriminação relacionadas ao gênero, levando a uma autoavaliação negativa de ser transgênero e, por fim, a autoaversão[19]. Tanto a transfobia internalizada como a transfobia aplicada por terceiros colaboram para o aumento do risco de transtornos mentais nessa população. Pessoas trans têm maiores índices de transtornos ansiosos, depressivos e por uso de substâncias, comportamentos irritáveis, sentimentos de raiva e/ou ressentimento, insegurança e baixos índices de autoestima e maiores taxas de tentativas de suicídio.

SAÚDE MENTAL

Estudos têm mostrado que o maior risco para transtornos mentais não está ligado diretamente à condição trans, mas sim à resposta social que essas pessoas vivenciam[20,21]. A não aceitação social de suas identidades, a impossibilidade de vivenciá-las, os diversos tipos de violência, a exclusão social (incluindo a ocorrida no sistema de saúde) e a marginalização são fatores preponderantes para essa posição de vulnerabilidade. Pessoas trans vivenciam ao longo de suas vidas frequentes situações de preconceito, estigmatização e violência. A discriminação é o principal fator desencadeante dos problemas de saúde mental, enquanto resiliência, aceitação e suporte social são os fatores protetores[22].

A estigmatização é muito comum e impacta diretamente a saúde mental das pessoas transgênero, por meio da vitimização direta (como agressão sexual, física e/ou verbal, discriminação, *bullying*) e indireta, via internalização do estigma e transfobia[23].

Estudo com 150 homens trans demonstrou incidência de 42,2% de sintomas de estresse pós-traumático nos últimos 30 dias, 25,7% de depressão nos últimos 7 dias, 31,1% de ansiedade nos últimos 7 dias e autolesão não suicida nos últimos 12 dias. Nessa amostra, 14,7% apresentavam duas coocorrências, enquanto 13,3% tinham três. Pode-se concluir que os fatores relacionados com agravos em saúde mental são desemprego, baixa renda, baixa escolaridade, viver situações de discriminação e violência diariamente. Por outro lado, estar em uma relação estável, ter idade avançada e resiliência pessoal são fatores protetores[24].

Transtorno de estresse pós-traumático (TEPT)

Por estarem mais expostas a eventos traumáticos ao longo da vida, pessoas trans apresentam alta incidência de TEPT, oscilando entre 18% e 61% na literatura[22]. Os fatores associados ao estresse pós-traumático em homens trans são desemprego, ter sofrido violência doméstica alguma vez na vida e discriminação no último ano. Ter uma parceria estável é considerado um fator de proteção. Muitos homens trans relataram em pesquisa terem tido no último mês pesadelos relacionados ao trauma, que evitaram situações que pudessem fazê-los lembrar do momento traumático, ficaram constantemente em alerta ou se assustaram facilmente e sentiram-se isolados mesmo no meio de um grupo de pessoas[24] (ver Capítulo 45 – "Síndromes depressivas e ansiosas").

Síndromes depressivas e ansiosas

São desencadeantes de depressão a baixa escolaridade e ter sofrido discriminação nos últimos 12 meses, e o principal fator protetor é o alto grau de resiliência. Em pesquisa que encontrou incidência de depressão em 25,7% dos homens trans, foram relatados sentimentos de solidão e de menos valia[24].

Com relação à ansiedade, estudos mostram que a população trans tem uma prevalência de sintomas três vezes maior que a cisgênero, e que a incidência é maior nos homens do que nas mulheres. Os fatores agravantes são a baixa renda familiar anual e ter vivido discriminação nos últimos 12 meses. Como na depressão, a resiliência é um fator protetor. Com incidência de 31% na população estudada, homens trans entrevistados referem terem se sentido amedrontados e ansiosos nos últimos 7 dias[24] (ver Capítulo 45 – "Síndromes depressivas e ansiosas").

Autolesão não suicida (ALNS)

Entende-se por autolesão não suicida o ato de se arranhar, cortar, queimar, bater, entre outros. Apesar de não ter a intenção de morte, sabe-se que o envolvimento nesse tipo de ação é um dos maiores preditores do risco de suicídio[25].

Estudos mostram uma prevalência elevada de ALNS em pessoas trans, sendo que os homens têm incidência duas vezes maior do que as mulheres[26]. E a frequência ao longo da vida é de 46,6%[27]. Ter vivenciado discriminação no último ano é um fator de piora da incidência de ALNS em homens trans, enquanto ter uma idade mais avançada e resiliência são fatores protetores (ver Capítulo 46 – "Suicídio e autolesão não suicida")[24].

Suicídio

Estima-se que cerca de 40% da população transgênero já tentou suicídio ao menos uma vez durante a vida, valor muito superior ao da população geral, que gira em torno de 3% no mundo e 4,6% nos Estados Unidos. Essas taxas também são bem superiores das que aparecem entre cis lésbicas, gays e bissexuais que relatam ter tentado suicídio: 10% a 20% deles[28,29].

Entre toda a população trans, os que apresentam maior risco para o suicídio são os homens trans. Um estudo com adolescentes trans mostrou uma taxa de 14% de tentativas de suicídio, mas quando se observa somente a população de homens trans, a incidência sobe para 50,8%. Questões relacionadas à diminuição da "passabilidade" e piora da disforia de gênero podem estar conectadas, pois a puberdade provoca o aparecimento das mamas e o início das menstruações, o que tende a agravar o desconforto com o corpo[30]. O uso da testosterona também pode estar associado a esse comportamento, principalmente no início de suas aplicações, em razão do possível aumento da impulsividade e da agressividade (ver Capítulo 46 – "Suicídio e autolesão não suicida").

SAÚDE FÍSICA

Cuidados com a hormonização

A hormonização com testosterona não é isenta de risco. Existe risco de policitemia e eritrocitose, risco moderado para disfunções hepáticas, doença cardiovascular (redução de HDL e elevação de LDL) e hipertensão. Por isso, no primeiro ano de uso do hormônio, recomenda-se avaliação trimestral e, após esse período, uma a duas vezes ao ano. Pessoas com doenças metabólicas, tais como síndrome metabólica, obesidade, hiperlipidemia, intolerância à glicose e síndrome dos ovários policísticos, não apresentam contraindicações absolutas para o uso de testosterona, mas devem ser avaliadas atentamente. O mesmo acontece com portadores de enxaqueca, que, caso tenham suas crises agravadas, podem receber doses menores do hormônio e optar pela aplicação transdérmica, que possui menos efeitos colaterais[3].

Efeitos da hormonização na pele e anexos podem causar incômodo para homens trans, tais como acne e alopecia androgênica. A acne tende a ser pior no primeiro ano de administração da testosterona, com tendência a melhorar após esse período. A alopecia androgênica está muito relacionada à tendência familiar e o início da perda de cabelos ocorre após 6 meses do início da medicação[31]. Ambas as situações devem ser tratadas da mesma forma que na população geral, com atenção especial ao uso de isotretinoína, em razão do risco de somatória dos efeitos das medicações na hepatotoxicidade (ver Capítulo 56 – "Acompanhamento multiprofissional das modificações corporais em pessoas trans").

O protocolo de rastreamento para osteoporose deve ser o mesmo de mulheres cis, porém, nas pessoas que fizeram gonadectomia e suspendem ou reduzem o uso da testosterona, preconiza-se a realização de densitometria óssea antes dos 50 anos de idade[3].

O processo de transição de gênero está associado ao risco de infertilidade tanto pelo uso da testosterona quanto de cirurgias como histerectomia e/ou salpingooforectomia. Por isso, o tema deve ser sempre abordado previamente e, caso haja interesse, é recomendada a criopreservação de gametas, embriões ou de tecido ovariano[32].

Gravidez em homens trans

Homens trans podem desejar engravidar e, para isso, suspendem o uso da testosterona temporariamente para esse fim. Não há um tempo estabelecido para o retorno dos ciclos ovulatórios após a suspensão da hormonização e as investigações para avaliar a volta da fertilidade e possível reprodução assistida podem ser bastante incômodas para eles, pois, além da suspensão do hormônio e da diminuição de seus efeitos no corpo, exigem a realização de ultrassonografias e outros exames transvaginais e estimulação estrogênica de ovários[32].

Pesquisas sugerem que algumas pessoas trans masculinas em uso de testosterona por tempo prolongado rompem a supressão hormonal e podem voltar a ovular[33]. Um estudo com 41 homens trans que engravidaram detectou que 68% deles planejaram a gestação, sendo que 61% tinham feito uso prévio de testosterona. Quase metade das gestações em pessoas que não usavam hormônios e 24% das que usavam foram não planejadas. A evolução das gestações foi semelhante, sem maiores intercorrências em nenhum dos grupos[34]. Diante desses dados fica evidente a necessidade do debate sobre contracepção mesmo para aqueles que usam a testosterona, com base nas especificidades de cada indivíduo (ver Capítulo 37 – "Saúde reprodutiva e contracepção").

Situação da prática	Sugestão de abordagem
Homem transgênero, fez hormonização com testosterona por cerca de 1 ano e está sem uso de hormônio há 6 meses. É gay e está em um relacionamento estável com um homem cis, mas não gosta de ser penetrado. Busca orientação sobre prevenção de IST. Além disso, tem mamas volumosas e apresenta lesões infectadas de pele na região axilar originadas pelo uso constante de binders. Está morando de favor na casa de um amigo, cuja família desconhece sua condição transgênero.	O profissional deve orientar sobre o uso correto do binder e suas implicações nas lesões de pele. Deve respeitar a opinião do indivíduo e não o julgar caso opte por manter o seu uso, reconhecendo que o paciente pode não se sentir à vontade para ser reconhecido como trans. Orientar sobre o uso de preservativo tanto na prática sexual oral-genital quanto no caso de utilização de próteses penianas. Orientar sobre o risco da perda da capacidade reprodutiva com a hormonização e explicar a possibilidade de preservação e o risco de gestação indesejada.

Dor pélvica

A dor pélvica e após orgasmo é uma queixa comum em homens trans que iniciaram a hormonização e tiveram a suspensão dos ciclos menstruais, sendo a principal causa da busca pela histerectomia. Até o momento sua gênese não está esclarecida, sendo multicausal. É importante considerar os efeitos da testosterona, como modificações metabólicas e/ou alterações do assoalho pélvico, que provocariam espasmos locais. Para aqueles que fizeram cirurgias de redesignação sexual, a dor pode ser secundária a aderências ou neuropatias. O profissional de saúde deve aventar a possibilidade de endometriose e de alterações ovarianas, como cistos, naqueles que não realizaram a gonadectomia[35].

IST

As barreiras de acesso aos serviços de saúde fazem com que homens trans evitem as consultas rotineiras, tornando falho o rastreamento para doenças como IST (ver Capítulo 19 – "Acesso e organização dos serviços de saúde"). Campanhas de prevenção em saúde são focadas na população cisgênero, sendo pouco inclusivas aos homens trans, mesmo que eles tenham vagina, útero, ovários e mamas.

Poucos profissionais abordam a temática de práticas sexuais, deixando de orientar sobre os cuidados adequados com os acessórios sexuais e *packers*, que devem ser preferencialmente de uso individual e higienizados corretamente (ver Capítulo 39 – "Cuidados com acessórios sexuais"). Muitos homens trans relatam o uso diário ou quase diário de *packers* como forma de se sentirem mais confiantes e seguros, diminuindo o medo de sofrer alguma discriminação ao serem percebidos como trans. O uso desses dispositivos por tempo prolongado pode aumentar a umidade local, facilitando o aparecimento de enfermidades, como as infecções fúngicas.

A atrofia do epitélio vaginal provoca a fragilidade da mucosa com quebra da barreira e a alteração da flora e imunidade local, o que pode aumentar a predisposição à vaginose bacteriana, vaginites, cervicites e cistites. Queixas como irritação vaginal, ardência, secura e dispareunia devem ser investigadas[3].

Câncer cervical

Apesar de muitos profissionais da saúde sugerirem a histerectomia com ou sem salpingooforectomia como forma de prevenção do câncer cervical, mais da metade dos homens trans não a realiza[36].

A principal causa de câncer de colo de útero é a infecção prévia por HPV. A vacinação, o rastreamento e o tratamento das lesões causadas por esse vírus são as principais medidas preventivas. Homens trans apresentam risco elevado de câncer de colo útero por diversos motivos, entre eles o pouco acesso aos centros de saúde, a baixa frequência de visitas aos profissionais de saúde, provocadas por vivências anteriores relacionadas à violência institucional, o desconforto com o exame ginecológico, a associação do exame de Papanicolau com a feminilidade e a presença de disforia de gênero[37]. Alguns comportamentos sexuais podem elevar esse risco, como ter múltiplas parcerias, práticas de sexo vaginal ou anal receptivo sem o uso de preservativos e outras IST (ver Capítulo 40 – Prevenção e cuidados das doenças crônicas")[36].

Uma solução encontrada em alguns países para um rastreamento mais amplo foi implementar a autocoleta, disponibilizando o exame para coleta domiciliar, porém um estudo demonstrou diferenças significativas nos resultados em relação ao rastreamento realizado por profissionais de saúde[38]. Um estudo demonstrou incidência semelhante entre homens trans e mulheres cis que fizeram o autoexame, com positividade para HPV de alto risco para câncer em torno de 16%.

O uso de testosterona por tempo prolongado pode causar atrofia de parede vaginal, o que, além de ocasionar dificuldades na coleta, aumenta as chances de resultados inadequados. Pode-se indicar o uso de estriol ou estradiol local nas apresentações em gel, óvulos ou creme, durante 2 meses antes da coleta, para alívio do desconforto[36].

Câncer de mama

Homens trans que não realizaram a mamoplastia masculinizadora têm os mesmos riscos de câncer de mama que mulheres cis e devem realizar o rastreamento de forma semelhante. Para aqueles que realizaram a cirurgia, o risco teórico é menor, mas ainda faltam maiores estudos conclusivos a respeito[31]. O risco de câncer de mama em tecido mamário residual é desconhecido e o risco familiar deve ser avaliado. Caso sejam necessários exames de imagem, sugere-se ultrassonografia ou ressonância magnética, pela dificuldade técnica da realização da mamografia[3] (ver Capítulo 40 – "Prevenção e cuidados às doenças crônicas").

A hormonização não aumenta o risco de câncer de mama quando se compara essa incidência com homens trans que não a utilizam ou mulheres cis, devendo ser recomendado o rastreamento para homens trans em uso de testosterona de acordo com as diretrizes para mulheres cis[39].

Câncer de endométrio

Apesar do risco teórico de hiperplasia ou câncer de endométrio relacionado ao uso da testosterona e consequente à sua aromatização em estrógenos, apenas um caso foi descrito na literatura. Avaliação histológica de endométrios após histerectomia em homens trans em hormonização mostrou atrofia de endométrio em cerca de 45% dos casos. Portanto, não há evidência de rastreamento rotineiro com ultrassonografia pélvica. Nos casos de sangramentos inesperados em pacientes que já estavam em amenorreia, sugere-se a investigação[3].

Câncer de ovário

Apesar dos principais protocolos mundiais citarem um risco elevado para esse tipo de câncer em homens trans que fazem uso de testosterona, estudos recentes sobre morbidade e mortalidade dessa população sugerem que esse risco é semelhante ao das mulheres cis, com achados anatomopatológicos de hiperplasia ovariana, na grande maioria das vezes com aspecto policístico, mas sem malignidade[40].

Para aqueles que não fizeram a ooforectomia, recomenda-se a realização de ultrassonografia de acordo com risco familiar e pessoal. Caso tenham realizado a vaginectomia e mantido um ou os dois ovários, a via de acesso do exame deverá ser abdominal ou transretal[3].

CONSIDERAÇÕES FINAIS

O cuidado em saúde dos homens trans merece atenção especial na humanização do atendimento, sem reduzi-los a questões de gênero, mas compreendendo-as como fatores relevantes em suas vidas. O profissional de saúde deve basear-se no respeito e na busca da compreensão das demandas desses indivíduos, com o objetivo de melhorar a saúde e a qualidade de vida dessa população.

Medidas como a redução das barreiras de acesso, tornar as campanhas preventivas mais inclusivas, orientar ações como vacinação, exames de rastreamento e cuidados específicos de acordo com a necessidade de cada pessoa são capazes de minimizar as disparidades em saúde da população de homens trans. Profissionais de saúde devem se envolver no estímulo à diminuição da discriminação, expansão do suporte social e promoção de resiliência, colaborando com o combate do estigma, principal fator de risco para problemas de saúde mental de homens trans.

Erros comuns	Como evitá-los
Passar a considerar um indivíduo como trans ou no gênero no qual se identifica somente após a hormonização ou realização de cirurgias de afirmação de gênero.	Compreender que identidade de gênero não tem relação com mudanças na expressão de gênero e modificações corporais.
Julgar e contraindicar o uso de acessórios e dispositivos como packers e binders por desconhecimento.	Homens trans que sintam necessidade de usar esses acessórios e dispositivos apresentam melhora no desconforto com relação à sua expressão de gênero e devem receber orientações quanto ao seu uso correto.
Atender homens trans sem fazer rastreamento para possíveis situações de violência.	Homens trans vivenciam frequentemente situações de violência que podem impactar em sua condição de saúde física e mental. Ignorá-las pode ocasionar maiores agravos e desfechos negativos.
Não incluir os homens trans com colo de útero nos rastreamentos para prevenção de câncer cervical.	Homens trans têm pouca adesão espontânea ao rastreamento para câncer cervical, devendo o profissional de saúde estimulá-lo a fazê-lo, respeitando suas dificuldades e restrições.

Material complementar

Documentário
- *Becoming Chaz* (direção: Fenton Bailey, Randy Barbato; 2011).

Canal no Youtube®
- Transdiário - Luca.

Filme
- *Meu nome é Ray* (direção: Gaby Dellal; 2015).

Livros
- *Transition: the story of how i became a man*, de Chaz Bono. Dutton; 2011.
- *Viagem solitária: memórias de um transexual 30 anos depois*, de João W Nery. Leya; 2011.
- *Testo junkie*, de Paul B. Preciado. N-1 Edições; 2008.

Cartilha
- Ministério da Saúde, Secretaria de Vigilância em Saúde, Departamento de Vigilância, Prevenção e Controle das Infecções Sexualmente Transmissíveis, do HIV/Aids e das Hepatites Virais. Homens trans: vamos falar sobre prevenção de infecções sexualmente transmissíveis?. Brasília: Ministério da Saúde; 2019.

REFERÊNCIAS BIBLIOGRÁFICAS

1. Associação Nacional de Travestis e Transexuais. Como acessar o SUS para questões de Transição? [site]. Disponível em: https://antrabrasil.org/2020/07/27/como-acessar-o-sus-para-questoes-de-transicao/. Acesso em: 24 out.2020.
2. Martinelli F, Queiroz T, Araruna ML, Mota B. Entre o Cisplay e a passabilidade: Transfobia e regulação dos corpos trans no mercado de trabalho. Revista Latino-americana de Geografia e Gênero. 2018;9(2):348-364.
3. UCSF Transgender Care. Department of Family and Community Medicine, University of California San Francisco. Guidelines for the Primary and Gender-Affirming Care of Transgender and Gender Nonbinary People. 2.ed. Deutsch MB (ed.). Jun 2016. Disponível em: https://transcare.ucsf.edu/sites/transcare.ucsf.edu/files/Transgender-PGACG-6-17-16.pdf. Acesso em: 23 out.2020.
4. Transguy Supply. 11 essential stp packer tips. Disponível em: https://transguysupply.com/blogs/news/stp-packer-tips. Acesso em: 26 out.2020.
5. Peitzmeier S, Gardner I, Weinand J, Corbet A, Acevedo K. Health impact of chest binding among transgender adults: a community-engaged, cross-sectional study. Culture, health & sexuality; 2017; 9(1):64-75.
6. Hypness. Já ouviu falar da grife brasileira voltada para homens trans? [site]. Disponível em: www.hypeness.com.br/2016/02/ja-ouviu-falar-da-grife-brasileira-voltada-especialmente-para-homens-trans/. Acesso em: 26 out.2020.
7. Hott Callen Lorde Health Outreach to Teens. Being healthy is being hott! Health outreach to teens [folheto]. Nova Iorque. Disponível em: http://callen-lorde.org/graphics/2016/06/HOTT-Safer-Binding-Brochure.pdf. Acesso em: 26 out.2020.
8. Conselho Federal de Medicina. Resolução CFM n. 2.265/2019. Dispõe sobre o cuidado específico à pessoa com incongruência de gênero ou transgênero e revoga a Resolução CFM n. 1.955/2010. Brasil; 2020.
9. Wolter A, Diedrichson J, Scholz T, Arens-Landwehr A, Liebau J. Sexual reassignment surgery in female-to-male transsexuals: an algorithm for subcutaneous mastectomy. J Plast Reconstr Aesthetic Surg JPRAS. 2015;68(2):184-91.
10. Associação Brasileira de Lésbicas, Gays, Bissexuais, Travestis e Transexuais. Secretaria de Educação. Pesquisa Nacional sobre o Ambiente Educacional no Brasil 2015: as experiências de adolescentes e jovens lésbicas, gays, bissexuais, travestis e transexuais em nossos ambientes educacionais. Curitiba: ABGLT, 2016.
11. Peitzmeier SM, Malik M, Kattari SK, Marrow E, Stephenson R, Agénor M, et al. Intimate partner violence in transgender populations: systematic review and meta-analysis of prevalence and correlates. American journal of public health. 2020;110(9):e1-4.
12. Peitzmeier SM, Hughto JM, Potter J, Deutsch MB, Reisner SL. Development of a novel tool to assess intimate partner violence against transgender individuals. Journal of interpersonal violence. 2019;34(11):2376-97.
13. Grant JM, Motter LA, Tanis J, Harrison J, Herman JL. Injustice at every turn: A report of the national transgender discrimination survey; 2011. Disponível em: https://transequality.org/sites/default/files/docs/resources/NTDS_Exec_Summary.pdf. Acesso em: 26 out.2020.
14. James S, Herman J, Rankin S, Keisling M, Mottet L, Anafi MA. The report of the 2015 US transgender survey. Washington: National Center for Transgender Equality; 2016.
15. Brasil. Presidência da República. Lei n.13.718, de 24 de setembro de 2018. Altera o Decreto-Lei n. 2.848, de 7 de dezembro de 1940 (Código Penal), para tipificar os crimes de importunação sexual e de divulgação de cena de estupro, tornar pública incondicionada a natureza da ação penal dos crimes contra a liberdade sexual e dos crimes sexuais contra vulnerável, estabelecer causas de aumento de pena para esses crimes e definir como causas de aumento de pena o estupro coletivo e o estupro corretivo; e revoga dispositivo do Decreto-Lei n. 3.688, de 3 de outubro de 1941 (Lei das Contravenções Penais). Brasília - DF; 2018.
16. Scandurra C, Bochicchio V, Amodeo AL, Esposito C, Valerio P, Maldonato NM, et al. Internalized transphobia, resilience, and mental health: applying the psychological mediation framework to Italian transgender individuals. International Journal of Environmental Research and Public Health. 2018;15(3):508-26.
17. Coleman E, Bockting W, Botzer M, Cohen-Kettenis P, DeCuypere G, Feldman J, et al. Standards of care for the health of transsexual, transgender, and gender-nonconforming people, version 7. International journal of transgenderism. 2012;13(4):165-232.
18. Testa RJ, Michaels MS, Bliss W, Rogers ML, Balsam KF, Joiner T. Suicidal ideation in transgender people: gender minority stress and interpersonal theory factors. Journal of abnormal psychology. 2017;126(1):125.
19. Bockting WO, Miner MH, Swinburne Romine RE, Dolezal C, Robinson BB, Rosser BS, et al. The Transgender Identity Survey: a measure of internalized transphobia. LGBT health. 2020;7(1):15-27.
20. Robles RR, Fresán A, Vega-Ramírez H, Cruz-Islas J, Rodríguez-Pérez V, Domínguez-Martínez T, Reed GM. Removing transgender identity from the classification of mental disorders: a Mexican field study for ICD-11. The Lancet Psychiatry. 2016;3(9):850-9.
21. Olson KR, Durwood L, DeMeules M, McLaughlin KA. Mental health of transgender children who are supported in their identities. Pediatrics. 2016;137(3).
22. Reisner SL, White Hughto JM, Gamarel KE, Keuroghlian AS, Mizock L, Pachankis JE. Discriminatory experiences associated with posttraumatic stress disorder symptoms among transgender adults. Journal of Counseling Psychology. 2016;63(5):509.
23. White Hughto JM, Pachankis JE, Willie TC, Reisner SL. Victimization and depressive symptomology in transgender adults: the mediating role of avoidant coping. J Couns Psychol. 2017;64:41–51.
24. McDowell MJ, Hughto JM, Reisner SL. Risk and protective factors for mental health morbidity in a community sample of female-to-male trans-masculine adults. BMC Psychiatry. 2019;19(1):16.
25. Wilkinson P, Kelvin R, Roberts C, Dubicka B, Goodyer I. Clinical and psychosocial predictors of suicide attempts and nonsuicidal self-injury in the Adolescent Depression Antidepressants and Psychotherapy Trial (ADAPT). Am J Psychiatry. 2011;168:495-501.
26. Claes L, Bouman WP, Witcomb G, Thurston M, Fernadez-Aranda F, Arcelus J. Non-suicidal Self-injury in trans people: associations with psychological symptoms, victimization, interpersonal functioning, and perceived social support. J Sex Med. 2015;12:168-79.
27. Jorm AF, Korten AE, Rodgers B, Jacomb PA, Christensen H. Sexual orientation and mental health: results from a community survey of young and middle-aged adults. Br J Psychiatry J Ment Sci. 2002;180:423–7.
28. Sadock BJ, Sadock VA, Ruiz P. Compêndio de psiquiatria: ciência do comportamento e psiquiatria clínica. Porto Alegre: Artmed; 2016.
29. Haas AP, Rodgers PL, Herman JL. Suicide attempts among transgender and gender non-conforming adults. work. 2014;50:59.
30. Toomey RB, Syvertsen AK, Shramko M. Transgender adolescent suicide behavior. Pediatrics [Internet]. 1 out 2018. Disponível em: https://pediatrics.aappublications.org/content/142/4/e20174218. Acesso em: 30 ago.2020.
31. Hembree WC, Cohen-Kettenis PT, Gooren L, Hannema SE, Meyer WJ, Murad MH, et al. Endocrine treatment of gender-dysphoric/gender-incongruent persons: an Endocrine Society clinical practice guideline. J Clin Endocrinol Metab. 2017;102:3869-903.
32. Sterling J, Garcia MM. Fertility preservation options for transgender individuals. Translational Andrology and Urology. 2020;9(Suppl 2):S215.
33. Ellis SA, Genevieve NP, Magaret AS, Prager SW, Micks EA. The effect of testosterone on ovulatory function in transmasculine individuals. American Journal of Obstetrics and Gynecology. 2020.
34. Light AD, Obedin-Maliver J, Sevelius JM, Kerns JL. Transgender men who experienced pregnancy after female-to-male gender transitioning. Obstetrics & Gynecology. 2014;124(6):1120-7.
35. Moulder JK, Carrillo J, Carey ET. Pelvic pain in the transgender man. Current Obstetrics and Gynecology Reports. 2020:1-8.
36. Weyers S, Garland SM, Cruickshank M, Kyrgiou M, Arbyn M. Cervical cancer prevention in transgender men: a review. BJOG. 2020.
37. Peitzmeier SM, Khullar K, Reisner SL, Potter J. Pap test use is lower among female-to-male patients than non-transgender women. American journal of preventive medicine. 2014;47(6):808-12.
38. Reisner SL, Deutsch MB, Peitzmeier SM, White Hughto JM, Cavanaugh TP, Pardee DJ, et al. Test performance and acceptability of self-versus provider-collected swabs for high-risk HPV DNA testing in female-to-male trans masculine patients. PLoS One. 2018;13(3):e0190172.
39. Meggetto O, Peirson L, Yakubu M, Farid-Kapadia M, Costa-Fagbemi M, Baidoobonso S, et al. Breast cancer risk and breast screening for trans people: an integration of 3 systematic reviews. CMAJ Open. 2019;7(3):E598.
40. Harris M, Kondel L, Dorsen C. Pelvic pain in transgender men taking testosterone: Assessing the risk of ovarian cancer. The Nurse Practitioner. 2017;42(7):1-5.

Pessoas não binárias

Fer Pontes Battaglia
Fernanda Amancio Nasrallah
Andrea Hercowitz
Ademir Lopes Junior
Saulo Vito Ciasca

Aspectos-chave

- Pessoas não binárias não se identificam no binômio homem-mulher. Podem se descrever como nem homem nem mulher, algo entre os dois, terem um gênero terceiro, entre outros.
- Algumas pessoas não binárias sentem desconforto ao serem chamadas por termos masculinos ou femininos. O uso de linguagem neutra é uma forma de demonstrar respeito.
- Profissionais de saúde não devem presumir a identidade de gênero das pessoas a partir da expressão de gênero/leitura social, pois correm o risco de errar e ofendê-las.
- Pessoas não binárias têm maior incidência de problemas de saúde mental, autolesão não suicida, suicidalidade, uso de substâncias e vitimização, resultantes da estigmatização e do preconceito.
- Pessoas não binárias podem ou não buscar modificações corporais. É importante que sejam orientadas sobre preservação da fertilidade, se desejada.

INTRODUÇÃO

Pessoas transexuais não binárias são aquelas que não se identificam nem como homem e nem mulher, ao contrário das binárias, que se identificam dessa maneira. A não binariedade pode gerar um estranhamento, em razão de um modelo social que carrega a ideia de existir apenas esses dois gêneros. No entanto, isso não é uma verdade universal. Existem algumas sociedades que incorporam, celebram e compreendem a existência de mais de dois gêneros. Há povos indígenas norte-americanos, por exemplo, que designam uma identidade *"two-spirit"*/"dois-espíritos" para pessoas que são masculinas e femininas, mostrando o peso de fatores culturais sobre a divisão de gêneros[1]. Outros exemplos incluem os Chuckchi na Sibéria, Bakla nas Filipinas, Quariwarmi no Peru e Hijra na Índia.

DEFINIÇÕES

Quando se pensa em gênero da forma como é descrito na sociedade ocidental, percebe-se somente duas opções, mutuamente excludentes: ser homem ou ser mulher. Essa divisão é feita a partir da genitália e dos caracteres sexuais. Essas diferenças, no entanto, passam a justificar uma série de normas que não necessariamente têm relação com o corpo, mas com a cultura. Elas geram expectativas e regras que moldam a vida das pessoas sobre documentos, comportamentos e relacionamentos, impactando sua identidade de gênero.

Essa identidade pode se alinhar com aquele gênero designado ao nascimento, como no caso de mulheres e homens cisgêneros. No entanto, há pessoas cuja identidade de gênero é diferente da que foi imposta a partir do reconhecimento da genitália, que é o caso das pessoas transgêneras. Se a identidade de alguém é "homem" ou "mulher", independente do genital, essa é uma pessoa binária. Isso vale tanto para indivíduos cis quanto trans e diz respeito à identidade, não ao sexo, que se refere ao biológico. A Figura 1 aborda identidades de gênero binárias e não binárias.

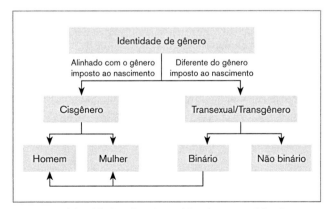

Figura 1 Identidades de gênero binárias e não binárias.

Se, por outro lado, a identidade não estiver restrita a esse binômio, ela será não binária. Ser 46 XX ou 46 XY, nascer com pênis, vagina ou intersexo não predizem a identidade de gênero de alguém. Pessoas intersexo ou com diversidades no desenvolvimento do sexo terão características físicas que fogem da norma binária, mas a maioria delas nesse contexto identificam seu gênero dentro da binariedade – como homem ou como mulher[2].

Travestilidades também podem ser não binárias. A definição da identidade de gênero travesti passou por diversas mudanças ao longo da história[3]. A travestilidade se insere na feminilidade, por isso deve-se chamá-las sempre no feminino. Existem travestis que se denominam mulheres na concepção binária e outras como não binárias.

Pessoas não binárias têm experiências de gênero diferentes, podendo descrever não serem nem homem nem mulher, serem algo entre os dois, terem um gênero terceiro, entre outras possibilidades. Há quem experiencie isso de maneira estática e quem flua entre a masculinidade, a feminilidade ou nenhum dos dois[4,5]. Em comparação com pessoas trans binárias, as pessoas não binárias têm um desenvolvimento da identidade de gênero menos linear e mais flexível[6]. As expressões que nomeiam cada experiência são várias e podem ser vistas no Quadro 1.

Esses termos não dão conta de toda a experiência não binária e podem ser usados de formas diferentes. Assim, é importante entender como cada pessoa se vê dentro de determinado rótulo, para além de definições rígidas. A relação com gênero e com

Quadro 1   Expressões relacionadas à não binariedade

▪ *Genderfluid*/gênero fluido: pessoa que experiencia mudanças e fluidez a respeito de sua identidade de gênero[5].
▪ *Genderqueer*: pessoa que não se encaixa em uma forma binária de gênero. Pode ser usado como um termo guarda-chuva[5] ou como sinônimo de "não binário", principalmente em artigos em inglês[7].
▪ Bi/Tri/Pan/Multigênero/Pangênero: quem experiencia dois, três, todos ou vários gêneros, ao mesmo tempo ou em momentos diferentes.
▪ Agênere/Neutrois/Gênero neutro: indivíduo que possui uma identidade de gênero neutra, ou não tem gênero.
▪ Gênero misto/Andrógino: pessoas que incorporam ambos os gêneros, masculino e feminino, com identidade fixa.
▪ *Genderfuck*: pessoas que querem romper com a dicotomia de gênero desafiando sua própria ontologia, significado e/ou veracidade.
▪ Transviado: neologismo brasileiro que subverte o sentido tradicional de "transviar", designando uma identidade de gênero que rompe com padrões sociais, associando as palavras "trans" e "viado". "Viado" na linguagem coloquial é um termo pejorativo e agressivo tradicionalmente usado para se referir a cis gays, e vem sendo ressignificado e reapropriado como identidade de orgulho.

(continua)

Quadro 1   Expressões relacionadas à não binariedade *(continuação)*

▪ Transvestigênere: neologismo brasileiro utilizado por algumas pessoas como substituição da palavra "transgênero", abarcando identidades trans binárias, travestis e trans não binárias no termo.
▪ Transmasculino/Transfeminina: pode descrever quem se aproxima da masculinidade ou da feminilidade, mas não se identifica necessariamente como "homem" ou "mulher", respectivamente.

sua identidade e a capacidade de nomear a si é uma experiência pessoal e única, baseada na própria biografia. Os termos surgem e mudam rapidamente, tornando a pesquisa nos meios informais relevante para a melhor compreensão de seu uso.

O processo de autoatribuição identitária passa por aspectos biológicos, corporais, psicológicos, sociais e políticos, em uma intrincada multifatorialidade. Em relação à autoatribuição da identidade, atualmente, há pessoas que advogam pela flexibilização e o abandono das "caixinhas" identitárias argumentando que isso limita, estereotipa e reduz a complexidade das possibilidades humanas de existência. Por outro lado, há as que acreditam que as identidades sociais possibilitam que haja um engajamento e luta pela sua visibilidade e reivindicação de direitos e políticas públicas. A tendência atual é atribuir à pessoa o poder maior de nomeação da sua identidade, que a definirá como quiser, e não às instituições, como família, religião, medicina. O site orientando.org elenca uma lista de 236 identidades de gênero não binárias, em quantidade cada vez mais crescente, com suas bandeiras específicas[8].

A diversidade de identidades de gênero não binárias também traz a discussão sobre a forma de categorizar as orientações afetivo-sexuais. Afinal, como uma pessoa não binária se autodenomina quando sente atração por outra não binária? E uma pessoa cis que se atrai por uma pessoa não binária? A partir do conceito de que a identidade relativa à orientação sexual também é autoatribuída, uma possibilidade é a pessoa se nomear a partir de termos mais comuns (como hetero, gay, lésbica, bi, pan, assexual) ou a partir de outras formatações, como a terminologia juvélica (ver Capítulo 6 - "Desenvolvimento da orientação afetivo-sexual").

A expressão de gênero dentro da comunidade não binária também é diversa. Ao contrário do que se poderia imaginar, nem todas as pessoas não binárias se apresentam de forma andrógina. Há aquelas que usam apenas roupas consideradas "masculinas" ou "femininas", o que não invalida sua identidade. Essa apresentação também pode mudar ao longo de sua vida.

São muitos os motivos pelos quais uma pessoa se mostra de uma maneira mais próxima aos padrões de gênero. Pode haver medo de prejuízos no trabalho, dificuldade de aceitação da família, medo de hostilidade e violência. Ou a pessoa pode usar simplesmente porque gosta e prefere se vestir com determinadas roupas. Em nenhum desses casos é justificado desrespeitar a forma que alguém se apresenta, utilizando pronomes errados, chamando pelo nome de registro ou comentando a aparência. Não tomar cuidado com esses fatores pode gerar sofrimento, dificultar a procura por serviços e diminuir a confiança em quem atende o indivíduo.

Apesar do aumento no número de pesquisas a respeito de pessoas trans, o interesse sobre a população não binária é recente e os estudos escassos e com algumas limitações, como amostras pequenas[9,10]. Os termos utilizados para se falar sobre identidades não binárias nos estudos mudam, o que torna mais difícil o cruzamento de dados e generalizações a respeito da população[7,11,12]. Por esse motivo é importante procurar em meios informais o que pessoas não binárias escrevem a seu próprio respeito.

DEMOGRAFIA

Há dois estudos populacionais que objetivaram estimar a prevalência de pessoas que se identificam como não binárias. Um holandês, com 8.064 pessoas da população geral, mostrou que 4,6% das pessoas designadas como homem ao nascimento e 3,2% como mulheres reportaram uma "identidade de gênero ambivalente" (definida por uma igual identificação pelos gêneros masculino e feminino)[13]. Outros achados na Bélgica demonstraram que a identidade de gênero não binária foi encontrada em 1,8% das pessoas reconhecidas como do sexo masculino e em 4,1% de pessoas reconhecidas como do sexo feminino.[14] No Reino Unido, um estudo identificou que 5% dos jovens LGBTQ (lésbicas, gays, bissexuais, trans e "questionando") não se identificavam como homens nem mulheres[15]. Um levantamento com 14.320 pessoas transgênero no Reino Unido demonstrou que 54% delas se autodenominavam não binárias e nos EUA, com 27.715 pessoas trans, 35% das pessoas trans da pesquisa[6].

Partindo para uma expressão e vivência de gênero mais amplas, ao invés de identidades específicas, encontram-se frequências ainda maiores. Um estudo israelense com 2.225 pessoas da população geral reportou que 35% sentiam em alguma extensão pertencer a "outro", "ambos" ou nenhum gênero[16]. Pode-se questionar esses dados na medida em que as pesquisas geralmente não investigam a autoatribuição de gênero, fazendo perguntas geralmente binarizantes.

LEGISLAÇÃO E DIREITOS HUMANOS

A maioria das pessoas não binárias usa o gênero designado ao nascimento no seu dia a dia em razão da ausência de legislação específica que reconheça a existência de outros gêneros que não homem ou mulher[17]. Porém, alguns países vêm atualizando sua legislação para maior reconhecimento das identidades não binárias. A Resolução 2048 da Assembleia Parlamentar do Conselho da União Europeia recomenda que os parlamentos europeus "considerem incluir uma terceira opção de gênero para documentos legais para quem o requisitar". O Relatório da Assembleia Geral das Nações Unidas (ONU) do Alto Comissariado das Nações Unidas para os Direitos Humanos incluiu as identidades não binárias dentro da sigla LGBTQIA+, estendendo os direitos a essa população. Na Austrália, há a opção de deixar um "X" para gênero ou sexo nos documentos. No Reino Unido é possível o uso do título "Mx.", como uma alternativa sem designação de gênero para Mr. e Mrs. (senhor e senhora, respectivamente) para pessoas não binárias. No Uruguai, há autodeterminação do gênero (inclusive não binário) nos documentos sem a necessidade de laudos médicos.

No Brasil, embora o registro nos documentos se baseie nos genitais de nascimento, ele é "automaticamente" utilizado como um registro de gênero, o que tem feito as pessoas trans buscarem uma retificação nos seus documentos de acordo com sua identidade de gênero. Considerando a necessidade de pessoas intersexo, tem havido discussões sobre a possibilidade de registro de "sexo indefinido". Embora a questão intersexo seja sobre corpo e diferente das pessoas não binárias, que é sobre gênero, a possibilidade de registro e um "terceiro sexo" pode facilitar as pessoas não binárias adquirirem um maior reconhecimento social, por romper com a necessidade de se encaixar na binariedade para poder acessar seus direitos como cidadãs.

ACOLHIMENTO

Barreiras de acesso à saúde e discriminação

A não binariedade pode ser difícil de ser compreendida e explicada. A narrativa de alguém não binário sobre seu gênero pode parecer insatisfatória para quem não tem essa vivência. Por esse motivo, o profissional de saúde deve se informar previamente sobre a não binariedade, evitando que precise ser educado pela pessoa que busca cuidados[15]. Pessoas não binárias sofrem diariamente com a invalidação de suas identidades. O profissional deve reconhecê-las e respeitá-las, evitando considerá-las diagnósticos ou patologias. A despatologização da transexualidade e, consequentemente, da não binariedade, inclui o entendimento de que as identidades não são diagnósticos a serem definidos e sim uma experiência da diversidade.

Uma barreira de acesso das pessoas trans (e, mais intensamente, pessoas não binárias) é a discriminação, maus-tratos e abusos no ambiente da saúde. As pessoas referem medo de terem seu atendimento recusado, de serem tratadas diferentemente, terem de ensinar os profissionais, receberem perguntas desnecessárias ou voyerísticas, serem ridicularizadas, atacadas pela equipe de saúde ou outros pacientes e de serem expostas a erros em relação à identidade de gênero[18]. As experiências de discriminação na saúde têm relação com a expressão visual de não binariedade (ou leitura social de gênero de não binariedade). Um estudo mostrou que 44% das pessoas consideradas com alta expressão de não binariedade reportavam discriminação (vs. 34% com moderada não binariedade e 22% das com baixa não binariedade)[19]. Ou seja, quanto mais a pessoa se distancia do padrão binário hegemônico, maior a discriminação.

Um estudo brasileiro de 2016 com 56 pessoas não binárias mostrou que 57,1% referiram ter sofrido discriminação no ambiente de saúde. As principais foram: profissionais de saúde desencorajaram a pessoa a explorar seu gênero (33,9%), disseram que a pessoa não era realmente não binária (33,9%), usaram linguagem inapropriada e ofensiva (21,4%), ridicularizaram por ser não binária (19,6%), disseram que não sabiam o suficiente (19,6%), não usaram o nome social quando solicitado (17,9%) e se recusaram a discutir questões de saúde específicas de identidade de gênero (12,5%)[20].

Ambiente e pronome de tratamento

Uma forma de deixar pessoas não binárias confortáveis é normalizar a sua existência. Para isso, os serviços, da recepção ao profissional de saúde, precisam estar familiarizados com a possível presença dessa população e evitar ambientes que sejam generificados. Para toda pessoa atendida deve ser perguntado sobre sua identidade de gênero e por quais pronomes gostaria de ser chamada[21].

As fichas e questionários devem incluir campo em destaque para o nome social, além dos pronomes de escolha, inclusive neutros. Com essas informações acessíveis, a chance de constrangimentos é menor. Esses cuidados devem estar presentes durante todo o atendimento, pois muitas vezes a forma que a pessoa pede para ser chamada pode ser diferente da esperada, como uma pessoa que usa vestido pode solicitar ser chamada no masculino e isso deve ser respeitado[21].

O acesso aos banheiros deve ser de acordo com a escolha da pessoa, sinalizando isso por meio de placas, e/ou priorizando-se a possibilidade de construção de banheiros "unissex". Isso é útil não apenas para pessoas trans não binárias, mas também para pessoas trans binárias e pessoas com filhos.

Linguagem não binária

"A linguagem não é algo natural, mas sim uma constituição social e histórica, que varia de uma cultura para outra, que se aprende e que se ensina, que forma nossa maneira de pensar e de perceber a realidade, o mundo que nos rodeia e o que é mais importante: pode ser modificada"[22].

A língua, em sua gramática, concordância e correlações de palavras, expressa relações de poder, o que pode ou não ser dito, quem é hierarquicamente superior. No caso da Língua Portuguesa, sua estrutura vigente é sexista e binária, ou seja, há apenas duas conjugações de gênero (masculino e feminino) e que privilegiam o masculino no plural. Portanto, se a linguagem pode ser socialmente modificada e ela expressa relações de poder, propor mudanças nos seus padrões é possível e elas são fundamentais a fim de promover inclusão e visibilidade.

Para algumas pessoas não binárias, ser chamadas no feminino ou no masculino, em desacordo com sua vontade, pode gerar sofrimento. Por isso, tem-se utilizado uma forma de falar que visa abarcar mais gêneros: a linguagem não binária ou neutra. Inicialmente, quando surgiu em espaços virtuais, era utilizado ou "x" ou "@" para evitar designar gênero, como por exemplo usando "x meninx" ou "@ menin@", ao invés de "o menino". No entanto, esse modelo sofreu críticas por não poder ser usado oralmente e por atrapalhar a leitura de tela por software de pessoas cegas ou com visão reduzida[23].

Surgiram, então, três sistemas para a substituição de pronomes: o sistema el, o sistema ilu e o sistema elu. Seguindo-os, a frase "Ela quer cuidar da barba dele" ficaria "El/Ilu/Elu quer cuidar da barba del/dilu/delu", respectivamente. Nos três modelos são utilizados "e" ao invés das vogais "o/a" que marcam gênero, como por exemplo "menine" ao invés de "menina" ou "menino". É difícil encontrar materiais acadêmicos a respeito desses sistemas, sendo mais conhecidos em meios virtuais, como redes sociais e blogs[23].

Além disso, é importante observar que a própria Língua Portuguesa também permite evitar designações de gênero. Alguns exemplos são uso de palavras sem gênero (como "criança", ao invés de "menino/a", ou "gestante", ao invés de "grávida/o") ou um cargo (como "diretoria", ao invés de "diretores/as"); omitir o sujeito da oração ("[Eles] desejam mais direitos"), entre outros. Pode parecer uma mudança artificial, mas ela evita que se erre os pronomes de pessoas binárias e não binárias[23,24].

O uso de linguagem de gênero binária nos cuidados em saúde sexual e reprodutiva é uma barreira de acesso às pessoas não binárias na procura por cuidados e contribui para disparidades em saúde dessa população[25]. Outras palavras, embora não tenham flexões no gênero binário masculino/feminino, com frequência estão relacionadas à concepção binária de gênero, como pênis, útero e outros órgãos comumente caracterizados como "masculinos" ou "femininos". O uso de uma linguagem mais neutra pode ser visto no Quadro 2.

Pessoas trans, binárias ou não, podem se referir a partes do seu corpo de diversas formas, a fim de subverter a imposição de gênero sobre seus corpos e reduzir o desconforto com o corpo, quando presente. Mamas, por exemplo, podem ser referidas como "intrusos", a vulva/clitóris como "pinto"/"pintóris"/"clinto" (juntando as palavras "pinto" e "clitóris"), entre outros.

Quadro 2 Termos não binários

Linguagem a ser evitada (linguagem binária)	Linguagem recomendada (a depender do contexto) - linguagem não binária
Pênis, testículo, vulva, vagina	Genitais
Vagina	Área externa, abertura genital, canal frontal, canal interno
Mamas, peitos	Tórax
Menstruação, período	Sangramento
Útero, ovários	Órgãos reprodutivos internos
Saúde da mulher/Saúde do homem	Saúde sexual e reprodutiva
Mãe/Pai	Responsáveis
Esposo, esposa, marido	Parceria(s)/Cônjuge(s)
Camisinha masculina	Preservativo externo
Camisinha feminina	Preservativo interno

Fatores interseccionais

As pessoas não binárias não são um grupo homogêneo e há diversos fatores socioeconômicos, raciais, estéticos que podem contribuir para seu sofrimento[12]. Pessoas negras têm o acesso à saúde impactado pelo racismo estrutural[26]. Dificuldades econômicas restringem o deslocamento até os serviços de saúde, o acesso a medicações, procedimentos, colocando a pessoa em risco de utilizar serviços clandestinos. A gordofobia de profissionais de saúde faz com que demandas e preocupações trazidas pela pessoa sejam deixadas de lado para que o foco esteja em perda de peso, o que torna a experiência das pessoas gordas nos serviços de saúde desagradável[27]. Questionamentos sobre peso e sua perda só devem ser trazidos pelo profissional quando realmente necessário. Muitos profissionais assumem saúde ou doença com base somente no peso ou tipo de corpo do indivíduo[27] (ver Capítulo 8 – "Vulnerabilidades, interseccionalidades e estresse de minoria").

ACOMPANHAMENTO

Saúde mental

A transexualidade não deve ser tratada como patologia e os profissionais devem abordar o tema de forma a diminuir o sofrimento de pessoas trans e combater a transfobia[28]. É importante que o profissional reconheça seus conceitos e preconceitos acerca de identidade de gênero.

Existem poucas pesquisas a respeito da população não binária e os estudos são inconclusivos na comparação com pessoas trans binárias[6]. Alguns estudos revelaram pior suporte familiar, maior taxa de autolesão não suicida, suicidalidade, uso de substâncias e maior prevalência de problemas em saúde mental em pessoas não binárias, e que 49% delas reportavam estresse psicológico grave no momento da pesquisa, quando comparadas com pessoas trans binárias (35%) e com a população geral (5%)[6,29]. Em outra pesquisa, 50% das pessoas não binárias relatavam depressão e um terço, ansiedade[30]. Isso não significa que a não binariedade é patológica em si, mas que esses desfechos negativos estão associados ao estresse de minorias e transfobia[2,31].

Profissionais de saúde devem contribuir para uma mudança nesse quadro, tanto na atuação direta com pessoas trans quanto em sua comunidade[28]. Uma pesquisa mostrou que 70% das pessoas não binárias estudadas tinham desejo de realizar psicoterapia relacionada ao gênero, porém apenas 31% delas acessaram o cuidado (vs. 73% das pessoas trans binárias)[29]. Na psicoterapia, é possível promover o autoconhecimento e avaliar o sofrimento em relação a gênero para aliviá-lo. Pode-se realizar sessões psicoeducativas sobre gêneros e suas expressões, esclarecer dúvidas sobre procedimentos hormonais e cirúrgicos, além do encaminhamento para grupos de apoio com outras pessoas trans ou equipe multiprofissional. Os objetivos da terapia podem ser aliviar transfobia internalizada e tratar os efeitos da estigmatização social[2].

Em relação ao trabalho coletivo, profissionais de saúde podem atuar junto à família e comunidades, contribuindo para maior entendimento a respeito da transexualidade a fim de facilitar uma transição social e aumentar a rede de apoio. A psicoeducação pode ser realizada em escolas e no trabalho, promovendo o bem-estar dessa população e reduzindo a estigmatização[2].

Cuidados clínicos

A dificuldade em encontrar atendimento adequado e acolhimento em serviços de saúde pode afastar as pessoas não binárias desses ambientes, gerando uma série de problemas e riscos, como busca por procedimentos clandestinos. Nos Estados Unidos, 23% das pessoas em não conformidade de gênero deixaram de procurar serviços de saúde no ano anterior por medo de discriminação[32]. Pessoas transfemininas, por exemplo, podem recorrer ao silicone industrial, apesar dos riscos conhecidos[33].

Estudos com pessoas trans, que incluem na análise conjuntamente pessoas binárias e não binárias, indicam maior vulnerabilidade ao HIV e outras IST, maior uso de tabaco, álcool e outras substâncias; violência pela parceria; problemas decorrentes do uso de hormônios ou procedimentos cirúrgicos para modificação corporal; cuidados reprodutivos e contracepcionais; menor taxa de adesão aos rastreamentos para câncer e doenças crônicas como alguns dos principais problemas de saúde. A maior frequência desses problemas está fortemente associada a determinantes sociais, como renda e nível educacional[34]. Entretanto, há necessidade de estudos específicos sobre a população não binária.

Situação prática	Sugestão de abordagem
Uma pessoa busca por uma cirurgia de modificação corporal. Relata ser uma pessoa não binária.	O profissional não deve tentar encaixar a pessoa no espectro binário ou perguntar se é "mais homem ou mais mulher". Ao se referir às partes do corpo, deve utilizar os mesmos termos que a pessoa usa. Para entender o sofrimento, tentar empatizar, ouvir e validar aquela vivência, por meio de perguntas como: quando você sente mais desconforto? Em que situações você se sente mais desconfortável? Com que frequência aparece esse desconforto? Que formas você busca/já buscou para aliviar esse sofrimento? Entender as expectativas em relação ao procedimento, resultados, efeito sobre a qualidade de vida, investigar as possíveis contraindicações médicas ou psicológicas e informar a pessoa a respeito de riscos e cuidados, garantindo que ela possa tomar uma decisão informada e consciente.

Modificações corporais

A proporção de pessoas não binárias que desejam (49%) e que realizam os procedimentos de modificações corporais (13%) é menor do que a de pessoas trans binárias (95%/71%, respectivamente). Embora possam se beneficiar de orientações relacionadas a identidade de gênero, seu acesso aos serviços de saúde mental tende a ser menor que o de pessoas trans binárias (37%

vs. 73%). Uma das possíveis explicações está relacionada à maior demanda das pessoas binárias trans por modificações corporais[17].

No Brasil, um estudo mostrou que 30% de 56 pessoas não binárias já tinham feito uso de hormônios sexuais. Das que não usaram, 60% estavam decidindo qual o melhor esquema hormonal pela internet, 17,1% estavam em busca de médico para fazer hormonização e 22,9% não desejavam fazer uso. Nenhuma foi submetida a cirurgias de modificação corporal. Os motivos foram: 50% não tinham desejo, 38% referiram não ter dinheiro para pagar pelas cirurgias e 40% disseram ter medo delas[20].

Pessoas não binárias podem ter demandas diferentes a respeito de intervenções hormonais ou cirúrgicas. Seus objetivos não são necessariamente de "masculinização", "feminização" ou parecer cis. Algumas podem ter incômodos maiores com o genital, outras com as mamas, outras com pelos faciais, sendo possível desejar mudar apenas uma dessas partes. É importante entender como e quando esse desconforto aparece, pensando junto com equipe multiprofissional e, principalmente, junto com a pessoa, qual o melhor curso de ação. É possível a prescrição de hormônios em doses e esquemas diferentes dos tradicionais e a realização de cirurgias sem a prévia hormonização para atingir os objetivos almejados[2] (ver Capítulo 53 – "Hormonização em adultos"). Entretanto, essas modificações "parciais" podem sofrer muita resistência dos profissionais de saúde e, por isso, algumas pessoas não binárias podem, para facilitar o acesso a cuidados em saúde, adotar uma narrativa binária quando falam de sua identidade[35]. Isso pode comprometer a satisfação com procedimentos e prejudicar sua saúde mental.

Além das doses intermediárias de hormônios sexuais, outros procedimentos, como o uso de minoxidil tópico e de bloqueadores da alfa-redutase, como a finasterida, podem ser prescritos para buscar um padrão de distribuição de pelos e cabelos mais masculino, assim como procedimentos como a epilação, depilação e a lipoescultura (Quadros 3 e 4).

Saúde reprodutiva

Pessoas trans não binárias podem ter desejos diferentes a respeito de ter filhos, sendo importante não pressupor uma única possibilidade.[37] Hormonização e cirurgias têm impacto sobre a fertilidade e alternativas devem ser discutidas para garantir os direitos reprodutivos da pessoa, como a preservação de gametas. No caso daquelas que usem hormônios e desejam engravidar, cuidados com a suspensão dos hormônios devem ser realizados previamente[2] (ver Capítulo 37 – "Saúde reprodutiva e contracepção"). Percebe-se aqui a importância do olhar e da escuta individualizada para a compreensão das demandas de cada um.

Quadro 3 Procedimentos considerados feminizantes para pessoas não binárias

Pessoa não binária designada socialmente homem ao nascimento	
Procedimentos para diminuição dos caracteres considerados masculinos	Procedimentos considerados feminizantes
Espironolactona Ciproterona Epilação/Depilação para retirada dos pelos	Doses variáveis de estrógenos (combinados ou em associação com progestágenos)

Adaptado de Cocchetti et al., 2010[36].

Quadro 4 Procedimentos considerados masculinizantes para pessoas não binárias

Pessoa não binária designada socialmente mulher ao nascimento	
Procedimentos para diminuição dos caracteres considerados femininos	Procedimentos considerados masculinizantes
Cessação da menstruação: progestágenos de uso contínuo, dispositivo intrauterino (DIU) com progestágeno, histerectomia/ooforectomia, ablação endometrial Redução das formas corporais femininas: toracoplastia masculinizadora, lipoescultura	Alteração da voz: testosterona em doses variáveis Mudanças na forma corporal (força, massa muscular): Testosterona em doses variáveis Aumento da pilificação: testosterona em doses variáveis, minoxidil tópico 3-5% (aumento da pilificação) Limitação do crescimento de pelos corporais: finasterida, epilação/depilação

Adaptado de Cocchetti et al., 2020[36].

Situação da prática	Sugestão de abordagem
Pessoa com identidade de gênero não binária refere incômodo com algumas mudanças corporais adquiridas com o uso da testosterona. Tem sentido vergonha de sua aparência atual, acha que está ficando careca e não gosta da nova distribuição de pelos em seu corpo. Evita olhar no espelho porque sente angústia ao ver a própria imagem.	O profissional deve procurar entender qual é a demanda específica dessa pessoa e qual é o seu ideal. Questionar como estão suas relações com amigos e parcerias, se existe alguma possível experiência de transfobia à sua não binariedade, mesmo entre a população trans. Se o principal incômodo forem os pelos e a alopecia, ao invés de suspender a testosterona, o que poderia deixar mais evidentes outras características corporais tipicamente femininas, como redistribuição da gordura corporal e menor força, o profissional pode reduzir a dosagem da testosterona, ou manter a dosagem e orientar uso de finasterida e minoxidil para a alopecia e epilação para os pelos corporais.

Saúde sexual

Identidade de gênero e orientação sexual são diferentes e não podem ser confundidas. Pessoas não binárias podem ser heterossexuais, homossexuais, bissexuais, assexuais, entre outros. Isso independe de seu genital ou expressão de gênero. Ao abordar a saúde sexual de uma pessoa não binária é importante não assumir seu gênero ou o de sua parceria. Quando alguém diz que tem uma namorada, por exemplo, pode estar se referindo a uma pessoa transfeminina que possui um pênis. É necessário checar quais são as práticas sexuais para avaliar os riscos envolvidos de IST e outros que possam estar relacionados, como gestação. Somente assim é possível orientar as melhores formas de prevenção e cuidados com a própria saúde[38].

Entre as pessoas não binárias, algumas podem ter desconforto ou aversão ao próprio corpo, afetando a preferência por determinadas práticas. Uma pessoa que não goste de seu genital pode não querer receber toques nessa região, mas gostar de outras práticas que não envolvam sua genitália. Assim, é preciso avaliar caso a caso quais são as melhores orientações e intervenções, pensando na saúde global e diversas formas de prazer do indivíduo.

CONSIDERAÇÕES FINAIS

A pesquisa científica a respeito de especificidades das pessoas não binárias é ainda muito escassa, o que, somado à ausência de informações sobre saúde LGBTQIA+ nos cursos superiores, deixa uma lacuna na formação dos profissionais de saúde. Muitas vezes, aqueles que buscam por mais conhecimento o fazem por conta própria, aprendendo na prática do seu dia a dia e nos poucos artigos encontrados na literatura.

O profissional precisa ter uma escuta atenta às vivências das pessoas não binárias, compreendendo que o atendimento digno está embasado na construção de conhecimento sobre os diversos fatores que podem impactar suas vidas, entre eles o domínio de questões relacionadas à sexualidade e gênero. Com isso, o entendimento da não binariedade e da transexualidade se amplia, ultrapassando o que se aprende nos manuais.

Erros comuns	Como evitá-los
Assumir qual é o sexo (genital) da pessoa ou perguntar qual o sexo/gênero questionando qual seria o "de verdade".	O profissional que infere o sexo da pessoa a partir da expressão de gênero pode cometer erros diagnósticos, romper o vínculo e isso pode deixar a pessoa vulnerável no seu cuidado (não será investigada propriamente e deixará de receber cuidados apropriados). O gênero designado ao nascimento não indica o gênero da pessoa. Para questionar a respeito do sexo, perguntar somente "qual seu sexo".

(continua)

(continuação)

Erros comuns	Como evitá-los
Assumir qual é a identidade de gênero de uma pessoa.	Pessoas não binárias podem se apresentar das mais diferentes formas. Não há como inferir a identidade de gênero de alguém, se a pessoa é cis, trans binária ou não binária, apenas pela expressão de gênero. Dessa forma, deve-se perguntar qual a identidade de gênero. Respeitar a resposta sem questionar ou comentar a respeito da aparência.
Tentar encaixar pessoas não binárias na binariedade.	Se não foi expressa proximidade com a masculinidade ou feminilidade, não forçar a aproximação. Insistir nisso pode gerar desconforto e afastar a pessoa do cuidado.
Não se atentar ao nome social, identidade de gênero ou pronomes.	Deve-se prestar atenção ao nome social, pronomes e identidade de gênero durante todo o atendimento e deixá-los registrados nos prontuários. Não há problemas em perguntar de forma respeitosa, sem invalidar o gênero daquela pessoa.
Assumir que todas as pessoas não binárias têm a mesma vivência.	Nem todas as pessoas não binárias têm as mesmas demandas, incômodos e questões. Por mais que se conheça e estude pessoas não binárias, cada indivíduo vive a não binariedade de forma singular.
Deixar de oferecer opções de modificações corporais ou se recusar a prescrevê-las.	Pessoas não binárias podem desejar modificações corporais. Não cabe ao profissional julgar o desejo ou não das modificações ou quais devem ser realizadas. A avaliação deve ser feita para identificar contraindicações clínicas e questões de saúde mental que possam reduzir o consentimento para a realização dos procedimentos.

 Material complementar

- Guia para a linguagem não binária ou neutra e Manual para o uso não sexista da linguagem: curso gratuito (em inglês) "Reconhecendo gênero e sexo: apoiando profissionais da saúde a servir pacientes e clientes trans" https://prevention.ucsf.edu/transhealth/education/acknowledging-gender-sex
- Normas de atenção à saúde das pessoas trans e com variabilidade de gênero. Disponível em: https://www.wpath.org/media/cms/Documents/SOC%20v7/SOC%20V7_Portuguese.pdf

REFERÊNCIAS BIBLIOGRÁFICAS

1. Smith A. Queer theory and native studies: The heteronormativity of settler colonialism. GLQ: A Journal of Lesbian and Gay Studies. 2010;16(1-2):41-68.
2. Richards C, Barker M. Sexuality and gender for mental health professionals: A practical guide. Sage; 2013.
3. Thomas R, Pega F, Khosla R, Verster A, Hana T, Say L. Ensuring an inclusive global health agenda for transgender people. Bulletin of the World Health Organization. 2017;95(2):154.
4. Rodrigues NG, da Silva CH, de Araujo IS. Visibilidade de pessoas trans na produção científica brasileira. Revista Eletrônica de Comunicação, Informação e Inovação em Saúde. 2019;13(3).
5. Carvalho M. "Travesti", "mulher transexual", "homem trans" e "não binário": interseccionalidades de classe e geração na produção de identidades políticas. Cadernos Pagu. 2018:33-67.
6. Scandurra C, Mezza F, Maldonato NM, Bottone M, Bochicchio V, Valerio P, Vitelli R. Health of non-binary and genderqueer people: a systematic review. Frontiers in Psychology. 2019;10.
7. Coleman E, Bockting W, Botzer M, Cohen-Kettenis P, DeCuypere G, Feldman J. Normas de atenção à saúde das pessoas trans e com variabilidade de gênero. Associação Mundial Profissional para a Saúde Transgênero. Disponível em: https://www.wpath.org/media/cms/Documents/SOC%20v7/SOC%20V7_Portuguese.pdf.
8. Lista de identidades não binárias. [publicação na Web] 2016. Acesso em 09/10/2020. Disponível em: https://orientando.org/.
9. Rodrigues NG, da Silva CH, de Araujo IS. Visibilidade de pessoas trans na produção científica brasileira. Revista Eletrônica de Comunicação, Informação e Inovação em Saúde. 2019 Sep 13;13(3).
10. Mogul-Adlin, H. Unanticipated: healthcare experiences of gender nonbinary patients and suggestions for inclusive care. Public Health Theses. 2015.
11. Thorne N, Yip AK, Bouman WP, Marshall E, Arcelus J. The terminology of identities between, outside and beyond the gender binary: a systematic review. International Journal of Transgenderism. 2019;20(2-3):138-54.
12. Fuster AB. El modelo bio-psico-social: un marco de referencia necesario para el psicólogo clínico. Clinical and Health. 1993;4(2):181-190.
13. Kuyper L, Wijsen C. Gender identities and gender dysphoria in the Netherlands. Archives of Sexual Behavior. 2014;43:377-85.
14. Van Caenegem E, Wierckx K, Elaut E, Buysse A, Dewaele A, Van Nieuwerburgh F, et al. Prevalence of gender nonconformity in Flanders, Belgium. Archives of Sexual Behavior. 2015;44(5):1281-7.
15. Chances MY. Youth chances summary of first findings: the experiences of LGBTQ young people in England. London: METRO, 2014.
16. Joel D, Tarrasch R, Berman Z, Mukamel M, Ziv E. Queering gender: studying gender identity in 'normative'individuals. Psychology & Sexuality. 2014;5(4):291-321.
17. Richards C, Bouman WP, Seal L, Barker MJ, Nieder TO, T'Sjoen G. Non-binary or genderqueer genders. International Review of Psychiatry. 2016;28(1):95-102.
18. Matsuno E, Budge SL. Non-binary/genderqueer identities: a critical review of the literature. Current Sexual Health Reports. 2017;9(3):116-20.
19. Reisner SL, Hughto JM, Dunham EE, Heflin KJ, Begenyi JB, Coffey Esquivel J, et al. Legal protections in public accommodations settings: a critical public health issue for transgender and gender nonconforming people. The Milbank Quarterly. 2015;93(3):484-515.
20. Costa AB, da Rosa Filho HT, Pase PF, Fontanari AM, Catelan RF, Mueller A, et al. Healthcare needs of and access barriers for Brazilian transgender and gender diverse people. Journal of immigrant and minority health. 2018;20(1):115-23.
21. Heilborn ML. Fronteiras simbólicas: gênero, corpo e sexualidade. Cadernos Cepia n° 5. Rio de Janeiro: JB, 2002. p. 73-92.
22. Franco PV, Cervera JP. Manual para o uso não sexista da linguagem. UNIFEM (ONU), 2006.
23. Carvalho M, Carrara S. Em direção a um futuro trans?: contribuição para a história do movimento de travestis e transexuais no Brasil. Sex, Salud Soc (Rio J.), Rio de Janeiro. 2013;14:319-351.
24. Lobo C. Guia para a linguagem oral não binária ou neutra [Internet]. Felicia's Gaming Diary. 2016 [cited 2020 Mar 20]. Disponível em: https://feliciagd.com/2016/01/30/guia-para-a-linguagem-oral-não binaria-ou-neutra/.
25. Stroumsa D, Wu JP. Welcoming transgender and nonbinary patients: expanding the language of "women's health". Am J Obstetrics and Gynecology. 2018;219(6):585-e1.
26. Alleyn C, Jones R. Queerying care: Dissident Trans identities in health and social care settings. In: Jones RL, Ward R (eds.). LGBT Issues: Looking beyond categories. Policy and Practice in Health and Social Care (10). Edinburgh: Dunedin Academic Press; 2010. p. 56-68.
27. Costa AM. Promoção da equidade em saúde para a população negra. BIS. Boletim do Instituto de Saúde. 2011;13(2):100-6.
28. Conselho Federal de Psicologia, Resolução n. 1, de 29 de janeiro de 2019. Estabelece normas de atuação para as psicólogas e psicólogos em relação às pessoas transexuais e travestis. Disponível em: https://site.cfp.org.br/wp-content/uploads/2018/01/Resolu%C3%A7%C3%A3o-C-FP-01-2018.pdf.
29. James SE, Herman JL, Rankin S, Keisling M, Mottet L, Anafi MA. The report of the 2015 US transgender survey. Washington: National Center for Transgender Equality, 2016.
30. Budge SL, Rossman HK, Howard KA. Coping and psychological distress among genderqueer individuals: the moderating effect of social support. Journal of LGBT Issues in Counseling. 2014;8(1):95-117.
31. Grant JM, Mottet LA, Tanis J, Harrison J, Herman JL, Keisling M. Injustice at every turn: a report of the National Transgender Discrimination Survey. Washington: National Center for Transgender Equality and National Gay and Lesbian Task Force, 2011. Disponível em: https://transequality.org/sites/default/files/docs/resources/NTDS_Report.pdf.
32. Rimes KA, Goodship N, Ussher G, Baker D, West E. Non-binary and binary transgender youth: Comparison of mental health, self-harm, suicidality, substance use and victimization experiences. Int J Transgenderism. 2017;20(2-3):230-40.
33. Pinto TP, Teixeira FDB, Barros CRDS, Martins RB, Saggese GSR, Barros DDD, et al. Silicone líquido industrial para transformar o corpo: prevalência e fatores associados ao seu uso entre travestis e mulheres transexuais em São Paulo, Brasil. Cadernos de Saúde Pública. 2017;33(7).
34. Reisner SL, Poteat T, Keatley J, Cabral M, Mothopeng T, Dunham E, et al. Global health burden and needs of transgender populations: a review. Lancet. 2016; 388(10042): 412-436.
35. Stephenson R, Riley E, Rogers E, Suarez N, Metheny N, Senda J, et al. The sexual health of transgender men: a scoping review. J Sex Res. 2017;54(4-5):424-45.
36. Cocchetti C, Ristori J, Romani A, Maggi M, Fisher AD. Hormonal treatment strategies tailored to non-binary transgender individuals. J Clin Med. 2020;9(6):1609.
37. Mitu, K. Transgender reproductive choice and fertility preservation. AMA J Ethics. 2016;18(11):1119-25.
38. American Psychological Association. Guidelines for psychological practice with transgender and gender nonconforming people. American Psychologist. 2015;70(9):832-64.

Pessoas intersexo

Bruno Pereira Stelet
Dionne do Carmo Araújo Freitas
Luiza Valle de Oliveira Brízida

Magnus Regios Dias da Silva
Mila Torii Corrêa Leite

"As pessoas intersexo têm seus problemas "resolvidos" na sala de cirurgia, com uma estrutura de segredo e silêncio... Há um pacto para que esses corpos não estejam diante da sociedade.
O corpo intersexo é parte da humanidade."

Amiel Modesto*

Aspectos-chave

- O corpo intersexo se origina de uma variante própria do espectro biológico, gerada em uma das etapas do processo de desenvolvimento do sexo, que vai desde a vida fetal até a puberdade, de forma complexa e regulada por fatores genéticos, epigenéticos e ambientais, permitindo, assim, uma diversidade de corpos humanos.
- Pessoas intersexo são sujeitos sociopolíticos que carregam uma variação do sexo biológico não binário.
- A classificação "menino, menina ou de gênero não binário" está inserida em um contexto sociocultural e não segue necessariamente a definição do sexo biológico definida ao nascimento.
- A classificação Diversidade do Desenvolvimento do Sexo (DDS) está inserida no contexto da área da saúde e é estritamente vinculada à necessidade de diagnóstico e seguimento clínico de alterações urogenitais ou de outros órgãos e sistemas, quando presentes, associadas aos corpos intersexo.
- Para melhor acolhimento e assistência à pessoa intersexo, a equipe multiprofissional deve conhecer as formas variantes de desenvolvimento do sexo, e se desfazer de conceitos preestabelecidos no senso comum de correlação compulsória entre sexo biológico, identidade de gênero e orientação sexual.

---

* Amiel Modesto é sociólogo e ativista intersexo. Trecho da matéria concedida ao jornal NEXO em 03/02/18: O que é intersexualidade? E como é se descobrir intersexual (https://nexojornal.com.br/entrevista).

INTRODUÇÃO

O termo "intersexualidade e estados intersexo" foi utilizado no início do século XX pelo geneticista alemão Richard Goldschmidt[1]. Hoje se sabe que, para além das categorias biológicas e médico-diagnósticas, as nomeações dos fenômenos orgânicos envolvem uma rede de saberes e poderes socioculturais que dão significado e reiteram a dimensão coletiva desses fenômenos.

Culturalmente têm se estabelecido padrões corporais tipicamente feminino (cromossomos XX – ovários – vulvas e mamas) e masculino (cromossomos XY – testículos - pênis e escroto). O corpo da pessoa intersexo são variações desses padrões "típicos" no que se refere a configurações dos cromossomos, órgãos genitais internos e externos e a coexistência de tecidos testiculares e ovarianos. Em todo o mundo, estima-se que a cada 1.000 a 4.500 nascidos vivos, um recém-nascido (RN) pode apresentar genitália atípica. Dados mais recentes afirmam, porém, que o número de pessoas intersexo varia entre 0,05% a 1,7% da população dos nascidos vivos[2].

Ao longo do século XX, as normalizações cirúrgicas e hormonais consolidaram-se como abordagem médica padronizada para pessoas intersexo. A previsão de um sofrimento psíquico futuro decorrente de uma vivência de corpo "ambígua" foi um dos argumentos em prol da precocidade dos procedimentos. Desse ponto de vista, a "reparação" cirúrgica das genitálias seria o passo mais significativo para a vida das pessoas intersexo, uma vez que fundaria no corpo uma concepção de humano dicotomicamente sexuada.

Atualmente, movimentos de pessoas intersexo têm buscado se firmar como uma força contrária à "patologização" e à compulsoriedade das intervenções "corretivas". Ativistas intersexo lutam pelo reconhecimento social de que suas variações corporais causam menos sofrimento do que o preconceito, o estigma e os resultados negativos das intervenções médicas.

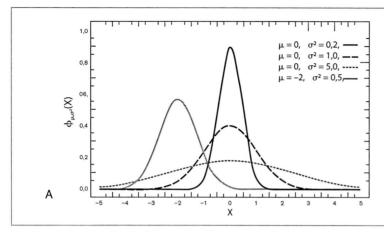

Figura 1 Como a biomedicina constrói curvas de distribuição de eventos populacionais para criar padrão de referência de normalidade. (A) As curvas coloridas representam a função de densidade de probabilidade da distribuição normal padrão (μ) com diferentes coeficientes de variação (σ), considerando-se que esses eventos aleatórios são independentes e semelhantes em certas circunstâncias e, somente, quando o número de eventos é muito alto. (B) Como exemplo, o padrão de referência de normalidade para o tamanho do clitóris foi elaborado a partir da medida da variação do comprimento do clitóris distribuído em percentil populacional de recém-nascidas turcas[3].

CORPO INTERSEXO E INTERSEXUALIDADE COMO VARIAÇÕES DA NATUREZA HUMANA

Padrões de referência de normalidade no âmbito da saúde

Uma criança que nasce com genitália atípica – corpo intersexo – representa uma variante do aparelho reprodutivo no espectro de diversidade biológica humana. Esse corpo que está nas margens da curva de distribuição da norma de eventos observados na população em geral é, portanto, entendido como atípico ou diverso. Na Figura 1, exemplifica-se como bebês com clitóris maior que 0,8 cm são considerados atípicos e, portanto, "devem" seguir protocolo de investigação clínica.

A partir da construção desse diagrama (Figura 1), observa-se que, quanto menor o coeficiente de variação (σ), maior a probabilidade de eventos atípicos (corpos variantes) que ficam nos extremos da curva de "normalidade". Ou seja, essa normatização depende do instrumento de medida adotado pelo observador diante da distribuição do evento em uma determinada população.

A biologia contemporânea reconhece as anatomias sexuais variantes como parte da natureza diversa do ser vivo[2]. Além disso, reconhece-se que o sexo anatômico não pode ser compreendido como determinante compulsório da identidade de gênero.[4,5]

Como o corpo intersexo ou sexo-atípico foi apropriado como diferenças do desenvolvimento do sexo?

As denominações sexo reverso, hermafroditismo e pseudo-hermafroditismo, antigamente utilizadas para se referir ao corpo intersexo ou sexo-atípico, foram alteradas com a adoção mundialmente aceita da classificação dos distúrbios do desenvolvimento do sexo por ocasião do consenso de Chicago em 2005[6], do inglês *disorders of sex development*. Adotou-se como referência o diagnóstico das variações cromossômicas e genéticas, e estas foram reiteradas no discurso médico como doenças e aberrações da natureza humana. Desde então, essa classificação tem sido revisada por vários pesquisadores humanistas de diversas áreas do conhecimento[7-9]. Dez anos depois do consenso, passou-se a utilizar o termo diferenças do desenvolvimento do sexo (DDS), reforçando-se a luta pela despatologização dos corpos intersexo[10].

A classificação da variante intersexo como DDS continua sendo a referência nosológica mais adotada no meio médico. Por conta disso, muitos profissionais reduzem erroneamente a pessoa intersexo à condição de DDS. Novos cuidados em saúde têm sido pensados a partir de um deslocamento despatologizante da condição intersexo,[11] tais como o de assegurar os direitos reprodutivos, a autodeterminação do sexo, e as demandas específicas (cirurgia e hormonioterapia, por exemplo) relativas à intersexualidade. A respeito de intersexualidade, veja o Quadro 1.

Ainda que um corpo intersexo seja compreendido como variante da biologia, deve-se reconhecer que questões interseccionais de gênero, raça e classe são estruturantes na sociedade. Portanto, o trinômio corpo, pessoa intersexo e intersexualida-

Quadro 1 Intersexualidade

> Compreende-se a intersexualidade como a dimensão relacional e de prazer do sujeito intersexo com seu próprio corpo e com o(a) outro(a), na qual se articulam questões de gênero, orientação sexual e cultura ao mesmo tempo, dentro da vivência individual, interacional e social de sua condição intersexo. Em outras palavras, a intersexualidade pode ser compreendida dentro do espectro da diversidade da sexualidade humana não binária, ou seja, de significados para além de uma variante física concreta – corpo intersexo.

de parte de perspectivas conceituais distintas e está em constante disputa nas dimensões *médica, psicossocial e ética.*

ABORDAGEM MULTIPROFISSIONAL E INTERDISCIPLINAR

A equipe multiprofissional tem papel importante na criação de um clima de compromisso com a saúde e o bem-estar de crianças nascidas intersexo, bem como com suas famílias. Embora muitas crianças intersexo sejam saudáveis e exijam pouca abordagem médica, ter famílias vinculadas a equipes multidisciplinares pode garantir que os profissionais de saúde estejam disponíveis se surgirem necessidades psicológicas, cirúrgicas ou clínicas. Além disso, os desafios trazidos pelos ambientes familiar e comunitário exigirão avaliação contínua e possíveis mudanças nos planos de cuidados propostos.

Dentro dessa proposta é imprescindível a formação de uma rede de apoio solidária entre pessoas intersexo e familiares. As equipes que atuam na Atenção Primária em Saúde (APS) podem atuar em conjunto com especialistas focais das áreas da pediatria, endocrinologia, urologia, ginecologia, psicologia, enfermagem, serviço social, genética e bioética. O Quadro 2 aborda os objetivos de equipe multiprofissional na APS da pessoa intersexo.

Pais e mães relatam que reações inadequadas na sala de parto constituem uma fonte persistente de raiva e medo. A equipe de saúde deve estar ciente de que muitos já vivenciaram situações de preconceito em serviços de saúde e podem precisar de ajuda de profissionais de saúde mental para lidar com essas experiências.

Ações afirmativas como suporte a professores e colegas, assim como conversas sobre sexo biológico, sexualidade e gênero devem fazer parte de estratégias na abordagem comunitária e no ambiente escolar. O apoio psicossocial pode estimular reflexões sobre a normalização de narrativas acerca da diversidade sexual, ampliar a capacidade de aceitação das diferenças, assim como abordar temas relacionados ao estigma, vergonha, isolamento e traumas que podem envolver o desenvolvimento de pessoas intersexo[12].

O desenvolvimento da identidade de gênero é resultado de uma interação complexa entre genes, ambiente e cultura (ver Capítulo 5 – "Desenvolvimento da identidade de gênero") e não é possível prever com total confiança o gênero com o qual uma criança irá se identificar. O papel dos profissionais de saúde consiste em obter e interpretar os resultados dos testes complementares relativos à etiologia e prognóstico da DDS e ao status da anatomia e fisiologia da criança (por exemplo, produção hormonal, receptores hormonais, anatomia macroscópica), para só depois apoiar sobre a atribuição de gênero propriamente dita, mesmo que temporariamente até a pessoa desenvolver sua identidade de gênero.

A qualidade de vida de indivíduos intersexo tem sido verificada a partir de questionários como o DSD-LIFE**. Esta é uma ferramenta útil para avaliação do desenvolvimento psicossexual e de outros cuidados em saúde que considera as narrativas de pais e pessoas intersexo, além de aspectos éticos e culturais. Estudos clinicamente estruturados com esses questionários têm fornecido as primeiras informações sobre questões da intersexualidade e desfechos em saúde (https://www.dsd-life.eu/home/).

Avaliação de recém-nascido com genitália atípica

Atualmente, a classificação "menino ou menina" está inserida em um contexto tecnológico de imageamento fetal que produziu um mercado consumidor em torno da gravidez e da infância que reforça a ideia binária do gênero. A construção do feto como pessoa sexuada em um cenário de espetacularização (por meio de festas de "revelação" do sexo) da dicotomia de gênero torna desafiante a abordagem de famílias de bebês intersexo.

A abordagem de um RN com DDS se baseia em um tripé: evitar a determinação precoce do gênero do RN; identificar complicações clínicas que necessitam de uma intervenção precoce (perda hidroeletrolítica pela hiperplasia adrenal congênita (HAC) e obstrução de meato uretral, entre outras); estabelecer uma comunicação qualificada e multiprofissional com os familiares.

A avaliação está indicada para todo RN com genitália atípica ou pênis/escroto com: hipospádia severa ou associada à criptorquidia e/ou micropênis. Além disso, RN com vulva/vagina com clitoromegalia ou fusão labial posterior ou gônadas palpáveis em lábios externos também devem ser investigadas.

A HAC é a principal causa de DDS em RN com cariótipo XX. O primeiro passo consiste em investigar a HAC, que pode ter graves consequências, como sua forma perdedora de sal, considerada uma emergência neonatal que requer uma intervenção clínica, como uso de corticoides. Para seu diagnóstico, o recomendado é que seja avaliado o nível sérico de 17-OH-progesterona.

Algumas DDS necessitam de cirurgias no período neonatal. Na extrofia de cloaca, uma condição clínica que se apresenta com alteração da anatomia anorretal, onfalocele, exte-

Quadro 2 Objetivos da abordagem de equipe multiprofissional na Atenção Primária em Saúde (APS) da pessoa intersexo

- Fornecer atendimento integral aos pacientes, suporte inicial aos pais e prover um cuidado longitudinal nos diferentes ciclos de vida da pessoa intersexo;
- Oferecer educação continuada aos membros da equipe sobre questões relacionadas à intersexualidade nos serviços de saúde;
- Manter contato com pediatras e outros especialistas focais para discussão dos casos e atribuição de papéis na linha de cuidado;
- Discutir aspectos da diversidade biológica e redução do estigma na comunidade e nas escolas;
- Realizar cuidados em saúde mental, quando necessário, para a pessoa e cuidadores, relacionado ao sofrimento pela intersexofobia;
- Manter cuidados genitais pertinentes no âmbito da APS (rastreamentos, abordagem de IST, intercorrências etc.);
- Orientar métodos de planejamento reprodutivo e anticoncepção;
- Abordar sobre sexualidade e relacionamentos da pessoa intersexo.

riorização de duas hemibexigas separadas por uma placa intestinal e genitália atípica, é necessária a separação do trato digestório do urinário para evitar complicações infecciosas recorrentes. Nesses RN, a cirurgia visa a reconstrução vesical com colostomia ou ileostomia terminal, além do fechamento da onfalocele. Essa é uma urgência neonatal que deve ser realizada nas primeiras 48 a 72 horas de vida[13]. É importante ressaltar que a avaliação intraoperatória dos órgãos genitais internos e gônadas pode auxiliar na investigação de RN com genitálias atípicas e no diagnóstico das DDS. O acúmulo de líquido na cavidade vaginal em RN com alteração do seio urogenital, como a implantação da vagina na uretra, pode ocasionar obstrução ureteral ao promover a compressão extrínseca do trígono vesical. Nesses casos, a derivação vaginal cirúrgica (vaginostomia) é necessária para reverter a insuficiência renal pós-renal causada pela obstrução ureteral. Além disso, devemos lembrar que as hipospádias, sobretudo as proximais, podem estar associadas à uropatia obstrutiva ou refluxiva ou a outras condições congênitas que, muitas vezes, necessitam de diagnóstico e conduta neonatal[14].

São variadas as formas de corpos intersexo e causas de DDS, por isso, a avaliação inicial do RN deve incluir, além da história clínica e exame físico, o cariótipo, eletrólitos e uma ultrassonografia abdominal e pélvica. Os eletrólitos devem ser repetidos a cada 24 a 48 horas até que se exclua a HAC e uma possível crise natrêmica adrenal. O Quadro 3 representa a variabilidade intersexo, sem incluir os casos de aneuploidia.

Essa avaliação clínica do RN intersexo é importante para buscar uma etiologia para a DDS, porém isso não deve ser feito isoladamente, mas junto com a abordagem psicossocial da família. Apesar do Consenso de Chicago ter trazido melhorias na abordagem de pessoas intersexo do ponto de vista clínico, ainda hoje essa classificação carrega muitas cicatrizes da abordagem adotada no passado como "aberração genital". O Quadro 4 traz recomendações para abordagem afirmativa diante de recém-nascidos, crianças e adolescentes intersexo pelo National LGBT Health Education Center.

Quando o diagnóstico de DDS é feito tardiamente, depois do período neonatal, a avaliação deve ser feita da mesma forma, porém, com menos urgência, em razão da baixa probabili-

Quadro 3 Espectro de diversidade do sexo biológico

Perfis de sexos biológicos	Cromossomos	Gônadas	Genitálias	Outras características
Sexo masculino	XY	Testículos	Pênis e saco escrotal	Características sexuais secundárias tipicamente "masculinas"
Variações sutis	XY	Testículos	Pênis e saco escrotal	Diferenças sutis como menor produção de espermatozoides. Algumas delas são causadas por variações nos genes de desenvolvimento sexual
Variações moderadas	XY	Testículos	Pênis e saco escrotal com variações anatômicas	Afeta 1 em cada 250 a 400 nascimentos
DDS 46,XY	XY	Testículos	Geralmente, genitália atípica.	A síndrome de persistência do ducto Mulleriano resulta em pênis, saco escrotal e testículos, mas também com útero e trompas uterinas
DDS Cromossômica	XX,XY ou mistura de ambos	Tecidos ovariano e testicular simultaneamente	Genitália atípica	Alguns relatos de pessoas predominantemente XY que conseguiram ter filhos
DDS 46,XX (testicular ovotesticular)	XX	Pequenos testículos	Pênis e saco escrotal	Pode ser causada pela presença do gene determinador da "masculinização" SRY
Variações moderadas	XX	Ovários	Vulva, vagina, útero e trompas	Variações no desenvolvimento do sexo, tais como o encerramento prematuro da atividade ovariana. Alguns são causados por variações nos genes do desenvolvimento do sexo
Variações sutis	XX	Ovários	Vulva, vagina, útero e trompa	Diferenças sutis, tal como excesso de testosterona ou ovários policísticos
Endossexo feminino	XX	Ovários	Vulva, vagina, útero e trompas	Características sexuais secundárias tipicamente "femininas"

Fonte: adaptado de Ainsworth, 2015[2].

Quadro 4 Recomendações para abordagem afirmativa diante de recém-nascidos, crianças e adolescentes intersexo pelo National LGBT Health Education Center

- O sexo biológico é definido por um equilíbrio entre diversos fatores e se manifesta dentro de um espectro de corpos;
- O corpo intersexo é uma variação natural dos seres vivos, inclusive humanos;
- Sexo biológico é diferente de gênero, e este último é espectral e pode ser fluido;
- Existem diversidades de desenvolvimento do sexo;
- Crianças e adolescentes intersexo são capazes de lidar com a situação tendo suporte da família ou, quando necessário, em saúde mental;
- Existe uma grande variedade de formas de práticas sexuais que podem ser prazerosas e que não estão limitadas apenas à forma pênis-vagina.

dade de ser uma situação de emergência. Quando a criança é mais velha e entende a situação, deve-se atentar para cuidados no exame físico e na educação em saúde para evitar possíveis traumas. Incluir os familiares na consulta é essencial, assim como o acompanhamento multidisciplinar por equipe bem treinada.

Atribuição de gênero de criação

O ocidente lidou de diferentes modos com os corpos considerados "andrógenos" ou "hermafroditas". Com o tempo, houve discussões e modificações nas formas das denominações para se referir às "variações das diferenças do desenvolvimento sexual", desde a antiga concepção de "hermafroditismo", passando pela "intersexualidade" do século XX e chegando à definição atual de *disorders of sex development* (DSD).

Muitas das intervenções médicas e psicológicas realizadas foram justificadas na perspectiva dos profissionais como uma "restauração de uma natureza incompleta" a partir de um padrão de "harmonia" entre os traços físicos, os gestos e as condutas. Esse projeto, entretanto, nem sempre é bem-sucedido[15].

Na década de 1990, a intersexualidade tornou-se pauta do movimento social que passou a questionar as cirurgias precoces "corretoras" de genitais tidos como atípicos, reivindicando que essas crianças não sejam submetidas, logo após o parto, a procedimentos ditos "reparadores", pois compreendem que estes são mutiladores e podem moldar órgãos genitais que não concordam com suas identidades de gênero.[15] A demora na classificação da variante genética responsável pela atipia genital tem sido apontada pelas famílias como gerador de angústias, incorrendo no atraso do registro de nascimento com declaração do sexo na certidão, pois ainda não há uma legislação que acolha o registro de criança intersexo como aquela definida em outros países, como na Áustria, Austrália, Alemanha, Bangladesh, Canadá, Colômbia, Dinamarca, Filipinas, Holanda, Malta, Nepal, Quênia, Nova Zelândia, Paquistão e Reino Unido, que adotam um campo para "sexo diverso/a" (ou termos semelhantes) em alguns documentos, dentre outras medidas legislativas nesse sentido.

Vários estudos de desfechos clínicos foram conduzidos para avaliar a melhor abordagem da criança intersexo dentro da multiplicidade de condições de DDS. No entanto, os resultados dessas pesquisas ainda são inconclusivos em razão de amostras pequenas e heterogêneas, assim como a metodologia variável utilizada e a inclusão de protocolos de tratamentos clínicos e técnicas cirúrgicas antigas. Sem resultados conclusivos, pesquisas colaborativas em larga escala passaram a ser promovidas.

O movimento intersexo e pesquisadores têm buscado atuar sobre os legisladores em todo o mundo a fim de proibir a cirurgia genital irreversível, compulsória e com motivação socioestética sem o consentimento informado do indivíduo. Os Conselhos de ética alemão e suíço, a Organização Mundial da Saúde, os Governos da Austrália, Chile, Argentina e Malta, o *US Bureau of Public Affairs for State Department, Physicians for Human Rights, GLMA Health Professionals Advancing LGBT Equality, American Academy of Family Physicians*, várias organizações da Organização das Nações Unidas, a Anistia Internacional, o *Human Rights Watch*, o *Special Rapporteur on Torture* e Tribunais da Índia, Colômbia e Quênia manifestaram-se no mesmo sentido[16].

A utilização de novas tecnologias do campo da biologia tem tensionado o senso comum de que a determinação do sexo envolva apenas a identificação do pênis no ultrassom e dos cromossomos sexuais na amniocentese. Novos achados da biologia molecular propõem a substituição da visão binária do sexo biológico pela existência de um *quantum*, em que a interação entre um grupo de genes configuraria uma aproximação entre o masculino e o feminino típicos, portanto, dentro de um espectro[17].

ABORDAGEM DE ADOLESCENTES E ADULTOS INTERSEXO

A abordagem deve se pautar no respeito à autonomia e promoção da independência da pessoa intersexo. A partir de 2005, o *Global DSD Update Consortium* trouxe novas diretrizes para atenção à saúde e cuidado da pessoa intersexo, recomendando que os profissionais de saúde devem considerar a autonomia do paciente durante o tratamento, como as organizações legais e de direitos humanos já vinham apontando nos últimos anos[6].

Suporte multiprofissional ao adolescente e adulto

Durante a pré-adolescência e no decorrer da adolescência, recomenda-se fornecer informações acerca do sexo genital, gênero e orientação sexual. Ao mesmo tempo, deve-se assegurar a privacidade durante o exame físico, com consentimento dos responsáveis, e discutir as mudanças esperadas e observadas durante a puberdade, reforçando que a identidade de gênero continua em construção e que a orientação sexual independe do sexo de registro.

Com adolescentes intersexo mais maduros, geralmente acima dos 15 anos, pode-se aprofundar os temas anteriores e enfatizar as variabilidades de sexo, gênero e orientação sexual. O profissional precisa se assegurar que as informações acerca das mudanças corporais durante a puberdade foram entendidas pelo adolescente intersexo, pois muitas vezes se distanciam das mudanças tipicamente observadas na população em geral.

Estabelecido um diálogo franco e em ambiente seguro, recomenda-se discutir as questões da fertilidade e preservação de gametas, respeitando o tempo de processamento e interesse do indivíduo. A identidade de gênero e a orientação sexual autodeclarada pelos adolescentes precisam ser empoderadas, assim como suas dúvidas, respondidas. A equipe deve estar pronta para abordar questões da intersexualidade, assim como sobre práticas sexuais seguras visando a prevenção contra IST. Uma cartilha com contato para conversa em um outro cenário fora do ambiente médico-hospitalar pode ser fornecida.

Em situações específicas, o risco para tumores germinativos é discutido, porém isso não pode acontecer antes da formação de vínculo de confiança entre o adolescente intersexo, sua família e a equipe multiprofissional. Indivíduos com DDS, 46XY com gônada disgenética possuem um risco aumentado e uma futura cirurgia eletiva para a retirada das gônadas poderá ser indicada. Por não ser uma urgência médica, o assunto pode ser abordado com segurança e parcimônia com a família.

A transferência de adolescentes intersexo para o ambulatório de adultos precisa ser dialogada e previamente organizada, possibilitando a troca de equipes de maneira harmônica a fim de reduzir o desconforto e o estresse psíquico inerente à partida e à chegada.

Quanto ao sujeito intersexo adulto, recomenda-se acolher as dúvidas sobre sexo e sexualidade; buscar opiniões de especialistas experientes frente a situações e demandas específicas; discutir práticas sexuais seguras visando a prevenção contra IST. Muitas vezes, após uma possível notícia de infertilidade, a pessoa intersexo e o profissional de saúde podem negligenciar esses cuidados[11].

O direito à fertilidade e à preservação de gametas previamente à retirada das gônadas é um dos aspectos mais importantes do seguimento do adulto intersexo. É preciso informar sobre os possíveis procedimentos, parentalidade e reprodução assistida, convidando-os para discussões de temas sensíveis frente às demandas específicas de cada um.

Pessoas intersexo podem não se identificar com o gênero e sexo que lhes foram designados após o nascimento. Nesses casos, é recomendável abordar respeitosamente uma possível demanda de transição da identidade de gênero, assim como a possibilidade de vivências de gênero fluido e a homo/bi/pan/assexualidade, não determinando condutas restritas e procurando avaliar e promover qualidade de vida sexual. Informações sobre higiene, troca de preservativo, uso de géis, cremes e acessórios sexuais podem ser elementos para melhoria da qualidade da atividade sexual. Faz-se necessário fortalecer também as redes de apoio entre pares de pessoas intersexo. A escuta de outra pessoa intersexo pode ser melhor que a de uma equipe profissional.

Suporte hormonal

Muitos casos de pessoas intersexo somente são percebidos durante a puberdade, ou até mesmo na idade adulta. Em adolescentes e adultos, a descoberta costuma ser resultado da investigação do atraso puberal, da virilização do corpo de pessoas registradas como sendo do sexo feminino ou por feminização daquelas registradas como pertencendo ao sexo masculino, ou investigação de infertilidade. Tanto na falta de produção hormonal (hipogonadismo) quanto no excesso de hormônios masculinos (hiperandrogenismo), a hormonização se faz necessária. Isso pode ocorrer na HAC virilizante tardia, síndrome de Turner, síndrome de Klinefelter, disgenesia gonadal parcial e completa (46, XX e 46, XY), síndrome de regressão testicular, insensibilidade androgênica, hipogonadismo (primário e secundário), entre outros[6].

Infelizmente, em muitos casos, a indicação do procedimento hormonal e, quando necessário, também cirúrgico, baseia-se na percepção que os profissionais de saúde têm sobre o corpo binário, por vezes desrespeitando a autoidentificação de gênero da pessoa intersexo[19].

O uso mais frequente de hormônios não sexuais ocorre nos casos clássicos de HAC, para os quais a não realização da intervenção com o uso regular de corticoide pode ser ameaçadora à vida. Já o uso de hormônios sexuais é eletivo e deve ser feito tardiamente, com uma decisão informada pela própria pessoa, por existirem riscos. Recomenda-se que a criança, família e equipe multiprofissional dialoguem sobre a prescrição de bloqueadores puberais e hormônios sexuais desde a fase pré-puberal até a vida adulta.

Quando houver gonadectomia ou persistência do estado de hipogonadismo, a hormonioterapia deve ser realizada de acordo com a diretriz de reposição hormonal, assim como a hormonização cruzada, quando desejada, de acordo com as diretrizes do processo de transição de gênero (ver Capítulos 52 – "Bloqueio puberal e hormonização em adolescentes" e 53 – "Hormonização em adultos"). Os riscos envolvidos no uso de hormônios sem assistência incluem alterações comportamentais, hipertensão arterial, dislipidemia, redução da fertilidade, entre outros[18].

Suporte cirúrgico e outros procedimentos

A atualização do Consenso de Chicago aponta para a importância de evitar tratamentos irreversíveis sem o consentimento do paciente. No entanto, no Brasil, o cenário classificatório dos traços intersexo ainda atribui a anatomia sexual atípica como sendo uma "Anomalia de Diferenciação Sexual" e, por conseguinte, estaria indicada a "correção cirúrgica" estabelecida pela Resolução n. 1.664/2003 do Conselho Federal de Medicina, que precisa ser revista e atualizada.

A avaliação pela equipe da cirurgia pediátrica de RN com genitália atípica pode ajudar a: assegurar melhor localização e seguimento das gônadas ectópicas; pesquisar restos embrionários müllerianos (genitália interna parcialmente desenvolvida ou inibida); avaliar o falo e o meato uretral externo para planejamento de cirurgias reconstrutivas, quando indicadas como alívio de obstrução de meato uretral[19].

Os protocolos de preservação de gônadas na insensibilidade androgênica têm apontado para baixíssimo risco de malignidade, recomendando-se um acompanhamento longitudinal, sem configurar uma urgência cirúrgica na primeira infância[20-22].

Em linhas gerais, a prioridade dos procedimentos deve ser a de preservar a função, e não a estética genital. Ademais, deve-se atentar que a "normalização" cirúrgica da genitália está imersa em uma dicotomização não apenas em relação ao sexo biológico, como também na expectativa da heterocisnormatividade das relações sexuais futuras[23,24].

Na vida adulta, algumas pessoas desejam realizar a dilatação vaginal para possibilitar a penetração. Este é um procedimento que pode ser realizado se a pessoa desejar e consentir, em algumas condições, como Síndrome Mayer-Rokitansky-Kuster-Hauser, pois há uma agenesia da parte superior da vagina e do útero. Essa dilatação não deve ser realizada na infância[16]. O Quadro 5 faz recomendações em relação às cirurgias em DDS. Já o Quadro 6 mostra necessidades de saúde corporal das pessoas intersexo.

CONSIDERAÇÕES FINAIS

Identificar-se como um sujeito intersexo envolve um processo complexo e subjetivo, uma trajetória que requer autoconhecimento. Envolve conhecer suas potencialidades e limitações corporais e reprodutivas. Compreende o amadurecimento psicológico e sociopolítico do sujeito intersexo, constituindo-se por meio de um processo identitário despertado em qualquer fase da vida. Portanto, um diagnóstico dentro do espectro das DDS não implica na definição de uma pessoa intersexo.

O sociólogo Amiel Modesto aponta que as pessoas intersexo ainda costumam ter seus problemas "resolvidos" na sala de cirurgia, dentro de um acordo sustentado por segredos e silêncios entre a equipe de saúde e familiares, para que seus corpos com anatomia genital atípica não existam na sociedade, permanecendo estrutural e institucionalmente invisíveis. Aos poucos, estudos das ciências humanas e sociais se somam a esse debate da intersexualidade, questionando-nos por posicionamentos frente a uma sociedade binária e heterocisnormativa.

Torna-se cada vez mais necessário identificar e qualificar os serviços de saúde, da APS aos centros especializados, para uma abordagem multiprofissional na qual se valorize o protagonismo de pessoas intersexo e se considere sua singularidade.

Quadro 5 Recomendações em relação às cirurgias em DDS

- Manejo conservador das gônadas na síndrome de insensibilidade androgênica completa, pelo menos até a puberdade;
- Evitar dilatação vaginal em crianças após reconstrução cirúrgica;
- Manter remanescentes müllerianos durante a infância, quando assintomáticos;
- Remover gônadas disgenéticas somente quando o cromossomo Y (ou fragmentos) estiver presente;
- A escolha do indivíduo e a irreversibilidade dos procedimentos cirúrgicos são fontes de preocupações e essas questões devem ser discutidas abertamente;
- Existem poucas evidências sobre o impacto em indivíduos com DDS não tratados cirurgicamente durante a infância, quer seja no desenvolvimento psíquico, convívio com os pais, sociedade e quanto ao risco de estigmatização pela condição intersexo;
- A avaliação clínico-cirúrgica não deve ser usada para atrasar o preenchimento da Declaração de Nascido Vivo nas maternidades.

Quadro 6 Necessidades de saúde corporal das pessoas intersexo

- Avaliação clínica e genética para tipos específicos de DDS;
- Educação sobre anatomia diversa e desenvolvimento;
- Explicação sobre o histórico e dados presentes nos prontuários médicos;
- Avaliar potencial de malignidade;
- Preservação de fertilidade e orientação sobre anticoncepção;
- Reposição de cortisol na forma perdedora de sal;
- Reposição com hormônios sexuais se hipogonadismo;
- Bloqueio puberal se a pessoa não se identifica com os caracteres secundários da puberdade;
- Alívio de obstruções de meato uretral;
- Realocação do meato uretral se desejada e consentida pela pessoa;
- Cirurgia genital para função ou aparência estética se desejada e consentida pela pessoa;
- Dilatação vaginal se desejada e consentida pela pessoa.

Fonte: Dalke, 2020[16].

É preciso ampliar a discussão sobre a vinculação compulsória do genital ao gênero de criação, entendendo que a pessoa intersexo não pode ser definida por critérios biomédicos. Reconhecer-se em um corpo variante é um ponto de partida para autorreflexão, e esse processo identitário só ocorre com o reconhecimento de que seu corpo não binário é um corpo político e sujeito de direitos. O corpo intersexo é parte da humanidade.

Erros comuns	Como evitá-los
Considerar uma pessoa intersexo como "doente" ou "portadora de anomalia genital" e que demanda necessariamente uma abordagem cirúrgica corretiva.	Entender que uma pessoa intersexo não pode ser reduzida a uma variante do aparelho geniturinário atípico. Respeitar o momento de autonomia da criança ou adolescente para abordar as possibilidades, vantagens e riscos de diversas modalidades cirúrgicas.
Usar linguagem iatrogênica.	Evitar terminologias como "pessoa intersexual" ou considerar intersexo como sinônimo de DDS. Dialogar com empatia e clareza as informações. Preferir utilizar os mesmos termos usados pelo paciente para se referir aos seus genitais ou a sua identidade sexual a fim de prevenir desconfortos e traumas.
Considerar que toda pessoa com DDS se identifica como intersexo.	A pessoa com genitália atípica pode ou não se identificar como intersexo. A intersexualidade é autoatribuída a partir de vivências específicas da pessoa. DDS é um diagnóstico clínico.
Reduzir os cuidados em saúde da pessoa intersexo aos seus genitais.	A pessoa intersexo deve ter cuidados integrais em saúde, portanto, além de questões específicas relacionadas a DDS, devem ser oferecidos cuidados em saúde reprodutiva, saúde mental, dentre outros.

> **Material complementar**
>
> - https://www.nexojornal.com.br/ensaio/2018/Pelo-fim-das-intervenções-médicas-precoces-e-não-emergenciais-em-intersexos
> - Costa AG. Entre ver e não ver: uma análise sobre as imagens médicas da intersexualidade. Equatorial, Natal. 2018;5(8).

REFERÊNCIAS BIBLIOGRÁFICAS

1. Goldschmidt R. Intersexuality and the endocrine aspect of sex. Endocrinology, Philadelphia, 1917;1:433-56. Informação baseada em uma pesquisa de Connie Mazur. Disponível em: https://commons.wikimedia.org/w/index.php?curid=74024705.
2. Ainsworth C. Sex redefined: the idea of two sexes is simplistic. Nature. 2015;518.
3. Akbiyik F, Kutlu AO. External genital proportions in prepubertal girls: a morphometric reference for female genitoplasty. J Urol. 2010;184(4):1476-81.
4. Arán M. A transexualidade e a gramática normativa do sistema sexo-gênero. Ágora: Estudos em Teoria Psicanalítica. 2006;9(1):49-63.
5. Hernández-Díaz S. Name of the bias and sex of the angels. Epidemiology. 2011;22(2):232-3.
6. Lee PA, Houk C, Ahmed SF, Hughes IA; International Consensus Conference on Intersex organized by the Lawson Wilkins Pediatric Endocrine Society and the European Society for Paediatric Endocrinology. Consensus statement on management of intersex disorders. Pediatrics. 2006;118(2):e488-500.
7. Adam MP, Vilain E. Emerging issues in disorders/differences of sex development (DSD). Am J Medical Genetics Part C: Seminars in Medical Genetics, 2017. p. 249-252.
8. Budge SL, Dickey LM. Barriers, challenges, and decision-making in the letter writing process for gender transition. Psychiatric Clinics. 2017;40(1):65-78.
9. Lima SAM, Machado P, Pereira PPG. (Des) encontros no hospital: itinerário terapêutico de uma experiência intersexo. Campinas: Cadernos Pagu. 2017;47. e174916, [30 p.].
10. Cools M, Nordenstrom A, Robeva R, Hall J, Westerveld P, Fluck C, et al. Caring for individuals with a difference of sex development (DSD): a consensus statement. Nature Reviews Endocrinology. 2018;14(7):415-29.
11. Silva MRD. Repensando os cuidados de saúde para a pessoa intersexo. In: Dias MB. Intersexo. Revista dos Tribunais; edição: 1a (23 de outubro de 2018).
12. Roen K. Intersex or diverse sex development: Critical review of psychosocial health care research and indications for practice. J Sex Res. 2019;56(4-5):511-528.
13. Woo LL, Thomas JC, Brock JW. Cloacal exstrophy: a comprehensive review of an uncommon problem. J Pediatric Urology. 2010;6(2):102-111.
14. Blaschko SD, Cunha GR, Baskin LS. Molecular mechanisms of external genitalia development. Differentiation. 2012;84(3):261-268.
15. Machado PS. O sexo dos anjos: representações e práticas em torno do gerenciamento sociomédico e cotidiano da intersexualidade. 2008.
16. Dalke KB. Affirming care for people with intersex traits. In: Advancing excellence in sexual and gender minority health. Boston: Harvard School of Medicine, 2020.
17. Rosario V. Quantum Sex: intersexand the molecular desconstructions of sex. In: Morland I. Intersex and after, Jornal of Lesbina and Gay Studies. 2009;15(2).
18. Hughes IA, Houk C, Ahmed SF, Lee PA, Lawson Wilkins Pediatric Endocrine Society/European Society for Paediatric Endocrinology Consensus Group. Consensus statement on management of intersex disorders. J Pediatr Urol. 2006;2(3):148-62.
19. Souza CAB. Cada nascimento de uma criança intersexual é um tapa na cara da sociedade: uma reflexão sobre religião e gênero na sociedade brasileira. São Paulo; 2017.
20. Calleja-Agius J, Mallia P, Sapiano K, Schembri-Wismayer P. A review of the management of intersex. Neonatal Network. 2012;31(2):97-104.
21. Cools M, Looijenga LH. Tumor risk and clinical follow-up in patients with disorders of sex development. Pediatric endocrinology reviews: PER. 2011;9:519-24.
22. Cools M, Nordenstrom A, Robeva R, Hall J, Westerveld P, Fluck C, et al. Caring for individuals with a difference of sex development (DSD): a consensus statement. Nature Reviews Endocrinology. 2018;14(7):415-29.
23. Kolesinska Z, Ahmed SF, Niedziela M, Bryce J, Molinska-Glura M, Rodie M, et al. Changes over time in sex assignment for disorders of sex development. Pediatrics. 2014;134(3):e710-e715.
24. Carpenter M. The human rights of intersex people: addressing harmful practices and rhetoric of change. Reproductive Health Matters. 2016;24(47):74-84.

Pessoas assexuais

Walter Mastelaro Neto
Ademir Lopes Junior
Andrea Hercowitz

 Aspectos-chave

- Assexuais são pessoas que não sentem, ou raramente sentem, atração sexual.
- Assexuais podem sentir atração romântica e afeto por outras pessoas.
- Assexuais podem ter práticas sexuais, respeitando seus direitos, por outras razões que não atração sexual.
- Assexualidade não é um transtorno.
- Pessoas são assexuais. O uso do termo assexuado para seres humanos é pejorativo e deve ser excluído do vocabulário do profissional de saúde.

INTRODUÇÃO

A assexualidade pode ser vista como uma orientação e uma identidade sexual e, como todas as outras, é autodeterminada. Assexualidade é considerada pouquíssima ou nenhuma atração sexual por qualquer gênero, ou atração sexual apenas em situações específicas[1]. Pessoas assexuais podem ter atração romântica por outras pessoas, manter relacionamentos afetivos e ter práticas sexuais por outras razões que não a atração erótica e sexual. Ser assexual é diferente de ser celibatário ou optar pela castidade, pois estes, embora possam ter atração sexual, se abstêm racionalmente de realizar práticas sexuais, por qualquer motivo que seja[2].

Alossexual é a pessoa que não é assexual, ou seja, tem atração sexual por outras pessoas de forma constante. Se apresenta atração sexual direcionada a apenas uma identidade de gênero, é chamada monossexual; se direcionada a mais de uma identidade de gênero ("homem", "mulher", "travesti" ou "gêneros não binários", p. ex.), pode ser bissexual, pansexual ou polissexual.

Atração sexual é diferente de desejo sexual. O primeiro se refere a interesse sexual por outros, enquanto desejo é a vontade/impulso/tensão pelo prazer sexual. A pessoa assexual pode ter desejo e excitação e alcançar o orgasmo pela autoestimulação (masturbação) ou pela relação sexual com outras pessoas, mesmo sem manter atração por nenhum gênero específico. A principal característica da assexualidade é a falta de atração sexual pelo outro e não a ausência de desejo sexual por si só[3].

Uma pessoa assexual, respeitando sua orientação e vontade, pode optar por ter relações sexuais com outras pessoas por outros motivos que não a atração sexual, como por curiosidade, para demonstrar afeto ou para ter filhos[1]. Estima-se que 27% a 43% dos assexuais se envolvem em relações sexuais com o intuito de agradar a parceria.[3] Manter tais práticas sexuais não as torna menos assexuais.

A comunidade assexual é popularmente conhecida por "aces". Pessoas assexuais que possuem raros momentos de atração sexual são chamadas de "gray-a" ("assexuais na zona cinza"), por estarem na interface entre assexuais e sexuais; e aqueles que possuem atração sexual apenas após o envolvimento afetivo com uma determinada parceria são denominados "demissexuais".

Não é adequado utilizar o termo assexuado para se referir a pessoas assexuais. Assexuado é uma palavra utilizada para seres vivos que não possuem órgãos genitais ou que se reproduzem sem a troca de gametas sexuais. O uso do termo assexuado para seres humanos é pejorativo e deve ser evitado pelo profissional de saúde.

Situação da prática	Sugestão de abordagem
Adolescente de 16 anos relata em terapia que se sente sozinha, não fazendo parte de um grupo social. O principal motivo disso é que "as pessoas dessa idade só se preocupam em beijar e namorar" e que ela não tem vontade de fazer isso. Tem vergonha de ser BV (boca virgem), mas não sente atração por ninguém. Já sofreu bullying na escola por isso.	O profissional deve escutar essa adolescente e explicar para ela sobre a existência de pessoas assexuais como parte da diversidade sexual humana, sem fazer um diagnóstico, ciente de que a orientação sexual é autorreferida. Indicar literatura sobre o tema pode ajudá-la a se encontrar nesse momento. Se necessário, fazer contato com a escola e sugerir uma abordagem inclusiva sobre diversidade sexual.

COMUNIDADE ASSEXUAL

Estima-se que cerca de 0,4% a 1% da população mundial identifique-se como assexual ou nunca tenha apresentado atração sexual, mas esse é um dado difícil de mensurar, em razão da invisibilidade e, muitas vezes, dafalta de interesse dessa população em participar de pesquisas sobre orientação sexual[4,5].

Em 2001, a criação da comunidade virtual AVEN (Asexual Visibility and Education Network) expandiu a discussão sobre a assexualidade, reivindicando-a como uma identidade legítima, questionando a concepção de ausência de atração sexual como uma patologia[6]. A criação de uma comunidade assexual é importante para fortalecer a noção de pertencimento, uma vez que muitos se sentem solitários e são confrontados sobre sua identidade. Até hoje a AVEN é a organização de maior destaque no meio, contendo mais de 120 mil associados. Dois marcos importantes foram a participação da comunidade assexual na Parada do Orgulho de San Francisco, em 2009, e a apresentação da bandeira do orgulho assexual em 2010.

No Brasil, existem diversas comunidades virtuais na internet com o intuito de reunir e fortalecer a comunidade assexual brasileira. O coletivo AbrAce, criado em 2018 com o intuito de difundir informações sobre a assexualidade, reúne mais de 3,1 mil seguidores[7].

HISTÓRICO

A primeira referência à assexualidade, embora com outro termo, data de 1860, por Karl-Maria Kertbeny, criador dos termos heterossexual e homossexual. Kinsey menciona sobre os assexuais em sua conhecida escala ao incluir a categoria X para se referir aos homens (1948) e às mulheres (1953) que não tinham contato ou relações sexuais[8]. Em 1977 surge um dos primeiros artigos científicos, por Myra T. Johnson, intitulado "Mulheres autoeróticas e assexuais: dois grupos invisíveis"[9]. Porém, apenas a partir da segunda década do século XXI, na América do Norte e Europa, que se aprofundam as pesquisas sobre pessoas assexuais na perspectiva de considerar a ausência de atração como a possibilidade de identidade sexual, e não apenas como uma patologia.

A partir de 2001, com a criação da AVEN[6], houve maior produção científica sobre o tema, sendo publicado em 2004 o primeiro estudo epidemiológico, por Bogaert, que concluiu que 1% da população britânica negava ter atração sexual por homens ou mulheres[10].

TRANSTORNO OU IDENTIDADE SEXUAL?

Doença é um constructo social e abstrato, portanto, sujeito a mudanças de acordo com a época e local[11]. Historicamente, a ausência de atração sexual foi considerada uma anormalidade entre os seres humanos e passível de correção terapêutica. Nessa concepção de saúde-doença, é esperado que um ser humano saudável tenha obrigatoriamente atração sexual por outras pessoas e que exerça práticas sexuais, caso contrário é considerado anormal e, portanto, doente. Essa regra da "normalidade" que estabelece o limite entre a doença e a não doença padroniza a vida e restringe as possibilidades da diversidade humana.

Denomina-se patologização da sexualidade o processo que transforma uma característica da diversidade sexual humana em um problema de saúde, por exemplo, quando se diagnostica a assexualidade como um problema do ciclo da resposta sexual (desejo hipoativo), parafilia ou transtorno mental em si ou relacionado a outros diagnósticos em saúde mental[12].

Para evitar a patologização da assexualidade e diferenciá-la de problemas de ausência e diminuição de desejo sexual, a CID-11[13] passou a exigir a "presença de sofrimento significativo" como um dos critérios definidores do transtorno do desejo sexual hipoativo (TDSH). O mesmo ocorreu no DSM-5 com o transtorno do interesse/excitação sexual feminina e o transtorno do desejo sexual masculino hipoativo. O DSM-5 acrescenta que pessoas que se autodefinem como assexuais devem ser excluídas do diagnóstico (Quadro 1)[13,14]. Esses foram passos importantes para a despatologização, pois reconheceu-se a assexualidade como identidade sexual e declarou-se oficialmente que a ausência de atração sexual não corresponde necessariamente a uma doença[2].

Quadro 1 Critérios para diferenciar diagnósticos psiquiátricos da assexualidade

DSM-5
Transtorno do interesse/excitação sexual feminina "Nos casos em que a falta de desejo sexual ao longo da vida for mais bem explicada pela identificação por parte da própria mulher como 'assexual', não se aplica o diagnóstico de transtorno do interesse/excitação sexual feminino."
Transtorno do desejo sexual masculino hipoativo "Se o próprio homem identifica a si mesmo como assexual, o diagnóstico de transtorno do desejo sexual masculino hipoativo não é feito."
CID-11
Transtorno do desejo sexual hipoativo "Ausência ou diminuição dos pensamentos, fantasias ou desejos sexuais por muitos meses, em homens ou mulheres; os sintomas estão associados a algum grau de sofrimento."

Os critérios da CID-11 ou do DSM-5, entretanto, são insuficientes para um diagnóstico adequado ao cuidado singular. A simples presença de "sofrimento clinicamente significativo" deve ser vista com parcimônia, pois o sofrimento de alguém que não sente atração sexual nem sempre está relacionado a isso. Pessoas assexuais podem buscar ajuda por sofrimento em razão de outros aspectos de sua vida e, mesmo quando relacionado à orientação sexual, este pode decorrer da pressão social para consumar relacionamentos ou práticas sexuais[2].

O TDSH é egodistônico, ou seja, considerado estranho à pessoa, enquanto a ausência de atração sexual na pessoa assexual é egossintônica, inata e integrada a sua identidade e personalidade. Uma pessoa alossexual sofre porque não sente atração sexual e gostaria de sentir, enquanto um assexual sente-se bem em não sentir atração, mas pode se incomodar porque os outros o cobram disso. O TDSH geralmente se manifesta em um determinado momento da vida, algumas vezes relacionado a conflitos conjugais, problemas clínicos, depressão e ansiedade, enquanto a assexualidade é desenvolvida e manifestada ao longo da vida, como parte da identidade da pessoa[12].

Em uma pesquisa em que se solicitava julgar diferentes orientações, as pessoas assexuais foram consideradas as com menos traços humanos e mais características negativas.[15] Um maior sofrimento, portanto, pode ser consequência do que as pessoas assexuais recebem do ambiente em que vivem, reflexos de uma sociedade que as desvaloriza, discrimina e as desumaniza[2]. Os estudos sobre depressão, ansiedade e suicídio são escassos em pessoas assexuais, mas demonstram uma incidência igual ou maior que a população geral, possivelmente em razão de fatores de exclusão social[12].

Parafilia é considerada a atração sexual "atípica" e não corresponde necessariamente a um transtorno. Para o diagnóstico de transtorno, o comportamento ou atração "atípica" deve causar sofrimento à própria pessoa ou a quem ela se destina. A masturbação em pessoas sem atração sexual é considerada uma parafilia por alguns pesquisadores, pois argumentam que estas teriam atração sexual não direcionada a outras pessoas, mas a si mesmas, o que seria considerado atípico[12]. Uma maneira mais inclusiva e menos patologizadora seria considerar essa característica "atípica", desde que não cause sofrimento a si e a outros, como parte da diversidade sexual humana ao invés de classificá-la como uma parafilia. Além disso, muitas pessoas referem se masturbar por razões fisiológicas e para alívio da tensão sexual, sem necessariamente ter interesse por alguém ou por si mesmo. A maior parte das pessoas assexuais se masturbam, embora em menor frequência que os alossexuais[12].

RELACIONAMENTOS

Pessoas assexuais constroem relacionamentos íntimos de inúmeras formas, mas geralmente sem foco na atividade sexual. O Modelo de Atração Dividida – MAD (*Split-Attraction Model* – SAM), construído pela comunidade assexual, é uma proposta teórica para compreender os relacionamentos com pessoas assexuais, dividindo a atração em dois tipos principais: a atração sexual e a romântica. A primeira é por quem se atrai em busca de práticas sexuais, enquanto a segunda é por quem se busca manter relacionamentos «românticos», sem necessariamente corresponder a uma prática sexual.

A atração sexual é determinada por fatores biológicos, psicológicos e sociais. Por outro lado, a atração romântica, compreendida como a necessidade de buscar uma parceria com quem se compartilhe intimidade, afetos, planos de vida e talvez a criação de filhos, é uma criação do século XIX localizada principalmente nos países ocidentais, brancos e colonizadores. É esse mesmo contexto histórico que propiciou a hegemonia de outras regras sociais como a monogamia nas relações sexuais, especialmente para as mulheres, e a amatonormatividade, que é a valorização desproporcional dos relacionamentos conjugais e amorosos como especiais frente à desvalorização de outros tipos de relacionamentos de cuidado[16].

Atualmente, novas divisões da atração afetivo-sexual têm sido incluídas no MAD, como as atrações platônica, sensual, estética e intelectual (Quadro 2). Nesse modelo, a sexualidade humana é compreendida como um amálgama de diferentes atrações existentes em diversos graus em cada pessoa (total, parcial, condicional ou circunstancial), que se somam e constituem uma expressão individual. O modelo teórico do MAD ainda requer mais pesquisas para sua validação e foi construído a partir da vivência de pessoas assexuais, por isso pode não ser adequado para explicar os relacionamentos entre pessoas alossexuais[16].

Quadro 2 Divisões da atração afetivo-sexual no Modelo da Atração Dividida

Tipos de atração	Características
Atração sexual	Busca em ter relações e prazer sexual com outra pessoa. Está relacionada com desejo e excitação.
Atração romântica	Busca por compromisso romântico com outra pessoa. O conceito de amor romântico é uma construção sócio-histórica.
Atração platônica	Busca por forte ligação afetiva e trocas de experiências com outra pessoa, sem conotação sexual ou romântica. Pode incluir contato físico sem significado sexual e corresponder a relações íntimas entre amigos e irmãos.
Atração sensual	Atração direcionada ao contato sensorial (tátil, olfativo, gustativo ou visual) com a outra pessoa por meio de toques, sussurros, imagens, cheiros, abraços, beijos etc.
Atração estética	Atração direcionada para a beleza estética da outra pessoa, sem necessidade de buscar o contato físico ou relacionamento romântico.
Atração intelectual	Atração direcionada à inteligência, sabedoria e raciocínio da outra pessoa.

Pessoas assexuais românticas podem não ter atração sexual, mas querer buscar relacionamentos românticos com outras pessoas a fim de constituir uma relação afetiva íntima e compromissos sociais. A orientação romântica pode ser classificada em homo, hetero, bi ou panromântica de acordo com as identidades de gênero das pessoas envolvidas[2]. A pessoa que não tem atração romântica por outra pessoa é denominada arromântica e, assim como na assexualidade, pode ser classificada em total, parcial, condicional ou circunstancial[16]. A arromanticidade, surgida como identidade dentro da comunidade assexual, não é exclusiva dessa população e pode ser encontrada em quaisquer orientações (assexuais ou alossexuais) e identidades de gênero[17].

As relações afetivo-sexuais entre pessoas assexuais são tão variadas quanto as de pessoas alossexuais, podendo ser ou não monogâmicas. Há relacionamentos assexuais românticos, nos quais as práticas sexuais podem ou não ser eventuais (para ter filhos, por exemplo); há relacionamentos assexuais que, apesar do forte vínculo afetivo, são considerados arromânticos, porque o compromisso estabelecido não corresponde ao socialmente constituído como amor romântico (compromisso conjugal, morar juntos, ter filhos etc.). A esses relacionamentos assexuais arromânticos também chamamos "queerplatônicos". Pessoas assexuais podem se relacionar com pessoas alossexuais, mas isso pode ser um desafio, uma vez que uma pessoa pode desejar ter práticas sexuais e a outra não. Entretanto, os arranjos, motivos e acordos nas relações entre pessoas são muito variados e cada caso deve ser olhado em particular.

ABORDAGEM DO PROFISSIONAL DE SAÚDE

Poucos profissionais de saúde têm conhecimento sobre a assexualidade, sendo comum acharem equivocadamente que essas pessoas não sentem atração porque ainda não encontraram a parceria ideal. As próprias pessoas assexuais podem se perguntar se têm algo de errado ou algum problema de saúde. Por desconhecimento, muitos se sentem deslocados, doentes ou inadequados e buscam um diagnóstico que justifique a ausência de atração. É comum haver uma posição defensiva dos pacientes com profissionais de saúde. Alguns restringem ou inventam informações com o intuito de serem vistos como "normais". A abordagem da sexualidade pelo profissional deve ser direta, evidenciando que pertencer a um grupo vulnerabilizado, como os assexuais, não resultará em julgamento.

O primeiro passo para o acolhimento da pessoa assexual é reconhecer a assexualidade como uma orientação e identidade sexual possíveis. Não se deve tratar alguém que se sente bem só porque a pessoa não refere atração sexual. Se houver dúvidas ou queixas sobre ausência de desejo, este deve ser diferenciado entre ausência de atração, problemas do desejo, ou existência de uma identidade assexual. Fazer a diferenciação entre identidade assexual e problema de saúde é importante na definição do plano terapêutico, no primeiro caso para o tratamento, no segundo, para o bom acolhimento e para se identificar o que não fazer[18]. A diferenciação entre assexualidade e problemas de desejo/atração sexual deve considerar os itens apresentados no Quadro 3.

Na presença de problemas hormonais ou psiquiátricos costuma haver outros sintomas físicos ou psíquicos associados. Exames complementares desnecessários devem ser evitados. Sugerir hormônios, psicoterapias e outros tratamentos para pessoas sem queixas e que possam ser assexuais é considerado uma violência.

Cientes do amplo espectro de afetos, desejos, fantasias e romances que estão incluídos nesse "guarda-chuva" da assexualidade, os profissionais de saúde devem estabelecer um plano terapêutico a partir das singularidades apresentadas pela pessoa assexual. Para aquelas em processo de compreensão e descoberta da sua identidade assexual, pode ser oferecido material informativo e indicadas redes de apoio virtuais, como a AbrAce.

Orientações preventivas para IST e planejamento reprodutivo podem ser necessários para um indivíduo gray e demissexual, ou mesmo uma pessoa assexual que mantém relações sexuais, por exemplo, para ter filhos. O profissional também deve estar atento a situações de violência sexual, quando a pessoa assexual se sente obrigada a ter relações com outra pessoa contra a sua vontade. Em algumas ocasiões, o profissional de saúde pode ser requerido a mediar conflitos em casais formados por parcerias alossexuais e assexuais em razão de expectativas diferentes na relação sexual.

CONSIDERAÇÕES FINAIS

Há pouca visibilidade das pessoas assexuais na sociedade e dentro do próprio meio LGBTQIA+. O preconceito é marcado pelo questionamento permanente da existência dessa orientação e identidade sexual. A inclusão da ausência de atração sexual, e da assexualidade, como parte da diversidade sexual traz benefícios tanto para a população assexual, que adquire maior reconhecimento e aceitação, como para a alossexual, ao considerar uma compreensão mais ampliada da sexualidade humana, inclusive do papel do desejo nas relações interpessoais[22].

Quadro 3 Informações que auxiliam a diferenciar assexualidade de problemas do desejo e atração sexual

Informação	Observação
Momento da diminuição da atração/desejo sexual	A ausência de atração na assexualidade é duradoura e no TDSH tende a ser variável. Deve ser avaliada se a alteração da atração/desejo é recente ou se sempre ocorreu. Esse é um excelente critério para diferenciação.
Resposta a estímulos sexuais	Pessoas assexuais apresentam resposta sexual normal (excitação e orgasmo). A falta de resposta pode sugerir um problema físico ou psicológico[19].
Presença de sofrimento	Pessoas sem sofrimento devem ser excluídas dos diagnósticos de TDSH. Atenção para a possibilidade de o sofrimento ser causado pelo preconceito e incompreensão social direcionados à assexualidade.
Associação com outros sintomas	Doenças sistêmicas, como hipotireoidismo ou hiperprolactinemia, podem levar à redução do desejo sexual.
Associação com uso de medicamentos	Antidepressivos, anticoncepcionais, anti-hipertensivos e outros medicamentos podem diminuir o desejo sexual. Se há associação temporal entre o uso do medicamento e a alteração do desejo, deve-se ter cautela e evitar classificar a pessoa como assexual ou portadora de alguma patologia[2].

O profissional de saúde deve considerar a assexualidade como uma possibilidade de identidade sexual diante de uma pessoa que refere ausência de atração sexual. É responsabilidade do profissional proteger as pessoas de intervenções desnecessárias, evitando solicitar exames sem critério clínico adequado. A pessoa assexual deve ter um plano terapêutico de acordo com suas necessidades singulares. Caso exista sofrimento em uma pessoa sem atração sexual, deve-se avaliar se este decorre de um problema de saúde ou da não aceitação da identidade assexual no meio social.

Mitos	Verdades
Pessoas assexuais têm aversão a outras pessoas	Ser assexual não tem relação com misoginia, androginia e transfobia. Não se sentir atraído por nenhum gênero não tem relação com aversão a pessoas, mas apenas não ter atração sexual por elas.
Pessoas se tornam assexuais porque não são objeto de atração de outros indivíduos	Sentir atração por outra pessoa não tem relação com ser objeto de atração sexual.
Pessoas assexuais são traumatizadas psicologicamente	Traumas e conflitos fazem parte da constituição de qualquer identidade sexual. Não sentir atração sexual e estar confortável com isso não deve ser um problema. A identidade sexual é uma das maneiras que a pessoa tem de estar na vida.
Pessoas são assexuais em decorrência de experiências sexuais ruins	A atração sexual por algum gênero específico é definida antes mesmo do início das práticas sexuais.
A assexualidade é consequência de um desequilíbrio hormonal	Pessoas assexuais têm níveis hormonais semelhantes aos de pessoas alossexuais.
Pessoas assexuais não estabelecem relações íntimas	Pessoas assexuais têm sentimentos e podem construir relações afetivas em vários graus de intimidade.
Pessoas assexuais são contra o sexo	O julgamento moral que quaisquer pessoas fazem sobre o sexo independe da sua orientação sexual.
Pessoas assexuais não praticam atividade sexual	Pessoas assexuais podem ter relações ou se masturbar por outros motivos que não atração sexual.

Material complementar

Sites
- The Asexual Visibility & Education Network - www.asexuality.org.
- Coletivo AbrAce - https://instagram.com/coletivoabrace e https://m.facebook.com/coletivoabrace/.
- Blog Assexualidade Brasil - http://assexualidadebrasil.blogspot.com/.

Filmes e documentários
- *Asexual story* (direção: Megan Delaney; 2018).
- *Infinito enquanto dure* (direção: Akira Kamiki; 2019).
- *It's not you. It's not me* (direção: Peter Wakertin; 2020).
- *Ace and anxious* (direção: Bri Castellini; 2017).
- *Eu sou ACE – documentário sobre assexualidade* (direção: Isabella Sanches; 2020).
- *Asexual: a love story* (direção: Melinda Friedman; 2016).

REFERÊNCIAS BIBLIOGRÁFICAS

1. The Asexual Visibility and Education Network [site]. Disponível em: www.asexuality.org/?q=overview.html. Acesso em 24 jun.2020.
2. Bogaert AF. Asexuality: What it is and why it matters. J Sex Res. 2015;52(4):362-79.
3. Van Houdenhove E, Gijs L, T'Sjoen G, Enzlin P. Stories about asexuality: a qualitative study on asexual women. J Sex & Marital Therapy. 2015;41(3):262-81.
4. Bogaert AF. Understanding asexuality. Rowman & Littlefield; 04 jan 2015.
5. Brotto LA, Yule M. Asexuality: sexual orientation, paraphilia, sexual dysfunction, or none of the above? Arch Sexual Behavior. 2017;46(3):619-27.
6. Oliveira ERB. "Minha vida de ameba": os scripts sexo-normativos e a construção social das assexualidades na internet e na escola [tese]. São Paulo: Faculdade de Educação; 2015. doi:10.11606/T.48.2015.tde-11052015-102351
7. AbrAce. AbrAce [Internet]. Disponível em: www.instagram.com/coletivoabrace/?hl=pt-br. Acesso em: 24 jun.2020.
8. Kinsey AC, Pomeroy WB, Martin CE, Gebhard PH. Sexual Behavior in the Human Female. Philadelphia: WB Saunders; 1953.
9. Bezerra PV. Assexualidade: subjetividades emergentes no século XXI. EDUEL; 01 out 2019.
10. Bogaert AF. Asexuality: Prevalence and associated factors in a national probability sample. J Sex Res. 2004;41(3):279-87.
11. Foucault M. Microfísica do poder: organização e tradução de Roberto Machado. Rio de Janeiro: Edições Graal, 1979;4.
12. Brotto LA, Yule M. Asexuality: Sexual orientation, paraphilia, sexual dysfunction, or none of the above? Arch Sexual Behavior. 2017;46(3):619-27.
13. WHO. International Classification of Diseases 11th Revision. Disponível em: https://icd.who.int/en. Acesso em: 24 jun.2020.
14. American Psychiatric Association. Diagnostic and statistical manual of mental disorders (DSM-5®). American Psychiatric Publication; 2013.
15. MacInnis CC, Hodson G. Intergroup bias toward "Group X": Evidence of prejudice, dehumanization, avoidance, and discrimination against asexuals. Group Processes & Intergroup Relations. 2012;15(6):725-43.
16. Elgie E. Being and doing: interrogating dominant narratives of asexual kinship in an amatonormative culture (Doctoral dissertation, University of British Columbia); 2020.
17. Miller S. Glossary of terms: Defining a common queer language. Teaching, Affirming, and Recognizing Trans and Gender Creative Youth. 2016.
18. Conley-Fonda B, Leisher T. Asexuality: sexual health does not require sex. 2018;1-6.
19. dos Santos TP, de Carvalho GM. Assexualidade: orientação ou disfunção sexual? Assexuality: sexual orientation or dysfunction? Brazilian J Health Rev. 2019;2(4):2709-28.

Abordagem de pessoas LGBTQIA+ em situações específicas de vulnerabilidade

Ivone de Oliveira
Pedro Fernandes
Flavia H. A. Garcia Marchi
Andréa Lucia Torres Amorim

Samira Alves Santos
Rachel Esteves Soeiro
Andreia Beatriz Silva dos Santos
Carlos Eduardo de Castro e Silva Carreira

 Aspectos-chave

- Pessoas LGBTQIA+ com deficiência, moradoras de região não urbana, em situação de rua, profissionais do sexo, pessoas em privação de liberdade, imigrantes e refugiados vivenciam dupla situação de vulnerabilização e de estresse de minorias.
- Pessoas LGBTQIA+ com deficiência têm maiores índices de ansiedade e estresse do que aquelas sem deficiência. Entre pessoas idosas LGBTQIA+, há maiores índices de deficiência do que entre as cis heterossexuais.
- Relações comunitárias e familiares muito próximas, forte influência religiosa, acesso precário à internet e aos meios de transporte, e influência das mídias de massa são alguns dos fatores que podem delimitar a interação e a possibilidade de exposição de uma pessoa LGBTQIA+ no meio não urbano, como o campo e comunidades litorâneas.
- Fugas ou expulsão do ambiente doméstico em razão de violência e conflitos familiares relacionados à não aceitação da orientação sexual e/ou identidade de gênero são fatores relatados por pessoas LGBTQIA+ para estarem em situação de rua.
- A vivência da prostituição é diferente entre mulheres cis, homens cis e pessoas trans, pois a relação com os clientes também é influenciada por fatores como o machismo, a gayfobia/efeminofobia e a exotificação/fetichização dos corpos trans.
- Apenas 40% da população LGBTQIA+ privada de liberdade recebem visitas registradas, o que lhes confere maior situação de abandono e consequente vulnerabilidade.
- Além de guerras, crises econômicas ou catástrofes naturais, pessoas LGBTQIA+ podem solicitar refúgio por serem ameaçadas ou sofrerem perseguição em seus países de origem por conta de sua diversidade sexual e de gênero.

INTRODUÇÃO

Vulnerabilidade se refere a um conjunto de aspectos individuais e coletivos relacionados à maior chance de pessoas e comunidades a um adoecimento ou agravo e, de modo inseparável, menor disponibilidade de recursos para sua proteção. Designa grupos ou pessoas fragilizadas, jurídica ou politicamente, na promoção, proteção ou garantia de seus direitos de cidadania. A vulnerabilidade pode ser compreendida em três dimensões que estão interligadas: individual, social e programática[1]. A individual se refere à capacidade de a pessoa articular ações que promovam autonomia e garantia de direitos, por exemplo, aspectos em saúde mental, comportamento, capacidade de acessar e utilizar informações, capacidade física, dentre outras. Não deve ser compreendida apenas como ter ou não informações, mas na possibilidade individual de obter instrumentos para a promoção de práticas protetoras integradas ao cotidiano. A dimensão social é relativa ao poder de influir social e politicamente para alcançar livre expressão, segurança e proteção, além das efetivas relações entre gênero, raça e classe em contextos concretos de interações sociais, ou seja, promover transformações sociais mais equitativas. A dimensão programática é pertinente à qualidade e ao funcionamento efetivo dos programas e serviços de saúde, além de políticas e ações institucionalizadas[2]. Pessoas LGBTQIA+ com deficiência, que vivem em regiões não urbanas, em situação de rua, profissionais do sexo, privadas de liberdade, imigrantes e refugiados podem apresentar vulnerabilidades específicas por ser LGBTQIA+ e por estarem em uma condição/cenário de exclusão social, o que produz piores desfechos em saúde.

Compreender o conceito de competência estrutural auxilia os profissionais de saúde a perceberem as desigualdades no seu campo de atuação. A competência estrutural remete à maneira como as estruturas político-econômicas da desigualdade – raça/cor da pele, classe, país de origem, sexualidade, gênero, *status* legal e posição geral dentro da hierarquia social – tornam as pessoas que buscam atendimento à saúde estruturalmente vulneráveis às desigualdades, pois factualmente tais informações influenciam e determinam de forma direta a qualidade de vida e a saúde[3]. Por exemplo, um estudo com pessoas trans demonstrou que 72% das que foram trabalhadoras do sexo, 65% das que estiveram em situação de rua e 61% das pessoas com deficiência reportaram terem sido agredidas sexualmente na vida[4].

A PESSOA COM DEFICIÊNCIA LGBTQIA+

Ivone de Oliveira
Pedro Fernandes
Flavia H. A. G. Marchi

> "Estranhamente, ser gay é mais aceito e compreendido do que ter uma deficiência. Acho que a deficiência não é discutida. Há muitos papos e discussões sobre ser gay. Quase não se fala sobre deficiência"
>
> Ryan O´Connel, ativista LGBTQIA+ com deficiência.

Segundo a Lei Brasileira da Pessoa com Deficiência "considera-se pessoa com deficiência aquela que tem impedimento de longo prazo de natureza física, mental, intelectual ou sensorial, o qual, em interação com uma ou mais barreiras, pode obstruir sua participação plena e efetiva na sociedade em igualdade de condições com as demais pessoas"[5]. Ao publicar a Classificação Internacional de Funcionalidade (CIF), Incapacidade e Saúde, a Organização Mundial da Saúde (OMS) também apresenta um conceito de deficiência e o relaciona com o de funcionalidade. Para a CIF, deficiência (*impairment*) é uma perda ou anomalia de uma estrutura corporal ou de uma função fisiológica (incluindo funções mentais), que também pode se correlacionar com o conceito de desvio matemático de uma distribuição normal. Funcionalidade, o oposto de incapacidade (*disability*), refere-se às atividades que a pessoa consegue realizar em seu cotidiano e o quanto está inserida socialmente, portanto, é determinada não apenas pela sua estrutura corporal/intelectual, mas também pelo contexto social e ambiental[6].

A deficiência pode trazer alguns desafios para a participação social, como dificuldade de acessibilidade para pessoas com alterações motoras, na compreensão de filmes sem legenda para aquelas com deficiência auditiva, ou pelo estigma associado à deficiência[6].

> "Muitos acham que a pessoa com deficiência física não tem o direito de ter uma vida sexual ativa, sair, beber, se divertir. O deficiente não está ligado só à fisioterapia, ao hospital. A gente tem uma vida afetiva e social dinâmica. Quando a gente vai numa boate, num motel, a gente não tem acessibilidade adequada, não tem locais inclusivos. Nem em cidades pequenas, nem nas grandes capitais. Acham que a pessoa com deficiência física não tem o direito de ter uma vida sexual ativa e que estamos confusos, que é uma fase, que vai passar".
>
> Pedro Fernandes

Pessoas com deficiência no Brasil

Termos como aleijado, defeituoso, incapacitado e inválido devem ser evitados, pois rotulam e estigmatizam a pessoa por sua deficiência. Outras expressões como "portador" de deficiência ou de necessidades especiais também são inadequadas, pois, embora a deficiência não seja a pessoa, é parte dela. A deficiência não é como um objeto que você "porta" e pode tirar ou deixar de lado quando quiser. O termo atualmente recomendado desde a década de 1990 é pessoas com deficiência.

No Brasil, de acordo com o censo demográfico de 2010, em torno de 45,6 milhões de pessoas (24% da população) têm algum grau de deficiência. Em relação ao tipo, 18,7% são visuais, sendo 18,3% completa ou grave, auditivas (5,1%/22%), motoras (6,9%/33,4%) ou intelectual (1,4%)[7]. Para viabilizar a participação social desses grupos, os ambientes e a sociedade devem estar preparados para acolhê-los, realizando adaptações que devem seguir as Normas Brasileiras para Acessibilidade a edificações, mobiliário, espaços e equipamentos urbanos (ABNT NBR 9050).

A Lei Brasileira de Inclusão da Pessoa com Deficiência (LBI), também chamada de Estatuto da Pessoa com Deficiência, foi promulgada em 2015 e visa "assegurar e a promover, em condições de igualdade, o exercício dos direitos e das liberdades fundamentais por pessoa com deficiência, visando à sua inclusão social e cidadania". Nessa lei estão previstas questões relacionadas à inclusão na escola, no trabalho, na saúde, direito à vida, habilitação e reabilitação, à moradia, ao esporte, à cultura, ao turismo e lazer, à assistência social e à mobilidade[5]. Entretanto, nem sempre o Estado consegue tornar essas ações em realidade e evitar constrangimento às pessoas com deficiência.

A Lei n. 8.231/91, que dispõe sobre a previdência social e é também conhecida como Lei de Cotas, estabelece que empresas com mais de 100 funcionários devem ter uma parcela dos cargos para pessoas com deficiência[8]. Esse foi um avanço, pois, historicamente, há resistência das empresas em contratar essas pessoas em razão de preconceitos e limitações de adaptação. A inclusão no local de trabalho torna possível demonstrar à sociedade que a limitação não é sinônimo de impedimento para a realização das tarefas, o que pode auxiliar no combate ao preconceito e maior convivência com a diversidade. Além disso, promove maior autonomia, garante renda, melhora a autoestima e promove o incentivo para que outras pessoas com deficiência ingressem no mercado de trabalho formal.

A inclusão escolar, seja física ou intelectual, tem benefícios semelhantes e busca uma concepção ampliada de educação e socialização, fundada nas dimensões do "ser, do fazer e do conviver". Uma escola inclusiva oferece atividades pedagógicas que permitam promover a autoestima e a participação dessas crianças e adolescentes, valorizando-as em sua diversidade e singularidade[9].

Capacitismo

Reconhecendo o impacto da Teoria *Queer* no campo da sexualidade e do gênero, desenvolveu-se a Teoria *Crip*, que considera a deficiência e a capacidade como construções sociais. A Teoria *Queer* postula que a sociedade tenta padronizar os corpos, o gênero e a sexualidade a partir do modelo cisgênero e heterossexual. Apenas os corpos cis heterossexuais seriam dignos de existência e humanidade e, nesse sistema patriarcal, os homens cis heterossexuais teriam vantagens e privilégios.

Ao usar a palavra *crip*, "aleijado" em português, a Teoria *Crip* visa ressignificar o termo pejorativo, assim como ocorreu com *queer*, "viado/esquisito" na Teoria *Queer*.

Para a Teoria *Crip*, existiria um *compulsory able-bodiedness*, traduzido como aptonormatividade ou corponormatividade, que seriam regras e dinâmicas sociais que privilegiam e dão direito à existência apenas aos corpos "capazes, aptos ou sem deficiência". A ideia de capacitismo, portanto, se utiliza do sufixo "ismo", como em sexismo e racismo, para se referenciar à ideia de condições, opressões e "atitudes preconceituosas que hierarquizam sujeitos em função da adequação de seus corpos a um ideal de beleza e capacidade funcional"[10]. Uma definição mais detalhada pode ser vista no art. 2 da Convenção sobre os Direitos das Pessoas com Deficiência (Quadro 1).

Quadro 1 Capacitismo

> Qualquer diferenciação, exclusão ou restrição baseada em deficiência, com o propósito ou efeito de impedir ou impossibilitar o reconhecimento, o desfrute ou o exercício, em igualdade de oportunidades com as demais pessoas, de todos os direitos humanos e liberdades fundamentais nos âmbitos político, econômico, social, cultural, civil ou qualquer outro. Abrange todas as formas de discriminação, inclusive a recusa de adaptação razoável.

Fonte: Brasil, 2008[11].

Enfrentar o capacitismo exige políticas públicas, mudanças arquitetônicas, desenvolvimento tecnológico e ações educacionais para garantir maior convivência da população geral junto às pessoas com deficiência. Entretanto, inclusive nessas políticas de inclusão, a cis heteronormatividade pode ser reproduzida e deve ser identificada. O quanto os pictogramas reproduzem uma visão binária dos gêneros? É comum a recomendação de se evitar o uso do "x" na escrita da linguagem não binária, como em "alunx", ou "psicólogx", com o argumento de que isso dificultaria a leitura dos *softwares* de voz. Entretanto, será que esse é um problema da linguagem não binária ou dos softwares que poderiam desenvolver algoritmos que permitissem a leitura do "x" como "e"?

A pessoa LGBTQIA+ com deficiência

As pessoas LGBTQIA+ com deficiência sofrem dupla discriminação e isso pode acarretar sua invisibilidade perante a sociedade, como minoria sexual ou de gênero e com deficiência. Em alguns casos, elas são discriminadas dentro das próprias comunidades LGBTQIA+ em razão de sua deficiência. Da mesma forma, esses indivíduos podem sofrer LGBTIfobia em contextos específicos e de maior vulnerabilidade, como, por exemplo, quando um candidato ao emprego recusa a vaga de cuidador porque a pessoa a ser cuidada é LGBTQIA+, ou quando sofre agressões LGBTIfóbicas do próprio cuidador ou da família, com poucas condições de se defender.

Estudos demonstram maiores índices de ansiedade e estresse em pessoas LGBTQIA+ com deficiência do que aquelas sem deficiência e maiores índices de deficiência em LGBTQIA+ idosos do que entre os cis heterossexuais[12,13].

Por outro lado, a comunidade LGBTQIA+ pode ser um fator de conectividade e resiliência para as pessoas com deficiência. As próprias paradas de orgulho são momentos nos quais as pessoas com deficiência podem se manifestar por direitos e visibilidade, inclusive de sua sexualidade, a fim de desfazer mitos e tabus.

A saída do armário pode implicar uma negociação interna entre a deficiência e a sexualidade minoritária pela culpa e vergonha em se perceber LGBTQIA+ e ter deficiência (Quadro 2). Em um estudo com homens gays com deficiência física, ao se perceberem como homossexuais, alguns evitavam o contato físico com outros rapazes, recusando-se a participar de esportes coletivos e utilizando a deficiência como justificativa[14]. A intersecção entre deficiência e diversidade sexual/gênero aparece quando outras pessoas reagem com expressões de choque, aversão ou curiosidade ao conhecerem uma pessoa com deficiência[14]. Em outro cenário, quando a deficiência é adquirida, a pessoa LGBTQIA+ que já tinha saído do armário pode passar a vivenciar novas situações de estigmatização, agora relacionadas ao capacitismo.

Quadro 2

> "Eu me assumi aos 15 anos. Foi um processo muito interno, entender meu desejo... Preconceito por ser cadeirante e pessoa com deficiência e ser homem gay? Eu lutava muito contra isso, não posso ser gay, já sou pessoa com deficiência... Tive minha primeira experiência com um homem que era meu cuidador. Foi muito estranho, muito engraçado. Eu estava sentado na sala e ele veio com uma toalha de mesa na cabeça, sentou do meu lado e me beijou. Eu perguntei: "eu estou beijando a sua boca?" Ele só olhou. Eu puxei a toalha e falei, agora me beija sem a toalha! Eu queria muito. Eu queria fazer sexo com ele e ele não queria. Mas eu levava ele para beijar no banheiro para me esconder dos meus pais. Ele trabalhou comigo um curto período de tempo. Tempos depois, quando contei para minha mãe que era gay, ela ficou louca. Como você sabe? Você não teve nenhuma experiência... então contei que tinha sido com o cuidador".
>
> Pedro Fernandes

Alguns indivíduos com deficiência necessitam de suporte de um cuidador ou alguém que os ajude na realização do autocuidado e atividades rotineiras. Isso pode reduzir sua privacidade e suas chances de acessar e criar redes com outras pessoas LGBTQIA+ ou ter novas experiências sexuais em um contexto pouco acolhedor às diversidades sexuais e de gênero. A família, buscando a proteção ou o controle, pode infantilizar a pessoa e sua sexualidade. Apoio pode se tornar sinônimo de "proteção", "pureza", "ausência de sexualidade", "necessidade de controle" e "dependência"[15]. Assumir-se como LGBTQIA+ também pode significar enfrentar a percepção de inocência e infantilidade que a sociedade atribui às pessoas com deficiência. Nos relacionamentos, pode ocorrer de a pessoa sem deficiência começar a tratar sua parceria como paciente, o que pode trazer prejuízos para a relação.

Sexualidade da pessoa com deficiência

A abordagem da sexualidade e deficiência muitas vezes está voltada para o estudo da capacidade reprodutiva e das técnicas de fertilidade, ignorando o desejo, o prazer sexual, a emoção, o afeto e o toque. Na sociedade cis heteronormativa, as pessoas com deficiência são frequentemente consideradas "assexuadas", assexuais, heterossexuais ou cisgêneras. A ideia hegemônica de sexualidade está ligada à juventude, beleza, capacidade e atração física. Quando não há correspondência a esses padrões, a pessoa é julgada incapaz e impedida de exercer sua sexualidade. A internalização desses preconceitos pode fazer com que a pessoa com deficiência tenha vergonha e tente esconder sua deficiência, o que muitas vezes não é possível, trazendo prejuízos à autoestima e aos relacionamentos. É nesse emaranhado de ideias e comportamentos da família e da sociedade que acontece o tabu da sexualidade da pessoa com deficiência.

Pessoas com deficiência intelectual têm sua sexualidade ainda mais estigmatizada e patologizada. São consideradas sem sexualidade e, caso expressem seu desejo, são caracterizadas como hipersexualizadas e sem condições de controlar seus impulsos[16]. A situação se torna mais grave quando essa pessoa revela sua orientação sexual ou identidade de gênero não hegemônica, podendo ter sua vontade ignorada e desqualificada. Pessoas trans com deficiência, por exemplo, podem depender do cuidador ou familiar para se vestir, comprar roupas ou cortar o cabelo. Caso seu desejo não seja atendido, essa pessoa pode vivenciar grande sofrimento mental. A depressão, baixa autoestima, isolamento e discriminação social podem ser fatores mais limitantes para os relacionamentos do que a própria deficiência intelectual.

Em relação à prática sexual, o corpo precisa ser visto na perspectiva da diversidade e criatividade. Algumas pessoas têm sensibilidade por todo o corpo, outras apenas em algumas partes. Isso não as impede de ter prazer. O filme *Os intocáveis* relata a história de uma personagem que tinha sensibilidade apenas na orelha. Posições sexuais, capacidade ou não de ereção e estímulos táteis podem ser adequados à cada situação, sem a necessidade de seguir padrões predefinidos de prática sexual.

A percepção equivocada da pessoa com deficiência como alguém sem sexualidade faz com que a educação sexual desse grupo seja ignorada por falta de conhecimento e preconceito dos profissionais da educação e da saúde[15]. Deve-se destacar que, por conta de limitações motoras, sensoriais ou intelectuais, a pessoa com deficiência LGBTQIA+ pode estar em maior vulnerabilidade de violência física, psicológica e abuso sexual, incluindo agressões por parceria íntima e familiares, do que a população geral[17].

Abordagem em saúde

De acordo com a LBI, "toda pessoa com deficiência tem direito à igualdade de oportunidades com as demais pessoas e não sofrerá nenhuma espécie de discriminação". É importante que as pessoas com deficiência tenham possibilidade de trabalhar, estudar, socializar e se tornar visíveis. A visibilidade é imprescindível para o exercício efetivo da cidadania e para a desconstrução de estereótipos e preconceitos da sociedade capacitista. É necessário desmistificar o conceito de "modelo de superação" que permeia a deficiência, por mais que sua vida tenha desafios diários.

A ida aos serviços de saúde é parte da rotina de muitas pessoas com deficiência, embora nem sempre eles sejam acessíveis. Pequenos e apertados e sem maca de altura ajustável, requerem um verdadeiro malabarismo para que o cadeirante possa entrar e realizar sua consulta e/ou exame, principalmente se a pessoa com deficiência não possuir acompanhante. Quando a pessoa com deficiência diz que "tem uma consulta", o mais comum é pressupor que está indo à reabilitação. Porém, uma mulher cis com deficiência, por exemplo, pode estar indo simplesmente para cuidados ginecológicos de rotina.

A LBI assegura a atenção integral às pessoas com deficiência, incluindo o respeito à diversidade sexual e de gênero e a garantia do direito ao acompanhante. Entretanto, muitos profissionais ainda estão despreparados para atender pessoas com deficiência e LGBTQIA+. As campanhas em saúde também têm invisibilizado as pessoas com deficiência, em especial aquelas voltadas à prevenção de IST.

Os profissionais de saúde devem sempre realizar a escuta ativa e dirigir a palavra à própria pessoa com deficiência e não ao acompanhante. Este deve ser escolhido pela própria pessoa e pode ser um cuidador, um amigo ou qualquer outra pessoa com disponibilidade para ajudá-la naquele momento. Dependendo do teor do que será conversado, perguntar previamente se o acompanhante pode ou não permanecer na consulta, uma vez que nem sempre ele compartilha da intimidade da pessoa atendida. O não respeito à privacidade e intimidade da pessoa com deficiência pode dificultar a abordagem da sexualidade na consulta (Quadro 3)[18].

Quadro 3

> "Eu tinha mais de quarenta anos de idade quando fui ao ginecologista pela primeira vez. Naquele dia minha mãe fez questão de ir junto. Foi tranquilo no começo. Mas quando a médica perguntou quando tinha sido minha última relação sexual, na hora minha mãe mudou o semblante. Ficou "passada" quando soube que a filha, a qual considerava sua eterna bebê, não era mais virgem. Foi um constrangimento geral. O namoro tinha sido escondido porque ela era contra qualquer tipo de relacionamento por considerar que a filha cadeirante não dava conta nem de cuidar de si mesma."
>
> Ivone – blogueira do "Gata de Rodas"[19]

A abordagem em saúde deve incluir o cuidador e o apoio da família, se assim a pessoa com deficiência desejar. As perguntas sobre sexualidade devem ser abertas e não pressupor a cis-heterossexualidade. No caso de crianças e adolescentes, o diálogo aberto sobre sexualidade e diversidade deve ser incentivado desde cedo, respeitando a autonomia e a privacidade de acordo com a fase de vida.

Sinais de rejeição, discriminação, abuso e violência pelos familiares ou pela comunidade devem ser investigados. As pessoas com deficiência muitas vezes vivem isoladas, configurando uma flagrante situação de vulnerabilidade. Apresentar características físicas ou cognitivas diferentes dos demais não pode significar exclusão do convívio social. O cuidado com a autoestima e o corpo devem fazer parte do cuidado. Pessoas com deficiência, em especial as mulheres, são pressionadas e podem sofrer por não se encaixarem em um padrão social, o que prejudica sua autoestima e autoaceitação.

As orientações para IST, planejamento reprodutivo e contracepção devem ser feitas considerando o tipo e o grau da deficiência, a necessidade (ou não) de suporte e o desejo da pessoa.

O movimento de pessoas com deficiência reivindica o acesso à saúde, educação e combate ao preconceito capacitista. A inserção social deve ser incentivada, por meio de conversas, oferta de material de leitura, indicação de grupos e mídias sociais na internet, as quais podem ter um impacto positivo na saúde e no bem-estar. O profissional deve ser um apoiador do movimento das pessoas com deficiência perante o Estado e a sociedade a fim de garantir o direito à saúde e colaborar com o exercício da cidadania.

PESSOA LGBTQIA+ NO CONTEXTO NÃO URBANO

Andréa Lucia Torres Amorim

"Vamo caminhar que o mundo gira!"
sabedoria de jongueiro

"Como tenho aprendido com as comunidades tradicionais com quem convivo, peço licença para entrar"

Comunidades rurais

Quem são os LGBTQIA+ não urbanos? Rurais, camponeses, interioranos, populações tradicionais? Há um grande vazio na reflexão sobre a questão LGBTQIA+ dentro do contexto "rural". São várias culturas dentro da chave "rural". Como cada uma delas vê a questão da diversidade sexual e de gênero? O Povo Brasileiro, termo utilizado por Darcy Ribeiro, é um povo em construção que busca sua identidade, apagada pela hegemonia eurocêntrica, heteronormativa, patriarcal e urbanocêntrica, fundada no genocídio e epistemicídio. Discorrer sobre as comunidades não urbanas (ditas rurais) é um enorme desafio em razão de sua heterogeneidade regional e cultural.

Existem muitos Brasis dentro do Brasil. De acordo com dados da Pesquisa Nacional por Amostra de Domicílios (PNAD) 2015, 15,28% da população brasileira vive em áreas rurais. Dos estabelecimentos agropecuários, cerca de 77% são classificados como Agricultura Familiar, nos quais trabalhavam cerca de 10,1 milhões de pessoas[20]. Algumas culturas regionais no Brasil são identificadas por Darcy Ribeiro, que classifica as variantes do modelo de povoamento rural conforme o Quadro 4.

Quadro 4 Culturas regionais do Brasil segundo Darcy Ribeiro[21]

Cultura crioula	Desenvolvida na faixa de massapé do Nordeste, sob a égide do engenho açucareiro
Cultura caipira	Constituída pela miscigenação do português com o indígena e que produziu o mameluco paulista, "caçador de índios" e depois "sitiante tradicional" das áreas de mineração e de expansão do café. Apresenta-se no litoral sob o nome de cultura caiçara
Cultura sertaneja	Difundida pelo sertão nordestino até o cerrado do Brasil central pela criação de gado
Cultura cabocla	Populações amazônicas, afeitas à indústria extrativa
Cultura gaúcha	Pastoreio nas campinas do Sul

Nessa grande diversidade de grupos humanos não urbanos encontram-se ainda: pequenos agricultores, caiçaras, interioranos, extrativistas, indígenas, jangadeiros, pescadores, quilombolas, ribeirinhos, caboclos, seringueiros, castanheiros, povos da floresta, entre outros. Esses coletivos já existiam antes de lhe serem atribuídos nomes e foram nomeados desde fora, em geral objetivando sua destruição, e não sua proteção. Foi necessário, portanto, antes reconhecer-se para lutar pelo direito de existir, superar aquilo que Ribeiro chama de "ninguendade" (Quadro 5), algo que dialoga com a ideia da invisibilidade das pessoas LGBTQIA+.

Quadro 5 Ninguendade

"Nós, brasileiros, somos um povo em ser, impedido de sê-lo. Um povo mestiço na carne e no espírito, [...] Essa massa de nativos oriundos da mestiçagem viveu por séculos sem consciência de si, afundada na ninguendade"[21].

Estima-se que, no Brasil, cerca de 4,5 milhões de pessoas fazem parte de comunidades tradicionais, ocupando 25% do território brasileiro. Povos e Comunidades Tradicionais são grupos culturalmente diferenciados, que se reconhecem como tal, com organização social própria, que "ocupam e usam territórios e recursos naturais como condição para sua reprodução cultural, social, religiosa, ancestral e econômica, utilizando conhecimentos, inovações e práticas gerados e transmitidos por tradição"[22].

Dentre essas, há cerca de 3.524 comunidades remanescentes de Quilombos, que são grupos "com presunção de ancestralidade negra relacionada com a resistência à opressão histórica sofrida pela escravidão"[23]. Reconhecer legalmente uma comunidade remanescente de Quilombo é parte da luta contra o racismo estrutural, e uma reparação histórica por mais de 6 milhões de pessoas escravizadas e, dentre essas, as inumeráveis assassinadas pelo tráfico negreiro.

As comunidades das águas se dividem entre rios e mar. São em geral pesqueiras e de pequenos agricultores. No Sudeste são chamadas de caiçaras. No litoral nordestino e no interior da Amazônia constroem sua vida em torno da pesca e do extrativismo, são "comunidades que convergiram para o modelo da cultura rústica [...], sobreviventes dos processos de genocídio e etnocídio exercidos pelos colonizadores"[24].

O Brasil interiorano, não urbano, tradicional, tem entre suas grandes ferramentas a oralidade. As letras e as palavras tentam apreender essa complexidade, mas falham em relatá-la. Os fluxos migratórios, outra marca desses povos, que fundem e confundem processos identitários reconstruindo o ser/estar no mundo, criam nessas comunidades um cenário de tensões entre o contemporâneo e o ancestral; o tradicional e o contemporâneo; o espetáculo/folclore e a manifestação do convívio/cultural/cotidiano; o arcaico e o moderno; o rural e o urbano.

A história brasileira no meio rural também é marcada por muita violência, vulnerabilidade e exclusão. Um dos fatores para essa condição são os conflitos relacionados à invasão do agronegócio e de empreendimentos como barragens, hidrelétricas e mineradoras. "A expansão das fronteiras agrícolas e extrativistas da sociedade brasileira reproduz um modelo de ocupação do espaço e de uso dos recursos naturais gerador da degradação ambiental e de enormes custos sociais"[24].

Relatório de 2019 sobre a violência no campo demonstrou que os assassinatos aumentaram 14%, as tentativas de assassinato 7%, e as ameaças de morte 22%. Houve aumento de 82% no número de famílias despejadas; 56% no de bens destruídos; 72% no de roças destruídas; 29% no de famílias ameaçadas por pistolagem; e 55% no de famílias que sofreram algum tipo de invasão de sua casa ou posse. Esses números são subestimados. A Amazônia Legal concentrou a maior proporção desses conflitos, onde foram registrados 84% dos assassinatos. Muito pouco tem se conseguido de proteção do Estado a essas populações, principalmente em relação aos conflitos pela posse de terra, água e preservação do meio ambiente[25].

Para quem se interessa pelo cuidado às pessoas LGBTQIA+ no meio não urbano, é importante pensar em um contexto diverso, marcado pela exclusão, violência e conflitos por recursos naturais e pela relação entre pequenos produtores e comunidades tradicionais com grandes empresas agrícolas e mineradoras.

Ser LGBTQIA+ no meio não urbano

A sexualidade da pessoa do contexto não urbano e a temática LGBTQIA+ tendem a ser silenciadas nas pesquisas acadêmicas e nos movimentos do campo[26] (Quadro 6), excetuando o Movimento dos Trabalhadores Sem Terra (MST).

Quadro 6 Sexualidade no campo

"Por que o [texto brasileiro sobre o rural] permanece, apesar da diversidade etnográfica do Brasil, professando um camponês caricatural, universalizado, instituído, no corpo, um desejo limitado? Eis uma antropologia rural fadada à repetição do mesmo. Um corpo camponês sem veia e sem carne, sem pênis, sem vagina e sem ânus, "eunuco" da tríade Deus-Homem-Natureza"[26].

Para compreender as vivências LGBTQIA+ no campo, é necessário conhecer a dinâmica das relações humanas nos pequenos povoados rurais interioranos ou litorâneos do Brasil, pois estas interferem em seu perfil de relacionamentos e sua performance afetiva e erótica. Relações comunitárias e familiares muito próximas, forte influência religiosa, acesso precário à internet e aos meios de transporte, e influência das mídias de massa são alguns dos fatores que podem delimitar esse espaço de interação e a possibilidade de exposição de uma pessoa LGBTQIA+, como apresentado no Quadro 7.

Quadro 7 Dinâmica das relações humanas em um povoado pequeno do interior do Brasil

"Povoado endogâmico, católico, o pequeno distrito, distante 20 km da sede do município e 423 km de Fortaleza, não tem pousadas, bancos, hospitais, delegacias etc., apenas uma única praça, um único mercado público, um único motel, duas escolas e aproximadamente oitocentas casas, circundadas por roças por quase todos os lados Os rumores são um dos passatempos prediletos dos habitantes do lugar. Todos os dias ouvem-se boatos e histórias dúbias sobre as condutas dos goiabeirenses. As fofocas tendem a invadir as casas, sacodem o oficial e o oficioso, movimentam os acontecimentos, inauguram a ambiguidade de gestos e ritmos"[26].

Nesse contexto, muitas vezes as trocas eróticas entre homens cis acontecem fora dos holofotes, no silêncio da roça, na estrada, na moita, no "esquema", conforme relato do Quadro 8. A intimidade LGBTQIA+ pode ocorrer no não dito, no mal-dito, no indizível[26]. A invisibilidade da sexualidade da mulher cis lésbica e bissexual é ainda maior, e muitas pessoas trans migram para as grandes cidades principalmente quando pretendem fazer transformações corporais.

Quadro 8 Relato sobre vivência LGBTQIA+ no campo

André: Eu sei que você só vive falando de sexo. É o que o povo aqui anda dizendo! Dizem que você é um tal de antropo não sei das quantas... sei lá... Você vai embora depois de amanhã? Queria lhe fazer um convite. Hoje, às 21:00hs, vai haver um 'esquema'. Vamos 'dar uma' no mato! Você quer vir experimentar? Vai ser próximo a estrada X. Vai eu, Tadeu, Mário, Ivo, Juca, Joaquim, Dário e Douglas. Está afim? Diga logo! Corra![26]

Por outro lado "ser LGBTQIA+" na zona rural pode ser visto como "coisa de cidade", carregando nas narrativas do senso comum uma afronta à tradição, essa mesma tradição que dá direito às terras para aquelas comunidades reconhecidas como "tradicionais"[27]. Por vezes "sair do armário" na zona rural pode significar enfrentar mais violência para esses grupos que o tempo todo tentam se afirmar como tradicionais em uma "tradição cravada e permitida", que ao mesmo tempo lhes possibilita o lugar de pertencimento e alguma perspectiva, ainda que débil, de proteção. Estudo sobre a vivência de uma liderança homossexual quilombola no Pará e no Piauí mostra a dificuldade de se assumir publicamente e o medo de se fragilizar na disputa com uma sociedade heteronormativa, machista, racista e classista que desqualifica os quilombolas[27].

Nesse contexto tão heterogêneo, é necessário também ter cautela em afirmações sobre atitudes homofóbicas no meio rural para não se caricaturar o camponês como um interiorano violento e preconceituoso, impondo-lhe um olhar "urbano totalizador e colonizador das sexualidades"[28]. Em Cuiabá, por exemplo, na década de 1970, o concurso "Miss Mato Grosso Gay, que teve auge em 1983, chegou a contar com a presença de 18 participantes de diversos municípios do interior do estado"[29].

Além disso, o MST, movimento social com 35 anos de existência, organizado em 24 estados nas cinco regiões do país, buscando garantir o direito à terra, tem pautado questões de gênero desde os anos 1990. Por meio do MST, cerca de 350 mil famílias se estabeleceram no meio rural. Em um encontro de educadores do movimento em 2002, um grupo de ativistas trouxe a necessidade de refletir sobre a temática LGBTQIA+. Com a inclusão das mulheres trans e lésbicas no encontro nacional de mulheres do MST e uma roda de conversa sobre a questão LGBTQIA+ na Escola Nacional Florestan Fernandes, em 2015, o Coletivo LGBT se consolidou dentro do movimento, dando maior visibilidade sobre essa questão no campo[30].

Esse coletivo propõe discutir a questão da diversidade sexual dentro do movimento e afirma a necessidade, como diz Paulo Freire, de "libertar oprimidos e reeducar, quando possível, os opressores das liberdades humanas". Referem aprender com o movimento LGBT urbano, seu acúmulo teórico e sua experiência de luta, e que não se supera a LGBTfobia sem lutar contra as outras opressões de classe, como a exploração do trabalho e o controle ideológico gerador de tantas violências (Quadro 9).

Quadro 9 Perspectiva do Coletivo LGBT do MST sobre a relação entre direito à terra e diversidade sexual e de gênero

"Uma nova sociedade não nascerá apenas a partir da superação do modo de produção e exploração capitalista. É preciso superar a desigualdade de gênero, alimentada pelo patriarcado, a LGBTfobia sobre a diversidade sexual, o modelo da agricultura do agronegócio, a partir da afirmação de uma agricultura camponesa, agroecológica."[31]

O MST assume, portanto, a tarefa de construir uma reforma agrária popular também pelos LGBTQIA+, discutindo o campo como um de seus espaços de vida, "o campo e diversidade sexual não se separam. Se misturam na difícil tarefa de pensar a partir desse território político e geográfico o sujeito da diversidade sexual"[31].

Abordagem em saúde LGBTQIA+ no meio não urbano

O SUS prevê a Atenção a Saúde das Populações do Campo, da Floresta e das Águas em políticas específicas de atenção à saúde. Nelas aponta para a proteção e garantia da saúde sexual, explicitando a questão da orientação sexual e de gênero, visando ao "acesso aos serviços de saúde, à redução de riscos e agravos à saúde decorrente dos processos de trabalho e das tecnologias agrícolas e à melhoria dos indicadores de saúde e da qualidade de vida"[32]. Entretanto, a população LGBTQIA+ do campo, das florestas e das águas ainda tem acesso dificultado ao SUS pela escassez de profissionais e serviços nessas regiões.

Várias experiências têm mostrado que parcerias entre equipes de saúde e comunidades não urbanas/tradicionais podem construir reflexões nas quais a diversidade é compreendida como um valor e diminuem a discriminação e o sofrimento de pessoas LGBTQIA+. Conhecer a dinâmica de relações comunitárias mais próximas em pequenos povoados, a relação com as instituições e lideranças religiosas, conflitos pelo direito à terra e à água, relação com a agropecuária familiar e/ou agronegócio e mineradoras auxilia a compreender a vivência LGBTQIA+ nessas regiões e sua maior ou menor visibilidade.

A história do campo no Brasil sempre foi e é marcada pela violência, e sair do armário no meio rural pode significar expor-se ainda mais à violência. Entretanto, as comunidades descritas sobre o termo guarda-chuva "rural" podem ser muito diferentes umas das outras e algumas, como aquelas vinculadas ao MST, trazem uma reflexão bastante avançada sobre a relação e a necessidade de garantir direitos LGBTQIA+ junto a outros direitos, como a saúde, a terra e a preservação do meio ambiente.

Além de levar em consideração questões do território, distâncias, especificidades culturais, perfil epidemiológico, doenças regionais, também deve ser considerado "o adoecimento decorrente do uso de agrotóxicos e de mercúrio, a exposição contínua aos raios ultravioleta e as questões relativas a ações de saneamento precário e meio ambiente em processo de degradação"[32]. Em 2009, o direito à saúde dos Quilombolas é também afirmado na Política Nacional de Saúde Integral da População Negra (PNSIPN) e incluiu o tema de "combate às discriminações de gênero e orientação sexual, com destaque para as interseções com a saúde da população negra"[33]. A política prevê também reconhecer e valorizar os saberes e as práticas tradicionais de saúde dessas populações, respeitando suas singularidades.

LGBTQIA+ EM SITUAÇÃO DE RUA

Andréa Lucia Torres Amorim
Samira Alves Santos

A rua não é uma escolha e pouco se sabe sobre como e quem nela vive, incluindo as pessoas LGBTQIA+. Abordar a população em situação de rua (PSR) é reconhecer um universo de histórias, trajetórias e complexidades. O Quadro 10 apresenta uma definição da PSR segundo a Política Nacional para Inclusão Social da População em Situação de Rua[34]. O termo "situação de rua" sugere uma transitoriedade dessa situação, o que muitas vezes não condiz com a realidade.

Quadro 10 Definição de pessoas em situação de rua, segundo a Política Nacional para Inclusão Social da População em Situação de Rua

> "As pessoas que utilizam, em um dado momento, como local de moradia ou pernoite espaços de tipos variados, situados sob pontes, marquises, viadutos, à frente de prédios privados e públicos, em espaços públicos não utilizados à noite, em parques, praças, calçadas, praias, embarcações, estações de trem e rodoviárias, à margem de rodovias, em esconderijos abrigados, dentro de galerias subterrâneas, metrôs e outras construções com áreas internas ocupáveis, depósitos e prédios fora de uso e outros locais relativamente protegidos do frio e da exposição à violência. Foram ainda considerados componentes da população em situação de rua as pessoas que dormem em albergues e abrigos, de forma preferencial ou ocasional, alternando o local de repouso noturno entre estas instituições e os locais de rua".

Fonte: Brasil, 2008[34].

Há vulnerabilidades e determinantes sociais que fazem com que essa população esteja aumentando, cerca de 100 mil no Brasil. Esses índices são subestimados. O Movimento Nacional de Pessoas em Situação de Rua aponta, por exemplo, para um índice próximo a 40 mil pessoas na cidade de São Paulo, em contraposição ao número oficial de 20 mil pessoas. O Censo Nacional de 2008 contabilizou a PSR de 22,6% dos municípios brasileiros (com 51,4% da população). Das pessoas contabilizadas, 77,02% vivem em municípios com mais de 100 mil habitantes e 40,1% vivem em municípios maiores que 900 mil habitantes[35].

Na cidade de São Paulo, entre 2015 e 2019, enquanto a população da cidade cresceu 2,3%, a PSR cresceu 53% (de 15.905 pessoas para 24.344)[36]. O censo realizado na cidade em 2019 sobre a PSR demonstra que esse é um ambiente majoritariamente masculino, com 82,7% homens cis, 14,6% mulheres cis e 386 pessoas trans (1,1% mulheres trans; 0,3% travestis e 0,3% homens trans)[36]. Em relação a cor, 47,6% são pardos, 28% brancos e 21,7% pretos. No censo 2019 não foi incluída a pergunta sobre orientação sexual, mas no de 2015 houve a estimativa em torno de 5,3% a 8,9% serem LGBT[37]. A média de idade da PSR é 41 anos, mas a da população trans de rua é menor, em torno de 34 anos[36]. Pesquisas em outros países demonstram que entre os jovens que vivem na rua, a população LGBTQIA+ pode variar entre 6% e 35%, nos Estados Unidos, até 40%, na Inglaterra[38].

Há uma tendência à naturalização do fenômeno de viver na rua, que no Brasil se faz acompanhada da quase inexistência de dados e informações científicas e da ausência de políticas públicas para enfrentá-lo, o que inclui aquelas relacionadas à diversidade sexual e de gênero.

Razões para estar na rua

No Brasil, os principais motivos relatados para as pessoas estarem no contexto de rua são: abuso de álcool e outras substâncias (35,5%), desemprego (29,8%) e desavenças com pai, mãe ou irmãos (29,1%)[34]. O vínculo familiar é considerado bom para 39,2%, ruim ou péssimo para 29,3% e rompido para 27,1% das pessoas entrevistadas. O clichê "está na rua porque não possui vínculos familiares" precisa ser revisto, pois muitos estabelecem outros modelos de associação e estruturam outras formas de família na rua, além daquelas que mantêm ou procuram manter vínculo com sua família de origem.

O censo paulistano de 2019 inclui e detalha mais motivos: perda de trabalho (23%), dependência de substâncias e/ou álcool (33%), perda de moradia (13%), problemas de saúde (5%), ser egresso do sistema prisional (3%), imigração e migração (4%) e ser egresso do sistema socioeducativo (0,3%). As dinâmicas familiares interferem nos processos de ida para a rua de maneira variável. Conflitos, separação ou falecimento de familiares foram razões relatadas por metade das pessoas entrevistadas. É importante considerar sempre a fragilidade desses dados censitários, relacionada à dificuldade de obtenção dessas informações[36].

Entre jovens e adolescentes de rua LGBTQIA+, pesquisas em outros países demonstram que violência física e sexual e conflitos familiares pela não aceitação da orientação sexual e/ou identidade de gênero são fatores importantes relacionados à fuga e expulsão do ambiente doméstico[38]. Na população trans e travesti, soma-se a isso a baixa escolaridade e a dificuldade de emprego e moradia por causa da transfobia.

A realidade mostra que vários motivos se interseccionam para explicar a situação de rua, como fatores estruturais (ausência de moradia, inexistência de trabalho e renda, mudanças econômicas e institucionais), biográficos (dependência de álcool e outras substâncias, rompimentos dos vínculos familiares, transtornos mentais e perda de bens) e relacionados a desastres (enchentes, incêndios e outros)[39].

Albergues

Os equipamentos sociais (albergues, centros de acolhida, centros de convivência) não são moradias definitivas. Há um prazo estipulado para permanência nesses locais e há formas de admissão diferenciadas (vagas de pernoite, vagas fixas, vagas de permanência durante o dia para pacientes em tratamento de saúde etc.). As pessoas que têm intenção de se abrigarem durante a noite nesses equipamentos públicos enfrentam filas e, em geral, não há vagas para todos.

Pessoas albergadas estão incluídas no conceito de população em situação de rua. Segundo o censo de 2015 de São Paulo, das 15.905 PSR, 53,8% estavam albergadas. Destas, 82% já haviam dormido na rua e apenas 18% sempre dormiram nos centros de acolhida. Entre aqueles que estavam permanentemente na rua, 77% já haviam pernoitado em centros de acolhida e apenas 23% só dormiam na rua até aquele momento[37].

São inúmeras as histórias de pessoas LGBTQIA+ que deixaram suas casas e vieram para grandes metrópoles para poder expressar livremente sua sexualidade, e passaram a viver na rua ao menos por um período. Entretanto, há escassez de albergues preparados para acolher essa população, que muitas vezes sofre agressões LGBTIfóbicas de outros albergados. Algumas mulheres trans e travestis ficam em setores junto com as mulheres cis, mas nem sempre são bem aceitas. Homens trans podem ficar sujeitos ao estupro corretivo se ficarem em alas masculinas. A Casa 1 e a Casa Florescer, em São Paulo, e a Casa Nem, no

Rio de Janeiro, são iniciativas que procuram oferecer abrigo e acolhida a pessoas LGBTQIA+, muitas vezes junto com suporte educacional e de saúde[40].

Estigma e violência na rua

A total ou parcial perda de referenciais como higiene pessoal, higiene alimentar, abrigo adequado (casa), relações institucionalizadas como família, emprego, escola e trabalho pode incomodar aos que permanecem vivendo no modelo hegemônico "casa, família e trabalho". Modelos de assistência social e saúde higienistas, em especial aqueles relacionados à abordagem do uso de substâncias, que removem essas pessoas do cenário público ou que buscam disciplinar à força essas pessoas, submetem-nas a mais uma violência. Relatos sobre assassinatos, chacinas, envenenamento e queimar vivas PSR não são incomuns nos noticiários brasileiros (Quadro 11).

Pessoas LGBTQIA+ encaminhadas para internação em comunidades terapêuticas religiosas pelo uso abusivo de substâncias podem ser vítimas de LGBTIfobia e se sentirem obrigadas a mudar sua fé e orientação sexual/identidade de gênero, em troca de terem algum suporte assistencial. Algumas comunidades, inclusive, estão relacionadas à "terapia de reversão" de homossexualidade ou transexualidade[41].

A intersecção entre situação de rua e LGBTQIA+ é complexa. Sua compreensão para o cuidado qualificado dessas pessoas exige desconstrução de muitos preconceitos como: "as pessoas que moram na rua são drogadas, bandidas e cracudas", "quem está na rua tem família desestruturada, ou vínculos familiares interrompidos", "as pessoas estão em situação de rua por uma escolha" etc. Embora essas situações façam parte da realidade nas ruas, elas não são únicas/exclusivas, nem é possível dizer que são as de maior proporção. Esses preconceitos se interseccionam com a LGBTIfobia e o racismo, criando estigmas como a "travesti ladra" e o "garoto de rua negro, profissional do sexo e malandro".

Quadro 11 Principais violações contra as PSR, segundo Cartilha do Movimento Nacional de População de Rua, 2010[42]

"Chacinas e extermínios; espancamentos; retirada dos pertences ("rapa"); jatos de água; coação; agressão verbal; detenção por vadiagem; impedimento de acessar serviços e espaços públicos; expulsão das regiões centrais da cidade; impedimento de entrar nas cidades; proibição de doações; cadastro e abrigamento obrigatórios; apreensão de documentos; não atendimento pelo SAMU (Serviço de Atendimento Móvel de Urgência) e criminalização da situação de rua e da pobreza".

Relatos de retirada compulsória de bebês recém-nascidos de mães puérperas e de esterilização forçada de mulheres em situação de rua evidenciam situações que agridem os direitos dessas pessoas[43]. Muitas dessas ações são executadas por instâncias e órgãos públicos de forma mais ou menos contundente de acordo com a política ou linha de governo vigente.

Necessidades de saúde

Manguear, pedir esmolas, transitar no fluxo da rua, obter alimento, fugir do "rapa", conseguir uma vaga em albergue, tomar banho, proteger-se do frio, estabelecer laços afetivos e relações de troca são alguns dos desafios cotidianos. Estabelecer relações solidárias faz parte das estratégias de sobrevivência, mas PSR LGBTQIA+ podem ter mais dificuldade para conseguir apoio na comunidade em decorrência da exclusão relacionada à orientação sexual e de gênero. Vitimizar-se, fazer rir (humor), agressões/violência, troca de favores e mentiras ajudam a enfrentar o cotidiano das ruas, por outro lado estabelecem um ruído que dificulta a interpretação da informação e o raciocínio clínico das equipes de saúde.

Em torno de 4,5% dessa população tinha HIV e 4,2% tuberculose na cidade de São Paulo em 2015, com possibilidade de índices ainda maiores entre os LGBTQIA+. O uso de antirretrovirais e medicamentos para tuberculose é muito interrompido e há constante necessidade de tratamento supervisionado. O favor sexual pode ser utilizado como moeda de troca por dinheiro ou substâncias, na população geral e na LGBTQIA+, aumentando a exposição ao HIV, IST, solidão e outras formas de sofrimento psicológico. Para muitas pessoas trans e travestis, o trabalho sexual é a única alternativa de renda. O abuso de álcool, substâncias e agressões à PSR LGBTQIA+ costuma ser maior do que na cis-heterossexualidade[37].

A presença de deficiência física, associada às precárias condições das calçadas e ao custo do transporte público, limita a locomoção, principalmente dos idosos em situação de rua. Oferecer um cuidado apropriado às patologias crônicas é outro desafio, pois a longitudinalidade é atravessada pelo nomadismo circunstancial ou imposto. Os medicamentos são perdidos e apreendidos junto com outros pertences no "rapa". Apesar de problemas frequentes em saúde mental e relacionados ao abuso de substâncias, a adesão aos medicamentos psicotrópicos e anticonvulsivantes pode ser dificultada, pois estes podem ser utilizados como moeda de troca por seus efeitos psicoativos. O uso de hormônios de origem duvidosa, sem prescrição médica, e a aplicação de silicone líquido industrial podem aumentar os riscos de infecções e outros problemas de saúde para essa população.

Abordagem em saúde

Um nó crítico das políticas direcionadas a PSR é a falta de diálogo entre as várias instâncias que atuam com essa população, como movimentos sociais, pesquisadores, Ministério Público, secretarias locais de segurança pública, de saúde, de assistência social, entre outras, cujas ações nem sempre estão comprometidas com a diversidade sexual e de gênero. As intervenções propostas geralmente são "pulsões assistencialistas, paternalistas, autoritárias e de higienização social" que não dão conta do complexo processo de reinserção social e da autonomia das pessoas[44]. Na ausência de políticas de Estado, entidades religiosas procuram atuar na perspectiva da caridade, ao mesmo tempo em que tentam converter a PSR à sua crença. Relatos sobre "ter de rezar" antes de receber doações de alimentos pode se constituir como uma violência, que se torna ainda mais excludente quando essas religiões pregam discursos LGBTIfóbicos contra a diversidade sexual[45].

A equipe de saúde precisa reconhecer que será, para a PSR, muitas vezes sua única porta de acesso a direitos. A assistência social é central no plano de cuidados, pois contribui no fornecimento de alimentos, preservativos, absorventes, materiais para higiene pessoal, limpeza das roupas, regularização de documentos e acesso a benefícios governamentais. Mudança do nome de registro civil pode ser uma das demandas da população trans. Se o projeto de cuidados pretender a reinserção de uma pessoa LGBTQIA+ em sua família de origem, pode haver necessidade da equipe de assistência social auxiliar na mediação de conflitos e ações de combate e prevenção da LGBTIfobia.

As equipes de consultório da rua, muitas vezes auxiliadas por agentes sociais de rua, podem promover vínculo de confiança com as pessoas LGBTQIA+ de rua, demonstrando que o profissional de saúde não tem caráter punitivo, ou fiscalizador, tanto da situação de rua quanto da orientação sexual e identidade de gênero não hegemônicas. O segredo e ética profissional devem ser preservados, evitando-se utilizar informações, como identificação de locais de uso de substâncias como o crack, para outros fins que não o cuidado.

Os profissionais de saúde devem ter um compromisso com a população de rua LGBTQIA+, garantindo escuta às histórias de trajetória de vida, sem presumir fatos ou situações, e apoiando seu protagonismo. Ser LGBTQIA+, preto, indígena, pobre, profissional do sexo, migrante e ter histórico de privação de liberdade são características frequentemente associadas a quem está na rua. Atentar-se para essas intersecções auxilia na compreensão dessas diferentes vivências. Os vínculos com a família de origem podem ser diversos (rompidos, mantidos, conflituosos), assim como o estabelecimento de novos arranjos de apoio afetivos e criativos com "famílias de escolha" na rua, com outras pessoas LGBTQIA+ ou não. Por fim, o projeto terapêutico deve ser singular, seja na perspectiva de bem viver na rua ou fora dela.

LGBTQIA+ QUE SÃO PROFISSIONAIS DO SEXO

Rachel Soeiro

O trabalho sexual, ou prostituição, pode ser compreendido como um empreendimento comercial que troca atos sexuais por favores ou dinheiro e geralmente se traduz como uma prática que garante aos homens (cis) o acesso ao corpo de outras pessoas, sobretudo mulheres cis e travestis[46]. É encarado como uma profissão marginal e estigmatizante, marcada pela violência (estrutural, institucional, física) e pela vulnerabilidade social[47].

Da perspectiva do mercado do trabalho sexual, pode-se dizer que se baseia em dois pilares: a desigualdade de gênero e a desigualdade socioeconômica, étnico/racial/migração e geracional. De um lado, profissionais do sexo (PS), brancos e negros, formados majoritariamente por mulheres cis, pessoas transgênero e homens cis, jovens, de baixo nível socioeconômico. Do outro, os consumidores do trabalho sexual são geralmente homens cis adultos com poder de compra[47,48]. Mesmo quando são mulheres cis que buscam homens cis PS, estas geralmente pertencem a classes privilegiadas da sociedade[49].

O movimento social inicialmente adotou a expressão "profissionais do sexo". Entretanto, recentemente tem havido uma retomada da palavra "prostituta" ou "puta", a fim de ressignificar o estigma que sempre perpassou a prostituição[50]. O movimento de prostitutas é formado principalmente por mulheres cis, trans e travestis, com pouca organização de homens cis e trans. Assim como o movimento LGBT, esse movimento se fortaleceu com a epidemia da Aids, em que tiveram papel protagonista na organização de ações educativas e formulação de políticas públicas de saúde. Uma das principais conquistas do movimento de prostitutas foi a inclusão de "profissional do sexo" na lista da Classificação Brasileira de Profissões em 2002. Entretanto, a regulamentação da profissão ainda carece de maiores avanços e apresenta resistência de deputados e senadores no Brasil[50].

O trabalho sexual nos diferentes cenários

O trabalho sexual pode se realizar em diferentes cenários: ruas, bares, quartos de hotéis, casas noturnas, clubes, "cinemões" e internet. Há ainda um aumento significativo do turismo sexual, conduzido por sites de internet ou agências de turismo. Muitas vezes ocorre de maneira autônoma e liberal, ou pela intermediação ou submissão a terceiros, também conhecida como cafetinagem. Esta costuma ocorrer por meio dos proprietários de pensões, "donos das ruas de prostituição" e proprietários de saunas.

A violência física e sexual é maior para os PS do que a população geral, principalmente para quem vive em situação de rua[51,52]. Uma revisão sistemática com PS composta por mulheres cis (68%), homens cis (26%) e mulheres trans (6%) evidenciou que entre 45% e 75% tinham sofrido crimes violentos no trabalho[53]. Aquelas pessoas que trabalham diretamente nas ruas estão ainda mais vulnerabilizadas do que as que trabalham em estabelecimentos (casas noturnas ou clubes)[54]. O trabalho sexual nas ruas é o que oferece maior risco para violência, incluindo homicídio[47,53]. O trabalho realizado em espaços fechados pode ser mais seguro, pois, em geral, há outras pessoas para quem pedir ajuda, alguns locais inclusive possuem câmeras de vigilância[53]. Essa afirmação pode ser falaciosa se considerarmos que estabelecimentos de luxo raramente são vistoriados, podendo haver PS sob controle dos donos do local ou regime de escravidão[55].

O trabalho sexual on-line tende a ser um local mais seguro que os outros, pois permite uma conversa inicial com possíveis clientes e aceitar ou não o trabalho. Esse tipo de espaço costuma ser mais utilizado por homens cis PS[53,55].

Diferenças de gênero no trabalho sexual

Na literatura, há diversas pesquisas sobre mulheres cis profissionais do sexo (PS). Algumas citam as mulheres trans e travestis, no entanto há poucos estudos sobre homens cis e trans na área da saúde.

Estudo com 81 mulheres cis PS do Ceará identificou que 12,3% era bissexual. A média de clientes era em torno de 20 por semana e o tipo de prática sexual variava com o perfil da parceria. Das mulheres entrevistadas (cis-heterossexuais e LGBTQIA+) com parceria fixa, 100% tinham sexo vaginal, 56,8% sexo oral e 31,8%, anal. Em relação às práticas com clientes, a proporção era de 80%, 55% e 28,7%, respectivamente. Quanto ao uso do preservativo, 56,2% das PS utilizavam sempre com parceiros fixos cis homens e 81% com clientes[56].

A diferença entre prática sexual e orientação sexual fica evidente entre os homens cis PS, os chamados "michês". Outros termos associados à prostituição masculina são "massagistas", "garotos de programa", "acompanhantes" ou "boys". Embora a maioria dos clientes seja homens cis gays, muitos michês se identificam como cis heterossexuais, justificando suas práticas por razões comerciais[49].

Há inúmeras representações identitárias dentro do grupo de michês, constituídas a partir de variações das posições sexuais e expressão de gênero, que estabelecem hierarquias[57]. O termo "michê-bicha", por exemplo, cunhado por Perlongher nos anos 1980, refere-se a um PS que se assume como homossexual, possui traços "afeminados" e maior seletividade em relação aos clientes. Já o "michê-macho" se considera heterossexual, independentemente de sua prática sexual, e busca protótipos gestuais tipicamente masculinos, negando qualquer vinculação com a comunidade gay. Considera-se superior aos "michês-bichas" e tem menor seletividade em relação aos clientes, podendo se prostituir com homens considerados héteros, gays, travestis ou até mesmo mulheres, de idade e posição social variadas[58]. Essas representações, bem como suas nomeações, mudam de acordo com a região do país e o momento histórico, entretanto, por meio desses exemplos, é possível identificar uma hierarquização que traduz a norma cis-heterossexual e machista que valoriza os "ativos" e a expressão de gênero mais viril, em detrimento dos "passivos" e "afeminados" no cenário da prostituição.

Homens cis PS, independentemente de sua orientação sexual, tentam manter essa atividade em segredo, pois há uma grande carga de preconceito por parte da sociedade e dos serviços de saúde em relação a esse trabalho[59]. Por outro lado, muitos evitam expor a condição de michê por receio de serem considerados gays, o que revela a homofobia também nesse cenário[49].

A população trans e travesti PS é submetida a preconceito familiar e institucional e possui maiores taxas de desemprego, pobreza e situação de rua do que a população geral[60]. Dados brasileiros demonstram que grande parte dessa população é excluída de suas famílias e evade da escola muito jovem por preconceito, de modo que o trabalho sexual é, muitas vezes, a única alternativa que encontram para sua sobrevivência[51].

Informações sobre homens trans PS são escassas na literatura científica. A fetichização/objetificação dos corpos de mulheres trans e travestis por homens cis heterossexuais é comum, assim como de homens cis gays por homens trans. A exotização dos corpos trans, que os considera como "estranhos" e "esquisitos", também é outra dinâmica social presente. O Quadro 12 apresenta um relato de como isso ocorre no cenário da prostituição com homens trans PS.

Quadro 12 Relato de homem trans profissional do sexo[61]

"Infelizmente muita gente não sabe que homem trans existe. Existe muita exotização da gente. Muita gente manda mensagem pra mim só para pedir foto ou vídeo e dizer "me explica como é que é", "você tem boceta?", "fez essa cirurgia ou é natural?". Tem muita gente que pensa que sou um homem cis, que nasceu com pênis, mandou colocar uma vagina, para depois fazer programa."

Necessidades e abordagem da saúde

Profissionais do sexo, sejam homens cis, mulheres cis ou pessoas trans, apresentam maior risco de infecções sexualmente transmissíveis (sífilis, clamídia, gonorreia, vírus da imunodeficiência humana – HIV) do que a população geral[51,52,62] (ver Capítulos 41 – "Cuidados ginecológicos", 43 – "Infecção por HIV e sorofobia" e 44 – "Outras infecções sexualmente transmissíveis"). Dados brasileiros demonstram que homens cis que mantêm relações sexuais com outros homens cis (HcSHc) têm prevalência de HIV 22 vezes maior do que na população geral, possivelmente em razão da maior vulnerabilização a práticas sexuais sem preservativo, por preconceito e dificuldade de acesso aos serviços de saúde[62]. Artigo de revisão sistemática, realizado em 27 países do continente europeu, evidenciou que, nos países nos quais o trabalho sexual é considerado ilegal, há maior prevalência de HIV (chegando a 22%)[54]. Portanto, a oferta de testes rápidos e sorologias periódicas para IST, profilaxia pré e pós-exposição para o HIV, distribuição de gel lubrificante e preservativos em quantidade adequada para o consumo, material informativo e acesso facilitado ao serviço de saúde são aspectos importantes nos cuidados das PS.

As mulheres cis PS têm o hábito de utilizar chumaços de algodão na vagina quando estão menstruadas para continuar trabalhando. Essa prática aumenta queixas como prurido vaginal e leucorreia, levando-as a comprarem pomadas ginecológicas sem prescrição médica, utilizando-as ao mesmo tempo como automedicação e lubrificante vaginal. A utilização de preservativos no trabalho é uma prática rotineira por mulheres cis e transgênero PSX, no entanto, nas relações sexuais fora do trabalho costuma haver o uso do preservativo[63,64]. Para mulheres cis e homens trans PS também há o risco de gravidez indesejada nas práticas sexuais, portanto, métodos contraceptivos devem fazer parte dos cuidados de rotina, incluindo assim métodos de contracepção de emergência.

A prevalência de sofrimento mental, uso de álcool e outras substâncias e violência física e psicológica em PS (mulheres e homens cis, pessoas trans e travestis) é maior que na população geral, principalmente naqueles que vivem na rua[51,52,54]. Há estudos que chegam a identificar 100% de sintomas depressivos em mulheres cis PS[65]. É importante realizar o rastreamento para problemas em saúde mental durante a anamnese e orientar cuidados para prevenção de problemas relacionados ao uso de substâncias.

Para muitas mulheres transexuais e travestis PS há também problemas relacionados com o uso de silicone líquido industrial. Estudo brasileiro evidenciou que mais de 50% dessa população faz uso desse tipo de silicone em busca da feminilização do corpo. Em geral, o produto é aplicado pelas bombadeiras (mulheres transexuais ou travestis mais experientes) em locais clandestinos e a forma de pagamento é o trabalho sexual[66]. Mulheres trans e travestis relatam que frequentemente são buscadas por homens cis que desejam ter sexo anal e/ou oral receptivo. Assim, a manutenção da ereção pode ser uma necessidade a ser considerada no acompanhamento hormonal dessas pacientes pelos profissionais de saúde.

No cuidado em saúde da população LGBTQIA+ profissional do sexo é importante a existência de serviços como o consultório na rua para garantir o acesso, trabalhando na lógica da redução de danos, respeitadas a singularidade e autonomia de cada indivíduo. No entanto, esse equipamento deve ser apenas a porta de acesso inicial ao sistema de saúde e não o único. Profissionais do sexo LGBTQIA+ devem ser acolhidos nos serviços de saúde, reconhecendo que sofrem pelo estresse de minoria em razão do trabalho sexual e por serem LGBTQIA+. Para além dos cuidados diretos, os profissionais devem apoiar medidas intersetoriais que protejam essas pessoas dos riscos do trabalho precário e exposição à violência, bem como outras iniciativas que não tornem essa a única alternativa de trabalho para algumas pessoas.

PESSOAS LGBTQIA+ PRIVADAS DE LIBERDADE

Andreia Beatriz Silva dos Santos

Embora estejam privadas de liberdade, as pessoas presas devem ter todos os seus direitos garantidos por lei, incluindo o direito à saúde. Esses direitos estão previstos por diversos dispositivos institucionais, instrumentos legais nacionais[67-69] e tratados internacionais[70] dos quais o Brasil é signatário, assumindo, dessa forma, o compromisso de defesa e a garantia de que esses direitos sejam exercidos. Ainda assim, muitos limites se apresentam para a implementação de políticas e ações que respondam às necessidades de saúde das pessoas presas, necessitando a transposição do aspecto normativo em direção à prática do combate das desigualdades e vulnerabilidades no campo da saúde de maneira que as pessoas privadas de liberdade tenham o seu acesso à saúde garantido efetivamente[71].

O encarceramento das pessoas e as instituições prisionais se articulam em uma longa história de reafirmação das várias formas de opressão, como a invisibilização e a opressão de gêneros e orientações sexuais, que lesam as pessoas e suas comunidades, cujos reflexos são ainda pouco conhecidos ou ainda não mensuráveis. Somando-se a precariedade das estruturas prisionais e a função política de controle social que as prisões exercem, como apontam Davis e Dent, temos como resultado a prisão que se impõe enquanto uma instituição com poderes e impactos sobre as vidas das pessoas para além do que se pode ver e medir com o fenômeno do encarceramento físico[72].

Situação da prática: Tânia de Jesus (nome fictício), 38 anos, negra, solteira, do candomblé, mãe de quatro filhas, estudou até a 6ª série do ensino fundamental, faxineira. Cumpre pena privativa de liberdade em regime fechado de 07 anos. Está presa há 02 meses. Tânia vem até a unidade de saúde prisional conduzida por dois agentes penitenciários (um masculino e outro feminino) para buscar atendimento médico, pois está com dor abdominal há 05 dias. Durante a consulta, na presença dos dois agentes de segurança, a médica pergunta sobre o histórico de Tânia, que refere nunca ter adoecido no passado. Quando questionada sobre doenças familiares, Tânia refere não ter conhecimento, pois foi separada de sua família muito pequena. A médica pergunta sobre a última menstruação e Tânia refere não lembrar muito bem, mas acredita que foi alguns dias antes de ser presa. A médica começa a preencher um pedido de teste de gravidez, pois para ela «outro filho seria um grande problema, pois está presa». Após exame físico, a médica fala do teste e que, caso dê negativo, a paciente deverá fazer uso de método contraceptivo injetável. Caso dê positivo, poderá fazer pré-natal e depois que a criança nascer poderá ficar com ela até os 6 meses de idade, desde que esteja mamando no peito. Tânia olha assustada e tenta falar com a médica. O agente penitenciário manda que fique quieta e preste atenção. A médica continua e prescreve um analgésico simples que não trará riscos, caso a paciente esteja grávida. No dia da coleta do exame, Tânia, já melhor da dor, tenta informar ao profissional de saúde que acredita não ser necessário fazer o exame, pois sabe que não há como não estar grávida. Logo é questionada se tem alguma formação em saúde, e é realizada a coleta antes que possa continuar se manifestando. Quando chega o resultado, a médica informa a Tânia que deu negativo e logo lhe prescreve um contraceptivo injetável, o qual deverá ser aplicado trimestralmente. Em silêncio, Tânia recebeu a informação. É encaminhada à sala de enfermagem e, quando a técnica de enfermagem pergunta sobre alergias, Tânia aproveita e intercede: "Não tenho alergias, mas gostaria de dizer que nunca estive, assim, de maneira mais íntima, com homens". É interrogada sobre suas filhas ("está no seu prontuário!"). Tânia responde que sua filha, na verdade, são suas sobrinhas, as quais cria desde que sua irmã foi morta. Tânia cria coragem e informa que é lésbica.

Situação da prática: a equipe de saúde prisional é avisada pela segurança que um prisioneiro será trazido para o atendimento médico por queixa de dor de cabeça. Em 30 minutos, adentram as dependências de saúde da unidade prisional dois agentes penitenciários trazendo escoltada uma pessoa negra com cabelo alongado por aplique, com as mãos algemadas para trás, descalça, vestindo o uniforme laranja da unidade prisional (camisa e bermuda) e sendo identificada pelos profissionais de segurança com o nome de Alberto da Silva de Jesus (nome fictício). Imediatamente a equipe de saúde acolheu a pessoa presa e a direcionou para uma sala para realização da escuta qualificada. Identificou-se que se tratava de Michelle Loreta, mulher trans, 51 anos, presa há 2 dias e condenada a 18 anos de prisão em regime fechado. Imediatamente a equipe se reúne para discutir estratégias para promover os cuidados de Michelle, além de garantir seus demais direitos. A coordenação de segurança e a equipe multidisciplinar são mobilizadas para discutir juntamente com Michelle questões sobre sua saúde, integridade e segurança, sobre a estrutura da unidade prisional e os direitos que ela tem enquanto mulher trans privada de liberdade.

Estima-se que, no mundo, existam mais de 11 milhões de pessoas privadas de liberdade[73]. No Brasil, o Levantamento Nacional de Informações Penitenciárias aponta que a população prisional brasileira é composta por mais de 770 mil pessoas, com uma taxa de encarceramento que ultrapassa 350 pessoas presas para cada 100 mil habitantes, ocupando a terceira população no ranque mundial[73,74]. Vale destacar que não existe uma regularidade nos censos prisionais brasileiros, o que revela que quando apontamos números de pessoas presas, estamos falando de números defasados e que não apontam de forma fidedigna o quantitativo de pessoas presas.

Em relação à identidade racial, os censos penitenciários apontam um perfil de pessoas negras, em sua maioria homens, jovens e de baixa escolaridade[75,76].

Pessoa LGBTQIA+ no sistema prisional

De acordo com levantamento realizado pelo Departamento Penitenciário Nacional (DEPEN), a população LGBTQIA+ representa 1,4% da população prisional, ou seja, mais de 10 mil pessoas se autodeclaram como lésbicas, homens e mulheres trans, bissexuais, gays, travestis e intersexo[77].

O diagnóstico nacional do tratamento penal de pessoas LGBTQIA+ nas prisões do Brasil[77] assinala dados imprecisos e subestimados em razão das peculiaridades envolvidas no levantamento de informações desse público, que vão da invisibilização até a falta de liberdade de expressão e maior vulnerabilidade desse grupo. Porém, o censo realizado entre as 1.499 unidades prisionais existentes no país, das quais menos da metade (508 unidades prisionais) respondeu a demanda de informações, revela que 106 estavam destinadas à população LGBTQIA+, nominadas alas, galerias ou celas, não havendo informações sobre a adequação ou não desses espaços[78]. Ainda de acordo com o censo, nessas alas específicas, a população LGBTQIA+ em unidades femininas é de 2.225 pessoas e nas unidades masculinas, de 2.523 pessoas, conforme Tabelas 1 e 2. De acordo com o mesmo documento, há um mosaico no que diz respeito à escolha das unidades de destino e à orientação sexual da pessoa presa. Enquanto em algumas unidades basta informar a referida orientação independentemente do tipo de relação afetiva que será estabelecida a partir daquele momento, outras unidades prisionais vão desde a assinatura de um termo em que se assume a orientação até a avaliação psicológica ou com assistente social.

Embora o censo realizado possa representar um marco e indicar quantitativos no que diz respeito à população LGB-TQIA+, ainda existem impasses para a efetiva identificação dessa população, com destaque para as tramas complexas de discriminação, garantia da vida, direitos e risco de morte dessas pessoas.

"Não há como garantir que todas as pessoas LGBT nas unidades prisionais respondentes foram efetivamente consultadas. Tampouco é possível dizer que os LGBT que, de fato, foram consultados, gozavam de ampla liberdade para declarar sua sexualidade e sua identidade de gênero sem risco de sanções tanto administrativas quanto por parte dos outros internos."[77] Há de se considerar a complexidade que tange esse tema na sociedade de um modo geral e, mais particularmente, no lócus prisional. Devem ser compreendidas e respeitadas as decisões e relações que se estabelecem para a população LGBTQIA+ encarcerada. A escolha de estar em determinadas unidades, por exemplo, pode significar a sobrevivência diária das pessoas, como em casos em que mulheres trans em unidades masculinas realizam serviços considerados e naturalizados como femininos, a exemplo de higiene de celas e pátios, preparo de alimentos e para os quais as mulheres trans ou gays são remuneradas, o que permite a elas se manter. No mesmo sentido, é necessário que se observe que em unidades masculinas e femininas existem diferentes percepções acerca da orientação sexual LGBTQIA+, o que pode também conferir maior vulnerabilização ou proteção[77].

A população LGBTQIA+, na maioria das vezes, vive em situação de vulnerabilização desde antes do encarceramento, e esse lócus reforça o ciclo de vulnerabilidade e exclusão. O perfil da população LGBTQIA+ privada de liberdade é, em sua maioria, negra, jovem, de 18 a 29 anos e ratifica a seletividade racial do sistema de justiça criminal com encarceramento desproporcional de pretos e pardos, já revelado para a população privada de liberdade em geral[75]. Essa população tem maior risco de ser submetida à violência, discriminação e abusos, incluindo por parte de profissionais, com consequências para sua saúde mental e física[79] (ver casos dos quadros "Situação da prática"). Apenas 40% da população LGBTQIA+ privada de liberdade recebem visitas registradas, o que lhes confere maior situação de abandono e consequente vulnerabilidade[80].

Normativas que garantem direitos

Uma forma de garantir que os Estados resguardem os direitos fundamentais das pessoas foi a realização da conferência de Yogyakarta, ocorrida em 2006, que em seu princípio núme-

Tabela 1 População LBT em unidades prisionais femininas específicas no Brasil

Lésbicas	1.356
Bissexuais	866
Transexuais masculinos	3

Fonte: Documento técnico contendo o diagnóstico nacional do tratamento penal de pessoas LGBTQIA+ nas prisões do Brasil[77].

Tabela 2 População GBT em unidades prisionais masculinas específicas no Brasil

Gays	1.333
Bissexuais	572
Travestis	455
Mulheres transexuais	163

Fonte: Documento técnico contendo o diagnóstico nacional do tratamento penal de pessoas LGBT nas prisões do Brasil[77].

ro 9 garante o direito a tratamento humano durante a detenção (Quadro 13).

Quadro 13 Princípio 9 da Declaração de Yogyakarta

"Toda pessoa privada de liberdade deve ser tratada com humanidade e com respeito pela dignidade inerente a pessoa humana. A orientação sexual e identidade de gênero são partes essenciais da dignidade de cada pessoa".

Ainda, a Resolução Conjunta n. 1/2014 CNPCP/CNCD/LGBT, em seu artigo 7º aponta que deve ser garantida à população LGBTQIA+ em situação de privação de liberdade o atendimento integral à saúde, devendo esses cuidados atenderem aos parâmetros da Política Nacional de Saúde Integral de Lésbicas, Gays, Bissexuais, Travestis e Transsexuais – LGBT e da Política Nacional de Atenção Integral à Saúde das pessoas Privadas de Liberdade no Sistema Prisional, a PNAISP. Esta última foi instituída em 2014 e tem como objetivo a garantia do atendimento às pessoas privadas de liberdade em todos os níveis de complexidade, ampliando e organizando desde as formas de financiamento das equipes de saúde prisional até as principais ações de saúde para as pessoas presas[68].

Dessa maneira, deverão ser garantidos apoio psicológico, psiquiátrico, ginecológico, urológico e endocrinológico especializados para pessoas transexuais, travestis e intersexo durante toda a permanência em reclusão. Além disso, será garantida a manutenção da hormonização e o devido acompanhamento de saúde específico, com destaque para pessoas que vivem com HIV e outras IST, de acordo com a legislação do SUS. Deverão ser garantidos os insumos como preservativos vaginais e penianos e gel lubrificante sempre que solicitados, ofertado PrEP e PEP e sorologias, bem como o sigilo das informações e diagnósticos nos prontuários médicos das pessoas privadas de liberdade. É importante destacar que o direito à visita íntima para a população LGBTQIA+ deverá ser garantido da mesma forma que para as demais pessoas presas, sem qualquer tipo de sanção ou limitação diante da orientação sexual da pessoa presa ou de seu ou sua cônjuge[80].

Para menores em conflito com a lei, foi instituído o Sistema Nacional de Atendimento Socioeducativo (SINASE), que tem como função articular diversas políticas (educação, saúde, trabalho, previdência social, assistência social, cultura, esporte, lazer, segurança pública, entre outras) para garantir a proteção integral desse grupo[81]. Especificamente, a atenção à saúde está garantida por meio da Política Nacional de Atenção Integral à Saúde de Adolescentes em Conflito com a Lei (PNAISARI), estabelecida em 2014 pela Portaria de Consolidação nº 2, de 28 de setembro de 2017[82]. O seu foco está alicerçado na garantia e ampliação do acesso aos cuidados em saúde dos adolescentes em conflito com a lei e em cumprimento de medidas socioeducativas, seja em meio aberto, fechado ou semiliberdade[83].

A adolescência configura-se em um momento de transição e busca de autoafirmação e modelos, representando um momento de maior fragilidade e vulnerabilidade durante o desenvolvimento e no convívio social[84]. Nesse sentido, o Estatuto da Criança e Adolescente (ECA)[85] prevê uma série de ações com vistas à proteção de crianças e adolescentes, incluindo os que estão envolvidos em delitos criminais, promovendo a ruptura com o ciclo de prática delituosa, com a participação da família, comunidade e do Estado, por meio das medidas socioeducativas.

Necessidades de saúde

Quando se trata de saúde, os dados do sistema prisional ainda são imprecisos e há uma predominância de ações e cuidados de saúde de cunho reducionista, com foco limitado aos aspectos biológicos do processo de saúde/adoecimento das pessoas presas. O cumprimento da pena visa prevenir o crime e promover ações de retorno ao convívio em sociedade, mantendo a garantia dos direitos humanos e da saúde[67].

A maioria dos dados publicados no Brasil sobre a população carcerária tem foco em HIV/Aids, hepatites virais, IST e tuberculose e demonstram altos índices dessas infecções. Estima-se que a população prisional esteja mais vulnerável às doenças, podendo chegar a indicadores cerca de 20 vezes maiores do que a população em geral, como no caso da tuberculose. Os problemas de saúde resultantes do aprisionamento não têm sido objeto de cuidado e pesquisa, resultando em uma falta de dados que prejudica a elaboração de ações que privilegiem a integralidade no acesso à saúde das pessoas presas[86,87].

Abordagem da saúde

Conhecer o perfil e os problemas de saúde das pessoas LGBTQIA+ privadas de liberdade são demandas que devem estar na agenda de gestores, pesquisas acadêmicas e equipes de saúde, dada a necessidade de reconhecimento dos agravos relacionados ao confinamento, assim como de uma intervenção efetiva e com base nos princípios do Sistema Único de Saúde.

Na abordagem da população LGBTQIA+ privada de liberdade ou cumprindo medida socioeducativa, algumas questões podem contribuir para a aproximação com os valores e conceitos para o cuidado em saúde (Quadro 14).

Uma pesquisa realizada em 2014 pela organização Black & Pink em unidades prisionais norte-americanas com a população LGBTQIA+ privada de liberdade intitulada *Coming out of concrete closets*[88] revelou que não é infrequente que o atendimento à saúde seja pago pela pessoa presa. Ainda assim, as pessoas que participaram da pesquisa apontam que o sentimento de serem descartáveis frente aos profissionais de saúde ganha relevos muito mais desumanizantes dentro de um contexto de limitações de cuidado à saúde que impõem os muros, grades e as condições precárias das unidades prisionais. Segundo o relatório, há uma crise geral na saúde carcerária da atenção primária aos cuidados necessários para afirmação de gênero, saúde mental e tratamento de HIV/Aids. Isso revela a cultura institucional que descarta as pessoas presas, e são necessárias ações imediatas para cuidados dessas pessoas, associadas a esforços maiores de médio e longo prazo, para garantir o direito à saúde.

Quadro 14 Questões para abordar a saúde de pessoas LGBTQIA+ privadas de liberdade

> Como você prefere que te chamem?
> Você revela a sua identidade de gênero e/ou orientação sexual para as outras pessoas presas e agentes penitenciários?
> Você se sente segura ou seguro no local onde você está?
> O que significa saúde para você?
> O que piora e o que melhora a sua saúde neste ambiente?
> Você já sofreu ou tem sofrido discriminação ou violência na prisão por ser LGBTQIA+?
> Você já sofreu violência sexual ou sofre ameaças?
> Você tinha alguma rede de apoio antes de ser preso?
> Você tem alguma rede de apoio dentro da prisão, incluindo familiares, amigos ou outros grupos "organizados"?
> Você tem trocado a prática sexual por dinheiro, substâncias, proteção ou alguma outra coisa?
> Você costuma receber visitas? De quem?
> Você faz uso de hormônios sexuais?
> Como você tem se protegido de IST na prisão? Precisa de contracepção?
> Como acha que a equipe de saúde pode contribuir para a sua saúde e segurança nesta unidade prisional?
> Você gostaria de combinar alguma palavra ou frase com a equipe de saúde que sinalize que você esteja sofrendo ameaça e precise de ajuda?

Os profissionais de saúde têm como desafios, frente a essa vulnerabilidade, resgatar a relação profissional de saúde-pessoa, em detrimento dos apelos do rejulgamento promovidos pela instituição prisão, seja em unidades de saúde no interior das prisões (atendimento longitudinal), seja em unidades de pronto-atendimento, urgência ou emergência (assistência pontual). Para pensar o seu trabalho, é importante o profissional refletir sobre seu papel, seu preparo, sentimentos e desafios da sua atuação, tendo humildade cultural, considerando as especificidades da população LGBTQIA+ privada de liberdade.

Reconhece-se que no contexto brasileiro de encarceramento, legalmente, a pessoas adultas e adolescentes são impostas sanções diferenciadas no que tange ao descumprimento da lei. Sem se pretender fazer qualquer defesa do encarceramento ou da privação de liberdade como medida para resolução dos diversos conflitos sociais que existem em uma sociedade tão desigual e que gera a maior parte das problemáticas que se vive, a peculiaridade existente no que tange a população LGBTQIA+ adolescente merece destaque, dada a relevância desse momento da vida. A adolescência é reconhecida como sendo o período da vida que começa aos 10 anos e termina aos 19 anos completos, conforme aponta a Organização Mundial da Saúde. Esse período é considerado de grande instabilidade, e o diálogo sobre sexualidade e sexo com esse grupo ainda se revela como um tabu para alguns grupos. Muitos adolescentes acabam por adquirir essas informações principalmente com amigos, por meio de revistas, filmes, televisão e internet, e poucas vezes com professores e profissionais de saúde. Em alguma medida, os pais transferem a responsabilidade da educação sexual para a escola, e a escola, por sua vez, para os pais[89]. Ainda, o diálogo entre pais e filhos adolescentes pode ser bastante restrito, dados os tabus existentes, podendo estar associado à possibilidade das atitudes repressoras dos pais[90]. Muitas vezes esse comportamento dos pais aliado aos tabus e preconceitos impede que os jovens busquem aprender sobre sensações e sentimentos relacionados a sua sexualidade, e a inadequação da orientação, a falta de diálogo, as críticas e ameaças diretas e indiretas podem colocar adolescentes em um processo de vulnerabilização, dado o momento da vida em que se encontram.

Uma vez que o enfrentamento à vulnerabilização da população LGBTQIA+ deve envolver a sociedade em geral, pessoas privadas de liberdade, cumprindo medida socioeducativa e servidores que atuam em espaços prisionais devem estar qualificados e capacitados para a abordagem desse tema. Essa discussão deve fazer parte dos espaços e encontros de formação, fornecendo elementos para a abordagem, tratamento e acompanhamento das pessoas presas que compõem esse grupo, de forma que se transforme em uma prática de promoção de direitos humanos, como todos os elementos necessários e adequados para uma condução adequada. Entende-se que a gestão prisional deve garantir um processo contínuo de formação dos diversos profissionais e trabalhadores do sistema prisional e das unidades para adolescentes, no sentido de contribuir para o efetivo combate à LGBTfobia[80].

As pessoas LGBTQIA+ estão cumprindo pena privativa de liberdade ou medida socioeducativa e passaram por um processo oficial e previsto em lei para avaliar, julgar e condenar ou não seus atos. O papel dos profissionais de saúde, portanto, não é a promoção de novos e reiterados julgamentos das pessoas na condição prisional, mas o de, a partir do cuidado em saúde e com foco em suas peculiaridades, garantir os seus direitos e contribuir para a ruptura com ciclo de práticas delituosas e permanente vulnerabilização dessa população.

PESSOAS LGBTQIA+ IMIGRANTES E REFUGIADAS

Carlos Eduardo de Castro e Silva Carreira

A intersecção entre o tema da diversidade de orientações e características sexuais, as identidades e expressões de gênero, e o tema de pessoas refugiadas, pessoas deslocadas e migrantes, forçadas ou não, é, ainda, pouco explorado e, no entanto, muito presente na realidade social.

As fronteiras e o direito internacional

É muito comum o esquecimento de que as fronteiras são, em verdade, construções humanas fictícias, muitas vezes sem qualquer apego com a realidade geográfica ou de relevo, muito menos com as noções históricas e sociais presentes naquele espaço[91]. As fronteiras são, em última análise, a exalação do poder humano, do Estado, por meio da guerra e, depois, do direito, para a criação de zonas de influência – política, econômica, social, ou, nos tempos no século XXI, segundo decênio, até mesmo sanitária.

Desse modo, partem-se sociedades. Quando isso se dá espontaneamente, há o surgimento de comunidades que se constroem, avançam, alcançam equilíbrios possíveis. Por outro lado, a imposição da força de uma sobre a outra sempre fez surgir a dominação territorial, a absorção de populações, imposição cultural, ou respeito à cultura alheia a depender do caso, e a flutuação de fronteiras pelo globo por milênios. O direito internacional nasce, em boa parte, justamente dessa demanda por normas para regulamentar as situações de quando era impossível uma comunidade vencer a outra pela batalha: era necessário a negociação e o acordo, eis, portanto, o surgimento de um tratado, o do direito internacional[92].

Direito internacional e proteção às pessoas LGBTQIA+

O direito internacional cobre variados aspectos da vida humana de forma a defender direitos recém-descobertos e resolver questões sociais que surgiam diante da expansão da mentalidade e racionalidade. Do comércio à navegação, da guerra à saúde global, da circulação de pessoas aos direitos humanos, a curva ascendente rumo à máxima proteção à vida humana é claramente perceptível para aqueles que olham criticamente a história do direito internacional. No entanto, desde os primeiros registros históricos – portanto escritos – do que se chama de proteção internacional de minorias até o contemporâneo, foi somente a partir de 2007 que o grupo das pessoas abarcadas pela sigla internacional LGBTQIA+ foi introduzido no rol daquelas pessoas que as nações do globo se lembram que existem.

As pessoas LGBTQIA+ só obtiveram o reconhecimento de existência para a comunidade internacional com os Princípios de Yogyakarta em 2007 e com sua atualização em 2017[3,4], porém, por não ser um tratado, seu cumprimento não é obrigatório por parte dos Estados. No Brasil, entretanto, esses princípios têm sido considerados em algumas decisões do Supremo Tribunal Federal, como na decisão pela união estável trans e cis homoafetiva e sua conversão em casamento em 2011[93], ou mesmo no caso da criminalização da homofobia e da transfobia, em 2019[94].

Por isso, entendemos que, para o Brasil, já se revestiram de obrigatoriedade os Princípios de Yogyakarta, 2007, uma vez que esse estado, por meio de seu Poder Judiciário em órgão máximo, praticou reiteradamente os Princípios atribuindo-lhes, claramente, a noção de juridicidade. Portanto, defendemos que o Supremo Tribunal Federal brasileiro cristalizou os Princípios de Yogyakarta, de 2007, em costume, logo vinculante, para o Brasil.

É necessário que esse sistema protetivo às pessoas LGBTQIA+ também incida sobre outro coletivo de extrema vulnerabilidade no cenário internacional, as pessoas em situação de refúgio, deslocamento ou migração. Essas pessoas historicamente sempre estiveram presentes nos momentos de maiores calamidades sociais, mas foram especialmente lembradas no pós-Segunda Guerra Mundial – com a Convenção relativa ao Estatuto dos Refugiados, que entrou em vigor 1954, complementada pelo seu Protocolo Relativo ao estatuto dos Refugiados, que vigora desde 1967 – e no final do século XXI, durante e após as Revoluções Populares Árabes – popularmente conhecidas por Primavera Árabe –, especialmente no âmbito da ainda em curso Guerra da Síria[95].

No segundo cenário, mais recente, houve a massificação midiática do fenômeno do refúgio, propriamente dito, e nesse contexto, também dos deslocamentos forçados e das migrações[96,97]. O Brasil não está fora desse cenário. Segundo dados do Comitê Nacional para os Refugiados, o país conta com 11.231 refugiados, sendo 36% sírios, 15% congoleses e 9% angolanos. O ano de 2018 teve mais de 80 mil solicitações, sendo 61.681 pessoas venezuelanas, 7 mil haitianas, 2.749 cubanas e 1.450 chinesas. Os estados com mais solicitações foram Roraima, Amazonas e São Paulo. Entretanto, não constam nessas informações dados sobre o número de refugiados LGBTQIA+[98]. Outros fluxos migratórios, não necessariamente relacionados ao status de refugiado, também têm adquirido importância no Brasil, como entre os países da América do Sul, especialmente da Bolívia para São Paulo[99].

Além de guerras, crises econômicas ou catástrofes naturais, pessoas LGBTQIA+ podem solicitar refúgio por serem ameaçadas ou sofrerem perseguição em seus países de origem em decorrência de sua orientação sexual ou identidade de gênero. As relações sexuais homossexuais são criminalizadas em mais de 70 países, alguns com pena de morte. Outros possuem leis discriminatórias que são usadas para legitimar a perseguição das pessoas LGBTQIA+ pelas autoridades governamentais, ou que tornam o governo indiferente em relação às violências que essas pessoas sofrem da própria família ou sociedade[100]. A Figura 1 demonstra um panorama das leis protetivas e discriminatórias no mundo[101].

Os Princípios de Yogyakarta abordaram a questão de pessoas refugiadas LGBTQIA+ (Quadro 15).

Quadro 15 Princípios de Yogyakarta[102,103]

Toda pessoa tem o direito de buscar e de desfrutar de asilo em outros países para escapar de perseguição, inclusive de perseguição relacionada à orientação sexual ou identidade de gênero. Um Estado não pode transferir, expulsar ou extraditar uma pessoa para outro Estado onde essa pessoa experimente temor fundamentado de enfrentar tortura, perseguição ou qualquer outra forma de tratamento ou punição cruel, desumana ou degradante, em razão de sua orientação sexual ou identidade de gênero. Os Estados deverão:
a) Rever, emendar e aprovar leis para assegurar que o temor fundamentado de perseguição por motivo de orientação sexual ou identidade de gênero seja aceito para reconhecimento do status de refugiado e asilado.
b) Assegurar que nenhuma política ou prática discrimine aquelas pessoas que buscam asilo na base de sua orientação sexual ou identidade de gênero.
c) Garantir que nenhuma pessoa seja transferida, expulsa ou extraditada para qualquer Estado onde essa pessoa experimente temor fundamentado de enfrentar tortura, perseguição ou qualquer outra forma de tratamento ou punição cruel, desumano ou degradante, por causa da orientação sexual ou identidade de gênero daquela pessoa.

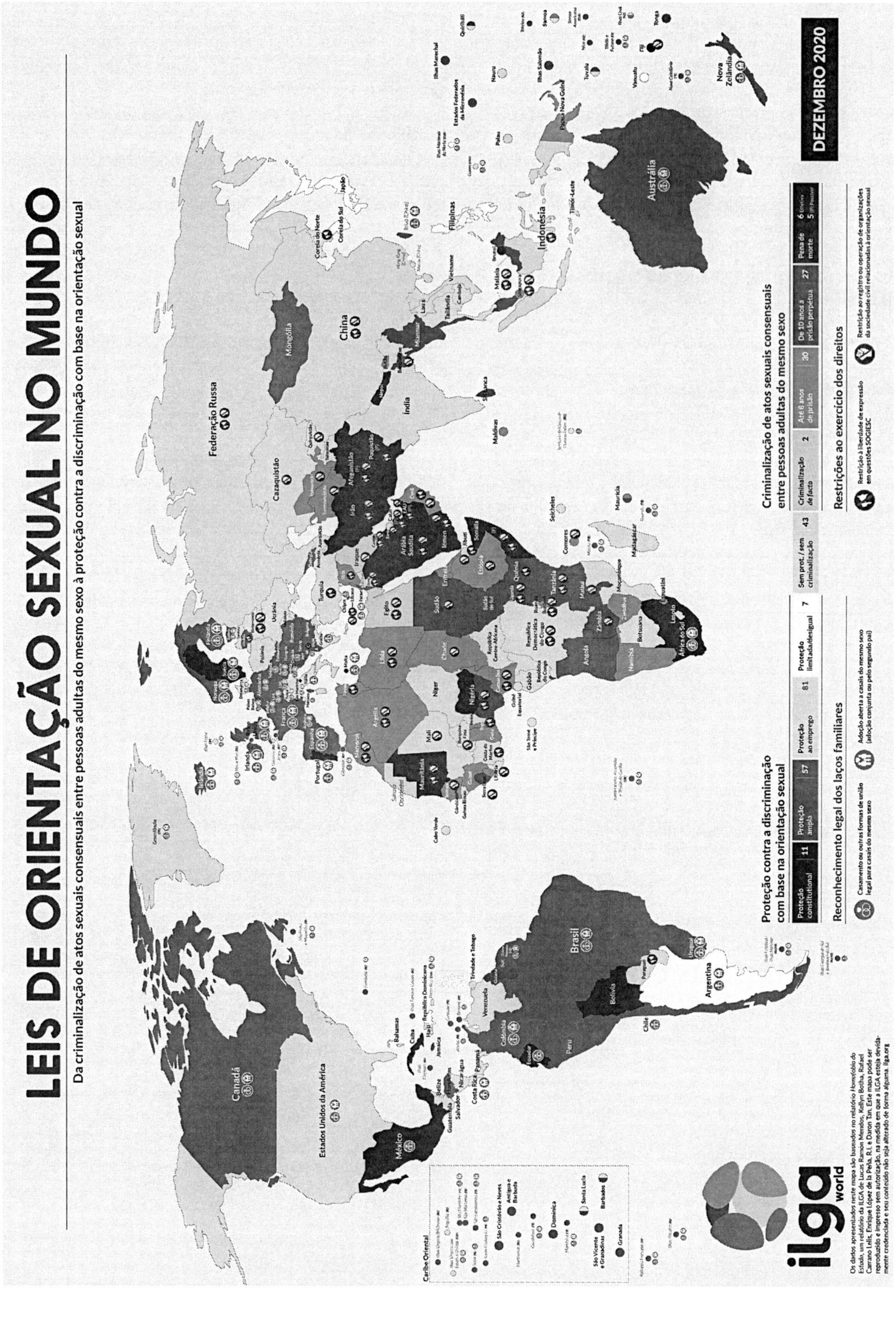

Figura 1 Leis de orientação sexual no mundo. Fonte: Ilga; 2020[101].

Não há, ainda, previsão específica sobre a intersecção entre ser LGBTQIA+ e refugiado nas normas de direito internacional a fim de proteger tais comunidades com nuances próprias. Sabe-se que, em tais contextos, todas as vulnerabilidades que cada indivíduo possui em si se destacam, de forma que a perseguição se torna cada vez mais intensa e fácil por parte de violadores de direitos humanos. A sobreposição de vulnerabilidades em uma única pessoa, ou seja, o pertencimento simultâneo a mais de uma comunidade perseguida ou, noutros termos, "ter a multidão de minorias em si" é a característica mais marcante que a pessoa LGBTQIA+ em situação de refúgio/deslocamento/migração possui. É essencial que profissionais de saúde possam identificar tais pessoas para lhes prestar a atenção necessária de acordo com as demandas que são adequadas, considerando os contextos social, cultural e jurídico presentes.

Abordagem em saúde da pessoa LGBTQIA+ refugiada e imigrante

A história de vida das pessoas LGBTQIA+ refugiadas frequentemente é marcada pela violência e sofrimento. Alguns perderam as parcerias, familiares e amigos na prisão, assassinados ou por suicídio. Em outras situações, as próprias pessoas foram vítimas de tortura, estupro corretivo, tiveram seus bens pessoais destruídos ou foram submetidas a tentativas de mudança da orientação sexual ou identidade de gênero[104]. Os índices de ansiedade, depressão e transtornos pós-traumáticos são elevados[105].

Ao chegarem em outro país, imigrantes e pessoas refugiadas têm o desafio de lidar com culturas diferentes, o que inclui aspectos relacionados à sexualidade e gênero. A língua pode ser outro obstáculo. Em alguns casos, refugiados cis heterossexuais podem ter conflitos com brasileiros LGBTQIA+ por conta de questões religiosas. Por outro lado, o racismo, a estigmatização e a generalização dos imigrantes como um grupo homogêneo, como "os bolivianos", "os haitianos", "os africanos" e "os venezuelanos", podem reforçar o preconceito e a exclusão, dificultando o acesso de imigrantes/refugiados aos serviços de saúde, escola e emprego. Essa homogeneização geralmente é heterocisnormativa e invisibiliza aquelas pessoas imigrantes/refugiadas LGBTQIA+. As condições precárias de emprego e moradia, associadas ao risco de vacinação incompleta e ausência de educação sexual prévia, podem facilitar a transmissão de doenças infecciosas como HIV, IST, tuberculose, coqueluche e sarampo.

Dada a exclusão e marginalização desses grupos, o serviço de saúde, especialmente a atenção primária, deve acessar essa população por meio de agentes comunitários, visitas ao território de moradia e convivência e, se necessário, uso de tradutores. A escuta das equipes deve estar atenta a perceber as diferenças culturais, pois a vivência de uma pessoa cis gay imigrante/refugiada pode ser muito diferente de uma pessoa que nasceu no próprio país. A articulação com a assistência social e serviço de migração auxilia na garantia de documentos e acesso a direitos sociais[106].

CONSIDERAÇÕES FINAIS

Pessoas com diversidade sexual e de gênero historicamente apresentam barreiras de acesso aos serviços de saúde. Quando outras condições estão presentes, como ser deficiente, estar em situação de rua, imigrante, morador de área rural, profissional do sexo ou pessoa privada de liberdade, esse acesso pode ser ainda mais difícil, em razão da dupla vulnerabilidade, decorrente da LGBTIfobia e da exclusão por essa outra condição (racismo/etnocentrismo, no caso dos imigrantes, capacitismo, no caso das pessoas com deficiência etc.).

É necessária a realização de uma anamnese completa e sensível, que inclua a história de vida de cada pessoa, para o entendimento de seu contexto social, fragilidades e necessidades. É responsabilidade dos profissionais de saúde acolher as pessoas com competência cultural, considerando suas diferenças religiosas, hábitos de vida e sexualidade para um encaminhamento adequado.

Além disso, essas situações revelam a exigência de políticas públicas intersetoriais para superar essas vulnerabilidades, como garantia de leis e serviços de assistência social, segurança, planejamento urbano, educação e empregabilidade, que só poderão ser alcançados pela participação democrática na construção de uma sociedade inclusiva e diversa.

Erros frequentes	Como evitá-los
Abordar somente o cuidador durante o atendimento, sem se direcionar à pessoa com deficiência, ou não respeitar a sua privacidade.	Perguntar e priorizar a opinião da pessoa com deficiência, realizando a escuta ativa. Sempre perguntar para a pessoa com deficiência se prefere que o cuidador fique ou não no consultório, principalmente ao abordar temas sobre sexualidade ou outras intimidades.
Considerar que todas as comunidades rurais são preconceituosas e LGBTIfóbicas.	O contexto não urbano é muito heterogêneo. É necessário ter cautela em afirmações sobre atitudes homofóbicas no meio rural para não se caricaturar o camponês como um interiorano violento e preconceituoso, impondo-lhe um olhar "urbano totalizador e colonizador das sexualidades".
Não considerar dificuldades específicas do acesso da pessoa LGBTQIA+ em situação de rua ao serviço de saúde.	Políticas de saúde que promovam ações como consultórios de rua, com auxílio de agentes sociais, podem promover vínculo de confiança com as pessoas LGBTQIA+, demonstrando que o profissional de saúde não tem caráter punitivo, ou fiscalizador, tanto com relação à situação de rua quanto à orientação sexual e identidade de gênero não hegemônicas.

(continua)

(continuação)

Erros frequentes	Como evitá-los
Realizar a consulta de profissionais do sexo LGBTQIA+ focando apenas na prevenção de IST.	A abordagem deve ser centrada na pessoa, sem preconceitos. Profissionais devem estar atentos às demandas de profissionais do sexo LGBTQIA+, que podem incluir a prevenção de IST, mas também outras queixas, como saúde mental, saúde física, saúde reprodutiva e demanda por modificações corporais, dentre outras.
Não produção de dados epidemiológicos sobre as condições de saúde da população LGBTQIA+ em restrição de liberdade.	Profissionais devem atuar junto aos gestores de saúde e das instituições prisionais a fim de produzir dados sobre a saúde da população LGBTQIA+ em situação de encarceramento, o que pode propiciar a elaboração de ações de saúde mais adequadas.
Atender a pessoa LGBTQIA+ imigrante ou refugiada sem investigar seu contexto sociocultural.	O contexto sociocultural dessas pessoas e os motivos da sua imigração ou pedido de asilo têm impacto nas suas condições de saúde física e mental e, portanto, deve ser investigado pelo profissional de saúde.

 Material complementar

A pessoa com deficiência LGBTQIA+
Internet
- Blog A gata de rodas.
- Instagram: @mundopedrofernandes.
- Instagram: @gataderodas.

Filmes
- *Hoje eu quero voltar sozinho* (direção: Daniel Ribeiro; 2014).
- *Margarita com canudinho* (direção: Shonali Bose; 2015).

Série
- *Special* (direção: Ryan O'Connell; 2019). Disponível na Netflix®.

Pessoa LGBTQIA+ no contexto não urbano
Filmes
- *O segredo de Brokeback Mountain* (direção: Ang Lee; 2005).
- *Contra corrente* (direção: Javier Fuentes-León; 2009).

Vídeo
- *LGBT sem terra: o amor faz a revolução*. Brigada de Audiovisual Eduardo Coutinho. Disponível em: www.youtube.com/watch?v=04MnkQdV0Js.

(continua)

 Material complementar *(continuação)*

LGBTQIA+ em situação de rua
Filme

Indianara (direção: Aude Chevalier-Beaumel, Marcelo Barbosa; 2019). Disponível na Netflix®.**Documentário**

As cores da rua (direção: Felippe Francisco; 2016).

LGBTQIA+ que são profissionais do sexo
Filme
- *Sauvage* (direção: Camille Vidal-Naquet; 2018).
- *King Cobra* (direção: Justin Kelly; 2016).

Seriado
- *Pose* (2018). Disponível na Netflix®.

Livro
- *Travesti: prostituição, sexo, gênero e cultura no Brasil*, de Don Kulick. Fiocruz; 2009.

Pessoas LGBTQIA+ privadas de liberdade
Filme
- *Estação Carandiru* (direção: Héctor Babenco; 2003).

Seriado
- *Orange in Black* (direção: Jenji Kohan; 2013), disponível na Netflix®.

Seriado
- *Carcereiros* (direção: José Eduardo Belmonte, Pedro Bial, Fernando Grostein Andrade; 2017).

Documentários
- *Clemência: a história de Cyntoia Brown* (direção: Daniel H. Birman 2020). Disponível na Netflix®.
- *Homens invisíveis* (direção: Luis Carlos de Alencar; 2016).

Vídeos
- *Documentário: passagens: ser LGBT na prisão* (direção: Gabriel Galli e Guilherme Gomes Ferreira). Disponível no YouTube®: https://www.youtube.com/watch?v=m0Qffx_fGyU.
- *Close* – Documentário/LGBT – 12 anos – 2016 https://www.youtube.com/watch?v=NZAzJXGewHo.

Livro
- *Estação Carandiru*, de Drauzio Varella. Companhia das Letras; 1999.

Pessoas LGBTQIA+ imigrantes e refugiadas
Filmes
- *Era o Hotel Cambridge* (direção: Eliane Caffé; 2016).
- *Bubble* (direção: Eytan Fox; 2006).

Documentário
- *Unsettled: seeking refuge in America* (direção: Tom Shepard; 2019).

Série
- *Nada ortodoxa* (direção: Maria Schrader; 2020).

REFERÊNCIAS BIBLIOGRÁFICAS

Introdução

1. Ayres JR, França Júnior I, Calazans GJ, Saletti Filho HC. O conceito de vulnerabilidade e as práticas de saúde: novas perspectivas e desafios. Promoção da saúde: conceitos, reflexões, tendências. 2003;2:121-44.
2. Sevalho G. The concept of vulnerability and health education based on the theory laid out by Paulo Freire/O conceito de vulnerabilidade e a educação em saúde fundamentada em Paulo Freire/El concepto de vulnerabilidad y la educación en salud fundamentada en Paulo Freire. Interface: Comunicação Saúde Educação. 2018;22(64):177-89.
3. Metzl JM, Hansen H. Structural competency: Theorizing a new medical engagement with stigma and inequality. Social Science & Medicine. 2014;103:126-33.
4. James S, Herman J, Rankin S, Keisling M, Mottet L, Anafi MA. The report of the 2015 US transgender survey.

A pessoa com deficiência LGBTQIA+

5. Brasil. Presidência da República. Lei n. 13.146, de 6 de julho de 2015. Institui a Lei Brasileira de Inclusão da Pessoa com Deficiência (Estatuto da Pessoa com Deficiência). Disponível em: www.planalto.gov.br/ccivil_03/_ato2015-2018/2015/lei/l13146.htm. Acesso em: 11 mai.2020.
6. Farias N, Buchalla CM. The international classification of functioning, disability and health: concepts, uses and perspectives. Rev Bras Epidemiologia. 2005;8(2):187-93.
7. Demográfico C. Características gerais da população, religião e pessoas com deficiência. Rio de Janeiro. 2010;29.
8. Brasil. Presidência da República. Lei 8.213, de 24 de julho de 1991. Dispõe sobre os Planos de Benefícios da Previdência Social e dá outras providências. 1991.
9. Gomes AL, Fernandes AC, Batista CA, Salustiano DA, Mantoan MT, Figueiredo RV. Atendimento educacional especializado: deficiência mental. São Paulo: MEC/Seesp, 2007.
10. Mello AG. Disability, inability and vulnerability: on ableism or the pre-eminence of ableist and biomedical approaches of the Human Subjects Ethics Committee of UFSC. Ciencia & Saude Coletiva. 2016;21(10).
11. Brasil. Congresso Nacional. Decreto Legislativo n. 186, de 9 de julho de 2008. Aprova o texto da Convenção sobre os Direitos das Pessoas com Deficiência e de seu Protocolo Facultativo. Disponível em: http://www.planalto.gov.br/ccivil_03/congresso/dlg/dlg-186-2008.htm. Acesso em: 24 out.2020.
12. Carvalho AN, Silva JP. Sexualidade das pessoas com deficiência: uma revisão sistemática. Arquivos Brasileiros de Psicologia. 2018;70(3):289-304.
13. Leonard W, Mann R. The everyday experiences of lesbian, gay, bisexual, transgender and intersex (LGBTI) people living with disability. Analysis & Policy Observatory. 2018.
14. Sousa MJ, Moleiro CM. Gay men with congenital and/or acquired physical and/or sensory disability: a social double-burden. Sexualidad, Salud y Sociedad (Rio de Janeiro). 2015;(20):72-90.
15. Maia AC, Ribeiro PR. Desfazendo mitos para minimizar o preconceito sobre a sexualidade de pessoas com deficiências. Revista brasileira de educação especial. 2010:159-76.
16. Littig PM, Cardia DR, Reis LB, Ferrão ED. Sexuality in intellectual disabilities: an analysis of the perceptions of mothers of special adolescents. Revista Brasileira de Educação Especial. 2012;18(3):469-86.
17. Curtiss SL, Kammes R. Understanding the risk of sexual abuse for adults with intellectual and developmental disabilities from an ecological framework. Journal of Policy and Practice in Intellectual Disabilities. 2020;17(1):13-20.
18. Tartuce F, Gabbay DM, Faleck D. Meios alternativos de solução de conflitos. São Paulo: FGV; 2014.
19. Gata de Roda [site]. Gata de Rodas. Disponível em: www.gataderodas.com. Acesso em: 10 out. 2020.

Pessoa LGBTQIA+ no contexto não urbano

20. Instituto Brasileiro de Geografia e Estatística. Pesquisa nacional por amostra de domicílios: síntese de indicadores 2015. Rio de Janeiro; 2016.
21. Ribeiro D, Brasileiro OP. a formação e o sentido do Brasil. São Paulo: Companhia das Letras, 1995.
22. Brasil. Presidência da República. Decreto Federal n. 6.040 de 7 de fevereiro de 2007. Institui a Política Nacional de Desenvolvimento Sustentável dos Povos e Comunidades Tradicionais. Brasília – DF, 2007.
23. Coordenação Nacional de Articulação das Comunidades Negras Rurais Quilombolas – CONAQ. Resiliência quilombola. O que é quilombo? Disponível em http://conaq.org.br/quem-somos/. Acesso em 24 out.2020.
24. Arruda R. "Populações tradicionais" e a proteção dos recursos naturais em unidades de conservação. Ambiente & Sociedade. 1999(5):79-92.
25. Canuto A, Santos CRSLPCM. Conflitos no campo. Comissão Pastoral da Terra Nacional (34° Relatório). Brasil, 2019.
26. Rogers P. Os afectos Mal-Ditos: O Indizível Das Sexualidades Camponesas (Doctoral dissertation), Dissertação de Mestrado. Brasília; 2006.
27. Souza GF, Domingues BR, Erick I. As experiências da diversidade sexual e de gênero em quilombos do nordeste e do norte do Brasil: para início de conversa. Amazônica-Revista de Antropologia. 2017;8(1):62-89.
28. Souza LMA. Algumas observações sobre as homossexualidades em "contextos interioranos": lançando questões de "fora dos centros". Amazônica-Revista de Antropologia. 2017;8(1):24-37.
29. Noleto RD. "Brilham estrelas de São João!": notas sobre os concursos de "Miss Caipira Gay" e "Miss Caipira Mix" em Belém (PA). Sexualidad, Salud y Sociedad (Rio de Janeiro). 2014;(18):74-110.
30. Movimento dos Trabalhadores Rurais Sem Terra. Tema LGBT sem terra. [internet]. Disponível em: https://mst.org.br/tema/lgbt-sem-terra/. Acesso em: 31 ago. 2020.
31. Cordeiro A. A construção do debate de gênero e diversidade sexual no movimento das/os trabalhadoras/es rurais sem terra. Curitiba. Dissertação [Mestrado em Educação] - Universidade Federal do Paraná; 2019.
32. Silva FC, Deus GG, Blumm IM, Souto KM, Silva MD, Lied TB, et al. A Política Nacional de Saúde Integral das populações do campo, da floresta e das águas e o ambiente. Ministério da Saúde. Brasília: Ministério da Saúde; 2013.
33. Ministério da Saúde. Gabinete do Ministro. Portaria n. 992/2009. Institui a Política Nacional de Saúde Integral da População Negra. Brasília; 2009.

LGBTQIA+ em situação de rua

34. Brasil. Política nacional para inclusão social da população em situação de rua. Brasília: Governo Federal; 2008.
35. Instituto Brasileiro de Geografia e Estatística (IBGE). Censo demográfico de 2008. Brasil; 2008.
36. Centro de Pesquisa e Memória Técnica. Prefeitura de São Paulo. Censo da população em situação de rua da cidade de São Paulo; 2019.
37. Prefeitura de São Paulo. Pesquisa censitária da população em situação de rua. Caracterização socioeconômica da população adulta em situação de rua e relatório temático de identificação das necessidades desta população na cidade de São Paulo. Brasil, 2015. Disponível em: https://www.prefeitura.sp.gov.br/cidade/secretarias/upload/00-publicacao_de_editais/0003.pdf.
38. Medeiros LP, Amorim AK, Nobre MT. LGBT narratives of homeless: rethinking identities, norms and abjections. Pesquisas e Práticas Psicossociais. 2020;15(1):1-6.
39. Silva ML. Mudanças recentes no mundo do trabalho e o fenômeno da população em situação de rua no Brasil 1995-2005. Brasília; 2006.
40. Maia D. População trans de rua padece com falta de casas de acolhimento em SP. Disponível em: https://www1.folha.uol.com.br/cotidiano/2019/11/populacao-trans-de-rua-padece-com-falta-de-casas-de--acolhimento-em-sp.shtml?origin=folha. Acesso em 13 nov. 2020.
41. Villar NL, Santos MP. Sexualidade e relações de gênero nas comunidades terapêuticas: notas a partir de dados empíricos. In: Santos MPG (org.).

41. ...Comunidades terapêuticas: temas para reflexão. Rio de Janeiro: IPEA; 2018.
42. Rosa CMF, Bessi R. Movimento Nacional da População de Rua: Conhecer para lutar - Cartilha para formação política. Disponível em: https://www.researchgate.net/publication/332344966_Movimento_Nacional_da_Populacao_de_Rua_Conhecer_para_lutar_-_Cartilha_para_formacao_politica_National_Movement_of_Street_Population_Knowing_to_fight_-_Booklet_for_political_formation. Acesso em: 24 out. 2020.
43. Rodrigues L. Câmara debate medida em BH que prevê retirada de bebês de mães que usam drogas. [site de internet] Disponível em: https://agenciabrasil.ebc.com.br/geral/noticia/2017-09/camara-debate-medida-em-bh-que-preve-retirada-de-bebes-de-maes-que-usam-drogas. Acesso em 24 out. 2020.
44. Santos TN, Araújo VR. A complexidade da população em situação de rua: contribuição do Serviço Social no consultório na rua. Trabalho de Conclusão de Curso (Especialização em Saúde da Família) - Instituto de Ciências da Saúde, Universidade da Integração Internacional da Lusofonia Afro-Brasileira, São Francisco do Conde; 2018.
45. Sicari AA, Zanella AV. Pessoas em situação de rua no Brasil: revisão sistemática. Psicologia: Ciência e Profissão. 2018;38(4):662-79.

LGBTQIA+ que são profissionais do sexo

46. SOF Sempreviva Organização Feminista. Prostituição uma abordagem feminista. [site de internet] Disponível em: https://br.boell.org/sites/default/files/prostituicao_uma_abordagem_feminista.pdf. Acesso em: 24 out. 2020.
47. Ferreira AÁ. Queering the Debate: Analysing Prostitution Through Dissident Sexualities in Brazil. Contexto Internacional. 2018;40(3):525-47.
48. Figueiredo R, Peixoto M. Profissionais do sexo e vulnerabilidade. BIS. Boletim do Instituto de Saúde (Impresso). 2010;12(2):196-201.
49. Silva Junior GP. O negócio do prazer remunerado nos discursos de garotos que fazem programa [Doctoral dissertation]. Faculdade de Saúde Pública, Universidade de São Paulo; 2012.
50. Rodrigues MT. A prostituição no Brasil contemporâneo: um trabalho como outro qualquer?. Revista Katálysis. 2009;12(1):68-76.
51. Ferreira Jr JS, Francisco PM, Nogueira PA. Perfil de travestis e transgêneros: tuberculose e HIV/Aids na cidade de São Paulo. Revista Panamericana de Salud Pública. 2016;40:410-7.
52. Parsons JT, Antebi-Gruszka N, Millar BM, Cain D, Gurung S. Syndemic conditions, HIV transmission risk behavior, and transactional sex among transgender women. Aids and Behavior. 2018;22(7):2056-67.
53. Campbell R, Sanders T, Scoular J, Pitcher J, Cunningham S. Risking safety and rights: online sex work, crimes and 'blended safety repertoires'. The British journal of sociology. 2019;70(4):1539-60.
54. Reeves A, Steele S, Stuckler D, McKee M, Amato-Gauci A, Semenza JC. National sex work policy and HIV prevalence among sex workers: an ecological regression analysis of 27 European countries. The Lancet HIV. 2017;4(3):e134-40.
55. Amaro MC. A prostituição na época digital: análise das estruturas e dos conteúdos dos anúncios publicados na Internet. Ex Aequo. 2011(24):61-78.
56. Aquino PD, Nicolau AI, Moura ER, Pinheiro AK. Socio-demographic and sexual behavior profile of prostitutes in Fortaleza-CE. Texto & Contexto-Enfermagem. 2008;17(3):427-34.
57. Silva AA. Entre dizeres e fazeres: Construção identitária de garotos de programas (michês) "tudo com remédio, senão o pau não sobe". Memento. 2015;6(2):4.
58. Souza Neto EN. Entre boys e frangos: análise das performances de gênero dos homens que se prostituem em Recife (Doctoral dissertation, Dissertação de Mestrado). Universidade Federal de Pernambuco, Recife; 2009.
59. Baral SD, Friedman MR, Geibel S, Rebe K, Bozhinov B, Diouf D, et al. Male sex workers: practices, contexts, and vulnerabilities for HIV acquisition and transmission. The Lancet. 2015;385(9964):260-73.
60. Nadal KL, Davidoff KC, Fujii-Doe W. Transgender women and the sex work industry: Roots in systemic, institutional, and interpersonal discrimination. Journal of Trauma & Dissociation. 2014;15(2):169-83.
61. Canal das Bee - Youtube. Homem trans e prostituição? Pergunte às Bee 150. [site de internet] Disponível em: https://www.youtube.com/watch?v=5FQg48foEmI. Acesso em 24 out. 2020.
62. Góis AR, Santos CN, Da Silva Filho JC, Garcia EG, Oliveira RC, Abrão FM. Representações sociais de profissionais do sexo homossexuais, travestis e mulheres transexuais sobre a síndrome da imunodeficiência adquirida. Enfermería Actual de Costa Rica. 2020;(38):121-35.
63. Liu H. Egocentric network and condom use among mid-age female sex workers in China: a multilevel modeling analysis. Aids Patient Care and STDs. 2016;30(4):155-65.
64. Bailey AE, Figueroa JP. Agency, lapse in condom use and relationship intimacy among female sex workers in Jamaica. Culture, Health & Sexuality. 2018;20(5):531-44.
65. Leal CB, Souza DA, Rios MA. Aspectos de vida e saúde das profissionais do sexo. Rev. enferm. UFPE on line. 2017;4483-91.
66. Pinto TP, Teixeira FD, Barros CR, Martins RB, Saggese GS, Barros DD, Veras MA. Silicone líquido industrial para transformar o corpo: prevalência e fatores associados ao seu uso entre travestis e mulheres transexuais em São Paulo, Brasil. Cadernos de Saúde Pública. 2017;33:e00113316.

Pessoas LGBTQIA+ privadas de liberdade

67. Brasil. Lei n. 7.210 de 11 de julho de 1894. Lei de Execução Penal; 1984.
68. Brasil. Política Nacional de Atenção Integral à Saúde da Pessoa Privada de Liberdade no âmbito do SUS. Portaria Interministerial Ministério Da Saúde/Ministério da Justiça.Portaria n. 1 de 02 de janeiro de 2014. Disponível em: https://www.saude.gov.br/acoes-e-programas/pnaisp acesso em 10/01/2020.
69. Brasil. Ministério da Saúde/Ministério da Justiça. Portaria n. 1.777, de 09 de setembro de 2003. Plano Nacional de Saúde no Sistema Penitenciário. [Internet] Brasília, 2005. Disponível em: http://www.saude.mg.gov.br/images/documentos/Portaria_1777.pdf. Acesso em: out. 2018.
70. ONU. Regras Mínimas para Tratamento dos prisioneiros (Regras de Mandela); 2015 Disponível em: https://www.unodc.org/documents/justice-and-prison-reform/Nelson_Mandela_Rules-P-ebook.pdf. Acesso em: 10 fev. 2020.
71. Santos, ABS. Saúde para pessoas privadas de liberdade: a equidade como norteadora – à luz dos SUS – e o direito à saúde. In: Santiago AR, Ribeiro DA, et al. (orgs.). Tranças e redes: tessituras sobre África e Brasil. Cruz das Almas: UFRB; 2014.
72. Davis A, Dent G. A prisão como fronteira: uma conversa sobre gênero, globalização e punição. Estudos Feministas, Florianópolis. 2003;11(2):360.
73. Walmsley R. World prison population l. 12.ed. World Prison Brief, Institute for Criminal Policy Research; 2018. Disponível em: http://www.prisonstudies.org/sites/default/files/resources/downloads/wppl_12.pdf. Acesso em 20/20/2020.
74. Brasil. Ministério da Justiça. Departamento Penitenciário Nacional. Levantamento Nacional de Informações Penitenciárias (INFOPEN). Disponível em: https://app.powerbi.com/view?r=eyJrIjoiMTVjZDQyODUtN2FjMi00ZjFkLTlhZmItNzQ4YzYwNGMxZjQzIiwidCI6ImViMDkwNDIwLTQ0NGMtNDNmNy05MWYyLTRiOGRhNmJmZThlMSJ9. Acesso em: 20 fev. 2020.
75. Brasil. Presidência da Saúde. Secretaria Geral. Mapa do encarceramento: os jovens do Brasil/Secretaria Geral da Presidência da República e Secretaria Nacional da Juventude. Brasília: Presidência da República; 2015. Série Juventude Viva.
76. Brasil. Ministério da Justiça e Segurança Pública. Levantamento nacional de informações penitenciárias. Atualização em junho de 2017. Organização: Marcus Vinicius Moura. Brasília; 2019.
77. Passos AGS. LGBT nas prisões do Brasil: Diagnóstico dos procedimentos institucionais e experiências do encarceramento. Ministério da Mulher, da Família e dos Direitos Humanos; Secretaria nacional de Proteção Global. Departamento de proteção aos direitos de LGBT. Brasília; 2020.
78. Brasil. Ministério da Mulher, da Família e dos Direitos Humanos Secretaria Nacional de Proteção Global Departamento de Promoção dos Direitos de LGBT. Documento técnico contendo o diagnóstico nacional do tratamento penal de pessoas LGBT nas prisões do Brasil. Disponível em: https://www.mdh.gov.br/todas-as-noticias/2020-2/fevereiro/TratamentopenaldepessoasLGBT.pdf. Acesso em: 21 fev. 2020.

79. Tarzwell S. The gender liens are marked with razor wire: Addressing state prison policies and practices for the management of transgender prisoners. Colum Hum Rts L Rev. 2006;38:167.
80. Brasil. Ministério da Justiça e Segurança Pública. Departamento Penitenciário Nacional. Divisão de Atenção às Mulheres e Grupos Específicos. Nota Técnica Sobre a População LGBTI Encarcerada. Nota Técnica n. 10/2020/DIAMGE/CGCAP/DIRPP/DEPEN/MJ; 2020. Disponível em: www.gov.br/depen/pt-br/depen-publica-nota-tecnica-com-orientacoes-para-populacao-lgbti-encarcerada/SEI_MJ-11311909NotaTcnica.pdf.
81. Brasil. Presidência da República. Casa Civil. Subchefia para assuntos jurídicos. Lei n. 12.594, de 18 de janeiro de 2012. Sistema Nacional de Atendimento Socioeducativo. Disponível em: https://central3.to.gov.br/arquivo/422114/. Acesso em: 24 fev. 2020.
82. Brasil. Consolidação das normas sobre as políticas nacionais de saúde do Sistema Único de Saúde. Disponível em: http://bvsms.saude.gov.br/bvs/saudelegis/gm/2017/MatrizesConsolidacao/Matriz-2-politicas.html#. Acesso em: 28 fev. 2020.
83. Brasil. Política Nacional de Atenção Integral à Saúde de Adolescentes em conflito com a Lei. Portaria GM n. 1.082, de 23 de maio de 2014. Disponível em: http://bvsms.saude.gov.br/bvs/saudelegis/gm/2014/prt1082_23_05_2014.html. Acesso em: 20 fev. 2020.
84. Espíndula DH, Santos MD. Representações sobre a adolescência a partir da ótica dos educadores sociais de adolescentes em conflito com a lei. Psicologia em estudo. 2004;9(3):357-67.
85. Brasil. Estatuto da Criança e do Adolescente – Lei n. 8.069 de 13 de julho de 1990. Disponível em: http://www4.planalto.gov.br/legislacao. Acesso em: 23 fev.2020.
86. Miranda AE (coord.). Análise epidemiológica da situação de saúde na população privada de liberdade no Brasil: Dados de Bases de Informação. 1. ed. Vitória, Espírito Santo. Departamento de Medicina Social. Universidade Federal do Espírito Santo. PROEX; 2015.
87. Carvalho ML, Valente JG, Assis SG, Vasconcelos AG. Perfil dos internos no sistema prisional do Rio de Janeiro: especificidades de gênero no processo de exclusão social. Ciência & Saúde Coletiva. 2006;11:461-71.
88. Lydon J, Carrington K, Low H, Miller R, Yazdy M. Coming out of concrete closets: a report on Black & Pink's National LGBTQ Prisoner Survey. Black & Pink; 2015.
89. Almeida JM. Adolescência e maternidade. Lisboa: Edição da Fundação Calouste Gulbenkian; 2007.
90. Sousa LB, Fernandes JF, Barroso MG. Sexualidad en la adolescencia: análisis del influjo de factores culturales presentes en el contexto familiar. Acta Paulista de Enfermagem. 2006;19(4):408-13.

Pessoas LGBTQIA+ imigrantes e refugiadas

91. Casella PB. Direito internacional dos espaços. São Paulo: Atlas; 2009.
92. Accioly H, Nascimento e Silva GE, Casella PB. Manual de direito internacional público. 24.ed. São Paulo: Saraiva; 2019. p. 37.
93. Vecchiatti PR. Manual da homoafetividade: da possibilidade jurídica do casamento civil, da união estável e da adoção por casais homoafetivos. GEN, Grupo Editorial Nacional, Editora Método; 2008.
94. Supremo Tribunal Federal. Notícias STF: STF enquadra homofobia e transfobia como crimes de racismo ao reconhecer omissão legislativa. Disponível em: http://www.stf.jus.br/portal/cms/verNoticiaDetalhe.asp?idConteudo=414010. Acesso em: 02 abr. 2020.
95. Carreira CECS. A política externa brasileira nos conflitos das revoluções populares árabes do século 21 (primavera árabe): instrumentos jurídicos para a legitimação de direitos humanos. 2015. 318 f. Monografia (Trabalho de Conclusão de Curso de em Direito) - Faculdade de Ciências Humanas e Sociais, Universidade Estadual Paulista "Júlio de Mesquita Filho", Franca; 2015.
96. The United Nations Refugee Agency. Figures at a glance: statistical yearbooks [site]. 18 jun. 2020. Disponível em: https://www.unhcr.org/figures-at-a-glance.html. Acesso em: 02 abr. 2020.
97. International organization for migration. World migration report 2020. Disponível em: https://publications.iom.int/system/files/pdf/wmr_2020.pdf. Acesso em: 02 abr. 2020.
98. Brasil. Ministério da Justiça e Segurança Pública. Coordenação-Geral do Comitê Nacional para os Refugiados. Apresentação Refúgio em números, 4.ed.; 2018.
99. Martin D, Goldberg A, Silveira C. Immigration, refuge and health: sociocultural analysis in perspective. Saúde e Sociedade. 2018;27(1):26-36.
100. ACNUR. Agência da Organização das Nações Unidas para Refugiados. Brasil. O que significa ser um refugiado LGBTQIA+ [site]. Disponível: em: www.acnur.org/portugues/2020/06/29/o-que-significa-ser-um-refugiado-lgbtqi/. Acesso em: 24 out. 2020.
101. Ilga W. Leis de orientação sexual no mundo. Da criminalização de atos sexuais consensuais entre pessoas adultas do mesmo sexo à proteção contra a discriminação com base na orientação sexual [internet]. Disponível em: https://ilga.org/map-sexual-orientation-laws-december-2020. Acesso em: 7 jan. 2021.
102. The Yogyakarta principles: principles on the application of international human rights law in relation to sexual orientation and gender identity. Yogyakarta: [s.n.], 2006. Disponível em: https://www.yogyakartaprinciples.org/principles_en.pdf. Acesso em: 02 abr. 2020, p. 6.
103. The Second International Panel of Experts in International Human Rights Law, Sexual Orientation, Gender Identity, Gender Expression and Sex Characteristics. The Yogyakarta principles plus 10: additional principles and state obligations on the application of international human rights law in relation to sexual orientation, gender identity, gender expression and sex characteristics to complement the Yogyakarta Principles. Geneva: [s.n], 2017. Disponível em: https://yogyakartaprinciples.org/wp-content/uploads/2017/11/A5_yogyakartaWEB-2.pdf. Acesso em: 02 abr. 2020, p. 6.
104. Hopkinson RA, Keatley E, Glaeser E, Erickson-Schroth L, Fattal O, Nicholson Sullivan M. Persecution experiences and mental health of LGBT asylum seekers. J Homosexuality. 2017;64(12):1650-66.
105. Piwowarczyk L, Fernandez P, Sharma A. Seeking asylum: Challenges faced by the LGB community. Journal of immigrant and minority health. 2017 jun;19(3):723-32.
106. Hojem P. New issues in refugee research: research paper n. 181 fleeing for love: asylum seekers and sexual orientation in Scandinavia. Disponível em: https://www.unhcr.org/4b18e2f19.pdf. Acesso em: 02 abr. 2020.

Abordagem da saúde sexual de pessoas LGBTQIA+

Denise Leite Vieira
Bernardo Banducci Rahe
Rafael Zeni

Ademir Lopes Junior
Andrea Hercowitz
Saulo Vito Ciasca

 Aspectos-chave

- A qualidade de vida sexual é permeada por diversos fatores, que fazem com que cada pessoa tenha uma forma de ver, sentir e se relacionar com o próprio corpo e com as outras pessoas.
- O considerado "normal", "anormal, "aceito" ou "reprovável" é dependente do período da história, da frequência e dos valores de cada cultura.
- Fantasias e fetiches fazem parte da vida sexual saudável tanto entre pessoas cisgênero e heterossexuais quanto entre as pessoas LGBTQIA+.
- Grande parte de praticantes do BDSM se autodenominam como não heterossexuais.
- BDSM, *bukkake*, *fisting*, *pissing* e *scat* são algumas das práticas sexuais que devem ser conhecidas por profissionais de saúde.

INTRODUÇÃO

A sexualidade é um complexo componente da identidade individual e traz implicações na saúde física, mental e social de uma pessoa sendo, portanto, relevante para a qualidade de vida[1]. Porém, grande parte das conceituações na área, incluindo resposta e disfunção sexual, estão baseadas na perspectiva cisheteronormativa, "genitalocêntrica", endossexo, sexualmente ativa e patriarcal. Os estudos de campo para validar as classificações de "disfunções sexuais" em manuais de saúde, como a Classificação Estatística Internacional de Doenças e Problemas Relacionados à Saúde (CID) e o *Manual diagnóstico e estatístico de transtornos mentais* (DSM), são realizados com pessoas endossexo cis que têm relações heterossexuais (e em sua maioria com responsáveis pela pesquisa também com essas características) e não são apropriados para abordar a qualidade de vida sexual das pessoas LGBTQIA+.

A qualidade de vida sexual é permeada por, entre outros fatores, autoestima, autoimagem, características de personalidade, crenças, normas, papéis e expressões de gênero que fazem com que cada pessoa tenha uma forma de ver, sentir e se relacionar com o próprio corpo e com as outras pessoas.

Envolver-se afetivamente, apenas, e não de maneira sexual, por exemplo, pode ser almejado (ou preferido) por algumas pessoas. Portanto, a ausência de atração ou desejo por outras pessoas como resposta sexual não pode ser padronizada como patológica. Do mesmo modo, não pode ser considerada como disfunção sexual, *a priori*, desejar não ter algum estágio da resposta sexual, ou não apresentar prontidão para a atividade sexual em razão do contorno corporal ou da genitália de tamanho e/ou forma atípicos.

A literatura científica sobre saúde sexual de pessoas LGBTQIA+ é escassa quando comparada às pessoas cis heterossexuais. Os estudos na área das diversidades sexuais e de gênero vêm ganhando mais visibilidade. Porém, o foco ainda recai sobre comportamentos sexuais, incluindo vulnerabilidade de infecção para HIV e outras IST, e sobre a função sexual após modificações corporais, incluindo as cirurgias genitais, do que propriamente sobre prazer, satisfação, saúde e qualidade de vida sexual. Satisfação sexual é diferente de função ou comportamento sexual, pois, embora seja um conceito mais subjetivo, é mais abrangente e integrativo[2].

"NORMAL" E "PATOLÓGICO" NA SEXUALIDADE

É complexo dizer o que seria "normal" ou "anormal", "aceito" ou "reprovado", no que diz respeito à sexualidade[3-5]. Durante o período da inquisição, qualquer atividade sexual que não tivesse como objetivo a reprodução era considerada imoral e pecaminosa, sendo passível de punições rígidas, incluindo a morte[6]. Em estatística, o que é mais provável (faixa central da distribuição de Gauss) pode ser lido como "típico", "comum", "norma", e o que aparece nas extremidades da curva, tanto de um lado como de outro (fora da média de acordo com o desvio-padrão), pode ser lido como "atípico", "raro", "desviante", ou seja, menos provável de ser encontrado. A distribuição por si só não traz "julgamento" de saúde ou doença, ou seja, ser menos frequente não quer dizer patológico. As formas de expressar a sexualidade, os desejos e os prazeres, ou seja, as possibilidades da sexualidade, são sempre estabelecidas e codificadas socialmente[7]. A forma como são tratadas as manifestações sexuais na cultura ocidental é resultado dos "códigos e valores que sustentam o imaginário dessa cultura"[8]. Tais códigos influenciam diretamente, em termos das práticas sexuais dos indivíduos, o que se pode, o que não se pode, o que é normal, o que é desviante ou perversão.

Resposta sexual humana

A resposta sexual humana é um sistema de interação de processos fisiológicos, psicológicos, interpessoais, sociais e culturais que se autorregulam, produzindo ou não sintomas sexuais. Em 1966, William Masters e Virginia Johnson classificaram a resposta sexual humana em quatro fases: excitação, platô, orgasmo e resolução. Em 1979, a médica Helen Kaplan reformula o modelo e introduz o conceito de desejo, assim como propõe a supressão da fase da 'resolução', pois nela há ausência de resposta sexual; portanto, o modelo proposto contempla três fases: desejo, excitação e orgasmo. A fase do desejo era considerada como subjetiva, de comportamento encoberto, sendo precursora para a excitação, seguida pelo orgasmo[9].

No início dos anos 2000, a psiquiatra Rosemary Basson verificou que muitas mulheres cis estavam sendo frequentemente diagnosticadas com Disfunção do Desejo Sexual Hipoativo.

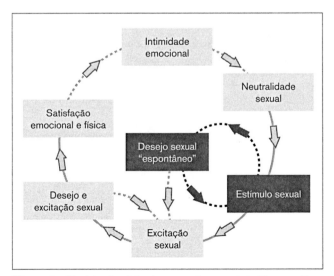

Figura 1 Modelo de ciclo de resposta sexual de Basson. Fonte: modelo adaptado de resposta sexual proposto por Rosemary Basson[10].

Considerou que o desejo sexual é apenas uma das várias necessidades que podem ser satisfeitas pela experiência sexual humana, seja da pessoa sozinha ou com parceria. Esse desejo é, geralmente, a maior motivação para a autoestimulação, porém pode não ser essencial para a relação sexual com a parceria[10]. Para Basson, muitas mulheres cis partem de uma neutralidade física sexual, e a motivação sexual pode se apresentar de outras maneiras (Quadro 1).

Não há estudos que verifiquem se haveria um modelo específico para a população LGBTQIA+. Entretanto, a prática (incluindo a clínica) demonstra que o ciclo de Basson seria apropriado para compreender a resposta sexual de quaisquer orientações sexuais e identidades de gênero.

Diagnósticos relacionados à resposta sexual humana

A função sexual se refere à resposta fisiológica sexual, enquanto adequação sexual se refere à norma pessoal do que é confortável, aceitável e "normal" dentro da perspectiva individual, na qual é considerada a satisfação de cada sujeito, consigo próprio e com sua(s) parceria(s). "A adequação e inadequação referem-se aos aspectos psicológicos da sexualidade"[9].

A disfunção não corresponde necessariamente a uma inadequação, por exemplo, uma mulher trans ou travesti pode não ter ereções em razão do uso de hormônios e isso não ser considerado inadequado por ela. Outros exemplos são homens cis gays que realizam prática receptiva anal e não se incomodam em não ter ereção, ou algumas mulheres cis ou homens trans que não têm lubrificação vaginal, mas não apresentam queixas, pois não desejam penetração vaginal.

Apesar dessa diferença entre inadequação e disfunção, os manuais diagnósticos (Classificação Estatística Internacional de Doenças e Problemas Relacionados à Saúde – CID – e o *Manual diagnóstico e estatístico de transtornos mentais* – DSM)[3,11-14] utilizam a terminologia disfunção para se referir a alterações relacionadas ao ciclo da resposta sexual. Para ser considerada uma disfunção sexual, os sintomas devem ocorrer na maior parte das vezes, podendo estar ausentes em algumas ocasiões, e presentes há pelo menos 6 meses com sofrimento significativo[11].

No Quadro 2, estão listadas as disfunções sexuais da CID-11, capítulo 17 "Condições relacionadas à saúde sexual".

Na CID-11, o transtorno de dor sexual na penetração (dificuldade na penetração, inclusive com tensão ou contração involuntária dos músculos do assoalho pélvico, e/ou dor vulvovaginal ou pélvica durante a penetração, e/ou medo de sentir

Quadro 1

"Disfunções sexuais são síndromes que compreendem as várias maneiras pelas quais pessoas adultas podem ter dificuldade em experienciar atividades sexuais não coercitivas e pessoalmente satisfatórias."

(CID-11)

Fonte: World Health Organization; 2018[11].

Quadro 2 Disfunções sexuais listadas na CID-11

Categoria	Descrição
Disfunção do desejo sexual hipoativo	Ausência ou redução acentuada do desejo ou motivação para se envolver em atividade sexual, manifestada por qualquer um dos seguintes itens: • Desejo espontâneo reduzido ou ausente (pensamentos ou fantasias sexuais). • Desejo responsivo reduzido ou ausente para sinais e estímulos eróticos. • Incapacidade de sustentar o desejo ou o interesse em atividade sexual, uma vez iniciada.
Disfunção da excitação sexual "feminina"	Ausência ou redução acentuada de resposta à estimulação sexual em mulheres (cis), manifestada por qualquer um dos seguintes: • Ausência ou redução acentuada da resposta genital, incluindo lubrificação vulvovaginal, ingurgitamento da genitália e sensibilidade da genitália. • Ausência ou redução acentuada nas respostas não genitais, como enrijecimento dos mamilos, rubor da pele, aumento da frequência cardíaca, aumento da pressão arterial e aceleração da respiração. • Ausência ou redução acentuada nas sensações de excitação sexual (excitação sexual e prazer sexual) de qualquer tipo de estimulação sexual.
Disfunção erétil "masculina"	Incapacidade ou redução acentuada na capacidade dos homens (cis) de atingir ou sustentar uma ereção peniana de duração ou rigidez suficiente para permitir a atividade sexual.
Anorgasmia	Ausência ou infrequência acentuada da experiência do orgasmo ou intensidade drasticamente diminuída das sensações orgásmicas. Nas mulheres (cis), inclui um atraso acentuado no orgasmo, que nos homens (cis) seria diagnosticado como ejaculação retardada "masculina".
Ejaculação precoce "masculina"	Ejaculação que ocorre antes ou dentro de uma duração muito curta do início da penetração vaginal ou outra estimulação sexual relevante, com pouco ou nenhum controle percebido sobre a ejaculação.
Ejaculação retardada "masculina"	Incapacidade de obter, ou latência excessiva ou aumentada para ejacular, apesar da estimulação sexual adequada e de desejo de ejacular.

Fonte: World Health Organization; 2018[11].

dor durante, pré ou pós-penetração) e a dispareunia (dor ou desconforto genital antes, durante ou depois da relação sexual, causada por determinantes físicos) não são consideradas disfunções sexuais. Transtorno de dor sexual na penetração, que se refere à dispareunia não relacionada a fatores físicos ou doenças, está no Capítulo 17 "Condições relacionadas à saúde sexual" e substituiu "vaginismo" (CID-10) (contração involuntária dos músculos do assoalho pélvico, em tentativa de – e impedindo – penetração), que se referia especificamente sobre pessoas que têm vulva e vagina. Cabem, portanto, algumas reflexões sobre a negligência de necessidades da população LGBTQIA+ na formulação dos critérios (Quadro 3).

Variações de práticas sexuais

Fantasias e fetiches fazem parte da vida sexual saudável tanto entre pessoas cisgênero e heterossexuais quanto entre as pessoas LGBTQIA+. De modo geral, pessoas que estão mais satisfeitas com o próprio corpo se sentem mais livres para o exercício das atividades sexuais[15]. Pessoas LGBTQIA+ podem experimentar e ter em sua rotina atividades sexuais não normativas, fazendo parte inclusive de algum grupo ou subcultura. Pesquisas sobre práticas sexuais atípicas na população LGBTQIA+ são escassas. Existem festas e clubes de sexo voltados sobretudo ao público de homens cis gays que são temáticas.

As variações de práticas sexuais foram conceituadas de diversas formas no decorrer da História, como desvios sexuais

Quadro 3 Invisibilidade da população LGBTQIA+ nos critérios diagnósticos de queixas sexuais (CID-11 e DSM-5)

Ausência de queixas relacionadas ao coito anal nos diagnósticos, como dor anal durante a penetração.
Exclusão das pessoas trans e travestis (termo "masculino" como sinônimo de quem tem pênis e "feminino", de quem tem vulva).
Ausências de especificidades de pessoas intersexo.
A queixa sexual pode estar relacionada à falta de atração pela parceria atual. Quaisquer pessoas podem ter dor à penetração ou ausência de ereção porque não sentem desejo/atração pela parceria.
Pessoas assexuais podem apresentar algum grau de sofrimento porque ainda não compreenderam sua orientação sexual ou pela pressão externa para que tenham práticas sexuais, e não por conta de ausência de ou menor atração sexual em si. A CID-11 não especifica as razões do sofrimento nos critérios diagnósticos.
Ausência de critérios diagnósticos relacionados a queixas sexuais em pessoas trans que realizaram modificações corporais ou utilizam hormônios, como alteração do tempo ejaculatório ou diminuição/ausência de ereção.
A duração para definição dos critérios de gravidade da ejaculação precoce no DSM-5 está determinada apenas para penetração pênis-vagina, não contemplando a ejaculação em outras práticas sexuais, inclusive de pessoas com pênis que se queixam de ejacular rápido sem realizar penetração.

ou perversões. O termo parafilia (do grego, "gostar além de"/"amor através de") foi introduzido em 1924 como qualquer interesse sexual intenso e persistente que não seja o interesse sexual na estimulação genital ou nas carícias preliminares, com seres humanos, fisicamente maduros e capazes de dar consentimento[5]. Hoje em dia, a parafilia *per se* não é considerada um problema[3, 11-14]. O comportamento sexual expresso nas parafilias sofre um estigma, pois pode estar associado a preconceitos em relação às pessoas cuja manifestação do desejo seja incomum[16]. Gosselin e Wilson, em 1980, propuseram a mudança do termo parafilia para "variações sexuais", a fim de minimizar a ênfase em anormalidade ou patologia[17].

Já o transtorno parafílico, segundo a CID-11, é uma parafilia cujo desejo/comportamento sexual envolve quem não quer ou não seja capaz de consentir legalmente pela sua idade ou estado, ou resulta em sofrimento psicológico para o próprio indivíduo que não é decorrente apenas de rejeição ou medo de rejeição do padrão de excitação[11]. Outra possibilidade de transtorno parafílico é quando o desejo/comportamento implica em dano ou risco pessoal a outra(s) pessoa(s)[12,13].

O transtorno transvéstico é um diagnóstico presente no DSM-5 que se refere ao sofrimento ou prejuízo no funcionamento social consequente da excitação sexual recorrente e intensa, resultante de vestir-se como do "sexo oposto" (*crossdressing*). Um de seus especificadores é a presença ou não de autoginefilia, que seria a excitação sexual por pensamentos ou "imagens de si mesmo como mulher". Esse diagnóstico é altamente problemático e foi criticado pelos movimentos LGBTQIA+ por constituir-se em uma possibilidade de exclusão de pessoas trans ao processo de transição de gênero, quando presente. A CID-11, felizmente, não incluiu esse diagnóstico[18].

ABORDAGEM DA SAÚDE SEXUAL LGBTQIA+

A abordagem positiva da sexualidade requer uma visão ampliada da saúde que inclua aspectos psicossociais, relacionais e clínicos, reconhecendo que estresse de minoria pode afetar a saúde e o surgimento e/ou manutenção de queixas sexuais na população LGBTQIA+.

Cuidados específicos, como orientações adequadas à diversidade de práticas e sobre o impacto da hormonização na resposta sexual, precisam fazer parte do rol de competências de profissionais de saúde, que devem prestar atenção e refletir sobre seus próprios preconceitos, evitando julgar a pessoa LGBTQIA+ em relação a sua orientação sexual, identidade de gênero, práticas sexuais e arranjos conjugais.

A anamnese sobre saúde sexual deve incluir perguntas sobre satisfação e prazer, uso de métodos preventivos para IST (ver Capítulos 43 - "Infecção por HIV e sorofobia" e 44 – "Outras infecções sexualmente transmissíveis"), planejamento reprodutivo e contracepção, rastreamento de situações de violência, antecedentes pessoais, uso de substâncias e efeitos de medicamentos na resposta sexual. Isso é suficiente para introduzir o tema da sexualidade e detectar eventuais problemas.

A abordagem deve ser singular, portanto, perguntas sobre identidade de gênero, orientação sexual e parcerias são fundamentais. Vacinas, como hepatite A, B e HPV e exames de rastreamento devem ser recomendados de acordo com a prática sexual e idade da pessoa. Esclarecimentos sobre mitos, direitos sexuais e reprodutivos devem ser oferecidos em linguagem apropriada ao contexto cultural. Uso de imagens, modelos anatômicos, ou mesmo espelho para autovisualização dos genitais pode ser útil para explicar a anatomia dos órgãos sexuais à pessoa. Considerar que pessoas trans podem ter desconforto com os seus genitais (ver Capítulo 21 – "Anamnese e exame físico: comunicação afirmativa").

Determinados problemas de saúde como queixas genitourinárias, sofrimento mental, doenças crônicas, IST e violência podem exigir uma avaliação mais detalhada da sexualidade com informações sobre tipos de práticas (incluindo masturbação), fantasias sexuais, consumo de pornografia, uso de internet para encontros sexuais ou *sexting*, troca de dinheiro por atividade sexual/substâncias e contexto de práticas (casa, hotéis, locais de "pegação"). Relacionar as queixas sexuais a essas situações pode auxiliar no diagnóstico e no plano terapêutico[19].

O estresse de minoria pode afetar as relações sexuais e conjugais, como aqueles relacionados a conflitos com a parceria que não revelou socialmente sua identidade sexual ou de gênero, ausência de ambiente adequado para intimidade, invisibilidade do relacionamento e pequena rede de apoio do casal[20]. A baixa autoestima pela LGBTIfobia internalizada pode fazer com que a pessoa se submeta a relações sem proteção ou violentas. Ansiedade, depressão, uso abusivo de substâncias e certos medicamentos podem afetar o desejo, a excitação e a satisfação sexual.

A sorofobia pode afetar a atividade sexual, seja de pessoas LGBTQIA+ vivendo com HIV ou não. Pessoas soronegativas podem ter medo e preocupação excessivos de infecção, especialmente homens cis gays e bissexuais, travestis e mulheres trans em razão do estigma. Pessoas que vivem com HIV podem ter receio de contaminar sua parceria ou revelar o status sorológico. Em todas essas situações, a ansiedade decorrente pode levar a disfunções e inadequações sexuais.

Na abordagem sobre queixas, disfunções e inadequações sexuais, deve-se especificar quando a dificuldade começou, se acontece "ao longo da vida", ou seja, se a pessoa vivencia essa dificuldade desde o início da vida sexual ou se é "adquirida", com início depois de um período sem apresentar tal dificuldade. Além disso, se é "generalizada", isto é, se acontece em todas as situações, incluindo masturbação ou se é "situacional", que ocorre em algumas situações, ou com algumas parcerias, ou para algum estímulo, mas não em outras situações. Os aspectos afetivos, relacionais e das práticas sexuais com a(s) parceria(s) devem ser avaliados, assim como a presença de dificuldades sexuais. Os Capítulos 35 – Satisfação e saúde sexual de pessoas cis lésbicas, gays, bissexuais e assexuais" e 36 – "Satisfação e saúde sexual de pessoas trans e intersexo" abordarão as queixas mais frequentes na população LGBTQIA+.

CUIDADOS ESPECÍFICOS POR PRÁTICAS SEXUAIS

Existe uma normatividade das práticas sexuais que é decorrente da cis-heteronormatividade e da ideia de vinculação entre prática sexual e reprodução. Essa regra considera como padrão a penetração do pênis na vagina e que as práticas sexuais deveriam ser "limpas" (sem sangue, fezes ou urina), sem uso de acessórios ou substâncias. As demais, que não se enquadram nesse padrão, são invisibilizadas ou julgadas, como a penetração anal, a relação vulva-vulva, uso de acessórios, dentre outros. Em certa medida, até os cuidados em saúde relacionados à prática oral-genital são pouco abordados nos cursos de graduação da área da saúde. A seguir, serão apresentados cuidados voltados a práticas sexuais que costumam ser negligenciadas. Informações sobre a prática vulva-vulva, oral-genital, anal, uso de acessórios e uso de substâncias no ato sexual podem ser lidas em capítulos específicos (ver Capítulos 38 – "Cuidados na prática do sexo anal"; 39 – "Cuidados com acessórios sexuais"; 41 – "Cuidados ginecológicos"; e 47 – "Uso, abuso e dependência de substâncias").

Masturbação

A masturbação tem sido considerada um tabu, embora seja uma prática sexual comum. Estudos com pessoas adultas demonstram que em torno de 61% a 86% dos homens cis tinham se masturbado no último ano e, entre as mulheres cis, 35% a 57%[21]. A masturbação pode também ocorrer em razão da indisponibilidade de parcerias, como demonstrou seu aumento durante o isolamento da pandemia da Covid-19, ou ser preferida ou complementar à prática sexual com outras pessoas[21].

Apesar de ser comum na adolescência, a masturbação pode ser um desafio para pessoas trans. Mesmo aquelas que iniciaram a hormonização na adolescência demonstraram boa satisfação sexual, mas com baixa frequência masturbatória[22]. Em pessoas trans que fizeram algum procedimento para modificação corporal, hormonização ou cirurgias de tórax/mamas, histerectomia, e/ou genital (vaginoplastia, falo ou metoidioplastia), a satisfação sexual global tende a melhorar após os procedimentos, entretanto, a frequência de masturbação não necessariamente[23]. Em pessoas transfemininas, a frequência de atividade sexual tende a aumentar após as cirurgias, mas sem mudança da frequência masturbatória. Já em pessoas transmasculinas, a frequência das relações sexuais e a de masturbação tendem a manter ou aumentar após os procedimentos[23].

Os cuidados em saúde sobre a masturbação envolvem esclarecer mitos e ideias equivocadas, abordar sentimentos negativos associados e realizar educação em saúde sexual, incluindo as zonas erógenas corporais e a anatomia genital. Todas as pessoas, incluindo idosas, podem se masturbar e isso deve fazer parte da abordagem geral. Pessoas acamadas, com deficiência ou com limitação da mobilidade podem requerer acessórios adaptados para viabilizar a masturbação[24].

Em decorrência do sexismo e da homofobia, a masturbação vulvar/vaginal e a anal são invisibilizadas em relação à peniana. As principais razões são vergonha, culpa e desconhecimento sobre a anatomia desses órgãos. Na masturbação anal com uso de acessórios, deve-se evitar sua inserção completa ou utilizar plugues com *stoppers* (base de maior diâmetro) pelo risco de retenção. O uso de lubrificantes é indicado, pois não há lubrificação natural no ânus.

A prática masturbatória, se fizer parte do contexto e valores da pessoa, pode ser um recurso para melhor percepção da sensibilidade genital. Entretanto, a ocorrência de desconforto com a genitália deve ser considerada, não sendo uma recomendação obrigatória.

BDSM

BDSM é um acrônimo que significa *bondage* e disciplina, dominação e submissão, sadismo e masoquismo e tem como característica o prazer a partir do estímulo físico ou psicológico para infligir ou sentir dor ou sofrimento com relações de poder e submissão, restrições físicas ou amarras[25,26] (ver Quadro 4).

O BDSM pode ser vivido em um contexto sexual ou mesmo no dia a dia das pessoas, fazendo parte de um estilo de vida. De qualquer maneira, é fundamental que a prática do BDSM seja consensual e traga satisfação a todas as pessoas envolvidas. Pode envolver uso de roupas de couro, sapatos, látex, correntes, chicotes, velas, mordaças, entre outros objetos e trajes, e partes do corpo (pés, mãos, axilas etc.).

Outras práticas relacionadas ao BDSM são o *Pet Play* (a pessoa submissa se comporta como um animal de estimação), *Age Play* (a pessoa submissa interpreta o papel de uma criança

Quadro 4 BDSM

Bondage	Envolve amarrar ou restringir o movimento de outra pessoa com o objetivo de dar e/ou receber prazer. São utilizadas cordas, correntes, venda, mordaça, algema de pulso ou pernas, fita adesiva etc. Shibari é o ato de amarrar a parceria com diversas cordas de tecidos naturais (algodão ou sisal) e inúmeros nós para fins eróticos para, entre outras possibilidades, imobilizá-la no chão ou suspendê-la no ar.
Disciplina	Tem como principal característica disciplinar ou ser disciplinado(a) por meio de submissão e dominação. Pode envolver humilhações, "castigos" físicos ou psicológicos, restrições de atividades ou comportamentos.
Sadismo	Relacionado com o prazer em infligir dores e humilhações a outras pessoas. Tem sua origem no escritor e filósofo Donatien Alphonse François de Sade, o Marquês de Sade.
Masoquismo	Relaciona-se com o prazer em sentir dor ou receber humilhações. Tem suas origens em obras literárias eróticas, do escritor Leopold Ritter von Sacher-Masoch, que viveu na Áustria no século XIX.

Fonte: Lawrence e Love-Crowell, 2007[26].

ou bebê), *CBT* ou *Cock-and-Balls Torture* (causar dor ou desconforto nos genitais), *Face-sitting* (a pessoa dominadora senta no rosto da submissa para obrigar a prática de sexo oral), *Pony Play* (a pessoa submissa se comporta como um cavalo ou pônei), *Castidade* (a pessoa dominadora priva a submissa de qualquer atividade sexual), *Supremacia Feminina* (as pessoas adeptas acreditam que as mulheres são líderes e dominam as outras pessoas), *Wax play* (uso de velas derretidas), *Temperature play* (uso de chamas, gelo ou outros modos de estimular termorreceptores), *Electro play* (estímulos com choques elétrico), *Tit Torture* (estímulos dolorosos no mamilo) e *Asfixia* (uma prática que deve ser realizada com cuidado, pois envolve asfixiar a outra pessoa, está relacionada à risco de morte)[27].

Cerca de 40% a 70% das pessoas têm fantasias BDSM e 20% efetivamente se engajam em suas práticas. Uma revisão sistemática demonstrou que as pessoas praticantes são majoritariamente brancas, com bom nível educacional, jovens e não apresentam taxas maiores de problemas de saúde mental ou nos relacionamentos[28]. Um estudo mostrou que 30,7% de praticantes identificavam-se como bissexuais e 4,9%, como homossexuais[29]. Cerca de 19% das mulheres cis lésbicas e bissexuais reportavam algum engajamento com sadomasoquismo, 33% com *bondage* e dominação e 22,2% com exibicionismo por meio de fotos ou vídeos[30]. Outro estudo demonstrou que apenas 39,7% dos homens cis e 30,4% das mulheres cis praticantes do BDSM identificavam-se como exclusivamente heterossexuais[31].

Homens cis gays praticantes de BDSM preferem comportamentos considerados "masculinos" (anilingus, anel peniano e *fisting*), enquanto mulheres cis e homens cis heterossexuais preferem cenários de humilhação[32]. Homens cis gays que participam da cultura *leather* (couro) têm 61% maior chance de viver com HIV que o grupo controle (não *leather*). Os que se identificavam como submissos também tinham maior chance de ter HIV[33].

Pessoas não binárias e pansexuais têm maior fluidez de papéis entre submissão e dominação, seguido de cis gays e lésbicas, cis bissexuais e cis heterossexuais, em ordem decrescente. Esses resultados mostram que, para um subgrupo de participantes do BDSM, essas práticas flexibilizam os papéis de gênero[34].

Cuidados em saúde nas práticas BDSM

A comunidade BDSM tem utilizado comumente as siglas SSC (seguro, são e consensual) e RACK (*Risk Aware Consensual Kink*) como arcabouços para ajudar a estruturar as negociações durante a participação da prática. Foram construídos para distinguir o BDSM de uma patologia ou abuso, norteando o conceito e a prática de consentimento. A partir do entendimento de que o SSC pode excluir algumas práticas que envolvam maior risco físico ou psicológico, praticantes vêm substituindo a expressão para o modelo dos 4Cs, que inclui *Consent* (Consentimento), *Communication* (Comunicação), *Caring* (Consideração) e *Caution* (Cautela)[35].

Como essas atividades envolvem algum risco em potencial, seja físico ou psicológico[25], as pessoas devem adotar palavras-chave ou códigos para que, em momentos de perigo, possam usar e interromper o que estão fazendo. Nesse contexto, palavras como "Pare", "Não" ou "Chega", ao invés de serem de segurança, podem estimular mais ainda o prazer. Por isso, palavras neutras ou mesmo cores são recomendadas, por exemplo "amarelo" pode significar "continue, mas com menos intensidade" e "vermelho" pode ser "pare agora"[27].

Há inúmeros acessórios relacionados às práticas de BDSM. Tais dispositivos precisam de resistência e segurança. O Quadro 5 categoriza sobre o risco de lesão de acordo com as partes do corpo.

Recomendações para os cuidados relacionados à prática do BDSM incluem orientação para evitar o uso de substâncias que alterem a percepção da dor e nível de consciência, garantir segurança e orientar a realização dos cuidados iniciais no caso de intercorrências.

No *shibari*, uso de cordas, fitas adesivas ou pregadores, deve-se manter a irrigação dos membros, evitando torniquetes nos genitais, punhos e tornozelos, atentando-se aos sinais de edema e cianose. Usar nós fáceis de serem desfeitos rapidamente e ter ao alcance uma tesoura para cortar as cordas, se necessário. Uma espuma ou toalha no punho pode amortecer a pressão das cordas e prevenir lesões no nervo radial. A detecção precoce de punho caído pode ser feita solicitando para quem está preso para movimentar o punho periodicamente para testar. Se ocorrer, descansar o membro e evitar massagear a área. No caso de uso de pregadores em mamilos, checar periodicamente para avaliar a irrigação local[36].

Em relação ao uso de velas, as pessoas praticantes devem ser orientadas que a distância do corpo altera a sensação térmica, além de aumentar ou diminuir o risco de abrasões. Não devem ser utilizados suportes de vela, pelo risco de concentrar calor e queimar. As queimaduras são raras, ocorrendo principalmente no contato da parafina com mucosas, pois a parafina atinge temperatura máxima de 60 graus[36].

Quadro 5 Critérios de segurança de impacto físico das zonas corporais

Grau de Segurança	Zonas corporais
Segura	Frente e costas das coxas, antebraços e nádegas. São locais que podem receber golpes com menor perigo, porém as alterações de cor e textura de pele devem ser monitoradas.
Risco baixo	Parte interna das coxas, panturrilhas, mãos, peitos, ombros e escápulas. Os golpes e castigos devem ser desferidos com menor força e menor repetição.
Risco médio	Lateral externa das coxas, parte frontal do joelho, pernas e pés.
Risco alto	Canelas, atrás dos joelhos (fossa poplítea), pulsos, cotovelos, axilas, pescoço e nuca. Regiões fundamentais para a circulação sanguínea, sistema nervoso e articulações, portanto, não devem receber golpes diretos, nem pressões constantes.

Pessoas praticantes de hipoxifilia, prazer associado à redução da circulação sanguínea cerebral, devem ser orientadas a nunca realizarem a prática sozinhas ou com cordas no pescoço, sob risco de morte por asfixia. A compressão torácica e a asfixia devem ser evitadas[36].

As pessoas devem ser orientadas em relação aos cuidados gerais com as lesões, como abrasões e edemas (gelo, curativos, limpeza). Se houver sinais de hipotensão (álcool, *poppers*, membros presos com força), deve-se parar para repousar[36].

A higiene de objetos, como chicotes ou outros que possam estar relacionados a microssangramentos, deve ser feita com água e sabão, podendo-se utilizar antissépticos a fim de prevenir o risco de transmissão de hepatite B, C e HIV[37].

Bukkake

Bukkake é uma atividade sexual em que várias pessoas ejaculam sobre outra, normalmente no rosto. O cenário de vários homens cis circulando outro homem cis, geralmente de joelhos ou deitado, para ejacular em seu rosto e corpo é relativamente comum na indústria pornográfica gay. A palavra *bukkake* é de origem japonesa e em uma tradução literal quer dizer "ato de espirrar". Não há estudos sobre a epidemiologia dessa atividade[38].

No sêmen humano já foram isolados agentes infecciosos, como: citomegalovírus, HIV, hepatites B e C e SARS-CoV-2[39]. Também pode haver contaminação do esperma por conta de uretrites gonocócicas e não gonocócicas, lesões da sífilis ou úlceras genitais[40].

Profissionais de saúde devem atuar na redução de danos, orientando o uso de PrEP. Pode-se recomendar à pessoa praticante que evite contato direto do sêmen com feridas e conjuntiva ocular. Recomenda-se verificar o calendário vacinal e orientar a vacina contra hepatite B. O rastreamento com pesquisa de clamídia (uretra) e gonococo (uretra e orofaringe) está recomendado, assim como sorologias periódicas para IST[41].

Fisting ou *fist-fuck*

A palavra *fisting* que, em inglês, quer dizer "socar com a mão ou punho", é uma prática na qual há a introdução usualmente da mão, podendo ser também o punho e o antebraço, no ânus ou na vagina.

As publicações a respeito de *fisting*, em sua maioria, são relatos de caso sobre desfechos negativos como lesão anal e perfuração e/ou laceração do reto, cólon ou vagina[42,43]. O uso de substâncias psicoativas durante essa prática é comum, principalmente nitritos voláteis (*poppers*)[44].

Para diminuir o risco de lesões, alguns cuidados são importantes, como o uso de luvas de látex, grande quantidade de lubrificantes, introdução gradual da mão na vagina ou no ânus, evitar uso de anestésicos locais ou substâncias que alterem a percepção da dor ou o nível de consciência, e o uso de uma "palavra de segurança" para que a prática seja interrompida quando necessário[45]. Se houver presença de sangramento, sugere-se suspender o ato, pois a maior parte das lesões é de mucosa e cessa espontaneamente.

Sorologias periódicas para IST estão indicadas. O uso de PrEP, PEP e vacina para hepatite B é uma forma de evitar a transmissão de doenças em razão do risco de microssangramentos. A vacina para hepatite A está recomendada pelo risco de contato com as fezes durante a relação[41].

Pissing ou *golden shower*

Pissing é uma prática na qual uma ou várias pessoas urinam sobre alguém na boca, vagina, ânus ou outras regiões do corpo. É diferente do transtorno urofílico, pois a pessoa não tem sofrimento intenso ou prejuízo no funcionamento social[12]. A prática pode significar entrega para quem recebe ou demarcar território e impor autoridade para quem urina, como uma maneira diferente de intimidade, sem necessidade do coito. O prazer pode ter relação com calor e cheiro ou o barulho do ato. Pode estar relacionada a rituais sadomasoquistas e envolver a inserção de objetos na uretra. Outras pessoas podem usar a urina como lubrificante.

A urina é estéril, a não ser que a pessoa tenha infecção urinária, uretrite ou contaminação por conta de lesão dermatológica. Nesses casos, há risco de transmissão de IST no contato com feridas ou mucosas (olhos, boca, garganta, uretra, vagina ou ânus).

Scat

Em uma das poucas referências científicas que fazem menção ao *scat*, esta é definida como uma atividade sexual que envolve fezes[25]. O termo deriva do grego *skat*, que significa fezes/excremento. De maneira mais ampla, *scat* pode estar contido no grande guarda-chuva *pig play*, que geralmente seriam atividades sexuais que enfatizam e envolvem escatologias como cuspe, urina, fezes, suor, esmegma, flatos, outros odores e "sujeiras" em geral[46].

No *scat* (ou chuva marrom), há a excitação sexual que inclui manipulação, ingestão das próprias fezes ou da(s) parceria(s) ou sua introdução na vagina, boca ou no ânus. Um estudo etnográfico encontrou que, para as pessoas praticantes, a excitação com fezes representa a quebra de um dos tabus mais fortes da sociedade («não se pode brincar com fezes, que devem ser descartadas higienicamente») e um vínculo íntimo com a parceria. Há o jogo de poder e controle relacionado às atividades sexuais consensuais e não coercitivas, com apelo para a humilhação e/ou degradação. Estímulos como barulhos, cheiro, temperatura e textura são explorados, além de estimulação sexual com a evacuação[47].

As fezes contêm inúmeras bactérias (*E. coli*, *salmonella*, *giardia*, *shigella* etc.), fungos, protozoários, parasitas, gonococo, clamídia e vírus da hepatite A e SARS-CoV-2. A presença de sangue nas fezes, mesmo que microscópica, pode trazer risco de infecção por HIV e hepatites B e C. Pode haver corrimentos vaginais e infecção urinária por conta de presença de fezes na uretra ou canal vaginal e infecções intestinais e verminoses se houver contato das fezes com a boca. Sugere-se vacinação para hepatite A e B. O rastreamento para gonorreia (reto e orofaringe) e clamídia (reto) está indicado[41].

Deve-se orientar para evitar laxantes, pois pode resultar em redução de motilidade intestinal e dependência do medicamento, desnutrição, desidratação, constipação e hemorroidas. Conhecer a sorologia das parcerias é uma maneira de fazer a gestão de risco.

Situação da prática	Sugestão de abordagem
Homens cis gay participou de uma festa na qual teve relações sexuais receptivas com várias pessoas, sem preservativo, e fez uso de *poppers*. Desde então, não tem conseguido manter ereção. Acha que isso se deve ao uso de *poppers*. É vacinado para hepatite A e B, faz sorologias de IST periódicas e uso de PrEP. Apesar disso, acha que pode estar infectado com HIV e passar para seu parceiro, com quem mantém relacionamento aberto.	Os *poppers* são substâncias utilizadas para promover relaxamento do esfíncter anal e facilitar a penetração. Não tem relação com risco de disfunção erétil. Deve-se identificar possíveis sentimentos de culpa e sorofobia da pessoa em razão da prática sexual que pode ser julgada pela sociedade (não uso do preservativo, relações com várias pessoas e uso de substâncias) e que estaria relacionada à disfunção erétil. Afinal, apesar da pessoa ter se protegido do HIV, ela ainda pensa que pode ter se contaminado. É importante lembrar que o uso de *poppers* junto com medicações para disfunção erétil é contraindicado, pois há um risco de morte súbita e alterações cardíacas graves.

Relações sexuais com sangue menstrual

O sangue menstrual pode estar presente na relação sexual, sendo foco específico de prazer sexual ou não. Quando há excitação na prática com sangue menstrual, denomina-se menofilia. Por muito tempo, as religiões judaico-cristãs amaldiçoaram a relação sexual durante a menstruação, o que levou a um tabu dessa prática.

Uma pesquisa mostrou que mulheres cis lésbicas e bissexuais têm mais frequentemente relações sexuais menstruadas do que as heterossexuais, e atitudes menos negativas em relação a essa prática. Esse mesmo grupo também demonstra atitudes mais positivas em relação à masturbação[48].

O sangue menstrual pode conter treponema, HIV e hepatites B e C. Sorologias de IST periódicas de acordo com o risco e vacinação para hepatite B estão recomendadas[41].

CONSIDERAÇÕES FINAIS

Muitos fatores interferem negativamente na qualidade de vida e na satisfação sexual, como: ausência ou inadequação de informações sobre sexualidade, expectativas em relação à performance, falta de atenção em relação ao próprio e/ou da parceria, crenças e atitudes mal-adaptativas, baixa autoestima, autoimagem corporal negativa, emoções negativas em relação à sexualidade, falta de intimidade, experiências traumáticas etc.[49] O papel de profissionais de saúde é ampliar o universo de possibilidades e oferecer ferramentas para que a pessoa possa fazer suas escolhas de forma mais autônoma, segura e prazerosa.

Erros comuns	Como evitá-los
Não incluir na anamnese a abordagem sobre satisfação sexual.	A anamnese deve incluir a abordagem da saúde sexual, incluindo perguntas sobre parcerias, satisfação e prazer, além do uso de métodos preventivos para IST, e contraceptivos, caso se aplique.
Considerar fetiches como patologias.	Fantasias e fetiches fazem parte da vida sexual saudável tanto entre pessoas cisgênero e heterossexuais quanto entre as pessoas LGBTQIA+.
Evitar a abordagem sobre práticas sexuais das pessoas LGBTQIA+.	Pessoas LGBTQIA+ não costumam explicitar suas práticas sexuais se não forem questionadas, em razão da insegurança quanto ao julgamento. Profissionais de saúde devem abordar a temática de forma respeitosa e, em caso de desconhecimento, pedir explicações.
Não orientar cuidados específicos para as práticas sexuais menos prevalentes.	Práticas sexuais como BDSM, *bukkake*, *fisting*, *pissing*, *scat*, menofilia, entre outras, requerem orientações específicas para prevenção de infecções e outros riscos associados.

 Material complementar

Filmes
- *Contos proibidos do Marquês de Sade* (direção: Philip Kaufman; 2001).
- *Salò ou os 120 dias de Sodoma* (direção: Pier Paolo Pasolini; 1975).
- *Cinquenta tons de cinza* (direção: Sam Taylor-Johnson; 2015).
- *Shortbus* (direção: John Cameron Mitchell; 2006).
- *Pink flamingos* (direção: John Waters; 1972).

Livros
- *Cinquenta tons de BDSM*, de Corgan Sky. Babelcube; 2017.
- *Punish me! The complete guide do BDSM*, de Stefan Muller. Bruno Gmuender; 2016.
- *The gay man's kama sutra*, de Terry Sanderson; Thomas Dunne; 2004.

REFERÊNCIAS BIBLIOGRÁFICAS

1. Stephenson R, Riley E, Rogers E, Suarez N, Metheny N, Senda J, et al. The sexual health of transgender men: a scoping review. J Sex Res. 2017;54(4-5):424-45.
2. Bartolucci C, Gómez Gil E, Salamero M, Esteva I, Guillamón A, Zubiaurre L, et al. Sexual quality of life in gender-dysphoric adults before genital sex reassignment surgery. J Sexual Med. 2015;12(1):180-8.
3. De Block A, Adriaens PR. Pathologizing sexual deviance: a history. J Sex Res. 2013;50(3-4):276-98.
4. Silverstein C. The ethical and moral implications of sexual classification: a commentary. J Homosexuality. 1984;9(4):29-38.
5. Joyal CC. Controversies in the definition of paraphilia. J Sexual Med. 2018;15(10):1378-80.
6. Trevisan JS. Devassos no paraíso: a homossexualidade no Brasil, da colônia à atualidade. 4.ed. Rio de Janeiro: Objetiva, 2018.
7. Louro GL (org.). O corpo educado: pedagogias da sexualidade. Belo Horizonte: Autêntica; 2000.
8. Ceccarelli PR, Franco S. Homossexualidade: verdades e mitos. Bagoas-Estudos gays: gêneros e sexualidades. 2010;4(05).
9. Cavalcanti R, Cavalcanti M. Tratamento clínico das inadequações sexuais. Editora Roca, 1992.
10. Basson R. Human sex-response cycles. J Sex &Marital Therapy. 2001;27(1):33-43.
11. World Health Organization. International classification of diseases for mortality and morbidity statistics, 11th Revision (ICD-11). [internet] 2018. Disponível em: https://icd.who.int/browse11/l-m/en. Acesso em: 07 mar.2020.
12. American Psychiatric Association. Diagnostic and statistical manual of mental disorders. 5.ed. Washington: APA; 2013.
13. First MB. DSM-5 and paraphilic disorders. The Journal of the American Academy of Psychiatry and the Law. 2014;42(2):191-201.
14. Krueger RB, Reed GM, First MB, Marais A, Kismodi E, Briken P. Proposals for paraphilic disorders in the International Classification of Diseases and Related Health Problems, eleventh revision (ICD-11). Archives of sexual behavior. 2017;46(5):1529-45.
15. Swami V, Weis L, Barron D, Furnham A. Associations between positive body image, sexual liberalism, and unconventional sexual practices in US adults. Archives of sexual behavior. 2017;46(8):2485-94.
16. Lopes YD. As parafilias e os transtornos parafílicos, uma perspectiva das variações sexuais normais e patológicas. Psicologia. pt. 2018.
17. Gosselin C, Wilson GD. Sexual variations: Fetishism, sadomasochism, and transvestism. Simon & Schuster, 1980.
18. Serano JM. The case against autogynephilia. Int J Transgenderism. 2010;12(3):176-87.
19. Lopes Junior A, Vieira RC, Perini FB. Comunicação sobre sexualidade. In: Dohms M, Gusso G. Comunicação clínica: Aperfeiçoando os encontros em saúde. Porto Alegre: Artmed, 2021.
20. Meyer IH, Frost DM. Minority stress and the health of sexual minorities. In: Patterson CJ, D'Augelli AR (eds.). Handbook of psychology and sexual orientation. Oxford University Press; 2013. p. 252-66.
21. Regnerus M, Price J, Gordon D. Masturbation and partnered sex: Substitutes or complements?. Archives of Sexual Behavior. 2017;46(7):2111-21.
22. Bungener SL, Steensma TD, Cohen-Kettenis PT, De Vries AL. Sexual and romantic experiences of transgender youth before gender-affirmative treatment. Pediatrics. 2017;139(3).
23. Nikkelen SW, Kreukels BP. Sexual experiences in transgender people: the role of desire for gender-confirming interventions, psychological well-being, and body satisfaction. J Sex & Marital Therapy. 2018;44(4):370-81.
24. Lopes Junior A, Amorim APA, Ferron MM. Sexualidade e diversidade. In: Gusso G, Lopes JMC, Dias LC. Tratado de medicina de família e comunidade: princípio, formação e prática. 2.ed. Porto Alegre: Artmed, 2019.
25. Rehor JE. Sensual, erotic, and sexual behaviors of women from the "kink" community. Arch Sexual Behavior. 2015;44(4):825-36.
26. Lawrence AA, Love-Crowell J. Psychotherapists' experience with clients who engage in consensual sadomasochism: a qualitative study. J Sex & Marital Therapy. 2007;34(1):67-85.
27. Angelo L. Dominação e submissão. Universa. [internet]. 2018. Disponível em: https://www.uol.com.br/universa/especiais/dominacao-e-submissao/. Acesso em: 02 set.2020.
28. Brown A, Barker ED, Rahman Q. A systematic scoping review of the prevalence, etiological, psychological, and interpersonal factors associated with BDSM. J Sex Res. 2020;57(6):781-811.
29. Hébert A, Weaver A. An examination of personality characteristics associated with BDSM orientations. Can J Human Sexuality. 2014;23(2):106-15.
30. Tomassilli JC, Golub SA, Bimbi DS, Parsons JT. Behind closed doors: an exploration of kinky sexual behaviors in urban lesbian and bisexual women. J Sex Res. 2009;46(5):438-45.
31. Botta D, Nimbi FM, Tripodi F, Silvaggi M, Simonelli C. Are role and gender related to sexual function and satisfaction in men and women practicing BDSM?. The journal of sexual medicine. 2019;16(3):463-73.
32. Nordling N, Sandnabba NK, Santtila P, Alison L. Differences and similarities between gay and straight individuals involved in the sadomasochistic subculture. Journal of homosexuality. 2006;50(2-3):41-57.
33. Moskowitz DA, Seal DW, Rintamaki L, Rieger G. HIV in the leather community: rates and risk-related behaviors. AIDS and Behavior. 2011;15(3):557-64.
34. Lammers J, Imhoff R. Power and sadomasochism: understanding the antecedents of a knotty relationship. Social Psychological and Personality Science. 2016;7(2):142-8.
35. Williams DJ, Thomas JN, Prior EE, Christensen MC. From "SSC" and "RACK" to the "4Cs": Introducing a new framework for negotiating BDSM participation. Electronic Journal of Human Sexuality. 2014;17(5):1-0.
36. Müller S. Punish me! The complete Guide do BDSM. Alemanha. 1.ed. ed. Bruno Gmünder GMBH; 2016.
37. Sattar AS, Tetro J, Springthorpe VS, Giulivi A. Preventing the spread of hepatitis B and C viruses: where are germicides relavant? Am J Infect Control. 2001;29:187-97.
38. Moore LJ, Weissbein J. Cocktail parties: fetishizing semen in pornography beyond bukkake. In: Everyday pornography. Routledge; 2010. pp. 89-101.
39. Karia R, Gupta I, Khandait H, Yadav A, Yadav A. Covid-19 and its modes of transmission. SN Comprehensive Clinical Medicine. 2020:1-4.
40. Ministério da Saúde (BR). Secretaria de Vigilância em Saúde. Departamento de Vigilância Epidemiológica. Guia de vigilância em saúde: volume único [Internet]. 2019.
41. Center for Disease Control and Prevention. Screening Recommendations and Considerations Referenced in Treatment Guidelines and Original Sources [internet]; 4 jun 2015. Disponível em: https://www.cdc.gov/std/tg2015/screening-recommendations.htm. Acesso em: 13 jul.2020.
42. Cerqui AJ, Haylen BT. "Fisting" as a cause of vaginal bleeding. Med J Australia. 1998;169(5):288.
43. Cappelletti S, Aromatario M, Bottoni E, Fiore PA, Fineschi V, di Luca NM, Ciallella C. Variability in findings of anogenital injury in consensual and non-consensual fisting intercourse: A systematic review. J Forensic and Legal Medicine. 2016;44:58-62.
44. Rahe BB, Fidalgo TM, Silveira DX. Poppers and sexual behavior: an intimate relationship. J Sexual Med. 2017;14(5):e296.
45. Cohen CE, Giles A, Nelson M. Sexual trauma associated with fisting and recreational drugs. Sexually transmitted infections. 2004;80(6):469-70.
46. Michelson N. What is 'pig play' and is it only for gay people? Huffpost. 2015 [internet]. Disponível em: https://www.huffpostbrasil.com/entry/pig-play-love-and-sex-podcast_n_560307e2e4b08820d91b6e5f?ri18n=true. Acesso em: 03 out.2020.
47. Díaz-Benítez ME, Fígari C. Prazeres dissidentes. Garamond Universitaria; 2009.
48. Fahs B. Sex during menstruation: race, sexual identity, and women's accounts of pleasure and disgust. Feminism & Psychology. 2011;21(2):155-78.
49. Asadpour E, Behzadipuor S, Zarenejad M. Comparing sexual satisfaction and function in operated vs. non-operated patients of gender identity disorder. Practice in Clinical Psychology. 2019;7(1):71-8.

Satisfação e saúde sexual de pessoas cis lésbicas, gays, bissexuais e assexuais

Ana Canosa
Breno Rosostolato

Aspectos-chave

- A saúde e a satisfação sexual de pessoas LGBA ocorrem a partir das narrativas identitárias, legitimação de vivências, atrações específicas, presença ou não de afeto e de atividade sexual.
- Estudos têm demonstrado que mulheres cis lésbicas e bissexuais apresentam maiores índices e de orgasmo que mulheres cis heterossexuais e menor desconforto vaginal.
- Os critérios diagnósticos das disfunções atribuídas aos homens cis gays e bissexuais são os mesmos de homens cis heterossexuais, como disfunção do desejo sexual hipoativo, disfunção erétil, ejaculação retardada e ejaculação precoce, somando-se possíveis problemas relacionados à prática do sexo anal.
- Pessoas bissexuais com frequência são interpretadas como indecisas quanto à sua orientação sexual e sofrem preconceito dentro da própria comunidade LGBTQIA+. A bifobia internalizada pode produzir reflexos em suas relações afetivas e sexuais.
- Pessoas assexuais devem ser avaliadas sem o olhar patologizante da necessidade da presença de desejo na definição de saúde sexual.

INTRODUÇÃO

A sexualidade deve ser compreendida de maneira plural e diversa, em que as vivências e práticas sexuais são realidades individuais, ou seja, cada pessoa vive processos distintos na construção da sexualidade de maneira afetiva, erótica, atrativa e através do reconhecimento e manifestação do desejo.

A satisfação sexual está relacionada às expectativas do relacionamento e desempenho, realização do desejo sexual e respostas fisiológicas. O desejo se manifesta a partir das narrativas identitárias, vivências, atrações específicas, vinculadas ou não ao afeto, que podem ou não se realizar por meio da prática sexual.

As queixas sexuais podem estar relacionadas às dificuldades que as pessoas experimentam nas relações sexuais, como disfunções (alteração da fisiologia sexual) ou inadequações (problemas relacionados ao comportamento e satisfação psicológica)[1]. Para ser considerada uma disfunção/inadequação deve acontecer com frequência (não necessariamente em todas as vezes), estar presente há vários meses e gerar algum grau de sofrimento[2].

AVALIAÇÃO DAS QUEIXAS SEXUAIS

Queixas relacionadas à satisfação sexual podem ocorrer por problemas nos relacionamentos, alterações orgânicas, transtornos mentais, uso de medicações ou substâncias psicoativas, falta de informação, vivências e experiências traumáticas, conflitos intrapsíquicos, crenças sobre papéis de gênero ou por expectativas não atingidas.

Na população de lésbicas, gays, bissexuais e assexuais, além disso, tais queixas podem se relacionar ao estresse de minoria, como culpa pelo exercício da sexualidade ou vergonha[3].

O ciclo de Basson pode auxiliar na compreensão das queixas sexuais, que se devem a alterações no desejo, na excitação ou no orgasmo. O desejo e a excitação não seguem uma ordem linear, podendo a excitação decorrer do desejo, ou o desejo surgir a partir da estimulação sexual e excitação em qualquer identidade de gênero ou orientação sexual (ver Capítulo 34 – "Abordagem da saúde sexual de pessoas LGBTQIA+")[1].

Profissionais de saúde devem diferenciar se a queixa sexual ocorre continuamente ao longo da vida ou foi adquirida em determinado momento, se ocorre em todas as relações sexuais ou apenas em determinadas situações ou parcerias e se está presente também na masturbação ou não. O problema pode ser primário ou secundário e estar associado a outros transtornos mentais, patologias ou uso de substâncias. Assim, deve-se perguntar sobre antecedentes pessoais, uso de tabaco, álcool, substâncias ilícitas e medicamentos. Experiências anteriores de violência ou no relacionamento atual devem ser investigadas[4].

O bem-estar psicológico é um determinante do funcionamento sexual para pessoas de todas as orientações sexuais. Estudos associaram sintomas psicológicos (depressão, ansiedade, hostilidade), distrações cognitivas e crenças negativas sobre o sexo à diminuição da excitação, orgasmo, satisfação e funcionamento da sexualidade em geral. Problemas no relacionamento com a parceria podem afetar a satisfação sexual, como dificuldade de estabelecer acordos, expor o desejo, diferenças de expectativas, problemas de saúde físico e mental da parceria[3]. A homobifobia internalizada pode levar a pessoa a agredir e violentar a si e a outra pessoa[5].

Problemas relacionados a diminuição do desejo, excitação e ereção podem decorrer de quadros depressivos, experiências prévias de violência, medicamentos (anti-hipertensivos, antidepressivos, antipsicóticos, benzodiazepínicos, anticolinérgicos e outros), alterações dos níveis de hormônios tireoidianos, cortisol e prolactina, problemas cardiovasculares, endocrinológicos, neurológicos, metabólicos, traumáticos ou cirúrgicos[6]. O uso de tabaco, álcool e substâncias, mais frequente em cis lésbicas, gays e pessoas bissexuais aumenta o risco de problemas cardiovasculares e dificuldades de ereção clitoridiana e peniana. A disfunção de orgasmo pode estar relacionada à diminuição da sensibilidade nos genitais, causada por diabetes ou problemas neurológicos, ou uso de antidepressivos e anticonvulsivantes[1]. Problemas relacionados à dor de penetração e alterações da ejaculação serão vistas nas seções específicas. Os critérios diagnósticos pela CID-11 das disfunções sexuais podem ser observados no Capítulo 34 – "Abordagem da saúde sexual de pessoas LGBTQIA+".

Invisibilidade do ânus como órgão sexual

Quando o assunto é prazer, o corpo todo pode ser considerado uma área erógena, a ser descoberto e estimulado de acordo com a vontade, curiosidade e permissividade de cada indivíduo, mas influenciado por fatores culturais, como preconceitos e tabus. A excitação anal é uma possibilidade de prazer, entretanto a prática do sexo anal costuma ser ignorada na abordagem da sexualidade, assim como os possíveis problemas relacionados a ela, como a anodispareunia, que é a dor relacionada a penetração anal.

Questionamentos sobre a prática e o prazer do sexo anal são comuns na sociedade, pois ainda existem muito preconceito e crenças sobre o tema, ao mesmo tempo que a curiosidade e a fetichização fazem parte do imaginário social. É necessário desmistificar a relação sexual anal, seja ela praticada por homens cis gays ou por quaisquer parcerias possíveis incluindo a população cis heterossexual ou qualquer outra diferente da relação binária e heterocentrada[7].

As alternativas de excitação são variadas, podendo a estimulação ser pela introdução do dedo no ânus (conhecida como fio-terra); de objetos; anilingua (conhecido como beijo grego); e a prática do *fisting*[7,8] (ver Capítulo 34 – "Abordagem da saúde sexual de pessoas LGBTQIA+" e Capítulo 38 – "Cuidados na prática do sexo anal"). Se a excitação anal é possível e satisfatória, é necessário a revogação do sujeito passivo como alguém diminuído, enfraquecido e com papel submisso na relação; afinal, a passividade é também o lugar do prazer e do erótico. A analidade não é abjeta e as definições sobre o ativo e o passivo são construções limitadoras e simplistas no que dizem respeito a um prazer do corpo possível e que não admite divisões superficiais.

Embora muitas pessoas sintam desconforto físico com a prática do sexo anal receptivo, outras relatam prazer e satisfação sexual, ampliação do repertório e exploração de sensações e erotismo. Apesar de ser uma prática universal, a maioria das pesquisas são realizadas com a população de homens cis gays. Em um estudo realizado com 300 homens cis gays, 29% dos entrevistados afirmaram ser passivos, 33% versáteis e 39% se consideravam ativos. Nesse mesmo estudo, foi averiguada a frequência da prática do sexo anal. Apenas 13% dos entrevistados afirmaram ter relações todos os dias e 39% afirmaram tê-las algumas vezes durante a semana. A preparação para a prática do sexo anal também foi investigada e 42% dos entrevistados confirmaram que utilizam algum tipo de limpador anal, entre eles, o enema à base de água, método utilizado por 25% dos homens cis gays. A preocupação com a higiene foi um aspecto mencionado pela maioria dos homens gays que participaram da pesquisa[9]. Cabe ressaltar que o sexo entre homens cis gays envolve outras práticas sexuais, sendo importante não fazer suposições restritas ao sexo anal.

ABORDAGEM GERAL DAS QUEIXAS SEXUAIS

A melhor abordagem para as queixas sexuais na população de LGBA é realizada em equipe multidisciplinar e pode envolver a parceria. A atitude deve ser otimista, educativa, não preconceituosa e não cis heteronormativa. O uso de protocolos pode ser útil, mas mesmo que as queixas não cumpram critérios diagnósticos, elas podem ser abordadas pelo profissional[10].

O modelo PILSET (PLISSIT – *permission, limited information, specific suggestions, intensive therapy*) pode ser utilizado para abordar a saúde sexual das pessoas (Tabela 1)[11].

Tabela 1 Modelo PILSET para abordagem da saúde sexual

Permissão	Dar abertura para falar sobre a sua saúde sexual e tomar cuidado com o uso da linguagem. Evitar julgamentos. Perguntar sobre sentimentos e não só sobre experiências.
Informação limitada	Ampliar a informação, fornecendo educação sexual adequada (p. ex., ciclo de resposta sexual, anatomia e mudança da sexualidade no ciclo de vida)
Sugestões específicas simples	Uso de acessórios, lubrificantes e formas de aumentar a intimidade emocional e sexual
Terapia intensiva	Validar as preocupações da pessoa e encaminhar, se preciso.

Fonte: Junqueira, 2008[11].

Orientações gerais para qualidade de vida podem ter impacto na função sexual, como medidas para redução do estresse, relaxamento, *mindfulness*, atividade física, lazer e sono em quantidade e qualidade adequadas[12]. Sugere-se a realização de inventários simplificados sobre a função sexual, avaliação física completa e entrevista semiestruturada com base na resposta sexual. Orienta-se sobre possíveis relações entre a atividade e resposta sexuais, incluindo as dimensões físicas, psicológicas, sociais e emocionais[13]. Na identificação de conflitos conjugais, o primeiro passo é restabelecer os canais de comunicação, não apenas no plano erótico, mas de forma global[1].

MULHERES CIS LÉSBICAS E BISSEXUAIS

Existe um mito de que a prática sexual entre duas mulheres cis seria mais aceita do que as relações homossexuais entre dois homens cis. Essa é apenas uma expressão do machismo que fetichiza esse tipo de relação sexual a partir do olhar do homem cis heterossexual. Ao mesmo tempo, a relação mulheres cis que fazem sexo com mulheres cis (McSMc) tende a ser invisibilizada e não considerada "sexo", por não haver a presença de um falo, o que seria resultado da norma falocêntrica.

Mulheres lésbicas e bissexuais que praticam sexo oral são mais felizes com suas vidas sexuais do que aquelas que não o praticam, entretanto, algumas podem não gostar, por razões semelhantes aos homens e mulheres cis heterossexuais, sendo comuns o nojo como motivo para o impedimento de fazer a prática e a vergonha para evitá-la. Quando há espontaneidade na relação para expressar suas opiniões, há aumento de satisfação sexual[3].

Pesquisas demonstram que McSMc referem mais orgasmos em suas relações sexuais do que mulheres heterossexuais, o que estaria ligado a uma maior frequência de sexo oral e a relações sexuais mais longas. Mulheres de uma forma geral conseguem chegar ao orgasmo quando, além da penetração vaginal, a relação sexual inclui beijos, estimulação manual da vulva e sexo oral[14].

Existem fases da vida da mulher cis nas quais há maior prevalência de alterações da função sexual, como na gravidez, no pós-parto e no climatério[15]. Os problemas na resposta sexual podem acontecer nas fases do desejo (desejo sexual hipoativo), excitação (disfunção de excitação), penetração (transtorno doloroso de penetração/dispareunia) e orgasmo (anorgasmia). Pode ser difícil identificar a diferença entre ausência de desejo e excitação em mulheres cis, por isso o DSM-5 os descreve como um único transtorno, denominado transtorno de interesse/excitação feminino[2,16].

QUEIXAS SEXUAIS

A literatura sobre sexualidade feminina e suas disfunções é menor que a masculina e boa parte dos estudos são realizados com mulheres cis heterossexuais, reforçando a invisibilidade das mulheres lésbicas e bissexuais[17]. Um estudo brasileiro com 105 mulheres não encontrou diferença significativa na prevalência de disfunção sexual entre McSMc e heterossexuais, sendo que as primeiras referiram mais desejo e não tiveram correlação entre disfunção sexual e a satisfação no relacionamento[3].

Mulheres cis lésbicas e bissexuais costumam ter mais dificuldades no relacionamento com profissionais de saúde. Perguntas sobre seu "namorado ou marido", mitos sobre a atividade sexual entre mulheres, como a exclusividade de sexo oral, exclusão de práticas penetrativas e inapetência para a maternidade dificultam o vínculo. Frequentemente a investigação sobre a saúde sexual de McSMc é negligenciada por desconhecimento, dificuldade do profissional sobre o assunto ou visão estigmatizada, machista e fetichizada. Bissexuais com frequência são encaradas como indecisas quanto à sua orientação sexual e sofrem duplo preconceito: por serem do gênero feminino e por terem orientação sexual biafetiva.

Há estudos que apontam para maiores níveis de sofrimento psíquico em McSMc em relação às heterossexuais, por sentirem que precisam ocultar seus desejos e práticas homoafetivas em razão do preconceito familiar e social[18]. Alguns fatores são contribuintes diretos para a sua satisfação sexual: idade, renda, religião, reconhecimento cultural, duração e satisfação no relacionamento, bem-estar psicológico. Outros podem contribuir indiretamente: homonegatividade interna, relações de poder, violência, apoio social, intimidade emocional, discrepância de desejo entre parcerias, ou diferenças quando alguém não "sai do armário" como lésbica ou bissexual[3].

Possíveis causas para disfunções sexuais nas McSMc foram: dificuldade em aceitar diferenças (em atividades sexuais, em níveis de desejo, em estilos sexuais), estresse de problemas da vida (pressões no trabalho, tentar ter e criar filhos, problemas de saúde pessoais ou em outras pessoas significativas, impacto da menopausa, efeitos emocionais e físicos de medicamentos, problemas de envelhecimento e mortes), distúrbios e distorções sexuais devido à história de abuso infantil ou agressão sexual, quando presentes. Transtornos depressivos e de ansiedade são associados negativamente à excitação, lubrificação, orgasmo, satisfação e funcionamento sexual geral[19].

Menor desejo de atividade sexual, níveis mais baixos de excitação, problemas de lubrificação e piora na função sexual geral são queixas comuns, mas não especificamente interferem no orgasmo e na satisfação sexual geral. McSMc também indicam que a menstruação desempenharia um papel, principalmente se os ciclos menstruais das parceiras forem assíncronos, diminuindo a iniciativa de cada uma delas durante o mês[20].

O impacto da idade na satisfação sexual das McSMc é controverso. Alguns estudos relatam que as quedas hormonais após a menopausa e outros efeitos sobre o envelhecimento feminino podem ter impacto negativo na libido, lubrificação vaginal e frequência das relações, mas sem piora da satisfação sexual. Alguns estudos mostram, inclusive, melhora da satisfação e da função sexual com o avançar do tempo[3]. Entretanto, crenças negativas relacionadas ao envelhecimento têm mais probabilidade de ativar esquemas de incompetência sexual em McSMc do que em mulheres heterossexuais[21].

Disfunção do desejo sexual hipoativo (DDSH)/disfunção de excitação sexual

Um estudo demonstrou que McSMc se envolvem mais em atividades sexuais que mulheres heterossexuais, incluindo beijos, fantasias, masturbação, sexo oral, vaginal e anal. Esse maior desejo e excitação podem ser secundários a atividades sexuais mais prazerosas, incluindo as preliminares. Apenas uma minoria delas tem dificuldades com o desejo e a excitação[14]. Assim como nos casais heterossexuais e de cis gays, a frequência das relações sexuais e masturbação se reduz conforme aumenta o tempo do relacionamento, embora de forma mais acentuada. Esse processo foi rotulado, de forma pejorativa e patologizante, de "morte do leito lésbico"[19] e, desde o início, criticado por estudiosas lésbicas, feministas e *queer*. Uma das críticas menciona que tanto casais heterossexuais quanto de lésbicas podem considerar "fazer sexo" como sinônimo de penetração, desconsiderando outros tipos de práticas que podem existir entre as lésbicas e bissexuais[22].

Situação da prática	Como abordá-la
Em um grupo de mulheres no serviço de saúde, uma mulher cis heterossexual se sente surpreendida quando uma outra mulher cis lésbica menciona estar satisfeita com sua atividade sexual mesmo tendo relações sexuais com sua parceira a cada 4 meses e sem penetração.	Profissionais podem aproveitar a reação da mulher heterossexual e problematizar que a penetração não é necessária para a satisfação sexual e que não existe uma relação entre frequência e satisfação sexual.

Disfunção do orgasmo

As mulheres cis lésbicas relatam orgasmo com maior frequência do que as heterossexuais e bissexuais[23]. A dificuldade de atingir o orgasmo foi de 7% em lésbicas e 15% em mulheres heterossexuais[24].

A ansiedade pode ter um impacto negativo na função sexual das mulheres cis heterossexuais, incluindo o orgasmo, enquanto nas mulheres lésbicas isso não é verificado, apesar de os níveis de ansiedade terem sido os mesmos[25]. Além disso, observa-se que o envelhecimento não altera, entre mulheres lésbicas, a satisfação sexual e a quantidade e qualidade de orgasmo[14].

Transtorno de dor sexual na penetração (TDSP)

O transtorno de dor sexual na penetração decorre de dor e/ou contração dos músculos da vagina durante a penetração. Deve ser diferenciado de dispareunia decorrente de problemas de lubrificação, alterações ginecológicas ou dermatológicas, como infecções sexualmente transmissíveis (IST), corrimentos ou cânceres[1]. Uso de anfetaminas, álcool ou falta de desejo podem se relacionar com a dor durante a relação. Traumas anteriores com uso de acessórios, episiotomias, violência sexual podem se correlacionar com o surgimento de dispareunia. A avaliação da dor requer o exame físico para avaliar a anatomia genital, cuja variação pode identificar uma pessoa intersexo[1], e afastar patologias.

Mulheres lésbicas relatam desconforto vaginal em frequência similar ou menor em comparação com mulheres bissexuais e heterossexuais, mas faltam evidências se o transtorno da dor na penetração ocorre sem atividades sexuais penetrativas. A dinâmica do relacionamento, o conhecimento corporal e a qualidade da comunicação entre parceiras lésbicas podem influenciar a TDSP e seu impacto na satisfação e no funcionamento sexual. As taxas de prevalência variam entre 5,9 e 24,2%, dependendo da população[14].

ABORDAGEM ESPECÍFICA DAS QUEIXAS SEXUAIS

Após excluídas causas orgânicas, o manejo envolve psicoeducação, terapia sexual e, em casos bem delimitados, administração de fármacos. O tratamento farmacológico das disfunções sexuais femininas é limitado, sendo o valor atribuído ao efeito placebo em torno de 67,7%[13].

Disfunção do desejo sexual hipoativo/ disfunção de excitação sexual

Além da abordagem educativa e da terapia sexual, podem-se utilizar medicamentos. Os fármacos mais utilizados para DDSH são a bupropiona e a testosterona. A bupropiona é um antidepressivo cujo custo e segurança tendem a ser mais favoráveis que a testosterona, em mulheres com ou sem depressão, em qualquer fase do ciclo de vida[12].

A testosterona é utilizada principalmente na pós menopausa. Sua indicação é clínica, não havendo necessidade de dosá-la, pois os métodos laboratoriais disponíveis não são sensíveis nem confiáveis para mulheres cis[1]. Os efeitos colaterais mais comuns com o uso de testosterona são hirsutismo, acne, engrossamento da voz, aumento do clitóris, alterações nos lipídios e sangramento uterino anormal[12]. A testosterona transdérmica pode ser utilizada para mulheres na pré-menopausa, se houver critérios diagnósticos da síndrome da deficiência androgênica feminina. Outros fármacos utilizados são o sildenafil e correlatos, que favorecem o engurgitamento clitoridiano e podem aumentar a excitação, principalmente quando a queixa é um efeito colateral do uso de antidepressivos.

Se houver queixa de diminuição do desejo sexual associada a outros sintomas do climatério, como fogachos, sudorese, alteração do sono ou fadiga, pode se considerar o tratamento para terapia hormonal menopausal com uso de estrógeno, com ou sem progesterona, dependendo dos riscos da paciente, ou a tibolona. O risco de câncer e eventos tromboembólicos devem ser avaliados previamente à introdução dos hormônios. A tibolona é um medicamento com menos efeitos colaterais que os estrógenos, que pode reduzir os fogachos, mas com pouco efeito na função sexual[12].

O fitoterápico *tribulus terrestris* é uma opção para pessoas que não podem usar hormônios. Seu efeito possivelmente está associado a um aumento da testosterona biodisponível[26] ou vasoconstrição do clitóris[27]. A flibanserina e o bremelanotide são um marco na tentativa de pesquisar fármacos que contribuam para a melhora do desejo sexual feminino, no entanto, sua eficácia não corresponde às expectativas.

Disfunção de orgasmo

Algumas mulheres com queixas específicas da disfunção de orgasmo podem sofrer de hipossensibilidade de clitóris e necessitar de estímulos vibratórios mais intensos[28]. O uso de vibradores para intensificar o estímulo pode ser indicado. O Food and Drug Administration (FDA) aprovou o sugador de clitóris Eros CTD para tratamento de anorgasmia nos Estados Unidos. No Brasil, o Eros não está disponível, mas há várias opções de sugadores similares no mercado. Alguns estudos sugerem que o citrato de sildenafil pode ser eficaz, pois aumenta a vascularização do clitóris.

Podem ser sugeridos exercícios de contração e relaxamento da musculatura pélvica, para fortalecimento do períneo, conhecidos como exercícios de Kegel[15]. O trabalho de fisioterapia contribui para o fortalecimento dos músculos do assoalho pélvico, auxiliando na excitação e na facilidade de atingir o orgasmo, por terem suas inserções no corpo cavernoso do clitóris. Além disso, sabe-se que a resposta orgástica da mulher está relacionada ao reflexo sensório-motor que leva a contrações dos músculos perineais durante o orgasmo[29].

No atendimento da terapia sexual deve-se validar a prática do sexo oral, levando-se em conta a construção da identidade feminina de cada parceira e sua permissão para o prazer, o conhecimento e o contato com o próprio corpo e da resposta sexual, a curiosidade com o corpo da parceira etc. Outras possibilidades podem ser introduzidas, como o uso de acessórios sexuais. Mulheres cis lésbicas que usaram vibradores, sozinhas ou com parceira, relatam níveis mais altos de orgasmo e satisfação (ver Capítulo 39 – "Cuidados com acessórios sexuais").

Transtorno de dor sexual na penetração

O desenvolvimento de estratégias de *coping*, técnicas de relaxamento e uso de dilatadores para dessensibilização progressiva podem ser utilizados para o tratamento. O trabalho da fisioterapia pélvica pode ser indicado. Se a mulher estiver no climatério, pode ser prescrito estrogênio oral ou local, na forma de cremes, óvulos ou anel vaginal.

Entre os fatores desencadeantes da dor de penetração, estão os transtornos psíquicos. Os medicamentos possíveis para o tratamento são os com ação noradrenérgica, como os antidepressivos tricíclicos (como amitriptilina), antidepressivos inibidores da recaptação de serotonina e noradrenalina (como venlafaxina e duloxetina), e medicamentos que aumentam o limiar da dor, como anticonvulsivantes (como gabapentina, lamotrigina e pregabalina), que têm sido associados a boa resposta no tratamento de dor neuropática e podem ser opções terapêuticas na dispareunia, embora sejam necessários mais estudos para avaliar a real eficácia deste grupo. Os antidepressivos também podem ser utilizados para tratamento de ansiedade e depressão, frequentes nessas pessoas[30].

HOMENS CIS GAYS E BISSEXUAIS

A homo e a bissexualidade masculina são estigmatizadas pela sociedade, o que provoca ansiedade e depressão; e vulnerabiliza os homens cis que sentem desejo afetivo/sexual por outros homens cis (HcSHc). Estudos indicam que esses estados emocionais de fragilidade repercutem negativamente no desempenho sexual[31], na diminuição do desejo sexual e é um dificultador da saúde sexual[32].

Homem cis gays e bissexuais têm sua masculinidade construída a partir de papéis de gênero, que espera deles a prontidão permanente para a atividade sexual e uma excelente performance, representada pela ereção sustentada e demora para ejacular. Exemplo disso são os homens cis gays negros, que sofrem pressão para serem os ativos da relação, terem pênis grande e excelente performance. Nesse contexto, algumas substâncias como álcool, medicamentos e substâncias ilícitas podem ser utilizadas para melhorar o desempenho e a busca pelo prazer. O uso crônico pode influenciar negativamente a resposta sexual, associando o desempenho ao seu uso obrigatório e criando uma sensação de dependência para ter relações sexuais.

QUEIXAS SEXUAIS

Para compreender as disfunções sexuais em HcSHc é importante abranger características biológicas/fisiológicas, sociais e as vivências psicossociais que podem abranger desde o abuso de substâncias e questões relacionadas ao HIV/aids, até o cenário impositivo da heteronormatividade compulsória[33,34], homofobia internalizada[5,35] e o machismo. Relações íntimas saudáveis, apoio social e ausência de situações de violência estão relacionados a menor risco de desenvolver disfunções sexuais.

Homens cis gays podem apresentar maior dificuldade que heterossexuais em relatar problemas sexuais por considerá-los mais embaraçosos, estando mais propensos à ansiedade de performance. A resposta erétil pode ser uma forma de afirmar a própria masculinidade[36].

São poucos os estudos que relacionam a presença de disfunções sexuais em HcSHc que vivem com HIV, sendo a maioria realizados em contexto heterossexual. A prevalência de disfunção erétil e ejaculação prematura não são mais associadas ao HIV. A sorofobia, entretanto, pode propiciar a ansiedade e afetar a função sexual[37-39].

Os critérios diagnósticos das disfunções atribuídas aos HcSHc não são diferentes das de homens cis heterossexuais, sendo classificadas em: disfunção do desejo sexual hipoativo, ejaculação precoce, ejaculação retardada e disfunção erétil[40]. Estudos demonstram que a anodispareunia é uma queixa frequente nessa população, entretanto, problemas relacionados à prática do sexo anal, como desconforto durante a penetração anal receptiva ou insertiva, não são classificadas nos manuais diagnósticos como disfunções sexuais[40].

Homens cis gays que apresentam transtorno erétil ou ejaculação precoce podem tentar dissimular a questão optando pelo sexo anal receptivo em determinadas situações, mesmo não sendo essa a sua primeira opção.

Situação da prática	Sugestão de abordagem
Homem cis gay descobriu ter HIV há 6 meses e tem dificuldades de aceitar sua condição sorológica. Desde então, não consegue ejacular nas relações sexuais e se sente "sujo", com receio de contaminar os parceiros. Apresenta-se com carga viral indetectável, em uso regular de antirretrovirais.	Profissionais de saúde devem abordar se existe homofobia e/ou sorofobia internalizada, impactando a satisfação sexual. Questionar sobre o impacto da sorofobia no seu dia a dia, se sente culpa, raiva ou ideia de castigo merecido por ser gay e se há sentimentos de inferioridade em relação ao parceiro soronegativo. Deve-se orientar que a carga viral indetectável impede a transmissão do HIV para a parceria.

Disfunção do desejo sexual hipoativo

O desejo sexual hipoativo pode estar associado a fatores psicológicos, baixos níveis de testosterona, uso de medicações (principalmente os inibidores seletivos de recaptação da serotonina – ISRS) e de opioides. Uma das hipóteses para a presença dessa disfunção entre HcSHc é a sorofobia associada às relações homoafetivas. O medo de adquirir HIV e outras IST pode levar a comportamentos como aversão sexual ou pensamentos a respeito do risco que causam distração e atrapalham a fluidez da libido[40]. Outras crenças como associar o sexo com um abuso do poder masculino são relatadas por HcSHc que apresentam a DDSH. Cerca de 30,5% dos HcSHc referem altos níveis de angústia com a presença de DDSH.

A idade está inversamente relacionada com o desejo sexual em HcSHc, quanto maior a idade, menor é o desejo. Já a imagem corporal não interfere na intensidade e na frequência do desejo[41].

Disfunção erétil

Entre homens não heterossexuais, os fatores mais associados à disfunção erétil são idade, presença de dor para urinar, infecção pelo HIV e não realizar penetração insertiva. Distorções da autoimagem podem estar associadas à disfunção erétil, sendo mais comum entre aqueles com baixa autoestima e vigorexia[41]. Entre os HcSHc com disfunção erétil, percebe-se grande influência das crenças relacionadas ao papel da ereção, associando-se o grau de satisfação sexual com a capacidade de resposta e manutenção da ereção[40]. Alguns homens cis gays com disfunção erétil, devido ao medo de falhar, podem evitar a penetração insertiva.

Ejaculação precoce

A ejaculação precoce é a mais comum das disfunções sexuais entre todos os homens cis e caracteriza-se pela perda do controle voluntário do reflexo ejaculatório. Estudo de prevalência com 1.196 homens cis gays encontrou que 33,3% deles (vs 43,1% dos heterossexuais) tinham queixa de ejaculação precoce ocasional e 4,5% (vs 7,1%) na maior parte do tempo[42]. Outro estudo encontrou que entre homens cis gays e bissexuais, 12,5% declaram ter ejaculação precoce e 27,8% deles apresentam alto grau de angústia relacionada à disfunção[40]. Se a pessoa tem ejaculação precoce durante o sexo anal receptivo, poderá perder a excitação e começar a sentir anodispareunia, querendo cessar o ato.

A preocupação exagerada com a massa muscular, com a imagem corporal e genital (como achar que tem pênis pequeno) durante a relação sexual estão associadas à maior incidência de ejaculação precoce[41].

Anorgasmia e ejaculação retardada

O orgasmo e a ejaculação, embora associadas, não podem ser confundidas. A ejaculação é um processo fisiológico que envolve pênis, testículos, períneo, próstata e vesículas seminais até a expulsão do sêmen. Orgasmo é a sensação de prazer.

A anorgasmia masculina é caracterizada pela falta de prazer orgástico em decorrência da dificuldade dos homens em perceberem as sensações prazerosas relacionadas ao processo do orgasmo[43]. Difere das dificuldades ejaculatórias, como a anejaculação, em que estão presentes as sensações orgásticas, mas sem a expulsão do sêmen. Nessa situação, o sêmen pode não ser produzido ou os ductos deferentes estão obstruídos. Já na ejaculação retrógrada, o sêmen é direcionado para a bexiga em vez de ser expulso pelo meato uretral, devido a traumas na uretra em decorrência de fratura pélvica, pelo uso de medicamentos e por problemas estruturais no colo da bexiga[44].

A ejaculação retardada[43], queixa pouco frequente, é caracterizada por uma dificuldade que alguns homens apresentam em ejacular durante o intercurso sexual e que não acontece durante a masturbação.

Homens gays e bissexuais apresentam ejaculação retardada com maior frequência que homens heterossexuais, mas a diferença não é estatisticamente significativa (12,5 vs 11,4%). Entre os HcSHc, 42,6% apresentam angústia relacionada ao sintoma[40]. As causas físicas para ejaculação retardada estão associadas a doenças neurodegenerativas, lesão cirúrgica traumática, neuropatia diabética ou alcoólica. As causas emocionais e comportamentais estão ligadas a medo de gravidez, dificuldade de conexão emocional com a parceria, baixa autoestima, preocupação excessiva com o prazer da parceria e desajuste no ritmo sexual e nas preferências sexuais durante a relação.

Anodispareunia

A invisibilidade científica e clínica da anodispareunia como resultado do preconceito com a prática de sexo anal fazem com que HcSHc sintam-se pouco confortáveis em compartilhar suas experiências. É considerada anodispareunia a dor de forte ou muito forte intensidade relacionada ao sexo anal receptivo. Ela é relatada por cerca de 10% dos homens gays e bissexuais[45]. De acordo com as pesquisas, mais da metade dos HcSHc (58,2%) que relatam anodispareunia referem alto nível de sofrimento associado à percepção dessa disfunção[40].

Desconforto físico, falta de informações, fatores psicológicos, idade, ansiedade com a performance sexual e homofobia internalizada são os preditores para a intensidade da dor durante a relação sexual anal.[40,45].

ABORDAGEM ESPECÍFICAS DAS QUEIXAS SEXUAIS

A abordagem das disfunções sexuais dos homens cis deve ser feita de acordo com avaliação individual. Aspectos da sorofobia e homofobia internalizada devem ser considerados, assim como a presença de violência. Fatores psíquicos precisam ser afastados e, se necessário, tratados. Questões conjugais como fatores desencadeantes das disfunções sexuais são frequentes e precisam ser investigadas.

Disfunção do desejo sexual hipoativo

Antes de se iniciar a investigação para DDSH, deve-se diferenciar a ausência de desejo da ausência de atração sexual, o que caracterizaria uma identidade sexual, a assexualidade. No DDSH, o sofrimento decorre da expectativa em ter desejo, enquanto na pessoa assexual, o sofrimento decorre da pressão social para que essa pessoa tenha práticas sexuais.

As principais causas de DDSH que precisam ser consideradas são fadiga, depressão, uso crônico de substâncias, abuso de álcool, uso de medicamentos e doenças sistêmicas, raramente disfunções endocrinológicas. É importante avaliar o uso de substâncias lícitas e ilícitas associadas à prática sexual, uma vez que muitos homens gays e bissexuais podem recorrer a esse artifício como forma de aumentar e prolongar o desejo. Se por um lado essas substâncias podem promover experiências sexuais prazerosas, por outro é necessário avaliar o impacto na sexualidade pelo uso contínuo[46].

Deve-se verificar se há falta de sincronia temporal (desejo em momentos diferentes) ou de quantidade (um tem mais desejo do que o outro) entre as parcerias. A diminuição do desejo pode decorrer de certas condições do ato sexual, como anorgasmia ou ejaculação precoce do parceiro ou da própria pessoa, que podem levar ao desinteresse secundário[1]. A dosagem de testosterona matinal deve ser colhida se houver outros sinais de hipogonadismo, como alteração do humor, perda de massa muscular, diminuição do pelo corporal, ginecomastia, fogachos ou infertilidade[47]. Pode ser considerada também a dosagem dos hormônios tireoidianos e prolactina.

A terapêutica é realizada de acordo com a etiologia, que em sua maioria são questões psicológicas ou do relacionamento. A bupropiona é uma alternativa, principalmente nos casos de depressão. A reposição de testosterona pode ser útil, principalmente no hipogonadismo, podendo-se prescrever o undecilato de testosterona ou adesivos, balanceando-se os riscos e benefícios, como hipertrofia prostática e câncer. Na abordagem psicossocial, é importante detectar os fatores determinantes e, se houver uma parceria, muitas vezes é preciso mediar e facilitar a comunicação no relacionamento. A terapia sexual pode incluir exercícios de partilha de fantasias, contos eróticos, focagem de sensações e coito não obrigatório[1].

Disfunção erétil

As causas orgânicas podem ser urológicas (fimose, traumas, hipospadias, infecções), endocrinológicas (diabetes, hiper/hipotireodismo, hiperprolactinemia, hipogonadismo), vasculares (aterosclerose) e neurológicas (neuropatias, lesões nervosas). A presença de ereção matinal exclui causas orgânicas vasculares ou neurológicas[4]. Dentre as causas psíquicas, devem ser avaliadas crenças relacionadas à importância da ereção, homofobia internalizada, problemas com a parceria, depressão ou ansiedade e, caso detectadas, recomenda-se a psicoterapia. A disfunção erétil pode ser secundária à falta de desejo.

Alguns homens apresentam melhora da disfunção erétil com mudanças de hábitos, como melhora da qualidade da dieta, suspensão de tabagismo e aumento de atividades físicas. Se isso não for suficiente, pode ser iniciado tratamento medicamentoso, realizado com inibidores da PDE-5: sildenafil, vardenafil, tadalafil e avanafil. Os efeitos colaterais mais comuns são dores de cabeça e ondas de calor. Deve-se evitar o uso desses medicamentos com *poppers* ou nitratos pelo risco de hipotensão. Em homens que estejam com deficiência de testosterona, está indicada a reposição[47].

Exercícios fisioterápicos para o assoalho pélvico e uso de acessórios podem ser úteis no tratamento da disfunção erétil[48]. Existem dispositivos à vácuo (bombas penianas) que aumentam o ingurgitamento peniano e podem ser associados a anéis para impedir o retorno venoso dos corpos cavernosos e manter a ereção.

A injeção de alprostadil e papaverina intracavernosa é outra alternativa, considerada de segunda linha. É aplicada pela própria pessoa após aprendizado de assepsia e técnicas adequadas. Outra opção é a administração de alprostadil em forma de creme por via uretral[47].

Ejaculação precoce

A ejaculação precoce é tratada com terapia sexual, psicoterapia e farmacoterapia. Reconhecer os sinais prenunciadores da ejaculação e aumento do autocontrole são os principais objetivos. Dentre as técnicas cognitivo-comportamentais, podem-se citar questionamento das crenças inadequadas, relaxamento geral e diferencial (Kegel), espelho e autofocagem, técnica de Semans (*stop-start*) com a mão seca e a mão úmida, técnica da retração escrotal, *squeeze*, recondicionamento masturbatório, focagem das sensações e técnicas de compressão basilar e perineal[1].

O uso de inibidores da recaptação da serotonina, como sertralina, paroxetina ou fluoxetina, podem ser indicados. O álcool e outros depressores do sistema nervoso central, como benzodiazepínicos, não devem ser recomendados, pelo risco de dependência. Há pessoas que utilizam anestésicos locais para redução da sensibilidade peniana, mas se utilizado sem preservativo na penetração anal, há a chance de anestesia do canal anal e risco de lesões. O uso de inibidores da PDE-5 não é indicado nessa queixa[1].

Anorgasmia e ejaculação retardada

As causas psicogênicas são consideradas como principais determinantes. A homofobia internalizada pode ser um fator importante na queixa de anorgasmia em um homem cis gay que tenta se relacionar com mulheres. Há estudos que relacionam a queixa com história de consumo intenso de pornografia[49]. Pessoas que vivem com HIV e têm sorofobia podem ter receio de ejacular e infectar a parceria. Nesses casos, a psicoterapia é a principal recomendação. Padrões de masturbação idiossincráticos podem estar relacionados quando a ejaculação retardada ocorre apenas na penetração, pois alguns estímulos de velocidade e pressão podem ser difíceis de reproduzir[4].

Se a ejaculação retardada for consequência do uso de inibidores seletivos de recaptação da serotonina (ISRS) ou outros medicamentos, pode-se considerar a suspensão desses medicamentos.

Anodispareunia

Indica-se a fisioterapia para o relaxamento dos músculos do assoalho pélvico, com técnicas de massagem, terapia manual, eletroterapia e *biofeedback*. Além disso, orienta-se o uso de lubrificantes à base de água para maior conforto durante a penetração. O uso de anestésicos locais, por tempo limitado e com o intuito de reduzir a expectativa da dor e ansiedade decorrentes, pode ser indicado se afastadas causas para a dor, como fissura anal e outras afecções. A parceria pode utilizar preservativo se não desejar sentir o efeito do anestésico[50].

PESSOAS ASSEXUAIS

A assexualidade é, de acordo com o Coletivo AbrAce, a "ausência total, parcial, condicional ou circunstancial de atração sexual, na qual o sexo não é o referencial primário do desejo e da atração voltados para um relacionamento íntimo por outra pessoa"[51]. Isso não significa que não possam se envolver com outras pessoas, pois a atração sexual não é a única possibilidade. Existe atração romântica, afetiva, intelectual entre outras (ver Capítulo 32 – "Pessoas assexuais").

Pessoas assexuais costumam ser vistas com estranhamento por grande parte da sociedade, pois não se encaixam no padrão da maioria das orientações sexuais. Pela igreja são interpretados como celibatários, o que é um erro, uma vez que celibatários optam por não ter relações sexuais, apesar de sentirem desejo e atração por outras pessoas[52]. Já no meio médico recebem um olhar patologizante, uma vez que a definição de saúde sexual a relaciona com a presença do desejo e a sua diminuição estaria associada a distúrbios.

A versão mais recente do DSM-5 mostra alguns avanços na despatologização da assexualidade, diferenciando-a de disfunções de interesse/excitação sexual feminina (Quadro 1) e disfunções do desejo sexual masculino hipoativo (Quadro 2).

Quadro 1 Exclusão de assexualidade do diagnóstico de disfunção de interesse/excitação sexual feminina

> "[...] Nos casos em que a falta de desejo sexual ao longo da vida for mais bem explicada pela identificação por parte da própria mulher como 'assexual', não se aplica o diagnóstico de disfunção do interesse/excitação sexual feminino."

Fonte: APA, 2013[16].

Quadro 2 Exclusão de assexualidade do diagnóstico de disfunção do desejo sexual masculino hipoativo

> "[...] Se o próprio homem identifica a si mesmo como assexual, o diagnóstico de disfunção do desejo sexual masculino hipoativo não é feito."

Fonte: APA, 2013[16].

Na CID 11, orienta-se que o diagnóstico da patologia deve ser excluído se não houver sofrimento associado. No entanto, o profissional deve estar atento sobre a gênese desse sofrimento, pois em pessoas assexuais ele pode estar presente, não relacionado à sua orientação sexual, mas à leitura patologizante da sociedade e dos saberes médicos quanto à sua identidade sexual. Indivíduos que desconhecem a assexualidade podem se autodeclarar com "problemas" e buscarem ajuda para um possível tratamento que os permita se encaixarem nos padrões da alossexualidade (sentir desejo/atração por outras pessoas)[2].

A investigação da ausência/diminuição do desejo exige alguns questionamentos: tempo de duração – assexuais não têm história de início, pois nunca sentiram atração por outras pessoas; resposta sexual – o ciclo de resposta sexual é o mesmo que em pessoas de outras orientações sexuais; sintomas associados – na assexualidade não há outros sintomas, o que diferencia de patologias que podem cursar com diminuição da libido; uso de medicamentos – alguns remédios podem provocar diminuição do desejo.

A ausência da atração sexual não impede o estímulo sexual[53], ou seja, há manutenção de todas as fases do ciclo da resposta sexual, não havendo impedimento para a vivência do desejo de estimulação[54], como, a prática da masturbação. Pessoas assexuais podem optar por ter relações sexuais por diferentes motivos, como procriar ou agradar a parceria, por exemplo.

Os avanços sobre o tema acontecem de maneira gradativa e desconstroem a compulsoriedade da prática sexual (sexonorma) e a exigência social para o estabelecimento de vínculos românticos (amatonorma). Os saberes médicos devem acompanhar as discussões acerca da assexualidade, compreendendo que não se trata de aversão ou fobia ao sexo. A pessoa assexual possui

Situação da prática	Sugestão de abordagem
Homem cis, casado com sua esposa há 3 anos, procura serviço de saúde para pegar remédio para a sua falta de vontade de ter relações sexuais. Refere que iniciou atividade sexual após o casamento, mas que só o faz para agradar a parceira, que está achando que ele não a ama, pois não a procura. Ele se sente confuso, fala que gosta muito dela, mas não sabe o que acontece. Também refere não sentir atração sexual por outras pessoas ao longo da vida.	O profissional precisa abordar essa pessoa com respeito, entendendo o seu sofrimento, porém ciente da possibilidade de se tratar de uma pessoa LGBTQIA+ e que, portanto, não haveria uma doença. Na anamnese, questionar sobre o tempo de duração da queixa, se existe resposta aos estímulos sexuais, se toma algum medicamento, ou algum sintoma associado. Na ausência de sintomas que indiquem alguma patologia, apresentar a possibilidade de orientação sexual assexual, considerando que a assexualidade é sempre autodeterminada.

libido e vive seu desejo. Sua vivência é acima de tudo, um posicionamento de vida.

CONSIDERAÇÕES FINAIS

A saúde sexual de pessoas LGBA deve ser vista sem o olhar da heteronormatividade e com a compreensão de que todas as práticas sexuais são aceitas na diversidade da saúde sexual do ser humano. Conhecer as especificidades de cada população em relação à saúde e satisfação sexual direciona para um cuidado amplo e inclusivo, com medidas de rastreamento eficazes, assim como seus possíveis tratamentos.

Profissionais de saúde precisam realizar uma abordagem da sexualidade com perguntas diretas e isentas de preconceito, para compreender quem é a pessoa que o procurou e quais as suas demandas. Pessoas são diversas, com vivências, traumas, relacionamentos, doenças e experiências que as fazem seres únicos e que, portanto, não podem ser padronizadas pela sua orientação sexual.

Erros comuns	Como evitá-los
Considerar que mulheres cis lésbicas e bissexuais não fazem "sexo de verdade".	A relação sexual não se resume à relação pênis-vagina. Em se tratando de atração, desejo, afeto e satisfação sexual, qualquer prática deve ser levada em consideração.
Enquadrar a assexualidade como transtorno mental.	Compreender que pessoas assexuais têm uma orientação sexual que deve ser respeitada como qualquer outra. O profissional da saúde deve saber diferenciar a assexualidade da disfunção do desejo sexual hipoativo.
Invisibilizar a prática do sexo anal e não fazer orientações a respeito.	A prática do sexo anal não está relacionada a uma orientação sexual específica e pode ser satisfatória e proporcionar possibilidades de exploração de sensações e do erotismo corporal.

Material complementar

Curta-metragem
- *Infinito enquanto dure* (direção: Sofia Wickerhauser; 2019).

YouTube®
- Entrevistas com Elizabete Oliveira.

Documentários
- *Laranja: uma história sobre assexualidade* (2018).
- *Eu sou Ace* (direção: Isabella Sanches; 2019).

Séries
- *Master of sex* (Amazon Prime®).
- *Special* (Netflix®).

Livros
- *Assexualidades em trânsito*, de Luigi D'Andrea. Metanoia; 2017.
- *Amora*, de Natalia Borges Polesso. Não Editora; 2015.
- *Sexoterapia*, de Ana Canosa. Alta Life; 2019.
- *O kama sutra para homens gays*, de Terry Sanderson. Madras; 2018.
- *Eu + você = nós*, de Lisa Currie. Benvirá; 2014.

Instagram
- telapreta.app (contos eróticos)

Sites
- Coletivo AbrAce
- Lesboteca – A biblioteca das lésbicas – https://lesboteca.com/

Filmes
- *Kinsey – vamos falar de sexo* (direção: Bill Condon; 2004).
- *Terapia do prazer* (direção: Lance Young; 1997).
- *Shortbus* (direção: John Cameron Mitchell; 2006).
- *Desobediência* (direção: Sebastién Lelio; 2017).
- *Elisa e Marcela* (direção: Isabel Coixet; 2019).
- *Carol* (direção: Todd Haynes; 2015).
- *Amor por direito* (direção: Peter Sollett; 2015).
- *Hoje eu quero voltar sozinho* (direção: Daniel Ribeiro; 2014).
- *Moonlight* (direção: Barry Jenkins; 2017).
- *Deixe a luz acesa* (direção: Ira Sachs; 2012).
- *Além da fronteira* (direção: Michael Mayer; 2012).
- *Weekend* (direção: Andrew Haigh; 2011).

Podcast
- Sexoterapia.

REFERÊNCIAS BIBLIOGRÁFICAS

1. Cavalcanti R, Cavalcanti M. Tratamento clínico das inadequações sexuais. São Paulo: Payá; 2019.
2. World Health Organization. International classification of diseases for mortality and morbidity statistics. ICD-11. 2018. Disponível em: https://icd.who.int/browse11/l-m/e (acesso 7 mar 2020).
3. Armstrong HL, Reissing ED. Women who have sex with women: A comprehensive review of the literature and conceptual model of sexual function. Sexual and Relationship Therapy. 2013;28(4):364-99.
4. Lopes Junior A, Amorim APA, Ferron MM. Queixas relacionadas à sexualidade e transformações corporais na transexualidade. In: Gusso G. Lopes JMC, Dias LC. Tratado de medicina de família e comunidade: princípios, formação e prática. 2 ed. Porto Alegre: Artmed; 2019.
5. Antunes PP. Homens homossexuais, envelhecimento e homofobia internalizada. Revista Kairós: Gerontologia. 2017;20(1):311-35.
6. Ciasca SV. Urologia. In: Humes EC, Vieira ME, Fráguas Junior, R. Psiquiatria interdisciplinar. 1 ed. Barueri: Manole; 2016.

7. Sáez J, Carrascosa S. Pelo cu: políticas anais. Belo Horizonte: Letramento; 2016.
8. Rodrigues Júnior O. Parafilias: das perversões às variações sexuais. São Paulo: Zagodoni; 2012.
9. Goldstein. Bespoke Surgical. 2018. Disponível em: https://www.bespokesurgical.com/2018/02/05/anal-sex-prep-practices-gay-men-straight-women-compare/ (acesso 6 mar 2020).
10. Lara LA, Scalco SC, Troncon JK, Lopes GP. A model for the management of female sexual dysfunctions. Rev Bras Ginecol Obstet. 2017;39(4):184-94.
11. Junqueira FR. Abordagem das disfunções sexuais femininas. Rev Bras Ginecol Obstet. 2008;30(6):312-21.
12. Shifren JL. Overview of sexual dysfunction in women: Management. 2020. Disponível em: https://www.uptodate.com/contents/overview-of-sexual-dysfunction-in-women-management?search=hipoactove%20disorder&source=search_result&selectedTitle=4~50&usage_type=default&display_rank=4 (acesso 5 nov 2020).
13. Lara LA. Tratamento farmacológico das disfunções sexuais femininas: uma análise crítica dos efeitos placebo e nocebo. Einstein (São Paulo). 2020;18.
14. Sobecki-Rausch JN, Brown O, Gaupp CL. Sexual dysfunction in lesbian women: a systematic review of the literature. In: Seminars in Reproductive Medicine. 2017;35(5):448-59.
15. Faubion SS, Rullo JE. Sexual dysfunction in women: a practical approach. American Family Physician. 2015;92(4):281-8.
16. American Psychiatric Association. Diagnostic and statistical manual of mental disorders, 5th ed. Washington: APA; 2013.
17. Esawy A. Can a woman with sexual dysfunction take sildenafil citrate? Human Andrology. 2019;9(2):25-33.
18. Amorim JG, Saraiva MA, Romão LMV, Feitosa PWG, Nobre MEP, Neto MLR. Saúde sexual da mulher lésbica: paradigmas e estigmatização. In: Feitosa PWG, Oliveira IC, Pereira IS, Macêdo APS, Neto MRL. Saúde da população LGBTQ+ Iniquidades em saúde pública. Ponta Grossa: Atena; 2020.
19. Iasenza S. Lesbian sexuality post-Stonewall to post-modernism: Putting the "lesbian bed death" concept to bed. J Sex Education and Therapy. 2000;25(1):59-69.
20. van Rosmalen-Nooijens KA, Vergeer CM, Lagro-Janssen AL. Bed death and other lesbian sexual problems unraveled: a qualitative study of the sexual health of lesbian women involved in a relationship. Women & Health. 2008;48(3):339-62.
21. Peixoto MM, Nobre P. A ativação de esquemas de incompetência em resposta a eventos sexuais negativos em mulheres heterossexuais e lésbicas: o papel moderador de traços de personalidade e crenças sexuais disfuncionais. J Sex Res. 2017;54(9):1188-96.
22. Gupta K. Picturing space for lesbian nonsexualities: Rethinking sex-normative commitments through the kids are all right (2010). J Lesbian Studies. 2013;17(1):103-18.
23. Garcia JR, Lloyd EA, Wallen K, Fisher HE. Variation in orgasm occurrence by sexual orientation in a sample of US singles. J Sex Med. 2014;11(11):2645-52.
24. Meana M, Rakipi RS, Weeks G, Lykins A. Sexual functioning in a non-clinical sample of partnered lesbians. J Couple & Relationship Ther. 2006;5(2):1-22.
25. Beaber TE, Werner PD. The relationship between anxiety and sexual functioning in lesbians and heterosexual women. J Homosexuality. 2009;56(5):639-54.
26. de Sousa AC, Lima MA. Tribulus terrestris Linn as treatment of menopause symptoms: a systematic review. Revista Fitos. 2019;13(2):195-203.
27. Lemos Júnior HP, Lemos ALA, Lemos LMD. Tribulus terrestris. Diagnóstico e tratamento. 2011;16(4):170.
28. Gruenwald I, Lauterbach R, Gartman I, Aharoni S, Lowenstein L. Female sexual orgasmic dysfunction and genital sensation deficiency. J Sex Med. 2020;17(2):273-8.
29. Piassarolli VP, Hardy E, Andrade NF, Ferreira ND, Osis MJ. Treinamento dos músculos do assoalho pélvico nas disfunções sexuais femininas. Rev Bras Ginecol Obstet. 2010;1.
30. Brasill AP, Abdoll CH. Transtornos sexuais dolorosos femininos. Diagn Tratamento. 2016:89-92.
31. Mao L, Newman CE, Kidd MR, Saltman DC, Rogers GD, Kippax SC. Original research-men's sexual health: self-reported sexual difficulties and their association with depression and other factors among gay men attending high HIV-caseload general practices in Australia. J Sex Med. 2009;6(5):1378-85.
32. Kuyper L, Vanwesenbeeck I. Examining sexual health differences between lesbian, gay, bisexual, and heterosexual adults: The role of sociodemographics, sexual behavior characteristics, and minority stress. J Sex Res. 2011;48(2-3):263-74.
33. Rich A. Compulsory heterosexuality and lesbian existence. Signs: Journal of women in culture and society. 1980;5(4):631-60.
34. Colling L. O que perdemos com os preconceitos. Revista CULT – Edição Especial. São Paulo. 2015;18(6):41.
35. Borrillo D. História e crítica de um preconceito. São Paulo: Autêntica; 2010.
36. Hirshfield S, Chiasson MA, Wagmiller RL Jr, Remien RH, Humberstone M, Scheinmann R, et al. Sexual dysfunction in an internet sample of U.S. men who have sex with men. J Sex Med. 2010;7(9):3104-14.
37. Souto BG, Kiyota LS, Bataline MP, Borges MF, Korkischo N, Carvalho SB. O sexo e a sexualidade em portadores do vírus da imunodeficiência humana. Rev Bras Clin Med. 2009;7(1):188-91.
38. Cove J, Petrak J. Factors associated with sexual problems in HIV-positive gay men. Int J STD & AIDS. 2004;15(11):732-6.
39. Shindel AW, Horberg MA, Smith JF, Breyer BN. Sexual dysfunction, HIV, and AIDS in men who have sex with men. AIDS patient care and STDs. 2011;25(6):341-9.
40. Peixoto MM, Nobre P. Prevalence of sexual problems and associated distress among gay and heterosexual men. Sexual and Relationship Therapy. 2015;30(2):211-25.
41. Levitan J, Quinn-Nilas C, Milhausen R, Breuer R. The relationship between body image and sexual functioning among gay and bisexual men. J Homosexuality. 2018;28.
42. Bancroft J, Carnes L, Janssen E, Goodrich D, Long JS. Erectile and ejaculatory problems in gay and heterosexual men. Arch Sex Behav. 2005;34(3):285-97.
43. Diehl A, Vieira DL. Sexualidade: do prazer ao sofrer. São Paulo: Grupo Gen-Editora Roca Ltda.; 2000.
44. Marques FZ, Chedid SB, Eizerik GC. Resposta sexual humana. Revista de Ciências Médicas. 2012;17(3/6).
45. Grabski B, Kasparek K. Sexual Anal pain in gay and bisexual men. In: Search of explanatory factors. J Sex Med. 2020;28.
46. Nimbi FM, Ciocca G, Limoncin E, Fontanesi L, Uysal ÜB, Flinchum M, et al. Sexual desire and fantasies in the LGBT+ Community: a focus on bisexuals, transgender, and other shades of the rainbow. Current Sexual Health Reports. 2020;18:1-8.
47. Khera M. Treatment of male sexual dysfunction. 2020. Disponível em: https://www.uptodate.com/contents/treatment-of-male-sexual-dysfunction?search=sexual%20disfunction%20treatment&source=search_result&selectedTitle=1~150&usage_type=default&display_rank=1 (acesso 5 nov 2020).
48. Dorey G, Speakman MJ, Feneley RC, Swinkels A, Dunn CD. Pelvic floor exercises for erectile dysfunction. BJU International. 2005;96(4):595-7.
49. Dwulit AD, Rzymski P. The potential associations of pornography use with sexual dysfunctions: an integrative literature review of observational studies. J Clin Med. 2019;8(7):914.
50. Rosenbaum TY, Owens A. Continuing medical education: the role of pelvic floor physical therapy in the treatment of pelvic and genital pain-related sexual dysfunction (CME). J Sex Med. 2008;5(3):513-23.
51. Coletivo ABRACE. Disponível em: https://linktr.ee/coletivoabrace (acesso 8 mar 2020).
52. Oliveira ER. Minha vida de ameba: os scripts sexo-normativos e a construção social das assexualidades na internet e na escola. [Tese]. São Paulo: Universidade de São Paulo; 2015.
53. Bogaert AF. Understanding asexuality. Rowman & Littlefield; 2015.
54. Dos Santos TP, de Carvalho GM. Assexualidade: orientação ou disfunção sexual?/Assexuality: sexual orientation or dysfunction?. Braz J Health Rev. 2019;2(4):2709-28.

Satisfação e saúde sexual de pessoas trans e intersexo

Denise Leite Vieira
Ariadne Ribeiro Ferreira
Alexander Salcedo Ballestrin
Denny Tavares da Silva

 Aspectos-chave

- Os conceitos de "disfunção" sexual são afunilados a partir de uma lógica endossexocisheteronormativa patriarcal e não são apropriados para abordar a qualidade de vida sexual das pessoas trans e intersexo.
- O estresse de minoria é um fator importante que pode comprometer a saúde sexual, incluindo o desejo, a excitação e o orgasmo de pessoas trans e intersexo.
- No imaginário popular, há muita especulação e curiosidade sobre as práticas sexuais das pessoas não cis e não heterossexuais; entretanto, ainda é escassa a literatura científica sobre prazer, satisfação e qualidade de vida sexual das pessoas trans e intersexo.
- A falta de conhecimento, o preconceito e a discriminação ainda são os maiores empecilhos para a promoção e a provisão de cuidados de saúde sexual para as pessoas LGBTQIA+.

INTRODUÇÃO

A diversidade humana tem particularidades e semelhanças, com maior ou menor grau de vulnerabilidades e estratégias de enfrentamento. Todas as pessoas, incluindo trans e intersexo, ao viverem em sociedade, são bombardeadas pelos padrões culturais e estéticos de expressões, performance e papéis sociais, sexuais e de gênero.

As pesquisas na área das diversidades sexuais e de gênero vem ganhando mais visibilidade e corpo. Entretanto, há mais estudos sobre comportamentos sexuais, vulnerabilidades para infecção de HIV e outras infecções sexualmente transmissíveis (IST), função sexual pós modificações corporais (geralmente sobre mulheres trans pós cirurgia genital), do que propriamente sobre prazer, satisfação, saúde e qualidade de vida sexual das pessoas trans e intersexo. A literatura científica sobre essas populações ainda é escassa quando comparada a de pessoas endossexo (pessoas não intersexo) cis heterossexuais. Os achados dos estudos variam bastante conforme a amostra, desenho e termos utilizados. Satisfação é diferente de função ou comportamento sexual, pois, embora seja um conceito mais subjetivo, é mais abrangente e integrativo[1].

IMAGEM CORPORAL

Ter imagem corporal positiva sobre si, boa autoestima e satisfação com o corpo são importantes para a qualidade de vida das pessoas[2,3]. Há pessoas trans e intersexo que apresentam uma forte sensação de desconforto/inadequação com o próprio corpo e/ou genitália e sofrem com isso, enquanto outras se sentem confortáveis com seus corpos e seu funcionamento, sem afetar como elas se reconhecem na vivência de gênero e sua qualidade de vida sexual.

Muitas pessoas trans e intersexo têm dificuldade de falar sobre aspectos corporais, de saúde sexual e reprodutiva. Isso pode postergar a busca de ajuda profissional e cuidados de saúde. Elas sofrem caladas pelo constrangimento que sentem ao abordar esses assuntos como uma lembrança de um gênero com o qual não se reconhecem, que alguns órgãos não são ou não funcionam como gostariam (Quadro 1).

Quadro 1 Trecho de relato de uma pessoa transmasculina sobre seu desconforto ao abordar saúde sexual e reprodutiva[4]

> "[...] porque (como homem trans) falar em saúde reprodutiva significa que você não está falando de pênis, está falando de ovários, útero, trompas de falópio, cérvix, cavidade vaginal. Você está falando de órgãos reprodutivos 'femininos.'"
> Aydian Dowling

Pessoas trans e intersexo relatam que expor o próprio corpo e como ele funciona, sentirem-se desejadas, atraentes, mostrarem-se, serem tocadas, envolverem-se e terem práticas sexuais pretendidas são expectativas da expressão do gênero vivenciado e das modificações corporais. Essas situações são importantes para a autoestima, satisfação corporal, relacionamentos afetivos e sexuais[5-7]. O desconforto com a autoimagem corporal pode gerar muita ansiedade e angústia. Ter uma vida sexual saudável pode ser um desafio para muitas pessoas trans e intersexo[5-6].

Em pessoas intersexo, a imagem corporal e a autoestima positivas estão associadas à maior abertura sobre a realidade intersexo, menor vergonha e menor gravidade de ansiedade e depressão[8]. A timidez sexual, o desconforto com a forma, a aparência e o funcionamento do corpo e dos genitais, o medo de se sentirem rejeitadas ou constrangidas são alguns dos fatores que dificultam que essas pessoas aproveitem de sua sexualidade, e vivenciem sentimentos românticos e eróticos. Isso, porém, não quer dizer, que não possam ter desejo, habilidade ou capacidade para sentir prazer e atingir orgasmo, tanto por autoestimulação quanto por contato com parceria[9].

PESSOAS TRANS

O termo pessoas trans será usado para se referir a travestis, mulheres transexuais, pessoas transfemininas, homens trans, pessoas transmasculinas e pessoas de gênero não binário. Os termos pessoas transfemininas e transmasculinas serão utilizados quando em referência por gênero das identidades supracitadas. Embora as diversidades e variabilidades de gênero não sejam algo novo e as pessoas trans considerem a sexualidade importante[10] e sejam sexualmente ativas[11], os estudos pouco têm focado na satisfação e na qualidade de vida sexual[12]. Grande parte aborda o funcionamento sexual após cirurgia genital (na maioria em relação às mulheres trans); entretanto, é importante compreender a vivência da identidade e da expressão de gênero, a transição social e o funcionamento sexual antes, durante e depois das modificações corporais (por meio de hormonização, procedimentos cirúrgicos e outros) para orientar o cuidado que as pessoas podem precisar para manter ou restabelecer a saúde sexual[5].

As experiências afetivas, românticas e sexuais também são vivenciadas pela população jovem. Um estudo com adolescentes trans (antes de procedimentos de "afirmação de gênero") mostrou que 77% já tinham se apaixonado, 51% tinham tido relacionamentos afetivos, 26% trocaram carícias sem roupas e 5% tiveram relações sexuais, ressaltando que a população trans jovem é romântica e sexualmente ativa, porém em menor grau e valoriza menos as relações sexuais em comparação à população geral da mesma faixa etária. Pessoas transmasculinas relataram ter tido mais fantasias sexuais, beijos e carícias. Quanto às relações sexuais, as pessoas transfemininas relataram mais experiências[11].

Em decorrência da literatura científica incipiente na abrangência dessa temática, parte das questões apresentadas e discutidas aqui advêm de relatos da experiência de pessoas trans e intersexo.

OBJETIFICAÇÃO E VIOLÊNCIA

Pessoas trans são comumente objetificadas e fetichizadas, e nessa perspectiva, muitas pessoas cis as procuram apenas para relações sexuais[12]. Como consequência da transfobia, pessoas trans muitas vezes são rejeitadas e sofrem violência (incluindo assassinatos) ao informarem a transgeneridade a potenciais parcerias sexuais e/ou afetivas. A vivência prévia (ou o medo) de violência e rejeição são fatores relevantes de estresse de minoria. Segundo relatos, homicídios de mulheres trans são frequentemente atribuídos à raiva dos homens cis heterossexuais transfóbicos ao perceberem que a pessoa por quem eles demonstraram interesse romântico ou sexual era uma pessoa trans[12].

Muitos dos receios, questionamentos, estigma, fetichização, medo de rejeição e de violência mencionados acima também são relatados pelos homens trans, e podem afetar na abertura para novas experiências, conhecer pessoas, e se (ou deixar-se) envolver afetiva e/ou sexualmente. As violências, incluindo a objetificação, interferem na construção da autoestima das pessoas trans que podem temer o envolvimento afetivo ou, por outro lado, se submeter a relacionamentos abusivos (ver Capítulo 23 – "Abordagem da violência na prática clínica").

MODIFICAÇÕES CORPORAIS E QUALIDADE DE VIDA SEXUAL

Travestis, mulheres transexuais e pessoas transfemininas

O uso de antiandrógenos (bloqueadores da testosterona) e/ou estrógenos pode afetar a resposta sexual, como diminuição de libido e dificuldade para ter ou manter a ereção. Esse efeito "colateral" é desejado por várias pessoas transfemininas. Para algumas pessoas transfemininas que não se submeteram a procedimento cirúrgico genital, ter resposta sexual de excitação (ereção) pode ser desejável e prazeroso, para outras pode ser muito desconfortável e constrangedor. Há relatos de que algumas querem fazer o uso desses hormônios exatamente para não ter ereção, nem volume ejaculatório. Uma revisão sistemática mostrou que cerca de 63% das mulheres trans relatam melhora no funcionamento sexual depois do uso de hormônios e algum tipo de cirurgia para modificação corporal13. O modelo de Basson[14], discutido no Capítulo 34 – "Abordagem da saúde sexual de pessoas LGBTQIA+", apresenta que vários fatores estão envolvidos nessa prontidão e satisfação da atividade sexual, além da questão hormonal e/ou do desejo espontâneo. Será que hormônios sexuais causariam formas de desejo diferentes? E a pessoa transfeminina em uso de estrógenos e antiandrógenos poderia sintonizar a libido de forma diversa?

Um estudo sobre prevalência de dificuldades sexuais (incluindo disfunções) entre pessoas trans sexualmente ativas, mostrou que 69% das pessoas transfemininas relataram pelo menos uma disfunção sexual. As prevalências de disfunções sexuais variaram de 6 a 29%, conforme Tabela 1[5], e foram mais altas do que as referentes à variabilidade da função sexual sem sofrimento, que variaram de 1 a 25%. As queixas (juntando os registros de "disfunção sexual" e "variabilidade de função sexual sem sofrimento") citadas pelas mulheres foram: baixo desejo sexual (45%); dificuldade para atingir o orgasmo (43%);

dificuldade para iniciar e/ou buscar contato sexual (39%); medo de contatos sexuais (31%); dificuldades para ficar excitada (31%); dor durante a relação sexual (29%); ausência de ejaculação (29%); aversão à atividade sexual (24%); dor depois da relação (23%); e desejo sexual intenso demais (10%)[5].

Tabela 1 Disfunções sexuais entre os grupos de pessoas transfemininas, divididas por procedimentos para modificações corporais[5]

Disfunções sexuais	Total na amostra	Grupos		
	(%)	NP (%)	UH (%)	VA (%)
Dificuldades para iniciar ou buscar contato sexual	26	40	34,1	23
Aversão à atividade sexual°	**12**	**20**	**20***	**9,1***
Medo de contato sexual	21	33,3	18,8	20,8
Dificuldades de ficar excitada*	**20**	**33,3**	**32,6***	**15,9***
Dificuldades para atingir orgasmo	29	46,7	29,2	28,8
Ejaculação indesejada	9	7,1	9,3	2,2
Ausência de ejaculação	18	35,7	15,4	14,3
Baixo desejo sexual°	**20**	**14,3**	**32,7***	**18,3***
Desejo sexual intenso demais°	**6**	**18,8**	**6,5**	**4,5**
Dor durante a relação sexual	16	28,6	**11,4***	**27,1***
Dor após a relação sexual	16	30,8	9,1	16,7

Total na amostra: toda a população pesquisada, juntando os três grupos; NP: nenhum procedimento para modificação corporal; UH: uso de hormônios e opcionalmente procedimentos cirúrgicos não genitais; VA: uso de hormônios, vaginoplastia e outras cirurgias. Níveis de significância: * $p < 0,05$ e ° $p < 0,10$. Os níveis de significância nas colunas dos "Grupos" representam diferença significante entre os grupos UH e VA. O nível de significância na coluna "Disfunções sexuais" refere-se às diferenças encontradas entre todos os 3 grupos (NP; UH; VA). Todas as diferenças, independentemente do nível de significância, estão identificadas em negrito. Fonte: adaptado de Kerckhof et al., 2019[5].

Em relação a procedimentos cirúrgicos, as pessoas transfemininas que se submeteram à cirurgia genital (vaginoplastia) relataram estar mais satisfeitas com sua vida sexual; menor frequência de baixo desejo e aversão sexual; menor dificuldade de excitação do que as que fizeram hormonização e outros procedimentos cirúrgicos, mas não de genital[5].

Pessoas transfemininas que fizeram a cirurgia genital com retirada das gônadas relatam menos desejo sexual, porém mais qualidade de vida sexual, com mais prazer e satisfação. Entre mulheres que se submeteram à vaginoplastia, 32% reportaram medo de se machucar durante os contatos sexuais; sangramento durante ou após relação sexual (14%) e contrações vaginais dolorosas (9%) (sem especificação do tipo de prática sexual, se com ou sem penetração). Ejaculação indesejada foi uma queixa de 12% das mulheres que não fizeram a cirurgia genital[5].

Homens trans e pessoas transmasculinas

A elevação da testosterona com a supressão dos níveis de hormônio luteinizante (LH) pode aumentar a intensidade e a frequência do desejo, a excitabilidade e a percepção de necessidade de prática sexual. Além disso, o uso de testosterona é um instrumento de modificação corporal para aqueles que desejam seus efeitos masculinizantes sobre as características sexuais secundárias. Isso aumenta a satisfação com o próprio corpo e, consequentemente, melhora a qualidade de vida sexual[3,15].

O uso prolongado de testosterona pode causar atrofia da região genital (canal vaginal) e útero, e provocar sangramento e dor durante ou após a relação sexual. Dor intensa na região pélvica após orgasmo pode estar associada ao uso de testosterona. Há relatos de homens que, pelo uso da testosterona (por meses ou anos), passaram a sofrer com dor intensa após orgasmo (com variação de alguns minutos até 24 horas), o que levou vários deles à histerectomia (Quadro 2)[4,16].

Quadro 2 Relato de queixa sexual após o uso de testosterona

> "[...] no pico do orgasmo, onde eu deveria estar sentindo um dos prazeres mais bonitos da natureza, eu sinto como se fossem enfiadas e torcidas duas facas na região pélvica [...] Isso é muito perturbador para a experiência sexual; que me faz, em certo ponto, não querer necessariamente engajar em atividade sexual, pois é extremamente doloroso e me faz sentir desconfortável, assim como à minha parceira, que está tentando me fazer sentir prazer e o melhor prazer da natureza, e isso sempre, todas as vezes, leva à dor [...]"
>
> Aydian Dowling

Fonte: Transgender Trend, 2019[4].

Em relação à prevalência de dificuldades sexuais entre pessoas transmasculinas, o estudo de Kerckhof et al. mostrou que dos homens sexualmente ativos, 54% relataram pelo menos uma queixa sexual (incluindo disfunção). As queixas (juntando os registros de "disfunção sexual" e "variabilidade de função sexual sem sofrimento") citadas pelos homens foram: dificuldade em iniciar e/ou buscar contato sexual (46%); medo de contatos sexuais (35%); desejo sexual intenso demais (25%); dificuldade para atingir o orgasmo (22%); aversão à atividade sexual (22%); baixo desejo sexual (21%); dor durante a relação sexual (18%); dificuldade para ficar excitado (16%); ausência de ejaculação foi um incômodo relatado por 11% dos homens; e dor depois da relação por 11%[5].

Tabela 2 Disfunções sexuais entre os grupos de pessoas transmasculinas, divididas por procedimentos para modificações corporais[5]

Disfunções sexuais	Total na amostra (%)	Grupos NP (%)	MA (%)	ME (%)	FA (%)
Dificuldades para iniciar ou buscar contato sexual	32	42,9	35,2	16,7	21,4
Aversão à atividade sexual°	**11**	**28,6**	**12,1**	**22,2**	**3**
Medo de contato sexual	22	28,6	22,1	44,4	18,2
Dificuldades de ficar excitado	10	28,6	9,7	11,1	5,4
Dificuldades para atingir orgasmo*	**15**	**42,9**	**12,4**	**11,1**	**13,5**
Ausência de ejaculação	8	0	7,3	33,3	0
Baixo desejo sexual	9	42,9	9,5	0	9,6
Desejo sexual intenso demais	14	16,7	12,6	12,5	14,7
Dor durante a relação sexual	12	16,7	12,6	20	7,1
Dor após a relação sexual	7	0	4,6*	0	17,9*

Total na amostra: toda a população pesquisada, juntando os quatro grupos; NP: que não fizeram nenhum procedimento médico para modificação corporal; MA: uso de hormônios, mamoplastia masculinizadora, e opcional ovariohisterectomia; ME: uso de hormônios, mamoplastia masculinizadora, ovariohisterectomia e metoidioplastia; FA: uso de hormônios, mamoplastia masculinizadora, ovariohisterectomia e faloplastia. Níveis de significância: * p < 0,05 e ° p < 0,10. Os níveis de significância nas colunas dos "Grupos" representam diferença significativa entre os grupos (MA e FA). O nível de significância na coluna "Disfunções sexuais" refere-se às diferenças encontradas entre todos os 4 grupos (NP; MA; ME e FA). Todas as diferenças, independentemente do nível de significância, estão identificadas em negrito. Fonte: adaptada de Kerckhof, 2019[5].

Algumas pessoas transmasculinas com mamas costumam ter desconforto com o corpo e não tiram a camisa e/ou o *binder* (peça de vestuário ou faixa elástica usada apertada para disfarçar o volume das mamas), nem se deixam tocar durante a relação sexual, o que pode comprometer a qualidade da vida sexual[3]. Entretanto, a mamoplastia masculinizadora pode favorecer a satisfação e o prazer com maior uso do tórax e interação corporal durante o contato sexual[10].

As maiores motivações para as cirurgias genitais (faloplastia e metoidioplastia) são a confirmação da identidade, urinar em pé, acesso a banheiros públicos e possibilitar a penetração na relação sexual (especialmente com o implante de prótese peniana). Os resultados pós-cirúrgicos tendem a ser satisfatórios quanto à aparência dos genitais e seu maior uso nas relações sexuais, tanto na masturbação quanto com parceiras. Os problemas na função urinária são prevalentes, o que pode impactar na vida sexual, tanto após faloplastia quanto metoidioplastia com ou sem uretroplastia. Os que fizeram a metoidioplastia relataram maior satisfação sexual, menores taxas de complicações, melhor sensação fálica, embora a penetração seja menos frequentemente possível. Excitabilidade, sensação e prazer sexual, além do interesse por sexo foram os aspectos que mais melhoraram depois da cirurgia[17].

O maior conforto com o corpo propicia maior entrega, interação e satisfação no contato sexual, que pode estar relacionado com melhora da autoestima e afirmação da masculinidade. Um estudo sobre diferenças entre pré e pós-operatório mostrou que, depois dos procedimentos cirúrgicos, houve aumento na proporção de homens que usavam o tórax e a genitália (de 30 e para 40%; de 31 para 78%, respectivamente) e gostavam de usá-los durante a relação sexual (de 22 para 50%; 14 para 72%). Houve aumento da satisfação com a aparência genital e melhora do funcionamento, iniciativa, excitabilidade, prazer e sensação sexuais. Houve tendência de maior satisfação com a função sexual com a metoidioplastia (63,5%) do que após a faloplastia (28%). Sensação fálica e incapacidade de penetração impactaram negativamente no bem-estar sexual[10].

Em um estudo entre os homens que se submeteram a procedimentos cirúrgicos genitais (metoidioplastia ou faloplastia), 19% reportaram medo de se machucar durante contato sexual e 3% relataram sangramento durante ou após a relação sexual; e entre os que não fizeram nenhuma cirurgia genital, 6% relataram a ocorrência de contrações vaginais dolorosas (sem especificação do tipo de prática sexual, se com ou sem penetração)[5].

PESSOAS INTERSEXO

Estudos sobre a população intersexo geralmente têm amostras pequenas e são sobre aspectos físicos, psicológicos e de resultados de cirurgias genitais, mas não exatamente sobre seus desfechos na qualidade de vida sexual. Não há muitos estudos sobre saúde sexual entre pessoas intersexo, provavelmente porque muitas não sabem de sua condição, e as que sabem podem se sentir constrangidas em participar de pesquisas pelo medo de estigmatização. Frequentemente recusam exames físicos devido à vergonha e a experiências traumáticas anteriores[18].

Um estudo brasileiro com 173 pessoas intersexo, atendidas em um serviço terciário com equipe multidisciplinar, mostrou correlação positiva entre performance sexual e qualidade de vida (QV). A performance representou apenas 4% de variabilidade do escore geral de QV, sugerindo que este é mais influenciado por variáveis como saúde geral, sentimentos positivos, espiritualidade, religião e crenças pessoais. Acompanhamento médico e psicológico iniciados mais cedo e por períodos mais longos têm importante impacto na autoaceitação da realidade intersexo e QV na idade adulta[19].

Em pesquisa com 59 mulheres com síndrome de insensibilidade androgênica completa sexualmente ativas, 90% relataram dificuldades sexuais, sendo as mais prevalentes: baixa frequência de atividade sexual (66%), problemas vaginais relacionados à penetração (59%), dificuldades de comunicação (51%) e evitação de relações sexuais (49%). Apesar disso, a maioria relatou satisfação sexual (86%)[20]. É digna de nota a incongruência entre o número de mulheres que, apesar de relatarem queixas relacionadas à prática sexual, afirmam satisfação. Em alguma medida, esses números podem indicar a relação entre o tabu que envolve o tema da sexualidade e a dificuldade de comunicação como reflexo do segredo em torno da realidade intersexo.

As queixas sexuais mais frequentes em pessoas com cariótipo XXY, segundo um estudo com 23 homens foram: disfunção erétil (22,7%), ejaculação precoce (9,5%), ejaculação retardada (9,5%) e desejo sexual hipoativo (60,9%), sendo este último o único com diferença significativa quando comparados com os outros 1.363 homens XY. As disfunções sexuais apresentadas pelos homens XXY eram mais associadas ao estado hipogonadal subjacente do que às alterações cromossômicas, tamanho da amígdala ou sistema límbico, pois apresentaram maiores níveis de hormônio folículo estimulante (FSH) e LH, menores níveis de testosterona total e menor volume testicular do que os participantes sem a condição[21]. Cariótipo XXY estava associado a maior probabilidade de volume ejaculatório reduzido e a encaminhamento para serviço de andrologia[21].

CIRURGIAS E IMPACTO NA QUALIDADE DE VIDA SEXUAL

Importante enfatizar que cirurgias desnecessárias para "normalizar" o aspecto da genitália para que se encaixe no padrão binário, geralmente realizadas precocemente na infância, sem que a pessoa tenha idade suficiente para entender, escolher e/ou consentir tais procedimentos, podem causar prejuízos permanentes e, muitas vezes, irreversíveis para a vida dessas pessoas, tanto em relação à identidade de gênero, imagem corporal, funcionamento e saúde sexual, e qualidade de vida de maneira geral. Segundo Vieira: "O corpo intersexo provoca a biomedicina cujo padrão biológico está restrito a uma genitália de aparência "normal" que segue um conjunto de regras para detectar o gênero de uma criança, haja vista que é necessário disciplinar corpos e erigir padrões estéticos segundo uma tecnologia médica, como aponta Foucault em vários de seus escritos, que podem decidir a que sexo a criança deverá ser colocada. O padrão adotado, no entanto, esquece a funcionalidade do órgão sexual que se apresenta diante do médico"[22].

Muitas pessoas intersexo podem se reconhecer como pessoas trans. Em estudo com 1.040 pessoas intersexo, 5,1% (N = 47) do total de respondentes relataram "mudança" de gênero em relação ao que fora previamente designado a elas, ou seja, elas não se reconheciam com o que fora atribuído a elas (esse número é mais alto entre pessoas intersexo em comparação à população geral); e dessas, 80% "transicionaram" antes da puberdade[23].

Embora se tenha conhecimento dos possíveis prejuízos em consequência de tais cirurgias e que a satisfação sexual pode ficar comprometida, profissionais hesitam em desaconselhar tais procedimentos nas crianças recém-nascidas[9]. A maioria das cirurgias em pessoas intersexo na infância desconsidera a perspectiva pessoal e subjetiva de identidade de gênero (ou do efeito sobre sua identidade) e qualidade de vida. A maior parte dos procedimentos tem como objetivo "feminizar" a aparência da genitália, geralmente pela remoção de partes do clitóris ou falo para reduzir seu tamanho[9]. Muitas mulheres intersexo se mostram mais insatisfeitas com a neovagina do que as mulheres trans[9], o que reafirma a ideia de que as cirurgias não são a melhor solução para as pessoas intersexo[20].

As cirurgias clitoridianas podem danificar nervos que passam pela glande do clitóris e mesmo permanecendo incerta a relação das diferentes partes do complexo clitoridiano e a extensão de possíveis prejuízos no funcionamento sexual pelo risco de reduzir ou anular a capacidade sensorial e sensibilidade erógena, ainda são largamente realizadas no Brasil. A Resolução n. 1.664/2003, do Conselho Federal de Medicina, há 17 anos sem revisão, ainda percebe a realidade intersexo como uma anomalia da diferenciação sexual e estabelece a investigação precoce objetivando "uma definição adequada de gênero e tratamento em tempo hábil", mesmo quando a maioria dos casos não se caracteriza como emergência médica tampouco haja necessidade cirúrgica[24].

O funcionamento sexual pode ficar muito comprometido pelo desconforto com a aparência dos genitais e autoimagem negativa levando à uma timidez ou inibição para contatos sexuais, e menor frequência de atividade sexual[9,25]. Por exemplo, pessoas com hipospádia podem desejar cirurgias por estética e/ou função devido a inibição no contato sexual por constrangimento com a aparência do pênis[25]. Pessoas que se identificam como mulheres relatam menor sensibilidade erógena associada a dificuldades de comunicação e evitação de contato sexual, também devido à insatisfação com a aparência genital[9].

Além da estética, outros aspectos podem influenciar a satisfação e o funcionamento sexual como sensibilidade erógena, canal vaginal curto ou inexistente, cicatrizes devido às várias cirurgias genitais (clitoridianas, vaginais ou penianas) e tamanho do falo[12,25].

Estudo com pessoas intersexo (n = 39) comparou dois grupos: pessoas submetidas à cirurgia clitoridiana (n = 28) e não submetidas (n = 11). Das 28 sexualmente ativas, independentemente de terem ou não sido submetidas à cirurgia de clitóris, todas se queixaram de dificuldades sexuais. As que foram submetidas à cirurgia clitoridiana relataram maior taxa de insensibilidade erógena (78%) e incapacidade de atingir o orgasmo (39%) comparadas às que não passaram por procedimentos cirúrgicos (20 e 0%, respectivamente)[9].

Em recente revisão sistemática da literatura sobre satisfação sexual em pessoas 46,XX com atipia na formação da genitália interna (síndrome de Mayer-Rokitansky-Küster-Hauser), foram encontradas muitas complicações de diversas intervenções cirúrgicas e não cirúrgicas que afetam a atividade e a satisfação sexual: obstrução do duto urinário; fístula vaginal para o reto; estenose do duto vaginal; infecção urinária; infecção no local da cirurgia; perfurações no reto; sangramento durante a relação sexual; lesão, granulação e infecção na vagina; pólipo, hérnia e adesão da parede vaginal; contrações do canal vaginal; abscesso uterino e abdominal; dispareunia; retenção de líquido na vagina, prolapso mucoso, secreção e odor vaginal incomum e desagradável[26].

Um estudo demonstrou que mulheres intersexo (cariótipo X0 e outras formas de hipogonadismo congênito) apresentam piores escores nos domínios físicos na escala de qualidade de vida do que pessoas endossexo da mesma faixa etária. Entretanto, entre as pessoas com cariótipo X0, o prejuízo sexual não se mostrou correlacionado a fatores genéticos ou hormonais específicos. Entre as pessoas com cariótipo X0, dificuldades de excitação foram a principal queixa, enquanto as pessoas com hipogonadismo congênito relataram prejuízos em quase todos os domínios sexuais, como excitação, orgasmo e dor[27].

Pessoas intersexo têm o direito de serem informadas sobre seu estado intersexo, sobre intervenções cirúrgicas ou medicamentosas (incluindo uso de hormônios) prévias, atuais ou futuras, e podem ser beneficiadas por cuidado com abordagem interdisciplinar e aconselhamento ou acompanhamento psicológico para dirimir dificuldades e sofrimento tanto em relação à satisfação, saúde sexual e reprodutiva quanto às possíveis questões sobre gênero. Haja vista que mesmo pessoas que não querem "transicionar" podem ter dúvidas sobre seu gênero e podem ter dificuldade para falar sobre esses sentimentos, além do processo terapêutico poder propiciar melhor qualidade de vida[9,19,23].

CONSIDERAÇÕES FINAIS

É importante considerar que as pessoas podem, se assim o desejarem, ter atividade sexual prazerosa fora dos padrões endossexocisheteronormativos patriarcais, ao ter abertura para o diferente, para explorar, se apropriar e ter satisfação com o próprio corpo, descobrir áreas e estimulações erógenas, desconstruir papéis sexuais e de gênero típicos, reinventar, trocar, interagir e se divertir[10].

Em relação a intervenções permanentes para modificações corporais, quando desejadas e consentidas pela pessoa, para melhorar a autoestima, expressão e performance social ou satisfação sexual, deve-se refletir com cautela sobre as expectativas em relação aos novos contornos e funções corporais que podem ser idealizadas sem considerar possíveis desfechos insatisfatórios ou cuja importância foi superestimada, tanto da perspectiva individual quanto em relação às interações pessoais e ambiente social.

Erros comuns	Como evitá-los
Pressupor gênero e sexualidade de pessoas intersexo.	Compreender que pessoas intersexo podem ter diferentes gêneros e sexualidades.
Perpetuar a crença comum sobre a existência de dois sexos biológicos.	Normalizar o termo intersexo e a existência de um número maior de corporalidades possíveis.
Todos os estados intersexo precisam de cirurgia.	Reconhecer que a grande maioria das diferenciações anatômicas genitais não oferecem risco à vida.
Pressupor que a pessoa trans tenha necessidade de ser encaminhada para serviços de IST/HIV/AIDS sem que tenha surgido a demanda.	A escuta qualificada possibilita qualquer tipo de referenciamento, inclusive um diálogo aberto sobre dados epidemiológicos e tecnologias de prevenção disponíveis.
Para ser considerada uma pessoa trans, a pessoa precisa querer cirurgia genital.	A identidade é autodeclarada e a vivência de gênero como a pessoa se reconhece pode ou não resultar no desejo de modificações corporais, incluindo genitoplastia.
Inferir que exista um protocolo universal de cuidados em saúde para todas as pessoas trans.	Todo o cuidado em saúde deve ser singularizado, compreensivo e adaptado ao contexto.

Material complementar

Filmes e séries

- *Pose* (2018) – série Netflix®.
- *Revelação* (direção: Sam Feder; 2020).
- *Paris is burning* (direção: Jennie Livingston; 1990).
- *Sense 8* (2015) – série Netflix®.
- *Uma mulher fantástica* (direção: Sebastián Lelio; 2017).
- *Sex education* (2019) – série Netflix®.
- *Uma criança como Jake* (direção: Silas Howard; 2018).
- *Eu sou jazz* (2015) – série Canal TLC®.
- *XXY* (direção: Lucia Puenzo; 2007).
- *Both* (direção: Lisset Barcellos; 2005).
- *O mistério de Alexina* (direção: René Féret; 1985).
- *Yo, imposible* (direção: Patricia Ortega; 2018).
- *Dr. Money e o menino sem pênis* (documentário) (2005).

BIBLIOGRAFIA COMPLEMENTAR

- São Paulo (SP). Secretaria Municipal da Saúde. Coordenação da Atenção Primária à Saúde. Protocolo para o atendimento de pessoas transexuais e travestis no município de São

Paulo. Secretaria Municipal da Saúde|SMS|PMSP. 2020. p. 133. Disponível em: https://www.prefeitura.sp.gov.br/cidade/secretarias/upload/saude/Protocolo_Saude_de_Transexuais_e_Travestis_SMS_Sao_Paulo_3_de_Julho_2020.pdf (acesso 3 out 2020).
- Nery JW. Viagem solitária: memórias de um transexual trinta anos depois. São Paulo: Leya Brasil; 2011.
- Preciado PB. Testo junkie: sexo, drogas e biopolítica na era farmacopornográfica. São Paulo: n-1 edições; 2018.
- Moira A, Brant T, Nery JW, Rocha M. Vidas trans: a coragem de existir. Bauru: Astral Cultural; 2017.
- Kulick D. Travesti: prostituição, sexo, gênero e cultura no Brasil. Rio de Janeiro: Fiocruz; 2008. 280 p.
- Barbin H. Herculine Barbin: o diário de um hermafrodita. Rio de Janeiro: Livraria Francisco Alves; 1982.

REFERÊNCIAS BIBLIOGRÁFICAS

1. Bartolucci C, Gómez Gil E, Salamero M, Esteva I, Guillamón A, Zubiaurre L, et al. Sexual quality of life in gender dysphoric adults before genital sex reassignment surgery. J Sex Med. 2015;12(1):180-8.
2. van de Grift TC, Elfering L, Greijdanus M, Smit JM, Bouman MB, Klassen AF, et al. Subcutaneous mastectomy improves satisfaction with body and psychosocial function in trans men: Findings of a cross-sectional study using the BODY-Q chest module. Plastic and reconstructive surgery. 2018;142(5):1125.
3. van de Grift TC, Kreukels BP, Elfering L, Özer M, Bouman MB, Buncamper ME, et al. Body image in transmen: multidimensional measurement and the effects of mastectomy. J Sex Med. 2016;13(11):1778-86.
4. Transgender Trend. Severe pain at orgasm: effect of testosterone on the female body; 2019. https://www.transgendertrend.com/severe-pain-orgasm-effect-testosterone-female-body
5. Kerckhof ME, Kreukels BP, Nieder TO, Becker-Hébly I, van de Grift TC, Staphorsius AS, et al. Prevalence of sexual dysfunctions in transgender persons: results from the ENIGI follow-up study. J Sex Med. 2019;16(12):2018-29.
6. Nikkelen SW, Kreukels BP. Sexual experiences in transgender people: the role of desire for gender-confirming interventions, psychological well-being, and body satisfaction. J Sex & Marital Ther. 2018;44(4):370-81.
7. Van De Grift TC, Elaut E, Cerwenka SC, Cohen-Kettenis PT, De Cuypere G, Richter-Appelt H, et al. Effects of medical interventions on gender dysphoria and body image: a follow-up study. Psychosomatic Medicine. 2017;79(7):815.
8. van de Grift TC, Cohen-Kettenis PT, de Vries AL, Kreukels BP. Body image and self-esteem in disorders of sex development: A European multicenter study. Health Psychology. 2018;37(4):334.
9. Minto CL, Liao LM, Woodhouse CR, Ransley PG, Creighton SM. The effect of clitoral surgery on sexual outcome in individuals who have intersex conditions with ambiguous genitalia: a cross-sectional study. Lancet. 2003;361(9365):1252-7.
10. van de Grift TC, Pigot GL, Kreukels BP, Bouman MB, Mullender MG. Transmen's experienced sexuality and genital gender-affirming surgery: findings from a clinical follow-up study. J Sex Marital Ther. 2019;45(3):201-5.
11. Bungener SL, Steensma TD, Cohen-Kettenis PT, De Vries AL. Sexual and romantic experiences of transgender youth before gender-affirmative treatment. Pediatrics. 2017;139(3).
12. Scheim AI, Bauer GR. Sexual inactivity among transfeminine persons: A Canadian respondent-driven sampling survey. J Sex Research. 2019;56(2):264-71.
13. Murad MH, Elamin MB, Garcia MZ, Mullan RJ, Murad A, Erwin PJ, et al. Hormonal therapy and sex reassignment: a systematic review and meta analysis of quality of life and psychosocial outcomes. Clin Endocrinol. 2010;72(2):214-31.
14. Basson R. Human sex-response cycles. J Sex & Marital Ther. 2001;27(1):33-43.
15. Wierckx K, Elaut E, Van Hoorde B, Heylens G, De Cuypere G, Monstrey S, et al. Sexual desire in trans persons: associations with sex reassignment treatment. J Sex Med. 2014;11(1):107-18.
16. Grimstad FW, Boskey E, Grey M. New-onset abdominopelvic pain after initiation of testosterone therapy among trans-masculine persons: a Community-based exploratory survey. LGBT Health. 2020;7(5):248-53.
17. van de Grift TC, Pigot GL, Boudhan S, Elfering L, Kreukels BP, Gijs LA, et al. A longitudinal study of motivations before and psychosexual outcomes after genital gender-confirming surgery in transmen. J Sex Med. 2017;14(12):1621-8.
18. Slijper FM. Clitoral surgery and sexual outcome in intersex conditions. Lancet. 2003;361(9365):1236.
19. Cassia Amaral R, Inacio M, Brito VN, Bachega TA, Oliveira Jr AA, Domenice S, et al. Quality of life in a large cohort of adult Brazilian patients with 46, XX and 46, XY disorders of sex development from a single tertiary centre. Clin Endocrinol. 2015;82(2):274-9.
20. Minto CL, Liao KL, Conway GS, Creighton SM. Sexual function in women with complete androgen insensitivity syndrome. Fertility and sterility. 2003;80(1):157-64.
21. Corona G, Petrone L, Paggi F, Lotti F, Boddi V, Fisher A, et al. Sexual dysfunction in subjects with Klinefelter's syndrome. Int J Andrology. 2010;33(4):574-80.
22. Vieira AM. Reflexões sobre corpos dissidentes sob o olhar feminista decolonial-queer. Intersexo: aspectos jurídicos, internacionais, trabalhistas, registrais, médicos, psicológicos, sociais, culturais. São Paulo: Thompson Reuters Brasil; 2018. p. 481-92.
23. Krekeuls BPC, Kohler B, Nordenstrom A, Roehle R, Thyen U, Bouvattier C, et al. Gender dysphoria and gender change in disorders of sex development/intersex conditions: results from the dsd-LIFE study. J Sex Med. 2018;15(5):777-85.
24. Conselho Federal de Medicina. Resolução CFM n. 1.664/2003. Disponível em: https://sistemas.cfm.org.br/normas/arquivos/resolucoes/BR/2003/1664_2003.pdf (acesso 3 out 2020).
25. Mureau MA, Slijper FM, van der Meulen JC, Verhulst FC, Slob KA. Psychosexual adjustment of men who underwent hypospadias repair: norm-related study. J Urology. 1995;154(4):1351-5.
26. Dabaghi S, Zandi M, Ilkhani M. Sexual satisfaction in patients with Mayer-Rokitansky-Küster-Hauser syndrome after surgical and non-surgical techniques: a systematic review. Int Urogynecology J. 2019;30(3):353-62.
27. Ros C, Alobid I, Balasch J, Mullol J, Castelo-Branco C. Turner's syndrome and other forms of congenital hypogonadism impair quality of life and sexual function. Am J Obstet Gynecol. 2013;208(6):484-e1.
28. Ros C, Alobid I, Balasch J, Mullol J, Castelo-Branco C. Turner's syndrome and other forms of congenital hypogonadism impair quality of life and sexual function. Am J Obstet Gynecol. 2013;208(6):484 e481-6.

Saúde reprodutiva e contracepção

Denize Ornelas Pereira Salvador de Oliveira
Diângeli Soares Camargo
Vandréa Nunes Cordeiro Garcia Rodrigues

 Aspectos-chave

- O exercício livre e voluntário da contracepção, saúde reprodutiva, parentalidade responsável e autonomia sobre o corpo, sem constrangimentos, coerção ou discriminação de qualquer ordem, é um direito humano fundamental.
- A reprodução assistida, por meio da gestação compartilhada ou de substituição, é uma possibilidade de gestação para parcerias formadas por pessoas do mesmo gênero e está autorizada no Brasil.
- A hormonização com testosterona, mesmo que a pessoa esteja em amenorreia, não impede a fertilidade, e métodos contraceptivos devem ser orientados se o homem trans ou pessoa transmasculina não deseja engravidar.
- Os profissionais devem conhecer métodos de indução da lactação e orientá-lo para pessoas com mamas que desejam amamentar, mesmo que não tenham gestado, como é o caso de parcerias cis lésbicas.
- A hormonização pode reduzir a fertilidade e antes de iniciá-la o paciente pode considerar a preservação de gametas.
- Mulheres cis bissexuais têm elevadas taxas de gravidez indesejada e a abordagem em saúde reprodutiva, numa perspectiva não cis heteronormativa, deveria ser uma ação prioritária para esse grupo.
- O direito ao aborto legal deve ser informado em casos de gravidez pós estupro corretivo em mulheres cis lésbicas, bissexuais e pessoas trans.

INTRODUÇÃO

A saúde reprodutiva, em definição consolidada na Conferência Internacional sobre População e Desenvolvimento da Organização das Nações Unidas (ONU) de 1994, "é estado de completo bem-estar físico, mental e social, e não de mera ausência de doença ou enfermidade, em todos os aspectos relacionados ao sistema reprodutivo, suas funções e processos. (...) Assim, para gozar de saúde reprodutiva, considera-se que as pessoas devam ter uma vida sexual segura e satisfatória, tendo a capacidade de reproduzir e a liberdade de decidir sobre quando e quantas vezes deve fazê-lo. Estão implícitos nesta última condição os direitos das pessoas serem informadas e de terem acesso a métodos de planejamento familiar eficientes, seguros, aceitáveis e financeiramente compatíveis, assim como a outros métodos de regulação da fecundidade de sua escolha e que não contrariem a lei, bem como o direito de acesso a serviços apropriados de saúde que propiciem às mulheres – e também aos homens trans, transmasculinos e pessoas não binárias que podem engravidar – as condições de passar com segurança pela gestação e parto, proporcionando a melhor possibilidade de gerar uma criança saudável"[1].

A assistência à saúde reprodutiva é definida como: "a constelação de métodos, técnicas e serviços que contribuem para a saúde e o bem-estar reprodutivo, prevenindo e resolvendo problemas de saúde reprodutiva. Isso inclui também a saúde sexual, cuja finalidade é a intensificação das relações vitais e pessoais e não simples aconselhamento e assistência relativos à reprodução e a infecções sexualmente transmissíveis"[1].

Continuamente defendida pelas lideranças feministas e acadêmicas nos movimentos pelos direitos das mulheres, também foi um marco nesse debate a IV Conferência Mundial para a Mulher da ONU, realizada em Pequim em 1995[2]. Tanto a Conferência do Cairo, em que se consolidou a inclusão de uma terminologia ligada à saúde reprodutiva, quanto a Conferência de Pequim, na qual se avançou para uma definição mais explícita dos direitos sexuais, foram centrais para a inclusão dos Direitos Sexuais e Reprodutivos no âmbito dos Direitos Humanos, incluindo em seu relatório final[3] o trecho destacado no Quadro 1.

A Comissão Internacional de Juristas e o Serviço Internacional de Direitos Humanos, a fim de assegurar os direitos sexuais a todas as pessoas, independente de sua orientação sexual ou identidade de gênero, desenvolveu um conjunto de princípios jurídicos para ser aplicado à legislação internacional, conhecidos como Princípios de Yogyakarta, consensuados em uma reunião realizada na Indonésia, em 2006[4].

Quadro 1 Direitos Sexuais e Reprodutivos no âmbito dos Direitos Humanos (Conferência de Pequim)[2]

> "Os direitos humanos das mulheres incluem seu direito a ter controle e decidir livre e responsavelmente sobre questões relacionadas à sua sexualidade, incluindo a saúde sexual e reprodutiva, livre de coação, discriminação e violência. Relacionamentos igualitários entre homens e mulheres nas questões referentes às relações sexuais e à reprodução, inclusive o pleno respeito pela integridade da pessoa, requerem respeito mútuo, consentimento e divisão de responsabilidades sobre o comportamento sexual e suas consequências".

PARENTALIDADE

O exercício livre e voluntário da parentalidade responsável, sem constrangimentos, coerção ou discriminação de qualquer ordem é um direito humano fundamental, reconhecido pela ONU e assegurado à todas as pessoas brasileiras pela Constituição Federal de 1988. É dever do Estado propiciar todos os recursos necessários para o exercício desse direito, sendo garantido a toda pessoa e sua(s) parceria(s) o acesso às medidas que lhes permitam constituir, limitar ou aumentar a sua prole no momento desejado, o que deve ser inclusivo a todas às identidades sexuais[5,6].

A estrutura familiar passou por importantes mudanças nos últimos setenta anos, abrindo espaço para conformações variadas que incluem as famílias LGBTQIA+[7]. Em 2010, havia no Brasil cerca de 60 mil casais homoafetivos[8], número que vem crescendo de forma sustentada desde a resolução nº 175 do Conselho Nacional de Justiça (CNJ) que proibiu a recusa por parte dos cartórios em habilitar e celebrar casamentos homoafetivos. Em 2018, foram mais de nove mil novos casamentos entre casais do mesmo gênero[9]. Não existem até o momento dados consistentes sobre as famílias LGBTQIA+ com filhos no Brasil. Nos Estados Unidos, dados do censo de 2010 apontaram que viviam no país aproximadamente 590 mil famílias homoafetivas, das quais 115 mil possuíam filhos[10].

ABORDAGEM DA SAÚDE REPRODUTIVA LGBTQIA+

É comum que os profissionais de saúde sejam procurados quando as pessoas precisam de orientação para a escolha do melhor contraceptivo ou quando estão pensando em engravidar, adotar ou, até mesmo, em interromper uma gestação. Porém, frequentemente as necessidades das pessoas LGBTQIA+ são ignoradas pela crença de que sua prática sexual não tem finalidade reprodutiva. É importante que os profissionais estejam preparados para apoiar as pessoas LGBTQIA+ nessas situações, respeitando sua autonomia e seus direitos e mantendo-se atento às particularidades de cada segmento[11].

O direito à contracepção de emergência e ao aborto legal deve ser garantido para as gestações decorrentes dos estupros corretivos, tipificados por lei, desde 2018, como estupro e crime contra a liberdade sexual "para controlar o comportamento social ou sexual da vítima". Nesses casos, o abusador quer "corrigir" a orientação sexual ou o gênero da vítima por ódio e homofobia, misoginia, sendo um castigo pela negação à virilidade do homem e praticado inclusive por membros da própria família da vítima[12].

Os cuidados de saúde sexual e reprodutiva devem se concentrar nas práticas sexuais relatadas e a identidade de gênero e/ou orientação sexual devem ser perguntadas e consideradas para orientar o cuidado, sem serem foco de pré-julgamentos. Comportamentos sexuais específicos podem resultar em gravidez não planejada, por exemplo, homens trans e pessoas transmasculinas podem engravidar, mesmo em uso de testosterona. Adolescentes cis bissexuais ou pansexuais têm taxas mais altas de gravidez não planejada do que aqueles com atividade sexual heterossexual exclusiva[13].

Além do nome social, do pronome e da forma como a pessoa quer ser chamada, o profissional deve perguntar sobre termos que o paciente considera adequado para se referir aos seus órgãos reprodutivos e outras partes do corpo, inclusive registrando-os no prontuário[14].

Ao cuidar de homens trans ou pessoas não binárias, especialmente no pré-natal, parto e puerpério, devem ser evitados termos que estejam associados a papéis de gênero, como "mãe" e "maternidade". Recomendam-se outros que, apesar de menos convencionais, aceitam a flexibilização no gênero masculino na língua portuguesa, como "o gestante", "o parturiente", "o lactante" ou simplesmente, "o pai", quando for essa a preferência[15] (ver Capítulo 21 – "Anamnese e exame físico: comunicação afirmativa").

ABORDAGEM DA PESSOA LGBTQIA+ QUE DESEJA TER FILHOS

Reprodução assistida

Uma das primeiras questões que surgem para a pessoa LGBTQIA+ que deseja ter filhos é a respeito de suas opções, e como funciona cada uma delas; sendo os profissionais de saúde procurados para esclarecerem dúvidas.

Para as mulheres cis lésbicas e bissexuais e homens trans que desejam gestar, existe a opção da reprodução assistida (RA), que é normatizada pelo Conselho Federal de Medicina (CFM) pela Resolução CFM 1.268/2017, que considerou a decisão do Supremo Tribunal Federal (STF) que qualificou a união homoafetiva como família[16]. A gestação compartilhada é uma possibilidade de RA para parcerias de pessoas com úteros e ovários, como mulheres cis lésbicas ou homens trans. Nessa situação, o embrião é obtido a partir da fecundação dos oócitos de uma pessoa e é transferido para o útero de outra.

Para parcerias nas quais não há a possibilidade de gestar, como casais de homens cis gays, uma opção é a gestação de substituição, quando ocorre a cessão temporária do útero para fins reprodutivos. No Brasil, a pessoa que "empresta" o útero deve ser um familiar consanguíneo de até quarto grau. Essa forma de RA permite o uso de material genético (espermatozoide) de uma das parcerias, com um óvulo doado, sendo a gestação no útero de uma terceira pessoa. Existem normas a serem seguidas, estabelecidas pelo CFM (Quadro 2).

Quadro 2 Normas éticas para a utilização da reprodução assistida

- A idade máxima das pessoas candidatas a RA é de 50 anos (pode haver exceções que precisarão ser bem fundamentadas do ponto de vista técnico)
- A idade limite para doação de gametas é de 35 anos para as mulheres cis e 50 anos para os homens cis
- As técnicas de RA podem ser utilizadas por pessoas em relacionamento homoafetivo ou solteiras
- Os doadores não devem conhecer a identidade dos receptores e vice-versa
- Não é permitido aos médicos, funcionários e demais integrantes da equipe multidisciplinar das clínicas participar de RA como doadores de gametas
- É possível a reprodução assistida *post-mortem* se houver autorização prévia específica do(a) falecido(a) quanto ao uso do seu gameta.
- No caso da gestação de substituição, a cedente temporária do útero deve pertencer a família de uma das parcerias em parentesco consanguíneo de primeiro (mãe/filha) até o quarto grau (prima)
- Se a cedente temporária do útero for casada ou viver em união estável, a parceria deve manifestar concordância por escrito quanto à realização do processo
- A gestação de substituição está permitida para pessoas solteiras ou em união homoafetiva
- Existem documentos obrigatórios na gestação de substituição que visam estabelecer explicitamente a filiação da criança a ser gerada
- A cessão temporária do útero e a doação de gametas não poderão ter caráter lucrativo ou comercial

RA: reprodução assistida. Fonte: Resolução do CFM 1.268/2017.

No que se refere às técnicas de RA, as mais frequentemente utilizadas por todos os tipos de casal ou pessoas solteiras são a inseminação intrauterina artificial (IIU) e a fertilização *in vitro* (FIV). Essas técnicas seguem descritas na Tabela 1.

O acesso às técnicas de RA depende das condições socioeconômicas e do local do Brasil. Em 2005, o Ministério da Saúde (MS) instituiu, no âmbito do Sistema Único de Saúde (SUS), a Política Nacional de Atenção Integral em Reprodução Humana Assistida, que determina que estados e municípios implementem redes de atenção à reprodução humana assista[19]. Em 2012, o MS destinou recursos para oito estabelecimentos que ofertam RA aos usuários do SUS em cinco estados (Rio Grande do Sul, São Paulo, Pernambuco, Minas Gerais e Distrito Federal)[20]. Sabe-se, contudo, que esse acesso segue irregular e bastante concentrado no setor privado, no qual os custos são elevados.

Pessoas que vivem com HIV

Pessoas que vivem com o vírus da imunodeficiência humana (PVHIV) e pretendem engravidar devem ser orientadas a iniciar o pré-natal antes da concepção e adequar o esquema

Tabela 1 Principais técnicas de reprodução assistida

Inseminação intrauterina artificial (IIU)	Consiste na introdução de espermatozoides processados na cavidade intrauterina. A ovulação pode ou não ser estimulada de forma concomitante para favorecer a fertilização. O processamento dos espermatozoides consiste na separação dos gametas dos demais componentes do líquido seminal que podem causar cólicas e até mesmo reação anafilática (rara) quando inseridos diretamente no útero. Essa separação maximiza a quantidade de espermatozoides móveis, elimina os debris celulares e concentra os espécimes[17]
Fertilização *in vitro* (FIV)	Consiste em três fases principais: a primeira é o estímulo da ovulação, por meio da administração de hormônios, para aumentar a quantidade de óvulos disponíveis para o processo. A segunda é a coleta dos oócitos, quando eles atingem o tamanho adequado, para que os gametas (espermatozoides e oócitos) sejam colocados em contato *in vitro* e a fertilização ocorra. A terceira fase é a transferência dos embriões selecionados para o útero, de modo que a gestação possa seguir seu curso[18]

Situação da prática	Sugestão de abordagem
Casal de mulheres cis lésbicas procuram profissional para discutir seu desejo de ter filhos. Querem saber opções, se têm condições de saúde que lhes permitam gestar e não sabem se a legislação brasileira permite a adoção por casais homoafetivos. Uma das mulheres diz que sempre sonhou em ter filhos e que gostaria de gestar. A outra pondera que o desejo foi crescendo entre o casal que já está junto há alguns anos, mas que não gostaria de gestar e tem algumas preocupações sobre os custos de uma gestação via reprodução assistida (RA).	Acolher e romper barreiras de comunicação, abordar o casal sobre: desejo de gestar (uma, outra ou ambas) e/ou desejo de adoção. Se desejo de gestar, apresentar as opções de reprodução assistida e legislação, conforme as questões de saúde, financeiras e preferências do casal. Caso o casal deseje realizar a inseminação caseira, orientar sobre riscos e cuidados a fim de reduzir danos. Investigar desejo de amamentação por somente uma das parceiras ou compartilhada. Apresentar aspectos legais e de aspectos relacionados à genética da pessoa doadora do material biológico.

Situação da prática	Sugestão de abordagem
Casal de homens cis gays chegam à consulta com seu médico de família para discutir o desejo de ter filhos. Rafael sempre pensou em adoção e João também gosta muito da ideia, mas recentemente sua irmã lhes contou sobre um caso de uma mãe que havia "emprestado a barriga" para gerar o neto e ficaram bastante interessados nessa possibilidade, após várias conversas decidiram procurar o médico para saber se isso realmente era possível.	Acolher e romper barreiras de comunicação, abordar o casal sobre: desejo de adoção e seus aspectos legais; desejo de filhos com material genético de um dos parceiros (gestação por substituição) e técnicas envolvidas; aspectos legais da escolha do material genético feminino.

antirretroviral à gestação. Pessoas soronegativas parceiras de PVHIV devem considerar que não há transmissão se a carga viral estiver indetectável por mais de 6 meses. Nesse caso, a tentativa de engravidar pode ser feita da maneira tradicional, com atividade sexual sem preservativo. Outra alternativa é o uso de profilaxia pré-exposição (PrEP) na periconcepção, com relação sexual programada no pico de fertilidade, ou o uso de profilaxia pós-exposição ao HIV (PEP).

As técnicas de RA também podem reduzir o risco de transmissão do vírus à parceria sorodiferente e ao concepto, pois permite a fecundação sem o contato sexual com o preparo (lavagem) dos espermatozoides da PVHIV. Mesmo quando todas as pessoas envolvidas têm HIV, se uma delas tiver carga viral detectável, pode ocorrer intercâmbio possível de cepas virais durante o coito sem preservativo em decorrência da variabilidade genética do vírus. Nesses casos, as técnicas de RA podem ser úteis[21]. Em pessoas com carga viral indetectável, não é necessária a lavagem de espermatozoides na RA[22].

INSEMINAÇÃO CASEIRA

A dificuldade de acesso às técnicas de RA leva muitas pessoas que desejam gestar a optar pela "inseminação caseira", procedimento que consiste na introdução do sêmen de uma pessoa doadora que foi escolhida, de forma anônima ou não, na cavidade vaginal. Existem diversos grupos em redes sociais que tratam do tema e muitas vezes o contato entre receptor e doador se dá por esse meio. Há poucos estudos sobre a eficácia da inseminação caseira, apesar de muitas pessoas referirem resultados positivos no que se refere à gestação e concepção. Há riscos como transmissão de agentes infecciosos e lesões mecânicas inerentes à manipulação do canal vaginal e do colo uterino.

Existem também dificuldades relacionadas ao registro da criança. Em 2016, o CNJ dispôs sobre o registro e emissão da certidão de nascimento dos filhos gerados por RA, assegurando-os aos casais hetero e homoafetivos, mediante a apresentação de uma série de documentos, que incluem a declaração emitida pela clínica onde foi realizada a fertilização[24]. Em 2017, foi garantido aos casais homoafetivos que recorreram à RA o direito ao registro de seus filhos no campo de filiação, sem referência específica à ascendência paterna ou materna[25]. A inseminação caseira, contudo, pela ausência desses documentos, se enquadra na modalidade de paternidade socioafetiva. Nesse caso, os cartórios só podem realizar o registro se a criança tiver mais de doze anos. Antes dessa idade, é necessário recorrer à justiça para obter a certidão com a filiação adequada, visto que os cartórios não estão autorizados a fazê-lo[26].

ADOÇÃO

A adoção no Brasil é normatizada pelo Estatuto da Criança e do Adolescente (ECA)[27] e pela Lei n. 12.010/2009[28]. O Quadro 3 traz os requisitos legais para a adoção. Assim, é facultado à pessoa ou ao casal LGBTQIA+ adotar crianças, desde que se preencham esses requisitos previstos na legislação vigente.

Quadro 3 Requisitos para adoção no Brasil, segundo o ECA e a Lei n. 12.010/2009

Podem adotar:
- Os maiores de dezoito anos independente de seu estado civil
- O adotante deverá ser pelo menos dezesseis anos mais velho que o adotado
- Pessoas casadas podem realizar a adoção conjunta, desde que a estabilidade familiar possa ser comprovada mediante a apresentação de certidão de casamento ou união estável
- Os divorciados, os judicialmente separados e os ex-companheiros podem adotar conjuntamente, desde que acordem sobre a guarda e o regime de visitas e atendam a outros requisitos estipulados na lei que justifiquem a excepcionalidade da concessão.

Não podem adotar:
- Os ascendentes e os irmãos do adotante

HOMENS TRANS E PESSOAS TRANSMASCULINAS QUE DESEJAM ENGRAVIDAR

Homens trans e pessoas transmasculinas podem engravidar de forma planejada ou não, antes ou depois do início da hormonização. Existem poucos estudos sobre o tema, mas uma pesquisa demonstrou que a sensação de solidão, relacionada à ausência de referências do que é ser um pai que gesta, é algo comum e muitos reportam depressão no pós-parto. Nessa mesma pesquisa, durante a gestação, alguns referiram melhora e outros piora em relação à disforia, que poderia continuar após o parto[29]. Entretanto, para outros, a gestação é considerada uma maneira positiva de serem introduzidos à paternidade[30].

A testosterona usada na hormonização pode estar associada a mudanças no desenvolvimento da genitália do bebê, como sinéquia de lábios internos, alterações vaginais, persistência do seio urogenital e clitoromegalia, especialmente durante o primeiro trimestre de gestação[31]. Por isso, a maioria dos protocolos recomenda a suspensão das aplicações da testosterona durante a gravidez, ou mesmo antes, se houver desejo de engravidar, a fim de aumentar as chances de ovulação.

A escolha da via de parto pode ser uma questão a ser discutida. Um estudo demonstrou que um quarto deles deseja parto cesárea e que aparentemente não há diferenças entre homens trans que usaram ou não a testosterona. O principal motivo alegado para aqueles que preferem a cesárea foi o desconforto com a exposição da genitália por longos períodos durante o trabalho de parto. A proporção de homens trans que prefere ter o parto em serviços fora do ambiente hospitalar e com enfermeiras obstetrizes ou parteiras é maior do que o de gestantes cis, possivelmente em decorrência da vivência prévia de violências com os serviços de saúde[30].

PRESERVAÇÃO DA CAPACIDADE REPRODUTIVA DAS PESSOAS TRANS E INTERSEXO

A parentalidade das pessoas trans e intersexo costuma ser invisibilizada, pouco debatida e pouco respeitada pela sociedade. A noção de um tipo "tradicional de família" como única formatação legítima, vem cerceando os direitos sexuais e reprodutivos da população trans, impondo a ela uma "esterilidade simbólica"[32] (Quadro 4).

Quadro 4 Esterilidade simbólica

> "(...) impossibilidade da escolha pela reprodução e de exercer a parentalidade, seja essa biológica, por processo de adoção ou na função de cuidado, interdito, associado ao lugar de abjeção a que são submetidos os corpos trans – que, conforme Butler (2000; 2006) por meio da cultura, da linguagem (e, podemos incluir, das políticas públicas) são colocados em uma matriz de ininteligibilidade e relegados a habitar zonas inabitáveis da vida social, não possuindo o *status* de sujeito, tampouco de humano"[32].

A hormonização e algumas cirurgias de modificações corporais podem afetar o potencial reprodutivo das pessoas transgênero e intersexo. As tecnologias de RA podem ser utilizadas para preservar o potencial reprodutivo da pessoa, inclusive quando são necessárias abordagens na infância e adolescência[33,34].

Todas as pessoas transgênero e intersexo devem ser orientadas sobre opções de preservação da fertilidade, técnicas disponíveis de RA, custos financeiros e riscos envolvidos, como aqueles inerentes ao uso de material genético preservado, possibilidade de falha da RA e outros para a pessoa que gesta e para o feto[35]. Entretanto, crenças equivocadas e falta de conhecimento dos profissionais, ausência de protocolos padronizados de aconselhamento e dificuldades no acesso a técnicas de RA e bancos de preservação de gametas dificultam a garantia do direito reprodutivo dessas pessoas[36].

As opções de preservação de gametas para as pessoas com testículos vão de armazenamento de uma amostra de sêmen a ser usada com técnicas de RA até técnicas experimentais envolvendo criopreservação testicular seguida pelo início *in vitro* da espermatogênese. Pessoas com ovários, podem seguir qualquer técnica de RA para congelamento de óvulos para mulheres cis, considerando os eventuais impactos do atraso do início ou interrupção da hormonização. Outra opção, em fase de investigação, é a criopreservação de tecido ovariano com maturação de oócitos *in vitro*[37].

ALEITAMENTO HUMANO COMO DIREITO SEXUAL E REPRODUTIVO

O aleitamento humano impacta positivamente o crescimento e desenvolvimento saudável dos bebês e, por isso, deve ser estimulado, sendo um direito reprodutivo garantido às pessoas LGBTQIA+. A lactação induzida vai além dos aspectos nutricionais e mesmo que o suprimento total de leite humano não seja possível, o estabelecimento de um vínculo emocional e a satisfação pessoal por quem deseja fazê-lo são objetivos alcançados[38].

Com o aumento das possibilidades de reprodução para pessoas LGBTQIA+, se amplia também a necessidade do domínio de técnicas de indução à amamentação humana por pessoas que não gestaram, seja por gestação compartilhada, por útero de substituição ou por adoção.

Os protocolos para indução da lactação vêm se aprimorando desde a década de 1970 e se utilizam de métodos farmacológicos e não farmacológicos (como estimulação repetida do mamilo por várias semanas antes do parto, de preferência com bomba elétrica hospitalar e translactação após o nascimento do bebê). Os fármacos usados com maior frequência são as drogas galactogogas (aumentam a produção da prolactina), principalmente a domperidona e metoclopramida, com preferência pela primeira devido à menor frequência de efeitos colaterais. Herbáceos como feno grego, cardo santo, moringa, extrato de algodoeiro também apresentam bons resultados. O estímulo inicial pode ser feito com contraceptivo hormonal se não houver contraindicações para seu uso. A orientação depende do tempo disponível até o parto (Tabela 2)[39].

A manutenção da capacidade para amamentar por homens trans e pessoas não binárias, que gestaram ou não, também devem ser uma possibilidade a ser discutida, respeitando as preferências, expectativas e desejo da pessoa, o risco de piora da disforia de gênero e de outros transtornos de saúde mental, que podem ser provocados pela experiência[40]. Uma pesquisa com homens trans que gestaram e têm mamas revelou que 51% deles amamentaram[30].

Apesar da testosterona não se apresentar em quantidades significativas no leite materno, nem demonstrar impacto na saúde dos bebês em curto prazo, geralmente se recomenda manter suspensa suas aplicações pelo risco de reduzir a produção de leite. Para aqueles que não pretendem amamentar, o retorno das aplicações pode ser realizado após 4 a 6 semanas depois do parto, quando também pode ser iniciado o uso de contraceptivos hormonais, se houver indicação[30]. Existe até o momento um caso relatado na literatura de indução de amamentação em uma mulher trans. Futuros protocolos específicos devem ser formulados para ampliar a segurança dessa alternativa para bebê e lactante[41].

ABORDAGEM DA PESSOA LGBTQIA+ QUE NÃO DESEJA TER FILHOS

Contracepção na população LGBTQIA+

Os cuidados contraceptivos para a população LGBTQIA+ são frequentemente negligenciados por supor-se que nessas relações sexuais não haveria risco de gravidez. Embora em muitas relações homossexuais isso seja verdade, nem sempre a autodefinição de uma identidade sexual (p. ex., identificar-se como cis lésbica) determina com quem essa pessoa terá relações sexuais (se apenas mulheres cis), ou quais serão as práticas sexuais (apenas vulva-vulva). Estudo no EUA com 20.703 mulheres cis não heterossexuais, demonstrou que 87% tinham tido relação sexual com homens cis nos últimos 12 meses. Dessas, 83% se consideravam bissexuais e 17% lésbicas[42]. Gays e lésbicas cis podem ter, por opção ou violência, vivenciado relações sexuais nas quais há risco de gestação e, por isso, precisam ter acesso e

Tabela 2 Protocolos de indução de amamentação

Fármaco	Protocolo regular (mais de 91 dias antes do parto)	Protocolo curto (menos de 90 dias antes do parto)
Contraceptivo hormonal combinado (> 35 mcg de etinilestradiol)	1x ao dia durante 4-6 meses. Suspender a medicação 6 semanas antes do parto	1x ao dia até ingurgitamento mamário (em torno de 4 semanas)
Domperidona 20 mg	4x ao dia, uso contínuo	4x ao dia, uso contínuo
Herbáceos	Iniciar 6 semanas antes do parto	Iniciar após ingurgitamento das mamas
Estimulação mamilar com bomba elétrica	Iniciar 6 semanas antes do parto	Iniciar após ingurgitamento das mamas
Translactação (parte do leite é oferecido por sonda, colocada junto ao mamilo)	Iniciar após o nascimento do bebê	Iniciar após o nascimento do bebê

Fonte: adaptado de Newman[39].

Situação da prática	Sugestão de abordagem
Mário, um homem trans gay de 26 anos, vem acompanhado de seu namorado, Jorge, um homem cis gênero de 22 anos, com quem começou a se relacionar há três meses. Mário está em amenorreia há dois anos e os dois têm tido relações sexuais sem preservativos, mas se preocupam quanto ao risco de gestação, pois conhecem histórias sobre homens trans que engravidaram. Desejam orientações sobre contracepção.	O profissional deve explicar que embora a testosterona possa causar amenorreia, ela não é um método contraceptivo e que há risco de gestação na penetração pênis-vagina. Conversar com o casal sobre métodos contraceptivos que não interfiram nas modificações corporais de Mário. Algumas possibilidades são métodos de barreira (preservativo peniano, vaginal, diafragma), dispositivo intrauterino (DIU) e uso de progestágenos isoladamente, como a medroxiprogesterona. Como Jorge tem mais de 25 anos, a laqueadura também seria uma alternativa.

conhecer sobre métodos contraceptivos. A ideia de que "a transa foi ocasional, aconteceu só uma vez, então o risco de gestação seria baixo" é um fator de vulnerabilização para o não uso de contracepção na relação sexual esporádica[50].

Homens trans gays em práticas sexuais com um homem cis, ou mulheres trans lésbicas com uma mulher cis, podem ter penetração pênis-vagina e, portanto, chance de gestação. Estudo nos Estados Unidos demonstrou que o "medo de estragar tudo" pode ser um dos motivos para o não uso do preservativo por pessoas *queer* em práticas sexuais com pessoas cis[43]. Isso pode acontecer também em situações de baixa autoestima, como na transfobia internalizada, aumentando a vulnerabilização à infecções sexualmente transmissíveis (IST) e gravidez.

A bifobia institucional tem sido elencada como um dos fatores que fazem com que mulheres cis bissexuais tenham menos orientações sobre métodos contraceptivos e procurem menos os serviços de saúde, resultando em uma maior taxa de gravidezes não planejadas e de uso de contraceptivos de emergência em relação às mulheres cis heterossexuais. Esse padrão se verifica tanto em mulheres cis bissexuais adultas como adolescentes[44]. O estigma de que pessoas bissexuais não precisariam de contracepção ou que métodos de uso contínuo ou prolongado lhes seriam "excessivos", e o uso inadequado de métodos de barreira por essa população são aspectos que auxiliam a explicar esse cenário[43]. Mulheres bissexuais vítimas do machismo e da bifobia em relações heteroafetivas podem ter maior dificuldade para negociar e adotar métodos contraceptivos e de proteção à IST[43].

As campanhas e grupos educativos voltadas ao planejamento reprodutivo frequentemente são heterocisnormativos, pressupondo a relação sexual entre um homem e uma mulher cis, o que tornam as recomendações distantes e pouco inclusivas às pessoas LGBTQIA+, reforçando a ideia de que contracepção como algo apenas de pessoas "cis heterossexuais"[43]. Além disso, da mesma forma que homens cis heterossexuais precisam ser incluídos na abordagem de saúde reprodutiva, pessoas LGBTQIA+ com pênis devem conhecer sobre direitos reprodutivos e utilizar métodos contraceptivos adequados a sua prática sexual. Mulheres trans e travestis que possuem gônadas preservadas devem ser aconselhadas quanto ao risco de engravidar parcerias que possam gestar.

As ideias da pessoa LGBTQIA+ acerca das diferentes práticas sexuais e dos seus riscos deve ser acessada, para que uma orientação efetiva possa ocorrer. O uso do condom deve ser incentivado para toda a população trans ou cis, independente da orientação sexual, não apenas como método contraceptivo, mas também como método eficaz para a proteção contra IST[45]. Para aqueles com práticas sexuais esporádicas com risco de gravidez, métodos que não sejam de uso contínuo, como preservativo peniano ou vaginal, diafragma e contracepção de emergência, podem ser considerados.

O desejo de esterilização definitiva deve ser discutido e esse procedimento ofertado, caso oportuno, tanto para a população trans quanto cis. No Brasil, pessoas com mais de 25 anos ou dois filhos vivos podem realizar a laqueadura ou vasectomia[46]. Embora a lei proíba a ooforectomia e histerectomia como método contraceptivo, esses poderiam ser considerados para pessoas trans uma vez que estão incluídos no rol de cirurgias para modificações corporais do Processo Transexualizador do SUS.

Contracepção para homens trans e pessoas transmasculinas

Estudos indicam que até 31% dos homens trans acreditam que a testosterona é contraceptiva e que até 20% das gestações nesta população ocorreram em pessoas que estavam com amenorreia. O uso da testosterona cria um ambiente hormonal hiperandrogênico, semelhante à síndrome dos ovários policísticos e à hiperplasia adrenal congênita. Nessa situação, apesar de prejudicada, a fecundidade não fica completamente suprimida. Ademais, o acesso irregular a uma hormonização consistente, com doses perdidas ou incompletas, ou trocas entre diferentes preparações de testosterona, podem favorecer a ovulação. O aconselhamento contracepcional, portanto, é parte importante do cuidado integral à saúde da pessoa trans. O Quadro 5 traz algumas perguntas que podem ser úteis neste contexto[15].

Quadro 5 Informações para o aconselhamento pré-concepcional da pessoa trans

- Você está em hormonização para modificações corporais? Quais hormônios está utilizando?
- Você realizou alguma cirurgia de modificação corporal? Quais? Você possui útero, ovários ou testículos?
- Você tem contato sexual com pessoas que possuem útero, ovários ou testículos intactos?
- Você deseja ter filhos geneticamente vinculados a você agora ou no futuro?
- Você já pensou em gestar? Você já pensou em amamentar?

Fonte: adaptado pelas autoras

Até o momento a testosterona não é uma contraindicação estabelecida a nenhuma forma de contracepção, portanto, todos os métodos, podem ser oferecidos à pessoa nesta condição, levando em conta as dosagens, indicações e contraindicações já bem definidas para as mulheres cisgênero. Apesar de haver preocupação com o risco tromboembólico do uso associado de testosterona com contraceptivos combinados, um estudo realizado em 2019 não identificou nenhuma diferença significativa no grupo dos homens trans, considerando-se o risco semelhante ao de mulheres cisgênero.

Apesar do uso possível de qualquer método, existem expectativas bastante específicas entre a população dos homens trans que precisam ser identificadas pelo profissional de saúde. A pessoa trans pode não se sentir confortável em usar pílulas contraceptivas por este hábito estar muito associado à mulheres cis. Outros motivos são: intolerância em menstruar ou experimentar cólicas menstruais de qualquer intensidade, desconforto com procedimentos pélvicos e com o uso de espéculos e, especialmente, preocupação com os efeitos dos contraceptivos nas mudanças corporais.

No que se refere aos possíveis efeitos feminilizantes, sabe-se que a quantidade de estrogênio dos contraceptivos combinados mantém os níveis de estradiol em níveis esperados para os homens trans que utilizam testosterona, assim a expectativa é que seu uso não tenha efeitos significativos nas mudanças corporais. Uma conversa honesta e baseada em evidências pode ser esclarecedora e mitigar preocupações.

Anticoncepcionais com estrogênio podem causar mastalgia, que tende a ser autolimitada, com resolução entre 3 a 5 meses, o que pode exacerbar os desconfortos da pessoa com seu próprio corpo e favorecer a utilização de dispositivos para comprimir as mamas, que podem ser dolorosos e causar ferimentos. Os progestágenos raramente causam mastalgia. Pessoas que removeram as mamas cirurgicamente dificilmente sofrerão desse efeito colateral, mas ele pode ocorrer uma vez que parte do tecido mamário remanesce. A possibilidade de hipertrofia mamária associada ao uso de implante de etonogestrel é rara, menor que 1%. Alguns efeitos colaterais dos contraceptivos, como amenorreia pelo uso dos progestágenos, podem ser desejados. A Tabela 3 compara os diferentes métodos contraceptivos[15].

POPULAÇÃO LGBTQIA+ E ABORTO

Situação da prática	Sugestão de abordagem
Ariel tem 22 anos e se identifica como não binário, preferindo ser tratado pelo pronome masculino. Procura a sua unidade básica de saúde para realizar um teste de gravidez. Diante do resultado positivo fica muito abalado e é atendido em uma sala reservada, com privacidade, onde confidencia que sofreu um estupro corretivo por parte do padrasto há cerca de dois meses. Não deseja esta gestação de forma alguma e chora muito durante o atendimento.	Acolher e romper barreiras de comunicação respeitando identidade de gênero e usando nome social e pronome desejado, proporcionar atendimento sem julgamentos e acesso às melhores informações disponíveis para uma melhor tomada de decisão; orientar sobre aborto seguro e inseguro; orientar sobre a situação do aborto legal no Brasil e encaminhar aos serviços de aborto legal, se assim desejar; notificar violência e usar a categorização de motivação por LGBTfobia.

O SUS recebe cerca de 230 mil internações por aborto inseguro por ano no país. Estimativas levam a crer que o número total de pessoas que abortam é o dobro. O SUS conta com cerca de 60 serviços cadastros com equipes especializadas em realizar o aborto legal, nas situações previstas pela lei, que incluem o estupro, o risco materno e a anencefalia. Entre 2013 e 2015, contudo, a quantidade de abortos legais em decorrência de estupro não passava de 2.442 procedimentos. Ocorre no Brasil um estupro a cada onze minutos, o que corresponderia a mais de 130 mil estupros por ano, dos quais menos da metade é notificado. Considerando que 5 a 7% das vítimas de estupro podem engravidar, observa-se que o número de pessoas elegíveis ao aborto legal é muito maior do que as pessoas que de fato conseguem exercer esse direito[47].

Pessoas LGBTQIA+ podem ser vítimas do estupro corretivo. Nessas situações, o profissional deve notificar a violência sexual motivada por preconceito baseado na orientação sexual e/ou identidade de gênero uma vez que as fichas de Notificação Individual de Violência Interpessoal/Autoprovocada possibilitam identificar LGBTfobia, desde 2014[48].

Abordagem da pessoa LGBTQIA+ que considera interromper a gestação

Mulheres cis (hetero, lésbicas, bi/pan/assexuais), homens trans, pessoas transmasculinas e não binárias podem ter uma gravidez indesejada ou serem vítimas de estupro e procurarem os profissionais de saúde para orientações, considerando realizar um aborto. Muitas vezes encontram-se sozinhas e vulnera-

Tabela 3 Comparação entre os diferentes métodos contraceptivos e seus efeitos colaterais

	Procedimento invasivo	Contém estrogênio	Contém progesterona	Risco de escape/sangramento	Reduz/cessa sangramento	Cólicas menstruais	Sensibilidade mamária	Privacidade/facilidade de ocultação	Requer doses frequentes	Requer consulta médica para descontinuidade	Eficácia (perfeito/típico)
Pílula combinada	Não	Sim	Sim	Baixo	Sim (se contínuo)	-	+ no início	Moderada	Sim	Não	99,7/92
Minipílula	Não	Não	Sim	Baixo	Sim	-	Possível	Moderada	Sim	Não	99,7/92
Adesivo	Não	Sim	Sim	Baixo	Sim (se contínuo)	-	+ no início	Moderada	Sim	Não	99,7/92
Anel	Vaginal	Sim	Sim	Baixo	Sim (se contínuo)	-	Infrequente	Moderada	Sim	Não	99,7/92
Medroxiprogesterona depósito	Não	Não	Sim	Alto	Sim	-	Possível	Muita	Sim	Não	99,7/97
Implante intradérmico	Intradérmica	Não	Sim	Alto	Sim	-	Não	Muita	Não	Sim	99,95/99,95
DIU de cobre	Intrauterino	Não	Não	Baixo	Aumenta sangramento	-	Possível	Muita	Não	Sim	99,4/99,2
DIU Mirena	Intrauterino	Não	Sim	Alto	Sim	Não interfere	Não	Muita	Não	Sim	99,8/99,8
Laqueadura	Cirúrgico	Não	Não	Não	Não	Não interfere	Não	Muita	Não	Definitivo	99,96/99,95
Diafragma	Vaginal	Não	Não	Não	Não	Não interfere	Não	Moderada	NA	Não	94/84
Camisinha interna	Vaginal	Não	Não	Não	Não	Não interfere	Não	Baixa	NA	Não	95/79
Camisinha externa	Não	Não	Não	Não	Não	Não interfere	Não	Baixa	NA	Não	98/85
Contracepção de emergência: ulipristal	Não	Não	Não	Sim	Não	Possível autolimitado	Possível	Prescrição única	NA	Não	85/85
Contracepção de emergência: levonogestrel	Não	Não	Sim	Sim	Não	Possível autolimitado	Possível	Prescrição única	NA	Não	89/75
Contracepção de emergência: M. yuzpe	Não	Sim	Sim	Sim	Não	Possível autolimitado	Possível	Prescrição única	NA	Não	Dado não disponível

Fonte: Estes e Ginsburg; 2020[15].

bilizadas pela situação de gravidez, de violência sexual e LGBTIfobia, sendo impelidas a interromper a gestação por meios próprios. Em algumas situações, homens trans e pessoas transmasculinas também podem ter sofrimento intenso ao perceberem a necessidade de suspender a testosterona devido a uma gestação indesejada e não planejada[30].

É comum que os profissionais de saúde se sintam limitados nessas ocasiões e se preocupem com questões éticas e legais. É, contudo, possível acolher a pessoa que deseja interromper a gestação e atuar na perspectiva da redução de danos, a fim de prevenir mortes relacionadas ao aborto inseguro. O objetivo do aconselhamento é fortalecer o vínculo com o serviço e oferecer informações disponíveis para a melhor tomada de decisão. A consulta deve ser realizada sem julgamento, respeitando o sigilo e privacidade. A pessoa deve se sentir segura e sem risco de ser denunciada. É garantido ao profissional de saúde orientar sobre técnicas de aborto seguro e inseguro a fim de reduzir danos, sem que incorra a alguma ilegalidade ou infração ética. Cabe ao serviço acolher e informar a pessoa, esclarecendo suas dúvidas, cabendo a ela a decisão ou não de interromper a gestação.

Ao atender uma pessoa que considere interromper a gestação, uma avaliação clínica e datação da gravidez devem ser realizadas, abordando suas expectativas e planos. Quando houver história de gravidez decorrente de abuso sexual, o encaminhamento ao serviço de aborto legal pode ser realizado, sem necessidade de boletim de ocorrência para a interrupção da gravidez. Os esclarecimentos sobre as técnicas de aborto seguro incluem informações sobre posologia, via de administração, sintomatologia esperada, efeitos colaterais do aborto medicamentoso, sinais de alerta e necessidade de rede de apoio. Os riscos relacionados à obtenção de medicação e da realização de procedimentos cirúrgicos devem ser discutidos. A adoção pode ser apresentada como uma opção de desfecho seguro para a gestação indesejada[49].

Todas as informações sobre o aborto seguro encontram-se disponíveis no Guia da Organização Mundial da Saúde (OMS) – "Aborto Seguro: orientação técnica e de políticas para sistemas de saúde"[50] e na norma técnica de Atenção Humanizada ao Abortamento do Ministério da Saúde[51], ambos disponíveis na internet, indicados no final do capítulo. Não há respaldo legal para que os profissionais pratiquem a interrupção da gestação fora dos serviços e do contexto do aborto legal ou que intermediem o acesso das pessoas às diferentes técnicas de abortamento.

Para aquelas pessoas que procurem o serviço após a interrupção da gestação, o profissional deve realizar uma avaliação clínica e verificar a possibilidade de abortamento incompleto e isoimunização RH, encaminhando quando necessário. Métodos contraceptivos devem ser oferecidos e prescritos, respeitando o direito de escolha da pessoa.

É recomendado que o profissional agende um retorno breve para a pessoa, independente da sua tomada de decisão, de modo a acompanhá-la e referenciá-la em caso de necessidade, como numa situação de pós-abortamento realizado com meios próprios, ou até mesmo iniciado o cuidado pré-natal.

Respaldo legal e ético para atuação do profissional

Essa estratégia é respaldada pela OMS em tratados internacionais de direitos humanos e declarações de consenso globais. Informações sobre as técnicas de aborto seguro, amplamente disponíveis em nível acadêmico e para o público em geral, é um ato de cuidado que não infringe a lei nem o Código de Ética Médica (CEM). Não existe no código penal brasileiro qualquer artigo que mencione ou restrinja o aconselhamento para a redução de danos no âmbito do abortamento e o CEM respalda a orientação do paciente em diferentes artigos (Quadro 6)[52].

Quadro 6 Aconselhamento no contexto da interrupção voluntária da gestação

Capítulo I – Princípios fundamentais
[...]
II: O alvo de toda a atenção do médico é a saúde do ser humano, em benefício da qual deverá agir com o máximo de zelo e o melhor de sua capacidade profissional. [...]
V: Compete ao médico aprimorar continuamente seus conhecimentos e usar o melhor do progresso científico em benefício do paciente.
[...]
Capítulo III – Responsabilidade profissional
Art. 20: (É vedado ao médico) Permitir que interesses pecuniários, políticos, religiosos ou de quaisquer outras ordens, do seu empregador ou superior hierárquico ou do financiador público ou privado da assistência à saúde interfiram na escolha dos melhores meios de prevenção, diagnóstico ou tratamento disponíveis e cientificamente reconhecidos no interesse da saúde do paciente ou da sociedade.
[...]
Capítulo IV – Direitos Humanos
Art. 24: Deixar de garantir ao paciente o exercício do direito de decidir livremente sobre sua pessoa ou seu bem-estar, bem como exercer sua autoridade para limitá-lo.
[...]
Capítulo V – Relação com pacientes e familiares
Art. 32: Deixar de usar todos os meios disponíveis de diagnóstico e tratamento, cientificamente reconhecidos e a seu alcance, em favor do paciente.

Fonte: Código de Ética Médica.

CONSIDERAÇÕES FINAIS

Apesar dos avanços obtidos nas esferas política e científica nas últimas décadas pelos movimentos sociais, a população LGBTQIA+ relata constantemente ter seus direitos humanos violados em função da sexualidade. Os profissionais de saúde podem se engajar para garantir que os direitos sexuais e reprodutivos sejam efetivamente de todos, garantidos pelo Estado, mediante ações e estratégias que promovam o compromisso e a responsabilidade das pessoas com seu exercício de modo responsável e mediante condições saudáveis e libertas de riscos[59]. No caso da população LGBTQIA+, esse direito pode ser garantido por meio de acesso a serviços de reprodução assistida e orientações contraceptivas e pré-concepcionais adequadas, que considerem suas especificidades.

O reconhecimento da universalidade dos direitos sexuais e reprodutivos pelos profissionais de saúde é fundamental para o desenvolvimento de novas propostas de cuidado e para a melhoria de políticas públicas que contemplem as especificidades dos diversos segmentos.

Erros comuns	Como evitá-los
Pressupor que pessoa que busca atendimento é cis heterossexual e não questioná-la sobre sua orientação sexual ao discutir questões relacionadas à saúde sexual e reprodutiva.	Nas consultas, abordar questões sobre orientação sexual e identidade de gênero da pessoa e de suas parcerias. Orientar métodos contraceptivos ou pré-concepcionais, de acordo com o tipo de prática sexual e desejo da pessoa.
Não orientar métodos contraceptivos ou pré-concepcionais adequados a homens trans.	Ao atender homens trans que não desejam engravidar, atentar-se para a chance de gravidez no caso de prática sexual pênis-vagina e orientar métodos contraceptivos adequados. Para aqueles que desejam gestar, abordar sobre as modificações corporais da gestação, desejo ou não de amamentar, alterações no padrão de disforia, suporte social e necessidade de suspensão da testosterona.
Pressupor que casais homoafetivos e pessoas trans não desejam e/ou não têm filhos.	Abordar o desejo de filhos, de vivenciar gestação e aleitamento para pessoas LGBTQIA+, inclusive possibilidade de indução da lactação para a parceria com mama que não gestou.
Abordar questões relacionadas ao aborto, a partir de valores morais e religiosos do profissional, julgando aquelas pessoas que considerem realizá-lo.	Ao atender gestantes LBTQIA+, abordar sobre planejamento, desejo e aceitação da gestação, e sentimentos envolvidos. Acolher e não julgar as pessoas que consideram ou que realizaram uma interrupção. O profissional está respaldado pela lei e pelo Código de Ética Médica a aconselhar, na perspectiva da redução de danos, sobre os riscos e a segurança de cada método, mas não pode realizar ou intermediar acesso a procedimentos de interrupção da gestação.

Material complementar

Livros

- *Mama: um relato de maternidade homoafetiva*, de Marcela Tiboni. Dita Livros; 2019.
- Manual técnico do MS de atenção humanizada ao aborto; 2005. Disponível em: http://bvsms.saude.gov.br/bvs/publicacoes/atencao_humanizada_abortamento.pdf.
- Organização Mundial da Saúde (OMS). Aborto seguro: orientação técnica e de políticas para sistemas de saúde. Disponível em: https://apps.who.int/iris/bitstream/handle/10665/70914/9789248548437_por.pdf;jsessionid=070881F962290304A-56D6665A3AB1DD1?sequence=7.

Filme

- *A deal with the universe* (direção: Jason Barker; 2018).

Reportagens

- Adeus ano velho, feliz ano novo. Caminhos da reportagem – TV Brasil. https://www.youtube.com/watch?v=wLdcw7TGI5M.

REFERÊNCIAS BIBLIOGRÁFICAS

1. Organização das Nações Unidas. Relatório da Conferência Internacional sobre População e Desenvolvimento (CIPD). Cairo, Egito, 5 a 13 de setembro de 1994. Disponível em: http://www.unfpa.org.br/Arquivos/relatorio-cairo.pdf
2. Organização das Nações Unidas. Declaração e plataforma de ação da IV Conferência Mundial sobre a Mulher. Pequim, China, 04 a 15 de setembro, 1995. Disponível em: http://www.onumulheres.org.br/wp-content/uploads/2015/03/declaracao_pequim1.pdf
3. Viana ARB, Lacerda P. Direitos e políticas sexuais no Brasil: o panorama atual. Rio de Janeiro: CLAM/IMS. 2004;1:245. Disponível em: http://www.clam.org.br/uploads/arquivo/doc%20completo.pdf
4. Princípios de Yogyakarta. Princípios sobre a aplicação da legislação internacional de direitos humanos em relação à orientação sexual e identidade de gênero. 2007. Disponível em: http://www.clam.org.br/pdf/Yogyakarta.pdf
5. Biblioteca Virtual em Saúde do Ministério da Saúde. Direitos sexuais e reprodutivos: uma prioridade do governo. Disponível em: https://bvsms.saude.gov.br/bvs/publicacoes/cartilha_direitos_sexuais_reprodutivos.pdf (acesso 8 abr 2020).
6. Oliveira RMR. Direitos sexuais de LGBT* no Brasil: jurisprudência, propostas legislativas e normatização federal. Brasília: Ministério da Justiça, Secretaria da Reforma do Judiciário, 2013.
7. Green RJ. A vida familiar de gays e lésbicas. In: Walsh F. Processos normativos da família: diversidade e complexidade. Porto Alegre: Artmed; 2016. p. 172-96.
8. Scorsolini-Comin F. O Brasil homossexual em retrato: articulações entre direitos humanos, literatura e arte. Paidéia (Ribeirão Preto). 2011; 21(50):437-9.
9. Instituto Brasileiro de Geografia e Estatística. Sistema de Estatísticas Vitais. Disponível em: https://www.ibge.gov.br/estatisticas/sociais/populacao/9110-estatisticas-do-registro-civil.html?=&t=o-que-e (acesso 8 abr 2020).
10. United States Census Bureau. Same-sex couple households. Disponível em: https://www2.census.gov/library/publications/2011/acs/acsbr10-03.pdf (acesso 8 abr 2020).
11. Brasil. Ministério da Saúde. Secretaria de Gestão Estratégica e Participativa. Departamento de Apoio à Gestão Participativa. Política Nacional de Saúde Integral de Lésbicas, Gays, Bissexuais, Travestis e Transexuais. Brasília: Ministério da Saúde; 2013. Disponível em: http://www.mpgo.mp.br/portalweb/hp/41/docs/politicanacional_saudeintegral_lgbt.pdf

12. Brasil. Ministério da Justiça. Lei n. 13.718, de 24 de setembro de 2018. Altera o Decreto-Lei n. 2.848, de 7 de dezembro de 1940 (Código Penal), para tipificar os crimes de importunação sexual e de divulgação de cena de estupro, tornar pública incondicionada a natureza da ação penal dos crimes contra a liberdade sexual e dos crimes sexuais contra vulnerável, estabelecer causas de aumento de pena para esses crimes e definir como causas de aumento de pena o estupro coletivo e o estupro corretivo; e revoga dispositivo do Decreto-Lei n. 3.688, de 3 de outubro de 1941 (Lei das Contravenções Penais). Diário Oficial da União. 25 Set 2018. Disponível em: http://www.planalto.gov.br/ccivil_03/_ato2015-2018/2018/lei/L13718.htm (acesso 6 fev 2019).
13. Bradford J, Cahill S, et al. Why gather data on sexual orientation and gender identity in clinical settings. The Fenway Institute. 2011. Disponível em: https://www.lgbtqiahealtheducation.org/wp-content/uploads/policy_brief_why_gather.pdf
14. Hahn M, Sheran N, Weber S, Cohan D, Obedin-Maliver J. Providing patient-centered perinatal care for transgender men and gender-diverse individuals. Obstet Gynecol. 2019;134(5):959-63. Disponível em: https://www.ncbi.nlm.nih.gov/pmc/articles/PMC6814572/pdf/ong-134-0959.pdf
15. Krempasky C, Harris M, Abern L, Grimstad F. Contraception across the transmasculine spectrum. Am J Obstet Gynecol. 2020;222(2):134-43.
16. LegisWeb. Resolução CFM n. 2.168, de 21/09/2017. Disponível em: https://www.legisweb.com.br/legislacao/?id=352362 (acesso 9 abr 2020).
17. UpToDate. Procedure for intrauterine insemination IUI using processes sperm. Disponível em: https://www.uptodate.com/contents/procedure-for-intrauterine-insemination-iui-using-processed-sperm (acesso 10 abr 2020).
18. UpToDate. In vitro fertilization. Disponível em: https://www.uptodate.com/contents/in-vitro-fertilization (acesso 10 abr 2020).
19. Biblioteca virtual em saúde do Ministério da Saúde. Portaria n. 426/GM, em 22 de março de 2005. Disponível em: http://bvsms.saude.gov.br/bvs/publicacoes/portaria_426_ac.htm (acesso 17 abr 2020).
20. Biblioteca virtual em saúde do Ministério da Saúde. Portaria n. 3.149, de 28 de dezembro, de 2012. Disponível em: http://bvsms.saude.gov.br/bvs/saudelegis/gm/2012/prt3149_28_12_2012.html (acesso 17 abr 2020).
21. Estes SJ, Ginsburg ES. Use of assisted reproduction in HIV and hepatitis infected couples; 2020. UpToDate Disponível em: https://www.uptodate.com/contents/use-of-assisted-reproduction-in-hiv-and-hepatitis-infected-couples (acesso 10 abr 2020).
22. European AIDS Clinical Society. Guidelines v. 10. 2019. Disponível em: https://www.eacsociety.org/files/2019_guidelines-10.0_final.pdf
23. Fernandes M, Soler LD, Burgos MC. Saúde das mulheres lésbicas e atenção à saúde: nem integralidade, nem equidade diante das invisibilidades. Bis. 2018;19(2):37-46.
24. LegisWeb. Provimento CNJ n. 52, de 15/03/2016. Disponível em: https://www.legisweb.com.br/legislacao/?id=317508 (acesso17 abr 2020).
25. CNJ. Provimento n. 63, de 14 de novembro de 2017. Disponível em: https://atos.cnj.jus.br/files//provimento/provimento_63_14112017_19032018150944.pdf (acesso 17 abr 2020).
26. CNJ. Provimento n. 83. Altera requisitos na paternidade socioafetiva.. Disponível em: https://www.anoreg.org.br/site/2019/08/15/cnj-publica-provimento-no-83-que-altera-requisitos-na-paternidade-socioafetiva/ (acesso 17 abr 2020).
27. Brasil. Lei n. 8.069, de 13 de julho de 1990. Dispõe sobre o estatuto da criança e do adolescente, e dá outras providências. Brasília: Diário Oficial da União; 1990.
28. Jusbrasil. Lei n. 12.010, de 3 de agosto de 2009. Disponível em: https://presrepublica.jusbrasil.com.br/legislacao/818490/lei-12010-09 (acesso 17 abr 2020).
29. Light AD, Obedin-Maliver J, Sevelius JM, Kerns JL. Transgender men who experienced pregnancy after female-to-male gender transitioning. Obstetrics & Gynecology. 2014;124(6):1120-7.
30. Brandt JS, Patel AJ, Marshall I, Bachmann GA. Transgender men, pregnancy, and the "new" advanced paternal age: a review of the literature. Maturitas. 2019;128:17-21.
31. Huddleston H, Barbieri RL. Gestational hyperandrogenism. Uptodate [site]. Mai 2020. Acessado em 12 dez 2020. Disponível em: https://www.uptodate.com/contents/gestational-hyperandrogenism.
32. Angonese M, Lago MCS. Direitos e saúde reprodutiva para a população de travestis e transexuais: abjeção e esterilidade simbólica. Saúde e Sociedade. 2017;26(1):256-70.
33. Rowlands S, Amy JJ. Preserving the reproductive potential of transgender and intersex people. Eur J Contraception & Reproductive Health Care. 2018;23(1):58-63.
34. Martinez E, Klein A, Obedin-Maliver J. Prepregnancy counseling for people of all genders: enhancing safe and accessible family building for transgender, gender diverse, and non-binary individuals. Curr Obstet Gynecol Rep. 2020;30:1-7.
35. Tishelman AC, Sutter ME, Chen D, Sampson A, Nahata L, Kolbuck VD, et al. Health care provider perceptions of fertility preservation barriers and challenges with transgender patients and families: qualitative responses to an international survey. Journal of assisted reproduction and genetics. 2019;36(3):579-88.
36. Light A, Wang L-F, ZeKrempaskyymo A, Gomez-Lobo V. Family planning and contraception use in transgender men. Contraception. 2018;98(4):266-9.
37. Sterling J, Garcia MM. Fertility preservation options for transgender individuals. Translational Andrology and Urology. 2020;9(S2):S215-S226.
38. Wahlert L, Fiester A. Induced lactation for the nongestating mother in a lesbian couple. Virtual Mentor. 2013;15(9):753-6.
39. Goldfarb L, Newman J. Newman-Goldfarb protocols for induced lactation decision tool. J Human Lactation. 2008;24(1).
40. MacDonald T, Noel-Weiss J, West D, Walks M, Biener M, Kibbe A, et al. Transmasculine individuals' experiences with lactation, chestfeeding, and gender identity: A qualitative study. BMC pregnancy and childbirth. 2016;16(1):1-7.
41. Reisman T, Goldstein Z. Transgender Health. 2018;24-26.
42. Everett BG, Higgins JA, Haider S, Carpenter E. Do sexual minorities receive appropriate sexual and reproductive health care and counseling? J Women's Health. 2019;28(1):53-62.
43. Higgins JA, Carpenter E, Everett BG, Greene MZ, Haider S, Hendrick CE. Sexual minority women and contraceptive use: complex pathways between sexual orientation and health outcomes. Am J Public Health. 2019;109(12):1680-6.
44. Goldberg SK, Reese BM, Halpern CT. Teen pregnancy among sexual minority women: results from the National Longitudinal Study of Adolescent to adult health. J Adolesc Health. 2016;59(4):429-37.
45. Francis A, Jasani S, Bachmann G. Contraceptive challenges and the transgender individual. Women's Midlife Health. 2018;4(12):1-4.
46. Brasil. Presidência da República. Lei n. 9.263 de 12 de janeiro de 1996. Regula o § 7º do art. 226 da Constituição Federal, que trata do planejamento familiar, estabelece penalidades e dá outras providências. Brasília: Ministério da Saúde; 1996.
47. Giugliani C, Ruschel AE, da Silva MCB, Maia MN, de Oliveira DOPS. O direito ao aborto no Brasil e a implicação da atenção primária à saúde. Rev Bras Med Fam Comunidade. 2019;14(41):1791-1791. Disponível em: https://rbmfc.org.br/rbmfc/article/view/1791/960
48. Secretaria Municipal da Saúde de São Paulo. Protocolo para o atendimento de pessoas transexuais e travestis no município de São Paulo. São Paulo: Secretaria Municipal da Saúde; 2020. Versão eletrônica.
49. Vidiella GL, Rodríguez F, Gorgoroso M, Faúndes A, Pons JE. A risk reduction strategy to prevent maternal deaths associated with unsafe abortion. Int J Gynaecol Obstet. 2006;95(2):221-6.
50. Organização Mundial da Saúde. Abortamento seguro: orientação técnica e de políticas para sistemas de saúde. 2013. Disponível em: https://apps.who.int/iris/bitstream/handle/10665/70914/9789248548437_por.pdf;jsessionid=39CBE4C806B91D97792BBFC26C8BC536?sequence=72013
51. Brasil. Ministério da Saúde. Secretaria de Atenção à Saúde. Departamento de ações Programáticas estratégicas. Área técnica de saúde da mulher. Atenção humanizada ao abortamento – norma técnica. Série direitos sexuais e direitos reprodutivos – Caderno n. 4. 2 ed. Brasília: Ministério da Saúde; 2011.
52. Portal médico. Código de Ética Médica. Disponível em: http://www.portalmedico.org.br/novocodigo/integra_5.asp (acesso 24 abr 2020).

Cuidados na prática do sexo anal

Vinícius Lacerda Ribeiro
Ademir Lopes Junior
Saulo Vito Ciasca

Aspectos-chave

- O sexo anal tem sido relacionado principalmente às relações sexuais entre homens cisgêneros, entretanto, o ânus é uma estrutura presente em todos os corpos humanos. Nem todo gay pratica o sexo anal e outras pessoas, independente do gênero e orientação sexual, podem ter essa prática, seja ela insertiva ou receptiva.
- Perguntas sobre práticas sexuais, incluindo sobre o sexo anal, devem ser realizadas ativamente pelos profissionais, pois a maioria dos pacientes deseja falar sobre sua sexualidade, mas geralmente o fazem após o profissional iniciar a conversa.
- Os profissionais de saúde devem estar aptos a orientar sobre os cuidados antes, durante e depois do sexo anal, relativos à penetração anal, o uso de lubrificantes e preservativos, uso de duchas higiênicas, dietas e probióticos.
- *Assplay*, dupla penetração, *fisting*, uso de objetos eróticos (*plug* anal, por exemplo) e anestésicos locais são situações relacionadas à prática do sexo anal que podem requerer orientações específicas e devem ser abordadas sem julgamento, considerando a autonomia da pessoa e orientações fundamentadas em evidência.

INTRODUÇÃO

Protagonista de inúmeras controvérsias, o sexo anal permanece tabu nos tempos atuais e, no âmbito da saúde, costuma ser pouco debatido, pesquisado e estudado. Tema comumente ausente nos currículos das profissões da saúde, essa prática costuma ser estigmatizada como antinatural, perigosa, de alto risco para lesões e infecções, associada à promiscuidade e como se fosse exclusiva de homens cis gays e profissionais do sexo. Devido ao pudor, ao preconceito e ao desconhecimento, o sexo anal é pouco acessado e inadequadamente abordado pelos profissionais de saúde durante as consultas. Como consequência, essa invisibilidade gera erros diagnósticos e orientações preventivas e terapêuticas inadequadas.

Estão incluídas como práticas do sexo anal a penetração do pênis no ânus, o *anilingus* (língua no ânus), o *fingering* (penetração do dedo no ânus), o *fisting* (penetração do punho no ânus) e o *assplay* (uso de objetos para penetrar o ânus). Portanto, qualquer pessoa de qualquer gênero ou orientação afetivo-sexual pode ter uma prática sexual anal. As razões são múltiplas, geralmente sentir ou oferecer prazer, mas entre pessoas com vagina (mulheres cis e homens trans), são relatados também outros motivos, como prevenir gravidez, manter virgindade do sexo vaginal, evitar contato com sangue durante menstruação e situações de estupro. Alguns homens trans podem não se sentir confortáveis com o sexo vaginal, utilizando-se do ânus quando desejam ser penetrados[1].

Dados populacionais sobre a frequência da prática anal são raros e geralmente direcionados a mulheres cis heterossexuais ou homens cis gays e bissexuais. Muitos estudos são amostras de conveniência, mas demonstram que a prática do sexo anal é bastante comum. A frequência parece variar entre os países, mas tem aumentado ao longo do tempo, sendo mais comum entre os 20 e 40 anos de idade[2].

Um estudo nos Estados Unidos, sem indicar a orientação sexual, demonstrou que 37% das mulheres cis e 5% dos homens cis já tiveram prática anal receptiva. Na Austrália, 94% dos homens cis gays tiveram a prática insertiva e 95% a receptiva ao longo da vida. Na Tailândia, 94% dos cis gays e 82% dos homens cis bissexuais tiveram alguma prática sexual anal[3]. Estudo brasileiro com mulheres cis que fazem sexo com outras mulheres demonstrou que 27% tiveram algum tipo de penetração anal na relação sexual com outras mulheres e 16% com outros homens[4]. Estudo com 573 mulheres trans trabalhadoras do sexo evidenciou que, nos últimos 30 dias, 38% tiveram relação sexual anal receptiva com parceiro fixo, 25% com parceiros casuais e 31,4% com clientes. Dessas relações, 55, 30,8 e 22,8%, respectivamente, foram sem preservativo[5]. Estima-se que a grande maioria das mulheres trans praticam ou já praticaram sexo anal receptivo na vida. Homens trans podem penetrar o ânus por meio de acessórios de silicone conhecido como *packers*.

Entre adolescentes e jovens, amostra com questionários pela internet com homens cis gays de 15 a 22 anos demonstrou que 57 e 59% já tinham tido alguma relação anal receptiva e insertiva, respectivamente. Nesse mesmo estudo, outras práticas do sexo anal relatadas foram: *fingering* (67% recebido; 60% penetrado), *anilingus* (54%) e *fisting* (2% recebido; 4% penetrado)[6].

ASPECTOS HISTÓRICOS

Há relatos de práticas sexuais através do ânus desde a Antiguidade e em todas as culturas, podendo estar relacionadas a prazer sexual sem intenção procriativa, relações de poder com dominação ou submissão, relações de gênero (ativo/insertivo/penetrador/masculino *vs* passivo/receptivo/penetrado/feminino), e em algumas religiões, como obsceno, pecaminoso e abominação. Dado seu *status* potencialmente subversivo, é ainda entendido como crime em algumas regiões do planeta, rendendo penas aos perpetradores que vão desde chicotadas até morte por apedrejamento[7].

Mas por que a prática do sexo anal seria subversiva e ameaçadora a determinados sistemas de poder? Para Sáez e Carrascosa, vivemos num sistema heterocisnormativo, ou seja, de regras sociais vigiadas a todo momento que garantem vantagens discursivas aos homens cis heterossexuais em detrimento dos demais (Quadro 1). Nesse sistema, esperam-se marcadores fixos, estabelecidos a partir de categorias estáveis, como a diferença entre os órgãos sexuais, na qual o pênis só pode penetrar e a vagina só pode ser penetrada[8].

Entretanto, o ânus é um órgão universal situado além dos limites anatômicos impostos pela diferença sexual (quem não tem ânus?). Assim, ao autorizar papéis reversíveis, podendo a mesma pessoa penetrar e ser penetrada, a prática do sexo anal poderia ser questionadora do sistema tradicional da representação sexo/gênero.

Quadro 1

"(...) a vigilância de nossos traseiros não é uniforme: depende se o cu penetrado é branco ou negro, se é de uma mulher ou de um homem ou de uma/a trans, se nesse ato se é ativo ou passivo, se é um cu penetrado por um vibrador, um pênis ou um punho, se o sujeito penetrado se sente orgulhoso ou envergonhado, se é penetrado com camisinha ou não, se é um cu rico ou pobre, se é católico ou muçulmano. É nessas variáveis onde veremos desdobrar-se a polícia do cu, e também é aí onde se articula a política do cu; é nessa rede onde o poder se exerce, e onde se constroem o ódio, o machismo, a homofobia e o racismo. O cu parece muito democrático, todo mundo tem um. Mas veremos que nem todo mundo pode fazer o que quer com o seu cu".[8]

ANATOMIA E FISIOLOGIA RELACIONADAS AO SEXO ANAL

As estruturas envolvidas no sexo anal receptivo são o assoalho pélvico, o canal anal, o reto e, em algumas situações, o cólon sigmoide. O assoalho pélvico é um conjunto de músculos, ligamentos e fáscias localizados entre o cóccix e a vulva/bolsa escrotal que são responsáveis pela sustentação dos órgãos pélvicos e estabilidade dos movimentos da coluna. Sua porção anterior também está envolvida nos processos de micção, ereção e contrações vaginais, enquanto a parte posterior, mais especificamente o músculo esfíncter externo do ânus e o elevador do ânus, se relacionam com a evacuação e continência fecal[9].

O canal anal é uma estrutura com cerca de 2,5 a 3,5 cm. Inicia-se na borda anal e termina na linha pectínea, que é a transição do epitélio estratificado do ânus com a mucosa de epitélio colunar simples do reto. O reto possui um comprimento médio de 15 cm entre a margem do canal anal e o cólon sigmoide. O sexo anal receptivo, ocorre basicamente ao longo do canal anal e do reto, uma vez que o comprimento médio do pênis ereto é de 13,1 cm e a maioria dos acessórios sexuais seguirá essas medidas[10].

O ânus possui uma musculatura circular composta por dois esfíncteres: o esfíncter anal externo, composto por musculatura estriada esquelética, de controle voluntário, e o esfíncter anal interno, composto por musculatura lisa, de controle involuntário. Possui estruturas bem vascularizadas que auxiliam na continência fecal, que são os coxins hemorroidários internos e externos. A região externa não possui pelos e é altamente inervada e sensível a estímulos táteis, térmicos e dolorosos. Em estado de repouso, os esfíncteres anais estão em estado parcial de contração, contribuindo para a continência fecal[11].

O reto é a porção final do intestino grosso e possui a função de armazenamento das fezes. Quando chegam ao reto, o indivíduo sente vontade de evacuar e após uma evacuação satisfatória essa sensação desaparece. A permanência da sensação de evacuação incompleta é conhecida como tenesmo e pode indicar alguma doença. Se o reto for completamente esvaziado após a evacuação, as chances de haver resíduos de fezes no pênis ou algum objeto que realiza a penetração anal é menor, fato conhecido popularmente como "passar cheque".

Para que a evacuação ocorra, o esfíncter interno e externo devem relaxar de forma coordenada com o peristaltismo dos cólons e do reto para a expulsão das fezes. O mecanismo é o mesmo para que ocorra a penetração no coito anal. O relaxamento de ambos os esfíncteres facilita a penetração e reduz a possibilidade de desconforto e/ou dor, embora essas sensações possam ser desejadas por algumas pessoas. A capacidade de relaxamento esfincteriano, principalmente de seu componente involuntário do esfíncter interno, varia de pessoa para pessoa.

ABORDAGEM NO CONSULTÓRIO

Muitas pessoas praticam o sexo anal, mas pouco é conversado sobre esse tema na consulta. Por vergonha ou medo de julgamento, muitos pacientes evitam se expor, por isso, cabe ao profissional introduzir o tema. Algumas estratégias comunicacionais são introduzir o tema explicando o porquê, por exemplo, "preciso perguntar sobre sua sexualidade para orientar melhor as medidas preventivas". As frases devem ser objetivas e utilizar termos adequados ao contexto cultural, como "você tem relação anal?", "você penetra, é penetrado, ou ambos?"[12]. Essas perguntas são de fácil compreensão e bem aceitas quando as pessoas compreendem o motivo. Utilize o mesmo vocabulário da pessoa, não se iniba em dizer cu, passivo, ativo ou consolo; se essas forem as palavras referidas.

Outra estratégia é normalizar a prática do sexo anal, por exemplo, "algumas pessoas fazem a chuca, ou lavagem retal antes da penetração, você já ouviu a respeito?" ou "além da penetração com pênis, você tem algum outro tipo de prática anal?". Mesmo que a pessoa negue que tenha dúvidas na primeira consulta, muitas vezes elas surgem após um período no qual sinta confiança.

Ao perguntar sobre a prática do sexo anal, o principal objetivo é oferecer informações para que as pessoas possam fazer suas escolhas de forma autônoma, prazerosa e responsável. Evite julgamentos, opiniões pessoais e que não estejam fundamentadas em evidência científica. Pergunte o que a pessoa conhece sobre a fisiologia e anatomia anorretal e realize orientações a partir desse conhecimento prévio. Responda com frases curtas e objetivas, evitando-se "palestras". Modelos e desenhos podem auxiliar na explicação.

ORIENTAÇÕES PARA PREVENÇÃO DE IST NA PRÁTICA ANAL

Assim como em outras práticas sexuais, o risco de infecções sexualmente transmissíveis (IST) deve ser avaliado de acordo com a situação (ver Capítulo 43 – "Infecção por HIV e sorofobia" e Capítulo 44 – "Outras infecções sexualmente transmissíveis"). No caso do sexo anal, além das orientações gerais para prevenção de IST (preservativos, vacinas, sorologias rotineiras de acordo com o risco e outros), o profissional deve orientar o grau de risco de IST e estratégias de prevenção específicos.

O risco de infecção de hepatite B, C e HIV são maiores para as pessoas que praticam o sexo anal receptivo, devido à maior chance de microfissuras e sangramentos. O risco de infecção pelo HIV na prática receptiva, por exemplo, é de 138 por 10 mil exposições[13]. No caso da prática insertiva, o risco é menor, porém não inexistente (11 por 10 mil), e é maior do que a prática insertiva vaginal (4 por 10 mil). O risco de HIV na prática ânus-boca é muito baixo[13]. Cuidados com a higiene e tamanho das unhas devem ser orientados a fim de evitar lesões na inserção dos dedos. O uso de métodos de barreira deve ser recomendado de acordo com o tipo de prática (ver adiante). A penetração anal peniana sem preservativo aumenta as chances de uretrite por *E. coli*, especialmente em pessoas imunodeprimidas. Recomenda-se a quem está penetrando urinar logo após o ato para diminuir o risco de infecção do trato urinário ascendente após o coito anal[14].

Em ambientes urbanos, a hepatite A deixou de ser uma doença ocorrida na infância e transmitida por más condições de saneamento para uma doença de adultos pela transmissão sexual ânus-boca. Homens cis gays, pessoas transexuais e profissionais do sexo apresentam maior incidência de surtos comunitários na vida adulta e devem ser vacinados para hepatite A[15]. Da mesma maneira, infecções entéricas, principalmente aquelas associadas a giárdia, shigella e amebíase, podem estar associadas a transmissão sexual pelo contato ânus-boca. Esses diagnósticos devem ser suspeitados e a terapêutica com antiparasitários realizada para pessoas que praticam sexo anal e que tenham queixas abdominais, como desconforto, flatulência ou fezes amolecidas, mesmo que oligossintomáticas[16].

O rastreamento com swab retal para gonococo e clamídia está recomendado (cultura ou captura híbrida) para homens cis gays e bissexuais sem uso de preservativo. A frequência deve ser anual, embora para pessoas com risco aumentado possa ser a cada 3 ou 6 meses[17]. No Brasil, esse procedimento costuma ser pouco disponível nos serviços de saúde[12]. Outra alternativa é realizar a coleta de forma oportuna, durante a realização do exame proctológico. A pesquisa de herpes com PCR deve ser realizada apenas para pessoas com sintomas sugestivos desse diagnóstico, não devendo ser realizada em pessoas assintomáticas[18]. A depilação da região perianal com lâminas deve ser desestimulada, pois pequenas lesões podem servir de porta de entrada para o vírus da herpes e o HPV.

PREVENÇÃO DO CÂNCER DE CANAL ANAL E CONDILOMA

A infecção pelo HPV é o principal fator de risco para o câncer de células escamosas de ânus e canal anal. Todas as pessoas devem ser orientadas sobre medidas de prevenção primária para o HPV, como uso de preservativos e para evitar a depilação anal com lâmina (ver tópico anterior). Segundo a Sociedade Americana de Cirurgiões de Cólon e Reto, têm maior risco para esse tipo de neoplasia pessoas que vivem com HIV, homens cis que fazem sexo com homens cis (HcSHc), indivíduos com condiloma anogenital, pessoas imunossuprimidas (transplantados, uso de corticosteroides), mulheres cis com displasia do colo do útero ou infecção pelo HPV-16, e devem ser identificadas por meio de história, exame físico e sorologia para HIV (forte recomendação baseada em evidência moderada, 1B). O rastreamento do HPV como estratégia de prevenção para o câncer de canal anal ainda é controversa na literatura. Aqueles que argumentam a favor referem que estaria indicado na população de alto risco[19].

Os métodos atuais de rastreamento demonstram detectar precocemente lesões pré-malignas, como as displasias de alto grau (recomendação forte baseada em evidência de baixa qualidade, 1C). Tais métodos incluem o esfregaço anal (*Anal pap smear*) para citologia anal e pesquisa molecular de HPV em pacientes de alto risco, seguidas da realização da anuscopia com magnificação, pois a citologia isolada possui baixa sensibilidade e especificidade para a detecção de lesões intraepiteliais anais[20]. Esse assunto será novamente abordado no Capítulo 42 – "Afecções anorretais não infecciosas".

Por outro lado, aqueles que não recomendam o rastreamento consideram que as pesquisas compararam apenas desfechos intermediários de resultado (infecção pelo HPV e lesões pré-malignas) e não o impacto em desfechos terminais (qualidade de vida e mortalidade). Isso é fundamental para o rastreamento que é uma estratégia destinada a pessoas assintomáticas. Na ausência de comprovação científica, corre-se o risco de submeter indivíduos sem sintomas a aumento da ansiedade, a procedimentos desnecessários e a efeitos colaterais, sem a segurança de estar melhorando a qualidade de vida e/ou reduzindo a mortalidade. Assim, ainda há necessidade de estudos com número de participantes e metodologia adequada que possam confirmar o rastreamento do HPV como prevenção efetiva contra o câncer de canal anal[19].

A vacina contra o HPV atualmente disponível pelo SUS (vacina tetravalente para os sorotipos 6, 11, 16 e 18, indicada a partir dos 9 anos para meninas cis, 11 anos para meninos cis e para portadores de HIV, até 26 anos) é outra estratégia de prevenção promissora para prevenção do câncer de canal anal (recomendação fraca baseada em evidência de alta qualidade, 2A). Essa vacina tem se demonstrado segura e com impacto em desfechos intermediários (redução de lesões pré-malignas) e na redução de verrugas anais. Mas assim como o rastreamento, ainda requer estudos que confirmem seu impacto em desfechos de mortalidade e qualidade de vida pelo câncer de canal anal, embora, já tenha se tornado uma política pública no Brasil.

CUIDADOS NO SEXO ANAL

Duchas higiênicas

A ducha higiênica retal, conhecida popularmente como "chuca", é a lavagem retal ou *fleet enema* que antecede o coito anal receptivo. É uma prática comum, principalmente entre homens cis gays. Estudo brasileiro com 401 indivíduos que tiveram intercurso anal, sendo 86% homens cis gays e 14,4% mulheres e homens transexuais, 53,4% relataram ter realizado a ducha pré-coito. As razões foram: higiene/limpeza (42,6%), maior prazer na relação anal (17,2%), preferência da parceria (3%) e constipação (0,5%)[21]. Algumas pessoas realizam a ducha pós-coito por higiene ou por achar, equivocadamente, que previne IST[22]. A maioria a realizou em casa (84,5%) e os principais produtos utilizados foram a água encanada (93%), seguida de produtos comerciais, como solução com fosfato, reservatórios descartáveis de água próprios para ducha e enema glicerinado[21].

É papel do profissional esclarecer dúvidas e orientar medidas preventivas, pois a realização da ducha é uma escolha pessoal e as evidências atuais não a recomendam nem contraindicam. Se o motivo for evitar a presença de fezes durante o ato sexual, os hábitos alimentares devem ser avaliados (ver adiante), pois dependendo da dieta e do trânsito intestinal, mesmo após a ducha, pode haver migração de fezes do sigmoide para o reto.

A ducha deve ser realizada na menor frequência possível pelo risco de desbalanço da microbiota intestinal (disbiose) o que aumenta a suscetibilidade a lesões da mucosa e infecções. Não há estudos que determinem o limite dessa frequência, entretanto, até 1 ou 2 vezes por semana parece ser seguro na prática clínica. Na introdução do dispositivo de lavagem pode ser usado lubrificante para reduzir o atrito e o risco de microfissuras, que poderiam aumentar o risco de IST[23]. A quantidade de líquido deve ser em torno de 150-200 mL, pois grandes quantidades aumentam o risco de lesões[24]. A mucosa interna do reto não têm sensibilidade térmica, portanto, a temperatura da água deve ser testada antes da introdução, evitando risco de queimadura por extremos de temperatura, principalmente quando utilizado o "chuveirinho" (duchas de banheiro). Os produtos recomendados são água, glicerina ou uma solução salina, e não devem ser adicionadas outras substâncias (xampus, cremes etc.) pelo risco de alergia e irritações. Água destilada não deve ser utilizada pelo risco de desbalanço osmótico. Após a introdução do líquido, segurar por alguns minutos para eliminá-lo no vaso sanitário. Como o sigmoide tem o formato de um sifão, deve-se evitar deitar durante o procedimento, caso contrário, o líquido pode refluir até o cólon, ficando armazenado e eliminado posteriormente durante o ato sexual.

O compartilhamento de "chuveirinhos" é desaconselhado devido ao risco de transmissão cruzada de IST. Alternativas são duchas reutilizáveis com balão de borracha, que devem ser limpas após uso; reservatórios de água descartáveis, que facilitam o procedimento fora de casa; e dispositivos de *fleet* enema com soluções de fosfato ou glicerina, que são de uso único e maior custo[23].

Dieta e probióticos

Consistência, quantidade, coloração e odor das fezes e frequência das evacuações são influenciados pelo tempo de trânsito intestinal, quantidade de fibras na dieta, perfil da microbiota intestinal e presença de disfunções (intolerâncias alimentares, doenças inflamatórias intestinais, síndrome do intestino irritável e lesões neurológicas). Orientações alimentares incluem dieta rica em fibras, verduras, frutas e pobre em alimentos processados e embutidos para regularizar o trânsito intestinal. No dia ou horas antes do coito, uma dieta pobre em resíduos, evitando alimentos com elevado poder fermentativo (leite e derivados, açúcares em excesso), grãos (feijão, grão-de-bico) e alimentos gordurosos contribuem para diminuir a produção de gases e de bolo fecal. Não são recomendadas substâncias que aumentem a peristalse (café, energéticos, chá de sene, chocolate). Um horário regular para as evacuações favorece uma maior previsibilidade da presença de fezes no reto.

O uso de probióticos tem sido uma escolha para a regularização do trânsito e deve ser preconizado em pessoas com frequência evacuatória irregular ou obstipada. Medicamentos vendidos na promessa de auxiliar nesse processo, como cápsulas contendo fibras como *Psyllium*, semente de chia, semente de linho e aloe vera, têm pouca interferência se não forem associados às modificações da dieta citadas. Medicações que reduzem o tempo de trânsito intestinal, como a loperamida, não devem ser utilizadas devido aos diversos efeitos colaterais.

Penetração anal

A contração intensa dos esfíncteres anais durante a penetração pode tornar o ato sexual doloroso (anodispareunia) e pode predispor ao surgimento de fissuras e lacerações. Cerca de 59% dos homens cis gays referem dificuldade e dor durante a relação anal e muitas mulheres cis não têm interesse nessa prática[25,26]. Estresse, ansiedade, história de abuso sexual e obstipação crônica são fatores que influenciam na contração e na capacidade de relaxamento.

A penetração pode ser dolorosa e desconfortável para quem é penetrado, principalmente se houver pouca experiência prévia. Após a primeira penetração, a movimentação do pênis, *packer*, ou acessório costumam ocorrer mais facilmente, pois a distensão da ampola retal favorece o reflexo inibitório anorretal que relaxa o esfíncter anal interno[11].

Se houver dor durante a penetração recomenda-se interrompê-la, esperar até a cessação do estímulo doloroso e prosseguir novamente, pois a contração involuntária desse esfíncter dura aproximadamente 1 a 2 minutos seguida de período de relaxamento[26]. Pessoas com dificuldade no início da penetração podem evitar o estímulo tátil nos genitais, pois esse toque físico estimula o reflexo que causa contração da musculatura pélvica[11]. A posição do coito pode melhorar o desconforto e deve ser experimentada caso a caso pelas parcerias, pois varia de acordo com o tamanho das pessoas, formato do pênis ou *packer* etc. Uma possibilidade são posições nas quais a pessoa penetrada tem maior controle.

A penetração vaginal após a penetração anal sem uso de preservativo deve ser evitada, pelo risco de contaminação da vulva/vagina/uretra por bactérias fecais, aumentando as chances de infecção urinária e corrimentos. Se houver uso de preservativo, esse deve ser trocado quando houver mudança do local de penetração (vagina/ânus/boca) para evitar infecção cruzada entre os sítios.

Métodos de barreira

O preservativo peniano/externo (preferir essa nomenclatura ao invés de preservativo masculino) deve ser sempre estimulado na penetração peniana, de *packers* ou de acessórios, pois previne IST e facilita a higiene. Recomenda-se a combinação com outros métodos de prevenção, como testagens frequentes para IST, PrEP/PEP e lubrificante. Ver mais detalhes no Capítulo 43 – "Infecção por HIV e sorofobia" e Capítulo 44 – "Outras infecções sexualmente transmissíveis". Alguns países recomendam o preservativo vaginal/interno como método de prevenção[27], entretanto ele pode ser introduzido totalmente no ânus durante a penetração e não ser possível sua expulsão espontânea, ou a penetração ser realizada equivocadamente entre o preservativo e o ânus, devendo-se preferir o uso do preservativo externo/peniano. Mas em algumas situações, o uso do preservativo interno/vaginal no ânus pode oferecer maior autonomia de proteção para a pessoa que é penetrada.

No *anilingus* (prática de contato do ânus com a boca e língua) pode ser adaptado o uso do próprio preservativo (interno ou externo) cortado para se formar uma placa, ou o uso de filmes de látex ou de poliuretano, que são colocados entre o ânus e a boca para funcionar como método de barreira[28]. Sua aceitabilidade, entretanto, tende a ser baixa. Luvas descartáveis devem ser recomendadas como barreiras em práticas de *fingering* e *fisting* (ver adiante). Deve-se evitar o uso de filmes plásticos, pois podem ser porosos e não prevenir a transmissão de IST.

Pessoas com alergia ao látex podem optar por preservativos *látex free*, como poliisoprenos, poliuretanos ou polietilenos. Entretanto, deve-se diferenciar a causa da alergia, pois conservantes utilizados para evitar a proliferação bacteriana nos lubrificantes a base de água também podem ser alergênicos[29].

Lubrificantes

O ânus e o reto não produzem qualquer tipo de fluido lubrificante natural. Algumas pessoas relatam que possuem a região mais lubrificada, mas isso decorre da produção de muco pelo reto e suor da região interglútea. O uso de lubrificantes diminui o atrito, evita o rompimento do preservativo (3% com *vs* 21,4% sem lubrificante)[30], previne lesões mecânicas, como fissuras e lacerações, e por isso seu uso deve ser estimulado. Os critérios para a escolha do lubrificante estão elencados no Quadro 2. Os mais recomendados são aqueles à base de água ou silicone (Tabela 1).

Quadro 2 Critérios para a escolha do lubrificante

Risco de danificar preservativos
Duração da lubrificação antes de secar
Presença de componente irritativo ou alergênico
Risco de servir como meio de cultura para proliferação de bactérias
Prazer envolvido com o sabor, cor e sensação tátil

Produtos derivados de petróleo, manteiga, óleos vegetais, como de soja, amêndoas ou coco, pomadas para hemorroidas e alimentos podem danificar o látex e aumentar as chances de contaminação local. Xampus, condicionadores e sabonetes, além de possuir baixa capacidade de lubrificação, podem causar dermatite e irritação local. O uso de saliva, além de não ter uma lubrificação adequada e duradoura, já foi associado a proctites por clamídia e gonorreia[31]. Mesmo assim, cerca 87% dos homens cis que fazem sexo com homens cis utilizam a saliva como lubrificante[32].

Cuidados após a penetração

Queixa esporádica de sangramento ou ardência após a relação, principalmente se houver lubrificação inadequada, é comum. Se houver remissão espontânea e os episódios não forem recorrentes, as pessoas devem ser tranquilizadas, pois a principal causa é lesão de mucosa que melhora sem maiores intervenções.

Tabela 1 Tipos principais de lubrificantes

Lubrificantes	Uso com preservativo de látex	Uso de *packer* de silicone, acessórios de PVC ou borracha	Observações
Lubrificante à base de água	Compatível	Compatível	Encontrados facilmente em farmácias e distribuídos gratuitamente pelo Sistema Único de Saúde e em campanhas preventivas. Fácil limpeza.
Lubrificantes à base de silicone	Compatível	Evitar	Encontrados no exterior e em *sex shops*, possuem custo mais elevado e têm uma capacidade de lubrificação mais duradoura do que os à base de água. Presente na maioria dos preservativos. Limpeza mais difícil.
Lubrificantes a base de óleo mineral (vaselina)	Evitar	Evitar	Tem longa duração, demora para secar e facilita a sensação de calor. É de difícil lavagem, podendo durar dias na mucosa, o que aumenta o risco de infecção.
Outros lubrificantes	Há lubrificantes em pó com polímeros que se tornam viscosos após serem misturados com água morna. Após preparados devem ser armazenados na geladeira pelo risco de proliferação de bactérias em decorrência da alta concentração de açúcares. Dependendo da fórmula podem ser utilizados com preservativos, acessórios ou *packers*. Pouco disponíveis no Brasil.		

Fonte: adaptado de WHO, 2012[29]; Maierhofer, 2016[30].

Na presença de queixas anorretais recorrentes após a relação anal, como ardência local, prurido, dor para evacuar e hematoquezia, o profissional deve questionar sobre a frequência, intensidade e duração desses sintomas e realizar o exame proctológico completo para identificar hemorroidas, fissuras, fístulas, lesões cutâneas e proctites venéreas. Na ausência de um diagnóstico patológico definitivo e de gravidade, podem ser orientadas medidas para lidar com o sintoma, como banhos de assento, cuidados com a higiene e secagem local. O uso de papel higiênico deve ser evitado sendo recomendado o uso de lenços umedecidos, ou lavagem com água e sabão, para evitar atrito na limpeza após a evacuação. Dietas laxativas para diminuir a consistência das fezes podem facilitar o desconforto na evacuação.

Banhos de assento são orientados com ducha, em banheiras ou em bacias com água morna em contato com o ânus, durante 15 minutos, até três vezes ao dia. Não há necessidade de adicionar nenhum produto. Pomadas com anestésicos locais ou corticoides devem ser prescritas apenas com supervisão médica para evitar seu uso indiscriminado mascarando sintomas de outras doenças anorretais.

SITUAÇÕES POSSÍVEIS NA PRÁTICA DO SEXO ANAL

Presença de fezes no ato sexual ("passar cheque")

A presença de fezes pode ocorrer durante o ato sexual apesar do uso de duchas higiênicas. Cheiro, atrito, sensação de queimação ou visualização das fezes podem criar conflitos entre as parcerias: quem penetra pode se sentir incomodado, mas ter receio de parar e perder a ereção ou haver saída de mais fezes; ou a pessoa que é penetrada se incomoda, mas finge que nada ocorreu e se sente desconfortável em pedir para parar. Em outras situações, há muita vergonha e o ato é interrompido definitivamente.

Se houver queixa com a presença de fezes durante a relação, o profissional deve identificar sentimentos de inadequação, medo de rejeição, retraimento, baixa autoestima e evitação do sexo anal. Quem penetra pode culpar o outro por tê-lo sujado ou haver exigência de desempenho sexual infalível de quem é penetrado. Essas são expressões de desigualdade das relações de poder e gênero (masculino × feminino, ativo × passivo, dominador × submisso, etc.). Recomendações para evitar a presença de fezes na relação sexual podem ser realizadas (ver tópico anterior nesse capítulo: ducha higiênicas/dieta e probióticos).

O nível de intimidade e atitude entre os praticantes será um bom indicador do desfecho. Uma estratégia para lidar com esse desconforto é incentivar o diálogo e um acordo entre as pessoas envolvidas, com leveza, humor e respeito, naturalizando o ocorrido, sem culpar quaisquer partes, e tendo liberdade para expressar desconforto e se lavar sem prejuízo do ato.

Pessoas com deficiência física, como aqueles com lesões medulares ou acidentes vasculares cerebrais, podem ter dificuldade para controle dos esfíncteres anais o que aumenta as chances de eliminação de fezes e flatos durante o ato sexual, seja penetrando ou sendo penetrado. Para evitar os problemas decorrentes da incontinência, se a pessoa com deficiência estiver penetrando, ela pode utilizar um dispositivo anorretal que funciona como um coletor interno que evita a saída de fezes. Este pode ser inserido antes da relação sexual e retirado logo após. Não se indica o coletor no caso da pessoa praticar sexo anal receptivo[33].

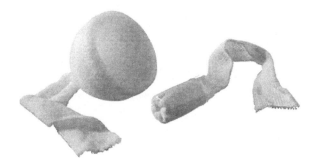

Figura 1 Coletor interno retal. Fonte: Doherty, 2004[33].

Sexo anal sem preservativo

A origem da palavra *barebacking* é "montar sem sela no lombo de um cavalo", entretanto, seu significado na área da saúde carece de consenso. Alguns autores utilizam o termo para se referir à "prática do sexo anal, com parceiros ocasionais, sem preservativo, entre homens cis gays"[34], mas outros o utilizam para a "prática do sexo anal destinada a infectar alguém por HIV (*gift giving*) ou se deixar infectar (*bug chasing*)" (ver Capítulo 26 – "Homens cis gays").

Em meio à epidemia do HIV/Aids na década de 1990, políticas sanitárias e campanhas de prevenção difundiram pregações morais, promovendo a estigmatização e o temor do prazer sexual, mais especificamente do sexo anal. Um pânico moral foi gerado na época pela imagem do sexo anal sem preservativo entre homens cis gays. Associava-se ao *barebacker* o caráter perverso e patológico, de periculosidade social e de merecimento da infecção pelo HIV/Aids (até então denominada "peste gay"), algo que nunca ocorreu com o homem cis hétero que pratica o sexo casual sem preservativo[34].

Recentemente têm sido proposta uma reflexão sobre os motivos e consequências do uso do termo *barebacking*. Por que classificar o sexo anal sem preservativo entre cis gays? Haveria uma expressão para o sexo casual heterossexual (vaginal ou anal) sem preservativo? Nomear e definir algo como arriscado e irresponsável não seria uma estratégia de manter o sexo cis gay sem preservativo proibido, normatizando-o como abjeto, passível de punições ou culpa?[35]

Do ponto de vista da saúde, o sexo anal sem preservativo pode ocorrer de forma segura, desde que utilizada a gestão de risco e prevenção combinada. Algumas medidas preventivas recomendadas e responsáveis são o uso da PrEP e PEP, sorologias periódicas de IST, relações sorodiferentes com pessoa com HIV que esteja com carga viral indetectável e uso de lubrificantes[12].

Diferente da prática consensual sem preservativo entre duas pessoas, a prática de *stealthing* (remover o preservativo sem o consentimento da parceria) constitui um crime de agressão sexual e violência de gênero. A prática é mais relatada em homens cis com mulheres cis, mas também ocorre em relações homossexuais cis masculinas (também associadas ao *gift giving*) e no sexo com mulheres transexuais e travestis, sobretudo vulnerabilizadas por situação de trabalho sexual[35].

Cuidados em saúde com *assplay*, *fisting* e dupla penetração

Além da penetração peniana, existem outras práticas no sexo anal, como o *assplay*, *fisting* e dupla penetração. O *assplay* (em inglês, *ass*: ânus; *play*: brincar) abrange formas de estímulo anal que não envolvem a penetração peniana. Possui diversas variações, como o *fisting* e a inserção de acessórios no ânus. O *fisting* (*fist*: punho) consiste na introdução de dedos, mão, punho e, às vezes, o braço. A dupla penetração é quando ocorre a penetração de dois pênis, ou um pênis e um objeto simultaneamente.

A introdução de acessórios no ânus com a intenção de obtenção de prazer pode ocorrer individualmente na masturbação ou na relação entre duas ou mais pessoas. Essa prática também pode funcionar como um exercício da musculatura anorretal, treinando a percepção e facilitando o relaxamento dos esfíncteres para quem apresenta dificuldades. O Quadro 3 apresenta alguns cuidados, mas esse assunto será abordado também no Capítulo 39 – "Cuidados com acessórios sexuais".

Quadro 3 Cuidados com uso de acessório no sexo anal

- Utilizar objetos com uma base mais larga, que fica sempre para fora do ânus, prevenindo assim que o objeto seja introduzido totalmente.
- Sempre envolver o objeto com preservativo. Isso facilita sua higiene posterior e previne infecções sexualmente transmissíveis quando compartilhado.
- Utilizar sempre objetos apropriados para esse uso – evitar verduras, frutas, cabos de vassoura, frascos de produtos de higiene pessoal, entre outros tantos objetos já relatados como corpo estranho no reto nas emergências.

Quanto ao *fisting*, os estudos são poucos na literatura, mas cerca de 3 a 8% dos homens cis gays referem a prática, em frequência variada[36]. Muitas vezes é associado ao uso de substâncias que favorecem o relaxamento do esfíncter anal e a anestesia local, como o *poppers* e a cocaína. Quando realizada sem os devidos cuidados (consentimento, lubrificação abundante e relaxamento adequado), pode haver risco de sangramento, laceração dos esfíncteres, perfuração e incontinência fecal[36]. Entretanto, os estudos científicos sobre essa prática são inadequados ou inexistentes e devemos ter cautela em afirmar essa associação, evitando "culpabilizar" essas pessoas. Alguns praticantes argumentam que essas lesões decorreram principalmente de características inatas da pessoa (anatomia), da falta de percepção dos limites durante a prática (como sensação de dor que pode estar alterada pelo uso de substâncias) e da comunicação e intimidade entre as pessoas envolvidas[37].

Na estratégia de redução de danos, quando a pessoa referir a prática de *fisting*, deve-se orientar os riscos envolvidos, recomendar o uso abundante dos lubrificantes apropriados, de luvas descartáveis para prevenção de IST, higiene das mãos, unhas aparadas e o cuidado para evitar o uso de drogas e anestésicos locais que podem mascarar a dor causada por lesão no ânus ou no reto.

A prática da dupla penetração tem riscos e orientações semelhantes ao *fisting*. Uma especificidade é a recomendação para uso de preservativo peniano para ambos os pênis com lubrificação abundante. Como há maior risco de ruptura dos preservativos pelo atrito, outras estratégias de prevenção combinada devem ser associadas. Outra especificidade são posições que diminuem o risco de estiramento da musculatura esfincteriana, por exemplo: um dos que penetra deitado na beirada da cama com o penetrado sentado por cima e o outro que irá penetrar por trás, no caso da relação entre homens cis.

Uso de substâncias e anestésicos locais

O uso recreativo de substâncias é relativamente comum no meio LGBTQIA+, principalmente entre homens cis gays. Algumas já foram associadas com a facilitação do relaxamento da musculatura esfincteriana anal e aumento da sensação de prazer durante o sexo. Dentre elas podemos citar álcool, *poppers*, cocaína, GHB, *crystal/tina* (metanfetamina) e quetamina[38,39] (ver Capítulo 47 - "Uso, abuso e dependência de substâncias")

Poppers são um grupo de nitratos que são inalados durante o próprio intercurso anal e seus efeitos têm duração de minutos. Sua venda é proibida no Brasil, porém em muitos países da Europa e nos Estados Unidos sua venda é regulamentada. Causam sensação de prazer momentânea e atuam como adjuvantes no relaxamento da musculatura anal, facilitando a penetração. Os efeitos adversos comuns são cianose, em decorrência de desvio na saturação da meta-hemoglobina, e lesões maculares na retina. A interação de *poppers* com medicamentos para ereção (inibidores da PDE-5, como sildenafila e tadalafila) e anti-hipertensivos (nitratos), pode trazer vasodilatação extrema e consequências graves principalmente em pacientes cardiopatas, como infarto agudo do miocárdio e choque[40].

O uso de substâncias anestésicas, como a lidocaína ou a cocaína tópica não é indicado na penetração anal, pois podem reduzir a sensibilidade e reduzir a percepção de lesões e dor por fissuras e lacerações anorretais. A cocaína, a quetamina e a metanfetamina aplicadas no reto podem causas lacerações, inflamações e ulcerações e ser porta de entrada ou mimetizar IST. A cocaína também pode conter produtos como pós de vidro, cal e outras substâncias que facilitam a abrasão e seu uso recorrente pode causar vasoconstrição e perfuração de mucosa.

CONSIDERAÇÕES FINAIS

O sexo anal é pouco abordado no âmbito da saúde, tanto na pesquisa como no ensino e na assistência. Realizar um cuidado integral em saúde envolve reconhecer que o ânus pode ser uma zona de prazer, por isso a anamnese deve incluir essa prática nas perguntas sobre a vida sexual e comportamento. Isso beneficiará não apenas homens cis gays, mulheres trans e travestis (cuja prática é mais frequente) como todas as pessoas, inclusive as cis heterossexuais. É fundamental que o profissional de saúde reveja seus preconceitos e acolha com respeito essa prática sexual baseando-se em evidências científicas e profissionalismo.

Erros comuns	Como evitá-los
Considerar o sexo anal como antinatural.	O ato sexual anal faz parte da diversidade de práticas sexuais. Compreender o sexo anal como antinatural é fortalecer a lógica heterocentrada de que o sexo se destina à reprodução e de que o único sexo "legítimo" é o pênis-vulva.
Não questionar sobre a prática de sexo anal na anamnese.	Perguntar sobre a prática do sexo anal sempre que for abordar sobre atividade sexual, problemas anorretais, e prevenção de IST.
Contraindicar ou amedrontar a pessoa pelo uso de ducha higiênica e não orientar cuidados específicos.	Não julgar a pessoa que realiza a ducha higiênica. Conhecer as evidências sobre seu uso e orientar cuidados relacionados para prevenção de IST e traumas.
Nomear o ato sexual anal sem preservativo como *barebacking* e considerá-lo desprotegido.	O uso do termo *barebacking* é questionado por estigmatizar o ato sexual anal sem preservativo entre HcSHc e deve ser desencorajado. Deve-se sempre fazer a gestão de risco e prevenção combinada para além do uso do preservativo.

 Material complementar

Livros

- Anal Pleasure and Health. A guide for a Men and Woman de Jack Morin (2010).
- Pelo cu políticas anais. Javier Saez e Sejo Carrascosa (2016).
- The bigger bang – Everything you need to know about anal sex. Axel Neustädter (2016).

REFERÊNCIAS BIBLIOGRÁFICAS

1. Reisner SL, White JM, Mayer KH, Mimiaga MJ. Sexual risk behaviors and psychosocial health concerns of female-to-male transgender men screening for STDs at an urban community health center. AIDS Care. 2014;26(7):857-64.
2. Heywood W, Smith AM. Anal sex practices in heterosexual and male homosexual populations: a review of population-based data. Sexual Health. 2012;9(6):517-26.
3. Grulich AE, de Visser RO, Badcock PB, Smith AM, Heywood W, Richters J, et al. Homosexual experience and recent homosexual encounters: the Second Australian Study of Health and Relationships. Sexual Health. 2014;11(5):439-50.
4. Rufino AC, Madeiro A, Trinidad A, Santos R, Freitas I. Sexual practices and health care of women who have sex with women: 2013-2014. Epidemiologia e Serviços de Saúde. 2018;27:e2017499.
5. Nemoto T, Bödeker B, Iwamoto M, Sakata M. Practices of receptive and insertive anal sex among transgender women in relation to partner types, sociocultural factors, and background variables. AIDS Care. 2014;26(4):434-40.

6. McBride KR, Fortenberry JD. Heterosexual anal sexuality and anal sex behaviors: a review. J Sex Res. 2010;47(2-3):123-36.
7. Mott L. A revolução homossexual: o poder de um mito. Revista USP. 2001;30(49):40-59.
8. Sáez J. Carrascosa S. Pelo cu: políticas anais. Belo Horizonte: Letramento; 2016.
9. Gentile G, et al. Patient's satisfaction after 2-piece inflatable penile prosthesis implantation: an Italian multicentric study. Archivio Italiano di Urologia e Andrologia. 2016;1-3.
10. Veale D, Miles S, Bramley S, Muir G, Hodsoll J. Am I normal? A systematic review and construction of nomograms for flaccid and erect penis length and circumference in up to 15 521 men. BJU international. 2015;115(6):978-86.
11. Palit S, Lunniss PJ, Scott SM. The physiology of human defecation. Digestive Dis Sci. 2012;57(6):1445-64.
12. Brasil. Ministério da Saúde. DCCI, SVS, MS. Protocolo clínico e diretrizes terapêuticas para atenção integral às pessoas com infecções sexualmente transmissíveis (IST). Brasília: Ministério da Saúde; 2019.
13. Center for Disease Control and Prevention. HIV Risk Behaviors. 2019. Disponível em: https://www.cdc.gov/hiv/risk/estimates/riskbehaviors.html (acesso 13 jul 2020).
14. Ashby J, Smith A. A case of sexual transmission of Escherichia coli leading to urine infections in a male homosexual couple? Int J STD & AIDS. 2010;21(9):660-1.
15. Nelson NP, Weng MK, Hofmeister MG, Moore KL, Doshani M, Kamili S, et al. Prevention of hepatitis A virus infection in the United States: recommendations of the Advisory Committee on Immunization Practices; 2020.
16. Narayan S, Galanis E, BC STEI Group. Update on STIs: Are enteric infections sexually transmitted in British Columbia? Canada Communicable Disease Report. 2016;42(2):24.
17. Center for Disease Control and Prevention. Screening recommendations and considerations referenced in treatment guidelines and original sources. 2015. Disponível em: https://www.cdc.gov/std/tg2015/screening-recommendations.htm (acesso 13 jul 2020).
18. Center for Disease Control and Prevention. Genital herpes screening. 2017. Disponível em: https://www.cdc.gov/std/herpes/screening.htm (acesso 13 jul 2020).
19. Stewart DB, Gaertner WB, Glasgow SC, Herzig DO, Feingold D, Steele SR. The American Society of Colon and Rectal Surgeons clinical practice guidelines for anal squamous cell cancers (revised 2018). Diseases of the Colon & Rectum. 2018;61(7):755-74.
20. Nahas CS, da Silva Filho EV, Segurado AA, Genevicius RF, Gerhard R, Gutierrez EB, et al. Screening anal dysplasia in HIV-infected patients: is there an agreement between anal pap smear and high-resolution anoscopy-guided biopsy? Diseases of the Colon & Rectum. 2009;52(11):1854-60.
21. Lamblet LCR, Silva RJC. Prevalence and types of rectal douches used for anal intercourse among men who have sex with men in Brazil. BMJ Open. 2017;7:e011122.
22. Carballo-Diéguez A, Bauermeister JA, Ventuneac A, Dolezal C, Balan I, Remien RH. The use of rectal douches among HIV-uninfected and infected men who have unprotected receptive anal intercourse: implications for rectal microbicides. AIDS and Behavior. 2008;12(6):860-6.
23. Li P, Yuan T, Fitzpatrick T, Smith K, Zhao J, Wu G, et al. Association between rectal douching and HIV and other sexually transmitted infections among men who have sex with men: a systematic review and meta-analysis. Sexually transmitted infections. 2019;95(6):428-36.
24. Javanbakht M, Stahlman S, Pickett J, LeBlanc MA, Gorbach PM. Prevalence and types of rectal douches used for anal intercourse: results from an international survey. BMC infectious diseases. 2014;14(1):95.
25. Vansintejan J, Vandevoorde J, Devroey D. The gay men sex studies: anodyspareunia among Belgian gay men. Sex Med. 2013;1(2):87-94.
26. Goldstone SE. The ins and outs of gay sex: a medical handbook for men. Dell; 1999.
27. Mantell JE, Kelvin EA, Exner TM, Hoffman S, Needham S, Stein ZA. Anal use of the female condom: does uncertainty justify provider inaction?. AIDS Care. 2009;21(9):1185-94.
28. Knight DA, Jarrett D. Preventive health care for women who have sex with women. American family physician. 2017;95(5):314-21.
29. World Health Organization. Use and procurement of additional lubricants for male and female condoms: WHO/UNFPA/FHI360: advisory note. Genebra: World Health Organization; 2012.
30. Maierhofer C, Rice CE, Wang SH, Fields KS, Ervin M, Turner AN. Lubricant use and rectal Chlamydial and Gonococcal infections among men who engage in receptive anal intercourse. Sexually Transmitted Diseases. 2016;43(7):423-8.
31. Chow EP, Fairley CK. The role of saliva in gonorrhoea and chlamydia transmission to extragenital sites among men who have sex with men: new insights into transmission. J Int AIDS Soc. 2019;22:e25354.
32. Butler LM, Osmond DH, Jones AG, Martin JN. Use of saliva as a lubricant in anal sexual practices among homosexual men. J Acquired Immune Deficiency Syndromes. 2009;50(2):162.
33. Doherty W. Managing faecal incontinence or leakage: the Peristeen Anal Plug. Brit J Nurs. 2004;13(21):1293-7.
34. Haig T. Bareback sex: Masculinity, silence, and the dilemmas of gay health. Canadian J Communication. 2006;31(4).
35. Klein H. Generationing, stealthing, and gift giving: the intentional transmission of HIV by HIV-positive men to their HIV-negative sex partners. Health Psychology Research. 2014;2(3).
36. Cappelletti S, Aromatario M, Bottoni E, Fiore PA, Fineschi V, di Luca NM, et al. Variability in findings of anogenital injury in consensual and non-consensual fisting intercourse: a systematic review. J Forensic Legal Med. 2016;44:58-62.
37. Morin J. Anal pleasure & health: A guide for men and women. Burlingame, CA: Yes Press; 1998. p. 106-9.
38. Giorgetti R, Tagliabracci A, Schifano F, Zaami S, Marinelli E, Busardò FP. When "chems" meet sex: a rising phenomenon called "chemsex". Current Neuropharmacol. 2017;15(5):762-70.
39. Maxwell S, Shahmanesh M, Gafos M. Chemsex behaviours among men who have sex with men: a systematic review of the literature. Int J Drug Policy. 2019;63:74-89.
40. Romanelli F, Smith KM, Thornton AC, Pomeroy C. Poppers: epidemiology and clinical management of inhaled nitrite abuse. Pharmacotherapy: The Journal of Human Pharmacology and Drug Therapy. 2004;24(1):69-78.

Cuidados com acessórios sexuais

Érika Mendonça das Neves
Gaia Qav
Ana Lucia Cavalcanti
Angela Maggio da Fonseca

 Aspectos-chave

- Acessórios sexuais são dispositivos utilizados para realçar a estimulação sexual e prazer individual ou compartilhado.
- O uso de acessórios sexuais pode ampliar o repertório sexual e a qualidade das vivências eróticas.
- É necessário que profissionais de saúde estejam informados sobre tipos, revestimentos e cuidados preventivos na utilização desses dispositivos.
- Acessórios de silicones medicinais e outros de alta segurança, vidro, aço e madeira plástico rígido (ABS) são os mais seguros para o uso.
- Os revestimentos de SEBS-silicone (estireno-etileno/butileno-estireno), *Jelly*, elastômeros (*soft plastics*), *cyberskin* e ultrarrealista não devem ser prescritos por causa da porosidade e da toxicidade (contém ftalatos).

INTRODUÇÃO

A sexualidade humana guarda relação com a criatividade e espontaneidade das fantasias. A fluidez e diversidade de práticas podem favorecer o autoconhecimento, além de promover melhora da comunicação e satisfação nas vivências sexuais. Os acessórios sexuais são utilizados para facilitar a estimulação sexual individual ou compartilhada.[1] Fazem parte do repertório erótico de quase metade das pessoas adultas em relacionamento afetivo e sexual, em algum momento da vida, e podem incluir dildos, vibradores, plugues anais, dispositivos para masturbação e práticas de BDSM (bondage e disciplina; dominação e submissão; sadismo e madoquismo), bombas penianas e clitoridianas. Outros apetrechos podem ser utilizados antes, durante ou depois da prática sexual, mas sem função de estimulação, como preservativos, cosméticos funcionais, como lubrificantes, luvas, chucas (enema retal). O *packer*, utilizado por homens trans, também pode ser usado para estimulação sexual[2]. Embora demonstrem resultados positivos de saúde sexual entre usuários cis heterossexuais, há poucos estudos na literatura sobre o uso desse dispositivos entre pessoas não heterossexuais e/ou transgêneros[1,3]. Uma pesquisa que investigou o consumo de acessórios sexuais entre 25.294 homens que se declararam cis gays e bissexuais de 18-60 anos nos Estados Unidos apontou que a maioria (78,5%) relatou já ter usado pelo menos um tipo de acessório, incluindo dildos (62,1%), anéis penianos não vibratórios (51,9%), vibradores (49,6%) e plugues anais (34,0 %). Para 44,8% dos entrevistados o uso do vibrador pode ser vitalício e estratégico para redução do risco de HIV. Para 62,7% o uso mais comum foi durante a masturbação[3]. Pesquisa com 2.192 mulheres cis lésbicas identificou que 3/4 delas relataram um histórico de uso de vibrador durante a masturbação sozinha ou em parceria[4].

Devido à carência de dados sobre o uso dos acessórios na população LGBTQIA+, as autoras deste capítulo organizaram um questionário, por meio de enquete realizada nas redes digitais no ano de 2020, sobre o que pessoas LGBTQIA+, usuárias de acessórios sexuais, buscavam obter com a sua utilização. Dos 280 respondedores, 89% relataram o uso relacionado à estimulação sexual e orgasmo, enquanto 18% utilizaram pela busca de completude corporal.

Segundo filósofo trans Paul B. Preciado, no livro Manifesto Contrassexual, é necessária uma análise crítica dos corpos e dos desejos que foram colonizados pela ideia anatômica e fisiológica de que os genitais estão obrigatoriamente ligados a um devido gênero e à produção de um determinado desejo[5]. A obra desafia a ideia da genitalização do corpo e do falocentrismo, e amplia a definição de dildo, sugerindo que o corpo pode ser reinventado o tempo todo e que tudo pode ser dildo, por exemplo dedos, língua, mãos, cotovelos, objetos, vagina, clitóris, e pênis. Subverte-se, nessa lógica, o que penetra ou é penetrado e o corpo passa a ser uma tecnologia de produção de prazer como um todo[6].

HISTÓRIA

Os acessórios sexuais não se referem apenas ao falo. O desenvolvimento desses dispositivos, que também são uma produção cultural, conta a história da vivência erótica ao longo dos anos. Não ao acaso, a centralidade dos dispositivos relacionados ao falo representa o quanto as sociedades humanas se constituíram numa concepção falocêntrica.

Historicamente, o falo esteve ligado à representação do sexo e da fertilidade, simbolizado em vários objetos, estatuetas e monumentos. Os gregos utilizavam em jogos sexuais peças cilíndricas de pedras, madeira e couro com aparência similar ao pênis para dar e receber prazer[6].

O falo mais antigo do mundo foi encontrado em 2004 na Alemanha. Feito inteiramente de pedra, o brinquedo sexual tinha 20 cm de comprimento e 3 cm de largura e data de, pelo menos, 28 mil anos atrás[7]. O vibrador (dispositivo elétrico que pulsa para produzir estímulo corporal sexual) tem sua história particular ligada à "cura da histeria feminina" no século XIX. Popularizou-se a ideia de que os orgasmos eram considerados um tratamento para a histeria e não estavam associados a um ato sexual[8].

O primeiro vibrador da história foi criado por George Taylor, um médico americano, em 1869. Era feito de aço e movido a vapor[8]. Em 1880, o médico inglês Joseph Mortimer Granville criou um vibrador movido a manivela[8]. No mesmo ano foram criados os "móveis eróticos", na forma de máquina que simulavam um passeio a cavalo e a sensação de trote do animal. Era chamado de *horse exercise machine* e tinha como objetivo combater, mais uma vez, a famosa histeria, mas dessa vez se destinava a massagear a pelve de homens e mulheres[9].

No ano seguinte surgia o *the baker vibrator*, primeiro vibrador elétrico, que produzia intensa vibração na parte superior e que poderia ser usado em qualquer parte do corpo[8]. Muitos médicos tentaram tratar doenças com vibradores, mas os achados eram pouco significativos. Por isso, em 1915, a Associação Médica Americana chamou a indústria de vibradores de "uma desilusão". Enquanto a masturbação estava sendo amplamente vista como vergonhosa, os fabricantes de vibradores mudaram as abordagens e anunciaram os produtos como eletrodomésticos massageadores para homens e mulheres de todas as idades. O eufemismo permitiu que a indústria de produtos eróticos contornasse o tabu e mantivessem a busca por inovações[8].

A estreia do filme pornô desacelerou a indústria de vibradores nos idos de 1920, porém a partir da década de 1960, a revolução sexual embalou um mercado milionário que não para de crescer, impulsionado pelas novas tecnologias e pela diversidade das práticas sexuais. Foram produzidos acessórios de inúmeros formatos e tamanhos, movidos a pilha, eletricidade e recarregáveis, controlados remotamente por aplicativos, até chegar ao moderno neurodildo.

O neurodildo é um acessório sexual controlado remotamente por ondas cerebrais, sensível à pressão e com *feedback* de estimulação elétrica, permitindo que pessoas com deficiências motoras ou parcerias que se relacionam à distância, de modo geral, possam trocar estímulos. Esse projeto é brasileiro e idealizado pela designer e pesquisadora Rita Wu em parceria com a USP de São Carlos[10]. O sistema é composto por um capacete neural, que capta a sequência emanada na forma de ondas eletromagnéticas (ou seja, o que a pessoa A estiver pensando), e um dildo que recebe a vibração via internet pelo modo *bluetooth* com a pessoa B. A pressão aplicada ao dildo é medida por sensores e retransmitida à pessoa A com capacete, que sente a contração muscular equivalente ao estímulo pensado. A mesma pesquisadora vem trabalhando em projetos para *packers* que produzem sensibilidade térmica, tátil e de prazer para mulheres cis e homens trans, por meio do mesmo mecanismo.

As inovações tecnológicas são abundantes: de vibradores recarregáveis ecologicamente, a modelos de silicone de uso médico que oferecem uma variedade de vibrações, formas e movimentos. Já existem vibradores que podem ser programados, controlados remotamente e sincronizados com sua música favorita, opções para deixar as mãos livres, modelos sofisticados como a *"earl Royal* de um milhão de dólares, com pedras preciosas incrustadas e vibradores que estimulam várias partes do corpo ao mesmo tempo. Novas tecnologias como bonecas e robôs sexuais podem se tornar mais populares e marcar futuras mudanças no comportamento sexual, pois podem ser particularmente adequadas para uso em períodos de autoisolamento[11].

ACESSÓRIOS SEXUAIS

Se o uso de acessórios sexuais é frequente e pode ampliar o repertório sexual e a qualidade das vivências eróticas, é necessário informar profissionais de saúde sobre os tipos, revestimentos e cuidados preventivos na utilização desses dispositivos. A recomendação médica de acessórios sexuais, pode estimular o autoconhecimento e trazer benefícios terapêuticos, como no vaginismo ou dilatação vaginal após vaginoplastia. A indicação médica pode reduzir a desinformação e os riscos à saúde, como traumas e infecções.

REVESTIMENTOS

Não existem diretrizes e legislação específica que regulamentem a materialidade na produção de objetos sexuais e produtos do mercado erótico quanto à toxicidade e à porosidade. Os fabricantes precisam estar em conformidade com a regulamentação de outros produtos, como leis de produtos eletrônicos, leis sanitárias da Agência Nacional de Vigilância Sanitária (Anvisa) e de boas práticas de fabricação, do Instituto Nacional de Metrologia, Normalização e Qualidade Industrial (Inmetro).

Os acessórios produzidos a partir de materiais porosos têm micro-orifícios e podem reter bactérias, sabão, poeira e perfume, mesmo após higienizados e oferecem maior risco de transmissão de IST[12]. A busca por acessórios sexuais mais seguros passa obrigatoriamente por materiais livres de ftalatos, que são compostos químicos que conferem suavidade e flexibilidade aos plásticos duros e estão presentes em inúmeros produtos aos quais os seres humanos são expostos diariamente (produtos médicos, da construção civil, embalagens etc). São cerca de 25 tipos de ftalatos, sendo os mais frequentes: di-(2-etilexil)ftalato DEHP, di-n-octilftalatos (DNOP) e di-isononilftalatos (DINP). É necessário certificar que esses compostos não sejam adicionados quimicamente aos revestimentos dos acessórios sexuais.

Os ftalatos interagem com o corpo e transferem substâncias químicas para a pele e a mucosa mediante calor e presença de cadeias lipídicas, além de estarem presentes no leite materno. Podem induzir reações alérgicas e são proibidos em muitos países pelo risco de câncer. Além disso, produzem danos no sistema reprodutor, pois atuam como disruptores endócrinos (alteram a sinalização hormonal), induzindo defeitos na foliculogênese e esteroidogênese. Em decorrência disso, podem induzir insuficiência ovariana prematura, redução da contagem de espermatozoides e da produção de testosterona, com consequente infertilidade[13,14].

Os revestimentos expostos na Tabela 1 são reconhecidamente não porosos, inertes e atóxicos, por isso são os mais seguros a serem indicados. A segurança é obtida a partir de testes que constatem que o produto não reage nem química, nem biologicamente mediante contato com o corpo humano.

Materiais não recomendados

As misturas que utilizam borracha estão presentes em mais da metade dos acessórios vendidos na atualidade. Isso os tornam mais econômicos, maleáveis e com habitual odor forte de "carro novo". Porém, são porosos, reagem com o corpo, apresentam comportamento potencialmente tóxico e precisam ter

Tabela 1 Materiais e revestimentos recomendados no uso de acessórios sexuais

Materiais recomendados	Tipos	Características	Exemplos
Silicone	▪ Medicinal (p. ex., implantes mamários) ▪ De alta segurança (também utilizados em utensílios de cozinha)	▪ Hipoalergênicos ▪ Consistência dura ou mole ▪ Invulnerável ao atrito e aquecimento ▪ Toque macio e formas realísticas ▪ Não compatível com lubrificantes de silicone	
Vidro duro (borosilicato)	Pyrex®	▪ Favorece jogos de temperatura (possibilita resfriamento e aquecimento) ▪ Rígidos (pode estimular regiões específicas com precisão) ▪ Compatível com todos os lubrificantes ▪ Acabamento liso ▪ Resistente a rachaduras e quebras	
Plástico duro	ABS (resina sintética)	▪ Compatível com todo os lubrificantes ▪ Usar preferencialmente com preservativos (muito baixo grau de ftalatos)	
Madeira e aço inoxidável	▪ Madeira com acabamento manual em poliuretano ou laca (à prova d'água e não poroso), Nobessence ® ▪ Aço inoxidável	▪ Tratamento e acabamento considerados seguros para a saúde ▪ Compatível com todo os lubrificantes ▪ Acabamento liso	

o consumo desencorajado. Há também produtos totalmente feitos em látex que compõem o repertório de trajes fetichistas e ocasionalmente em acessórios para penetração sexual, mas são porosos e podem ser potencialmente alergênicos[15]. A Tabela 2 traz alguns exemplos de materiais e revestimentos não recomendados.

É preciso ratificar que a rigidez do produto é inversamente proporcional à quantidade de ftalatos, ou seja, quanto mais rígidos, mais seguros. Beneficiada pela ausência de padrões rígidos de segurança voltados para fabricação desses produtos eróticos, a comercialização de composições de revestimento maleáveis cresce a cada ano. É necessário que equipes médicas desencorajem o consumo desses produtos. Todavia, se não for possível evitá-lo, recomenda-se o uso associado de preservativos, mesmo no uso individual para autoestimulação[15].

Alguns produtos em PVC flexíveis modernos não contêm ftalatos e são qualificados como seguros. Recomenda-se conferir informações do fabricante.

O Quadro 1 aponta as recomendações importantes para serem observadas por profissionais de saúde ao indicarem acessórios sexuais.

Quadro 1 Recomendações gerais para o uso de acessórios

Higienizar os acessórios sexuais antes e após o uso com água e sabão neutro sem cheiro. Não há necessidade de escolher a opção antibacteriana, pois podem deixar resíduos. Não se recomenda usar álcool em gel. Existem opções de produtos específicos para higienizar acessórios que estão à venda no mercado erótico, mas não são essenciais.
Caso o acessório não seja à prova d'água, recomenda-se cuidado com a região das baterias durante a limpeza.
Após lavar, secar com pano macio sem felpas e guardar em embalagem de tecido individualmente ou na caixa de fábrica.
Retirar as baterias ou pilhas do vibrador quando não estiver usando.
Preferencialmente usar os acessórios com preservativos.
Evitar produtos que contenham ftalatos.
Descontinuar o uso se: o motor ficar mais barulhento, houver aumento de temperatura, houver superfície que mancha ou desbota, houver formação de filme liso no entorno ou aderente às sujeiras.

Tabela 2 Materiais e revestimentos de acessórios sexuais que não são recomendados

Material não recomendados	Características	exemplos
Jelly (geleia)	mistura de borracha e cloreto de polivinila (PVC), um dos plásticos ao qual os seres humanos estão mais expostos no mundo	
Soft plastics (borracha, TPE (termoplástico) e TPS (termoplástico de estireno)	▪ Mistura de polímeros plásticos e borracha ▪ Apresentam maior sensibilidade ao dano e manchas pela alta porosidade	
SEBS-silicone (estireno-etileno/butileno-estireno)	Mistura de compostos plásticos transparentes com menos de 10% de silicone	
Pele cibernética e ultra realistic (UR3)	▪ Termoplásticos mais maleáveis que o silicone ▪ Ultra realistic são associados a PVC e silicone	

TIPOS DE ACESSÓRIOS SEXUAIS

Os acessórios sexuais podem ser utilizados em diversas áreas de estimulação (genital, anal e restante do corpo). Alguns foram projetados para servirem locais específicos, mas podem ser utilizados conforme a vontade da pessoa. Eles podem vibrar ou não, serem luvas, dedeiras, calcinhas, anéis, dildos de múltiplos formatos, *bullets*, diafragmas de pressão, plugues, acessórios que permitem penetração e estimulação única ou dupla (ânus-vagina, clitóris-vagina, por exemplo). Podem ter formato para permitir a penetração compartilhada entre duas ou mais pessoas[16].

As luvas são feitas de silicone ou borracha, para gerarem sensações estimulantes ao toque na pele ou penetração. Podem ser texturizadas, lisas, ter cores sólidas ou coloridas, com ou sem vibrador.

Os plugues anais precisam ter o *stopper*, que é uma base para evitar que o acessório seja completamente introduzido no ânus. As calcinhas vibratórias contém um dispositivo vibratório acoplado à roupa íntima, ativado de forma remota ou por aplicativos à distância.

As intensidades das vibrações são percebidas de forma subjetiva e resulta em percepção variável de experiência com uso dos vibradores. Pessoas com lesão medular, por exemplo, podem se beneficiar de vibrações mais intensas. De acordo com as preferências, quaisquer dispositivos com vibração podem ser usados para estimular áreas não genitais.

Cremes e lubrificantes

Existem produtos que atuam como lubrificantes e cosméticos funcionais feitos preferencialmente com água ou siliconados (esses últimos que não devem ser usados com acessórios de silicone), com aroma ou não, que podem gerar sensações de calor/frio e parestesias. Podem ser usados como dessensibilizantes para práticas penetrativas. Deve-se sugerir cuidado no uso de anestésicos locais devido à perda de sensibilidade e aumento do risco de lesões.

Ervas não convencionais como o jambu despertaram interesse da indústria farmacêutica. Estudos concluem que o creme preparado a partir de extratos das flores aumentou a excitação sexual em comparação com o placebo sem afetar o tempo de ejaculação, demonstrando méritos terapêuticos do produto[17].

Dispositivos a vácuo

Dispositivos portáteis, elétricos ou manuais, que atuam para diferentes queixas sexuais podem representar alternativas terapêuticas seguras e aprovadas por órgãos sanitários para uso médico. Exemplos disso são os dispositivos a vácuo na forma de bombas que fornecem pressão negativa para provocar enchimento passivo dos corpos cavernosos e ereções penianas ou clitoridianas sob demanda.

Para gerar diferença de pressão, precisa ser aplicada grande quantidade de gel hidrossolúvel entre a pele e a câmara de

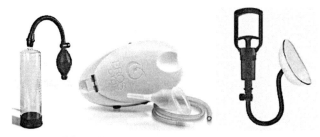

Figura 1 Dispositivos a vácuo.

vácuo, a fim de produzir ingurgitamento clitoriano e tumescência com rigidez peniana. Neste último caso, após obter a ereção, desliza-se um disco ou anel de silicone até a base do pênis para manter o mecanismo de constrição sustentado por, no máximo, mais 30 minutos. Devido à presença de válvula de segurança e pressão controlada, há poucos relatos de complicações com esses equipamentos, porém são reportadas petéquias, equimoses e hematomas, sem registros de lesões de uretra. O maior incômodo referido foi a falta de espontaneidade das ereções[18,19].

Acessórios relacionados à prática do BDSM

O BDSM compreende um conjunto de práticas consensuais envolvendo padrões de comportamento sexual humano relacionados ao acrônimo (BDSM): bondage e disciplina (B&D ou B/D); dominação e submissão (D&s ou D/s); sadomasoquismo (S&M ou S/M). As práticas podem ou não envolver penetração e os participantes se designam "praticantes de BDSM" (ver Capítulo 34 – "Abordagem da saúde sexual de pessoas LGBTQIA+").

As práticas de BDSM podem incluir acessórios como: chicote, correntes, madeira, couro, silicone, bambu, fio elétrico, borracha, ganchos anais, algemas, arreios, capuz e cintos, correntes, equipamentos para infantilização (chupetas, fraldas etc.), espéculos, *stocks* (peças com dobradiças que imobilizam os tornozelos para restringir o caminhar em cenas de humilhação públicas), vários tipos de móveis e técnicas de provação sensoriais (sacos de dormir, cativeiros de couro etc), gaiola ou jaula genital (dispositivo para pênis ou vulva/vagina com função de limitar ou inibir a ereção ou penetração), entre muitas outros. Podem ser feitos de silicone, acrílico, aço etc.[20]

Algumas pessoas podem usar aparelhos de eletroestimulação de uso externo ou interno para obtenção de choques elétricos. No uso externo, os eletrodos ficam em contato direto com a pele, colados ou grampeados (em mamilos, clitóris, pênis, escrotos, vulva etc.). No interno, conecta-se o eletrodo ao plugue/dildo para penetração anal e/ou vaginal. Recomenda-se testar o limite da pessoa submetida à tensão elétrica antes da prática[20].

Acessórios para treinamento da musculatura do assoalho pélvico

Pompoarismo é um método que potencializa o desempenho sexual e a reabilitação do assoalho pélvico, mediante treinamento com contração e relaxamento muscular, podendo ser indicado para todas as pessoas também para prevenir incontinência urinária e prolapsos genitais, além de controle da ejaculação e manutenção da ereção. A técnica é realizada com o auxílio dos *ben-wa*, (pequenas bolas ligadas através de um cordão de nylon ou silicone), ou as chamadas bolinhas tailandesas que são introduzidas no canal vaginal. Em pessoas com pênis, estimula-se a contração dos esfíncteres e dos músculos do períneo. Há benefício do pompoarismo também para a preparação do canal vaginal para o parto[21].

IMAGEM CORPORAL E *PACKER*

Quando um membro é amputado, a área do cérebro que representa esse membro não é mais ativada pelo toque, porém esse campo cerebral não deixa de existir, nem de produzir informações sensoriais, pois são invadidas por fibras nervosas de áreas cerebrais adjacentes e intactas do corpo.

A população trans demanda modificações corporais com alguma frequência. Há teorias de que a "síndrome do membro fantasma" possa se aplicar à transexualidade[22]. Pesquisas descrevem a fala frequente de "sensação de membro fantasma" quando homens trans se referem ao pênis. De fato, o modo como o cérebro constrói o senso interno de identidade de gênero ainda é mal compreendido. Um estudo mostrou que o fenômeno das "sensações fantasmas" foi encontrado em 62% dos homens trans, incluindo também ereções e ejaculações "fantasmas". Essa sensação acompanhou a maior parte dos indivíduos por toda vida, mas para 15% ocorreu somente após a hormonização[22]. Para atender ao anseio de completude corporal de algumas pessoas, existem próteses de aspecto realístico chamadas *packers*. Para muitos homens trans, os *packers* não são meros objetos: ganham um significado único, uma continuidade corporal, devendo ser compreendidos e cuidados como tal. Em mulheres trans que se submeteram a cirurgia de redesignação sexual, a incidência de pênis "fantasma" foi significativamente reduzida (20%) no mesmo estudo[22].

Packer

É um falo com bolsa escrotal feito de silicone macio que simula a pele humana. Pode ser utilizado por homens trans em todas as fases da transição com a mesma consistência genital. Destina-se a quatro principais funções: conferir volume genital sob a roupa; urinar em pé (através de um canal interno); masturbação (as saliências internas no ponto de encaixe estimulam quem as usa) e função de penetração. Para essa última é necessário inserir uma vértebra no interior do canal que proporciona aparência estática erétil mais rígida na hora da penetração, tendo a parte penetrável entre 11 e 14 cm. As próteses podem ser ajustadas com uma roupa íntima adaptada (que acompanha o dispositivo) para ficar o mais rente possível ao corpo. O acessório é leve e tem aspecto bem realístico, com detalhes de vasos sanguíneos e desenho anatômico da glande. Alguns modelos contam com fototipos de cor de pele para esco-

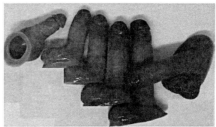
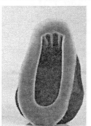
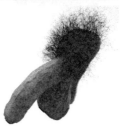

Figura 2 *Packer.*

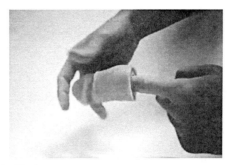

Figura 3 *Packer.*

lher, além de distribuição de pelos e presença ou não de prepúcio.

Pode ser utilizado um outro modelo de *packer* acoplado ao clitóris que se constitui em uma manga de masturbação, com efeito de sucção e com ranhuras interiores.

Strap on ou cinta peniana

É um suporte para *packer* feito com uma cinta amarrada ao redor do quadril e coxas. Os modelos mais resistentes são em couro sintético ou neoprene, com regulagem de tamanho.

CUIDADOS EM SAÚDE COM O USO DE ACESSÓRIOS SEXUAIS

Os principais cuidados envolvendo o uso de acessórios nas práticas sexuais estão relacionados à prevenção de IST, lesões decorrentes de trauma ou acidentes.

Contato sexual mucosa-mucosa, pele-mucosa, pele-pele (na presença de soluções de continuidade) e a exposição à secreções (sêmen, fluidos vaginais, saliva, urina, fezes e sangue), podem aumentar o risco de transmissão de infecções, como HIV, HPV, sífilis, clamídia, herpes genital e anal, hepatites (A,

B e C) e gonorreia; além de propiciar a proliferação de fungos, protozoários e bactérias. Pode ocasionar infecções do trato urinário. No caso do uso anal, é reconhecido que resíduos fecais são de risco para infecção por Giardia, Shigella, Salmonela, Amebas e Gonococo (ver Capítulo 44 – "Outras infecções sexualmente transmissíveis")[12].

A orientação para uso de preservativo externo e interno para revestir os acessórios e equipamentos pode prevenir a transmissão de IST. Se houver mudança do local da penetração na mesma pessoa, ou compartilhamento dos acessórios, o preservativo deverá ser trocado, com cuidado especial no caso de penetração anal seguida pela vaginal. O preservativo interno pode ser introduzido via anal ou vaginal até oito horas antes do intercurso sexual. Pessoas com mielomeningocele apresentam maior sensibilização e alergia ao látex e devem preferir o uso de preservativos sem látex[23].

Os lubrificantes devem ser recomendados com o uso de dildos para evitar traumas. Em dildos ou *plugues* anais deve-se evitar a introdução completa do acessório pelo risco de retenção, preferindo-se aqueles com *stopper*. Os aparelhos de sucção podem causar hematomas pelo uso prolongado ou pressão de vácuo excessiva.

Os acessórios utilizados no BDSM, como chicotes, podem causar pequenos sangramentos e sua higiene deve ser cuidadosa a fim de evitar transmissão de HIV, hepatites B e C. Se forem utilizadas cordas e nós, devem ser feitos evitando o risco de torniquete nos membros ou lesões nas articulações.

Os acessórios sexuais de borracha devem ser mantidos em sacos individuais para retardar o processo de envelhecimento. Deve-se guardar os acessórios após lavados e higienizá-los novamente antes do uso, pelo menos com água. Recomenda-se armazená-los individualmente em sacos plásticos ou sacos de musselina, algodão ou bolsas de cetim[24].

CONSIDERAÇÕES FINAIS

Compreendendo que o uso de acessórios faz parte das práticas sexuais de muitas pessoas LGBTQIA+, profissionais da saúde devem, de forma rotineira, questionar sobre seu uso e dar orientações a seu respeito. Apesar da escassez de pesquisas clínicas e de uma agência que regulamente a produção desses dispositivos, esses produtos já estão sendo consumidos rotineiramente, estando bem definidos os impactos positivos na vivência sexual das pessoas. É, portanto, fundamental que se conheça a diversidade desses equipamentos e as recomendações relevantes quanto aos tipos de produtos, suas possibilidades, revestimentos mais seguros e atóxicos, assim como a melhor forma de higienizá-los e armazená-los.

Erros comuns	Como evitá-los
Não abordar o uso de acessórios sexuais nas consultas.	Deve-se abordar de forma rotineira sobre o uso de acessórios sexuais. A maioria das pessoas LGBTQIA+ não faz relatos espontâneos de suas práticas sexuais. Se não forem questionados diretamente, deixarão de receber orientações a respeito de seu uso correto.
Desconhecer tipos de materiais de acessórios sexuais que não são adequados.	Existem acessórios sexuais compostos por materiais inadequados para o contato com o corpo humano. Profissionais da saúde devem conhecer suas características para poderem orientar os usuários.
Entender o *packer* como acessório sexual apenas.	O *packer* tem diversas funções para o homem trans, que devem ser conhecidas pelos profissionais de saúde: expressão de gênero, urinar de pé, masturbação e penetração.
Considerar o uso de acessórios sexuais como uma prática promíscua ou relacionada a fetiches.	Acessórios sexuais são utilizados por mais da metade da população adulta, favorecendo o autoconhecimento e impactando positivamente nas vivências sexuais individuais ou entre parcerias.

Material complementar

Livros
- *O prazer do sexo. Uma celebração da luxúria, do desejo e do amor na antiguidade*, de Vicki León. Apicuri; 2015.
- *Uma breve história do sexo: fatos e curiosidades sobre sexo e sexualidade mais interessantes de todas as eras*, de Claudio Blanc. Gaia; 2010.

Série
- *Grace and Frankie* (direção: Marta Kauffman, Howard J. Morris; 2015). Disponível na Netflix®.

REFERÊNCIAS BIBLIOGRÁFICAS

1. Collins. Colins Dictionary. Disponível em: http://www.collinsdictionary.com/ (acesso 3 jun 2018).
2. Herbenick D, Barnhart KJ, Beavers K, Benge S. Vibrators and other sex toys are commonly recommended to patients, but does size matter? Dimensions of commonly sold products. J Sex Med. 2015;12(3):641-5.
3. Rosenberger JG, Schick V, Herbenick D, Novak DS, Reece M. Sex toy use by gay and bisexual men in the United States. Arch Sex Behav. 2012;41(2):449-58.
4. Schick V, Herbenick D, Rosenberger JG, Reece M. Prevalence and characteristics of vibrator use among women who have sex with women. J Sex Med. 2011;8(12):3306-15.
5. Preciado B. Manifesto contrassexual. Práticas subversivas de identidade sexual. São Paulo: N-1 edições; 2004.
6. Rupp K, Tessaroli GMS, Silva LA. O uso do vibrador como ferramenta complementar no tratamento terapêutico nas disfunções sexuais. In: Volpi JH, Volpi SM (Org.) 23º Congresso Brasileiro de Psicoterapias Corpo-

rais. Anais. Curitiba: Centro Reichiano; 2018. Disponível em: http://centroreichiano.com.br/anais-dos-congressos
7. Amos J. Falo antigo desenterrado na caverna. BBC News; 25 jul 2005 (acesso 8 jul 2006).
8. Lieberman H. Intimate transactions: Sex toys and the sexual discourse of second-wave feminism. Sexuality & Culture. 2016;21(1):96-120.
9. Blanc C. Uma breve história do sexo. São Paulo: Global; 2015.
10. Gomes LM, Wu R. User evaluation of the neurodildo: a mind-controlled sex toy for people with disabilities and an exploration of its applications to sex robots. Robotics. 2018;7(3):46.
11. Döring N, Mohseni MR, Walter R. Design, use, and effects of sex dolls and sex robots: scoping review. J Med Internet Res. 2020;22(7):e18551.
12. Marrazzo JM, Coffey P, Bingham A. Sexual practices, risk perception and knowledge of sexually transmitted disease risk among lesbian and bisexual women. Perspectives on Sexual and Reproductive Health. 2005;37(1):6-12.
13. Heudorf U, Mersch-Sundermann V, Angerer J. Phthalates: toxicology and exposure. Int J Hygiene and Environmental Health. 2007;210(5):623-34.
14. Hannon PR, Flaws JA. The effects of phthalates on the ovary. Front Endocrinol (Lausanne). 2015;6:8.
15. Biesanz Z. Dildos, artificial vaginas, and phthalates: how toxic sex toys ilustrate a broader problem for consumer protection. Law & Ineq. 2007;25:203.
16. Smith C. Designed for pleasure: Style, indulgence and accessorized sex. Eur J Cult Studies. 2007;10(2):167-184.
17. Regadas RP. Efeito do creme de jambu (acmella oleracea) sobre a função sexual masculina e feminina. [Dissertação]. Fortaleza: Universidade Federal do Ceará; 2008.
18. Wilson SK, Delk JR, Billups KL. Treating symptoms of female sexual arousal disorder with the Eros-Clitoral Therapy Device. J Gender-specific Medicine: JGSM. 2001;4(2):54-8.
19. Kessler A, Sollie S, Challacombe B, Briggs K, Van Hemelrijck M. The global prevalence of erectile dysfunction: a review. BJU Int. 2019;124:587-99.
20. Martin A. Fifty shades of sex shop: sexual fantasy for sale. Sexualities. 2013;16(8):980-4.
21. Leite JC, Morais FM, Mota GB, Santos DA. Avaliação funcional do assoalho pélvico: uma abordagem fisioterapêutica na prevenção da incontinência urinária. Suplemento Especial. 2012;67.
22. Ramachandran V, Mcgeoch P. Phantom penises in transsexuals: evidence of an innate gender-specific body image in the brain. J Consciousness Studies. 2008;15:5-16.
23. Fernandes AC, Bitu SD, Violante Júnior H. Alergia ao látex em pacientes portadores de mielomeningocele. Rev Bras Ortop. 2006;41(6):217-0.
24. Healthline. Everything you need to know about sex toys and STIs. Disponível em: www.healthline.com/health/healthy-sex/sex-toys-and-stis#reinfection (acesso 31 out 2020).

40

Prevenção e cuidados das doenças crônicas

Wandson Alves Ribeiro Padilha
Milton Roberto Furst Crenitte
Ademir Lopes Junior

Aspectos-chave

- Pessoas LGBTQIA+ podem estar expostas a vulnerabilidades individuais, sociais e programáticas que dificultam a prevenção, o diagnóstico e o acompanhamento de doenças crônicas não transmissíveis.
- Os programas de atenção às doenças crônicas não transmissíveis devem incluir a diversidade sexual e de gênero na sua abordagem.
- Estresse de minoria e LGBTIfobia institucional estão relacionados à maior presença de fatores de risco, menor frequência de rastreamento, menor acesso aos serviços de saúde, maior proporção de desfechos negativos e pior controle das doenças crônicas em pessoas LGBTQIA+.
- Exames de rastreamento para a população LGBTQIA+ devem ser solicitados após estudos que demonstrem redução da mortalidade e melhoria da qualidade de vida nessa população.
- Calculadoras validadas de risco cardiovascular (*QRisk, ASCVD Risk Estimator, Escore de Framingham*) não foram estudadas em populações trans. Nesses casos, a idade em que a pessoa realizou o processo de transição auxilia na decisão de qual "sexo" indicar no momento do cálculo.

INTRODUÇÃO

Diversas políticas públicas de saúde para a população LGBTQIA+ estiveram focadas, por um período longo, apenas na prevenção e tratamento de HIV e outras IST (infecções sexualmente transmissíveis). Porém, no começo do século XXI, outros problemas de saúde prevalentes na população LGBTQIA+ passaram a ter atenção, como as doenças crônicas não transmissíveis.

Doenças crônicas são afecções de lenta e longa duração que podem ser silenciosas ou sintomáticas, comprometendo a qualidade de vida. Incluem um grupo de patologias diversas, como doenças cardiovasculares, doenças respiratórias crônicas, câncer, diabetes, artrites, entre outras[1]. Seu prognóstico geralmente é incerto, pois mesmo na presença de fatores de risco, algumas pessoas não irão desenvolver sintomas ou danos, enquanto outras terão quadros de agudização ou incapacidade.

Mulheres cis lésbicas e bissexuais têm maior frequência de obesidade, asma e artrite em relação às mulheres cis heterossexuais, resultando em pior qualidade de vida, especialmente entre as bissexuais[2]. Entre homens cis gays e bissexuais, o câncer de canal anal, problemas cardiovasculares e câncer relacionado ao HIV são alguns dos problemas mais prevalentes quando comparado aos cis heterossexuais[3]. Em pessoas trans, o uso do estradiol pode aumentar a incidência de problemas como tromboembolismo. Fatores de risco, como tabagismo, abuso de álcool e estresse são mais frequentes entre LGBTQIA+[4].

A incidência das doenças crônicas é fortemente determinada pelo estilo de vida (tabagismo, alimentação, atividade física, estresse e qualidade do sono)[4] e contexto social (renda, acesso a alimentos, trabalho, local de moradia, poluição ambiental etc). Um exemplo dessa determinação social pode ser verificada pela calculadora de risco cardiovascular *QRisk*, utilizada na Inglaterra. A partir de estudos epidemiológicos, verificou-se que o local de moradia alterava as chances de desfechos negativos. A partir desse momento, o código postal passou a ser incluído para tornar o resultado mais fidedigno.

A incidência das doenças crônicas vem aumentando ao longo dos anos. Os principais responsáveis são o envelhecimento populacional, mudanças nos padrões de consumo e estilos de vida e a urbanização acelerada[1]. A LGBTIfobia e o estresse de minoria são determinantes sociais que afetam a qualidade de vida e desfechos relacionados a essas doenças ao influenciarem comportamentos, autoestima, resiliência, estresse psicológico, abuso de álcool e tabaco, capacidade de autocuidado; e ao dificultar o acesso a medicamentos, renda e serviços de saúde[5].

PREVENÇÃO ÀS DOENÇAS CRÔNICAS E PREVENÇÃO QUATERNÁRIA NA POPULAÇÃO LGBTQIA+

As estratégias de prevenção às doenças crônicas podem ser categorizadas em abordagem de risco e populacional.

ABORDAGEM DE RISCO NA POPULAÇÃO LGBTQIA+

A abordagem de risco se refere a identificação de um grupo populacional que teria maior risco do desenvolvimento de uma determinada doença. Um exemplo são os exames de rastreamento. Solicitados para pessoas sem sintomas, quando o exame apresenta alguma alteração, como quando o papanicolaou vem alterado ou as medidas de pressão arterial estão acima do esperado, esse indivíduo se torna automaticamente grupo de risco e passa a receber investigações diagnósticas e/ou terapêuticas[6].

O risco é a chance de um agravo, ou seja, a razão entre o número de doentes com fatores de risco comparada com a razão de doentes sem o fator de risco. Assim, nem todas as pessoas com fatores de risco terão a doença no futuro, mesmo que não a tratem[7]. Se submeter a um procedimento preventivo, portanto, não é garantia de se evitar um agravo e, por outro lado, não é isento de eventos adversos. Isso é especialmente importante no caso de doenças crônicas, como exemplifica o Quadro 1 em relação ao câncer de mama. Assim, o profissional de saúde deve sempre basear suas recomendações em evidências científicas robustas que demonstrem que a ação preventiva traz mais benefícios que malefícios, especialmente no rastreamento, quando ocorre em uma pessoa assintomática. No caso de pessoas LGBTQIA+, já vulnerabilizadas por outros fatores, recomendar um exame de rastreamento sem certeza de sua eficácia, pode trazer a falsa ideia de segurança e também aumentar a chance de iatrogenia.

O debate sobre a estratégia de risco e quais são as recomendações preventivas pertinentes é ainda mais polêmica quando direcionada à população LGBTQIA+, uma vez que a literatura científica é escassa e voltada à população cis e heterossexual. Profissionais de saúde, mesmo bem intencionados, quando recomendam exames preventivos sem evidência, podem expor as pessoas a risco sem conseguir prevenir doenças. As recomendações para rastreamentos específicos, como densitometria em pessoas trans para osteoporose, citologia anal para câncer anal em cis gays e bissexuais, mamografia para pessoas trans, dentre outros, devem ser tomadas com cautela, principalmente se estiverem baseadas em estudos observacionais, sem duplo cego, com pequeno número de participantes, realizados na população cis heterossexual, ou que apresentam resultados baseados nos desfechos intermediários (como alteração de exames), ao invés de desfechos terminais, como qualidade de vida ou redução da mortalidade.

A própria realização do exame físico não é algo inócuo e, quando realizada para fins de rastreamento, também podem desencadear procedimentos desnecessários se a indicação não for baseada em evidência. O autoexame das mamas para mulheres cis, recomendado por muito tempo, atualmente é contraindicado, pois verificou-se que os riscos superam os benefícios, como a realização de biópsias desnecessárias e sofrimento mental. O mesmo poderia se aplicar aos homens trans antes ou depois da mamoplastia masculinizadora[8].

Quadro 1 Riscos e benefícios do rastreamento de câncer de mama[9]

> Para cada mil mulheres cis, entre 40 e 49 anos submetidas a mamografia durante 7 anos, menos de 1 morte foi evitada, ou seja, 999 mulheres não tiveram nenhum benefício do rastreamento. Além disso, das mulheres rastreadas, 294 foram falso positivos, 43 realizaram a biópsia desnecessariamente, 7 tiveram o diagnóstico de câncer e 3 realizaram o tratamento de uma doença que nunca se manifestaria. Além disso, parte dessas mulheres experimentaram sofrimento importante, como ansiedade e incerteza.

ABORDAGEM POPULACIONAL

Outra estratégia de prevenção é a abordagem populacional. Diferente da estratégia de risco, focada num grupo específico, a estratégia populacional visa atingir toda a população. Alguns exemplos são vacinação, uso de cinto de segurança, construção de ciclovias ou regulamentações governamentais para redução da quantidade de sódio dos alimentos. Nesse caso, não apenas as pessoas de risco são foco da prevenção, mas toda a comunidade, incluindo a LGBTQIA+. Por razões que têm relação com a distribuição normal das doenças na população, a estratégia populacional é a que tem maior impacto na redução da incidência de doenças na população[6].

A melhoria das condições de vida da comunidade, intervenções nos determinantes sociais e redução do estresse de minoria são medidas populacionais. O nível de poluição das cidades está muito relacionado com problemas respiratórios e cardiovasculares, portanto, sua redução teria impacto em toda a comunidade, incluindo a LGBTQIA+[10]. A LGBTIfobia internalizada é fator estressor que pode estar associado à depressão e à ansiedade. Algumas evidências têm demonstrado que esses transtornos pioram a adesão ao tratamento e também induzem a um estado inflamatório dos vasos sanguíneos que poderiam piorar a evolução de problemas cardiovasculares[11,12]. Portanto, promover sociedades mais solidárias, menos LGBTIfóbicas, que garantam a melhoria das condições de vida e do nível educacional, com a inclusão das pessoas LGBTQIA+ na escola e no trabalho, especialmente as mais excluídas como travestis e trans, podem ter impactos importantes no controle das doenças crônicas[13].

PREVENÇÃO QUATERNÁRIA NA POPULAÇÃO LGBTQIA+

Prevenção quaternária é um tipo de ação preventiva destinada a proteger a pessoa de iatrogenias e eventos adversos decorrentes das intervenções médicas, como medicações, solicitação de exames ou procedimentos desnecessários[14]. Para realizar a prevenção quaternária, o profissional deve conhecer medicina baseada em evidências, níveis de recomendação e ter habilidades comunicacionais para traduzir e abordar a ideia de risco junto às pessoas, compreendendo seu contexto cultural, para definir conjuntamente qual a melhor decisão preventiva. Quando uma paciente trans de 35 anos solicita uma mamografia, a demanda por trás desse pedido pode ser o medo de ter câncer, mas também pode ser a necessidade de expressar o gênero vivenciado como qualquer outra mulher. Mesmo que a evidência demonstre que o maior benefício do rastreamento é a partir dos 50 anos, se o profissional simplesmente disser "você não precisa", pode ser interpretado como uma agressão e "restrição a direitos". Realizar ou não o exame é algo que leva em consideração as evidências científicas, mas deve ser definido a partir da abordagem clínica centrada na pessoa e na relação com o profissional.

FATORES DE RISCO PARA DOENÇAS CRÔNICAS NA POPULAÇÃO LGBTQIA+

Os hábitos de vida têm grande impacto nos desfechos em saúde e no aparecimento e controle de doenças crônicas. Conhecer os estilos de vida da população LGBTQIA+, e as diferenças dentro de cada segmento, é fundamental para compreender os riscos e promover o autocuidado.

O Vigitel Brasil é um inquérito telefônico realizado anualmente sobre fatores de risco e de proteção para doenças crônicas na população brasileira. Embora inclua perguntas sociodemográficas, como idade, cor/raça, estado conjugal, não são realizadas perguntas sobre orientação sexual e identidade de gênero, o que tem limitado a produção de informações sobre a população LGBTQIA+ no Brasil. Nos Estados Unidos, um inquérito semelhante, o *Behavioral Risk Factor Surveillance System* (BRFSS), tem produzido informações sobre hábitos de vida saudáveis e inclui quesitos sobre diversidade sexual e de gênero. Considerando como hábitos saudáveis nunca fumar, beber moderadamente, índice normal de massa corpórea, envolvimento com atividade física para lazer e dormir mais que 7 horas diárias; um artigo baseado no BRFSS demonstrou que existe variação de acordo com a orientação sexual e identidade de gênero. Nesse levantamento, lésbicas e mulheres bissexuais cis tinham menores chances de adotarem os cinco hábitos quando comparadas com mulheres cis heterossexuais (5,4, 6,9 e 10,6%, respectivamente) e homens trans uma probabilidade maior de adotar todos esses hábitos, quando comparado com pessoas cis e mulheres trans (43,3, 40,3 e 32,1%). Entre homens cis heterossexuais, gays e bissexuais não havia diferença na proporção de hábitos saudáveis[4].

Estudos observacionais também demonstram maiores taxas de exposição a fatores de risco modificáveis, como álcool, sedentarismo, estresse e depressão na população LGBTQIA+ em relação às pessoas heterossexuais e cisgênero que podem estar associados a maiores chances de problemas cardiovasculares e câncer[15-17]. A maior incidência de HIV entre homens gays e bissexuais, mulheres trans e travestis aumenta a chance de problemas cardiovasculares, decorrentes do próprio tratamento, além de cânceres relacionados[18]. A baixa adesão da população LGBTQIA+, em especial as mulheres cis lésbicas e bissexuais e homens trans ao rastreamento para câncer de colo uterino podem contribuir para piores desfechos ou diagnósticos mais tardios relacionados ao câncer.

Tabagismo

Outro estudo de abrangência nacional nos EUA verificou que cis gays (25,3%), cis lésbicas (23,8%) e homens e mulheres bissexuais (25,5 e 21,4%) têm uma frequência maior de tabagismo que seus pares cis heterossexuais (homens: 18,9%, mulheres: 14,5%)[19]. Nos Estado Unidos, o consumo de cigarros mentolados tende a ser maior na população LGBTQIA+ que a cis heterossexual, possivelmente devido as campanhas da indústria tabágica direcionada a esse público, incluindo financiamentos de paradas, festivais e organizações LGBTQIA+ ou relacionadas ao HIV[20]. No Brasil, entretanto, a frequência de tabagistas na população geral é muito menor e vem se reduzindo, devido aos bons resultados dos programas de prevenção. Em 2019, a prevalência era de 12,3% entre os homens e 7,7% entre as mulheres[21]. Portanto, dados sobre fatores de risco entre as minorias sexuais e de gênero podem variar entre os países, mas não há estudos brasileiros de abrangência nacional.

Consumo de álcool

Nesse mesmo estudo norte-americano, o consumo de álcool em grande quantidade em um curto espaço de tempo (*binge*) foi maior entre pessoas cis bissexuais (mulheres: 35,3%, homens: 53,8%) do que entre as heterossexuais (mulheres: 23,1%, homens: 39,6%).

Sobrepeso e obesidade

Entre a população LGBTQIA+, as mulheres cis lésbicas e bissexuais são as que apresentam maiores taxas de sobrepeso e obesidade (38,4 e 42,7%), enquanto homens bissexuais (34,9%) e pessoas cis heterossexuais (homens: 30,5%, mulheres: 29,7%) encontram prevalências intermediárias. Os homens cis gays são os que apresentam menor proporção de sobrepeso e obesidade (25,7%), possivelmente relacionado a marcada valorização do corpo atlético na cultura gay[19], o que também poderia explicar as maiores taxas de anorexia nesse grupo[22].

Entretanto, a correlação entre obesidade e doenças cardiovasculares e diabetes é mais forte entre homens cis gays e bissexuais do que entre os cis heterossexuais. As razões ainda não estão esclarecidas, mas possivelmente decorrem do estresse de minorias e aspectos interseccionais. O preconceito direcionado a homens gays obesos, por exemplo, apresenta diferenças das situações que um heterossexual obeso enfrenta. A intersecção entre gordofobia (aversão, culpabilização ou estigmatização da pessoa gorda) e homofobia produzem desfechos diferentes na saúde mental e no comportamento, assim como o corpo pode ter significados diferentes na vivência homo e heterossexual. Jovens gays gordos, popularmente conhecidos como *cubs*, referem altos índices de discriminação. Por outro lado, existem grupos cis gays que não discriminam corpos gordos e se apoiam mutuamente, como aqueles conhecidos como *chubbies* ou "ursos/*bears*"[22].

Entre as mulheres cis lésbicas, embora as taxas de obesidade sejam maiores, uma revisão sistemática demonstrou haver pouca correlação com o surgimento de doenças crônicas, sugerindo a existência de fatores protetores que contrabalanceariam o risco, ou de fatores de confusão nos estudos. Assim, apesar da maior prevalência de obesidade, poderia haver na comunidade lésbica fatores protetores para o surgimento de doenças cardiovasculares, como maior suporte social e resiliência ao estresse, maior participação em atividades esportivas e de maior intensidade e a construção de uma autoimagem corporal mais positiva[24].

PROBLEMAS CARDIOVASCULARES NA POPULAÇÃO LGBTQIA+

Estudos que investigam a ocorrência de doenças cardiovasculares em minorias sexuais e de gênero são escassos. Uma revisão sistemática de 2017 mostrou que, em comparação com pessoas cis heterossexuais, as mulheres cis lésbicas e bissexuais apresentavam maior risco cardiovascular relacionado ao tabagismo, ao consumo de álcool, a transtornos de saúde mental e ao excesso de peso[25]. Entre os homens cis gays e bissexuais estava mais associada ao tabaco, ao uso de substâncias ilícitas e a uma saúde mental mais precária.

Outra revisão demonstrou que a chance de doenças cardiovasculares em mulheres cis lésbicas e bissexuais é 1,37 vezes maior que entre heterossexuais[26]. Isso fica mais evidente na saúde cardiovascular de pessoas LGBTQIA+ com mais de 50 anos, quando o risco das mulheres lésbicas e bissexuais torna-se quase 2 vezes maior do que o das heterossexuais para a ocorrência de infarto do miocárdio e acidente vascular encefálico[3]. No caso de homens cis gays e bissexuais o risco de ocorrência de angina foi 69% maior do que seus contemporâneos não pertencentes à minoria sexual[3].

PARTICULARIDADES DA SAÚDE CARDIOVASCULAR DE PESSOAS TRANS

A vivência das opressões, discriminações e marginalização pelas pessoas trans é maior do que a experimentada por muitas pessoas cis e pode se relacionar com maiores vulnerabilidades sociais e programáticas que justificam números expressivos de exposição a fatores de risco modificáveis para doenças cardiovasculares. Entretanto, a própria hormonização pode causar alterações dos lipídios, glicemia e fatores tromboembólicos e potencialmente aumentar o risco de eventos cardiovasculares.

O uso de testosterona pode reduzir o HDL e promover aumentos discretos na glicemia, LDL, triglicerídeos, IMC e pressão arterial[27]. Alguns estudos demonstram aumento da resistência à insulina devido à criação de um ambiente hormonal semelhante à síndrome dos ovários policísticos[28]. Entretanto, a testosterona não aumenta o risco de eventos cardiovasculares[29].

Já os estrógenos estão associados a maior prevalência de diabetes, trombose venosa e eventos cardiovasculares, especialmente o etinilestradiol, que deve ser evitado, preferindo-se outras formulações, como o valerato de estradiol[29,30]. Apesar disso, não se pode concluir que a transição hormonal aumente a mortalidade cardiovascular em mulheres trans[31]. Uma revisão sistemática de 2017, com 3.231 mulheres trans, encontrou poucos desfechos cardiovasculares; porém, constatou-se que 23 indivíduos falecerem por motivos cardiovasculares e 26 por suicídio[32]. O tabagismo não representa uma contraindicação absoluta, mas pode ser um indicador para uma estratégia de redução de danos que associe orientações de cessação desse hábito com o uso de formulações e vias mais seguras de hormônio, como a transdérmica. O risco de tromboembolismo é maior no início da hormonização, principalmente em tabagistas ou aquelas que estejam utilizando o etinilestradiol. Após 5 anos, o risco se reduz e estabiliza[31].

Muitos profissionais podem sentir dificuldades ao calcular o risco cardiovascular de pessoas trans, já que as calculadoras validadas, como a *QRisk*, *ASCVD risk estimator* ou o escore de *Framingham*, necessitam de preenchimento de sexo (masculino ou feminino, sem possibilidade de inclusão de intersexo)[33-35]. Como não há estudos que incluam as pessoas trans, a orientação é selecionar a opção baseada na idade da pessoa e na identidade de gênero. Por exemplo, a opção "masculino" deve ser selecionada para mulher trans jovem ou que está a pouco tempo em hormonização. Entretanto, deve-se escolher "sexo feminino" quando a mulher trans é idosa e tem período de hormonização mais longo. Para pessoas com alto risco sem eventos cardiovasculares prévios, pode ser considerado o uso de estatinas e ácido acetilsalicílico como prevenção primária[36-38].

Na abordagem da pessoa trans, o profissional deve compreender a importância das modificações corporais para melhoria da sua qualidade de vida e felicidade, sem um olhar repressor para a hormonização. Em outras palavras, pensar apenas no risco cardiovascular desconsiderando a saúde mental é uma visão simplista. Ao contraindicar ou não apoiar uma pessoa trans nesse processo (se for desejo dela), o profissional deve lembrar que ela possivelmente procurará caminhos mais perigosos por conta própria. Dessa forma, cabe aos profissionais de saúde o conhecimento sobre as formas mais seguras e sobre qual seria o seguimento apropriado, visando a proteção contra infarto do miocárdio, acidente vascular encefálico e tromboembolismo venoso.

CÂNCERES NAS POPULAÇÕES LGBTQIA+

Pesquisas observacionais indicam maior incidência de alguns cânceres na população LGBTQIA+, como o câncer de canal anal, pulmão, mama e os relacionados ao HIV[13]. Mesmo quando a incidência é a mesma da população geral, indivíduos LGBTQIA+ podem ter maior dificuldade de acesso ao serviço para rastreamento, realizando o diagnóstico mais tardiamente e com menores chances de cura[39].

Entre a população trans, outros fatores podem afetar a incidência de câncer. Além da maior prevalência de fatores de risco, como tabagismo e HIV, o uso de hormônios e a retirada de alguns órgãos, devido às cirurgias de modificações corporais, podem reduzir ou aumentar a incidência. As cirurgias de neofaloplasia, por exemplo, são realizadas após a histerectomia, fechamento do canal vaginal com ou sem ooforectomia. Na neovulvovaginoplastia, os testículos são retirados, o que reduz a dose de andrógenos circulantes[40]. O uso de ciproterona, um progestágeno usado na hormonização de mulheres trans, travestis e pessoas transfemininas, pode aumentar as chances de desenvolvimento de câncer de mama em pessoas suscetíveis[41]. Em mulheres trans, a maioria dos cânceres de mama têm receptores para progestágenos, estrógenos e andrógenos. Entretanto, em mulheres cis, o receptor androgênico tem um efeito ambivalente, podendo suprimir o crescimento quando há receptor para estrógenos, ou induzir a proliferação, quando há ausência desse mesmo receptor[40].

A abordagem cis heteronormativa dos serviços e das campanhas de prevenção, como aquelas voltadas ao câncer de mama, de próstata e colo uterino, tendem a ser pouco inclusivas à diversidade sexual e de gênero. Campanhas nacionais como Outubro Rosa, voltada a "mulheres" e à prevenção do câncer de mama, e o Novembro Azul, direcionada para a saúde do "homem" e prevenção do câncer de próstata, reforçam os estigmas de gênero e dialogam pouco com a comunidade LGBTQIA+. Os próprios serviços destinados aos cuidados de câncer de mama, útero e ovário são pouco voltados à população trans masculina, assim como aqueles relacionados ao câncer de próstata, testículo e pênis, à população trans feminina. Os sistemas de informação não autorizam a solicitação de ultrassonografia de próstata quando a pessoa é do gênero feminino, ou de útero, para pessoas do gênero masculino, o que configura um obstáculo para pessoas trans. Ao mesmo tempo, são raras as recomendações de sociedades médicas voltadas à prevenção e ao cuidado de câncer nessa população.

Poucos profissionais abordam a sexualidade durante o tratamento do câncer. Entretanto, uma mesma terapia oncológica pode ter impactos diferentes na pessoa cis heterossexual e LGBTQIA+. A abordagem de problemas decorrentes de complicações cirúrgicas ou da radioterapia para câncer de próstata, por exemplo, geralmente considera que a pessoa é um homem cis heterossexual e que sempre penetra nas relações sexuais. O ânus como órgão sexual é pouco estudado na abordagem da sexualidade no câncer. Além do estresse de minoria, essa pode ser uma das razões pelas quais os índices de sofrimento mental, ansiedade e depressão são maiores em homens cis gays do que em homens heterossexuais que tiveram câncer de próstata. Em mulheres cis lésbicas que tiveram câncer de mama os índices não são diferentes dos das mulheres cis heterossexuais[42].

CÂNCER DE CANAL ANAL

Corresponde a cerca de 1 a 2% de todos os cânceres colorretais e pode atingir tanto o canal quanto a borda anal[11]. Em torno de 85% dos casos desenvolve-se sob a forma de carcinoma epidermoide, podendo surgir sob a forma de adenocarcinoma, carcinoma basocelular ou melanoma[44]. Os principais fatores associados são o HPV com alto potencial oncogênico (tipos: 16, 18, 31, 33, 35, 45, 51, 52 e 56), possivelmente transmitido pelo sexo anal receptivo sem preservativo. Outros fatores relacionados são IST (condiloma, gonorreia, herpes e clamídia), má higiene local, fístulas, irritação crônica do ânus, imunossupressão e tabagismo, mas cuja relação causal ainda é incerta. A incidência desse câncer é maior entre as pessoas que realizam a prática do sexo anal receptiva, o que coloca os homens cis gays e bissexuais entre o grupo de risco, principalmente aqueles com HIV, que possuem incidência nove vezes maior que entre homens cis que fazem sexo com homens cis (HcSHc) sem HIV[45].

Prevenção

O HPV é o principal fator de risco evitável. O uso de preservativos na prática do sexo anal é uma das formas mais efetivas de prevenção primária. Ressalta-se que as barreiras de látex devem ser utilizadas na penetração do pênis e também no uso de vibradores, dildos e similares (sobretudo se esses objetos forem compartilhados), e na prática do sexo oral-anal, visto que o HPV pode ser transmitido da mucosa oral para a anal e vice-versa. A barreira de látex reduz o risco de transmissão do HPV, mas não o elimina, visto que o contato pele a pele já é suficiente para a transmissão do vírus.

A vacinação contra o HPV vem se mostrando promissora na prevenção do câncer anal e de outros cânceres causados pelo HPV. No Brasil, desde 2014, a vacina quadrivalente contra o HPV foi introduzida no calendário vacinal, conferindo proteção contra formas de HPV de baixo risco (6 e 11) e HPV de alto risco (16 e 18). As vacinas têm sido administradas gratuitamente pelo Sistema Único de Saúde (SUS) para meninos entre 11 e 14 anos e meninas entre 9 e 14 anos[46]. Entretanto, a vacinação ainda não é fornecida pelo SUS para HcSHc fora dessas faixas etárias, estando disponível apenas na rede privada. Mesmo na rede privada, a Agência Nacional de Vigilância Sanitária (Anvisa) regulamenta o uso da vacina quadrivalente para homens apenas entre os 9 e 26 anos[47].

O exame de citologia oncótica anal, seguida da anuscopia com magnificação, pode ser realizado para rastreamento de lesões pré-neoplásicas em região anal. Os ensaios clínicos randomizados existentes até o momento não demonstraram eficácia na investigação universal de HcSHc assintomáticos, sendo indicado apenas para homens vivendo com HIV, pessoas com displasia de vulva, vagina ou colo uterino, ou pessoas que praticam o sexo anal receptivo e tenham história de condiloma[44,45].

Especificidades do tratamento na população LGBTQIA+

É comum que mesmo ao perceberem lesões em região anal, pessoas LGBTQIA+ demorem a chegar nos serviços por vergonha, culpa ou medo do julgamento por parte dos profissionais de saúde. Mesmo após a descoberta da neoplasia, muitos demoram a ter o suporte dos familiares pelo receio de serem taxados de promíscuos ou de serem culpabilizados pelo próprio adoecimento. Fadiga, dispneia, insônia, incontinência fecal, diarreia, flatulência, disfunção erétil e anodispareunia são sintomas relatados por pessoas que realizaram o tratamento e que podem afetar a saúde mental e sexual[49].

CÂNCER DE COLO UTERINO

O câncer do colo do útero é uma das neoplasias mais comuns entre mulheres cis e homens trans no mundo. Há uma taxa de risco 1,94 vezes maior dessa doença em mulheres cis bissexuais quando comparadas às cis heterossexuais, mas menor em mulheres cis lésbicas, possivelmente decorrente da menor atividade sexual com homens cis[50]. No Brasil, a incidência varia de região para região, chegando a ser a segunda principal neoplasia em pessoas com útero nos estados das regiões Norte, Nordeste e Centro-Oeste e não se sabe ao certo qual a prevalência na população LGBTQIA+[51]. O Ministério da Saúde (MS) já preconiza que uma atenção especial deve ser dada a mulheres cis que fazem sexo com mulheres cis (McSMc), visto que muitas vezes essas pessoas não são adequadamente acolhidas, aumentando o risco de complicações e atraso no diagnóstico[52].

O principal fator de risco para o câncer de colo de útero é o HPV. Embora a relação com a testosterona esteja bem estabelecida, sua relação em homens trans é pouco clara. Em mulheres cis na menacme, a testosterona livre, mas não a total, está associada a maior chance de carcinoma invasivo, enquanto em mulheres cis na pós-menopausa, existe uma associação positiva com a testosterona total, mas não livre. Se isso se aplica aos homens trans, ainda é incerto[41].

Prevenção

A principal forma de prevenção primária é o uso de barreiras de látex e da imunização contra o HPV. Pode haver transmissão do HPV pelo uso das mãos ou de acessórios compartilhados, não sendo exclusividade da penetração do pênis na vagina. Entretanto, a menor percepção de risco entre mulheres cis lésbicas e homens trans pode ser um fator de vulnerabilidade para a não identificação precoce desse câncer e da baixa adesão ao rastreamento por essa população[41].

O rastreamento é realizado pela citologia oncótica (papanicolaou). Mulheres cis lésbicas e bissexuais, e homens trans, devem seguir as recomendações para a população geral. O MS e o Instituto Nacional do Câncer (INCA) preconizam que esse exame seja realizado a partir dos 25 anos de idade para as pessoas com útero que já tiveram penetração vaginal (seja essa penetração com pênis ou não). Havendo dois resultados anuais negativos, esse rastreio deve ser repetido a cada 3 anos até os 64 anos de idade. Cuidados específicos para a coleta do exame podem ser verificados no Capítulo 21 – "Anamnese e exame físico: comunicação afirmativa".

Homens trans e pessoas transmasculinas em uso de testosterona podem apresentar atrofia e fragilidade da parede vaginal e ter maior desconforto na coleta. Um estudo demonstrou que as chances de um resultado anormal ou inadequado é maior nesse grupo, possivelmente devido ao uso prolongado desse hormônio[50,53]. Assim como em mulheres cis com secura vaginal, pode ser recomendada a estrogenização tópica durante a semana anterior à coleta, para facilitar a realização do exame. O uso de lubrificante a base de água está recomendado e não altera o resultado. Algumas pessoas LGBTQIA+ podem ter a percepção do exame como uma situação traumática e de violência. Em algumas situações, para garantir maior segurança e autonomia, pode-se sugerir que a própria pessoa introduza o espéculo com a ajuda de um espelho e orientação do profissional de saúde[54]. Mulheres trans que realizaram a vulvovaginoplastia não têm colo de útero e o papanicolaou não está indicado para esse fim. Não existem recomendações para rastreamentos em câncer de vulva ou vagina para mulheres cis ou pessoas trans. Há relatos isolados na literatura de câncer em neovagina, mas esse não é suficiente para justificar uma estratégia de rastreamento, como explicado na seção sobre prevenção quaternária[41].

Especificidades do tratamento na população LGBTQIA+

O tratamento do câncer de colo de útero pode afetar as funções reprodutivas de mulheres cis lésbicas e bissexuais e homens trans. O profissional deve abordar esses assuntos com essas pessoas, sem pressupor que não há interesse reprodutivo devido à orientação sexual ou identidade de gênero minoritária[44].

CÂNCER DE MAMA

O câncer de mama é o que apresenta maior prevalência entre as mulheres cis no mundo, excetuando-se os cânceres de pele. Homens cis também podem apresentar esse câncer, entretanto representam apenas 1% dos casos[55]. Não há estudos comparativos suficientes entre mulheres cis heterossexuais, lésbicas ou bissexuais para garantir uma incidência maior desse tipo de neoplasia em algum dos grupos, entretanto sugere-se que os fatores de risco podem ser maiores entre mulheres lésbicas e bissexuais, como o tabagismo, nuliparidade, sobrepeso e obesidade[56].

O aumento dos níveis de estrógeno, o uso de ciproterona e a redução da testosterona (que tem um potencial efeito protetor) poderiam ser fatores para aumento de risco de câncer de mama em mulheres trans e travestis, entretanto, os estudos demonstram uma incidência próxima a dos homens cis. Quando o câncer de mama ocorre em mulheres trans, tende a ser em pessoas mais jovens do que a média das mulheres cis[40].

Para os homens trans submetidos à toracoplastia masculinizadora, o risco de desenvolvimento neoplásico ainda é desconhecido, mas possivelmente menor devido a redução do tecido mamário. Entre aqueles que não realizaram a cirurgia, recomendam-se as mesmas orientações dadas às mulheres cis.

Prevenção

Orientações para evitar o tabagismo e uso abusivo de álcool devem ser dadas a todas as mulheres cis e pessoas trans com mamas. Orientações alimentares e para atividade física podem auxiliar na redução do peso. Em caso de gestação, o aleitamento deve ser incentivado nas pessoas que gestaram ou em suas parcerias com mamas, se essas desejarem, por meio da indução à lactação, uma vez que esse é um fator protetor para o desenvolvimento de câncer de mama[56].

O rastreio para câncer de mama tem sido alvo de controvérsias nos últimos anos. Discute-se se a sua realização tem trazido mais riscos que benefícios para a população. Até o presente momento, a recomendação do INCA/MS e da Organização Mundial da Saúde (OMS) é de que deve ser feito bianualmente para mulheres entre 50 e 69 anos que não apresentem fator de risco conhecido[55]. Essa recomendação abrange mulheres cis, homens e mulheres trans com mamas (apesar dos poucos estudos sobre essas duas últimas populações). Entre as mulheres trans, recomenda-se que o rastreio não inicie antes de 5 a 10 anos de hormonização[54]. Deve ser considerado que as mamas de mulheres trans possuem densidade aumentada, o que pode dificultar o rastreamento por mamografia[54]. Pessoas de alto risco, com história de neoplasia de mama ou ovário em familiares de primeiro grau, devem iniciar o rastreamento aos 35 anos, com ultrassonografia mamária. Para mais informações sobre os fatores de risco, acessar o site do INCA.

O exame clínico das mamas e o autoexame em pessoas assintomáticas não são recomendados para rastreio do câncer de mama. Pessoas sintomáticas, entretanto, sempre devem ter suas mamas avaliadas, como no caso de mulheres trans e travestis que chegam ao serviço com dor ou nodulações na mama, possivelmente devido a uma alteração benigna pelo crescimento das mamas e uso de hormônios[58].

Especificidades do tratamento na população LGBTQIA+

Além da abordagem integral da pessoa, o profissional deve avaliar qual o significado das mamas para a sexualidade e expressão de gênero da pessoa. A imagem corporal das mulheres cis lésbicas e bissexuais pode ser diferente das mulheres cis heterossexuais. Entre as mulheres trans, a mama é uma parte do corpo muito almejada, por expressar sua identidade de gênero. A necessidade de uma cirurgia para retirada das mamas pode atingir fortemente a autoestima. Entre os homens trans, o câncer de mama pode remeter à feminilidade que por vezes não quer ser lembrada. Como o tratamento da doença tende a forçá-lo a vivenciar isso a todo momento, pode afetar a saúde mental.

CÂNCER DE PRÓSTATA

A incidência do câncer de próstata entre homens cis no Brasil é a segunda maior, estando atrás apenas do câncer de pele não melanoma[59]. Entre as mulheres trans e travestis, a incidência é reduzida, possivelmente devido ao uso de antiandrógenos, principalmente para aquelas que iniciaram a hormonização e/ou realizaram gonadectomia antes dos 50 anos de idade. Apenas um caso foi relatado no estudo com 2.306 mulheres trans[40]. Uma revisão internacional de literatura verificou apenas dez casos em mulheres trans, entretanto seis já estavam com metástases, sugerindo um atraso no diagnóstico. O papel do estrógeno no câncer de próstata ainda é incerto, alguns estudos sugerindo que poderia inibir e outros induzir ao câncer na presença de testosterona.

Prevenção

O INCA, seguindo recomendações internacionais, não recomenda o rastreio do câncer de próstata para a população assintomática, sejam homens cis, mulheres trans ou travestis, pois esse não reduz as taxas de mortalidade e possui riscos maiores que os benefícios. Se uma pessoa procurar o serviço de saúde solicitando a realização do exame, recomenda-se realizar a prevenção quaternária, abordando os riscos individualmente para que se chegue a uma decisão compartilhada sobre a sua necessidade. Nessa conversa devem ser explicados quais os procedimentos a serem realizados caso o resultado venha positivo, como a realização de biópsias e possíveis alterações na função sexual[15].

A cirurgia de redesignação sexual para mulheres trans e travestis não inclui a prostatectomia. Após o procedimento cirúrgico, a próstata fica localizada na parede anterior da neovagina e o toque vaginal pode ser mais adequado que o toque retal para avaliação prostática[54]. Na eventualidade de sintomas que requeiram investigação diagnóstica, o profissional deve considerar que o nível sérico do antígeno prostático (PSA) pode ser menor devido ao uso de antiandrógenos[54].

Especificidades do tratamento na população LGBTQIA+

As práticas sexuais podem ser afetadas pelo tratamento cirúrgico ou radioterápico do câncer de próstata. Dentre as limitações que podem surgir estão a incontinência fecal e a incontinência urinária, além de alterações na função ejaculatória. A radioterapia pode ocasionar proctite crônica, urgência evacuatória, tenesmo e dor retal, prejudicando a prática do sexo anal[61].

OUTROS CÂNCERES

Câncer de endométrio

A população de mulheres cis lésbicas e bissexuais tem mais fatores de risco para câncer de endométrio, como nuliparidade e obesidade; entretanto, é controverso na literatura se a incidência de câncer é diferente em cis heterossexuais[62]. Entre os homens trans é discutível se há risco aumentado ou não para o desenvolvimento de hiperplasia e/ou câncer endometrial. A testosterona costuma causar atrofia endometrial, porém existe o risco do contrário acontecer, pois além de provocar um estado anovulatório que reduz a produção de progestágenos, ela pode passar por um processo de aromatização, que aumenta a quantidade de estrogênio e, consequentemente, o risco de hiperplasia endometrial e câncer. Entretanto, os poucos estudos realizados não demonstraram risco aumentado e relatórios histológicos após histerectomia têm demonstrado um número significativo de úteros com atrofia endometrial (por volta de 45%)[40].

Não existem evidências que sustentem a indicação de rastreio com ultrassonografia em mulheres cis ou homens trans assintomáticos. O sangramento anormal na vigência de amenorreia prévia pelo uso da testosterona, entretanto, deve sempre ser investigado[53].

Câncer de ovário

Em homens trans é incerto se a testosterona está relacionada à alteração do risco de câncer de ovários. Em estudo com 112 homens submetidos a ooforectomia, 89 tinham características de síndrome dos ovários policísticos, mas nenhuma evidência de câncer. Em alguns países, a ooforectomia é requerida para mudanças dos documentos[40]. O *US Preventive Task Force*, não recomenda a realização do rastreamento do câncer de ovários para pessoas assintomáticas, o que deve incluir todas as mulheres cis e homens trans, pois os riscos são maiores que os benefícios[63].

Câncer colorretal

Fatores de risco para câncer colorretal, como obesidade, tabagismo e álcool são mais frequentes na população LGBTQIA+; entretanto, pesquisa sobre a doença com 51.259 homens e 71.135 mulheres na Califórnia não encontrou diferenças significativas em relação à orientação sexual[62]. Estudos ecológicos, entretanto, têm mostrado que locais com maior presença de pessoas LGBTQIA+ têm maiores incidências de câncer colorretal, mas novos estudos precisam investigar esse dado[62]. No Brasil, o menor acesso da população LGBTQIA+ aos serviços de saúde pode ser um fator de vulnerabilidade para a não realização da colonoscopia ou da pesquisa de sangue oculto nas fezes, que são rastreamentos com boa evidência de benefício.

Câncer de pele

Nos Estados Unidos, alguns estudos têm mostrado maior incidência de câncer de pele (melanoma, basocelular e espinocelular) em homens cis gays e bissexuais quando comparado aos cis heterossexuais, relacionado a maior incidência ao bronzeamento artificial. Estudo na Califórnia mostra que HcSHc se expõem de 2 a 6 vezes mais ao bronzeamento artificial do que homens cis heterossexuais, provavelmente por conta da pressão da própria comunidade e dos transtornos de imagem corporal, frequentes nessa população[64]. No Brasil, não há dados específicos, entretanto, as incidências podem ser diferentes devido à variação da incidência de luz solar entre os países e regiões do Brasil, na composição da cor de pele da população e no padrão cultural de beleza[65].

Câncer de pulmão

A incidência de câncer de pulmão é maior na população LGBTQIA+ em decorrência da maior frequência de tabagismo. Pessoas LGBTQIA+ começam a fumar mais cedo que a população cis heterossexual, de acordo com dados norte-americanos. Entretanto, essa prevalência pode ser diferente no Brasil, considerando a menor prevalência de fumantes no país[62].

PROBLEMAS RESPIRATÓRIOS NA POPULAÇÃO LGBTQIA+

Uma metanálise mostrou aumento da incidência de asma em mulheres cis lésbicas de 1,47 e entre mulheres bissexuais de 1,97 quando comparadas às heterossexuais[26]. Outro estudo encontrou maior presença de rinite e asma em McSMc, principalmente bissexuais. Mesmo quando controlado por fatores como obesidade e tabagismo, a diferença ainda se mantém maior que nas mulheres cis heterossexuais. As razões ainda não estão claras, mas são consideradas hipóteses, como maior estresse, ansiedade, depressão e tabagismo passivo favorecendo à manifestação do quadro atópico[66]. Em relação aos homens, alguns estudos verificaram maior presença de asma em HcSHc em relação aos cis heterossexuais, porém outros não encontraram diferença significativa[67].

OSTEOPOROSE NA POPULAÇÃO LGBTQIA+

A osteoporose, definida pela menor densidade mineral óssea, é um fator de risco para agravos como fraturas. O rastreamento deve ser realizado com densitometria e o objetivo do tratamento deve ser a redução de fraturas e não apenas a mudança da densidade mineral óssea. A recomendação do *US Preventive Task Force* é a realização de uma densitometria a partir dos 65 anos para mulheres cis sem fatores de risco. Entretanto, aquelas com fatores de risco, como tabagismo, podem realizá-la antes dessa idade[68]. Não é só o uso ou a privação de hormônios na pós menopausa que leva uma pessoa a desenvolver osteoporose, mas também a exposição a outros fatores de risco (alguns sabidamente mais prevalentes na população LGBTQIA+), como tabagismo, sedentarismo, uso crônico de álcool e de corticoides, artrite reumatoide, infecção pelo HIV, pouca ingestão de cálcio e vitamina D baixa. No caso da população trans, a gonadectomia e o uso irregular de hormônios pode ser outro fator associado.

Entre pessoas trans, uma revisão de 2017 mostrou que a hormonização com testosterona não esteve associada a mudanças significativas na densidade mineral óssea (DMO), enquanto a realizada com estrógenos e antiandrogênicos associou-se a uma melhora discreta na DMO em coluna lombar, porém sem redução das fraturas[68]. Para essa população, as evidências para recomendação da densitometria são insuficientes. Um protocolo de 2016 do Departamento de Medicina de Família e Comunidade da Universidade de São Francisco (EUA) recomenda que pessoas trans (independente de gênero atribuído no nascimento) devem realizar tal exame a partir dos 65 anos. Rastreio entre 50 a 64 anos pode ser considerado na presença de fatores de risco conhecidos para osteoporose e em qualquer idade naqueles submetidos a retirada das gônadas sem acompanhamento hormonal[54].

Em pessoas vivendo com HIV há maior risco de baixa densidade mineral óssea, osteoporose e fraturas decorrentes de consequências diretas e indiretas do HIV e da terapia antirretroviral no metabolismo ósseo, além da presença de outros fatores de risco, como tabagismo. Por essas razões, algumas diretrizes recomendam a realização do rastreio de osteoporose a partir dos 50 anos para pessoas vivendo com HIV, especialmente se outros fatores de risco estiverem presentes[70]. O uso de medicações como o tenofovir, está relacionado ao maior risco de fraturas.

CONSIDERAÇÕES FINAIS

As doenças crônicas são um dos principais fatores de mortalidade e piora da qualidade de vida na população LGBTQIA+, principalmente nas pessoas idosas. Aspectos socioculturais impactam diretamente no acesso de pessoas LGBTQIA+ aos serviços de saúde e, assim, o rastreamento, o diagnóstico, a prevenção e o tratamento das doenças crônicas. Os contextos cis heteronormativos e as violências estruturais a que estão expostos podem levar a um suporte social mais precarizado e ao sofrimento mental, que podem aumentar o estresse e piorar o autocuidado.

A atenção às pessoas com condições crônicas requer um vínculo permanente com o serviço e os profissionais de saúde, a compreensão sobre os estilos de vida e dos contextos sociais. As recomendações preventivas devem ser baseadas em evidência, visando não apenas a detecção precoce, mas intervindo nos determinantes sociais do surgimento dessas patologias, por meio de políticas de saúde e intersetoriais que promovam a saúde das pessoas LGBTQIA+ dentro da comunidade.

Erros comuns	Como evitá-los
Solicitar exames para pessoas LGBTQIA+ assintomáticas, sem evidência de comprovação de benefício na literatura científica, com o objetivo de detectar doenças precocemente.	Os exames de rastreamento devem ser realizados após a demonstração de evidência de melhora da qualidade de vida ou redução da mortalidade em estudos clínicos. Caso contrário, corre-se o risco de expor uma pessoa saudável à iatrogenia, sem a certeza de benefício.
Focar nos exames de rastreamento e deixar em segundo plano as intervenções populacionais para a população LGBTQIA+.	Além do rastreamento, o profissional deve promover intervenções populacionais e de promoção à saúde, como redução do estresse de minorias e intervenção nos determinantes sociais da saúde LGBTQIA+.
Realizar campanhas de prevenção contra o câncer de próstata e câncer de mama e colo de útero que reforcem os estigmas de gênero e que não incluam a diversidade sexual e de gênero.	As campanhas de prevenção contra o câncer devem considerar a diversidade sexual e de gênero, evitando reforçar os estigmas relacionados a papéis de gênero. Devem haver ações que incluam mensagens direcionadas aos públicos LGBTQIA+.
Ignorar os cuidados da sexualidade e especificidades da população LGBTQIA+ na abordagem das doenças crônicas.	Doenças crônicas cardiovasculares e câncer podem ter impactos diferentes na sexualidade das pessoas LGBTQIA+ em relação às cis heterossexuais. O profissional deve perguntar sobre a sexualidade na perspectiva da diversidade sexual e abordar potenciais efeitos do tratamento.

Material complementar

Livros
- *Estratégias da medicina preventiva*, de Geoffrey Rose. Artmed; 2010.
- *Medicamentos mortais e crime organizado. Como a indústria farmacêutica corrompeu a assistência médica*, de Peter Gøtzsche. Bookman; 2016.

Filmes
- *Dor e glória* (direção: Pedro Almodóvar; 2019).
- *Elsa e Fred: um amor de paixão* (direção: Marcos Carnevale; 2005) – não é um filme LGBTQIA+, mas aborda como viver com doença crônica.

Seriado
- *Transparent* (2014-2017). Disponível na Amazon Prime®.

Documentário
- *Laerte-se* (direção: Eliane Brum; 2017). Disponível na Netflix®.

REFERÊNCIAS BIBLIOGRÁFICAS

1. Mendes EV. O cuidado das condições crônicas na atenção primária à saúde: o imperativo da consolidação da estratégia da saúde da família. Brasília: Organização Pan-Americana da Saúde; 2012.
2. Simoni JM, Smith L, Oost KM, Lehavot K, Fredriksen-Goldsen K. Disparities in physical health conditions among lesbian and bisexual women: a systematic review of population-based studies. J Homosexuality. 2017;64(1):32-44.
3. Fredriksen-Goldsen KI, Kim HJ, Shui C, Bryan AEB. Chronic health conditions and key health indicators among lesbian, gay, and bisexual older US adults, 2013-2014. Am J Public Health. 2017;107(8):1332-8.
4. Cunningham TJ, Xu F, Town M. Prevalence of five health-related behaviors for chronic disease prevention among sexual and gender minority adults – 25 US states and Guam, 2016. Morbidity and Mortality Weekly Report. 2018;67(32):888.
5. Hatzenbuehler ML, Pachankis JE. Stigma and minority stress as social determinants of health among lesbian, gay, bisexual, and transgender youth. Pediatric Clinics of North America. 2016;63(6):985-97.
6. Rose G. Sick individuals and sick populations. Int J Epidemiol. 2001;30(3):427-32.
7. Gusso G, Calandrini A. Comunicação de risco em saúde. In: Dohms M, Gusso G. (Org). Comunicação Clínica. Porto Alegre: Artmed; 2021. p 221-38.
8. Kösters JP, Gøtzsche PC. Regular self-exami- nation or clinical examination for early detec- tion of breast cancer. Cochrane Database Syst Rev. 2003;(2):CD003373.
9. Gøtzsche PC, Jørgensen KJ. Screening for breast cancer with mammography. Cochrane Database of Systematic Reviews. 2013;6:CD001877.
10. Liu C, Chen R, Sera F, Vicedo-Cabrera AM, Guo Y, Tong S, et al. Ambient particulate air pollution and daily mortality in 652 cities. N Eng J Med. 2019;381(8):705-15.
11. Hoy-Ellis CP, Fredriksen-Goldsen KI. Lesbian, gay, & bisexual older adults: Linking internal minority stressors, chronic health conditions, and depression. Aging & mental health. 2016;20(11):1119-30.
12. Iob E, Steptoe A. Cardiovascular disease and Hair cortisol: a novel biomarker of chronic stress. Current Cardiology Reports. 2019;21(10):116.
13. Matthews AK, Breen E, Kittiteerasack P. Social determinants of LGBT cancer health inequities. Seminars in Oncology Nursing. 2018;34(1):12-20.
14. Jamoulle M. Quaternary prevention, an answer of family doctors to overmedicalization. Int J Health Policy and Management. 2015;4(2):61.
15. Roberts SA, Dibble SL, Nussey B, Casey K. Cardiovascular disease risk in lesbian women. Womens Health Issues. 2003;13(4):167-74.
16. Blosnich JR, Farmer GW, Lee JGL, Silenzio VMB, Bowen DJ. Health inequalities among sexual minority adults: evidence from ten US states, 2010. Am J Prev Med. 2014;46(4):337-49.
17. Clark CJ, Borowsky IW, Salisbury J, Usher J, Spencer RA, Przedworski JM, et al. Disparities in long-term cardiovascular disease risk by sexual identity: The National Longitudinal Study of Adolescent to Adult Health. Prev Med. 2015;76:26-30.
18. McGettrick PMC, Mallon PWG. HIV and cardiovascular disease: defining the unmeasured risk. Lancet HIV. 2018;5(6):267-9.
19. Lunn MR, Cui W, Zack MM, Thompson WW, Blank MB, Yehia BR. Sociodemographic characteristics and health outcomes among lesbian, gay, and bisexual US adults using Healthy People 2020 leading health indicators. LGBT Health. 2017;4(4):283-94.
20. Fallin A, Goodin AJ, King BA. Menthol cigarette smoking among lesbian, gay, bisexual, and transgender adults. Am J Preventive Med. 2015;48(1):93-7.
21. Brasil. Ministério da Saúde. Secretaria de Vigilância em Saúde. Departamento de Análise em Saúde e Vigilância de Doenças Não Transmissíveis. Vigitel Brasil 2019: vigilância de fatores de risco e proteção para doenças crônicas por inquérito telefônico: estimativas sobre frequência e distribuição sociodemográfica de fatores de risco e proteção para doenças crônicas nas capitais dos 26 estados brasileiros e no Distrito Federal em 2019. Brasília: Ministério da Saúde; 2020.
22. Essayli JH, Murakami JM, Latner JD. Perceived sexual orientation of men and women with eating disorders and obesity. J Homosexuality. 2019;66(6):735-45.
23. Stupplebeen DA, Eliason MJ, LeBlanc AJ, Sanchez-Vaznaugh EV. Differential influence of weight status on chronic diseases by reported sexual orientation identity in men. LGBT Health. 2019;6(3):126-133.
24. Eliason MJ, Ingraham N, Fogel SC, McElroy JA, Lorvick J, Mauery DR, et al. A systematic review of the literature on weight in sexual minority women. Womens Health Issues. 2015;25(2):162-75.
25. Caceres BA, Brody A, Luscombe RE, Primiano JE, Marusca P, Sitts EM, et al. A systematic review of cardiovascular disease in sexual minorities. Am J Public Health. 2017;107(4):e13-e21.
26. Meads C, Martin A, Grierson J, Varney J. Systematic review and meta-analysis of diabetes mellitus, cardiovascular and respiratory condition epidemiology in sexual minority women. BMJ Open. 2018;8(4):e020776.
27. Velho I, Fighera TM, Ziegelmann PK, Spritzer PM. Effects of testosterone therapy on BMI, blood pressure, and laboratory profile of transgender men: a systematic review. Andrology. 2017;5(5):881-8.
28. Baba T, Endo T, Honnma H, Kitajima Y, Hayashi T, Ikeda H, et al. Association between polycystic ovary syndrome and female-to-male transsexuality. Hum Reprod Oxf Engl. 2007;22(4):1011-6.
29. Connelly PJ, Marie Freel E, Perry C, Ewan J, Touyz RM, Currie G, et al. Gender-affirming hormone therapy, vascular health and cardiovascular disease in transgender adults. Hypertension. 2019;74(6):1266-74.
30. Wierckx K, Elaut E, Declercq EV, Heylens GU, De Cuypere GR, Taes Y, et al. Prevalence of cardiovascular disease and cancer during cross-sex hormone therapy in a large cohort of trans persons: a case-control study. Eur J Endocrinol. 2013;169(4):471-8.
31. Streed CG Jr, Harfouch O, Marvel F, Blumenthal RS, Martin SS, Mukherjee M. Cardiovascular disease among transgender adults receiving hormone therapy: a narrative review. Ann Intern Med. 2017;167(4):256-67.
32. Maraka S, Singh Ospina N, Rodriguez-Gutierrez R, Davidge-Pitts CJ, Nippoldt TB, Prokop LJ, et al. Sex steroids and cardiovascular outcomes in transgender individuals: a systematic review and meta-analysis. J Clin Endocrinol Metab. 2017;102(11):3914-23.
33. Cox JH, Coupland C, Brindle P. Development and validation of QRISK3 risk prediction algorithm to estimate future risk of cardiovascular disease: cohort study. BMJ. 2017;357:j2099.
34. Goff DC Jr, Lloyd-Jones DM, Bennett G, Coady S, D'Agostino RB, Gibbons R, et al. American College of Cardiology/American Heart Association Task Force on Practice Guidelines. 2013 ACC/AHA guideline on the assessment of cardiovascular risk: a report of the American College of Cardiology/American Heart Association Task Force on Practice Guidelines. Circulation. 2014;129(25):49-73.
35. Ralph B, D'Agostino Sr, Ramachandran S, Vasan MJ, Pencina PA, Wolf M, et al. General cardiovascular risk profile for use in primary care: the framingham heart study. Circulation. 2008;117;743-53.
36. Irwig MS. Cardiovascular health in transgender people. Rev Endocr Metab Disord. 2018;19(3):243-51.
37. US Preventive Task Force. Statin use for the primary prevention of cardiovascular disease in adults: preventive medication. 2016. Disponível em: https://www.uspreventiveservicestaskforce.org/uspstf/recommendation/statin-use-in-adults-preventive-medication (acesso 18 out 2020).
38. US Preventive Task Force. Aspirin use to prevent cardiovascular disease and colorectal cancer: preventive medication. 2016. Disponível em: https://www.uspreventiveservicestaskforce.org/uspstf/recommendation/aspirin-to-prevent-cardiovascular-disease-and-cancer (acesso 18 out 2020).
39. Margolies L, Brown CG. Current state of knowledge about cancer in lesbians, gay, bisexual, and transgender (LGBT) People. Seminars in Oncology Nursing. 2018;34(1):3-11.
40. de Blok CJ, Dreijerink KM, den Heijer M. Cancer risk in transgender people. Endocrinol Metabol Clin. 2019;48(2):441-52.
41. Braun H, Nash R, Tangpricha V, Brockman J, Ward K, Goodman M. Cancer in transgender people: evidence and methodological considerations. Epidemiol Rev. 2017;39(1):93-107.
42. Gordon JR, Baik SH, Schwartz KTG, Wells KJ. Comparing the mental health of sexual minority and heterosexual cancer survivors: a systematic review. LGBT Health. 2019;6(6):271-88.
43. Instituto Nacional de Câncer. Tipos de câncer: câncer anal. Câncer anal; 2020. Disponível em: https://www.inca.gov.br/tipos-de-cancer/cancer--anal (acesso 10 ago 2020).

44. Quinn GP, Sanchez JA, Sutton SK, Vadaparampil ST, Nguyen GT, Green BL, et al. Cancer and lesbian, gay, bisexual, transgender/transsexual, and queer/questioning (LGBTQ) populations. CA: a cancer journal for clinicians. 2015;65(5):384-400.
45. Machalek DA, Poynten M, Jin F, Fairley CK, Farnsworth A, Garland SM, et al. Anal human papillomavirus infection and associated neoplastic lesions in men who have sex with men: a systematic review and meta-analysis. Lancet Oncology. 2012;13(5):487-500.
46. Brasil. Coordenação-Geral do Programa Nacional de Imunizações. Informe técnico da ampliação da oferta das vacinas papilomavírus humano 6, 11, 16 e 18 (recombinante): vacina hpv quadrivalente e meningocócica c (conjugada). Brasília: Ministério da Saúde; 2018. Disponível em: https://portalarquivos2.saude.gov.br/images/pdf/2018/marco/14/Informe-T-cnico-HPV-MENINGITE.pdf (acesso 16 out 2020).
47. Instituto Nacional do Câncer. Perguntas frequentes: quem pode ser vacinado contra o HPV? Disponível em: https://www.inca.gov.br/perguntas-frequentes/quem-pode-ser-vacinado-contra-o-hpv (acesso 16 ago 2020).
48. Stewart DB, Gaertner WB, Glasgow SC, Herzig DO, Feingold D, Steele SR. The American Society of Colon and Rectal Surgeons clinical practice guidelines for anal squamous cell cancers (revised 2018). Diseases of the Colon & Rectum. 2018;61(7):755-74.
49. Bentzen AG, Balteskard L, Wanderås EH, Frykholm G, Wilsgaard T, Dahl O, et al. Impaired health-related quality of life after chemoradiotherapy for anal cancer: late effects in a national cohort of 128 survivors. Acta Oncologica. 2013;52(4):736-44.
50. Robinson K, Galloway KY, Bewley S, Meads C. Lesbian and bisexual women's gynaecological conditions: a systematic review and exploratory meta-analysis. BJOG. 2017;124(3):381-92.
51. Instituto Nacional de Câncer. Controle do câncer do colo do útero: conceito e magnitude. 2020. Disponível em: https://www.inca.gov.br/controle-do-cancer-do-colo-do-utero/conceito-e-magnitude (acesso 16 ago 2020).
52. Brasil. Ministério da Saúde. Protocolos da Atenção Básica: saúde das mulheres. Brasília : Brasília: Ministério da Saúde/Instituto Sírio-Libanês de Ensino e Pesquisa; 2016.
53. Gatos KC. A literature review of cervical cancer screening in transgender men. Nurs Womens Health. 2018;22(1):52-62.
54. Deutsch MB. Guidelines for the primary and gender-affirming care of transgender and gender nonbinary people. San Francisco: University of California; 2016.
55. Instituto Nacional de Câncer. Tipos de câncer: câncer de mama. 2020. Disponível em: https://www.inca.gov.br/tipos-de-cancer/cancer-de-mama (acesso 10 ago 2020).
56. Russo J, Moral R, Balogh GA, Mailo D, Russo IH. The protective role of pregnancy in breast cancer. Breast cancer research. 2005;7(3):131.
57. Goldfarb L, Newman J. Newman-Goldfarb protocols for induced lactation decision tool. J Human Lactation. 2008;24(1).
58. Oeffinger KC, Fontham ET, Etzioni R, Herzig A, Michaelson JS, Shih YC, et al. Breast cancer screening for women at average risk: 2015 guideline update from the American Cancer Society. JAMA. 2015;314(15):1599-614.
59. Instituto Nacional de Câncer. Tipos de câncer: câncer de próstata. 2020. Disponível em: https://www.inca.gov.br/tipos-de-cancer/cancer-de-prostata (acesso 10 ago 2020).
60. Lee TK, Breau RH, Eapen L. Pilot study on quality of life and sexual function in men who have sex with men treated for prostate cancer. J Sex Med. 2013;10(8):2094-100.
61. Kotze PG, Martins JF, Sella GV, Rocha JG, Miranda EF. Perineal necrosis following radiotherapy for prostate cancer: case report. Rev Bras Coloproctologia. 2007;27(4):452-5.
62. Quinn GP, Sanchez JA, Sutton SK, Vadaparampil ST, Nguyen GT, Green BL, et al. Cancer and lesbian, gay, bisexual, transgender/transsexual, and queer/questioning (LGBTQ) populations. CA Cancer J Clin. 2015;65(5):384-400.
63. US Preventive Services Task Force. Ovarian cancer: screening; 2018. Disponível em: https://www.uspreventiveservicestaskforce.org/uspstf/recommendation/ovarian-cancer-screening (acesso 18 out 2020).
64. Yeung H, Luk KM, Chen SC, Ginsberg BA, Katz KA. Dermatologic care for lesbian, gay, bisexual, and transgender persons: epidemiology, screening, and disease prevention. J Am Acad Dermatol. 2019;80(3):591-602.
65. Blashill AJ, Safren SA. Skin cancer risk behaviors among US men: the role of sexual orientation. Am J Public Health. 2014;104(9):1640-1.
66. Gao J, Mansh M. Sexual orientation disparities in the prevalence of asthma and allergic rhinitis among US adults. Annals of Allergy, Asthma & Immunology. 2016;117(4):435-7.
67. Veldhuis CB, Bruzzese JM, Hughes TL, George M. Asthma status and risks among lesbian, gay, and bisexual adults in the United States: a scoping review. Ann Allergy, Asthma & Immunology. 2019;122(5):535-6.
68. US Preventive Services Task Force. Osteoporosis to prevent fractures: screening. 2018. Disponível em: https://www.uspreventiveservicestaskforce.org/uspstf/recommendation/osteoporosis-screening (acesso 18 out 2020).
69. Singh-Ospina N, Maraka S, Rodriguez-Gutierrez R, Davidge-Pitts C, Nippoldt TB, Prokop LJ, et al. Effect of sex steroids on the bone health of transgender individuals: a systematic review and meta-analysis. J Clin Endocrinol Metab. 2017;102(11):3904-13.
70. McComsey GA, Tebas P, Shane E, Yin MT, Overton ET, Huang JS, et al. Bone disease in HIV infection: a practical review and recommendations for HIV care providers. Clin Infect Dis. 2010;51:937-46.

41
Cuidados ginecológicos

Ana Paula Andreotti Amorim
Jenifer Morais de Melo

 Aspectos-chave

- Os cuidados ginecológicos devem considerar as diversidades dos corpos e de suas práticas sexuais.
- Práticas sexuais entre pessoas com vulva podem transmitir IST e profissionais de saúde precisam saber orientar.
- O papanicolau é pouco realizado em pessoas LGBTQIA+, entretanto deveria ser oferecido para todas aquelas com colo de útero.
- O rastreamento de câncer de mama em pessoas trans em hormonização há pelo menos 5 ou 10 anos pode ser considerado.
- Os cuidados ginecológicos a mulheres transexuais e travestis com vagina têm especificidades.
- Homens trans e pessoas transmasculinas em uso de testosterona podem ter problemas ginecológicos específicos.
- Homens trans e pessoas transmasculinas que realizaram cirurgias genitais também podem se beneficiar de cuidados ginecológicos.

INTRODUÇÃO

O modelo heterocisnormativo reproduzido nos atendimentos ginecológicos não contempla as vivências de pessoas LGBTQIA+ e invisibiliza as experiências e as diversidades de corpos com vulva, vagina, mamas, útero e/ou ovários. Na prática clínica, a reprodução dessa normatividade oprime, violenta e afasta essa população dos serviços de saúde[1].

Por medo de discriminação e experiências negativas, pessoas LGBTQIA+ evitam e demoram mais para procurar cuidados em saúde necessários. Muitas mulheres cisgênero que fazem sexo com mulheres cisgênero (McSMc) acreditam não necessitar de atendimento ginecológico por não necessitarem de métodos contraceptivos e por acharem que têm baixo risco de contrair infecções sexualmente transmissíveis (IST)[2]. Pessoas transfemininas e transmasculinas não se sentem confortáveis em clínicas ginecológicas, que são tradicionalmente direcionadas a mulheres cisgênero.

Para oferecer o melhor cuidado em saúde a essas pessoas, é fundamental abordar gênero, orientação sexual e práticas sexuais rotineiramente e de maneira natural. Um ambiente acolhedor às diversidades e que demonstre espaço seguro para pessoas LGBTQIA+ contribui para que se sintam confortáveis em frequentar serviços de saúde e conversar mais abertamente com profissionais sobre suas vivências em sexualidade.

INFECÇÕES TRANSMITIDAS NA PRÁTICA SEXUAL ENTRE PESSOAS COM VULVA

As IST afligem qualquer grupo social, identidade de gênero e orientação sexual, porém, a literatura destaca formas de transmissão vinculadas a sexo com penetração, seja pênis-vagina ou pênis-ânus, em detrimento dos demais atos sexuais. Essa ausência de produção científica relacionada ao cuidado e atenção às pessoas que praticam sexo boca-vulva, vulva-vulva (tribadismo), e penetração não peniana (com dedos/mão, *packer* ou acessórios sexuais) podem reforçar a concepção de que não há riscos à saúde sexual, tornando-as mais expostas a IST.

Uma revisão sobre IST em mulheres cis lésbicas, realizada em 2018, percebeu a vaginose bacteriana como a infecção mais relatada, seguida de HPV e verrugas genitais. Também foram encontradas cervicite por clamídia, trichomoníase, gonorreia e HIV (cuja transmissão entre mulheres cisgênero é comprovada, embora considerada rara). Sífilis foi a IST menos relatada e hepatite B e C não foram encontradas nos trabalhos analisados (ver Capítulo 25 – "Mulheres cis lésbicas" e Capítulo 44 – "Outras infecções sexualmente transmissíveis")[3,4].

VAGINOSE BACTERIANA

A vaginose bacteriana não é considerada uma IST entre pessoas cis heterossexuais, mas é uma condição comumente transmissível no sexo entre pessoas com vulva[4]. Corresponde nessa população a 50% das infecções vaginais, seguida da candidíase. É ocasionada por um desequilíbrio da flora normal com redução acentuada de lactobacilos (bacilos de Doderlein) e intensa proliferação de outros micro-organismos, sendo mais comum o predomínio de *Gardnerella vaginalis*[5].

Parcerias que têm contato sexual vulva-vulva costumam ter flora vaginal semelhante (de gardnerella e lactobacilos), possivelmente decorrente do compartilhamento de acessórios sexuais e do contato direto da mucosa vulva-vulva. Hipoteticamente, a penetração de dedos ou acessórios da região anal para a região vaginal sem higiene prévia pode levar a contaminação vaginal por bactérias intestinais, alterando a flora, e propiciando o surgimento de vaginoses. Apesar disso, não há evidências que sustentem o tratamento da parceria concomitante, mas esse dado sugere que em casos de recorrência pode-se considerar tratar a parceria[6].

A queixa clínica relacionada à vaginose é o corrimento amarelado ou branco-acinzentado com odor fétido ("peixe podre"), que piora pós-coito e pós-menstruação. Além da queixa, pode-se utilizar para efetuar o diagnóstico, a presença de pelo menos três dos quatro critérios de Amsel: corrimento acinzentado, microbolhoso, fétido; pH vaginal > 4,5; teste das aminas positivo; presença de *Clue cells*.

O metronidazol é o tratamento preconizado, que pode ser prescrito por via oral ou vaginal. A via oral tem como principais efeitos adversos: cefaleia, náuseas, dor abdominal, diarreia e gosto metálico. Também podem ser prescritos: clindamicina, secnidazol, tinidazol, tianfenicol e ampicilina.

PAPILOMAVÍRUS HUMANO (HPV)

O HPV é um DNA-vírus que pode induzir uma grande variedade de lesões proliferativas. A transmissão principal ocorre por via sexual, por meio de microabrasões na mucosa ou na pele. Há mais de 200 tipos de HPV, sendo que aproximadamente 40 tipos infectam o trato anogenital e pelo menos 20 subtipos estão associados ao carcinoma do colo uterino. São divididos quanto ao risco oncogênico em baixo e alto risco[7].

Baixo risco: detectados em lesões anogenitais benignas e lesões intraepiteliais de baixo grau – tipos 6, 11, 40, 42, 43, 44, 54, 61, 70, 72, 81 e CP6108.

Alto risco: detectados em lesões intraepiteliais de alto grau e, especialmente, nos carcinomas – tipos 16, 18, 31, 33, 35, 39, 45, 51, 52, 56, 58, 59, 68, 73 e 82.

Os tipos 26, 53 e 66 são provavelmente de alto risco oncogênico, e os tipos 34, 57 e 83 são de risco indeterminado.

O risco estimado para a exposição ao HPV é de 15 a 25% a cada nova parceria sexual e cerca de 80% da população geral de mulheres cisgênero sexualmente ativas irão adquiri-lo ao longo de suas vidas. Em grande parte dos casos, a infecção é autolimitada e transitória, sem causar qualquer dano e regride espontaneamente, entre seis meses e dois anos após exposição. A maioria das pessoas que entra em contato com o HPV, se não desenvolver lesões clínicas (p. ex., verrugas anogenitais) e não realizar testes laboratoriais, não terá a infecção diagnosticada[8].

Pode ser descrita sob três formas de apresentação: latente, subclínica e clínica. Na apresentação latente não há lesão nem manifestação clínica, citológica ou histológica – a infecção é demonstrada somente por meio de exames de biologia molecular (detecção do DNA viral). A forma latente pode permanecer durante toda a vida e algumas pessoas podem, anos mais tarde, expressar a doença com condilomas ou alterações do colo uterino. Na apresentação subclínica, microlesões pelo HPV são diagnosticadas por meio de exame de papanicolau e/ou colposcopia (lesões acetobrancas), com ou sem biópsia. Na apresentação clínica (macroscópica), a forma mais comum é a verruga genital ou condiloma acuminado, popularmente conhecido como "crista de galo": lesões exofíticas, com superfície granulosa, únicas ou múltiplas, restritas ou disseminadas, da cor da pele, eritematosas ou hiperpigmentadas e de tamanho variável – as maiores assemelham-se a "couve-flor" e as menores possuem aparência de pápula ou placa, podendo ter aspecto filiforme, em geral resultantes de infecção por tipos não oncogênicos. As lesões macroscópicas podem ser dolorosas, friáveis e/ou pruriginosas, dependendo do tamanho e da localização.

O objetivo principal do tratamento é a destruição da lesão, pois não há medicamentos ou métodos capazes de erradicar o HPV. A abordagem terapêutica dependerá do número, da gravidade, do tamanho e da localização de lesões e disponibilidade de recursos. Em casos de lesões extensas e volumosas, sugere-se fulguração com eletrocautério, destruição com laser ou ressecção cirúrgica. Em lesões pouco extensas e com pequeno volume, pode-se utilizar crioterapia, aplicação de ácido tricloroacético, preparado de podofilina, 5-fluoracil e imiquimode. Deve-se oferecer investigação de lesões anais para pessoas com alterações displásicas e verrugas em cérvix, vulva ou vagina, por meio de história clínica, exame físico e possivelmente citologia oncótica anal (grau de recomendação fraca – 2B)[9].

HERPES GENITAL

Os herpes vírus (HSV) tipos 1 e 2 são DNA-vírus que pertencem à família *Herpesviridae*. Embora os HSV-1 e HSV-2 causem lesões em qualquer parte do corpo, há predomínio do tipo 2 nos genitais e do tipo 1 nas periorais. A transmissão pelo contato vulva-vulva é baixa, como soroprevalência entre mulheres cis lésbicas em torno de 8%[10]. Apenas 13 a 37% das pessoas que se infectam pelo HSV apresentarão sintomas.

As manifestações do HSV podem ser divididas em primoinfecção herpética e surtos recidivantes. A primoinfecção tem um período de incubação médio de seis dias. Em geral, é uma manifestação mais severa, com lesões eritematopapulosas de 1 a 3 milímetros de diâmetro, em pele e/ou mucosas, que rapidamente evoluem para vesículas sobre base eritematosa, muito dolorosas e de localização variável na região genital. O conteúdo é geralmente citrino, raramente turvo. Não é comum a evidenciação das vesículas em mucosas, pois se rompem muito facilmente. A primoinfecção costuma ser bastante sintomática e, na maioria das vezes, é acompanhado de sintomas gerais, como febre, mal-estar, mialgia e disúria, com ou sem retenção urinária, quando ocorre nos genitais. Em mulheres cisgênero, pode simular infecção urinária baixa. A linfadenomegalia inguinal dolorosa bilateral está presente em 50% dos casos. Em pessoas com imunodeficiência, as lesões tendem a ser mais dolorosas, atípicas e de maior duração[11].

Após a infecção genital primária, 60 a 90% dos pacientes desenvolvem novos episódios nos primeiros 12 meses, por reativação viral a qual pode ser associada a infecções, exposição à radiação ultravioleta, traumatismos locais, período menstrual, estresse, labilidade emocional, uso de antibióticos e imunossupressão. O quadro clínico das recorrências é menos intenso e pode ser precedido de sintomas prodrômicos, como prurido leve, ardor, mialgias e desconforto em membros inferiores ("fisgadas"). As lesões recorrentes tendem a ser na mesma localização da primoinfecção, raramente com sintomas gerais. As lesões têm regressão espontânea em 7 a 10 dias, com ou sem cicatriz. A tendência dos surtos é se tornarem menos intensos e menos frequentes.

O diagnóstico é feito por meio de anamnese e exame físico evidenciando as lesões. Utilizam-se antivirais que são eficazes para redução de intensidade e duração de episódio, e para diminuir o risco de transmissão, principalmente na primoinfecção, caso seja utilizado em até 48 a 72 horas do início dos sintomas. Antivirais tópicos são ineficazes e não devem ser prescritos. Compressas geladas, por 10 a 20 minutos, de solução fisiológica, e degermantes em solução aquosa são tratamentos sintomáticos que também auxiliam na higienização local.

CERVICITES

As cervicites são a inflamação do epitélio colunar endocervical (epitélio glandular do colo uterino); os agentes etiológicos mais frequentes são a *Chlamydia trachomatis* e a *Neisseria gonorrhoeae*. Ambas têm tropismo pelo epitélio genitourinário, sendo causas comuns de uretrites e doença inflamatória pélvica. Em 70 a 80% dos casos, a infecção é assintomática. Os sintomas mais comuns são: corrimento vaginal, dispareunia ou disúria e sangramento após o ato sexual com penetração. Na prática clínica, há evidências moderadas para o rastreamento em pessoas com risco de infecção por clamídia[12]. O diagnóstico laboratorial pode ser feito por meios de cultura, captura híbrida e por métodos de biologia molecular (NAAT), porém são pouco disponíveis em nosso meio e são de custo elevado; portanto, torna-se mais viável o tratamento empírico conjunto para clamídia e gonorreia. Indica-se ceftriaxona 500 mg, via intramuscular, associada a azitromicina 1 g, via oral, em dose única; ou o uso de ciprofloxacino 500 mg, via oral, em dose única, associada a azitromicina 1 g, via oral e dose única[11].

PREVENÇÃO ÀS IST GINECOLÓGICAS

A transmissão de IST de uma pessoa com vulva pode acontecer pelo contato da pele lesionada, mucosa genital, fluido vaginal ou sangue menstrual. A maioria das mulheres cis lésbicas e bissexuais (97,9%) não utiliza consistentemente métodos de barreira por diversos motivos: por não achar necessário, por confiar na parceria sexual e por desconhecer estratégias de prevenção[2].

Os métodos de barreira ao contato vulva-vulva ou vulva-boca são eficazes e podem ser recomendados, como uma placa de silicone originalmente utilizada para procedimentos odontológicos (*Dental Dam*) ou a partir de camisinha peniana ou vaginal (Figura 1), ou calcinhas com fundo em silicone ou látex. Esses métodos oferecem proteção, mas são desconhecidos e pouco tolerados durante as práticas sexuais. Filmes plásticos de uso culinário não são método de barreira seguros, pois são porosos e rompem com facilidade[2].

Para realizar penetração de dedos, mão ou acessórios, além das camisinhas, podem ser utilizadas luvas descartáveis e dedeiras. A higiene das mãos e acessórios é importante, assim como a troca da barreira utilizada, caso a penetração se alterne entre as pessoas ou entre o ânus e a vagina. Manter as unhas curtas sem bordas evita lesões durante a manipulação e penetração manual.

O sangue menstrual teoricamente aumenta a chance de transmissão de HIV e hepatite B e C, portanto, estratégias que contenham o extravasamento de sangue (como coletores menstruais ou absorventes internos) podem ter utilidade, principalmente se associadas à observação de lesões na pele ou mucosa em contato com o sangue.

Contato direto com lesões suspeitas (fissuras, feridas, vesículas e verrugas em vulva) deve ser evitado até que haja avaliação por profissional de saúde. Ao ser diagnosticada uma IST, o serviço irá oferecer a realização de sorologias para hepatite B, C, HIV e sífilis (preferencialmente testes rápidos) e proceder a investigação e abordagem das parcerias de acordo com o tipo de contato sexual e risco de transmissão (Quadro 1)[4].

RASTREAMENTO DE CÂNCER DE COLO UTERINO

O papanicolau é recomendado para todas as pessoas entre 25 e 65 anos que tenham colo uterino, de acordo com as recomendações do Ministério da Saúde. Pessoas que nunca tiveram qualquer tipo de penetração vaginal podem realizar o rastreamento, entretanto o benefício possivelmente é menor do que naquelas que já tiveram[2].

Mulheres cis que se identificam como lésbicas e bissexuais tendem a realizar menos Papanicolaou do que as cis heterossexuais, embora consumam mais tabaco, o que pode aumentar o risco de desenvolver câncer[14]. A menor frequência de rastreamento acontece em grande parte por falta de oferta e de preparo do serviço de saúde, medo e desconfortos gerados pelo exame.

O risco de câncer de colo uterino não parece ser diferente entre pessoas transexuais, mas há tendência de que homens trans realizem papanicolau menos frequentemente do que mulheres cisgênero, embora as recomendações de rastreamento sejam as mesmas[15]. O uso prolongado de testosterona produz um efeito antiestrogênico, o que leva a atrofia vaginal e cervical e pode tornar o exame ginecológico mais desconfortável, sendo um fator de risco para a não adesão ao rastreamento[16].

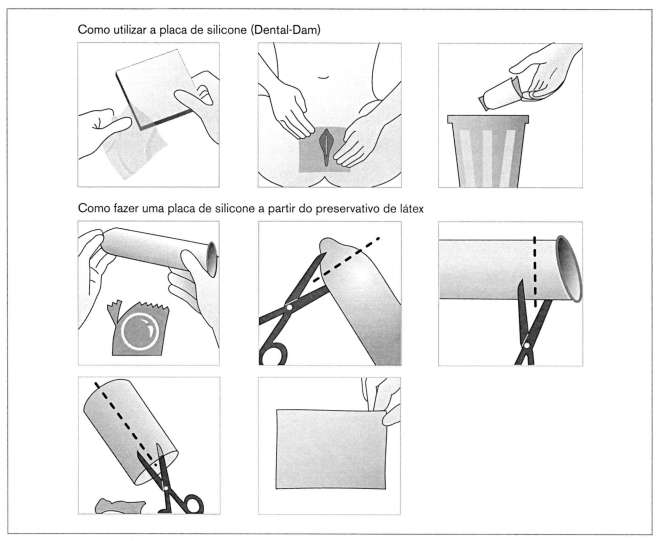

Figura 1 Uso de método de barreira com placas de silicone e camisinha peniana. Fonte: Centers for Disease Control and Prevention, 2016[13].

Quadro 1 Aconselhamento para prevenção de IST entre pessoas com vulva

Barreiras mecânicas (placa de látex, camisinha vaginal, calcinhas de látex, luvas de látex, dedeira ou camisinha peniana)
Higiene de mãos e objetos utilizados para penetração
Manter unhas aparadas e limpas à penetração de dedos
Evitar contato com sangue menstrual
Inspeção da vulva em busca de lesões suspeitas
Oferta de testes sorológicos pelo serviço de saúde

Situações práticas	Sugestão de abordagem
Mulher cisgênero bissexual jovem, em relacionamento sexual estável com outra mulher cisgênero, afirma que nunca fez o papanicolau, pois acredita que não seja necessário, já que não tem relação sexual de penetração peniana	Perguntar sobre práticas sexuais atuais e anteriores e métodos preventivos. Explicar quais os meios de transmissão do HPV e que o papanicolau está indicado para todas as pessoas com colo de útero. Explicar meios para realização do exame que possam ser mais confortáveis, como tamanho do espéculo e uso de lubrificante.

São recomendadas medidas que possam tornar o exame menos desagradável, como uso de espéculo extra-pequeno, anestésico tópico antes do exame[17], posicionamento confortável da pessoa na maca sem o uso de suportes de pernas[18] e autonomia da pessoa na introdução do espéculo [19]. O uso de lubrificante à base de água não altera o resultado da citologia e está sempre recomendado para facilitar a inserção do espéculo. Pessoas com neovagina não têm colo de útero, portanto, o rastreamento não se justifica nessa população.

RASTREAMENTO DE CÂNCER DE MAMA

Mulheres cis lésbicas e bissexuais podem ter risco aumentado de câncer de mama devido a taxas maiores de obesidade, nuliparidade e de consumo de tabaco em relação à população de mulheres cis heterossexuais. Apesar das recomendações de rastreamento serem as mesmas, as cis lésbicas e bissexuais tendem a realizar menos avaliações mamárias e mamografias do que as cis heterossexuais[20].

Homens trans que não realizaram mamoplastia masculinizadora devem receber os mesmos cuidados que as mulheres cisgênero. A testosterona não aumenta risco de câncer e o benefício de rastrear tecido mamário residual após a cirurgia é incerto. Mulheres transexuais e travestis podem se beneficiar das recomendações habituais de rastreamento de câncer mamário, após um tempo mínimo de hormonização de 10 anos[20].

ACOMPANHAMENTO DE MULHERES TRANSEXUAIS E TRAVESTIS SUBMETIDAS A VULVOPLASTIA E/OU VAGINOPLASTIA

Existem diferentes técnicas que podem ser utilizadas nas cirurgias para modificações genitais. Sua escolha depende do desejo individual, da disponibilidade de regiões doadoras de tecidos, da situação de saúde da pessoa, dos riscos cirúrgicos e do treinamento dos grupos de cirurgia que as realizam. Um melhor cuidado ambulatorial pode ser oferecido quando profissionais de saúde conhecem essas diferentes técnicas cirúrgicas utilizadas. Para mais informações, leia o Capítulo 54 – "Procedimentos cirúrgicos para mulheres trans, travestis e pessoas transfemininas".

No pós-operatório imediato da vaginoplastia são mantidos drenos, sonda uretral e molde vaginal por alguns dias. Após a cirurgia recomendam-se dilatadores vaginais de tamanhos progressivos, que devem ser inseridos com lubrificantes à base de água evitando-se aqueles à base de silicone, para manter a forma e aumentar a profundidade e a largura da vagina[21]. Os cuidados para recuperação pós-cirúrgica, como tempo de repouso, higiene vaginal, progressão e frequência do uso de dilatadores devem ser orientados pela equipe de cirurgia.

Na vaginoplastia com a técnica de inversão peniana, o interior da vagina é recoberto pela pele do pênis, portanto não possui mucosa nem pH ácido. Recomenda-se higiene interna com duchas vaginais contendo água e sabonete, já que não há risco de modificação de flora. Inicialmente, recomenda-se higiene interna diária, porém pode ser reduzida a 2 ou 3 vezes por semana, acompanhando a redução da frequência do uso dos dilatadores. Em condições normais, essa vagina é colonizada pela flora epitelial esperada para o tecido utilizado na cirurgia (tecido cutâneo ou mucosa intestinal, dependendo da técnica), em combinação com algumas espécies da flora vaginal habitual, porém com raros lactobacilos e nenhuma cândida encontrados em estudos.

Nas mulheres trans e travestis submetidas a vaginoplastia, as vaginoses bacterianas e candidíases são pouco frequentes. Caso exista queixa de corrimento, mau odor ou prurido pelo desequilíbrio da flora, uma solução de vinagre ou iodo povidine a 25% em água, durante 2 ou 3 dias em substituição à higiene habitual, pode melhorar os sintomas. Em situações em que o corrimento e o odor persistam, é razoável utilizar empiricamente metronidazol em creme vaginal por 5 dias. Odor persistente também pode indicar presença de tecido de granulação ou fístulas e cabe averiguação. A maioria dos casos de corrimento e odor são devidos a secreção sebácea, descamação epitelial / debris epidérmicos, sêmen retido após penetração peniana e lubrificante[20].

Sangramentos e corrimentos devem ser investigados com exame físico pélvico completo, com objetivo de identificar problemas focais ou difusos. No período pós operatório, esses sintomas podem ocorrer em decorrência de hematoma, necrose de enxerto, deiscências, tecido de granulação, fístula e lesão de mucosa relacionada ao trauma da dilatação. Após a recuperação cirúrgica, podem significar lesão de mucosa (por dilatação ou atividade sexual com penetração vaginal), fístula, infecção, neoplasia, pólipos intestinais ou colite inflamatória. As características do corrimento auxiliam na identificação de fístula retal-vaginal ou uretral-vaginal, assim como avaliações endoscópicas podem colaborar com a investigação de lesões em vaginas construídas com tecido intestinal. Biópsias podem ser necessárias e é importante considerar a possibilidade de infecções sexualmente transmissíveis ao examinar as lesões[21].

Após a recuperação cirúrgica, costuma-se oferecer consultas anuais, com investigação de corrimentos, sangramentos, dispareunia e sintomas urinários. Dor e dificuldade de progressão da penetração podem ser sintomas de fissuras, estreitamentos, estenose e prolapso vaginal. Infecções (urinárias, da pele ou cavidade vaginal) e IST precisam ser consideradas. As pessoas que realizam atividade sexual devem ser aconselhadas a utilizar métodos de barreira e ser oferecido rastreamentos para IST. Lubrificantes à base de água e higiene dos objetos inseridos na vagina são cuidados recomendados para evitar dores, lesões e infecções[21].

HOMENS TRANS, PESSOAS TRANSMASCULINAS E PESSOAS NÃO BINÁRIAS

Serviços com ambientes organizados para receberem mulheres cis podem afastar pessoas transmasculinas do cuidado oferecido. O treinamento de toda a equipe, principalmente da recepção, o cuidado com a ambiência para acolher pessoas de todos os gêneros e orientações sexuais, a possibilidade de agendamento da consulta para períodos em que a pessoa sinta-se menos exposta e a prática de consultas que considerem a diversidade são medidas tão importantes quanto a divulgação do serviço e o convite individual para atendimento.

EFEITOS DA TESTOSTERONA NA GENITÁLIA E ÓRGÃOS REPRODUTIVOS

É esperado que o uso de testosterona cause amenorreia até seis meses após o início da hormonização. Sangramentos uterinos após esse período são anormais e devem ser investigados, utilizando-se, por exemplo, a classificação da

Federação Internacional de Ginecologia Obstetrícia PALM-COEIN (que considera causas estruturais: pólipo, adenomiose, leiomioma, malignidade; e causas não estruturais: coagulopatia, ovulatória, endometrial, iatrogênica, não classificada). O hiperestrogenismo por aromatização periférica da testosterona também pode ser uma causa de sangramento uterino[15].

A atrofia endometrial e a anovulação geradas não reduzem a fertilidade de forma absoluta e, por isso, a testosterona não deve ser considerada como método contraceptivo seguro. Caso a pessoa não deseje engravidar, mas tenha práticas sexuais que possam gerar gestação, devem ser ofertados métodos de barreira, DIU ou progestágenos. Essa é uma opção para pessoas trans que desejam amenorreia, independente do uso de testosterona.

Caso exista intenção de engravidar, deve-se discutir a possibilidade de suspensão da testosterona para aumentar o potencial fértil e para reduzir a possibilidade de androgenização fetal. Quanto maior o tempo de uso da testosterona, mais demorado é o retorno à fertilidade e menores são as taxas de sucesso às tentativas de gestar em relação a pessoas que não a utilizaram. Portanto é essencial discutir desejo reprodutivo e possibilidades de preservação de gametas antes de prescrevê-la[22]. Os cuidados clínicos do pré-natal, do parto e do puerpério de pessoas transmasculinas não são diferentes das mulheres cis, porém as equipes devem estar preparadas para prevenir e combater a transfobia institucional.

A vaginite atrófica é comum devido à privação estrogênica pelo uso da testosterona e pode gerar desconfortos semelhantes aos percebidos na menopausa, incluindo dispareunia e sangramento após penetração vaginal. Além da lubrificação vaginal, podem ser oferecidos estrógenos vaginais, que tem baixa absorção sistêmica.

Dores pélvicas não são esperadas e devem ser avaliadas considerando-se os diagnósticos diferenciais, que incluem dismenorreia, endometriose, adenomiose, doença inflamatória pélvica, massas anexiais, aderências pós-cirúrgicas e gestação ectópica, além de problemas musculares, urológicos e gastrointestinais. A privação estrogênica pelo uso de testosterona aumenta o risco de vaginites e cervicites[15]. Há relatos de corrimento por vaginite inflamatória descamativa em homens trans jovens em uso de testosterona, manejados de forma bem-sucedida com o tratamento habitual[23].

Acne é um efeito colateral comum ao uso da testosterona e, apesar de acometer principalmente face, dorso e tórax, pode se manifestar na vulva. O tratamento habitual, com higiene e queratolíticos tópicos costuma ser suficiente. Em casos graves, recomenda-se diminuir a dose da testosterona. Se não houver melhora e retinoides sistêmicos forem considerados, devem ser usados com muita cautela devido ao risco de hepatotoxicidade[24].

A testosterona tende a aumentar a libido, embora não seja uma regra. É importante considerar riscos de IST nas práticas sexuais de cada pessoa, para recomendar métodos de barreira viáveis e oferecer testes sorológicos[17].

Um efeito esperado da hormonização é a hipertrofia da glande do clitóris e aumento de sua sensibilidade. Isso pode gerar desconforto para algumas pessoas[20]. Em alguns casos, a hipertrofia do clitóris é suficiente para que a pessoa possa realizar a penetração sem uso de acessórios. É comum a tentativa de aumento clitoriano por dispositivos à vácuo (*pump*), comercializados ou improvisados com seringas de grosso calibre recortadas, porém não há evidência de resultado a longo prazo com essa técnica e há riscos de hematoma, dor e lesões.

PRÓTESES EXTERNAS

A hipertrofia do clitóris pode permitir a utilização de um "prolongador de clitóris", prótese peniana de silicone que se fixa no local por meio de leve vácuo. A prótese deve ser utilizada por períodos curtos em virtude do risco de lesões.

O *packer* é uma prótese peniana externa fixada ao corpo por cintas ou roupas íntimas para diversas funções: demonstrar volume na região genital, permitir a micção em ortostase (funcionando como funil), viabilizar a penetração sexual (com a introdução de uma "vértebra" semi-rígida no corpo da prótese peniana) e intensificar o estímulo clitoriano. É recomendada atenção com a higiene, pois quando utilizado por longos períodos propicia condições à colonização fúngica, dermatite urêmica e risco de escoriações por atrito. Algumas pessoas usam cola para fixá-lo ao corpo, o que aumenta o risco de lesões.

O uso de outros materiais para gerar volume sob a roupa costuma ser utilizado por homens trans e pessoas transmasculinas com o objetivo de não serem percebidas como pessoas trans e não sofrerem violências.

CIRURGIAS GENITAIS E ACOMPANHAMENTO

Algumas pessoas se interessam em realizar cirurgias como parte de suas modificações corporais. Além da mamoplastia masculinizadora, existe grande demanda por procedimentos que envolvam genitálias e órgãos reprodutivos.

A histerectomia, associada ou não à salpingectomia e à ooforectomia, é desejada por algumas pessoas transmasculinas com o objetivo de modificação corporal, de não necessitar realizar intervenções ginecológicas, evitar sangramento uterino ou cessar a produção de hormônios ovarianos[15]. A suplementação hormonal é necessária para manutenção do metabolismo ósseo quando as gônadas são retiradas e, em situações em que não houve substituição hormonal por um período de pelo menos cinco anos, pode-se considerar densitometria óssea.

A metoidioplastia e a faloplastia são procedimentos para construção de um pênis e suas complicações mais comuns são problemas uretrais[25] (ver Capítulo 55 – "Procedimentos cirúrgicos para homens trans e pessoas transmasculinas"). O acompanhamento pós-cirúrgico e o manejo das complicações devem ser realizados preferencialmente pela equipe cirúrgica responsável e pode se estender por muitos anos, mas também cabe a profissionais da atenção primária à saúde realizar seguimento paralelo e com coordenação do cuidado.

CONSIDERAÇÕES FINAIS

Os cuidados ginecológicos voltados à população LGBTQIA+ têm especificidades relacionadas ao acolhimento do serviço de saúde, às vulnerabilidades, às práticas sexuais e às modificações corporais, como uso de próteses, de hormonização ou de realização de cirurgias genitais. Todos os profissionais de saúde que realizam cuidados ginecológicos devem ter conhecimento sobre os agravos nessa população e sobre a abordagem necessária para realizá-los de forma apropriada. Recomendações para prevenção de IST e rastreamentos para câncer de colo de útero e de mama devem estar baseadas nas melhores evidências possíveis, considerando as práticas sexuais e antecedentes pessoais/familiares, além do impacto na qualidade de vida e na redução da mortalidade populacional.

No atendimento ginecológico de pessoas trans, os profissionais devem buscar entender se a pessoa sente-se confortável com sua genitália, além de realizar o atendimento usando palavras e oferecendo medidas adequadas à pessoa, o que inclui informações e cuidados com as modificações corporais desejadas, em uso ou já realizadas. É importante saber prescrever hormonização segura e conhecer seus efeitos, inclusive nos órgãos genitais e reprodutivos, a fim de identificar as queixas relacionadas ao seu uso e tratá-las de forma adequada.

Erros comuns	Como evitá-los
Ignorar estratégias de prevenção a IST em práticas sexuais que não envolvam pênis.	Abordar as práticas sexuais individuais e oferecer informações sobre possibilidades de prevenção a IST direcionadas à vivência individual.
Não oferecer exame especular a pessoas que não pratiquem penetração vaginal.	Avaliar desconforto e oferecer medidas que tornem o exame viável, como espéculos pequenos, uso de lubrificantes à base de água e possibilidade de anestésicos.
Desconsiderar risco de câncer de colo uterino em mulheres cis lésbicas, bissexuais, homens transexuais, pessoas transmasculinas e não binárias com colo de útero.	Oferecer papanicolau a todas as pessoas entre 25 e 65 anos de idade que tenham colo do útero. O epitélio da vulva é diferente do colo uterino e não há evidências que justifiquem rastreamento de câncer nessa região.
Delegar apenas à equipe cirúrgica o cuidado de pessoas que realizaram cirurgias para modificações corporais.	Oferecer acesso a cuidados ginecológicos/genitais e coordenação do cuidado a pessoas que realizaram cirurgias.

Material complementar

Vídeos

- *Homem trans no ginecologista* – Téhh Queiroz (YouTube®).
- *Velcro seguro: o guia de saúde sexual para mulheres lésbicas e bissexuais.* Disponível em: https://www.instagram.com/p/B6LfHNkn4mc/

Publicações

- Cartilha de atenção à Saúde Integral das Lésbicas – Coletivo de Lésbicas e Mulheres Bissexuais de Pernambuco (COMLÉS).
- Guía de salud sexual para mujeres que tienen sexo con mujeres – Fundación Triángulo Coslada y San Fernando de Henares. Por la Igualdad Social de Lesbianas, Gais, Bisexuales y Trans.
- Saúde de homens trans e pessoas transmasculinas – Rede Trans. Disponível em: http://redetransbrasil.org.br/wp-content/uploads/2018/03/Cartilha-Homens-Trans.pdf

REFERÊNCIAS BIBLIOGRÁFICAS

1. Moscheta MS, Fébole DS, Anzolin B. Visibilidade seletiva: a influência da heterossexualidade compulsória nos cuidados em saúde de homens gays e mulheres lésbicas e bissexuais. Sau & Transf Soc. 2016;7(3):71-83.
2. Pinto VM, Tancredi MV, Neto AT, Buchalla CM. Sexually transmitted disease/HIV risk behavior among women who have sex with women. AIDS. 2005;19Suppl 4:S64-9.
3. Takemoto MLS, Menezes MO, Polido CBA, Santos DS, Leonello VM, Magalhães CG, et al. Prevalence of sexually transmitted infections and bacterial vaginosis among lesbian women: systematic review and recommendations to improve care. Cad Saúde Pública. 2019;35(3):17.
4. Knight DA, Jarrett D. Preventive health care for women who have sex with women. American Family Physician. 2017;95(5):314-321. Disponível em: http://www.aafp.org/ afp/2017/0301/p314-s1. html
5. Coudray MS, Madhivanan P. Bacterial vaginosis: a brief synopsis of the literature. Eur J Obstet Gynecol Reproductive Biology. 2019;245:143-148.
6. Center for Disease Control. 2015 Sexually Transmitted Diseases Treatment Guidelines. Disponível em: https://www.cdc.gov/std/tg2015/specialpops.htm#WSW
7. Bowden SJ, Kyrgiou M. Human papillomavirus. Obstetrics, Gynaecology and Reproductive Medicine. 2020;30(4):109-118.
8. Ryndock EJ, Meyers C. Editorial: A risk for non-sexual transmission of human papillomavirus? J Expert Review of Anti-infective Ther. 2014. Disponível em www.tandfonline.com/doi/full/10.1586/14787210.2014.959497 (acesso 7 set 2020).
9. Stewart DB, Gaertner WB, Glasgow SC, Herzig DO, Feingold D, Steele SR. The American Society of Colon and Rectal Surgeons clinical practice guidelines for anal squamous cell cancers (revised 2018). Diseases of the Colon & Rectum. 2018; 61(7):755-74.
10. Marrazzo JM, Stine K, Wald A. Prevalence and risk factors for infection with herpes simplex virus type-1 and-2 among lesbians. Sexually Transmitted Diseases. 2003;30(12):890-5.
11. Sauerbrei A. Herpes genitalis: diagnosis, treatment and prevention. Geburtshilfe Frauenheilkd. 2016;76(12):1310-7.
12. Fernandes SL. Rastreio da infeção genital por *Chlamydia trachomatis* e redução da ocorrência de doença inflamatória pélvica: uma revisão baseada na evidência. Revista Portuguesa de Medicina Geral e Familiar. 2018;34(6):384-97.
13. Centers for Disease Control and Prevention (CDC). Condom effectiveness; 2016. Disponível em: https://www.cdc.gov/condomeffectiveness/Dental-dam-use.html.
14. McCune KC, Imborek KL. Clinical care of lesbian and bisexual women for the obstetrician gynecologist. Clin Obstet Gynecol. 2018;61(4):663-73.

15. Dendrinos ML, Budrys NM, Sangha R. Addressing the needs of transgender patients: how gynecologists can partner in their care. Obstetrical and Gynecological Survey. 2019;74(1):33-9.
16. Baldassarre M, Giannone FA, Foschini MP, Battaglia C, Busacchi P, Venturoli S, et al. Effects of long-term high dose testosterone administration on vaginal epithelium structure and estrogen receptor-and-expression of young women. International journal of impotence research. 2013;25(5):172-7.
17. Bourns A. Guidelines and protocols for hormone therapy and primary health care for trans clients. Rainbow Health Ontario. 2015;67.
18. Seehusen DA, et al. Improving women's experience during speculum examinations at routine gynaecological visitis: randomised clinical trial. BMJ Online First. 2006:[3].
19. Murphy M. Immodest witnessing: The epistemology of vaginal self-examination in the U.S. feminist self-help movement. Fem Stud. 2004;30(1):115-47.
20. Deutsch MB (editor). Guidelines for the primary and gender-affirming care of transgender and gender nonbinary people. 2ª ed. San Francisco: Center of Excellence for Transgender Health – Department of Family & Community Medicine University of California; 2016. Disponíel em: https://transcare.ucsf.edu/guidelines.
21. Oelschlager AAM, Kirby A, Breech L. Evaluation and management of vaginoplasty complications. Current Opinion in Obstetrics and Gynecology. 2017;29(5):316-321.
22. Heath RA, Wynne K. A guide to transgender health: state-of-the-art information for gender-affirming people and their supporters [livro eletrônico]. Santa Barbara: Praeger; 2019.
23. Nambiar K, Williams D, Woodroffe T, Parnell A, Richardson D. Case series: Managing desquamative inflammatory vaginitis in trans-men. Sexually Transmitted Infections. 2015;91(Suppl 1):12.
24. Turrion-Merino L, Urech-García-de-la-Vega M, Miguel-Gomez L, Harto-Castaño A, Jaen-Olasolo P. Severe acne in female-to-male transgender patients. JAMA dermatology. 2015;151(11):1260-1.
25. Madruga DP, Silva LFG. Cirurgias usadas no processo de reafirmação de gênero FTM (feminino para masculino): faloplastia total e metoidioplastia. Brasília: Conselho Federal de Medicina; 2019.

42
Afecções anorretais não infecciosas

Vinícius Lacerda Ribeiro

 Aspectos-chave

- As afecções anorretais possuem diversas implicações nas pessoas praticantes de sexo anal: algumas delas tem relação direta e podem ser causadas pela prática inadequada, como também prejudicam a qualidade sexual das envolvidas quando presentes.
- É importante que profissionais da saúde saibam diferenciar as afecções anorretais: doença hemorroidária, fissura anal, abscesso e fístula anal, incontinência fecal e prolapso de reto, câncer de ânus e canal anal, bem como indicar o tratamento adequado considerando-se a prática de sexo anal.
- Devem-se identificar possíveis fatores de risco para tais afecções, como a prática do intercurso anal de forma danosa.
- Desmistificar certas associações dessas afecções com a prática do sexo anal, baseado em evidência científica sobre o assunto.

INTRODUÇÃO

As doenças anorretais costumam apresentar uma sintomatologia muito semelhante entre si, o que induz a pessoa a não procurar atendimento de imediato e muitas vezes se automedicar por um longo período antes do diagnóstico e tratamento correto. Os sintomas referidos mais comuns relacionados a essas patologias são: sangramento (também conhecido como hematoquezia), dor e prurido anal. As doenças não infecciosas mais comuns são doença hemorroidária, fissura e laceração anal, abscesso e fístula anal, incontinência fecal, prolapso de reto e câncer de ânus e canal anal. Em algumas dessas patologias o diagnóstico e o tratamento podem ser feitos clinicamente, porém, em outras situações, é necessário o encaminhamento para avaliação cirúrgica. É fundamental a realização do exame coloproctológico completo – inspeção estática e dinâmica, palpação da região perianal, toque retal e anuscopia – para a definição do diagnóstico durante a consulta.

O sexo anal, apesar do tabu e moralismo envolvidos, está presente na rotina de uma parcela significativa da população, variando bastante de acordo com o gênero, orientação sexual e procedência do indivíduo. Alguns estudos demonstram que até 46% das mulheres cis heterossexuais e até 94% de homens cis que praticam sexo com outros homens cis (HcSHc) referem o intercurso anal receptivo em algum momento da vida[1].

As afecções anorretais costumam acarretar prejuízos, não só no ato evacuatório como também na qualidade de vida sexual dessas pessoas. A culpa por pensarem que as afecções são consequência de suas práticas sexuais, somada à dor, o incômodo e o medo de piora do quadro fazem com que muitas deixem de fazer sexo.

DOENÇA HEMORROIDÁRIA

Hemorroidas são estruturas anatômicas compostas por coxins preenchidos por vasos sanguíneos localizados no ânus e canal anal. Auxiliam na continência das fezes e na maioria das pessoas são assintomáticas. Porém, quando ocorre a dilatação e/ou trombose desses vasos, ou seu prolapso, podem ocorrer sintomas, como sangramento e dor, caracterizando-se a doença hemorroidária[2]. Os principais fatores de risco são idade, constipação, diarreia crônica, obesidade, gestação, hipertensão portal, ascite e outros fatores que cursem com aumento da pressão abdominal[3]. Por serem impedidas de usarem banheiros públicos de acordo com gênero ao qual se identificam, pessoas trans podem evitar evacuar por longos períodos, aumentando o risco de impactação fecal e hemorroidas[4].

Diagnóstico

O diagnóstico da doença hemorroidária envolve basicamente quadro clínico com exame proctológico completo, sendo necessária anuscopia para identificação das hemorroidas internas não prolapsadas. Episódios esporádicos de sangramento com clínica sugestiva podem ser tratados empiricamente, se o exame externo e toque retal forem normais e não houver disponibilidade de anuscopia. Exames complementares, como retossigmoidoscopia ou colonoscopia devem ser solicitados quando há suspeita de outro diagnóstico não identificado no exame coloproctológico completo[5]. Os diagnósticos diferenciais incluem outras afecções anorretais, como fissura anal, fístula anal, abscesso e proctite, bem como neoplasias de ânus, canal anal, reto e cólon.

A doença hemorroidária interna é classificada de I a IV dependendo do grau de externalização dos vasos. As hemorroidas internas grau I apresentam hematoquezia e não cursam com prolapso, grau II apresentam prolapso com retorno espontâneo, grau III com prolapso que necessita de manobra digital para o seu retorno e as de grau IV permanecem constantemente prolapsadas[5]. Quando se apresentam com dor anal, normalmente houve uma trombose, que pode ocorrer tanto nas hemorroidas internas quanto nas externas. Nas hemorroidas externas, além de sangramento, as pessoas podem se queixar de prurido, ardor e sensação de umidade.

Mitos e verdades

A prática de sexo anal causa hemorroida

Mito. Os mecanismos envolvidos na etiologia da doença hemorroidária normalmente estão relacionados com alterações nos vasos sanguíneos e fraqueza do tecido conjuntivo de suporte[2]. Nenhum estudo mostrou relação direta da prática regular de sexo anal com doença hemorroidária. Por ser uma afecção relativamente prevalente, inclusive em pessoas que não praticam sexo anal, há dificuldade em se demonstrar uma relação causal entre esses dois fatores. Entretanto, pessoas que já possuem manifestações da doença hemorroidária, como hematoquezia e dor anal, podem tê-las agravadas pela prática de penetração anal.

Quem é operado de doença hemorroidária não poderá praticar sexo anal

Mito. A restrição à prática de sexo anal no pós-operatório de cirurgias orificiais é temporária e deve ser avaliada individualmente de acordo a evolução do caso. Não há impedimento definitivo para realização de hemorroidectomia em praticantes de sexo anal, mas deve-se observar algumas diferenças sobre as técnicas cirúrgicas a serem escolhidas.

Tratamento

O tratamento para qualquer grau de doença hemorroidária envolve medidas higiênico-dietéticas: manter hábito intestinal regular e com fezes pastosas, ingestão adequada de líquidos e, se preciso, recomendar dieta laxativa com suplementação de fibras[6], evitar o uso de papel higiênico e preferir as duchas higiênicas para limpeza externa após a evacuação. Para maior conforto, orientam-se banhos de assento com água morna, que pode ser feito com o contato direto da água quente de uma ducha com o ânus, sem introduzi-la, em banheiras ou em bacia com água morna com as nádegas afastadas durante aproximadamente 15 minutos[7].

Pomadas anestésicas com lidocaína ou cinchocaína associadas a anti-inflamatórios tópicos, como o policresuleno e corticosteroides, podem reduzir a dor e devem ser aplicadas após a higiene, até duas vezes ao dia, na parte interna e externa, enquanto durarem os sintomas.

A doença hemorroidária é a apresentação de varizes dos vasos da região anal, portanto indicam-se os mesmos medicamentos utilizados na doença varicosa para o controle dos sintomas. Recomenda-se o uso de flavonoides, como diosmina 450 mg + hesperidina 50 mg, por via oral, duas vezes ao dia, por dez dias[8].

Em casos que permanecem com sintomas após o tratamento clínico otimizado, são indicados alguns procedimentos que podem ser realizados em consultório ou centro cirúrgico (Tabela 1).

Implicações do tratamento na prática do sexo anal

Em pessoas muito sintomáticas, principalmente quando há trombose hemorroidária, deve-se evitar a prática de intercurso anal receptivo enquanto durar o tratamento, seja ele clínico ou cirúrgico. Devem-se seguir todas as orientações para a prática do sexo anal seguro (ver Capítulo 38 – "Cuidados na prática sexo anal"), principalmente a lubrificação, e não insistir no ato caso haja desconforto importante.

Quanto às técnicas cirúrgicas, a hemorroidopexia com grampeador não deve ser indicada em quem pratica sexo anal[11]. Os grampos permanecem no canal anal por um período até serem revestidos pela mucosa, e isso pode dificultar a penetração por machucar o pênis ou então favorecer o rompimento do preservativo[12]. Há também maior risco de estenose circunferen-

Tabela 1 Procedimentos cirúrgicos para tratamento de hemorroidas

Ligadura elástica	Indicada em casos de doença hemorroidária interna grau I, cujo principal sintoma é a hematoquezia[9]. Normalmente é realizada em consultório.
Hemorroidectomia tradicional	Tratamento cirúrgico clássico, indicado para hemorroidas externas e internas a partir do grau II[9]. Realizada no centro cirúrgico em ambiente hospitalar.
Hemorroidopexia mecânica	Utiliza-se um grampeador circular. Normalmente causa menos dor no pós-operatório, porém as taxas de recidiva são maiores que a hemorroidectomia tradicional[10]. Também deve ser realizada em centro cirúrgico.
Desartelização	Não envolve retirada cirúrgica do mamilo hemorroidário, há apenas a ligadura do suprimento arterial da hemorroida, que pode ser feita guiado por Doppler. Geralmente realizada em centro cirúrgico.

cial do canal anal com essa técnica. Por esse motivo, deve-se preferir a técnica de hemorroidectomia tradicional ou desartelização. A cirurgia de hemorroidectomia, inclusive, mostrou-se segura nas pessoas que vivem com HIV[13].

FISSURA E LACERAÇÃO ANAL

Dor anal lancinante, principalmente às evacuações, e hematoquezia eventual são os principais sintomas da fissura anal. As fissuras podem ser classificadas em agudas (com menos de 8 semanas) ou crônicas (com mais de 8 semanas).

Nas fissuras, o exame proctológico apresenta uma ulceração, principalmente na linha média e na região posterior, que são as regiões menos vascularizadas do ânus, corroborando a teoria de um componente isquêmico na sua formação e manutenção[14]. Em alguns casos, é acompanhada por um plicoma sentinela (excesso de pele). Os principais fatores etiopatogênicos são a constipação intestinal e a hipertonia do esfíncter anal, pois a passagem de fezes duras e ressecadas, associadas ao intenso esforço evacuatório e elevada pressão de contração e relaxamento do músculo esfincteriano, pode produzir trauma e reduzir a irrigação sanguínea local. A dor pode evitar que as pessoas evacuem com regularidade, agravando o ressecamento das fezes. Ansiedade e depressão, como aqueles relacionados ao estresse de minoria, podem aumentar o tônus do esfíncter e diminuir o limiar de dor, podendo ser fatores desencadeantes ou de agravamento das fissuras[15].

No caso de fissuras agudas, traumas causados pela constipação e diarreia ou pelo intercurso anal receptivo podem ocasionar fissuras da região anorretal, principalmente quando há pouca lubrificação, quando há inexperiência das pessoas envolvidas na penetração ou se houve relação anal não consentida[16].

As lacerações anorretais quase sempre são traumáticas, por isso é importante perguntar sobre práticas sexuais, como a dupla penetração, *fisting*, introdução de objetos de forma e tamanhos potencialmente lesivos, uso de anestésicos tópicos e uso de substâncias que possam causar alterações da percepção de dor.

Diagnóstico

História e exame físico são suficientes para o diagnóstico de fissura anal e lacerações. O toque retal deve ser evitado se o quadro clínico for sugestivo e houver muita dor. Exames complementares, como a manometria anorretal, podem auxiliar na compreensão da etiologia e na programação cirúrgica de uma esfincterotomia. Dentre os diagnósticos diferenciais, incluem-se as seguintes afecções: trombose hemorroidária, fístula anal, câncer de ânus, Crohn e ulcerações de causa infecciosa, como sífilis, herpes anogenital, cancro mole e donovanose. Normalmente essas ulcerações localizam-se fora da linha média e podem ser múltiplas e associados a vesículas, como é o caso da herpes[17]. Na dúvida diagnóstica, recomenda-se realizar biópsias para exame anatomopatológico e pesquisa do material genético desses agentes por meio de PCR.

Mitos e verdades

A fissura anal pode ser causada pelo sexo anal

Verdade. Estudos mostram a relação direta do intercurso anal com a formação de fissuras e lacerações. Normalmente isso ocorre em pessoas com dificuldade de relaxamento, principalmente do esfíncter interno, quando não houve lubrificação adequada e em casos de intercurso anal não consentido. A fissura anal traumática costuma ser relacionada a algum evento específico, como dor e sangramento durante ou logo após uma relação[16-19].

Homens gays possuem mais fissura anal do que homens heterossexuais

Mito. A prevalência de fissura anal em homens cis homossexuais é semelhante a observada entre homens cis heterossexuais[17].

Tratamento

As medidas higiênico-dietéticas, como ingestão líquida adequada, dieta laxativa com introdução de fibras, higiene com água e banhos de assento devem estar presentes no tratamento da fissura anal. Laxantes osmóticos, como a lactulose e o polietilenoglicol podem ser utilizados em pessoas cronicamente constipadas.

Formulações tópicas manipuladas com bloqueadores de canais de cálcio e/ou nitratos são utilizadas no tratamento clínico da fissura anal (Quadro 1).

É importante orientar a aplicação após a evacuação e higiene ou banho de assento. Realizar a aplicação na parte interna do ânus com um aplicador ou com a ponta do dedo. O objetivo do tratamento é promover o relaxamento da musculatura esfincteriana e facilitar a passagem das fezes. Os nitratos também possuem uma ação vasodilatadora que auxilia na melhora do afluxo sanguíneo e cicatrização da fissura. Porém, apresentam efeitos colaterais como cefaleia e hipotensão, que podem ocorrer 10 a 15 minutos após a aplicação e não durar mais do que 30 minutos em uma parcela dos indivíduos. Para favorecer a analgesia, pode-se manipular em conjunto um anestésico local como a lidocaína gel a 2%.

A aplicação de toxina botulínica configura uma alternativa ao tratamento da fissura anal, em pacientes com uma hipertonia evidente do esfíncter. É aplicada no esfíncter interno ou na transição entre o esfíncter interno e externo, devendo ser realizada por profissionais experientes. Dentre possíveis efeitos colaterais, estão a incontinência anal (para gases) e incontinência fecal transitória[21].

Quadro 1 Tratamento medicamentoso da fissura anal

Bloqueadores de canais de cálcio: diltiazem 2% ou nifedipino 0,2%, 2 a 4 vezes ao dia, por 6 a 8 semanas[20].
Nitratos: nitroglicerina 0,3% ou dinitrato de isossorbida 1%, 2 vezes ao dia, por 6 a 8 semanas.

Nos casos em que não houve melhora satisfatória dos sintomas ou quando há recidivas frequentes, pode-se indicar o tratamento cirúrgico. Realiza-se uma fissurectomia, que consiste no debridamento do tecido fibrótico e mal vascularizado da fissura. Dependendo da avaliação clínica pré-operatória, seja ela subjetiva, por meio do exame físico, ou objetiva por meio da documentação manométrica da hipertonia do esfíncter, procede-se a esfincterotomia lateral, com secção de aproximadamente 20 a 30% do esfíncter anal interno[22]. Dentre as complicações, a mais temida é a incontinência anal ou fecal. Um estudo mostrou que 6,52% das pessoas desenvolveram incontinência após esfincterotomia, todas mulheres cis[23]. Pode-se destacar também a formação de abscessos e/ou fístulas no pós-operatório. Alternativas menos invasivas, como eletroestimulação e neuromodulação estão sendo estudadas e parecem promissoras[24]. Fisioterapia pélvica pode ser útil quando houver hiperatividade e hipertonia do assoalho pélvico.

O tratamento cirúrgico das lacerações anorretais depende do grau de acometimento da mucosa e dos esfíncteres, que pode envolver uma simples rafia do ferimento até uma esfincteroplastia, lembrando-se do risco de incontinência fecal permanente nos casos mais graves, com necessidade de confecção de colostomia[18,19].

Implicações do tratamento na prática do sexo anal

Durante o tratamento clínico da fissura anal, que pode durar de 6 a 8 semanas, é recomendável que a pessoa não tenha intercurso anal receptivo. Em casos cuja evolução seja favorável, e que houve uma melhora significativa dos sintomas e a cicatrização da fissura, pode-se permitir a relação anal, sempre obedecendo os cuidados necessários, principalmente com a lubrificação, e orientação de não insistir no ato em caso de dor ou desconforto importante.

No pós-operatório, recomenda-se um período mínimo de dois meses sem intercurso anal receptivo, se a evolução do caso for favorável. Estudos demonstrando a melhora da anodispareunia (dor ou desconforto na prática do sexo anal) após aplicação de toxina botulínica ou esfincterotomia ainda não foram realizados.

Nos casos de laceração anal traumática, deve-se entender a realidade da pessoa, possíveis contextos de práticas sexuais e causas para a lesão. Na maioria das vezes, a laceração decorre da ausência de devidos cuidados relacionados a práticas específicas, como relaxamento lento e progressivo do esfíncter, uso de lubrificação abundante e ausência de percepção do limiar de dor.

FÍSTULA E ABSCESSO ANAL

A obstrução de glândulas localizadas na região anal pode cursar com superproliferação bacteriana e formação de abscessos. A drenagem espontânea do abscesso promove a formação de um trajeto fibroso comunicando a região interna do ânus (orifício mucoso) com a pele da região perianal (orifício externo) que pode drenar para o sulco interglúteo, nádegas, períneo, vulva, vagina, saco escrotal, base do pênis ou coxas. Outras causas de fístulas anorretais são doença inflamatória intestinal (DII), principalmente a doença de Crohn, laceração obstétrica, pós-operatório de doenças orificiais, doenças infecciosas como a tuberculose e o linfogranuloma venéreo, neoplasias e corpos estranhos.

Os abscessos perianais normalmente apresentam-se com dor anal, abaulamento da região e febre. Pode haver a drenagem espontânea de pus. Os abscessos podem evoluir para fístula em até 37% dos casos, independentemente se houve a drenagem espontânea ou cirúrgica[25]. As fístulas causam dor perianal e drenagem espontânea de pus, sujando a roupa íntima ou estando presente nas fezes.

Diagnóstico

O diagnóstico, tanto dos abscessos como das fístulas anais, é realizado pelo quadro clínico e exame coloproctológico completo, no qual se identifica o orifício externo na inspeção, palpa-se o trajeto fibroso no toque e visualiza-se o orifício mucoso por meio da anuscopia. Entretanto, em caso de dúvida diagnóstica pode-se solicitar uma ultrassonografia ou uma ressonância nuclear magnética (RNM) de pelve para identificação da coleção ou do trajeto fistuloso, bem como para programação pré-operatória. As fístulas podem ser classificadas em: superficiais, interesfincterianas (Tipo 1), transesfincterianas (Tipo 2), supraesfincterianas (Tipo 3) e extraesfincterianas (Tipo 4) (Figura 1). Nos casos em que se suspeita de etiologia não criptoglandular, como DII ou neoplasia, pode-se solicitar um exame endoscópico de retossigmoidoscopia ou colonoscopia para melhor elucidação.

Mitos e verdades

Pessoas que praticam sexo anal têm maior risco de formação de abscessos e fístulas anais

Verdade. A incidência de abscessos e fístulas é maior em quem pratica o intercurso anal receptivo, principalmente nas pessoas que vivem com HIV[27-29]. Entretanto, não se sabe ao certo se a penetração anal tem papel direto na formação das fístulas, como ocorre com as fissuras anais e lacerações traumáticas.

Tratamento

O tratamento dos abscessos anais consiste na administração de antibioticoterapia com cobertura para bactérias gram-negativas e anaeróbias, sendo ciprofloxacino associado com metronidazol uma boa opção. A drenagem cirúrgica do abscesso pode ajudar no alívio de sintomas e na resolução mais rápida do quadro. Medidas higiênico-dietéticas e banhos de assento podem auxiliar na melhora dos sintomas. No caso das fístulas, o tratamento cirúrgico depende da localização do trajeto da fístula por meio de RNM e dos achados intraoperatórios (Tabela 2).

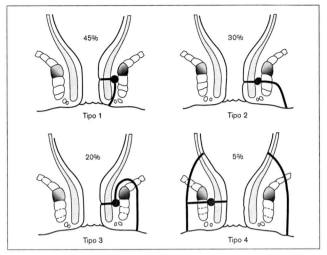

Figura 1 Classificação de Parks das fístulas anais[26].

A principal complicação cirúrgica da correção das fístulas anais é a incontinência anal e fecal. Técnicas menos invasivas têm sido propostas, como a ligadura interesfincteriana do trajeto fistuloso (LIFT), o tratamento vídeo assistido (VAAFT) e a cola de fibrina, porém com uma taxa de recidiva superior às técnicas tradicionais já descritas.

Implicações do tratamento na prática do sexo anal

O abscesso e a fístula anal podem gerar desconforto importante durante o intercurso anal, gerando principalmente dor. Até a resolução do quadro, por meio do tratamento cirúrgico e antibioticoterapia, recomenda-se evitar a penetração anal.

O tratamento cirúrgico das fístulas anais pode acarretar prejuízo estético, devido às cicatrizes, e funcional, devido a fibrose local. No período em que a pessoa permanece com o dreno de sedenho, muitas vezes inviabiliza-se a relação anal em decorrência do incômodo local. Técnicas menos invasivas como o LIFT e o VAAFT podem ser escolhidas visando diminuir tais efeitos indesejados, porém é importante informar à pessoa sobre a maior chance de recidiva. Recomenda-se, assim como em outras doenças orificiais, um período de dois meses após o procedimento para a tentativa de coito anal, a ser decidida de acordo com avaliação de especialistas e com o conforto da pessoa.

INCONTINÊNCIA FECAL E PROLAPSO DE RETO

A incontinência fecal é a perda de fezes líquidas ou sólidas, já a incontinência anal se refere a perda de gás e flatos. É importante diferenciar também a procidência do prolapso de reto. Procidência retal envolve a exteriorização de todas as camadas da parede retal através do canal anal, enquanto o prolapso se refere apenas ao escorregamento da mucosa do reto. Alguns praticantes de *assplay*, como o *fisting*, referem gostar quando há a formação desse prolapso ou procidência retal em suas parcerias, também conhecido como *rosebud* ("botão de rosa").

Diagnóstico

O diagnóstico da incontinência anal e fecal é eminentemente clínico. As pessoas podem se queixar espontaneamente de perda de fezes ou gases na consulta ou por meio de questionários autoaplicáveis. Exames complementares como a manometria anorretal, a ultrassonografia endoanal e a videodefecografia podem auxiliar no diagnóstico e estadiamento da doença, bem como no planejamento do tratamento.

O prolapso e a procidência podem ser queixas isoladas e relatadas em conjunto com algum grau de incontinência. Seu diagnóstico é feito durante a inspeção estática e dinâmica do ânus, com a realização de uma manobra de Valsalva durante o exame. Nesse momento, visualiza-se a exteriorização da mucosa no caso do prolapso e de todas as camadas do reto no caso da procidência. Deve-se atentar na diferenciação do diagnóstico entre prolapso mucoso e doença hemorroidária interna com prolapso (graus II, III e IV).

Mitos e verdades

Sexo anal causa incontinência fecal

Inconclusivo. As pesquisas realizadas têm problemas metodológicos e vieses importantes. Alguns poucos estudos demonstraram uma maior prevalência de incontinência fecal em homens e mulheres cis heterossexuais[30] e homens cis gays[31] praticantes de sexo anal que responderam a questionários avaliando o grau de continência fecal e a prática rotineira de intercurso anal receptivo. Um estudo comparando homens cis homossexuais com homens cis heterossexuais revelou uma maior prevalência de incontinência no primeiro grupo, bem como menores valores na pressão de relaxamento esfincteriano avaliada por meio de uma manometria anorretal[32]. Outro estudo corrobora esse achado manométrico, porém não revelou maiores índices de incontinência entre homens cis gays comparando-os com homens cis heterossexuais[33]. Ambos os estudos apresentavam uma amostragem muito pequena. A queixa de incontinência fecal em praticantes do sexo anal não é algo

Tabela 2 Tratamento cirúrgico das fístulas

Fístulas simples	Superficiais, interesfincterianas e transesfincterianas baixas acometendo < 30% do esfíncter: tratamento por meio da fistulotomia em tempo único.
Fístulas complexas	Transesfincterianas altas acometendo > 30% do esfíncter, supraesfincterianas e extraesfincteriana: tratamento em dois tempos com a colocação de um dreno que circunda o esfíncter anal, conhecido como sedenho, para tratamento definitivo em um segundo tempo cirúrgico.

comum, e normalmente está associada a outros fatores de risco, como sexo feminino, multiparidade, idade avançada e cirurgias anorretais prévias. Portanto, ainda não há estudos suficientes para o estabelecimento de uma relação causal entre sexo anal e incontinência fecal.

Tratamento

O tratamento da incontinência depende muito do grau em que se apresenta e de sua principal etiologia. Incontinências leves podem ser tratadas com modificações dietéticas para regular o hábito intestinal e consistência das fezes, uso de medicações que retardam o trânsito intestinal como a loperamida, bem como o uso de probióticos. Incontinências mais graves, decorrentes de traumas como as lacerações anorretais ou após cirurgias como a fistulotomia e a esfincterotomia para tratamento de fissuras, necessitam de intervenção cirúrgica, como a esfincteroplastia e a confecção de retalhos de mucosa ou músculo. Outra possibilidade é a instalação de eletroneuromoduladores sacrais, que funcionam como um marcapasso estimulando a contração da musculatura pélvica e auxiliando no controle esfincteriano.

O tratamento cirúrgico do prolapso mucoso pode ser feito com uma ressecção e grampeamento circular da mucosa, realizados por um grampeador endoanal circular. Já a procidência retal exige outras modalidades de tratamento cirúrgico: a retossigmoidectomia perineal (procedimento de Altemeier) ou a sacropromontofixação do reto, realizada por via abdominal (videolaparoscópica, quando possível) e reforço com uma tela de polipropileno. O método escolhido depende do grau de procidência e das condições clínicas da pessoa, que muitas vezes não toleram o pneumoperitônio na videolaparoscopia.

Implicações do tratamento na prática do sexo anal

As modalidades de tratamento cirúrgico da incontinência fecal/anal e do prolapso/procidência do reto são muito diversas e as orientações para a prática de sexo anal receptivo devem ser avaliadas individualmente junto à pessoa

CÂNCER DE ÂNUS E CANAL ANAL

Câncer de ânus e canal anal é um tipo raro de neoplasia, porém a sua incidência aumentou consideravelmente nos últimos 30 anos. Além do diagnóstico precoce e do tratamento oncológico adequado, é de suma importância identificar quais populações estão sob maior risco e realizar exames para a detecção precoce.

Além de fatores como sexo feminino e tabagismo, a presença de infecção pelo papilomavírus vumano (HPV) se mostra como o principal fator de risco para o carcinoma espinocelular (CEC) de ânus e canal anal, principalmente os seus subtipos mais oncogênicos (16 e 18). Outros fatores, como histórico de intercurso anal receptivo, verrugas anogenitais, displasia cervical, de vulva ou vagina, e a infecção concomitante por HIV aumentam o risco de infecção pelo HPV e, consequentemente, o de CEC de ânus e canal anal[34,35]. Nessas pessoas justifica-se o exame de rastreamento com citologia oncótica obtida por meio de esfregaço anal, captura híbrida para identificação de subtipos de HPV de alto risco e anuscopia de alta resolução para a detecção precoce de lesões precursoras de CEC de ânus e canal anal[36,37].

A apresentação clínica do CEC de ânus e canal anal é variada. Muitas pessoas são assintomáticas por um longo período, e a sintomatologia se assemelha muito à de outras afecções anorretais, como dor anal, prurido e hematoquezia. Pode haver queixa de ferida ou ulceração no ânus ou em região perianal. Casos mais avançados podem apresentar tenesmo, dificuldade para evacuar e até incontinência fecal.

Diagnóstico

O diagnóstico do CEC de ânus e canal anal é realizado com história clínica, exame proctológico completo (inspeção, palpação, toque retal e anuscopia) e, caso identificada alguma lesão suspeita, realizar a biópsia para o diagnóstico histopatológico. A presença de linfonodos inguinais palpáveis, de consistência pétrea, também pode ser um indicativo de doença. Não são necessários exames mais invasivos como retossigmoidoscopia ou colonoscopia para o seu diagnóstico, visto que uma lesão no canal anal (2,5 a 3,5 cm) é facilmente acessada por uma anuscopia simples. Os exames endoscópicos (colonoscopia e ou retossigmoidoscopia) devem ser solicitados apenas para estadiamento da doença ou em caso de suspeita de outras afecções. Uma vez confirmado o diagnóstico, realiza-se o estadiamento local com RNM de pelve e à distância com uma tomografia de tórax e abdome.

Mitos e verdades

Quem pratica sexo anal receptivo tem um risco maior para câncer de ânus

Verdade. O risco é maior do que na população que não pratica sexo anal, porém o risco ainda é bem baixo se comparado com outros tipos de câncer[34,35].

Os condilomas ou verrugas anogenitais, se não tratadas, evoluem para câncer de ânus

Mito. Os subtipos de HPV mais comumente encontrados nos condilomas (6 e 11 principalmente) não são reconhecidamente os mais associados com o carcinoma epidermoide. As lesões de alto grau que costumam ter essa evolução são microscópicas, identificadas apenas com uma anuscopia de alta resolução e biópsias e são mais associadas com os subtipos mais oncogênicos (16, 18 e outros). A presença de condilomas, entretanto, aumenta as chances de infecção pelos tipos oncogênicos, pois as vias de transmissão são as mesmas.

A vacina para o HPV previne totalmente a infecção pelo vírus

Mito. A vacina disponível no Brasil é a tetravalente, que dá cobertura apenas contra os subtipos 6, 11, 16 e 18. Portanto, não é eficaz caso haja infecção por outros subtipos ou se já houve exposição prévia ao vírus. No SUS, é disponibilizada apenas para pessoas designadas como do sexo feminino ao nascimento, que tenham entre 9 e 14 anos; para as designadas como do sexo masculino entre 11 e 14 anos; e pessoas que vivem com HIV até os 26 anos[36].

Tratamento

Uma vez diagnosticado e estadiado, o tratamento do CEC de ânus e canal anal depende de sua localização, do tamanho, do estadiamento local e sistêmico. Lesões perianais pequenas (menores que 2 cm) e sem acometimento de camadas mais profundas podem ser tratadas apenas com excisão cirúrgica se as margens no anatomopatológico estiverem livres.

Lesões maiores ou do canal anal, principalmente as que acometem a musculatura esfincteriana, são submetidas a um esquema de quimioterapia e radioterapia, também conhecido como NIGRO, realizada com 5-fluoracil + mitomicina e sessões de radioterapia, tendo uma boa resposta na maioria dos casos. Isso evita a necessidade de cirurgia de amputação de ânus e reto com confecção de colostomia definitiva, o que prejudicaria a qualidade de vida, principalmente em quem pratica o sexo anal receptivo.

Implicações do tratamento na prática do sexo anal

O tratamento com quimio e radioterapia no esquema NIGRO pode resultar em dermatite e proctite actínicas, causando intensa fibrose na região anorretal e podendo prejudicar a prática do sexo anal receptivo.

Nas pessoas que foram submetidas à amputação abdominoperineal de ânus, canal anal e reto a prática de intercurso anal não será mais possível. Por isso, é importante um suporte psicológico, pois muitas pessoas submetidas a tal procedimento tiveram seu principal meio de obtenção de prazer sexual impedido pelo tratamento oncológico. Deve-se orientar as pessoas sobre os riscos do uso da bolsa de colostomia como local de penetração, principalmente no pós-operatório mais precoce, pois pode ocorrer o seu desabamento e peritonite fecal.

CONSIDERAÇÕES FINAIS

Por muito tempo, a prática do sexo anal não era considerada nas consultas médicas como algo sadio ou muitas vezes nem era levada em consideração pelos profissionais. Associações das diversas afecções anorretais com o sexo anal, muitas vezes sem evidência científica que as comprovasse, comprometia a qualidade de vida sexual das pessoas praticantes do intercurso anal receptivo, que se sentiam culpadas e muitas vezes deixavam de realizar tal prática pelo medo do agravamento da doença. Diversas modalidades de tratamento, principalmente cirúrgicas, podem comprometer temporária ou definitivamente a prática do sexo anal.

Os profissionais devem realizar uma abordagem baseada em evidências, levando em consideração a realidade de cada pessoa, para proporem o tratamento que menos comprometa o aparelho anorretal e permita a prática do sexo anal saudável.

Erros mais comuns	Como evitá-los
Diagnosticar os quadros de hematoquezia e/ou dor anal sempre como hemorroidas.	Realizar exame coloproctológico completo para confirmar o diagnóstico, pois as afecções apresentam sintomas semelhantes.
Não investigar hematoquezia em pacientes com doença hemorroidária e outros fatores de risco para proctites ou neoplasias.	Solicitar retossigmoidoscopia ou colonoscopia quando houver outra suspeita diagnóstica.
Indicar hemorroidopexia mecânica em praticantes de sexo anal receptivo.	Realizar hemorroidectomia tradicional ou desartelização do mamilo hemorroidário.
Proibir a prática do sexo anal receptivo em portadores de afecções anorretais ou em pós-operatório de doenças orificiais.	Avaliar individualmente cada caso, estabelecendo um período para recuperação da pessoa e orientando a prática do sexo anal seguro quando possível.

 Material complementar

Livro
- Stephen E. Goldstone. The ins and outs of gay sex: a medical handbook for men. New York: Dell; 1999.

REFERÊNCIAS BIBLIOGRÁFICAS

1. Heywood W, Smith AM. Anal sex practices in heterosexual and male homosexual populations: a review of population-based data. Sex Health. 2012;9(6):517-26.
2. Haas PA, Fox TA, Haas GP. The pathogenesis of hemorrhoids. Dis Colon Rectum. 1984;27(7):442-50.
3. Riss S, Weiser FA, Schwameis K, Riss T, Mittlböck M, Steiner G, et al. The prevalence of hemorrhoids in adults. Int J Colorectal Dis. 2012;27(2):215-20.
4. Schuster MA, Reisner SL, Onorato SE. Beyond bathrooms – meeting the health needs of transgender people. New Eng J Med. 2016;375(2):101-3.
5. Banov JL, Knoepp JL, Erdman LH, Alia RT. Management of hemorrhoidal disease. J South Carolina Medical Association. 1985;81(7):398-401.
6. Guyatt GH, Heels-Ansdell D, Johanson JF, Lopez-Yarto M, Mills E, et al. In: Alonso-Coello P. Laxatives for the treatment of hemorrhoids. Cochrane Database Syst Rev. 2005;4.
7. Lang DS, Tho PC, Ang EN. Effectiveness of the Sitz bath in managing adult patients with anorectal disorders. JAPAN J Nursing Science. 2011;8(2):115-28.
8. Giannini I, Amato A, Basso L, Tricomi N, Marranci M, Pecorella G, et al. Flavonoids mixture (diosmin, troxerutin, hesperidin) in the treatment of

acute hemorrhoidal disease: a prospective, randomized, triple-blind, controlled trial. Techniques in Coloproctology. 2015;19(6):339-45.
9. Mounsey A, Halladay J, Sadiq TS. Hemorrhoids. Am Family Physician. 2011;84(2):204-10.
10. Gravié JF, Lehur PA, Huten N, Papillon M, Fantoli M, Descottes B, et al. Stapled hemorrhoidopexy versus milligan-morgan hemorrhoidectomy: a prospective, randomized, multicenter trial with 2-year postoperative follow up. Ann Surgery. 2005;242(1):29.
11. Mlakar B. Should we avoid stapled hemorrhoidopexy in males and females who practice receptive anal sex? Dis Colon & Rectum. 2007;50(10):1727.
12. Kekez T, Bulic K, Smudj D, Majerovic M. Is stapled hemorrhoidopexy safe for the male homosexual patient? Report of a case. Surgery Today. 2007;37(4):335-7.
13. Hewitt WR, Sokol TP, Fleshner PR. Should HIV status alter indications for hemorrhoidectomy? Dis Colon Rectum. 1996;39(6):615-8.
14. Schoeten WR, Briel JW, Auwerda JJA. Relationship between anal pressure and anodermal blood flow. Dis Colon Rectum. 1994;37:664-9.
15. Arısoy Ö, engül N, Çakir A. Stress and psychopathology and its impact on quality of life in chronic anal fissure (CAF) patients. Int J Colorect Dis. 2016;32(6):921-4.
16. Nzimbala MJ, Bruyninx L, Pans A, Martin P, Herman F. Chronic anal fissure: common aetiopathogenesis, with special attention to sexual abuse. Acta Chirurgica Belgica. 2009;109(6):720-6.
17. Carr ND, Mercey D, Slack WW. Non-condylomatous perianal disease in homosexual men. Br J Surgery. 1989;76(10):1064-6.
18. Bush Jr RA, Owen Jr WF. Trauma and other noninfectious problems in homosexual men. Medical Clin N Am. 1986;70(3):549-66.
19. Sohn N, Weinstein MA, Gonchar J. Social injuries of the rectum. Am J Surgery. 1977;134(5):611-2.
20. Carapeti EA, Kamm MA, Phillips RK. Topical diltiazem and bethanechol decrease anal sphincter pressure and heal anal fissures without side effects. Dis Colon Rectum. 2000;43(10):1359-62.
21. Guindic LC, Muñoz EF, Melgar LRG, Espinosa OA, Pérez NJG, Levy EC. Treatment of chronic anal fissure with botulinic toxin type A. Rev Gastroenterol Mexico. 2007;72(1):22-8.
22. Romero AS, Sebastián AA, Vicente FP, Paz PS, Polo FC, Gómez AT, et al. Open lateral internal anal sphincterotomy under local anesthesia as the gold standard in the treatment of chronic anal fissures. A prospective clinical and manometric study. Revista espanola de enfermedades digestivas: organo oficial de la Sociedad Espanola de Patologia Digestiva. 2004;96(12):856-63.
23. Elsebae MM. A study of fecal incontinence in patients with chronic anal fissure: prospective, randomized, controlled trial of the extent of internal anal sphincter division during lateral sphincterotomy. World J Surg. 2007;31(10):2052-7.
24. Muñoz-Duyos A, Lagares-Tena L, Delgado-Rivilla S. Treatment of chronic anal fissure with sacral neuromodulation: a pilot study. Techniques in Coloproctology. 2017;21(9):761-2.
25. Hämäläinen KPJ, Sainio AP. Incidence of fistulas after drainage of acute anorectal abscesses. Dis Colon Rectum. 1998;41(11):1357-61.
26. Parks AG. A classification of fistula-in-ano. Br Med J. 1961;18:463-9.
27. Sim A. Anorectal HIV infection and AIDS: Diagnosis and management. Baillière's Clin Gastroenterol. 1992;6(1):95-103.
28. Weiss EG, Wexner SD. Surgery for anal lesions in HIV-infected patients. Ann Med. 1995;27(4):467-75.
29. Kazal HL, Sohn N, Carrasco JI, Robilotti JG, Delaney WE. The gay bowel syndrome: clinico-pathologic correlation in 260 cases. Ann Clin Lab Sci. 1976;6(2):184-92.
30. Markland AD, Dunivan GC, Vaughan CP, Rogers RG. Anal intercourse and incontinence: evidence from the 2009-2010 national health and nutrition examination survey. Am J Gastroenterol. 2016;111(2):269-74.
31. Ferreira MC, Braz TP, Machado AMO, Ribeiro G, Andrade RCP. Correlation between anal sphincter incompetence and anal sex practice in male homosexual. Rev Bra Coloproctol. 2010;30(1):55-60.
32. Miles AGC, Allen-Mersh TG, Wastell C. Effect of anoreceptive intercourse on anorectal function. J Royal Society Med. 1993;86.
33. Chun AB, Rose S, Mitrani C, Silvestre AJ, Wald A. Anal sphincter structure and function in homossexual males engaging in anoreceptive intercourse. Am J Gastroenterol. 1997;92(3):465-8.
34. De Vuyst H, Clifford GM, Nascimento MC, Madeleine MM, Franceschi S. Prevalence and type distribution of human papillomavirus in carcinoma and intraepithelial neoplasia of the vulva, vagina and anus: a meta-analysis. Int J Cancer. 2009;124(7):1626-36.
35. Silverberg MJ, Lau B, Justice AC, Engels E, Gill MJ, Goedert JJ, et al. Risk of anal cancer in HIV-infected and HIV-uninfected individuals in North America. Clin Infec Dis. 2012;54(7):1026-34.
36. Stewart DB, Gaertner WB, Glasgow SC, Herzig DO, Feingold D, Steele SR. The American Society of Colon and Rectal Surgeons clinical practice guidelines for anal squamous cell cancers (revised 2018). Dis Colon Rectum. 2018;61(7):755-74.
37. Nahas CRR, Filho EVSF, Segurado AAC, Genevcius RFF, Gerhard R, Gutierrez EB, et al. Screening anal dysplasia in HIV-infected patients: is there an agreement between anal pap smear and high-resolution anoscopy-guided biopsy? Dis Colon Rectum. 2009;52:1854-63.

43
Infecção por HIV e sorofobia

Ricardo Vasconcelos
Silvia Almeida

 Aspectos-chave

- A estigmatização de homens cis gays e bissexuais, mulheres trans e travestis relacionadas a epidemia de HIV é um dos fatores que afasta tanto a população LGBTQIA+ como a cis heterossexual dos cuidados em saúde relacionados ao HIV/Aids.
- A LGBTIfobia é um determinante social, que junto com outros fatores, contribui para a concentração da epidemia de HIV na população LGBTQIA+.
- A prevenção combinada considera várias estratégias preventivas e garante autonomia para a pessoa escolher o método que melhor se adequa às suas necessidades e contexto, o que facilita sua adesão.
- Sorofobia é o medo, aversão, preconceito, culpabilização, atitude negativa e abuso direcionado às pessoas que vivem com HIV (PVHIV) e àquelas que foram estigmatizadas pela epidemia da HIV/Aids.
- A sorofobia atinge pessoas com ou sem HIV e constitui-se em uma barreira de acesso ao diagnóstico e acompanhamento das PVHIV.

HISTÓRICO DA EPIDEMIA DE HIV NO MUNDO E NO BRASIL

Entre outubro de 1980 e maio de 1981, cinco pacientes foram hospitalizados com o diagnóstico pouco comum de pneumonia por *Pneumocystis jiroveci* na cidade de Los Angeles, nos Estados Unidos. Isso foi suficiente para disparar a investigação por parte da vigilância epidemiológica local, que identificou a ocorrência de uma síndrome desconhecida que provocava imunodeficiência grave entre pessoas até então saudáveis[1,2].

Os cinco casos iniciais, assim como os outros 26 encontrados até julho de 1981, tinham uma característica em comum: eram homens cis gays. Isso fez com que num primeiro momento a síndrome fosse chamada de *Gay Related Immune Deficiency* (GRID). Somente nos anos seguintes foi identificado o vírus causador da nova doença, chamado de vírus da imunodeficiência humana (HIV), e suas vias de transmissão. Mesmo que a doença já tivesse sido diagnosticada em outros subgrupos populacionais, diferentes de homens cis gays, e que até mesmo seu nome tivesse mudado para síndrome da imunodeficiência adquirida (Aids), já era tarde demais para se reverter o estigma que associava HIV à população LGBTQIA+[3].

Em decorrência do medo da infecção, a opinião pública costuma lidar muito mal com surtos e epidemias de doenças transmissíveis, como se pode observar com a gripe suína, em 2009, ou do novo coronavírus, em 2020. Quando se trata de uma doença que é sexualmente transmissível, como o HIV, soma-se a esse medo o moralismo que repreende o sexo[3].

Criou-se então, a partir da mistura de medo da transmissão com julgamento moral dos infectados, o ambiente perfeito para discriminação do HIV e de quem vive com ele.

A década de 1980 foi marcada por intenso ativismo da população LGBTQIA+. Pela primeira vez havia um movimento lutando para que a orientação sexual e identidade de gênero não cis heterossexual pudessem ser vividas com orgulho e liberdade. Esse movimento causou uma reação contrária por parte da sociedade mais conservadora, para quem uma nova epidemia letal, que acometia de forma mais grave a população cis homossexual masculina, de travestis e transexuais, funcionou como munição para repreender tais sexualidades e gêneros diversos.

PROGRAMA DE ATENÇÃO AO HIV E SITUAÇÃO EPIDEMIOLÓGICA ATUAL NO BRASIL

No Brasil, muita coisa aconteceu em relação à pandemia de HIV desde que os primeiros casos foram identificados na década de 1980. Mesmo antes de haver um tratamento eficaz para essa infecção, em 1986, foi criado o Programa Brasileiro de HIV/Aids como um departamento alocado no Ministério da Saúde[4].

Esse programa teve nos últimos quase 40 anos um importante protagonismo no cenário mundial, colecionando prêmios e obtendo conquistas históricas, como a garantia pela Lei 9.313, de novembro de 1996, do tratamento antirretroviral para todas as pessoas que vivem com HIV (PVHIV)[5] e a licença compulsória do medicamento efavirenz, em 2007, com o objetivo de ampliar o acesso para mais cidadãos brasileiros a uma terapia eficaz para tratamento dessa doença[6].

A partir do final da década de 1990, após o início do tratamento antirretroviral, ocorreu um crescimento anual estável do número de casos de HIV, mas não explosivo como nos primeiros vinte anos da epidemia. Desde 2010, tem ocorrido no Brasil um registro de cerca de 40 mil novos casos por ano, com taxa de detecção crescente entre os homens com menos de 30 anos e homens e mulheres acima de 60 anos de idade, chegando à marca de 966.058 PVHIV notificadas no país desde 1980[7].

A distribuição dos casos da infecção na população brasileira não ocorre de forma homogênea. Em 2018, dos 43.941 novos casos notificados, 69% eram do sexo masculino e, deles, 51,3% relatavam comportamento sexual homo ou bissexual[7]. A justificativa para essa alta prevalência atual são anos de altos índices de transmissão concentrada no grupo de homens cis que fazem sexo com homens cis (HcSHc), travestis e mulheres trans. Esse é um grupo relativamente pequeno da população geral. Um inquérito soroepidemiológico realizado em 2016 encontrou que, enquanto a prevalência de infecção por HIV na população estava estacionada em torno de 0,4%, entre HcSHc ela era de 18,4% e entre mulheres trans e travestis passava de 30%[8,9].

Outro recorte que mostra disparidades na distribuição dos casos de infecção por HIV na população brasileira é o de raça/cor. Entre os casos notificados no país desde 2007, 40% foram entre brancos e 49% entre negros. Quando analisamos somente as mulheres cis, essa proporção vai para 37 e 53%, respectivamente. Já entre as gestantes com HIV, a disparidade fica ainda maior. Somente no ano de 2018, 33% das mulheres grávidas com HIV notificadas eram brancas enquanto quase 62% eram negras.

Entre os casos notificados de Aids nos últimos 10 anos, a proporção de negros aumentou em cerca de 37%, ao mesmo tempo em que, entre brancos, houve redução de 20%. Da mesma forma, as mortes por Aids no mesmo período aumentaram 22% na população negra e reduziram 22% na branca. Esses dados deixam claro que a raça/cor de um indivíduo pode influenciar no acesso que ele tem à saúde, incluindo prevenção, diagnóstico e tratamento do HIV[7].

TRATAMENTO E PREVENÇÃO DO HIV

O tratamento para a infecção por HIV atualmente disponível consiste na associação de diferentes medicamentos antirretrovirais que, juntos, bloqueiam a replicação do vírus no corpo de um indivíduo, atingindo de forma rápida e duradoura níveis indetectáveis de carga viral. Sem replicação viral, o dano causado pelo vírus ao sistema imune e ao organismo é interrompido, permitindo a recuperação da contagem de linfócitos T CD4+ e a redução significativa da inflamação crônica causada pela infecção[10]. Em comparação com a terapia antirretroviral inicialmente utilizada a partir de 1996, hoje utilizam-se esquemas terapêuticos que envolvem menos comprimidos ao dia e raros eventos adversos graves. A terapia antirretroviral fez com que a mortalidade associada à infecção por HIV e Aids se reduzisse drasticamente nas localidades em que passou a ser disponibilizada mais amplamente. A possibilidade de restabelecer o sistema imune das PVHIV possibilitou melhora importante da expectativa de vida desses pacientes, se aproximando à da população geral[10].

Já no campo da prevenção do HIV, uma verdadeira revolução ocorreu na última década. Nas primeiras três décadas de epidemia, a prevenção embasou suas ações em estratégias comportamentais para reduzir os riscos da infecção da população[11]. Nesse período, recomendações como a de abstinência sexual, redução no número de parcerias, práticas sexuais não penetrativas e estímulo ao uso consistente dos preservativos externo/peniano e interno/vaginal, tiveram impacto importante, porém limitado, no controle de novos casos da infecção, principalmente devido à baixa adesão da população.

Quando os medicamentos antirretrovirais começaram a ser usados de maneira disseminada, a prevenção passou a mudar. Inicialmente, com o uso da terapia antirretroviral combinada e a possibilidade de atingir níveis indetectáveis de carga viral em PVHIV, verificou-se uma desaceleração no número de novos casos da infecção registrados anualmente no Brasil e no mundo[12]. Posteriormente, uma série de estudos que acompanharam casais sorodiferentes por vários anos demonstrou que a PVHIV deixa de transmitir o seu vírus por via sexual depois que atinge a supressão da replicação viral sustentada, independente do uso do preservativo, do tipo de sexo praticado e da presença ou não de outra infecção sexualmente transmissível (IST) concomitante[13].

Demonstrou-se então, a possibilidade do desenvolvimento de estratégias de prevenção contra o HIV que não dependam apenas de mudanças comportamentais da população. A abordagem que envolve o tratamento das PVHIV para que deixem de transmitir seu vírus é chamada de tratamento como prevenção, também conhecida pelo mnemônico indetectável = intransmissível. Seus conceitos mudaram as metas e expectativas da prevenção do HIV.

Em 2013, o UNAIDS (Programa Conjunto das Nações Unidas sobre HIV/Aids) estabeleceu para 2020 a meta 90-90-90, na qual os países do mundo deveriam ter 90% da sua população infectada com HIV diagnosticada, 90% dos diagnosticados deveriam estar em terapia antirretroviral e 90% daqueles em tratamento, com carga viral indetectável. Depois de atingida, a próxima meta seria os 95-95-95 até 2030, para assim reduzir a transmissão do HIV a níveis não epidêmicos[14]. No Brasil, apesar do sistema de saúde público prever o acesso universal à saúde, parte da população tem ficado à margem da atenção aos cuidados relacionados ao HIV. Segundo dados de 2019, estima-se que apenas 85% das PVHIV têm conhecimento do seu diagnóstico. Delas, 77% estão em terapia antirretroviral e, das que iniciaram tratamento, 93% atingiram a meta de manter a sua carga viral para HIV indetectável[15].

Paralelamente, o uso de antirretrovirais em pessoas negativas para HIV, porém vulneráveis a essa infecção, começou a ser estudado com bons resultados. A utilização profilática dessa medicação emergencialmente após uma exposição com risco de infecção é chamada de profilaxia pós-exposição (PEP – ver Figura 1). O antirretroviral deve ser iniciado até 72 horas depois da exposição e continuado por 28 dias para obter os melhores resultados protetores[16].

O uso profilático do antirretroviral antes da exposição de risco é chamado de profilaxia pré-exposição (PrEP – ver Figura 1). A evidência científica que embasa a PrEP é bastante robusta. Existem inúmeros ensaios clínicos randomizados e projetos demonstrativos de vida real, com a inclusão de diferentes populações vulneráveis, demonstrando que a proteção máxima contra o HIV é obtida quando há boa adesão aos comprimidos prescritos[17]. O tempo para que seu efeito seja atingido após o início do uso é de 7 dias para relação anal e 20 dias para relação vaginal[18].

Em 2020, a PrEP aprovada pela Anvisa (Agência Nacional de Vigilância Sanitária) e disponível pelo SUS (Sistema Único de Saúde) utiliza comprimidos diários da coformulação tenofovir 300 mg + entricitabina 200 mg. Já a PEP utilizada contém comprimidos de tenofovir 300 mg + lamivudina 300 mg e de dolutegravir 50 mg, tomados diariamente por 28 dias. Entretanto os esquemas antirretrovirais utilizados e as suas posologias podem mudar e por isso recomenda-se a confirmação no site do Programa Brasileiro de HIV/Aids (www.aids.gov.br) de quais os esquemas de PrEP e PEP vigentes.

Em uma década, a prevenção do HIV se multiplicou em possibilidades, permitindo que se adotasse a abordagem da prevenção combinada (Figura 1). Pessoas diferentes conseguirão se proteger do HIV ao longo das suas vidas utilizando diferentes estratégias de prevenção. Mais do que isso, uma vez que a adesão à estratégia de prevenção é fundamental para ser eficaz, há necessidade de dar autonomia aos indivíduos para que escolham quais são as que melhor se encaixam no seu contexto de vida.

Dentro da abordagem da prevenção combinada, são contemplados a testagem periódica de outras IST, além do HIV, com diagnóstico e tratamento precoces dos casos positivos, aconselhamento para redução das situações de risco e atualização da carteira vacinal, seguindo as recomendações do Programa Nacional de Imunização para hepatites A e B, HPV e a dupla adulto[19].

Estão disponíveis no SUS as PrEP e PEP para as pessoas que apresentam indicação dessas estratégias[17,21]. A PrEP atualmente é indicada para quatro grupos preferenciais, considerados grupos-chave de maior vulnerabilidade à infecção por HIV. São eles os HcSHc, incluindo os cis gays e bissexuais, as pessoas transexuais e travestis, os trabalhadores do sexo e os indivíduos soronegativos que fazem parte de um casal sorodiferente. Além de fazer parte de um desses grupos, o contexto de vida sexual deve predispor a um risco acrescido de infecção por HIV, por exemplo, pelo uso inconsistente de preservativos. O acesso a essas profilaxias, no entanto, pode ser bastante restrito a depender do local em que a pessoa se encontra, sobretudo fora dos grandes centros e, nesses, a vinculação das pessoas recém-diagnosticadas com a infecção por HIV pode ser dificultada pela superlotação dos serviços existentes[22].

Um dos motivos para a dificuldade de acesso é o tratamento das PVHIV ainda se manter concentrado em serviços especializados. Essa proposta de organização do sistema de saúde surgiu nas décadas de 1980 e 1990, antes da disponibilidade de um tratamento eficaz, quando a atenção ao HIV envolvia alta complexidade. Com o passar dos anos e com a redução da mortalidade em decorrência da Aids, esses serviços se tornaram cada vez mais saturados. Conforme a terapia antirretroviral passou a ser usada de forma disseminada, principalmente depois que os medicamentos evoluíram, o cuidado da PVHIV ficou cada vez mais simples. Esse fenômeno fez com que a participação da atenção primária da saúde no contínuo do cuidado ao HIV/Aids começasse a ser avaliada pelo Programa Nacional. Caberia a esse nível de atenção cuidar da prevenção e diagnóstico precoce da infecção por HIV, uma vez que por estarem mais próximos da população poderiam conhecer melhor as especificidades e vulnerabilidades dos indivíduos, bem como o acompanhamento das PVHIV, em terapia antirretroviral estáveis e assintomáticas, contando com o matriciamento dos serviços especializados[23].

Em 2017, o Ministério da Saúde publicou um manual para a implementação do manejo da infecção por HIV na atenção básica, o que é posto em prática de maneira heterogênea pelo país, a depender principalmente da organização e desempenho prévio desse nível de atenção na localidade, e do posicionamento dos gestores de saúde locais[24]. Estudos que avaliam o processo de migração desse cuidado apontam que despreparo das equipes da unidade básica de saúde e medo de exposição do diagnóstico e estigma pelos pacientes podem ser importantes obstáculos para o sucesso da estratégia.

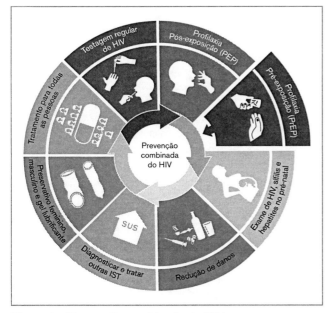

Figura 1 Prevenção combinada do HIV.
Fonte: Ministério da Saúde[20].

Por mais que já haja grande disponibilidade de recursos para prevenção, diagnóstico e tratamento do HIV/Aids, conseguir que eles promovam o impacto positivo esperado na população LGBTQIA+ pode ser um desafio. Um fator identificado como importante barreira para a vinculação dessa população aos serviços de saúde é a falta de acolhimento e discriminação por parte dos profissionais da saúde motivados pela LGBTIfobia, e o consequente despreparo da equipe para atender às demandas de saúde e saúde sexual específicas dessa população[23,25,26].

Frequentemente pessoas desse grupo vivem contextos de vulnerabilidade social que são ignorados pelos profissionais da saúde, como a ausência de suporte familiar entre LGBTQIA+, o caso de travestis e mulheres trans que são trabalhadoras do sexo e o uso de substâncias recreativas durante o sexo, cada vez mais comuns entre os homens cis gays e bissexuais. Soma-se a isso a falta de conhecimento sobre a interação de antirretrovirais com hormônios usados por pessoas trans ou como anabolizantes para hipertrofia muscular.

Dessa forma, se o objetivo é melhorar o enfrentamento da epidemia de HIV na população de LGBTQIA+, apenas métodos de prevenção ou tratamento não serão suficientes. Há a necessidade de intervenções direcionadas para melhorar a qualidade do atendimento integral prestado à saúde dessa população, com a capacitação dos profissionais da saúde envolvidos nesse atendimento e com o suporte de evidências científicas que avaliem o resultado dessas intervenções.

SOROFOBIA

Estigma é a associação de determinadas características ("marcas") a identidades e comportamentos. No caso da PVHIV, os estigmas mais comuns seriam "promíscuos", "irresponsáveis", "autodestrutivos" e "sujos". O preconceito é um mecanismo social que legitima estruturas de dominação e privilégio, como se fosse uma sentença (LGBTI = HIV = problema). A discriminação é a execução da formulação da acusação (estigma) e da sentença (preconceito), por meio de atos violentos, xingamentos, exclusões e rejeições[27]. Termos como "aidético", "grupo de risco" estigmatizam e devem ser evitados, pois são agressivos. Recentemente o termo sorofobia tem sido cada vez mais usado pela sociedade civil (Quadro 1).

A sorofobia, entretanto, não é sofrida apenas por homens cis gays, travestis e transexuais, mas por praticamente todas as PVHIV e também por pessoas que não têm HIV, como se esse diagnóstico fosse um marcador tanto de risco de transmissão viral quanto de um desvio moral ou da prática de comportamentos condenáveis ("Pegou HIV porque fez o que não devia", "é gay, deve ter HIV"). Entre as mulheres cis que vivem com HIV, encontra-se com frequência o sentimento de culpa em relação à infecção, mesmo que no exercício de suas vidas sexuais de maneira plena, seja com parcerias casuais ou fixas. Culpa que, junto com o moralismo religioso e o machismo da sociedade, provoca o fenômeno do autopreconceito ("Eu não mereço, pois tenho HIV"). Esse sentimento provoca nessas mulheres o medo de que, caso revelada a sorologia positiva, a sorofobia aconteça e a pessoa seja rejeitada.

PVHIV podem deixar de se relacionar amorosa e sexualmente após o diagnóstico. O medo da rejeição e do abandono pela sorofobia, faz com que essas pessoas, ao perceberem que estão se apaixonando no início de um relacionamento, terminem o namoro para que não tenham que revelar à sua parceria o seu diagnóstico. O mesmo pode ocorrer no ambiente de trabalho. PVHIV podem por vezes trabalhar por muitos anos com uma mesma equipe sem compartilhar com eles sua sorologia. Isso pode fazer com que vivam com medo de serem "descobertos".

CASO CLÍNICO 1

WM, um homem cis que trabalha como ator, depois de fazer parte de uma equipe de teatro por alguns anos, quando fez seu diagnóstico de infecção por HIV, procurou apoio de uma amiga do trabalho, que se mostrou amedrontada com a informação. Em poucos dias essa amiga provocou uma discussão envolvendo WM, que perdeu o emprego.

As vias de transmissão do HIV são muito bem conhecidas: sexual, vertical e parenteral. Não há transmissão pelo ar, beijo, contato com a pele íntegra, compartilhamento de talheres, copos ou toalhas. Entretanto, para as pessoas sorofóbicas, o simples fato de saber que alguém tem o HIV em seu corpo causa aversão pelo infectado por um medo irracional da transmissão. No pensamento equivocado do sorofóbico, se afastar das PVHIV é uma forma eficaz de prevenção dessa infecção e de não ter que lidar com um assunto que lhe incomoda. Essa atitude assemelha-se à LGBTIfobia. Pessoas LGBTIfóbicas não conseguem lidar com a existência da diversidade e, assim, com ódio e violência, tentam excluir as minorias sexuais e de gênero de sua convivência.

CASO CLÍNICO 2

SX, uma mulher cis heterossexual, que se infectou com o HIV enquanto vivia uma relação estável com seu parceiro. Descobriu a doença quando ficou viúva em 1995, no 7º mês de uma gestação. Seu companheiro morreu de Aids. SX escondeu a sorologia de toda a família e criou sozinha sua filha, que não foi infectada pelo vírus. Hoje, mais de vinte anos depois, em tratamento antirretroviral e com saúde, ainda não revelou seu diagnóstico para ninguém, nem para a filha. Relata que tem medo da discriminação e conta, por exemplo, que um dia ao visitar uma tia de quem gosta muito, no momento da despedida, no portão, ouviu sua tia dizer: "vamos entrar rápido, pois está vindo ali na rua um rapaz que tem Aids".

Quadro 1 Sorofobia

Sorofobia é o medo, aversão, preconceito, culpabilização, atitude negativa e abuso direcionado às PVHIV e às populações que foram estigmatizadas pela epidemia da HIV/Aids.

No caso 2, a tia de SX tem grande carinho pela sobrinha, mas não imagina que ela viva com HIV há mais de vinte anos. SX sabe que no convívio social que tem com sua família não há nenhum risco de transmissão do HIV, e gosta do carinho que a tia tem por ela, então, por que a necessidade de viver escondendo sua sorologia senão por temer a sorofobia? A história de vida dessa mulher seria um grande aprendizado para toda a sua família, mas isso provavelmente não vai acontecer por causa da sorofobia. A discriminação é uma atitude que menospreza os indivíduos e traz nas vítimas a sensação de impotência para reverter esse sentimento.

Em análise mais elaborada, utilizando-se os conceitos de vulnerabilidade, além das dimensões individuais e biológicas, como o tipo de prática sexual e a consistência no uso de estratégias de prevenção, existem outros fatores sociais e programáticos fora do controle da pessoa que determinam a magnitude do seu risco de se infectar por HIV ao longo da vida. Fatores sociais, como LGBTIfobia, podem aumentar o risco de infecção por HIV por funcionarem como barreiras no acesso à saúde e à informação. Esses fatores, associados à sorofobia, fazem com que a PVHIV não busque a testagem nem tratamento, e assim adoeça. Existe uma relação cíclica entre HIV e discriminação. PVHIV são vítimas de estigma e exclusão e pessoas marginalizadas são mais vulnerabilizadas à infecção por HIV. A epidemia prospera nos círculos de exclusão social, sejam eles socioeconômicos, raciais ou sexuais. A esses grupos é dado o nome de Populações-chave.

O planejamento das ações de enfrentamento da epidemia de HIV pelas autoridades de saúde em uma determinada região influencia diretamente no surgimento dos novos casos. A não consideração de especificidades das populações LGBTQIA+ e sua interseccionalidade com o HIV se associa a situações de maior vulnerabilização e ineficácia das ações de saúde. Esses são, por exemplo, no caso de mulheres trans e travestis: discriminação sofrida por sua identidade de gênero; trabalho sexual, que muitas vezes é a única fonte de renda; prática do sexo desprotegido; uso de álcool e substâncias psicoativas; compartilhamento de seringas de silicone líquido industrial; dificuldade de acesso aos serviços de saúde; e a falta de acesso ao sistema de saúde. Há carência de um material com conteúdo oficial de qualidade, direcionado para esse grupo, em uma abordagem franca e com linguagem adequada que não reforce a sorofobia. São comuns as situações em que a sorofobia interfere na conduta de profissionais da saúde.

> **CASO CLÍNICO 3**
>
> Homem cis heterossexual procurou atendimento médico por febre e surgimento de linfonodos aumentados em região cervical e axilar. Na investigação, o médico solicitou exames gerais e sorologias para diversos agentes infecciosos, mas não a de HIV. Quando questionado pelo paciente se não era necessário esse exame, o médico respondeu "Você me falou que nunca tinha tido relações com outros homens, por isso não precisamos suspeitar de HIV. Ou você está querendo me dizer que já teve sexo com outros homens?".

No caso 3 observa-se que por preconceito do profissional, o diagnóstico da infecção por HIV poderia não ter sido feito, o que traria prejuízos ao paciente em questão. Preconceito esse que não tem qualquer embasamento científico, mas que foi aprendido na vivência do médico durante sua vivência na escola médica e serviços de saúde e reproduzido na sua vida profissional. A sorofobia no ambiente de saúde pode ocorrer pela solicitação da sorologia de HIV baseada em preconceitos e sem o consentimento da pessoa, como nos exames de pré-operatórios, a partir de estereótipos. Pela legislação brasileira, a sorologia de HIV de uma pessoa só pode ser realizada se essa concordar com o procedimento.

> **CASO CLÍNICO 4**
>
> Homem cis que vive com HIV numa consultwa de rotina ouviu de sua médica infectologista "Parabéns, seus exames estão ótimos. Estão iguais aos de uma pessoa normal".

No caso 4, a profissional sabe que PVHIV são pessoas normais, mas tem no seu imaginário uma sorofobia tão sutil que não é capaz de perceber a agressão que cometeu com seu paciente, reduzindo-o inadvertidamente a uma subclasse.

O Índice de Estigma é um questionário utilizado para detectar e medir o estigma e a discriminação relacionados ao HIV e foi aplicado, em 2019, em sete capitais brasileiras. Das 1.784 PVHIV entrevistadas, 46% relataram já terem sido vítimas de comentários discriminatórios e, por causa do seu diagnóstico, muitas tomaram atitudes que reduziram seu contato social, como não participar de eventos sociais (22%), não se candidatar a um emprego (19%), se isolar da família ou amigos (29%), ou deixar de fazer sexo (30%)[28].

CONSIDERAÇÕES FINAIS

Hoje em dia é fácil e possível que uma pessoa viva sua vida sexual com qualidade se mantendo protegida da infecção por HIV. A discriminação motivada pelo medo irracional de uma eventual transmissão viral pode ser combatida de forma potente com a disseminação dos conceitos e com a ampliação do acesso à prevenção combinada.

A prevenção combinada terá seu maior impacto principalmente entre as populações chave mais vulnerabilizadas pelo HIV. O estímulo à testagem e o diálogo sobre saúde sexual, desconstruindo os mitos sobre o HIV/Aids e capacitando cada indivíduo a encontrar as estratégias de prevenção que seja capaz de usar de maneira correta e constante, poderão não só reduzir o número de novas infecções, mas também melhorar a qualidade de vida das PVHIV.

Uma vida de qualidade é aquela na qual há menos riscos de doenças e suas complicações, mas também uma vida sem medo de rejeição da parceria, da família e dos colegas do trabalho. Para isso, no caso do HIV, não basta uma estratégia de prevenção ou tratamento que funcione, é preciso abordar determinantes sociais, como a sorofobia e a LGBTIfobia, que aumentam a exclusão e a desigualdade.

Erros comuns	Como evitá-los
Pedir sorologia de HIV para todas as pessoas LGBTQIA+.	A infecção por HIV está relacionada a práticas sexuais com risco de transmissão viral e não ao grupo a que a pessoa pertence. A solicitação da sorologia deve ser feita de acordo com as práticas sexuais de cada um.
Não prescrever PrEP com o intuito de evitar que a pessoa faça sexo sem preservativo.	Deve-se dar autonomia aos indivíduos para que escolham quais são as estratégias de prevenção que melhor se encaixam no seu contexto de vida.
Culpar a pessoa por ter se infectado com HIV.	As propostas de prevenção baseadas em comportamento de risco, por muito tempo, geraram culpa às pessoas que o manifestavam. A abordagem em saúde adequada requer a identificação de fatores de vulnerabilidade individual, social e programática e promoção dos fatores de resiliência e a autonomia.
Associar sorofobia apenas ao desconhecimento em relação às formas de transmissão do HIV.	Sorofobia pode estar presente em profissionais de saúde, mesmo quando não há o intuito consciente de agredir. O profissional deve refletir sobre suas atitudes e identificar aspectos da comunicação e afetos que possam ser sorofóbicos.

Material complementar

Filmes

- *Carta para além dos muros* (direção: André Canto; 2019).
- *And the band played on* (direção: Roger Spottiswoode; 1993).
- *Clube de compras Dallas* (direção: Jean-Marc Vallée; 2013).
- *Filadélfia* (direção: Jonathan Demme; 1993).

Vídeo

- *O cartaz HIV positivo* – Unaids. 2015. Disponível em: https://www.facebook.com/watch/?v=882472125165738.

REFERÊNCIAS BIBLIOGRÁFICAS

1. Gottlieb MS. AIDS – past and future. N Engl J Med. 2001;344(23):1788-91.
2. Sepkowitz KA. AIDS – the first 20 years. N Engl J Med. 2001;344(23).
3. Madru N. Stigma and HIV: does the social response affect the natural course of the epidemic? J Assoc Nurses AIDS Care. 2003;14(5):39-48.
4. Villarinho MV, Padilha MI, Berardinelli LM, Borenstein MS, Meirelles BH, Andrade SR. Políticas públicas de saúde face à epidemia da AIDS e a assistência às pessoas com a doença. Rev Bras Enfermagem. 2013;66(2):271-7.
5. Brasil. Lei nº 9.313, de 13 de novembro de 1996. Dispõe sobre a distribuição gratuita de medicamentos aos portadores do HIV e doentes de AIDS. Brasília: Casa Civil; 1996. Disponível em: http://www.planalto.gov.br/ccivil_03/leis/l9313.htm
6. Rodrigues WCV, Soler O. Licença compulsória do efavirenz no Brasil em 2007: contextualização. Rev Panam Salud Publica. 2009;26(6):553-9.
7. Brasil. Boletim epidemiológico de HIV/Aids 2019. Brasília: Ministério da Saúde; 2019. Disponível em: http://www.aids.gov.br/pt-br/pub/2019/boletim-epidemiologico-de-hivaids-2019
8. Kerr L, Kendall C, Guimarães MD, Mota RS, Veras MA, Dourado I, et al. HIV prevalence among men who have sex with men in Brazil: results of the 2nd national survey using respondent-driven sampling. Medicine. 2018;97(1 Suppl).
9. Grinsztejn B, Jalil EM, Monteiro L, Velasque L, Moreira RI, Garcia AC, et al. Unveiling of HIV dynamics among transgender women: a respondent-driven sampling study in Rio de Janeiro, Brazil. Lancet HIV. 2017;4(4):e169-76.
10. Ghosn J, Taiwo B, Seedat S, Autran B, Katlama C. HIV. Lancet. 2018;392.
11. Johnson BT, Michie S, Snyder LB. Effects of behavioral intervention content on HIV prevention outcomes: a meta-review of meta-analyses. J Acquir Immune Defic Syndr. 2014;66(Suppl 3):S259-S270.
12. Dourado I, Veras MA, Barreira D, Brito AM. Tendências da epidemia de Aids no Brasil após a terapia anti-retroviral. Rev Saúde Pública. 2006;40:9-17.
13. Eisinger RW, Dieffenbach CW, Fauci AS. HIV Viral load and transmissibility of HIV infection: undetectable equals untransmittable. JAMA. 2019;321(5):451-2.
14. Médicos sem Fronteiras. HIV/Aids. Disponível em: https://www.unaids.org/sites/default/files/media_asset/90-90-90_en.pdf
15. Brasil. Relatório de monitoramento clínico do HIV 2019. Brasília: Ministério da Saúde; 2019. Disponível em: http://www.aids.gov.br/pt-br/pub/2019/relatorio-de-monitoramento-clinico-do-hiv-2019
16. Siedner MJ, Tumarkin E, Bogoch II. HIV post-exposure prophylaxis (PEP). BMJ. 2018;363.
17. Riddell J, Amico KR, Mayer KH. HIV Preexposure Prophylaxis: A Review. JAMA. 2018;319(12):1261-8.
18. Brasil. Protocolo clínico e diretrizes terapêuticas para profilaxia pós-exposição (PEP) de risco à infecção pelo HIV, IST e hepatites virais. Brasília: Ministério da Saúde; 2015. Disponível em: http://www.aids.gov.br/pt-br/pub/2015/protocolo-clinico-e-diretrizes-terapeuticas-para-profilaxia-pos-exposicao-pep-de-risco
19. Brown JL, Sales JM, DiClemente RJ. Combination HIV prevention interventions: the potential of integrated behavioral and biomedical approaches. Curr HIV/AIDS Rep. 2014;11(4):363-75.
20. Brasil. Prevenção combinada. Brasília: Ministério da Saúde. Disponível em: http://www.aids.gov.br/pt-br/publico-geral/previna-se
21. Brasil. Protocolo clínico e diretrizes terapêuticas para profilaxia pré-exposição (PrEP) de risco à infecção pelo HIV. Brasília: Ministério da Saúde; 2017. Disponível em: http://www.aids.gov.br/pt-br/pub/2017/protocolo-clinico-e-diretrizes-terapeuticas-para-profilaxia-pre-exposicao-prep-de-risco
22. Zucchi EM, Grangeiro A, Ferraz D, Pinheiro TF, Alencar T, Ferguson L, et al. Da evidência à ação: desafios do Sistema Único de Saúde para ofertar a profilaxia pré-exposição sexual (PrEP) ao HIV às pessoas em maior vulnerabilidade. Cadernos de Saúde Pública. 2018;34:e00206617.
23. Colaço AD, Meirelles BH, Heidemann IT, Villarinho MV. O cuidado à pessoa que vive com HIV/aids na atenção primária à saúde. Texto & Contexto-Enfermagem. 2019;28.
24. Secretaria do Estado do Rio Grande do Sul. Coordenação Estadual de IST/Aids. Linha de cuidado para pessoas vivendo com HIV/Aids (Pvha) e outras infecções sexualmente transmissíveis. Porto Alegre: escola de saúde Pública; 2014. Disponível em: http://www.aids.gov.br/pt-br/pub/2014/5-passos-para-implementacao-do-manejo-da-infeccao-pelo-hiv-na-atencao-basica
25. Ribeiro Castro R, Silva de Oliveira S, Benvinda IROP, Santos NW, Fontes Fernandes S, Silva RA. Validação de constructo: enfrentamento do HIV/Aids na atenção primária à saúde. Rev Bras Enfermagem. 2019;72(5).
26. de Albuquerque MR, Botelho NM, Rodrigues CC. Atenção integral à saúde da população LGBT: Experiência de educação em saúde com agentes comunitários na atenção básica. Rev Bras Med Família e Comunidade. 2019;14(41):1758.
27. Pais CT. Estigma, preconceito, discriminação: percalços da cidadania. Estigma, preconceito, discriminação: percalços da cidadania". In: A teia do saber: um novo olhar sobre a formação do professor. 1 ed. Mogi das Cruzes: Oriom; 2004, v.1, p. 93-106.
28. Sumário Executivo. Índice de estigma em relação às pessoas vivendo com HIV/Aids. Disponível em: https://unaids.org.br/wp-content/uploads/2019/12/2019_12_06_Exec_sum_Stigma_Index-2.pdf

Outras infecções sexualmente transmissíveis

Daniela Vinhas Bertolini
Ralcyon Francis Azevedo de Teixeira
Ademir Lopes Junior

Andrea Hercowitz
Saulo Vito Ciasca

Aspectos-chave

- Muitas pessoas LGBTQIA+ não apresentam alto risco de aquisição de IST.
- Sexo vulva-vulva apresenta risco de aquisição de IST.
- Vacinação contra hepatite A, hepatite B e HPV são importantes formas de prevenção contra IST.
- O profissional de saúde não deve perder oportunidade de diagnóstico e tratamento em pessoas que procuram os serviços de saúde com queixas de IST.
- Para casos de IST, o Ministério da Saúde estimula o uso de um fluxograma para tratamento empírico.

INTRODUÇÃO

Vários fatores promovem situações de maior vulnerabilidade da população LGBTQIA+ à aquisição de infecções sexualmente transmissíveis (IST). Em decorrência de questões multifatoriais, incluindo acesso limitado a serviços de saúde, discriminação, desrespeito, falta de empatia, falta de políticas públicas e despreparo dos profissionais. Isso leva à desconfiança do usuário e o afasta da rede de cuidados[1].

Pouco se discute na literatura sobre IST, exceto HIV, e de forma mais escassa, sobre especificidades dentro da população LGBTQIA+, especialmente em mulheres lésbicas[1], que são invisibilizadas pela prática sexual não envolver o binômio pênis-vagina. Apesar de enfrentarem alta prevalência de IST, pessoas trans, sobretudo mulheres, não são incluídas nos estudos ou são erroneamente consideradas como HSH (homens que fazem sexo com homens). Dados brasileiros sobre a prevalência e incidência de IST por orientação sexual e identidade de gênero são pouco disponíveis nos boletins epidemiológicos, embora existam campos para registro nos formulários de identificação. Isso dificulta a análise de dados específicos das IST na população LGBTQIA+.

As IST mais prevalentes são HPV, sífilis, clamídia e gonorreia. Outras, que nem sempre são consideradas IST, mas estão se tornando relevantes na população LGBTQIA+ e transmitidas pela atividade sexual são *Candida albicans*, *Gardnerella vaginalis* e *Entamoeba histolytica*, linfogranuloma venereo, *Shigella*, meningococo[2] e zika[3].

A maior parte das campanhas de prevenção de IST são direcionadas ao público cis heterossexual e aos homens cis que fazem sexo com homens cis (HcSHc), nestes últimos especificamente sobre HIV. Entretanto, avaliando as outras populações, uma revisão sistemática sobre pessoas trans nos EUA encontrou uma prevalência de 21,1%, maior em mulheres do que homens trans[4]. Dados brasileiros com mulheres cis que fazem sexo com mulheres cis (McSMc) revelaram que a prevalência de IST não é tão baixa. Em três estudos com amostra de conveniência foram encontradas as seguintes proporções: trichomonas (1,3-3,8%), clamídia (1,8-2%), gonorreia (0,7%), sífilis (1,3%), hepatite B (7%), hepatite C (2,1%), (2,9%) HIV (0,7-2%), alteração do papanicolau (7,7%) e HPV (35-45,3%)[5,6]. Embora nem sempre sejam de transmissão sexual na população geral, a prevalência de vaginose bacteriana (33,8%) e cândida (25,6%) foi de 33,8 e 25,6%, respectivamente, em McSMc.

ABORDAGEM GERAL DAS IST

Estratégias de prevenção a todas as IST incluem o uso de preservativo peniano/externo ou vaginal/interno, barreiras de látex durante o sexo vulva-vulva, ânus-boca, mão-vulva, luvas de látex para dedilhado ou *fisting*, reforçar a prática higiênica pessoal e sexual, a lavagem de mãos e da região genital e anal antes e depois do ato sexual, bem como, a higienização de vibradores, *packers*, plugs anais e vaginais.

Acessórios sexuais também são meios de transmissão de IST, por isso o ideal é que sejam pessoais e não compartilhados (ver Capítulo 39 – "Cuidados com acessórios sexuais"). Quando isso ocorrer, devem ser lavados com água e sabão, sendo ideal que se coloquem preservativo a cada utilização.

Ao diagnosticar um paciente com qualquer IST, devemos discutir as possibilidades de prevenção combinada, mostrando as várias possibilidades, não apenas visando a prevenção de novos episódios da doença, mas também do aparecimento de outras IST (ver Capítulo 43 – "Infecção por HIV e sorofobia")[11].

HEPATITE A

A hepatite A é uma doença contagiosa, causada por um RNA vírus pertencente à família dos Picornaviridae, gênero *Hepatovirus* (HAV). A transmissão é fecal-oral, ocorrendo pelo contato direto com água ou alimentos contaminados ou sexual com surtos envolvendo principalmente HcSHc, e outra identidades, incluindo os heterossexuais que fazem a prática anal[7]. A maioria dos indivíduos infectados são assintomáticos, o que eleva ainda mais a possibilidade de transmissão. Quando os sintomas aparecem, as manifestações clínicas mais frequentes são astenia, tontura, icterícia, dor abdominal, febre, náuseas e/ou vômitos, colúria e acolia, ocorrendo cerca de 15 a 50 dias após a infecção.

Entre 2016 e 2020, vários surtos de hepatite A foram documentados em HcSHc no Brasil e em outros países[8,9]. Um estudo holandês estimou uma soroprevalência por HAV de 37% entre HcSHc. Os determinantes associados foram maior idade (média de 35 anos), ter vindo de área endêmica e ter coinfecção por hepatite B[10].

Prevenção

Considerando-se a transmissão sexual pelo contato oral-anal, a melhor estratégia de prevenção é a vacinação para hepatite A. Outras estratégias devem sempre ser recomendadas, como o uso de preservativo nas relações sexuais, uso de barreiras de látex durante o sexo oral-anal, luvas de látex para dedilhado ou *fisting*, reforçar a prática higiênica pessoal e sexual, a lavagem de mãos e da região genital e anal antes e depois do ato sexual, bem como, a higienização de vibradores, *packers*, plugs anais e vaginais.

A vacina da hepatite A inativada é altamente eficaz, possui baixa reatogenicidade, com taxas de soroconversão de 94 a 100%. A proteção é de longa duração após a aplicação de duas doses. É aplicada em dose única aos 15 meses para as crianças de acordo com o Programa Nacional de Imunização (PNI) e em 2 doses a partir de 12 meses, com intervalo de 6 meses, nas clínicas particulares. Foi recentemente foi ampliada para pessoas que tenham prática sexual com contato oral-anal, com sendo prioridade para a população HcSHc, travestis, transexuais e profissionais do sexo no munícipio de São Paulo[11]. Para esse grupo, o esquema é composto de duas doses, aplicadas com intervalo de 6 meses[11].

Diagnóstico e tratamento

O diagnóstico é clínico, auxiliado pela epidemiologia e risco de transmissão sexual, sendo confirmado laboratorialmente por sorologia. Na maioria dos casos, é uma doença de caráter benigno, com evolução para cura. Em uma minoria, o paciente pode evoluir com insuficiência hepática aguda grave, podendo ser fulminante em menos de 1% dos casos.

Não há tratamento específico, sendo baseado em uso de medicações sintomáticas e cuidados alimentares. O acompanhamento deve ser feito com reavaliações frequentes clínica e laboratorialmente, tendo alta do seguimento quando a função hepática estiver normal ou próxima a isso. Casos graves com insuficiência hepática devem ser internados preferencialmente em unidade de terapia intensiva, sendo avaliado para necessidade do transplante hepático.

Situação prática	Como abordar
Paciente homem cis gay previamente vacinado para hepatite B, busca serviço para profilaxia pós-exposição para HIV. Não questionar na abordagem sobre riscos e prevenção de outras IST nem prescrever vacinação para hepatite A.	Paciente com prática sexual que possibilite transmissão oral-anal, deve sempre ser encaminhado para vacinação contra a hepatite A.

HEPATITE B

A hepatite B é um grave problema de saúde pública. No Brasil, a taxa de detecção está em torno de 6,7 por 100 mil habitantes e tem sofrido pouca variação ao longo dos anos, com leve tendência de queda[12]. O vírus (VHB) é um DNA vírus, com período de incubação que varia de 40 até 180 dias, tendo um alto índice de portadores assintomáticos (80 a 100% a depender da faixa etária). Podem evoluir para as formas crônicas da infecção, 5 a 10% dos adultos, com diferentes graus de cirrose até hepatocarcinoma. O risco de evolução para hepatite fulminante é baixo, em torno de 0,1 a 1% dos casos. O VHB pode estar presente em sangue, fluidos e secreções, como sêmen e secreção vaginal, entre outros e é 100 vezes mais infectante que o HIV. As formas de transmissão são bem definidas: horizontal por via sexual ou parenteral (por compartilhamento de objetos perfurocortantes, como agulhas, seringas, entre outros) e vertical (transmitido de mãe para filho durante a gestação ou parto).

Prevenção

As principais medidas de prevenção são o uso de preservativos nas relações sexuais; não compartilhamento de materiais perfurocortantes; evitar contato com sangue menstrual durante a relação sexual; cortar unhas para evitar lesões na mucosa vaginal e anal; e vacina para hepatite B. Usuários de drogas injetáveis devem receber agulhas descartáveis e serem orientados a não compartilhá-las. O uso de lubrificante auxilia a prevenção de microfissuras na mucosa e contato com sangue. No uso de acessórios sexuais, deve-se utilizar preservativos de látex e evitar o compartilhamento. Se não for utilizado preservativo, orienta-se a desinfecção após o uso e aguardar alguns dias sem usá-lo, pois o vírus permanece ativo por até sete dias no ambiente e têm possibilidade de transmissão.

A vacina de hepatite B é aplicada em três doses (0, 1 e 6 meses), estando disponível em todas as Unidades Básicas de Saúde (UBS) para iniciar o esquema desde o nascimento, sem limite superior de idade para o uso. Não está indicada a realização de testes de rotina para a detecção de imunidade após a vacinação. A eficácia da vacina varia de 90 a 95%, sendo a imunidade duradoura. Com o passar dos anos pode ocorrer diminuição ou negativação dos níveis de anticorpos (antiHBs), mas a proteção se mantém pela presença da memória imunológica[12]. Em pessoas não vacinadas, caso haja exposição por violência sexual ou por outras formas, pode ser indicada a profilaxia pós-exposição com imunoglobulina.

A sorologia para hepatite B deve ser feita para pessoas que não estejam vacinadas e possuam algum perfil de risco, o que inclui HcSHc, mulheres trans e travestis, profissionais do sexo, pessoas vivendo com HIV e IST[13].

Diagnóstico e tratamento

O diagnóstico é laboratorial, com a realização da sorologia, devendo-se solicitar exames de biologia molecular para indicação de tratamento e seguimento. Todo paciente diagnosticado deve ser encaminhado para ambulatório especializado para seguimento e avaliação. As medicações utilizadas atualmente são eficazes e seguras, mas nem todos possuem indicação de tratamento. Poucos atingem a cura total, mas a maioria tem um controle da doença a longo prazo. Pacientes devem ser avaliados individualmente para que seja definida a melhor estratégia terapêutica[14]. Após o diagnóstico deve se realizar a notificação no Sistema de Informação de Agravos de Notificação (Sinan).

HEPATITE C

A hepatite C é uma doença causada por um vírus RNA fita simples (HCV), capaz de causar infecções agudas e crônicas. O quadro agudo costuma ser autolimitado e oligossintomático. A maioria dos que se infectam cursam com a forma crônica que pode levar a fibrose hepática (cirrose), carcinoma hepatocelular e necessidade de transplante hepático. Estudos recentes apontam que a prevalência da doença seja de 0,7% no Brasil[15]. Revisão sistemática verificou que HcSHc com HIV têm uma incidência de infecção pelo HCV quatro vezes maior que aqueles sem HIV[16].

A transmissão do HCV ocorre principalmente pela via parenteral, no entanto, nos últimos anos houve um aumento do número de casos entre HcSHc, associado ao não uso do preservativo, a práticas sexuais que possam ocasionar traumas ou com uso de substâncias[17] (ver Capítulo 47 – "Uso, abuso e dependência de substâncias"). A transmissão pode ocorrer pelo contato entre McSMc por lesões na mucosa durante o ato sexual (trauma com unhas, fricção sem lubrificante) ou pelo contato com sangue menstrual. Existe a possibilidade de transmissão vertical, porém em menor proporção dos casos.

As formas crônicas ocorrem em até 85% dos pacientes infectados pelo HCV e as formas agudas são geralmente oligo ou assintomáticas[18]. Isso faz com que muitos só descubram a doença em sorologias de rotina, doações de sangue ou quando as complicações estão instaladas. A coinfecção do HCV com o HIV pode fazer com que a lesão hepática progrida mais rapidamente.

Prevenção

As medidas de prevenção são semelhantes às da hepatite B, exceto por não haver vacina disponível. Pessoas que já tiveram infecção podem se reinfectar, pois a imunidade não é duradoura. Nesse caso, o rastreamento de novas infecções deverá ser feito com PCR, pois a sorologia sempre será positiva.

O rastreamento consiste em sorologia para hepatite C, que pode ser feita por metodologias convencionais ou testes rápidos. Segundo as diretrizes brasileiras de hepatite C, pessoas que vivem com HIV (PVHIV), pessoas prestes a iniciar profilaxia pré-exposição (PrEP), parceria sexual com hepatite C ou outra IST, pessoas com múltiplas parcerias sexuais, mulheres trans e travestis, profissionais do sexo e pessoas em situação de rua devem se testar pelo menos uma vez ao ano ou em intervalo menor. Para aqueles que receberam transfusão de sangue ou hemoderivados antes de 1993, transplantes em qualquer época e acima de 40 anos, recomenda-se pelo menos uma sorologia na vida, pois não existiam exames de triagem sorológica para HCV naquela época.

Diagnóstico e tratamento

A carga viral deve ser realizada após o resultado positivo da sorologia para verificar atividade da doença. Se estiver ativa, realiza-se a estratificação clínica e genotipagem. Desde 2013, com a descoberta do sofosbuvir, um antiviral de ação direta, o tratamento foi revolucionado para uma taxa de cura acima de 96% com medicações via oral, sendo administrados por 12 a 24 semanas. Com essa nova realidade, passou-se a discutir a eliminação da transmissão do HCV. Os pacientes diagnosticados devem evitar uso de drogas ou medicamentos hepatotóxicos e álcool.

SÍFILIS

É uma doença infecciosa sistêmica de evolução crônica causada pelo *Treponema pallidum*, uma espiroqueta de alta patogenicidade. As fases de atividade da doença são divididas em primária (cancro duro), secundária (roséola) e terciária (lesões cardíacas, neurológicas e gomatosas). Entre elas, há fases de latência, em que a pessoa é completamente assintomática. Classifica-se a fase de latência em precoce, tardia ou com duração indeterminada (dependendo do tempo de infecção)[19].

A transmissão é predominantemente sexual (por qualquer tipo de relação, incluindo relações sexuais orais e vulva-vulva). O período de incubação é em média 21 dias (10 a 90 dias). Infecções prévias por sífilis não conduzem a imunidade duradoura, ou seja, o paciente pode se infectar diversas vezes durante a vida[19].

No Brasil, foram notificados 158.051 casos, com aumento de 28,3% na taxa de detecção entre 2017 a 2018[20]. Nos Estados Unidos, a maioria das novas infecções, 48%, ocorreu em cis gays, 5% em homens cis bissexuais, 15% em homens cis heterossexuais e 14% em mulheres cis[21]. Outro estudo norte-americano com 230 mulheres trans, encontrou uma incidência de sífilis de 3,6% por ano[22].

Prevenção

A principal recomendação é o uso de métodos de barreira e a realização de sorologias de acordo com o risco individual. A sorologia da sífilis deve ser feita a cada 6 meses a 1 ano, de acordo com a avaliação de risco, pois diagnósticos precoces possibilitam o tratamento precoce da pessoa e da parceira e a consequente eliminação da cadeia de transmissão.

Parcerias sexuais devem ser convocadas de acordo com a fase do diagnóstico. Para sífilis primária, aquelas com contato sexual até 90 dias, e para as demais fases, até 1 ano. Devem-se solicitar as sorologias para IST e realizado o tratamento presuntivo com penicilina benzatina (2,4 milhões UI intramuscular, sendo 1,2 milhão de UI em cada glúteo) para as parcerias, mesmo se não apresentarem sintomas, pois a maioria desenvolve sífilis em 30 dias após a exposição[19]. O tratamento deve ser completado conforme o resultado da sorologia.

Diagnóstico e tratamento

O diagnóstico é clínico, epidemiológico e predominantemente sorológico. As sorologias podem ser realizadas por meio dos testes treponêmicos (FTA-Abs, TPHA/MHTP, TPPA, Elisa, Quimioluminescência/CMIA) ou não treponêmicos (VDRL ou RPR) e teste rápido (teste treponêmico). Para o seguimento e avaliação da resposta ao tratamento, sempre se faz necessária a realização dos testes não treponêmicos.

A penicilina G benzatina é considerada a melhor opção para o tratamento, mostrando-se mais segura e eficaz quando comparada a outras drogas. Existem recomendações de esquemas de tratamento e tempo para classificação de fases da sífilis em alguns Estados.

Cicatriz sorológica ou memória imunológica é o termo dado para pessoas com testes treponêmicos reagentes e testes não treponêmicos não reagentes ou com titulações baixas, após tratamento adequado documentado. A ausência de documentação comprobatória de tratamento prévio é sinônimo de sífilis, mesmo nos pacientes com essa sorologia, devendo ser indicado o tratamento adequado para a fase da doença[19].

A notificação da sífilis deve ser realizada pelo profissional que atendeu o paciente, seja em serviços públicos ou privados. O formulário está disponível eletronicamente e garante o sigilo da pessoa.

Situação prática	Como abordar
Paciente lésbica, assintomática, sem história prévia de lesões genitais, anais, orais ou em pele com sorologia de sífilis mostrando teste treponêmico (Elisa e TPHA) positivo com teste não treponêmico (VDRL) negativo. Sem história de tratamento prévio de sífilis. Foi considerada cicatriz sorológica, pois o VDRL é negativo e está assintomática.	Paciente sem tratamento prévio comprovado de sífilis, tendo teste treponêmico positivo, mesmo com VDRL negativo, deve ser tratado. Considerar perfil como infecção recente por sífilis, sífilis latente tardia ou de duração indeterminada ou terciária. Tratar com penicilina benzatina.

HPV

O HPV ou papilomavírus humano é um DNA-vírus que infecta epitélios escamosos e induz a uma grande variedade de lesões cutaneomucosas. Identificam-se mais de 200 tipos de HPV, sendo que, desses, aproximadamente 40 tipos acometem o trato anogenital, que podem ser divididos em dois grupos, de acordo com o potencial oncogênico e com as lesões às quais costumam estar associados (baixo ou alto risco oncogênico).

A transmissão ocorre principalmente pelo contato da pele com a mucosa durante a atividade sexual (contato oral-genital, genital-genital ou manual-genital), não sendo necessária a penetração anal, vaginal ou ejaculação[19].

Um estudo brasileiro, com 150 mulheres lésbicas e bissexuais, relatou prevalência de HPV de 45,3%, sendo a principal IST encontrada nessa população[6]. Segundo o *Center for Disease Control and Prevention* (CDC) dos EUA, em 2015, até 42% das mulheres que nunca haviam se relacionado com homens cis tinham anticorpos para HPV-6 e 26% para HPV-16[23].

O risco geral estimado para a exposição a essa infecção é de 15 a 25% a cada nova parceria sexual e a quase totalidade das pessoas sexualmente ativas terão contato com o vírus em algum momento da vida. A maioria dos pacientes são assintomáticos, apenas 1 a 2% apresentam verrugas anogenitais. Apesar do HPV ser encontrado vivo em sabonetes, vaso sanitário ou pelo compartilhamento de toalhas e roupas íntimas, não está comprovada a transmissão por essas vias[24].

Há uma relação entre infecção por HPV, coinfecção por HIV e risco de câncer de canal anal em HcSHc e cervical em mulheres cis. A infecção por HPV aumenta o risco de transmissão do HIV. A incidência de câncer de canal anal em HcSHc é maior nas pessoas que vivem com HIV do que nas soronegativas (69 × 14/100.000)[25].

Prevenção

A prevenção do HPV pode ser realizada por métodos de barreira e vacinação; e a de suas complicações, pelo rastreamento de câncer de colo de útero e canal anal. A vacinação é a melhor estratégia de prevenção, trazendo tanto benefícios individuais quanto populacionais. A vacina é mais eficaz na faixa etária da pré-adolescência ou adolescência, previamente ao primeiro contato sexual, pois induz a maior produção de anticorpos protetores quando aplicada nessa fase (cerca de 10 vezes mais que em outras faixas etárias)[26]. O Ministério da Saúde utiliza a vacina quadrivalente contra HPV tipos 6 e 11 (de baixo risco oncogênico, responsáveis por condilomas) e 16 e 18 (de alto risco oncogênico). O esquema básico consiste de duas doses com 6 meses de intervalo em meninas de 9 a 14 anos e meninos de 11 a 14 anos, estando disponível para indivíduos imunodeprimidos e vivendo com HIV/Aids, no esquema de três doses (0, 2 e 6 meses) para ambos os gêneros, nas faixas etárias entre 9 e 26 anos[9,19]. Nas clínicas privadas qualquer pessoa nessas faixas pode ser vacinada. Em 2017, foi aprovada pela Anvisa a vacina contra o HPV-9 valente, entretanto, apesar da inclusão de novos sorotipos, revisão sistemática da Cochrane de 2019 não encontrou diferença na redução de lesões pré-malignas em cérvix, vulva ou vagina em relação a vacina 4 valente.

A coleta de citologia cervical (mulheres cis e homens trans) deve ser realizada para todas as pessoas com colo de útero, de acordo com as diretrizes gerais. A coleta de citologia anal para detecção de câncer de canal anal por HPV é controversa na literatura, sendo recomendada até o momento para pessoas que vivem com HIV, independentemente da carga viral[27].

Diagnóstico e tratamento

Quando a infecção é por um tipo de alto poder oncogênico, podem ocorrer lesões com graus diversos de displasia, até carcinomas de colo de útero, vulva, vagina, períneo, pênis, ânus, entre outros. O diagnóstico é clínico, por meio de biópsia das lesões para exame histopatológico em casos específicos[19].

O tratamento para HPV é habitualmente lento, tendo como objetivo a destruição das lesões identificáveis no caso das verrugas anogenitais, por cauterização química, cirúrgica, térmica ou uso de imunomoduladores tópicos (ver Protocolo Clínico de Diretrizes Terapêuticas). Não há consenso na literatura sobre os tratamentos disponíveis, se de fato modificam a história da infecção, pois independentemente desses, as lesões podem regredir, involuir, não modificar ou aumentar de volume ou número. É comum observar recidivas de lesões em período bastante variável e por isso deve-se considerar o seguimento periódico após o tratamento. Recomenda-se também que todo paciente seja orientado a trazer suas parcerias para avaliação e tratamento.

HERPES SIMPLES

São conhecidos dois tipos de vírus herpes simples (HSV-1 e HSV-2). Estima-se a soroprevalência de 60 até 90%, a depender do país, para o HSV-1, contra 20 a 30% para o HSV-2. A lesão característica da herpes são vesículas dolorosas ou em queimação, em pele ou mucosa, que podem se romper e formar úlceras. O HSV-1 é o principal agente das lesões orais e complicações neurológicas, enquanto o HSV-2 das genitais. No entanto, percebe-se um aumento dos casos de úlcera genital pelo HSV-1[28,29].

A transmissão acontece pelo contato direto com outra pessoa, sendo o HSV-1 mais comum na primeira infância até adulto jovem e o HSV-2, a partir da adolescência, relacionado ao início da vida sexual. O contágio pode ser por via oral-oral, oral-genital, genital-genital ou contato íntimo com escoriações na pele com fluido oral infectado. A infectividade depende da carga viral, que é maior nas lesões vesiculares do que nas crostas. O risco de transmissão por pessoas assintomáticas é pequeno. Após a primeira infecção o vírus fica armazenado nos linfonodos e pode se manifestar em episódios recorrentes quando houver fatores desencadeantes, como estresse, desidratação e exposição a raios ultravioletas.

Pessoas imunodeprimidas, como as com lúpus eritematoso sistêmico ou Aids, podem apresentar episódios mais graves e recorrentes. As lesões podem ser mais extensas ou até hipertróficas e apresentarem maior tempo de duração. Os quadros genitais apresentam recidivas frequentes, o que impacta negativamente a vida social e sexual. A presença de lesões por herpes também pode facilitar a transmissão de outras IST, como HIV e hepatites, devido a presença de úlceras.

A coinfecção do HSV ocorre em 50 a 95% das PVHIV. O herpes genital aumenta de 2 a 3 vezes o risco para aquisição do HIV e acelera a própria evolução da doença. Por outro lado, em PVHIV a coinfecção resulta em reativações mais frequentes e mais graves do HSV-2[30].

Prevenção

O indivíduo só deixa transmitir quando todas as lesões estiverem na fase de crosta. Os pacientes e suas parcerias devem ser orientados quanto às formas de transmissão do herpes simples, evitando a realização de práticas sexuais ou de beijo enquanto possuem lesões ativas (vesículas e úlceras). O uso de métodos de barreira é indicado para prevenção, entretanto, se houver vesículas em local não recoberto pelo preservativo, pode haver transmissão pelo contato direto entre mucosa e pele.

Diagnóstico e tratamento

O diagnóstico é clínico, por meio da história e do exame físico. As lesões podem ser precedidas de pródromos, como prurido e hipersensibilidade local. Na região genital pode haver disúria associada e na região anal, dor para evacuar ou sangramento (ver proctite, a seguir). Em caso de dúvidas, em lesões não habituais, podem se solicitar exames complementares, como esfregaço de Tzanck, biologia molecular e anatomopatológico. A realização na rotina de testagem sorológica para HSV não é recomendada.

Os medicamentos antivirais disponíveis para o tratamento são aciclovir, valaciclovir e fanciclovir. O aciclovir está disponível nos serviços básicos de saúde e deve ser utilizado por via oral, 5 vezes ao dia. Os tratamentos tópicos têm uma baixa eficácia e devem ser evitados como opção única. Quadros graves ou extensos podem necessitar de internação. A única formulação endovenosa antiviral disponível é o aciclovir[31]. Para os quadros de repetição de HSV-2 com mais de seis crises por ano, a terapia supressiva pode ser recomendada para diminuição da gravidade, recorrência e transmissibilidade. Para a profilaxia estão recomendados: valaciclovir (500 mg/dia) ou fanciclovir (250 mg/dia), por 1 ano. O aciclovir pode ser indicado: 400 mg/dia, por até 6 anos. Estudos demonstram que é comum a recorrência após a suspensão das medicações[32].

CORRIMENTO VAGINAL, CERVICITE E MOLÉSTIA INFLAMATÓRIA PÉLVICA

O corrimento vaginal é uma queixa comum nas mulheres cis e mulheres trans com neovagina (1/4 delas referem mau odor ou corrimento)[33]. Entretanto, nem todo corrimento vaginal é uma IST, por exemplo, o corrimento fisiológico, corrimentos inespecíficos (em crianças e adolescentes) e por *Candida albicans*. Dentre as etiologias mais frequentes de corrimento transmitidos por via sexual em mulheres cis, encontram-se infecções por a *Trichomonas vaginalis*, *Chlamydia trachomatis* e *Neisseria gonorrhoeae*, podendo também ser de origem mista.

Nas McSMc, há maior prevalência de *Gardnerella vaginalis* por provável transmissão vulva-vulva, apesar de habitualmente não ser reconhecida como IST para mulheres cis heterossexuais[1]. O risco está relacionado a um maior número de parcerias sexuais (recentes e ao longo da vida) e vaginose na parceira. Estudos mostram que parceiras lésbicas compartilham com frequência cepas idênticas de *Lactobacillus*. A presença da vaginose predispõe esse grupo à aquisição de outras IST.

Prevenção

A principal forma de prevenção é o uso de métodos de barreira e gestão de risco. O CDC recomenda o rastreamento anual com *swab* cervical de clamídia e gonorreia em mulheres cis heterossexuais com menos de 25 anos e vida sexual ativa[34]. E esse rastreamento também poderia ser oferecido para McSMc.

Diagnóstico e tratamento

O diagnóstico diferencial dos corrimentos é realizado a partir da história e do exame ginecológico e, se indicada, coleta de amostra para microscopia. Na ausência de equipamentos para exame complementar, o tratamento pode ser sindrômico.

A vaginose bacteriana é causada pela *Gardnerella vaginalis* e possui corrimento com característica branco-acinzentado, com odor fétido, que se assemelha a "peixe podre" e piora depois de relações sexuais e do período menstrual. Além do aspecto clínico, o diagnóstico pode ser realizado pelo teste das aminas, da presença de *clue cells* na microscopia e do pH vaginal, maior do que 4,5.

A vulvovaginite por cândida não é uma IST, mas é um dos diferenciais de corrimento. Costuma ter prurido, ardência, sem odor, e apresentar disúria e eritema vulvar, com corrimento branco e grumoso. A citologia a fresco com hidróxido de potássio a 10% revela presença de hifas ou esporo[19].

A infecção por *Trichomonas vaginalis* é menos frequente. O corrimento é intenso, amarelo-esverdeado, bolhoso, com cheiro de peixe, eventualmente com prurido. Pode haver dispareunia, disúria e sinusiorragia. O colo uterino pode se apresentar com aspecto de morango ou framboesa. Pelo pH se tornar mais básico (6,5-7,5) pode surgir variada flora bacteriana patogênica. E o teste de aminas costuma ser positivo[19].

A maioria das cervicites é causada pela *Chlamydia trachomatis* e *Neisseria gonorrhoeae*. Quase 80% são assintomáticas e a maioria não se caracteriza por corrimentos. Os sintomas mais frequentes são dor na manipulação do colo, muco turvo ou amarelado e colo cervical friável. Em situações mais graves pode haver febre, dor pélvica e dispareunia, caracterizando uma infecção ascendente (moléstia inflamatória pélvica). O tratamento pode ser realizado de acordo com os sintomas, mas se possível, durante o exame ginecológico deve ser coletado material endocervical para cultura de *N. gonorrhoeae* e pesquisa de *C. trachomatis* e *N. gonorrhoeae* por biologia molecular, podendo ser substituída pela urina de 1º jato[35].

No caso das pessoas com neovagina, diagnósticos diferenciais de complicações pós-cirúrgicas devem ser realizados por mimetizarem sintomas de IST. As IST neovaginais mais comuns são *Condiloma acuminatum*, *Neisseria gonorrhoeae*, *Chlamydia trachomatis* e herpes vírus (HSV). Diferenças na microbiota vaginal têm relação com a técnica cirúrgica empregada e com o tipo de epitélio de revestimento de neovagina (para maiores detalhes, ver Capítulo 28 – "Mulheres trans e travestis").

Os tratamentos devem ser realizados com antibiótico ou antifúngicos de acordo com a Tabela 1. Na vaginose bacteriana não há estudos que comprovem o benefício do tratamento, apesar da possibilidade de transmissão sexual. No entanto, pode ser considerado nos casos recorrentes e com sintomatologia na parceria, situação frequente em mulheres cis lésbicas[23]. A penetração vaginal seguida da anal com o mesmo preservativo pode aumentar o risco de vaginose, devendo-se orientar sua troca. No caso da *Gardnerella*, preconiza-se evitar duchas vaginais, pois podem levar ao crescimento excessivo de bactérias anaeróbicas e causar ou piorar o quadro. Mais informações sobre a vaginose podem ser vistas no Capítulo 41 – "Cuidados ginecológicos".

URETRITE, ORQUIEPIDIDIMITE E PROSTATITE

As uretrites são infecções no canal uretral causadas por diferentes agentes, como *N. gonorrhoeae*, *C. trachomatis*, *Trichomonas vaginalis*, *Ureaplasma urealyticum*, enterobactérias (nas relações anais insertivas), *Mycoplasma genitalium*, adenovírus e *Candida* sp. Além das causas infecciosas, causas traumáticas (produtos e objetos utilizados na prática sexual) devem ser consideradas no diferencial. A transmissão ocorre por relações sexuais (oral, anal e vaginal).

As orquiepididimites são inflamações no testículo e vesículas seminais, e as prostatites, da próstata. Elas podem decorrer de complicações de uretrites não tratadas. Em pessoas jo-

Tabela 1 Tratamento do corrimento vaginal, vaginose bacteriana e cervicite em mulheres cis e homens trans

Infecção gonocócica não complicada (uretra, colo de útero, reto e faringe)	Ceftriaxona 500 mg, IM, dose única + Azitromicina 500 mg, 2 cp, VO, dose única
Infecção gonocócica disseminada	Ceftriaxona 1 g IM ou EV ao dia, por 7 dias de tratamento + Azitromicina 500 mg, 2 cp, VO, dose única
Conjuntivite gonocócica no adulto	Ceftriaxona 1 g, IM, dose única
Infecção por clamídia	Azitromicina 500 mg, 2 cp, VO, dose única OU Doxiciclina 100 mg, VO, 2x/dia, por 7 dias (exceto gestantes)
Tricomoníase	Metronidazol 400 mg, 5 cp, VO, dose única (dose total de 2 g) OU Metronidazol 250 mg, 2 cp, VO, 2x/dia, por 7 dias
Vaginose bacteriana	Metronidazol 250 mg, 2 cp, VO, 2x/dia, por 7 dias OU Metronidazol gel vaginal 100 mg/g, um aplicador cheio via vaginal, à noite ao deitar-se, por 5 dias

cp: comprimido; EV: endovenoso; IM: intramuscular; VO: via oral. Fonte: Ministério da Saúde[19].

vens, o principal agente da infecção na prostatite é *E. coli*, possivelmente relacionada à prática do sexo anal sem preservativo, mas podendo ser causada por *N. gonorrhoeae* e *C. trachomatis*. Habitualmente o período de incubação é curto e existe a possibilidade de infecção em outros sítios, como conjuntiva, faringe e reto.

Prevenção

A principal forma de prevenção é o uso de métodos de barreira e gestão de risco. O rastreamento anual para clamídia (amostra de urina e *swab* de reto) e de gonorreia (amostra de urina, *swab* de reto e faringe) está indicado pelo Center of Disease Control and Prevention (CDC) para HsSHc, de acordo com o tipo de prática na qual não houve uso de preservativo[34]. Entretanto, ainda se discute a eficácia dessa estratégia para redução da prevalência dessas infecções na população.

Diagnóstico e tratamento

O diagnóstico é clínico-epidemiológico, podendo ser confirmada a etiologia da clamídia e gonococo colhidos por amostra de urina ou da secreção e analisado por métodos, como bacterioscopia, cultura e identificação por biologia molecular[23,35].

Nas uretrites gonocócicas o período de incubação é curto. O corrimento mucopurulento ou purulento é frequente, associado a prurido e dor uretral (nem sempre relacionada à micção), disúria e estrangúria (micção lenta e dolorosa). Em homens cis, mulheres trans e travestis, pode ocorrer balanite.

As uretrites não gonocócicas são causadas pelos outros agentes, sendo a *C. trachomatis* responsável por 50% dos casos. O período de incubação é mais longo, de 14 a 21 dias. Cursam com corrimentos mucoides discretos, disúria leve e intermitente. Se não tratada pode causar a síndrome uretro-conjuntivo-sinovial ou síndrome de Reiter. Em HcSHc a infecção por *Mycoplasma genitalium* deve ser levada em consideração também[36].

Complicações por infecção ascendente das uretrites podem ocasionar orquiepididimite, prostatite e estenose de uretra. A prostatite se manifesta desde sintomas pélvicos inespecíficos até casos mais graves com piúria, disúria, retenção urinária e febre. A orquiepididimite se apresenta por dor na palpação dos testículos e vesículas seminais[19].

O tratamento do corrimento das uretrites, orquiepididimites e prostatites estão descritos na Tabela 2.

Tabela 2 Tratamento do corrimento uretral em homens cis, mulheres trans e travestis não submetidas a neovulvovaginoplastia

Condição clínica	Primeira opção	Segunda opção
Uretrite sem identificação do agente etiológico	Ceftriaxona 500 mg, IM, dose única + Azitromicina 500 mg, 2 cp, VO, dose única	Ceftriaxona 500 mg, IM, dose única + Doxiciclina 100 mg, VO, 2x/dia, por 7 dias
Uretrite gonocócica ou demais infecções gonocócicas não complicadas (uretra, colo de útero, reto e faringe)	Ceftriaxona 500 mg, IM, dose única + Azitromicina 500 mg, 2 cp, VO, dose única	Não há
Uretrite não gonocócica	Azitromicina 500 mg, 2 cp, VO, dose única	Doxiciclina 100 mg, VO, 2x/dia, por 7 dias
Uretrite por clamídia	Azitromicina 500 mg, 2 cp, VO, dose única	Doxiciclina 100 mg, VO, 2x/dia, por 7 dias
Retratamento de infecções gonocócicas	Ceftriaxona 500 mg, IM, dose única + Azitromicina 500 mg, 4 cp, VO, dose única	Gentamicina 240 mg, IM, + Azitromicina 500 mg, 4 cp, VO, dose única
Uretrite por Trichomonas	Metronidazol 250 mg, 2 cp, VO, a cada 12 h, por 7 dias	Clindamicina 300 mg, VO, a cada 12 h, por 7 dias

cp: comprimido; EV: endovenoso; IM: intramuscular; VO: via oral. Fonte: Ministério da Saúde[19].

Situação prática	Como abordá-la
Mulher trans procura serviço médico por insistência da amiga, com quadro de corrimento uretral há 4 dias, mas que está diminuindo lentamente e com pouquíssima secreção no momento do atendimento. Ao exame, nota-se pequena quantidade de secreção purulenta na roupa íntima, além de quatro vesículas em corpo do pênis. A paciente refere que sempre tem essas lesões, pelo menos a cada 2 meses e que desaparecem depois de 1 semana.	Sugerir o tratamento empírico para corrimento uretral para *C. trachomatis* e *N. gonorrhoeae*. Oferecer tratamento de profilaxia para herpes genital de repetição e orientar ou reforçar a prevenção combinada para HIV e outras IST. Lesões de herpes genital ativa facilitam infecção pelo HIV.

ÚLCERAS

As principais IST que se manifestam como úlceras são herpes, sífilis, donovanose, linfogranuloma e cancro mole (ver Tabela 3). As lesões podem se localizar em região genital, oral e anal. Costumam se manifestar como lesões únicas ou múltiplas, podendo ser precedidas de vesículas ou pústulas, dolorosas ou não, apresentar ou não saída de secreção ou sangue e ter linfadenopatia regional.

Tabela 3 Principais patologias relacionadas a úlceras genitais

Infecção sexualmente transmissível	Agente etiológico	Tipo
Herpes	Herpes simples vírus tipo 2 (HSV-2)	Vírus
Sífilis	*Treponema pallidum*	Bactéria
Donovanose	*Klebsiella granulomatosis*	Bactéria
Linfogranuloma	*Chlamydia trachomatis*	Bactéria
Cancro mole	*Haemophilus ducreyi*	Bactéria

Prevenção

A principal forma de prevenção é o uso de método de barreira e evitar o contato sexual na presença de úlceras.

Diagnóstico e tratamento

O diagnóstico é eminentemente clínico. O tratamento pode ser realizado por abordagem sindrômica, conforme protocolo do Ministério da Saúde ou por investigação do agente causal, por amostra da úlcera para análise microscópica. Os diagnósticos diferenciais com lesões não relacionadas a IST são dermatoses bolhosas, líquen plano, erupção fixa por drogas, outras infecções bacterianas ou fúngicas, traumas e neoplasia[19].

O cancro mole se manifesta após três a cinco dias da infecção. São lesões dolorosas, múltiplas, com contornos eritemato-edematosos e fundo com exsudato necrótico e odor fétido. Sangra facilmente. Em pessoas com pênis, metade dos casos atinge os linfonodos inguinais devido à drenagem linfática, ocasionando tumefação e fistulização com orifício único (50% dos casos). A drenagem pode ser indicada para alívio da dor com agulha de grosso calibre, sendo contraindicada a incisão com drenagem ou excisão dos linfonodos. O tratamento é feito com 2 comprimidos de 500 mg de azitromicina em dose única para o paciente e para todas as parcerias dos últimos 90 dias, mesmo que assintomáticas[19].

O linfogranuloma se manifesta principalmente por linfadenopatia inguinal ou femoral. Ocorre em três fases: inoculação, disseminação e sequelas. A inoculação se apresenta com pápula ou pústula indolor que desaparece sem deixar sequela. Após seis semanas, ocorre fase de disseminação linfática, com manifestação de linfadenopatia inguinal (em pessoas com pênis) e, em pessoas com vagina, dependente do local da lesão. A terceira fase, das sequelas, ocorre comprometimento linfonodal, com fistulização múltipla, estenose uretral, fístulas vaginais e retais, elefantíase e sintomas sistêmicos como febre e anorexia. Na região anal pode ser responsável por proctite ou proctocolite hemorrágicas, e na região orogenital, glossite ulcerativa difusa. O tratamento está recomendado com doxiciclina 100 mg, 1 comprimido por dia, por 21 dias. As parcerias dos últimos 90 dias devem ser convocadas para avaliação. No caso de apresentarem sintomas, indica-se o mesmo tratamento, mas para as parcerias assintomáticas, pode se prescrever azitromicina 500 mg, 2 comprimidos, em dose única[19].

Donovanose é uma IST crônica de baixa transmissibilidade, mais frequente em regiões tropicais. As lesões são úlceras de borda plana ou hipertrófica, bem delimitadas, com fundo granuloso e sangramento fácil. As úlceras costumam ser múltiplas e "em espelho", principalmente em dobras e na região anal. Deve ser suspeitada quando as lesões genitais ou anais têm duração maior que 4 semanas, quando também deve ser realizada a biópsia para realizar o diferencial com neoplasias. Não é necessário o tratamento das parcerias devido à baixa infectividade[19].

A lesão da sífilis primária, denominada cancro duro, aparece após 10 a 90 dias da infecção. A lesão é única, de base endurecida e de fundo limpo, bordas bem delimitadas e indolor. Desaparece após 3 a 8 semanas sem deixar cicatrizes. A associação com cancro mole é comum, denominado cancro misto de Rollet. O VDRL pode estar negativo no início da lesão, pois fica positiva após 5 a 6 semanas da infecção. A pesquisa de treponema por campo escuro pode ser indicada nessas situações e o VDRL e testes treponêmicos repetidos após 30 dias[37]. O tratamento deve ser realizado conforme discutido na seção sobre sífilis neste capítulo[19].

PROCTITE

Proctite é a inflamação da mucosa do reto[38]. Os agentes mais comuns envolvidos são *C. trachomatis*, herpes simples, *T. pallidum* e *N. gonorrhoeae*. Os sinais e sintomas e sua intensidade são variáveis. Desde constipação e tenesmo (sensação de espasmo e de evacuar mesmo sem fezes no reto) até dor apenas para evacuar ou contínua (62%), sangramento sem dor (73%) ou saída de secreção mucopurulenta pelo reto (58%)[19]. Quando a causa é gonorreia ou herpes pode haver dor intensa na região anal. Os principais diagnósticos diferenciais não infecciosos são doença inflamatória intestinal, alergia alimentar e lesão mecânica ou por radioterapia.

A anamnese deve incluir o questionamento sobre relação sexual anal receptiva sem preservativo. O exame físico externo pode não mostrar lesões ou corrimento. A anuscopia não é obrigatória, mas pode ser necessária para realizar diagnósticos diferenciais em quadros atípicos[19].

Prevenção

Recomendam-se estratégias de prevenção combinada, com proteção de barreira para contato ânus-boca, ânus-pênis e ânus-dedos, sendo orientado que a lubrificação com saliva pode estar relacionada a transmissão de clamídia e gonococo.

Nos protocolos de IST do MS, está recomendado o rastreamento semestral por biologia molecular de *C. trachomatis* e *N. gonorrhoeae* em pessoas assintomáticas e que tem relação anal receptiva sem preservativo[19].

Diagnóstico e tratamento

A investigação clínica diante de um quadro de proctite deve ser realizada com a coleta de *swab* para pesquisa por meio de biologia molecular para *C. trachomatis*, *N. gonorrhoeae* e para cultura de gonococo com antibiograma, a fim de avaliar a sensibilidade aos antibióticos. Na ausência de apoio laboratorial rápido e prático, deve-se realizar o tratamento empírico para esses agentes, que são os mais comumente envolvidos. A anuscopia não está recomendada logo na primeira abordagem, mas em casos mais graves ou refratários aos tratamentos e pesquisas laboratoriais deve ser indicada.

O tratamento preferencial é realizado com ceftriaxona em dose única de 500 mg por via intramuscular, associada à 1 grama de azitromicina, via oral, em dose única. Como alternativa é possível a associação da ceftriaxona com a doxiciclina, na posologia de 100 mg, a cada 12 horas, durante 10 dias. As parcerias com contato até 60 dias do diagnóstico devem ser convocadas. As sintomáticas devem ser tratadas com o mesmo esquema e as assintomáticas rastreadas com *swab* de acordo com as práticas sexuais[19].

PROCTOCOLITE E ENTERITE

As proctocolites e enterites podem ser consideradas IST quando relacionadas às práticas sexuais oro-anais.

Proctocolite é a inflamação da mucosa retal e do cólon. Os principais parasitas encontrados são *Entamoeba histolytica*, *Campylobacter species*, *Salmonella* sp, *Shigella* sp[19], *Cryptosporidium* e *Brachyspira* sp[38]. O quadro clínico é semelhante ao da proctite, podendo apresentar também diarreia e dores abdominais, em decorrência do comprometimento do cólon[19]. A espiroquetose tem maior incidência em HcSHc e homens com HIV, sendo mais sintomática nesses grupos[38].

Enterite é a inflamação do duodeno, jejuno e/ou íleo, tendo como agente infeccioso mais comum a *Giardia lamblia*. A apresentação clínica varia em intensidade, sendo caracterizada por sinais e sintomas altos, como diarreia e dores abdominais, sem os sinais e sintomas baixos das proctites e proctocolites. A hepatite A também pode causar sintomas de enterite[19].

Prevenção

A prevenção deve ser realizada com instruções de higiene, uso de métodos de barreiras e de lubrificantes adequados à base de água. A gestão de risco deve ser feita orientando-se sobre as vias de transmissão como o sexo oral-anal (*rimming*) e coprofilia (*scat*). Deve-se evitar compartilhar duchas higiênicas, enemas ou acessórios sexuais. Se houver prática de *fisting*, o uso de luvas deve ser recomendado. No caso de pessoas assintomáticas, evitar prática sexual anal enquanto durar o tratamento. Orientar a vacinação para hepatite A.

Diagnóstico e tratamento

Todas as pessoas sintomáticas com história de prática sexual receptiva sem uso de preservativo devem ter a região anal examinada para exclusão de sinais de proctite. Os exames devem ser direcionados para identificação do agente etiológico. Estão indicados a coleta de *swab* anal, protoparasitológico de fezes (com três amostras para garantir boa sensibilidade), coprocultura e pesquisa de agentes oportunistas nas fezes. Em casos recorrentes ou ausência de melhora com o tratamento empírico, poderá ser necessária a realização de colonoscopia com biópsia, para o diagnóstico das espiroquetoses[39].

O tratamento recomendado para giardíase, amebíase e espiroquetose é o metronidazol, por via oral, durante 7 dias. Para salmonella, shigella e campylobacter o tratamento é ciprofloxacina 500 mg, a cada 12 horas, por 3 a 7 dias. De acordo com o agente encontrado, as parcerias e familiares devem ser investigados e tratados.

CONSIDERAÇÕES FINAIS

As IST costumam ser um tema frequente quando se aborda sobre saúde LGBTQIA+, entretanto, frequentemente focado nas práticas sexuais de homens cis gays. Mesmo nessas situações, algumas campanhas de prevenção costumam gerar medo ao invés de promoverem a autonomia e escolha responsável das pessoas. São escassos os estudos sobre métodos de prevenção para a prática ânus-boca, ânus-dedo, vulva-vulva e vulva-dedo. Os dados epidemiológicos sobre IST na população LGBTQIA+ brasileira são poucos e nem sempre as fichas de notificação são preenchidas adequadamente em relação à identidade de gênero e orientação sexual, ocasionando perda de material para pesquisas. As políticas de saúde devem incentivar estudos sobre cada um dos segmentos das populações LGBTQIA+ a fim de elaborar estratégias que sejam mais eficientes e que promovam os direitos sexuais e reprodutivos.

Erros comuns	Como evitá-los
Não considerar IST em mulheres lésbicas e bissexuais.	Reconhecer que o fato de não haver relação pênis-vagina não impede que essas mulheres tenham IST e, portanto, as orientações, o rastreamento e o tratamento devem ser realizados rotineiramente.
Deixar de orientar formas de prevenção de IST para a população LGBTQIA+ de acordo com suas especificidades.	Profissionais da saúde devem estar atualizados sobre programas de prevenção específicos para pessoas LGBTQIA+ oferecidos pelo Ministérios da Saúde, assim como dar orientações de acordo com as práticas sexuais específicas de cada indivíduo.
Não prescrever vacinação e não orientar métodos preventivos no intuito de evitar a relação sexual entre adolescentes.	Saber que o desenvolvimento da sexualidade faz parte da adolescência e que experiências acontecerão, independentemente de terem recebido ou não as vacinas e as orientações adequadas. Não fazê-lo aumenta o risco de IST em adolescentes.
Considerar que o diagnóstico de IST está relacionado com promiscuidade.	Reconhecer que qualquer pessoa com vida sexual ativa está sujeita a contrair IST e, portanto, deve receber toda a orientação necessária.

Material complementar

- *Cartilha Transexualidade e Travestilidade na Saúde. Ministério da Saúde, 2015.* Disponível em https://antrabrasil.files.wordpress.com/2020/03/transexualidade_travestilidade_saude.pdf
- *Cartilha Saúde do homem trans e pessoas transmasculinas* – Rede trans
- *Velcro seguro.* Disponível em: https://www.instagram.com/p/B6LfHNkn4mc/ https://drive.google.com/drive/u/3/folders/1KKY7_YAR5xGfTQlmMB-gPkcw_nzIwLvM
- *Esta guia el la polla.* Disponível em: www.sidastudi.org/es/registro/2c9391e41fb402cc011fb4534ffb5d1f
- *Esta guia va de culo.* Disponível em: http://www.sidastudi.org/es/registro/2c9391e41fb402cc011fb4534f7a5d1e

Filmes

- *Cobaias* (Anasazi Productions; 1997). Baseado no *Estudo Tuskegee de sífilis não-tratada em homens negros.*
- *The Quiet Duel* (direção: Akira Kurosawa; 1949).

REFERÊNCIAS BIBLIOGRÁFICAS

1. Takemoto MLS, Menezes MO, Polido CBA, Santos DS, Lonello VM, Magalhães CG, et al. Prevalence of sexually transmitted infections and bacterial vaginosis among lesbian women: systematic review and recommendations to improve care. Cad Saúde Pública. 2019;35(3):e00118118.
2. Folaranmi TA, Kretz CB, Kamiya H, MacNeil JR, Whaley MJ, Blain A, et al. Increased risk for meningococcal disease among men who have sex with men in the United States, 2012-2015. Clin Infect Dis. 2017;65(5):756-63.
3. Paz-Bailey G, Rosenberg ES, Doyle K, Munoz-Jordan J, Santiago GA, Klein L, et al. Persistence of Zika virus in body fluids. N Eng J Med. 2018;379(13):1234-43.
4. Herbst JH, Jacobs ED, Finlayson TJ, McKleroy VS, Neumann MS, Crepaz N, et al. Estimating HIV prevalence and risk behaviors of transgender persons in the United States: a systematic review. AIDS Behav. 2008;12(1):1.
5. Ignacio MA. Prevalência de infecções sexualmente transmissíveis e de alterações da microbiota vaginal e fatores associados em mulheres que fazem sexo com mulheres. [Dissertação]. Botucatu: Universidade Estadual Paulista Júlio de Mesquita Filho; 2016.
6. Andrade J, Ignacio MA, Freitas APF, Parada CMGL, Duarte MTC. Vulnerabilidade de mulheres que fazem sexo com mulheres às infecções sexualmente transmissíveis. Cienc saúde coletiva. 2020;25(10). Disponível em: www.cienciaesaudecoletiva.com.br/artigos/vulnerabilidade-de-mulheres-que-fazem-sexo-com-mulheres-as-infeccoes-sexualmente-transmissiveis/17132?id=17132 (acesso 7 set 2020).
7. Henning KJ, Bell E, Braun J, Barker ND. A community-wide outbreak of hepatitis A: risk factors for infection among homosexual and bisexual men. Am J Med. 1995;99:132-6.
8. Ndumbi P, Freidl GS, Williams CJ, Mårdh O, Varela C, Avellón A, et al. Hepatitis A outbreak disproportionately affecting men who have sex with men (MSM) in the European Union and European Economic Area, jun 2016 a mai 2017. Eurosurveillance. 2018;23(33):1700641.
9. São Paulo/SES/CCD/CVE. Informe técnico – aumento de casos de hepatite A no estado de São Paulo. 2017. Disponível em: http://nhe.fmrp.usp.br/wp-content/uploads/2017/07/informe_tecnico_hepatite_a.pdf (acesso 7 set 2020).
10. Alberts CJ, Boyd A, Bruisten SM, Heijman T, Hogewoning A, Van Rooijen M, et al. Hepatitis A incidence, seroprevalence, and vaccination decision among MSM in Amsterdam, the Netherlands. Vaccine. 2019;37(21):2849-56.
11. Brasil/MS/SVS/DIAHS/CGVP/COVIG. Nota informativa n. 10/2018 – Ampliação da indicação do uso da vacina Hepatite A para pessoas que tenham prática sexual com contato oral-anal (com priorização de gays e homens que fazem sexo com homens). Disponível em: http://www.aids.gov.br/pt-br/legislacao/nota-informativa-no-102018-covigcgvpdiahvsvs-ms (acesso 16 fev 2020).
12. Brasil/MS/SVS/DCCI. Boletim epidemiológico 17 – Hepatites virais 2019. Brasília: Ministério da Saúde; 2019.
13. Center for Disease Control and Prevention. Hepatitis B. 2020. Disponível em: www.cdc.gov/HEPATITIS/HBV (acesso em 7 set 2020).
14. Brasil/MS/SVS/DDAHV. Protocolo clínico e diretrizes terapêuticas para hepatite B e coinfecções. Brasília: Ministério da Saúde; 2017. Disponível em: http://www.aids.gov.br/pt-br/pub/2016/protocolo-clinico-e-diretrizes-terapeuticas-para-hepatite-b-e-coinfeccoes (acesso 24 fev 2020).
15. Brasil/MS/SVS/DDAHV. Protocolo clínico e diretrizes terapêuticas para hepatite C e coinfecções. Brasília: Ministério da Saúde; 2019. Disponível em http://www.aids.gov.br/pt-br/pub/2017/protocolo-clinico-e-diretrizes-terapeuticas-para-hepatite-c-e-coinfeccoes (acesso 1 mar 2020).
16. Yaphe S, Bozinoff N, Kyle R, Shivkumar S, Pai NP, Klein M. Incidence of acute hepatitis C virus infection among men who have sex with men with and without HIV infection: a systematic review. Sex Transmitted Infec. 2012;88(7):558-64.
17. Gras J, Mahjoub N, Charreau I, Cotte L, Tremblay C, Chas J, et al. Early diagnosis and risk factors of acute hepatitis C in high-risk MSM on preexposure prophylaxis. IPERGAY Study Group. AIDS. 2020;34(1):47-52.

18. Page EE, Nelson M. Hepatitis C and sex. Clin Med Londres. 2016; 16(2):189-92.
19. Brasil/MS/SVS/DDCC-IST. Protocolo clínico e diretrizes terapêuticas para atenção integral às pessoas com infecções sexualmente transmissíveis. Brasília: Ministério da Saúde; 2019. Disponível em: http://www.aids.gov.br/pt-br/pub/2015/protocolo-clinico-e-diretrizes-terapeuticas-para-atencao-integral-pessoas-com-inreccoes (acesso 24 fev 2020).
20. Brasil/MS/SVS/DCCI/SVS. Boletim epidemiológico – Sífilis. Brasília: Ministério da Saúde; 2019.
21. Center for Disease Control and Prevention. Sexually transmitted disease survellance 2018. Syphilis. Disponível em: https://www.cdc.gov/std/stats18/syphilis.htm (acesso 7 set 2020).
22. Nuttbrock L, Bockting W, Rosenblum A, Hwahng S, Mason M, Macri M, et al. Gender abuse, depressive symptoms, and HIV and other sexually transmitted infections among male-to-female transgender persons: a three-year prospective study. Am J Public Health. 2013;103(2):300.
23. Center for Disease Control and Prevention. 2015 Sexually Transmitted Diseases Treatment Guidelines – Special Populations. 2015. Disponível em www.cdc.gov/std/tg2015/specialpops.htm#WSW (acesso 7 set 2020).
24. Ryndock EJ, Meyers C. Editorial: a risk for non-sexual transmission of human papillomavirus? J Expert Review Anti-infective Ther. 2014. Disponível em www.tandfonline.com/doi/full/10.1586/14787210.2014.959497 (acesso 7 set 2020).
25. D'Souza G, Wiley DJ, Li X, Chmiel JS, Margolick JB, Cranston RD, et al. Incidence and epidemiology of anal cancer in the Multicenter AIDS Cohort Study (MACS). J Acquired Immune Deficiency Synd. 2008;48(4):491.
26. Goggin P, Sauvageau C, Gilca V, Defay F, Lambert G, Mathieu-C S, et al. Low prevalence of vaccine-type HPV infections in young women following the implementation of a school-based and catch-up vaccination in Quebec, Canada. Hum Vaccin Immunother. 2018;14(1):118-23.
27. Aberg JA, Gallant J, Ghanem KG, Emmanuel P, Zingman BS, Horberg MA. Primary care guidelines for the management of persons infected with HIV: 2013 update by the HIV Medicine Association of the Infectious Disease Society of America. Clin Infectious Dis. 2014;58(1):1-10.
28. Looker KJ, Magaret AS, May MT, Turner KME, Vickerman P, Gottlieb SL, et al. Global and regional estimates of prevalent and incident herpes simplex virus type 1 infections in 2012. PLoS One 2015;10:e0140765.
29. Jin F, Prestage GP, Mao L, Kippax SC, Pell CM, Donovan B, et al. Transmission of herpes simplex virus types 1 and 2 in a prospective cohort of HIV-negative gay men: the health in men study. J Infect Dis. 2006;194:561.
30. Wald A, Link K. Risk of human immunodeficiency virus infection in herpes simplex virus type 2-seropositive persons: a meta-analysis. J Infect Dis. 2002;185(1):45-52.
31. Cernik C, Gallina K, Brodell RT. The treatment of herpes simplex infections: an evidence-based review. Arch Internal Med. 2008;168(11):1137-44.
32. Corey L, Bodsworth, N, Mindel A, Patel R. An update on short-course episodic and prevention therapies for herpes genitalis. Herpes. 2007;14(Suppl.1):5A.
33. Weyers S, De Sutter P, Hoebeke S, Monstrey G, Sjoen GT, Verstraelen H, et al. Gynaecological aspects of the treatment and follow-up of transsexual men and women. Facts, views & vision in ObGyn. 2010;2(1):35.
34. Center for Disease Control and Prevention. Sexually transmitted diseases treatment guidelines. Screening recommendations and considerations referenced in treatment guidelines and original sources. 2015. Disponível em: www.cdc.gov/std/tg2015/screening-recommendations.htm (acesso 7 set 2020).
35. Organização Mundial da Saúde/Ministério da Saúde. Diagnóstico laboratorial do diagnóstico de doenças sexualmente transmissíveis, incluindo o vírus da imunodeficiência humana, 2013. Disponível em: https://apps.who.int/iris/bitstream/handle/10665/85343/9789241505840_por.pdf?sequence=7&isAllowed=y (acesso 24 fev 2020).
36. Horner PJ, Martin DH. Mycoplasma genitalium infection in men. J Infect Dis. 2017;216(Suppl 2):S396-S405.
37. Avelleira JC, Bottino G. Sífilis: diagnóstico, tratamento e controle. An Bras Dermatol. 2006;81(2):111-26.
38. Nadal LR, Nadal SR. Intestinal spirochetosis. J Coloproctol (Rio de Janeiro). 2011;31(4):405-6.
39. Mayer KH. Sexually transmitted diseases in men who have sex with men. Clin Infect Dis. 2011;53(Suppl3):S79.

45
Síndromes depressivas e ansiosas

Bruno Forato Branquinho
Leandro Augusto Pinto Benedito
Saulo Vito Ciasca

Aspectos-chave

- A população LGBTQIA+ apresenta uma maior prevalência de síndromes depressivas e ansiosas em comparação à população cis e heterossexual.
- Vivências de preconceito, rejeição, estigma, autoestigma, maior fragilidade das relações interpessoais e das relações familiares são algumas das vulnerabilidades específicas da população LGBTQIA+ para sintomas depressivos e ansiosos.
- Vínculos de amizade dentro da própria comunidade LGBTQIA+ se constituem como fatores de resiliência para essa população.
- O transtorno de ansiedade social, fobia específica e depressão são os diagnósticos em saúde mental mais comuns na população LGBTQIA+.
- A abordagem psicossocial dos transtornos mentais deve levar em conta aspectos específicos da vivência da população LGBTQIA+, como identidade, preconceito e estigma.

INTRODUÇÃO

A Organização Mundial da Saúde (OMS) estima que 264 milhões de pessoas vivem com depressão em 2020[1], sendo no Brasil uma prevalência de 8% nos últimos 12 meses e 17% ao longo da vida. É a principal causa de incapacitação para o trabalho, além de ser a principal causa de morte por suicídio. Os transtornos ansiosos são os transtornos mentais mais comuns na população (28%) e compreendem o transtorno de ansiedade generalizada (TAG), transtorno do pânico, transtorno de ansiedade social e fobia específica. Neste capítulo, por semelhanças psicopatológicas, serão também abordados os transtornos de estresse pós-traumático, adaptativo, do estresse agudo e obsessivo-compulsivo (TOC)[2].

Há aproximadamente 22 milhões de pessoas que se consideram LGBTQIA+ no Brasil. Esse número é possivelmente subestimado, dado que, devido ao preconceito, muitas pessoas ainda preferem não revelar sua orientação sexual e/ou sua identidade de gênero. Mesmo com os recentes avanços em relação à aceitação e ao tratamento igualitário dos indivíduos LGBTQIA+, como o casamento entre pessoas do mesmo gênero e o direito das pessoas trans de retificação de nome e sexo em documentos, o *status* de minoria sexual e de gênero ainda é associado a riscos ao bem-estar físico e mental desses indivíduos[3].

Historicamente, a população LGBTQIA+ no Brasil e no mundo foi pouco estudada numa perspectiva de pesquisa demográfica. Até pouco tempo atrás, os estudos não incluíam perguntas relativas à orientação sexual e/ou identidade de gênero, o que contribui para a escassez de informações sobre sua saúde. No Brasil, ainda há pouquíssimos estudos sobre a população LGBTQIA+ e sua saúde mental. Dentro desse grupo, alguns subgrupos possuem ainda menos visibilidade na pesquisa acadêmica relacionada ao assunto, como é o caso das travestis e das pessoas intersexo.

MODELO DO ESTRESSE DE MINORIAS

O modelo do estresse de minorias fornece uma abordagem conceitual para entender as disparidades de saúde relacionadas à população LGBTQIA+. De acordo com esse modelo, as minorias sexuais experienciam, ao longo de suas vidas, estressores específicos e crônicos (p. ex., homofobia internalizada), o que estaria relacionado aos efeitos danosos a sua saúde mental[4]. Quando um indivíduo é pertencente a uma minoria, numa sociedade discriminatória e estigmatizante, o conflito entre ele e a cultura dominante pode ser oneroso, sendo o estresse resultante significativo.

O modelo de estresse de minorias pressupõe que as pessoas LGBTQIA+ estão submetidas a um estresse adicional em relação aos experienciados pela população geral. Esse estresse é relativamente estável ao longo do tempo, relacionado às estruturas sociais e culturais, partindo de processos, instituições e estruturas da sociedade e não de eventos ou condições individuais. O modelo descreve três grandes grupos relacionados ao estresse: LGBTIfobia internalizada, estigma e experiências de violência e preconceito[5].

LGBTIFOBIA INTERNALIZADA

A LGBTIfobia internalizada refere-se ao direcionamento a si mesmo das atitudes negativas da sociedade. Mesmo antes de perceber sua própria diversidade, as pessoas LGBTQIA+ internalizam atitudes discriminatórias presentes na sociedade dominante, para quem a cis heterossexualidade é a norma, o "correto". Devido ao impacto dessas experiências e atitudes precoces e à sua exposição contínua, a LGBTIfobia internalizada tende a permanecer como um fator importante no psicológico de uma pessoa LGBTQIA+ ao longo de sua vida. Pode manifestar alguns sintomas, como pode ser observado no Quadro 1.

Quadro 1 Sintomas da LGBTIfobia internalizada

Negação da própria identidade de gênero ou orientação sexual
Falta de reconhecimento das próprias atrações sexuais e românticas
Tentativas de mudar a própria identidade de gênero ou orientação sexual
Tentativas de passar por heterossexual e/ou cisgênero, podendo se relacionar e casar com outras pessoas de outro gênero para ter aceitação social
Sentir que nunca é "suficientemente bom/boa", com maior tendência a perfeccionismo
Pensamentos obsessivos e/ou compulsivos a respeito da identidade de gênero e orientação sexual
Crescente medo e afastamento de amigos e familiares
Fraco sucesso escolar e/ou profissional, ou sucesso excepcional, como forma de compensação, para ser aceito ou reconhecido
Desenvolvimento emocional e/ou cognitivo atrasado
Baixa autoestima e imagem negativa do próprio corpo
Desprezo pelos membros considerados mais "assumidos" e "óbvios" da comunidade LGBTQIA+ ou por aqueles que já saíram do armário ou fizeram transição social de gênero
Projeção de preconceitos em outro grupo alvo (reforçado pelos preconceitos já existentes na sociedade)
Tornar-se psicológica ou fisicamente abusivo
Permanecer em um relacionamento abusivo
Rebaixar-se ou desvalorizar-se perante outra pessoa
Colocar-se vulnerável e permissivo demais, como busca de aceitação, carinho e afeto
Controle contínuo dos seus comportamentos, maneirismos, crenças e ideias
Fazer chacotas por meio de mímicas exageradas dos estereótipos negativos da sociedade em relação às pessoas LGBTQIA+
Vergonha, raiva, defensividade e ressentimento
Ansiedade e depressão

Fonte: adaptado de Antunes, 2016[6].

ESTIGMA

Para um indivíduo LGBTQIA+, crescer e viver em uma sociedade preconceituosa, na qual ele sabe que terá problemas ao revelar sua orientação sexual e/ou identidade de gênero, pode trazer impactos negativos sobre sua saúde mental.

Erving Goffman, cientista social e antropólogo canadense, discute em seu livro *Estigma: notas sobre a manipulação da identidade deteriorada*[7] sobre a ansiedade com que as pessoas estigmatizadas tendem a lidar em suas interações sociais. Esses indivíduos "podem perceber, de uma forma habitualmente correta, que, independente do que os outros digam, eles não o aceitam realmente e não o consideram 'igual' a eles". O receio de que os outros possam desrespeitá-lo ou atacá-lo devido a algo que ele é significa que esse indivíduo está sempre inseguro quando em contato com outras pessoas, sempre com medo de que algo possa lhe acontecer. Essa vigilância constante pode ser um dos traços que pessoas pertencentes a minorias podem desenvolver.

Um alto nível de estigma percebido levaria a uma hipervigilância, assim como altas expectativas de rejeição, discriminação e violência, e uma sensação constante de medo e desconfiança. Essa vigilância crônica exige o gasto de energias e recursos consideráveis para se adaptar ao meio. Algumas técnicas utilizadas para se adaptar, por exemplo, seriam a de tentar "se esconder" para não serem notados entre as pessoas ou monitoramento constante de suas atitudes, modos de vestir, andar, falar, tudo para que os outros não "descubram" sua condição de LGBTQIA+.

Intersecções com outras identidades estigmatizadas (devido à raça/etnia, idade, classe social, *status* de cidadania) leva a diferentes formas de discriminação em diversos contextos. Ter múltiplas identidades minoritárias pode levar a maior exposição à violência e estigmas que resultam em piores desfechos em saúde mental[8]. Por exemplo, dentre homens cis gays e negros, há a sobreposição de estigmas: de que é menos capaz intelectualmente, é considerado objeto sexual (hipersexualizado), tem que estar sempre disponível sexualmente como "ativo" (por ser homem e negro), tem que ter "pênis grande", sendo excluído do ambiente tanto entre gays como entre os negros[9].

EXPERIÊNCIAS DE VIOLÊNCIA E PRECONCEITO

As experiências de violência e preconceito sofridas pela população LGBTQIA+ acontecem desde muito cedo e são as formas explícitas de estresse de minoria. *Bullying* na escola, agressões físicas e verbais no ambiente doméstico ou fora dele, vivência de menos direitos e privilégios que os cidadãos cis e heterossexuais, são experiências vividas pela população LGBTQIA+ que têm efeitos negativos sobre a saúde mental.

A somatória dos efeitos da LGBTIfobia internalizada, o estigma, a violência e o preconceito sobre a saúde mental, foi testada num estudo com 741 homens cis gays na cidade de Nova Iorque e os resultados confirmaram, como previsto, que os grupos de estresse, considerados independentemente ou como um conjunto, estavam associados a problemas de saúde mental[10]. As estimativas de risco relativo sugeriram que altos níveis de estresse de minoria aumentam em 2 a 3 vezes o risco para algum transtorno mental. Um estudo com 496 cis lésbicas encontrou que experiências de discriminação e fatores proximais de estresse de minorias (atitudes negativas internalizadas) estavam associadas a ansiedade social aumentada. No caso, encontrou-se relação entre a ansiedade social com a vergonha do próprio corpo e compulsão alimentar[11].

Em pessoas trans, experiências de violência e preconceito são muito frequentes. Uma pesquisa com 859 pessoas trans na Austrália demonstrou altos níveis de sofrimento mental, com 3 em cada 4 pessoas com diagnóstico de depressão e/ou ansiedade (74,6 e 72,2%, respectivamente). Esse quadro foi associado a experiências negativas, como vivências de rejeição (89%), acomodações precárias (22%), *bullying* na escola (74%) e discriminação (68,9%)[12].

A Tabela 1 elenca fatores que podem aumentar (vulnerabilidade) ou diminuir (resiliência) as chances dos indivíduos LGBTQIA+ desenvolverem transtornos ou piorarem seu estado de saúde mental.

Tabela 1 Fatores de vulnerabilidade e de resiliência

Fatores de vulnerabilidade	Fatores de resiliência
▪ Situação socioeconômica ruim ▪ Desemprego ▪ Pouca educação ▪ Viver com HIV ▪ Rejeição familiar ▪ Experiências de discriminação e violência na infância ▪ LGBTIfobia internalizada (não aceitação de si mesmo) ▪ Experiências de racismo pela cor, etnia ou procedência ▪ Experiências de violência doméstica	▪ Rede de apoio e solidariedade do grupo minoritário ▪ Aceitação familiar ▪ Boa situação socioeconômica ▪ Relacionamentos amorosos ▪ Boa autoaceitação de sua identidade. ▪ Acesso a serviços para modificações corporais (no caso de população trans) ▪ Completar o ensino médio ▪ Crenças espirituais ▪ Orgulho identitário ▪ Estar no processo de transição de gênero, quando desejado ▪ Treinamento de profissionais para o acompanhamento de pessoas LGBTQIA+ ▪ Ativismo e *advocacy*

Fonte: Daley et al., 2008[8]; Su, 2016[13]; Cochram, 2009[14]; Ryan, 2020[15]; Gamarel et al., 2014[16]; Johnson, 2019[17].

DIAGNÓSTICO, ABORDAGEM E MANEJO DE TRANSTORNOS ESPECÍFICOS

A maior parte dos estudos sobre a saúde mental da população LGBTQIA+ não trata as síndromes ansiosas e depressivas do ponto de vista diagnóstico, parte da utilização de escalas que mensuram a sintomatologia e o sofrimento psíquico de uma forma geral. Nas poucas pesquisas existentes, a população LGBTQIA+ é considerada como uma massa homogênea, sem caracterizar distinção entre si. Quando há, ocorre uma hegemonia de estudos focados na saúde mental do homem cis gay, com menos dados encontrados em relação a mulheres cis lésbicas, menos ainda sobre homens e mulheres bissexuais e sobre os indivíduos transgêneros, travestis e intersexo.

DEPRESSÃO

A depressão é um transtorno de humor caracterizado por humor depressivo e perda no prazer de realizar as atividades, associado a uma miríade de sintomas cognitivos, comportamentais e neurovegetativos persistentes ao longo de um tempo[11]. Dentre eles, estão perda ou ganho significativo de peso ou alterações do apetite, insônia ou hipersônia, agitação ou retardo psicomotor, fadiga ou perda de energia, sentimentos de inutilidade e culpa excessivos, redução da concentração, pensamentos de morte e ideação suicida.

Dentro da comunidade LGB, a população bissexual é a que apresenta a maior prevalência de um episódio depressivo ao longo da vida, com mulheres cis bissexuais superando 35% e homens cis bissexuais 30%[18]. Isso provavelmente se deve, pelo menos em parte, ao duplo estigma a que essa população está sujeita, tanto por parte de seus pares heterossexuais, como homossexuais.

Em uma amostra norte-americana, mulheres cis lésbicas são as que apresentam menor diferença em relação aos cis heterossexuais, com prevalência cerca de 1,4 vezes maior de depressão[18]. Enquanto isso, apesar de mulheres serem usualmente mais afetadas pela depressão do que homens, homens cis gays têm prevalência alta para um episódio depressivo, de cerca de 20% ao longo da vida, quase 2,4 vezes maior que homens cis heterossexuais[18].

Nos indivíduos transgênero, a depressão é o principal transtorno mental, com prevalência ao longo da vida de até 44%, sendo maior em mulheres trans comparativamente a homens trans[19]. Esses dados incluem tanto a população adolescente mais velha, como a população adulta[20]. Apesar de em adolescentes transgênero os transtornos ansiosos serem mais frequentes que a depressão, a prevalência de casos desse transtorno de humor em faixas mais jovens chega a 20%[21]. Isso está associado à falta de suporte parental, com redução da intensidade e frequência dos sintomas depressivos nos que têm o apoio da família[22]. Nas crianças com vivências de variabilidade de gênero, as evidências mais recentes apontam que as que estão transicionadas socialmente e são apoiadas pela família não apresentam maiores níveis de depressão comparativamente a crianças cis[23]. O uso de hormônios sexuais reduz a chance de depressão para aqueles que pretendem modificações corporais. Pessoas trans que desejam o acompanhamento hormonal e não o obtém têm quatro vezes mais chances de depressão que a população geral[24].

O tratamento para a depressão de pessoas LGBTQIA+ deve ser pautado pelo padrão realizado para a população cis heterossexual, que envolve psicoeducação, psicoterapia, farmacoterapia e suporte social. Contudo, no âmbito psicossocial, é importante que sejam levados em conta e abordados os fatores de risco específicos que estão relacionados ao desenvolvimento e à manutenção do quadro depressivo, como o preconceito, o estigma, a violência e a rede de apoio, incluindo o suporte parental para crianças e adolescentes.

TRANSTORNO DE ANSIEDADE SOCIAL (FOBIA SOCIAL)

O transtorno de ansiedade social ou fobia social se caracteriza por medo ou ansiedade acentuados relacionados a situações sociais nas quais o indivíduo se preocupa em ser avaliado negativamente por outras pessoas, como em situações de interações sociais, em que esteja sendo observado (comendo, por exemplo) ou desempenhando atividades públicas, como discursar. Como consequência, um dos padrões de comportamento mais comuns para lidar com esse transtorno é a fuga/esquiva dessas situações[25].

Em pessoas LGB, lidar com a homofobia ao longo da vida leva a comportamentos que se assemelham a ansiedade social[26]. A hostilidade vivenciada produz padrões de ocultação da própria orientação sexual e evitação de situações que possam levar a rejeição ou violência[27,28]. Tanto a discriminação efetivamente sofrida como sua maior percepção estão relacionadas a sintomas de ansiedade social[29].

A prevalência do transtorno de ansiedade social em homens cis gays é aumentada em cerca de 2 a 3 vezes em relação aos cis heterossexuais, principalmente devido a uma maior ansiedade em situações, como interações sociais diretas, com um maior medo de rejeição e preocupação com avaliações negativas, mas não tanto em situações circunscritas, como ao falar em público ou comer em frente a outras pessoas[27]. Fatores de risco para a presença do diagnóstico nessa população incluem crenças negativas internalizadas, como a rejeição e a não aceitação de sua sexualidade. Isso predispõe a sintomas de ansiedade social em comparação aos que sentem orgulho de serem gays[27,28].

A ansiedade social possui efeitos deletérios e predispõe a outras patologias e fatores de risco, como depressão, obesidade e hipercolesterolemia. Há evidências de que o transtorno de ansiedade social está associado a uma maior prevalência de relações sexuais sem preservativo e de consumo de substâncias psicoativas nas relações sexuais, de modo a aplacar o medo da rejeição pela parceria[29].

Dada a escassez de estudos, aspectos da relação entre estresse de minorias e ansiedade tendem a ser generalizados para a população lésbica e bissexual. Entretanto, isso ainda precisaria ser confirmado por pesquisas, uma vez que a intersecção entre machismo e homofobia poderia trazer especificidades da ansiedade social em lésbicas, assim como a bifobia, em pessoas bissexuais[30].

Nos indivíduos transgênero o transtorno de ansiedade social chega a atingir 12% das pessoas[31]. O processo de transição social, com experimentação de vestimentas, acessórios e comportamentos de acordo com a expressão do gênero desejada e as intervenções relacionadas à transição de gênero, como a hormonização e as cirurgias, reduziram os níveis de ansiedade social[32].

Estigmas pela aparência representam um mecanismo possível no qual pessoas trans experienciam discriminação. A "passabilidade", ou seja, a chance da pessoa trans ser lida pela sociedade como cisgênero, pode ser motivo de sofrimento na medida em que aumenta a sensação de autorreferência da pessoa (sensação de que está sendo observada nos espaços públicos, e que as pessoas estão comentando ou rindo dela), se ela for menos "passável"[33]. Ser pouco "passável" predispõe à fobia social, pois a pessoa pode procurar não ficar em evidência em espaços públicos, na rua ou no transporte. Por outro lado, pessoas com maior "passabilidade" podem esconder seu *status* transgênero a fim de evitar exposição, como se recusar a falar em público por receio da voz ser muito grave ou aguda e revelar sua vivência trans.

O tratamento para o transtorno de ansiedade social na população LGBTQIA+ é o mesmo da população cis heterossexual: psicoterapia como primeira escolha, com mais estudos apontando o benefício da terapia cognitivo comportamental (TCC) e, em alguns casos, farmacoterapia. No entanto, para a população LGBTQIA+, é sugerida a integração de aspectos utilizados na terapia afirmativa, como adequação da linguagem e reconhecimento das vivências específicas e abordagem de assuntos, como identidade de gênero e sexual, preconceito e estigma[19,26].

É recomendável precaução durante a TCC, que prevê como parte do tratamento a exposição a situações que causam ansiedade. Apesar de a preocupação e a ansiedade ganharem dimensões desproporcionais, como muitas vezes elas são pautadas por um risco real que a população LGBTQIA+ tem de sofrer violência (verbal, psicológica e física), recomenda-se cautela ao colocar a pessoa em situações em que pode ser exposta socialmente[26,29,34]. Indica-se, em muitos casos, a abordagem em assuntos relacionados à saúde sexual e a assertividade no momento de relação íntima, pois é demonstrado que isso gera uma menor probabilidade do abuso de substâncias e de relações sem preservativo na população de homens gays e bissexuais com ansiedade social[29].

TRANSTORNO DE ANSIEDADE GENERALIZADA (TAG)

É caracterizado por preocupação crônica e persistente que é, ao mesmo tempo, incontrolável e aversiva, em diversas áreas (família, saúde, finanças e futuro). Há a presença de outros sintomas, como inquietação, fadiga crônica, dificuldade de se concentrar, tensão muscular, irritabilidade e perturbações do sono.

Os principais fatores associados a TAG em pessoas LGBTQIA+ são LGBTIfobia internalizada e discriminação percebida. Há poucos estudos sobre TAG em pessoas LGBTQIA+ na literatura, com a maioria deles utilizando generalizações para sintomas ansiosos em geral. Pessoas LGBTQIA+ têm 1,5 vezes maior risco de desenvolver sintomas ansiosos em comparação às cis heterossexuais[35]. Há uma maior prevalência na população de mulheres cis lésbicas em comparação com as heterossexuais[28]. Dentre pessoas trans, um estudo estimou a prevalência de 38% para transtornos ansiosos em comparação a homens cis (14%) e mulheres cis (30%)[36]. Um trabalho mostrou que os níveis de ansiedade em pessoas trans foram três vezes maiores que a população geral, sendo os homens trans mais ansiosos que as mulheres trans[37]. Traços de espectro autista encontrados nessa população podem ser decorrentes de altos níveis de ansiedade e baixa autoestima e não devido ao autismo, interferindo na interação social e insatisfações com imagem corporal devido à transfobia internalizada[38].

Situação da prática	Sugestão de abordagem
Homem de 24 anos, estudante de medicina, refere cefaleia recorrente, tontura, insônia e tensão muscular desde o início da adolescência. Conta, com dificuldade, que se percebeu homossexual aos 13 anos, com muito medo de que outras pessoas o descubram. Sempre teve ótimo desempenho na faculdade e fica muito angustiado quando não atinge as notas máximas, sempre se perguntando onde errou. Controla a maneira como olha para as pessoas, por medo de que o flagrem observando os meninos. Tem receio do julgamento do profissional e pede que o mesmo não revele sua condição para ninguém.	• Suspeitar e rastrear síndromes ansiosas e/ou depressivas quando a pessoa traz vários sintomas somáticos inespecíficos (cefaleia, tontura, tensão muscular) • Abordar assuntos referentes à diversidade sexual que podem estar relacionados: formação e desenvolvimento da identidade sexual, preconceito, estigma social, autoestigma e rede de suporte familiar e social • Identificar situações de vulnerabilidade relacionadas a baixa autoestima e promover assertividade durante os momentos de relação sexual • Ter cautela ao sugerir exposição às situações sociais que geram ansiedade. Levar em conta o risco de violência que o paciente pode sofrer caso exponha sua orientação em determinado contexto

A hormonização melhora sintomas depressivos e ansiosos em pessoas trans que a desejam. Uma pesquisa demonstrou que, após 18 meses de hormonização, houve redução de 20% dos sintomas depressivos. Entretanto, na ansiedade, o impacto da hormonização parece menor, pois esses sintomas estão mais associados a vivências de violência, discriminação e rejeição social que não necessariamente reduzem com o uso de hormônios[39].

A TAG é tratada com associação de psicoterapia com terapia farmacológica, como inibidores seletivos da recaptação da serotonina (ISRS) (escitalopram, fluoxetina, paroxetina e sertralina) ou inibidores da recaptação de serotonina e noradrenalina (duloxetina e venlafaxina). Benzodiazepínicos são efetivos na redução de sintomas ansiosos, porém têm uma relação dose-resposta associada a tolerância terapêutica, risco de dependência, sedação, sintomas cognitivos e aumento da mortalidade. Preconiza-se usá-los em tempo curto e apenas durante crises.

Hormônios sexuais podem interferir na capacidade de ligação do transportador de serotonina (SERT), fundamental na modulação do humor. Um estudo mostrou que o uso de testosterona em homens trans aumentou a ligação do SERT à serotonina, enquanto antiandrógenos e estrogênio reduziram-na. Níveis maiores de estrogênio aumentaram a ligação, representando um fator protetor para a redução causada pelo antiandrógeno. De fato, ISRS parece atuar melhor em mulheres cis na presença de estrogênio do que na sua ausência (com melhor eficácia na menacme e na pós-menopausa em terapia de reposição hormonal do que na menopausa sem reposição). Em pessoas trans, deve-se atentar aos efeitos de antidepressivos com uso concomitante de antiandrógeno, que pode ter efeito reduzido em decorrência da menor ligação do SERT[40].

TRANSTORNO DE ESTRESSE PÓS-TRAUMÁTICO (TEPT)

O TEPT ocorre após a exposição a um evento ou série de eventos traumáticos ou de ameaça à vida ou integridade. É caracterizado pelo desenvolvimento de sintomas de evitação a situações que lembrem o trauma, cognições negativas, entorpecimento emocional, desapego dos outros, hipervigilância e a revivência dos traumas de forma vívida por meio de memórias intrusivas, sonhos ou *flashbacks*[25].

A população LGBTQIA+ tem exposição maior a diversas formas de violência e eventos traumáticos ao longo da vida em comparação à população cis heterossexual, com maior frequência de abusos físico, psicológico e/ou sexual na infância, violência interpessoal, violência doméstica, perda de pessoas próximas e roubo[41,42]. Um estudo mostrou que aproximadamente 25% de homens cis gays e bissexuais e 20% de mulheres cis lésbicas e bissexuais dos EUA reportaram terem sido vítimas de tentativas e crimes de ódio baseados na orientação sexual, como agressão física, sexual, vandalismo ou roubo. Quase metade das pessoas LGB experienciaram assédio verbal e mais de 10% sofreu discriminação em abrigos ou no trabalho[43].

Um estudo verificou que comportamentos e preferências por atividades não padronizadas pela sociedade para o gênero (como gostos, brinquedos, brincadeiras, personagens e personalidades admiradas) antes dos 11 anos de idade estava associado a abusos e violência que foram responsáveis por um terço dos casos de TEPT na vida adulta de pessoas LGB[42].

Em mulheres cis lésbicas e bissexuais, vivências de lesbo/bifobia são preditores para culpa e cognições negativas relacionadas a si e ao mundo, que estão associadas ao trauma, e aumentam a gravidade de sintomas de TEPT[44].

Em pessoas trans, um estudo com 6 mil participantes mostrou que 63% reportavam experiências de discriminação que trouxeram prejuízos emocionais ou risco de morte[45]. Estimativas de prevalência de TEPT na população trans podem ir de 18% a 61%[46], com maior gravidade e frequência de entorpecimento emocional, evitação e hiperexcitação fisiológica. Pessoas trans estão expostas a mais eventos traumáticos múltiplos do que as cis. Um trabalho com 412 pessoas trans apontou prevalência de sintomas de TEPT de 44,4%, com cinco principais razões atribuídas à discriminação: identidade de gênero e/ou expressão de gênero (83,2%), o quanto a pessoa aparenta ser masculina ou feminina (78,6%), orientação sexual (68%), sexo reconhecido ao nascer (56,8%) e idade (43,5%). Nessa amostra, 26,5% tinha depressão associada e 18,5% fazia uso de mais de duas substâncias[46].

No TEPT indica-se a TCC focada no trauma, iniciada precocemente entre 1 e 6 meses após o evento traumático. Em pessoas LGBTQIA+, recomenda-se que toda terapia tenha uma abordagem afirmativa (ver Capítulo 24 – "Psicologia afirmativa e abordagens psicológicas"). *Mindfulness* reduz o nível de estresse ao cultivar a consciência e a aceitação dos comportamentos mentais disfuncionais, modificando a experiência emocional. Indica-se associação com ISRS, como sertralina e paroxetina, por 6 a 12 meses. Não se recomenda o uso de benzodiazepínicos, devido ao risco de aumento paradoxal do comportamento relacionado ao medo e dos sintomas de TEPT.

TRANSTORNO DE ESTRESSE AGUDO E TRANSTORNO DE ADAPTAÇÃO

Reação aguda ao estresse são sintomas que se manifestam até um mês após um evento traumático testemunhado ou vivenciado diretamente pela própria pessoa ou com um familiar ou amigo próximo. Pode incluir sintomas de intrusão, humor negativo, dissociação, evitação e excitação. Em populações LGBTQIA+ podem ser mais frequentes devido à maior presença de situações de violência e agressões. Transtorno de adaptação são sintomas emocionais ou comportamentais surgidos em resposta a um estressor identificável em até três meses anteriores. Causam sofrimento e prejuízo significativo do funcionamento social e não preenchem critérios para luto normal nem outros diagnósticos, como depressão ou ansiedade generalizada.

Reações agudas ao estresse e transtornos de adaptação são comumente associados à experiências de LGBTIfobia na população LGBTQIA+. Assim como estresses traumáticos agudos, microagressões (comunicações de preconceito e discriminação a partir de táticas aparentemente inofensivas) e intimidações crônicas e persistentes à própria identidade da pessoa LGBTQIA+ ameaçam as necessidades humanas fundamentais de confiança, compreensão, controle e pertencimento, com efeitos prejudiciais na saúde mental. Aumentam o risco de TEPT, ideação suicida, depressão e outros transtornos ansiosos[47].

Situação da prática	Sugestão de abordagem
Mulher lésbica, 40 anos, procura o serviço por dificuldade de sair de casa há dois meses, após ter sido vítima de estupro por um vizinho. Relata que ele a ameaçou com uma faca durante o ato e dizia que aquilo era para ela "aprender a ser mulher". Tem sono pouco repousante, com pesadelos frequentes que remetem à situação, e crises de ansiedades durante o dia. Sua libido está baixa e tem tido dificuldade de manter relações sexuais com a parceira.	Acolher a paciente e reconhecer na situação de violência sexual o determinante da lesbofobia. Notificar a situação de violência e abordar estratégias de proteção da violência, IST e gravidez indesejada. Encaminhar precocemente para a TCC, pois é mais efetiva quanto antes realizada, e pode ser associada ao tratamento farmacológico e *mindfulness*. Não administrar benzodiazepínico após o trauma agudo.

TRANSTORNO DE PÂNICO

O transtorno do pânico é caracterizado por ataques de pânico recorrentes que levam a sofrimento, prejuízo funcional significativo e preocupação intensa com futuros episódios. O ataque de pânico tem início abrupto, inesperado, alcança um pico em minutos, com a presença de sintomas, como taquicardia, palpitações, sudorese, tremores, sensação de falta de ar ou sufocamento, dor ou desconforto torácico, náusea ou desconforto abdominal, tontura, calafrios, parestesias, medo de perder o controle ou de morrer. Homens cis gays e bissexuais têm 4,7 vezes maior chance de satisfazerem critérios para transtorno de pânico que os cis heterossexuais. A prevalência desse diagnóstico ao longo da vida em pessoas trans é de 13,1% (5,7% em mulheres trans e 8,5% em homens trans)[48].

O tratamento do transtorno de pânico é similar ao de TAG, sendo que os ISRS e a venlafaxina são considerados medicamentos de primeira linha.

TRANSTORNO OBSESSIVO-COMPULSIVO (TOC)

Sintomas obsessivos são caracterizados por pensamentos, impulsos ou imagens mentais recorrentes, intrusivos e desagradáveis, de conteúdo considerado impróprio para a pessoa e que trazem sofrimento. Podem levar a compulsões, caracterizadas por atos motores e/ou mentais repetitivos, estereotipados e ritualizados, que são realizados para aliviar a ansiedade e angústia decorrentes das obsessões. No transtorno obsessivo-compulsivo, há a presença de obsessões, compulsões ou ambas, com considerável gasto de tempo ou causam sofrimento e/ou prejuízo significativos.

A prevalência de TOC na população trans é de 9,8%, consideravelmente maior que da população geral (1%)[48].

Pessoas que se identificam como heterossexuais podem desenvolver dúvidas de caráter obsessivo e medo relacionados à orientação sexual, medo de se tornar homossexual ou de alguém achar que é homossexual. O estigma e preconceito associado às pessoas LGBTQIA+ causa e agrava o quadro. Um estudo com 431 pessoas que procuravam clínicas para tratamento de TOC mostrou que 11,9% da amostra teve pensamentos obsessivos no presente ou ao longo da vida a respeito da orientação sexual. Isso demonstra o impacto da LGBTIfobia inclusive em pessoas cis heterossexuais[49].

Os tratamentos de primeira linha para o TOC são os ISRS e a TCC. A escolha entre os medicamentos deve ser adotada conforme o perfil de efeitos colaterais, a história anterior ao fármaco, entre outros.

FOBIA ESPECÍFICA

Fobias específicas são medos de objetos específicos ou situações, como aranhas ou sangue, que são desproporcionais à ameaça real do estímulo e leva à evitação e prejuízo funcional. Um estudo com 388 pessoas cis LGB detectou que 25,2% de gays e lésbicas e 21,4% das bissexuais tinha alguma fobia específica[50].

A prevalência de fobias específicas na população trans é também maior que a da população geral (25 *vs* 8,7%)[31].

Medo e ansiedade específicos relacionados à infecção pelo HIV e ao adoecimento pela Aids eram de relato comum, principalmente nas décadas de 1980 e 1990. Essa condição tinha aspectos correlatos ao que hoje denomina-se fobia de doença e atingia majoritariamente a população que estava no epicentro da epidemia e profissionais de saúde responsáveis pelo seu cuidado[51]. Pessoas LGBTQIA+ estão mais suscetíveis a desenvolverem medo desproporcional de contrair HIV, com evitação da atividade sexual e inúmeras testagens sorológicas[52].

Atualmente, o medo de se infectar pelo HIV que pode ser manifestado por aversão, agressão e culpabilização às pessoas que vivem com HIV é denominada "sorofobia" e possui determinantes sociais, conforme explicado no Capítulo 43 – "Infecção por HIV e sorofobia". A "sorofobia" não é necessariamente uma fobia específica, a não ser que cause sofrimento intenso com prejuízo sócio-ocupacional importante devido ao medo desproporcional.

O tratamento de escolha para a fobia específica é a TCC. O tratamento farmacológico não é eficaz, sendo muitas vezes utilizado na presença de comorbidades.

CONSIDERAÇÕES FINAIS

Pessoas LGBTQIA+ apresentam uma maior prevalência de transtornos ansiosos e depressivos em comparação à população cis heterossexual. O aumento da frequência desses transtornos se deve, pelo menos em parte, a situações de violência às quais estão submetidas desde a infância até a vida adulta, com o peso do preconceito e do estigma, a maior fragilidade das relações interpessoais e do suporte social e familiar. Apesar disso, também apresentam alguns fatores protetores que devem ser ressaltados e trabalhados.

Há poucos estudos a respeito do diagnóstico e manejo das síndromes depressivas e ansiosas na população LGBTQIA+, em especial para pessoas intersexo, transgênero, travesti e não binárias. Recomenda-se que sejam trabalhadas, na abordagem psicossocial, as vulnerabilidades relacionadas aos desfechos negativos em saúde mental e suas consequências. Essas intervenções devem estar pautadas no conhecimento trazido pelas terapias afirmativas, com linguagem adequada e apropriada, respeito à diversidade e reconhecimento da particularidade de suas vivências.

Erros comuns	Como evitá-los
Não investigar a população LGBTQIA+ para sintomas e diagnósticos de ansiedade e depressão.	Lembrar que a população LGBTQIA+ possui fatores de vulnerabilidade específicos e apresenta maior prevalência de sintomas ansiosos e depressivos, que devem ser acessados durante a consulta.
Tratar as síndromes ansiosas e depressivas na população LGBTQIA+ como nas pessoas cis e heterossexuais.	Apesar da base biológica do tratamento ser a mesma, é necessário atentar que a população LGBTQIA+ tem vivências e fatores de vulnerabilidade específicos, que podem contribuir para o início, a manutenção e mesmo a melhora do quadro de saúde mental e que essas questões precisam ser abordadas e o tratamento individualizado.
Inferir que uma pessoa LGBTQIA+ com um quadro de depressão ou de ansiedade está assim por conta de suas vivências de preconceito ou por outras questões específicas dessa população.	Apesar de a população LGBTQIA+ ter suas especificidades, nem todos os quadros psiquiátricos são decorrentes dessas questões, podendo, de fato, adoecer por qualquer outro motivo, assim como as pessoas cis e heterossexuais.
Imaginar a população LGBTQIA+ como uma unidade e seu adoecimento mental como homogêneo.	Apesar de vivências em comum que agregam toda a população LGBTQIA+ em uma mesma sigla, a vivência de cada identidade sexual e de gênero é única, assim como é singular a experiência do adoecimento de cada indivíduo. Por isso, particularidades sempre devem ser consideradas e abordadas no tratamento.

 Material complementar

Livro
- The Fenway guide to lesbian, gay, bisexual and transgender health. 2 ed., de Harvey J. Makadon, Kenneth H. Mayer, Jennifer Potter, Hilary Goldhammer. The Fenway Institute/American College of Physicians; 2015.

Filmes
- *Boys in the band* (direção: Joe Mantello; 2020).
- *Direito de amar* (direção: Tom Ford; 2009).
- *Sala Samobójcow* (direção: Jan Komasa; 2011).

REFERÊNCIAS BIBLIOGRÁFICAS

1. Dank M, Lachman P, Zweig JM, Yahner J. Dating violence experiences of lesbian, gay, bisexual, and transgender youth. J Youth Adolesc. 2014;43(5):846-57.
2. World Health Organization (WHO). Depression and other common mental disorders: global health estimates. Geneva: WHO; 2017.
3. Gates GJ. Demographics and LGBT health. J Health Soc Behav. 2013;54(1):72-4.
4. Meyer IH. Prejudice, social stress, and mental health in lesbian, gay, and bisexual populations: conceptual issues and research evidence. Psychol Bull. 2003;129(5):674-97.
5. Bacil EDA, Mazzardo O, Rech CRJ, Legnani RFS, Campos W. Physical activity and biological maturation: a systematic review. Rev Paul Pediatr. 2015;33(1):114-21. Disponível em: https://www.ncbi.nlm.nih.gov/pmc/articles/PMC2072932/pdf/nihms32623.pdf
6. Antunes PPS. Homofobia internalizada: o preconceito do homossexual contra se mesmo. [Tese]. São Paulo: PUC; 2016. Disponível em: https://tede2.pucsp.br/bitstream/handle/17142/1/Pedro%20Paulo%20Sammarco%20Antunes.pdf
7. Goffman E. Estigma: notas sobre a manipulação da identidade deteriorada. São Paulo: Editora LTC; 1963.
8. Daley A, Solomon S, Newman PA, Mishna F. Traversing the margins: intersectonalities in the bullying of lesbian, gay, bisexual and transgender youth. J Gay & Lesbian Social Services: Issues in Practice, Policy & Research. 2008;19(3):9-29.
9. Veiga L. Além de preto é gay: as diásporas da bixa preta. In: Diálogos contemporâneos sobre homens negros e masculinidades. Tabuleiro de Letras. 2018;12(1).

10. Meyer I. Minority stress and mental health in gay men. J Health Social Behav. 1995;36(1):38-56.
11. Mason TB, Lewis RJ. Minority stress, body shame, and binge eating among lesbian women: Social anxiety as a linking mechanism. Psychol Women Quarterly. 2016;40(3):428-40.
12. Strauss P, Cook A, Winter S, Watson V, Toussaint DW, Lin A. Associations between negative life experiences and the mental health of trans and gender diverse young people in Australia: findings from Trans Pathways. Psychol Med. 2020;50(5):808-17.
13. Su D, Irwin JA, Fisher C, Ramos A, Kelley M, Mendoza D, et al. Mental health disparities within the LGBT population: a comparison between transgender and nontransgender individuals. Transgender Health. 2016;1(1):12-20.
14. Cochran SD, Mays VM. Burden of psychiatric morbidity among lesbian, gay, and bisexual individuals in the California Quality of Life Survey. J Abnormal Psychol. 2009;118(3):647-58.
15. Ryan C, Toomey RB, Diaz RM, Russell ST. Parent-initiated sexual orientation change efforts with LGBT adolescents: implications for young adult mental health and adjustment. J Homosexuality. 2020;67(2).
16. Gamarel KE, Walker JJ, Rivera L, Golub SA. Identity safety and relational health in youth spaces: A needs assessment with LGBTQ youth of color. Journal of LGBT Youth. 2014;11(3):289-315.
17. Johnson B, Leibowitz S, Chavez A, Herbert SE. Risk versus resiliency: addressing depression in lesbian, gay, bisexual, and transgender youth. Child Adolesc Psychiat Clin North America. 2019;28(3):509-21.
18. Chaudhry AB, Reisner SL. Disparities by sexual orientation persist for major depressive episode and substance abuse or dependence: findings from a national probability study of adults in the United States. LGBT Health. 2019;6(5):261-6.
19. Bockting W. Stigma, mental health, and resilience among the U.S. Transgender Population. PsycEXTRA Dataset. 2010.
20. Connolly MD, Zervos MJ, Barone CJ, Johnson CC, Joseph CLM. The mental health of transgender youth: advances in understanding. J Adolesc Health. 2016;59(5):489-95.
21. Vries ALD, Doreleijers TA, Steensma TD, Cohen-Kettenis PT. Psychiatric comorbidity in gender dysphoric adolescents. J Child Psychol Psychiat. 2011;52(11):1195-202.
22. Simons L, Schrager SM, Clark LF, Belzer M, Olson J. Parental support and mental health among transgender adolescents. J Adolesc Health. 2013;53(6):791-3.
23. Olson KR, Durwood L, Demeules M, Mclaughlin KA. Mental health of transgender children who are supported in their identities. Pediatrics. 2016;137(3).
24. Witcomb GL, Bouman WP, Claes L, Brewin N, Crawford JR, Arcelus J. Levels of depression in transgender people and its predictors: Results of a large matched control study with transgender people accessing clinical services. J Affect Dis. 2018;235:308-15.
25. WHO. International statistical classification of diseases and related health problems (11th ed.). World Health Organization; 2019.
26. Mendanha ACT, Bernardes LA. Transtorno de ansiedade social e a não aceitação da homossexualidade: revisão narrativa. Revista da Graduação em Psicologia da PUC Minas. 2018;3(6):132-52.
27. Pachankis JE, Goldfried MR. Social anxiety in young gay men. J Anxiety Dis. 2006;20(8):996-1015.
28. Burns MN, Kamen C, Lehman KA, Beach SRH. Minority stress and attributions for discriminatory events predict social anxiety in gay men. Cognitive Ther Res. 2010;36(1):25-35.
29. Hart TA, Noor SW, Vernon JR, Antony MM, Gardner S, O'Cleirigh C. Integrated cognitive-behavioral therapy for social Aanxiety and HIV/STI prevention for gay and bisexual men: a pilot intervention trial. Behav Ther. 2019.
30. Mason TB, Lewis RJ. Minority stress, body shame, and binge eating among lesbian women: social anxiety as a linking mechanism. Psychol Women Quarterly. 2016. Disponível em: https://journals.sagepub.com/doi/abs/10.1177/0361684316635529
31. Millet N, Longworth J, Arcelus J. Prevalence of anxiety symptoms and disorders in the transgender population: A systematic review of the literature. Int J Transgenderism. 2016;18(1):27-38.
32. Butler RM, Horenstein A, Gitlin M, Testa RJ, Kaplan SC, Swee MB, et al. Social anxiety among transgender and gender nonconforming individuals: The role of gender-affirming medical interventions. J Abnormal Psychol. 2019;128(1):25-31.
33. Sevelius JM. Gender affirmation: a framework for conceptualizing risk behavior among transgender women of color. Sex roles. 2013;68(11-12):675-89.
34. Busa S, Janssen A, Lakshman M. A review of evidence based treatments for transgender youth diagnosed with social anxiety disorder. Transgender Health. 2018;3(1):27-33.
35. Hartman C. Are lesbian, gay, bisexual, and transgender patients at higher risk for mental health disorders?. Evidence-Based Practice. 2013;16(3):7.
36. Reisner SL, Katz-Wise SL, Gordon AR, Corliss HL, Austin SB. Social epidemiology of depression and anxiety by gender identity. J Adolesc Health. 2016;59(2):203-8.
37. Bouman WP, Claes L, Brewin N, et al. Transgender and anxiety: a comparative study between transgender people and the general population. Int J Transgenderism. 2017;18(1):16-26.
38. Bouman WP, Davey A, Meyer C, Witcomb GL, Arcelus J. Predictors of psychological well-being among treatment seeking transgender individuals. Sex Relats Ther. 2016;31(3):359-75.
39. Aldridge Z, Patel S, Guo B, Nixon E, Pierre Bouman W, Witcomb GL, et al. Long term effect of gender affirming hormone treatment on depression and anxiety symptoms in transgender people: A prospective cohort study. Andrology. 2020.
40. Kranz GS, Wadsak W, Kaufmann U, Savli M, Baldinger P, Gryglewski G, et al. High-dose testosterone treatment increases serotonin transporter binding in transgender people. Biological psychiatry. 2015;78(8):525-33.
41. Roberts A, Austin S, Corliss H, Vandermorris AK, Koenen K. Pervasive trauma exposure among US sexual orientation adults linked to posttraumatic stress disorder risk. Comprehensive Psychiatry. 2010;51(6).
42. Roberts AL, Rosario M, Corliss HL, Koenen KC, Austin SB. Elevated risk of posttraumatic stress in sexual minority youths: mediation by childhood abuse and gender nonconformity. Am J Public Health. 2012;102(8):1587-93.
43. Herek GM. Hate crimes and stigma-related experiences among sexual minority adults in the United States: Prevalence estimates from a national probability sample. J Interpersonal Violence. 2009;24:54-74.
44. Dworkin ER, Gilmore AK, Bedard-Gilligan M, Lehavot K, Guttmannova K, Kaysen D. Predicting PTSD severity from experiences of trauma and heterosexism in lesbian and bisexual women: A longitudinal study of cognitive mediators. J Counseling Psychol. 2018;65(3):324.
45. Grant JM, Motter LA, Tanis J. Injustice at every turn: A report of the national transgender discrimination survey. Washington: National Center for Transgender Equality and National Gay and Lesbian Task Force; 2011.
46. Reisner SL, White Hughto JM, Gamarel KE, Keuroghlian AS, Mizock L, Pachankis JE. Discriminatory experiences associated with posttraumatic stress disorder symptoms among transgender adults. J Counseling Psychol. 2016;63(5):509.
47. Sue DW. Microaggressions, marginality, and oppression. Microaggressions and marginality. 2010;26:3-22.
48. Millet N, Longworth J, Arcelus J. Prevalence of anxiety symptoms and disorders in the transgender population: A systematic review of the literature. Int J Transgenderism. 2017;18(1):27-38.
49. Williams MT, Farris SG. Sexual orientation obsessions in obsessive–compulsive disorder: Prevalence and correlates. Psych Res. 2011;187(1-2):156-9.
50. Meyer IH, Dietrich J, Schwartz S. Lifetime prevalence of mental disorders and suicide attempts in diverse lesbian, gay, and bisexual populations. Am J Public Health. 2008;98(6):1004-6.
51. Riccio M, Thompson C. Pseudo-AIDS, AIDS Panic or AIDS Phobia? Br J Psychiatry. 1987;151(6):863.
52. Menzies RG, Menzies RE, Iverach L. The role of death fears in obsessive–compulsive disorder. Australian clinical psychologist. 2015;1(1):6-11.
53. Institute of Medicine (US) Committee on Lesbian, Gay, Bisexual, and Transgender Health Issues and Research Gaps and Opportunities. The health of lesbian, gay, bisexual, and transgender people: building a foundation for better understanding. Washington: The National Academies Press; 2011.

Suicídio e autolesão não suicida

Jackeline Giusti
Rodrigo Fonseca Martins Leite

Aspectos-chave

- A população LGBTQIA+ é três vezes mais propensa a considerar, tentar e morrer por suicídio; e seis vezes mais propensa a se envolverem em autolesão não suicida (ALNS) do que os pares cis heterossexuais e cisgêneros.
- Bissexuais e transgêneros sofrem estigma tanto pela população cis lésbica e gay quanto pela cis heterossexual, o que adiciona risco para suicídio e ALNS.
- O uso problemático de substâncias potencializa o risco nessa população.
- Em jovens e adolescentes LGBTQIA+ menor risco de suicídio está associado a maior conexão familiar, cuidados acolhedores por adultos e promoção da sensação de segurança.
- No atendimento de adolescentes LGBTQIA+ que não se identificam como cis heterossexuais, um breve rastreamento para ALNS e suicídio deve ser incluído.
- Estratégias de prevenção do suicídio e ALNS devem ser customizadas para responder às necessidades específicas da população LGBTQIA+.

INTRODUÇÃO

A autolesão não suicida (ALNS) e o comportamento suicida representam importantes problemas de saúde pública. O suicídio, atualmente, é a segunda causa de morte entre adolescentes de 15 a 24 anos. Embora distintos, a ALNS está também associada a um maior risco de suicídio, especialmente entre os jovens que praticam automutilação repetitiva, definida como 10 ou mais atos nos últimos 12 meses. Esse comportamento vem aumentando na última década; em 2015, aproximadamente 18% dos adolescentes relataram ter se envolvido em ALNS[1].

AUTOLESÃO NÃO SUICIDA

A ALNS é definida como lesões superficiais deliberadas de tecido corporal, não sancionadas socialmente, como cortar, queimar ou raspar a própria pele. Ao contrário das tentativas de suicídio, na ALNS não há essa intenção. Há evidências substanciais para indicar que a ALNS é um preditor mais forte de tentativas de suicídio do que o histórico de tentativas[2].

Pesquisas mostram que os jovens que se identificam como minoria sexual apresentam maior risco de ALNS, pensamentos e comportamentos suicidas. Evidências epidemiológicas convergentes de vários países indicam que pessoas LGBTQIA+ são 3 vezes mais propensas a considerar, tentar e morrer por suicídio e 6 vezes mais propensas a se envolverem em ALNS do que os pares heterossexuais e cisgêneros[3]. King et al. avaliaram 2.104 adolescentes que receberam atendimento no serviço de emergência pediátrico: 30,5% da amostra dos jovens eram LGBT e 58,7% dos jovens que tentaram ou morreram por suicídio no seguimento de 3 meses[4].

Entre indivíduos das minorias sexuais e de gênero, as prevalências de ALNS são bastante elevadas ao longo da vida (29,68 e 46,65% respectivamente) e nos últimos 12 meses (24,68 e 46,61%). Essas taxas são consideravelmente menores entre pares heterossexuais e/ou cisgêneros: ao longo da vida e nos últimos 12 meses foram de 14,57 e 10,64%, respectivamente. Essas diferenças são provavelmente decorrentes de discriminação e preconceitos sofridos pela população LGBTQIA+ no ambiente hostil e estressante que aumenta o risco para problemas de saúde mental[5].

Bissexuais e transgêneros apresentam maior frequência de ALNS: 41,47 e 46,65% ao longo da vida; e 41,20 e 46,61% nos últimos 12 meses, respectivamente, quando comparados aos seus pares cis gays e lésbicas (Tabelas 1 e 2)[5]. Indivíduos cis bissexuais podem se sentir estigmatizados pelos cis heterossexuais, gays e lésbicas, e relatam menor suporte social percebido do que cis lésbicas e gays. Além disso, têm menos probabilidade de divulgar sua orientação sexual e são mais propensos a terem correlatos psiquiátricos fortemente associados a ALNS (p. ex., depressão e ansiedade) do que pessoas homossexuais[6].

Tabela 1 Prevalência de autolesão não suicida por orientação sexual e identidade de gênero

Prevalência ao longo da vida (%)	
LGBT	36,53
LGB	29,68
Bissexual	41,47
Transgênero	46,65
Cis heterossexual	14,57
Prevalência nos últimos 12 meses (%)	
LGBT	31,52
LGB	24,68
Bissexual	41,2
Transgênero	46,61
Cis heterossexual	10,64

Fonte: adaptado de Liu et al., 2019[5].

Assim como na população em geral, na população LGBTQIA+ a prevalência de ALNS é maior entre os adolescentes, tende a diminuir na fase adulta e é mais prevalente no gênero feminino. Contudo, indivíduos de minorias sexuais são mais propensos do que os cis heterossexuais a iniciar a ALNS em uma idade mais jovem e a considerá-la novamente no futuro[5].

Comparando jovens LGBTQIA+ e cis heterossexuais que procuraram a emergência de psiquiatria, um estudo com duração de 12 meses verificou que os LGBTQIA+ apresentavam mais visitas prévias ao pronto-atendimento, internações psiquiátricas e ideação suicida mais frequente na semana anterior ao atendimento. Relataram também um número maior de episódios e métodos de ALNS ao longo da vida.

A transição da ALNS para as tentativas de suicídio, embora mais frequente, ocorreu mais lentamente entre os LGBTQIA+, padrão de achados que pode indicar um maior uso da ALNS como uma estratégia para enfrentar sofrimento (ver Tabela 2)[3]. Os jovens LGBTQIA+ utilizam da ALNS para gerenciar impulsos suicidas e por autopunição, dentre outros. A manutenção do comportamento autodestrutivo por muito tempo, diminui a aversão aos atos e aumenta o risco de ter comportamentos autodestrutivos cada vez mais graves e, consequentemente, as chances de concretização do ato suicida são maiores[2].

SUICÍDIO

Globalmente, os suicídios correspondem a 50% de todas as mortes violentas[7]. Aproximadamente 800 mil indivíduos se suicidam a cada ano, o que constitui a segunda maior causa de morte em pessoas de 15 a 29 anos em todo o mundo[7]. Entretanto, a subnotificação é elevada devido ao estigma, criminalização e sistemas frágeis de vigilância epidemiológica com foco na notificação hospitalar.

Tabela 2 Comparação entre população LGBT e não-LGBT com comportamento suicida atendidas num serviço de emergência

	Amostra total n = 285 (%)	LGBT n = 119 (%)	não-LGBT n = 166 (%)
Não conformidade com o gênero	3,8	4,1	3,5
Visita prévia a pronto atendimento	35,1	46,2	2,7
Internação prévia	36,1	44,5	30,1
Transtorno de humor	85,3	91,6	80,7
ALNS ao longo da vida	67,7	79,0	59,6

Fonte: adaptada de Liu et al., 2019[5].

Em torno de 75% dos suicídios ocorrem em países em desenvolvimento. Entre pessoas cis, a razão desse tipo de morte é inferior a 1,5 homens para cada mulher. Nos países desenvolvidos, a razão é de 3 homens para cada mulher. As taxas são elevadas em pessoas acima de 70 anos em todas as regiões do mundo. Nos países em desenvolvimento, adultos jovens e mulheres idosas apresentam taxas de suicídio superiores às registradas nos países desenvolvidos, enquanto mulheres de meia idade têm taxas mais elevadas em países desenvolvidos. No Brasil, houve 13.467 mortes por suicídio em 2016, sendo 2,8/100.000 entre mulheres cis e 9,2/100.000 homens cis[7].

A prevalência de ideação suicida na população LGBTQIA+ está entre 22 a 67%, enquanto na população geral varia de 3,48 a 23,8%[8,9]. Pessoas transgênero têm as maiores taxas de tentativas de suicídio. Nos Estados Unidos, 2%[11]; na China, 35,5%; nas Filipinas, 16%; na Tailândia, 22%; e no Japão, 32%[9,10]. Um dos fatores de vulnerabilização para suicídio em pessoas trans é a transfobia[9]. Análises de subgrupos demonstram que mulheres e homens cis bissexuais apresentam um risco mais elevado de suicídio quando comparados às demais populações cis[11].

Quatro revisões sistemáticas e metanálises combinando dados de 75 estudos norte-americanos e europeus indicam que minorias sexuais têm de 2 a 4 vezes maior probabilidade de cometer suicídio[11]. Essas evidências têm levado a um consenso crescente de que intervenções específicas de prevenção do suicídio nessa população devem ser elaboradas. A compreensão dos determinantes psicossociais no suicídio é fundamental para o delineamento dessas estratégias.

FATORES DE RISCO

O modelo de estresse de minorias oferece conceitos para compreender as disparidades em saúde vivenciadas pela população LGBTQIA+. De acordo com essa hipótese, as minorias sexuais vivem estressores únicos e crônicos ao longo da vida, como vitimização e LGBTIfobia internalizada, que trazem efeitos deletérios para a saúde mental. De fato, ter vivido discriminação ou opressão está relacionado à suicidabilidade e ALNS. O estresse das minorias também se associa ao uso problemático de substâncias como mecanismo de *coping* para regular ou evitar afetos negativos ou estresse psíquico[12]. Os fatores de risco para ALNS em pessoas LGBTQIA+ estão apresentados no Quadro 1.

Quadro 1 Fatores de risco para ALNS em pessoas LGBTQIA+[5,13]

- Rejeição, estigmatização, intimidação, discriminação e sofrer agressão por ser LGBTQIA+
- LGBTIfobia internalizada
- Adolescentes vítimas de *bullying*
- Disforia de gênero
- Gênero feminino
- Baixo nível socioeconômico
- Ideação ou tentativa de suicídio prévia
- Membro da família ou amigo que pratica ALNS ou tentou suicídio
- Depressão em um dos pais
- Abuso e dependência de substância por familiar
- Violência familiar
- Ausência de um dos pais (no caso de adolescentes)
- Impulsividade e baixa autoestima
- Abuso de álcool, tabaco ou outras substâncias
- Transtorno de personalidade
- Transtorno obsessivo-compulsivo
- Transtornos ansiosos e depressivos
- Transtorno dissociativo
- Transtornos alimentares
- Distorção da imagem corporal
- Experiências traumáticas na infância e na fase adulta
- Conflitos armados ou sequestros
- Influência da mídia

Em relação ao suicídio, os fatores de risco incluem tentativas prévias, problemas de saúde mental, uso problemático de substâncias, desemprego, perda financeira, abuso ou trauma, dor crônica ou condições clínicas, como câncer, diabetes e HIV/Aids. O isolamento social é um dos mais fortes e consistentes preditores de suicidabilidade em qualquer grupo populacional[14].

A ALNS e o suicídio compartilham fatores de risco: baixo nível socioeconômico; gênero feminino; depressão, ansiedade ou desesperança; uso de álcool; falta de suporte social e familiar; sofrer violência; fatores intrapessoais (como LGBTIfobia internalizada e disforia de gênero) e interpessoais (como rejeição, estigmatização, vitimização, intimidação e discriminação)[5]. Esses fatores também estão na população cis heterossexual, mas a população LGBTQIA+ sofre mais abusos por parte de colegas e familiares e pode ser "atingida duas vezes" em termos de risco, tendo vulnerabilidades específicas à sua identidade sexual e experimentando outras, semelhantes à população em geral, porém em níveis mais altos.

Entre a população LGBTQIA+, história de ALNS foi associada a aumento de 10 vezes a presença de pensamentos e comportamentos suicidas. Em estudo que avaliou adolescentes internados por risco de suicídio, 70% dos LGBTQIA+ tinham histórico de sofrerem agressões, e os cis heterossexuais, 40%[15]. Em adolescentes LGBTQIA+, a gravidade e a frequência de ideação suicida e as características da ALNS (métodos, número de eventos recentes) estão associadas a comportamento suicida futuro[3]. Um estudo com 1.457 indivíduos LGBTQIA+ com idades entre 19 e 70 anos demonstrou que o uso problemático de substâncias tem efeito sinérgico no aumento da suicidabilidade.

Um estudo com 120.617 adolescentes transgêneros encontrou diferenças na incidência de tentativas de suicídio, sendo maior entre homens trans (50,8%), seguidos pelos não binários (41,8%) e mulheres trans (41,8%). Não se identificar como heterossexual foi um agravante para homens e mulheres, mas não representou maior risco entre os não binários. Não foi identificado aumento de risco para tentativas de suicídio relacionado a aspectos sociodemográficos e raciais. A alta incidência entre os jovens transgêneros masculinos pode ser explicada, em parte, pelo maior grau de discriminação associado à essa identidade de gênero[16].

Há hipóteses que tentam explicar o maior risco de suicídio em homens trans em relação às mulheres, na adolescência. A puberdade constitui, para os homens trans, um desafio, como lidar com o aparecimento das mamas e da menstruação, que podem provocar sofrimento pela redução da "passabilidade" (leitura social pela expressão de gênero). Isso pode aumentar o isolamento social e o risco para suicídio. O processo de transição de gênero costuma reduzir o risco para ALNS, tentativas de suicídio e suicídio entre adolescentes. A transição social, que equipara a expressão de gênero com o gênero identificado, melhora o bem-estar psíquico, enquanto o bloqueio puberal, por inibir o desenvolvimento dos caracteres sexuais secundários, reduz a disforia de gênero[17].

Em populações de idosos LGBTQIA+, além dos fatores citados, doenças incapacitantes, precária rede social e luto podem ser fatores frequentes de vulnerabilização, enquanto espiritualidade e inserção numa comunidade religiosa podem ser fatores de proteção. Entretanto, muitas pessoas idosas LGBTQIA+, ao saírem do armário, podem ser expulsas de suas comunidades, tornando-se mais suscetíveis a transtornos depressivos e ao suicídio[18].

É descrita a associação entre bissexualidade e desfechos negativos em saúde mental como disfunção cognitiva e emocional que podem se manifestar, como ansiedade, depressão ou suicidabilidade[19]. Isso pode ser decorrente da bifobia vivenciada pelos bissexuais fora e dentro da comunidade LGBTQIA+. A existência de um "contrato epistêmico" entre homossexuais e heterossexuais que teriam interesses mútuos na manutenção da primazia das práticas monossexuais e a estabilidade nos papéis de gênero mantém os bissexuais na invisibilidade social e com a sensação de falta de pertencimento. Há déficit em políticas de saúde afirmativas para os bissexuais como resultado do processo de bifobia, monossexismo e invisibilidade bissexual.

FATORES DE PROTEÇÃO

Ter um maior vínculo familiar, ser cuidado por adultos e/ou se sentir seguro com a escola são fatores associados a um risco reduzido de suicídio entre jovens LGBTQIA+[20]. A conexão com indivíduos e/ou instituições importantes nos ambientes de convivência dos adolescentes pode amortecer o efeito do estresse de minoria.

Um estudo mostrou que os fatores protetores podem variar para cada subgrupo LGBTQIA+, tendo todos em comum a boa relação com os adultos responsáveis, no caso dos adolescentes. Entre jovens cis bissexuais, perceber fortes ligações com os cuidadores atenuou o risco de uma tentativa de suicídio conferida por sintomas depressivos. A conexão percebida com os pares era protetora apenas para a ALNS. Para os jovens que não relataram sua identidade sexual, estarem vinculados aos adultos responsáveis reduziu a relação entre ser vítima de *bullying* e ideação suicida, e a percepção do cuidado dos professores era apenas protetora contra a ideação. A respeito dos cis gays e lésbicas, a segurança da escola foi protetora para todas as manifestações. A variedade de relacionamentos positivos, papéis sociais e ambientes acolhedores podem reduzir o risco de danos pessoais por suicídio ou ALNS, o que deve ser o foco das estratégias de prevenção[21].

Empregabilidade, melhor nível socioeconômico e educacional, boas condições de saúde, espiritualidade e laços comunitários, acolhimento familiar, menor exposição a ambientes LGBTIfóbicos (em locais públicos ou no trabalho) são fatores de proteção em adultos e idosos[18]. O acesso dos pacientes facilitado aos serviços de saúde é um fator que reduz a vulnerabilidade, por meio da oferta de consultas de demanda espontânea, sem necessidade de agendamento prévio, preservação do sigilo, respeito ao uso do nome social e, no caso dos adolescentes, não obrigar a necessidade da presença de um adulto para a realização do atendimento. Atendimentos acolhedores que permitam a revelação de pensamentos suicidas ou ALNS sem julgamento pelo profissional de saúde favorecem o vínculo e a possibilidade de abordagem precoce.

CUIDADO INTEGRAL

Muitas pessoas que tentam o suicídio procuraram antes os serviços de saúde o que pode ser uma janela de oportunidade para a detecção precoce. Pessoas com menor acesso aos serviços por discriminação e despreparo dos profissionais, sobretudo transgêneros, têm, portanto, chances mais altas de efetivarem o ato.

A prevenção do suicídio e abordagem da ANLS para as pessoas LGBTQIA+ deve incluir estratégias de facilitação do acesso aos serviços de saúde, educação em saúde, redução de danos, combate e prevenção da LGBTIfobia e tratamento para o consumo de álcool e substâncias. O rastreamento e a classificação de risco para suicídio podem ser feitos de acordo com as perguntas da Tabela 3. Quadros mais graves de ALNS aumentam o risco de suicídio posteriormente, por isso seu acompanhamento deve ser precoce, com objetivo de ajudar a lidar com dificuldades emocionais e aumentar a resiliência.

Tabela 3 Avaliação do risco de suicídio

Durante o último mês você	Pontos	
Pensou que seria melhor morrer ou desejou estar morto(a)?	Não – 0	Sim – 1
Quis fazer mal a si mesmo (a)?	Não – 0	Sim – 2
Pensou em suicídio?	Não – 0	Sim – 6
Pensou numa maneira de se suicidar?	Não – 0	Sim – 10
Tentou o suicídio?	Não – 0	Sim – 10
Ao longo da sua vida:		
Já fez alguma tentativa de suicídio?	Não – 0	Sim – 4
Resultado: 1-5 pontos = baixo risco; 6-9 pontos = risco moderado; ≥ 10 pontos = alto risco		

Fonte: adaptada de Amorim, 2000[30].

Na abordagem da ANLS devem-se investigar sintomas associados a desregulação emocional, definida por quatro componentes: capacidade de inibição da impulsividade relacionada a emoções intensas (agradáveis ou não), auto-organização para atividades com objetivos determinados, redução da atividade simpática (taquicardia, sudorese, tremores e ansiedade) em situações de estresse, capacidade de mudança da atenção voluntária durante emoções intensas. Ao elaborar um projeto de cuidado, um dos objetivos deve ser a elaboração de estratégias para que as pessoas sejam capazes de lidar com essa desregulação emocional de maneira mais saudável ao contexto[22].

A ALNS ainda é confundida com tentativas de suicídio ou como um padrão manipulativo. É importante trabalhar para que esse comportamento seja revelado pelo paciente para a busca de acompanhamento futuro, ainda que possa provocar medo ou negação nos responsáveis, familiares ou parcerias. Essas reações pioram o estresse psicológico e a sensação de isolamento vivenciados pela pessoa, aumentando o seu medo para procurar ajuda e reduzindo a chance de revelar o comportamento ao profissional de saúde. A maneira como a família e os amigos reagem impacta diretamente no acompanhamento e nas relações familiares e sociais. Falar sobre ALNS pode ajudar o indivíduo a lidar melhor com situações adversas e também reduz o risco de suicídio[23]. Serviços de acolhimento, como Centros de Valorização da Vida, ou comunidades virtuais LGBTQIA+, devem estar preparadas para realizar o primeiro acolhimento dessas pessoas.

No caso de pessoas LGBTQIA+ com ideação suicida, o profissional deve abrir o diálogo perguntando diretamente sobre pensamentos, planos, tentativas prévias e fatores de resiliência e vulnerabilidade. Situações de risco aos LGBTQIA+ devem ser identificadas, pois podem ser gatilhos para comportamentos impulsivos, como vergonha à exposição pública involuntária da não cis heterossexualidade, muitas vezes pela internet, ou conflitos com familiares e/ou amigos. Diagnóstico recente de HIV e sorofobia internalizada podem motivar pensamentos e comportamentos suicidas, tanto em LGBTQIA+ como em cis heterossexuais. Profissionais e serviços de saúde que realizam esse tipo de diagnóstico devem considerar estratégias de prevenção do suicídio, inclusive considerando aspectos arquitetônicos do serviço.

O profissional deve estar atento a possibilidade de LGBTIfobia internalizada dos pacientes, pois a culpa e baixa autoestima favorecem o surgimento e a perpetuação de comportamentos de autoagressão. Dúvidas sobre a identidade sexual devem ser acolhidas, respeitando o tempo da própria pessoa. Assim como a orientação/identidade LGBTQIA+, conflitos pessoais por motivações morais ou religiosas devem ser compreendidos sem desmerecê-los ou minimizá-los. Em situações de alto risco para suicídio, o profissional deve explicar sobre a importância de ter alguém próximo e identificar quem seria a pessoa. Para LGBTQIA+, muitas vezes é um amigo, vizinho adulto ou a "família de escolha" com quem a pessoa tenha mais liberdade de expor sua orientação/identidade LGBTQIA+, ao invés de familiares consanguíneos.

O sigilo da orientação sexual e identidade de gênero devem ser preservados e, em situações de risco grave, o que deve ser revelado é o comportamento em si, e não a orientação/identidade (ver Capítulo 57 – "Bioética"). Sempre deve ser buscado um acordo prévio com a pessoa sobre a revelação do sigilo a fim de manter o vínculo. Cuidados como supervisão presencial ou por ligações telefônicas, evitar acesso a armas de fogo, medicamentos e facas, evitar o uso de álcool e substâncias que alterem a consciência, são estratégias que minimizam os riscos mais imediatos. Em casos graves, o paciente deve ser internado, com todas as prerrogativas para acolhimento aos LGBTQIA+ dentro do hospital (escolha da ala da enfermaria para pessoas trans, respeito ao nome social, acesso a família de escolha etc.).

Pessoas LGBTQIA+ que sobreviveram à tentativa de suicídio podem sofrer um duplo ou triplo estigma dentro dos serviços de saúde: como LGBTQIA+, como pessoa que tentou suicídio, e como portador de sofrimento mental ou pelo abuso de substâncias. É comum considerar essas pessoas como "fracas", "manipuladoras" ou "teatrais". Somada a falta de empatia pelo sofrimento decorrente da LGBTIfobia, agrava a sensação de culpa e baixa autoestima, e gera a dispensação de piores cuidados. Tentativas de suicídio devem ser sempre notificadas como violência no Sistema de Informação de Agravos de Notificação (SINAN), especificando-se adequadamente a orientação sexual e a identidade de gênero. Uma possibilidade de visibilizar a LGBTIfobia como um motivador de tentativas de suicídio, gerando dados, seria especificá-la por extenso no item "outros" no campo sobre "tipos de violência" na ficha de notificação, embora isso ainda não seja consenso. Após o atendimento inicial, deve ser elaborado um plano continuado de cuidados, que pode incluir apoio psicoterápico, individual ou em grupo, medicações e *mindfulness*. Outras recomendações para a avaliação de pessoas com ANLS e ideação suicida estão no Quadro 2.

Quadro 2 Recomendações para prática clínica

- Investigar a existência de ALNS e ideação suicida que não se identificam como cis heterossexuais ou que estão questionando sua sexualidade, mesmo que não seja este o motivo que o traz para o tratamento.
- Investigar a desregulação emocional em adolescentes LGBTQIA+ envolvidos em ALNS, pois o estresse pode prejudicar o desenvolvimento de estratégias de enfrentamento adaptativas.
- Identificar a ALNS para entendimento e tratamento da mesma. O mínimo de informações necessárias para o tratamento inclui:
  – Informações sobre comportamento atuais e passado (tipos, métodos utilizados, locais das lesões, frequência, idade de início, gravidade e motivos para ALNS, como iniciou).
  – Identificar riscos biopsicossociais e fatores de proteção.
  – Avaliar risco de suicídio.
  – Avaliar comorbidades (principalmente depressão, abuso de substâncias, transtornos alimentares, transtornos de controle do impulso, transtorno de estresse pós-traumático).
  – Avaliar contexto e funções da ALNS.
- Estratégias motivacionais podem ser necessárias para um tratamento efetivo, tanto antes como durante o tratamento.
- Intervenções cognitivo-comportamentais e dialéticos-comportamentais são as abordagens terapêuticas que parecem mais eficazes no tratamento.
- Treino de habilidades parece ser o ponto central do tratamento da ALNS.
- Pode ser necessário focar em aspectos físicos, principalmente quando há preocupação com imagem corporal ou alienação em relação ao corpo.
- Entender e pesquisar possíveis contaminações sociais quanto a ALNS e suicídio, principalmente quando se trabalha com grupos escolares ou terapia em grupo.
- Contratos para "não se mutilar" são ineficazes e podem até incentivar a ALNS. Ao invés destes, é recomendado focar em estratégias para lidar com possíveis situações adversas futuras e planos de prevenção de recaídas.

Fonte: adaptado de Giusti, 2016[24].

Psicoterapia

A terapia dialético-comportamental é um tipo de terapia cognitivo-comportamental e foi adaptada para ALNS, que dentro deste modelo é conceituada como uma solução disfuncional[27]. A promoção de uma resolução de problemas mais ativa envolve treinamento de habilidades e atitudes. Essa terapia reduziu o número de episódios de ALNS e sintomas depressivos em uma amostra de adolescentes que estavam em tratamento ambulatorial[26].

Terapia em grupo

A terapia em grupo é bastante recomendada, principalmente na abordagem de adolescentes. Os principais objetivos são treino de resolução de problemas e o desenvolvimento de estratégias para regulação das emoções, habilidades para tolerar situações de estresse e para comunicar e procurar ajuda[27]. Além disso, práticas clínicas que abordam barreiras ao atendimento de minorias sexuais e de gênero, incluindo discussões facilitadoras sobre identidades e orientações sexuais, bem como conexões de apoio na vida das pessoas, devem ajudar a reduzir as disparidades na saúde e promover a resiliência entre essa população[28].

Em adolescentes e jovens, grupos de apoio e coletivos de estudantes LGBTQIA+ em escolas estão associados a taxas mais baixas de violência (pessoal e escolar) e tentativas de suicídio. Além do efeito protetor dos pais, sentir-se conectado a adultos não-parentais, bem como conectado e seguro na escola, pode representar fatores adicionais que reduzem o risco de ALNS repetitivo e o suicídio entre jovens de minorias sexuais. As percepções de um ambiente escolar seguro foram particularmente protetoras contra o ALNS e suicídio entre jovens que se identificaram como gays/lésbicas, o que é consistente com outras pesquisas que mostram que uma cultura social de apoio pode proteger contra o risco de suicídio[29].

Terapia familiar

É fundamental o uso de estratégias de terapia com base na família quando se trabalha com jovens e adultos de minorias sexuais, particularmente aqueles que relatam sintomas de depressão, situações de agressão, ALNS ou comportamentos suicidas. Se por um lado a família/parceria pode ser um fator de risco, influenciando no seu aparecimento e manutenção, ela pode também ser um fator de proteção, a partir do fortalecimento dos vínculos positivos e aumento da sensação de pertencimento.

A associação da terapia individual com terapia em grupo familiar é recomendada para abordagem da ALNS. Esse trabalho tem o objetivo de desenvolver técnicas e habilidades entre familiares e pacientes para melhorar a coesão e o acolhimento. É recomendado que esses grupos tenham funções psicoeducacionais e também de treino de habilidades[27].

Tratamento farmacológico

A ALNS e os comportamentos suicidas estão associados à presença de comorbidades, que além de contribuírem para o seu aparecimento, estão associadas à sua persistência. Que muitas vezes são responsáveis pelo aumento de emoções negativas, como depressão, ansiedade, impulsividade[24]. Nesses casos, os medicamentos têm como objetivo tratar comorbidades e controlar a impulsividade.

Os antidepressivos inibidores seletivos da recaptação de serotonina, como a fluoxetina e sertralina mostraram ser eficazes na depressão no transtorno de personalidade *borderline* em pessoas com ALNS. Anticonvulsivantes com propriedades estabilizadoras do humor (lamotrigina, ácido valproico) também demonstraram eficácia. Fármacos que inibem o sistema de recompensa, ativado pela ação da dopamina parecem produzir efeitos na redução da automutilação, como os agonistas gaba (topiramato), antipsicóticos atípicos (risperidona, olanzapina) e antagonistas dopaminérgicos. O naltrexone, em pacientes que referiam analgesia com a ALNS, mostrou redução do comportamento e diminuição da analgesia e da sensação de bem-estar secundárias à ALNS.

Os antidepressivos tricíclicos e a bupropiona devem ser evitados em pacientes com ALNS, pois aumentam a atividade dopaminérgica e estão associados ao aumento de comportamentos impulsivos. Benzodiazepínicos devem ser evitados, pois diminuem o autocontrole, o que poderia levar a um aumento da ALNS.

Antes da prescrição de medicação, é fundamental a avaliação detalhada para identificar possíveis e frequentes transtornos psiquiátricos relacionados a ALNS e comportamentos suicidas. O não tratamento dessas comorbidades pode contribuir para a perpetuação do comportamento e para o insucesso no tratamento desses pacientes[24].

Mindfulness

Mindfulness é uma maneira de trazer atenção e conscientização para o momento presente. Compreende uma atitude de não julgamento, aceitação, paciência e desapego. É um recurso que ajuda a gerenciar a excitação fisiológica desconfortável que geralmente acompanha o trauma psicológico. Foi demonstrado que a prática *mindfulness* reduz os sintomas comumente relatados a estresse, depressão, ansiedade e desafios interpessoais. Ajudam a pessoa a lidar com situações estressantes, aumentando a flexibilidade psicológica (isto é, um processo dinâmico que permite adaptar-se às demandas situacionais) e criando espaço mental para escolhas mais saudáveis diante das adversidades[23].

CONSIDERAÇÕES FINAIS

Altas taxas de ALNS e tentativas de suicídio, em adolescentes que não se identificam como cis heterossexuais ou que estão questionando sua sexualidade, justificam o rastreamento de ideação suicida e ALNS, já que, intervenção e detecção precoce podem evitar desfechos negativos.

As estratégias de prevenção do suicídio e ALNS devem ser customizadas para responder às necessidades específicas da população LGBTQIA+.

Quadro 3 O que não fazer diante da ALNS ou ideação suicida?

■ Demonstrar reações exageradas, pois podem inibir e afastar o paciente.
■ Responder com pânico, repulsa, espanto.
■ Tentar parar o comportamento com gritos ou ameaças.
■ Mostrar excessivo interesse no comportamento.
■ Permitir o adolescente reviver o episódio de ALNS com detalhes, pode desencadear outros episódios.
■ Falar sobre a ALNS em público, expondo assim o paciente.
■ Prometer que não contará sobre a ALNS a mais ninguém. Provavelmente você terá que dividir com alguém até para poder procurar ajuda.

Fonte: Toste, 2010[25].

Quadro 4 O que fazer diante de alguém que apresenta ALNS ou ideação suicida?

▪ Agir de forma tranquila e compreensiva.
▪ Mostre que apesar de não concordar ou não entender o comportamento dele, você se importa com ele e quer ajudá-lo.
▪ Considere que esta é a forma que o paciente encontrou para lidar com sua dor emocional. Muitas vezes a ideia de suicídios está associada ao desejo de acabar com a dor e não com a vida.
▪ Tente usar a mesma linguagem que o paciente usa para definir a ALNS.
▪ Mostre respeito, preocupação e ouça o paciente.
▪ Não julgue o comportamento do paciente.

Fonte: Toste, 2010[25].

Material complementar

Filmes

- *Orações para Bob* (direção Russell Mulcahy; 2009).
- *O jogo da imitação* (direção Morten Tyldum; 2014).
- *Sala Samobójców* (direção: Jan Komasa; 2011).

REFERÊNCIAS BIBLIOGRÁFICAS

1. Kann L, McManus T, Harris WA, Shanklin SL, Flint KH, Hawkins J, et al. Youth risk behavior surveillance – United States, 2015. Morb Mortal Wkly Rep Surveill Summ Wash DC 2002. 2016;65(6):1-174.
2. Wilkinson P, Kelvin R, Roberts C, Dubicka B, Goodyer I. Clinical and psychosocial predictors of suicide attempts and nonsuicidal self-injury in the adolescent depression antidepressants and psychotherapy trial (ADAPT). Am J Psychiatry. 2011;168:495-501.
3. Berona J, Horwitz AG, Czyz EK, King CA. Predicting suicidal behavior among lesbian, gay, bisexual, and transgender youth receiving psychiatric emergency services. J Psychiatr Res. 2020;122:64-9.
4. King CA, Grupp-Phelan J, Brent D, Dean JM, Webb M, Bridge JA, et al. Predicting 3-month risk for adolescent suicide attempts among pediatric emergency department patients. J Child Psychol Psychiatry. 2019; 60(10):1055-64.
5. Liu RT, Sheehan AE, Walsh RFL, Sanzari CM, Cheek SM, Hernandez EM. Prevalence and correlates of non-suicidal self-injury among lesbian, gay, bisexual, and transgender individuals: a systematic review and meta-analysis. Clin Psychol Rev. 2019;74:101783.
6. Jorm AF, Korten AE, Rodgers B, Jacomb PA, Christensen H. Sexual orientation and mental health: results from a community survey of young and middle-aged adults. Br J Psychiatry J Ment Sci. 2002;180:423-7.
7. Fleischmann A, De Leo D. The World Health Organization's report on suicide: a fundamental step in worldwide suicide prevention. Crisis J Crisis Interv Suicide Prev. 2014;35(5):289-91.
8. Kim GH, Ahn HS, Kim HJ. Type of sexual intercourse experience and suicidal ideation, plans, and attempts among youths: a cross-sectional study in South Korea. BMC Public Health. 2016;16(1):1229.
9. Suen YT, Chan RCH, Wong EMY. Mental health of transgender people in Hong Kong: a community-driven, large-scale quantitative study documenting demographics and correlates of quality of life and suicidality. J Homosex. 2018;65(8):1093-113.
10. Terada S, Matsumoto Y, Sato T, Okabe N, Kishimoto Y, Uchitomi Y. Suicidal ideation among patients with gender identity disorder. Psychiatry Res. 2011;190(1):159-62.
11. Hottes TS, Bogaert L, Rhodes AE, Brennan DJ, Gesink D. Lifetime prevalence of suicide attempts among sexual minority adults by study sampling strategies: a systematic review and meta-analysis. Am J Public Health. 2016;106(5):e1-12.
12. Cabaj RP. Substance abuse, internalized homophobia, and gay men and lesbians: psychodynamic issues and clinical implications. In: Addictions in the gay and lesbian community. New York: Haworth Press; 2000. p. 5-24.
13. Giusti JS. Automutilação: características clínicas e comparação com pacientes com transtorno obsessivo-compulsivo. [Doutorado]. São Paulo: Faculdade de Medicina da Universidade de São Paulo; 2013.
14. Van Orden KA, Witte TK, Cukrowicz KC, Braithwaite SR, Selby EA, Joiner TE. The interpersonal theory of suicide. Psychol Rev. 2010;117(2):575-600.
15. Peters JR, Mereish EH, Krek MA, Chuong A, Ranney ML, Solomon J, et al. Sexual orientation differences in non-suicidal self-injury, suicidality, and psychosocial factors among an inpatient psychiatric sample of adolescents. Psychiatry Res. 2019;112664.
16. Toomey RB, Syvertsen AK, Shramko M. Transgender adolescent suicide behavior. Pediatrics. 2018;142(4). Disponível em: https://pediatrics.aappublications.org/content/142/4/e20174218
17. Coleman E, Bockting W, Botzer M, Cohen-Kettenis P, DeCuypere G, Feldman J, et al. Standards of care for the health of transsexual, transgender, and gender-nonconforming people, version 7. Int J Transgenderism. 2012;13(4):165-232.
18. Harley DA, Teaster PB. Handbook of LGBT elders: an interdisciplinary approach to principles, practices, and policies. New York: Springer; 2016.
19. Meyer IH. Prejudice, social stress, and mental health in lesbian, gay, and bisexual populations: conceptual issues and research evidence. Psychol Bull. 2003;129(5):674-97.
20. Seil KS, Desai MM, Smith MV. Sexual orientation, adult connectedness, substance use, and mental health outcomes among adolescents: findings from the 2009 New York city youth risk behavior survey. Am J Public Health. 2014;104(10):1950-6.
21. Taliaferro LA, Muehlenkamp JJ. Nonsuicidal self-injury and suicidality among sexual minority youth: risk factors and protective connectedness factors. Acad Pediatr. 2017;17(7):715-22.
22. Dimeff L, Linehan MM. Dialectical behavior therapy in a nutshell. The Califonia Psychologist. 2001;34:10-3.
23. Aratangy EW. Como lidar com a automutilação: guia prático para familiares, professores e jovens que lidam com o problema da automutilação. São Paulo: Hogrefe; 2017.
24. Giusti JS. Intervenção multidisciplinar em crianças e adolescentes com automutilação. In: Psiquiatria da infância e adolescência: cuidados multidisciplinares. Barueri: Manole; 2016. p. 564-78.
25. Toste JR. School response to non-suicidal self-injury. The Prevention Researcher. 2010;17:14-7.
26. Fleischhaker C, Böhme R, Sixt B, Brück C, Schneider C, Schulz E. Dialectical behavioral therapy for adolescents (DBT-A): a clinical trial for patients with suicidal and self-injurious behavior and borderline symptoms with a one-year follow-up. Child Adolesc Psychiatry Ment Health. 2011;5:3.
27. Klonsky ED, Muehlenkamp JJ, Lewis SP, Walsh B. Nonsuicidal self-injury. 1ed. Auflage: Hogrefe; 2012. 98 p.
28. Coker TR, Austin SB, Schuster MA. The health and health care of lesbian, gay, and bisexual adolescents. Annu Rev Public Health. 2010;31(1):457-77.
29. Goodenow C, Szalacha L, Westheimer K. School support groups, other school factors, and the safety of sexual minority adolescents. Psychol Sch. 2006;43(5):573-89.
30. Amorim P. Mini International Neuropsychiatric Interview (MINI): validação de entrevista breve para diagnóstico de transtornos mentais. Rev Bras Psiquiatr. 2000;22(3).

47

Uso, abuso e dependência de substâncias

Bernardo Banducci Rahe
Alessandra Diehl

Aspectos-chave

- O estresse de minoria é um fator de risco para problemas decorrentes do uso de substâncias.
- Os serviços de atendimento para usuários de substâncias devem estar preparados para acolher a diversidade sexual e de gênero.
- Pessoas LGBTQIA+ possuem especificidades no uso, abuso e dependência de substâncias.
- O consumo de substâncias não deve ser estigmatizado na população LGBTQIA+.
- A abordagem do uso prejudicial de substâncias deve considerar a LGBTQIA+fobia e a dificuldade de acesso aos serviços de saúde como um determinante social.

INTRODUÇÃO

Neste capítulo, o termo substâncias estará referido a substâncias psicoativas, que são aquelas que atuam no sistema nervoso central (SNC) e podem produzir alterações do padrão da percepção, consciência, do estado emocional e no comportamento. Algumas dessas são lícitas, como cafeína, álcool, tabaco, analgésicos e sedativos, e outras ilícitas, como cannabis, cocaína, crack e MDMA[1]. Assim como a discussão sobre diversidade sexual e de gênero, o uso de substâncias é um tema frequentemente envolvido por valores morais, estigmas, preconceitos e controvérsias, os quais muitas vezes dificultam o cuidado integral fundamentado em evidências[2].

As pessoas LGBTQIA+ apresentam maior frequência de uso de tabaco, álcool e outras substâncias e problemas de saúde relacionados, como maior risco cardiovascular, abuso e dependência de substâncias, depressão e suicídio, quando comparados às pessoas cis-heterossexuais[3,4]. As teorias do estresse de minorias e as vulnerabilidades específicas de cada orientação sexual e identidade de gênero auxiliam a compreender esse processo[5,6]. Esses fatores são muito importantes, uma vez que têm implicações significativas para planejamento de políticas de saúde (tratamento e prevenção), para adequada condução de pesquisas científicas e para o treinamento de profissionais nos serviços de saúde geral e equipamentos de atenção ao tratamento da dependência de substâncias onde a população pode ser atendida[4,7].

Dentro desse contexto, é objetivo deste capítulo fazer uma revisão das questões que envolvem a dependência de substâncias e as populações LGBTQIA+, a fim de auxiliar o leitor com o entendimento de vulnerabilidades específicas que essa população enfrenta e questões relevantes para a prevenção, o tratamento e as políticas públicas relacionadas ao uso de álcool e outras substâncias para LGBTQIA+.

USO, ABUSO E DEPENDÊNCIA DE SUBSTÂNCIAS

Os padrões de uso de substâncias nem sempre são patológicos ou problemáticos, sejam elas lícitas ou ilícitas. Podem ser verificados alguns padrões diferentes de uso: experimental, ocasional, frequente, abusivo/nocivo e dependência[8]. Nas situações em que o uso de substância oferece problemas ou sofrimento para a pessoa ou para aqueles ao seu redor, o profissional deve avaliar critérios de gravidade, pois esses podem orientar um plano terapêutico. O uso abusivo pode ser definido como aquele que ocasiona danos à saúde e não preenche critérios para dependência. Nem todo uso de substância se tornará abuso ou dependência. Por exemplo, a porcentagem de usuários de substâncias que desenvolvem dependência após um período de dez anos de uso é de 12 a 13% para o álcool, 15 a 16% para a cocaína e 8% para a cannabis[8].

A Classificação Internacional das Doenças – 11º versão (CID-11) classifica os problemas relacionados ao uso de substâncias como episódio de uso nocivo, padrão de uso nocivo, dependência, intoxicação e alterações psicopatológicas induzidas pelo uso das substâncias a depender do tipo (p. ex., *delirium*, psicose ou outras)[9]. A dependência de substâncias não pode ser caracterizada apenas pelo tipo, quantidade ou frequência de uso. No *Manual diagnóstico e estatístico de transtornos mentais – 5ª edição* (DSM-5) estão estabelecidos onze critérios para avaliação de dependência. Considera-se dependência leve quando há 2 ou 3 critérios; moderada, de 4 a 5; e grave, 6 ou mais (ver Tabela 1).

Tabela 1 Critérios para avaliação diagnóstica dos transtornos por uso de substâncias segundo a DSM-5[10]

Sintomas relacionados ao baixo controle do uso da substância	▪ Uso em quantidades maiores ou por mais tempo que o pretendido ▪ Esforços malsucedidos ou desejo persistente para reduzir, regular ou descontinuar o uso ▪ Gasto importante de tempo para obter, usar ou recuperar-se dos efeitos da substância ▪ Fissura: desejo ou necessidade intensos de usar a substância
Sintomas relacionados ao uso recorrente apesar do prejuízo social	▪ Uso de substâncias recorrente relacionado ao fracasso em cumprir as principais obrigações no trabalho, na escola ou no lar ▪ Problemas sociais ou interpessoais persistentes ou recorrentes causados ou exacerbados pelos efeitos das substâncias ▪ Abandono ou redução de atividades importantes de natureza social, profissional ou recreativa devido ao uso da substância
Sintomas relacionados ao uso arriscado	▪ Manutenção do uso apesar de risco à integridade física ▪ Continuar o uso apesar de estar ciente de um problema físico ou psicológico persistente que provavelmente foi causado ou exacerbado pela substância
Critérios relacionados aos aspectos farmacológicos	▪ Tolerância: quando uma dose acentuadamente maior é necessária para obter o efeito desejado ou quando um efeito acentuadamente reduzido é obtido após o consumo da dose habitual. ▪ Abstinência: síndrome que ocorre quando as concentrações de uma substância no sangue ou tecidos diminuem em um indivíduo que manteve uso intenso prolongado.

O baixo controle do uso, deterioração social e em outras esferas da vida dos indivíduos, uso em situações de risco, fissura/*craving* e sintomas físicos de tolerância são alguns dos norteadores do diagnóstico. Entende-se por tolerância o uso de uma dose acentuadamente maior da substância para obter o efeito desejado ou quando o efeito é reduzido em relação à dose habitual; e síndrome de abstinência os sintomas produzidos na ausência ou redução da substância. Fissura é o desejo intenso do uso pela substância, que é geralmente maior no ambiente onde costuma ser obtida ou usada, e está relacionada a mecanismos de recompensa/gratificação no cérebro. Situações de risco não precisam estar relacionadas ao uso de grandes quantidades, mas ao uso em situações que poderiam oferecer mais risco, por exemplo, usar cannabis ou beber álcool enquanto dirige[10].

ESTRESSE DE MINORIAS, VULNERABILIDADES E USO DE SUBSTÂNCIAS

A teoria do estresse de minorias considera que o excesso de situações adversas e condições no meio social, e não somente situações individuais, tendem a ser prejudiciais à saúde física e mental e podem tornar o uso de substâncias problemático. Apesar de ser abordada como um grupo único, a heterogeneidade da população LGBTQIA+ deve ser levada em consideração, tanto para o entendimento do uso das substâncias quanto dos fatores desencadeantes, mantenedores e protetores[11]. O heterossexismo, a LGBTIfobia e o cisgenderismo atingem desigualmente cada uma das populações LGBTQIA+[11]. Para maiores detalhes, ver o Capítulo 8 – "Vulnerabilidades, interseccionalidades e estresse de minorias". Além disso, os contextos de uso entre LGB cis e transgêneros podem ser diferentes, assim como variar de acordo com a idade, raça e classe social. Na população LGBTQIA+, os fatores de vulnerabilidade e resiliência mais associados ao uso de substâncias em indivíduos estão dispostos a seguir.

PRECONCEITO, DISCRIMINAÇÃO E VITIMIZAÇÃO

A LGBTIfobia aumenta a suscetibilidade das pessoas LGBTQIA+ a sentimentos de isolamento, medo, raiva, culpa, baixa autoestima, inadequação e desesperança. As pessoas podem recorrer ao uso de substâncias para uma maior desinibição, buscar conectividade social e amenizar sentimentos negativos[7,11,12].

Há um duplo estigma associado ao uso de algumas substâncias. Assim, pessoas LGBTQIA+ que as consomem podem ser submetidas a uma dupla estigmatização, pela sua identidade de minoria e pelo uso de álcool e outras substâncias, sendo muitas vezes rotuladas de "nóia", "drogada" ou "viciada". Todos os adjetivos inadequadamente utilizados que fazem reforçar o estigma e consequentemente o acesso ao tratamento[4].

COOCORRÊNCIAS EM SAÚDE MENTAL

As pessoas LGBTQIA+ podem ter que lidar com a coocorrência de transtornos mentais, além do uso de substâncias, ideação e tentativas de suicídio, estresse pós-traumático e outras condições que podem aumentar o risco de abuso de substâncias como tentativa de automedicação. Esses problemas de saúde mental nas pessoas LGBTQIA+ podem estar associados ao surgimento do uso de substâncias ou serem consequências e podem tornar mais complexa a abordagem do cuidado[7,11,12].

BULLYING, LGBTIFOBIA E OUTRAS FORMAS DE VIOLÊNCIA

O *bullying* escolar LGBTIfóbico pode estar associado a experimentação precoce de substâncias durante a adolescência e consequentemente maior chance de desenvolvimento de problemas e dependência associados ao consumo de substâncias[2,4]. LGBTIfobia no ambiente familiar e de trabalho também podem ser gatilhos e mantenedores do comportamento abusivo.

LGBTIFOBIA E/OU SOROFOBIA INTERNALIZADA

LGBTIfobia internalizada é a negação, repúdio, autodepreciação, ódio e/ou não aceitar a si mesmo por ser LGBTQIA+. A sorofobia internalizada se expressa pelo medo e culpa em se colocar em risco ou ter se contaminado pelo HIV (ver Capítulo 43 – "Infecção por HIV e sorofobia"). Muitas vezes, a sorofobia e a LGBTIfobia se interrelacionam, quando a pessoa vivendo com HIV acha que mereceu ser contaminada por ser LGBTQIA+. O uso de substâncias pode ser utilizado para promover uma desconexão de sentimentos de vergonha e menos valia, levando a comportamentos autodestrutivos como *binge* (uso compulsivo, uso de grande quantidade em curto intervalo de tempo), prática sexual de risco e exposição a situações de violência e acidentes[13].

VULNERABILIDADE SOCIAL E ASPECTOS INTERSECCIONAIS

Marcadores sociais, como renda, origem étnica, raça, procedência e questões religiosas, podem modificar o grau de vulnerabilidade, o que caracteriza a chamada "dupla minoria"[13]. Pessoas LGBTQIA+, sobretudo travestis, com frequência são expulsas de suas casas, passando a viver na rua e perdendo sua base de apoio social, podendo buscar substâncias para aliviar o desconforto como frio e fome, assim como usar a atividade sexual como moeda de troca para sua obtenção. Além do uso de substâncias, pessoas LGBTQIA+ negras e em situação de pobreza podem estar mais vulneráveis a problemas associados, como a violência e o tráfico. O tipo de substância também pode variar de acordo com o nível de renda, gênero e idade. O consumo de solventes, crack e maconha, por exemplo, tende a ser maior em adolescentes em situação de rua[14], o tabaco é mais comum em homens mais pobres[15] e o consumo de cannabis, cocaína e *ecstasy* é maior em homens cis gays e bissexuais do que mulheres cis lésbicas e bissexuais[16].

A "SAÍDA DO ARMÁRIO"

Esse é o processo no qual as pessoas LGBTQIA+ percebem e revelam a sua orientação sexual e/ou identidade de gênero para si e para as outras pessoas, enquanto buscam manter seus vínculos de socialização anteriores. A saída do armário é um dos momentos mais propícios ao início do uso abusivo de substâncias, com riscos de manutenção ao longo da vida[7]. Esse uso pode servir como um alívio, fornecendo o "conforto" que muitas vezes não conseguem consigo próprias, na família ou na sociedade. A pessoa pode utilizar como um recurso facilitador da socialização daquilo que considera ser "proibido", por conta disso, muitos podem ter suas primeiras experiências sexuais sob a influência de álcool ou outras substâncias[12].

DINÂMICA FAMILIAR

A visão e o comportamento da família de origem da pessoa LGBTQIA+ diante de sua orientação sexual e/ou identidade de gênero pode trazer consequências positivas ou negativas. Um contexto familiar com pouca aceitação e presença de preconceitos pode agir tanto como um gatilho emocional para o início do uso de substâncias como para os lapsos e recaídas. Conflitos familiares, relacionados ou não com a diversidade sexual e de gênero, podem afastar as pessoas LGBTQIA+ do ambiente doméstico, seja por evitarem ou por serem expulsas, expondo-as a situações de risco. Por outro lado, famílias acolhedoras podem oferecer uma convivência saudável, protetora ao uso nocivo de substâncias[7,11].

Ambientes de convivência LGBTQIA+

Durante muito tempo, as pessoas LGBTQIA+ tinham pouquíssimos locais seguros nos quais podiam expressar sua sexualidade sem sofrer discriminação e violência, como bares, saunas, *cruising bars* e locais de moradia. Alguns desses locais são ambientes em que o uso de álcool e outras substâncias fazem parte das suas características sem serem estigmatizadas, ou da construção cultural e de identidade de determinado grupo, como o uso do *poppers*, que faz parte da chamada *gay culture*[17]. O grupo pode subestimar os possíveis danos decorrentes de substâncias e o contexto pode pressionar as pessoas a usarem para a obtenção de espontaneidade, criatividade, conectividade e compartilhamento de sensações.

Entretanto, assim como a família, os ambientes de convivência LGBTQIA+ podem ser fatores protetores a eventos adversos do uso de substâncias. Estar próximo da comunidade LGBTQIA+ pode promover o sentimento de pertencimento, minimizar os riscos de depressão e ansiedade e o consequente uso nocivo de substâncias. Mesmo quando há o uso recreativo, esse pode ocorrer de forma mais segura, devido ao compartilhamento de informações para redução de danos e prevenção de possíveis excessos e riscos.

ACESSO AO SISTEMA DE SAÚDE

Em geral, os serviços de saúde voltados para os cuidados relacionados ao uso de substâncias são pouco acolhedores aos LGBTQIA+: discriminação, hostilidade e despreparo para acolher a diversidade sexual e de gênero; ambientes físicos (como dormitórios em centros de reabilitação, ambulatórios e enfermarias) e atividades de grupo organizadas na perspectiva binária de gênero; segregação e recusa de pessoas transgênero nos programas para recuperação do consumo de substâncias, são algumas das dificuldades relatadas[1]. Para promover uma mudança nesses serviços, ver o Capítulo 19 – "Acesso e organização dos serviços de saúde".

CONSUMO PELA POPULAÇÃO LGBTQIA+

Estudos sobre o uso de tabaco, álcool e outras substâncias na população LGBTQIA+ têm sido escassos e com limitações metodológicas. Entre elas, cita-se o viés de seleção, uma vez que foram conduzidos em locais de maior consumo de álcool e outras substâncias, como boates e bares. Outra limitação é a ausência de padronização de questionamento sobre a orientação afetivo-sexual e comportamento sexual[18].

Nos Estados Unidos, um levantamento do *National Survey on Drug Use and Health*, com 3 mil adultos gays, lésbicas e bissexuais acima de 18 anos, mostrou que eles tinham mais probabilidade de consumir tabaco e álcool (Tabela 2) e substâncias ilícitas (Tabela 3) do que os cis heterossexuais[19].

Tabela 2 Consumo de tabaco e álcool nos Estados Unidos[19]

Substância	Cis lésbicas, gays e bissexuais (%)	Cis heterossexuais (%)
Tabaco	32,2	20,6
Álcool atual	63,6	56,2
Álcool problemático/abusivo	36,1	26,7
Álcool pesado/*binge* (5 ou mais doses em 2 h)	8,2	7,1

Tabela 3 Prevalência do uso de substâncias no último ano nos Estados Unidos[19]

Substância	Cis lésbicas, gays e bissexuais (%)	Cis heterossexuais (%)
Maconha	30,7	12,9
Analgésico	10,4	4,5
Cocaína	5,1	1,8
Heroína	0,9	0,3
Alucinógenos	5	1,6
LSD	1,7	0,5
Ecstasy	3,2	0,9
Inalantes	3,7	0,3
Metanfetaminas	2,3	0,6
Tranquilizantes	5,9	2,2
Sedativos	1,2	0,6

Dados de um levantamento nacional brasileiro mostram uma alta prevalência de dependência de álcool (15,2%), beber em *binge* (22,2%) e tabaco entre as minorias sexuais. Os entrevistados, que tinham em média 29,5 anos, eram mais propensos a usar cocaína, crack e alucinógenos. Os achados têm implicações para programas de prevenção e intervenções mais eficazes que almejem atingir os subgrupos populacionais com maior risco de consumo para uma determinada substância[20].

CONTEXTOS DE CONSUMO DE SUBSTÂNCIAS POR LGBTQIA+

O contexto do uso de substâncias em pessoas LGBTQIA+ incluem situações muito diferentes entre eles próprios, dependendo da classe social, gênero, raça/cor e procedência. Entretanto, os locais de uso das comunidades mais pobres (e, infelizmente, também da maioria das pessoas negras) geralmente são mais criminalizados, como "pancadões" ou locais de prostituição na rua, e relacionados a opressão policial e do tráfico. Nesses contextos, portanto, a violência social torna-se uma variável importante a ser considerada na abordagem[21].

Boates, festas e saunas onde há o consumo frequente de substâncias devem estar preparados para a abordagem de redução de danos e para atender intercorrências, como urgências ou emergências, caso elas ocorram. Folhetos educativos com informações sobre o uso, hidratação adequada, evitar a interação entre algumas substâncias, dentre outros, podem ser disponibilizados. Oferta de água e prevenção de risco de acidentes devem ser previstas nesses ambientes. Locais de consumo excessivo de álcool, como bares e festas, devem prever estratégias para redução de acidentes e violência. Outro contexto comum ocorre por meio de encontros sexuais marcados pelos aplicativos e redes sociais que podem envolver também o consumo de substâncias recreativas. Portanto, informações veiculadas no meio virtual na perspectiva de redução de danos poderiam auxiliar em estratégias preventivas mais eficazes[22,23].

RELAÇÃO ENTRE USO DE SUBSTÂNCIAS E PRÁTICAS SEXUAIS

A relação entre o uso de substâncias para relações sexuais não é nova, sendo descrita desde as festas do deus Baco, deus do vinho, na Grécia Antiga, que promovia grandes orgias regadas a álcool. Entretanto, atualmente, o termo *chemsex* (*Chemical Sex*) passou a ser utilizado para descrever o uso de substâncias em um contexto sexual, referindo-se principalmente a práticas entre homens cis gays, mas também podem incluir outros homens que fazem sexo com homens. Outros termos utilizados são *Party and Play*, nos EUA; e *intensive sex partying*, na Austrália[24]. Embora às vezes se utilize a tradução literal "sexo químico", não há uma expressão em português para esse fenômeno, mas é comum se ouvir, entre as pessoas que utilizam substâncias em um contexto sexual, a palavra "aditivos" e "tekar", esta referindo-se especificamente ao uso de cocaína.

Não é apenas o uso de substâncias que define o *chemsex*, pois outras populações não gays utilizam substâncias durante o sexo e não são rotuladas como tal. Há aspectos da cultura gay e de seu perfil de prática sexual que auxiliam a compreender o fenômeno ao qual se refere esse termo. Dentre esses, podem ser citados: a necessidade de ficar mais desinibido diante de repressões sociais e religiosas para a atividade sexual entre dois homens; estigma da prática sexual gay relacionada a epidemia da HIV/aids; disponibilidade de aplicativos "de pegação" para organização de encontros sexuais; menor julgamento e maior aceitação de práticas sexuais com mais de uma pessoa ao mesmo tempo; supervalorização do desempenho sexual e da capacidade de vender-se como "objeto de desejo sexual" na cultura gay[25,26].

Os profissionais da saúde devem refletir sobre o termo *chemsex*, especialmente quando referido aos homens cis gays, pois pode servir para estigmatizar as práticas sexuais desse grupo e o próprio uso de substâncias, que nem sempre é problemático, e pode significar censura do seu comportamento sexual, sendo esses um dos mecanismos da LGBTIfobia.

Normalmente os objetivos do uso de substâncias durante as práticas sexuais visam prolongar a duração e facilitar o ato sexual, aumentando o desejo e o prazer. Mais comumente associados à prática, por aumentarem o desejo sexual, são o GHB, mefedrona, nitritos voláteis (*poppers*), cocaína e metanfetamina, embora outras frequentemente estejam associadas, como álcool, tabaco, cannabis, *ecstasy*, cetamina e medicamentos para disfunção erétil[17,24,25,27]. Quando realizado sem a devida segurança, ou de forma abusiva, o uso de substâncias durante a prática sexual pode aumentar o risco para infecções sexualmente transmissíveis (IST) e lesões físicas, por aumentar o limiar da dor e alterar a consciência[24].

Durante o processo de abordagem é preciso compreender o significado do uso da substância na vida do indivíduo, seus impactos e papel na atividade sexual. A redução de danos pode ser uma das abordagens utilizadas, pactuando com a pessoa LGBTQIA+ sobre os seus objetivos, minimização de riscos, cuidados específicos e estratégias para evitar a interação prejudicial no uso de várias substâncias (ver Tabela 4). Muitas vezes, se faz necessário fortalecer o vínculo entre os profissionais de saúde e os pacientes para se obter mais êxito no tratamento, ressignificando a atividade sexual sem a necessidade de aditivos[26].

Outras técnicas de reconhecida evidência científica no campo da dependência de substâncias podem ser empregadas tanto para manejar o consumo de substâncias quanto comportamentos sexuais arriscados. Entre elas destaca-se a prevenção de recaída (PR), a entrevista motivacional (EM), a terapia cognitivo comportamental (TCC) e os grupos de 12 passos[2,28].

ABORDAGEM

Muitas das necessidades das pessoas LGBTQIA+ não são atendidas pela visão heterocisnormativa do sistema de saúde, que se torna uma barreira de acesso[11,13]. Empatia, postura afirmativa, acolhedora e sem julgamentos sobre a identidade de gênero e a orientação sexual, são competências esperadas do profissional de saúde. A competência cultural combinada a sensibilidade dos profissionais em reconhecer e respeitar as variações das identidades de gênero tendem a melhorar a adesão e acesso de indivíduos transgêneros[29].

Dados dos Estados Unidos mostram que apesar de pessoas LGBTQIA+ buscarem mais os serviços de tratamento para uso de substâncias que heterossexuais e cisgêneros, muitas de suas necessidades não são atendidas por conta da visão cisheteronormativa do sistema de saúde[11,30]. Ao atender indivíduos LGBTQIA+, é necessário usar uma abordagem holística, a fim de lidar com várias necessidades clínicas, psicológicas, sociais, legais e ocupacionais. O perfil do uso das substâncias (tipo, frequência, modo e contexto de uso, idade de início), a LGBTIfobia internalizada, o processo de saída do armário e os efeitos do estresse de minoria precisam ser avaliados, pois podem interferir no plano terapêutico[11]. (ver Quadro 1). O abuso de substâncias pode ser um fator de risco para infecção por HIV e outras IST e, por isso, deve-se perguntar sobre uso de preservativos, da PrEP (profilaxia pré-exposição) e da PEP (profilaxia pós-exposição).

Quadro 1 Pontos a serem avaliados para o tratamento dos problemas relacionados ao uso de substâncias

Idade e fase do ciclo de vida atual
O grau e impacto da homofobia e transfobia internalizada
O estágio atual do processo de saída do armário e a experiência ao longo desse processo
A rede de suporte que o indivíduo possui
Estado atual de relacionamentos e a história de relacionamentos anteriores
Relacionamentos com "família de origem" ou da "família de escolha"
Grau de conforto com a identidade de gênero e/ou orientação sexual, bem como a expressão de gênero e dos comportamentos sexuais
Status socioeconômico, educacional e cultural
Questões relativas à saúde física e mental

A participação da família e parcerias afetivas é essencial para o cuidado de todo e qualquer usuário, incluindo a população LGBTQIA+. Portanto, a equipe deve estar preparada para sensibilizar e encorajar o paciente a trazer a família (parcerias afetivas, filhos, pais) para o contexto do atendimento, assim como mobilizar sua participação ativa. Às vezes, o paciente LGBTQIA+ pode contar apenas com a "família de escolha", ou seja, pessoas mais próximas que fornecem suporte e integram uma rede positiva e de apoio. O profissional que conduz o grupo de família deve ter habilidade para lidar com as possíveis diferenças e estigmas no grupo, conforme algumas sugestões do Quadro 24.

Quadro 2 Recomendações para abordagem de pessoas LGBTQIA+ com problemas relacionados ao uso de substâncias[2,4]

- Perguntar sempre sobre a orientação sexual e identidade de gênero em serviços de saúde. A maioria dos programas destinados a usuários com problemas pelo uso de substâncias não investigam ou não abordam essas questões.
- Devido à LGBTIfobia, alguns pacientes poderão apresentar dificuldade ou se sentir desconfortáveis para aderir e aceitar o acompanhamento.
- Preparar os profissionais para lidar com a diversidade sexual e de gênero nos atendimentos, nos grupos, na sala de espera, e no mesmo espaço de convivência, inclusive manejando conflitos e situações LGBTIfóbicas que porventura possam ocorrer.
- Confeccionar materiais informativos para redução de danos em situações específicas para as pessoas LGBTQIA+, como cuidados no uso durante práticas sexuais, interação de múltiplas substâncias, ou uso em contextos, como saunas, casas noturnas etc.
- Desenvolver campanhas de prevenção em locais e eventos de alta frequência da população LGBTQIA+, como bares, paradas do orgulho, festivais dentre outros, inclusive indicando a existência de serviços de tratamento que acolham pessoas

Quadro 2 Recomendações para abordagem de pessoas LGBTQIA+ com problemas relacionados ao uso de substâncias[2,4] *(continuação)*

LGBTQIA+. Isso pode facilitar a procura de pessoas que já tenham problemas de abuso e dependência e que estejam receosas de buscar ajuda.
- Desenvolver estratégias específicas de acolhimento e acesso para pessoas LGBTQIA+ que estejam mais vulneráveis ao uso de substâncias, como população em situação de rua, profissionais de sexo e em restrição de liberdade. Considerar que nesses grupos o uso de substâncias frequentemente está associado a outros fatores de marginalização, como pobreza, condições precárias de moradia, troca de sexo por substâncias/dinheiro, e violência física e sexual.
- Criar "grupos temáticos" ou dirigidos para o público LGBTQIA+. Os Alcoólicos Anônimos (AA) foram um dos grupos de mútua ajuda pioneiros em perceber a importância desses grupos. No livro intitulado *The History of Gay People in Alcoholics Anonymous: from the beginning*, o autor Audrey Baden (2007) relata essa trajetória, desde a formação de um dos primeiros grupos de AA para homossexuais masculinos, fundada em Boston, em 1949. Atualmente existem mais de 1.800 reuniões de AA para gays por semana no EUA e grupos de AA para gays em mais de 60 cidades de outros países.

(continua)

Tabela 4 Principais substâncias consumidas pela população LGBTQIA+ relacionadas a problemas de abuso e dependência e suas recomendações para ações de redução de danos[2,26,31,32]

Substância (nomes populares)	Características	Recomendações específicas para redução de danos, no caso de uso
Cetamina (K, keta)	O efeito é curto, mas extremamente intenso, motivado pelo desejo de desinibição, sensações prazerosas, relaxamento, "sair fora do corpo", efeitos psicodélicos, risos imotivados e perda do controle. Pode levar a aumento da excitação sexual, retardo ejaculatório e relaxamento dos músculos do ânus, facilitando a penetração anal. É utilizada em pó na forma aspirada	Evitar uso com álcool, GHB e cocaína. Orientar que altas doses podem levar a rebaixamento de consciência. Evitar compartilhar seringas, se o uso for injetável, ou *bullets* e canudos, se o uso for aspirado
GHB (G, gi, *ecstasy* líquido gama-hidroxibutirato)	É depressor do sistema nervoso central. Causa desinibição, sociabilidade e sensação de embriaguez, aumento da libido. Pode ser utilizado como sedativo em crimes como "boa noite cinderela". Normalmente é consumido com líquidos	Evitar uso com álcool, cafeína, *ecstasy*, cocaína, LSD, *poppers*, medicações para ereção e sedativos. Evitar uso desacompanhado, pelo risco de paranoia e convulsão
MDMA (*ecstasy*, bala, *E*, MD)	Conhecida como a "droga do amor", causa euforia e bem-estar, aumento da percepção para os sons e cores, para as sensações táteis, taquicardia, sudorese, produz um aumento do estado de alerta, tensão maxilar, bruxismo e anorexia	Evitar consumo com álcool, cocaína e *poppers*. Orientar que pode causar desidratação, aumento da pressão arterial, da ansiedade e paranoias. Manter hidratação e medidas para evitar hipertermia. Não deve ser consumido concomitantemente ao uso de ritonavir. Ações de redução de danos (conhecidas como *Check in*, por exemplo) podem incluir a checagem da pureza da substância a ser consumida
Metanfetamina (*meth, crystal,* tina, *ice* e *speed*)	Causa diminuição do sono e do apetite, inquietação, aumento do estado de alerta, alteração do humor, com tendência a certa euforia e mesmo disforia	Evitar consumo com estimulantes, cocaína e álcool. Ações de redução de danos (conhecidas como *Check in*, por exemplo) podem incluir a checagem da pureza da substância a ser consumida. Evitar o compartilhamento de seringas

(continua)

Tabela 4 Principais substâncias consumidas pela população LGBTQIA+ relacionadas a problemas de abuso e dependência e suas recomendações para ações de redução de danos[2,26,31,32] *(continuação)*

Substância (nomes populares)	Características	Recomendações específicas para redução de danos, no caso de uso
Nitritos de alquila (*poppers*)	É um nitrito volátil. Causa agitação, taquicardia, euforia, aumento do desejo sexual, relaxamento muscular, o que facilita a penetração anal. Seu consumo ocorre pela aspiração de vapores na forma líquida ou inalados através de um pano molhado com a substância	Evitar uso com cogumelo, *ecstasy*, GHB e cocaína, maconha e calmantes. Orientar que pode provocar queda abrupta da pressão arterial. É formalmente contraindicado o uso com medicações para ereção pelo grande risco de eventos cardiovascular
Tabaco	A nicotina é a principal substância psicoativa do tabaco e tem uma ação estimulante do SNC	Orientar que pode causar câncer, problemas cardíacos e disfunções sexuais. Evitar qualquer compartilhamento de "bitucas" ou qualquer outro dispositivo de fumar pelo risco maior de COVID-19
Álcool	Depressor do SNC, substância legalizada. Maior frequência de uso em mulheres cis lésbicas e bissexuais	Evitar uso com GHB, cetamina, cocaína, opioides, sedativos, anfetaminas, *ecstasy*, *poppers* e medicamentos para ereção. Evitar dirigir veículos se ingerir álcool
Cocaína (pó / padê / teko) Crack (pedra)	Estimulante do SNC, causa bem-estar, sensação de alerta e aumento da energia	Evitar uso com ecstasy, cetamina, álcool, GHB, *poppers* e medicamentos para ereção. Evitar compartilhamento do cachimbo (risco de herpes e hepatite C e COVID-19). Evitar o compartilhamento de seringas e canudos pelo risco de IST/HIV
Solventes, lança perfume, cola de sapateiro	Consumo, em geral, mais prevalente entre adolescentes e pessoas em alta vulnerabilidade social. Podem provocar desde sonolência, confusão mental e cefaleia, até depressão respiratória, coma e morte dependendo da frequência e quantidade utilizada	Evitar uso com álcool
LSD – dietilamida do ácido lisérgico (doce, ácido)	É um alucinógeno capaz de causar delírios, alucinações, confusão mental e sinestesia	Evitar uso com GHB, álcool e maconha, que podem prolongar a "viagem" com o LSD. Evitar dirigir veículos sob o efeito ou após o uso
Cannabis (maconha, *beck*, baseado, *weed*)	É uma substância perturbadora do SNC. Seu uso está associado a diversos sinais físicos agudos, como hiperemia conjuntival, aumento do apetite (chamado coloquialmente de "larica"), boca seca, aumento da pressão arterial e taquicardia e efeito broncodilatador. O uso crônico e em grande quantidade de maconha tem sido associado a dependência, prejuízos cognitivos (principalmente de memória) e síndrome amotivacional em jovens caracterizada por apatia, capacidade diminuída de se concentrar, seguir rotinas ou dominar com sucesso informações novas	Especial atenção e educação para populações mais vulneráveis, como os adolescentes, gestantes e lactantes. Os serviços de aconselhamento devem ser oferecidos às mães que amamentam que não são capazes de cessar o uso, uma vez que os benefícios da amamentação, ainda superam os possíveis danos à exposição ao consumo ocasional de cannabis. Evitar dividir baseado com outras pessoas pelo risco de contaminação da Covid-19
Anabolizantes (bombas)	Esteroides anabólicos androgênicos que são substâncias derivadas da testosterona usadas com a finalidade de aumentar massa muscular. Os Anabolizantes podem ser encontrados em comprimidos e ampolas. A forma injetável, em geral, é a preferida pelos usuários por ter ação mais rápida	Evitar fazer ciclos de anabolizantes sem acompanhamento médico adequado. Se for usar, utilize equipamento para injeção segura e obtenha informações e orientações sobre a substituição por anabolizantes não esteroides. Uma opção mais segura é o uso de aminoácidos, que ajudam a sintetizar proteínas e que, junto a exercícios físicos regulares e dieta balanceada, produzem o mesmo efeito de ganho de massa muscular
Sedativos – zolpidem e benzodiazepínicos ("calmantes")	São substâncias sedativas e indutoras do sono. Geralmente utilizadas para o tratamento da ansiedade, como coadjuvantes miorrelaxantes e para tratamento de insônia	Evitar uso com álcool e GHB pelo risco de aumento de sedação. Os z-compostos (zolpidem e zopiclone) têm sido associados a risco de sonambulismo, daí a importância de fazer uso preferencialmente ao deitar (já na cama pronto para dormir)
Opioides	São substâncias depressoras do SNC, capazes de causar sedação e anestesia	Evitar uso com álcool e GHB. Evitar o compartilhamento de seringas
Anfetaminas e metilfenidato	São estimulantes do SNC. Causam euforia, diminuição do apetite, aumento da atenção, diminuição do cansaço e da necessidade de sono	Evitar uso com álcool

IST: infecções sexualmente transmissíveis; SNC: sistema nervoso central.

CONSIDERAÇÕES FINAIS

O uso de substâncias pela população LGBTQIA+ é mais frequente que na população cis heterossexual. Determinantes como o estresse de minoria e dificuldade de acesso aos serviços de saúde podem aumentar a vulnerabilidade dessas pessoas a problemas decorrentes do uso dessas substâncias. A abordagem adequada é aquela sem julgamentos da diversidade sexual e, também, do consumo de substâncias. É importante que a equipe de saúde não considere que todos os LGBTQIA+ usem substâncias para não reforçar os estigmas e preconceitos. Os profissionais de saúde devem reconhecer que potenciais problemas, como abuso e dependência, são mais frequentes nessa população e que precisam ser rastreados e abordados numa perspectiva de cuidado integral[2,4].

Erros comuns	Como evitá-los
Não investigar as diferentes dimensões de vulnerabilidade de pessoas LGBTQIA+ que podem estar associadas ao uso nocivo de substâncias.	Deve-se identificar experiências de preconceito, discriminação e vitimização, coocorrências em saúde mental, violência LGBTIfóbica, sorofobia, aspectos interseccionais, acesso ao sistema de saúde e dinâmicas familiares, dentre outros, na abordagem de pessoas LGBTQIA+ que fazem uso de substâncias.
Lidar com o abuso e dependência de substâncias de forma generalizada, sem levar em consideração as especificidades de cada população.	Ao atender indivíduos LGBTQIA+ é necessário usar uma abordagem holística, a fim de lidar com várias necessidades clínicas, psicológicas, sociais, legais e ocupacionais. O perfil do uso das substâncias, a LGBTIfobia internalizada, o processo de saída do armário e os efeitos do estresse de minoria precisam ser avaliados, pois podem interferir no plano terapêutico.
Deixar de questionar a respeito de ocorrência e padrão de uso de substâncias no ato sexual.	O abuso de substâncias pode ser um fator de risco para infecção por HIV e outras IST e, por isso, deve-se perguntar sobre uso de preservativos, da PrEP e da PEP.

 Material complementar

Filmes
- *Paraísos artificiais* (direção: Marcos Prado; 2012).
- *Sauvage* (direção: Camille Vidal-Naquet; 2018).

Séries
- *Queer as folk* (2005).
- *Feel good*. Direção Ally Pankiw; 2002.

REFERÊNCIAS BIBLIOGRÁFICAS

1. Diehl A, Cordeiro DC, Laranjeira R. Dependência química: prevenção, tratamento e políticas públicas. 2 ed. Porto Alegre: Artmed; 2019. 576 p.
2. Diehl A. Dependência química e sexualidade: um guia para profissionais que atuam em serviços de tratamento. 1 ed. Curitiba: Appris; 2019. 267 p.
3. Flentje A, Leon A, Carrico A, Zheng D, Dilley J. Mental and physical health among homeless sexual and gender minorities in a major urban US city. J Urban Health. 2016;93(6):997-1009.
4. Diehl A. Lésbicas, gays, bissexuais, transexuais e intersexuais LGBTTQIA+. In: Diehl A, Cordeiro DC, Laranjeira R. Dependência química: prevenção, tratamento e políticas públicas. 2 ed. Porto Alegre: Artmed; 2019. p. 381-94.
5. Meyer IH. Minority stress and mental health in gay men. J Health Soc Behav. 1995;36(1):38-56.
6. Kerridge BT, Pickering RP, Saha TD, Ruan WJ, Chou SP, Zhang H, et al. Prevalence, sociodemographic correlates and DSM-5 substance use disorders and other psychiatric disorders among sexual minorities in the United States. Drug Alcohol Depend. 2017;170:82-92.
7. SAMHSA – Substance Abuse and Mental Health Services Administration. A provider's introduction to substance abuse treatment for lesbian, gay, bisexual, and transgender individuals. Rockville: U.S. Department of Health and Human Services; 2001. 228 p.
8. Silveira DX da, Doering-Silveira EB. Substâncias psicoativas e seus efeitos. Brasília: Senad; 1999. 24 p.
9. Poznyak V, Reed GM, Medina-Mora ME. Aligning the ICD-11 classification of disorders due to substance use with global service needs. Epidemiol Psychiatr Sci. 2018;27(3):212-8.
10. American Psychiatric Association. Diagnostic and statistical manual of mental disorders. 5 ed. Washington: American Psychiatric Association; 2013.
11. Weber G, Dodge A. Substance use among gender and sexual minority youth and adults. In: Smalley KB, Warren JC, Barefoot KN. LGBT health: meeting the needs of gender ans sexual minorities. 1 ed. New York: Springer; 2017. p. 199-214.
12. Goldstein IS. Building bridges: LGBT populations: a dialogue on advancing opportunities for recovery from addictions and mental health problems. In: Center for Substance Abuse Treatment. Substance abuse and mental health services administration. Rockville: U.S. Department of Health and Human Services, Substance Abuse and Mental Health Services Administration, Center for Mental Health Services; 2013. 65 p.
13. Levounis P, Drescher J, Barber ME, Abdo CHN. O livro de casos clínicos GLBT. 1 ed. Porto Alegre: Artmed; 2013. 320 p.
14. Oliveira MAF de, Gonçalves RMD de A, Claro HG, Tarifa RR, Nakahara T, Bosque RM, et al. Perfil das crianças e adolescentes em situação de rua usuários de drogas. J Nurs UFPE line. 2016;10(2):475-84.
15. Bazotti A, Finokiet M, Conti IL, França MTA, Waquil PD. Tabagismo e pobreza no Brasil: uma análise do perfil da população tabagista a partir da POF 2008-2009. Cien Saude Colet. 2016;21(1):45-52.
16. Abdulrahim D, Whiteley C, Moncrieff M, Bowden-Jones O. Club drug use among lesbian, gay, bisexual and trans (LGBT) people. 1 ed. Earls Court: NEPTUNE (Novel Psychoactive Treatment UK Network); 2016. 33 p.
17. Rahe BB, Fidalgo TM, Silveira DX. Poppers and sexual behavior: an intimate relationship. J Sex Med. 2017;14(5):e296.
18. Diehl A. Abuso e dependência de substâncias psicoativas em homossexuais e bissexuais: revisão da literatura. São Paulo: Faculdade de Medicina da Universidade de São Paulo; 2009.
19. Medley G, Lipari RN, Bose J, Cribb DS, Kroutil LA, McHenry G. Sexual orientation and estimates of adult substance use and mental health: results from the 2015 National Survey on Drug Use and Health. Samhsa; 2016.
20. Diehl A, Pillon SC, Caetano R, Madruga CS, Wagstaff C, Laranjeira R. Violence and substance use in sexual minorities: Data from the Second Brazilian National Alcohol and Drugs Survey (II BNADS). Arch Psychiatr Nurs. 2020;34(1):41-8.
21. Cymrot D. A criminalização do funk sob a perspectiva da teoria crítica. São Paulo: Faculdade de Direito da Universidade de São Paulo; 2011.
22. Brasil. Ministério da Saúde. Portaria n. 1.028, de 1o de julho de 2005. Diário Oficial de União. Brasília: Ministério da Saúde; 2005.

23. Costa RM, Comis MA, Souza MPF, Maia LO, Verde P. Projeto Respire: redução de riscos e danos em contextos de festas. In: Godoy A, Gomes BR, Sant'Anna M, Costa RM (orgs.). Fórum Estadual de Redução de Danos de São Paulo: construção, diálogo e intervenção política. São Paulo: Córrego; 2014. pp. 78-86.
24. Lawn W, Aldridge A, Xia R, Winstock AR. Substance-linked sex in heterosexual, homosexual, and bisexual men and women: an online, cross-sectional "Global Drug Survey" Report. J Sex Med. 2019;16(5):721-32.
25. Stuart D. Chemsex: origins of the word, a history of the phenomenon and a respect to the culture. Drugs and Alcohol Today. 2019;19(1):3-10.
26. Rahe BB, Fidalgo TM. Chemsex and harm reduction: an under-explored reality. Lisbon; 2019. Available from: https://www.morressier.com/article/chemsex-harm-reduction-underexplored-reality/5d1a-035857558b317a13f669?
27. Giorgetti R, Tagliabracci A, Schifano F, Zaami S, Marinelli E, Busardò FP. When "Chems" meet sex: a rising phenomenon called "ChemSex." Curr Neuropharmacol. 2017;15(5).
28. Braun-Harvey D. Sexual health in drug and alcohol treatment: group facilitator's manual. 1 ed. New York: Springer; 2009. 344 p.
29. Nuttbrock LA. Culturally competent substance abuse treatment with transgender persons. J Addict Dis. 2012;31(3):236-41.
30. Greenwood GL, Gruskin EP. LGBT tobacco and alcohol disparities. In: Meyer IH, Northridge ME. The health of sexual minorities: public health perspectives on lesbian, gay, bisexual and transgender populations. New York: Springer; 2015. p. 566-83.
31. Diehl A, Schmidt AC. Outras drogas de abuso. In: Figlie NB, Bordin S, Laranjeira R. Aconselhamento em dependência química. 3 ed. São Paulo: Roca; 2015. p. 121-36.
32. Niel M, Silveira DX da. Drogas e redução de danos: uma cartilha para profissionais de saúde. In: São Paulo: Programa de Orientação e Atendimento a Dependentes (PROAD). Universidade Federal de São Paulo (Unifesp). Brasília: Ministério da Saúde; 2008.

48

Cuidados com uso da internet e aplicativos

Aroldo de Lara Cardoso Júnior
André Henrique dos Santos Francisco

 Aspectos-chave

- Uso de aplicativos e da internet pode ser parte integrante do exercício da sexualidade e não deve ser estigmatizado.
- *Sexting* é um termo em inglês para se referir a troca de mensagens, fotos e vídeos de conteúdo sexual pela internet ou por aplicativos.
- Problemas de ansiedade, depressão, abuso de álcool e substâncias etc. podem estar associados às práticas do *sexting*.
- Orientações sobre gerenciamento da visibilidade *online* podem prevenir desfechos negativos em saúde, como *bullying* e violência sexual.
- O uso da internet e de aplicativos pode trazer benefícios e riscos para a população LGBTQIA+.

INTRODUÇÃO

Criada na década de 1970 e popularizada há pouco mais de duas décadas, a internet e, posteriormente, os aplicativos, revolucionaram o modo de vida do ser humano, seja na maneira de se comunicar, se atualizar, se relacionar com os outros e se divertir. A tecnologia evoluiu trazendo consigo muitos benefícios, porém novas formas de violências.

Para a população LGBTQIA+, os aplicativos facilitaram a conexão entre integrantes dessa comunidade (especialmente considerando a questão da visibilidade), possibilitando a formação de comunidades virtuais, promovendo a sensação de pertencimento e o fortalecimento de suas identidades. Além disso, favoreceu encontros e formação de parcerias sexuais ou românticas. Entretanto, a possibilidade de abuso existe, especialmente quando consideradas a LGBTIfobia por meio de vazamento de *nudes*, mensagens inconvenientes, exposições públicas, possibilidade de violência sexual subsequente a contato virtual etc. Essas práticas precisam ser conhecidas pelos profissionais e estão em constante transformação.

HISTÓRICO DOS APLICATIVOS DE RELACIONAMENTO

Na década de 1990, ainda nos primórdios de utilização da internet pelo público em geral, algumas das principais finalidades da rede mundial de computadores eram facilitar a comunicação, estabelecer relações, criar vínculos, desenvolver comunidades e veicular os mais diversos tipos de conteúdo[1]. Serviços voltados para esse ambiente se desenvolveram, como o bate-papo da UOL®, Mirc® e ICQ®, ampliando o espaço da virtualidade na vida das pessoas.

A chamada "vida virtual" hoje se tornou parte integrante da sociabilidade, especialmente no mundo ocidental. Há diversos exemplos de plataformas nas quais avatares são criados e convivem entre si em espaços virtuais de socialização. Isso explica o sucesso de diversos outros ambientes virtuais, como *sites* de relacionamentos e *social media*[2].

Pouco antes da virada do milênio começaram a surgir os primeiros sites especializados em promover serviços de namoro *online*. Eles apresentam sistemas de introdução pessoal nos quais as pessoas podem buscar perfis de usuários e entrar em contato entre si para marcar um encontro, geralmente com o objetivo de desenvolver um relacionamento pessoal, romântico ou sexual. Numa sociedade LGBTIfóbica que promove a invisibilidade dos LGBTQIA+, a internet pode promover conexões entre essas pessoas.

Os usuários de um serviço de namoro *online* usualmente fornecem suas informações pessoais, o que permite criar uma grande base de dados que pode ser utilizada para buscar dados sobre outros indivíduos, selecionando os perfis interessantes com base em critérios variados, como faixa etária, sexo, localização e interesses comuns. Vários *sites* permitem que os membros disponibilizem fotos ou vídeos de si mesmos, bem como possibilitam a navegação pelas fotos e vídeos dos outros. A base desse tipo de serviço é prover um grande catálogo para algum tipo de relacionamento e facilitar a interação entre seus associados.

Os *smartphones* possibilitaram na palma da mão o computador, a câmera, o microfone, o telefone e a internet. Sua popularização facilitou ainda mais a conexão das pessoas por meio das redes sociais e aplicativos. Alguns exemplos de aplicativos de celulares voltados ao público LGBTQIA+ são *Grindr, Hornet, Scruff, Blued, Her, Wapa* e *Zoe*. Mesmo aplicativos de encontros utilizados pela população geral, como *Tinder, Instagram*, com a maior aceitação da diversidade sexual, passaram a ser utilizados também pelo público LGBTQIA+.

O acesso mais rápido e fácil aos indivíduos interessados em se conhecer e se relacionar redefiniu comportamentos do jogo da conquista. Além de todo o aparato de buscas por perfis compatíveis, passaram a existir trocas de fotos com conteúdos sexuais (*sexpics*) pelas ferramentas de *chat*[3] e performances diante das câmeras em ambientes virtuais e *sites* de telepresença[4]. Nos últimos dez anos, surgiram aplicativos de localização de pessoas geograficamente próximas e disponíveis *online* para contato e encontros virtuais e/ou reais, para amizade, relacionamento ou mesmo sexo casual[5].

PANORAMA ATUAL DO USO DA INTERNET

A internet tem propiciado o fortalecimento de movimentos LGBTQIA+ por meio de comunidades virtuais. Também possibilita a troca de informações e experiências LGBTQIA+, como se observa na multiplicação de canais do YouTube® que esclarecem dúvidas sobre saúde, sexualidade, relacionamentos e direitos voltados a essa população. Há vídeos e *sites* de pessoas trans que compartilham seu processo de transição, o que tem sido um espaço acolhedor para aqueles que ainda não saíram do armário. Da mesma maneira, os *sites* de encontros permitem que pessoas com desejos específicos se encontrem, como no caso de comunidades BDSM (*Recon*), "ursos" (*Grizzly, Growlr*) etc. A existência de *sites*, comunidades ou aplicativos específicos para a comunidade LGBTQIA+ viabiliza o direcionamento de campanhas em saúde para esse público, como ações para prevenção de IST.

O ambiente virtual pode ser o primeiro local onde o indivíduo LGBTQIA+ sai do armário. Com a possibilidade do anonimato e do uso de avatares de sua escolha, consegue explorar possibilidades de vivência de sua identidade, se relacionar com outras pessoas da comunidade e, eventualmente, poder se fortalecer para que, posteriormente, possa descobrir novos modos de lidar com sua identidade na vida real. Twist et al.[6] estudaram 61 estudantes universitários, com idades entre 18 e 41 anos, nos Estados Unidos. Todos se diziam cisgêneros (38% homens e 62% mulheres), 54% eram bissexuais e 46% homossexuais. Nessa amostra, 62,75% identificava sua orientação sexual *online* principalmente no Facebook (37,7%), onde inclusive quase todos revelam seu *status* relacional (31,9%) e a maioria considerava extremamente desimportante que suas parcerias estivessem "fora do armário" *online* (48,94%) ou *offline* (44,68%). Saber a orientação de uma pessoa *online* foi considerado muito desimportante (39,13%) ou muito importante (28,26%) e a percepção de reações negativas sobre a revelação da sua orientação sexual e/ou gênero eram raras nesse ambiente (n = 33; 70,21%)[6].

Pessoas trans podem usar o ambiente virtual como primeiro momento para vivenciarem uma identidade de gênero diferente. Há sites de relacionamento específicos, como o *MyTransexualDate* que evita exposição a situações de transfobia. Por outro lado, pessoas que têm fetiches por pessoas trans (*T-lovers*) podem procurá-las nesses sites com intenção apenas sexual, o que pode se constituir em um fator de estresse para as que desejam relacionar-se afetivamente.

Sexting é o termo utilizado para as práticas relacionadas à sexualidade na internet, que podem ter um potencial positivo, quando ocorre formação ou manutenção de vínculos, e um potencial negativo, quando acontece abuso virtual[7]. Pode haver envio de mensagens de cunho sexual pelo celular, contendo ou não fotos ou vídeos explícitos. *Sexpic* trata de imagens, geralmente pessoais, de nudez parcial ou total, masturbação, fetiches e/ou outras atividades de cunho sexual. Ambas as práticas são cada vez mais comuns entre adolescentes e funcionam como flerte, bem como servem para apimentar relações ou ainda satisfazer a curiosidade.

Com o avanço tecnológico e as facilidades de acesso proporcionadas pela internet, a pornografia ramificou-se de forma rápida. A pornografia é qualquer material de conteúdo sexual explícito e obsceno, muitas vezes considerado despido de emoção e "vulgar". Já o erotismo estaria mais ligado ao âmbito da emoção e da afetividade. Entretanto, essas diferenças são arbitrárias e o limite entre liberdade de expressão, interdição e legalidade são definidos socialmente e a pornografia não escapa disso[8]. Esta é julgada porque pode assumir um caráter subversivo, ao promover um discurso diferente do padrão moralista e conservador. Por outro lado, pode reforçar uma performance sexual idealizada, padronização e objetificação de corpos, especialmente os femininos, lésbicos, negros e travestis. É comum material pornográfico de homens trans direcionados ao público cis gay, e de mulheres lésbicas, bissexuais e travestis, ao público cis heterossexual masculino. O Brasil é país que mais consome pornografia de pessoas travestis e atualmente se discute sua relação com o fato de ser o país com maior número de assassinatos desse público[9].

A internet pode propiciar o reforço de estigmas relacionados a LGBTIfobia e outros preconceitos. É comum nos aplicativos de encontros gays os perfis mais buscados e valorizados serem aqueles de corpos atléticos, "não afeminados", brancos, pênis grande e com status sorológico negativo para HIV. Isso representa o reforço da cis heteronormatividade e reprodução de preconceitos como a gordofobia (aversão a pessoas obesas), a afeminofobia (aversão e desprezo a homens com comportamento considerados femininos), racismo, o falocentrismo (valorização do pênis) e a sorofobia (aversão a pessoas que vivem com HIV – PVHIV)[10]. Muitas vezes, na intenção de esconder seu *status* sorológico e se proteger da sorofobia, algumas PVHIV indicam *online* usar PrEP ou que são soronegativas, ao invés de exporem o status sorológico. Embora a internet não seja responsável por esses preconceitos, ela permite uma reprodução em escala ampliada dessa situação.

Situação da prática	Sugestão de abordagem
Um jovem obeso queixa-se que não consegue se relacionar com outros homens pela internet. Não têm fotos no seu perfil do aplicativo de relacionamentos e refere que deixou registrada apenas informações sobre sua idade (25 anos), orientação sexual (gay) e posição sexual ("versátil"). Nunca conseguiu manter uma relação duradoura, e sente-se como se fosse um "objeto sexual". Tem dificuldade de enviar "nudes", pois frequentemente tem o perfil bloqueado depois que envia fotos sem camisa.	O profissional deve identificar as dinâmicas de exclusão na internet e redes de aplicativos, como marginalização daqueles que fogem às normas do corpo padrão (obesos) e como isso interfere na saúde da pessoa. O profissional deve auxiliar a pessoa a perceber essas estruturas de exclusão. De forma terapêutica pode apoiar a construção de novos relacionamentos que acolham a diversidade e que valorizam sua humanidade e não apenas as características do seu "perfil". Esse pode ser um dado de como ela se relaciona com seu corpo.

VIOLÊNCIAS NO AMBIENTE VIRTUAL

A internet permite que pessoas LGBTQIA+ se encontrem e preservem o seu anonimato. Isso pode facilitar a formação de redes e relacionamentos num ambiente social LGBTIfóbico. Entretanto, se a internet favorece a identificação de potenciais parcerias sexuais e amizades, por outro lado, permite também a ocultação de identidades de agressores.

A sensação de anonimato pode levar a uma perpetração de abusos que não seriam efetuados presencialmente, pois a internet favorece a ideia de que os atos realizados *online* não têm efeito real. Quando confrontados face a face com as vítimas é comum os perpetradores cessarem os abusos[11]. Apesar de as agressões serem no ambiente virtual, elas podem ter repercussões reais na saúde mental das pessoas, como piora da autoestima, depressão e ansiedade.

A possibilidade de ocultamento das identidades (*stealth*) pode proteger a expressão dessas identidades – mas pode também vulnerabilizar a população LGBTQIA+, pela ocorrência de violências no ambiente virtual (ver Tabela 1). Enquanto são violências que não estão restritas aos relacionamentos não heterossexuais, pesquisas empíricas têm associado essas práticas com uma construção social de binarismos de gênero e de orientação sexual, existindo na exposição *online* mais chances da população LGBTQIA+ sofrer algumas dessas violências. Importante saber como ocorre a exposição *online* do paciente – visto que nessa população o abuso digital decorre muito de questões relacionadas com a LGBTfobia.

O *cyberbulling* é um comportamento deliberado, repetido e hostil. Pode ser praticado por um indivíduo ou por um grupo que se engaja na atividade de perseguir, difamar, caluniar e/ou ameaçar outra pessoa. Com a finalidade de atingir sua vítima, os assediadores podem divulgar os dados pessoais de seu

Tabela 1 Principais violências no ambiente virtual

Nome	Definição
Cyberbullying	Assédio virtual recorrente por meios tecnológicos (mensagens eletrônicas por celular, email, redes sociais etc.) com a finalidade de provocar algum prejuízo (físico, financeiro, emocional, relacional ou social) na pessoa que é vítima
Cyberstalking	Uso de ferramentas tecnológicas com o objetivo de perseguir uma pessoa
Grooming	Quando um adulto constrói uma relação de confiança ou proteção *online* com um menor para ganhar favores (como mensagens, imagens, contatos *online* ou encontros presenciais). Ressalta-se que essa prática não engloba somente a pedofilia e não está restrita à população LGBTQIA+
Sextorsion	Prática de extorsão (geralmente financeira) mediante ameaça de exposição de fotos ou vídeos sexuais das vítimas na internet
Revenge porn	Ocorre quando um indivíduo não se conforma com o fim de uma relação e ameaça compartilhar imagens da ex-parceria em momentos íntimos
Fake news	Criação deliberada e compartilhamento de notícias falsas com o objetivo de promover desinformação, boatos e ódio a fim de prejudicar pessoas ou grupos. Geralmente resulta em ganhos políticos e/ou financeiros a determinado grupo social promotor da notícia falsa

alvo (nome, endereço, local de trabalho e/ou de estudo, por exemplo) em *sites* ou fóruns ou publicar em seu nome algum tipo de material que o difame ou ridicularize. Quando alguém não está fora do armário, a ameaça pode ser a revelação da orientação sexual ou identidade de gênero contra a sua vontade, como a divulgação da foto de uma pessoa trans vestida com o gênero vivenciado. Alguns agressores podem enviar mensagens ameaçando e/ou assediando as vítimas, postar rumores e boatos e instigar os outros a agredirem-na. Além disso, e-mails, mensagens instantâneas e redes sociais podem ser utilizados para fazer ameaças, promover discursos de ódio, fazer comentários pejorativos ou jocosos, para ridicularizar, humilhar, ofender ou mesmo atingir de alguma forma a vítima.

Um estudo com 1.732 estudantes LGBTQIA+ de 13 a 20 anos nos Estados Unidos mostrou que 41,2% reportaram terem recebido emails ou mensagens de texto ameaçadoras ou de assédio de outros estudantes[12]. Outra pesquisa demonstrou que aproximadamente 39% dos jovens LGBTQIA+ dos Estados Unidos receberam nos últimos 30 dias mensagens vulgares, raivosas e rudes e 21% mensagens ameaçadoras ou intimidadoras, pelo menos 1 a 2 vezes por semana. Sofreram assédio, por conta da sua identidade sexual, 60% deles e 41%, pela sua expressão de gênero. Apesar disso, apenas 16% contam aos pais se estiverem sofrendo *cyberbullying* em casa[13].

O *cyberstalking* é uma ferramenta de assédio na qual o assediador invade a vida/rotina de sua vítima, de forma repetitiva, ininterrupta, não permitida e/ou desejada. Um assediador persegue sua vítima no ambiente virtual monitorando suas atividades, buscando informações em redes sociais, em *sites* e fóruns, ou ainda importunando pessoas próximas ao seu alvo. Em pessoas LGBTQIA+, pode ocorrer pela invasão do perfil de relacionamento de alguém para conversar com suas parcerias, investigar sites de conteúdo sexual LGBTQIA+ que foram visitadas pela vítima e simular "perfis" para tirar informações privadas de pessoas LGBTQIA+ (como *status* sorológico). O conjunto dessas ações caracteriza, de maneira geral, agressões mentais ou psicoemocionais.

Sextorsion e *Revenge porn* são formas de violência virtual que podem ser praticadas em relacionamentos ou encontros. Um estudo com 3.745 jovens, sendo 229 LGB e 18 trans, identificou, nos encontros virtuais, que 37,2% dos LGBT sofreu alguma forma de abuso (*vs*. 25,7% em cis heterossexuais). Similarmente, esse grupo cometeu mais abuso virtual que os heterossexuais (18,4 *vs* 11,5%, respectivamente). A amostra de pessoas trans também sofreu mais abuso (56,3 *vs* 26,3%) e cometeu (35,3 *vs* 11,8%) que as cis. Os jovens LGBT foram consistentemente ameaçados de serem expostos pela parceria. As mulheres e as pessoas trans sofreram mais abusos[14].

As *fake news* direcionadas a propiciar desinformação sobre população LGBTQIA+ têm sido uma das principais violências a que essa comunidade tem sido submetida. Aproveita-se da LGBTIfobia na sociedade para disseminar o ódio e propagar mentiras, geralmente direcionadas a uma figura pública ou grupo político.

USO PROBLEMÁTICO DE INTERNET E APLICATIVOS (UPI)

O uso problemático de internet (UPI) foi descrito em 1997, por Kimberly Young, quando relatou o caso de uma dona de casa que após ingressar no serviço *America Online*, sem ter qualquer contato anterior com computadores, não realizou mais outras tarefas que habitualmente realizava[15].

O termo cunhado por ela foi *Internet Addiction*. Desde então, esse padrão de uso foi discutido com controvérsia pela comunidade científica. A UPI não se caracteriza pela quantidade de horas ou frequência de comportamentos *online*, mas pela dificuldade em realizar outras atividades.

A avaliação da UPI é clínica e pode se utilizar de instrumentos específicos como o Internet Addiction Test[16]. O *Fear of Missing Out* (FoMo), ansiedade ocasionada pela sensação de perda do que está acontecendo no mundo virtual quando a pessoa não está conectada, deve ser avaliado. Alguns conteúdos específicos estão relacionados ao UPI, como pornografia, *sexting*, jogos, compras e bate-papo[17]. O uso dos aplicativos pode levar a outros problemas, como acidentes de trânsito, impacto negativo nos relacionamentos (com parcerias, familiares ou no trabalho), dificuldades de atenção ou concentração, sensação de solidão e/ou isolamento social.

É importante avaliar a intensidade de uso dos aplicativos (e sua relação com o FoMo) devido ao risco de desenvolver comportamento compulsivo relacionado a atividade sexual virtual (troca de *nudes* e *sexting*) ou aos encontros presenciais. Mesmo que não exista uma compulsão prévia, os aplicativos podem estimulá-la, aumentando a frequência das práticas envolvidas[18]. Um uso mais intensivo também pode levar a piora da autoimagem, da satisfação corporal e maior exposição à violência digital. Ressalta-se que esses riscos quanto ao uso problemático de internet estão presentes não apenas na população LGBTQIA+.

ATUAÇÃO DO PROFISSIONAL DE SAÚDE

Perguntas sobre o uso de internet e aplicativos não costumam fazer parte da anamnese dos profissionais de saúde. Entretanto, dada a frequência de problemas e riscos de violências, a investigação ativa sobre esses hábitos torna-se necessária para abordagem e prevenção. É necessário que se tenha, no ambiente virtual, uma série de cuidados para não sofrer algum tipo de assédio. Educar os pacientes, principalmente jovens e adolescentes, diante do uso de aplicativos é uma tarefa que pode prevenir desfechos negativos em saúde.

ORIENTAÇÕES EDUCATIVAS E PREVENTIVAS DE VIOLÊNCIA VIRTUAL

Para menores de idade, é importante o diálogo, sendo este o fator protetor mais influente sobre os problemas no uso de internet. Ao conversar com crianças de faixa etária mais baixa, deve-se ensinar a importância da integridade e do respeito ao corpo, que não devem se despir para ninguém na internet que faça pressão para que tirem a roupa, não se deixem fotografar ou serem filmadas sem roupa, fornecendo bases para as noções de prevenção ao abuso.

Para os pré-adolescentes e adolescentes (dos 11 aos 17 anos), passar a noção de que o sexo apresentado em boa parte dos filmes não representa a realidade, a falta de diversidade dos corpos apresentados em termos de cores e formatos e outras diferenças, os casos flagrantes de machismo e submissão forçada da mulher, os padrões de beleza e de comportamento, questões de papéis desempenhados no gênero, entre outros temas. Pais/responsáveis e profissionais de saúde que atendem adolescentes devem estar atentos para trazer à tona uma conversa sobre relações e relacionamentos que envolvam o *sexting* e as *sexpics*. As conversas podem focar na questão da confiança envolvida na troca desse tipo de material, bem como o impacto que o "vazamento" pode causar. Reforçar que depois de mandar fotos ou outros conteúdos pelo celular/e-mail, ele não terá mais controle sobre como será usada ou como afetará sua reputação. Esse tema pode ser usado para falar sobre respeito a si mesmo e ao outro, intimidades e privacidade, bem como alertar sobre abusos virtuais.

Mesmo pacientes adultos devem ser informados sobre como se prevenir dos riscos de abuso. Muitos cresceram sem esse debate e sem desenvolver senso crítico sobre isso. O principal fator reconhecido para abuso virtual é a pressão. A vítima se sente pressionada a enviar fotos ou vídeos, seja por uma atitude de ameaça ou por acreditar que aquilo vai dar satisfação para quem as recebe. As imagens podem ser coletadas em aplicativos por robôs e enviadas para um grande número de pessoas, com o intuito de receber outras e aumentar este banco de dados para divulgá-las, muitas vezes sem consentimento.

Situação da prática	Sugestão de abordagem
Adolescente relata desconforto com expressão de gênero, reconhecendo certas características femininas e masculinas. Não encontra lugar para essa expressão não binária. Acaba desenvolvendo o comportamento de entrar em salas de bate-papo, adotando nome fictício e se passando por mulher, conversando com outros homens. Esse comportamento tem ficado mais recorrente.	O ambiente virtual pode ser um local para experimentação de variações de gênero. Explorar as sensações e experiências *online* pode auxiliar na descoberta de uma expressão de gênero e sua vivência. Conseguir nomeá-las pode oferecer mais segurança e menor ansiedade para concretizá-la fora do mundo virtual, possibilitando a redução do consumo exagerado de internet.

ORIENTAÇÕES SOBRE GERENCIAMENTO DA VISIBILIDADE VIRTUAL

Nos últimos anos surgiu na literatura o termo gerenciamento de visibilidade[6], que se refere aos modos como as pessoas lidam com a exposição de suas identidades, revelando ou ocultando certos aspectos. Os perfis dos aplicativos oferecem descrições, algumas livres e outras pré-determinadas, que são marcadores para caracterização de identidades, como posição sexual, tribo, etnia, local de origem, descrição etc. Elas definem como o usuário se apresenta no ambiente *online* e como ele será reconhecido. Não registrar, deixando algum campo em branco, também significa uma informação, influencia na possibilidade de encontros.

É importante compreender que, apesar da troca de mensagens sexuais e da produção de fotos de nudez e filmes de sexo fazerem parte de uma vida sexual saudável, é preciso estar atento a quem se direciona esse material. Esse tipo de troca costuma envolver uma relação de confiança entre os envolvidos, é preciso estar seguro sobre a confiabilidade da outra pessoa[19].

No caso de crianças e adolescentes, os pais e responsáveis, devem ser orientados que há modos eletrônicos de bloquear ou, ao menos, dificultar o acesso ao material considerado impróprio para a faixa etária.

ABORDAGEM DE PROBLEMAS RELACIONADOS AO USO DA INTERNET

Na abordagem de problemas sexuais relacionados a internet, o profissional deve perguntar ao paciente como ele se apresenta no ambiente virtual, quais parcerias busca, qual a frequência dos encontros, como se comporta, incluindo informações sobre comportamento sexual, uso de álcool e outras substâncias. Cabe refletir junto ao paciente sobre questões de comportamento, de gênero, de sexualidade e de identidade.

Se houver consumo de pornografia, *sexpics* e *sexting*, pode-se avaliar como influenciam a sexualidade, relacionamentos, expectativas de desempenho e fantasias. O *sexting* fora do relacionamento pode ser emocional e fisicamente danoso para algumas parcerias[20].

No caso de UPI, pode-se utilizar o modelo teórico de I-PACE (*Interaction of Person-Affect-Cognition-Execution*) para compreender o processo de dependência da internet, identificando fatores psicológicos e comportamentais predisponentes, bem como fatores desencadeantes relacionados a internet e estratégias de enfrentamento[21]. O fato de alguém não conseguir sair de uma sala de bate-papo não significa que essa pessoa tenha um problema; mas, se ela se incomoda ou se essa atividade causa sofrimento ou prejuízo. Para pessoas LGBTQIA+, entretanto, deve ser considerado que a internet muitas vezes é o único ambiente no qual podem se conectar com outras pessoas semelhantes, ou expor sua sexualidade de forma mais protegida.

CONSIDERAÇÕES FINAIS

A internet e o uso de aplicativos ampliou as possibilidades de vivências e conexões para a comunidade LGBTQIA+ e, apesar de poder ser utilizada para agressões e abusos LGBTIfóbicos, não deve ser vista como totalmente negativa. Os profissionais de saúde necessitam ter conhecimento acerca de aplicativos, das experiências dos usuários e de suas relações com aspectos de saúde (física, sexual, mental etc.) de modo que tornem o seu uso mais um dado contextualizado dentro do histórico de seus pacientes.

Erros comuns	Como evitá-los
Considerar o uso de aplicativos pela população LGBTQIA+ como uma dificuldade de estabelecer relacionamentos presenciais.	O uso de aplicativos não deve ser estigmatizado ou patologizado. O ambiente virtual pode ser positivo para estabelecer novos relacionamentos e vivências. A abordagem clínica só se faz necessária caso haja sofrimento associado ao seu uso.
Desconhecer como é o uso dos aplicativos e redes sociais pelas pessoas LGBTQIA+.	O uso de aplicativos de encontros e de redes sociais é frequente pela população LGBTQIA+ e podem ter impacto nos desfechos de saúde, como autoestima, sintomas depressivos e ansiosos. O profissional de saúde deve conhecer os aspectos principais do perfil de uso dessa população para identificar fatores de risco para abuso e orientar medidas preventivas e de cuidado.
Culpar a pessoa LGBTQIA+ que sofreu violência virtual por ter enviado "nudes".	Situações de violência virtual devem ser acolhidas sem culpar a pessoa LGBTQIA+ por quaisquer atitudes que tenha tomado previamente. Encaminhamentos para medidas judiciais e boletins de ocorrência podem ser realizados. Orientações educativas são indicadas para evitar novas situações de abuso virtual.

Material complementar

Documentário
- *O dilema das redes* (direção Jeff Orlowski; 2020).

Filme
- *Sala Samobójcow* (direção Jan Komasa; 2011).

REFERÊNCIAS BIBLIOGRÁFICAS

1. Abreu KC. História e usos da internet. BOCC – Biblioteca Online de Ciências da Comunicação. 2009:1-9.
2. Wurman RS. Ansiedade de informação: como transformar informação em compreensão. São Paulo: Cultura; 1991.
3. Slater D. Trading sexpics on IRC: embodiment and authenticity on the Internet. Body & Society. 1998;4(4):91-117.
4. Kleinsorgen HP. Intimidade, interatividade e prazer no cam4: performances do sujeito na telepresença. [Palestra]. Núcleo de Estudos em Corpos, Gênero e Sexualidadel; 2014.
5. Ribeiro CSK. Souza RV. Consumo e performance em redes geossociais homoafetivas: as narrativas de usuários do aplicativo Grindr. 40º Congresso Brasileiro de Ciências da Comunicação. Curitiba; 2017.
6. Twist ML, Bergdall MK, Belous CK, Maier CA. Electronic visibility management of lesbian, gay, and bisexual identities and relationships in young adulthood. J Couple & Relationship Ther. 2017;16(4):271-85.
7. Barrense-Dias Y, Berchtold A, Surís JC, Akre C. Sexting and the definition issue. J Adolesc Health. 2017;61(5):544-54.
8. Williams L. Screening sex. London: Durham; 2008.
9. Medeiros E, Pinheiro P, Macedo C. Travestilidade à brasileira, hábitos e experiência colateral: a semiose que envolve o consumo de pornografia shemale e os assassinatos de pessoas travestis. Seminário internacional: 13º mundos de mulheres & fazendo gênero. Transformações, conexões e descolamentos. Florianópolis; 2017. Disponível em: www.en.wwc2017. eventos.dype.com.br/resources/anais/1499366324_ARQUIVO_Transvestilidadesabrasileira.pdf (acesso 7 set 2020).
10. Saraiva LA, Santos LT, Pereira JR. Heteronormatividade, masculinidade e preconceito em aplicativos de celular: o caso do Grindr em uma cidade brasileira. Braz Business Rev. 2020;17(1):114-31.
11. Walrave M, Van Ouytsel J, Ponnet K, Temple JR. Sexting: motives and risk in online sexual self-presentation. Springer; 2018.
12. Interactive H, Gay L, Network SE. From teasing to torment: school climate in America. New York: Gay, lesbian, and straight education network; 2005.
13. Cooper RM, Blumenfeld WJ. Responses to cyberbullying: a descriptive analysis of the frequency of and impact on LGBT and allied youth. J LGBT Youth. 2012;9(2):153-77.
14. Dank M, Lachman P, Zweig JM, Yahner J. Dating violence experiences of lesbian, gay, bisexual, and transgender youth. Journal of youth and adolescence. 2014;43(5):846-57.
15. Young KS. Internet addiction: The emergence of a new clinical disorder. Cyberpsychol Behav. 1998;1(3):237-44.
16. Young KS, de Abreu CN. Dependência de internet: manual e guia de avaliação e tratamento. Porto Alegre: Artmed; 2011.
17. Davis MJ, Powell A, Gordon D, Kershaw T. I want your sext: Sexting and sexual risk in emerging adult minority men. AIDS Education and Prevention. 2016;28(2):138-52.
18. Morahan-Martin J. Internet abuse: emerging trends and lingering questions. In: Barak Z. Psychological aspects of cyberspace: theory, research, applications. Cambridge: Cambridge University Press; 2008.
19. Petrosillo I. Esse nu tem endereço: O caráter humilhante da nudez e da sexualidade feminina em duas escolas públicas. [Dissertação]. Rio de Janeiro: Universidade Federal Fluminense; 2015.
20. Hertlein KM, Shadid C, Steelman SM. Exploring perceptions of acceptability of sexting in same-sex, bisexual, heterosexual relationships and communities. J Couple & Relationship Ther. 2015;14(4):342-57.
21. Brand M, Young KS, Laier C, Wölfling K, Potenza MN. Integrating psychological and neurobiological considerations regarding the development and maintenance of specific Internet-use disorders: an interaction of person-affect-cognition-execution (I-PACE) model. Neurosc Biobehav Rev. 2016;71:252-66.

49
Problemas associados à imagem corporal

Vanessa Cristina Baptista
Andrea Hercowitz

Aspectos-chave

- A insatisfação com a imagem corporal pode levar a transtornos alimentares e transtorno dismórfico corporal.
- Pessoas LGBTQIA+ apresentam alta incidência de insatisfação com a imagem corporal, transtornos alimentares e transtorno dismórfico corporal.
- A insatisfação com a imagem corporal, transtornos alimentares e o transtorno dismórfico corporal estão associados a maior morbimortalidade da população LGBTQIA+.
- Dentre os LGBTQIA+, os transgêneros são os que apresentam maior frequência de insatisfação com a imagem corporal e problemas associados.
- Os problemas consequentes à insatisfação com a imagem corporal devem ser tratados por equipe transdisciplinar.

INTRODUÇÃO

Abordar o conceito de imagem corporal (IC) e possíveis problemas vinculados a ela imprime a importância da discussão sobre a percepção e avaliação da própria aparência física em conjunto com as diversas influências socioculturais, que atualmente conduzem as pessoas a apresentarem elevados graus de preocupações e insatisfações acerca da visibilidade, atratividade e aceitação de seus corpos.

IMAGEM CORPORAL

A IC é a concepção que o indivíduo constrói do próprio corpo e a sensação que este lhe causa. Não é apenas um constructo cognitivo, mas também um reflexo das percepções, sensações e sentimentos, ou seja, resulta das experiências internas e externas como o nascimento, crescimento, trabalho, atitudes e interações com os outros[1]. A IC é como a pessoa se vê, se sente e se relaciona com o próprio corpo e como acredita que os outros a enxerga.

A formação da IC é multifatorial, ou seja, um somatório de experiências pessoais, afetivas, socioculturais, familiares, de influência da mídia e pressão da sociedade. A associação da beleza e do sucesso, tanto social quanto profissional, com padrões preestabelecidos e que pregam a magreza, a força muscular e a alta estatura como regra, influenciam a autoestima e a IC de cada um. É um conceito complexo que envolve duas dimensões, a atitudinal (tamanho, forma e peso corporal) e a perceptiva (cognitiva, afetiva e comportamental)[2].

Insatisfação com a imagem corporal

Não estar satisfeito com a aparência física não é necessariamente um problema, mas pode estar associado à baixa qualidade de vida e ao risco elevado de desenvolver problemas como estresse, ansiedade, depressão e transtornos alimentares (TA). Algumas pesquisas apontam diferença na percepção do corpo, dependendo do gênero e da orientação sexual.

A relação das pessoas com o próprio corpo varia no decorrer da vida. Uma parcela significativa da população apresenta questões com relação à IC, sendo detectada inclusive em crianças e chegando a 47% entre jovens de 18 a 24 anos[3], independentemente de gênero ou orientação sexual, mesmo que em frequência e de maneiras diferentes. Entre os jovens, um terço das mulheres e dos homens homossexuais ou bissexuais apresenta comportamento de risco para controle de peso por conta da insatisfação com sua imagem corporal (INIC), índices muito elevados quando comparados à população cis heterossexual[4].

A incidência de problemas associados à IC na população LGBTQIA+ é elevada, quando comparada à cis heterossexual. Com repercussões psicológicas e clínicas ruins, a imagem negativa de si pode levar ao isolamento social e preocupações excessivas, o que resulta em altos índices de ansiedade, depressão, TA, transtorno dismórfico corporal (TDC) e pensamentos suicidas[5,6].

Estudos de minorias identificaram que a INIC na população LGBTQIA+ está presente em diversos países como um problema crescente, tornando necessário reconhecê-la como problema de saúde pública nesse grupo.

Homens cis gays e bissexuais

Cerca de 30% dos homens cis gays apresentam INIC, proporção maior do que a dos homens cis heterossexuais. Isso é resultado da elevada exigência pessoal e social que esse grupo costuma ter na busca pelo corpo ideal. Como consequência, observa-se maior risco para depressão, ansiedade e baixo rendimento sexual, que, por sua vez, eleva o risco de atividade sexual sem preservativo e, consequentemente, maior vulnerabilização às infecções sexualmente transmissíveis[7]. A exigência de serem fortes e magros é um fator de risco para desenvolverem tanto TA quanto vigorexia, que serão abordadas adiante neste capítulo.

Não foram encontrados dados na literatura científica que abordassem o tema na população bissexual.

Mulheres cis lésbicas e bissexuais

Mulheres cis lésbicas e bissexuais demonstram grau de satisfação com o corpo semelhante ao das mulheres cis heterossexuais, assim como comportamentos para perder peso e alterações em dietas, possivelmente por serem menos influenciadas pelas normas de beleza impostas ao gênero feminino através do olhar masculino, acolhendo maior variabilidade e tendo menor preocupação com relação ao peso e à necessidade de serem magras. Em decorrência disso, percebe-se que mulheres cis bissexuais apresentam grau maior de desconforto com o corpo quando comparadas às lésbicas, já que também se relacionam com homens e, portanto, se sentem suscetíveis ao seu julgamento masculino de beleza[8]. O sexo do parceiro pode influenciar o ideal de corpo, uma vez que, quando em relacionamento com homens cis heterossexuais, apresentam um ideal de corpo mais magro, diferentemente de quando estão com mulheres cis homo, cujo corpo não precisaria estar bem definido nem modelado.

Mulheres cis lésbicas com traços lidos como femininos pela sociedade demonstram maiores preocupações com o corpo do que aquelas que apresentam traços mais masculinos[9]. O envolvimento com a comunidade lésbica é um fator protetor para as mulheres homossexuais e está associado à maior aceitação da forma corporal, peso e questões relacionadas à aparência física – diferentemente das bissexuais, que vivenciam um alto grau de discriminação e bifobia dentro e fora dessa mesma comunidade, sendo esse um fator de risco para INIC[10].

Pessoas transgênero

A pouca literatura encontrada sobre a população trans sugere que a INIC se apresenta mais elevada quando comparada a pessoas cis de ambos os gêneros, e tanto adultos quanto adolescentes mostram maior frequência de comportamentos de risco para controle de peso (jejum prolongado, uso de laxantes e medicamentos para emagrecimento) e uso de esteroides sem prescrição para ganho de musculatura[11].

Quando comparadas com a população cis, mulheres trans apresentam maior incidência de INIC, prestando muita atenção ao próprio corpo e gastando muita energia na busca da magreza, com comportamentos de compulsão e expurgo, evoluindo frequentemente para TA. Já os homens trans demonstram mais INIC, preocupações com o ganho de massa corpórea, com o visual, despendendo larga atenção aos cuidados com o corpo[12]. Homens trans podem querer ganhar peso para aumentar a leitura social masculina se não tiverem realizado a mamoplastia masculinizadora. O excesso de peso possibilita a alteração da silhueta e alivia a disforia corporal.

Além do estresse relacionado à incongruência de gênero, transgêneros vivem experiências de discriminação, assédio, abandono e vitimização intensas, o que afeta profundamente a sua autoestima e IC, tornando-os especialmente vulnerabilizados a problemas de saúde mental. A intensidade do desconforto com o corpo varia de acordo com o momento, sendo mais elevada antes do início do processo de transição de gênero, atenuando-se conforme as características do gênero vivenciado são adquiridas. Adolescentes transexuais apresentam piora importante da IC com o início na puberdade e o aparecimento dos caracteres sexuais secundários relacionados com o sexo biológico.

Mesmo naqueles que optam por não realizar modificações corporais, a "saída do armário" para familiares e amigos e a liberdade de se vestir de acordo com o gênero sentido são fatores de resiliência para o sofrimento psíquico e fundamentais para uma melhor IC. Isso porque a satisfação corporal está relacionada também com a autocrítica e com a aceitação social.

Pessoas intersexo

Pessoas intersexo podem nascer com características físicas que fogem das padronizadas como masculino/feminino e dos padrões sociais habituais, o que acarreta, muito frequentemente, uma IC negativa, pelo simples fato de serem diferentes. Intervenções precoces e frequentes também corroboram com esse sentimento, uma vez que deixam cicatrizes físicas e emocionais.

Estudo multicêntrico realizado em seis países europeus em 2018 demonstrou que, apesar da grande variabilidade de apresentação clínica das diversidades de diferenciação do sexo, algumas dificuldades emocionais são as mesmas. Como resultado de experiências ruins com profissionais da saúde, somados à vergonha, à estigmatização e ao preconceito, têm impacto negativo psicossocial, na autoestima e na IC, gerando sintomas como ansiedade, depressão e TA[13].

TRANSTORNOS ALIMENTARES

São caracterizados por comportamento alimentar patológico no qual se desenvolve uma relação não saudável com o alimento e a quantidade consumida, sendo esse mecanismo a manifestação física de outros problemas mais complexos, da esfera psíquica[14]. No *Manual diagnóstico e estatístico de transtornos mentais* (DSM-5, 2013), os principais TA são a anorexia nervosa (AN), a bulimia nervosa (BN) e o transtorno da compulsão alimentar (TCA). Eles se diferem em sintomas, curso clínico, desfecho e tratamento, porém apresentam semelhanças em alguns em comportamentos, emoções e pensamentos distorcidos, muitas vezes danosos, acerca do corpo e da alimentação, podendo levar ao suicídio[5]. Os TA afetam pessoas de todos os gêneros, sexos, classes sociais, etnias e orientações sexuais, tendo o seu pico de início entre adolescentes e adultos jovens. A proporção de casos é, na adolescência, de 1 homem cis para cada 4 mulheres cis (1:4), enquanto entre adultos cis é de 1:10. Entre aqueles do gênero masculino, a preocupação maior é com relação à força muscular, enquanto no gênero feminino é com a magreza[15].

A AN caracteriza-se por uma recusa em manter um peso normal mínimo para a idade e altura, ocasionada pela pouca ingestão de alimentos com o objetivo de controlar o peso abaixo do normal ou mesmo emagrecer, associando ou não comportamentos compensatórios diante da ingesta, como vômitos, laxantes, exercícios físicos e uso de diuréticos. A gravidade é avaliada mediante cálculo do índice de massa corporal (IMC), que varia de leve (≥ 17) a grave (< 15)[5]. A pessoa costuma exibir um comportamento desproporcional e ritualizado, visando ao emagrecimento e reforçando o quadro de distorção de IC.

Já a BN é caracterizada pela presença de compulsão alimentar (ingestão de grandes quantidades de alimentos num curto espaço de tempo, mesmo com ausência de fome) seguida por comportamentos compensatórios para evitar o ganho de peso. A gravidade é avaliada pela frequência dos comportamentos compensatórios, no mínimo de uma a três vezes por semana, e está associada a elevado grau de sofrimento, insatisfação corporal e sensação de descontrole[5].

O TCA apresenta episódios recorrentes de compulsão alimentar que ocorrem em média de uma a três vezes por semana, podendo chegar a casos extremos de catorze ou mais episódios, acompanhado de sensação de falta de controle sobre a ingesta excessiva de alimentos. Assim, o indivíduo come exageradamente e de forma descontrolada, mesmo sem fome, e por vergonha tende a comer sozinho até sentir desconforto. Esse comportamento pode ou não ser seguido de culpa e marcante sofrimento, INIC, baixa autoestima e estresse crônico, que também podem ser fatores desencadeantes do quadro. O TCA é mais uma anormalidade na quantidade ingerida do que a fissura pelo alimento em si[5].

Existem poucos estudos sobre TA em LGBTQIA+, mas os existentes têm demonstrado altas taxas entre as minorias sexuais, com maior incidência entre pessoas transgênero. O modelo de estresse minoritário propõe que as minorias sexuais e de gênero estão mais vulnerabilizadas a desenvolverem quadros psiquiátricos, como TA, por estarem mais expostas a situações de estresses e traumas.

Uma pesquisa conduzida por Trevor Project, National Eating Disorders Association (NEDA) e Reasons Eating Disorder Center, com uma amostra de 1.035 adolescentes LGBT de 13 a 24 anos, mostrou que 54% dos jovens entrevistados relataram ter sido diagnosticados com algum tipo de TA. Dentre estes, 71% eram trans heterossexuais, sendo a AN o diagnóstico mais comum[16].

Homens cis gays e bissexuais

Homens cis gays e bissexuais expressam elevada preocupação com a comida e a aparência física, bem como maior INIC, internalização do ideal de magreza, motivação para perder peso e dieta restritiva, ampliando o risco de desenvolver TA[17], principalmente se comparados a mulheres e homens cis heterossexuais. A hipótese levantada é que isso se daria pela pressão dos ideais de beleza do mundo gay, que sofre influência dos padrões estéticos heteronormativos. O peso corporal influencia a atratividade física; consequentemente, quanto mais magros e musculosos, mais fisicamente atraentes seriam a outras parcerias dentro dessa cultura que padroniza tais corpos como ideais de beleza[18,19].

Mulheres cis lésbicas e bissexuais

Diferentemente do que havia sido proposto pela literatura, quando alguns estudos observaram que a orientação lésbica seria um preditivo de IC positiva e adequadas atitudes em relação a comida e peso, um recente estudo afirma haver mais chances de dietas agressivas e danosas devido à presença de obesidade ou sobrepeso. Os padrões socioculturais de atratividade e a discriminação estariam fortemente associados à vigilância e vergonha corporais, reforçando o comportamento dietético danoso[18]. Há achados alegando ser maior a propensão para desenvolver TA nessas mulheres do que nos homens cis gays.

Pessoas transgênero

Dentre os LGBTQIA+, os mais negligenciados nas pesquisas relacionadas aos TA são as pessoas transgênero. O corpo pode representar fonte de grande sofrimento nessa população, com frequência de INIC em torno de 70% nos adultos. Mulheres trans com INIC apresentam forte preocupação com a alimentação, o peso e a forma corporal, com intensa busca pela magreza, podendo evoluir com comportamentos de restrição alimentar e/ou bulímicos. A pressão sofrida para o alcance do corpo tipicamente feminino e, portanto, idealmente mais magro, pode intensificar essas preocupações, uma vez que a sua forma corporal geneticamente propicia um IMC mais alto, longe da figura idealizada como feminina na cultura[20]. Meninos trans adolescentes podem querer restringir a alimentação no decorrer ou antes da puberdade, como tentativa de frear o processo que não desejam. Sem alimento, podem tentar fazer que o corpo permaneça no padrão infantil, impedindo o desenvolvimento de alguns caracteres sexuais secundários, como mamas, cintura, quadril e menstruação.

Homens trans também têm maior controle dos alimentos ingeridos, preocupação com o peso e a forma corporal, maiores níveis de INIC e checagem do corpo, quando comparados a homens cis[20] – possivelmente com o intuito de omitir características sexuais secundárias femininas e evitar a possibilidade de despertar atração sexual, levando o indivíduo a não perder peso ou mesmo engordar.

A angústia ou repulsa relacionadas ao corpo e IC, associadas à baixa aceitação social da transgeneridade, podem gerar intenso sofrimento psíquico, levando os portadores de TA ao uso de hormônios de forma inadequada, comportamentos autolesivos, ideação ou tentativa de suicídio, além de outros quadros psiquiátricos como TDC.

Situação da prática	Sugestões de abordagem
A mulher trans é levada à Unidade Básica de Saúde (UBS) após ter desmaiado em supermercado. Apresenta aspecto emagrecido, palidez, hipoglicemia e ferimento na região occipital.	Com o conhecimento da alta incidência de TA em mulheres trans, os profissionais de saúde devem considerar uma possível AN e, caso se confirme o diagnóstico, atuar sempre em conjunto com uma equipe multidisciplinar, promovendo melhor prognóstico à paciente.

TRANSTORNO DISMÓRFICO CORPORAL

O TDC é um transtorno pouco estudado e com diagnóstico geralmente negligenciado pelos profissionais de saúde. Na 5ª edição dos DSM[5], encontra-se na categoria "transtorno obsessivo-compulsivo e transtornos relacionados", por apresentar proximidade psicopatológica como comportamentos repetitivos e atos mentais relacionados à preocupação e sofrimento com a aparência.

Caracteriza-se por uma preocupação irracional com um ou mais defeitos imaginários ou discretas imperfeições na aparência física, afetando a percepção que o indivíduo constrói de sua IC, de forma específica (como nariz torto, olhos desalinhados, imperfeições na pele e outros) ou vaga (sentir-se feio ou deformado). Essa percepção distorcida provoca importantes prejuízos em áreas do funcionamento global do indivíduo e sofrimento clinicamente significativo, sendo associado à elevada prevalência de comorbidades psiquiátricas como depressão, ansiedade social, vergonha, TA, baixa autoestima, isolamento social, incapacidade funcional e, em casos mais graves, ideação ou tentativa de suicídio[21]. A grande maioria dos pacientes com TDC busca intervenções no intuito de conquistar a melhora do aspecto que lhes desconforta por meio de procedimentos dermatológicos, cirúrgicos, dentários, eletrólise e outros.

Transgeneridade é uma expressão de diversidade de gênero que não se refere apenas à experiência corporal. Uma importante diferença é que o TDC é um transtorno psiquiátrico, que leva a prejuízos e sofrimento específicos relacionados a aspectos da aparência física, enquanto a transgeneridade não é uma doença mental e não leva ao sofrimento por si. As questões sobre IC na pessoa trans se referem a um corpo na perspectiva de estigmas de gênero, e não a uma preocupação excessiva com imperfeições vagas ou específicas.

O início do quadro costuma se manifestar por volta dos 15 anos, com proporção semelhante entre homens e mulheres. Acomete cerca de 0,7-2,4% da população geral e tende a se tornar crônico. Não há número significativo de estudos que relacionem o diagnóstico com a população LGBTQIA+, dificultando essa correlação e ampliando as chances de serem erroneamente abordados[22,23]. Mulheres cis lésbicas e bissexuais apresentam maior prevalência que as mulheres cis heterossexuais, assim como os homens cis gays em relação aos cis heterossexuais, provavelmente como consequência da internalização dos ideais de corpos propostos pela mídia, pelas mensagens focadas na aparência da subcultura gay e pela objetificação social das mulheres.

Por internalizarem padrões culturais de atratividade e pela busca de legitimação social, homens e mulheres trans podem fazer uso de hormônios em excesso, muitas vezes de forma danosa, assim como buscar cirurgias plásticas e procedimentos extras e complementares ao processo de modificações corporais[22]. Naqueles com disforia de gênero, a INIC e a intensidade da aversão aos caracteres e órgãos genitais podem acarretar o surgimento de TDC, por estarem permeadas de obsessões e ruminações que determinam o corpo de forma subjetiva como sendo inadequado, defeituoso. Nesses casos, acende-se um alerta para maior gravidade, com elevado risco para automutilação, principalmente a genital. Abusos sexuais e emocionais em crianças e adolescentes trans também predispõem ao TDC.

Situação da prática	Sugestões de abordagem
Mulher cis bissexual comenta com a sua psicoterapeuta que não se sente adequada socialmente devido à sua aparência, que considera horrível. Já realizou cirurgias plásticas para correção de orelhas e nariz, mas ainda assim se acha imperfeita. Sentiu-se muito atraída por um colega de trabalho, mas não conseguiu se aproximar, optando por se relacionar com uma vizinha, pois se sente menos julgada por mulheres.	Nesse caso, é necessário levantar a hipótese de um possível TDC e então encaminhar a um psiquiatra para que o trabalho seja feito em equipe. Uma vez feito o diagnóstico correto e com uma abordagem adequada, a paciente poderá apresentar melhora de sua angústia em consequência da melhora de sua percepção corporal.

VIGOREXIA

A dismorfia muscular (DM), mais conhecida como vigorexia, no DSM-5 encontra-se dentro do capítulo do TDC e pode ser entendida como uma "obsessão pelos músculos". Contribui para comportamentos com potencial de risco à saúde, como uso nocivo de drogas e abuso de atividades físicas para alcançar o corpo desejado e musculoso. O foco da preocupação é com a sua estrutura corporal, percebida como muito pequena ou insuficientemente musculosa. É possível identificar o diagnóstico a partir de comportamentos como modificações preocupantes na dieta, treino excessivo, automedicação com ou sem orientação médica, isolamento social, cansaço extremo, irritabilidade e sentimentos de inferioridade. A média de idade para o aparecimento do quadro é de 17 e 19 anos.

Assim como em outros distúrbios de IC, a vigorexia é pouco estudada na população LGBTQIA+. São fatores predisponentes a INIC e a distorção da IC, baixa autoestima, LGBTIfobia internalizada, isolamento social, internalização dos modelos esportivos e de beleza oferecidos pela mídia, além da não aceitação familiar e solidão. É mais prevalente no sexo masculino, com maior prevalência entre os homens cis hetero e homossexuais[24].

Dentre as pessoas trans, os homens têm maior prevalência devido à dissonância entre gênero e aparência física, por não se aproximarem dos ideais predominantes de beleza impostos pela sociedade, musculosos e viris[24]. Na presença de disforia de gênero, o risco para o desenvolvimento de vigorexia é ainda maior. A luta pela legitimação social em uma sociedade heterocisnormativa, que impõe aos homens a ideia de uma virilidade forte, de alta estatura e pênis grande, pode colocar o homem trans vulnerável a comportamentos de busca por um corpo musculoso. Outros ganham força para modelarem seus corpos durante o processo de transição de gênero, sobretudo após a mamoplastia masculinizadora. O uso de testosterona propositadamente em excesso para ganho muscular pode ser um fator adicional que leva à exposição de riscos relacionados à saúde e deve ser abordado pelo profissional sem julgamentos. Homens cis, gays ou heterossexuais, assim como mulheres cis, têm se utilizado de testosterona e outros anabolizantes para ganho muscular. A prática pode acarretar cânceres, problemas cardíacos e hepáticos, transtornos de humor e ansiosos, irritabilidade e impulsividade.

Nos dias de hoje, modelar o corpo através de atividade física e dieta em busca de um padrão de beleza estabelecido pela cultura é algo considerado saudável no senso comum. Nesse contexto, o comportamento excessivo da pessoa com vigorexia pode ser confundido com autocuidado, dificultando seu diagnóstico e tratamento. Isso dificulta o diagnóstico de vigorexia, tornando-se imprescindível ao profissional da saúde compreender que mesmo comportamentos saudáveis podem provocar doenças quando executados em excesso e com foco distorcido.

Situação da prática	Sugestões de abordagem
Homem cis gay, 26 anos, procura nutricionista para orientação alimentar e uso de suplementos, com o objetivo de maior ganho de massa muscular. Refere que, apesar de forte, está longe do seu ideal. Frequenta a academia seis vezes por semana, com no mínimo 3 horas de musculação diárias, e segue uma dieta hiperproteica, sem consumo de carboidratos e doces.	Ao avaliar o paciente e ciente de que homens cis gays apresentam prevalência maior de vigorexia, a nutricionista deve fazer anamnese e exame físico detalhados e, caso conclua que há uma distorção da IC, encaminhar para equipe transdisciplinar habilitada.

CONSIDERAÇÕES FINAIS

A maneira como cada um vê seu corpo em meio à identidade de gênero, orientação sexual, ambiente sociocultural e familiar é parte da sua existência e marca o seu papel na sociedade. A idealização do corpo perfeito e a pressão para adquiri-lo é, por si só, extremamente deletéria a qualquer ser humano. Uma vez que pessoas LGBTQIA+ apresentam maior frequência de transtornos associados à INIC, mostram-se extremamente necessárias ações que possam minimizar esses riscos, visando à promoção da saúde mental e física que ofereça a possibilidade da construção de uma IC positiva.

Os profissionais da saúde desempenham um papel importante no que diz respeito à aceitação da diversidade, tanto pelo próprio indivíduo, parte de uma minoria sexual ou de gênero, quanto à sua família e sociedade. Faz parte do seu trabalho orientar hábitos saudáveis e colaborar na construção da autoestima e IC positivas, assim como estimular o engajamento em comunidades LGBTQIA+, estimulando a percepção de pertencimento[3]. Também é seu papel buscar formação e produzir conhecimento, hoje escasso, sobre a relação da IC e sua relação com problemas de saúde, com o objetivo de compreender os fatores desencadeantes para assim fazer sua prevenção e diagnóstico precoce, reduzindo os danos e melhorando o prognóstico[26]. O tratamento ideal é realizado com equipe transdisciplinar, com uma visão global do indivíduo.

Pouco se encontra na literatura científica a respeito dos problemas de saúde relacionados à IC entre as minorias sexuais, notoriamente no que diz respeito às pessoas intersexo, sobre as quais pouco se estuda, o que reforça a negligência científica a essa população.

Erros comuns	Como evitá-los
Não estar familiarizado(a) com os sintomas dos transtornos relacionados a IC, dificultando a identificação e o encaminhamento necessário para profissionais especializados.	Buscar formação e orientação, validando o diagnóstico e direcionando para equipe multidisciplinar especializada.
Trabalhar com a pessoa sobre sua forma, peso e/ou corpo visando à modificação da imagem.	Trabalhar com a pessoa o sofrimento e/ou comportamento de risco, evitando comentários sobre a aparência física.
Validar a necessidade de transformar o corpo independentemente dos riscos clínicos e emocionais, visando apenas atingir o objetivo do(a) paciente.	Orientar sobre possíveis consequências/prejuízos físicos e/ou psíquicos das modificações corporais e realizar psicoeducação sobre o diagnóstico.
Impor tratamento enquanto o indivíduo nega a doença (transtorno alimentar, transtorno associado à IC), não estimulando o autocuidado.	Identificar distorções cognitivas e trabalhar na desconstrução desses pensamentos. Valorizar comentários sobre qualidades positivas não vinculadas à aparência que o paciente apresente.

(continua)

(continuação)

Erros comuns	Como evitá-los
Avaliar apenas a queixa, desconsiderando o histórico da pessoa.	Identificar o histórico familiar, interpessoal e pessoal, relacionado à construção e ao desenvolvimento da IC. A orientação familiar é essencial.

 Material complementar

Filmes

- *Cisne negro* (direção de Darren Aronofsky; 2010).
- *Girl* (direção de Lukas Dhont; 2018).

REFERÊNCIAS BIBLIOGRÁFICAS

1. Araujo TS. Relação entre imagem corporal e fatores biológicos, sociais e comportamentais: estudo com adolescentes de escolas de tempo integral em Fortaleza-CE. Fortaleza. Dissertação [Mestrado em Enfermagem] – Faculdade de Farmácia, Odontologia e Enfermagem, Universidade Federal do Ceará; 2016.
2. Damasceno VO, Vianna VR, Vianna JM, Lacio M, Lima JR, Novaes JS. Imagem corporal e corpo ideal. Revista Brasileira de Ciência e Movimento. 2008;14(2):81-94.
3. Mental Health Foundation. Body image: how we think and feel about our bodies. Londres: Mental Health Foundation; 2019.
4. Hadland SE, Austin SB, Goodenow CS, Calzo JP. Weight misperception and unhealthy weight control behaviors among sexual minorities in the general adolescent population. J Adolesc Health. 2014;54(3):296-303.
5. American Psychiatric Association. Diagnostic and statistical manual of mental disorders (DSM-5®). Arlington: American Psychiatric Association; 2013.
6. de Sousa Fortes L, Amaral AC, de Sousa Almeida S, Ferreira ME. Internalização do ideal de magreza e insatisfação com a imagem corporal em meninas adolescentes. Psico. 2013;44(3):432-8.
7. Blashill AJ, Tomassilli J, Biello K, O'Cleirigh C, Safren SA, Mayer KH. Body dissatisfaction among sexual minority men: psychological and sexual health outcomes. Arch Sex Behav. 2016;45(5):1241-7.
8. Moreno-Domínguez S, Raposo T, Elipe P. Body image and sexual dissatisfaction: differences among heterosexual, bisexual, and lesbian women. Front Psychol. 2019;10:903.
9. Henrichs-Beck CL, Szymanski DM. Gender expression, body-gender identity incongruence, thin ideal internalization, and lesbian body dissatisfaction. Psychol Sex Orientat Gend Divers. 2017;4(1):23-33.
10. Henn A, Taube CO, Vocks S, Hartmann AS. Body image as well as eating disorder and body dysmorphic disorder symptoms in heterosexual, homosexual, and bisexual women. Front Psychiatry. 2019;10:531.
11. Guss CE, Williams DN, Reisner SL, Austin SB, Katz-Wise SL. Disordered weight management behaviors and non-prescription steroid use in Massachusetts transgender youth. J Adolesc Health. 2017;60(1):17-22.
12. McGuire JK, Doty JL, Catalpa JM, Ola C. Body image in transgender young people: Findings from a qualitative, community based study. Body Image. 2016;18:96-107.
13. de Vries AL, Roehle R, Marshall L, Frisén L, van de Grift TC, Kreukels BP, et al. Mental health of a large group of adults with disorders of sex development in six European countries. Psychosom Med. 2019;81(7):629-40.
14. Hercowitz A. Transtornos alimentares na adolescência. Pediatr Mod. 2015;51(7).
15. Murray SB. Gender identity and eating disorders: the need to delineate novel pathways for eating disorder symptomatology. J Adolesc Health. 2017;60(1):1-2.
16. Over half of LGBTQ youth in new national survey have been diagnosed with eating disorders. NEDA. [acesso em 17 de novembro de 2020]. Disponível em: https://www.nationaleatingdisorders.org/over-half-lgbtq-youth-new-national-survey-have-been-diagnosed-eating-disorders
17. Brown TA, Keel PK. Relationship status predicts lower restrictive eating pathology for bisexual and gay men across 10 year follow up. Int J Eat Disord. 2015;48(6):700-7.
18. Castellini G, Lelli L, Ricca V, Maggi M. Sexuality in eating disorders patients: etiological factors, sexual dysfunction and identity issues. A systematic review. Horm Mol Biol Clin Investig. 2016;25(2):71-90.
19. Cervantes-Luna BS, Escoto Ponce de León C, Camacho Ruíz EJ, Bosques Brugada LE. Aesthetic ideals, body image, eating attitudes and behaviors in men with different sexual orientation. Rev Mex de Transt Aliment. 2019;10(1):66-74.
20. Vocks S, Stahn C, Loenser K, Legenbauer T. Eating and body image disturbances in male-to-female and female-to-male transsexuals. Arch Sex Behav. 2009;38(3):364-77.
21. Phillips KA, Menard W, Quinn E, Didie ER, Stout RL. A 4-year prospective observational follow-up study of course and predictors of course in body dysmorphic disorder. Psychol Med. 2013;43(5):1109-17.
22. Saadeh A, Gagliotti DAM, Baptista VC. Transexualidade e transtorno dismórfico corporal. In: De Brito MJA, Cordás TA, Ferreira LM. Transtorno dismórfico corporal: a mente que mente. São Paulo: Hogrefe; 2018. p. 289-308.
23. Garcia-Falgueras A. Gender dysphoria and body integrity identity disorder: Similarities and differences. Psychology. 2014;5(02):160-65.
24. Laghi F, Magistro V, Guarino A, Baumgartner E, Baiocco R. Fattori associati alla dismorfia muscolare in adolescenti gay maschi. Psicol Clin dello Sviluppo. 2013;17(3):429-48.
25. de Macedo AA, Nunes Filho JC, de Matos RS, Pinto DV, Correia LF, Nunes MP. Relação da vigorexia com o uso de esteroides anabolizantes em praticantes de treinamento de força. RBNE-Revista Brasileira de Nutrição Esportiva. 2019;13(81):733-8.
26. American Psychological Association. Guidelines for psychological practice with transgender and gender nonconforming people. Am Psychol. 2015;70(9):832-64.

50

Disforia de gênero em crianças, adolescentes e adultos

Saulo Vito Ciasca
Daniel Augusto Mori Gagliotti

 Aspectos-chave

- Compreender o conceito de disforia de gênero, que se refere ao sofrimento vivenciado por algumas pessoas que se identificam com um gênero diverso ao reconhecido/atribuído ao nascimento, com diferentes graus de aceitação/rejeição ao seu corpo e ao papel ou expressão de gênero esperado para aquele indivíduo.
- O profissional de saúde deve conhecer o significado de "diagnóstico" em Medicina e diferenciar "diagnóstico psiquiátrico" de patologização da identidade de gênero.
- As vivências em papéis de gênero diferentes fazem parte do desenvolvimento de todas as crianças, que apresentam comumente fluidez de gênero até por volta dos 7 anos. Configura-se uma questão a ser investigada quando esta passa a ser constante e intensa e gera sofrimento àquela pessoa.
- Sintomas relacionados à disforia podem existir em adolescentes e adultos, em variados graus e com variadas características, e isso deve ser cuidadosamente observado. Sinais e sintomas relacionados à disforia podem deixar as pessoas mais vulneráveis a transtornos psiquiátricos.

INTRODUÇÃO – FENOMENOLOGIA DA DISFORIA

Para compreender disforia de gênero, é preciso entender o significado das palavras que compõem esse termo, seu histórico e suas aplicações, desmistificando confusões epistemológicas acerca da expressão e trazendo à tona a razão pela qual esse termo surgiu.

Disforia é uma palavra proveniente da palavra grega *dysphoros*, formada por dois radicais que juntos significam "dificuldade em suportar". Num contexto psiquiátrico, ou mesmo em outras profissões ligadas à saúde mental, o termo "disforia" é utilizado para definir um estado de incômodo ou não satisfação em relação a algo e que causa uma profunda perturbação mental e/ou física, com afetos de tristeza, raiva, sofrimento, angústia, culpa e irritação[1].

A ampla gama de diagnósticos psiquiátricos na qual o termo é usado demonstra o quanto a palavra pode ter múltiplos significados e causar confusões conceituais. Em transtorno bipolar, disforia geralmente se refere a estados mistos do humor (manifestações depressivas concomitantes a estados de mania ou hipomania); em transtorno disfórico pré-menstrual, é relacionada a sintomas similares aos de um episódio depressivo, com características ansiosas e sintomas físicos; em disforia neuroléptica, refere-se a um cansaço excessivo, diminuição de energia, hostilidade, raiva, desmotivação e sintomas motores; finalmente, é um dos termos-chave para o diagnóstico de depressões ansiosas e abstinência de cocaína.

A escola psiquiátrica vienense define disforia como um "terceiro campo emocional", algo entre a euforia e a depressão, importante de se compreender para todas as síndromes psiquiátricas, mas comumente negligenciado e considerado como uma síndrome não específica[2].

Para Swann, a disforia "pode se referir a várias maneiras de se sentir mal" e cobre um território amplo dentro da psicopatologia, o qual pode envolver irritabilidade, tensão interna, hostilidade, agressividade, comportamento destrutivo e desconfiado e humor deprimido[3].

O termo "disforia" também é usado como diagnóstico na chamada disforia de gênero, categoria diagnóstica do DSM-5, o manual de transtornos psiquiátricos da American Psychiatric Association, para definir o profundo incômodo e a perturbação sintomática em diversas esferas da vida, relacionados à não identificação de uma pessoa com o gênero que lhe foi designado ou reconhecido ao nascimento.

Fica claro, portanto, que o termo tem sua importância descritiva clínica nos mais diversos contextos em saúde mental, mas ainda é preciso defini-lo mais precisamente. Em resumo, é um estado emocional complexo, o qual consiste em intensas infelicidade e irritabilidade, tensão, ansiedade, sensação subjetiva de incômodo, com específicas consequências nos domínios cognitivos e comportamentais[4].

CRITÉRIOS DIAGNÓSTICOS DA DISFORIA DE GÊNERO

A prática dos profissionais de saúde é realizada a partir de uma anamnese/entrevista que visa à definição de uma questão a ser abordada que, por fim, orienta o plano de cuidados. Existem várias classificações diagnósticas que podem variar de acordo com o contexto e a profissão. Alguns exemplos são o NANDA (Taxonomia II proposta pela North American Nursing Diagnosis Association) para diagnósticos de enfermagem, o CIAP-2, para problemas da Atenção Primária, a CIF (Classificação Internacional de Funcionalidade) e a CID-10 (Codificação Internacional das Doenças). Para efeitos de gestão, a CID-10 é a mais utilizada no sistema de saúde para a produção de indicadores e organização dos sistemas de referência e contrarreferência, embora a CIAP-2 seja cada vez mais utilizada devido à sua praticidade. No Brasil, em virtude das necessidades da gestão do sistema de saúde e regulação da profissão médica, cada consulta precisa se referir a um código da CID-10, mas esse código não precisa ser necessariamente uma doença, como é o caso do Z34 (supervisão de gravidez normal), Z30 (contracepção) ou Z10 (exame geral de rotina).

A CID-11, versão atualizada da CID-10, já foi lançada, porém ainda não está traduzida para o português e tem previsão de início de aplicabilidade nos diversos sistemas de saúde mundiais a partir de 2022. Nela há o diagnóstico de incongruência de gênero, que se refere a todas as pessoas que não se identificam, total ou parcialmente, ao gênero designado a elas a partir do genital reconhecido ao nascimento (incluindo pessoas transexuais, travestis, não binárias, ou seja, todas as pessoas não cis). Incongruência de gênero não é, portanto, o mesmo que disforia. Trata-se do diagnóstico de uma condição da diversidade humana, não patológica, tanto que esse diagnóstico se localiza no capítulo "Condições relacionadas à saúde sexual", e não mais "Transtornos mentais e comportamentais", como se localizava na CID-10 o "transtorno de identidade sexual".

Esse código pode ser utilizado pelo profissional e pelos serviços para produzir dados sobre as intervenções de cuidados em saúde, incluindo assistência em saúde mental, hormonização e realização de cirurgias, além de proporcionar uma uniformização da linguagem para uso internacional, em sistemas de remuneração e financiamento, levantamentos estatísticos e pesquisas.

Diagnosticar não pode ser visto como sinônimo de patologizar, e o diagnóstico não deve ser entendido como sinônimo de doença. Significa, sim, uma categorização e padronização de termos frente ao que está sendo observado no âmbito da saúde física, mental e ambiental. É apenas uma parte do cuidado integral que deve incluir a abordagem das vulnerabilidades do indivíduo no meio em que está inserido, com um olhar amplo àquela pessoa que busca acolhimento e orientação.

Ao longo da história, na Psiquiatria Clínica e Psicologia, as pessoas com uma incongruência entre a sua identidade de gênero e o gênero designado ao nascimento foram chamadas de transexuais[5], com "transexualismo", com "transtornos psicossexuais" ou com um "transtorno de identidade de gênero",[6] conforme o conceito de que o fenômeno trans se constituiria em uma doença ou transtorno mental.

Em 2013, o DSM-5 (*Manual diagnóstico e estatístico de transtornos mentais* da American Psychiatric Association mudou significativamente alguns paradigmas: retirou do manual o diagnóstico de transexualidade/transgeneridade/travestilidade, antes denominado transtorno de identidade de gênero, e incluiu um diagnóstico relacionado a identidades trans, mas não definidor destas: a disforia de gênero.

Disforia de gênero é a experiência de um profundo incômodo/sofrimento resultante da incongruência entre a identidade de gênero de um indivíduo e o gênero designado a ele ao nascimento. Dessa forma, o diagnóstico presente no DSM-5 não se refere à identidade de gênero em si, mas ao sofrimento, prejuízo e disfunção associados às várias vivências corporais, psíquicas e sociais a que as pessoas trans e intersexo podem estar expostas. Pessoas trans e intersexo podem não ter disforia de gênero. Dessa forma, disforia de gênero não é um sinônimo de identidades de gênero trans, porém esse equívoco é encontrado e perpetuado na literatura científica e na sociedade, mantendo o estigma patologizante de outrora.

Na Tabela 1 estão os critérios diagnósticos de disforia de gênero no DSM-5. Ambos os critérios, A e B, são obrigatórios para o diagnóstico.

EPIDEMIOLOGIA DA DISFORIA DE GÊNERO NO CICLO DE VIDA

Apesar de o conceito de disforia de gênero se referir ao sofrimento e prejuízo relacionados à não identificação com o gênero designado ao nascer do indivíduo transgênero, a literatura utiliza-o para designar a experiência trans, erroneamente, como sinônimo de incongruência de gênero, transgênero e transexual. Isso trouxe problemas metodológicos importantes em trabalhos epidemiológicos, a ponto de não saber a real prevalência e incidência de disforia de gênero na população trans, ou seja, quantas pessoas com incongruência de gênero apresentam de fato sofrimento/prejuízo. Há também o problema da não inclusão dos campos de identidade de gênero e orientação sexual nos bancos de dados existentes, o que dificulta ainda mais a questão.

Estudos na população infantil da Holanda e da América do Norte, por meio do uso de uma escala denominada CBCL (Child Behavior Checklist), revelaram que 2,6% das crianças designadas do gênero feminino ao nascer e 5% do gênero masculino se comportam como de outro gênero, e que 1,4% das designadas do gênero feminino e 2% do gênero masculino desejam ser de outro gênero[8]. Novamente, não há dados a respeito de disforia de gênero nessa faixa etária, apenas de incongruência de gênero. Segundo o próprio DSM-5, a prevalência entre meninas e meninos com "disforia de gênero" varia entre 2:1 e 4,5:1. Esse dado é inexato, na medida em que subentende que todas as crianças e adolescentes com questões de gênero desenvolverão disforia, afirmação que não é correta. Uma revisão sobre a prevalência de incongruência de gênero em adolescentes

Tabela 1 Disforia de gênero no DSM-5

Disforia de gênero nas crianças	Disforia de gênero nos adolescentes e adultos
A. Incongruência acentuada entre o gênero experimentado/expresso e o gênero designado de uma pessoa, com duração de pelo menos 6 meses, manifestada por no mínimo seis dos seguintes (um deles deve ser o Critério A1): • Forte desejo de pertencer a outro gênero ou insistência de que um gênero é o outro (ou algum gênero alternativo diferente do designado). • Em meninos (gênero designado), uma forte preferência por *crossdressing* (travestismo) ou simulação de trajes femininos; em meninas (gênero designado), uma forte preferência por vestir somente roupas masculinas típicas e uma forte resistência a vestir roupas femininas típicas. • Forte preferência por papéis transgêneros em brincadeiras de faz de conta ou de fantasias. • Forte preferência por brinquedos, jogos ou atividades tipicamente usados ou preferidos pelo outro gênero. • Forte preferência por brincar com pares do outro gênero. • Em meninos (gênero designado), forte rejeição de brinquedos, jogos e atividades tipicamente masculinos e forte evitação de brincadeiras agressivas e competitivas; em meninas (gênero designado), forte rejeição de brinquedos, jogos e atividades tipicamente femininas. • Forte desgosto com a própria anatomia sexual. • Desejo intenso por características sexuais primárias e/ou secundárias compatíveis com o gênero experimentado.	A. Incongruência acentuada entre o gênero experimentado/expresso e o gênero designado de uma pessoa, com duração de pelo menos 6 meses, manifestada por no mínimo dois dos seguintes: • Incongruência acentuada entre o gênero experimentado/expresso e as características sexuais primárias e/ou secundárias (ou, em adolescentes jovens, as características sexuais secundárias previstas). • Forte desejo de livrar-se das próprias características sexuais primárias e/ou secundárias em razão de incongruência acentuada com o gênero experimentado/expresso (ou, em adolescentes jovens, desejo de impedir o desenvolvimento das características sexuais secundárias previstas). • Forte desejo pelas características sexuais primárias e/ou secundárias do outro gênero. • Forte desejo de pertencer a outro gênero (ou a algum gênero alternativo diferente do designado). • Forte desejo de ser tratado como o outro gênero (ou como algum gênero alternativo diferente do designado). • Forte convicção de ter os sentimentos e reações típicos do outro gênero (ou de algum gênero alternativo diferente do designado).
B. A condição está associada ao sofrimento clinicamente significativo ou a prejuízo no funcionamento social, acadêmico ou em outras áreas importantes da vida do indivíduo.	B. A condição está associada ao sofrimento clinicamente significativo ou prejuízo no funcionamento social, profissional ou em outras áreas importantes da vida do indivíduo.
• Especificar se: 1. Com um transtorno do desenvolvimento sexual (p. ex., distúrbio adrenogenital congênito, como 255.2 [E25.0], hiperplasia adrenal congênita ou 259.50 [E34.50] síndrome de insensibilidade androgênica).	• Especificar se: 1. Com um transtorno de desenvolvimento sexual. 2. Pós-transição social.

Fonte: American Psychiatric Association, 2013[7].

e jovens nos Estados Unidos (idades entre 12 e 29 anos) encontrou valores de 0,17 a 1,3%. Outro estudo com pessoas que procuram acompanhamento em serviço de saúde encontrou uma prevalência de 6,8/100.000 para mulheres trans e 2,6/100.000 para homens trans em relação à população geral[9].

Em pessoas intersexo (0,1-2% da população geral), uma metanálise mostrou que a prevalência de disforia de gênero é de 8,5-20%, dependendo do tipo de diferença no desenvolvimento do sexo (DDS)[10]. Outro estudo foi conduzido em 14 centros europeus com 1.040 adultos, 717 se identificando como mulheres, 311 como homens e 12 como de outro gênero (não binários) com diferentes tipos de DDS. Modificações corporais e transição para outro gênero na fase adulta foram reportadas em 5% dos participantes, e não binarismo de gênero, em outros 4%[11].

DISFORIA DE GÊNERO EM CRIANÇAS

Uma criança dizer que não pertence ao gênero designado ao nascimento, ou experimentar roupas, adereços e acessórios de outro gênero pode simplesmente revelar uma busca por compreender ou entender as diferenças entre os papeis de gênero, podendo ser uma brincadeira natural e esporádica. Quando isso se torna constante e é intensa a incongruência relacionada a sofrimento (disforia de gênero), configura-se uma questão a ser abordada pelos profissionais de saúde[12].

Os primeiros sinais que ocorrem na infância geralmente são o desejo da criança em usar adereços, vestir-se com roupas, brinquedos e brincadeiras considerados de outro gênero, além de um grande interesse pelas diferenças entre os gêneros, com fascinação por um que não o que lhe foi designado. Trata-se de um assunto recorrente no cotidiano da criança e em todas as esferas de socialização. Comumente a incongruência entre as manifestações de gênero e a sua identidade costuma ser percebida como uma fase: a família tenta enquadrá-la, por vezes à força, no papel do gênero designado ao nascimento, gerando intenso sofrimento, conflito e, portanto, sintomas disfóricos como os descritos anteriormente[13].

Existem poucos estudos relacionados à saúde mental da criança com incongruência de gênero. Um estudo holandês, com 120 crianças entre 4 e 11 anos, encontrou em 37% delas sintomatologia internalizante (transtornos ansiosos e depressivos, principalmente ansiedade de separação e fobia específica) e em 23% a presença de sintomas externalizantes (transtorno opositivo-desafiador, transtorno de déficit de atenção e hiperatividade e transtorno de conduta)[14]. Estudos mais recentes equiparam a saúde mental de crianças trans já transicionadas (vivendo no papel de gênero desejado) e apoiadas pela família com a saúde mental de crianças cisgêneras, não encontrando diferenças em sintomas depressivos – apenas a presença mais elevada de sintomas ansiosos, abaixo de parâmetros clínicos e subclínicos, nas crianças trans[15]. Ainda controversa e necessitando de mais estudos, devido a divergências nos resultados, alguns autores relatam uma associação entre disforia de gênero e crianças com transtornos do espectro autista, com achados de prevalência de até 7,8%.

Na prática clínica, a minoria das crianças com incongruência de gênero apresentará disforia, sendo a falta de suporte familiar o principal fator de risco[15]. A depender da intensidade de identificação e reivindicação da identidade de gênero, algumas podem sofrer de depressão grave, tentar mutilar seus genitais e até mesmo o suicídio, com duas a três vezes mais chances que seus colegas cisgêneros[18]. Dificuldades na escola por conta da revelação ou não de sua condição, questões relacionadas à transição social (autonomia X proteção), revelação para amigos ou família são as principais demandas nessa fase. Crianças e adolescentes trans com frequência sofrem *bullying* na escola (qualquer agressão ou intimidação sistemática, seja ela verbal, física ou psicológica) na infância e/ou adolescência. Boatos, piadas, xingamentos, comentários, fofocas e apelidos ofensivos podem ser comuns. Ocorrem também, com frequência, exclusão de seus pares, *cyberbullying* (através de mensagens por *e-mail*, redes sociais), agressão física, ameaça de morte, espancamentos e homicídios, o que pode causar abandono da escola, isolamento social e sofrimento psíquico intenso e, por conseguinte, disforia de gênero (ver Capítulo 14 – "Desenvolvimento da infância e adolescência das pessoas LGBTQIA+")[19].

Em termos de diagnóstico diferencial de disforia de gênero na infância, devem-se destacar todos os outros quadros que podem se associar a alterações na identidade de gênero, os quais, via de regra, não terão continuidade temporal ao longo do desenvolvimento da criança, como identificação simbiótica com um dos genitores, desejo dos pais de que a criança experimente vivenciar outra identidade de gênero, quadros psicóticos com delírios de identidade de gênero (esquizofrenia e transtornos de humor psicóticos), transtornos globais do desenvolvimento, autismo, transtorno de conduta e transtorno opositor desafiador. Lembrando que ter um diagnóstico psiquiátrico co-ocorrente não exclui a presença de disforia de gênero e não exclui a possibilidade de o indivíduo ser transexual, embora sejam condições a serem acompanhadas de perto por equipe multidisciplinar frente ao risco de maior gravidade dos sintomas e condutas iatrogênicas durante o seguimento[20]. Variações espectrais de papéis de gênero, homossexualidade incipiente com manifestações iniciais relacionadas ao papel de gênero, transtornos de ansiedade e depressão também podem ocorrer em crianças. Estresse familiar, como separação dos pais, nascimento de irmão, morte de alguém afetivamente importante, podem estar relacionados a comportamentos compatíveis com disforia de gênero na infância, mas geralmente são transitórios e pouco significativos[21].

DISFORIA DE GÊNERO EM ADOLESCENTES

A adolescência, por si só, já é um período de determinação biológica pela puberdade e consolidação de traços de caráter e comportamentos que pode se constituir com maior ou menor conflito. A identificação com os pares, o desenvolvimento da autonomia e individuação, o fortalecimento e a constituição da autoestima são pontos-chave desse período. Por conta disso, o processo de não identificação com o gênero designado e com o sexo biológico/genitais reconhecidos ao nascimento pode se dar de forma mais dramática. As experiências sociais podem ser intensas, com alto potencial destrutivo. Quando há suporte e aceitação familiar e social, o processo pode ser construtivo e mais tranquilo.

A puberdade é um fator de risco importante para piora de disforia de gênero, com um aumento da psicopatologia associada principalmente a fatores psicossociais (sofrimento intenso decorrente de vivências de discriminação, violência e estigma por conta da sociedade, relações familiares e escolares e os locais por onde o adolescente transita)[22]. Na puberdade ocorre o desenvolvimento dos caracteres sexuais secundários, como o crescimento de mamas ou pênis, desenvolvimento de pelos, mudança de voz, distribuição de gordura e massa muscular e o surgimento de manifestações de cada sexo biológico (menstruação, ereção seguida de ejaculação, masturbações etc.). Geralmente, entre os 10 e os 13 anos de idade, é possível prever se a incongruência de gênero irá persistir, ainda que alguns adolescentes possam precisar de mais tempo[23].

A busca pelas modificações corporais, com hormônios sexuais, comumente se inicia nessa época, e se não receber informação o adolescente pode procurar dar início ao uso de hormônios sem acompanhamento clínico[24]. Dentre as questões puberais relacionadas ao fenômeno da disforia, destacam-se a menstruação, o crescimento das mamas, a baixa estatura e o não crescimento do pênis nas crianças transmasculinas. Muitos garotos têm a menarca marcada por sofrimento e chegam a não ir para a escola quando no período menstrual. Outros têm muita dificuldade de lidar com as mamas, podendo-se utilizar de inúmeros recursos para escondê-las. Quanto maior for a disforia de gênero, mais complexa será a relação da pessoa com o próprio corpo. Muitos meninos utilizam roupas mais largas (mesmo em períodos de calor), assumem uma postura mais encurvada ou mesmo fazem uso de *binders* (coletes) para esconder as mamas. Nas crianças transfemininas, as mudanças corporais, como o desenvolvimento de pelos indesejados, o crescimento do pênis, a ereção e a ejaculação, a mudança de voz, além dos estigmas ditos masculinos, como o formato do rosto e do pomo de adão, são frequentemente vivenciadas com importante sofrimento.

A "passabilidade", ou seja, o quanto a pessoa trans consegue ser "lida" como cisgênera na sociedade, parece guardar forte relação com a disforia de gênero para alguns indivíduos, devido ao desejo de assimilação e pertencimento social. Pessoas pouco "passáveis", sobretudo mulheres trans e travestis, acabam por sofrer maior preconceito em nossa sociedade. São expostas a mais situações de discriminação em seu cotidiano, o que invariavelmente têm um impacto na sua autoestima e, por conseguinte, aumenta a disforia. Já pessoas muito "passáveis" podem também ter maior disforia por conta de um grande conflito entre os caracteres sexuais (que elas escondem) e seu rosto/formato corporal (que são lidos como cis), podendo ter maior urgência para cirurgias e hormonização.

Na adolescência, estudos mostram menor prevalência de co-ocorrências em saúde mental que nos adultos, apesar da maior vulnerabilidade para sofrimento psicológico. Um estudo com adolescentes encontrou 21% com transtornos ansiosos (sendo os principais fobia social e fobia específica), 12,4% com transtornos do humor (principalmente depressão maior) e 11,4% com transtornos disruptivos (principalmente transtorno opositivo-desafiador). Dois ou mais diagnósticos psiquiátricos foram encontrados em 15,2% dos entrevistados. Além disso, mulheres transexuais com disforia de gênero apresentaram maior probabilidade de transtorno de humor, fobia social e transtornos disruptivos do que homens transexuais[25].

A disforia de gênero está associada a maior risco de autolesão não suicida, depressão, ansiedade, suicídio, abuso de drogas, transtornos alimentares, comportamento sexual de risco, reclusão social e transgressão de normas sociais em crianças e adolescentes[26]. A maioria dos estudos encontrou taxas elevadas de tentativas de suicídio ao longo da vida de pessoas transgênero, em torno de 40% (destas, 34% tentaram com menos de 14 anos, 39% tentaram entre os 14 e os 17 anos e 20% entre os 18 e 24 anos). Em relação à ideação e ao planejamento suicidas, 82% da população trans já os apresentou ao longo da vida[27]. Outro estudo mostrou que, entre adolescentes trans, mais de 40% dos meninos e mais de 30% das meninas já tentara suicídio e 42% da amostra total têm histórico de autolesão não suicida[28].

Os diagnósticos diferenciais de disforia de gênero mais importantes em adolescentes são depressão, esquizofrenia, transtorno dismórfico corporal, homofobia internalizada, transtornos de conduta e traços de personalidade borderline/histriônico[22]. A co-ocorrência de morbidades psiquiátricas ao quadro de disforia de gênero pode afetar negativamente o prognóstico e o desfecho deste e, portanto, é fundamental a avaliação cautelosa.

Dessa forma, em crianças e adolescentes, o diagnóstico é clínico e longitudinal, avaliando-se fundamentalmente a intensidade de reivindicação da identidade de gênero, sua constância, consolidação ou fluidez do discurso e comportamento associados aos aspectos identitários.

DISFORIA DE GÊNERO EM ADULTOS

É comum, na prática clínica, observarmos adultos que por muitos anos vivenciaram e ainda vivenciam sintomas disfóricos, ou sentimentos de inadequação por não se sentirem pertencentes ao gênero que lhes foi designado ao nascer. A partir do momento em que a pessoa entra em contato com as informações relativas à transgeneridade, através da internet, de amigos ou de conhecidos, e passa a existir a possibilidade trans e todo o seu universo de possibilidades de expressão de identidade de gênero, os sintomas disfóricos costumam diminuir. Cabe salientar que mesmo que a pessoa não tenha tido sintomas disfóricos na infância ou não tenha percebido algo referente ao seu gênero nessa fase não significa que ela não seja trans.

Compreende uma escolha individual de cada adulto o momento de falar sobre a sua transgeneridade e de expressar sua identidade de gênero, podendo acontecer com tranquilidade ou com dificuldade, de acordo com o meio e as vivências de cada um. Também deve ser entendido como direito de todo adulto transgênero ter todas as informações de saúde acerca dos procedimentos que podem ser realizados durante seu acompanhamento em saúde, incluindo: avaliação e acompanhamento em saúde mental por questões relativas à disforia, ao estigma e ao preconceito, direitos sociais já conquistados e possibilidades existentes no que diz respeito à hormonização e possibilidades cirúrgicas para confortar seu corpo à sua identidade de gênero da maneira que melhor desejar (para mais detalhes, ver seção IX – "Modificações corporais").

ESPECIFICIDADES DA DISFORIA DE GÊNERO EM PESSOAS INTERSEXO

Pessoas intersexo nascem, na sua grande maioria, com uma genitália que pode ser mais ou menos atípica, ou com uma genitália externa e/ou interna diferente da esperada para o seu sexo genético e/ou gonadal. É uma condição que pode ser detectada antes do nascimento, na infância, adolescência ou fase adulta, dependendo da variação. Deve-se entender, então, que o sexo biológico e a identidade de gênero não são fenômenos binários, compreendendo a diversidade em suas apresentações.

Na presença de uma pessoa com DDS, há geralmente uma demanda da família e do meio social para uma atribuição de um corpo na perspectiva binária de gênero, inclusive com a realização de cirurgias para mudança estética da genitália, precocemente, na primeira infância. A questão é complexa e controversa, pois há cirurgias que são realizadas por questões funcionais (por exemplo, hipospádia com obstrução uretral), mas outras por razões que podem ser consideradas estéticas ou comportamentais (homem com hipospádia que precisa se sentar para urinar) (ver Capítulo 31 – "Pessoas intersexo").

A identidade de gênero da pessoa intersexo, assim como da pessoa endossexo, só poderá ser observada a partir dos 2 a 3 anos de idade, podendo ainda se modificar ao longo da infância, adolescência e vida adulta. Entretanto, a realização de cirurgias precoces acaba por negligenciar esse processo de desenvolvimento da identidade de gênero e uma possibilidade de escolha mais autônoma da pessoa pelo procedimento cirúrgico. A tomada de decisões não é óbvia: existem dificuldades na participação dos pais, devido ao estresse e percepção de que o genital atípico constitui uma "emergência psicossexual" que requer ação imediata, além de incertezas na comunidade médica.

Uma das principais causas de disforia de gênero em pessoas intersexo é a iatrogênica, ou seja, secundária à decisão de designação de gênero e cirurgia precoces pelo serviço de saúde. Uma outra abordagem possível seria a não designação de um gênero binário ou a designação de um gênero neutro ao nascimento, possível em países que permitem o registro de nascido vivo como sexo indeterminado. Por outro lado, a não designação de um gênero ao nascimento em uma sociedade muito generificada e binária pode levar a problemas psicossociais, como isolamento, estigma e discriminação. Por conta disso, alguns autores defendem que um gênero seja designado ao nascimento, sem que seja realizada a cirurgia genital. Nesse caso, essa designação deveria ser entendida como temporária, com possibilidade de mudanças, para que a criança/adolescente possa constituir sua identidade de gênero e tê-la respeitada no seu devido momento[30].

AVALIAÇÃO DA DISFORIA DE GÊNERO NA PRÁTICA CLÍNICA

A avaliação de crianças, adolescentes e adultos que se apresentam nos diferentes níveis de atenção deve ser feita de forma individualizada, sensível e com cuidados para que não se reproduzam discursos patologizantes do fenômeno trans e intersexo. É importante frisar que não se diagnostica identidade de gênero: cada pessoa utiliza seus próprios recursos, na relação com o próprio corpo, com os pares e com as vivências para que nomeiem a si mesmos e deem sentido à sua própria experiência de identificação de gênero. Esta é pessoal e intransferível.

Preconiza-se que uma avaliação completa explore o máximo de informações, respeitando cada situação, momento e contexto. A respeito da disforia de gênero, perguntar inicialmente a história sobre o processo de identificação de gênero: desde quando a pessoa se percebe diferente, como isso se manifestou (com a descrição de como a pessoa vivenciou sua identidade até o momento atual), investigar a respeito da fluidez, intensidade, consolidação ou não da identidade de gênero, se mudou no decorrer da sua biografia. Como a identidade de gênero pode ser uma experiência não binária, deve-se avaliar como a pessoa chegou a tal identificação e se está sofrendo com a vivência por não assumir nenhum dos padrões de gêneros binários. A leitura social ("passabilidade") também precisa ser acessada, visto que se mostra um dos principais determinantes da disforia de gênero. Para a criança, perguntas sobre se ela é menino, menina ou de outro gênero, e por quê ela se identifica como tal, são fundamentais, lembrando que muitas vezes a experiência de gênero variante na infância é um assunto que a criança pode ter receio de falar, devendo ser acessada de forma sensível e no seu tempo.

Deve-se também avaliar o contexto familiar, círculo social, experiências de aceitação ou rejeição da família e amigos, seus aspectos culturais e religiosos que produzem situações de vulnerabilidade e contribuam para a ocorrência ou gravidade do sofrimento. Sobre as vivências escolares, questionar a respeito de violência, *bullying*, uso de banheiro, prática de educação física e outras situações relacionadas a adaptação, comportamento, reação dos professores e colegas. Violência é um assunto que deve ser pormenorizado em seus diferentes contextos, inclusive a ocorrência de violência sexual (ver Capítulo 23 – "Abordagem da violência na prática clínica").

Na avaliação da disforia de gênero, deve-se dar atenção à forma como a pessoa lida com o seu corpo: suas percepções, como se sente quando ela própria ou os outros olham ou tocam seu corpo, como realiza o autocuidado e asseio, se a pessoa machuca a genitália ou caracteres sexuais, se há vivência de desconforto, nojo ou outras reações, como ela lida com ereções penianas ou menstruação, além de situações de evitação devido a questões corporais. Se a puberdade já se iniciou, devem-se fazer perguntas a respeito dos afetos associados ao surgimento dos caracteres sexuais secundários.

O processo de transição social (mudança de nome, prenome, roupas e utilização de espaços públicos) pode acontecer de diferentes maneiras, com sofrimento ou não. Devem-se abordar as experiências de transição, como o uso permanente ou ocasional de vestimentas do gênero identificado, sofrimento em relação à voz, se há reivindicação pelo uso de pronome e nome social específicos, e quais são as atitudes e os comportamentos quando os outros não respeitam sua identidade.

Deve-se avaliar, ainda, se houve melhora da disforia quando foram realizados procedimentos médicos como bloqueio puberal, hormonização cruzada, cirurgias, ou uso de outros procedimentos para modificação corporal: aplicação de silicone líquido industrial, uso de acessórios para esconder as mamas (*binder*), meios para esconder o pênis ("aquenda"/*tuck in*), uso de próteses penianas ("*packers*") e práticas de depilação corporal.

A sexualidade da pessoa trans com disforia de gênero deve ser abordada. Perguntas a respeito do uso do corpo (transicionado cirurgicamente ou não) no ato sexual são relevantes na medida em que refletem o grau de sofrimento e aceitação com esse corpo. Avalia-se se há áreas "proibidas" do corpo (locais que a parceria não pode olhar/tocar/estimular/interagir), se a pessoa utiliza o corpo todo para satisfação sexual, se a pessoa se masturba, qual é a sua orientação afetivo-sexual, se faz higiene adequada, se utiliza métodos contraceptivos e de prevenção de infecções sexualmente transmissíveis (IST), se já trocou sexo por dinheiro ou drogas, dentre outras. A vida amorosa e a característica dos relacionamentos (duração, estabilidade, orientação sexual da parceria, se há atividade sexual ou não, tipo de práticas sexuais e papel de gênero desempenhado durante o ato sexual) auxiliam a compreender em que medida a disforia de gênero pode estar vinculada a maior vulnerabilização da pessoa (exposição a IST, competição com pessoas cisgêneras, baixa autoestima, medo de solidão e situações de fetichização sexual da pessoa trans e intersexo).

ABORDAGEM DA DISFORIA DE GÊNERO

Em 2012, a WPATH (World Professional Association for Transgender Health) lançou a sétima versão do SOC (Standards of Care for the Health of Transexual, Transgender and Gender Nonconforming People), com diretrizes específicas com relação à abordagem da disforia de gênero na infância e na adolescência, com acompanhamento multidisciplinar e longitudinal[31].

Até hoje, há inúmeras barreiras a serem vencidas no que diz respeito ao acompanhamento em saúde das pessoas transexuais com disforia de gênero, considerada uma população vulnerável a transtornos mentais como ansiedade e depressão, problemas físicos como as IST e sociais como baixo nível socioeconômico.

Em crianças, é essencial que o acompanhamento em saúde seja feito com a anuência dos pais ou responsáveis legais num ambiente de acolhimento, respeito e escuta qualificada para as dúvidas e abertura para questionamentos que a criança possa ter. É preciso também envolver outros ambientes dos quais a criança faça parte, com o mesmo objetivo, como: escolas, centros de esporte, familiares com quem a criança conviva. Um ambiente favorável para a expressão de gênero sem julgamentos leva a melhores desfechos em saúde física e mental. A transição social, se desejada pela criança, deve ser abordada em um momento adequado, a fim de equilibrar os tempos dela e dos cuidadores, tomando cuidado para não forçá-la a se encaixar nos padrões de masculino e feminino vigentes[32].

Um acompanhamento multidisciplinar em saúde, respeitando a identidade e a expressão de gênero, aliado ao acolhimento da família, pais e responsáveis para a discussão de como percebem essas crianças, ajuda a diminuir sintomas disfóricos e traz melhores desfechos em saúde mental. Preconiza-se um modelo de cuidado afirmativo de gênero, baseado na ideia de que variações na identidade e expressão são aspectos normais da diversidade humana e que os problemas de saúde mental nessas crianças surgem do estigma e das experiências negativas, podendo ser evitados com uma família e um ambiente social de apoio[31].

Intervenções físicas além do acompanhamento psicossocial e familiar e da vivência real no gênero desejado podem ser indicadas na presença de disforia de gênero e apresentam três possibilidades: bloqueio puberal, hormonização cruzada e cirurgias, todos realizados de acordo com normas estabelecidas pelo Conselho Federal de Medicina (CFM) com o intuito de aliviar os sintomas disfóricos (ver Seção IX – "Modificações corporais").

O bloqueio puberal, quando indicado, é realizado por acompanhamento médico para parada de desenvolvimento de caracteres sexuais secundários de um corpo que a criança não se sente confortável e não reconhece compatível com sua identidade de gênero. Esse procedimento traz alívio dos sintomas disfóricos outrora visíveis e perceptíveis em todas as esferas desse indivíduo.

As cirurgias de redesignação sexual estão indicadas, segundo nova resolução do CFM, para indivíduos com diagnóstico de incongruência de gênero que desejam a cirurgia, maiores de 18 anos, com ou sem disforia de gênero, em acompanhamento multidisciplinar por no mínimo 1 ano, com vivência real no gênero desejado e ausência de psicopatologia grave[33].

A população que apresenta disforia de gênero, especialmente crianças e adolescentes, necessita urgentemente de serviços e redes de saúde que ajudem a prevenir e reduzir os riscos associados às experiências traumáticas que tanto impactaram a vida de adultos transexuais que nunca tiveram a oportunidade de um suporte assistencial em saúde[34].

CONSIDERAÇÕES FINAIS

Ao longo dos anos, muitas foram as mudanças ocorridas com o termo "disforia de gênero" nos diversos manuais diagnósticos publicados, sendo sempre alvos de muita controvérsia e falta de consenso entre a comunidade profissional e entre a própria sociedade civil. Tais polêmicas se referem ao fato de ainda haver pouca evidência científica sobre o assunto e muitos valores morais relacionados à discussão.

Na Tabela 2, são explicitados os principais argumentos existentes para a manutenção ou não de uma categoria diagnóstica específica nos manuais diagnósticos, principalmente o DSM da American Psychiatric Association e o CID-11 da Organização Mundial da Saúde (OMS).

Os autores deste capítulo suportam a ideia de que, com a retirada da transgeneridade da lista de transtornos mentais realizada pela CID-11, e pela maior visibilidade e força da influência mundial da OMS em comparação com a American Psychiatric Association, é de esperar que o diagnóstico de disforia de gênero seja removido da próxima edição do DSM[8]. As mudanças atuais sugerem que, no futuro, um diagnóstico que já foi considerado doença mental seja visto como uma variação da diversidade humana. Uma possível substituição do diagnóstico de disforia de gênero seria o próprio "estresse de minorias", modelo cada vez mais aceito e difundido na literatura mais recente.

Tabela 2 Argumentos a favor e contrários aos critérios diagnósticos

Critérios diagnósticos de disforia de gênero (DSM-5) ou incongruência de gênero (CID-11)	
Argumentos a favor	**Argumentos contrários**
O diagnóstico é utilizado na prática em saúde para orientar a realização de intervenções de cuidados em saúde (assistência em saúde mental, hormonoterapia e realização de cirurgias). Há outros diagnósticos que não são doenças, como cuidados na gestação.	O diagnóstico ainda é entendido como sinônimo de doença e pode produzir estigma. Pode induzir o profissional a diagnosticar transgeneridade ou identidades trans como doença, o que é violento e desrespeitoso e antiético.
Viabiliza a regulação e a fiscalização da prática em saúde, ao autorizar que somente alguns profissionais sejam os responsáveis pelos procedimentos, o que evitaria iatrogenias.	O diagnóstico de disforia no DSM, mesmo que não se referindo exatamente à identidade trans, produz estigma e dá argumento para profissionais mal-intencionados tentarem a terapia de conversão ou reparativa.
O diagnóstico da CID é um requerimento formal para garantir acesso a alguns procedimentos no sistema de saúde de muitos países.	Disforia de gênero não seria um diagnóstico necessário para uma pessoa com sofrimento acessar cuidados em saúde.
É uma linguagem universal, garantindo que em pesquisas na área da saúde a população abordada seja mais homogênea.	Não há diferenciação clara, mesmo entre profissionais experientes, entre disforia de gênero e incongruência de gênero, o que gera confusões em pesquisas.

Situação da prática	Situação de abordagem
Pessoa de 20 anos solicita laudo para cirurgia do processo de transição de gênero. Identifica-se como mulher trans há 8 anos. Há 3 anos, passou a viver integralmente uma expressão de gênero concordante com sua identidade de gênero, foi expulsa de casa e abandonou os estudos no último ano do ensino médio. Desde então realizou trabalhos informais na área de estética, atendendo outras pessoas trans. Nunca mais frequentou médicos, não tem cartão SUS, não sabe o funcionamento do sistema de saúde. Faz uso intermitente de anticoncepcionais orais para modificação corpórea e está pensando em fazer injeções de silicone industrial com uma "bombadeira". Tem se sentindo mais angustiada, com medo de sair na rua e de sofrer violência verbal ou física, ficando mais ansiosa e insone.	Realizar abordagem multidisciplinar envolvendo os profissionais de acordo com a necessidade do caso. Pode envolver médico de família e comunidade, psicólogo, assistente social, psiquiatra e enfermagem. É preciso orientar sobre direitos e deveres do cidadão e o funcionamento do sistema de saúde brasileiro e suas portas de entrada. Faz-se necessária uma avaliação clínica com exame físico e psíquico, solicitação de exames laboratoriais, orientar quanto à tomada de hormônios e prescrição, se houver interesse na hormonização. Orientar redução de danos quanto à utilização de silicone industrial e oferecer outros métodos e procedimentos cirúrgicos de modificação corporal. Realizar rastreamento em saúde mental para possíveis co-ocorrências psiquiátricas, violência e estresse de minorias, envolvendo equipe de saúde mental, se preciso. Manter o seguimento da paciente e engajá-la no autocuidado e na ampliação da rede de apoio social.

Erros comuns	Como evitá-los
Confundir disforia de gênero com transexualidade e incongruência de gênero.	Conhecer as diferenças entre os termos, o sentido do diagnóstico e suas possíveis implicações.
Não pesquisar diagnósticos diferenciais de disforia de gênero.	Conhecer a existência de diagnósticos que possam mimetizar a vivência transexual.
Achar que o diagnóstico de disforia de gênero patologiza as identidades trans.	O diagnóstico de disforia de gênero pode auxiliar na construção de projetos terapêuticos que reduzem o sofrimento das pessoas e melhoram sua qualidade de vida e inserção social.
Orientar somente quanto aos procedimentos médicos como prescrição de hormônios e encaminhamento a procedimentos cirúrgicos.	A abordagem deve ser multidisciplinar e integral, incluindo orientações, suporte clínico, psicológico, social e, mais importante, colocando o sujeito como ativo nos cuidados à sua saúde.
A disforia de gênero só acontece em pessoas adultas, não existe em crianças e adolescentes.	Pode estar presente em todas as fases da vida, e, para cada fase, há abordagens sociais, médicas e psicológicas específicas que precisam ser levadas em conta, visando amenizar e remitir os sintomas disfóricos.

Material complementar

Filmes

- *Crescendo com Coy* (direção de Eric Juhola; 2016).
- *Girl* (direção de Lukas Dhont; 2018).
- *Meu nome é Ray* (direção de Gaby Dellal; 2015).
- *Tomboy* (direção de Céline Sciamma; 2011).

REFERÊNCIAS BIBLIOGRÁFICAS

1. Gagliotti DAM. O que é disforia de gênero? In: Saadeh A, organizador. Como lidar com a disforia de gênero (transexualidade): guia prático para pacientes, familiares e profissionais de saúde. São Paulo: Hogrefe CETEPP; 2019. p. 36-7.
2. Musalek M, Griengl H, Hobl B, Sachs G, Zoghlami A. Dysphoria from a transnosological perspective. Psychopathology. 2000;33(4):209-14.
3. Swann AC. Depression, mania, and feeling bad: the role of dysphoria in mixed states. Bipolar Disord. 2000;2:325-7.
4. Starcevic V. Dysphoric about dysphoria: towards a greater conceptual clarity of the term. Australas Psychiatry. 2007;15(1):9-13.
5. World Health Organization. International statistical classification of diseases and related health problems, 10th Revision. Genebra: World Health Organization; 1992.
6. American Psychiatric Association. Diagnostic and statistical manual of mental disorders, fourth edition. Washington: American Psychiatric Association; 2000.
7. American Psychiatric Association. Diagnostic and statistical manual of mental disorders, fifth edition. Washington: American Psychiatric Association; 2013.
8. Arcelus J, Bouman WP, Van Den Noortgate W, Claes L, Witcomb G, Fernandez-Aranda F. Systematic review and meta-analysis of prevalence studies in transsexualism. Eur Psychiatry. 2015;30(6):807-15.
9. Zucker KJ. Epidemiology of gender dysphoria and transgender identity. Sex Health. 2017;14(5):404-11.
10. Furtado PS, Moraes F, Lago R, Barros LO, Toralles MB, Barroso Jr U. Gender dysphoria associated with disorders of sex development. Nat Rev Urol. 2012;9(11):620-7.
11. Beek TF, Cohen-Kettenis PT, Kreukels BPC. Gender incongruence/gender dysphoria and its classification history. Int Rev Psychiatry. 2016;28(1):5-12.
12. Zucker KJ, Bradley SJ. Gender identity disorder and psychosexual problems in children and adolescents. Guilford Press; 1995.
13. Zucker KJ, Wood H, Singh D, Bradley SJ. A developmental, biopsychosocial model for the treatment of children with gender identity disorder. J Homosex. 2012;59(3):369-97.
14. Wallien MS, Swaab H, Cohen-Kettenis PT. Psychiatric comorbidity among children with gender identity disorder. J Am Acad Child Adolesc Psychiatry. 2007;46(10):1307-1314.
15. Olson KR, Durwood L, DeMeules M, McLaughlin KA. Mental health of transgender children who are supported in their identities. Pediatrics. 2016;137(3):e20153223.
16. De Vries AL, Noens IL, Cohen-Kettenis PT, van Berckelaer-Onnes IA, Doreleijers TA. Autism spectrum disorders in gender dysphoric children and adolescents. J Autism Dev Disord. 2010;40(8):930-6.
17. Turban JL, van Schalkwyk GI. "Gender dysphoria" and autism spectrum disorder: Is the link real?. J Am Acad Child Adolesc Psychiatry. 2018;57(1):8-9.e2.

18. Puszczyk M, Czajeczny D. Gender dysphoria and gender variance in children: Diagnostic and therapeutic controversies. Arch Psychiatry Psychother. 2017;3:34-42.
19. Saadeh A, Cordeiro DM, Ciasca, SV. Identidade de gênero, saúde e violência na infância, adolescência e fase adulta. In: Strey MN, Costa AB, Cúnico SD, organizadores. Gênero e violência: repercussões nos processos psicossociais e de saúde. Porto Alegre: ediPUCRS; 2020.
20. Heylens G, Elaut E, Kreukels BP, Paap MC, Cerwenka S, Richter-Appelt H, et al. Psychiatric characteristics in transsexual individuals: multicentre study in four European countries. Br J Psychiatry. 2014;204(2):151-6.
21. Ciasca SV. Quais são as causas da transexualidade? In: Saadeh A, organizador. Como lidar com a disforia de gênero (transexualidade): guia prático para pacientes, familiares e profissionais de saúde. São Paulo: Hogrefe CETEPP; 2019.
22. Rowland DL, Incrocci L, editores. Handbook of sexual and gender identity disorders. John Wiley & Sons; 2008.
23. Steensma TD, Biemond R, de Boer F, Cohen-Kettenis PT. Desisting and persisting gender dysphoria after childhood: a qualitative follow-up study. Clin Child Psychol Psychiatry. 2011;16(4):499-516.
24. Spack NP, Edwards-Leeper L, Feldman HA, Leibowitz S, Mandel F, Diamond DA, et al. Children and adolescents with gender identity disorder referred to a pediatric medical center. Pediatrics. 2012;129(3):418-25.
25. de Vries AL, Doreleijers TA, Steensma TD, Cohen Kettenis PT. Psychiatric comorbidity in gender dysphoric adolescents. J Child Psychol Psychiatry. 2011;52(11):1195-202.
26. Hoshiai M, Matsumoto Y, Sato T, Ohnishi M, Okabe N, Kishimoto Y, et al. Psychiatric comorbidity among patients with gender identity disorder. Psychiatry Clin Neurosci. 2010;64(5):514-9.
27. James S, Herman J, Rankin S, Keisling M, Mottet L, Anafi MA. The report of the 2015 US transgender survey. Washington: National Center for Transgender Equality; 2016.
28. Toomey RB, Syvertsen AK, Shramko M. Transgender adolescent suicide behavior. Pediatrics. 2018;142(4):e20174218.
29. Fisher AD, Ristori J, Fanni E, Castellini G, Forti G, Maggi M. Gender identity, gender assignment and reassignment in individuals with disorders of sex development: a major of dilemma. J Endocrinol Invest. 2016;39(11):1207-24.
30. Brook CG, Clayton P, Brown R, editores. Brook's clinical pediatric endocrinology. John Wiley & Sons; 2009.
31. Coleman E, Bockting W, Botzer M, Cohen-Kettenis P, DeCuypere G, Feldman J, et al. Standards of care for the health of transsexual, transgender, and gender-nonconforming people, version 7. Int J Transgend Health. 2012;13(4):165-232.
32. Bockting WO. Psychotherapy and the real-life experience: from gender dichotomy to gender diversity. Sexol. 2008;17(4):211-24.
33. Brasil. Conselho Federal de Medicina. Resolução CFM n. 2.265/2019. Dispõe sobre o cuidado específico à pessoa com incongruência de gênero ou transgênero e revoga a Resolução CFM n. 1.955/2010. Brasília: Diário Oficial da União; 2020.
34. Lobato MI, Saadeh A, Cordeiro DM, Gagliotti DA, Brandelli AC, Fontanari AM, et al. Gender incongruence of childhood diagnosis and its impact on Brazilian healthcare access. Arch Sex Behav. 2017;46(8):2511.

Seção IX – Modificações corporais

51
Cuidados no processo de transição de gênero

Andrea Hercowitz
Saulo Vito Ciasca

 Aspectos-chave

- A transição de gênero pode ou não ser desejada por pessoas trans, travestis, não binárias e intersexo.
- As possibilidades de transição de gênero incluem a transição social, o bloqueio puberal, a hormonização e procedimentos cirúrgicos e estéticos.
- Não existe uma obrigatoriedade em realizar todas as possibilidades, sendo as modificações promovidas de acordo com a demanda de cada pessoa.
- Antes do início do uso de hormônios e dos procedimentos cirúrgicos, é preciso entender qual é a expectativa de cada indivíduo e o potencial de ela ser atingida.
- O profissional deve discutir possibilidades de preservação da fertilidade antes do início do uso de hormônios e das cirurgias pélvicas e genitais.

INTRODUÇÃO

O "processo de transição de gênero" refere-se a todos os procedimentos para a transição da expressão de gênero, que é a forma como a pessoa se expressa para ser reconhecida pela sociedade em relação à sua identidade de gênero. Ele não é linear, ou seja, não tem um começo ou fim predeterminados. Quem dá o tom e a velocidade de quaisquer passos a serem tomados é o próprio indivíduo. A partir de quando a pessoa forma e amadurece a sua identidade de gênero, pode ter vontade de realizar a transição da expressão de gênero, que envolve transição social e modificações corporais.

O termo "afirmação de gênero", apesar de muito utilizado na literatura científica internacional, não é reconhecido como apropriado por muitos movimentos brasileiros, como pode ser observado no *site* da Associação Nacional de Travestis e Transexuais (ANTRA): "Não utilizamos o termo 'afirmação de gênero', pois partimos de uma ideia onde nenhuma modificação corporal (ou a ausência dela), apesar de serem importantes, define nossa transgeneridade e que nosso gênero já está muito bem estabelecido quando optamos por qualquer mudança. Portanto, utilizamos o termo 'cirurgias de modificações corporais' quando nos referirmos aos procedimentos cirúrgicos"[1].

A identidade de gênero é um constructo que resulta da interação de fatores biológicos, psicológicos e sociais. Ela é autodeterminada e pode ser referida desde a primeira infância e demonstrada, nessa fase da vida, por meio de comportamentos, preferências por determinados brinquedos, escolha de amigos e expressão de gênero (ver Capítulo 5 – "Desenvolvimento da identidade de gênero" e Capítulo 14 – " Desenvolvimento da infância e da adolescência das pessoas LGBTQIA+"). Pessoas transgênero são aquelas que se identificam com um gênero diferente do designado ao nascimento. O termo "transgênero" é entendido como um termo guarda-chuva na maioria dos países, que engloba todas as identidades não cisgênero. No Brasil existe uma discussão a respeito, devido à invisibilização da identidade travesti e outras não binárias. Para fins didáticos, neste capítulo o termo "trans" será usado para se referir a mulheres transexuais, homens transexuais, travestis e pessoas não binárias. Pessoas intersexo que apresentem questões relacionadas ao gênero também devem receber esses cuidados. Todos os termos utilizados estão explicados no Capítulo 2 – "Definições da sexualidade humana".

Estudos mostram que a maioria das pessoas trans percebe a vivência pessoal de variabilidade de gênero até no máximo os 8 anos, mas que a revelação de uma identidade não cisgênero leva, em geral, uma década para acontecer[2]. Apesar disso, existem crianças com vivências de variabilidade de gênero e reivindicação intensa de outra identidade de gênero já aos 2 anos de idade, assim como adultos ou idosos que se percebem como trans mais tardiamente.

Crianças e adolescentes podem não se identificar como trans, no uso próprio da palavra. Nesse sentido, recomenda-se que profissionais de saúde usem a expressão "vivências de variabilidade de gênero" no lugar de "crianças trans", para que se evite designar novamente essas pessoas sem o seu consentimento ou autonomia.

Nem todas as pessoas trans buscam por modificações em suas aparências, e as que as desejam podem almejar por modificações parciais ou completas. Conhecer todas as possibilidades dentro do processo de transição de gênero, com embasamento ético e das legislações vigentes em cada país faz parte do acolhimento dessa população[3]. O suporte para o processo de transição de gênero pode ser feito com equipe multiprofissional, de acordo com a demanda específica de cada indivíduo. Podem fazer parte da equipe profissionais das seguintes áreas: Pediatria/Hebiatria, Clínica Geral, Medicina de Família e Comunidade, Psiquiatria, Endocrinologia, Ginecologia, Urologia, Cirurgia, Psicologia, Fonoaudiologia, Enfermagem, Serviço Social, Fisioterapia e outros, visando às necessidades de cada um.

CUIDADOS NA TRANSIÇÃO DE GÊNERO

Historicamente, a relação das pessoas trans e suas demandas com a saúde, seus protocolos e suas "autoridades" tem sido conflituosa. Considerada no decorrer dos anos e em diferentes partes do mundo como doença mental, patologia, perversão, anomalia ou incongruência, a não identificação com o gênero designado ao nascimento ou transgeneridade foi estudada, dissecada e categorizada a partir de vieses endossexo-heterocisnormativos (ver Glossário). Vários manuais diagnósticos e critérios foram estabelecidos na tentativa de separar pessoas "confusas" de "transexuais verdadeiras".

Nesse contexto, estabeleceu-se uma relação de poder entre as profissões da saúde (sobretudo a Psiquiatria, que teria a prerrogativa instrumental de avaliar a crítica da pessoa sobre si mesma e sua capacidade de consentir, agir e decidir) e a pessoa atendida (que seria sujeito "passivo" da ação, que deveria se adequar aos protocolos e critérios para provar sua existência). Por um lado, muitas profissões da saúde assumiram um papel de "controle de acesso", usando dos critérios disponíveis para decidir se a pessoa sabe quem é e se está preparada para fazer o que deseja. Por outro, pessoas trans estudaram uma narrativa de "o que falar no atendimento psiquiátrico para adquirir seu laudo", ocultando fatos de sua história ou tendo de mentir para ter suas demandas atendidas. Essa realidade vem sendo mudada dentro dos serviços para um cuidado mais horizontal, dentro de um projeto terapêutico singular que prioriza as demandas da pessoa no processo[4].

Atualmente, os cuidados no processo de transição de gênero envolvem fatos que nem sempre são elencados nos protocolos (Quadro 1).

Crianças e adolescentes com vivências de variabilidade de gênero podem chegar ao atendimento com dificuldade de se entenderem dentro do espectro da diversidade de gênero. Não cabe ao profissional atribuir a identidade de gênero, mas sim usar ferramentas para auxiliá-las na sua autoatribuição, oferecendo informação sobre a diversidade sexual e de gênero.

Quadro 1 Fatos que devem ser conhecidos por profissionais que atuam na transição de gênero

- A identidade de gênero é autoatribuída (inclusive na infância).
- Pessoas trans podem experienciar desconforto significativo com seus corpos ou não, e isso não é definidor de transexualidade.
- Pessoas trans podem querer ou não realizar modificações corporais, e isso não é definidor de transexualidade.
- Travestis podem desejar ou não modificações corporais, e isso não é definidor de travestilidade.
- Pessoas trans podem ser binárias ou não binárias, com demandas diferentes.
- Há transtornos mentais que se manifestam com vivências de variabilidade de gênero.
- Muitas pessoas trans não precisam de assistência psicológica para a transição de gênero.
- Há pessoas trans que idealizam as modificações corporais de forma extrema, a ponto de não entrar em contato com a própria realidade trans ou tentar negá-la a partir dos procedimentos (considerar-se "cis").
- O ímpeto para a realização de modificações corporais pode ultrapassar outras necessidades de cuidado na prioridade da pessoa trans.
- Há pessoas trans que passam por experiências que as fazem ressignificar seus corpos, passando a não ter as mesmas demandas para modificações corporais.
- Há pessoas trans que mesmo ressignificando seus corpos em uma lógica não binária podem pretender modificações corporais.
- Modificações cirúrgicas podem minimizar o sofrimento psíquico e salvar vidas.
- O uso de *packer*, *binder* ou "aquendar a neca" são medidas reversíveis que modificam a expressão de gênero. São realizadas pela própria pessoa, sem alterar sua anatomia.

É fundamental reforçar que não há a necessidade de se "etiquetar" a identidade nesse momento; a pessoa não precisa ceder à pressão social por uma definição. Quando essa demanda surge da família, recomenda-se trabalhar as expectativas e os anseios para não apressar o processo de autoatribuição identitária, dando o suporte de acordo com as necessidades do momento. A liberdade para a experimentação e vivências das diversas possibilidades produz um fator integrador à psique e fortalece o desenvolvimento da autoestima[5,6].

Quando há demanda para modificações corporais, como hormonização e cirurgias, ambas com risco e alto potencial de irreversibilidade, faz-se uma avaliação clínica na perspectiva do cuidado integral. Nesta, preconiza-se investigar a capacidade de consentimento e compreensão sobre as implicações dos procedimentos e as contraindicações clínicas e de saúde mental[7].

CUIDADOS COM SAÚDE MENTAL E PSICOTERAPIA

A presença de transtornos mentais não é contraindicação absoluta para as modificações corporais. Sua gravidade poderá alterar a capacidade de discernimento, crítica e decisão da pessoa, porém, se tratadas, os procedimentos poderão ser indicados.

Dentre os diversos quadros possíveis, deve-se atentar para o transtorno de personalidade *borderline* (TPB). Trata-se de um padrão difuso de instabilidade nas relações interpessoais, da autoimagem, dos afetos e de impulsividade acentuada que surge no início da vida adulta e está presente em vários contextos, dentre eles um sintoma que é descrito como "perturbação da identidade", com uma acentuada e persistente instabilidade da autoimagem ou da percepção de si mesmo. A pessoa pode manifestar inúmeras identidades de gênero e de orientação sexual como aspecto sintomatológico. Além disso, podem ocorrer comportamentos, gestos ou ameaças suicidas ou de comportamento autolesivo, padrão de relacionamentos instáveis, abuso de substâncias, sentimento crônico de vazio, raiva intensa e inapropriada, sintomas dissociativos intensos e ideação paranoide transitória. Isso se dá associado a esforços desesperados para evitar abandono real ou imaginário[8].

Deve-se ter cuidado para não confundir aspectos do TPB com comportamentos e sentimentos decorrentes da violência a que as pessoas trans estão submetidas. Pessoas trans podem, sobretudo na emergência da puberdade ou se não tiverem iniciado a transição social, apresentar comportamentos autodestrutivos, devido ao desconforto com o corpo ou na percepção de dificuldades e barreiras sociais consequentes à sua identidade de gênero. Se não tiverem suporte familiar ou experienciarem violências transfóbicas, podem desenvolver receio de abandono, irritabilidade, sentimentos de vazio e raiva inapropriada e uso abusivo de substâncias e receber o diagnóstico de TPB incorretamente. No caso das pessoas trans, as modificações corporais tendem a reduzir o sofrimento psicológico e melhoram a disforia de gênero, com melhora ou remissão desses sintomas[9].

Não se devem confundir as vivências de pessoas não binárias com o TPB, uma vez que as primeiras podem ter a identidade de gênero fluida, mas dentro de uma estrutura egoica consolidada, com sua autodeterminação preservada. Diferentemente do TPB, em que há uma estrutura egoica frágil, pouco adaptada à sociedade e muito responsiva aos estímulos externos, com um padrão de estabelecimento de vínculos instável. No caso de pessoas trans com TPB e que chegam ao serviço com demanda para modificações corporais, deve-se averiguar se a instabilidade e a impulsividade estão compensadas e se não há mudanças frequentes da identidade referida em decorrência da dependência de outras pessoas para ser validada/legitimada. A vivência real no gênero identificado e a forma como a pessoa lida com as vicissitudes e desafios do dia a dia são fatores que auxiliam nessa avaliação. Nesse caso, as modificações corporais, inclusive cirúrgicas, têm o potencial de trazerem mais benefícios do que riscos[9].

O transtorno dismórfico corporal é outro quadro a ser considerado e afastado quando há uma demanda intensa por modificações corporais, em pessoas cis ou trans. Ele é caracterizado pela percepção de um ou mais defeitos ou falhas na aparência física, com uma supervalorização e sofrimento associados. As "falhas" não são observáveis ou parecem leves para as outras pessoas. Podem ocorrer comportamentos repetitivos, como verificar-se no espelho frequentemente, arrumar-se excessivamente, ou atos mentais, como comparar compulsivamente a própria aparência com a de outra pessoa, em resposta às preocupações com a imagem[8].

Devido às pressões sociais e à necessidade de reconhecimento que algumas pessoas trans apresentam, há um maior risco de insatisfação com a imagem corporal e o desejo de produzir uma leitura social binária ("passabilidade"), de acordo com a sua identidade de gênero. Isso pode levar a pessoa a se sentir insatisfeita com as modificações corporais que realizou, desejando mais procedimentos, favorecendo o início de um transtorno dismórfico corporal. Para preveni-lo, faz-se necessário, nesses casos, o suporte psicológico multiprofissional.

Outros transtornos, como quadros psicóticos graves, retardo mental e transtornos globais do desenvolvimento graves, que prejudicam a autonomia da pessoa e sua capacidade de consentimento, são contraindicações para modificações corporais[4].

Durante o processo de transição de gênero, podem ocorrer problemas em saúde mental, como síndromes depressivas e ansiosas, transtornos alimentares ou por uso de substâncias, autolesão não suicida e ideação suicida. A psicoterapia é uma abordagem possível para essas situações, mas não deve ser obrigatória ou compulsória, visto que não há evidências de eficácia nesses casos. A Resolução n. 2.265/2019 cita a psicoterapia e não a coloca como compulsória durante o acompanhamento[4]. Obrigar a submissão à psicoterapia coloca o profissional no papel de "controlador de acesso" e aumenta a chance de as pessoas formarem um "falso *self*", ou seja, representarem um "paciente ideal" para que elas recebam a autorização para realizar as modificações corporais.

A psicoterapia deve ser oferecida como um cuidado, sempre com consentimento e quando desejada pela pessoa. Há uma confusão entre o que se entende por acompanhamento psicológico e psicoterapia. O acompanhamento psicológico na transição de gênero não envolve necessariamente a psicoterapia e inclui avaliações periódicas da pessoa em relação à sua saúde mental, não sendo exclusiva do profissional psicólogo ou psiquiatra. Já a psicoterapia se refere a técnicas terapêuticas específicas e deve ser realizada por profissional capacitado[10]. A psicoterapia em crianças pode ser oferecida para inúmeras demandas (Quadro 2).

Com crianças e adolescentes, modalidades para psicoterapia são a individual, de grupo e familiar. A psicoterapia de grupo com crianças pode ser realizada por meio da estimulação de brincadeiras. O brincar livremente é necessário para que as crianças sejam estimuladas de várias formas, criando mecanismos de interação com o mundo e se desenvolvendo de maneira sadia. A brincadeira possibilita um estado de experimentação das diversas expressões de gênero, além da socialização com outras crianças que estão na mesma situação. O acompanhamento familiar é fundamental quando há uma vivência de luto da cisgeneridade e perda intensas, com dificuldade de aceitação e do uso de nomes e pronomes adequados, além do respeito às demandas de transição social da criança[10]. Em adolescentes e adultos, a psicoterapia (individual ou grupal) é oferecida como opção de cuidado nas condições que podem ser vistas no Quadro 3.

Quadro 2 Situações indicativas de encaminhamento de psicoterapia para crianças com vivências de variabilidade de gênero e suas famílias

- Familiares que têm dificuldade de aceitar as vivências de variabilidade de gênero da criança.
- Crianças que demonstrem sintomatologia ansiosa, opositivo-desafiadora, depressiva ou de déficit de atenção e hiperatividade.
- Crianças que apresentem muita dificuldade em lidar com uma identidade de gênero diferente da que foi designada ao nascimento.
- Crianças que apresentam comportamento autolesivo, ideação suicida ou outros comportamentos, como "aquendar" de forma compulsiva, comer seletivo, transtornos alimentares, mutismo, enurese, encoprese e retenção urinária.
- Vínculo simbiótico intenso com os responsáveis.

Fonte: os autores.

Quadro 3 Indicações possíveis de psicoterapia (não obrigatória)

- Presença de psicopatologia psiquiátrica com sofrimento psicológico intenso (depressão, ansiedade, transtornos alimentares, transtornos de personalidade, transtornos por uso de substâncias).
- Exposição a comportamentos de risco.
- Vivências de violência, discriminação, estigma e preconceito.
- Insatisfação com a imagem corporal.
- Questões relacionadas ao corpo e à vida sexual.
- Transfobia internalizada (culpa, vergonha, sentimento de menos-valia).
- Impacto negativo no desenvolvimento de outras áreas da vida (escolar, profissional, relacional e amorosa).
- Dificuldades em relacionamentos familiares, amorosos e sociais.
- Dificuldades com a transição social de gênero (questões com relação à leitura social/ "passabilidade", voz e autorreferência).
- Idealização das modificações corporais de forma extrema, a ponto de não entrar em contato com a própria realidade trans ou negá-la a partir dos procedimentos (considerar-se "cis").
- Dependência das modificações corporais e seus resultados para o desenvolvimento de outras áreas da vida (escolar, profissional, relacional e amorosa).
- Negligência no autocuidado em detrimento à demanda para modificações corporais.
- Dificuldade de lidar com frustrações.
- Dificuldade de lidar com o resultado das modificações corporais já realizadas.

Fonte: os autores.

Pode ser oferecido, durante o acompanhamento, um espaço psicoeducativo para a troca de experiências e cuidados, se desejado. Geralmente, grupos de psicoterapia são fechados, ou seja, não há novos integrantes do começo ao fim, e têm maior frequência de atendimentos, além do *setting* psicoterápico (contrato de sigilo, assiduidade, envolvimento e entrega) que será formado para que os integrantes se sintam seguros para exprimirem suas intimidades. Já na psicoeducação, há um acolhimento para as pessoas transitarem, permitindo uma estruturação a partir de temas já selecionados, com um contrato menos rígido. O grupo de psicoterapia e o grupo psicoeducativo fornecem a possibilidade da identificação com os pares, troca de experiências, empoderamento, resiliência e fortalecimento da autonomia. São discutidas expectativas de transição, psicoeducação a respeito das modificações corporais, questões relacionadas com a leitura social, nome, roupas e aparência, relacionamentos intergeracionais, aspectos sociais e jurídicos, vivências escolares e no ambiente de trabalho, relacionamentos amorosos e sexuais, autoestigma, vivências de violência, preconceito e discriminação, dentre outros[8].

No atendimento de pessoas trans com demanda de modificações corporais, deve-se garantir que seja oferecido o máximo de informações a respeito dos efeitos esperados de cada procedimento, riscos, cuidados pré e pós-hormonização ou cirurgias, orientações para a preservação da fertilidade e cuidados ao longo da vida para que se atinja a maior compreensão possível para autonomia na decisão e no consentimento.

TRANSIÇÃO SOCIAL DE GÊNERO

A transição social de gênero se refere às mudanças na forma de expressar e de conviver na sociedade com o gênero vivenciado. Pode ser realizada em qualquer idade e é totalmente reversível. Para crianças antes da puberdade, é a única intervenção possível, mas bastante eficaz na redução do sofrimento relacionado à variabilidade de gênero (ver Capítulo 50 – "Disforia de gênero em crianças, adolescentes e adultos").

As mudanças podem ocorrer nas vestimentas, nos sapatos, no estilo do cabelo, no uso de acessórios e adornos, na maquiagem, na maneira de se expressar física e verbalmente. A forma de lidar com a própria diversidade de gênero e o grau de aceitação nos diferentes ambientes que frequenta pode fazer que a transição social não ocorra em tempo integral, limitando-se a alguns espaços onde a pessoa se sinta confortável, como sua residência. Com crianças, é frequente que seus responsáveis permitam, inicialmente, uma expressão de gênero diferente da atribuída ao nascimento apenas dentro de casa, como forma de possibilitar a experiência e ao mesmo tempo protegê-la de possíveis preconceito e estigmatização.

O uso de um nome de escolha (nome social) e do pronome de acordo com a identidade de gênero é uma forma de respeito e tem respaldo legal no Brasil, devendo ser feito por famílias, amigos, instituições de ensino e trabalho (ver Capítulo 58 – "Direitos da diversidade sexual e de gênero"). Assim como o nome, o direito ao uso de banheiros de acordo com a identidade de gênero deve ser garantido.

A transição social em adultos pode incluir possibilidades além das citadas anteriormente. Mulheres trans e travestis podem ter o hábito de "aquendar" (esconder o pênis e os testículos) com fitas adesivas ou roupas íntimas especiais para esse fim, bem como usar próteses mamárias externas e enchimento de quadris e glúteos (ver Capítulo 28 – "Mulheres trans e travestis"). Já os homens trans podem fazer uso de *binders* ou faixas peitorais e *packers* (ver Capítulo 29 – "Homens trans").

Pessoas não binárias podem optar pelo uso de qualquer um desses acessórios, de forma que se sintam confortáveis com sua expressão de gênero. Pessoas trans também podem buscar o auxílio de profissionais de fonoaudiologia para trabalharem sua voz e a maneira de se expressarem vocalmente (ver Capítulo 56 – "Acompanhamento multiprofissional das modificações corporais em pessoas trans").

A transição social de gênero não apresenta contraindicações e pode ser feita mesmo com crianças na mais tenra idade ou na presença de problemas psíquicos, desde que se respeite o desejo da pessoa.

BLOQUEIO PUBERAL E HORMONIZAÇÃO

Enquanto o bloqueio puberal visa impedir o desenvolvimento dos caracteres sexuais secundários, a hormonização objetiva a mudança corporal, com o estímulo ao desenvolvimento das características físicas de acordo com a expressão de gênero desejada. Segundo as normas estabelecidas pelo Conselho Federal de Medicina (CFM) na Resolução n. 2.265/2019, é permitido o início do uso de hormônios com o fim de supressão puberal no início da puberdade e a hormonização a partir dos 16 anos[4].

Um estudo constatou que 76% das pessoas trans pensaram sobre preservação da fertilidade antes da transição, mas apenas 9% das mulheres trans e 3% dos homens trans o fizeram[12]. Por isso, ao iniciar qualquer intervenção hormonal, o profissional da saúde deve abordar seus impactos no potencial reprodutivo. Apesar de o bloqueio puberal ser reversível, se a pessoa optar por realizar a hormonização sem um intervalo de tempo hábil para a maturação das células germinativas, poderá haver a infertilidade. Para aqueles que iniciam a supressão puberal mais tardiamente sugere-se a preservação de gametas (óvulos ou espermatozoides). A mesma coisa está indicada a quem inicia a hormonização sem ter feito bloqueio. A criopreservação de material testicular e ovariano é outra opção[13].

Algumas pessoas podem apresentar efeitos colaterais indesejados que precisam ser avaliados, por isso deve ser realizada avaliação física e laboratorial, com atenção especial aos possíveis riscos relacionados ao uso das medicações. Mais detalhes sobre bloqueio puberal e hormonização podem ser encontrados no Capítulo 52 – Bloqueio puberal e hormonização em adolescentes e no Capítulo 53 – "Hormonização em adultos".

Bloqueio puberal

O bloqueio puberal está indicado para pessoas que estão iniciando a puberdade. É realizado preferencialmente com o uso de análogos do hormônio liberador de gonadotrofinas (GnRHa) e tem como objetivos principais evitar o aparecimento e/ou desenvolvimento dos caracteres sexuais secundários e ganhar tempo para o adolescente vivenciar a sua identidade de gênero. Permite também que a família compreenda o que está acontecendo e, dessa forma, possa lhe oferecer apoio integral[14].

O momento ideal para o bloqueio puberal é ao aparecimento dos primeiros sinais de puberdade, pois impede o desenvolvimento de caracteres sexuais secundários típicos do sexo designado ao nascimento. Algumas pessoas apresentam desconforto e sofrimento em relação ao gênero (disforia) e podem ter seu quadro agravado com a puberdade.

O bloqueio permite a redução da quantidade de intervenções cirúrgicas necessárias caso a pessoa deseje realizá-las no futuro. Adolescentes em outros momentos da puberdade também podem se beneficiar do bloqueio, pois, além de impedir o total desenvolvimento das características físicas, cessa as menstruações e as ereções, as quais podem gerar grande desconforto[14].

Apesar de muito desejado e benéfico, o bloqueio pode trazer um desafio a profissionais que realizam a neovulvovaginoplastia com a técnica atual de inversão peniana. Se desejada posteriormente, o hipodesenvolvimento peniano e o escrotal podem dificultar o procedimento. Novas técnicas têm sido estudadas para ampliar as possibilidades de cirurgias de redesignação sexual em mulheres trans[15].

O bloqueio puberal pode ser feito para crianças/adolescentes que estejam vivenciando variabilidade de gênero e que tenham apresentado piora da disforia de gênero ao entrarem na puberdade (estadiamento de Tanner 2). Devem ter capacidade de entender o acompanhamento, suas repercussões e possíveis efeitos colaterais, assim como seus familiares e responsáveis. Deve ser avaliada a rede de apoio familiar do adolescente e seu envolvimento no processo, assim como acompanhamento psicológico quando necessário.

Contraindicações

O bloqueio puberal é contraindicado a pessoas que não iniciaram a puberdade. Na presença de transtornos mentais graves que dificultem a capacidade de crítica, compreensão e consentimento e de doenças físicas que limitem o uso do hormônio, o início da supressão puberal deve ser discutido com equipe multiprofissional[14].

Hormonização

Pessoas trans com idade acima de 16 anos que desejem mudanças corporais podem recorrer à hormonização de forma que se sintam mais confortáveis com seus corpos. Essas modificações podem ser obtidas com a administração de hormônios que estimulam o desenvolvimento de características consideradas masculinas ou femininas. Em alguns países, a hormonização é autorizada para pessoas menores de 16 anos, após percepção da equipe multidisciplinar de que existe uma persistência da identidade de gênero trans associada a sofrimento ou na presença de efeitos colaterais indesejados com o bloqueio, porém isso não é permitido no Brasil[15].

Pessoas trans que não têm idade para o início da hormonização segundo as leis vigentes em seus países, que não possuem acesso a um sistema de saúde inclusivo à diversidade de gênero ou com filas de espera demoradas e sem profissionais de saúde habilitados para o seu acompanhamento, podem tentar realizá-la por conta própria, colocando-se em situação de risco para a saúde. Uma pesquisa brasileira demonstrou que 46% das mulheres trans e travestis faziam uso de hormônios sem prescrição médica[16]. Nesses casos, cabe ao profissional de saúde orientar sobre os riscos da automedicação e atuar dentro da perspectiva de redução de danos.

Antes do início da hormonização, é necessário entender qual é o desejo da pessoa, pois nem todas têm o mesmo objetivo e nem sempre buscam por um aspecto totalmente característico de um gênero baseado no binarismo homem-mulher. Recomendam-se avaliação psicossocial e, após a explicação dos procedimentos e alinhamento das expectativas, a assinatura de um termo de consentimento livre informado (para acessar os modelos de consentimento, ler Anexo III)[7].

Quando a hormonização é iniciada logo após o bloqueio puberal, preconiza-se que se faça a indução da puberdade, com aumento gradativo da dosagem hormonal a cada 6 meses[14].

Contraindicações

As principais contraindicações estão relacionadas com a interação de determinadas patologias com os efeitos colaterais dos hormônios utilizados para a hormonização. Para o uso da testosterona, devem ser avaliados os riscos de dislipidemia, policitemia, aumento de enzimas hepáticas, acne e alopecia androgênica. Já para o uso de estrogênios, é preciso avaliar se há risco elevado de trombose venosa profunda, disfunção hepática grave, hiperprolactinemia, tumores estrógeno-sensíveis e hipertensão arterial[17]. No caso de positividade para algum desses fatores, a relação risco-benefício deve ser ponderada.

MULHERES TRANS, TRAVESTIS E PESSOAS TRANSFEMININAS

Pessoas fazem uso de estrógeno e antiandrogênio com o objetivo de adquirir características sexuais consideradas femininas e inibir as consideradas masculinas. Níveis fisiológicos de estrogênio bastam para que os resultados sejam atingidos. Os antiandrogênios mais utilizados são a ciproterona e a espironolactona[14].

Os resultados obtidos são aumento do tecido mamário, redução dos pelos corporais, perda de massa muscular e redistribuição da massa gorda, mudança nas características do suor, possível perda de cabelos e suavização da pele. Dos pontos de vista gonadal e sexual, observa-se diminuição das ereções, da libido, do volume testicular e do número de espermatozoides. Mudanças no comportamento psicossocial também são relatadas.

Para mulheres trans com mais de 50 anos e que fizeram gonadectomia, recomenda-se discutir a possibilidade da suspensão do uso de hormônios, o que provoca sinais semelhantes aos da menopausa. Mulheres trans idosas que iniciam a hormonização apresentam mudanças corporais menos significativas e um intervalo de tempo prolongado para o início da resposta. Devido à maior frequência de morbidades nessa faixa etária, existem mais riscos de efeitos adversos[3].

HOMENS TRANS E PESSOAS TRANSMASCULINAS

Os objetivos são desenvolver características físicas consideradas masculinas e suprimir as consideradas femininas. Para isso, é utilizada a testosterona, a qual, para produzir resultado, deve ser administrada em doses mais altas do que as usadas em homens cis com deficiência desse hormônio. Os resultados esperados são aumento dos pelos corporais e aparecimento dos pelos faciais, ganho de massa muscular, redistribuição da massa gorda, engrossamento da voz, mudanças nas características do suor e mudança na distribuição de cabelos, podendo ocorrer alopecia androgênica. Dos pontos de vista sexual e gonadal, observam-se aumento da libido, ressecamento vaginal, crescimento do clitóris e amenorreia. Podem ser percebidas mudanças no comportamento psicossocial, como aumento da irritabilidade e impulsividade[3].

PESSOAS NÃO BINÁRIAS

Pessoas não binárias podem desejar mudanças parciais no corpo, portanto é preciso compreender as suas demandas individuais. Para estas é possível utilizar somente antiandrogênios sem o uso do estrogênio, ou, no uso combinado, doses mais baixas de estrogênio, com o objetivo de manter a testosterona em níveis intermediários. Modificações corporais com o uso de inibidores da 5-alfarredutase e epilação são opções possíveis. Para outras pessoas, podem ser utilizadas doses menores da testosterona, ou, para a cessação da menstruação, o uso de progestogênios. Outra opção é usar os hormônios por um tempo determinado, até que as características físicas atinjam o efeito esperado (ver Capítulo 30 – "Pessoas não binárias")[18].

CIRURGIAS

Muitas pessoas trans se sentem bem com seus corpos e não necessitam de nenhuma ou desejam apenas algumas modificações corporais. No entanto, para outras, uma ou mais intervenções cirúrgicas adquirem grande importância. As cirurgias de modificações corporais são permitidas no Brasil a partir dos 18 anos de idade, segundo a Resolução CFM n. 2.265/2019, após acompanhamento por equipe multidisciplinar pelo período mínimo de 1 ano e relatório psiquiátrico[4].

Quaisquer relatórios não devem ser realizados para atestar se a pessoa é trans ou não, mas para verificar se há contraindicações do ponto de vista psicológico para a realização do procedimento. É interessante que a pessoa tenha boa capacidade de lidar com frustrações, devido à possibilidade de complicações com as cirurgias. Deve-se averiguar se a pessoa tomou uma decisão plenamente informada com expectativas claras e realistas, sem coerção por terceiros. Ela deverá estar pronta para receber cuidados de acordo com o projeto terapêutico singular. É recomendado, ainda, que haja uma rede de suporte para ajudá-la no pós-operatório. A vivência prévia no gênero identificado por pelo menos 1 ano é recomendada nas "Normas de atenção à saúde das pessoas trans e com variabilidade de gênero, 7ª edição", da WPATH, para realização das cirurgias[7].

O entendimento de todas as fases cirúrgicas, impacto na fertilidade e cuidados pré e pós-cirúrgicos é fundamental. Questões financeiras podem ser um complicador no processo, pois muitas vezes a pessoa precisa parar de trabalhar por algum tempo. O período pré-operatório é conduzido sob supervisão endocrinológica, ginecológica ou urológica – a equipe responsável pela avaliação da hormonização e das modificações corporais, com averiguação do estágio indicado para os procedimentos cirúrgicos[4].

É sugerido que a pessoa esteja em hormonização há pelo menos 12 meses[14], mas isso não é obrigatório. Pessoas não binárias, por exemplo, podem querer modificações corporais relacionadas somente às cirurgias e não desejar aquelas provenientes do uso de hormônios.

MULHERES TRANS, TRAVESTIS E PESSOAS TRANSFEMININAS

São procedimentos que visam a um aspecto físico com características consideradas femininas. Podem incluir: mamoplastia de aumento; cirurgias genitais como a neovulvovaginoplastia; cirurgia faciais, como mentoplastia, rinoplastia, osteotomia frontal, zigomática e mandibular, encurtamento do lábio superior e avanço da linha capilar; cirurgias para redução da cartilagem tireoide; cirurgia nas pregas vocais para agudização da voz; cirurgias do contorno corporal como lipoaspiração, lipoenxertia, uso de próteses de silicone em mamas, glúteos (ver Capítulo 54 – "Procedimentos cirúrgicos para mulheres trans, travestis e pessoas transfemininas"). Outros procedimentos não cirúrgicos podem ser desejados na transição de gênero, entre eles a remoção de pelos e procedimentos estéticos faciais, como uso de toxina botulínica e preenchimento com ácido hialurônico (ver Capítulo 56 – "Acompanhamento multiprofissional das modificações corporais em pessoas trans").

HOMENS TRANS E PESSOAS TRANSMASCULINAS

São procedimentos que visam a um aspecto físico com características consideradas masculinas. Podem incluir: mamoplastia masculinizadora; cirurgias pélvicas como histerectomia com ou sem salpingooforectomia; cirurgias genitais, como metoidiplastia e neofaloplastia, ambas associadas à uretroplastia e escrotoplastia com colocação de próteses testiculares; cirurgias de face como avanço maxilar e mandibular, avanço de órbita superior, retrusão de osso frontal, mentoplastia e rinoplastia de aumento (ver Capítulo 55 – "Procedimentos cirúrgicos para homens trans e pessoas transmasculinas"). Também podem ser feitos procedimentos estéticos faciais com toxina botulínica, ácido hialurônico, bioestimulação do colágeno, entre outros (ver Capítulo 56 – "Acompanhamento multiprofissional das modificações corporais em pessoas trans").

CONSIDERAÇÕES FINAIS

Todas as orientações e intervenções deverão ser realizadas após a elaboração do projeto terapêutico singular, que é o conjunto de propostas e condutas focadas nas possibilidades de cada indivíduo, resultado de conversas da equipe multiprofissional e transdisciplinar com a pessoa que recebe atenção, diante de seus desejos e expectativas.

Os cuidados no processo de transição de gênero vão muito além dos procedimentos descritos nos protocolos. Superar o modelo de "controle de acesso" para um outro em que o profissional se coloca ao lado da pessoa, avalia seu entendimento sobre todos os momentos, acessa possíveis interferências na capacidade de consentimento e ajuda a lidar com a recuperação das modificações corporais é o primeiro passo para reparar as violências institucionais históricas já imputadas às pessoas trans no seu cuidado.

Erros comuns	Como evitá-los
Assumir a posição de "controlador de acesso" na abordagem do processo de transição de gênero.	O papel dos profissionais de saúde não é diagnosticar se a pessoa é trans ou não. Devem respeitar a autoatribuição de identidade de gênero e agir no sentido de avaliar a capacidade de consentimento, autonomia e autodeterminação, assim como a presença de contraindicações para a realização de modificações corporais.
Exigir psicoterapia como parte obrigatória do processo de transição de gênero.	Deve-se entender quais são as possíveis demandas para a psicoterapia durante o processo de transição de gênero e encaminhar a pessoa se ela assim o desejar. Psicoterapia obrigatória produz defesas e resistências ao processo, e não há evidências de sua eficácia.
Negar à criança a oportunidade de vivenciar o gênero com o qual ela se identifica através da transição social de gênero.	Crianças que têm liberdade para experimentarem uma transição social de gênero, quando desejada e reivindicada por ela, têm menores riscos de desfechos de saúde mental negativos e são mais felizes.
Negar a oferta de modificações corporais para pessoas não binárias ou impor a elas protocolos binários.	Pessoas não binárias podem almejar modificações corporais diversas, as quais podem ser adquiridas com a flexibilização dos protocolos voltados às pessoas trans binárias, como uso de doses intermediárias de hormônios ou mesmo cirurgias sem hormonização prévia.
Elaborar plano terapêutico sem incluir o sujeito em questão.	O plano terapêutico singular deve ser elaborado após acordo entre a equipe multiprofissional e a pessoa interessada, levando-se em consideração seus desejos e trabalhando suas expectativas diante das possibilidades.

Material complementar

Documentários
- Crescendo como Coy (direção de Eric Juhola; 2016).
- Raising Ryland (direção de Sarah Feeley; 2015).

Filmes
- *Alice Junior* (direção de Gil Baroni; 2019).
- *Transamérica* (direção de Duncan Tucker; 2006).

Livros
- *Raising Ryland*, de Hillary Whittington. Harper Collins; 2016.
- *Vidas trans: a coragem de existir*, de Amara Moira, Márcia Rocha, T Brant, João W. Nery. Astral Cultural; 2017.

REFERÊNCIAS BIBLIOGRÁFICAS

1. Benevides B. Como acessar o SUS para questões de transição. [publicação online]. [acesso em 19 de novembro de 2020]. Disponível em https://antrabrasil.org/2020/07/27/como-acessar-o-sus-para-questoes-de-transicao/
2. Rafferty JR, Donaldson AA, Forcier M. Primary care considerations for transgender and gender-diverse youth. Pediatr Rev. 2020;41(9):437-54.
3. Deutsch MB. Guidelines for the primary and gender-affirming care of transgender and gender nonbinary people. Center of Excellence for Transgender Health, Department of Family and Community Medicine, University of California at San Francisco; 2016.
4. Brasil. Conselho Federal de Medicina. Resolução CFM n. 2.265/2019. Dispõe sobre o cuidado específico à pessoa com incongruência de gênero ou transgênero e revoga a Resolução CFM n. 1.955/2010. Brasília: Diário Oficial da União; 2020.
5. Cohen-Kettenis PT, Pfafflin F. Transgenderism and intersexualism in childhood and adolescence. Thousand Oaks: Sage; 2003.
6. Brill S, Pepper R. The transgender child. San Francisco: Cleis Press; 2008.
7. 7. Coleman E, Bockting W, Botzer M, Cohen-Kettenis P, DeCuypere G, Feldman J, et al. Standards of care for the health of transsexual, transgender, and gender-nonconforming people, version 7. Int J Transgend. 2012;13(4):165-232.
8. American Psychiatric Association. Diagnostic and statistical manual of mental disorders, fifth edition. Washington: American Psychiatric Association; 2013.
9. Goldhammer H, Crall C, Keuroghlian AS. Distinguishing and addressing gender minority stress and borderline personality symptoms. Harv Rev Psychiatry. 2019;27(5):317-25.
10. Austin A, Craig SL. Transgender affirmative cognitive behavioral therapy: clinical considerations and applications. Professional Psychology: Research and Practice. 2015;46(1):21-9.
11. Gilbert LA, Scher M. Gender and sex in counseling and psychotherapy. Eugene: Wipf and Stock; 2009.
12. Auer MK, Fuss J, Nieder TO, Briken P, Biedermann SV, Stalla GK, et al. Desire to have children among transgender people in Germany: a cross-sectional multi-center study. J Sex Med. 2018;15(5):757-67.
13. Rowlands S, Amy JJ. Preserving the reproductive potential of transgender and intersex people. Eur J Contracept Reprod Health Care. 2018;23(1):58-63.
14. Hembree WC, Cohen-Kettenis PT, Gooren L, Hannema SE, Meyer WJ, Murad MH, et al. Endocrine treatment of gender-dysphoric/gender-incongruent persons: an Endocrine Society clinical practice guideline. J Clin Endocrinol Metab. 2017;102:3869-903.
15. Telfer MM, Tollit MA, Pace CC, Pang KC. Australian standards of care and treatment guidelines for transgender and gender diverse children and adolescents. Med J Aust. 2018;209(3):132-6.
16. Krüger A, Sperandei S, Bermudez XP, Merchán-Hamann E. Characteristics of hormone use by travestis and transgender women of the Brazilian Federal District. Rev Bras Epidemiol. 2019;22:e190004.
17. Incongruência/disforia de gênero: guia prático de atualização. Departamento Científico de Adolescência, Sociedade Brasileira de Pediatria; 2020.
18. Cocchetti C, Ristori J, Romani A, Maggi M, Fisher AD. Hormonal treatment strategies tailored to non-binary transgender individuals. J Clin Med. 2020;9(6):1609.

Bloqueio puberal e hormonização em adolescentes

Andrea Hercowitz
Leandra Steinmetz
Durval Damiani

Aspectos-chave

- As intervenções hormonais (bloqueio e hormonização) têm como objetivo reduzir os riscos físicos e psíquicos em pessoas transgênero e intersexo.
- O bloqueio puberal, realizado a partir da entrada na puberdade, é reversível e tem como objetivos amenizar a disforia de gênero, inibir o aparecimento de caracteres sexuais secundários e possibilitar ao adolescente vivenciar o gênero sentido.
- A hormonização, realizada a partir dos 16 anos, é parcialmente reversível e ameniza a disforia de gênero, estando associada ao processo de transição de gênero.
- Tanto o bloqueio puberal quanto a hormonização só serão realizados com o consentimento do paciente, de seus pais e responsáveis e de uma equipe transdisciplinar, por médico habilitado e de acordo com protocolos nacionais e internacionais, com respeito à saúde do indivíduo.

INTRODUÇÃO

De acordo com o Estatuto da Criança e do Adolescente (ECA), a adolescência é o período da vida que compreende todos os indivíduos entre 12 e 18 anos de idade. Essa é a diretriz utilizada pelos serviços públicos do Brasil. Já pela Organização Mundial da Saúde (OMS), a adolescência se inicia aos 10 anos de idade e se encerra aos 20 anos incompletos.

A puberdade, por sua vez, tem relação com as mudanças físicas no corpo do indivíduo, também chamadas de mudanças puberais. Ela se inicia com o aparecimento dos caracteres sexuais secundários, independentemente da idade cronológica. Nas pessoas com sexo biológico feminino, a puberdade pode se iniciar entre 8 e 13 anos de idade e se caracteriza pelo surgimento do broto mamário. Para aqueles com sexo biológico masculino, ela pode se iniciar entre 9 e 14 anos de idade, caracterizada pelo aumento do volume testicular, com volume igual ou superior a 4 cm^3.

James Tanner apresentou, em 1962, uma escala de desenvolvimento puberal utilizada em larga escala até os dias de hoje. A entrada na puberdade está caracterizada como Tanner 2, mais especificamente M2 para o sexo feminino e G2 para o sexo masculino, como mostram as Tabelas a seguir[1,2].

ADOLESCENTES TRANSGÊNERO E INTERSEXO

Muitas crianças e adolescentes transgênero e intersexo convivem diariamente com o desconforto causado pela incongruência entre seus corpos e suas identidades de gênero. O sofrimento psíquico inten so decorrente dessa incongruência é conhecido como disforia de gênero. Além dos conflitos internos, ainda têm de conviver com *bullying*, preconceito, rejeição, isolamento social, violência física e verbal, muitas vezes repercutindo em abandono escolar. Em consequência disso, apresentam altas taxas de depressão, ansiedade, transtornos de humor, abuso ou dependência de drogas, transtornos alimentares, automutilação e suicídio[3].

Diante da intensidade do sofrimento e da ânsia pelas mudanças corporais, pessoas transgênero frequentemente recorrem a hormônios sem prescrição médica e intervenções corporais, como aplicação de silicone industrial e cirurgias sem critérios de qualidade e acompanhamento adequado, com resultados catastróficos, até mesmo letais.

Como parte do acolhimento integral aos pacientes com incongruência de gênero e no intuito de reduzir os riscos físicos e psíquicos a que estão sujeitos no decorrer da vida, o acesso a intervenções hormonais (bloqueio puberal e hormonização) é de fundamental importância e apresenta segurança, quando indicada com critério e avaliação individualizada por equipe multiprofissional habilitada e manutenção do acompanhamento durante todo o processo.

Tabela 1 Tabela de Tanner – mama e pelos pubianos

Estágios de desenvolvimento das mamas	
	Estágio 1 Mamas infantis (M1)
	Estágio 2 O broto mamário forma-se com uma pequena saliência com elevação da mama e da papila, e ocorre o aumento do diâmetro areolar. Melhor visualizar lateralmente (M2)
	Estágio 3 Maior aumento da aréola e da papila sem separação do contorno da mama (M3)
	Estágio 4 Aumento continuado e projeção da aréola e da papila, formando uma segunda saliência acima do nível da mama (M4)
	Estágio 5 Mama com aspecto adulto, com retração da aréola para o contorno da mama e projeção da papila (M5)
Estágios de desenvolvimento dos pelos pubianos	
	Estágio 1 Ausência de pelos, ou pelugem lateral (P1)
	Estágio 2 Os pelos iniciam-se com uma pelugem fina, longa, um pouco mais escura, na linha central da região pubiana (P2)
	Estágio 3 Pelos em maior quantidade, mais escuros e mais espessos, e discretamente encaracolados, com distribuição em toda a região pubiana (P3)
	Estágio 4 Pelos do tipo adulto, encaracolados, mais distribuídos, e ainda em pequena quantidade (P4)
	Estágio 5 Pelos tipo adulto, com maior distribuição na região pubiana e na raiz da coxa (P4)

Fonte: Caderneta de Saúde da Adolescente/Ministério da Saúde[2].

Tabela 2 Tabela de Tanner – pênis, bolsa escrotal e pelos pubianos

Estágios de desenvolvimento da genitália	
	Estágio 1 Genitália pré-puberal ou infantil
	Estágio 2 Aparece um afinamento ou hipervascularização da bolsa escrotal e aumento do volume testicular sem aumento do tamanho do pênis (G2)
	Estágio 3 Ocorre aumento da bolsa escrotal e do volume testicular, com aumento do comprimento do pênis (G3)
	Estágio 4 Maior aumento e hiperpigmentação da bolsa escrotal, maior volume testicular com aumento do pênis em comprimento e diâmetro e desenvolvimento da glande (G4)
	Estágio 5 Genitália adulta em tamanho e forma e volume testicular (G5) Estágio de desenvolvimento dos pelos pubianos

Estágios de desenvolvimento dos pelos pubianos	
	Estágio 1 Pelugem pré-puberal ou infantil, nenhum pelo pubiano (P1)
	Estágio 2 Ocorre o início de crescimento de alguns pelos finos, longos, escuros e lisos na linha medial ou na base do pênis (P2)
	Estágio 3 Aparecimento de maior quantidade de pelos, mais escuros e mais espessos, e discretamente encaracolados, com distribuição em toda a região pubiana (P3)
	Estágio 4 Pelos escuros, espessos, encaracolados, do tipo adulto, mas ainda em menor quantidade na sua distribuição na região peniana (P4)
	Estágio 5 Pelos do tipo adulto, em maior quantidade, cobrindo toda a região peniana e estendendo-se até a superfície interna das coxas (P5)

Fonte: Caderneta de Saúde do Adolescente/Ministério da Saúde[2].

BLOQUEIO PUBERAL

O bloqueio puberal é a interrupção da produção de hormônios sexuais pelo uso de análogos de hormônio liberador de gonadotrofinas (GnRHa). Seu objetivo é impedir o desenvolvimento de caracteres sexuais secundários típicos de cada sexo biológico.

Está indicado para crianças e adolescentes transgênero que preencham os seguintes critérios: tenham iniciado a puberdade (Tanner 2); demonstrem um padrão de longa duração e intensidade de incongruência de gênero; apresentem disforia de gênero (verbalizada ou não); tenham mantido ou agravado o quadro de disforia de gênero; não apresentem comorbidades médicas, psicológicas ou psiquiátricas que possam interferir no diagnóstico; tenham suporte psicológico e social adequados; o paciente e sua família tenham compreendido e ponderado os benefícios e os riscos[4].

No intuito de amenizar a disforia de gênero e suas consequências, recomendam-se a transição social para crianças e adolescentes (mudança de corte de cabelos, roupas, pronomes, nome social) e o bloqueio puberal, conforme critérios estabelecidos pelo Conselho Federal de Medicina (CFM) – Quadro 1[5]. Esse procedimento tem sido usado com segurança desde 1980 para impedir a evolução da puberdade precoce e é aplicado em diversos países para inibir o aparecimento de caracteres sexuais secundários em indivíduos transgênero[6].

Os GnRHa são utilizados para estacionar o desenvolvimento puberal, impedir o agravamento do desconforto com a incongruência de gênero, dar tempo para que o adolescente e a família entendam o que está acontecendo e o adolescente tome decisões equilibradas em todas as etapas do processo, com o suporte de equipe especializada[6]. Também são utilizados para que se adquiram melhores resultados para as pessoas que optam por continuar com as mudanças corporais[7,8], pois reduzem a necessidade de parte dos procedimentos cirúrgicos a que possam querer se submeter, tais como retirada do pomo de adão, mastectomia, retirada da barba e dos pelos corporais, além de intervenções faciais e procedimentos para a mudança da voz.

O GnRHa não provoca efeitos permanentes sobre os caracteres sexuais, o que significa que essa fase do acompanhamento é reversível. Tanto a puberdade quanto o crescimento continuam de forma habitual após a suspensão do medicamento, o que dará tempo ao paciente para decidir se deseja continuar com a transição. Estudos publicados até agora sugerem que os benefícios superam os riscos, com melhora nas relações e no aproveitamento escolar[7,8].

É consenso mundial que a supressão puberal deve ser iniciada preferencialmente logo ao aparecimento dos caracteres sexuais secundários, mas que em qualquer estadiamento de Tanner ele pode ser benéfico, assim como não se recomenda seu uso antes do início da puberdade.

No Brasil, o bloqueio puberal era realizado com suporte do Parecer n. 8/13 do CFM[9] e, recentemente, pela Resolução CFM n. 2.265/2019, publicada em janeiro de 2020[5], que reitera o início do bloqueio puberal em Tanner 2 (Quadro 1).

Quadro 1 Resolução CFM n. 2.265/2019 para bloqueio puberal

- Art. 5° – A atenção médica especializada para o cuidado ao transgênero deve ser composta por equipe mínima formada por pediatra (em caso de pacientes com até 18 [dezoito] anos de idade), psiquiatra, endocrinologista, ginecologista, urologista e cirurgião plástico, sem prejuízo de outras especialidades médicas que atendam à necessidade do Projeto Terapêutico Singular.
- Parágrafo único. Os serviços de saúde devem disponibilizar o acesso a outros profissionais da área da saúde, de acordo com o Projeto Terapêutico Singular, estabelecido em uma rede de cuidados e de acordo com as normatizações do Ministério da Saúde.
- Art. 9° – § 2° Em crianças ou adolescentes transgênero, o bloqueio hormonal só poderá ser iniciado a partir do estágio puberal Tanner II (puberdade), realizado exclusivamente em caráter experimental em protocolos de pesquisa, de acordo com as normas do Sistema CEP/Conep, em hospitais universitários e/ou de referência para o Sistema Único de Saúde.
- O bloqueio do eixo hipotálamo-hipófise-gônadas será prescrito pelo médico endocrinologista, ginecologista ou urologista, todos com conhecimento científico específico, integrante da equipe multiprofissional envolvida no Projeto Terapêutico Singular, com o diagnóstico e o acompanhamento da criança púbere ou adolescente transgênero, realizado com a anuência de seu responsável legal.
- O bloqueio do eixo hipotálamo-hipófise-gônadas e a hormonoterapia cruzada poderão ser interrompidos a qualquer momento por decisão médica, do menor ou do seu responsável legal.

Fonte: Brasil, 2020[5].

Esquema medicamentoso

As intervenções hormonais usadas em adolescentes com incongruência de gênero incluem medicações que suprimem a produção hormonal endógena do sexo (supressão puberal) e outras que promovem o desenvolvimento dos caracteres sexuais secundários do gênero vivenciado (hormonização). Os fatores envolvidos na decisão de qual é a melhor conduta para cada indivíduo são o estadiamento puberal, a idade, a disforia com o início da puberdade, os objetivos do indivíduo em relação a seu tratamento, a maturidade do adolescente e sua capacidade de entender os riscos e benefícios da intervenção e o consentimento dos pais ou responsáveis pelo adolescente[7,10].

O bloqueio puberal deverá, de preferência, ser iniciado assim que as características sexuais secundárias se desenvolverem (estágio 2 de Tanner). O bem-estar do paciente melhora muito com o bloqueio do desenvolvimento puberal. O uso de hormônios do gênero com o qual a pessoa se identifica deve ser iniciado posteriormente, de acordo com protocolos de tratamento de adolescentes com hipogonadismo[8].

O GnRHa causa estímulo inicial de poucos dias, seguido de supressão mantida da secreção de gonadotrofinas. Isso ocorre inicialmente por uma redução do número de receptores do GnRH (*down-regulation*) nos gonadotrofos hipofisários, seguida da dessensibilização dos receptores por desacoplamento do sinal de transdução intracelular[8,10].

Os análogos do GnRH comumente utilizados são: acetato de leuprorrelina, triptorrelina, gosserrelina e histrelina. No Brasil, utiliza-se o acetato de leuprorrelina na dose de 3,75 mg, administrado por via intramuscular a cada 28 dias. Alguns estudos mostram bons resultados com os análogos de GnRH de aplicação trimestral, como o acetato de leuprorrelina 11,25 mg ou a triptorrelina 11,25 mg a cada 84 dias, com maior conforto para o paciente e um índice de adesão maior. A histrelina em implante subcutâneo também tem sido utilizada em alguns países, garantindo bloqueio da secreção de gonadotrofinas por até 12 meses[11].

O estirão puberal é afetado durante o uso do medicamento. A mineralização óssea pode também ser afetada, mas é esperado que depois da suspensão da medicação a velocidade de crescimento e a mineralização óssea voltem para faixas puberais. Até o momento não existe informação suficiente sobre risco de osteoporose na vida adulta[7,10,12].

Acompanhamento clínico

O acompanhamento clínico deve ser realizado a cada 3 meses. Na consulta, avaliam-se estatura em pé e sentado, peso, pressão arterial e estadiamento de Tanner. Os exames laboratoriais devem ser solicitados de acordo com o Quadro 2. Durante o atendimento, o profissional deve avaliar a presença de possíveis efeitos adversos (Quadro 3)[8].

HORMONIZAÇÃO

A experiência com o uso de hormônios para indução da puberdade não é novidade, uma vez que é semelhante à utilizada há anos para o tratamento de indivíduos portadores de hipogonadismo. A hormonização é a forma de reposição em que os hormônios sexuais e outras medicações hormonais são administrados aos transgêneros e intersexo para a feminização ou masculinização dos corpos, de acordo com a identidade de gênero. Está indicada às pessoas que pretendem adquirir características físicas de acordo com o gênero vivenciado, como parte de sua transição de gênero. Se o jovem, sua família e equipe multiprofissional entenderem que o melhor é seguir com o processo de modificação corporal, ele pode ser iniciado ainda até o final da adolescência, a partir dos 16 anos de idade[5]. É um procedimento parcialmente reversível, pois algumas das mudanças adquiridas no processo não desaparecerão em caso de suspensão, como o aumento de mamas e a voz grave.

No Brasil, a hormonização é feita a partir dos 16 anos, com respaldo do CFM (Quadro 4)[5], assim como em muitos outros países, mas não é consenso. São poucos os estudos, mas alguns *guidelines* internacionais sugerem a possibilidade da hormonização em menores de 16 anos[13].

Uma vez que a equipe multiprofissional, junto com o adolescente e sua família ou responsáveis, decidem começar a hormonização, e diante do consentimento assinado, a indução da puberdade é iniciada lentamente, com aumento das doses de forma gradativa, até atingir as concentrações encontradas nos adultos.

Quadro 2 Exames laboratoriais para seguimento de bloqueio puberal

- A cada 6-12 meses: dosar LH, FSH, estradiol ou testosterona e 25-hidroxitamina D.
- A cada 1-2 anos: solicitar densidade mineral óssea e idade óssea.

Fonte: Hembree et al., 2017[8].

Quadro 3 Possíveis efeitos adversos do GnRHa

Situações da prática	Sugestões de abordagem
Náuseas e cefaleia	Medicações sintomáticas, se necessário
Dor local	Compressas
Abscesso estéril	Compressas; se infecção secundária: dreno

Fonte: Hembree et al., 2017[8].

Quadro 4 Resolução CFM n. 2.265/2019 – orientações para hormonização

- Art. 9° – Na atenção médica especializada ao transgênero, é vedado o início da hormonoterapia cruzada antes dos 16 (dezesseis) anos de idade.
- Art. 10 – Na atenção médica especializada ao transgênero é permitido realizar hormonoterapia cruzada somente a partir dos 16 (dezesseis) anos de idade, de acordo com o estabelecido no Projeto Terapêutico Singular, sendo necessário o acompanhamento ambulatorial especializado, conforme preconiza a linha de cuidados específica contida no Anexo II desta Resolução.
- A hormonoterapia cruzada em adolescentes será prescrita por endocrinologista, ginecologista ou urologista, todos com conhecimento científico específico, integrante da equipe multiprofissional envolvida no Projeto Terapêutico Singular e com a anuência do adolescente e do seu responsável legal, e só poderá ser instituída a partir da conclusão do diagnóstico de incongruência de gênero.

Fonte: Brasil, 2020[5].

Esquema medicamentoso

Os critérios para o início da hormonização são: disforia de gênero persistente, abordagem de todas as questões psicológicas, médicas ou sociais, percepção de que o adolescente compreende os riscos e benefícios do tratamento, a discussão dos possíveis efeitos colaterais o consentimento informado assinado pelo adolescente, seus pais ou responsáveis[14].

Se o paciente tiver realizado o bloqueio puberal logo no início da puberdade, a hormonização será introduzida com doses progressivas, como o que ocorre em terapia de reposição hormonal (TRH) em pacientes com hipogonadismo[8].

Hormonização com estrógeno e uso de antiandrógenos

O estrógeno é usado para pessoas que se identificam com o gênero feminino (mulheres trans, travestis e pessoas transfemininas) e desejam apresentar características corporais tipicamente femininas, como parte do processo de transição de gênero. Oferece a oportunidade de se desenvolver no gênero desejado, amenizando o sofrimento gerado pela disforia de gênero, quando presente.

A medicação deve ser iniciada em baixas doses e aumentada a cada 6 meses, com o objetivo da indução gradativa da puberdade, até serem atingidas doses de estrógenos semelhantes às encontradas em mulheres cis, que são suficientes para determinar os efeitos desejados, como aumento das mamas, diminuição de ereções espontâneas, diminuição da pilificação corporal, redistribuição da gordura corporal, diminuição da agressividade e diminuição do volume testicular.

Utiliza-se o 17-betaestradiol oral inicialmente com 5 mcg/kg ao dia e posterior aumento de 5 mcg/kg a cada 6 meses (10, 15 e 20 mcg/kg) ao dia, e, então, passar para a dose total que será mantida em 2 mg/dia[8].

Os antiandrógenos são utilizados como coadjuvantes ao estrógeno, especialmente na diminuição dos caracteres sexuais secundários masculinos e na supressão da testosterona, sendo os mais utilizados a espironolactona (100 a 300 mg/dia) e o acetato de ciproterona (25-50 mg/dia)[8,15].

Hormonização com testosterona

É o principal hormônio para induzir a virilização. Sob supervisão médica, o uso de testosterona é seguro com base em estudos de segurança de curto e longo prazo. O processo nos homens transgênero e nas pessoas transmasculinas destina-se a induzir a virilização. Isso inclui cessação da menstruação, desenvolvimento dos contornos físicos masculinos, engrossamento da voz, crescimento clitoriano, aumento do desejo sexual e aumento de pelos faciais e corporais. Calvície de padrão masculino também pode ocorrer. Alterações na composição corporal, com redistribuição da gordura corporal e aumento da massa magra e força muscular, têm sido descritas[8,15].

A indução da puberdade é feita com a administração de testosterona intramuscular na dose de 25 mg/m² a cada 2 semanas, com incremento de 25 mg a cada 6 meses (50, 75 e 100 mg/m², respectivamente). Atingida a dose desejada, prescrevem-se 100 a 200 mg a cada 2 semanas[8].

Acompanhamento clínico

O acompanhamento clínico deve ser realizado a cada 3 a 6 meses. Na consulta, avaliam-se estatura em pé e sentado, peso, pressão arterial e estadiamento de Tanner. Os exames laboratoriais devem ser solicitados de acordo com o Quadro 5. Durante o atendimento, o profissional deve avaliar se as mudanças corporais estão acontecendo de acordo com o esperado (Quadros 6 e 7), assim como investigar possíveis efeitos adversos[8].

Quadro 5 Exames laboratoriais para seguimento da hormonização

■ **Gerais:** hemograma, transaminases, gamaglutamiltransferase, fosfatase alcalina, colesterol total e frações, triglicérides, glicemia, insulinemia, 25-hidroxivitamina D, paratormônio, cálcio iônico, cálcio total, magnésio, cálcio/creatinina urinária.
■ **Triagem de doenças tromboembólicas:** tempo de protrombina, tempo de tromboplastina parcial ativada, proteína S, proteína C, D dímero, fibrinogênio, antitrombina III, fator V de Leiden, fator VIII.
■ **Hormonais:** LH, FSH, estradiol, testosterona, prolactina.
■ **Genéticos:** cariótipo.
■ **Exames de imagem:** densitometria mineral óssea, ultrassonografia testicular, ultrassonografia pélvica, ultrassonografia mamária, raio x para idade óssea.

Fonte: Hembree et al., 2017[8].

EFEITOS ADVERSOS

Estrogênio

Os efeitos do estrogênio sobre a função gonadal masculina desaparecem caso a medicação seja suspensa. Esses efeitos incluem:

Diminuição da produção de testosterona, com redução de cerca de 40% do tamanho testicular. O desejo sexual pode diminuir, as ereções podem não ser mais "rígidas" o suficiente para a relação sexual, e pode ocorrer uma diminuição ou perda de ereções espontâneas matinais.

A quantidade e a qualidade da ejaculação podem diminuir ou ainda cessar completamente. O espermatozoide ainda estará presente nos testículos, mas provavelmente parará de amadurecer, o que pode levar a infertilidade. Se o estrogênio for suspenso, a fertilidade poderá ou não ser afetada.

Existem condições que podem ser exacerbadas pelo uso de estrogênio. Pacientes com história de doenças tromboembólicas, como trombose venosa profunda e embolia pulmonar devem ser submetidos a avaliação e tratamento antes da introdução. Além disso, fatores de risco que podem aumentar a probabilidade de doenças tromboembólicas devem ser modificados, como tabagismo, obesidade e sedentarismo. Em pacientes com fatores de risco modificáveis, como trombofilia conhecida, história pregressa de trombose ou história familiar forte de tromboembolismo, deve ser considerada a terapia de anticoagulação concomitante ao uso do estrogênio.

Outras doenças, como cânceres sensíveis a hormônios, doença arterial coronariana, doença cerebrovascular, hiperprolactinemia, hipertrigliceridemia e colelitíase, devem ser avaliadas antes do início da hormonização com estrogênio[8,15].

Quadro 6 Efeitos e tempo esperado dos hormônios feminilizantes

Início	Efeito esperado	Máximo efeito esperado
Redistribuição da gordura corporal	3-6 meses	2-5 anos
Diminuição da massa muscular/força	3-6 meses	1-2 anos
Suavização da pele/diminuição da oleosidade	3-6 meses	desconhecido
Diminuição da libido	1-3 meses	1-2 anos
Diminuição das ereções espontâneas	1-3 meses	3-6 meses
Disfunção sexual masculina	Variável	Variável
Crescimento mamário	3-6 meses	2-3 anos
Diminuição do volume testicular	3-6 meses	2-3 anos
Diminuição da produção de esperma	variável	Variável
Perda e/ou crescimento desacelerado dos pelos corporais ou faciais	6-12 meses	> 3 anos
Estabilização da alopecia androgênica	Sem rebote; perda se detém em 2-3 meses	1-2 anos

Fonte: Coleman et al., 2012[4].

Quadro 7 Efeitos e tempo esperado dos hormônios masculinizantes

Início	Efeito esperado	Máximo efeito esperado
Oleosidade da pele/acne	1-6 meses	1-2 anos
Crescimento de pelo facial/corporal	3-6 meses	3-5 anos
Alopecia androgênica	> 12 meses	Variável
Aumento de massa muscular/força	3-6 meses	2-5 anos
Redistribuição da gordura corporal	2-6 meses	2-5 anos
Fim da menstruação	3-6 meses	–
Aumento do clitóris	3-6 meses	1-2 anos
Atrofia vaginal	3-6 meses	1-2 anos
Engrossamento da voz	3-12 meses	1-2 anos

Fonte: Coleman et al., 2012[4].

Testosterona

Devem-se investigar os seguintes efeitos colaterais do uso de testosterona nos homens transexuais e nas pessoas transmasculinas: policitemia, acne, tromboembolismo venoso, aumento de peso, aparecimento ou piora da apneia do sono, agressividade, aumento de desejo sexual, hipertensão, piora do perfil lipídico, diminuição da sensibilidade à insulina e aumento do risco de câncer de mama e ovários[8,14].

CONSIDERAÇÕES FINAIS

Crianças e adolescentes transgênero e intersexo podem viver em intenso conflito interno desde a percepção de sua incongruência de gênero. Além disso, são frequentemente alvo de incompreensão por parte da família, amigos e desconhecidos; podem sofrer *bullying*, rejeição, violência física ou verbal e isolamento social, podendo apresentar repercussões negativas na qualidade de vida e no bem-estar psicológico[14]. Com o acesso ao bloqueio puberal e uso de hormônios, adolescentes trans e intersexo têm a possibilidade de uma vida com menos sofrimento e violência, além de maior aceitação pessoal e social. A melhora da disforia de gênero, quando presente, e a possibilidade de aproximação física à expressão de gênero desejada retiram o peso das preocupações excessivas com o corpo e permite a vivência das outras faces da adolescência, resultando em um futuro mais promissor.

Erros comuns	Como evitá-los
Qualquer adolescente trans que tenha entrado em puberdade pode receber o bloqueio puberal.	Só devem receber o bloqueio adolescentes com incongruência de gênero por tempo prolongado e em acompanhamento multidisciplinar em ambulatório especializado, sem co-ocorrências psiquiátricas que possam interferir no diagnóstico. Indica-se diante da presença de disforia de gênero e piora desta com o início da puberdade. É necessário o consentimento assinado dos pais ou responsáveis.
Qualquer adolescente trans acima de 16 anos pode iniciar a hormonização.	Indica-se a hormonização para adolescentes que a desejem, que apresentem incongruência de gênero por tempo prolongado e que estejam em acompanhamento multidisciplinar e sem co-ocorrências psiquiátricas que possam interferir no diagnóstico. É necessário o consentimento assinado dos pais ou responsáveis.
Iniciar bloqueio antes do início da puberdade.	O bloqueio só pode ser iniciado após o início da puberdade, em Tanner 2, independentemente da idade.
Iniciar hormonização com a dose hormonal total.	A hormonização deve ser iniciada em baixas doses e aumentada progressivamente, simulando a puberdade.
Não considerar o bloqueio puberal e a hormonização como abordagem optando pela observação passiva.	Está comprovado que a observação passiva não considera as necessidades das crianças e dos adolescentes, prolongando o sofrimento. O bloqueio, pelo contrário, reduz a disforia de gênero, aumentando a qualidade de vida dos adolescentes.

 Material complementar

Filmes

- *Alice Junior* (direção de Gil Baroni; 2019).
- *El nombre del hijo* (direção de Martina Matzkin; 2019).

REFERÊNCIAS BIBLIOGRÁFICAS

1. Tanner JM. Growth at adolescence. Oxford: Blackwell; 1956.
2. Brasil. Ministério da Saúde. Caderneta de saúde do adolescente. Disponível em: https://www.saude.gov.br/saude-para-voce/saude-do-adolescente-e-do-jovem/caderneta-do-adolescente
3. Russell ST, Fish JN. Mental health in lesbian, gay, bisexual, and transgender (LGBT) youth. Annu Rev Clin Psychol. 2016;12:465-87.
4. Coleman E, Bockting W, Botzer M, Cohen-Kettenis P, DeCuypere G, Feldman J, et al. Standards of care for the health of transsexual, transgender, and gender-nonconforming people, version 7. Int J Transgend. 2012;13(4):165-232.
5. Brasil. Conselho Federal de Medicina. Resolução CFM n. 2.265/2019. Dispõe sobre o cuidado específico à pessoa com incongruência de gênero ou transgênero e revoga a Resolução CFM n. 1.955/2010. Brasília, DF: Diário Oficial da União; 2020.
6. Rafferty J, Committee on Psychosocial Aspects of Child and Family Health. Ensuring comprehensive care and support for transgender and gender-diverse children and adolescents. Pediatrics. 2018;142(4):e20182162.
7. Shumer DE, Nokoff NJ, Spack NP. Advances in the care of transgender children and adolescents. Adv Pediatr. 2016;63(1):79-102.
8. Hembree WC, Cohen-Kettenis PT, Gooren L, Hannema SE, Meyer WJ, Murad MH, et al. Endocrine treatment of gender-dysphoric/gender-incongruent persons: an Endocrine Society clinical practice guideline. J Clin Endocrinol Metab. 2017;102:3869-903.
9. Brasil. Conselho Federal de Medicina. Processo-consulta CFM n. 32/12 – Parecer CFM n. 8/13. Brasília; 2013.
10. Martinerie L, Condat A, Bargiacchi A, Bremont-Weill C, de Vries MC, Hannema SE. Management of endocrine disease: approach to the management of children and adolescents with gender Dysphoria. Eur J Endocrinol. 2018;179(5):R219-R237.
11. Brasil. Ministério da Saúde. Protocolo clínico e diretrizes terapêuticas puberdade precoce central. Brasília: Ministério da Saúde; 2017.
12. Rosenthal SM. Transgender youth: current concepts. Ann Pediatr Endocrinol Metab. 2016;21(4):185-92.
13. Telfer MM, Tollit MA, Pace CC, Pang KC. Australian standards of care and treatment guidelines for transgender and gender diverse children and adolescents. Med J Aust. 2018;209(3):132-6.
14. Departamento Científico de Adolescência, Sociedade Brasileira de Pediatria. Incongruência/disforia de gênero: guia prático de atualização; 2020.
15. T'Sjoen G, Arcelus J, Gooren L, Klink DT, Tangpricha V. Endocrinology of transgender medicine. Endocr Rev. 2019;40(1):97-117.

53
Hormonização em adultos

Karine Schlüter
Marianne Regina Araújo Sabino

 Aspectos-chave

- A prescrição de hormônios sexuais para transformações corporais está baseada na avaliação da capacidade de consentimento e crítica da pessoa e na ausência de contraindicações.
- Os objetivos principais da hormonização são desenvolver os caracteres sexuais secundários dentro da identidade de gênero e amenizar/suprimir as características sexuais relacionadas ao sexo biológico.
- O profissional da saúde deve entender as expectativas da pessoa que busca atendimento em relação aos efeitos da hormonização e o tempo esperado desses efeitos para poder dialogar de forma realista e dentro das evidências.
- Os principais hormônios utilizados na feminização são o estradiol e antiandrogênicos, e na masculinização é a testosterona. Ambos apresentam contraindicações que devem ser conhecidas.
- O profissional deve conhecer as ações, as contraindicações e os efeitos colaterais dos hormônios utilizados no processo de afirmação de gênero.

INTRODUÇÃO

A hormonização é o uso de esteroides sexuais para a obtenção de características corporais tipicamente reconhecidas como masculinas ou femininas. Faz parte do processo de modificações corporais, mas não é obrigatória a todas as pessoas trans nem as define. A prescrição de hormônios sexuais para transformações corporais está baseada na capacidade de consentimento e crítica da pessoa e na ausência de contraindicações clínicas ou psiquiátricas.

Os esteroides sexuais são os hormônios responsáveis pelas características sexuais secundárias do indivíduo. O objetivo da hormonização é modificar o ambiente hormonal da pessoa para adequá-lo à sua identidade de gênero. Isso é alcançado por meio da diminuição da produção hormonal gonadal e do uso de hormônios exógenos compatíveis com a sua identificação. Depois da puberdade, as características corporais dependentes de hormônios sexuais já se estabeleceram, por isso é esperado que a hormonização dos pacientes adultos tenha limites de ação. É importante que o clínico entenda os anseios da pessoa e seja claro ao se referir ao que é ou não possível de ser atingido através desse procedimento.

Estudos demonstraram melhora da autoestima e da depressão entre os pacientes pesquisados já no primeiro ano após a transição hormonal[1]. Na prática clínica, a melhora da disforia após o início da hormonização é evidente. Uma pesquisa brasileira revelou que 43% das mulheres trans atendidas em um ambulatório especializado iniciaram a hormonização sem supervisão médica entre os 13 e os 17 anos de idade e que os principais fármacos utilizados para esse fim eram drogas não utilizadas nos regimes habitualmente prescritos por seu risco vascular[2]. Felizmente, resolução recente do Conselho Federal de Medicina autoriza a prescrição de hormônios a partir dos 16 anos[3].

Existem pré-requisitos para o início da hormonização, recomendados pela World Professional Association for Transgender Health – WPATH (Quadro 1).

Pessoas transexuais e travestis que desejam modificações corporais por meio de hormonização e que não apresentam contraindicações clínicas para tanto poderão ser acompanhadas na própria Atenção Primária à Saúde (APS) ou, alternativamente, quando disponível e quando a equipe de saúde compreenda ser necessário, por serviço de especialidade.

Quadro 1 Considerações sobre o início da hormonização

- Descrever e avaliar a persistência da incongruência de gênero.
- Ter capacidade de decidir e consentir usá-la com pleno conhecimento.
- No Brasil, ter mais de 16 anos.
- Se existirem problemas sérios de saúde física ou mental, que estejam sob controle.

Fonte: Coleman et al., 2020[4].

Segundo a Resolução n. 2.265/2019, do Conselho Federal de Medicina (que dispõe sobre o cuidado específico à pessoa com incongruência de gênero ou transgênero e revoga a Resolução CFM n. 1.955/2010)[3], se a pessoa expressar o desejo de realizar a hormonização, a indicação para o seu início é feita a partir dos 16 anos, habitualmente por equipe transdisciplinar, após avaliação de contraindicações clínicas e psiquiátricas (que averigua se existem transtornos psicóticos graves, transtorno de personalidade grave, retardo mental grave e transtornos globais do desenvolvimento graves) e do consentimento do indivíduo.

HORMONIZAÇÃO PARA MULHERES TRANS, TRAVESTIS E PESSOAS TRANSFEMININAS

A hormonização em mulheres trans e travestis permite o desenvolvimento de caracteres sexuais secundários femininos como o desenvolvimento do tecido mamário, redução dos pelos, redistribuição da gordura corporal para um padrão tipicamente feminino, redução da massa e da força muscular, redução da oleosidade e suavização da pele. Entretanto, outras características físicas, uma vez desenvolvidas, não serão modificadas, como o pomo de adão, a estrutura óssea facial e a voz grave (embora esse aspecto possa ser abordado com excelentes resultados com terapia fonoaudiológica).

Esquemas hormonais

Existem possibilidades variadas para feminização, a depender da demanda e das expectativas de modificações corporais desejadas pelas pacientes, de suas condições de saúde e do manejo de efeitos colaterais. Para mulheres trans que apresentam as gônadas funcionantes, a hormonização somente com estrógenos não é suficiente para suprimir a testosterona aos níveis esperados. Assim, além da estrogenização, é necessário o uso de fármacos para diminuir a produção/ação androgênica.

As opções de estrógenos em apresentação isolada para feminização no Brasil se restringem às vias oral e transdérmica. Apesar de o valerato de estradiol injetável ser amplamente comercializado, a sua apresentação é associada à noretisterona, um progestogênio de ação androgênica que poderia levar a efeitos inadequados à feminização. Não existem estudos a respeito do uso de enantato de estradiol parenteral para hormonização; no Brasil, ele existe somente associado à algestona, um progestogênio de forte ação antiestrogênica[5].

Quanto aos fármacos antiandrogênicos, no Brasil e na Europa, o produto mais frequentemente usado para esse fim é o acetato de ciproterona, uma progesterona que compete pelos receptores androgênicos, além de ter ação antigonadotrófica, diminuindo a produção de testosterona. Nos Estados Unidos, por restrições do Food and Drug Administration (FDA), essa droga não é utilizada, e a espironolactona, que bloqueia a interação dos androgênios com seus receptores e diminui a ação da 5-alfarredutase (diminuindo a produção androgênica), é a substância mais utilizada para esse fim. Para a mesma finalidade, é possível o uso de análogos de hormônio liberador de gonadotrofina (GnRHa), porém este é de alto custo e não tem se mostrado mais eficaz do que esquemas terapêuticos mais viáveis economicamente[6].

Outros progestogênios têm sido utilizados para a obtenção de efeito antiandrogênico, porém não há, até o momento, estudos que a eles outorguem segurança e orientem quais seriam as doses eficazes para esse fim (dienogeste, didrogesterona). O uso de acetato de medroxiprogesterona para aumento de volume mamário é bastante discutível. Embora a progesterona provoque mudanças citológicas e de densidade do tecido mamário, não parece que isso conduza a um aumento significativo no volume das mamas. O desenvolvimento das mamas ocorre até 3 anos do início do uso dos hormônios, mas cerca de 70% das mulheres trans e travestis buscam o implante de próteses mamárias porque não atingiram o volume mamário adequado[7].

A espironolactona está disponível em todo o país por meio da Relação Nacional de Medicamentos[8]. O acetato de ciproterona é disponibilizado somente nos municípios de São Paulo e Florianópolis por ora, e comprimidos com 2 mg de valerato de estradiol são fornecidos gratuitamente nas farmácias das Unidades Básicas de Saúde (UBSs) do município de São Paulo, mediante receita de prescritores cadastrados[9,10].

Após a cirurgia genital, com a retirada das gônadas, geralmente não há mais a necessidade do uso de antiandrogênicos. Deve ser mantido o uso de estrógenos pela ausência de esteroides sexuais circulantes aumentar o risco de osteoporose e de doenças cardiovasculares.

É preciso ressaltar que os esquemas sugeridos mostram uma grande janela de escolhas. As doses máximas mostradas apontam o limite para a segurança posológica. Toda paciente deve ser avaliada de maneira individual, respeitando suas metas e suas particularidades de saúde física e psicoemocional, de maneira que a hormonização seja construída sob medida para cada caso e para cada momento de sua vida. O parâmetro esperado de testosterona total é de no máximo 50 ng/dL, e de estradiol, até 200 pg/mL.

Contraindicações

O atendimento de pessoas que procuram transição hormonal exige cuidados quanto à definição de contraindicações. A hormonização tem grande relevância em suas vidas, com impacto na qualidade de vida e na disforia de gênero. Portanto, as contraindicações precisam ser relativizadas. Determinadas condições de séria gravidade são impeditivas ao uso dos fármacos utilizados no processo. Incluem-se nessa categoria doença tromboembólica recente, infarto agudo do miocárdio, câncer estrógeno-dependente, doenças hepáticas graves e condições psiquiátricas que limitem o uso correto da hormonização.

Contraindicações relativas ao uso de estrógenos envolvem doença cardiovascular isquêmica estável, doença cerebrovascular, antecedente pessoal de trombose venosa profunda (TVP), coagulopatia, hipertrigliceridemia, hipertensão

Tabela 1 Opções e doses de estrógenos, sem associações, disponíveis para prescrição no Brasil

Fármaco	Posologia	Observações
17-betaestradiol micronizado via oral	2 a 6 mg/dia	A avaliação clínica é mais relevante do que os níveis séricos de estradiol para decidir a posologia adequada
Valerato de estradiol via oral	2 a 4 mg/dia	A avaliação clínica é mais relevante do que os níveis séricos de estradiol para decidir a posologia adequada
17-betaestradiol em gel para uso sobre a pele	De 2 a 4 mg/dia (2 a 4 sachês de 1g); 2 medidas de régua ou 4 *puffs* da válvula dosadora correspondem a 3 mg de estradiol/dia)	É a via de preferência para pessoas com maior risco cardiovascular, pois oferece menor risco. Pode ter apresentação em sachê, em tubo com régua ou com válvula dosadora. Uma medida da régua corresponde a 1,5 mg de estradiol que equivale a dois *pumps* da apresentação com válvula dosadora. O sachê é vendido em dose de 0,5 e 1 g, que corresponde a 0,5 e 1,0 mg de estradiol
17-betaestradiol transdérmico	50 a 200 mcg, 2 x/semana	Via de preferência para pacientes com maior risco cardiovascular. Os *patches* são comercializados nas doses de 25, 50 e 100 mcg e devem ser trocados 2 vezes por semana.

Fonte: Costa e Mendonc, 2014[11]; Hembree et al., 2017[12].

Tabela 2 Opções de antiandrógenos disponíveis no Brasil para feminização

Fármaco	Posologia	Observações
Acetato de ciproterona comprimidos de 50 mg via oral	25 a 50 mg/dia	Usar sempre a menor dose efetiva. Aumenta o risco vascular.
Espironolactona comprimidos de 100 mg via oral	100 a 300 mg/dia	É um diurético poupador de potássio, por isso os níveis desse eletrólito devem ser monitorados.
Agonistas de GnRH (leuprorrelina)	3,75 mg via subcutânea mensalmente	O uso crônico diminui a densidade mineral óssea. Tem custo elevado e não se mostrou mais eficaz do que outros antiandrogênicos usados na feminização.

Fonte: Gava et al., 2016;[6] Hembree et al., 2017[12].

arterial sistêmica descompensada, diabetes *mellitus* descompensado, tabagismo, síndrome metabólica, migrânea grave, refratária ou focal, distúrbios convulsivos, história de hipertensão intracraniana, disfunção hepática, hiperprolactinemia e história familiar de câncer de mama[10].

Início e acompanhamento

Previamente ao início do processo de transição hormonal, é necessária a realização de anamnese e exame físico na busca de informações acerca da saúde geral e dos riscos de cada paciente. É preciso orientar sobre a possível redução de fertilidade, devido à diminuição do número de espermatozoides e redução do volume seminal com o uso dos hormônios, e discutir o desejo de preservação de gametas. Exames complementares devem ser solicitados conforme a Tabela 4.

Completada a avaliação, a pessoa deve ser orientada sobre os efeitos esperados do processo, os cuidados recomendados (parar de fumar, manter o índice de massa corpórea [IMC] adequado, realizar atividade física regular) e os possíveis efeitos colaterais. É necessária a assinatura de consentimento livre e esclarecido juntamente com o profissional que a assiste (verificar Anexo III).

Quanto aos exames a serem solicitados, a Tabela 4 apresenta uma rotina básica a ser seguida. Porém, o tipo e a frequência dos exames a serem solicitados serão sempre guiados pela necessidade de cada paciente. Embora não esteja incluída na rotina, a mensuração do FSH e LH pode ser importante para avaliar a função gonadal. O acompanhamento do uso de hor-

Tabela 3 Tempo esperado para mudanças corporais na feminização hormonal

	Início	Efeito máximo
Redistribuição da gordura corporal	3 a 6 meses	3 anos
Diminuição da massa muscular	3 a 6 meses	2 anos
Suavização da pele	3 a 6 meses	3 anos
Diminuição de libido	1 a 3 meses	6 meses
Alteração da ereção e volume seminal	1 a 3 meses	6 meses
Desenvolvimento mamário	3 a 6 meses	3 anos
Diminuição de volume testicular	3 a 6 meses	3 anos
Diminuição de crescimento de pelos	6 meses a 1 ano	3 anos
Mudança de voz	Não ocorre	=

Fonte: Hembree et al., 2017[12].

Tabela 4 Exames complementares e periodicidade

Exame	Antes do início	3º mês	6º mês	Anual
Hemograma	X	X	X	X
Glicemia	X			X
Lipidograma	X			X
Creatinina/ureia	X	X	X	X
Potássio (se espironolactona)	X	X	X	X
TGO/TGP	X	X	X	X
Testosterona total/livre	X	X	X	X
Estradiol	X	X	X	X
Prolactina	X			X

Fonte: São Paulo, 2020[10].

mônios pode ser uma oportunidade para outros cuidados gerais, como prevenção de infecções sexualmente transmissíveis (IST) e rastreamentos de câncer e osteoporose (ver Capítulo 28 – "Mulheres trans e travestis").

No primeiro ano, o seguimento clínico deve ser trimestral e, a partir do segundo ano, semestral ou anual. As visitas devem incluir anamnese completa e exame físico, nos quais devem ser aferidos peso, sinais vitais, exame físico geral e avaliações mamária e genital. A avaliação de pilificação corporal pode ser comprometida pelo uso de métodos não farmacológicos para a sua diminuição (ver Capítulo 56 – "Acompanhamento multiprofissional das modificações corporais em pessoas trans"). Outras peculiaridades sobre exame físico são detalhadas no Capítulo 21 – "Anamnese e exame físico: comunicação afirmativa".

Os hormônios são iniciados na menor dose e são ajustados de acordo com as mudanças corporais ocorridas e desejadas e os efeitos colaterais, considerando os valores séricos hormonais, que não devem ultrapassar os limites recomendados, além dos exames complementares. Pessoas não binárias podem ter como meta valores séricos intermediários de estrógenos e andrógenos[13].

Manejo de riscos e efeitos colaterais

Um estudo europeu de 2011 mostrou que mulheres trans tinham mortalidade 51% maior que a população geral. As causas mais frequentes foram suicídio, Aids e abuso de substâncias, nenhuma relacionada à hormonização. Em quarto lugar como causa de morte apareceram linfoma e leucemia (possivelmente associados a maiores taxas de tabagismo), seguidos de doenças cardiovasculares (trombose, embolia, infarto e acidente vascular cerebral), sendo estas mais frequentes entre as mulheres que utilizavam etinilestradiol na sua hormonização[13]. Por sua estrutura química, esse fármaco diminui as concentrações de proteínas inibidoras da coagulação e a sensibilidade a elas, aumentando o risco de fenômenos tromboembólicos.

Por essa razão, desde 2006, o etinilestradiol, o tipo de estrógeno mais comum nas pílulas contraceptivas no Brasil, deixou de ser preconizado nos esquemas hormonais feminizantes. Para além desse risco farmacológico, as mulheres trans e travestis têm risco maior de doenças cardiovasculares por portarem um cromossomo Y (associado a maior fragilidade endotelial), maiores taxas de tabagismo e, pela própria hormonização, também maior risco de hipertrigliceridemia[11]. Vale lembrar que pacientes portadores de HIV têm maior prevalência de doenças cardiovasculares.

Quanto ao maior risco de suicídio, foi observado que as mulheres trans se suicidam seis vezes mais que as mulheres cis, mas nos primeiros 2 anos de hormonização nenhum suicídio aconteceu[14]. Esse achado pode revelar que, apesar de a hormonização melhorar a satisfação corporal, após o segundo ano de uso é comum constatar as limitações do processo de mudança corporal e a pessoa ter de lidar com essas frustrações. Por isso, é importante acompanhar a possibilidade de sofrimento mental e contar com uma rede de saúde mental durante a transição hormonal, para prestar assistência quando necessário.

Estudo demonstrou que as mulheres trans e travestis apresentam menor densidade mineral óssea comparada à população geral. O uso de bloqueadores androgênicos, análogos de GnRH e uso irregular de estrógeno também contribui para menor massa óssea. A hormonização conduziu a um aumento significativo da massa óssea após 12 e 24 meses do seu início[12]. Pacientes com HIV têm risco maior de osteopenia/osteoporose[15].

O uso de estradiol em altas doses pode elevar o nível sérico de prolactina e provocar o surgimento de adenomas hipofisários. No início da hormonização, é frequente o surgimento de galactorreia não associada a hiperprolactinemia, que cede espontaneamente. A utilização de medicações que aumentem a prolactina deve ser avaliada. Entre essas substâncias estão alguns neurolépticos, antidepressivos, anti-hipertensivos, antagonistas H2 e opioides. O risco de câncer de mama existe após de 5 a 10 anos de hormonização e deve ser monitorado conforme rastreamento recomendado para pessoas cis[13].

O câncer prostático tem menor prevalência entre mulheres trans e travestis hormonizadas do que entre os homens cis, especialmente se o uso de antiandrogênicos e estrógenos foi iniciado antes dos 40 anos de idade. Deve-se atentar à evidência de que os níveis de antígeno prostático específico (PSA) podem ser subestimados, pois são suprimidos com os antiandrogênios[16].

Uma das queixas frequentes das pessoas que fazem hormonização com estrógenos e antiandrogênios é a diminuição do desejo sexual e de orgasmos. Dados publicados recentemente através do ENIGI (European Network for the Investigation of Gender Incongruence) revelam que mulheres trans sob hormonização e mulheres cis têm a mesma prevalência em relação a essa queixa[17]. Se houver diminuição da ereção de forma indesejada, com desconforto e piora da qualidade de vida, pode-se associar um inibidor da fosfodiesterase (sildenafila, tadalafila). A principal contraindicação relacionada a essa medicação é o uso concomitante com nitratos[13].

Com relação às pessoas que vivem com HIV (PVHIV), a hormonização com o uso de antirretrovirais é segura. Entretanto, um estudo demonstrou que tanto os hormônios utilizados na feminização (estradiol ou estradiol + ciproterona) quanto os antirretrovirais (tenofovir, entricitabina, efavirenz, amprenavir e fosamprenavir) podem ter seus níveis reduzidos quando usados concomitantemente[18]. O mecanismo que justifica níveis de tenofovir e entricitabina (fármacos utilizados na profilaxia pré-exposição – PrEP) mais baixos em pacientes que fazem hormonização feminizante não está completamente elucidado, mas sugere-se que esteja relacionado ao aumento da filtração glomerular renal causada pelo estradiol, o que conduz a uma menor concentração plasmática daqueles fármacos[19].

Medicamentos como a rifampicina, anticonvulsivantes (carbamazepina, fenitoína, topiramato), griseofulvina e erva-de-são-joão podem aumentar a depuração do estradiol. Por outro lado, macrolídeos (claritromicina e eritromicina), antifúngicos azóis (fluconazol, itraconazol e cetoconazol), verapamil e diltiazem podem reduzir a depuração e aumentar os níveis séricos[20].

O médico que se responsabiliza por assistir uma pessoa fazendo a transição hormonal deve aproveitar esse seguimento para atender essa pessoa o mais amplamente possível. É uma oportunidade de cuidado que não deve ser desperdiçada. Os cuidados em saúde de qualidade exigem atendimento individualizado, escuta, olhar e atenção. A singularidade de cada caso deve ser respeitada e pode exigir condutas igualmente particulares.

HORMONIZAÇÃO PARA HOMENS TRANS E PESSOAS TRANSMASCULINAS

Os objetivos principais da hormonização em homens trans são desenvolver os caracteres sexuais secundários masculinos e amenizar/suprimir as características sexuais femininas. As mudanças geralmente se iniciam a partir do primeiro mês e tendem a atingir a mudança máxima em até 5 anos (Tabela 5)[4].

Com o uso do hormônio, normalmente a testosterona bioidêntica, observam-se efeitos gerais como aumento dos pelos no corpo e na face, engrossamento da voz, mudança no padrão do odor e do suor, rarefação dos cabelos em região de fronte e têmporas e calvície. Em relação aos efeitos no âmbito sexual, podem ocorrer aumento da libido, aumento do clitóris, ressecamento vaginal e cessação da menstruação (Tabela 5). A fertilidade pode ser afetada em longo prazo, em decorrência da suspensão dos ciclos ovulatórios, porém existem casos de gestação em homens trans que suspenderam o uso da testosterona e outros que engravidaram mesmo na vigência do seu uso.

Tabela 5 Efeitos da masculinização hormonal

Efeitos	Início esperado	Máximo efeito esperado
Oleosidade da pele/acne	1 a 6 meses	1 a 2 anos
Crescimento do pelo facial/corporal	3 a 6 meses	3 a 5 anos
Alopecia androgênica	> 12 meses	Variável
Aumento da massa muscular/força	6 a 12 meses	2 a 5 anos
Redistribuição da gordura corporal	3 a 6 meses	2 a 5 anos
Fim da menstruação	2 a 6 meses	n/a
Aumento do clitóris	3 a 6 meses	1 a 2 anos
Atrofia vaginal	3 a 6 meses	1 a 2 anos
Engrossamento da voz	3 a 12 meses	1 a 2 anos

Fonte: Coleman et al., 2020[4].

Esquemas hormonais

A hormonização utilizada nos homens trans é a testosterona parenteral, mas formulações em gel também podem ser utilizadas, sendo um limitante para o seu acesso o custo elevado. A Portaria MS/GM n. 2.803/2013 prevê financiamento para a disponibilização desses hormônios em farmácias vinculadas ao Processo Transexualizador do SUS, porém também são oferecidos em programas específicos de alguns municípios do país[21]. A testosterona é um medicamento do grupo terapêutico dos esteroides, sendo assim existe uma restrição para a sua distribuição. A Portaria SVS/MS n. 344/1998[22] regulamenta que as substâncias anabolizantes sejam prescritas em receita de Controle Especial em duas vias, e, de acordo com a Lei Federal n. 9.965/2000[23], há a obrigatoriedade do CPF do prescritor e do Classificação Internacional de Doenças (CID). A medicação pode ser realizada por via intramuscular ou subcutânea nas mesmas doses, esta última geralmente mais confortável, devido ao menor tamanho da agulha e de riscos de fibrose em longo prazo[10].

O undecilato de testosterona apresenta níveis séricos mais estáveis, o que pode reduzir os efeitos colaterais. Por outro lado, formulações como o cipionato ou enantato tem picos séricos maiores que podem se associar a alteração do humor. Aplicações transdérmicas da testosterona tendem a atingir níveis séricos menores e podem ser uma alternativa para pacientes que desejam níveis intermediários de testosterona ou apresentam efeitos colaterais da testosterona parenteral[10]. A medroxiprogesterona pode ser prescrita antes do início da hormonização, com o objetivo de cessar a menstruação, em vista do incômodo que os ciclos menstruais podem gerar.

Contraindicações

São consideradas contraindicações absolutas para o uso de testosterona: gravidez ou amamentação, doença coronariana

Tabela 6 Opções e doses de fármacos utilizados no Brasil para masculinização

Formulação	Posologia	Dose habitual	Observações
Enantato/cipionato de testosterona (100 mg/mL)	200 mg (1 ampola de 2 mL) a cada 28 a 14 dias, via intramuscular	200 mg (1 ampola) a cada 14 ou 21 dias	Excipiente oleoso: óleo de amendoim. Tende a gerar pico hormonal, está disponível comercialmente como Deposteron® (cipionato) e tem custo acessível. É importante a titulação da testosterona total para que os valores não estejam acima do fisiológico. Coleta de exame para dosagem sérica deve ser feita no meio do intervalo entre as duas doses.
Undecanoato (ou undecilato) de testosterona (250 mg/mL)	1.000 mg (1 ampola de 4 mL) a cada 120 a 90 dias, via intramuscular	1.000 mg (1 ampola) a cada 120 dias	Excipiente oleoso: óleo de rícino, disponível comercialmente como Nebido® e Hormus®. Formulação mais cara; porém, é preciso analisar o custo-benefício. Coleta de exames para dosagem sérica deve ser realizada imediatamente antes da próxima dose.
Decanoato + fempropionato + propionato + isocaproato de testosterona (250 mg/mL)	250 mg (1 ampola de 1 mL) a cada 28 a 14 dias, via intramuscular	250 mg (1 ampola) a cada 21 dias	Excipiente oleoso: óleo de amendoim. Tende a gerar pico hormonal. Disponível comercialmente como Durateston®
Testosterona em gel (a 1% ou 5%)	25 a 100 mg (2,5 a 10 g da formulação a 1%) ao dia, via tópica	50 mg (1 sachê de 5 g da formulação a 1%) ao dia	Aplicação em abdome ou braços sobre a pele limpa e seca. Aguarda-se secar antes da pele ter contato com pessoas, tecidos ou outros materiais. Disponível comercialmente como Androgel®

Fonte: adaptado de São Paulo, 2020[10].

arterial instável, cânceres sensíveis à testosterona e policitemia com um hematócrito ≥ 55%. Altos níveis de testosterona levam à sua conversão metabólica em estrógeno, o que pode aumentar o risco de câncer de mama, ou outros estrógeno-dependentes, em pessoas com histórico familiar ou pessoal[15].

As contraindicações relativas são doença cardiovascular isquêmica estável, dislipidemia descompensada, hipertensão arterial descompensada, disfunção hepática, diabetes *mellitus* descompensado, policitemia, histórico de TVP ou coagulopatia, doença respiratória crônica que pode ser agravada por eritrocitose ou policitemia, apneia do sono grave, epilepsia sensível a andrógenos, enxaqueca, tabagismo e distúrbios menstruais[10].

Início e acompanhamento

Na primeira consulta, devem ser perguntados os objetivos e as expectativas para as transformações corporais, informando-se de quais são reversíveis e irreversíveis, o tempo esperado para as mudanças e os possíveis efeitos colaterais da hormonização. Importante balizar as expectativas com as mudanças potenciais, considerando as características da pessoa, para não haver frustrações. Faz-se importante o consentimento livre esclarecido e sua assinatura, para assegurar o entendimento do que está envolvido na hormonização masculinizante.

Fatores de risco para câncer, problemas cardiovasculares e diabetes devem ser investigados, assim como a realização de avaliação clínica com exame físico geral e exames complementares (Tabela 7), incluindo a abordagem em saúde mental. As práticas sexuais devem ser questionadas, pois homens trans que têm penetração peniana receptiva podem engravidar e métodos contraceptivos precisam ser ofertados. Rastreamento para IST, câncer de mama e de colo de útero devem ser mantidos de acordo com as recomendações gerais (ver Capítulo 29 – "Homens trans").

As consultas devem ser realizadas a cada 3 meses no primeiro ano e depois 1 ou 2 vezes ao ano, para monitoramento das transformações corporais e dos efeitos colaterais da hormonização[24]. Peso e pressão arterial devem ser medidos, assim como alterações da pilificação, força e massa muscular, menstruações, aumento do clitóris, alterações na gordura corporal e lubrificação vaginal. O monitoramento com exames complementares é realizado para avaliar os níveis séricos de testosterona total e outras potenciais alterações decorrentes do seu uso (aumento do hematócrito, enzimas hepáticas, glicemia e lipidograma) (Tabela 7)[10].

A testosterona sérica deve ser solicitada a cada 3 meses até atingir níveis desejados. Se a pessoa estiver usando cipionato ou enantato de testosterona, a testosterona sérica deve ser medida entre as aplicações. Se estiver usando o undecanoato de testosterona, deve ser coletada logo antes da próxima dose. Se estiver utilizando a testosterona transdérmica, a dosagem sérica não deve ser feita antes da primeira semana e, após essa semana, quando necessário, sempre 2 horas após a aplicação[11]. Os níveis séricos hormonais considerados seguros estão indicados no Tabela 8 e podem variar de acordo com o laboratório e a técnica empregadas. Esses valores são referência para o ajus-

Tabela 7 Exames complementares para homens e pessoas transmasculinas em hormonização

Exame	Antes do início	1º mês (considerar)	3º mês (considerar)	6º mês	Anualmente
Hemograma	X	X	X	X	X
Glicemia/hemoglobina glicada (considerar)	X				X
Lipidograma (considerar)	X				X
TGO/TGP	X	X	X	X	X
Testosterona total	X	X	X	X	X
Beta-HCG (considerar)	X				
Hormônio luteinizante (LH) (após gonadectomia)	X				X

Fonte: São Paulo, 2020[10].

Tabela 8 Níveis séricos de testosterona de acordo com diferentes fontes

Fonte	Valor (ng/dL)
Endocrine treatment of gender-dysphoric/gender-incongruent persons: an Endocrine Society clinical practice guideline	320 a 1.000
Guidelines for the primary and gender-affirming care of transgender and gender nonbinary people	350 a 1.100
The medical care of transgender persons	300 a 700

Fonte: Hembree et al., 2017[12]; Deutsch, 2016[13]; Cavanaugh, 2015[24].

te de dose e não devem ultrapassar os níveis acima do máximo. Caso os efeitos de transformação corporal sejam atingidos com valores menores do que o mínimo, não há necessidade de aumento da dose[10].

Manejo de riscos e efeitos colaterais

Os principais efeitos verificados na hormonização relacionados ao risco cardiovascular são aumento da resistência insulínica, da glicemia, redução do HDL e aumento do peso[13]. Entretanto, estudo de mortalidade por causa cardiovascular não verificou aumento do risco em homens trans quando comparados a homens cis[25]. Outros efeitos colaterais possíveis da testosterona são policitemia e aumento das enzimas hepáticas. Na presença de variações importantes do colesterol ou do hematócrito, o uso de testosterona transdérmica pode ser uma alternativa[4].

O aumento da testosterona e sua transformação em estrógeno podem teoricamente aumentar o risco de hiperplasia e câncer de endométrio. Entretanto, apenas um caso foi relatado na literatura, sendo esse risco considerado baixo em dois estudos, dispensando a necessidade de exames de rastreamento. A testosterona pode, pelo contrário, provocar atrofia endometrial em grande parte dos pacientes. Não há evidências de aumento de risco de câncer de mama, de ovários e de colo de útero com ela[13].

A maioria dos estudos demonstra que há aumento ou não há mudança da densidade mineral óssea após o início da testosterona. A ooforectomia antes dos 45 anos com subdoses de reposição hormonal é um fator de risco para osteoporose na população de homens trans[13]. O risco e as medidas de prevenção da osteoporose devem ser os mesmos da população geral.

O uso da testosterona pode acarretar mudanças no humor, agressividade e impulsividade, e o acompanhamento psicológico pode ser considerado para ressignificar mudanças sociais vivenciadas por homens trans durante a hormonização. Isso pode ocorrer principalmente nos picos de enantato ou cipionato. O profissional, nessas ocasiões, pode reduzir a dose e diminuir o intervalo das aplicações[13].

A diminuição da lubrificação vaginal pode ser manejada com o uso de lubrificantes tópicos ou estrógenos vaginais de baixa absorção. Há, na literatura, relatos de dor pélvica/suprapúbica espontânea ou durante a prática sexual associada ao uso da testosterona. Até o momento não foi estabelecida uma relação causal, mas algumas vezes a histerectomia pode ser considerada alternativa terapêutica[26].

A testosterona concomitante com varfarina pode aumentar o risco de sangramentos, com hipoglicemiantes, risco de hipoglicemia, devendo as doses das medicações ser ajustadas caso a caso. Barbitúricos também podem aumentar os níveis séricos da testosterona[20].

CONSIDERAÇÕES FINAIS

A hormonização é uma das possibilidades do processo de afirmação de gênero, podendo ser realizada para pessoas que buscam transformações corporais. É preciso reconhecer a individualidade de cada um, suas demandas específicas e, respeitando os parâmetros de segurança estabelecidos pelos protocolos, estabelecer um projeto terapêutico singular. Expectativas e idealizações a respeito dos resultados devem ser trabalhadas para evitar possíveis frustrações.

São pré-requisitos para o profissional que realiza a hormonização: conhecer os fármacos utilizados, suas contraindicações e interações medicamentosas, efeitos desejados, tempo esperado para seu início de ação e manejo dos efeitos colaterais, frequência de consultas e exames laboratoriais. Embora existam inúmeras publicações a respeito da hormonização, há uma carência de estudos e protocolos de assistência que abranjam especificidade, como o atendimento de pessoas trans idosas e pessoas não binárias.

Erros comuns	Como evitá-los
Uso de etinilestradiol para transformações corporais.	O etinilestradiol, comum em pílulas contraceptivas, aumenta o risco de problemas tromboembólicos e deve ser evitado. Os estrógenos recomendados para hormonização são os bioidênticos, como estradiol.
Contraindicar hormonização para pessoa com sintoma psiquiátrico, diabetes *mellitus* ou risco cardiovascular ou de câncer aumentado.	A presença de transtornos mentais, diabetes *mellitus*, risco cardiovascular ou de câncer aumentado não são contraindicações absolutas à hormonização. Os riscos e benefícios devem ser avaliados individualmente. A hormonização deve ser iniciada com baixas doses.
Não considerar queixas de dores pélvicas em homens trans.	Apesar de ter etiologia desconhecida, parte dos homens trans refere dor pélvica após o início do uso da testosterona. Dependendo do desconforto gerado, a histerectomia pode ser uma opção.
Basear-se apenas nos resultados laboratoriais para ajuste de dosagem dos hormônios.	O ajuste da dose dos hormônios deve ser realizado principalmente a partir das expectativas, mudanças corporais alcançadas e efeitos colaterais, evitando-se doses acima dos níveis seguros.
Sempre solicitar ressonância magnética de hipófise diante de aumento de prolactina.	O estradiol pode aumentar a prolactina. Investigar sintomas neurológicos, hipotireoidismo e outros medicamentos. Níveis até 100 ng/mL estão mais associados a medicamentos, enquanto os prolactinomas costumam ter níveis acima de 250 ng/mL.

Fonte: Brasil, 2015[27]; Callen Lorde Community Health Center, 2018[28].

Material complementar

Documentário
- *Becoming Chaz* (direção de Fenton Bailey, Randy Barbato 2011).

Filme
- *Girl* (direção de Lukas Dhont 2018).

REFERÊNCIAS BIBLIOGRÁFICAS

1. Gorin-Lazard A, Baumstarck K, Boyer L, Maquigneau A, Penochet JC, Pringuey D, et al. Hormonal therapy is associated with better self-esteem, mood, and quality of life in transsexuals. J Nerv Ment Dis. 2013;201(11):996-1000.
2. Saadeh A, Schluter K, Saavedra MC, Ciasca SV. Presentation of a proposal for clinical-endocrinological evaluation and monitoring of Brazilian transgender population. Multicentric initiative for observational studies. 2018.
3. Brasil. Conselho Federal de Medicina. Resolução CFM n. 2.265/2019. Dispõe sobre o cuidado específico à pessoa com incongruência de gênero ou transgênero e revoga a Resolução CFM n. 1.955/2010. Brasília, DF: Diário Oficial da União; 2020.
4. Coleman E, Bockting W, Botzer M, Cohen-Kettenis P, DeCuypere G, Feldman J, et al. Standards of care for the health of transsexual, transgender, and gender-nonconforming people, version 7. Int J Transgend. 2012; 13(4):165-232.
5. Vigo F, Lubianca JN, Corleta HV. Progestógenos: farmacologia e uso clínico. Femina. 2011;39(3).
6. Gava G, Cerpolini S, Martelli V, Battista G, Seracchioli R, Meriggiola MC. Cyproterone acetate vs leuprolide acetate in combination with transdermal oestradiol in transwomen: a comparison of safety and effectiveness. Clin Endocrinol (Oxf). 2016;85(2):239-46.
7. Wierckx K, Gooren L, T'Sjoen G. Clinical review: breast development in trans women receiving cross-sex hormones. J Sex Med. 2014;11(5):1240-7.
8. Brasil. Ministério da Saúde. Secretaria de Ciência, Tecnologia, Inovação e Insumos Estratégicos em Saúde. Departamento de Assistência Farmacêutica e Insumos Estratégicos. Relação Nacional de Medicamentos Essenciais: Rename 2020. Brasília: Ministério da Saúde; 2019.
9. Florianópolis. Secretaria Municipal de Saúde. Diretoria de Atenção à Saúde. Gerência de Integração Assistencial. Departamento de Assistência Farmacêutica. Relação Municipal de Medicamentos - REMUME. [acesso em 17 de outubro de 2017]. Disponível em: http://www.pmf.sc.gov.br/arquivos/arquivos/pdf/13_10_2017_13.55.42.3cce57f5063705bcaa513f6ff952173c.pdf
10. São Paulo. Secretaria Municipal de Saúde. Coordenação da Atenção Básica. Protocolo para o atendimento de pessoas transexuais e travestis no município de São Paulo. [acesso em 21 de novembro de 2020. Disponível em: https://www.prefeitura.sp.gov.br/cidade/secretarias/upload/saude/Protocolo_Saude_de_Transexuais_e_Travestis_SMS_Sao_Paulo_3_de_Julho_2020.pdf
11. Costa EM, Mendonca BB. Clinical management of transsexual subjects. Arq Bras Endocrinol Metab. 2014;58(2):188-96.
12. Hembree WC, Cohen-Kettenis PT, Gooren L, Hannema SE, Meyer WJ, Murad MH, et al. Endocrine treatment of gender-dysphoric/gender-incongruent persons: an Endocrine Society clinical practice guideline. J Clin Endocrinol Metab. 2017;102:3869-903.
13. Deutsch MB. Guidelines for the primary and gender-affirming care of transgender and gender nonbinary people. Center of Excellence for Transgender Health, Department of Family and Community Medicine, University of California at San Francisco; 2016.
14. Asscheman H, Giltay EJ, Megens JAJ, Ronde WP de, van Trotsenburg MAA, Gooren LJG. A long-term follow-up study of mortality in transsexuals receiving treatment with cross-sex hormones. Eur J Endocrinol. 2011;164(4):635-42.

15. Radix A, Sevelius J, Deutsch MB. Transgender women, hormonal therapy and HIV treatment: a comprehensive review of the literature and recommendations for best practices. J Int AIDS Soc. 2016; 19(3Suppl 2):20810.
16. Gooren L, Morgentaler A. Prostate cancer incidence in orchidectomised male-to-female transsexual persons treated with oestrogens. Andrologia. 2014;46(10):1156-60.
17. Kerckhof ME, Kreukels BP, Nieder TO, Becker-Hébly I, van de Grift TC, Staphorsius AS, et al. Prevalence of sexual dysfunctions in transgender persons: results from the ENIGI follow-up study. J Sex Med. 2019;16(12):2018-29.
18. Hiransuthikul A, Himmad L, Kerr SJ, Janamnuaysook R, Dalodom T, Phanjaroen K, et al. Drug-drug interactions among Thai HIV-positive transgender women undergoing feminizing hormone therapy and antiretroviral therapy: the iFACT study. Clin Infect Dis. 2020;ciaa038.
19. Shieh E, Marzinke MA, Fuchs EJ, Hamlin A, Bakshi R, Aung W, et al. Transgender women on oral HIV pre-exposure prophylaxis have significantly lower tenofovir and emtricitabine concentrations when also taking oestrogen when compared to cisgender men. J Int AIDS Soc. 2019;22(11):e25405.
20. Brasil. Ministério da Saúde. Consultas/Bulário eletrônico; 2007. [acesso em 17 de outubro de 2020]. Disponível em: http://www.anvisa.gov.br/datavisa/fila_bula/index.asp.
21. Brasil. Ministério da Saúde. Portaria n. 2.803, de 19 de novembro de 2013. Redefine e amplia o Processo Transexualizador no Sistema Único de Saúde (SUS). Brasília: Diário Oficial da União; 2013.
22. Brasil. Ministério da Saúde. Portaria nº 344, de 12 de maio de 1998. Aprova o Regulamento Técnico sobre substâncias e medicamentos sujeitos a controle especial. Brasília: Diário Oficial da União; 1998.
23. Brasil. Presidência da República. Lei nº 9.965, de 27 de abril de 2000. Restringe a venda de esteróides ou peptídeos anabolizantes e dá outras providências. Brasília: Diário Oficial da União; 2000.
24. Cavanaugh T, Hopwood R, Gonzalez A, Thompson J. The medical care of transgender persons. Boston: Fenway Health; 2015.
25. Wierckx K, Elaut E, Declercq EV, Heylens GU, De Cuypere GR, Taes Y, et al. Prevalence of cardiovascular disease and cancer during cross-sex hormone therapy in a large cohort of trans persons: a case-control study. Eur J Endocrinol. 2013;169(4):471-8.
26. Grimstad FW, Boskey E, Grey M. New-onset abdominopelvic pain after initiation of testosterone therapy among trans-masculine persons: a community-based exploratory survey. LGBT Health. 2020;7(5):248-53.
27. Brasil. Ministério da Saúde. Secretaria de Assistência à Saúde. Portaria n. 1.160, de 18 de novembro de 2015. Aprova o Protocolo Clínico e Diretrizes Terapêuticas da Hiperprolactinemia. Brasília, DF: Diário Oficial da União; 2015.
28. Callen Lorde Community Health Center. Protocols for the provision of hormone therapy. 2018.

Procedimentos cirúrgicos para mulheres trans, travestis e pessoas transfemininas

Rodrigo Itocazo Rocha

Aspectos-chave

- As cirurgias de redesignação sexual podem melhorar a qualidade de vida e a autoestima.
- Os possíveis procedimentos cirúrgicos incluem cirurgias de face, de redução da cartilagem tireoide e de pregas vocais, de aumento mamário, neovulvovaginoplastia e cirurgias para modificar o contorno corporal.
- Deve-se ter atenção às especificidades dos cuidados pré e pós-operatórios da neovulvovaginoplastia, no tocante ao uso de hormônios, risco de eventos tromboembólicos e cuidados com dilatadores.
- Siliconomas são decorrentes do uso clandestino de silicone líquido industrial de complexa abordagem cirúrgica.

INTRODUÇÃO

Mulheres trans, travestis e pessoas transfemininas podem se sentir desconfortáveis com seus corpos e desejar modificações físicas em qualquer idade. Os procedimentos cirúrgicos vão ao encontro da demanda de cada pessoa, com o objetivo de aliviar desconfortos em relação ao corpo, melhorar a qualidade de vida, aumentar a autoestima ou produzir leitura e legitimação social ("passabilidade"), sendo permitidos no Brasil apenas a partir dos 18 anos.

Grande parte das técnicas cirúrgicas utilizadas para modificar os caracteres sexuais de pessoas trans é derivada de técnicas reparadoras e reconstrutivas já utilizadas em outros procedimentos[1-3].

A satisfação com as cirurgias de redesignação sexual em mulheres trans, travestis e pessoas transfemininas tende a ser positiva. Em estudo com 119 pessoas seguidas por 5 anos, 90% disseram que a cirurgia correspondeu às suas expectativas e 61,2% estavam satisfeitas e 26,2% muito satisfeitas com sua aparência. Com relação à funcionalidade, 37,6% estavam satisfeitas[4]. Em uma análise retrospectiva de 1960 a 2010 com 429 mulheres trans que realizaram cirurgias de redesignação sexual na Suécia, 10 pessoas (2,3%) se arrependeram. Entretanto, com a melhora das técnicas cirúrgicas, a taxa de arrependimento tem se reduzido ao longo do tempo, sendo de apenas 0,3% a partir de 2001. Os principais motivos relacionados foram ausência de suporte familiar, falha para transição social, resultados cirúrgicos ruins e ausência de cuidados de saúde adequados[5].

CUIDADOS PRÉ-CIRÚRGICOS PARA TODAS AS CIRURGIAS

Antes de qualquer uma das cirurgias que serão descritas adiante, deve ser explicado, preenchido e assinado o Termo de Consentimento Livre e Esclarecido (TCLE). É requerido que a pessoa esteja em acompanhamento multiprofissional prévio, de acordo com a Resolução n. 2.265/2019, do Conselho Federal de Medicina (CFM)[6].

Os cuidados pré-operatórios gerais devem incluir a avaliação clínica e procedimentos para redução de risco pré-cirúrgico, ajuste de medicações e hormônios e preparos específicos de acordo com a região a ser operada. Em caso de procedimentos de maior porte, tabaco, álcool e outras drogas devem ser suspensos de 2 a 4 semanas antes da cirurgia. Também se preconiza a interrupção dos estrógenos 1 mês antes, para reduzir os riscos de eventos tromboembólicos.

CIRURGIAS

Cirurgia de face para alterar contornos ósseos

Diferenças dos contornos da face são utilizados por antropologistas com o objetivo de diferenciar esqueletos masculinos de femininos há muito tempo. O desenvolvimento ósseo craniofacial sofre interferência genética, hormonal e dos músculos atuantes na face. Ao observar o esqueleto facial masculino, notam-se áreas anatômicas que são características: implantação da linha do cabelo mais posterior, fronte mais verticalizada, proeminência supraorbitária frontal, ângulos frontonasal e nasolabial mais agudos, mento mais largo, ângulo mandibular mais proeminente e robusto.

Procedimentos cirúrgicos craniomaxilofaciais são utilizados mais frequentemente para feminizar uma face com estigmas masculinos. Esse tipo de cirurgia tem capacidade de aumentar a qualidade de vida das pacientes através dos seguintes procedimentos (Quadro 1)[7].

Quadro 1 Procedimentos feminizantes de face

- Avanço da linha capilar através do avanço do escalpo ou por cirurgia de transplante capilar.
- Osteotomia frontal para reduzir a projeção óssea na região da glabela na região supraorbitária.
- Osteotomia do ângulo da mandíbula.
- Mentoplastia.
- Rinoplastia.
- Osteotomia zigomática.
- Encurtamento do lábio superior.

Cuidados pré-operatórios

Procedimentos em que há remodelamento ósseo não exigem cuidados pré-operatórios específicos. Já para os de couro cabeludo, deve-se evitar o alongamento capilar ou a aplicação de produtos químicos sobre os cabelos em menos de 2 semanas antes das cirurgias. Nos casos da rinoplastia e do encurtamento do lábio superior, há necessidade de evitar a aplicação de *laser*, *peeling* químico ou outros tratamentos sobre a pele do local em menos de 1 mês antes da cirurgia.

Cuidados pós-operatórios

Os cuidados são específicos para reduzir a mobilidade e o edema após a cirurgia. Manutenção do dorso elevado, compressas frias e medicamentos anti-inflamatórios contribuem nesse sentido. No caso de cirurgias ortognáticas e de incisões intraorais, as dietas líquidas/pastosas com baixas temperaturas devem ser mantidas por 3 dias. Nas cirurgias ortognáticas, pode haver necessidade de manutenção de bloqueio maxilomandibular de acordo com a movimentação óssea realizada. No avanço da linha capilar ou de transplante capilar, a higienização cuidadosa deve ser realizada, com permissão para lavar o couro cabeludo a partir do terceiro dia após o procedimento cirúrgico. Cirurgias na região da face costumam provocar edema e hematomas que duram alguns dias e que podem provocar reações diversas nos pacientes. Pessoas trans podem ter maior sensibilidade em relação à sua imagem corporal, devendo-se informá-las a respeito, para reduzir ansiedade nesse período.

Cirurgia para redução da cartilagem tireoide e cirurgia das pregas vocais para agudização da voz

Denominada tecnicamente de condroplastia tireoide, a cirurgia de redução do pomo de adão permite suavizar o contorno cervical em relação à projeção da cartilagem tireoide. Há de se observar a presença da prega vocal internamente ao terço inferior da cartilagem, o que faz que haja necessidade de limitar a manipulação cirúrgica para evitar ressecção nas proximidades da prega vocal. Pode ocorrer afrouxamento inadvertido da estrutura com a manipulação, o que leva à redução do timbre da voz, ou mesmo à disfunção da prega. Esse tipo de complicação é de difícil tratamento ou reversão e leva a paciente a apresentar um timbre de voz mais grave, no sentido contrário daquele que se deseja.

Há possibilidade conjunta de redução da proeminência da cartilagem tireoide com técnicas para agudizar o timbre da voz, através da tireoplastia tipo 4, que consiste na sutura entre a cartilagem tireoide e a cartilagem cricoide na região anterior, levando ao aumento de tensão sobre a prega vocal. Outra técnica é a glotoplastia de Wendler, uma cirurgia que diminui o tamanho das pregas vocais e deixa o tom de voz mais agudo. É importante observar que não somente o timbre da voz deve ser abordado cirurgicamente; outros elementos da fonação devem ser trabalhados com abordagem fonoaudiológica concomitante[8].

Cuidados pré-operatórios

Os cuidados devem incluir avaliação fonoaudiológica e investigação de infecções de vias aéreas previamente à cirurgia.

Cuidados pós-operatórios

Cuidados gerais para o controle do edema cirúrgico e de repouso para a fonação por 5 dias. O seguimento fonoaudiológico para as cirurgias com alteração do timbre vocal é mandatório.

Cirurgias de aumento do volume mamário

A utilização de hormônios estrogênicos permite o desenvolvimento de tecidos mamários e a modificação do contorno torácico, conferindo a este um aspecto feminino, porém as mamas não costumam atingir o volume desejado. Portanto, para maior aumento, é utilizada a colocação de implantes de silicone como procedimento de escolha. Apesar das semelhanças técnicas para colocação de próteses mamárias em mulheres cis, algumas observações devem ser feitas quanto às peculiaridades para a inserção desses dispositivos em mamas com pouco volume anatômico[9]:

- Deve-se considerar a utilização de plano retromuscular no caso de mamas com pouca elasticidade da pele ou com pouco tecido mamário. Em pacientes nos quais haja silicone industrial injetado previamente, também se preconi-

za a utilização do plano atrás do músculo, para evitar o contato com os tecidos infiltrados por silicone.
- Frequentemente há necessidade de soltar e reposicionar o sulco mamário inferior para uma posição mais baixa, principalmente em mamas de pouco volume e no caso de utilização de próteses de diâmetro maior do que a mama da paciente.
- O modelo e a forma dos implantes a serem utilizados são decididos com base na estrutura da mama existente e no volume desejado pela paciente, dividindo-se principalmente em anatômicas e redondas.
- A incidência de câncer de mama nas mulheres trans e pessoas transfemininas com mamas não é maior que na população cis, e não existem protocolos baseados em evidências para rastreamento nesse grupo[10].

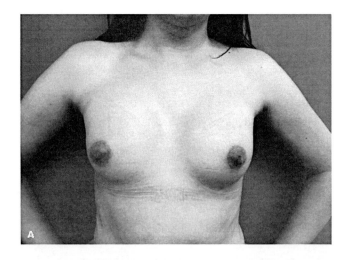

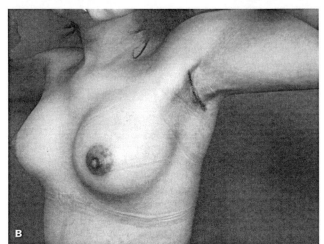

Figura 2 Colocação de implantes de silicone por via axilar. A: pré-operatório; B: pós-operatório recente.

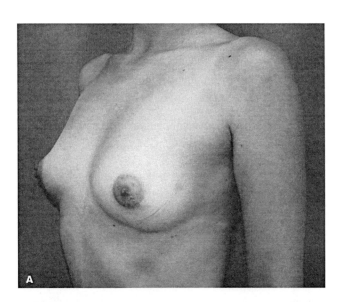

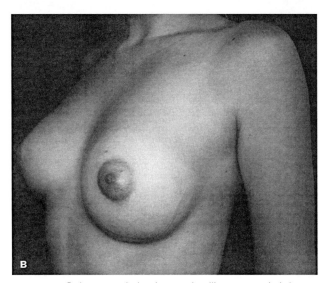

Figura 1 Colocação de implantes de silicone por via inframamária. A: pré-operatório; B: pós-operatório tardio.

Cuidados pré-operatórios

A realização de um exame de mamografia antes da colocação de próteses de silicone é altamente recomendável, para haver documentação prévia do parênquima mamário, que servirá de parâmetro de comparação para exames posteriormente realizados.

Cuidados imediatos à colocação de implantes de silicone incluem aqueles comumente recomendados para cirurgias de colocação de materiais implantáveis no corpo, com a higienização do segmento torácico com clorexidina degermante na noite anterior à cirurgia.

Cuidados pós-operatórios

Nas três primeiras semanas após a cirurgia, será necessário reduzir consideravelmente a movimentação dos membros superiores para diminuir os riscos de sangramentos, quadros dolorosos e movimentação dos implantes mamários. Pode ser necessária a presença de terceiros para auxiliar em atividades básicas como tomar banho, escovar os dentes e se alimentar, devendo a pessoa se organizar previamente para tal. A utilização de sutiã cirúrgico contribui para reduzir o edema e os riscos de sangramentos e movimentação dos implantes.

Cirurgias genitais para a formação de neovulvovagina

Técnicas de cirurgias de redesignação sexual passaram por aperfeiçoamentos com o decorrer do tempo. A primeira cirurgia genital relatada no mundo ocidental data de 1931 e foi realizada em Lili Elbe (conhecida no filme *Garota dinamarquesa*), pelo Instituto Hirschfeld de Ciência Sexual, de Viena. Em 1938, os enxertos de pele não genitais foram realizados seguidos de enxertos de pele peniana em 1956, enxertos intestinais em 1974 e enxertos peritoneais em 2018 (técnica de Davydow). Para o revestimento da neovagina, as técnicas mais antigas descreveram a utilização de enxertos parciais ou totais de pele, formando um tubo cilíndrico com o epitélio voltado para a face interna. Descrita por Abbe[11], foi modificada e aprimorada[12] e ainda é bastante utilizada em alguns centros. Apesar da rapidez e maior facilidade técnica, apresenta resultados inferiores em decorrência de dificuldades na integração do enxerto e maior incidência de estenose da neovagina.

No Brasil, a primeira cirurgia genital de redesignação sexual foi realizada em 1971, em São Paulo, por Roberto Farina, e, apesar de consentida pela paciente Waldirene Nogueira, resultou na condenação do médico. Somente em 1997 o CFM regulamentou o procedimento, em caráter experimental, nos hospitais universitários. O Processo Transexualizador do SUS (2008/2013) considera as seguintes cirurgias genitais para mulheres trans, travestis e pessoas transfemininas: orquiectomia bilateral com amputação do pênis, construção de um neovulva e neovagina (neovulvovaginoplastia) e outros procedimentos para a correção de possíveis complicações (ver na seção pós-operatório adiante). Os procedimentos da cirurgia para construção de uma neovulvovagina têm a sequência apresentada no Quadro 2.

Quadro 2 Sequência cirúrgica dos procedimentos da neovulvovaginoplastia

▪ Dissecção entre a uretra/bexiga e o reto para a criação de uma cavidade onde será a neovagina (Figuras 3, 4 e 5).
▪ Encurtamento da uretra (Figuras 10 e 11).
▪ Ressecção do tecido erétil da haste peniana (Figuras 6, 7 e 8).
▪ Orquiectomia bilateral (Figura 8).
▪ Utilização da pele e do tecido subcutâneo do escroto para a conformação dos grandes lábios neovulvares e da neovagina (Figuras 12 e 14).

As técnicas cirúrgicas diferem principalmente em relação ao destino que se dará à glande e ao tecido que fará o revestimento da neovagina. O tecido da glande possui grande sensibilidade erógena e pode ser usado para a formação do neoclitóris (Figura 13) ou ser posicionado no fundo da neovagina por meio da técnica de inversão peniana (Figura 9), descrita por Gillies[13] e ainda utilizada em alguns centros especializados. A técnica de inversão peniana sofreu modificações e aprimoramentos, com a descrição de separação da glande para formar um neoclitóris e utilização da pele para revestir a neovagina (Figura 13). Essa técnica foi descrita por Perovic[14] e é o padrão atualmente.

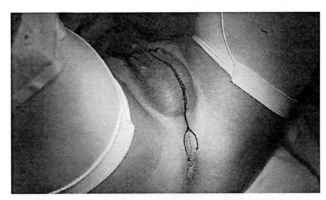

Figura 3 Neovulvovaginoplastia: demarcação dos locais de incisão para confecção do canal vaginal.

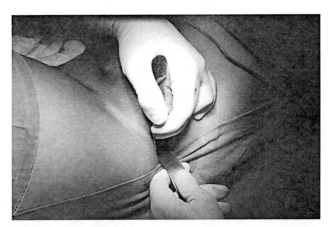

Figura 4 Neovulvovaginoplastia: canal posterior ao sistema urinário e anterior ao reto dissecado.

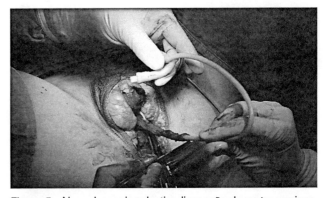

Figura 5 Neovulvovaginoplastia: dissecção da uretra peniana.

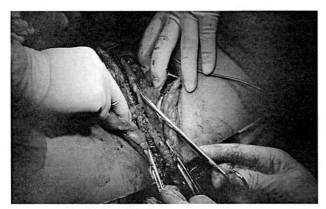

Figura 6 Neovulvovaginoplastia: abertura dos corpos cavernosos.

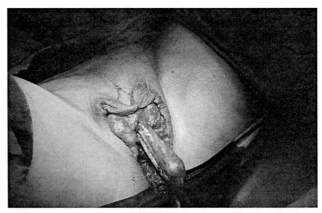

Figura 9 Neovulvovaginoplastia: inversão do retalho peniano com a glande posicionada na extremidade, colocada no fundo do canal vaginal – técnica de inversão peniana.

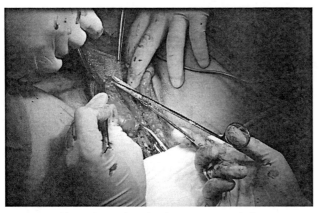

Figura 7 Neovulvovaginoplastia: ressecção dos corpos cavernosos.

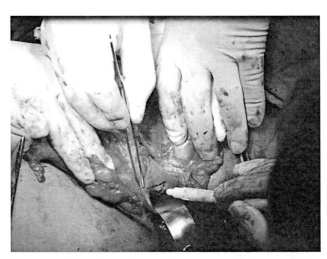

Figura 10 Neovulvovaginoplastia: demarcação de contra-abertura para posicionamento e encurtamento da uretra.

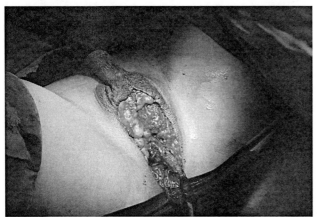

Figura 8 Neovulvovaginoplastia: após orquiectomia, separação da uretra peniana e ressecção dos corpos cavernosos.

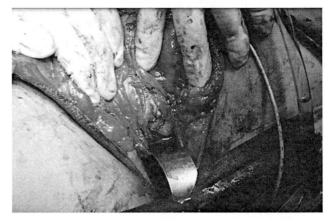

Figura 11 Neovulvovaginoplastia: uretra encurtada e maturado o novo meato uretral.

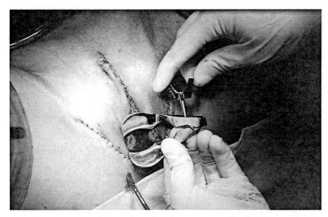

Figura 12 Neovulvovaginoplastia: aspecto final com a pele da haste peniana revestindo o canal vaginal.

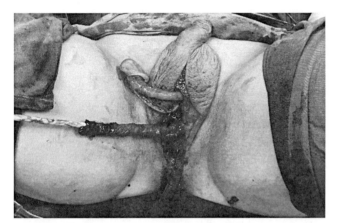

Figura 13 Neovulvovaginoplastia: inversão peniana com separação da glande para confecção de neoclitóris.

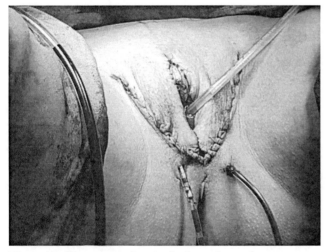

Figura 14 Neovulvovaginoplastia: inversão peniana com neoclitóris posicionado.

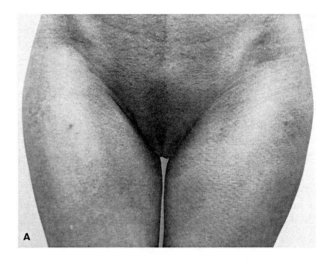

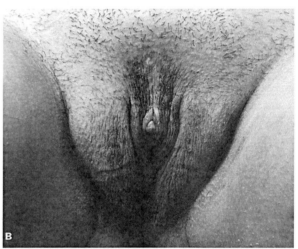

Figura 15 Neovulvovaginoplastia: aspecto pós-operatório tardio.

Com relação ao revestimento da neovagina, além da pele do pênis, podem ser utilizados tecidos da mucosa intestinal, mucosa oral, peritônio ou enxerto de pele. As técnicas de revestimento da neovagina utilizando segmentos intestinais foram as primeiras descritas e aprimoradas[15-18], tendo como vantagens bom suprimento sanguíneo e lubrificação, não necessidade de dilatações, baixas taxas de estenoses da neovagina e utilização mesmo em situações onde houve manipulações cirúrgicas prévias. As potenciais desvantagens são íleo paralítico, obstrução intestinal, colite ulcerativa e adenocarcinoma; necessidade de laparotomia e anastomose entérica; taxas de prolapso da neovagina que variam de 3% a 8% e que poderão determinar um quadro de produção excessiva de muco. A Resolução 2.265/2019 do CFM[6] determina que o uso de segmentos intestinais seja considerado opção no caso de falha ou impossibilidade de neovaginoplastias por outras técnicas.

O enxerto de pele pode ser utilizado na cirurgia de neovagina e em reabordagens cirúrgicas de complicações, mas depende de banco de peles nem sempre disponíveis. Nos casos em que é utilizada a pele da própria pessoa, pode haver cicatrizes do local em que houve a exérese. Tecidos da mucosa oral e do peritônio podem ser utilizados principalmente em reabordagens cirúrgicas, porém têm a desvantagem de estar relacionada à maior umidade[19].

Cuidados pré-operatórios específicos

A epilação a *laser* ou eletrólise da região genital da pele da base da haste peniana é recomendada, pois formará a região da vulva e, a depender da técnica utilizada, o introito vaginal. A presença de pelos na neovagina pode dificultar sua higienização e trazer desconforto à paciente. A epilação a *laser* definitiva deve ser realizada de 3 a 6 meses antes. Contraindica-se o procedimento antes de 2 semanas da cirurgia, pelo risco de inflamação local.

A quantidade de pele da haste peniana e saco escrotal deve ser avaliada a fim de verificar a possibilidade de construção da neovulva e neovagina. Pessoas que fizeram o bloqueio puberal podem ter quantidade insuficiente de pele; nesse caso, estará indicado o revestimento da neovagina com algum outro tecido.

Cuidados pós-operatórios e complicações

A internação das cirurgias de neovulvovaginoplastia geralmente dura cerca de 7 dias. Devem ser realizados cuidados para profilaxia de trombose (meias, compressor, enoxaparina por 7 dias) e uso de conformador vaginal por 3 dias. O curativo vaginal é removido no 5º ou 6º dia pós-operatório. Recomenda-se ducha salina ou com solução diluída de iodopovidona[20]. Após a alta, está recomendado o uso de modelador vaginal por 1 mês e dilatação vaginal por pelo menos 6 meses. O início da atividade sexual vaginal está permitido a partir do sexto mês após a cirurgia.

O uso de dilatadores na neovagina tem grande variação e está relacionado a múltiplos fatores da própria paciente, como frequência de intercurso sexual e tipo e qualidade do tecido que reveste o canal vaginal. Nas técnicas com utilização de retalhos para revestimento da neovagina, há melhor qualidade tecidual, ou seja, com melhores elasticidade e resistência. Nesses tipos de reconstrução, os resultados da dilatação são mais duradouros, e os tecidos remodelados apresentam maior resistência e elasticidade quando comparados com os enxertados nas neovaginas. Os enxertos, de pele ou mucosa, sobrevivem em decorrência do suprimento sanguíneo do leito receptor, que pode apresentar variações nas áreas e qualidade da pega, determinando um tecido final com qualidade inferior em relação à quantidade, qualidade e elasticidade do colágeno ali presente. Nesses casos, as dilatações podem ser necessárias por período indefinido.

As complicações mais frequentemente relacionadas à cirurgia são perfuração do reto ou da bexiga, estenoses ou prolapsos uretrais e vaginais, excesso de aumento do volume do bulbo uretral no estímulo sexual, prolapsos da glande, assimetrias, deiscências de suturas, hematomas, infecções, trombose e sangramentos. Os procedimentos cobertos pelo Processo Transexualizador do SUS para abordar essas complicações são a meatotomia/meatoplastia (para corrigir estenose do canal uretral), a reconstrução da neovagina, a correção dos lábios vulvares, a correção de clitóris e o tratamento de deiscências e fistulectomia[20].

Um estudo com 117 pacientes operadas reportou que 70% experienciaram alguma forma de complicação pós-operatória, como tecido de granulação (26%), lesões intravaginais (20%), dor prolongada (20%), necrose (17%), sangramento e hematoma (10%) e infecções do trato urinário (7%). Foi necessária reoperação em 48% dos casos. Os preditores para complicações foram históricos prévios de sangramentos e infecções do trato urinário[21].

Outro estudo mostrou que, apesar da incidência maior de problemas na resposta sexual, lubrificação e dor, as mulheres trans heterossexuais apresentam grau de satisfação sexual semelhante ao das mulheres cis, enquanto as homossexuais apresentam escores mais baixos. Um dado interessante é que 26% das mulheres que responderam ao questionário referem mudança na orientação sexual após a cirurgia de redesignação sexual[22].

A fístula retovaginal consiste em uma comunicação anômala entre o reto e a neovagina que podem ser confirmadas por ultrassonografia, tomografia computadorizada ou ressonância da região anorretal. A fístula requer reparo cirúrgico com enxertos de pele.

A estenose vaginal está comumente associada à dilatação deficiente. Recomenda-se o uso de gel à base de água e dos dilatadores de diâmetros progressivos, além de reorientar o método correto de dilatação e lubrificação. A presença de tecidos de granulação pode causar sangramentos, corrimento e odor fétido, podendo-se cauterizá-los com nitrato de prata.

Fístulas, tecidos de granulação e foliculite de pelos retidos por má epilação/eletrólise podem mimetizar uma infecção sexualmente transmissível (IST), devendo ser consideradas como diferenciais na avaliação de sintomas como corrimento, sangramento e odor vaginal.

No caso de revestimento da neovagina com tecido intestinal, pode haver corrimento intenso pela produção de muco. Na presença de corrimentos, deve ser realizado o exame especular com anuscópio ou endoscopia, a fim de identificar presença de pólipos ou colite inflamatória[22].

Situação prática	Sugestão de abordagem
Mulher trans foi submetida à cirurgia de neovulvovaginoplastia e sente dificuldades para aceitar a sensibilidade do neoclitóris, pois remete à sensibilidade do pênis.	O cirurgião deve compreender a necessidade de abordagem multiprofissional, para que a paciente tenha suporte para ressignificar a nova anatomia num cenário em que os tecidos anteriormente presentes foram movimentados cirurgicamente para formar a neovulvovagina.

Cirurgias plásticas para modificar o contorno corporal

Outros procedimentos com o objetivo de adequar regiões do corpo com estigmas anatômicos são possíveis, como lipoaspirações em flancos abdominais para reduzir as medidas da cintura, a utilização de implantes de silicone nos glúteos e a lipoenxertia nessa região. Atenção deve ser dada ao risco elevado de eventos graves associados à enxertia de gordura na musculatura glútea e planos profundos devido à possibilidade de embolia gordurosa, devendo haver preferência pela injeção em planos superficiais aos músculos e com atenção às topografias de vasos e nervos.

Tratamento de siliconoma

A injeção de material exógeno para modelamento corporal é uma prática clandestina popular em muitos países. Óleos, parafinas, hidrogéis de poliacrilamida e outros não identificados são utilizados fora do contexto de saúde, sendo o silicone líquido industrial o mais frequente no Brasil. Este pode ter diversas constituições, de óleos a compostos como dimeticona (dimetilpolisiloxane). Segundo a Agência Nacional de Vigilância Sanitária (Anvisa), o silicone industrial não é indicado no corpo humano, e "a sua aplicação como material para cirurgia plástica e outros procedimentos estéticos é considerada crime contra a saúde pública previsto no Código Penal – exercício ilegal da medicina, curandeirismo e lesão corporal", sendo também condenado pelas sociedades de cirurgia plástica e reconstrutiva[23].

Mulheres trans e travestis podem recorrer às "bombadeiras", pessoas trans mais experientes, para aplicarem o silicone em diversas regiões e modificarem seus corpos. Os possíveis problemas decorrentes são dor na região da aplicação, infecção e inflamação locais, trombose, tromboembolismo pulmonar, linfedema, necrose de tecidos, celulite crônica, nodulações, reação de "corpo estranho", síndrome compartimental e migração e aderência do silicone para outras regiões, às vezes anos após a aplicação. O material injetado pode migrar pelos canais linfáticos, sistemas ductais ou por invasão direta parenquimatosa[24].

A remoção cirúrgica do tecido afetado é comumente mandatória como tratamento, mas, a depender da gravidade e extensão do siliconoma, é bastante limitada e difícil. Mastectomia total com ou sem preservação da pele e do complexo areolar é uma opção apropriada para dano mamário grave, seguida de reconstrução da mama com tecido autólogo ou próteses expansoras de tecido. Outras regiões podem requerer análise minuciosa para avaliação de custo-benefício das técnicas cirúrgicas[25].

CONSIDERAÇÕES FINAIS

O cirurgião deve dominar as técnicas e compreender seu papel como membro de um tratamento complexo e multidisciplinar, uma vez que as movimentações cirúrgicas realizadas determinarão uma nova anatomia. Há necessidade de que as pacientes mantenham, após a cirurgia, o seguimento para suporte na ressignificação do corpo modificado.

Cabe ao especialista reconhecer a necessidade multiprofissional no cuidado da saúde LGBTQIA+, compreendendo seu papel no tratamento conjunto, adquirir especialização nas técnicas específicas e buscar o contínuo aprimoramento. Mais do que isso, deve utilizar abordagem afirmativa, utilizar terminologia geral para partes anatômicas, com atenção ao esclarecimento sobre as técnicas cirúrgicas disponíveis e seu alinhamento com as expectativas das pacientes.

Erros mais frequentes	Como evitá-los
Acreditar que os conceitos e as técnicas de cirurgia utilizados em outros procedimentos mais comuns em pessoas cis sejam simplesmente aplicados em situações de redesignação sexual.	Os efeitos da hormonização interferem nas características dos tecidos manipulados. Além disso, existem especificidades das cirurgias de redesignação sexual que devem ser consideradas e são diferentes de outras cirurgias estéticas, havendo aplicação de novos conceitos e padronizações técnicas.
Operar a paciente sem qualquer preocupação com o seguimento multiprofissional pós-cirúrgico.	As abordagens cirúrgicas fazem parte do tratamento multiprofissional. Deve haver troca de informações com os outros profissionais envolvidos.
Não explicar o Termo de Consentimento Livre e Esclarecido.	Algumas das cirurgias são de caráter permanente e irreversível, por isso devem ser explicadas de forma pormenorizada, para que a paciente possa se decidir livremente.

 Material complementar

Documentários
- *Bombadeira* (direção: Luís Carlos de Alencar; 2007).
- *Laerte-se* (direção: Eliane Brum; 2017).

Filme
- *Garota dinamarquesa* (direção: David Ebershoff; 2015).

REFERÊNCIAS BIBLIOGRÁFICAS

1. Bowman C, Goldberg J. Care of the patient undergoing sex reassignment surgery (SRS). Vancouver Coastal Health, Transcend Transgender Support & Education Society, and the Canadian Rainbow Health Coalition; 2006.
2. Grant JM, Mottet LA, Tanis J, Harrison J, Herman J, Keisling M. National Transgender Discrimination Survey; Report on Health and Healthcare. Washington: National Center for Transgender Equality and National Gay and Lesbian Task Force; 2010.
3. Sevelius JM. Gender affirmation: a framework for conceptualizing risk behavior among transgender women of color. Sex Roles. 2013;68(11-12):675-89.
4. Hess J, Rossi Neto R, Panic L, Rübben H, Senf W. Satisfaction with male-to-female gender reassignment surgery. Dtsch Arztebl Int. 2014;111(47):795-801.
5. Dhejne C, Öberg K, Arver S, Landén M. An analysis of all applications for sex reassignment surgery in Sweden, 1960–2010: prevalence, incidence, and regrets. Arch Sex Behav. 2014;43(8):1535-45.
6. 6. Brasil. Conselho Federal de Medicina. Resolução CFM n. 2.265/2019. Dispõe sobre o cuidado específico à pessoa com incongruência de gênero ou transgênero e revoga a Resolução CFM nº 1.955/2010. Brasília, DF: Diário Oficial da União; 2020.
7. Ainsworth TA, Spiegel JH. Quality of life of individuals with and without facial feminization surgery or gender reassignment surgery. Qual Life Res. 2010;19(7):1019-24.

8. Casado JC, OConnor C, Angulo MS, Adrián JA. Glotoplastia de Wendler y tratamiento logopédico en la feminización de la voz en transexuales: Resultados de la valoración pre-vs. poscirugía. Acta Otorrinolaringológica Española. 2016;67(2):83-92.
9. Coon D, Lee E, Fischer B, Darrach H, Landford WN, et al. Breast augmentation in the transfemale patient: Comprehensive principles for planning and obtaining ideal results. Plast Reconstr Surg. 2020; 145(6):1343-53.
10. Wierckx K, Elaut E, Declercq E, Heylens G, De Cuypere G, Taes Y, et al. Prevalence of cardiovascular disease and cancer during cross-sex hormone therapy in a large cohort of trans persons: a case-control study. Eur J Endocrinol. 2013;169(4):471-8.
11. Abbe R. New methods of creating a vagina in a case of congenital absence. Med Rec. 1898;54:836-8.
12. McIndoe AH, Banister JB. An operation for the cure of congenital absence of the vagina. J Obstet Gynaecol Br Emp. 1938;45:490-4.
13. Gillies H, Millard Jr RD. Genitalia. The principles and art of plastic surgery. Londres: Butterworth; 1957. p. 369-88.
14. Perovic SV, Stanojevic DS, Djordjevic ML. Vaginoplasty in male transsexuals using penile skin and a urethral flap. BJU Int. 2000;86(7):843-50.
15. Rawat J, Ahmed I, Pandey A, Khan TR, Singh S, Wahklu A, et al. Vaginal agenesis: experience with sigmoid colon neovaginoplasty. J Indian Assoc Pediatr Surg. 2010;15(1):19-22.
16. Imparato E, Alfei A, Aspesi G, Meus A, Spinillo A. Long-term results of sigmoid vaginoplasty in a consecutive series of 62 patients. Int Urogynecol J Pelvic Floor Dysfunct. 2007;18(12):1465-9.
17. Nowier A, Esmat M, Hamza RT. Surgical and functional outcomes of sigmoid vaginoplasty among patients with variants of disorders of sex development. Int Braz J Urol. 2012;38(3):380-6; discussions 387-8.
18. São Paulo. Secretaria Municipal de Saúde. Coordenação da Atenção Básica. Protocolo para o atendimento de pessoas transexuais e travestis no município de São Paulo. [acesso em 21 de novembro de 2020. Disponível em: https://www.prefeitura.sp.gov.br/cidade/secretarias/upload/saude/Protocolo_Saude_de_Transexuais_e_Travestis_SMS_Sao_Paulo_3_de_Julho_2020.pdf
19. Berli JU, Knudson G, Fraser L, Tangpricha V, Ettner R, Ettner FM, et al. What surgeons need to know about gender confirmation surgery when providing care for transgender individuals: a review. JAMA Surg. 2017;152(4):394-400.
20. Brasil. Ministério da Saúde. Portaria n. 1.707, de 18 de agosto de 2008. Institui, no âmbito do Sistema Único de Saúde (SUS), o Processo Transexualizador, a ser implantado nas unidades federadas, respeitadas as competências das três esferas de gestão. Brasília: Diário Oficial da União; 2008.
21. Massie JP, Morrison SD, Van Maasdam J, Satterwhite T. Predictors of patient satisfaction and postoperative complications in penile inversion vaginoplasty. Plast Reconstr Surg. 2018;141(6):911e-921e.
22. Cornelisse VJ, Jones RA, Fairley CK, Grover SR. The medical care of the neovagina of transgender women: a review. Sex Health. 2017;14(5):442-50.
23. Brasil. Ministério da Saúde. Anvisa. Risco à saúde: silicone industrial para uso estético [internet]. [acesso em 23 de novembro de 2020]. Disponível em: http://www.blog.saude.gov.br/index.php/servicos/53447-risco-a-saude-silicone-industrial-para-uso-estetico#:~:text=Procedimentos%20que%20utilizam%20silicone%20industrial,na%20utiliza%C3%A7%C3%A3o%20de%20procedimentos%20est%C3%A9ticos.
24. Salmi R, Boari B, Manfredini R. Siliconoma: an unusual entity for the internist. Am J Med. 2004;116(1):67.
25. Chuangsuwanich A, Warnnissorn M, Lohsiriwat V. Siliconoma of the breasts. Gland Surg. 2013; 2(1):46-9.

Procedimentos cirúrgicos para homens trans e pessoas transmasculinas

Maíra Monteiro Marques

 Aspectos-chave

- As cirurgias de modificações corporais têm uma relevância importante no acompanhamento multidisciplinar por representar mudanças físicas de uma longa história de aceitação psicossocial.
- Existe um amplo arsenal de cirurgias para o acompanhamento da pessoa transgênero – desde pequenos procedimentos de consultório a cirurgias de grande porte com equipes cirúrgicas de especialidade distintas: cirurgião plástico, cirurgião geral, ginecologista e urologista.
- Os objetivos das cirurgias de modificações corporais masculinas são aumentar volumes osteomusculares faciais e corporais, mudar o aspecto das mamas e alterar a genitália.
- A hormonização pré-operatória confere possibilidade de cirurgias menos agressivas, como nas cirurgias de mama com cicatrizes periareolares ou a metoidioplastia. Os procedimentos faciais podem ser ambulatoriais, na maioria das vezes, usando técnicas de preenchimento com ácido hialurônico. Procedimentos cirúrgicos mais complexos compreendem as cirurgias craniofaciais com excelentes resultados.
- As cirurgias mamárias para o gênero masculino ou *top surgeries* têm como objetivo a retirada da glândula e o redimensionamento da pele remanescente com, na maioria das vezes, a cicatriz posicionada no sulco original do músculo peitoral.
- As cirurgias da genitália masculinizantes, as *bottom surgeries*, almejam a alteração da forma e do tamanho do clitóris com o uso de retalhos locais (metoidioplastia) ou a configuração de um neofalo através de retalhos microcirúrgicos.

INTRODUÇÃO

As cirurgias de modificações corporais requerem um conhecimento das características físicas atribuídas socialmente aos gêneros e a capacidade de adaptar as técnicas e os recursos cirúrgicos ao objetivo da estética final do indivíduo, levando-se em consideração sua visão de beleza.

Os procedimentos para homens trans e pessoas transmasculinas visam mudar as formas corporais arredondadas, ossatura mais suave e menor volume muscular que remetem a características culturalmente associadas ao gênero feminino. Essas mudanças cirúrgicas conferem um aspecto estético mais viril, que remeta ao padrão masculino, aumentando volumes ósseos e musculares, redimensionando órgãos como a mama e modificando o órgão genital. As propostas cirúrgicas mais utilizadas para o processo de transição masculina serão apresentadas neste capítulo a partir de segmentos anatômicos: face, tronco, órgãos intra-abdominais e genitais.

CUIDADOS PRÉ-CIRÚRGICOS PARA TODAS AS CIRURGIAS

Os homens trans e as pessoas transmasculinas que desejam realizar procedimentos cirúrgicos para redesignação de gênero devem estar em acompanhamento multiprofissional prévio, segundo norma do Conselho Federal de Medicina (CFM) n. 2.265/2019[1]. Antes da cirurgia, o paciente deve ser orientado sobre os cuidados pré e pós-operatórios e as técnicas a serem utilizadas. O Termo de Consentimento Livre e Esclarecido (TCLE) deve ser explicado e preenchido.

Os cuidados pré-operatórios gerais para os procedimentos apresentados a seguir incluem a avaliação e o manejo do risco cirúrgico, a avaliação das condições psicológicas e orientações de cuidados específicos de acordo com a região a ser operada. A lavagem intestinal não é preconizada. Para homens trans e pessoas transmasculinas, não é obrigatória a suspensão da testosterona.

FACE

A mudança da face feminina para a masculina segue a proposta de angular um rosto arredondado. À medida que a hormonização ganha lugar no acompanhamento dos pacientes transgênero com mudanças mais graduais e em respostas autógenas, o campo das cirurgias de face se concentra nas modificações de maior porte com as cirurgias craniofaciais ou com o auxílio do uso crescente de preenchedores de ácidos diversos como o hialurônico e polilático. Entretanto, muitas faces belas têm por diferencial exatamente a mescla de traços típicos de gêneros. A diversidade é presente nos menores detalhes.

As cirurgias de face podem ser divididas didaticamente em terços topográficos. O terço superior compreende da raiz do cabelo à glabela. Em faces masculinas, são mais longos, mais largos e avançados frontalmente. O terço médio vai da porção da glabela à columela. Faces estereotipicamente masculinas possuem esse terço mais curto e menos projetado para a frente. O nariz é mais largo, comprido e projetado, maior que o feminino em todas as medidas. Isso confere um peso importante ao rosto masculino, sendo alvo da maioria das abordagens cirúrgicas, dado que é o elemento central da face. Já o terço inferior compreende a área da columela ao mento. A mandíbula marcada e com ossos mais fortes é um elemento muito importante para a face masculina, justificando ser outro ponto de interesse da abordagem cirúrgica. O osso da mandíbula é fundamental para desenhar a moldura quadrada do rosto masculino. Apesar de o nariz ser o foco da atenção à primeira vista, a mandíbula bem marcada, volumosa e angulada confere uma expressão lida pela percepção geral como mais sutilmente masculina (Figura 1)[2].

Analisando os elementos da face, é possível propor os procedimentos cirúrgicos a seguir.

Cirurgias craniofaciais

São os procedimentos que alteram as formas ósseas, através de fraturas controladas e reposicionamento ósseo com placas e outros materiais de síntese. Alterando a posição dos ossos frontal, nasal, malar e principalmente a mandíbula, pode-se conseguir uma face mais masculinizada.

As cirurgias craniofaciais para a masculinização facial envolvem o avanço maxilar e mandibular, avanço de órbita superior, retrusão de osso frontal, mentoplastia e rinoplastia de aumento. A mentoplastia pode ser realizada por meio de cirurgia craniofacial, intra ou extraoral com ou sem uso de implantes. De uma forma menos definitiva, podem-se realizar preenchimentos com ácido hialurônico. Esta última opção torna-se um meio interessante para visualizar o efeito final do procedimento cirúrgico craniofacial.

A rinoplastia de aumento é um procedimento que inclui cirurgias estéticas nasais cujo objetivo é aumentar o dorso, ou seja, a "altura" do osso do nariz. Podem ser usados materiais próprios (enxertos de cartilagens como septo ou costela) ou externos (polietileno ou silicone)[3-5].

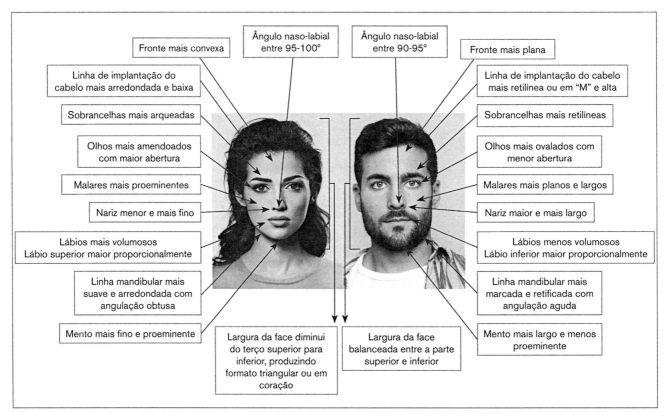

Figura 1 Padrão de diferenças anatômicas na face e no crânio de homens e mulheres. Fonte: adaptada de Lauricella e Giráldez, 2016[2]. Fotos: Freepik.

Procedimentos minimamente invasivos

Nos últimos anos, com o advento de conceitos como o MD Codes (técnica minimamente invasiva de sustentação facial, que consiste na aplicação de preenchimentos na face), os quais embasaram as populares harmonizações faciais, tornou-se possível fazer grandes alterações em volume de face com pouca dor e sem necessidade de internação hospitalar. Amplamente usados na prática clínica pelo cirurgião plástico e dermatologista nos últimos anos, são realizados utilizando-se ácido hialurônico[6]. O ácido láctico, a hidroxiapatita, o ácido polilático, a polidioxanona e outros tipos de substâncias usadas para preenchimento ou bioestimulação do colágeno endógeno são outras possibilidades para modificações na forma da face.

Cuidados pré-operatórios

Os pacientes devem ser avaliados quanto às condições dentárias pré e pós-operatoriamente, visto que as mudanças das posições ósseas alteram a biomecânica da mordedura e consequentemente da mastigação. Da mesma forma, pelo efeito dinâmico nas estruturas nasais e auditivas, é prudente a avaliação de equipe multidisciplinar. Não há contraindicações aos procedimentos de harmonização facial com ácido hialurônico, a não ser alergia aos componentes da fórmula do medicamento.

As cirurgias craniofaciais são consideradas de médio a grande porte, por isso devem ser realizadas em hospital com retaguarda de terapia intensiva, em centro cirúrgico equipado para cirurgias sob anestesia geral, com equipe completa (cirurgião, anestesista, cirurgiões auxiliares e instrumentador). Medidas para prevenção da trombose venosa profunda, como uso profilático de compressor pneumático de membros inferiores e uso de anticoagulantes, também são recomendadas[7].

Cuidados pós-operatórios

Recomenda-se nas cirurgias de face o repouso de atividades por 15 dias, principalmente se houver exposição dos ossos, dado o intenso edema nos primeiros dias de pós-operatório. É importante atentar para possíveis inchaço e hematoma, principalmente para aquelas pessoas que têm maior sensibilidade a questões de imagem corporal. O uso de curativos em face é restrito, mas é possível o uso de bandagens ao redor do couro cabeludo e gesso/*aquaplast* nas cirurgias nasais que ajudam na orientação da cicatrização das fraturas.

Cuidados analgésicos e para a prevenção de infecção são bastante relevantes, pois essas cirurgias mobilizam o tecido ósseo e partes moles e, muitas vezes, exigem o uso de material de síntese, como placas e parafusos. Medicamentos potentes, como os opiáceos, e crioterapia (gelo local e alimentação pastosa fria) para analgesia e auxílio à diminuição do inchaço (edema) são comuns. Recomenda-se antibioticoprofilaxia com cefalosporinas de segunda geração (cefadroxila).

As principais complicações são raras, de manejo ambulatorial, e incluem infecções, necrose óssea, alteração e disfunção da ortodôntica[8]. Com relação aos procedimentos minimamente invasivos, por serem de menor porte, os cuidados são mais simples e os riscos, menores. O inchaço e a dor são proporcionalmente pequenos e podem ser resolvidos com medidas como analgésicos comuns e gelo local. O paciente pode realizar o procedimento no consultório e repousar por horas após. Os curativos são feitos no mesmo dia e podem ser repetidos a critério médico para fins de cicatrização controlada.

Os riscos mais graves dos preenchimentos com ácido hialurônico são necrose de pele das extremidades da face como ponta nasal e sulco nasogeniano ("bigode chinês") e amaurose ocular[8]. Também são muito raros, e seu manejo é ambulatorial na maioria das vezes.

As necroses de pele são feridas causadas aparentemente por isquemia arterial após a injeção da substância e podem ser revertidas com hialuronidase, vasodilatadores orais e medidas físicas como calor local. O tratamento dessa complicação é complexo e vai de curativos locais a reconstruções com retalhos de face[8].

TRONCO

A modificação corporal masculinizante principal para o tronco (*top surgery*) compreende a retirada cirúrgica das glândulas mamárias e manutenção das mamas masculinas com um formato mais preponderante do músculo peitoral em relação às mamas.

Um formato mais quadrado do tronco também pode ser adquirido por meio de próteses (procedimento menos usado atualmente) e de enxertos de gordura. As cirurgias de tronco podem ser classificadas em mamoplastia masculinizadora e para mudança do contorno do tórax e abdome.

Mamoplastia masculinizadora

As mamas são fonte de sofrimento, angústia e disforia para muitos homens trans e pessoas transmasculinas, por serem órgãos que culturalmente costumam ter representação importante na sexualidade feminina, além de contribuir para a definição de um contorno corporal típico. A mamoplastia masculinizadora (MM) se refere a procedimentos para a retirada das glândulas mamárias e o reposicionamento da aréola mamária. É também conhecida como toracoplastia masculinizadora, mamoplastia bilateral, mastectomia masculinizadora. Nesse texto, optou-se pelo termo "mamoplastia masculinizadora" para diferenciá-la de outros procedimentos destinados a pessoas cis. Além disso, o termo "mastectomia", cirurgia popularizada para retirada da glândula mamária e pele, costuma se referir ao tratamento do câncer de mama e não traduz o escopo da cirurgia de redesignação sexual masculina. Em 2019, a Agência Nacional de Saúde Suplementar (ANS) incluiu as mamoplastias para homens trans no rol da lista de procedimentos através do parecer técnico nº 26/GEAS/GGRAS/DIPRO/2019[9].

Na MM, os elementos a serem avaliados para escolha da técnica mais apropriada são: volumes das mamas, quantidade e elasticidade da pele, tamanho e posição do complexo areolopapilar. Para construir um contorno torácico masculino, a retirada da glândula mamária e do excesso de pele é parcial, pois é necessário manter algum tecido para garantir a viabilidade da pele remanescente e da aréola. As técnicas mais recomendadas são aquelas que mantêm o pedículo vasculonervoso para garantir a manutenção da sensibilidade da aréola, retirando-se a pele superficial (epiderme e derme) e reposicionando-a em outra região. Nesse tipo de técnica (à Thorek), é possível retirar quase todo o tecido mamário. Existem várias alternativas cirúrgicas para a masculinização do tronco, pois deve ser considerada a diversidade de anatomia do tórax feminino e do tamanho da mama no pré-operatório na escolha do procedimento[10,11].

Quanto maiores e mais desenvolvidas forem as mamas no pré-operatório, maiores serão as cicatrizes e maior será o índice de complicações associadas à cirurgia, para contorno torácico – tais como hematomas e alterações cicatriciais com necessidade de revisão cirúrgica.

Cuidados pré-operatórios específicos

Recomenda-se que os pacientes tenham um índice de massa corporal (IMC) < 27 para melhores resultados cirúrgicos[13]. Pessoas obesas devem considerar um acompanhamento nutricional prévio. O uso prolongado de *binder*/faixas mamárias pode alterar a estrutura e o formato das mamas, podendo alterar as técnicas a serem escolhidas e os resultados cirúrgicos[14].

Cuidados pós-operatórios e complicações

As cirurgias de mama requerem cuidados com a cicatriz, com curativos simples. Quando a técnica de enxerto da aréola (à Thorek) é a opção, os cuidados com o curativo do enxerto são mais específicos, e não se recomenda que a região seja mo-

Tabela 1 Mamoplastia masculinizadora

Volume das mamas e quantidade de pele	Orientações técnicas
Pequeno volume mamário e sem pele excedente	A técnica de ressecção do tecido mamário pode ser feita por acesso à Webster, deixando cicatriz periareolar.
Moderado volume mamário e moderada quantidade de pele	A técnica periareolar com ressecção dos excedentes permite deixar as cicatrizes bem posicionadas ao redor da aréola.
Grande volume ou presença de ptose mamária e pele em grande quantidade ou com muita elasticidade	A técnica mais recomendada é a mamoplastia com enxertia do complexo areolopapilar à Thorek, resultando em cicatrizes na altura dos sulcos inframamários e ao redor das aréolas. Trata-se de técnica que permite maior readaptação dos tecidos, portanto deixa cicatrizes torácicas maiores. As chances de irregularidades de integração do enxerto das aréolas existem, podendo ocorrer perdas parciais e necessidade de revisão cirúrgica ou pigmentação com tatuagem. Importante aguardar até o pós-operatório tardio, pois há melhora das eventuais discromias em períodos tardios. Se houver manutenção de áreas hipocrômicas, as tatuagens com micropigmentação podem amenizar essas irregularidades. No caso de hipercromia, o tratamento pode ser ambulatorial, com pomadas despigmentantes.

Fonte: adaptado de Claes et al., 2018[10]; Ammari et al., 2019[11]; Monstrey et al., 2008[12].

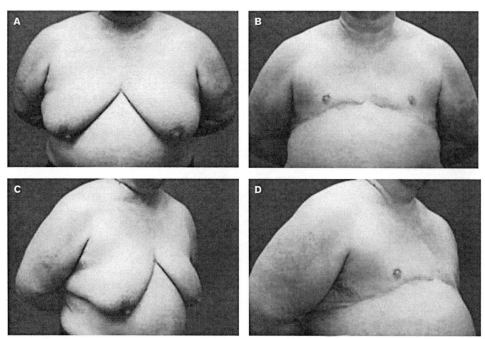

Figura 2 Mamoplastia masculinizadora. A e C: pré-operatório; B e D: pós-operatório.

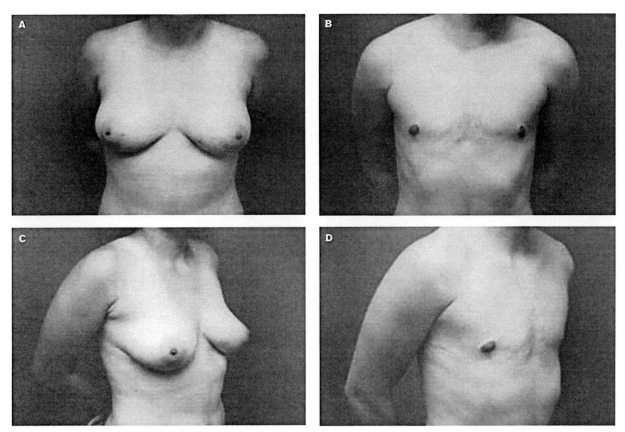

Figura 3 Mamoplastia masculinizadora. A e C: pré-operatório; B e D: pós-operatório.

lhada por 7 dias, para não interferir no processo de adesão do enxerto. No pós-operatório, a dor não é uma queixa muito frequente, resolvida com analgésicos comuns. Cintas compressivas são recomendadas para conforto e modelamento do tórax.

As complicações mais comuns são hematoma, assimetria das mamas, parestesias nas neoaréolas (que tendem a melhorar com o tempo), irregularidades, hipopigmentação, redução da projeção mamilar e, raramente, sua perda (< 1%). As irregularidades torácicas residuais podem ser corrigidas com lipoaspiração e a hipopigmentação da aréola com tatuagem[15-17].

Procedimentos para mudança do contorno da caixa torácica e abdome

A composição óssea da caixa torácica feminina é mais triangular, com diâmetro menor em sua porção inferior. As costelas flutuantes têm angulação menor em relação ao eixo central. No abdome, em *continuum* com a caixa torácica, a cintura de menor diâmetro contrasta com o quadril mais largo. São elementos que definem um contorno corporal de tronco mais feminino, mas não traduz a maioria da população em toda a sua diversidade. Para alcançar as alterações almejadas, podem ser utilizadas as técnicas de lipoaspiração e lipoescultura.

A lipoaspiração é um procedimento que modela o tronco e membros, aumentando e diminuindo os volumes nas camadas adiposas, não necessariamente a partir de gorduras localizadas, que são o objetivo das lipoaspirações que não se destinam à transição de gênero.

Na lipoescultura, é possível aumentar volumes e formas através de técnicas de lipoaspiração e *lipofilling*. Objetiva modelar o desenho das inserções musculares e das próprias musculaturas (como músculos retos abdominais) e diminuir os diâmetros dos quadris para um formato de tronco mais próximo do contorno masculino[18].

Cuidados pós-operatórios e complicações

Após a lipoaspiração e a lipoescultura, recomendam-se o uso de cinta modeladora e drenagens linfáticas feitas por profissionais habilitados com objetivos de conforto e melhora do processo de cicatrização. A dor é comum e geralmente intensa, sendo importante seu controle com anti-inflamatórios e opioides de resgate.

As principais complicações no pós-cirúrgico são fibroses, infecções, deiscências e cicatrizes inestéticas para as lipoaspirações em especial. Todas são de manejo preferencialmente clínico. Na lipoescultura, há um risco raro de embolia, associado a procedimentos de maior porte[18].

PELVE

As cirurgias da pelve incluem procedimentos para a retirada de órgãos internos, como útero, ovários e trompas.

Histerectomia e salpingooforectomia

A histerectomia e a salpingooforectomia para homens trans e pessoas transmasculinas são indicadas para aqueles que as desejam para melhorar o bem-estar e a saúde física e mental. Deve-se conversar sobre risco cirúrgico e preservação de fertilidade, salientando-se que a retirada de órgãos internos não os exime de problemas ginecológicos, pois nesses procedimentos há manutenção da vagina e da vulva[19].

Pesquisa de abrangência nacional nos Estados Unidos demonstrou que cerca de 21% dos homens trans e pessoas transmasculinas já tinham realizado a histerectomia, 58% pretendiam realizá-la em algum momento da vida e 21% não desejavam esse procedimento[20]. Há uma série de motivos pelos quais os homens trans podem considerar tirar o útero e os ovários, por condições clínicas (endometriose e cistos, por exemplo) ou preventivas (evitar câncer de colo de útero ou de endométrio), por considerar os órgãos incongruentes com a identidade de gênero atual, para obter maior masculinização corporal, para facilitar a mudança legal nos documentos, para evitar consultas ginecológicas, pelo desejo de cessar o sangramento e cólicas menstruais[21].

Não existem protocolos específicos sobre a realização de salpingooforectomia ao mesmo tempo da histerectomia; no entanto, estudos histológicos em ovários de homens trans detectaram mudanças semelhantes às encontradas na síndrome dos ovários policísticos, sabidamente associada a um maior risco de síndrome metabólica. Seria um fator de risco a mais, uma vez que o uso da testosterona já incrementa o risco cardiovascular, com aumento da pressão arterial, hiperlipidemia e policitemia[22].

Quando se opta pela cirurgia de redesignação sexual, seja por meio da metoidioplastia ou da neofaloplastia, a histerectomia é sempre indicada, uma vez que é feito o fechamento do canal vaginal.

Esses procedimentos podem ser realizados por videolaparoscopia e por acesso transvaginal e, em alguns casos, por cirurgia robótica. Dado o porte da cirurgia e sua rápida recuperação, é possível associá-la à cirurgia de redesignação sexual, como a *top surgery* ou a metoidioplastia[23].

Cuidados pré-operatórios

Deve ser feita uma avaliação ginecológica previamente à cirurgia para detectar e tratar possíveis patologias. Não há necessidade de suspender a testosterona antes do procedimento cirúrgico, pois não parece estar associada a piores desfechos tromboembólicos no pós-operatório.

Uma pesquisa demonstrou que cerca de metade (54%) dos homens transexuais estudados verbalizou o desejo de ter filhos, o que demonstra a importância de discutir formas de preservação de fertilidade (por exemplo, a criopreservação de gametas) antes da decisão pela histerectomia e/ou ooforectomia[24].

Cuidados pós-operatórios e complicações

A recuperação cirúrgica geralmente é rápida, e os pacientes podem retornar às suas atividades de rotina em 30 dias. Por ser uma cirurgia intra-abdominal, cuidados com alimentação e hidratação devem ser tomados, além da observação do padrão miccional e trânsito intestinal. Os riscos de lesão de outros órgãos intra-abdominais devem ser considerados, entre eles os ureteres e intestinos. Apesar de raras, são intercorrências graves que requerem intervenção. Outras complicações raras são infecção e hematoma de cúpula vaginal[19].

CIRURGIAS GENITAIS

As cirurgias genitais incluem a metoidioplastia e a neofaloplastia. Essas cirurgias são complexas e necessitam de acompanhamento de longo prazo. Como a neofaloplastia é considerada um procedimento experimental e a metoidioplastia é um procedimento não experimental, a primeira deve ser realizada em serviços especializados com critérios de acolhimento, atenção transoperatória e seguimentos pós-operatórios por equipe multiprofissional[25].

Metoidioplastia

O clitóris pode atingir até seis centímetros de comprimento com o uso da testosterona. A metoidioplastia avança o clitóris hipertrofiado e alonga a uretra para formar um novo órgão genital. O escroto é construído com a colocação de implantes de silicone em formato de testículos e da formação de saco escrotal a partir dos lábios internos da vulva. Alguns locais utilizam expansores prévios ao tratamento cirúrgico para criar o escroto, mas isso não é obrigatório (Figura 4).

Esse procedimento pode ser realizado em tempo único com redução de necessidade de reintervenção. Eventualmente, há a possibilidade de neofaloplastia futura, se desejada pela pessoa. Sendo um procedimento de curta duração, está associado à histerectomia[26,27].

A cirurgia permite manter a sensibilidade tátil e erógena local. Em um estudo, aproximadamente 88% dos pacientes se submeteram a apenas um tempo cirúrgico; 87% reportaram satisfação estética e 100% afirmaram ter sensação erógena. Em

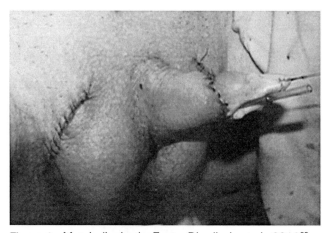

Figura 4 Metoiodioplastia. Fonte: Djordjevic et al., 2019[33].

torno de 89% dos pacientes conseguem micção em posição ortostática, e 51%, penetração com o novo órgão genital. Outra vantagem é a maior facilidade técnica, com menos cicatrizes no períneo e menor índice de complicações[28].

Cuidados pré-operatórios

Na metoidioplastia, a anatomia local deve estar íntegra (sem cicatrizes ou cirurgias prévias na pele), e o tamanho clitoridiano deve ser suficiente para comportar o alongamento pretendido com os retalhos locais – 4 cm um tamanho médio indicado para considerar o procedimento. Objetivando a confecção do novo escroto, é possível realizar a expansão da pele dos grandes lábios nos meses que antecedem a cirurgia[26,27].

Cuidados pós-operatórios e complicações

O tempo de internação é de, em média, 2 dias. Os cuidados pós-operatórios são simples, com limpeza local e curativos diários. Não há necessidade de sonda vesical de demora a princípio, fato que estimula a micção ortostática logo no pós-operatório imediato. Recomenda-se a cicatrização completa (em média 30 dias) para início das atividades sexuais com ou sem *packer*. As complicações mais citadas para a metoidioplastia são as comuns dentre as cirurgias: infecções, deiscências e cicatrizes inestéticas[26,27]. As específicas mais frequentes são fístula uretral, estenose uretral, perda ou deslocamento das próteses testiculares. A média de casos de estenose e fístula uretral foi de 0,27%, e a morbidade do sítio doador ocorreu em 6,5%[25,29].

Neofaloplastia

Replicar um órgão de anatomia e funcionalidades tão complexas como o pênis é uma das cirurgias mais difíceis em Medicina. Um estudo avaliou expectativas dos homens trans em relação à cirurgia e reportou que quase 100% queriam urinar em pé, 81% tinham o desejo do aspecto masculino quando despidos, 91% tinham desejo do aspecto masculino utilizando roupas de banho, 86% procuravam pela possibilidade de ereção/rigidez e 92% desejavam ter um pênis com glande, o que revela expectativas altas para uma cirurgia desse porte[30].

Há diversas técnicas cirúrgicas de neofaloplastia, utilizando-se atualmente retalhos pediculados ou livres. Historicamente, os primeiros procedimentos foram feitos com retalhos randômicos (técnica de Gilles), os quais consistem em retalhos tubulares de pele abdominal. São múltiplos estágios cirúrgicos, com tempo de internação prolongado, altas taxas de perda do retalho e resultados estéticos e funcionais geralmente ruins. Os retalhos pediculados são obtidos a partir de regiões próximas à região genital, com o pedículo vasculonervoso conhecido. São retalhos mais seguros, sem anastomose microcirúrgica, utilizando-se o músculo tensor da fáscia lata e o músculo anterolateral da coxa[31].

A técnica considerada mundialmente como a primeira opção é a que utiliza retalhos livres, e o mais utilizado é o "retalho chinês". Realiza-se um retalho fasciocutâneo antebraquial radial e conecta-se à pele do períneo, formando assim o neofalo. O antebraço é mais utilizado, pois a região ulnar é menos pilificada, permitindo a confecção da neouretra. Essa técnica pode ser customizada para necessidades individuais[31].

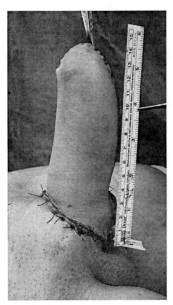

Figura 5 Neofaloplastia.

Homens trans que fazem a neofaloplastia também se submetem a histerectomia, colpectomia, alongamento da uretra e escrotoplastia utilizando-se os grandes lábios. O clitóris não é removido, sendo aproveitado o neofalo para preservar a sensação sexual prazerosa durante a estimulação. Meses após a cirurgia, a pessoa pode implantar próteses testiculares, próteses eréteis e criar o aspecto da glande peniana por meio de tatuagem[29].

Para a função miccional, a uretra advém do prolongamento da uretra original com enxertos de mucosa (vaginal ou uterina) e moldes. Assim, temos um volume peniano local e a função miccional, mas não há ereção na primeira fase. Esta é possível com a introdução de uma prótese, procedimento plausível dentro do arsenal da urologia, em cirurgias secundárias.

Cuidados pré-operatórios

A neofaloplastia é uma cirurgia longa, que pode ser realizada em várias etapas cirúrgicas, por isso há necessidade de que o paciente esteja em condições clínicas adequadas e com doenças prévias compensadas. São contraindicações relativas à presença de quaisquer vasculopatias arteriais ou venosas (por diabetes ou hipertensão arterial sistêmica, por exemplo). O paciente deve ser informado de que o período de recuperação é longo e possui altos índices de complicações.

As áreas doadora e receptora devem ser estudadas em termos de integridade da pele, vasos e nervos da região, não podendo ter sido realizadas cirurgias prévias e não ter patologias vasculares e neurológicas locais ou sistêmicas que comprometam os resultados finais pretendidos. A epilação da área doadora deve ser realizada previamente para evitar a presença de pelos na neouretra, o que poderia ocasionar dificuldade miccional[32].

Cuidados pós-operatórios e complicações

O tempo de internação médio pós-cirúrgico é de 3 a 7 dias. O pós-operatório costuma ser prolongado (por meses), com riscos de complicações. As principais são trombose arterial, que acarreta a perda total precoce do retalho microcirúrgico por necrose em horas e trombose venosa com perda do retalho nos primeiros dias. Outras complicações possíveis são as fístulas uretrocutâneas, as estenoses de neouretra e a presença de pelos na neouretra. São complicações tardias de manejo difícil e prolongado realizado pelo urologista[32].

CONSIDERAÇÕES FINAIS

As cirurgias de modificações corporais têm papel fundamental no acompanhamento multidisciplinar dos homens trans e das pessoas transmasculinas. Propõe-se que o envolvimento do cirurgião ocorra desde o início do processo das modificações corporais, a fim de realizar uma abordagem integral. Sugere-se que sejam apresentadas as diversas possibilidades aos pacientes, mesmo antes de uma decisão cirúrgica. Além disso, procedimentos menos invasivos, por exemplo na face, podem ser realizados já no início da hormonização.

Os procedimentos cirúrgicos não são o final do processo de transição de gênero nem devem ser o começo. É importante que as expectativas das pessoas sejam trabalhadas previamente, para que o processo se traduza em desfechos satisfatórios com relação à capacidade de atingir prazer, funcionalidade e bem-estar.

Erros comuns	Como evitá-los
Não abordar expectativas em relação aos resultados dos procedimentos cirúrgicos e não preparar para possíveis frustrações quanto aos resultados.	Os homens trans e as pessoas transmasculinas precisam ser informados sobre todo o preparo pré e pós-cirúrgico, riscos envolvidos e resultados mais frequentes para balizar as expectativas deles e permitir a melhor decisão compartilhada.
Não realizar cirurgias de modificações corporais em pessoas não binárias.	Pessoas não binárias devem ter o direito de realizarem cirurgias de modificações corporais para atingir a expressão de gênero vivenciada. As cirurgias não devem ser entendidas como binarizantes.
Acreditar que a única necessidade de modificação corporal para homens trans e pessoas transmasculinas seja a cirurgia de redesignação sexual.	Pessoas trans comumente buscam por outros procedimentos, entre eles as cirurgias craniofaciais ou pequenos procedimentos faciais, como a aplicação de preenchedores de ácidos diversos como o hialurônico e polilático.

Material complementar

Livro
- *Viagem solitária: memórias de um transexual trinta anos depois*, de João W. Nery. Leya; 2011.

Canal do YouTube®
- Transdiário,

REFERÊNCIAS BIBLIOGRÁFICAS

1. Brasil. Conselho Federal de Medicina. Resolução CFM n. 2.265/2019. Dispõe sobre o cuidado específico à pessoa com incongruência de gênero ou transgênero e revoga a Resolução CFM n. 1.955/2010. Brasília: Diário Oficial da União; 2020.
2. Lauricella M, Giráldez RM. Anatomia artística. São Paulo: Editorial Gustavo Gili; 2016.
3. Berli JU, Loyo M. Gender-confirming rhinoplasty. Facial Plast Surg Clin North Am. 2019;27(2):251-60.
4. Deschamps-Braly JC. Facial gender confirmation surgery: facial feminization surgery and facial masculinization surgery. Clin Plast Surg. 2018; 45(3):323-31.
5. Esmonde N, Najafian A, Penkin A, Berli JU. The role of facial gender confirmation surgery in the treatment of gender dysphoria. J Craniofac Surg. 2019;30(5):1387-92.
6. de maio M. MD Codes. [internet]. [acesso em 24 de novembro de 2020]. Disponível em: mdmaio.com/mdcodes
7. 7. Sayegh F, Ludwig DC, Ascha M, Vyas K, Shakir A, Kwong JW, et al. Facial masculinization surgery and its role in the treatment of gender dysphoria. J Craniofac Surg. 2019;30(5):1339-46.
8. Sito G, Manzoni V, Sommariva R. Vascular complications after facial filler injection: a literature review and meta-analysis. J Clin Aesthet Dermatol. 2019;12(6):E65-E72.
9. Brasil. Agência Nacional de Saúde Suplementar. Parecer técnico nº 26/GEAS/GGRAS/DIPRO/2019. Brasil; 2019.
10. Claes KE, D'Arpa S, Monstrey SJ. Chest surgery for transgender and gender nonconforming individuals. Clin Plast Surg. 2018;45(3):369-80.
11. Ammari T, Sluiter EC, Gast K, Kuzon Jr WM. Female-to-male gender-affirming chest reconstruction surgery. Aesthet Surg J. 2019;39(2):150-63.
12. Monstrey S, Selvaggi G, Ceulemans P, Ceulemans P, Van Landuyt K, Bowman C, et al. Chest-wall contouring surgery in female-to-male transsexuals: a new algorithm. Plast Reconstr Surg. 2008;121(3):849-59.
13. São Paulo. Secretaria Municipal de Saúde. Coordenação da Atenção Básica. Protocolo para o atendimento de pessoas transexuais e travestis no município de São Paulo. [acesso em 21 de novembro de 2020]. Disponível em: https://www.prefeitura.sp.gov.br/cidade/secretarias/upload/saude/Protocolo_Saude_de_Transexuais_e_Travestis_SMS_Sao_Paulo_3_de_Julho_2020.pdf
14. Peitzmeier S, Gardner I, Weinand J, Corbet A, Acevedo K. Health impact of chest binding among transgender adults: a community-engaged, cross-sectional study. Cult Health Sex. 2017;19(1):64-75.
15. McEvenue G, Xu FZ, Cai R, McLean H. Female-to-male gender affirming top surgery: a single surgeon's 15-year retrospective review and treatment algorithm. Aesthet Surg J. 2017;38(1):49-57.
16. Kääriäinen M, Salonen K, Helminen M, Karhunen-Enckell U. Chest-wall contouring surgery in female-to-male transgender patients: a one-center retrospective analysis of applied surgical techniques and results. Scand J Surg. 2017;106(1):74-9.
17. Wang ED, Kim EA. Postoperative care and common issues after masculinizing chest surgery. [internet]. [acesso em 24 de novembro de 2020]. Disponível em: https://transcare.ucsf.edu/guidelines/chest-surgery-masculinizing
18. Phoenix J. Caring for the transgender client. In: Qualich SA, editor. Manual of men's health: primary care guidelines for APRNs and PAs. Springer Publishing Company; 2018.

19. Marfori CQ, Wu CZ, Katler Q, Kotzen M, Samimi P, Siedhoff MT. Hysterectomy for the transgendered male: review of perioperative considerations and surgical techniques with description of a novel 2-port laparoscopic approach. J Minim Invasive Gynecol. 2018;25(7):1149-56.
20. Grant JM, Motter LA, Tanis J. Injustice at every turn: a report of the national transgender discrimination survey. Washington: National Center for Transgender Equality and National Gay and Lesbian Task Force; 2011.
21. Rachlin K, Hansbury G, Pardo ST. Hysterectomy and oophorectomy experiences of female-to-male transgender individuals. Int J Transgend. 2010;12(3):155-66.
22. Reilly ZP, Fruhauf TF, Martin SJ. Barriers to evidence-based transgender care: knowledge gaps in gender-affirming hysterectomy and oophorectomy. Obstet Gynecol. 2019;134(4):714-7.
23. Kotsopoulos J, Narod SA. Androgens and breast cancer. Steroids. 2012;77(1-2):1-9.
24. Wierckx K, Van Caenegem E, Pennings G, Elaut E, Dedecker D, Van de Peer F, Weyers S, et al. Reproductive wish in transsexual men. Hum Reprod. 2012;27(2):483-7.
25. Brasil. Conselho Federal de Medicina. Parecer CFM n. 25/2019. Cirurgias usadas no processo de reafirmação de gênero FTM (feminino para masculino): faloplastia total e metoidioplastia. Brasil; 2019.
26. Frey JD, Poudrier G, Chiodo MV, Hazen A. An update on genital reconstruction options for the female-to-male transgender patient: a review of the literature. Plast Reconstr Surg. 2017;139(3):728-37.
27. Djinovic RP. Metoidioplasty. Clin Plast Surg. 2018;45(3):381-6.
28. Frey J, Poudrier G, Chiodo M, Hazen A. A systematic review examining metaidoioplasty and radial forearm flap phalloplasty in female-to-male genital reconstruction: is the ideal neophallus an achievable goal? Plast Reconstr Surg Glob Open. 2016;4(12):e1131.
29. Irwig MS. Clinical dilemmas in the management of transgender men. Curr Opin Endocrinol Diabetes Obes. 2017;24(3):233-9.
30. Hage JJ, Bout CA, Bloem JJ, Megens JA. Phalloplasty in female-to-male transsexuals: what do our patients ask for? Ann Plast Surg. 1993;30(4):323-6.
31. Dy GW, Sun J, Granieri MA, Zhao LC. Reconstructive management pearls for the transgender patient. Curr Urol Rep. 2018;19(6):36.
32. Jun MS, Santucci RA. Urethral stricture after phalloplasty. Transl Androl Urol. 2019;8(3):266-72.
33. Djordjevic ML, Stojanovic B, Bizic M. Metoidioplasty: techniques and outcomes. Translational andrology and urology. 2019;8(3):248.

Acompanhamento multiprofissional das modificações corporais em pessoas trans

Joel Hirtz do Nascimento Navarro
Maíra Caricari Saavedra
Natalia Tenore Rocha
João Paulo Junqueira Magalhães Afonso

Aspectos-chave

- A transdisciplinaridade não é o encontro entre várias disciplinas, mas a abertura de todas em direção ao que as atravessa em cada ocasião e nas ações que demandam.
- A enfermagem tem um papel relevante frente às ações educativas, que colaboram para a promoção do bem-estar e da qualidade de vida durante o processo de modificação corporal.
- A fonoaudiologia para mulheres trans não atua apenas na intensidade e entonação da voz, mas também em processos de linguagem oral, como a articulação de fonemas e propriocepção de movimentos orofaciais, para promover uma expressão de gênero feminina.
- A fisioterapia pode atuar na prevenção e no tratamento das disfunções do assoalho pélvico, diminuindo, por exemplo, possíveis dificuldades com as neovaginas, promovendo orientações para dilatação, redução da dor e melhora da adesão aos cuidados necessários.
- A dermatologia atua por meio de procedimentos para mudança da estética facial, aumento ou redução de pelos, epilação prévia às cirurgias genitais de modificação corporal e cuidados a afecções dermatológicas relacionadas à hormonização.

INTRODUÇÃO

Dentre as demandas de saúde das pessoas transgênero pode estar a busca por modificações corporais que muitas vezes exigem o acompanhamento por profissionais de diversas áreas. Nesse sentido, equipes multiprofissionais atuando por meio de um processo de trabalho e de acompanhamento que produzam ações e conhecimentos transdisciplinares podem representar uma estratégia para aumentar as possibilidades de promoção, proteção, prevenção e tratamento em saúde.

Equipes multiprofissionais de saúde podem vivenciar novos paradigmas em sua prática cotidiana, desafiando a formação profissional e a constituição das instituições, marcadas pela fragmentação dos saberes, pela setorização do trabalho e pelas estruturas hierárquicas de poder. A abordagem complexa das demandas de saúde exige dessas equipes e suas instituições novas metodologias, capazes de possibilitar a troca entre as distintas áreas do saber, a horizontalidade na tomada de decisões, a corresponsabilidade pelo processo de cuidado e sua auto-organização em direção ao alinhamento dos saberes e entre o saber e o fazer[1].

Com o objetivo de ultrapassar ações marcadas pelo reducionismo, pelas dificuldades de comunicação entre as linguagens específicas de cada categoria profissional e pela perda de potência para a produção de saúde, o pensamento e a prática transdisciplinar podem contribuir para a formação de equipes que reflitam sobre seu processo de trabalho, interação e integração das diferentes áreas.

A transdisciplinaridade não é o encontro entre várias disciplinas, mas a abertura de todas em direção ao que as atravessa em cada ocasião e nas ações que demandam. A partir da lógica transdisciplinar no acompanhamento de saúde de pessoas transgênero, todos os membros da equipe multiprofissional são incluídos na potência de promoção, proteção, prevenção e tratamento em saúde[2]. A concepção da transdisciplinaridade como possibilidade de comunicação entre os atores envolvidos na produção de saúde e no acompanhamento da população de pessoas transgênero quebra com a prática de trabalho segmentado por meio da convivência dos distintos saberes e da possibilidade de relação entre as disciplinas ou, até mesmo, "além dessas disciplinas"[1].

Com o objetivo de possibilitar que profissionais de diferentes categorias transitem por outras áreas de saber, buscando a ligação destas com suas práticas cotidianas em equipe, serão apresentados neste capítulo o papel e a atuação das profissões de enfermagem, fonoaudiologia, fisioterapia e dermatologia no acompanhamento multiprofissional e transdisciplinar nas modificações corporais de pessoas transgênero.

ENFERMAGEM

A enfermagem atua em múltiplos espaços e em todas as fases do ciclo vital. Especificamente no processo de modificação corporal, está presente em etapas que acontecem nos diferentes níveis de atenção à saúde.

A partir da Atenção Primária em Saúde (APS), que é a principal porta de entrada de usuários do Sistema Único de Saúde (SUS), as demandas das pessoas trans podem ser encaminhadas a serviços e/ou profissionais da Rede de Atenção à Saúde (RAS). A equipe de enfermagem presente na APS é responsável pelo acolhimento da população e por ações de prevenção e promoção à saúde em consultas, grupos educativos, exames de rotina, vacinação, distribuição e aplicação de medicamentos de uso contínuo. Em níveis de atenção mais especializados, como o caso de ambulatórios e hospitais, as ações incluem cuidados pré, intra e pós-cirúrgicos.

De modo geral, profissionais da enfermagem não possuem formação específica ou especializada no cuidado à pessoa trans. As escolas de nível técnico e/ou superior com matrizes curriculares têm pouca ou nenhuma abordagem de temas relacionados à diversidade sexual e de gênero, tampouco sobre saúde da população LGBTQIA+. Além disso, são poucas as publicações de artigos científicos relacionados à atuação da enfermagem com a população trans[3].

A enfermagem tem um papel relevante diante das ações educativas, que colaboram para a promoção do bem-estar e da qualidade de vida durante o processo de transição de gênero. É importante que nesse processo a pessoa conheça sobre a anatomia e fisiologia do próprio corpo, reconhecendo características e funcionalidades, compreendendo assim as possibilidades, os riscos e benefícios desse processo. A promoção de espaços de escuta qualificada e trocas entre profissionais e a população permite a discussão de temas relacionados ao corpo, modificações corporais, padrões estéticos impostos pela sociedade/indivíduo/família, violências e direitos humanos.

O acompanhamento à pessoa trans exige do profissional o rompimento de padrões heteronormativos e binários. O cuidado em saúde baseado no princípio da integralidade lembra que muitas são as possibilidades de existências e corporalidades, não sendo restrito a mudanças corporais específicas, sejam elas com uso de hormônios e/ou procedimentos cirúrgicos.

O seguimento ambulatorial pode acontecer independentemente do desejo de usar hormônios ou realizar procedimentos cirúrgicos, e é nesse espaço que a população trans encontra uma equipe mais adequada para o cuidado integral e para a educação em saúde. Nos atendimentos, é muito comum surgirem questões relacionadas ao desconforto com determinadas partes do corpo que interferem na autoestima e na autoimagem, dúvidas relacionadas ao uso correto de faixas peitorais (*binders*), coletes compressores ou enchimento de mamas, ocultação genital ou uso da prótese de pênis (*packer*).

A administração de hormônios e seus efeitos colaterais (desejáveis, esperados e de alerta) deve ser explicada para a população atendida no processo de transição de gênero, a fim de que se faça a opção pelo uso ou não.

As pessoas que desejam iniciar a hormonização necessitam de acompanhamento regular com consultas de enfermagem (e com outros profissionais) periódicas, exame físico, verificação de sinais vitais, medidas antropométricas (peso, altura, circunferências abdominal, peitoral e de quadril), coleta de exames laboratoriais solicitados, de acordo com a necessidade, para verificação de dosagem hormonal e condições clínicas.

A indicação dos hormônios ocorre de forma singular, avaliando aspectos clínicos, socioeconômicos e de adesão às possíveis apresentações do fármaco. Após a pactuação e prescrição do hormônio, a equipe de enfermagem atuará na orientação sobre o uso (dose e via de administração) e armazenamento. Para hormônios de administração intramuscular, é imprescindível a avaliação do local de aplicação, descartando locais com sinais de silicone industrial ou cirúrgico.

A construção do vínculo com o profissional de saúde, em um ambiente seguro e acolhedor, possibilita à população trans se sentir à vontade para externar sentimentos, angústias, medos e experiências traumáticas. O trabalho multiprofissional viabiliza a criação de estratégias factíveis de enfrentamento às questões de saúde mental, que devem ser pactuadas dentro da equipe e com a pessoa atendida, considerando sua autonomia e seu protagonismo no cuidado.

As mudanças corporais podem ser totalmente reversíveis (como uso de medicações para suprimir a puberdade), parcialmente reversíveis (como hormonização para feminizar ou masculinizar o corpo) ou irreversíveis (procedimentos cirúrgicos)[3,4]. Considerando os procedimentos cirúrgicos como parte do processo de transição de gênero, é importante destacar alguns cuidados de enfermagem relacionados aos períodos pré e pós-operatórios.

A equipe de enfermagem pode atuar notavelmente antes da cirurgia em si, colaborando, por exemplo, na compreensão do procedimento que será realizado e organização para as demandas do pós-operatório. É comum que a residência ou acomodação utilizada no pós-operatório seja adaptada para a alteração de mobilidade e necessidade de repouso e que outras pessoas sejam acionadas para colaborar nos cuidados específicos com a ferida operatória, uso de medicamentos e atividades da vida diária, no período em que o paciente não pode assumir seus cuidados integralmente.

Estar apto para uma cirurgia inclui apresentar condições clínicas e psicológicas ideais com apresentação de relatório de equipe multidisciplinar; exames laboratoriais, eletrocardiograma e exames de imagem específicos com resultados avaliados pela equipe médica; índice de massa corpórea (IMC) dentro dos limites estabelecidos, de acordo com a técnica cirúrgica a ser empregada; interrupção do uso de álcool, tabaco e outras substâncias; preparo prévio da pele com higienização, tricotomia ou indicação de epilação a *laser*.

Os trâmites necessários para o agendamento de procedimentos e o próprio encaminhamento para estabelecimentos especializados também podem ser compreendidos como ações de pré-operatório. Na admissão da pessoa no serviço de saúde, é essencial garantir o respeito ao nome social durante os contatos verbais e a documentação (etiquetas de identificação, identificação do leito, prontuário, prescrições, laudos de exames). Em contextos de tanta violência e transfobia, faz-se necessário reforçar o óbvio: o respeito ao nome social deve ocorrer sempre, seja no pré, intra, pós-operatório e alta. A enfermagem, com os demais membros da equipe de saúde, deve retomar a conversa sobre o procedimento cirúrgico e as expectativas das pessoas que vivenciam essa etapa do processo, colaborando para que os desejos relacionados aos resultados sejam realistas e que a pessoa avalie os impactos que tal procedimento trará para seu corpo e sua vida no curto, médio e longo prazos.

No pós-operatório, a equipe de enfermagem atua nos períodos imediato, mediato e tardio, realizando ações privativas do seu exercício profissional e colaborando com ações da equipe multiprofissional transdisciplinar. Em casos de grandes cirurgias, o paciente demandará cuidados intensivos, eventualmente com uso de sondas, intubação orotraqueal e drogas específicas. Medicamentos como antibióticos e sintomáticos (analgésicos e antieméticos, por exemplo) são administrados durante o período de internação e exigem do profissional da enfermagem orientações relacionadas à sua administração e aos possíveis efeitos colaterais.

Repouso relativo ou absoluto, posicionamento no leito, retomada de cuidados pessoais e de atividades da vida diária, reintrodução alimentar após o jejum necessário à realização da cirurgia e observação de eliminações (evacuação e diurese com ou sem dispositivos) são cuidados de enfermagem. Além do banho e demais práticas de higiene cotidianas, são necessárias ações de limpeza e troca de curativos na ferida operatória e drenos. Nos primeiros dias após a cirurgia, é comum que a troca de curativos e cuidados com drenos sejam feitos pela equipe no próprio serviço de saúde, mas o paciente precisa estar orientado para dar prosseguimento aos procedimentos após a alta e reconhecimento de sinais de alerta.

FONOAUDIOLOGIA

Na atuação das transformações corporais das pessoas trans, a fonoaudiologia deve compreender todas as fases do processo de transição. É necessária uma escuta singular para entender quais são os desejos e sofrimentos em relação à voz e à comunicação.

No Brasil, ainda há poucas publicações sobre o acompanhamento fonoaudiológico de pessoas transexuais. Uma pesquisa afirma que cirurgias realizadas na laringe não garantem isoladamente uma voz identificada como feminina[5]. Outro estudo mostrou que a elevação da frequência fundamental parece não ser suficiente para tornar a voz feminina, sendo necessário um trabalho com a modulação, no conteúdo semântico e de comportamento corporal[6]. A voz de pessoas trans é um fator importante na expressão de gênero, influenciando diversos âmbitos sociais e pessoais do indivíduo[7]. Reforça-se a importância de que, para algumas pessoas, as dificuldades relacionadas à voz e comunicação podem ser geradoras de barreiras de acesso.

A maior demanda inicial de pacientes trans está habitualmente relacionada à voz fina e voz grossa, aguda e grave, respectivamente. A voz expressa os afetos, isto é, os estados prazerosos e dolorosos da mente: emoções, sentimentos e paixões. Assim, constitui-se na história do sujeito, revelando marcas e características individuais (e intransferíveis), advindas das suas experiências subjetivas[8].

A voz fala quem essa pessoa é; culturalmente a sociedade associa vozes grossas ao gênero masculino, e vozes finas, ao gênero feminino.

Entendendo a voz como representação social da pessoa que fala, todas as suas alterações ou associações à voz que remetem do feminino ao masculino, é necessário levar em conta a questão da leitura social que a pessoa produz quanto à sua expressão de gênero, em que a busca das alterações dos tons de voz podem aproximar as pessoas trans, caso desejem, de padrões de voz considerados socialmente mais femininos ou masculinos. Atualmente, essa questão está extremamente relacionada à segurança da pessoa trans, sendo o fonoaudiólogo fundamental no processo de transição e no auxílio das relações sociais e interpessoais.

Durante a entrevista, alguns levantamentos de dados são cruciais no direcionamento da atuação terapêutica. São eles: idade em que iniciou o processo de transição, uso de hormônios, intervenções cirúrgicas, profissão (funcionalidade da comunicação no trabalho), relações sociais (entender o que a pessoa não faz ou evita, por conta da voz ou da fala).

A pessoa trans precisa conhecer a anatomia e fisiologia do aparelho fonador e os ajustes que podem ser realizados e que contribuem para modificações na qualidade da voz. Durante a puberdade, por exemplo, nos meninos há uma mudança do ângulo da cartilagem da tireoide, causando um aumento da massa da prega vocal e alteração no *pitch* (refere-se à propriedade do som que nos permite classificá-lo como grave ou agudo).

Toda intervenção terapêutica e hormonal antes desse período de mudanças anatômicas é importante para minimizar os impactos da mudança vocal nos casos de mulheres trans e travestis. Atualmente, não há no Brasil nenhum estudo que comprove as melhorias da qualidade vocal da população trans nesse período da vida, porém se sabe que essa intervenção tardia diminui as possibilidades de sucesso terapêutico na mudança do *pitch* (agudo e grave) da voz de mulheres trans.

Para uma avaliação da autopercepção em relação à voz, é indicada, no começo do acompanhamento, a aplicação do autoquestionário TVQ[9]. Há a necessidade de uma avaliação otorrinolaringológica, e, se o paciente permitir, a gravação da voz nas primeiras sessões, seguindo o protocolo CAPE – V[10].

Na atuação fonoaudiológica com homens trans, é preciso avaliar o período de uso diário do *binder* ou de qualquer outro acessório utilizado na região torácica que possa impedir ou influenciar o modo respiratório. Em terapia após a avaliação fonoaudiológica, o acompanhamento deve se iniciar com a respiração, com propostas de exercícios que prolonguem a capacidade respiratória do paciente. Recomendam-se exercícios de ressonância anterior para mulheres trans e posterior para homens trans.

Uma contribuição importante da fonoaudiologia para a população trans está na possibilidade de atuar em outros processos de linguagem oral, como a articulação de fonemas, em que há uma percepção do perfil de gênero feminino de maior amplitude dos lábios ao falar, intensidade da voz, entonação, propriocepção dos movimentos orofaciais e todos os elementos de apoio à expressão oral, com movimentos corporais e a comunicação não verbal.

No processo de alta terapêutica, é necessário analisar junto ao paciente as evoluções e os ganhos na comunicação da forma mais ampla, por meio da reaplicação dos instrumentos de análise (gravações e autopercepção), porém considerando se o objetivo pessoal, os desejos e as projeções da pessoa trans foram alcançados.

Todo trabalho fonoaudiológico em equipes transdisciplinares pode ser ampliado com a possibilidade de discussão de caso com outras categorias profissionais. A fonoaudióloga deve levantar nesse espaço a importância de uma escuta qualificada sobre o sofrimento dos pacientes em relação à voz, o qual pode estar vinculado ao processo de identidade de gênero, às questões de expressão de gênero, ao momento das intervenções hormonais, às limitações sociais que esse sofrimento causa.

FISIOTERAPIA

Fisioterapeutas podem atuar em equipes de acompanhamento transdisciplinar de saúde de pessoas transgênero por meio de grupos e atendimentos individuais, de acordo com as demandas específicas desses sujeitos nos serviços de saúde que buscam cuidados. Fisioterapeutas também podem orientar outros profissionais da equipe sobre demandas fisioterapêuticas que as pessoas transgênero comumente apresentam, colaborando para a construção de uma unidade de conhecimento que atravesse todo o processo de acompanhamento singular e coletivo dentro desses serviços de cuidado em saúde. Nesse sentido, discussões de caso com a equipe transdisciplinar de acompanhamento podem ser realizadas de forma que esta esteja apta para identificar essas demandas, antecipar sempre que possível a resolução de determinadas condições de saúde e, quando necessário, realizar encaminhamentos para profissionais fisioterapeutas.

Nos atendimentos em grupo, podem ser discutidos temas como imagem corporal, cis-heteronormatividade e os padrões corporais impostos às pessoas transgênero, sexualidade, cuidados com procedimentos cirúrgicos e de prevenção de condições de saúde. Cuidados relacionados ao uso de *binder* podem ser realizados pela fisioterapia, a fim de prevenir lesões dermatológicas, dores musculares ou restrição da mobilidade e da respiração[11].

Com relação aos atendimentos individuais, sabe-se que algumas pessoas transgênero buscam por determinadas cirurgias[12]. Os procedimentos mais comuns para mulheres transgênero são a feminização facial, o aumento da mama e a neovulvovaginoplastia[12]. Para os homens transgêneros, podem ser citadas a reconstrução torácica, a histerectomia e a ooforectomia, a metoidioplastia e a faloplastia[12].

A realização de cirurgias ou a genitália que uma pessoa possui não define seu gênero ou sua identidade de gênero. Sendo assim, neste texto, serão citados determinados procedimentos porque a literatura científica – mesmo com uma lacuna muito grande no que se refere a esse assunto – mostra que as pessoas transgênero que optam por determinadas cirurgias podem se beneficiar com o acompanhamento fisioterapêutico[13].

Sugere-se que as pessoas elencadas para procedimentos cirúrgicos sejam avaliadas e acompanhadas por fisioterapeutas no período pré e pós-operatório. Estudos mostram que algumas complicações podem surgir em mulheres transgênero em decorrência da neovulvovaginoplastia, tais como prolapsos de órgãos pélvicos, estenose da neouretra, estenose da neovagina, fraqueza da parede da neovagina, dificuldade de cicatrização, malformação da cicatriz, perfuração da neovagina, falta de lubrificação vaginal, dispareunia e disfunções sexuais[14].

Muitas dessas disfunções podem ser tratadas ou prevenidas pela especialidade de fisioterapia Pélvica, a qual utiliza um conjunto de técnicas para melhorar o trabalho da musculatura do assoalho pélvico (MAP), recomendadas para lesões após cirurgias, fraqueza da MAP, incontinência urinária e fecal, prolapsos de órgãos pélvicos, estenose vaginal, disfunções sexuais, prevenção de disfunções, dentre outras, com atuação e eficácia comprovadas e baseadas em evidências científicas[15].

A fisioterapia pode identificar e ajudar a corrigir as disfunções do assoalho pélvico, diminuindo as dificuldades com as neovaginas, com orientação para dilatação, redução da dor, melhora da adesão ao tratamento, e para que as taxas de estenose vaginal ou introital diminuam[13]. A identificação de disfunções do assoalho pélvico ou incontinência fecal no pré-operatório torna possível resolver essas condições de saúde, antes que elas levem a problemas futuramente, como dificuldades na dilatação da neovagina ou infecção de ferida[13].

Com relação à mamoplastia masculinizadora realizada por alguns homens transexuais, a literatura científica mostra algumas complicações após esse procedimento, como fibroses e aderências cicatriciais, deficiências na força muscular dos músculos do complexo articular do ombro e da sua amplitude de movimento, retrações miofasciais, dor, aderência cicatricial, alterações de sensibilidade, limitação para realização das atividades de vida diária (AVD), alteração da qualidade de vida, dentre outras[16,17]. As pessoas que realizam acompanhamento fisioterapêutico antes e/ou depois desse procedimento têm benefícios como a melhora da amplitude de movimento dos membros superiores, alívio da dor, melhora das condições cicatriciais, melhora da qualidade de vida e da autoestima, retorno às atividades e à participação social mais rapidamente, dentre outros[16,18,19].

Já no caso das histerectomias, a fisioterapia atua nas complicações pós-cirúrgicas que podem acometer alguns sujeitos, como disfunções sexuais, urinárias, prolapsos de órgãos pélvicos, dentre outras[20]. As recomendações para prevenção do câncer para homens trans com mamas devem ser realizadas, e o exame Papanicolaou está indicado para todas as pessoas com colo de útero.

Em todas as modalidades de acompanhamento por parte da fisioterapia, sugerem-se ações de prevenção, proteção, recuperação e promoção da saúde, com o objetivo de garantir a integralidade e a equidade do cuidado para a população transgênero. Ressalte-se que as complicações citadas devem ser identificadas o mais precocemente possível e também prevenidas, de forma que esses sujeitos tenham seu cuidado em saúde garantido de forma integral[21]. Ademais, ressalte-se a necessidade de profissionais fisioterapeutas serem incluídos nas equipes de acompanhamento de pessoas transgênero, visto que a literatura científica já aponta os benefícios da fisioterapia pélvica para essa população.

Quadro 1 Cuidados pós-operatórios em mulheres trans, travestis e pessoas transfemininas

- Respiração.
- Dilatação vaginal.
- Cuidados com a musculatura pélvica e esfíncteres uretral e anal.
- Avaliação da micção e evacuação.
- Manipulação do tecido conjuntivo.
- Drenagem linfática.
- Cuidados com tecido cicatricial.
- Liberação miofascial.
- Manipulação visceral.
- Fortalecimento e coordenação muscular.
- Reeducação postural.

Fonte: Herman, 2020.[11]

DERMATOLOGIA

A dermatologia é uma especialidade médica que atua nos cuidados da pele e anexos e, por isso, pode atuar nas transformações corporais de pessoas trans e intersexo. Os diagnósticos e tratamentos para as afecções cutâneas mais frequentes relacionadas às transformações corporais, bem como os cuidados gerais preventivos, devem ser apropriados por todos os profissionais envolvidos nos cuidados das pessoas trans e intersexo.

Por outro lado, a dermatologia tem papel central no diagnóstico e tratamento de afecções menos comuns e naquelas situações que requeiram procedimentos estéticos (Quadro 2)[22].

Quadro 2 Procedimentos dermatológicos relacionados às modificações corporais

- Orientações educativas para cuidados estéticos domiciliares.
- Procedimentos para mudança da estética facial.
- Procedimentos para aumento ou redução de pelos.
- Preparo da pele para cirurgias genitais.
- Cuidados dermatológicos relacionados ao uso de testosterona: acne, alopecia androgenética e dermatite seborreica.
- Problemas dermatológicos relacionados ao uso de estrógeno e bloqueadores antiandrógenos: estrias, celulite e flacidez, xerose cutânea e prurido.
- Cuidados gerais e afecções cutâneas relacionadas a *binder* e *packer*.
- Cuidados relacionados a cicatrizes cirúrgicas e efeitos colaterais de produtos estéticos injetáveis.

Cuidados estéticos domiciliares

Diversos procedimentos domiciliares costumam ser realizados por pessoas trans, entre eles a depilação com cera, com lâmina de barbear ou cremes depilatórios e com dispositivos baseados em luz. Além desses, os *peelings* caseiros e a despigmentação de pelos são de uso frequente. Intercorrências e complicações que podem estar relacionadas a esses procedimentos são: queimadura, dermatite de contato irritativa e alérgica, foliculite e hipercromia pós-inflamatória.

Ao realizar esses procedimentos, deve-se ter cuidado com tendência pessoal às dermatites e foliculites, pois é o processo inflamatório dessas dermatoses que gera a hipercromia pós-inflamatória. A depilação a *laser* deve ser o método de escolha para pacientes que apresentem esses tipos de reações.

Procedimentos para mudança da estética facial

As mudanças estéticas nas regiões da face e do pescoço, a fim de adquirir uma face mais tipicamente masculina ou feminina, podem ser feitas por meio de toxina botulínica, preenchedores de ácido hialurônico, fios de sustentação, ácido deoxicólico, criopólise submentoniana, bioestimuladores de hidroxiapatita de cálcio e ácido polilático. A criopólise e a lipoaspiração são citadas como possíveis adjuvantes na mudança do contorno corporal[23].

Procedimentos para aumento de pelos

A testosterona aumenta a pilificação corporal que irá se manifestar cerca de 3 a 6 meses após o início do uso e atingirá a estabilidade até 5 anos após o início do tratamento. Algumas pessoas podem não adquirir um padrão de pilificação desejado, pois, assim como os homens cis têm diferentes padrões de pilificação determinados geneticamente, o mesmo ocorre com os homens trans. O uso recomendado é a testosterona injetável, pois possui maior estabilidade dos níveis séricos.

Pacientes que já atingiram a estabilidade das alterações desejadas com a hormonização ou aqueles que se identificam como não binários ou gênero fluido podem não desejar o completo desenvolvimento dos caracteres sexuais masculinos, podendo ser candidatos ao uso de testosterona na forma de gel. Há três desvantagens da testosterona tópica: alto custo, possível desenvolvimento de dermatite de contato e a possibilidade de a testosterona ser "transferida" pelo contato aos parceiros próximos.

O uso do minoxidil é um tratamento para aumento da taxa de crescimento e espessura dos pelos, mas não promove aumento do número de folículos onde a testosterona não foi capaz de fazê-lo. O minoxidil é indicado em uso tópico em sua máxima concentração, de 5%. Deve ser aplicado na região desejada duas vezes por dia por meio de massagem com os dedos no local, para aumentar a circulação sanguínea local.

Outras terapêuticas possíveis são os transplantes capilares e a micropigmentação. Os transplantes capilares podem ser indicados para redefinição da linha de implantação do cabelo e alteração do formato das sobrancelhas, tornando a face mais tipicamente feminina ou masculina. A implantação de barba e pelos peitorais também pode ser feita por transplantes capilares[24]. As próteses capilares são uma opção para a alopecia androgenética quando não se quer lançar mão de tratamentos farmacológicos ou cirúrgicos. As tatuagens e a "micropigmentação" não costumam ter indicação médica dermatológica, mas costumam ser feitas no couro cabeludo, barba e sobrancelhas para disfarçar falhas.

Procedimentos para remoção de pelos

Existem algumas opções de procedimentos para a remoção dos pelos, como os *lasers* de diodo, Nd-YAG e Alexandrita ou a eletrólise. Devido às diferenças de comprimento de onda, há indicações diferentes. O Nd-YAG é mais indicado para peles com fototipos mais altos, e o Alexandrita é levemente menos doloroso. Em geral, os *lasers* possuem custos semelhantes por sessão e devem ser indicados de acordo com o perfil de pelos (pigmentação e espessura) e cor da pele. A remoção de pelos por eletrólise é mais indicada para pelos muito claros, que não respondem aos *lasers*, ou brancos. A eletrólise costuma ser um procedimento doloroso que pode ser feito com anestesia tópica.

Preparo da pele para cirurgias genitais

Nas cirurgias como neovulvovaginoplastia ou neofaloplastia, indica-se a epilação das regiões que são "doadoras de pele" para evitar o crescimento de pelos com complicações após a cirurgia. Esse procedimento deve ser feito preferencialmente a *laser* e iniciado cerca de 6 a 12 meses antes da cirurgia, pois as sessões são mensais e podem ser necessárias diversas sessões (6 a 12) para o efeito final desejado. Deve ser concluída em até 2 semanas antes da cirurgia, para evitar que o processo inflamatório do procedimento interfira na cicatrização. Quando não realizada adequadamente, podem ocorrer complicações devido aos pelos presentes no retalho utilizado para a construção, como o crescimento de pelos dentro da neovagina ou da neouretra, resultando em irritações, infecções, cálculos e bolas de pelos[25,26].

Problemas dermatológicos relacionados ao uso de testosterona

No tecido cutâneo, o uso da testosterona está relacionado à mudança da redistribuição da gordura corporal, aumento de pelos, aumento da oleosidade da pele e alopecia androgenética (Tabela 1)[25,27].

Acne

O tratamento da acne deve ser realizado de acordo com as diretrizes gerais. Entretanto, no caso de prescrição de isotretinoína, deve-se estar atento para o aumento do risco de depres-

Tabela 1 Alterações dermatológicas pelo uso de testosterona

Início	Início das mudanças	Máximo efeito esperado
Aumento da oleosidade da pele/acne	1-6 meses	1-2 anos
Aumento da pilificação facial e corporal	3-6 meses	3-5 anos
Alopecia androgenética	maior que 12 meses	Variável
Redistribuição da gordura corporal	3-6 meses	2-5 anos

Fonte: Coleman et al., 2012[27].

são e suicídio, que já têm prevalência maior na população trans. A isotretinoína é teratogênica e aumenta as chances de aborto, por isso é obrigatório o uso de método contraceptivo se a pessoa tem útero, ovário e relações sexuais. Nessas ocasiões, mesmo se a pessoa utiliza testosterona e está em amenorreia, está indicada a contracepção com dispositivo intrauterino (DIU), método de barreira e/ou progesterona isolada. Tanto a testosterona como a isotretinoína têm metabolização hepática, portanto sua função deve ser monitorada durante o tratamento. Se necessário, doses mais baixas de isotretinoína podem ser prescritas[28].

Alopecia androgenética

A queda de cabelo no padrão masculino, que acomete principalmente a parte superior e frontal do couro cabeludo, nem sempre é um problema para os homens trans. Para aqueles que referem desconforto, pode ser indicado tratamento convencional para alopecia androgenética com minoxidil tópico a 5% e/ou finasterida. Não existe consenso sobre o melhor momento de uso desta, pois, como bloqueador da 5-alfa-redutase, a finasterida poderia em tese bloquear parte do efeito da hormonização com testosterona. Uma possibilidade seria iniciar seu uso após o desenvolvimento dos caracteres desejados com a hormonização[28].

Dermatite seborreica

A dermatite seborreica é uma doença eczematosa da pele que se desenvolve nas regiões mais oleosas da face e do tronco. A hormonização com testosterona aumenta a oleosidade da pele e a torna mais suscetível a essa dermatite. Os tratamentos, nesses casos, devem ser os clássicos para dermatite seborreica, como uso de medicamentos tópicos, de sabonetes específicos ao uso de cremes com corticoides, ciclopirox olamina ou outro antifúngico, inibidores da calcineurina, como tacrolimo ou pimecrolimo, e xampus com piritionato de zinco, sulfeto de selênio ou derivados de alcatrão (*coal tar*).

Problemas dermatológicos relacionados ao uso de estrógeno

No tecido cutâneo, o uso do estrógeno está relacionado à mudança da redistribuição da gordura corporal, suavização da pele, diminuição da oleosidade da pele e da acne, perda ou desaceleração do crescimento de pelos faciais e corporais, além da estabilização de alopecia androgenética se presente (Tabela 2).

Tabela 2 Alterações dermatológicas pelo uso de estrógeno

Início	Início das mudanças	Máximo efeito esperado
Redistribuição da gordura corporal	3-6 meses	2-5 anos
Suavização da pele, diminuição da oleosidade/acne	3-6 meses	desconhecido
Perda e/ou crescimento desacelerado dos pelos corporais ou faciais	6-12 meses	Maior que 3 anos
Estabilização da alopecia androgenética	Sem recuperação de fios perdidos, 1-3 meses	1-2 anos

Fonte: Coleman et al., 2012[27].

Estrias, celulite e flacidez

As estrias são cicatrizes na pele geradas pela ruptura das fibras colágenas e elásticas da derme. Podem ocorrer nas pacientes trans devido à redistribuição de gordura corporal e ao ambiente hormonal tipicamente feminino, que produz uma menor resistência da derme e diminuição de espessura. Esse processo também é responsável pelo surgimento da celulite e flacidez.

O tratamento das estrias é feito com o uso de cremes tópicos, *peelings* químicos, microagulhamento, microinfusão de medicamentos na pele (MMP) e *lasers*. Para celulite e flacidez são recomendados dieta balanceada e exercícios físicos, uso de cremes tópicos, medicações orais, drenagem linfática, aplicação de bioestimuladores e uso de tecnologias e aparelhos corporais com radiofrequência e associações.

Xerose cutânea e prurido

O bloqueio da testosterona e o uso de estrogênio diminuem a secreção das glândulas sebáceas e podem produzir xerodermia e prurido. O tratamento nesses casos é hidratação da pele com cremes adequados, cuidados para não produzir mais ressecamento, como banhos curtos, mornos, sem bucha e com géis de limpeza sem sabão. Se o prurido for importante, pode ser necessário complementar o tratamento com corticoides tópicos e mesmo anti-histamínicos orais.

Afecções cutâneas relacionadas a outros procedimentos

Relacionadas ao uso de *binder* e *packer*

As complicações dermatológicas pelo uso de *binders* mais comuns são escaras, edema, acne, prurido e infecções da pele, mudanças na pele e mamas devido ao procedimento de atar e comprimir serem muito frequentes, intensos ou ainda com métodos caseiros inadequados[29]. Para prevenir essas complicações, orienta-se evitar o uso prolongado, usar o mínimo de pressão possível e hidratar a pele no local. O tratamento segue as diretrizes-padrão para essas afecções.

São poucas as complicações cutâneas do uso de *packers* na literatura médica, mas podemos encontrar relatos de *rashes* cutâneos locais (dermatite de contato) e erupções acneiformes com pápulas, pústulas e comedões.

Relacionadas ao uso de substâncias para preenchimentos faciais e contorno corporal

As complicações mais frequentes decorrentes do uso de substâncias para preenchimentos faciais e contorno corporal são reações inflamatórias, granulomas de corpo estranho, comprometimento vascular e linfático, infecções e morte[30]. Nos casos em que essas pacientes já tenham se submetido a tais procedimentos, o dermatologista pode atuar na prevenção ou no tratamento de complicações.

Relacionadas às cirurgias de redesignação sexual

A população trans está sujeita a cicatrizes inestéticas devido às cirurgias de redesignação sexual, mesmo que sejam procedidas por profissionais com experiência. Se houver cicatrizes hipertróficas, queloidianas, discrômicas ou atróficas, pode ser empregada uma diversidade de tratamentos como uso de géis e placas de silicone, corticoides intralesionais, 5-FU intralesional, bleomicina intralesional, imiquimode, *lasers* fracionados ablativos, luz intensa pulsada e microagulhamento.

Interface entre dermatologia, sofrimento psíquico e modificações corporais

Pessoas trans podem sentir insatisfação com a imagem corporal, que pode muitas vezes ser manifestada pela demanda de inúmeros procedimentos estéticos. O transtorno dismórfico corporal é um diferencial importante a ser considerado. O dermatologista pode ser o primeiro a suspeitar do transtorno, pois nesse caso as pessoas costumam se submeter a inúmeros procedimentos e passar por diversos médicos, sem nunca ficarem satisfeitas. Uma vez percebidos esses problemas, é necessário realizar um trabalho conjunto com uma equipe de saúde mental.

Alterações na pele podem estar relacionadas a sintomas psíquicos decorrentes do uso de hormônios, como alterações de humor (pelo uso de antiandrógenos) e impulsividade (pelo uso da testosterona), e são chamadas de psicodermatoses. Alguns exemplos são escoriação neurótica e acne escoriada, dermatite factícia, tricotilomania, desordens obsessivo-compulsivas e vulvodínia.

CONSIDERAÇÕES FINAIS

As demandas de saúde das pessoas transgênero exigem o acompanhamento por profissionais de diversas áreas. O trabalho de equipes multiprofissionais atuando por meio de um processo de trabalho e de acompanhamento que produzam ações e conhecimentos transdisciplinares pode ser uma estratégia para aumentar as possibilidades de promoção, proteção, prevenção e tratamento em saúde dessa população.

Este capítulo demonstra como algumas das diversas categorias profissionais da área da saúde podem contribuir e estar atentas durante as diferentes etapas do processo de cuidado das pessoas transgênero. A partir da proposta transdisciplinar, as equipes que as acompanham, no serviço público ou privado, podem atuar com novas perspectivas, novos olhares, de forma que a sua saúde integral seja alcançada da melhor maneira possível.

Erros comuns	Como evitá-los
Aplicar medicação injetável sem questionar sobre modificações corporais prévias em pessoas trans.	Perguntar sobre cirurgias realizadas, como colocação de próteses ou silicone líquido industrial, antes da aplicação de medicações injetáveis
Insistir na gravação de voz no início da terapia vocal com pessoas trans.	O profissional precisa compreender a expectativa que a pessoa tem com relação aos resultados do acompanhamento fonoaudiológico e reconhecer que muitas têm dificuldade e desconforto em ouvir e gravar a própria voz durante o acompanhamento.
Considerar apenas o uso de medicações ou cirurgias na abordagem das disfunções do assoalho pélvico em pessoas trans que realizaram procedimentos genitais.	A fisioterapia atua em disfunções do assoalho pélvico diminuindo as dificuldades com as neovaginas. Pode fortalecer a musculatura local, reduzindo o risco de dor, incontinência urinária e fecal, prolapsos de órgãos pélvicos, estenose vaginal e disfunções sexuais.
Realizar a aplicação de *laser* para epilação na véspera da cirurgia de redesignação sexual.	A epilação deve ser concluída em até 2 semanas antes da neovaginoplastia, para evitar que o processo inflamatório do procedimento interfira na cicatrização.

Material complementar

Canais do YouTube®
- *Transdiário.*
- *Thiessita.*

REFERÊNCIAS BIBLIOGRÁFICAS

1. Severo SB, Seminotti N. Integralidade e transdisciplinaridade em equipes multiprofissionais na saúde coletiva. Cien Saúde Colet. 2010;15:1685-98.
2. de Lourdes Feriotti M. Equipe multiprofissional, transdisciplinaridade e saúde: desafios do nosso tempo. Vínculo. 2009;6(2):179-93.
3. Rosa DF, Carvalho MV, Pereira NR, Rocha NT, Neves VR, Rosa AD. Nursing care for the transgender population: genders from the perspective of professional practice. Rev Bras Enferm. 2019;72(suppl 1):299-306.
4. Santos JS, Silva RN, Ferreira MD. Health of the LGBTI+ population in primary health care and the insertion of nursing. Esc Anna Nery. 2019;23(4).
5. Barros AD. A relação entre a voz e expressão de gênero: a percepção de pessoas transexuais. Brasília. Dissertação [Mestrado em Saúde Coletiva] – Universidade de Brasília; 2017.
6. Vasconcellos L, Gusmão RJ. Terapia fonoaudiológica para transexuais masculinos: relato de três casos. Braz J Otorhinolaryngol. 2001;67(1):114-8.
7. Bergel S. Voz do transexual masculino. Porto Alegre. Monografia [Especialização em Voz] – Centro de Especialização em Fonoaudiologia Clínica; 1999.
8. Carmo RD, Camargo Z, Nemr K. Relação entre qualidade de vida e auto-percepção da qualidade vocal de pacientes laringectomizados totais: estudo piloto. Rev CEFAC. 2006;8(4):518-28.
9. Santos HHANM, de Oliveira Aguiar AG, Baeck HE, Van Borsel J. Tradução e avaliação preliminar da versão em português do Questionário de Autoavaliação Vocal para Transexuais de Homem para Mulher. CoDAS. 2015;27(1):89-96.
10. Behlau M. Consensus auditory-perceptual evaluation of voice (CAPE-V). Rev Soc Bras Fonoaudiologia. 2004;9(3):187-9.
11. Herman H. Physical therapy and gender affirmation. Advancing Excellence for Transgender Health; 2020.
12. Safer JD, Tangpricha V. Care of transgender persons. N Engl J Med. 2019;381(25):2451-60.
13. Jiang DD, Gallagher S, Burchill L, Berli J, Dugi III D. Implementation of a pelvic floor physical therapy program for transgender women undergoing gender-affirming vaginoplasty. Obstet Gynecol. 2019;133(5):1003-11.
14. Martins KL, Oliveira PS. Função miccional, evacuatório e sexual de mulheres transexuais após cirurgia de redesignação sexual. Brasília. Monografia [Bacharelado em Fisioterapia] – Faculdade de Ciências da Educação e Saúde do Centro Universitário de Brasília; 2017.
15. Bernardes BT, Resende AP, Stüpp L, Oliveira E, Castro RA, Jármy di Bella ZI, et al. Efficacy of pelvic floor muscle training and hypopressive exercises for treating pelvic organ prolapse in women: randomized controlled trial. Sao Paulo Med J. 2012;130(1):5-9.
16. Petter GN, Nora DD, Santos TS, Braz MM, Rubin N, Silva AMV. Efeitos da liberação miofascial sobre a funcionalidade e a dor em mulheres mastectomizadas. Fisioterapia Brasil. 2015;16(3):202-6.
17. Souza AS, Neves PO, Aiello N. Complicações pós-cirúrgicas em mulheres submetidas à mastectomia. Monografia. Bragança Paulista: Universidade São Francisco; 2016.
18. Gusmão MF, Ferreira JB, Miranda VC, Souza LC, de Morais KC. Encaminhamento de mulheres mastectomizadas ao serviço de fisioterapia. InterScientia. 2017;5(2):147-57.
19. Pereira LK, da Hora TS, Pereira RL, de Morais MI. As principais abordagens fisioterapêuticas em pacientes mastectomizadas. Alumni-Revista Discente da UNIABEU. 2015;3(6):43-50.
20. Brito EMC, Santos MD. Benefícios do tratamento fisioterapêutico no pós-cirúrgico de histerectomia radical. Visão Universitária. 2016;2(1):76-87.
21. Campos SR, Ferreira MC, Ferreira AP. Repercussões da redesignação sexual masculino para feminino e a atuação da fisioterapia. e-Scientia. 2019;11(2):8-16.
22. Charny JW, Kovarik CL. LGBT access to health care: a dermatologist's role in building a therapeutic relationship. Cutis. 2017;99(4):228-9.
23. Dhingra N, Bonati LM, Wang EB, Chou M, Jagdeo J. Medical and aesthetic procedural dermatology recommendations for transgender patients undergoing transition. J Am Acad Dermatol. 2019;80(6):1712-21.

24. Bared A, Epstein JS. Hair transplantation techniques for the transgender patient. Facial Plast Surg Clin North Am. 2019;27(2):227-32.
25. Gao Y, Maurer T, Mirmirani P. Understanding and addressing hair disorders in transgender individuals. Am J Clin Dermatol. 2018;19(4):517-27.
26. Kosche C, Mansh M, Luskus M, Nguyen A, Martinez-Diaz G, Inwards-Breland D, et al. Dermatologic care of sexual and gender minority/LGBTQIA youth, Part 2: Recognition and management of the unique dermatologic needs of SGM adolescents. Pediatr Dermatol. 2019;36(5):587-93.
27. Coleman E, Bockting W, Botzer M, Cohen-Kettenis P, DeCuypere G, Feldman J, et al. Standards of care for the health of transsexual, transgender, and gender-nonconforming people, version 7. Int J Transgend. 2012;13(4):165-232.
28. Deutsch MB. Guidelines for the primary and gender-affirming care of transgender and gender nonbinary people. Center of Excellence for Transgender Health, Department of Family and Community Medicine, University of California at San Francisco; 2016.
29. Boos MD, Yeung H, Inwards-Breland D. Dermatologic care of sexual and gender minority/LGBTQIA youth, part I: An update for the dermatologist on providing inclusive care. Pediatric Dermatology. 2019;36(5):581-6.
30. Ginsberg BA. Dermatologic care of the transgender patient. Int J Womens Dermatol. 2016;3(1): 65-7.

Seção X – A diversidade na sociedade

57

Bioética

Vivian I. Avelino-Silva
Mario Thadeu Leme de Barros Filho
Mario Cesar Vilhena
Reinaldo Ayer de Oliveira

Aspectos-chave

- Este capítulo tem como orientação a bioética, campo do conhecimento que trata dos conflitos e dos temas controversos nos cuidados de saúde. O objetivo não é dar respostas conclusivas, mas sim ampliar a capacidade de reflexão do leitor.
- O atendimento a pessoas LGBTQIA+ suscita, com frequência, reflexões bioéticas relacionadas a estigma, direitos, confidencialidade e acolhimento em serviços de saúde.
- Algumas situações observadas no atendimento a pessoas LGBTQIA+ que requerem uma reflexão bioética são: a recusa do profissional em atender pessoas LGBTQIA+ por motivos religiosos, morais ou pessoais; a quebra do sigilo sobre a orientação ou identidade de gênero de crianças e adolescentes; a realização de intervenções cirúrgicas precoces em crianças intersexo; a quebra de sigilo sobre o *status* sorológico relacionado a infecção sexualmente transmissível (IST)/HIV para parcerias sexuais; a adoção e a reprodução assistida por casais homoafetivos; a restrição à doação de sangue por homens que fazem sexo com homens; atos preconceituosos realizados por profissionais de saúde; realização de "terapias reparativas"; destinação de recursos a políticas de saúde dedicadas à população LGBTQIA+.

INTRODUÇÃO

A bioética é maior do que a ideia de ética da vida; é refletir a respeito de questões que acompanham as pessoas em seu cotidiano. Como área de estudo e campo do conhecimento, a bioética é jovem – tendo surgido nos anos 1970 – e almeja debater a respeito da relação entre a ética e as descobertas científicas e tecnológicas contemporâneas. A compreensão do que é a bioética não é fixa, nem estática; tampouco é dogmática, mas procura certa convergência das opiniões dos participantes na construção de diversas bioéticas, e não da bioética.

Segundo Fritz Jahr, a bioética seria um campo aberto de encontro e de diálogo de várias ciências e profissões, visões e perspectivas de mundo – que apontam para o futuro. Já para Van Rensselaer Potter, seria a ciência da sobrevivência humana, uma ponte entre a ciência biológica e a ética (sistema de valores humanos) construída para um futuro pautado pela sobrevivência ecológica e melhoria da qualidade de vida. Foi André Hellegers quem sistematizou a bioética como uma disciplina do conhecimento, passível de estudos e pesquisa[1,2]. Warren T. Reich delimita a bioética como o estudo sistemático das dimensões morais – incluindo a visão moral, as decisões, as condutas e as políticas – das ciências da vida e do cuidado da saúde, usando uma variedade de metodologias éticas num contexto reflexivo interdisciplinar.[3]

Proposta por Tom L. Beauchamp e James F. Childress em 1979, na obra *Princípios da ética biomédica*, uma das abordagens majoritárias de bioética aplicada é o principialismo, que definiu os quatro referenciais básicos da bioética: respeito à autonomia, beneficência, não maleficência e justiça[4]. Trata-se da sistematização de princípios norteadores de todas as ações médicas na relação médico-paciente na peculiaridade e singularidade em que ela se concretiza. Como ponto de partida da compreensão desses princípios, entende-se o respeito à autonomia como o respeito à livre determinação do que acontece com seu próprio corpo no âmbito da saúde, desde que o paciente se mostre capaz individualmente de agir de acordo com sua vontade, livre de coerção ou de influência, podendo ser responsabilizado por sua deliberação; beneficência como o agir em benefício de outros, em encontro com a ideia de compaixão e de benevolência, tal como registrado pela Organização Mundial da Saúde no princípio da saúde para todos[5]; não maleficência como o compromisso de intencionalmente não causar danos, muito conhecido como *primum non nocere*; e justiça como o compromisso da devida alocação de recursos na saúde, com a preocupação da equidade na distribuição pautada por um mínimo digno de assistência, coerente e igualitário.

Em síntese, como definido por Oliveira, Cohen e Gobbetti, "ao incorporar uma dimensão social e ambiental, a bioética torna-se por natureza pluralista, complexa e, necessariamente, multidisciplinar e interdisciplinar"[6]. Assim, a bioética aborda os problemas atendendo à integralidade da pessoa e à totalidade das pessoas, olhando para vidas em todas as dimensões e formas possíveis, revelando-se uma ferramenta para exercício da cidadania, observando os direitos humanos, os avanços tecnológicos e as diversidades.

Finalmente, traça-se a diferença existente entre bioética e ética profissional. A bioética pressupõe o diálogo e a reflexão plural, não se propondo como espaço deliberativo. A ética profissional, ao contrário, visa normatizar condutas, disciplinar, tratando normalmente da reflexão pautada por códigos deontológicos e diceológicos. O presente capítulo é direcionado a profissionais de saúde, mas em muitas situações acaba focando na prática do médico. Portanto, são referenciadas algumas normas éticas voltadas para a Medicina, porém todas elas encontram correspondência em outros códigos éticos profissionais[7-14].

Este capítulo trata de questões relacionadas à bioética e foi elaborado com base em situações controversas observadas no atendimento de saúde a pessoas LGBTQIA+. Apesar da existência de algumas normativas, os temas aqui abordados nem sempre apresentam solução indiscutível ou definitiva. Dessa forma, este capítulo não tem como objetivo dar respostas conclusivas, mas sim ampliar o repertório de argumentos e a capacidade de reflexão do leitor.

QUESTÕES BIOÉTICAS

O profissional de saúde pode se recusar a realizar atendimento à população LGBTQIA+ por motivos religiosos, desconhecimento, questões morais ou pessoais? É ético negar atendimento e encaminhar o paciente a outro profissional?

Alguns profissionais de saúde se recusam ou evitam atender pessoas LGBTQIA+ e as encaminham para outros profissionais, alegando objeção de consciência e que muitas dessas situações não configuram urgência e emergência. Mas questiona-se aqui: qual é o limite da objeção de consciência? O profissional poderia, em uma situação extrema, alegar objeção de consciência para recusar atendimento a uma pessoa que cheira mal, ou que não lhe agrada esteticamente?

Existem profissionais que possuem objeção de consciência, mas não a manifestam como evidente recusa de atendimento. Por exemplo: profissionais que evitam ganhar qualquer conhecimento técnico sobre as particularidades e necessidades de saúde da população LGBTQIA+, alegam tal desconhecimento e, assim, encaminham essa população para atendimento por outro profissional. Ou aqueles que priorizam o cuidado de outros pacientes, postergando o atendimento de pessoas LGBTQIA+ para o próximo plantão e para outros colegas.

Do ponto de vista imediato da situação, muitas vezes é preferível para o paciente ser encaminhado para outro profissional mais acolhedor e habilitado a reconhecer e cuidar de suas necessidades de saúde. Entretanto, os serviços e as escolas da área da saúde devem ter ações para transformar essa situação de LGBTIfobia institucional (ver Capítulo 12 – "LGBTQIA+fobia institucional na área da saúde" e Capítulo 19 – "Acesso e organização dos serviços de saúde").

No caso dos profissionais médicos, de acordo com o Código de Ética Médica[13], capítulo I, inciso VII, "O médico exercerá sua profissão com autonomia, não sendo obrigado a prestar serviços que contrariem os ditames de sua consciência ou a quem não deseje, excetuadas as situações de ausência de outro médico, em caso de urgência ou emergência, ou quando sua recusa possa trazer danos à saúde do paciente". No capítulo II, inciso IX, está previsto que "é direito do médico recusar-se a realizar atos médicos que, embora permitidos por lei, sejam contrários aos ditames da sua consciência".

Entretanto, em muitas situações, a objeção de consciência do profissional de saúde constitui simultaneamente um ato preconceituoso, uma violação dos direitos humanos e conduta flagrantemente discriminatória, em razão de orientação sexual e/ou identidade de gênero, podendo ser classificada como crime. Após decisão do Supremo Tribunal Federal (STF), a conduta passa a ser punida nos termos da Lei n. 7.716/89, a Lei Antirracismo. Assim, até que o Congresso Nacional aprove uma lei específica, as condutas LGBTIfóbicas podem ser igualadas

Tabela 1 Quadro sinóptico de ética médica – LGBTQIA+

Situação	Dispositivo legal	Aplicação
Profissional de saúde que se recusa a realizar o atendimento à população LGBTQIA+ por motivos religiosos, desconhecimento ou questões morais ou pessoais. É ético encaminhar o paciente para atendimento por outro profissional?	Código de Ética Médica	Capítulo I, inciso VII: "O médico exercerá sua profissão com autonomia, não sendo obrigado a prestar serviços que contrariem os ditames de sua consciência ou a quem não deseje, excetuadas as situações de ausência de outro médico, em caso de urgência ou emergência, ou quando sua recusa possa trazer danos à saúde do paciente".
		Capítulo II, inciso IX: É direito do médico "recusar-se a realizar atos médicos que, embora permitidos por lei, sejam contrários aos ditames da sua consciência".
	Decisão do STF	A conduta LGBTIfóbica passa a ser punida nos termos da Lei nº 7.716/89, a Lei Antirracismo.

Quando o profissional de saúde pode quebrar o sigilo e revelar a orientação sexual ou identidade de gênero do adolescente ou da criança?

Esse tema pode ser debatido no âmbito do princípio do melhor interesse da criança e do adolescente, referencial doutrinário adotado pela legislação (artigo 227 da Constituição Federal[15] e artigos 4º c/c 143 do Estatuto da Criança e do Adolescente[16]). Nos termos do artigo 227 da Constituição Federal, "é dever da família, da sociedade e do Estado assegurar à criança, ao adolescente e ao jovem, com absoluta prioridade, o direito à vida, à saúde, à alimentação, à educação, ao lazer, à profissionalização, à cultura, à dignidade, ao respeito, à liberdade e à convivência familiar e comunitária, além de colocá-los a salvo de toda forma de negligência, discriminação, exploração, violência, crueldade e opressão".

No Brasil, de acordo com o artigo 2º do Estatuto da Criança e do Adolescente, considera-se criança a pessoa de até doze anos de idade incompletos, e adolescente aquela entre doze e dezoito anos de idade.

De acordo com o artigo 3º, do Código Civil Brasileiro[17], pessoas menores de 18 anos devem ter um responsável legal adulto respondendo por seus atos civis. Os menores de 16 anos são absolutamente incapazes, portanto, sempre representados por uma pessoa capaz. Entre 16 e 18 anos são considerados relativamente incapazes, sendo assistidas apenas em alguns atos. A leitura conjunta das normas citadas exige uma compatibilização em prol do cuidado e daquilo que atenda de maneira plena o interesse da criança ou do adolescente.

Além disso, esse tema deve levar em consideração o artigo 74 do capítulo IX do Código de Ética Médica, onde se lê: "É vedado ao médico: Revelar sigilo profissional relacionado a paciente criança ou adolescente, desde que estes tenham capacidade de discernimento, inclusive a seus pais ou representantes legais, salvo quando a não revelação possa acarretar dano ao paciente".

Caso o profissional seja eleito por essa criança ou adolescente para a revelação de sua orientação não heterossexual ou identidade não cis, o médico deve quebrar o sigilo e revelar a informação a um responsável legal? Muitas vezes, a criança ou o adolescente faz a revelação como maneira de pedir ajuda, no processo de debater e compreender o tema e, posteriormente, revelar a seus cuidadores. O tema pode também ser fonte de grande sofrimento. Tendo em mente o norte do melhor interesse dessa criança ou adolescente, o profissional deve avaliar o caso individualmente, considerando se existe algum ato ou circunstância relacionados a essa informação que coloquem em risco sua integridade física ou seu bem-estar.

Entrementes, o profissional de saúde deve sempre dar autonomia e participação ao paciente criança ou adolescente, com avaliação individualizada. Por exemplo, se a criança ou adolescente faz uso de hormônios sem acompanhamento médico e sem conhecimento dos responsáveis; se manifesta alterações significativas de saúde mental relacionadas à incongruência de gênero ou à orientação sexual; ou se a criança ou adolescente se coloca sob risco de violência ou outros riscos à saúde. Nesse caso, é importante que o cuidador seja informado sobre a situação ou ato que coloca em risco a criança/adolescente, sempre que possível, com seu assentimento mediante prévio diálogo.

Porém, é importante ressaltar que a revelação da situação ou do ato que coloca em risco a criança/adolescente não implica a necessidade de revelar sua orientação sexual e/ou identidade de gênero. Cabe ao profissional de saúde avaliar a autonomia do paciente (principalmente a capacidade e voluntariedade) e, a partir daí, decidir sobre a quebra do sigilo. Deve, ainda, ponderar o risco de perder o vínculo com o paciente e este perder seu contato com o sistema de saúde. Muitas vezes a quebra de sigilo seria em si fonte de maior sofrimento, além de ruptura do vínculo de confiança com o profissional de saúde. A perda do seguimento limita as oportunidades de intervenções caso problemas concretos de saúde ocorram.

Tabela 2 Quadro sinóptico de ética médica – LGBTQIA+

Situação	Dispositivo legal	Aplicação
Crianças e adolescentes LGBTQIA+: quebra de sigilo e revelação da orientação sexual ou identidade de gênero aos responsáveis	Constituição Federal	Artigo 227: "É dever da família, da sociedade e do Estado assegurar à criança, ao adolescente e ao jovem, com absoluta prioridade, o direito à vida, à saúde, à alimentação, à educação, ao lazer, à profissionalização, à cultura, à dignidade, ao respeito, à liberdade e à convivência familiar e comunitária, além de colocá-los a salvo de toda forma de negligência, discriminação, exploração, violência, crueldade e opressão".
	Estatuto da Criança e do Adolescente	Artigo 2: "Criança é a pessoa de até doze anos de idade incompletos, e adolescente aquela entre doze e dezoito anos de idade".
		Artigos 4 e 143: princípio do melhor interesse e da proteção integral da criança e do adolescente.

Quais são os aspectos bioéticos envolvidos nas intervenções cirúrgicas precoces em crianças intersexo?

Uma crise familiar e social pode ocorrer a partir do nascimento de crianças intersexo, devido aos moldes binários atuais. As famílias apresentam angústia devido à dificuldade de designação de gênero a partir da genitália. Em muitas situações, a solução encontrada para a atribuição social do gênero (menino ou menina) é a realização de procedimentos cirúrgicos estéticos (quando não há urgência funcional, como obstrução uretral) para adequar a genitália a um padrão típico.

Do ponto de vista bioético, há um debate, visto que a identidade de gênero se consolida apenas mais tarde e não é determinada pelo genital mais ou menos "típico". Os princípios de autonomia e não maleficência da criança deveriam se sobrepor ao princípio da beneficência? Qual seria a responsabilidade dos pais pelo cuidado das crianças?

Aqueles a favor da cirurgia argumentam que há risco de sofrimento psicológico devido a estigma, medo de ostracismo social, ansiedade da família e impossibilidade de registro civil e que, por isso, as cirurgias deveriam ser realizadas o mais precoce possível. Entretanto, há diversos relatos de problemas desencadeados pelas cirurgias, como piora na qualidade de vida sexual, traumas psicológicos, redução da capacidade reprodutiva e disforia de gênero em relação ao decidido após a cirurgia. Os benefícios supostamente buscados, como melhora da autoestima, dos desfechos em saúde mental e do desenvolvimento da criança, também não são garantidos. As cirurgias são irreversíveis e podem impedir novas cirurgias genitais, caso a pessoa seja trans e deseje realizar um processo de transição de gênero no futuro[18].

Do ponto de vista social, a realização de uma cirurgia para "adequar" a genitália a um padrão típico poderia ser uma das formas de reforçar a heterocisnormatividade dos corpos, excluindo aqueles que fogem à norma. No debate sobre a realização (ou não) das cirurgias precocemente, devem-se considerar os direitos à autonomia, à integridade física e corporal e aos direitos sexuais e reprodutivos. Uma recomendação é adiar a realização de cirurgias definitivas até quando a pessoa puder decidir por meio de um consentimento informado. Entretanto, apenas um adulto pode fazê-lo por si. Paradoxalmente, aguardar a cirurgia até a maioridade significa não considerar o melhor interesse da criança, pois, ao se tornar adulta, a criança já não existe mais[19].

Outra questão diz respeito à responsabilidade dos cuidadores na decisão. O medo do ostracismo social e do estigma do corpo intersexo pode tendenciá-los para uma decisão mais rápida e, portanto, cirúrgica. Um estudo mostrou que responsáveis por crianças 46, XX com hiperplasia adrenal congênita são em sua maioria favoráveis à redução precoce do tamanho do clitóris, mesmo com o risco de redução da sensibilidade genital, o que coloca em questão se a decisão está baseada no melhor interesse da criança[20].

No Brasil não há, até o momento da escrita deste capítulo, regulamentação sobre as condutas a serem tomadas frente a uma criança intersexo, tanto do ponto de vista da saúde quanto do ponto de vista legal, o que dificulta a tomada de decisão. Alguns países, como Alemanha, Nova Zelândia e Canadá, já possuem a opção de registro de bebês sem a definição do gênero. Em Malta, a cirurgia precoce sem que se configure urgência médica é proibida[21].

O profissional pode quebrar o sigilo entre parcerias na situação de usuário com IST/HIV que não pretende fazer prevenção com parceiros? No caso do HIV, há algum conflito ético se ele estiver indetectável?

Há um dilema bioético quando um paciente diagnosticado com uma infecção sexualmente transmissível (IST), incluindo o HIV, não se propõe a revelar sua condição às suas parcerias. Há, nesses casos, a colisão dos direitos individuais da pessoa (sigilo) com o direito da coletividade (princípio do mal menor). Em geral, no caso de IST que podem ser tratadas e curadas, como é o caso das IST bacterianas (sífilis, gonococo ou clamídia), o dilema se mostra menos crítico. Porém, no caso do HIV, infecção sem tratamento curativo e altamente estigmatizante, a discussão é bastante complexa.

No Código de Ética Médica, o sigilo médico é abordado em algumas passagens. De acordo com o capítulo IX, artigo 73 do referido código: "É vedado ao médico: Revelar fato de que tenha conhecimento em virtude do exercício de sua profissão, salvo por motivo justo, dever legal ou consentimento, por escrito, do paciente".

Já a Resolução CFM n. 1.665/2003 diz: "Art. 9º – O sigilo profissional que vincula os médicos entre si e cada médico a seu paciente deve ser absoluto, nos termos da lei, e notadamente resguardado em relação aos empregadores e aos serviços públicos". A mesma resolução dispõe que o médico não pode transmitir informações sobre a condição da pessoa que vive com HIV (PVHIV), mesmo quando submetido a normas de trabalho em serviço público ou privado, salvo nos casos previstos em lei, especialmente quando esse fato resultar na proibição da internação, interrupção ou limitação do tratamento ou na transferência dos custos para o paciente ou sua família. O artigo 10 da mesma resolução estabelece exceções, nas quais o sigilo poderia ser relativizado, como em situações previstas na lei, justa causa ou autorização expressa do paciente.

O Parecer n. 10/1987 do CFM estabeleceu princípios éticos a serem observados diante de resultados sorológicos positivos para o HIV e para pacientes com Aids. No que se refere aos contatos, como grupos de uso de substâncias endovenosas e parcerias sexuais, "[...] há a necessidade de se buscar a colaboração do paciente no sentido de revelá-los (referindo-se aos contatos) ao médico, quando for factível o rastreamento epidemiológico. Dessa forma, nessas condições, existe a possibilidade de ruptura de sigilo plenamente justificada, posto que se está a proteger bens de maior relevância que o bem-estar individual, quais sejam o bem-estar social e a saúde e a vida de outras pessoas [...]".

O Parecer CFM n. 18/1989 determina que "o segredo médico não pode persistir quando o infectado negar a informação quando é sua obrigação, como no caso de (indivíduo) casado ou de futuro cônjuge [...]"; e que "[...] no caso das doenças infecciosas cabe ao médico a preservação do grupo social [...]". Nessa situação, prevalece o "princípio do mal menor". Em situações como essa, o profissional deve considerar que "o mal advindo a um paciente infectado pela quebra do sigilo será menor do que o que adviria à sua parceria, caso viesse a se infectar", razão pela qual essa pessoa precisa ter conhecimento do diagnóstico da parceria, para prevenir-se adequadamente. Contudo, segundo essa mesma resolução, o médico somente deverá tomar a iniciativa de proceder, ele próprio à comunicação à parceria, se: I. o paciente tiver sido comunicado sobre as prováveis consequências de relações sexuais sem preservativo para a sua parceria se ele tiver carga viral detectável; II. O médico tiver esclarecido seu paciente acerca de como manter relações sexuais seguras; III. O médico tiver verificado evidências de que seu paciente expõe sua parceria a risco; IV. O paciente for adequadamente informado pelo seu médico, sobre a intenção de convocar a parceria para prestar a informação, já que o próprio paciente não demonstrava o intuito de fazê-lo.

A fim de facilitar a comunicação e abordagem clínica indicada para o(a) parceiro(a) deste usuário, o médico pode disponibilizar ao paciente a oportunidade de proceder, ele próprio, à comunicação dessa informação, fornecendo-lhe subsídios para que o faça com segurança e oferecendo sua ajuda para participar desse momento. No intuito de assegurar a compreensão e o compromisso do paciente, deve o médico registrar, no prontuário, os termos de tal comunicação, evidenciando que informou e esclareceu devidamente o paciente sobre a responsabilidade pessoal deste em comunicar sua parceria sexual, a sua condição de PVHIV, colhendo a assinatura do paciente, dando ciência de que está cônscio de sua responsabilidade. Enfim, quando em assistência a PVHIV, como em quaisquer situações, o sigilo médico deve ser respeitado. Porém, é permitida a quebra de sigilo por justa causa (no caso, por proteção à vida de terceiros) quando o próprio paciente demonstrar claramente que não informará sua condição de infectado à parceria sexual, seja qual for a condição sorológica, devendo o médico, nessa situação, após esclarecer o paciente, proceder à comunicação sobre o fato, quando seguidas todas as recomendações anteriormente referidas.

Um importante elemento a ser considerado nessa discussão é a forte associação entre o risco de transmissão sexual do HIV e a quantificação da carga viral sanguínea da pessoa que vive com o vírus. Diversos estudos publicados nos últimos oito anos demonstram que PVHIV sob tratamento e com carga viral indetectável há pelo menos seis meses não transmite o vírus por via sexual[22-27]. O tratamento da infecção foi então incorporado como uma forma de prevenção da transmissão do HIV dentro da estratégia de prevenção combinada[28-30]. Nesse contexto, o contraponto entre "o mal advindo a um paciente infectado pela quebra do sigilo" e aquele "que adviria à(ao) sua(seu) parceira(o), caso viesse a se infectar" se modifica. Em outras palavras, uma vez que não há risco de transmissão sexual do HIV, não há conflito ético para o profissional da saúde em manter sigilo quanto ao diagnóstico da infecção por HIV.

Adoção e reprodução assistida por casais homoafetivos

As primeiras resoluções do CFM relativas ao uso de técnicas de reprodução assistida não previam a sua utilização por casais homoafetivos. Além disso, o CFM definia critérios bastante restritivos no caso de gestações de substituição, situação popularmente chamada de "barriga de aluguel". As pessoas doadoras temporárias de útero deveriam ser parentes de primeiro ou segundo grau da pessoa doadora do óvulo, sendo os demais casos submetidos à avaliação e autorização do CFM. Mais recentemente, diante de transformações da sociedade e da jurisprudência brasileira, incluindo o reconhecimento da união estável homoafetiva (ADI n. 4.277 e ADFP n. 132) e o casamento entre pessoas do mesmo gênero, as recomendações do CFM também sofreram modificações.

Na Resolução n. 2.013/2013, o CFM reconhece como entidade familiar a união homoafetiva e modifica a indicação de técnicas de reprodução assistida, incluindo de forma mais abrangente "o papel de auxiliar a resolução de problemas de reprodução humana, facilitando o processo de procriação", em oposição ao texto anterior, que indicava esse recurso para situações de infertilidade por motivos médicos.

Ainda assim, casais homoafetivos que desejam ter filhos biológicos podem enfrentar dificuldades, por exemplo, no momento do Registro Civil de Nascimento. O Registro Civil de Nascimento corresponde à materialização do direito à cidadania, pela inscrição dos dados da pessoa natural na Certidão de Nascimento. No que pertence ao registro da pessoa filha de um casal homoafetivo nascida por meio de procedimento de reprodução assistida, a Resolução n. 2.121/2015 do CFM considera possível que esse registro seja realizado no cartório de Registro Civil. O Item 3.5 da resolução garante "o registro civil da criança pelos pacientes (pais genéticos), devendo esta documentação ser providenciada durante a gravidez". Na hipótese de recusa de registro pelos progenitores, a pessoa parturiente pode vir a pleitear a maternidade ou paternidade da criança, no caso de mulher cis ou homem trans, respectivamente. No mesmo sentido, a Corregedoria Nacional de Justiça publicou o provimento n. 52/2016, que dispõe sobre o registro de nascimento e emissão da respectiva certidão dos filhos havidos por reprodução assistida. São, assim, vedadas aos oficiais de cartório a recusa ao registro de nascimento e a emissão de certidão de pessoas concebidas por meio de técnica de reprodução assistida. Entretanto, alguns casais homoafetivos podem ter filhos biológicos sem a necessidade do uso de técnicas de reprodução assistida. A gestação em mulheres cis ou homens trans pode ocorrer espontaneamente caso a parceria seja, respectivamente, uma mulher trans e um homem cis. Nesses casos, a propositura de uma ação judicial se faz necessária para que os progenitores possam realizar o Registro Civil de Nascimento da criança.

Tabela 3 Quadro sinóptico de ética médica – LGBTQIA+

Situação	Dispositivo legal	Aplicação
Adoção e reprodução assistida por casais homoafetivos	Resolução CFM n. 2.013/2013	Reconhece como entidade familiar a união homoafetiva e modifica a indicação de técnicas de reprodução assistida incluindo de forma mais abrangente.
	Resolução CFM n. 2.168/2017	Adota as normas éticas para a utilização das técnicas de reprodução assistida.

Restrição à doação de sangue por homens cis que fazem sexo com homens cis e pessoas transgênero

A doação de sangue é uma estratégia terapêutica que pode apresentar risco de transmissão de agentes infecciosos para o receptor. Com o uso universal de triagem laboratorial em amostras doadas, esse risco é reduzido expressivamente, mas não é nulo. Dessa forma, os bancos de sangue utilizam, além da triagem laboratorial, uma entrevista sigilosa com profissional treinado na qual o doador deve informar aspectos comportamentais relacionados ao risco de infecções transmissíveis pela transfusão. Esse cuidado na triagem de doadores se estabeleceu na década de 1980, motivado fortemente pela epidemia de HIV e pela documentação de risco entre receptores, em especial os hemofílicos. Nessa época, testes diagnósticos utilizados para a triagem das amostras doadas possuíam sensibilidade mais baixa quando comparados aos testes atuais, além de um período mais estendido de indetectabilidade (janela imunológica) nas primeiras semanas após a infecção. Em outras palavras, a entrevista tinha um papel essencial para complementar as limitações da triagem laboratorial. Homens que fazem sexo com homens foram, por muitos anos, impedidos de doar sangue ou outros hemocomponentes. Até julho de 2020, a Resolução da Diretoria Colegiada (RDC) referente às "boas práticas do ciclo do sangue" – RDC n. 34 de 2014 da Agência Nacional de Vigilância Sanitária – considerava temporariamente inaptos os "indivíduos do sexo masculino que tiveram relações sexuais com outros indivíduos do mesmo sexo e/ou as parceiras sexuais destes", e somente autorizava a doação desde que estes não tivessem mantido relações sexuais com pessoas do mesmo gênero por um período de 12 meses[31]. Nessa resolução, vale lembrar que não havia menção específica sobre pessoas transgênero, ficando sujeita à interpretação do funcionário responsável pela triagem a decisão sobre inaptidão nesses casos.

Recentemente, em julho de 2020, houve uma decisão de caráter histórico do STF, na Ação Direta de Inconstitucionalidade n. 5.543. A Corte declarou "a inconstitucionalidade do art. 64, IV, da Portaria n. 158/2016 do Ministério da Saúde, e do art. 25, XXX, "d", da RDC n. 34/2014 da Agência Nacional de Vigilância Sanitária (Anvisa). Nesse contexto, o Ministério da Saúde revogou o referido artigo que considerava inapto temporário por 12 meses os "homens que tiveram relações sexuais com outros homens e/ou as parceiras sexuais destes". Igualmente, a Anvisa foi compelida a revogar a norma que restringia a doação de sangue por esse grupo de pessoas. Na prática, essas pessoas podem doar sangue mesmo antes dos 12 meses da última relação sexual.

É importante ressaltar que nos últimos anos observamos grande avanço técnico nos exames de triagem laboratorial das amostras doadas, com incorporação de testes altamente sensíveis que reduziram a janela imunológica para somente 10 a 11 dias. Dessa forma, a triagem laboratorial torna mais segura a doação de sangue e muito menos relevante o uso da entrevista como forma complementar de triagem do doador de sangue.

Atos preconceituosos contra pessoas LGBTQIA+ por profissionais da saúde. Quais os caminhos para uma denúncia de preconceito ou más práticas?

É pressuposto lembrar que todas as atividades de profissionais da saúde devem ser exercidas sem discriminação de qualquer natureza, em favor da coletividade e do ser humano. No Brasil, atos preconceituosos contra qualquer pessoa são considerados crimes, e o sistema jurídico prevê medidas punitivas

Tabela 4 Quadro sinóptico de ética médica – LGBTQIA+

Situação	Dispositivo legal	Aplicação
Restrição à doação de sangue por homens que fazem sexo com homens e transgêneros	Supremo Tribunal Federal, por meio de Ação Direta de Inconstitucionalidade (ADI 5.543)	Derruba restrições à doação de sangue por homens gays.
	Brasil, Ministério da Saúde. Agência Nacional de Vigilância Sanitária. Manual Técnico para Investigação da Transmissão de Doenças pelo Sangue. Brasília, 2005	Apresenta recomendações para prevenção do HIV (páginas 41 a 46).
	Portaria n. 158, de 4 de fevereiro de 2016	Redefine o regulamento técnico de procedimentos hemoterápicos.

para esses casos e medidas específicas na hipótese de sua prática por profissional de saúde e contra pacientes LGBTQIA+. A Constituição Federal define como "objetivo fundamental da República" (art. 3º, IV) o de "promover o bem de todos, sem preconceitos de origem, raça, sexo, cor, idade, ou quaisquer outras formas de discriminação". Os tipos penais que tratam do tema abrangem o racismo, a injúria racial e outros crimes motivados pelo preconceito contra a pessoa ou um grupo de pessoas em função de nacionalidade, etnia, raça ou religião.

A LGBTIfobia foi considerada crime por força de decisão judicial do STF. Em razão de omissão legislativa, mencionado julgamento entendeu que as condutas previstas na Lei n. 7.716, de 5 de janeiro de 1989, as quais definem os crimes resultantes de preconceito de raça ou de cor, também poderiam enquadrar a LGBTIfobia. Desta feita, praticar, induzir ou incitar a discriminação ou preconceito em razão da orientação sexual ou identidade de gênero da pessoa poderá ser considerado crime. A pena aplicada será de 1 a 3 anos, além de multa. Se na prática houver divulgação de ato em meios de comunicação, a pena será de 2 a 5 anos, além de multa.

Os crimes de racismo e injúria racial estão previstos no Código Penal e se aplicam para o profissional de saúde. Nesse sentido, o artigo 140, § 3º, do Código Penal, estabelece pena de 1 a 3 anos de prisão, além de multa, para as injúrias motivadas por elementos referentes a raça, cor, etnia, religião, origem e orientação sexual, ou a condições de pessoa idosa ou portadora de deficiência.

A pessoa vítima de discriminação sempre poderá recorrer ao Ministério Público ou realizar uma queixa na Delegacia de Polícia. O Ministério Público ou a autoridade policial, após a denúncia, deverão instaurar inquérito civil para investigar o caso.

Além dos procedimentos previstos na legislação brasileira, o profissional de saúde pode sofrer procedimento disciplinar no seu conselho de classe. Atos preconceituosos são considerados má prática. O Conselho de Medicina pode vir a julgar um médico por condutas discriminatórias, vistas como infrações éticas. O artigo 23 do Código de Ética Médica determina que é proibido ao médico "tratar o ser humano sem civilidade ou consideração, desrespeitar sua dignidade ou discriminá-lo de qualquer forma ou sob qualquer pretexto".

Nesses casos, serão aplicadas as penas previstas na Lei n. 3.268/57, que dispõe sobre os conselhos de Medicina (Federal e Regionais). De acordo com o artigo 22 da referida Lei, as penas disciplinares aplicáveis pelos conselhos regionais aos seus membros são as seguintes: a) advertência confidencial em aviso reservado; b) censura confidencial em aviso reservado; c) censura pública em publicação oficial; d) suspensão do exercício profissional por até 30 dias; e) cassação do exercício profissional, *ad referendum*, pelo Conselho Federal. Outros conselhos de classe, como o de Odontologia e o de Enfermagem, dispõem de procedimentos disciplinares semelhantes aos dos conselhos de Medicina.

Qualquer pessoa que se sinta desrespeitada, ofendida ou discriminada pode fazer uma denúncia no conselho contra o profissional, hospital ou instituição prestadora de serviços de saúde. A pessoa deve encaminhar a denúncia fundamentada e identificada ao conselho relacionado. Ela pode ser feita por diversos meios: pessoalmente, na sede do conselho, nas delegacias regionais, por carta ou por *e-mail*. Especificamente em relação aos médicos, o Código de Ética Médica é explícito em dizer que um profissional, ao saber de uma discriminação, tem a obrigação de denunciar (artigo 50). A falta de tipos definidos nos códigos de ética muitas vezes pode promover a não aplicação adequada de sanções ao ato ilícito do profissional.

Ainda que os códigos de ética profissionais estabeleçam dispositivos subjetivos que tratem da objeção de consciência, afirmando que ninguém pode ser obrigado a fazer algo contra seus valores, por sua excepcionalidade de aplicação, estes não são suficientes e não justificam condutas discriminatórias. Em hipótese alguma a objeção de consciência pode ser instrumento para a imposição de um valor pessoal do profissional da saúde a um atendido.

Para além do combate punitivo da discriminação, são necessárias a educação, a sensibilização e a conscientização social a respeito do tema, mostrando que o atendimento de pacientes deve ser realizado livre das influências de valores pessoais do profissional da saúde. Há de ser trabalhada a informação, para que mais pessoas tenham conhecimento a respeito do assunto. É papel do profissional de saúde acolher e escutar qualificadamente a população LGBTQIA+, combatendo todas as formas de exclusão e marginalização na sociedade. Isso há de ser considerado e abordado durante o atendimento, visando ao cuidado integral da pessoa, respeitando as diferenças e enfrentando as discriminações.

Qual deve ser a postura do profissional quando verifica que um colega pratica "terapia reparativa" ou de mudança da orientação sexual e identidade de gênero?

Nos dias de hoje, considerando o desenvolvimento científico, a evolução dos estudos que se relacionam à sexualidade humana, os direitos humanos, a comunicação entre as pessoas, as diversas manifestações artísticas, entre outros, é inconcebível a defesa da tentativa de modificação de orientação sexual ou da identidade de gênero. Esses procedimentos não estão respaldados nem pela ciência nem pela ética.

Ademais, no âmbito da bioética principialista, devem-se evocar os princípios do não sofrimento da pessoa humana, do melhor interesse das crianças e dos adolescentes, beneficência e autonomia para a pessoa adulta e não maleficência.

As principais organizações de saúde não consideram a homossexualidade e a transexualidade como doença, distúrbio ou perversão. Assim, se não há patologia, não há tratamento ou terapia correspondente. Em 1990, ou seja, há mais de 30 anos, a Assembleia Geral da Organização Mundial da Saúde retirou da Classificação Internacional de Doenças (CID) o código 302.0 – "homossexualismo". A CID 11 removeu os códigos relacionados aos transtornos psicológicos associados ao desenvolvimento sexual, como a orientação sexual egodistônica.

O Decreto Lei n. 4.113/42 dispõe sobre publicidade médica, e, de acordo com essa norma, "é proibido ao médico anunciar cura de doenças sem tratamento próprio, segundo os atuais conhecimentos científicos". Ou seja, o médico não pode anunciar a "cura" para a homossexualidade, por exemplo, porque a homossexualidade não é doença e não dispõe de processo terapêutico para sua cura ou tratamento. No caso brasileiro, desde 1985 o Conselho Federal de Psicologia não considera a homossexualidade como um desvio sexual e publicou a Resolução n. 01/99, que proíbe a patologização da homossexualidade.

A Política Nacional de Saúde Integral de Lésbicas, Gays, Bissexuais, Travestis e Transexuais (LGBT), instituída pela Portaria n. 2.836, de 1º de dezembro de 2011, e pactuada pela Comissão Intergestores Tripartite (CIT), conforme Resolução n. 2 do dia 6 de dezembro de 2011, orienta o Plano Operativo de Saúde Integral LGBT. Com essa política, o Governo Federal indica ações de atendimento e acolhimento desse segmento da sociedade, para evitar a discriminação contra pessoas LGBTQIA+ nos espaços dos serviços públicos de saúde[32]. Esse deve ser um compromisso ético-político para todos os trabalhadores da saúde (mais informações no Capítulo 12 – "LGBTQIA+fobia institucional na área da saúde").

Na destinação de recursos do SUS e financiamento de políticas que incluem a população LGBTQIA+, como equilibrar a relação entre universalidade, integralidade e equidade no financiamento das ações da saúde?

Os recursos para o Sistema Único de Saúde (SUS) são precários e poucos; entretanto, para além da ordem constitucional vigente, deveria haver um maior comprometimento sócio-político com a questão da saúde no país, como um pacto fundamental específico para tanto. Em um contexto de recursos financeiros limitados e um vasto volume de necessidades em saúde, a seleção de políticas e intervenções que serão priorizadas em detrimento de outras pode gerar conflitos.

Cada vez mais estudos econômicos têm sido utilizados para avaliar os custos diretos e indiretos relacionados a cada intervenção, comparando-os a medidas como efetividade, utilidade e benefício. É intuitivo pensar que gestores de saúde devem sempre implementar intervenções de máximo impacto (contemplando o maior número de pessoas e com o máximo efeito) e menor custo. Entretanto, essa relação mercadológica nem sempre se aplica para decisões em saúde.

Cabe aqui ressaltar o direito à saúde de todos, incluindo pessoas portadoras de doenças raras ou daquelas com tratamento de alto custo. Por exemplo, programas de transplante de órgãos jamais seriam implementados no sistema público de saúde, em virtude de seu alto custo e benefício limitado a uma pequena fração da população. Relevante também citar o princípio da solidariedade – que há de ser praticado em uma dimensão concreta daquilo que é bom para o coletivo e não apenas ao indivíduo, para além de valores morais, em complemento aos aspectos da universalidade, da integralidade e da equidade que norteiam o SUS.

No caso de populações LGBTQIA+, deve-se ainda enfatizar o risco de ter a ponderação da alocação de recursos balizada por estigma e preconceito. Essa população pode ser preterida de políticas de saúde e investimentos específicos sob o pretexto explícito de ser um grupo restrito, e necessitar de investimentos financeiros ou programáticos desproporcionais. Entretanto, em muitos casos, a real motivação está associada à LGBTIfobia e ao preconceito de que essa população "procurou" ou "mereceu" os problemas de saúde e, dessa forma, não é digna de receber atenção ou investimentos. Porém, existem princípios da obrigação constitucional em favor de ações que protegem e promovem a equidade em saúde para grupos vulneráveis. Diante de uma sociedade ainda preconceituosa e da existência de discrepâncias sociais que limitam oportunidades de educação, saúde, lazer e emprego, é fundamental que grupos vulnerabilizados sejam priorizados em políticas específicas que combatam essas iniquidades. Políticas de saúde, ademais, são resultantes de lutas da organização da sociedade civil pelos direitos humanos, como exercício da cidadania.

CONSIDERAÇÕES FINAIS

Profissionais de saúde devem sempre considerar na sua prática os quatro referenciais básicos da bioética: respeito à autonomia, beneficência, não maleficência e justiça[4]. Estes são os princípios norteadores de todas as ações médicas na relação médico-paciente dentro da peculiaridade e singularidade em que ela se concretiza. Desde o final do século XX, diversos avanços foram conquistados em relação aos direitos das pessoas LGBTQIA+, inclusive na área da saúde. É dever de todo profissional da saúde estar atualizado sobre essas normativas, para embasar suas condutas e combater violências institucionais e individuais direcionadas a essa população.

Tabela 5 Quadro sinóptico de ética médica – LGBTQIA+

Situação	Dispositivo legal	Aplicação
Destinação de recursos do SUS e financiamento de políticas que incluem a população LGBTQIA+. Como equilibrar a relação entre universalidade, integralidade e equidade no financiamento das ações da saúde?	Constituição Federal	Artigos 196 ao 200: registro do SUS.
		Artigo 198: diretrizes e alguns dos princípios do SUS.
	Lei n. 8.080/90	Condições para a promoção, proteção e recuperação da saúde, a organização e o funcionamento dos serviços correspondentes e dá outras providências. Constituição Federal, capítulo II, artigo 7º, da Lei n. 8.080/90 (princípios e diretrizes do SUS).

REFERÊNCIAS BIBLIOGRÁFICAS

1. Pessini L. As origens da bioética: do credo bioético de Potter ao imperativo bioético de Fritz Jahr. Rev Bioet. 2013;21(1):09-19.
2. Pessini L. No berço da bioética: encontro de um credo, com um imperativo e um princípio. In: Porto D. Bioética: saúde, pesquisa, educação. Brasília: CFM/SBB; 2014. p. 87-114.
3. Reich WT. Encyclopedia of bioethics. 2. ed. Nova Iorque: Macmillan; 1985. p. 19-32.
4. Beauchamp TL, Childress JF. Princípios de ética biomédica. 4. ed. São Paulo: Loyola; 2002.
5. World Health Organization. WHO priorities. [internet]. [acesso em 28 de novembro de 2020]. Disponível em: https://www.who.int/dg/priorities/en/
6. Cohen C, Oliveira RA, editores. Bioética, Direito e Medicina. 1. ed. Barueri: Manole; 2020.
7. Conselho Federal de Enfermagem. Resolução COFEN n. 564/2017. [internet]. [acesso em 28 de novembro de 2020]. Disponível em: http://www.cofen.gov.br/resolucao-cofen-no-5642017_59145.html
8. Conselho Federal de Psicologia. Código de ética profissional do psicólogo. Brasília, DF; 2015. [acesso em 28 de novembro de 2020]. Disponível em: https://site.cfp.org.br/wp-content/uploads/2012/07/codigo-de-etica-psicologia.pdf
9. Conselho Federal de Serviço Social. Código de ética do/a assistente social. Lei n. 8.662/93. Brasília, DF: Conselho Federal de Serviço Social; 2012. [acesso em 28 de novembro de 2020]. Disponível em: http://www.cfess.org.br/arquivos/CEP_CFESS-SITE.pdf
10. Conselho Federal de Fisioterapia e Terapia Ocupacional. Código de Ética e Deontologia da Fisioterapia. [internet]. [acesso em 28 de novembro de 2020]. Disponível em: https://www.coffito.gov.br/nsite/?page_id=2346
11. Conselho Federal de Fisioterapia e Terapia Ocupacional. Código de Ética e Deontologia da Terapia Ocupacional. [internet]. [acesso em 28 de novembro de 2020]. Disponível em: https://www.coffito.gov.br/nsite/?page_id=3386
12. Conselho Federal de Fonoaudiologia. Código de Ética da Fonoaudiologia. [internet]. [acesso em 28 de novembro de 2020]. Disponível em: https://www.fonoaudiologia.org.br/cffa/index.php/codigo-de-etica/
13. Conselho Federal de Odontologia. Código de Ética Odontológica. [internet]. [acesso em 28 de novembro de 2020]. Disponível em: https://website.cfo.org.br/wp-content/uploads/2018/03/codigo_etica.pdf
14. Conselho Federal de Medicina. Código de Ética Médica. Brasília: Conselho Federal de Medicina; 2019. [acesso em 28 de novembro de 2020]. Disponível em: https://portal.cfm.org.br/images/PDF/cem2019.pdf
15. Brasil. Presidência da República. Constituição da República Federativa do Brasil de 1988. [internet]. [acesso em 28 de novembro de 2020]. Disponível em: http://www.planalto.gov.br/ccivil_03/constituicao/constituicao.htm
16. Brasil. Congresso Nacional. Estatuto da Criança e do Adolescente. Lei n. 8.069, de 13 de julho de 1990. Brasília; 2019. [acesso em 28 de novembro de 2020]. Disponível em: https://www.gov.br/mdh/pt-br/centrais-de-conteudo/crianca-e-adolescente/estatuto-da-crianca-e-do-adolescente-versao-2019.pdf
17. Brasil. Senado Federal. Código Civil brasileiro. Brasília: Senado Federal; 2008. [acesso em 28 de novembro de 2020]. Disponível em: https://www2.senado.leg.br/bdsf/bitstream/handle/id/70327/C%C3%B3digo%20Civil%202%20ed.pdf
18. Reis E. Did bioethics matter? A history of autonomy, consent, and intersex genital surgery. Med Law Rev. 2019;27(4):658-74.
19. Wiesemann C, Ude-Koeller S, Sinnecker GH, Thyen U. Ethical principles and recommendations for the medical management of differences of sex development (DSD)/intersex in children and adolescents. Eur J Pediatr. 2010;169(6):671-9.
20. Dayner JE, Lee PA, Houk CP. Medical treatment of intersex: parental perspectives. J Urol. 2004;172(4 Pt 2):1762-5; discussion 1765.
21. International Intersex Human Rights NGO. Intersex genital mutilations: human rights violations of children with variations of reproductive anatomy. [internet]. [acesso em 28 de novembro de 2020]. Disponível em: https://intersex.shadowreport.org/public/2019-CRC-Malta-NGO-Zwischengeschlecht-Intersex-IGM.pdf
22. Cohen MS, Chen YQ, McCauley M, Gamble T, Hosseinipour MC, Kumarasamy N, et al. Antiretroviral therapy for the prevention of HIV-1 transmission. N Engl J Med. 2016;375(9):830-9.
23. Rodger AJ, Cambiano V, Bruun T, Vernazza P, Collins S, Lunzen Jan van, et al. Sexual activity without condoms and risk of HIV transmission in serodifferent couples when the HIV-positive partner is using suppressive antiretroviral therapy. JAMA. 2016;316(2):171-81.
24. Bavinton BR, Pinto AN, Phanuphak N, Grinsztejn B, Prestage GP, Zablotska-Manos IB, et al. Viral suppression and HIV transmission in serodiscordant male couples: an international, prospective, observational, cohort study. Lancet HIV. 2018;5(8):e438-e447.
25. Prevention Access Campaign. Risk of sexual transmission of HIV from a person living with HIV who has an undetectable viral load – Messaging Primer & Consensus Statement. [internet]. [acesso em 28 de novembro de 2020]. Disponível em: https://www.preventionaccess.org/consensus
26. Cohen MS. Successful treatment of HIV eliminates sexual transmission. Lancet. 2019;393(10189):2366-2367.
27. Rodger AJ, Cambiano V, Bruun T, Vernazza P, Collins S, Degen O, et al. Risk of HIV transmission through condomless sex in serodifferent gay couples with the HIV-positive partner taking suppressive antiretroviral therapy (PARTNER): final results of a multicentre, prospective, observational study. Lancet. 2019;393(10189):2428-38.
28. Brasil. Ministério da Saúde. Departamento de Vigilância, Prevenção e Controle das Infecções Sexualmente Transmissíveis, do HIV/Aids e das Hepatites Virais. Nota informativa n. 5/2019-. DIAHV/SVS/MS. Brasília, DF; 2019.
29. São Paulo. Secretaria de Estado da Saúde. Nota informativa n. 02/2017/CRT-PE-DST/AIDS/SES-SP. São Paulo; 2017.
30. Brasil. Ministério da Saúde. Departamento de Doenças de Condições Crônicas e Infecções Sexualmente Transmissíveis. Prevenção Combinada do HIV – Bases conceituais para profissionais trabalhadores(as) e gestores (as) de saúde. Brasília: Ministério da Saúde; 2017.
31. Brasil. Ministério da Saúde. Agência Nacional de Vigilância Sanitária. Resolução da diretoria colegiada – RDC n. 34, de 11 de junho de 2014. Dispõe sobre as boas práticas no ciclo de sangue. Brasília, DF: Ministério da Saúde; 2014. [acesso em 28 de novembro de 2020]. Disponível em: https://saude.rs.gov.br/upload/arquivos/carga20170553/04145350-rdc-anvisa-34-2014.pdf
32. Brasil. Ministério da Saúde. Política Nacional de Saúde Integral de Lésbicas, Gays, Bissexuais, Travestis e Transexuais. Brasília: Ministério da Saúde; 2013.

Direitos da diversidade sexual e de gênero

Heloíse Fruchi
Luanda Pires
Marina Ganzarolli
Paulo Iotti

 Aspectos-chave

- Os profissionais de saúde devem conhecer sobre os direitos da diversidade sexual e de gênero e assegurar que estes sejam respeitados na prática clínica.
- Há um caráter antiético, ilegal e inconstitucional nas promessas de "cura" ou de "reorientação" de orientação sexual e identidade de gênero por profissionais da saúde.
- As pessoas trans têm direito a cirurgias de redesignação sexual garantidas pelo Sistema Único de Saúde (SUS), respeito ao uso do nome social, à escolha de tratamento nominal na cédula de identidade, na carteira de identidade profissional e no título de eleitor, sem necessidade de laudos ou relatórios médicos.
- Houve muitos avanços nos direitos da diversidade sexual e de gênero nos últimos anos, principalmente através de decisões do Supremo Tribunal Federal (STF), que proíbe diversas formas de discriminação por orientação sexual e por identidade de gênero.
- O respeito efetivo ao direito humano à autodeterminação de gênero deve ser estendido à necessidade de combater a normatização cirúrgica de corpos intersexo.
- Há muito a avançar no enfrentamento de discriminações cotidianas às pessoas LGBTQIA+, inclusive na prática médica e da saúde em geral.

INTRODUÇÃO

Os direitos sexuais e reprodutivos, hoje tidos como direitos humanos, asseguram, dentre outros, o livre exercício da sexualidade, a autonomia na tomada de decisões sobre o próprio corpo e a igualdade de gênero. Além disso, englobam diversas outras garantias, dentre elas o direito à saúde integral, regulamentado pela legislação brasileira.

Em virtude da conscientização da problemática que envolve o preconceito e a discriminação e o seu reconhecimento como determinante social de grande impacto na saúde dos indivíduos, esse conjunto de normas tem como objetivo assegurar a criação de políticas públicas direcionadas a grupos sociais, como a população LGBTQIA+. Além de resguardar esses direitos, para reduzir as desigualdades e garantir o acesso de todas essas pessoas ao Sistema Único de Saúde (SUS), criam diretrizes e normas de atuação a serem seguidos por todos os profissionais de saúde na assistência desses grupos.

Nessa perspectiva, são nítidos os avanços no cuidado que as várias profissões têm com as distintas orientações sexuais e identidades de gênero. Parece haver uma gradual conscientização da área da saúde acerca dos padrões da heterocisnormatividade, ou seja, das práticas sociais que criam sociabilidades compulsórias acerca da heterossexualidade e da cisgeneridade, e das primeiras tentativas de seu enfrentamento.

A noção de que as identidades sexuais não heterossexuais e as identidades de gênero não cisgênero seriam "patologias", caracterizadas como "transtornos ou inversões sexuais" de pessoas "degeneradas" a serem "curadas" é considerada ultrapassada[1]. Atualmente, reconhecem-se as identidades LGBTQIA+ como parte da diversidade humana com igual dignidade relativamente às identidades cisgênero e heterossexuais nas manifestações e nos documentos de vários conselhos profissionais da área da saúde. É preciso superar a compreensão que via todas as identidades LGBTQIA+ como "espécies de homossexualidades", para o reconhecimento das especificidades das questões de saúde (entre outras) de cada um dos segmentos da sigla identitária.

A DESPATOLOGIZAÇÃO DAS IDENTIDADES SEXUAIS E DE GÊNERO

Marcos importantes para os direitos da diversidade sexual e de gênero foram a despatologização das homossexualidades e, recentemente, das identidades trans.

No Brasil, em 1985, o Conselho Federal de Medicina (CFM) passou a desconsiderar o artigo 302.0, da Classificação Internacional de Doenças (CID) então vigente, que definia a homossexualidade como doença[2]. Ou seja, despatologizou a homossexualidade no Brasil, antecipando-se à Organização Mundial da Saúde (OMS), que o fez somente em 1990, na CID-10, onde atestou que a orientação sexual por si não deve ser vista como um distúrbio.

Uma melhor compreensão do tema veio pela proibição ética do Conselho Federal de Psicologia (CFP) (Resolução n. 01/1999), que, em ação julgada improcedente pelo Tribunal Regional Federal da 2ª Região, ante o caráter não patológico das orientações sexuais não heteroafetivas, ratificou a posição da então Presidente do CFP sobre o tema, Dra. Ana Maria Pereira Lopes[3]. Em sua manifestação, houve a explicação de que o sofrimento das pessoas homossexuais não decorre de sua orientação sexual, mas da homofobia social de que são vítimas, sendo essa a razão do desencontro entre sua orientação sexual real e aquela que deseja ter. Ou seja, segundo a então Presidente do CFP, desejam mudar sua orientação sexual em razão de terem internalizado a homofobia social que lhes é dirigida, de sorte que não cabe a profissionais da Psicologia criarem "grupos de apoio" para as pessoas "deixarem a homossexualidade, sob pena de aumentar ainda mais o preconceito manifesto, sem acabar com o sofrimento psíquico". Esclareceu ser proibido a profissionais reforçarem nos pacientes que a homossexualidade seria algo "ruim", a ser abandonado, ou uma "doença" a ser "curada". De sorte que seu dever ético de acolhimento a pessoas homo/bi/pan/assexuais com sofrimento psíquico não permite o incentivo à mudança da orientação sexual delas. Os profissionais devem ter "como princípio o respeito à livre orientação sexual dos indivíduos e apoiar a elaboração de formas de enfrentamento no lidar com as realidades sociais de maneira integrada", o que "distancia-se radicalmente de conceitos de cura ou doença". Assim, concluiu que "o objetivo terapêutico não será a reversão da homossexualidade porque isso não é uma demanda passível de tratamento, já que não se configura como distúrbio ou transtorno. O projeto terapêutico proposto estará direcionado para a felicidade e bem-estar daqueles que nos procuram [enquanto profissionais da psicologia]". Nesse sentido, por exemplo, decidiu o Tribunal Regional Federal da 2ª Região[4], quando afirmou que a proibição da "cura gay" (sic) não viola o direito de liberdade profissional de psicólogas e psicólogos.

Por meio da Resolução nº 01/2018, ampliando o tema para as transgeneridades, entende o CFP que se deve acolher a pessoa LGBTQIA+, mas sem prometer a possibilidade de "cura" ou de "alteração" de sua orientação sexual ou identidade de gênero. Entidades científicas renomadas, como a Associação Americana de Saúde, em 2009[5], e a Organização Pan-Americana de Saúde, em 2012[6], têm se manifestado, a partir do estudo de diversos casos reais, não ser possível modificá-las por um ato de vontade, quando afirmaram que as promessas de "cura" geram prejuízos à saúde dessas pessoas, pela frustração ante a constatação da sua impossibilidade. As condutas dos profissionais de saúde devem aludir a um acolhimento e à criação de segurança para essas pessoas, realçando que nada há de problemático em sua orientação sexual não heteroafetiva ou em uma identidade de gênero transgênero – o que realmente a oprime e designa graves problemas sociais é a LGBTIfobia. Outrossim, as resoluções devem apontar que a egodistonia se cura com a egossintonia, pela qual a pessoa entenda que não há nada de errado com sua orientação sexual e/ou sua identidade de gênero. A LGBTIfobia que a vitimiza também repercute na violenta ineficácia das "técnicas" que pretendem a "reorientação" das identidades sexuais e de gênero desses corpos, em falidas políticas de pretensa normalização e hegemonização.

Por essas razões, há um caráter antiético, ilegal e inconstitucional nas promessas de "cura" ou de "reorientação" de orientação sexual e identidade de gênero por profissionais da saúde. Especialmente em temas relativos a crianças e adolescentes, muitas vezes obrigados pelos pais a tratamentos psicoterapêuticos quando assumem ou manifestam uma identidade LGBTQIA+.

Nesse caso, sequer se pode falar em "autonomia da vontade", pois é a vontade homotransfóbica dos pais que exige a incursão nessa psicoterapia de "reversão/impedimento" (anticientífica) – a falaciosa "cura gay/trans", defendida como um "direito de liberdade" de "alteração" de orientação sexual ou identidade de gênero. A ineficácia dessas "pseudoterapias" é amplamente notória nos meios científicos especializados.

Sendo assim, a promessa por parte de profissional da saúde afirmando que um indivíduo poderia "deixar de ser" LGBTQIA+ para "se tornar" heterossexual e cisgênero faz-se irresponsável, atécnica e falsa. Trata-se de uma conduta imprudente, caracterizadora de ato ilícito indenizável (arts. 186 e 927 do Código Civil) ante os efeitos perniciosos que isso traz à saúde mental das pessoas LGBTQIA+.

Deve-se lembrar que, no passado, pessoas canhotas também eram demonizadas, consideradas "sinistras", por não escreverem com a mão direita. Será que quem defende a ausência de caráter antiético das "terapias" de "cura gay" e "cura trans" defenderia seriamente, hoje, a possibilidade ética de um profissional da saúde promover "terapias" de "cura canhota"? Acredita-se que não. Por isso, reitera-se o *slogan* já tradicional na luta pela validade de proibições éticas: não se cura aquilo que não é doença.

Assim, a promoção das chamadas "cura gay" e "cura trans" violam o princípio constitucional da razoabilidade, que tem na vedação do arbítrio (da irracionalidade) seu núcleo de certeza negativo: se algo é atécnico, acientífico e/ou irracional, é também inconstitucional, sendo esse um fundamento certo para justificar a constitucionalidade de proibições ético-profissionais como as das Resoluções n. 01/1999 e 01/2018 do CFP, a qual seria muito salutar ser adotada também pelo CFM, em resolução própria, relativa a proibições ético-profissionais de psiquiatras e outros(as) profissionais da área médica. Isso porque prometer a "cura" das identidades LGBTQIA+ configura verdadeiro charlatanismo, embora em uma acepção filosófica do termo, não necessariamente vinculada ao tipo penal em questão.

DIREITO, MODIFICAÇÕES CORPORAIS E PESSOAS TRANS

Até recentemente havia controvérsia sobre a possibilidade ético-profissional legal da realização das cirurgias de modificações corporais em pessoas transexuais. O caso Roberto Farina é emblemático nesse sentido: embora a mulher transexual em questão (Sra. Waldirene Nogueira) tenha ficado plenamente satisfeita com o resultado da cirurgia, o médico foi processado criminalmente e condenado em primeira instância por lesão corporal gravíssima.

Uma decisão que confundia os conceitos de homossexualidade e transexualidade e que queria, em síntese, que a mulher transexual em questão fizesse psicoterapia até aceitar o próprio corpo. O juiz de primeira instância desconsiderou o fato já notório na época, segundo o qual a psicoterapia não funciona com quem não deseja o resultado pretendido. Por isso, a ideia equivocada de "cura do transexualismo" implicava apenas um diagnóstico médico que afirmasse a suposta certeza de que a pessoa realmente se identifica com a transexualidade – como a transexualidade era arbitrariamente considerada uma "doença mental", exigia-se que a pessoa transexual não tivesse "outras doenças mentais", para a certeza de que sua identificação ao gênero oposto àquele que lhe fora atribuído no nascimento se tratava de ato de autonomia da vontade. Com isso, após um período de vivência com a identidade de gênero pretendida, era admitida a realização de cirurgia de redesignação sexual. Felizmente, ao analisar recurso de apelação de Farina, instruído com parecer dos renomados juristas Heleno Fragoso e Washington de Barros Monteiro[7], o antigo Tribunal de Alçada Criminal de São Paulo, hoje incorporado ao Tribunal de Justiça, o absolveu (por 2x1), sob o fundamento de ausência de dolo, ou seja, inexistência de intenção de lesionar, mas um intuito de curar[8].

Ainda que se trate de uma retrógrada e obsoleta visão patologizante da transexualidade, pode-se ressignificar esse fundamento no sentido de compreender a suposta "cura" almejada no sentido do conceito de saúde da OMS – "a garantia de um completo estado de bem-estar físico, psicológico e social". Dessa forma, o bem-estar psicológico-social das pessoas transgênero garante-lhes que o direito constitucional à saúde (arts. 196 e 198 da Constituição) imponha seu atendimento pelo SUS, sem encargos patologizantes sobre suas identidades e sexualidades. Dessa forma, a "cura" seria então corretamente delegada como superação de uma situação de angústia psicossocial, o que, em alguns casos, pode ser beneficiado por intermédio das cirurgias de modificações corporais em pessoas trans que as desejarem.

Até os anos 1990, prevalecia nos tribunais o entendimento de que mesmo a pessoa trans que já tivesse se submetido a cirurgia de redesignação sexual não teria direito de alterar seu nome e sexo jurídico no registro civil. Em decisões horrivelmente insensíveis, alegava-se que não havia "mudança de sexo", uma vez que "os genes" das pessoas continuam iguais, afirmando tratar-se de mera "plástica estética". Na questão social, chegou-se a relatar que os constrangimentos causados decorriam da "escolha" da pessoa em fazer a cirurgia e que ela deveria "arcar com as consequências" de sua decisão (pela cirurgia de redesignação sexual)[9].

Nos anos 1980 e 1990, o próprio STF chegou a negar o direito à alteração de documentos de pessoas transexuais operadas. Embora a lei não proibisse tal alteração, o STF rejeitou a alegação de violação do princípio da legalidade, que torna legalmente permitido tudo aquilo que não é expressamente proibido pela lei. Em síntese, reiterando a jurisprudência da época, negava-se a possibilidade sob o fundamento de a cirurgia não "mudar o sexo" (biológico) da pessoa. Foi o que ocorreu, por exemplo, com a famosa atriz e modelo transexual Roberta Close, que teve seu pedido de alteração de nome e sexo em seus documentos negado pela Justiça com base em tais fundamentos. Felizmente, por uma peculiaridade desse tipo de processo (em juridiquês, "ausência de coisa julgada material em processos de jurisdição voluntária"), ela pôde ingressar com nova ação, levando novos laudos atestando a sua identidade de gênero feminina, julgada procedente no ano 2000, tendo sido representada por Tereza Rodrigues Vieira, grande autoridade brasileira sobre os estudos jurídicos sobre transexualidade[10].

Em 1997, foi aprovada a Resolução n. 1.482 do CFM, que pela primeira vez regulamentou a possibilidade de realização de cirurgia de redesignação sexual (na época chamada de "cirurgia de transgenitalização"). Em um de seus considerandos, expressamente adotou-se a lógica da decisão do caso Farina, pela qual a cirurgia é ética e lícita, por não se poder falar em lesão corporal, pela ausência de dolo de lesionar, mas com a intenção de "curar". Exigiram-se a idade mínima de 21 anos (provavelmente por ser, na época, a idade em que se atingia a maioridade civil, para atos de autonomia da vontade, que era superior à maioridade penal), acompanhamento multidisciplinar por equipe formada por médico cirurgião, psiquiatra, endocrinologista, psicólogo e assistente social por, no mínimo, dois anos, e a ausência de "outras" doenças mentais. Falavam-se "outras" doenças mentais por se considerar a transexualidade (chamada então de "transexualismo") uma "doença mental", de sorte que se queria ter a certeza de que a pessoa estava no pleno domínio de suas faculdades mentais na sua afirmação de gênero distinto daquele que lhe fora designado ao nascer, em razão de seu genital.

Referida resolução foi, posteriormente, atualizada pelas Resoluções CFM n. 1.652/2002 e 1.955/2010, sem alterações nos requisitos citados. Atualmente, vigora a recém-aprovada Resolução CFM n. 2.265/2019, que trouxe conceitos não patologizantes (embora ainda biologizantes) das identidades transexuais e travestis, seguindo a histórica decisão da OMS.

Essa nova resolução foi importante pelos seguintes motivos: reduz para 18 anos a idade para as cirurgias de modificações corporais e para 16 anos a hormonização (quando a pessoa se torna relativamente capaz para atos da vida civil, então tem sua vontade considerada pelo direito, com a assistência de seus pais, responsáveis legais ou suprimento judicial); permite bloqueio hormonal após o início da puberdade (por ser provado que é algo reversível e sem prejuízos, ao contrário da puberdade, que traz consequências irreversíveis e danos à saúde das pessoas trans após a transição); e diminui para um ano o período de acompanhamento multidisciplinar necessário para as cirurgias. Incontestes avanços, sem dúvida, em consonância com o entendimento da OMS pela naturalidade (caráter não psicológico) das identidades trans, de onde deve ser celebrada – não obstante, obviamente, possa ser melhorada.

Em 2013, atendendo a uma decisão judicial proferida na Ação Civil Pública de n. 2001.71.00.026279-9/RS – e revogando a Portaria n. 1.707/08, que instituía diretrizes nacionais para o processo transexualizador, por meio da Portaria n. 2.803, o Ministério da Saúde (MS) redefiniu e ampliou o Processo no SUS. Assim, acolhendo às determinações judiciais e observando os parâmetros fixados pela Resolução n. 1.652/02 do CFM, por meio da dita Portaria, foram instituídas as diretrizes para viabilizar a realização de todos os procedimentos médicos necessários para as cirurgias de modificações corporais no SUS.

Concomitantemente, consolidava-se o entendimento pelo qual, realizada a cirurgia, era obrigatória a possibilidade do direito à alteração do prenome e do sexo jurídico da pessoa transexual, inclusive no âmbito do Superior Tribunal de Justiça (STJ)[11]. Seria incoerente o Estado autorizar a realização da cirurgia, mas não reconhecer sua óbvia consequência lógica, relativa à alteração dos documentos à identidade de gênero da pessoa transexual[12]. A polêmica que persistiu disputava que, sem a realização da cirurgia, poderia haver tal alteração: porque, consoante decidido pelo Tribunal de Justiça do Rio Grande do Sul, "deve prevalecer o sexo psicológico sobre a sexualidade meramente anatômica"[13].

Embora parecesse ser majoritária a imposição da cirurgia, a partir do final da primeira década dos anos 2000, a maioria dos julgados entendia ser ela desnecessária, exigindo o laudo psicológico e/ou psiquiátrico. Isso por força dos princípios constitucionais da dignidade da pessoa humana e da não discriminação à identidade de gênero das pessoas trans, entendimento esse também chancelado pelo STJ em 2017[14].

Até que, nos dias 28 de fevereiro e 1º de março de 2018, expressamente se baseando na decisão da Corte Interamericana de Direitos Humanos (CIDH), proferida em novembro de 2017[15], o STF reconheceu o direito das pessoas transgênero de alterarem seu prenome e sexo jurídico no registro civil independentemente de cirurgias, laudos e ação judicial[16]. Assim, ficou garantida legalmente no Brasil a alteração do registro civil, sem a necessidade de cirurgia de afirmação de gênero.

A decisão se baseou no direito humano e fundamental ao livre desenvolvimento da personalidade, a partir do qual se concluiu que identidade de gênero não se prova, no sentido de que o Estado não pode exigir da pessoa transgênero que cumpra requisitos que ele cria para ter sua transgeneridade reconhecida (como laudos psiquiátrico e/ou psicológico o atestando). Para a CIDH e o STF, a simples declaração da pessoa transgênero deve ser suficiente para que ela tenha sua identidade de gênero legitimada e respeitada, com alteração de seu registro civil.

No mesmo dia, o Tribunal Superior Eleitoral atendeu à consulta da Senadora Fátima Bezerra (PT/RN) e permitiu às mulheres transexuais e às travestis utilizarem-se da cota mínima de candidaturas femininas, bem como que conste apenas o nome social das pessoas trans que não alteraram seu registro civil em seus títulos de eleitores(as)[17].

Como se vê, depois das decisões pela união homoafetiva como entidade familiar, em 2011[18], e pela proibição da discriminação por orientação sexual nas Forças Armadas, em 2015[19], o STF também garantiu o direito ao nome social das pessoas trans, independente de cirurgia, laudos e ação judicial. Todavia, apesar de a chancela do STF ter ocorrido apenas após decisão da CIDH, em 2018, o uso do nome social já vinha sendo proposto em vários locais em todo o território nacional.

Prova disso é que, no ano de 2009, a Portaria n. 1.820 do MS passou a determinar que aos usuários do SUS é garantido o respeito ao nome social e à identidade de gênero, independentemente de cirurgias de modificações corporais, bastando a autoidentificação do paciente. Para tanto, estabeleceu, em seu artigo 4º, I, que deve existir "em todo documento do usuário e usuária um campo para se registrar o nome social, independente do registro civil sendo assegurado o uso do nome de preferência, não podendo ser identificado por número, nome ou código da doença ou outras formas desrespeitosas ou preconceituosas".

Mais tarde, em 2016, por meio do Decreto n. 8.727, o Governo Federal atestou o direito ao uso do nome social e o reconhecimento da identidade de gênero de pessoas travestis ou transexuais no âmbito da administração pública federal direta, autárquica e fundacional.

Nessa perspectiva, atendendo ao determinado no referido Decreto, por meio da Instrução Normativa n. 1.718/2017, a Receita Federal, alterando Instrução anterior, estabeleceu que a inclusão e a exclusão do nome social dessas pessoas, no Cadastro de Pessoas Físicas (CPF) do(a) contribuinte, poderão ser realizadas a qualquer tempo, mediante requerimento da parte interessada.

Por fim, no dia 29.06.2018, o Conselho Nacional de Justiça (CNJ) aprovou o Provimento 73/2018, que regulamentou a decisão do STF sobre mudança de nome e gênero de pessoas transgênero diretamente em cartório, definindo procedimento único, ante as dúvidas que surgiam país afora.

NÃO DISCRIMINAÇÃO NO ATENDIMENTO EM SAÚDE

Por muito tempo se acreditou que gays e lésbicas configurariam um "terceiro sexo", em uma compreensão atécnica sobre a dicotomia tradicional, ainda hegemônica, entre sexo biológico, como vindo "da Natureza", e gênero, como significado cultural do sexo. Isso sem entrar na pertinente análise crítica de Judith Butler, pela qual o sexo é um conceito generificado ("*gendered*"), compreendido a partir do gênero, ou seja, a partir das normas de gênero socialmente e culturalmente hegemônicas[20]. Do mesmo modo, Paul Preciado, filósofo e teórico transgênero, realiza essa análise crítica da diferença de gênero e de sexo que comumente costumam ser julgados como produto de explicações essencialistas e biológicas da heteronormatividade, postulando que mesmo as condições sociais ou psicológicas de gênero se configuram como mecanismos de um sistema tecnológico ainda mais complexo e em redes de arquiteturas e políticas corporais infinitas. Outorga o autor que tanto o sexo quanto o gênero e a sexualidade seriam resultados de dispositivos inscritos em um sistema tecnológico e sociopolítico: "homem", "mulher", "homossexual", "heterossexual", "transexual" não passam de máquinas, produtos, instrumentos, redes, conexões, fluxos de energia e de informação, usos e desvios que incidem sobre o corpo, que não deve ser compreendido como uma tábula rasa e receptáculo teórico pré-consolidado, mas em construção e disputas de acordo com suas conjunturas de símbolos e significados associados[21].

Provavelmente por falta dessas percepções acerca das teorias de gênero, há ainda profissionais de saúde que se recusam a atender, ou o fazem de forma constrangida, as pessoas LGBTQIA+. Há muitos relatos de mulheres cis lésbicas discriminadas e violentadas no atendimento em consultórios de saúde feminina e de homens cis gays discriminados no atendimento em consultórios de saúde masculina em geral. Essas condutas podem variar desde negligências diante de questionamentos e rotinas de exames que assegurariam a integridade psicológica e médica desses corpos, assim como de suposições que reduzem grosseiramente suas experiências em matéria de práticas corpográficas e sexuais que não se alinham à materialidade das vivências e dos conhecimentos desses grupos.

Atendimentos mais dialógicos e abertos, que tratem corpos em equidade de suas demandas, não apenas em suposições que colocam corpos em risco, podem ser a alternativa mais simples e segura para todas as partes dessa relação. Infere-se isso porque não são poucos os casos de pessoas com vulva que mantêm relações sexuais majoritárias com outras pessoas com vulva e por diversas vezes são desconsideradas em exames ginecológicos, sejam eles rotineiros, como para a verificação de infecções sexualmente transmissíveis (IST), até casos mais restritos, como em exames de gravidez e do trato reprodutivo, por exemplo. Caso os atendimentos fossem realizados de forma mais completa a todos os corpos e não correspondessem apenas a suposições sobre como esses corpos deveriam ser na opinião ideológica/prévia/apriorística da classe médica e de outros(as) profissionais da saúde, até porque essas suposições historicamente foram rígidas e estigmatizantes a pessoas LGBTQIA+. Isso porque, por elas, se impunha um modelo único de pessoa humana considerado aceitável à luz dos paradigmas da heteronormatividade e cisnormatividade, ou seja, consideravam-se "patológicas/doentias" identidades sexuais não heterossexuais e identidades de gênero transgênero simplesmente por não se aceitá-las como livres e legítimas manifestações da humanidade.

Se os profissionais pudessem reconhecer sobre suas práticas e negociações, a segurança e a saúde de pessoas LGBTQIA+ estaria enormemente beneficiada. Do mesmo modo, isso constrange e afeta pessoas que também estejam fora de espectros LGBTQIA+ reconhecidos ou declarados durante atendimentos, já que as práticas erroneamente classificadas como LGBTQIA+ em práticas sexuais – como vulva/vulva e sexo anal, por exemplo – são realizadas também por pessoas cis heterossexuais em diferentes conjunturas e, por conta de estigmas e preconceitos, acabam interditadas no discurso. Pacientes mal informados e com exames incompletos também são corpos em risco. Daí fica bastante claro como políticas LGBTIfóbicas afetam o corpo social como um todo, independentemente de qual tonalidade de espectro contemple a maioria – numérica ou hegemônica.

Seja qual for a razão dessa conduta antiética de médicos(as) e profissionais da saúde em geral, é evidente que ela viola os direitos humanos das pessoas lésbicas, gays, bissexuais, *queers*, polissexuais e pansexuais. Mulheres cis lésbicas, bi, poli ou pansexuais e homens cis gays, bi, poli e pansexuais não têm nenhuma peculiaridade biológica – genética, hormonal, fenotípica e anatômica que justifique uma recusa de atendimento.

Lembra-se, ainda, que com o reconhecimento do STF das uniões homoafetivas como entidades familiares, não se pode deixar de permitir que as parcerias homoafetivas de pacientes acompanhem, visitem e tomem decisões por elas(es), em casos de inconsciência, da mesma forma que se permitem as parcerias heteroafetivas.

DIREITOS DAS PESSOAS INTERSEXO

A demanda mundial das pessoas intersexo é o reconhecimento de seu direito humano à autodeterminação de gênero, para que não se realizem cirurgias em bebês e crianças intersexo[22]. Ainda que os mesmos recursos e procedimentos cirúrgicos possam ser utilizados em pessoas transgênero adultas, esses métodos não se caracterizariam como mutilação, uma vez que esses corpos estão em condições de escolher, no legítimo exercício de sua autonomia da vontade, a realização do procedimento – o que, evidentemente, não ocorre no caso de bebês e crianças intersexo.

Na Alemanha, por exemplo, o Tribunal Constitucional decidiu que esses procedimentos não devem ser realizados em bebês e crianças intersexo, por força do direito humano e fundamental ao livre desenvolvimento da personalidade, implícito ao princípio da dignidade da pessoa humana. Essas condições promovem, quando houver idade suficiente para tanto, a possibilidade de decisão às pessoas intersexo acerca de intervenções cirúrgicas relativas ao gênero.

É necessário que a Resolução CFM n. 1.664/2003 seja urgentemente substituída por outra que reconheça o direito ao livre desenvolvimento da personalidade e, assim, o direito à autodeterminação de gênero das pessoas intersexo. Justificativas que alegam a existência de pessoas intersexo "felizes" com o resultado de cirurgias realizadas em idade infantil não são válidas, uma vez que a demanda partiria daquelas que, posteriormente, não se identificam com o gênero que lhes foi imposto cirurgicamente quando bebês. Isso porque o próprio CFM reconhece que não há como garantir que a pessoa se identificará futuramente com o gênero que foi escolhido cirurgicamente a ela quando bebê, embora afirme discordar da demanda de não operação por não haver estudos sobre as consequências disso na vida de tais bebês. No entanto, se todos os bebês forem operados, tais estudos não poderão ser realizados, de sorte que a grande maioria das diferenças do desenvolvimento do sexo não traz prejuízos à saúde clínica dos bebês, e a cirurgia torna-se desnecessária.

Como paralelo referencial, é possível indicar que esse procedimento corresponderia a uma situação equivalente à cirurgia de mutilação genital em meninas feitas em países teocráticos, realizada por decisão puramente moral de profissionais da Medicina e da saúde em geral, em conjunto com a família. Afinal, esse tipo de conjunção reflete uma decisão pautada em uma consideração de gênero heterocisnormativa e hegemônica (que defende a heterocisnormatividade compulsória) e não aceita a normalidade das diversidades de corpos existentes, impondo um obrigatório enquadramento de corpos intersexo em categorizações binárias – homem ou mulher cis –, com as quais seus corpos não se adaptarão adequadamente em seus próprios desenvolvimentos biológicos. Lembra-se do horrendo falômetro ("Phall-O-Meter", denunciado pela Intersex Society of North America)[23], uma "régua" que ajuda a definir se é "conveniente" que o órgão genital do bebê seja ideologicamente construído como um pênis ou uma vagina. Esse fato comprova que nem mesmo a pretensa biologia é um critério decisivo e rígido da forma que se deseja afirmar, uma vez que está embasado, nesse caso, no tamanho de genitália de um bebê. Também vale ressaltar que as acepções cunhadas como biológicas para a determinação de gênero não encontram equilíbrio suficiente em seus dados, uma vez que as variabilidades hormonais, cromossômicas, fenotípicas e anatômicas não são suficientes para designar os padrões valorativos que se esperam sobre características de gêneros binários consolidados. Outrossim, se não houve prejuízo à saúde clínica da pessoa intersexo, esse procedimento configura uma violação de seu direito de personalidade à integridade física e uma operação irreversível que transgredirá seu corpo quando bebê. Pessoas intersexo devem ter a elas reconhecido o direito de não mudar seus corpos se não o desejarem[24], por força do direito humano ao livre desenvolvimento da personalidade, implícito ao princípio da dignidade da pessoa humana, que lhes garante o direito humano à autodeterminação de gênero e à diversidade corporal, sem que se aplique a verdadeira ideologia de gênero heteronormativa e cisnormativa que exige o enquadramento compulsório, "normalizador", no paradigma do dimorfismo, mesmo quando o sexo biológico das pessoas intersexo nele não se enquadra[25].

Deve-se atender essa demanda mundial das pessoas intersexo, exposta, inclusive, em audiências públicas convocadas pela CIDH em 2013 e 2017[26]. Em tais audiências, ativistas intersexo atestaram terem uma vida digna com sua diversidade corporal, de sorte a não precisarem de nenhuma "cirurgia reparadora". Atestaram ainda que a intersexualidade deve ser entendida como uma identidade sexual diferenciada, inclusive por ser possível seu acompanhamento multidisciplinar sem tais cirurgias irreversíveis. Foi citada a carta de juristas contra a cirurgia genital de pessoas intersexos, reconhecendo o direito a uma sexualidade humana feliz dentro da intersexualidade, que demanda respeito, não tratamento cirúrgico compulsório.

Desponta, nesse cenário, consoante fala do ativista intersexo Mauro Cabral, durante audiência da CIDH de 2017, que destaca serem merecedores de repúdio tais "procedimentos cirúrgicos normalizadores", por violarem seu direito à diferença corporal, que são desnecessários à garantia de sua saúde, além de trazerem consequências drásticas, como dores crônicas e esterilização, compreendendo se tratar de situação equivalente à de mutilação genital infantil[27].

DIREITO À DOAÇÃO DE SANGUE

O direito à doação de sangue foi historicamente negado a homens gays e bissexuais, bem como a pessoas trans, por estereótipos discriminatórios do início da epidemia da Aids, que de forma absurda a classificava como "peste gay" (sic). Só nos anos 1990 se superou o nefasto e discriminatório conceito de "grupos de risco" (sic) para a adoção do conceito de práticas de risco (ou situações de risco acrescida), para destacar que não importa o grupo social do qual a pessoa faz parte, mas suas práticas sexuais concretas para fins de IST.

Em julgamento finalizado no dia 9 de maio de 2020, o STF reconheceu a inconstitucionalidade da discriminação a "homens que fizeram sexo com outros homens nos últimos doze meses" na doação de sangue. O que poucas pessoas sabem é que mulheres trans também eram impedidas de doar sangue com base nessa normativa, por transfobia conceitual, já que consideradas como "homens" (sic) por critério biológico, em profundo desrespeito à sua identidade de gênero.

Nesse tema, é importante citar que não devem ter relevância supostos dados estatísticos. Seja qual for a proporção de contaminação de pessoas LGBTQIA+ por IST, ainda que eventualmente sejam maiores que os índices das pessoas heterossexuais e cisgênero, isso não pode justificar a discriminação na doação de sangue. Isso porque, se o que importa são práticas de risco e situações de vulnerabilidade, e não o grupo social de que a pessoa faz parte, então o abandono do anacrônico, nefasto e discriminatório conceito de "grupos de risco" exige que se permita a doação de sangue por pessoas LGBTQIA+ que declarem não terem tido práticas de risco no momento da doação (pois sabe-se que, nos hemocentros, a doação é precedida de questionário, onde se indaga se a pessoa teve práticas sexuais, entre outras, consideradas de risco). Considerar que todo "homem que faz sexo com outro homem nos últimos doze meses" ou toda pessoa trans deve ser proibido(a) de doar sangue implica ressuscitar de forma mal disfarçada o conceito de "grupos de risco", com o que não se pode concordar.

Na síntese do Ministro Edson Fachin, quando do início do julgamento em 2017, "Orientação sexual não contamina ninguém, o preconceito sim"[28]. Obviamente, o mesmo vale para a identidade de gênero, o que não foi negado pelo STF, que apenas não percebeu a transfobia conceitual acima denunciada, a qual ele certamente repudia, ante suas históricas decisões em defesa dos direitos de identidade de gênero das pessoas trans.

DIREITO, FAMÍLIA E ATENÇÃO À SAÚDE

Diversos foram os direitos e as proteções garantidos às pessoas que compõem os núcleos familiares formados por pessoas LGBTQIA+, a partir do reconhecimento legal da família homoafetiva como unidade familiar.

Além das garantias constitucionais, com o entendimento firmado na ADPF 132 e na ADI 4277 pelo STF, passaram a ser tuteladas também pelo "direito das famílias", que é o ramo do direito que regula a respeito dos direitos e das obrigações que nascem com a união entre pessoas que, de forma voluntária, desejam constituir família.

Reconhecidas a existência e a necessidade de tutela específica também a essas "novas famílias", a partir do entendimento de que um núcleo familiar é constituído por pessoas, independentemente de orientação sexual e/ou identidade de gênero, diversas têm sido as decisões judiciais prolatadas, buscando garantir a proteção e defesa dos direitos dessas pessoas.

Assim, estabeleceu-se que às famílias oriundas de uniões homoafetivas são destinados os direitos e deveres legalmente garantidos a toda e qualquer entidade familiar, antes exercidos apenas por aquelas formadas por casais heteroafetivos, como: formalização de união estável; contração de matrimônio e divórcio; direitos sucessórios; direito ao acesso à previdência social; proteção e amparo quando da ocorrência de violência doméstica e familiar; direito ao registro de descendentes e reconhecimento de vínculos socioafetivos; dentre outros.

Nesse sentido, em atenção principalmente à defesa dos interesses das crianças fruto dessas relações, nos moldes do Estatuto da Criança e do Adolescente e todo o disposto na Constituição Federal, consolida-se o reconhecimento da dupla maternidade em nossos tribunais.

Diversas têm sido as decisões que reconhecem a dupla maternidade de casais de mulheres cis lésbicas após realização de procedimento de inseminação caseira. Desde 2017, por determinação do Provimento n. 63/2018 do CNJ, o registro de nascimento de criança gerada por meio de reprodução assistida era possível sem haver a necessidade de identificação do doador. Era obrigatório o reconhecimento, com o consequente assentamento no registro da pessoa, independentemente da idade, maternidade ou paternidade socioafetiva, quando voluntárias.

Contudo, desde agosto de 2019, em razão do Provimento n. 83/2019 do CNJ, tais registros têm sido dificultados sobremaneira, já que condicionaram o reconhecimento voluntário da paternidade ou maternidade socioafetivas a diversas comprovações (tais como apresentação de documentos), bem como restringiu a realização do procedimento em cartórios de registro civil às pessoas maiores de 12 anos.

Tais medidas afetam diretamente casais homoafetivos, principalmente de mulheres cis lésbicas, uma vez que, com as novas determinações, o registro de bebês gerados a partir de inseminação caseira, ainda que comprovado o material genético, e o reconhecimento da maternidade ou paternidade socioafetivas de crianças menores de 12 anos, só poderão ser realizados por meio de ação judicial.

Tabela 1 Quadro cronológico dos direitos da diversidade sexual e de gênero

Ano	Lei ou norma	Direito	Explicação
1830	Código Criminal de 1830	Fim da pena de morte por práticas homossexuais	Na época do Brasil Colônia, a homossexualidade era julgada como crime de sodomia e era punida com a morte. Em 1830, logo após a independência, o Código Criminal do Império deixou de criminalizar essa prática.
1990	Classificação Internacional de Doenças e Problemas Relacionados à Saúde (CID-10)	Homossexualidade não é mais considerada doença	O "homossexualismo" era considerado "desvio sexual" pela Organização Mundial da Saúde (OMS) desde 1942. Foi só em 1990 que essa organização finalmente declarou que "a homossexualidade não constitui doença e nem perversão". Nessa data – 17 de maio – é comemorado o dia internacional de luta contra a LGBTIfobia.
1999	Resolução CFP n. 01/1999	Proibição da "cura *gay*"	O Conselho Federal de Psicologia (CFP) deixou de classificar a homossexualidade como doença em 1985, 5 anos antes da OMS. Mas demorou mais de 14 anos para proibir psicólogos de oferecer tratamento e cura para a homossexualidade. Segundo a OMS, a "homossexualidade constituiu uma variação natural da sexualidade humana".
2001	Instrução Normativa DC/INSS n. 57, de 10/10/2001	Direito à pensão do INSS caso o(a) companheiro(a) morra ou seja preso(a)	Casais heteroafetivos e cisgênero têm direito a uma pensão do INSS caso o companheiro morra ou seja preso. Esse direito era negado para casais homoafetivos até 2001. Mas, a partir desse ano, por conta de um caso judicializado em Porto Alegre, o INSS passou a reconhecer esse direito para casais homoafetivos, casados ou em união estável.
2008	Portaria SAS/MS n. 457, de 19 de agosto de 2008	Cirurgia para mulheres trans pelo SUS	Waldirene Nogueira foi a primeira pessoa a passar pela cirurgia no Brasil, em 1971. O médico que fez a cirurgia foi condenado a dois anos de prisão por lesão corporal gravíssima. Em 2008, a cirurgia passou a ser oferecida pelo SUS, mas a fila de espera é bastante demorada.

(continua)

Tabela 1   Quadro cronológico dos direitos da diversidade sexual e de gênero *(continuação)*

Ano	Lei ou norma	Direito	Explicação
2009	Portaria MS n. 1.820/2009	Respeito ao nome social no SUS	O respeito ao nome social é garantido pela Portaria MS n° 182/2009. Para constar o nome social no cartão SUS, basta a solicitação em qualquer Unidade Básica de Saúde.
2011	Resolução do Conselho Federal de Serviço Social (CFESS) n. 615, de 8 de setembro de 2011	Respeito ao nome social na Carteira de Trabalho	Assegura às pessoas travestis e transexuais o direito à escolha de tratamento nominal a ser inserido na Cédula e na Carteira de Identidade Profissional, bem como nos atos e procedimentos promovidos no âmbito do CFESS e do Conselho Regional de Serviço Social (CRESS) (art. 1°).
2011	Portaria n. 2.836, de 1° dezembro de 2011	Institui, no âmbito do SUS, a Política Nacional de Saúde Integral de Lésbicas, Gays, Bissexuais, Travestis e Transexuais	Cria diretrizes para a promoção da saúde integral da população LGBT no SUS.
2013	Resolução CNJ n. 175 de 2013, resultado da Ação Direta de Inconstitucionalidade (ADI) 4277, da ADPF (Arguição de Descumprimento de Preceito Fundamental) 132, ambas de 2011, e do Recurso Especial (REsp) 1.183.378/RS	Casamento homoafetivo	Em 2011, o Supremo Tribunal Federal (STF) equiparou a união homossexual ou homoafetiva à heterossexual. Em 2013 o Conselho Nacional de Justiça (CNJ) regulamentou a decisão, obrigando os cartórios brasileiros a casar pessoas do "mesmo sexo".
2014	Lei Federal n. 12.984/2014	Proibição de discriminar pessoas vivendo com HIV/AIDS	Pela lei, é proibido negar emprego ou trabalho, assim como demitir alguém por viver com HIV/AIDS. Também não é permitido divulgar a sorologia da pessoa nem negar vaga em escola para crianças vivendo com HIV/AIDS. A pena é de 1 a 5 anos de prisão.
2015	Art. 235 do Código Penal Militar – CPM (Decreto-Lei n. 1.001/1969), resultado da ADPF 291 no STF	Proibição da discriminação por orientação sexual nas Forças Armadas	Até 2015, o artigo 235 do CPM usava as expressões "crime de pederastia" e "atos homossexuais ou não", expressões consideradas discriminatórias. Embora o crime de ato libidinoso nas Forças Armadas tenha sido mantido no CPM, o STF proibiu a discriminação por orientação sexual nelas e afirmou que a lei não pode usar expressões discriminatórias, que incitem o preconceito contra grupos vulneráveis.
2016	Decreto Federal n. 8.727, de 28 de abril de 2016	Respeito ao nome social em órgãos públicos e autarquias federais	Dispõe sobre o uso do nome social e o reconhecimento da identidade de gênero de pessoas travestis e transexuais no âmbito da administração pública federal direta, autárquica e fundacional.
2016	Enunciado n. 30 (001/2016) do Conselho Nacional de Procuradores-Gerais	Aplicação da Lei Maria da Penha para mulheres trans	A Lei Maria da Penha pode ser aplicada a mulheres transexuais e/ou travestis, independentemente de cirurgia de transgenitalização, alteração do nome ou sexo no documento civil (Aprovado na I Reunião Ordinária do GNDH em 05/05/2016 e pelo Colegiado do CNPG em 15/06/2016).
2016	Provimento CNJ n. 52/2016	Casais homoafetivos podem registrar seus filhos biológicos	É comum, em casais homoafetivos, o uso de técnicas de reprodução assistida, como a inseminação artificial. Até 2016, filhos gerados assim só podiam ter uma pessoa do casal como pai ou mãe. Em 2016 o CNJ decidiu que os filhos podiam ter os dois pais ou as duas mães no registro, independentemente de ação judicial.
2018	Provimento CNJ n. 73, resultado da ADI 4275/DF	Alteração de registro civil de pessoas trans diretamente nos cartórios	O STF reconheceu por unanimidade o direito de pessoas trans corrigirem seus documentos diretamente nos Cartórios de Registro, sem necessidade de ação judicial, sem necessidade de realização de cirurgias de modificações corporais, sem autorização judicial e sem precisar passar por avaliação médica ou psicológica. Os ministros definiram que não há idade mínima para que alguém esteja apto a mudar o registro, mas o Provimento do CNJ fala apenas em maiores de 18 anos, ainda sendo necessária, portanto, uma ação judicial para alteração de nome de crianças e adolescentes. A ação foi ajuizada pela PGR (Procuradoria Geral da República) em 2009, que pediu para que fosse dada "interpretação conforme" a Constituição Federal ao artigo 58, da Lei n. 6.015/1973, que disciplina os registros de pessoas naturais.

(continua)

Tabela 1 Quadro cronológico dos direitos da diversidade sexual e de gênero *(continuação)*

Ano	Lei ou norma	Direito	Explicação
2018	Tribunal Superior Eleitoral (TSE), Resolução n. 23.562/2018	Inclusão do nome social em título de eleitor	Em abril de 2018, o TSE permitiu o uso do nome social e identidade de gênero no título de eleitor, sem necessidade de alteração prévia em cartório ou via ação judicial. Um mês depois, mais de 6 mil eleitores já tinham atualizado seus títulos.
2018	Lei Federal n. 13.718/2018	Estupro corretivo é crime com agravante	Mulheres lésbicas, bissexuais e homens trans costumam ser vítimas de estupro corretivo, com o propósito de alterar sua orientação sexual ou identidade de gênero. Em 2018, o Código Penal foi alterado pela Lei Federal n. 13.718 para punir de forma mais grave o estupro praticado para tentar controlar o comportamento social ou sexual da vítima.
2019	Portaria SUS n. 1.370 de 2019	Cirurgia para homens trans pelo SUS	Homens trans só conquistaram o direito de realizar a cirurgia pelo SUS em 2019.
2019	Ação Direta de Inconstitucionalidade por Omissão (ADO) 26 e MI 4733 do STF permitem a aplicação da Lei n. 7.716/1989	LGBTI+fobia passa a ser considerada crime	O STF reconheceu a homotransfobia (LGBTI+fobia) como espécie de racismo e, por isso, determinou que, enquanto o Congresso não aprova uma lei específica para criminalizar as opressões à população LGBTI+, ela deve ser protegida pela Lei Antirracismo (Lei n. 7.716/1989). Além de raça, cor e etnia, essa lei também já proibia a discriminação por religião e nacionalidade, sendo a homotransfobia reconhecida como crime "por raça" pelo STF, na acepção político-social e não biológica de raça e racismo.
2020	ADI 5543 do STF	Homens que fazem sexo com outros homens podem doar sangue	O STF declarou a inconstitucionalidade do inciso IV, do Artigo 64, da Portaria MS n. 158, de 4 de fevereiro de 2016, e da alínea "d", do inciso XXX, do Artigo 25 da Resolução da Diretoria Colegiada – RDC n. 034, de 11 de junho de 2014 da Agência Nacional de Vigilância Sanitária (Anvisa), que colocava a prática sexual de indivíduos do sexo masculino que tivessem relações com outros indivíduos do mesmo sexo como prática de risco, tornando essas pessoas inaptas para a doação de sangue pelo período de 12 meses
2020	ADPF 457, 526, 460 e 467 e ADI 5537, 5580 e 6038	Ensino de temas de gênero e não discriminação a minorias sexuais e de gênero nas escolas	O STF declarou a inconstitucionalidade de leis municipais e de uma lei estadual que proibiam o debate de gênero nas escolas, afirmando que elas devem promover uma educação emancipatória, que combata as diversas formas de discriminação, inclusive a homotransfóbica (LGBTI+fóbica).
2022	CID-11 entra em vigor	Transexualidade e travestilidade não são mais consideradas doenças mentais	Em 18 de junho de 2018, OMS retirou do capítulo de doenças mentais os "transtornos de identidade de gênero". Com a mudança para "incongruência de gênero", a transexualidade e a travestilidade vão para o capítulo sobre saúde sexual. A mudança entra em vigor em 2022.

CONSIDERAÇÕES FINAIS

Houve muitos avanços nos direitos da diversidade sexual e de gênero nos últimos anos, principalmente através de decisões do STF, basicamente proibindo diversas formas de discriminação por orientação sexual e por identidade de gênero. Isso por intermédio das decisões que: reconheceram uniões homoafetivas como famílias conjugais, segundo as mesmas regras e consequências da união estável heteroafetiva (ADPF 132/ADI 4277 e ADI 5971); a proibição da discriminação por orientação sexual nas Forças Armadas (ADPF 291); a proibição da discriminação de "homens que fazem sexo com outros homens" e mulheres trans na doação de sangue (ADI 5543), estas últimas transfobicamente consideradas "homens" (*sic*) por um descabido e ultrapassado critério biológico; o reconhecimento do direito de pessoas transgênero (travestis, mulheres transexuais e homens trans) mudarem seu nome e gênero no registro civil independente de cirurgia, laudos e ação judicial (ADI 4175 e RE 670.422/RS); o reconhecimento da homotransfobia como espécie de racismo, à luz da compreensão político-social (e não biológica) de raça e racismo (ADO 26 e MI 4733); e a declaração da inconstitucionalidade da proibição dos debates de gênero nas escolas (ADPF 457, 526, 460 e 467). Sem falar em decisão liminar para que mulheres transexuais possam ficar em presídios femininos se essa for a sua vontade (ADPF 527/MC) e nas decisões do STJ (REsp 1.183.378/RS) e do CNJ (Resolução n. 175/2013), que reconheceram o direito ao casamento civil igualitário, também reconhecido junto ao direito de identidade de gênero à retificação do registro civil por pessoas trans pela Corte Interamericana de Direitos Humanos (OC 24/17), que também reconheceu o direito à não discriminação por orientação sexual na guarda de filhas e filhos (caso Atala Riffo e Crianças vs. Chile, de 2012), à não discriminação por orientação sexual nas Forças Armadas (caso Flor Freire vs. Equador, de 2016) e no recebimento de pensões previdenciárias (caso Duque vs. Colômbia, de 2016). Bem como decisões do STJ

(REsp 889.852/RS e REsp 1.281.093/SP) e do STF (RE 615.251/PR, RE 615.264 e RE 846.102/PR) sobre o direito de adoção homoparental por casais homoafetivos.

De qualquer forma, o reconhecimento da existência dos direitos, pelo Judiciário ou pela lei, é apenas um primeiro passo. É preciso concretizá-los, para que sejam respeitados na prática, e aqui ainda há muito a avançar, no enfrentamento de discriminações cotidianas às pessoas LGBTQIA+, inclusive na prática médica e da saúde em geral. Por exemplo, respeitando o nome social de pessoas trans que ainda não conseguiram alterá-lo no registro civil (custos e outras dificuldades estruturais impedem muitas de fazê-lo). Nesse sentido, considera-se muito positiva a superação aparentemente já consolidada da antiga terminologia médica sobre a transexualidade, que focava unicamente em critérios biológicos. Isso porque é descabida, além de transfóbica, a terminologia passada que considerava "homens transexuais" as pessoas nascidas com pênis que se identificam como mulheres e que considerava "mulheres transexuais" as pessoas nascidas com vagina que se identificam como homens. Os Movimentos Trans demandam que tais classificações se deem de acordo com sua identidade de gênero, com mulheres transexuais sendo consideradas as pessoas classificadas como "homens" ao nascer, mas que se entendem como mulheres e os homens trans as pessoas classificadas como "mulheres" ao nascer que se entendem como homens, o que, felizmente, parece estar consolidado ou se consolidando na área médica. Já no que tange aos direitos de orientação sexual (LGB), é preciso garantir atendimentos sem discriminações a mulheres lésbicas e bissexuais e homens trans em consultórios de Ginecologia, bem como a homens gays e bissexuais e mulheres trans em consultórios de Proctologia, áreas estas em que, por vezes, surgem relatos de discriminações por orientação sexual ou identidade de gênero. Bem como em outras áreas em que sejam atendidas(os), tais como Enfermagem, Psicologia, Psiquiatria, Fisioterapia, Clínica Médica etc.

Talvez o tema que mais tenha de evoluir no Brasil sobre os direitos LGBTQIA+, especialmente na prática médica, é o da intersexualidade. Não é admissível a normatização de corpos, para enquadrá-los em modelos predefinidos como "normais" ou "aceitáveis", para impor, no caso de bebês intersexo, a realização de uma desnecessária cirurgia mutiladora (não há "mutilação" em pessoas trans e intersexo adultas que realizam cirurgias tais por realizarem-nas no alto de sua autonomia da vontade, o que obviamente não existe no caso de um bebê). Em tema análogo, decisão do Tribunal Constitucional Alemão do final de 2017 determinou que se registre a criança com sexo indefinido até que ela possa definir sua identidade de gênero de forma autônoma – e, se isso é assim para o registro civil, que pode ser alterado no futuro, com maior razão deve sê-lo para cirurgias desnecessárias, feitas com o único intuito de "normalização" dos corpos dos bebês intersexo ao paradigma do binarismo de gêneros e dimorfismo. O fundamento da decisão alemã foi o mesmo do STF e da Corte Interamericana de Direitos Humanos para as pessoas trans, a saber, o direito humano ao livre desenvolvimento da personalidade, que garante um direito à autodeterminação do próprio gênero. Nesse contexto, o Projeto de Lei do Estatuto da Diversidade Sexual e de Gênero, capitaneado pela Comissão Especial de Diversidade Sexual e de Gênero do Conselho Federal da OAB, proíbe tais cirurgias sempre que elas não forem indispensáveis à saúde clínica dos bebês, ou seja, quando a cirurgia não for imprescindível para que não tenham problemas de saúde física, o que não ocorre na maioria dos casos de intersexualidade. Essa é uma demanda da ABRAI – Associação Brasileira de Intersexos. Assim, espera-se que o Conselho Federal de Medicina ouça e atenda essa demanda da ABRAI e do Movimento Intersexo em geral, por ser a única medida coerente com o respeito efetivo ao direito humano à autodeterminação de gênero, oriundo do direito humano ao livre desenvolvimento da personalidade, notoriamente decorrente do princípio da dignidade da pessoa humana – e mesmo ao direito de personalidade à integridade corporal dos bebês intersexo, na medida em que qualquer cirurgia feita na pessoa sem respeito à sua autonomia da vontade (que obviamente não existe em um bebê intersexo), fora de hipóteses em que isso seja estritamente necessário à salvaguarda de sua saúde clínica, caracteriza mutilação e, portanto, ato ilícito.

Em suma, é preciso combater a normatização dos corpos, respeitando-se o direito à diferença, até porque a base das democracias ocidentais desde a Revolução Francesa é o direito de se fazer o que se quiser, desde que não se prejudiquem terceiros, e assumir uma identidade LGBTQIA+ não prejudica ninguém. A Medicina e a Saúde em geral têm muito a avançar e a contribuir nessa seara, desde que se comprometa a respeitar as diversidades corporais, reconhecendo que todos os corpos importam, para parafrasear célebre máxima de Judith Butler, de sorte a não imporem determinados modelos identitários, como feito no passado por intermédio da heteronormatividade e da cisnormatividade mal disfarçadas de "ciência médica" (sic), deixando de se patologizarem corpos e identidades pelo simples fato de não se enquadrarem nos parâmetros hegemônicos de "normalidade", sob pena de totalitarismo discriminatório manifestamente incompatível com os direitos humanos à igualdade, à não discriminação e ao reconhecimento da igual dignidade de pessoas LGBTQIA+ relativamente a pessoas heterossexuais e cisgênero.

REFERÊNCIAS BIBLIOGRÁFICAS

1. Simões JA, Facchini R. Na trilha do arco-íris: do movimento homossexual ao LGBT. São Paulo: Ed. Fundação Perseu Abramo; 2009. p. 38-40.
2. Simões JA, Facchini R. Na trilha do arco-íris: do movimento homossexual ao LGBT. São Paulo: Ed. Fundação Perseu Abramo; 2009. p. 121 e 163.
3. Brasil. Conselho Federal de Psicologia. Resolução n. 001/99, de 22 de março de 1999. Estabelece normas de atuação para os psicólogos em relação à questão da Orientação Sexual. Brasília, DF; 1999.
4. TRF/4, Apelação n. 18794-17.2011.4.02.5100.
5. Associação Americana de Psicologia repudia 'conversão' de gay para hétero. [internet]. G1, 6 de agosto de 2009. [acesso em 3 de dezembro de 2020]. Disponível em: http://g1.globo.com/Noticias/Ciencia/0,,MUL1256934-5603,00-ASSOCIACAO+AMERICANA+DE+PSICOLOGIA+REPUDIA+CONVERSAO+DE+GAY+PARA+HETERO.html

6. Organización Panamericana de la Salud. "Curas" para una enfermedad que no existe. [acesso em 3 de dezembro de 2020]. Acesso em: http://site.cfp.org.br/wp-content/uploads/2012/11/OPS-TR.pdf
7. Para a íntegra do Parecer de Fragoso, *vide*: http://www.fragoso.com.br/wp-content/uploads/2017/10/20171003014125-transexualismo_cirurgia_lesao_corporal.pdf (acesso em 3 de dezembro de 2020). Sobre Washington de Barros Monteiro, trata-se de autor de trecho hoje pitoresco (e chocante), em seu Curso de Direito Civil (Direito de Família), em que defende que o adultério da mulher seria "mais grave" que o do homem, por ela se envolver afetivamente com o amante e trazer sua prole ilegítima ao lar conjugal, enquanto o homem supostamente teria algo meramente fugaz e passageiro. Veja-se o nível da ideologia de gênero heterocissexista, na naturalização de normas de gênero culturalmente criadas. Cita-se isso para demonstrar que mesmo uma pessoa tão conservadora foi capaz de ver a desumanidade relativa ao não reconhecimento do direito de autonomia corporal de pessoas trans à luz de sua identidade de gênero.
8. Íntegra em RT 545/355 (até 372): Ementa: "Lesão corporal de natureza grave – Perda ou inutilização de membro, sentido ou função. Cirurgia realizada gratuitamente pelo acusado na vítima – Transexualismo – Ablação de órgãos genitais masculinos e abertura, no períneo, mediante incisão, de fenda, à imitação de vulva postiça. Correção cirúrgica recomendada por renomados psiquiatras, endocrinologistas, psicólogos e geneticistas e tido como viável, sob o ponto de vista legal, por eminente jurista – Ausência, pois, de dolo – Absolvição decretada – Declaração de voto – Voto vencido – Inteligência do art. 129, parágrafo segundo, III, do CP". Cf. Araujo LAD. A proteção constitucional do transexual. São Paulo: Saraiva; 2000. p. 112. Obra clássica que defende os direitos de transexuais com base no direito fundamental à felicidade.
9. No sentido parafraseado no corpo do texto: TJRJ, Apelação Cível 6.617/93, Reg. 240497, Cod. 93.001.06617, Capital, 08ª Câmara Cível, Rel. Des. Geraldo Batista, j. em 18.03.1997 (que chega ao cúmulo de dizer que "autêntico é o homem ser do sexo masculino e a mulher do feminino, a toda evidência", logo após dizer que "quem nasce homem ou mulher morre como nasceu. Genitália similar não é autêntica", bem como que "se o requerente ostenta aparência feminina, incompatível com a sua condição de homem, haverá de assumir as consequências, porque a opção foi dele"); TJPR, Acórdão 10.842, Comarca Jaguapita, 01ª Câmara Cível, Rel. Des. Osiris Foutoura, j. em 13.02.1995 (que aduziu que, "por impossibilidade de procriação [...] os transexuais, mesmo após a intervenção cirúrgica não se enquadram perfeitamente neste ou naquele sexo, acarretando-se problemas graves com tal intervenção", de sorte a que retificar seu registro civil tornaria "possível casamento que venha a realizar-se estaria contrariando frontalmente o ordenamento jurídico", pela incorreta premissa de "proibição", legalmente inexistente, ao casamento civil homoafetivo). Decisões extraídas de: Campos AH, Corrêa LR. Direitos humanos das mulheres. Curitiba: Juruá; 2007. p. 236-7 (o segundo julgado as autoras informaram ter extraído de "Jurisprudência Informatizada Saraiva"). O segundo julgado citado também consta de Araujo LAD. A proteção constitucional do transexual. São Paulo: Saraiva; 2000. p. 118-9 (cuja fonte foi "CD-ROM de jurisprudência editado pela Prolink, Cuiabá").
10. Vieira TR. Nome e sexo. 2. ed. São Paulo: Atlas; 2012, p. 226-33.
11. STJ, REsp 1.008.398/SP, 03ª Turma, Rel. Min. Nancy Andrighi, DJe de 18.11.2009. No mesmo sentido: REsp 737.993/RJ, 04ª Turma, Rel. Min. João Otávio de Noronha, DJe de 10.11.2009.
12. Exemplificativamente: TJ/MG, Apelação Cível 1.0024.05.778220-3/001(1), DJe de 07.04.2009: a concretização do princípio da dignidade da pessoa humana da cidadã ou cidadão transexual demanda pelo deferimento da cirurgia e da mudança de registro civil; TJ/ES, Apelação Cível 24060180783, 3ª Câmara Cível, DJ de 31.07.2007: nome como fator de individualização na sociedade, direito inerente à pessoa humana e, assim, um direito da personalidade da cidadã ou cidadão transexual.
13. TJRS, Apelação Cível 70019900513, 8ª Câmara Cível, Rel. Des. Claudir Fidelis Faccenda, j. em 13/12/2007.
14. STJ, REsp n. 1.626.739/RS, DJe de 01.08.2017.
15. Corte Interamericana de Direitos Humanos. Parecer consultivo oc-24/17 de 24 de novembro de 2017 solicitado pela República da Costa Rica. [acesso em 3 de dezembro de 2020]. Disponível em: https://www.corteidh.or.cr/docs/opiniones/seriea_24_por.pdf
16. STF, ADI n. 4275 e RE n. 670.422/RS, julgamentos finalizados em 01.03.2018 e 15.08.2018, respectivamente.
17. TSE. Consulta n. 0604054-58.2017.6.00.0000. [acesso em 3 de dezembro de 2020]. Disponível em: https://www.conjur.com.br/dl/voto-tarcisio-transgeneros.pdf. Para o parecer do coautor Paulo Iotti, que acompanhou a consulta formulada pela Senadora Fátima Bezerra ao TSE: https://www.academia.edu/34766024/Parecer_Consulta_ao_TSE_sobre_expressão_cada_sexo_da_Lei_Eleitoral. [acesso em 21 de maio de 2018]
18. STF, ADPF 132 e ADI 4275, DJe de 14.10.2011.
19. STF, ADPF 291, DJe de 09.11.2018.
20. Butler J. Problemas de gênero: feminismo e subversão da identidade. Tradução de Renato Aguiar. 12. ed. Rio de Janeiro: Civilização Brasileira; 2016.
21. Preciado PB. Manifesto contrassexual: políticas subversivas de identidade sexual. São Paulo: n-1 edições; 2014.
22. Dias MB, organizador. Intersexo. São Paulo: Revista dos Tribunais; 2018.
23. Wade L. The Phall-O-Meter. [internet] Sociological Images, 4 de setembro de 2008. [acesso em 3 de dezembro de 2020]. Acesso em: https://thesocietypages.org/socimages/2008/09/04/the-phall-o-meter/
24. Dias MB. Homoafetividade e os direitos LGBTI. 7. ed. São Paulo: RT; 2016, p. 255-64.
25. Vecchiatti PRI. Direito à autodeterminação de gênero das pessoas intersexo. In: Dias MB, organizador. Intersexo. São Paulo: Revista dos Tribunais; 2018. p. 105-6.
26. OEA. Audiencias y otros eventos públicos de la CIDH. [acesso em 3 de dezembro de 2020]. Disponível em: www.oas.org/es/cidh/audiencias/TopicsList.aspx?Lang=es&Topic=32
27. Vecchiatti PRI. O arco-íris cobriu as Américas! Justificando, 12 de janeiro de 2018. [internet]. [acesso em 3 de dezembro de 2020]. Disponível em: http://www.justificando.com/2018/01/12/o-arco-iris-coloriu-as-americas/.
28. Iotti P. Voto de Fachin contra discriminação na doação de sangue merece ser seguido por Corte. [internet]. Justificando, 20 de outubro de 2017. [acesso em 3 de dezembro de 2020]. Disponível em: http://www.justificando.com/2017/10/20/voto-de-fachin-contra-discriminacao-na-doacao-de-sangue-merece-ser-seguido-por-corte/
29. Hertz R. A proeminência da mão direita: um estudo sobre a polaridade religiosa. Religião e Sociedade. 1980.

Panorama da pesquisa LGBTQIA+

Marco de Tubino Scanavino
Lucas Naufal Macedo

Aspectos-chave

- A produção científica sobre especificidades da saúde LGBTQIA+ ainda é muito restrita.
- Devido à ausência de pesquisas e de dados oficiais sobre a população LGBTQIA+ no Brasil, as organizações não governamentais (ONG) voltadas a esse público têm papel importante na visibilidade e no levantamento de dados.
- Parte da produção científica sobre a população LGBTQIA+ tem um viés patologizante.
- A ampliação das pesquisas LGBTQIA+ levará ao reconhecimento das características e peculiaridades de cada representante da sigla.
- A produção científica pode contribuir para avanços em políticas públicas que permitem maior acesso à saúde e demais direitos da população LGBTQIA+.
- A imersão do pesquisador no contexto LGBTQIA+ ou o envolvimento de representantes da comunidade na confecção da pesquisa é essencial para resultados mais fidedignos.

INTRODUÇÃO

Os primeiros estudos surgiram nos Estados Unidos e no Canadá e se estabeleceram no City College de San Francisco nos anos 1970, com o Department of Gay and Lesbian Studies e que eram interdisciplinares[1]. Em 1986, foi criado em Yale (Estados Unidos) um centro para estudos lésbicos/gays e, a partir do ano seguinte, foi iniciada uma série de conferências sobre questões LGB.

Os estudos sobre gays e lésbicas começaram a emergir de forma mais consistente na década de 1990[2]. Desde então, outros centros de estudos gays/lésbicos norte-americanos começaram a surgir. Na área da saúde, a homossexualidade era um campo de estudo da Psiquiatria, da Psicologia e da Psicanálise como comportamento desviante, até que Kinsey (1948) surgiu como o pesquisador que primeiro desafiou o modelo patológico da homossexualidade e atribuiu a ela uma expressão do pluralismo sexual, sendo esse um momento histórico importante para as pesquisas relacionadas a gays e lésbicas do período[3].

No Brasil, foi a partir da pandemia do HIV/Aids que os estudos referentes à comunidade LGBTQIA+ ganharam mais força, devido às políticas públicas de saúde. As ações de atenção especial a essa população tiveram início com as políticas de saúde nessa área que tomaram maiores proporções ao longo dos anos, com os movimentos sociais e o envolvimento do Ministério da Saúde[4].

Na década de 1980, a pesquisa em sexualidade gay na área da saúde se revolucionou. A partir da descoberta de que a via sexual era a principal forma de transmissão do HIV, tornou-se essencial compreender o comportamento sexual e em quais grupos populacionais a epidemia se disseminava mais rapidamente, além de entender os fatores de vulnerabilidade individual, programática e social e as formas de prevenção mais efetivas[4].

No dia 17 de maio de 1990, a Organização Mundial da Saúde (OMS) excluiu o termo "homossexualismo" da Classificação Internacional de Doenças ou problemas relacionados à saúde, e a data foi escolhida como símbolo da luta pela diversidade sexual, contra a violência e o preconceito. Além disso, o movimento configura um passo importante para uma mudança na forma como a saúde LGBTQIA+ é vista e pesquisada.

A primeira pesquisa de abrangência nacional sobre comportamento e práticas sexuais no país, ainda que não focada na população LGBTQIA+, foi intitulada "Comportamento Sexual da População Brasileira e Percepções do HIV/Aids". Realizada entre 1998 e 1999 e financiada pelo Ministério da Saúde, teve como objetivo estudar o comportamento, as atitudes e práticas sexuais da população brasileira e avaliar o nível de conhecimento sobre HIV/Aids e demais infecções sexualmente transmissíveis (IST), visando à formulação de políticas públicas[5].

A maioria dos estudos sobre comportamento sexual foca na população de homens cis que fazem sexo com homens cis (HcSHc) e na relação com a infecção pelo HIV/Aids, havendo poucos estudos sobre o comportamento sexual e estratégias de prevenção de IST em mulheres lésbicas e bissexuais e demais identidades sexuais. Mesmo entre os HcSHc há poucos estudos sobre o risco de câncer não associado ao HIV, famílias homoparentais e violência por parceria íntima. Com relação à população transgênero, as limitações ficam ainda maiores, em parte pelo menor acesso a centros de saúde e à marginalização dessa população.

Há necessidade de uma ênfase maior na pesquisa em nível comunitário e populacional nas comunidades das minorias sexuais e de gênero, ainda amplamente mal atendidas em termos de saúde e pesquisa social. Apesar de esses estudos mostrarem problemas emergentes na comunidade LGBTQIA+, seus impactos na saúde pública ainda precisam ser mais bem compreendidos.

Devido à ausência de pesquisas e dados oficiais sobre a população LGBTQIA+ no Brasil, as organizações não governamentais (ONG) voltadas a esse público têm papel importante na visibilidade e no levantamento de dados, apesar de limitações das amostras e metodologias utilizadas nos estudos. A ANTRA (Associação Nacional de Travestis e Transexuais), por exemplo, é uma rede que articula ações para travestis e mulheres transexuais em todo o território nacional. Seu portal contabiliza bimensalmente o número de assassinatos de pessoas trans, a partir do qual é possível observar a evolução desses indicadores, além de trazer dados importantíssimos sobre a saúde mental, situação socioeconômica e violência a essa população[6]. Deve-se citar, também, o Grupo Gay da Bahia no fornecimento de dados importantes sobre violência e saúde LGBTQIA+.

IMPACTO DA PESQUISA NA ATENÇÃO À SAÚDE

A produção científica pode contribuir para avanços em políticas públicas que permitem maior acesso à saúde e demais direitos da população LGBTQIA+, principalmente aos grupos mais marginalizados da sociedade. Os resultados das pesquisas científicas demonstram, por exemplo, que o não respeito ao nome social afasta as pessoas trans dos serviços de saúde, que os procedimentos de modificações corporais melhoram a qualidade de vida e que mulheres lésbicas evitam o rastreamento de câncer de colo de útero por se sentirem constrangidas (ver Capítulo 19 – "Acesso e organização dos serviços de saúde", Capítulo 25 – "Mulheres cis lésbicas" e Capítulo 51 – "Cuidados no processo de transição de gênero"). Esses dados têm auxiliado na definição de quais ações precisam ser realizadas e como implantá-las no sistema de saúde. Muitas dessas pesquisas sobre LGBTQIA+ são realizadas pelos próprios serviços públicos de saúde, como o Centro de Referência e Treinamento (CRT) de DST/Aids de São Paulo, fundações de pesquisa, como a Fundação Oswaldo Cruz, e departamentos vinculados a universidades públicas[7].

As pesquisas podem ser feitas com dados primários, quando o estudo coleta diretamente dados a partir de instrumentos específicos, ou com dados secundários, quando se utilizam informações já disponíveis por outros meios, como do sistema de notificação ou prontuários. Em pesquisas com dados primários, um grande desafio é a disponibilidade de recursos financeiros nem sempre disponíveis. No caso de investigações com dados secundários, embora possam ser utilizados bancos de dados já disponíveis, reduzindo os custos das pesquisas, nem sempre as variáveis de orientação sexual e identidade de gênero existem ou são adequadamente preenchidas.

Apesar de todos os avanços em pesquisa e em acesso à saúde, o último balanço do Disque 100 (Ouvidoria Nacional de Direitos Humanos) realizado em 2017 mostra dados que nos fazem refletir sobre a situação social da população LGBTQIA+. No ano de 2017 foram realizadas 1.720 denúncias (aproximadamente 5 denúncias por dia), das quais 70,87% eram por discriminação. Dessa porcentagem, em 61,7% a discriminação foi por orientação sexual seguida de 15% por identidade de gênero[8]. É preciso levar em consideração, no entanto, a subnotificação dos dados. Muitos registros de denúncias não contêm informações sobre a identidade de gênero dos denunciantes, por exemplo. A própria marginalização da população trans e travesti leva a uma subnotificação de casos de transfobia. Há campo no formulário de notificação, mas os profissionais não o preenchem, seja por acharem desnecessário, seja por não saberem como coletar a informação sobre identidade de gênero e orientação sexual. O comprometimento da qualidade da informação prejudica o desenvolvimento futuro de estudos epidemiológicos com tais bancos de dados. A maior parte dos municípios brasileiros, por exemplo, ao armazenar informações sobre mortalidade, depara-se com a escassez de dados acerca de orientação sexual, impedindo uma análise de mortes por suicídio relacionada a esse indicador.

A ampliação do Processo Transexualizador do SUS e a criação da Política Nacional de Saúde Integral de LGBT podem ter contribuído para maior visibilidade, evidenciada pelo aumento do número de artigos científicos publicados[9]. Por outro lado, esse campo científico encontra-se em pleno debate em termos das denominações atribuídas. Alguns estudiosos e movimentos sociais entendem que essas pesquisas são patologizadoras, ao confundirem o diagnóstico de "disforia de gênero" inserido no DSM-5 com transexualidade[10]. É importante articular o discurso técnico-científico com o da população, com o objetivo de reduzir más interpretações, de modo que os significados fiquem claros em ambas as esferas.

Existe uma ampla quantidade de termos utilizados na pesquisa para se referir à população trans, o que dificulta a organização e comparação dos resultados das pesquisas. Algumas dessas confusões nos materiais científicos são as nomenclaturas "FTM" (*female to male*), pessoa a quem foi atribuído o gênero feminino no nascimento e que faz a transição para o masculino, "MTF" (*male to female*), pessoa a quem foi atribuído o gênero masculino e que faz a transição para o feminino, "incongruência de gênero" e "disforia de gênero". Os nomes "transexual" e "travesti" também são utilizados de forma equivocada, o que invisibiliza as especificidades dessas identidades no âmbito da pesquisa.

NECESSIDADES DE PESQUISA LGBTQIA+

A revolta de Stonewall, em 28 de junho de 1969, foi um marco para historiadores gays da década de 1970 e 1980 se tornarem comprometidos em formular novos paradigmas sobre o comportamento e A identidade sexual e, a partir de então, desmistificar conceitos preestabelecidos sobre a homossexualidade. São estudos que deram informações a respeito da presença de homossexuais nas maiores cidades americanas, promovendo conhecimento sobre a sexualidade e seu significado na experiência urbana[3]. Faz-se premente o desenvolvimento de mais pesquisas LGBTQIA+ para melhor descrever as necessidades específicas, os riscos, os comportamentos e as vulnerabilidades de cada representante da sigla. O reconhecimento das características e das peculiaridades de cada representante impactará em atenção e cuidados específicos na área da saúde.

Propõe-se, por exemplo, um estudo sobre bissexualidade para considerar o objeto de pesquisa a partir da autoidentificação da orientação sexual ("sou bissexual"), das práticas sexuais ("tenho relações sexuais com mais de um gênero") ou dos relacionamentos afetivos ("me relaciono afetivamente com mais de um gênero")[11].

Existem poucos estudos populacionais de abrangência representativa sobre as populações LGBTQIA+, o que dificulta produzir recomendações com forte embasamento científico para as comunidades de minorias sexuais e de gênero. Além disso, embora muitas questões de saúde LGBTQIA+ sejam mais amplamente entendidas, como a maior proporção de transtornos mentais e taxas de suicídio, ainda existem poucos conhecimentos sobre outros problemas. São raros os estudos sobre a saúde mental, métodos de prevenção de IST e indicadores de saúde da população lésbica, sobre o acesso à saúde e sexualidade de pessoas LGBTQIA+ com deficiência ou doenças crônicas que não o HIV, e sobre suporte social ou violência de parceria íntima[12].

A configuração da família brasileira passou a ser multifacetada nas últimas décadas. Novos arranjos familiares surgiram, como casais sem filhos, pessoas morando sozinhas, pais e mães solteiros, casais homotransafetivos etc. O desafio que cabe à pesquisa é identificar e explorar as necessidades de cuidado e acompanhamento dessas novas estruturas familiares, sejam relacionados à pesquisa biológica, como a reprodução assistida em pessoas trans, ou mais vinculadas à pesquisa psicológica e social, como as novas parentalidades e conjugalidades.

Considerar fatores que marcam diferenças socioeconômico-culturais são fundamentais na pesquisa LGBTQIA+, a fim de identificar as necessidades de cada segmento da população e intervenções para enfrentar as desigualdades. Dessa forma, fundamentos da pesquisa sociológica podem colaborar na análise dos dados, como a interseccionalidade, que é uma "ferramenta teórico-metodológica a ser utilizada na pesquisa que viabiliza a análise inseparável das estruturas do racismo, capitalismo e cisheteropatriarcado"[13]. Nesse sentido, será que uma mulher trans negra e pobre terá os mesmos acessos à saúde ou sofrerá a mesma discriminação do que uma mulher trans branca e de família abastada? A organização de grupos interdisciplinares de pesquisa, compostos por antropólogos, biólogos, psicólogos, estatísticos etc. também contribui para uma análise mais complexa dos fenômenos pesquisados.

Além das pesquisas sobre temas clínicos, psicológicos e sociais, existem estudos da área básica relacionados à saúde LGBTQIA+, como aqueles a respeito de variáveis biológicas da identidade de gênero e orientação sexual. Do ponto de vista da ética, é preciso frisar que a justificativa para esses estudos é a maior compreensão do comportamento humano e de sua diversidade, sem a intenção de modificar a orientação sexual ou identidade de gênero, da mesma maneira que não é ética a manipulação genética de fatores raciais/étnicos com objetivos de eugenia.

LUGAR DE FALA E HETEROCISNORMATIVIDADE EM PESQUISA

Discussões a respeito do lugar de fala do pesquisador vêm ganhando contorno a partir de estudos feministas. Lugar de fala é um conceito que auxilia na compreensão de como os discursos são produzidos, como se estabelecem, constrangem e oferecem oportunidades na sociedade. Portanto, analisar o lugar de fala do pesquisador significa compreender quem fala e como são criadas as narrativas a respeito da ciência. Esse conceito não deve ser confundido "com representatividade, por exemplo, uma travesti negra pode não se sentir representada por um homem branco cis, mas esse homem branco cis pode teorizar sobre a realidade das pessoas trans e travestis a partir do lugar que ele ocupa [...]. Todo mundo tem lugar de fala".

A sociedade ocidental contemporânea é heterocisnormativa e, assim, pode colocar barreiras à construção de serviços de saúde inclusivos, bem como à produção da pesquisa[14]. Nesse sentido, o reflexo da heterocisnormatividade pode se expressar na menor representatividade e visibilidade de pesquisadores LGBTQIA+, bem como a produção científica contaminada por termos que possam carregar sentidos patologizadores, estigmatizantes e excludentes. Alguns exemplos foram terminologias surgidas na pesquisa, como "morte do leito lésbico", "FTM", "*gay-related immune deficiency* (GRID)", "*gay bowel syndrome*", "promiscuidade" e "desvio sexual". A pesquisa dos países do Hemisfério Sul, devido ao seu posicionamento geopolítico periférico, como região em desenvolvimento, pode ser influenciada pelos países do Hemisfério Norte e resultar na produção de uma construção do saber científico subalterna àqueles, o que tem sido questionado por estudos decoloniais (ver Capítulo 3 – "Aspectos históricos da sexualidade humana e desafios para a despatologização").

Algumas estratégias para mudar essa situação são ampliar a participação de pessoas LGBTQIA+ na equipe de pesquisa durante todas as etapas do seu processo, ou seja, como agentes e não apenas como objetos de estudo. O pesquisador deve estar familiarizado e apropriado com a linguagem e os valores do segmento em questão. Além disso, o rigor científico é de fundamental importância para quem deseja fazer a pesquisa, o que inclui a competência cultural necessária no desenho de estudo e permissão para a elaboração de instrumentos de pesquisa para acesso, identificação e manejo dos participantes, somados à capacidade de se adaptar às peculiaridades da população LGBTQIA+[15].

Já evidenciamos alguns exemplos históricos de posturas que modificam o prisma de atendimento, como a retirada do diagnóstico "homossexualismo", bem como a normalização não patológica de práticas e comportamentos homoeróticos, que evitam que o indivíduo LGB seja visto logo em um primeiro momento como alguém doente ou "anormal". No entanto, ainda presenciamos situações de discriminação e diferença de atendimento, principalmente com indivíduos que vivem à marginalização da sociedade, como travestis e transexuais.

Entretanto, existem bons exemplos de revistas internacionais sobre a saúde LGBTQIA+, a exemplo do *Journal of LGBT Health Research*, *International Journal of Transgenderism*, *Journal of Homosexuality* e *Journal of Lesbian Studies*. No Brasil, embora não exista uma revista direcionada especificamente para a temática LGBTQIA+, a *Revista de Saúde Pública*, a *Revista Ciência e Saúde Coletiva* e, mais recentemente, a *Revista Brasileira de Educação Médica* trazem artigos referentes à temática LGBTQIA+ na área da saúde. O Banco de Teses LGBT é um *site* que reúne trabalhos acadêmicos sobre LGBTQIA+.

A PESQUISA QUALITATIVA

Os métodos qualitativos incluem entrevistas, grupos focais, análises de documentos e dados sobre pessoas e grupos, com o objetivo de entender e explicar fenômenos sociais. O método qualitativo pode ser usado em pesquisas sobre gênero e orientação sexual, pois permite desenvolver formas mais atenuantes de aproximação à população alvo-para tratar de assuntos que possam gerar constrangimento e afastamento das pessoas.

Entrevistas abertas são um ótimo exemplo de suplementação para pesquisas qualitativas, pois possibilitam angariar informações mais complexas, detalhadas e pessoais. Outras formas de acessar dados qualitativos são a obtenção de histórias de vida e consequente documentação detalhada e discussões de grupos estruturadas com moderadores treinados. Um dos métodos mais utilizados na pesquisa qualitativa é a observação de indivíduos, inseridos em sua dinâmica de comunidade, valores culturais e relações interpessoais. A imersão e a perspectiva do pesquisador no campo de atuação é a característica principal desse tipo de método e, no caso da população LGBTQIA+, permite dar visibilidade a grupos invisibilizados na sociedade.

Em estudos sobre o público LGBTQIA+, o contato com o indivíduo pode ser dificultoso. Estratégias podem ser criadas para facilitar o acesso à informação sobre ele – uma delas, bastante utilizada, é a amostragem em "bola de neve" (*snow ball*), na qual se utilizam cadeias de referência para conseguir indivíduos para a pesquisa. O alvo de pesquisa indicaria novas pessoas com as mesmas características da análise em questão, e assim por diante. Apesar de suas limitações, sendo o viés de seleção uma delas, essa pode ser uma estratégia interessante para estudar grupos de difícil acesso[16].

Para orientar a construção ou avaliar a qualidade uma pesquisa com entrevistas e grupos focais, pode ser utilizado o COREQ (*Consolidated Criteria for Reporting Qualitative Research*), que apresenta um roteiro com quesitos sobre método de coleta e análise de dados, desenho do estudo e apresentação do referencial teórico[17]. As pesquisas qualitativas têm estreita relação com as quantitativas, já que as primeiras possibilitam levantar e propor questões que sirvam de ponto de partida para as últimas e vice-versa. No entanto, o que difere as qualitativas das quantitativas é o privilégio indutivo do pesquisador no processo de análise da questão.

A PESQUISA QUANTITATIVA

Essas pesquisas possibilitam analisar uma parte da população e extrapolar os dados para toda a população estudada por meio da avaliação de dados quantitativos e representativos. Esses dados são comumente coletados através de observação ou do uso de questionários padronizados; dessa forma, cuidados específicos devem ser tomados quando se pesquisam grupos particulares, no caso o LGBTQIA+.

Inicialmente, é necessário determinar o alvo amostral e seu desenho. No caso, a amostra estudada deve ser representativa das diversas experiências relacionadas ao gênero e à orientação sexual, o que pode ser um desafio para as pesquisas sobre LGBTQIA+, que muitas vezes apresentam amostras de conveniência, como grupos de estudantes, frequentadores de determinado local, ou amostras não representativas de *sites* eletrônicos.

Nos questionários e nas entrevistas com bancos de dados tradicionais, como prontuários, censos demográficos, formulários de notificações de doenças, entre outros, deve-se ter o cuidado de considerar os aspectos de gênero na identificação de membros da comunidade que permitam, futuramente, levantar dados estatísticos sobre essa população. As perguntas devem ser elaboradas com atenção ao gênero, orientação sexual e aspectos culturais. Alguns métodos de pesquisa quantitativa elencados são: entrevistas estruturadas (pessoalmente ou por telefone) e coleta de dados e entrevistas através da internet, muito utilizadas atualmente pela praticidade e rápida análise dos dados.

Roteiros podem ser utilizados para avaliar a qualidade de artigos de pesquisa quantitativa, como o STROBE (*STrengthening the Reporting of OBservational Studies in Epidemiology*), para estudos observacionais, o CONSORT (*Consolidated Standards of Reporting Trials*), para estudos clínicos randomizados, o QUORUM (*Quality of Reporting of Meta-Analyses*) e o MOOSE (*Meta-Analysis of Observational Studies in Epidemiology*), para metanálises, e o STARD (*Standards for Reporting of Diagnostic Accuracy Studies*), para estudos de acurácia diagnóstica[18].

Uma comparação entre alguns aspectos da pesquisa quantitativa com a qualitativa pode ser observada na Tabela 1.

Tabela 1 Comparação dos aspectos da pesquisa qualitativa com os da quantitativa

Aspecto	Pesquisa qualitativa	Pesquisa quantitativa
Enfoque na interpretação do objeto	Maior	Menor
Importância do contexto do objeto pesquisado	Maior	Menor
Proximidade do pesquisador em relação aos fenômenos estudados	Maior	Menor
Alcance do estudo no tempo	Instantâneo	Intervalo maior
Quantidade de fontes de dados	Uma	Várias
Ponto de vista do pesquisador	Interno à organização	Externo à organização

Fonte: adaptada de Fonseca, 2002[19].

RELATO E SÉRIE DE CASOS

O relato de um ou de uma série de casos é um tipo de estudo indicado para problemas de saúde de baixa prevalência ou para casos frequentes para os quais se deseja demonstrar uma nova ou específica abordagem. Tem a vantagem de apresentar à comunidade científica situações que possam representar novos diagnósticos, como os primeiros relatos do HIV, em 1981, sobre cinco jovens homossexuais internados na Califórnia com pneumonia do tipo *Pneumocystis carinii*, que posteriormente levou à identificação da Aids[20], ou mais recentemente sobre crianças com incongruência de gênero, ou relatos sobre o uso de novas técnicas cirúrgicas para cirurgias de modificação corporal.

O relato permite o estudo aprofundado de um caso ou de uma série de casos, mas não permite a generalização dos dados. A sexualidade é um campo muito abrangente, curioso e instigante, e a avaliação de um único indivíduo pode mascarar ou passar a falsa ideia de que determinado comportamento é generalizado, o que deve ser pontuado quando se pesquisa sobre essa temática. O SQUIRE[21] e o CARE (*Case Reporting Guideline*)[22] são dois roteiros com *checklist* que auxiliam na escrita e apresentação dos relatos de caso.

CONSIDERAÇÕES FINAIS

Alguns cuidados devem ser levados em consideração quando se fala da pesquisa em saúde LGBTQIA+ e quando se escreve sobre ela. O indivíduo não deve ser visto como um problema, como algo que está sendo estudado ou entrevistado com o objetivo de encontrar uma "solução". Questões de sexualidade e gênero devem ser bem compreendidas pelo pesquisador, assim como suas terminologias e entendimento histórico, para evitar que a própria estigmatização seja transcrita no relato.

A pesquisa em saúde LGBTQIA+ traz muitos desafios. Ela carece de temas e apresenta muitas dificuldades. A compilação de dados, a forma como essa população é acessada, bem como o agente de pesquisa é treinado e envolvido com a história e cultura LGBTQIA+, são elementos de extrema importância. O pesquisador deve estar ciente de que essa população sofre estressores específicos adicionais aos cotidianos (estresse de minorias). Sua imersão no contexto LGBTQIA+ ou o envolvimento de representantes da comunidade na confecção da pesquisa é essencial para que se crie a atmosfera adequada na formulação de estratégias que ajudem no desenho do estudo.

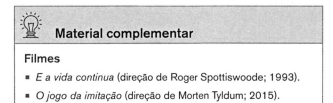

Material complementar

Filmes
- *E a vida continua* (direção de Roger Spottiswoode; 1993).
- *O jogo da imitação* (direção de Morten Tyldum; 2015).

REFERÊNCIAS BIBLIOGRÁFICAS

1. Graziano V. LGBTQ Studies and interdisciplinarity: a citation analysis of master's theses. Libraries and the Academy. 2018;18(1):93-116.
2. Gibson MA, Meem DT, Alexander J. Finding out: an introduction to LGBT studies. Sage; 2013.
3. Minton HL, editor. Gay and lesbian studies. Nova Iorque: Harrington Park Press;1992.
4. Valle CG. Identidades, doença e organização social: um estudo das pessoas vivendo com HIV e AIDS. Horiz Antropol. 2002;8(17):179-210.
5. Berquó ES. Comportamento sexual da população brasileira e percepções do HIV/AIDS. Brasília: Ministério da Saúde; 2000.
6. Associação Nacional de Travestis e Transexuais. [site]. [acesso em 26 de novembro de 2020]. Disponível em: https://antrabrasil.org/
7. Web of Science Group. A pesquisa no Brasil: promovendo a excelência - análise preparada pela CAPE pelo Grupo Web of Science. [internet]. [acesso em 26 de novembro de 2020]. Disponível em: https://propp.ufms.br/files/2019/09/Pesquisa-no-Brasil.pdf
8. Brasil. Ministério da Mulher, da Família e dos Direitos Humanos. Balanço Disque 100 - 2017 - LGBT [site]. [acesso em 26 de novembro de 2020]. Disponível em: https://www.gov.br/mdh/pt-br/acesso-a-informacao/ouvidoria/dados-disque-100/balanco-geral-2011-a-2017-lgbt.xls/view
9. Rocon PC, Wandekoken KD, Barros ME, Duarte MJ, Sodré F. Acesso à saúde pela população trans no Brasil: nas entrelinhas da revisão integrativa. Trab Educ Saúde. 2020;18(1).
10. Bento B, Pelúcio L. Despatologização do gênero: a politização das identidades abjetas. Rev Estud Fem. 2012;20(2):559-68.
11. Miller J. Creating inclusive healthcare environment for the GLBT community. The Official Newsletter of the Networker for Lesbian, Gay and Bissexual Concerns in Occupational Therapy. 2002;9(1):1-10.
12. Welles SL. Why LGBT health research, why now. Journal of LGBT Health Research. 2007;3(1):1-5.
13. Akotirene C. Interseccionalidade (feminismos plurais). São Paulo: Pólen; 2019.
14. Sousa PJ, Abrão FM, Costa AM, Ferreira LO. Humanização no acolhimento de gays, lésbicas, bissexuais, travestis e transexuais na atenção básica: reflexões bioéticas para enfermagem. In: Anais do 2. Seminário Nacional de Diretrizes de Enfermagem na Atenção Básica em Saúde; Recife (PE); 2009.
15. Graham R, Berkowitz B, Blum R, Bockting W, Bradford J, de Vries B, et al. The health of lesbian, gay, bisexual, and transgender people: building a foundation for better understanding. Washington: Institute of Medicine; 2011.

16. Vinuto J. A amostragem em bola de neve na pesquisa qualitativa: um debate em aberto. Temáticas. 2014;22(44):203-20.
17. Tong A, Sainsbury P, Craig J. Consolidated criteria for reporting qualitative research (COREQ): a 32-item checklist for interviews and focus groups. Int J Qual Health Care. 2007;19(6):349-57.
18. Malta M, Cardoso LO, Bastos FI, Magnanini MMF, Passos da Silva CMF. Iniciativa STROBE: subsídios para a comunicação de estudos observacionais. Rev Saúde Pública. 2010;44(3):559-65.
19. Fonseca JJSF. Metodologia de pesquisa científica. Universidade Estadual do Ceará; 2002.
20. Centers for Disease Control and Prevention. Pneumocystis Pneumonia – Los Angeles. [internet]. [acesso em 26 de novembro de 2020]. Disponível em: https://www.cdc.gov/mmwr/preview/mmwrhtml/june_5.htm
21. Ogrinc G, Davies L, Goodman D, Batalden P, Davidoff F, Stevens D. SQUIRE 2.0 (Standards for QUality Improvement Reporting Excellence): revised publication guidelines from a detailed consensus process. BMJ Qual Saf. 2016;25(12):986-92.
22. Gagnier JJ, Kienle G, Altman DG, Moher D, Sox H, Riley D, et al. The CARE guidelines: consensus-based clinical case reporting guideline development. J Med Case Rep. 2013;7(1):223.

Ensino da saúde de diversidades sexuais

Gustavo Antonio Raimondi
Andrea Hercowitz
Saulo Vito Ciasca
Ademir Lopes Junior

 Aspectos-chave

- Uma das principais causas da vulnerabilidade da população LGBTQIA+ é o desconhecimento dos profissionais de saúde a respeito de especificidades de saúde dessa população.
- A *Carta de Porto Alegre: em defesa da equidade de gênero e da diversidade sexual na educação médica* é um documento referendado pela Associação Brasileira de Educação Médica que orienta diretrizes para o ensino da saúde LGBTQIA+ nos currículos médicos.
- São comuns os relatos de estudantes que testemunharam situações de cis heterossexismo e discriminação a pacientes LGBTQIA+ durante o curso.
- Apesar de a maioria dos docentes abordar a sexualidade em algum momento de curso, menos da metade a aborda de forma não normativa.
- A atitude acolhedora de docentes e preceptores a pessoas LGBTQIA+ pode servir de modelo a ser seguido por futuros profissionais.
- Professores, preceptores e profissionais LGBTQIA+ que se sintam confortáveis em declarar publicamente sua orientação sexual e identidade de gênero podem servir de referência para os estudantes e promover o convívio com a diversidade.
- Mudanças curriculares podem ser promovidas pelo fortalecimento das redes de apoio e parcerias, pela promoção da visibilidade da temática sobre saúde LGBTQIA+ e pelo maior diálogo com a sociedade civil.

INTRODUÇÃO

Uma das principais causas da vulnerabilidade da população LGBTQIA+ é o desconhecimento dos profissionais de saúde a respeito de especificidades de saúde dessa população. Medo de discriminação e experiências anteriores negativas vivenciados pelos pacientes são outros fatores que afastam essas pessoas dos serviços de saúde[1].

Em 2011, um levantamento em universidades de Medicina norte-americanas verificou que 1/3 delas não abordava a temática e contabilizou, naquelas que o faziam, uma média de 5 horas dedicadas aos cuidados da população LGBTQIA+ durante todo o curso[2], sendo a transexualidade o tema menos abordado[3]. No Brasil não é diferença, uma vez que, na grande maioria, não faz parte do currículo obrigatório da graduação dos cursos de saúde.

Outro desafio se refere ao próprio acesso da população LGBTQIA+ às instituições formadoras – em especial a população de trans e travestis que, devido ao preconceito que sofrem desde o ensino fundamental, tem dificuldade em acessar a universidade. Trotes e climas institucionais cis heteronormativos promovem o ensino de valores e atitudes que muitas vezes invisibilizam e excluem aqueles que são LGBTQIA+, sejam estudantes, docentes, preceptores ou pacientes.

Sem ensino específico sobre temas da saúde LGBTQIA+, profissionais de saúde se formam sem as competências adequadas para responder às necessidades de saúde da população LGBTQIA+, desde o acolhimento, passando pela anamnese e pelo exame físico, até o tratamento e orientações relacionadas às suas demandas.

MARCOS NORMATIVOS

Em 2006, a Organização Mundial da Saúde (OMS) evidenciou a necessidade de integração longitudinal e transversal das discussões a respeito de gênero e sexualidade aos currículos dos cursos da área da saúde, afirmando que esses elementos são constitutivos da diversidade humana e são determinantes sociais em saúde relacionados a iniquidades e injustiças sociais[4]. Nesse mesmo ano, *experts* no assunto de direitos humanos e membros do Conselho de Direitos Humanos da Organização das Nações Unidas (ONU) elaboraram os Princípios de Yogyakarta, com a adição de mais 9 princípios em 2017[5,6], os quais reiteram a necessidade desse debate nos espaços de ensino-aprendizagem como estratégia de promoção dos direitos humanos. Em 2008, com revisão em 2014, a promoção da saúde sexual passa a compor o objetivo central da Declaração da Saúde Sexual para o Milênio[7,8]. Além disso, esse documento aponta que todos têm direito à "educação sexual esclarecedora", baseada nos direitos humanos e na equidade de gênero[7].

Em anos subsequentes, a OMS[9], a Organização Pan-Americana da Saúde (OPAS)[10] e o Ministério da Saúde do Brasil[11] corroboraram a reafirmação da necessidade de reflexões e de proposições de políticas de equidade acerca das disparidades de acesso e utilização dos serviços de saúde. Além disso, a OPAS (2013) ponderou que a comunidade LGBTQIA+ constitui um segmento social vulnerável e marginalizado, devido ao estigma relacionado à identidade de gênero e sexualidade, bem como à própria discriminação[10]. No mesmo ano, a ONU, lançou no Brasil a campanha "Nascidos livres e iguais – orientação sexual e identidade de gênero no regime internacional dos Direitos Humanos", tendo como objetivo "definir as principais obrigações que os Estados têm para com as pessoas LGBTQIA+ e descrever como os mecanismos das Nações Unidas têm aplicado o direito internacional nesse contexto"[12].

As Diretrizes Curriculares Nacionais (DCN) para os cursos de graduação de 2014 definiram o perfil profissional a ser formado. No caso da Medicina, por exemplo, referem que o graduando "deve considerar as dimensões da diversidade biológica, subjetiva, étnico-racial, de gênero, orientação sexual, socioeconômica, política, ambiental, cultural, ética e demais aspectos que compõem o espectro da diversidade humana que singularizam cada pessoa ou cada grupo social"[13]. O ensino se justifica pela necessidade de formar profissionais que promovam o cuidado integral, a justiça social e os direitos humanos.

Em 2017, durante o 55º Congresso Brasileiro de Educação Médica (COBEM), foi redigida e, em Assembleia Geral da Associação Brasileira de Educação Médica (ABEM), foi aprovada a *Carta de Porto Alegre: em defesa da equidade de gênero e da diversidade sexual na educação médica*, que consiste em uma proposta com 19 itens à ABEM e às Escolas Médicas Brasileiras para o ensino de temas sobre gênero, identidade de gênero, orientação sexual e sexualidade nos currículos médicos, bem como das questões LGBTQIA+ (Quadro 1)[14].

Quadro 1 Recomendações curriculares para o ensino de sexualidade e gênero

- Desenvolver o ensino de competências relacionadas à sexualidade humana de forma transversal e integrada no currículo, incluindo especificidades da população LGBTQIA+.
- Garantir que a abordagem dos conteúdos humanísticos e sociais relacionados à temática de gênero e população LGBTQIA+ seja contemplada nos projetos político-pedagógicos dos cursos e nos objetivos de aprendizagem em discussões clínicas e tutoriais.
- Reconhecer a importância da abordagem ética, humanística, não sexista, não heteronormativa e cisgênero na formação para recursos humanos da saúde.

(continua)

Quadro 1 Recomendações curriculares para o ensino de sexualidade e gênero *(continuação)*

- Garantir cenários de prática para o desenvolvimento de competências clínicas e relacionais no atendimento da população LGBTQIA+ para além dos ambulatórios de infecções sexualmente transmissíveis e de saúde mental.
- Promover o diálogo interdisciplinar no ensino sobre sexualidade, gênero, identidade de gênero e diversidade sexual, como entre as ciências sociais, antropologia, psicologia, medicina e genética.
- Incentivar e apoiar o protagonismo estudantil, dos movimentos sociais, dos docentes e dos trabalhadores da saúde LGBTQIA+ no planejamento e ensino da temática.
- Apoiar a afirmação da identidade de gênero e orientação sexual das pessoas na comunidade acadêmica, reconhecendo que essa visibilidade é um ato político e que requer empoderamento.
- Respeitar o direito legal ao uso do nome social de estudantes, professores, servidores e pacientes transgêneros nos serviços de saúde e instituições de ensino.
- Promover práticas de extensão universitária e pesquisa relacionados ao tema, de acordo com a responsabilidade social das universidades.
- Criar observatórios para identificar e mapear iniciativas educacionais e assistenciais que promovam o cuidado integral e equânime à saúde da população LGBTQIA+.
- Criar comunidades de práticas e articulação interinstitucional para o empoderamento e fortalecimento desse debate na formação e no cuidado à saúde, como a organização do SIG colaborativo LGBTQIA+.
- Oportunizar a produção científica sobre os temas da população LGBTQIA por meio de financiamento de pesquisa e implementação de linhas de pesquisa nos programas de pós-graduação.
- Incluir indicadores e marcadores sociais das diferenças, como gênero, orientação sexual, identidade de gênero nas pesquisas sempre que pertinentes.
- Considerar a interseccionalidade entre os marcadores sociais de diferença como cor-raça, geração, etnia e classe, renda e outros.
- Criar e implementar comissões permanentes nas instituições de ensino para desenvolver ações de ouvidoria e prevenção da LGBTfobia.
- Produzir e disponibilizar material e diretrizes para a implementação de políticas para a população LGBTQIA+ nas universidades, fortalecendo a integração ensino-serviço e comunidade.
- Implementar serviços de apoio psicossocial aos discentes, docentes e corpo técnico administrativo que também considere as vulnerabilidades da população LGBTQIA+ no cuidado da saúde mental.
- Inserir temas sobre a equidade de gênero, sexualidade e diversidades humanas na programação oficial dos congressos de educação médica de forma transversal e permanente.
- Utilizar instrumentos e ferramentas validados e reconhecidos internacionalmente para avaliar os eventos da ABEM sobre a perspectiva da equidade de gênero.

Fonte: adaptado de Melo et al., 2017[14].

Apesar do estabelecimento de diretrizes e normas, ainda são poucos os cursos de graduação e residência que têm um projeto político-pedagógico que efetive de forma transversal o ensino sobre saúde LGBTQIA+, sendo um desafio incluí-lo no cotidiano dos cursos.

GRADUAÇÃO E RESIDÊNCIA

Pesquisas com estudantes e residentes demonstram a percepção da presença de LGBTQIAfobia dentro das instituições de ensino de saúde, seja ela direcionada a paciente ou estudantes LGBTQIA+. Isso faz com que muitos alunos não revelem a sua diversidade de gênero e sexual no ambiente da faculdade, devido à insegurança quanto à receptividade dessa informação, por colegas e professores, com resultados negativos em sua saúde física e mental. Estudantes LGBTQIA+ têm maior incidência de estresse, depressão e isolamento social como consequência de sua orientação sexual e/ou identidade de gênero[15].

Nos hospitais-escola, durante o curso universitário, discentes relatam testemunhar situações de cis heterossexismo e discriminação a pacientes LGBTQIA+, assim como "piadas", brincadeiras inadequadas e *bullying*, vindas de membros das equipes de assistência e de estudantes, situação descrita sobretudo quem não é heterossexual nem cisgênero. Percebem, ainda, que pessoas transexuais são as que sofrem maior preconceito e atendimento inadequado (ver Capítulo 12 – "LGBTQIA+fobia institucional na área da saúde")[3,15].

Uma parcela considerável de residentes de Medicina refere não se sentir confortável no atendimento de LGBTQIA+, e quem relata conforto percebe que não se sente bem preparado para fazê-lo adequadamente, pois não teve esse aprendizado durante a sua graduação. Apenas uma minoria inclui em sua anamnese perguntas sobre comportamento sexual e se a pessoa tem relações sexuais com homens, mulheres ou ambos, mesmo que a queixa seja genital ou abdominal. Muitos citam algum grau de desconforto em examinar pacientes LGBTQIA+[16]. Uma pesquisa demonstrou que a abordagem sobre o tema LGBTQIA+ para alunos do quinto ano da graduação, com duração de 4 horas, melhora de 35% a 84% a confiança deles no atendimento de pessoas trans[17].

A percepção do estresse de minorias de discentes LGBTQIA+ e da discriminação observada durante os atendimentos nos estágios das faculdades pode ser fator disparador de um fenômeno que se tem observado recentemente: a busca por conhecimento sobre saúde LGBTQIA+ por parte de estudantes dos cursos de saúde, como forma de suprir a lacuna do ensino das universidades. Congressos estudantis, ligas universitárias, coletivos, jornadas organizadas por centros acadêmicos e outras modalidades, presenciais ou *online*, têm sido organizados de forma independente e com grande adesão.

CENÁRIOS DE PRÁTICA E ENSINO

Pessoas LGBTQIA+ demonstram que a avaliação de atendimento adequado está relacionada a dois principais fatores: o acolhimento que sentem no serviço de saúde, como um ambiente holístico e claramente aberto à diversidade sexual; e profissionais de saúde que assumam suas responsabilidades e ajam de forma ética, com conhecimento dos repertórios sexuais, possibilidades comportamentais e necessidades em saúde das minorias sexuais[1]. Isso só poderá ser alcançado se a educação profissional for abrangente à temática LGBTQIA+ nos cursos de graduação, residência e pós-graduação, além da busca ativa por atualização continuada.

Muitos profissionais da saúde que vivenciam questões relacionadas ao cuidado relativas às questões de gênero e sexualidade acabam adotando um comportamento profissional de "ficar envergonhado", "de fingir não ter ouvido" e/ou "de fazer brincadeiras para aliviar o clima"[18]. Acomodam-se nesses comportamentos, denominados como "discursos do não", reiterando a manutenção da dificuldade em abordar as questões de gênero e sexualidade para além do componente biológico e reprodutivo. O discurso da "não diferença" é acionado como um recurso para invisibilizar demandas específicas da população LGBTQIA+, que ficam subordinadas à perspectiva de igualdade em detrimento da equidade e da integralidade. O discurso do "não saber" está presente quando se justifica a não abordagem dessas questões pela ausência de formação específica sobre os temas, o que não resulta em uma busca por aprimoramento profissional. Por último, há o discurso do "não querer", que representa a culpabilização do outro, por não querer comparecer às unidades de saúde para ter um "tratamento médico"[19].

A violência institucional nos atendimentos em saúde pode se manifestar tanto pela invisibilidade quanto pela visibilidade das identidades LGBTQIA+. Quando a identidade e/ou a sexualidade se tornam visíveis, elas podem apagar as demais características do usuário que podem ser ignoradas, desfocadas, desconsideradas, ou deslegitimadas[20]. Essa "visibilidade seletiva"[21] no cuidado em saúde relacionado às questões de gênero e sexualidade também é um reflexo daquilo que ocorre nos currículos, nos processos pedagógicos[22] – currículo esse que forma o "pano de fundo" dos e nos processos formativos[23], viabilizando uma "enculturação moral"[24] no interior das escolas médicas, que funcionam como "comunidades morais" no processo de socialização[25], naturalizando práticas violentas[26] para controle da sexualidade, controle dos corpos e controle das possibilidades existenciais[27,28]. Essas atitudes são influenciadas pela forma como o assunto é ensinado nos cursos de graduação da área da saúde, tanto no currículo formal quanto no currículo oculto, focados em patologias e fisiologia da reprodução[2,29].

Vivências de LGBTQIA+fobia em ambientes de saúde e de "pequenas" agressões na interação com provedores demonstram a necessidade de uma reformulação na educação em saúde, pois essas atitudes resultam do treinamento em um sistema acostumado à exclusão da população LGBTQIA+ e que forma profissionais sem preparo para lidar com as "minorias sexuais". As instituições de ensino devem assumir essa responsabilidade, reformulando os currículos e tornando-os abrangentes diante da diversidade[1,30,31].

UNIVERSIDADES BRASILEIRAS

A maioria (69,56%) dos projetos pedagógicos curriculares (PPC) dos cursos de Medicina das universidades federais brasileiras inclui os temas "gênero" e "sexualidade" com olhar para além do biológico[32]. Na prática, entretanto, essas temáticas são "comentadas" de forma pontual em unidades curriculares de Ginecologia, Psiquiatria, Psicologia Médica e Urologia, ao discutirem temas como câncer, aborto, infecções sexualmente transmissíveis IST/HIV/Aids, predominando uma abordagem biológica, patológica e reprodutiva. Apesar de 96,3% dos professores abordarem a sexualidade em algum momento de seu curso, menos da metade o faz de forma não normativa ou seus aspectos sociais[33]. Quando apresentadas, as temáticas LGBTQIA+ são consideradas "polêmicas", "complexas" ou "tabus" e são realizadas num enfoque de "grupo de risco", "comportamento de risco" ou "desvio normativo". Considerar todo homem cis gay de alto risco para infecção pelo HIV e associar essa população à promiscuidade e uso de drogas é um exemplo disso[34,35].

Uma pesquisa com médicos brasileiros demonstrou o despreparo para o atendimento de pessoas com diversidade sexual e de gênero, tanto no processo de acolhimento quanto no atendimento. As pessoas entrevistadas referiram falta de contato com questões relacionadas à população LGBTQIA+ e suas necessidades específicas, suas formas de adoecimento, perspectivas de acolhimento e atendimento humanizado. Observou-se que a maior parte reduziu a população LGBTQIA+ aos gays e às travestis, invisibilizando lésbicas, bissexuais, assexuais, pessoas intersexo e transexuais, evidenciando a falta de exposição a conteúdos relevantes para a formação integral[36].

INCLUSÃO DO ENSINO SOBRE GÊNERO E SEXUALIDADE NA FORMAÇÃO EM SAÚDE

Para o ensino sobre diversidade sexual e de gênero nas universidades, recomenda-se incluir nas DCN dos cursos da área da saúde conteúdos que abordem a sexualidade de forma ampla, em todos os seus contextos, em disciplinas obrigatórias, a fim de capacitar os futuros profissionais para a comunicação sobre a temática e o atendimento da população LGBTQIA+ [36].

A inclusão dos temas sobre gênero e sexualidade no currículo deve ser considerada em três eixos transversais: institucional, interpessoal e individual[37]. Algumas ações propostas, que podem promover um ambiente acadêmico mais acolhedor à diversidade sexual e de gênero e propiciar o ensino sobre a temática LGBTQIA+ estão no Quadro 2.

Para a inclusão desse debate na formação em saúde, há a necessidade do desenvolvimento/aprimoramento, durante a graduação, de competências (conjunto de conhecimentos, habilidades e atitudes) específicas. Nesse sentido, algumas competências são sugeridas, com base nas recomendações da OMS (2006) e da Associação de Escolas Médicas Estadunidenses (Quadro 3)[37]. Outras informações mais detalhadas para programas de residência de médica e outras profissões da saúde podem ser encontradas no Capítulo 62 – "Papéis, responsabilidades e competências profissionais".

Quadro 2 Propostas de ações para a promoção do ensino sobre saúde LGBTQIA+ e mudança do clima institucional nos cursos da área da saúde

- Estímulo à criação de unidades curriculares, de preferência transversais e inter/transdisciplinares, em cada curso de graduação, relacionadas à temática de gênero e sexualidade, direitos humanos e diversidades, e saúde da população LGBTQIA+.
- Inclusão do "nome social" no ato da matrícula de estudantes, funcionários e docentes.
- Implementação de cotas no vestibular para trans e travestis.
- Bolsas de financiamento para LGBTQIA+ em situações de vulnerabilidade familiar/social.
- Ampliação do número de docentes, técnicos administrativos e demais funcionários LGBTQIA+.
- Desenvolvimento de ações e campanhas de visibilidade e promoção da diversidade, dos direitos humanos e da redução da violência, como as "campanhas 'selos' da diversidade".
- Cursos para a qualificação dos funcionários, estudantes e da população em geral sobre temas relacionados à população LGBTQIA+.
- Editais específicos para o desenvolvimento de ações de ensino, pesquisa e/ou extensão universitária voltados para questões relacionadas à população LGBTQIA+.
- Convite aos movimentos LGBTQIA+ para contribuir na elaboração do projeto político-pedagógico e atividades de ensino de graduação.
- Ações interinstitucionais em parceria com movimentos sociais para a ampliação da rede de apoio e de ações afirmativas e de permanência institucional.
- Implementação de políticas/normativas institucionais para a efetivação de uma cultura que celebre a diversidade e os direitos humanos.
- Criação de secretarias e/ou pró-reitorias específicas para as ações afirmativas voltadas para grupos vulnerabilizados/invisibilizados.
- Inclusão de temas sobre saúde LGBTQIA+ nos processos de seleção para a residência médica.

Quadro 3 Competências para a inclusão do debate em saúde LGBTQIA+ na graduação

- Demonstrar um entendimento dos conceitos básicos de gênero, como gênero, identidade de gênero, papéis de gênero, relações de poder, manifestações de preconceito de gênero, equidade e igualdade de gênero; e de gênero como um dos determinantes sociais da saúde e sua relação com esses demais determinante.

(continua)

Quadro 3 Competências para a inclusão do debate em saúde LGBTQIA+ na graduação *(continuação)*

- Demonstrar um entendimento dos conceitos básicos de sexualidade humana, como orientação sexual, desejo, atração, orgasmo e orientações para uma prática sexual segura.
- Comunicar-se efetivamente demonstrando consciência da relação profissional-paciente e das diferenças de gênero e cultura – o que poderá ser demonstrado, por exemplo, pelo uso da linguagem que minimize os desequilíbrios de poder, valide as experiências das pessoas e minimize os estereótipos de gênero e de orientação sexual.
- Realizar um exame clínico que considere as especificidades de acordo com o sexo, o gênero, a orientação sexual e a idade, sendo sensível à cultura.
- Discutir o impacto dos papéis e das crenças sociais e culturais de gênero e sexualidade na saúde e no bem-estar dos/as pacientes e dos/as prestadores de cuidados.
- Identificar e assistir às vítimas de violência e abuso, considerando a diversidade de gênero e sexualidade.
- Orientar sobre a hormonização e as cirurgias de modificações corporais para pessoas trans e seus familiares.
- Reconhecer a rede de saúde e de apoio social às pessoas LGBTQIA+.
- Avaliar criticamente informações através de uma "lente de gênero e de sexualidade": identificando preconceitos e ausência de dados sobre gênero e sexualidade; e adotar boas práticas que incorporem o conhecimento da diversidade sexual e de gênero no processo saúde-doença.
- Verificar como a organização e o financiamento dos sistemas de saúde impactam de forma diferente a assistência das pessoas de acordo com o gênero e a sexualidade.

SITUAÇÕES DA PRÁTICA

Algumas situações que serão apresentadas a seguir foram vivenciadas pelos autores e editores deste livro, em sua experiência em atividades curriculares de saúde LGBTQIA+ em cursos de graduação médica.

Situações da prática	Situações de abordagem
Estudantes questionam a orientação sexual ou identidade de gênero da pessoa que está ensinando.	Os docentes podem adotar uma postura afirmativa em relação à própria identidade de gênero ou orientação sexual. Mostrar segurança e ter abertura para falar sobre questões que não devem ser consideradas íntimas (como revelar-se gay, lésbica ou trans por exemplo) ensinam que estudantes podem também falar a respeito sem grandes dificuldades.

(continua)

(continuação)

Situações da prática	Situações de abordagem
Estudantes questionam a validade do que está sendo ensinado, julgando o conteúdo como "ativista", "ideológico", ou desmerecem a sua importância.	Os docentes têm a responsabilidade de educar para além de conhecimentos específicos sobre a saúde LGBTQIA+, o que inclui habilidades e atitudes. Ações afirmativas, respeitosas e empáticas devem ser estimuladas e demonstradas. Uma abordagem interessante é sensibilizar os estudantes a partir da dramatização, em que podem ser trabalhados os preconceitos e as discriminações que a turma de estudantes já sofreu e, a partir delas, aumentar o potencial empático para a diversidade.
Estudantes "saem do armário" durante ou após a aula, ou contam de experiências de discriminação, violência ou *bullying* vividas.	Os docentes devem estar disponíveis para acolher os estudantes e compreender que esse também é seu papel. Sua atitude pode servir de exemplo para esse estudante sobre como acolher pessoas LGBTQIA+ em situações semelhantes.
Estudantes referem que outros docentes não sabem sobre saúde LGBTQIA+ e têm atitudes contrárias ao conteúdo.	Deve-se acolher a crítica dos estudantes e elaborar junto com eles estratégias institucionais para transformar a situação. A atitude desses docentes pode decorrer de desinformação ou preconceito. Realizar ações que promovam visibilidade à temática é uma das melhores alternativas, principalmente se em parceria com atores externos como o movimento social. Os estudantes têm bastante força para criar uma mudança para que a saúde LGBTQIA+ seja reconhecida como necessária no currículo obrigatório. O fortalecimento de redes de apoio e parcerias entre docentes e estudantes disponíveis para a mudança é fundamental.
Estudantes referem que professores e preceptores têm atitudes LGBTQIA+fóbicas com pacientes ou outros estudantes.	Os estudantes são atores-chave dentro da instituição e podem sinalizar diretamente para o docente/preceptor sobre a atitude. Muitas dessas pessoas nunca se perceberam com uma atitude LGBTQIA+fóbica e podem estar disponíveis para a mudança. Em outras situações, entretanto, os estudantes podem não se sentir confortáveis para isso. Outra possibilidade é o registro do ocorrido na avaliação final da disciplina, que costuma ser anônima. Casos reincidentes ou graves devem ser denunciados para a comissão coordenadora do curso, ouvidoria e até mesmo a Justiça. A busca de apoio de atores externos pode ser estratégica, pois muitas vezes a dinâmica institucional tende a manter a estrutura cis heteronormativa e LGBTQIA+fóbica. A criação de serviços específicos que acolham denúncias dos estudantes tem sido uma das estratégias para garantir ações institucionais de combate a essas situações de violência, assim como o fortalecimento dos coletivos LGBTQIA+ e a construção/efetivação de políticas institucionais de promoção da diversidade e dos direitos humanos.

(continua)

(continuação)

Situações da prática	Situações de abordagem
Estudantes procuram um docente referindo que não há nenhuma atividade sobre saúde LGBTQIA+ no curso e gostariam de realizar alguma atividade.	Cursos curtos, semanas da diversidade e criação de disciplinas optativas são estratégias factíveis para se iniciar algum movimento institucional e dar visibilidade à temática. Isso fortalece parcerias e cria redes de apoio para incluir a temática como obrigatória no currículo.

CONSIDERAÇÕES FINAIS

As instituições de ensino são reflexo da sociedade, mas também podem promover mudanças sociais e garantir uma atenção à saúde de qualidade para as pessoas LGBTQIA+, abandonando os "discursos do não".

Muitas das iniciativas dentro das instituições e currículos foram provocadas pela maior visibilidade social do movimento LGBTQIA+. Assim, promover um maior diálogo entre a universidade e a sociedade é uma estratégia importante para garantir que profissionais de saúde sejam formados de acordo com as necessidades da população.

Resistências devem ser enfrentadas com o fortalecimento de parcerias. A divulgação de informações adequadas, o combate a atitudes violentas e a promoção da convivência com a diversidade são ferramentas úteis para reduzir a ignorância, transformar afetos e garantir a formação de profissionais que sejam cuidadores.

REFERÊNCIAS BIBLIOGRÁFICAS

1. Baldwin A, Dodge B, Schick V, Herbenick D, Sanders SA, Dhoot R, et al. Health and identity-related interactions between lesbian, bisexual, queer and pansexual women and their healthcare providers. Cult Health Sex. 2017;19(11):1181-96.
2. Obedin-Maliver J, Goldsmith ES, Stewart L, White W, Tran E, Brenman S, et al. Lesbian, gay, bisexual, and transgender–related content in undergraduate medical education. JAMA. 2011;306(9):971-7.
3. DeVita T, Bishop C, Plankey M. Queering medical education: systematically assessing LGBTQI health competency and implementing reform. Med Educ Online. 2018;23(1):1510703.
4. World Health Organization. Integrating gender into the curricula for health professionals: meeting Report. Genebra: World Health Organization; 2006.
5. The International Commission of Jurists; The International Service for Human Rights. The Yogyakarta Principles: principles on the application of international human rights law in relation to sexual orientation and gender identity. Yogyakarta: United Nation; 2007.
6. The International Commission of Jurists; The International Service for Human Rights. The Yogyakarta Principles Plus 10: additional principles and state obligations on the application of international human rights law in relation to sexual orientation, gender identity, gender expression and sex characteristics to complement the Yogyakarta. Genebra: United Nation; 2017.
7. World Association for Sexual Health. Sexual health for the millennium: a declaration and technical document. Minneapolis: World Association for Sexual Health; 2008.
8. World Association for Sexual Health. Declaration of sexual rights. Praga: World Association for Sexual Health; 2014. Disponível em: https://worldsexualhealth.net/wp-content/uploads/2013/08/declaration_of_sexual_rights_sep03_2014.pdf
9. World Health Organization. Declaração Política do Rio sobre Determinantes Sociais da Saúde. Rio de Janeiro: World Health Organization; 2011.
10. Organização Pan Americana da Saúde. Combatendo as causas de disparidades no acesso e utilização dos serviços de saúde pelas pessoas lésbicas, gays, bissexuais e trans. 52º Conselho Diretor, 65ª Sessão do Comitê Regional. Washington: Organização Mundial da Saúde, Organização Pan-Americana da Saúde; 2013.
11. Brasil. Ministério da Saúde. Secretaria de Gestão Estratégica e Participativa. Departamento de Apoio à Gestão Participativa. Políticas de Promoção da Equidade em Saúde. Brasília: Ministério da Saúde; 2013.
12. United Nations. Human Rights Office of the High Commissioner. Nascidos livres e iguais: orientação sexual e identidade de gênero no regime internacional dos direitos humanos. Brasília: UNAIDS Brasil; 2013.
13. Brasil. Ministério da Educação. Conselho Nacional de Educação. Câmara de Educação Superior. Resolução n. 3, de 20 de junho de 2014. Institui Diretrizes Curriculares Nacionais do Curso de Graduação em Medicina e dá outras providências. Brasília: Diário Oficial da União; 2014.
14. Melo LP, dos Santos GBS, Raimondi GA, Paulino DB, Almeida MM, de Barros EF, et al. Carta de Porto Alegre: em defesa da equidade de gênero e da diversidade sexual na educação médica. [internet]. [acesso em 27 de novembro de 2020]. Disponível em: https://website.abem-educmed.org.br/wp-content/uploads/2019/09/CARTA-LGBT-1-1.pdf.
15. Nama N, MacPherson P, Sampson M, McMillan HJ. Medical students' perception of lesbian, gay, bisexual, and transgender (LGBT) discrimination in their learning environment and their self-reported comfort level for caring for LGBT patients: a survey study. Med Educ Online. 2017;22(1):1368850.
16. Moll J, Krieger P, Heron SL, Joyce C, Moreno Walton L. Attitudes, behavior, and comfort of emergency medicine residents in caring for LGBT patients: what do we know?. AEM Educ Train. 2019;3(2):129-35.
17. Weyers S, Garland SM, Cruickshank M, Kyrgiou M, Arbyn M. Cervical cancer prevention in transgender men: a review. BJOG. 2020.
18. Abdo CHN. Estudo da vida sexual do brasileiro. São Paulo: Bregantini; 2004.
19. Paulino DP, Rasera EF, Teixeira FB. Discursos sobre o cuidado em saúde de lésbicas, gays, bissexuais, travestis, transexuais (LGBT) entre médicas(os) da Estratégia Saúde da Família. Interface (Botucatu). 2019;23:e180279.
20. Fébole DS, Moscheta MS. A população LGBT e o SUS: produção de violências no cuidado em saúde. V Simpósio Internacional em Educação Sexual – saberes/trans/versais currículos identitários e pluralidade de gênero. Anais... Maringá; 2017.
21. Moscheta MS, Fébole DS, Anzolin B. Visibilidade seletiva: a influência da heterossexualidade compulsória nos cuidados em saúde de homens gays e mulheres lésbicas e bissexuais. Sau & Transf Soc. 2016;7(3):71-83.
22. Raimondi GA, Moreira C, Barros NF. Gêneros e sexualidades na educação médica: entre o currículo oculto e a integralidade do cuidado. Saúde Soc. 2019;28(3):198-209.
23. Tavares CHF, Maia JA, Muniz MCH, Mata MV, Magalhães BRC, Thomaz ACP. O currículo paralelo dos estudantes da terceira série do curso médico da Universidade Federal de Alagoas. Rev Bras Educ Med. 2007;31(3):245-53.
24. Hafferty FW. Beyond curriculum reform: confronting medicine's hidden curriculum. Acad Med. 1998;73(4):403-7.
25. Bandini J, Mitchell C, Epstein-Peterson Z, Amobi A, Cahill J, Peteet J, et al. Student and faculty reflections of the hidden curriculum. Am J Hosp Palliat Care. 2017;34(1):57-63.
26. Baldassin SP, Espin Neto J, Dagostino SB, Calado TBM, Guimarães KBS, Colares MFA, et al. I Fórum Paulista de Serviços de Apoio ao Estudante de Medicina - Forsa Paulista - "A carta de Marília". Rev Bras Educ Med. 2016;40(4):537-9.
27. Foucault M. História da sexualidade 1: a vontade de saber. 3. ed. São Paulo: Paz e Terra; 2015.
28. Butler J. Problemas de gênero: feminismo e subversão da identidade. 11. ed. Rio de Janeiro: Civilização Brasileira; 2016.

29. Rufino AC, Madeiro AP, Girão MJBC. O ensino da sexualidade nos cursos médicos: a percepção de estudantes do Piauí. Rev Bras Educ Med. 2013;37(2):178-85.
30. Lopes Junior A, Raimondi GA, Murta D, Souza TT, Borret RH. Ensino e cuidado em saúde LGBTI+: reflexões no contexto da pandemia da Covid-19. Rev Bras Educ Med. 2020;44.
31. Raimondi GA, Tourinho FS, Souza FG, Pereira DV, Oliveira DO, Rosa LM. Análise crítica das DCN à luz das diversidades: educação médica e pandemia da Covid-19. Rev Bras Educ Med. 2020;44.
32. Raimondi GA, Abreu YR, Borges IM, Silva GB, Hattori WT, Paulino DB. Gênero e sexualidade nas escolas médicas federais do Brasil: uma análise de projetos pedagógicos curriculares. Rev Bras Educ Med. 2020;44(2):e045.
33. Rufino AC, Madeiro A, Girão MJBC. Sexuality education in Brazilian medical schools. J Sex Med. 2014;11(5):1110-7.
34. Raimondi GA, Teixeira FB, Moreira C, Barros NF. Corpos (não) controlados: efeitos dos discursos sobre sexualidades em uma Escola Médica Brasileira. Rev Bras Educ Med. 2019;43(3):16-26.
35. Val AC, Mesquita LM, Rocha VB, Cano-Prais HA, Ribeiro GM. "Nunca me falaram sobre isso!": o ensino das sexualidades na perspectiva de estudantes de uma escola federal de Medicina. Rev Bras Educ Med. 2019;43(1, Suppl. 1):108-18.
36. Freitas FRNN. Saúde da população LGBT: da formação médica à atuação profissional. Teresina. Dissertação [Mestrado em Ciência da Saúde] – Universidade Federal do Piauí; 2016.
37. Hollenbach AD, Eckstrand KL, Dreger A, editores. Implementing curricular and institutional climate changes to improve health care for individuals who are LGBT, gender nonconforming, or born with DSD – a resource for medical educators. Washington: AAMC Advisory Committee on Sexual Orientation, Gender Identity, and Sex Development; 2014.

Arte, cultura e a representação do universo LGBTQIA+

Andres Santos Jr
José Paulo Fiks

> Amavam o amor proibido
> Pois hoje é sabido
> Todo mundo conta
> Que uma andava tonta
> Grávida de lua
> E outra andava nua
> Ávida de mar
>
> *Mar e lua*, Chico Buarque de Holanda

 Aspectos-chave

- A arte e a cultura podem ser veículos extraordinários para refletir a realidade e sensibilizar o espectador na temática LGBTQIA+ e promover a saúde.
- A cultura pop e o entretenimento têm sido fundamentais para normalizar a questão LGBTQIA+ com menor estigma, especialmente em um segmento formador de opinião na sociedade.
- Pessoas trans, travestis, não binárias e intersexo vêm ganhando espaço nas artes e na cultura, onde representatividade, admiração e respeito se fundem para uma maior compreensão dessas vivências.
- Um produto cultural que envolva o segmento LGBTQIA+ pode expressar uma integração maior entre os cidadãos e suas diferenças, desafios e propostas de um melhor convívio entre os diferentes que não são tão diferentes assim.

INTRODUÇÃO

A arte pode ser entendida como aquilo que os artistas fazem, mas também como o espectador recebe, percebe, interpreta e guarda na memória a sua avaliação de uma determinada obra. Uma das funções da arte é fazer laço social. A cultura pode ser entendida como uma produção humana a partir de um saber sobre a finitude e que exalta a vida por meio da criatividade. A arte e a cultura podem ser veículos extraordinários para refletir a realidade e sensibilizar o espectador na temática LGBTQIA+ e, como foco especial deste texto, promover a saúde. Filmes, músicas, obras de arte, peças de teatro que retratam personagens LGBTQIA+ também auxiliam a compreender como a sociedade lida com a diversidade sexual e de gênero ao longo da história. De modo geral, a produção de filmes americanos e europeus com a temática cis gay tem sido privilegiada, embora haja mudanças significativas nos últimos tempos, com maior exposição da diversidade e de forma mais ampla. Pessoas possuem vivências e perspectivas diferentes nas várias regiões do mundo, de acordo com suas etnias, costumes e fé. A apresentação da diversidade pela produção artística pode promover uma ação inclusiva para as várias culturas e etnias do mundo. A cultura pop e o entretenimento têm sido fundamentais para normalizar a questão LGBTQIA+ com menor estigma, especialmente em um segmento formador de opinião na sociedade.

Os produtos culturais que exibem temas relacionados à diversidade sexual e de gênero têm uma trajetória clara. Inicialmente feitos para divertir, depois "chocar", denunciar, passando pela curiosidade, muitas vezes bizarra, chegam aos dias de hoje para mostrar a diversidade do cotidiano na tentativa de "normalizar", pelo menos para o segmento das classes urbanas e de classe média, algo que até pouco tempo era de impossível aceitação. Com muitas exceções, é claro, afinal o estilo de vida LGBTQIA+ ainda incomoda muito, especialmente nos países em que a democracia é apenas um sonho ou naqueles em que ameaça se esvair, ou nas comunidades periféricas e não urbanas da sociedade.

O Brasil tem enfrentado desafios nos últimos anos com relação à diversidade LGBTQIA+ e à produção cultural. O histórico Festival do Mix Brasil é um marco importante para a visibilidade da diversidade sexual e de gênero. Até recentemente o Ministério da Cultura lançava editais para financiar produções artísticas sobre essa temática, mas atualmente há um claro abandono dessa modalidade de política pública. Em 2017, as manifestações de agressões públicas e nas redes sociais, além de tentativas de censura à exibição do Queermuseu em Porto Alegre e da peça *O evangelho segundo Jesus, a Rainha do Céu*, em uma cidade do interior do estado de São Paulo, foram ruidosas. No mesmo ano, a filósofa americana e uma das grandes representantes de teorias de gênero foi atacada em vários pontos da cidade de São Paulo, onde estava para dar um ciclo de palestras. Em 2019 e com a mesma violência, o lançamento de um volume de *Os vingadores* em HQ, com a capa exibindo um beijo entre dois homens, na Bienal do Livro do Rio de Janeiro, sofreu uma tentativa de censura por parte da prefeitura da mesma cidade, que foi impedida e respondida com um "beijaço" público de vários representantes da comunidade LGBTQIA+. Esses fatos evidenciam que a exibição da arte com conteúdo LGBTQIA+ ainda incomoda, provoca e procura seu espaço.

Este texto tem como meta um recorte voltado para o exame da arte como concepção do autor e seu impacto transformador sobre o espectador. Este escrito debruça-se sobre produtos culturais de impacto na cultura de massa, representatividade e abrangência, sem se deter à sexualidade de seus criadores.

A DIVERSIDADE SEXUAL E A PRODUÇÃO AUDIOVISUAL

A pesquisa que articula a diversidade sexual e sua representação pela arte e pela cultura precisa ser cuidadosa. Pelo aspecto histórico, certamente um maior número de produtos culturais se concentra em sua maioria na questão cis gay e lésbica e comumente voltada para questões das classes médias americana e europeia. Assim, a ideia de que a comunidade cis gay é mais representada e favorecida pela indústria cultural pode ser levantada, mas existem movimentos de mudança, como se percebe nos títulos mais contemporâneos.

A noite de 27 de fevereiro de 2017 foi antológica na festa de entrega do prêmio Oscar. Os lendários atores Faye Dunaway e Warren Beatty eram os encarregados de entregar a estatueta de melhor filme. Vítimas de uma troca de envelopes anunciaram como ganhador o filme *La La Land*. Erro corrigido imediatamente, o prêmio foi entregue para os produtores do filme *Moonlight: sob a luz do luar*,* do roteirista e diretor Barry Jenkins. Pela primeira vez na história da premiação, um filme com uma trama marcada por questões da vida cis gay ganhava o prêmio máximo. E mais: *Moonlight* exibe uma ambientação de extrema pobreza, temas raciais e violência decorrente do tráfico de drogas. O filme apresenta uma narrativa complexa sobre a descoberta do desejo na sexualidade desde a criança até a vida adulta nesse ambiente de vulnerabilidade peculiar.

---
* Neste texto destacamos em negrito os títulos das obras mais significativas para o foco de nossa pesquisa. O destaque parte do ponto de vista da história cultural do tema, mas também da apreciação particular dos autores, afinal trata-se de um tema amplo em que pesem o gosto pessoal e a avaliação crítica. As obras podem ser facilmente encontradas segundo a seus devidos formatos, especialmente nas plataformas YouTube® e de *streaming*.

Apenas dois anos antes, o musical **Fun home**, baseado na HQ *Uma tragicomédia em família*, de Alison Bechdel, ganhou vários prêmios teatrais Tony do ano, incluindo o de melhor musical. A palavra *fun* não vem de engraçado, mas de funeral. O termo "*fun home*" se refere àquelas agências funerárias típicas americanas geridas por famílias. O musical trazia para a Broadway uma história intricada envolvendo abuso sexual, "saída do armário" de uma cis lésbica e o suicídio de um pai que nunca se assumiu como cis gay.

A relação entre as premiações do Oscar e o segmento LGBTQIA+ no cinema têm se estreitado. Personagens como a feita por William Hurt em **O beijo da mulher aranha** (1985), que depois virou musical de sucesso na Broadway, Tom Hanks morrendo em decorrência da Aids em **Filadélfia**, Hilary Swank como um jovem trans em **Meninos não choram** (2000), Charlize Theron como uma cis lésbica *serial killer* em **Monster: desejo assassino** (2003), Christopher Plummer personificando uma "saída do armário" com idade bem avançada em **Toda forma de amor** (2010), Jared Leto representando uma travesti em **Clube de compras Dallas** e Rami Malek revivendo Fred Mercury em **Bohemian rhapsody** (2018) convenceram os membros votantes do Oscar por suas representações de personagens LGBTQIA+.

Indicações do Oscar e outros festivais de cinema premiaram *performances* para filmes como o brasileiro **Vera** (1986), contando a história de uma garota masculinizada criada em instituições para menores. **Traídos pelo desejo** (1992) apresentou a mulher trans Jaye Davidson com destaque na trama. **Será que ele é?** (1997) se desenvolve como uma comédia que aborda a "saída do armário" de um tímido professor feito por Kevin Kline. **Deuses e monstros** (1998), que traz o diretor da primeira versão para o cinema da história de *Frankenstein*, James Whale (feito por Ian McKellen), se transformou em um profundo estudo sobre o desejo, a solidão e o envelhecimento. **Antes do anoitecer** (2000) trouxe Javier Bardem vivendo o escritor cubano cis gay Reinaldo Arenas, perseguido pelo regime comunista e que morreu em decorrência da Aids. **O segredo de Brokeback mountain** exibiu cenas de afeto íntimo entre os *cowboys* contemporâneos feitos por Health Ledger e Jake Gyllenhaal. Em **Transamérica**, a atriz Felicity Huffman personifica uma mulher trans em busca da reconexão com o filho adolescente (2005), e **Notas sobre um escândalo** (2006) traz Judi Dench representando uma professora apaixonada de forma doentia pela personagem feita por Cate Blanchet. Em **Carol**, a mesma Cate Blanchett cria uma glamurosa nova-iorquina da década de 1950 enfrentando um romance com tórridas cenas de sexo com a vendedora de uma loja de departamentos representada por Rooney Mara. **A garota dinamarquesa** (2015) trouxe um caso da vida real em que o ator Eddie Redmayne representa cuidadosamente a transição para uma mulher trans que não dá certo. **Me chame pelo seu nome** (2017) emocionou plateias e críticos e, no mesmo ano, o chileno **Uma mulher fantástica** era premiado pela história de uma mulher trans. Finalmente, **Green book** (2018) deu o segundo Oscar para Mahershala Ali, aqui como um pianista negro de jazz cis gay que sofria duplo preconceito. Todos esses filmes certamente contribuíram para a maior integração e percepção de pertencimento da comunidade LGBTQIA+ nas sociedades através do cinema.

O cinema já ousara, quase sempre em comédias, ao tratar da diversidade sexual de forma mais leve e admissível. No sucesso de 1959, *Quanto mais quente melhor*, Marilyn Monroe, uma das divas sexuais do cinema, disputava a atenção das plateias com Tony Curtis e Jack Lemon travestidos de mulheres para escaparem da máfia. Na cena final, o personagem feito por Jack Lemon, ainda disfarçado de mulher, tenta se desvencilhar do milionário que o pede em casamento. Quando arranca a peruca revelando-se um homem e com a voz grossa, o apaixonado retruca numa frase antológica: "ninguém é perfeito", seguindo com seu olhar deslumbrado por Lemon.

O uso de vestes femininas como disfarce para homens enrolados em diversas tramas se tornou uma característica de filmes que fizeram sucesso, como *Tootsie*, protagonizado por Dustin Hoffman em 1982, mesmo ano de *Vitor ou Vitória?*, musical com Julie Andrews travestida de homem. O filme foi depois transferido com sucesso para a Broadway. *Uma babá quase perfeita*, de 1993, com Robin Williams, é do segmento "homens que se fazem passar por mulheres para mostrar sua sensibilidade". Em **Priscilla, a rainha do deserto** (1994), duas *drag queens performers* e uma trans saem pelo deserto australiano num velho ônibus em uma comédia de enorme aceitação, que depois foi transformada em musical de teatro com o mesmo sucesso. No Brasil, *Minha mãe é uma peça* adaptou o texto teatral protagonizado pelo ator Paulo Gustavo, que faz o papel de uma "mãe brasileira" de maneira extraordinariamente grotesca. Apesar da grande aceitação das audiências, esses filmes ainda ficam longe das verdadeiras questões da diversidade sexual e apenas mostram um lado bem conservador ligeiramente relaxado e de via cômica. Muito mais sério, amargo e igualmente delicado é o filme *Greta* (2020), que transformou a comédia teatral rasgada *Greta Garbo, quem diria, acabou no Irajá*, enorme sucesso na década de 1970, dando voz aos trans excluídos no Brasil.

Hoje pode parecer trivial a quantidade de séries de *streaming* ou *reality shows* com temática LGBTQIA+. Mas isso é bastante recente. É só examinar a longa espera por cenas de afetos explícitos entre os mais diferentes representantes da diversidade sexual nas telenovelas da TV aberta no Brasil. Isso só ocorreu recentemente e de forma cuidadosa, por ainda gerar enorme repercussão e queixas de representantes conservadores da sociedade. Mesmo assim, algo se conseguiu nas últimas décadas. A primeira novela da TV brasileira com uma exibição francamente aberta de casais gays foi *O rebu* (1974-1975). Escrita pelo celebrado e inovador Bráulio Pedroso, a novela trazia o ator Ziembinski, mito do teatro brasileiro que fazia parceria amorosa com o ator Buza Ferraz, ambos centrais na trama. Ziembinski já fora atrevido na novela *O bofe* (1972), do mesmo Bráulio Pedroso, ao fazer um personagem que se vestia de mulher. As atrizes Regina Viana e Isabel Ribeiro tinham uma figuração secundária, mas seu envolvimento amoroso era indiscutível. No campo trans, a TV Globo mostrou em suas novelas personagens assim como feitos pelo ator Floriano Peixoto, que se transformava em Sarita Vitti em *Explode coração* (1995/96). Claudia Raia foi a trans Ramona em *As filhas da mãe* (2001/02) e Maria Luisa Mendonça representou Buba em *Renascer* (1993), até hoje a única intersexo mostrada em novelas. Em 2017, a novela *A força do querer* teve no personagem Ivan (Carol Duarte) uma rara narrativa de um transexual masculino. Na mesma novela, Silvero Pereira interpretou Nonato que se transformava na *drag queen* Elis Miranda, numa homenagem à transformista Rogéria. No enfoque lésbico, *Torre de Babel* (1998) exibiu um par amoroso formado por Christiane Torloni e Silvia Pfeifer. A dupla foi vergonhosamente eliminada por uma explosão em um *shopping center* durante uma reviravolta na trama. A suspeita era a de uma censura interna pelo canal que exibia a novela. Em 2003, *Mulheres apaixonadas* narrou uma história de paixão entre as jovens feitas por Paula Picarelli e Alinne Morais, que conquistaram o público. Houve torcida para que cenas de afeto explícito fossem exibidas, mas isso só ocorreu no final da trama e de forma quase velada. Em *Babilônia* (2015), um casal de lésbicas feito por Fernanda Montenegro e Nathalia Timberg voltou a incomodar os setores mais conservadores e barulhentos da sociedade brasileira. Um singelo beijo de cumprimento entre as atrizes veteranas e corajosas no primeiro capítulo da novela bastou para que as duas passassem todo o restante da trama sem qualquer expressão de afeto. No gay masculino, *América* (2005) trazia uma atmosfera de encantamento entre os atores Bruno Gagliasso e Erom Cordeiro, o que provocou uma enorme empatia durante a exibição da trama e o incentivo do público na expectativa de beijo entre os dois, coisa que nunca ocorreu. O "beijo gay" finalmente aconteceu, embora de forma um tanto pura na telenovela *Amor à vida* (2013): os personagens Félix e Niko fizeram história, muito mais pelo fato de o amor entre os dois representar a reabilitação do célebre vilão (Félix), feito por Mateus Solano. No campo da criação, mais recentemente a GNT, que cuida da adaptação do seriado *Sessão de terapia* para o Brasil, incluiu em sua equipe criativa a mulher trans e negra Luh Maza para trabalhar no campo da saúde mental o tema pertinente à sua comunidade.

Desde a sua criação como cultura de massa, a telenovela brasileira tem exibido personagens LGBTQIA+. Em algumas, de forma mais explícita. Em outras, de modo amenizado ou marcado pela autocensura. Caricatos ou não, personagens queridos como Crô, feito por Marcelo Serrado em *Fina estampa* (2011), marcaram. Séries feitas para serem exibidas em horários mais tardios já se transformaram em um espaço de experimentação para a exibição das questões LGBTQIA+, mas a telenovela em "horário nobre" ainda é capaz de formar um hábito para a aceitação da diversidade em boa parte dos lares ligados na TV aberta. Personagens e tramas representativas dos LGBTQIA+ podem contribuir para a visibilidade desse grupo, para a diminuição de preconceitos e o estímulo ao debate saudável.

Segundo o documentário realizado pela Apple+, **Visible: out on television**, o primeiro seriado da TV aberta americana a retratar vários elementos da diversidade sexual foi *Tudo em família* (*All in the family*, exibido entre 1971 e 1979). Criado pelo visionário escritor Norman Lear, foi nesse programa extremamente popular que os primeiros representantes dos LGBTQIA+ tiveram espaço nos lares americanos.

A explosão dos canais em *streaming* têm sido uma boa vitrine para as temáticas mais variadas do segmento LGBTQIA+. Há seriados voltados para questões, entre outras, da sexualidade "líquida" da juventude, como o premiado *Euphoria* ou o recente *We are who we are*, ambos da HBO. **Billions**, da Netflix, mostra pela primeira vez um personagem não binário feito por uma pessoa não binária. Mas os clássicos da TV a cabo que trataram da diversidade sexual foram os pioneiros e para muitos críticos ainda os melhores: **Queer as folk** (a versão americana adaptada de uma curta série britânica) e **The L word**, ambos da americana Showtime.

Seriados atuais e populares retratam uma forma distinta, integrada ao cotidiano. **Sense 8**, das irmãs (mulheres trans) Lana e Lilly Wachowski, apresentou a sexualidade de forma esotérica. A homossexualidade feminina na situação prisional foi trabalhada em **Orange is the new black**. Os remanescentes de uma comunidade alternativa e tipicamente californiana de **Crônicas de São Francisco** (*Tales from the city*) atualizaram os personagens criados para duas temporadas da TV aberta, ainda na década de 1990, e que mostrou pela primeira vez um beijo entre dois homens. O convívio entre gays de vários perfis de Los Angeles tem sido exibido em **Eastsiders**. A abordagem da vida gay na Austrália foi vista em *Please like me*, que revelou a comediante lésbica Hannah Gadsby. **The fosters** recentemente provocou o público e discussões pelo primeiro beijo entre dois garotos adolescentes. **Grace e Frankie** traz um casal gay que se assume na maturidade. **Special** entra no campo da adversidade física e conta a história de um jovem gay com paralisia cerebral (todas estas produzidas pela Netflix). **Six feet under** (*A sete palmos*, produzida para a HBO de 2001 a 2005 por Alan Ball) trouxe um casal gay inter-racial popular e repleto de situações da vida real, como o convívio como parceria e a paternidade. Já em **Looking** (HBO), um grupo de amigos e homens gays de São Francisco temia o envelhecimento e a decadência física e se perdia entre dúvidas para assumirem relacionamentos fixos diante da facilidade para encontros sexuais casuais. Em **Transparent** (Amazon Prime), um pai de típica família americana e professor universitário passa pela experiência de uma vida de trans com todas as adversidades das questões de identidade e impactos em uma sociedade ainda em mutação na vida real. Uma história parecida já havia sido contada no filme da HBO **Normal** (2003), quando um pai de família de classe média americana feito por Tom Wilkinson anuncia a todos que fará uma cirurgia de redesignação sexual.

No segmento da "*reality TV*", a MTV introduziu pela primeira vez, na década de 1980 e em pleno surgimento da Aids, um jovem de 22 anos que morreu em decorrência do HIV ainda durante o *show*. Os programas da marca "Big Brother", ainda exibidos em vários locais do planeta, sempre colocam personagens LGBT em suas famosas e prolongadas "reclusões". O *streaming* também abriu espaço para seriados protagonizados por representantes reais LGBTQIA+, como os da *drag queen* RuPaul e o repaginado *Queer eye for the straight guy*, um *show* que aborda a moda e a decoração, lançado pela emissora americana a cabo BRAVO e absorvido com enorme sucesso pela Netflix. O documentário **Revelação** (2020) traz um exame aprofundado sobre a forma como as pessoas transgênero têm sido exibidas pela cultura.

Na TV aberta, a *sitcom Ellen*, com a agora celebridade e apresentadora Ellen DeGeneris, apresentou a primeira "saída do armário" de uma personagem lésbica representada por uma atriz lésbica. Foi um evento da cultura de massa, de enorme repercussão, embora o seriado logo em seguida tenha afundado e *Ellen* desaparecido, talvez porque qualquer outro tema da protagonista não tivesse tanta repercussão. **Will & Grace**, da NBC, estreada em 1998, teve pela primeira vez como protagonistas dois homens gays. Junto a duas mulheres heterossexuais, os quatro formam uma divertida família. Fez enorme sucesso por oito anos, interrompeu outros tantos e retornou mais ousada ainda para tratar da vida adulta do quarteto. Mostrar o casal gay de **Modern family**, da ABC, também da TV aberta, só foi possível depois que muitos desbravadores e corajosos produtores, escritores e atores passaram pelo teste de uma sociedade que cada vez mais aceita a diversidade sexual exibida em suas casas. Mas é importante notar que, assim como o cinema hollywoodiano, a cena gay só entrou pela via da comédia, com um marketing de aceitação com foco no riso e no deboche.

As tramas relativas à comunidade que representa a diversidade sexual agora fazem parte de um universo mais ampliado e real da coletividade como um todo. Filmes e seriados sobre questões da vida LGBTQIA+ atualmente reproduzem um espaço conquistado de inclusão e aceitação no cotidiano. O que se nota é que personagens que representam a diversidade sexual estão presentes em praticamente todas as produções para a TV aberta ou *streaming* de várias partes do planeta, envolvendo tanto a orientação sexual quanto a identidade de gênero.

A LUTA PELA VISIBILIDADE DA DIVERSIDADE SEXUAL NO CINEMA

Produtoras como Here, Looking Glass, Strand e TLA se consagraram como grandes distribuidoras do cinema ditos independentes, de pequena produção em termos de dinheiro, mas com enorme representatividade da diversidade sexual. Abrigados em cinemas alternativos que hoje em dia praticamente fecharam, esses produtos migraram para o *streaming*, com um público ainda fiel. A temática em boa parte das vezes se baseia na "saída do armário", no ato de reconhecimento do desejo e de sua comunicação à sociedade. Articulados com o ambiente de criação nas artes plásticas, esses filmes muitas vezes soam de difícil digestão, técnica precária, mas certamente abriram as portas para que o cinema comercial adotasse a representação da diversidade sexual. A LogoTv surpreendeu os espectadores da comunidade negra gay com uma série que já se tornou clássica: **Noah's Arc** foi exibida entre 2005 e 2006 somente com atores negros e tratava de questões da diversidade sexual de forma inédita.

Mas, sem o pioneirismo dos primeiros produtores independentes, não teríamos a aceitação de diretores-autores que se assumiram gays, como o alemão Rainer Werner Fassbinder.

Ele adaptou sua própria peça sobre um amor lésbico e com grande diferença de idade em **As lágrimas amargas de Petra von Kant** (1972) e, depois, uma conhecida obra do escritor cis gay francês Jean Genet, **Querelle**, (1982) com altíssima voltagem e estética erótica gay. O produtivo cineasta francês François Ozon é considerado um continuador da obra de Fassbinder a partir da sua visão cinematográfica da peça do diretor alemão, **Gotas d'água em pedras escaldantes** (2000). Desde então Ozon vem trazendo personagens LGBT e temática da cultura da diversidade em seus filmes quase anuais. Na mesma linha, o jovem ator, escritor e diretor canadense Xavier Dolan sempre coloca elementos autobiográficos, especialmente edipianos e muita controvérsia desde *Eu matei minha mãe* (2009) até o recente **Matthias & Maxime** (2019), em que também faz o papel principal. Ferzan Özpetek, escritor e diretor turco radicado na Itália, tem feito seu cinema com forte apoio na cultura que representa a diversidade sexual, desde **O banho turco** (*Hamam*, 1997), depois em **O primeiro que disse** (2010), com destaque para **Saturno em oposição** (2007), onde insere um casal cis gay em uma complexa trama de luto em uma família extremamente afetiva feita de amigos (família de escolha).

Na linha britânica independente, Derek Jarman, abertamente homossexual, também fez um cinema bastante voltado para a dita estética gay. Seu filme **Caravaggio** (1986) trouxe a biografia do pintor maneirista italiano articulando sua turbulenta vida pessoal com a recriação de boa parte de suas telas. Com uma eterna atmosfera alternativa, o americano Gregg Araki também tem feito filmes com uma temática predominantemente cis gay, com destaque para **Os mistérios da carne** (2004), em que trata de um tema raro no cinema: a pedofilia pelo aspecto de jovens traumatizados e empurrados para uma existência repleta de cicatrizes abertas, mas que inclui a sexualidade, aqui mostrada de maneira bastante realista.

No cinema comercial americano após a década de 1960, dois filmes que tiveram como protagonista o ator Al Pacino ousaram na temática cis gay mais realista para a época. Em **Um dia de cão** (1975), Pacino roubava um banco para que seu namorado pudesse pagar uma cirurgia de redesignação sexual. Em **Parceiros da noite** (*Cruising*, 1980), o ator faz um policial que se infiltra na cena gay sadomasoquista da época para caçar um *serial killer* de gays. Se esses dois filmes mostravam os homens cis gays como vulneráveis, o mesmo não ocorreu com dois filmes da década de 1990 que fizeram enorme sucesso e foram criticados por colocar personagens representativos da diversidade sexual como assassinos. Em *O silêncio dos inocentes* (1991), o *serial killer* é feito por um homem em transição sexual, que sequestra, alimenta e engorda garotas para depois arrancar suas peles e costurar uma fantasia de padrão feminino para si. No ano seguinte, *Instinto selvagem* exibia uma alta voltagem sexual em uma São Francisco assustada por um *serial killer* que mata suas vítimas com um picador de gelo. A maior suspeita é a escritora abertamente bissexual feita por Sharon Stone. Houve protestos da comunidade LGBTQIA+ contra os dois filmes.

Até o diretor de *blockbusters* Tony Scott arriscou no início de sua carreira com uma cena pioneira e bastante provocativa para a época. O ato sexual entre Catherine Deneuve e Susan Sarandon, em **Fome de viver** (1983), provocava o público conservador da época. Os progressistas aplaudiram. Lançado no segmento de terror leve, o filme tratava de forma subliminar o surgimento da Aids e a brevidade da vida com uma atmosfera francamente pansexual. O filme é protagonizado também pelo camaleônico David Bowie, figura marcada pelo que hoje chamaríamos de uma estética não binária. Contudo, as lésbicas só alcançaram uma representação mais fiel à realidade em questões que variavam de afetos, compromisso até especialmente o ato sexual mostrado de forma explícita entre duas jovens no filme francês **Azul é a cor mais quente** (2013). No campo da parentalidade lésbica, **Minhas mães e meu pai** (2010) apresenta de forma realista e ao mesmo tempo divertida uma família iniciada pelo casal lésbico feito por Annette Bening e Julianne Moore. Elas geram um casal de filhos através de inseminação artificial com doação de um mesmo pai biológico. O cinema também aproveitou o sucesso da série de livros *Millenium*, do sueco Stieg Larsson. Adaptado inicialmente pelo cinema escandinavo, a versão americana já produziu dois filmes. A heroína, Lisbeth Salander, é uma *hacker* sem qualquer freio para a violência física, abertamente lésbica e desinibida em sua sexualidade. **Desobediência** (2017) retrata o reencontro de duas antigas amantes em idade mais madura em um cenário de ortodoxia judaica francamente repressor. E no francês **Retrato de uma jovem em chamas** (2019), a afinidade platônica entre duas mulheres toma uma cor sombria, numa trama que envolve o desejo e sua representação pela arte, em uma história passada no século XVIII.

O escritor e diretor espanhol Pedro Almodóvar, conhecido pelo colorido estético e abuso de matizes latinos, fez uma legião de fãs fiéis e trouxe para as telas uma enormidade de personagens representativos da diversidade sexual, como em **A lei do desejo** (1987), **Tudo sobre minha mãe** (1999), **Má educação** (2004) e o reflexivo **Dor e glória** (2019). Especialmente nesses quatro filmes Almodóvar concebeu um painel multifacetado, cosmopolita e profundamente psicológico de questões da diversidade sexual em uma jornada pioneira no cinema. Se *A lei do desejo* trazia a impulsividade trágica da sexualidade, em *Dor e glória* ele se apoia no mesmo ator de preferência, Antonio Banderas, para tratar do envelhecimento de um diretor de cinema muito parecido com ele próprio, com uma tonalidade trágica.

Sem esses autores-diretores ousados e persistentes não teríamos filmes recentes com jovens "saindo do armário", como em **Com amor, Simon** ou **Alex Strangelove**, ambos de 2018. E também não haveria o alto investimento financeiro como assistimos no extasiante, explícito em sua representação do desejo sexual livre e na articulação entre a beleza do prazer na vida e na arte como em **Me chame pelo seu nome** (2017). Luca Guadagnino adaptou o livro homônimo de André Aciman em um dos mais premiados, assistidos e comentados representantes do segmento LGBTQIA+, numa idílica Itália da década de 1980. O casal cis gay protagonizado por Armie Hammer e Timothée Chalamet convenceu por sua conexão e entrega aos papéis de amantes. O roteiro premiado com Oscar é do veterano James

Ivory, que em 1987 já havia adaptado para as telas o romance cis gay pioneiro *Maurice* (1987), de E.M. Forster.

O cinema também se atreveu com outros temas que envolvem questões de transgênero e intersexualidade na infância e adolescência. O francês *Minha vida em cor-de-rosa* (1997) trouxe com grande repercussão a história de um garoto de 7 anos que passa a se vestir como uma menina e traz horror a família e vizinhos. O filme argentino/uruguaio *XXY* (2007) conta a história de uma adolescente de 15 anos intersexo. O relacionamento familiar, a atividade sexual e a voz da Medicina são trazidas à trama de forma rara. O francês *Tomboy* (2011) traz uma menina de 10 anos que se identifica e se apresenta como um garoto. Aqui, questões familiares e de interação entre as crianças são profundamente discutidas. O americano *Um garoto como Jake* (2018) também trata da descoberta de um filho transgênero, mas traz os pais com uma mente aberta.

O cinema asiático tem sido bastante cuidadoso na exibição de questões LGBTQIA+, possivelmente por sua tradição mais conservadora. Mas diretores que transitam no mundo ocidental ousaram. O mesmo Ang Lee que dirigiu *O segredo de Brokeback Mountain* havia dirigido em 1993 seu primeiro filme de temática gay. *Banquete de casamento* traz as dificuldades de um jovem para fazer a saída do armário em uma família asiática tradicional de Taiwan. O cineasta Wong Kar-Wai trouxe em *Amores expressos* (1997) a história que se passa em uma viagem de Hong Kong para a Argentina de dois cis gays que convivem amorosamente, mas vivem às turras. O filme pode ser visto como um estudo da disputa que muitas vezes se impõe nas relações entre pessoas do mesmo gênero.

Vem da França uma série de filmes que abordam a homossexualidade masculina de forma aberta e desafiadora. O perturbador *Um estranho no lago* (2013) examina o desejo sexual em um cenário de *cruising* que envolve uma trama de crimes em um balneário dominado pela cena gay. *Beijos escondidos* (2016) conta a história de dois adolescentes gays que enfrentam um ambiente social adverso para viverem seu amor. *Marvin* (2017) traz um garoto gay que foge de casa para ser ator de teatro. O filme faz um profundo exame sobre sua relação com o pai homofóbico e a possibilidade de uma reconexão afetiva entre ambos. *Conquistar, amar e viver intensamente* (2018) mostra a relação entre um escritor HIV positivo e um jovem totalmente despojado de preconceitos.

O cinema latino aproveita o "mito" étnico do macho para assim dar o tom dos protagonistas de alguns de seus representantes no segmento gay. *Plata quemada* (2000) conta a história real de um casal gay que roubava bancos na década de 1960 na Argentina. O mexicano *E sua mãe também* (2001) traz dois jovens amigos que acabam se relacionando sexualmente através de um trio com uma mulher. Isso provoca constrangimento aos dois, diante do reconhecimento do desejo. O venezuelano *De longe te observo* (2015) conta a obsessão de um homem de 50 anos por um garoto de 17, numa atmosfera de violência e virilidade latina.

Israel também produz uma extensa filmografia voltada para o cinema LGBTQIA+, com temas que vão desde os desafios de uma juventude enviada obrigatoriamente ao exército (*Yossi & Jagger*, de 2002), passando pela interação entre árabes e judeus de comunidade LGBTQIA+ (*The bubble*, 2010) e até um tórrido romance gay em plena comunidade religiosa de Jerusalém (*Pecados da carne*, 2009).

No Brasil, o cinema voltado especialmente para a produção LGBTQIA+ inaugura uma nova fase mais realista, com *Do começo ao fim* (2009). O filme escrito e dirigido por Aluízio Abranches trabalha o tema espinhoso e de rara exibição no cinema: o incesto entre irmãos. E vai mais além. São dois meios-irmãos cis gays. O filme causou imenso debate por sua estética considerada exagerada na beleza das cenas de sexo e na opção por uma exaltação da paixão, aparentemente sem questionamentos morais. No ano seguinte, *Como esquecer*, de Malu de Martino, examina a depressão de uma mulher ao ser abandonada pela companheira depois de uma longa relação. Com a mesma atmosfera intimista e contemporânea, o escritor e diretor Rafael Gomes traz elementos autobiográficos em duas obras recentes: *45 dias sem você* (2018) e *Música para morrer de amor* (2020), que adaptou seu sucesso teatral *Música para cortar os pulsos*.

O cinema brasileiro tem investido na descoberta da sexualidade gay na juventude. Títulos memoráveis e premiados têm dado visibilidade ao cinema nacional. *Tatuagem* (2013), de Hilton Lacerda, se passa em 1978 e tem como pano de fundo o período de ditadura militar numa região pobre do Nordeste brasileiro. Um jovem militar de 18 anos fica fascinado pelo espetáculo de um cabaré mambembe. Ele passa a conviver com a comunidade alternativa e descobre a sexualidade com um homem mais velho e a liberdade. O filme é bastante generoso em cenas de atos sexuais, mostrando toda a "educação" de Fininho, o jovem protagonista feito de forma desinibida e com total entrega ao personagem por Jesuíta Barbosa. Em 2014, *A praia do futuro* surpreende o público com cenas de sexo bastante realistas com o ator Wagner Moura e seu amante alemão, com participação do mesmo Jesuíta Barbosa, agora fazendo seu irmão homofóbico. *Hoje eu quero voltar sozinho* (2014) é um dos marcos do cinema brasileiro, que mostra a diversidade em novo formato. Um adolescente cego e cis gay busca e descobre o amor e sua independência em um estilo de vida que deixa longe a angústia de viver em uma sociedade com pouco espaço para a vulnerabilidade física. *Beira-mar* (2015) estuda cuidadosamente o surgimento entre dois garotos adolescentes isolados em um apartamento de praia durante o inverno. *Sócrates* (2018) traz a história sofrida de um garoto negro, pobre e cis gay que perde a mãe, sua única pessoa de referência amorosa. O pai é homofóbico, dependente de álcool e abusador físico. O filme traz a longa jornada do ainda adolescente de 15 anos tentando escapar da prostituição e, especialmente, da violência e criminalidade que permeiam como situações de risco a envolver a pobreza e a diversidade sexual no Brasil.

O segmento LGBTQIA+ pelo cinema brasileiro também ousa pelo exame do espaço da cultura gay no cotidiano, especialmente pelo aspecto cosmopolita. *Corpo elétrico* (2017) propõe um "estilo gay" de viver despojado de compromissos e voltado exclusivamente para o prazer físico. **Tinta bruta** e o documentário **Rosa azul de Novalis**, ambos de 2018, discutem de forma densa a sexualidade gay e a sua representação através da arte. Na distopia futurista do celebrado *Bacurau* (2019), a comunidade retratada vitimada por uma caçada humana celebra a diversidade sexual de forma integrada. O documentário **Laerte-se** (2017) também cruza a arte com a história pessoal do cartunista Laerte em sua redesignação para uma mulher trans.

A VIDA REAL NAS TELAS

Personalidades do mundo LGBTQIA+ real e suas histórias sempre foram farto material para o cinema. Apesar de uma crescente aceitação pela sociedade e já consagrada nas comunidades representantes, esse segmento de filmes ainda incomoda. Basta lembrar do barulho feito pelo filme **Boy erased: uma verdade anulada** (2018), que traz a história real de um garoto cis gay, Garrard Conley, colocado em um "acampamento" de religiosos fundamentalistas que praticam a "cura gay", tratamento impossível diante de uma condição que não se configura como patologia. Levado pelo pai e contando com a conivência da mãe até certo momento, o garoto conseguiu se reinventar depois da experiência traumática, assumir seus desejos e viver sua vida autenticamente. O filme levantou uma saudável discussão em torno de tratamentos que se dizem capazes de "reverter" aqueles que sofrem por serem trans ou aqueles que por convicções de fé se consideram amaldiçoados em seu desejo sexual.

A histórica noite da revolta do *pub* Stonewall Inn foi retratada no filme homônimo de 2015, **Stonewall: onde o orgulho começou**. Com base nos fatos daquele período, o longa-metragem traz o ápice do movimento de 1969 que fez acordar a comunidade LGBTQIA+ de Nova Iorque, saturada pela violência policial e em ser confundida com criminosos ou traficantes. Naquela semana de junho, os frequentadores do local, os ditos "alternativos", responderam com agressividade aos achaques de uma polícia corrupta e acabaram atraindo boa parte da simpatia dos habitantes do bairro do Village. Foi um evento histórico, um dos determinantes das paradas de ruas anuais que ocorrem em todo mundo pelos direitos LGBTQIA+.

Documentários têm retratado fielmente algumas condições históricas da comunidade LGBTQIA+ em todo o planeta. Ainda sobre os eventos de 1969, os filmes **Antes de Stonewall** (1984) e **Depois de Stonewall** (1999) fazem um bom apanhado do que era e como ficou o movimento depois da "guerra urbana" no Village.

Feito para a televisão aberta (2017) e produzida pelo diretor Gus Van Sant (cis gay e ativista), a série **When we rise** traz todo o movimento LGBTQIA+ americano, cobrindo em forma de narrativa clássica dos seriados os eventos históricos desde a década de 1960 até os dias de hoje, em forma de um épico de conquistas. O lançamento de **Equal** promete um painel semelhante ao assistido em *When we rise*, mas como documentário.

Do mesmo Van Sant, **Milk: a voz da igualdade** (2008) retratou de forma fiel o político Harvey Milk (feito por Sean Penn), considerado o primeiro político americano abertamente LGBTQIA+, ativista, adorado pela cidade de São Francisco e que certamente chegaria à prefeitura da cidade se não fosse assassinado em um crime de ódio.

O filme francês **120 batimentos por minuto** (2017) refaz a trajetória real – e com alta voltagem emotiva – de ativistas LGBTQIA+ no início da década de 1990, na luta para que o governo da França tomasse providências no combate contra a Aids. A história do embate entre pesquisadores que descobriram a Aids e o drama real da comunidade gay doente já tinha sido contada em 1993 no **E a vida continua** (*And the band played on*). Mas *120* vai mais além, como um retrato empolgante da militância de grupos que podem ser transformadores por uma justa causa. No campo dos documentários e fazendo justiça aos profissionais da saúde brasileiros, ativistas e pessoas que viveram o surgimento da epidemia de Aids, **Cartas para além dos muros** (2019) é um sensível painel histórico das doenças e repercussões catastróficas para a comunidade LGBTQIA+. O filme complementa de forma realista a situação brasileira na mesma época em que se passa *120*.

O já citado *Visible: out on television* (Apple+, 2020) faz um extenso apanhado da representação da comunidade LGBTQIA+ pela TV, fazendo um paralelo bastante convincente dos diversos momentos da história. O documentário da Apple certamente se inspirou em **The celluloid closet** (*As sombras de Hollywood*, 1995), documentário histórico de Rob Epstein e Jeffrey Friedman que já trazia o tema baseado em extensa pesquisa acadêmica.

No Brasil há alguns títulos que remetem a personagens verdadeiros e proeminentes. **A rainha diaba**, de Antônio Carlos Fontoura (1974), retratava um conhecido traficante da Lapa no Rio de Janeiro, feito por Milton Gonçalves. O filme apresentou ao grande público e com muito sucesso um negro trans, com uma forte atmosfera ligada à religião afro-brasileira, à prostituição e à violência. Uma narrativa de atmosfera semelhante foi contada em **Madame Satã**, de Karim Aïnouz em 2002, com Lázaro Ramos como a protagonista.

Uma história de amor entre mulheres bastante conhecida foi contada em **Flores raras**, de 2013 (direção de Bruno Barreto), com Gloria Pires fazendo Lota de Macedo Soares (a idealizadora do Aterro do Flamengo, no Rio de Janeiro) e Miranda Otto seu amor, a poeta americana Elizabeth Bishop, que viveu muitos anos no Brasil. O pano de fundo era o período do golpe militar de 1964 no Brasil.

UMA LONGA JORNADA

Bem antes do cinema, foi no teatro que a representação da diversidade sexual teve início. O teatro tradicional asiático sempre usou homens para representações de figuras femininas. Peças de William Shakespeare, ainda na virada do século XV para o XVI, só tinham atores masculinos, mesmo para os personagens femininos. Garotos com uma aparência mais delicada eram bem aceitos e passavam longe de qualquer abuso discriminatório. O público entendia e aplaudia. Vários papéis de óperas para figuras masculinas foram escritos para serem cantados por vozes femininas, especialmente em obras de compositores celebradíssimos como Mozart e Rossini, além de outros tantos criadores de música barroca. O compositor britânico Benjamin Britten (1913-76) nunca escondeu que era cis gay, desafiou a lei inglesa que ainda proibia a homossexualidade e morou abertamente com seu companheiro de vida, o tenor lírico Peter Pears, para quem compôs várias peças. Britten fez e ainda faz enorme sucesso de público e crítica e foi pioneiro na concepção e composição de óperas que tinham claramente uma questão gay, como **Peter Grimes, Billy Budd** e **Morte em Veneza**.

A literatura voltada para o segmento LGBTQIA+ teve excelentes representantes de uma longa história cultural. Entre muito outros: Oscar Wilde (**O retrato de Dorian Gray**), com dois filmes trazendo sua vida ao cinema (**Wilde**, de 1997, e **O príncipe feliz**, de 2018), E.M. Forster, André Gide, Jean Genet, Christopher Isherwood, James Baldwin (e seu já histórico **Quarto de Giovanni**), o cineasta e escritor Pier Paolo Pasolini, Edmund White, David Leavitt, Michael Cunninham, John Boyne, Alan Hollinghurst e Reinaldo Arenas. Na poesia, os escritores Paul Verlaine e Arthur Rimbaud que foram amantes tiveram sua relação retratada no filme **Eclipse de uma paixão** (1995). No Brasil, Caio Fernando Abreu, Jean-Claude Bernardet, Silvano Santiago e Ana Cristina Cesar trataram de questões especialmente das esferas cis gay e lésbica.

Mas essa história de sucesso de audiência e grandes prêmios deve muito à audácia e ao pioneirismo de produções teatrais. Foi nos palcos, especialmente do teatro nova-iorquino, que a cultura LGBTQIA+ floresceu, ganhou o mundo e se tornou "aceitável" para o público médio.

Os rapazes da banda (1966) é um marco e sucesso no teatro americano no retrato da vida gay na época. Tido como amargo e pessimista **The boys in the band** foi levado às telas em 1970 pelo diretor William Friedkin, que depois dirigiria o já citado *Os parceiros da noite*. Também há uma versão recente, feita pela Netflix.

Cabaret (1966), musical de John Kander e Fred Ebb, adaptou o romance *Adeus, Berlim*, de Christopher Isherwood. Reproduzindo a atmosfera de liberdade sexual, o que inclui a vida gay e a pansexualidade, mas também a decadência social e o surgimento do nazismo, *Cabaret* também virou filme em 1972 e até hoje periodicamente remontado.

O musical britânico *Rocky horror show* estreou em 1973, rapidamente alcançou a Broadway e todo o mundo. Transformado em filme (1975), agora como **The rocky horror picture show**, é cultuado em exibições públicas, em que os espectadores se vestem como os personagens e cantam em coro as canções. A atmosfera é de liberdade e francamente pansexual.

Bent (1979), peça de Martin Sherman, traz o amor entre dois homossexuais em pleno campo de concentração nazista. A peça também ficou conhecida por sua apresentação de nu masculino e uma antológica, intensa e dramática cena sexual sem toque físico. **Bent** foi adaptado de forma bastante fiel para o cinema em 2018.

A gaiola das loucas (1983) transformou em musical o filme francês da década de 1970, que conquistou o mundo. Em clima de exageros e de uma liberdade sexual que ainda não existia na época, o musical ousa com o retrato da vida LGBTQIA+ em Saint-Tropez (França) e exibição com vários números musicais com transformistas/*drag queens*. É bastante remontado, e a forma de retratar a sexualidade sempre é revisitada, acrescentando elementos inclusivos mais atuais. O filme francês também teve uma adaptação americana.

Torch song trilogy (1982), de Harvey Fierstein, também teve uma adaptação para o cinema, como **Esta estranha atração** (1986), pelo próprio autor. O tema da peça é bastante atual, tratando de monogamia (ou não) nas relações homoafetivas e especialmente do sonho da paternidade de muitos homens cis gays. A peça foi remontada em 2018 na Broadway, com um sucesso maior ainda que o da montagem original.

Angels in America (primeira parte em 1991 e segunda parte em 1993) é uma obra monumental de Tony Kushner. A premissa é a de que pessoas LGBTQIA+ contaminadas pelo vírus do HIV teriam a missão divina de alertar à sociedade americana suas hipocrisias durante o governo Reagan da década de 1980. A peça passa por boa parte da história americana e trata da religião, da política, mas especialmente da esperança na Medicina e no conforto de novas formações familiares. *Angels in America* foi adaptada pela HBO em 2003 de forma extraordinária.

Rent (1996), musical que começou na *off-Broadway* e logo alcançou sucesso colossal, adapta para o rock a ópera *La Bohème*, de Puccini. Com um clima de pansexualidade e desespero em plena eclosão da Aids, ainda sem tratamento na década de 1980, o musical ficou por anos em cartaz e foi adaptado para o cinema como **Rent: os boêmios**, em 2005.

Hedwig and the angry inch (1998), do escritor, ator e diretor John Cameron Mitchell (que logo depois concebeu o filme pansexual *Short bus*), é um musical alternativo do circuito *off-Broadway*, no estilo *punk-rock* com uma exaltação à sexualidade fluida e livre de rótulos. O final surpreende com uma compreensão profunda de Hedwig sobre sua história, o desejo que o atravessa e, finalmente, sua orientação e identidade sexual. A peça foi remontada em 2014 na Broadway, com o ator abertamente gay Neil Patrick Harris. Foi um enorme sucesso de público, crítica e premiações. O filme **Hedwig: rock, amor e traição** (2001) foi uma adaptação da peça musical pelo próprio escritor.

O musical **The man from Oz** (2004) trouxe para a Broadway a história verdadeira do compositor e cantor pop Peter Allen. Personificado nos palcos por Hugh Jackman, o musical ficou famoso por cenas de afeto entre os protagonistas masculinos, mas também pelo drama do personagem que morreu de Aids em 1992.

The Inheritance (2019) teve sua trajetória interrompida pela pandemia da covid-19. A peça de Matthew Lopez tem a pretensão de ser o novo *Angels in America*, com uma longa duração feita em duas partes. Na trama, um grupo bastante heterogêneo de amigos cis gays discute política, ativismo, relações duradouras ou não entre homossexuais, trisais e, especialmente, a diferença entre gerações de LGBTQIA+ que passaram pela epidemia da Aids e de uma mais nova e inconsequente que desconhece as lutas que a antecederam. O ambiente é épico e envolvente em sua dura argumentação verbal.

O PROJETO RYAN MURPHY

Desde **Nip/Tuck**, ainda em 2003, o autor, produtor e diretor americano Ryan Murphy passou a ousar no segmento de seriados em canais a cabo, que hoje integram o chamado *streaming*. Nessa série, que tem como personagens principais dois cirurgiões plásticos e uma transexual, tem destaque em uma das temporadas. Depois. Ryan Murphy ficou globalmente conhecido por **Glee**, a primeira série em TV aberta, da FOX, que escancarou a fluidez da sexualidade entre adolescentes de uma escola de ensino médio. E mais: *Glee* destaca os excluídos e discutiu questões de etnia, imigração e a integração social de portadores das mais diversas adversidades físicas. *Glee* inaugurou o projeto de Murphy de trazer marginalizados e excluídos à cultura de massa.

Murphy continuou ousando no segmento LGBTQIA+ em *American horror story* e ganhou notoriedade com o exame da mente patológica do assassino de Gianni Versace na série *American crime history*. No mesmo ano de 2018, lançou com enorme sucesso de espectadores e crítica a série *Pose*, a primeira a ter uma equipe de criação e a ser protagonizada por atores transgênero e tratar do universo alternativo da cultura da moda e da dança na Nova Iorque da década de 1980.

Tudo isso bastou para o passe de Murphy ser comprado pela Netflix por muitos milhões de dólares, e desde então o criador tem carta livre para produzir o que quiser neste canal de *streaming*. Sua preferência por temas da comunidade LGBTQIA+ é evidente: **The politician** traz no elenco um jovem trans. **Hollywood** e **Ratched** mostram a cena LGBTQIA+ da Califórnia no período após a Segunda Guerra Mundial.

Murphy também tem se dedicado a documentários como **Atrás da estante**, de 2019, sobre uma livraria dedicada à cultura LGBTQIA+, a Circus of Books, mantida em Los Angeles por uma família judia aparentemente conservadora em seus costumes. A livraria se transformou na maior distribuidora de filmes pornográficos LGBTQIA+ e desafiou a lei que ainda proibia a comercialização desse tipo de produto. *Secreto e proibido*, de 2020, traz a história do amor proibido entre duas mulheres de 65 anos, desde 1947. Mas uma das produções de Ryan Murphy mais aclamadas pela crítica mundial foi a adaptação para filme da peça **The normal heart**, de Larry Kramer, para a HBO em 2014. A peça não obteve tanto sucesso na época em que foi montada no circuito alternativo à Broadway, porém a montagem para a televisão a cabo teve um elenco e produção impecáveis. Isso fez que um público bem mais extenso soubesse do movimento da imprensa, de médicos e do ativismo LGBTQIA+ para que o governo americano investisse em estratégias para conter a Aids. Em 2020 ele também produz para a Netflix a adaptação da montagem mais recente de **Os rapazes da banda** para a Broadway.

Murphy pode ser criticado pela glamourização excessiva e até por reescrever uma história de puro preconceito que muitas de suas séries transformaram em aceitação. Mas é inegável que ele tem ensinado à sociedade a entender melhor, conviver e acolher a diversidade sexual e de gênero.

DANÇA

Bailarinos e coreógrafos abertamente LGBTQIA+, como Vaslav Nijinsky e Rudolf Nureyev, ambos russos e dos maiores representantes do balé do século XX, nunca esconderam sua sexualidade e tiveram trânsito livre nas maiores companhias de balé e nos mais ricos teatros em que a dança é exibida. Nijinsky exalava sexualidade, e muitas vezes sua expressão no palco evocava certa androginia. Nureyev, pelo contrário, era muito viril como figura da dança. Coreógrafos adorados pelo público, como o americano Jerome Robbins, não escondiam sua orientação sexual.

No Brasil, a trupe da década de 1970 conhecida como Dzi Croquettes, formada por homens, parte de uma cena teatral alternativa típica da contracultura e alcança o sucesso entre a classe média mais conservadora. Com espetáculos baseados no gestual exagerado, propositadamente andrógino, o grupo sempre vestia trajes femininos e maquiagem pesada, mesmo mantendo barbas e pelos. Os *shows* tinham como base pequenos números teatrais alternados com música e dança e evocavam os antigos teatros de revista brasileiros da década de 1950, mas por um olhar especialmente debochado e provocador no campo da sexualidade. O documentário de 2009, também chamado de **Dzi Croquettes**, exibe toda a trajetória arrojada e incomum do grupo. Também com proposta de revisão histórica, **Divinas divas** (2016), documentário de Leandra Leal, coloca mais luz nas artistas travestis brasileiras, que abriram espaço para a comunidade LGBTQIA+. A mesma proposta fora vista em outro documentário, **São Paulo em hi fi** (2013), mostrando a cena gay da noite paulistana durante desde a década de 1960 até os anos 1980.

No mundo contemporâneo da dança, um coreógrafo merece um destaque especial: o inglês Matthew Bourne. O coreógrafo já tinha feito uma versão gay para *Romeu e Julieta* e depois também adaptou a história da cigana Carmen, com a música de Bizet para o ballet **Car man**. Porém, sua coreografia baseada em uma interpretação de temática gay para o clássico do balé *O lago dos cisnes*, de Tchaikovsky, **Matthew Bourne's swan lake** entrou para a história da dança como um dos maiores sucessos de crítica e público, alcançando longa temporada na Broadway. Todos os papéis principais são feitos por bailarinos, incluindo os cisnes. O príncipe é um cis gay atordoado e dominado por uma mãe numa clara atmosfera edipiana. O clima da coreografia é permanentemente intenso, dramático, e a orquestração ressalta os timbres mais fortes. Tudo exala o desespero, que faz um claro paralelo de uma "saída do armário" dificultosa, em que o príncipe é retratado por sua ingenuidade dos afetos. A história de *O lago dos cisnes* também foi recontada em contexto quase de horror e alucinatório no premiado *Black swan* (2010), filme de clima delirante e lésbico de Darren Aronofsky.

ARTES PLÁSTICAS

O nu fundamentado no estudo da anatomia foi um dos grandes legados deixados pelos gregos, especialmente em suas pinturas em vasos e urnas. Representações iconográficas de todo tipo de sexualidade eram consideradas corriqueiras e aceitas pela sociedade. Muito anteriormente, civilizações da América do Sul retratavam o mesmo em peças de barro, que possuíam uma conotação claramente didática sobre posições em atos sexuais.

Os renascentistas Michelangelo, Leonardo Da Vinci, Benvenuto Cellini e Caravaggio eram gays. Mais recentemente, Francis Bacon, David Hockney e o brasileiro Leonilson são personalidades artísticas conhecidamente cis gays. Frida Kahlo era bissexual. Mas podemos dizer que fizeram uma arte LGBTQIA+?

Sempre aproximada à pornografia, a arte erótica, que teve seu auge na década de 1970, foi predominante cis gay e teve o terreno aberto através das experimentações do artista pop norte-americano Andy Warhol. Talvez a última arte eletrizante de vanguarda foi feita na década de 1970 por Robert Mapplethorpe (1946-1989), com seus estudos em preto e branco sobre a cena cis gay sadomasoquista de Nova Iorque. Mapplethorpe celebrou nus masculinos, com predileção para um olhar voltado ao falo, homens negros, mulheres de forte presença, tendo como grande musa a esposa Patti Smith. Autorretratos e imagens de flores eternizaram seu estilo, que tinha como eixo a força da erotização e uma idealização do corpo como se fossem esculturas. Uma exposição de 1989 (*Robert Mapplethorpe: The Perfect Moment*), baseada em suas imagens mais controversas, desencadeou uma contestação pública sobre o uso de fundos públicos para obras de arte "obscenas".

Robert se apropriou de espaços considerados habitualmente sombrios do psiquismo e os engrandeceu através de uma lente hiper-realista, chocante, de uma maneira cuidadosamente estudada. Nunca houve espaço para rótulos em sua obra, mas da erotização de tudo e todos. Mapplethorpe foi revolucionário porque trouxe algo realmente novo e único. Nunca conseguiu ser copiado. Cada nova exposição ou retrospectiva de sua obra soa como uma eterna provocação, mesmo que suas imagens possam ser encontradas pela internet. O público ainda lota os museus que exibem seus retratos em busca do contato humano único, da experiência de ir a um museu.

O filme *Mapplethorpe*, de 2018, faz um cuidadoso exame da vida pessoal e criativa do artista. E vai adiante, discutindo a questão da representação artística da sexualidade que poderia ser vista como pornografia.

O finlandês Touko Valio Laaksonen (1920-1991), mais conhecido por seu pseudônimo Tom of Finland, ficou celebrado por sua arte abertamente homossexual e estilizada. Certamente é o criador mais influente no imaginário pornográfico da cultura cis gay. Concebeu cerca de 3.500 ilustrações, a maioria apresentando homens em uniforme, com músculos e membros avantajados. São policiais, marinheiros, motociclistas, lenhadores, trabalhadores da construção, sempre com uma atmosfera francamente masculina, mas servindo para a inspiração de fantasias sexuais gay.

Tom of Finland mostrou ao mundo que o desejo gay podia ser bastante diferente da representação mais habitual de feminilidade e fragilidade física. Foi perseguido em seu país natal, mas encontrou abrigo em Los Angeles, onde viveu idolatrado. O filme finlandês de 2017, **Tom of Finland**, é bastante fiel ao percurso histórico do artista, também em seus aspectos mais pessoais.

Mapplethorpe e Tom of Finland abriram as portas para a representação da sexualidade gay de forma pioneira, duradoura e inspiradora para toda a diversidade sexual. A partir da arte desses criadores o desejo passou ter menos rótulos, menos medo, distante de uma marca de patologia.

MÚSICA

A música dificilmente pode ser considerada um espaço para representação da diversidade LGBTQIA+. Esse segmento das artes envolve a escrita musical, que geralmente convoca os afetos através da percepção da escuta e da letra e envolve a poesia. É claro que a escrita poética poderia ser um campo para a manifestação da diversidade sexual, mas não é o que acontece, especialmente na música popular de massa.

Mas há um interessante diferencial com outras formas de representação artística, especialmente o cinema: a identificação com o artista e o que ele significa. Nesse aspecto, o reconhecimento do público LGBTQIA+ com cantores e *performers* do universo musical é notável.

No segmento LGBTQIA+, a lista é enorme e começa com o extravagante Liberace, que nunca escondeu sua homossexualidade e fez fortuna com seus *shows* em Las Vegas. Foi uma das figuras mais populares da televisão e da indústria fonográfica na década de 1960. O pianista foi retratado no filme **Behind the Candelabra: minha vida com Liberace** (HBO), dirigido por Steven Soderbergh e Michael Douglas defendendo de forma bem convincente o artista.

Claramente inspirado no estilo rebuscado das vestimentas e gestuais de Liberace, o compositor e cantor Elton John começou sua carreira como um exótico roqueiro que convocava as emoções de suas plateias com seu teclado vigoroso e hipnotizante. Mas seu envolvimento com drogas e a exploração de sua vida íntima pela imprensa sensacionalista logo descortinaram a homossexualidade que não quis mais esconder. Já na faixa dos 70 anos, Elton John se transformou em uma instituição da música, adorado em todo o planeta, com elementos de ativismo LGBTQIA+, defesa do casamento e da adoção por pares homoafetivos, um embaixador dos direitos LGBTQIA+. O filme de 2019, **Rocket man**, baseado em sua biografia, é razoavelmente ousado em cenas de homoafetividade e do uso de drogas.

Ainda na esfera do *rock* britânico, a figura de Freddy Mercury, líder da banda inglesa Queen, teve uma notoriedade merecida na cena gay. Mercury nunca escondeu sua liberdade sexual, mas mesmo assim foi adorado como ídolo pop por absolutamente todos os segmentos da sociedade, conservadores ou progressistas. Sua morte, provocada pela Aids em 1991, tornou público um sofrimento cruel, acompanhando pelos fãs até o fim. Freddy Mercury se transformou em uma lenda. Sua história foi contada no filme *Bohemian rhapsody*, de 2018, que foi bastante econômico em retratar a sexualidade do roqueiro.

George Michael pode ser considerado um continuador do estilo abertamente gay e pop de Freddy Mercury. Michael chegou a participar de algumas apresentações da banda Queen, prestando sua voz aos *hits* consagrados do quarteto. George Michael fez sua "saída do armário" em meio a uma situação envolvendo a polícia, com acusações de comportamento sexual inapropriado e a imprensa que vive de escândalos. Morreu no Natal de 2016, ao que tudo indica, por suicídio. Mas o cantor deixou à comunidade LGBTQIA+ uma gravação que eternizou a luta pelo reconhecimento do desejo e dos direitos LGBTQIA+. A canção *Freedom*, de 1990, é um eterno sucesso.

No Brasil tivemos dois poetas, compositores e cantores que morreram em decorrência da Aids. Cazuza e Renato Russo deixaram um legado de canções que já se tornaram clássicas. O culto à celebração de ambos envolve a tragédia de vidas interrompidas de maneira muito precoce. Os filmes que retratam as trajetórias desses compositores não fazem jus à riqueza de suas vivências, muito menos de suas experiências no campo sexual que certamente moldaram suas canções. Em *Cazuza: o tempo não para* (2004), o ator Daniel de Oliveira sai-se de maneira convincente como o poeta, mas sua sexualidade fica extremamente abrandada. *Somos tão jovens* (2013), trazendo a cinebiografia de Renato Russo, é ainda mais pudico em relação à sua homo ou bissexualidade. Mais representativo em relação à apresentação de fatos mais amplos do que a carreira musical foi a biografia de Cássia Eller, no documentário homônimo de 2014. Eller também foi uma das mentes mais criativas da música brasileira e trazia diversos elementos de uma identidade lésbica assumida refletida em sua persona de palco. Esses três criadores tiveram suas vidas tratadas em versões bem mais fidedignas quanto à sexualidade em musicais produzidos pelo teatro brasileiro.

Mais do que canções com conteúdo representativo da diversidade sexual, o universo musical, especialmente o pop, é marcado por personalidades que influenciam, representam e provocam a idolatria do público. E quase sempre com representantes de mulheres heterossexuais. Judy Garland era adorada pela comunidade LGBTQIA+, e sua morte em 1969 coincide com os protestos no *pub* Stonewall Inn. A comunidade LGBTQIA+ tomada pelo luto transformou a dor em luta. Sua filha, Liza Minelli, também é igualmente amada pelos gays. A era da *disco music* produziu bom número de artistas adotados especialmente por gays, os que mais frequentavam os clubes noturnos. Donna Summer, com seu *I feel love* (1977), *YMCA* (1978), do grupo Village People, *I'm coming out* (1980), entoado por Diana Ross, e *It's raining man*, das The Weather Girls (1982), são todos considerados hinos LGBTQIA+ e entoados em coro até hoje. Cher, Bette Midler, Madonna, Lady Gaga e a eterna Barbra Streisand são consideradas embaixadoras da causa LGBTQIA+. Defendem a comunidade, atuam como ativistas e lotam seus *shows* com seus representantes agradecidos. No Brasil, o sucesso de Pabllo Vittar não deixa dúvidas de que uma pessoa de palco popular não exige mais um rótulo quanto à sexualidade. A cantora e compositora Liniker, a rapper Gloria Groove e a *performer* Linn da Quebrada, cuja trajetória foi descrita no documentário **Bixa travesty** (2019), também são reverenciadas e respeitadas como artistas trans.

CONSIDERAÇÕES FINAIS

Sintetizar a cultura representativa da diversidade LGBTQIA+ a algumas palavras finais certamente não faz justiça à riqueza e à importância da visibilidade para esse segmento da humanidade, com tamanha história de exclusão e sobrevivência à margem de grande parte das sociedades. Mas isso mudou. A diversidade representada pelas várias formas da arte foi um espaço para inclusão, mas igualmente determinante de novos rumos que se tornaram os preferidos das grandes massas. Ser diferente é definitivamente pop. Filmes, seriados, canções, peças de teatro, musicais, artes plásticas, dança e uma literatura que nunca para de se reinventar continuam retratando esse universo de forma que parece tender ao infinito. Se o começo foi marcado pelo deboche e apelo ao riso, o reconhecimento do grande público e das premiações passou pela performance de atores que raras vezes representavam comunidades LGBTQIA+. Eram considerados mais "seguros" para uma aceitação do espectador médio. A tendência atual é que atores abertamente assumidos representem suas próprias identidade e orientação sexuais. Partindo de uma representação mais focada nas comunidades cis gays e lésbicas, o caminho foi tortuoso, mas hoje encontram espaço e respeito na cultura os transgêneros, travestis, intersexo, não binários e demais. Um produto cultural que envolva esse segmento pode expressar uma integração maior entre os cidadãos e suas diferenças, desafios e propostas de um melhor convívio entre os diferentes que não são tão diferentes assim.

BIBLIOGRAFIA

1. Cine arco-íris: 100 anos de cinema LGBT nas telas brasileiras. São Paulo: Edições GLS; 2011.
2. Devassos no paraíso: a homossexualidade no Brasil, da Colônia à atualidade, 4ª edição, revista e ampliada. Rio de Janeiro: Objetiva; 2018.
3. Homintern: how gay culture liberated the modern world. Yale University Press; 2016.
4. Sexo, arte e cultura americana. São Paulo: Companhia das Letras; 1993.
5. Notas sobre o Camp (1964). In: Contra a interpretação (coletânea). São Paulo: Companhia das Letras; 2020.

62

Papéis, responsabilidades e competências profissionais

Ademir Lopes Junior
Andrea Hercowitz
Saulo Vito Ciasca
Samira Alves Matos
Rodrigo Itocazo Rocha
Milton Roberto Furst Crenitte
Vinícius Lacerda Ribeiro
João Paulo Junqueira Magalhães Afonso

Leandra Steinmetz
Natalia Tenore Rocha
Maria Lia Silva Zerbini
Felipe Campos do Vale
Mauro Barbosa Júnior
Maíra Caricari Saavedra
Karine Schlüter
Ralcyon Francis Azevedo de Teixeira

Igor Oliveira Trindade
Jônatas de Oliveira
Alan Carlos Braga de Arruda
Desirèe Monteiro Cordeiro
Luciane Gonzalez Valle
Liliane de Oliveira Caetano
Dionne do Carmo Araújo Freitas
Sylvia Faria Marzano

Competências profissionais são conhecimentos, habilidades e atitudes articulados em um determinado contexto para a realização de um trabalho, a fim de responder a uma necessidade. A definição dessas competências é fundamental para a definição do perfil do profissional a ser formado e para a estruturação das atividades curriculares.

As Diretrizes Curriculares Nacionais das profissões da saúde e as resoluções para os programas de residência da Comissão Nacional de Residência Médica são documentos oficiais importantes para a definição dessas competências. Entretanto, esses documentos possuem abordagens muito diferentes entre si e quase não explicitam aspectos relacionados à diversidade sexual e de gênero. Esse é um exemplo de como a saúde LGBTQIA+ tem sido historicamente negligenciada nos currículos de graduação e nos programas de residência, deixando uma lacuna na formação que dificulta o atendimento integral a essa população.

Neste capítulo, os editores solicitaram inicialmente aos colaboradores a elaboração de competências específicas relacionadas às suas especialidades e profissões, tentando abranger o maior número de áreas envolvidas nos cuidados em saúde LGBTQIA+. A partir do conjunto desses primeiros textos, foram realizadas sugestões pelos editores, a fim de integrar ou criar competências entre as várias profissões. Verificou-se que algumas habilidades, conhecimentos e atitudes devem ser comuns a todas as áreas. A primeira seção deste capítulo refere-se a competências gerais que deveriam fazer parte de todos os cursos de saúde. As demais seções referem-se aos atributos específicos de cada profissão.

COMPETÊNCIAS GERAIS

Ademir Lopes Junior
Andrea Hercowitz
Saulo Vito Ciasca

Os profissionais da saúde devem ter as competências listadas a seguir.

Conhecer conceitos básicos sobre sexualidade e a história LGBTQIA+ no mundo e no Brasil

- Desenvolver linguagem apropriada e conceitos relacionados à diversidade sexual e de gênero (identidade de gênero, orientação sexual, expressão de gênero, papel de gênero e sexo biológico).
- Conhecer a história da patologização e despatologização das sexualidades.
- Conhecer as teorias e evidências que buscam explicar o desenvolvimento do sexo, da orientação sexual e da identidade de gênero.
- Conhecer a história dos cuidados em saúde LGBTQIA+ no Brasil e sua relação com o movimento social LGBTQIA+.
- Distinguir questões de orientação sexual com aquelas relativas à identidade de gênero.
- Compreender as relações da cultura e da sociedade com a construção das identidades sexuais e de gênero e suas desigualdades.

Promover ações para reduzir a vulnerabilidade de pessoas LGBTQIA+

- Identificar a influência do estresse de minoria e a LGBTIfobia na determinação social do processo saúde-adoecimento ao longo do ciclo de vida, o que resulta em piores indicadores nas saúdes física e mental.
- Identificar como a cis heteronormatividade e o machismo se relacionam com outras estruturas de opressão de raça, classe, capacidade e procedência e produzem vivências e processos de saúde-adoecimento diversos na população LGBTQIA+.
- Compreender o impacto da sorofobia na vida das pessoas LGBTQIA+.
- Ser um agente de transformação social e um defensor dos direitos humanos, sexuais e reprodutivos para promover mudanças na rede de saúde e na comunidade para que acolham a diversidade sexual e de gênero.
- Conhecer as políticas de saúde no Sistema Único de Saúde (SUS) e na Saúde Suplementar e as principais normativas profissionais (resoluções e códigos de ética) relacionadas aos cuidados em saúde LGBTQIA+.
- Promover visibilidade, conexão, autonomia e liberdade e estimular a participação social dentro da comunidade LGBTQIA+ e na sociedade.

Promover ações para ampliar o acesso e acolher a população LGBTQIA+ nos serviços de saúde

- Reconhecer a possibilidade de experiências negativas anteriormente enfrentadas na assistência em saúde à população LGBTQIA+, principalmente quanto à discriminação e ao abuso físico e emocional.
- Organizar a ambiência dos serviços para sinalizar que aquele local acolhe pessoas LGBTQIA+ (uso dos banheiros, placas de sinalização e cartazes).
- Ser promotor de mudanças nos serviços de saúde para combater a LGBTIfobia institucional.
- Promover a inclusão de pessoas e movimento LGBTQIA+ na construção e avaliação dos programas de saúde direcionados a essa população.
- Chamar e identificar a pessoa pelo nome social, além de usar os pronomes por ela escolhidos e retificar os registros anteriores.
- Identificar e respeitar o desejo da pessoa trans na escolha da ala em relação ao gênero vivenciado para internação nas enfermarias.
- Garantir confidencialidade e privacidade das pessoas LGBTQIA+ no atendimento, registro em prontuários e discussão da equipe de saúde.
- No atendimento de pessoas inconscientes sem identificação e sem acompanhantes, respeitar a expressão de gênero (roupas, acessórios), independentemente do genital ou dos traços corporais, para definir o uso de pronomes de tratamento.

Realizar uma abordagem centrada na pessoa LGBTQIA+, conhecendo seu ciclo de vida e contexto

- Reconhecer os próprios preconceitos, estigmas e vieses, a fim de não rejeitar ou expressar uma atitude negativa em relação à diversidade sexual e de gênero durante a abordagem.
- Desenvolver uma linguagem comunicacional, verbal e não verbal, que seja afirmativa e acolhedora à diversidade sexual e de gênero, incluindo perguntas sobre identidade de gênero e orientação sexual na anamnese.
- Utilizar terminologia neutra para partes do corpo ou questionar se há preferência da pessoa quanto ao termo a ser utilizado, especialmente para pessoas trans.
- Não presumir quais práticas sexuais a pessoa realiza ou não, independentemente da orientação sexual ou idade.
- Considerar o impacto das condições socioeconômicas, religião e espiritualidade e o local de trabalho ou de estudo na saúde mental e física de pessoas LGBTQIA+.
- Oferecer suporte às transições do ciclo de vida LGBTQIA+, inclusive em fases como a "saída do armário" e conflitos familiares relacionados à orientação sexual e identidade de gênero.
- Avaliar a rede de suporte social e familiar da pessoa LGBTQIA+.

Promover cuidados em saúde para a pessoa LGBTQIA+ na perspectiva da integralidade

- Conhecer a epidemiologia dos problemas de saúde mais frequentes na população LGBTQIA+, seus riscos e vulnerabilidades associados a cada segmento.
- Realizar ações de promoção, prevenção, tratamento e reabilitação em saúde LGBTQIA+ de acordo com a profissão ou especialidade médica.
- Promover a saúde sexual da pessoa LGBTQIA+ na perspectiva da diversidade sexual e de gênero, incluindo prevenção de infecções sexualmente transmissíveis (IST)/Aids e manejo de queixas sexuais.
- Conhecer sobre os direitos sexuais e reprodutivos das pessoas LGBTQIA+.
- Identificar e abordar expressões de LGBTIfobia internalizada.
- Identificar sinais de violência familiar ou social, seja LGBTIfobia familiar (pais, filhos etc.), agressão entre parcerias LGBTQIA+, *bullying* na escola, *cyberbullying*, preconceito no trabalho ou violência em espaços públicos.
- Notificar situações de violência, especificando a identidade de gênero e orientação sexual declarada pela pessoa e a motivação LGBTIfóbica.

- Reconhecer que nem toda pessoa trans deseja realizar modificações corporais.
- Apoiar o processo de transição de gênero de pessoas trans e intersexo, quando desejado, reconhecendo seus benefícios.

Realizar a abordagem de famílias com pessoas LGBTQIA+

- Acolher a pessoa atendida e a família, proporcionando um ambiente seguro e de escuta qualificada.
- Incluir as "famílias de escolha" nas discussões sobre o cuidado da pessoa LGBTQIA+, se assim ela o desejar.
- Reconhecer as conjugalidades e parentalidades LGBTQIA+ e validar suas vivências.
- Compreender que a diversidade sexual e de gênero de responsáveis não influencia a orientação sexual e identidade de gênero das crianças e dos adolescentes.

Articular o trabalho em equipe transdisciplinar e na rede de saúde

- Conhecer a rede de equipamentos de saúde e intersetoriais envolvidos nos cuidados em saúde LGBTQIA+.
- Atuar em equipe transdisciplinar e intersetorial para abordar situações de vulnerabilização de pessoas LGBTQIA+.
- Promover a reflexão permanente da equipe de saúde sobre seu trabalho com a diversidade sexual e de gênero.
- Identificar e abordar conflitos na equipe de saúde decorrentes de atitudes LGBTIfóbicas e não compactuar com situações de discriminação.

Produzir informações em saúde e pesquisas que possam auxiliar no aprimoramento de ações direcionadas à população LGBTQIA+

- Contribuir com a produção de conhecimento acadêmico sobre saúde LGBTQIA+ relacionado à sua área de atuação.
- Realizar registro de dados adequados sobre identidade de gênero e orientação sexual nos prontuários, fichas de notificação e sistema de informação.
- Saber avaliar criticamente a produção científica sobre saúde LGBTQIA+.

Realizar educação permanente e atividades de ensino que considerem a diversidade sexual e de gênero

- Reconhecer os limites do próprio conhecimento, buscando o auxílio de colegas e de evidências científicas para o cuidado de certas particularidades de saúde da população LGBTQIA+.
- Comprometer-se em ampliar seus conhecimentos buscando estudar e discutir casos quando isso se fizer necessário.
- Aumentar o conhecimento e a compreensão sobre saúde LGBTQIA+ por meio da educação continuada, como cursos de atualização ou de extensão.
- Incluir a discussão sobre a diversidade sexual e de gênero no ensino de estudantes de graduação e residência.

Cuidar de si mesmo na perspectiva da diversidade sexual e de gênero

- Cuidar da própria saúde física e mental e buscar a resolução de possíveis preconceitos ou tabus em relação à sexualidade.
- Identificar a própria LGBTIfobia internalizada e buscar ajuda para reduzir o sofrimento, quando necessário.
- Compreender o seu lugar de fala na estrutura social e promover diálogos que sejam mais equitativos.
- Compreender que a revelação da própria orientação sexual e identidade de gênero para pacientes ou estudantes, quando se sentir confortável, pode ser uma maneira de combater o estigma e promover a visibilidade.

AGENTE COMUNITÁRIO(A) DE SAÚDE

Ademir Lopes Junior
Samira Alves Matos

O(a/s) agente(s) comunitário(a/s) deve(m) ter as competências profissionais listadas a seguir.

- Compreender o papel de agente comunitário(a) na promoção da saúde LGBTQIA+.
- Facilitar o acesso de pessoas LGBTQIA+ vulneráveis aos serviços de saúde (profissionais do sexo, pessoas trans, pessoas em situação de rua, imigrantes e outras).
- Promover a defesa de direitos e o acolhimento de pessoas LGBTQIA+ na comunidade e no serviço de saúde.
- Perguntar sobre identidade de gênero e nome social nas visitas de cadastro familiar e registrar esse dado nos formulários.
- Utilizar os conhecimentos que tiver sobre o território e a comunidade em prol dos direitos e da saúde das pessoas LGBTQIA+.
- Garantir um ambiente de privacidade ao perguntar sobre sexualidade e identidade de gênero nas visitas domiciliares ou de pessoas em situação de rua e não compartilhar essas informações com outras pessoas da comunidade.
- Evitar abordagens cis heteronormativas nas visitas (por exemplo: supor previamente que duas idosas que moram juntas sejam amigas, ou que um homem com expressão de gênero feminina seja gay).
- Realizar atividades comunitárias que promovam a diversidade sexual, de gênero, raça, etnia e a inclusão de imigrantes e pessoas com deficiência.
- Incluir a diversidade de gênero e afetivo-sexual na abordagem com crianças e adolescentes nas escolas, sugerindo evitar atividades separadas por gênero.

- Incluir a abordagem da sexualidade e diversidade nas visitas a idosos, pessoas acamadas ou em cuidados paliativos.
- Perguntar se a pessoa tem realizado exames preventivos e oferecer informações básicas sobre o Papanicolaou para qualquer pessoa com colo de útero (mulheres cis lésbicas e bissexuais, homens trans).
- Perguntar quais métodos de prevenção de IST a pessoa utiliza para se proteger e sugerir uma conversa com a equipe multiprofissional quando houver risco.
- Orientar, com o apoio da equipe multiprofissional, métodos de prevenção de IST para além dos preservativos, como vacinas, sorologias periódicas, gel lubrificante, profilaxia pré-exposição (PrEP) e profilaxia pós-exposição (PEP).
- Orientar, com apoio da equipe multiprofissional, cuidados básicos para redução de danos das principais situações de saúde de pessoas LGBTQIA+ (dosagem excessiva de hormônios, interação entre substâncias recreativas, prevenção de HIV, uso de substâncias etc.).
- Identificar pessoas LGBTQIA+ que tenham práticas sexuais com risco de gravidez e encaminhá-las para orientação sobre contracepção, quando necessário.
- Explicar, em linguagem culturalmente acessível, que as pessoas LGBTQIA+ têm direitos sexuais e reprodutivos.
- Identificar sinais de violência familiar ou social, seja LGBTIfobia familiar (pais, filhos etc.), agressão entre parcerias LGBTQIA+, *bullying* na escola, preconceito no trabalho ou violência na rua.
- Oferecer um ambiente acolhedor e incluir ativamente pessoas LGBTQIA+ nos grupos da Unidade Básica de Saúde (UBS).
- Promover redução do estigma das famílias com pessoas LGBTQIA+ (pais, mães ou filhos(as) LGBTQIA+).
- Promover ações para a construção de masculinidades saudáveis, a fim de reduzir a violência devido ao machismo e a LGBTIfobia, participando também da abordagem multiprofissional do agressor.
- Evitar a realização de atividades comunitárias que reforcem os estigmas e/ou sejam exclusivas por gênero ("oficinas de beleza" com decoração de rosa para as mulheres ou "jogos de futebol" só para os homens).
- Dar visibilidade à diversidade sexual e de gênero nos grupos de educação em saúde que sejam direcionados a mulheres ou homens.
- Conhecer e orientar sobre a rede de equipamentos intersetoriais do território relacionados aos cuidados LGBTQIA+ (centros da diversidade, escolas inclusivas, geração de renda, cartórios, delegacias, abrigos, alfabetização de adultos).
- Identificar lideranças LGBTQIA+ na comunidade e fatores de promoção da visibilidade dessa população.
- Desenvolver e participar de campanhas e ações na comunidade direcionadas aos grupos LGBTQIA+ (Parada do Orgulho, Mês da Visibilidade etc.).
- Mapear situações e locais de vulnerabilidade para LGBTQIA+ no território e oportunidades para reduzi-la (locais de tráfico, prostituição, violência policial, centros religiosos LGBTIfóbicos).
- No caso de agentes que atuam na rua, compreender que a LGBTIfobia nesse ambiente e nos abrigos têm especificidades em relação àquela vivenciada no ambiente domiciliar.
- Participar das atividades dos Núcleos de Prevenção da Violência da Unidade Básica de Saúde e incluir a temática da LGBTIfobia no rol de temas abordados.
- Orientar sobre os riscos de aplicação de silicone líquido industrial e fornecer informações sobre outras possibilidades de modificações corporais.

CIRURGIA PLÁSTICA

Rodrigo Itocazo Rocha

Os especialistas em cirurgia plástica devem ter as competências profissionais listadas a seguir.

- Compreender o papel da cirurgia plástica na promoção da saúde LGBTQIA+.
- Trabalhar em equipe multiprofissional no pré e pós-cirúrgico e durante a realização dos procedimentos.
- Avaliar os resultados cirúrgicos na qualidade de vida, satisfação e funcionalidade das pessoas trans e intersexo.
- Identificar os determinantes da cultura LGBTQIA+ que podem influenciar a busca por cirurgias estéticas.
- Avaliar o diagnóstico de alopecias e indicação terapêutica concernentes aos princípios básicos da cirurgia capilar para mulheres trans, travestis e pessoas transfemininas.
- Reconhecer a importância da cirurgia plástica na melhora da qualidade de vida à população trans e seu impacto na redução da disforia de gênero.
- Utilizar terminologia neutra para partes do corpo ou questionar se há preferência da pessoa quanto ao termo a ser utilizado, especialmente para pessoas trans.
- Explicar em linguagem acessível aos pacientes as indicações, contraindicações e procedimentos cirúrgicos e o termo de consentimento livre e esclarecido (TCLE) para cirurgias de modificações corporais, de pessoas intersexo e suas famílias.
- Conhecer e realizar mais de uma técnica para cirurgias de modificações corporais a fim de oferecer às pessoas trans a possibilidade de escolher conjuntamente a técnica ideal:
  » Cirurgias de face com objetivo de alterar contornos ósseos.
  » Cirurgia de redução do pomo de adão.
  » Cirurgias de ressecção de tecido mamário ou de aumento do volume mamário para adequação do contorno torácico.
  » Cirurgias genitais (orquiectomia, neovulvovaginoplastia, neofaloplastia, metoidioplastia, escrotoplastia, neouretroplastia, dentre outras).
  » Cirurgias plásticas sobre o contorno corporal para proporcionar harmonia ao gênero reconhecido.

- Indicar os cuidados pré e pós-operatórios relacionados às cirurgias de modificações corporais.
- Diagnosticar e tratar complicações decorrentes das cirurgias de modificações corporais.
- Diagnosticar e tratar as complicações decorrentes do uso de silicone líquido industrial.
- Discernir emergência cirúrgica de urgência social em recém-nascidos com genitália atípica.
- Refletir sobre os desfechos na qualidade de vida, saúde mental, saúde sexual e as complexidades relacionadas às cirurgias estéticas em pessoas intersexo.
- Correlacionar as técnicas cirúrgicas e mobilizações de tecidos programados com as expectativas das pessoas, abrangendo função, estética e sensibilidade esperados.
- Orientar a continuidade do seguimento multidisciplinar no período pós-operatório, quanto à nova anatomia das cirurgias em pessoas trans e intersexo.
- Realizar cirurgias de correção da lipodistrofia em pessoas com HIV/Aids.
- Identificar a possibilidade de transtorno dismórfico corporal em pessoas LGBTQIA+ e referenciá-las para avaliação de equipe multiprofissional na suspeita.
- Trabalhar com equipe multidisciplinar para a redução de danos cirúrgicos em pessoas com transtorno dismórfico corporal.
- Estar disponível para ter suas habilidades cirúrgicas revisadas por seus pares.
- Adquirir especialização técnico-cirúrgica específica e buscar continuamente por atualização científica sobre a saúde LGBTQIA+.

CLÍNICA MÉDICA

Milton Roberto Furst Crenitte

Os especialistas em clínica médica devem ter as competências profissionais listadas a seguir.

- Compreender o papel da clínica médica na promoção da saúde LGBTQIA+.
- Reconhecer a influência das condições sociais, psicológicas e culturais sobre o estado de saúde de pessoas adultas LGBTQIA+.
- Conhecer a prevalência e incidência dos principais agravos que acometem adultos LGBTQIA+.
- Incluir as iniquidades e a frequência de fatores de risco da população LGBTQIA+ na formulação das hipóteses diagnósticas, sem estigmatizá-las ou culpá-las por sua orientação sexual ou identidade de gênero.
- Incluir as "famílias de escolha" nas discussões sobre o cuidado da pessoa adulta, se assim ela o desejar.
- Realizar rastreamento para os agravos mais prevalentes em adultos LGBTQIA+, incluindo doenças, IST, violências e sofrimento em saúde mental.
- Abordar a sexualidade da pessoa LGBTQIA+ adulta e manejar as principais queixas sexuais.
- Manejar multimorbidade e polifarmácia de situações frequentes em adultos LGBTQIA+, como uso de antirretrovirais e hormônios.
- Conhecer o impacto da hormonização nos desfechos na saúde de pessoas trans e intersexo (por exemplo, fenômenos tromboembólicos por estrógeno, piora da síndrome de apneia do sono com uso de testosterona).
- Realizar a prescrição de hormônios na enfermaria e UTI, de acordo com a condição clínica.
- No atendimento de pessoas inconscientes sem identificação e sem acompanhantes, respeitar a expressão de gênero (roupas, acessórios), independentemente do genital ou traços corporais, para definir o uso de pronomes de tratamento.
- Realizar o atendimento a situações de emergências clínicas em pessoas LGBTQIA+ decorrentes de tentativas de suicídio e uso de substâncias, não as julgando e reconhecendo que a LGBTIfobia é um de seus determinantes.
- Acolher LGBTQIA+ vítimas de violência, notificando tais situações e as encaminhando para continuidade do seguimento em outros serviços de saúde e equipamentos intersetoriais, se preciso (serviços de segurança, assistência social, abrigos e defensoria).
- Atender pacientes LGBTQIA+ com queixas de IST, realizando uma anamnese inclusiva para abordagem das parcerias, práticas sexuais e estratégias de prevenção adequadas.
- Orientar pessoas que tenham conflitos com familiares consanguíneos a confeccionarem documentos legais que possam protegê-las em situações de perda de capacidade de tomada de decisões, como o Testamento Vital e a Procuração para Cuidados de Saúde.
- Realizar cuidados paliativos às pessoas LGBTQIA+, respeitando sua biografia, rede de apoio e garantir que ela não tenha de "voltar para o armário" no fim da vida.
- Incluir a abordagem da sexualidade e da diversidade sexual nos cuidados paliativos, permitindo a expressão de afetos e outros sentimentos.
- Atuar frente aos gestores de serviços e equipe multiprofissional para garantir uma ambiência na enfermaria, ambulatório e pronto-socorro que acolha a diversidade sexual e de gênero, como o direito ao uso do banheiro por pessoas trans.
- Identificar e respeitar o desejo da pessoa trans na escolha da ala em relação ao gênero vivenciado para internação nas enfermarias e evitar que ela obrigatoriamente fique no quarto de isolamento, exceto por indicação clínica ou vontade própria.
- Organizar os cuidados de pacientes trans submetidos a cirurgias de modificações corporais na enfermaria e na UTI.
- Atender complicações do uso de hormônios e silicone líquido industrial usados para transição de gênero.

- Realizar o pré-operatório para cirurgias de modificações corporais e para procedimento de complicações do silicone líquido industrial.
- Diagnosticar e tratar as complicações clínicas pós-operatórias das cirurgias de modificações corporais e abordagem de complicações do silicone líquido industrial.
- Avaliar os sítios de aplicação de silicone líquido industrial e possibilidades de migração antes de realizar procedimentos invasivos como colocação de cateteres, drenos e aplicações de medicamentos intramusculares.

COLOPROCTOLOGIA

Vinícius Lacerda Ribeiro

Os especialistas em coloproctologia devem ter as competências profissionais listadas a seguir.

- Compreender o papel da coloproctologia na promoção da saúde LGBTQIA+.
- Conhecer a fisiologia da atividade sexual anal.
- Realizar educação em saúde e desfazer mitos e tabus relacionados à prática do sexo anal.
- Orientar cuidados na prática do sexo anal baseados em evidências e sem preconceitos.
- Perguntar ativamente sobre práticas sexuais, incluindo o sexo anal, na presença de queixas anorretais.
- Acolher a pessoa praticante de sexo anal e não culpá-la, caso apresente alguma afecção anorretal.
- Orientar sobre dificuldades que a pessoa possa enfrentar antes, durante e após a prática sexual anal, para que esta ocorra de forma segura.
- Orientar gestão de risco para pessoas que desejam realizar a ducha higiênica anorretal.
- Utilizar a consulta em Coloproctologia como oportunidade para realizar prevenção de IST relacionadas à prática do sexo anal, incluindo as vacinas de hepatites A, B e HPV.
- Orientar sobre a prevenção de verminoses e hepatite A relacionadas à prática do sexo anal, segundo gestão de risco.
- Orientar sobre métodos de barreira na prática do *anilingus* com preservativo de látex ou *Dental Dam*.
- Orientar gestão de risco em prática sexuais como *fisting* e *assplay*, sem julgar a pessoa ou suas práticas.
- Diagnosticar e tratar as principais IST do reto, do ânus e da região perianal.
- Realizar o exame físico anorretal, de forma a oferecer conforto à pessoa e evitar constrangimentos.
- Realizar o rastreamento de citologia anal, anuscopia com magnificação e pesquisa de HPV para prevenção do câncer, de ânus de acordo com a evidência.
- Orientar, diagnosticar e tratar as principais afecções anorretais não infecciosas que possam afetar a prática do sexo anal, como doença hemorroidária, fissuras, lacerações e fístulas anais, prolapso e procidência retal, incontinência fecal, câncer de ânus e câncer colorretal.
- Realizar cirurgias de pequeno e médio porte das principais doenças anorretais, cujo tratamento é cirúrgico, considerando a manutenção da qualidade da vida sexual anal.
- Orientar a pessoa sobre os procedimentos cirúrgicos anorretais e sua relação com a prática do sexo anal no pós-operatório.

DERMATOLOGIA

João Paulo Junqueira Magalhães Afonso

Os especialistas em dermatologia devem ter as competências profissionais listadas a seguir.

- Compreender o papel da dermatologia na promoção da saúde LGBTQIA+.
- Realizar a prevenção oportuna e o exame completo da pele, independentemente da motivação da consulta, já que as pessoas LGBTQIA+ são menos propensas a frequentar os serviços de saúde.
- Realizar diagnóstico, tratamento e medidas de prevenção de IST de acordo com as práticas sexuais e sem estigmatizar pessoas LGBTQIA+.
- Realizar o exame físico dos genitais na presença de fatores de risco para HPV e outras IST.
- Preencher o formulário para as IST de notificação compulsória no momento do diagnóstico e solicitar a presença da parceria para evitar a cadeia de transmissão.
- Atentar à predisposição de homens cis gays e bissexuais para o risco de câncer de pele melanoma e não melanoma decorrente de bronzeamento artificial.
- Orientar cuidados com o uso de *binder* e *packer*, a fim de prevenir problemas de pele como dermatites e hematomas.
- Detectar sinais e sintomas de possíveis transtornos psiquiátricos aos quais pessoas LGBTQIA+ são mais suscetíveis, como depressão, ansiedade, abuso de álcool e substâncias que podem estar relacionados às queixas dermatológicas.
- Detectar sinais e sintomas de transtorno dismórfico corporal e vigorexia em pessoas LGBTQIA+ com demandas frequentes para procedimentos estéticos, considerando os altos padrões de corpo a que homens cis gays estão submetidos e a demanda por leitura social feminina de muitas mulheres trans e travestis.
- Diferenciar caracteres faciais que são marcadores de expressão de gênero considerados masculinos ou femininos no acompanhamento de pessoas trans.
- Realizar orientações educativas sobre os efeitos esperados do uso de hormonização e outros procedimentos de modificações corporais (epilação, depilação e lipoescultura).
- Diagnosticar e tratar problemas dermatológicos decorrentes do uso de hormônios sexuais em pessoas trans.
- Avaliar o risco-benefício do uso da isotretinoína no tratamento da acne induzida pelo uso de testosterona em homens trans.
- Orientar sobre a necessidade de contracepção para homens trans que utilizam testosterona e isotretinoína.

- Avaliar o risco-benefício do uso da finasterida ou transplante capilar no tratamento da alopecia androgenética nos homens trans.
- Realizar procedimentos minimamente invasivos que auxiliem na transição de gênero.
- Realizar procedimentos dermatológicos pré-operatórios, como epilação das áreas a serem utilizadas na construção do genital da cirurgia de redesignação sexual.
- Diagnosticar a tratar precocemente problemas dermatológicos relacionados ao pós-operatório de cirurgias de modificações corporais, como cicatrizes e queloides.
- Avaliar o custo dos procedimentos para modificações corporais em relação ao seu benefício e que essa pode ser uma barreira de acesso à população trans e de travestis.
- Orientar os riscos e cuidados dermatológicos necessários para aquelas pessoas que realizam procedimentos estéticos caseiros, sem julgá-las, atuando na perspectiva da redução de danos.
- Orientar sobre os riscos da aplicação de silicone líquido industrial.
- Diagnosticar e tratar problemas dermatológicos decorrentes da aplicação do silicone líquido industrial sem julgar a pessoa pela sua realização, compreendendo os determinantes sociais envolvidos na escolha dessa pessoa.
- Orientar sobre os riscos da bioplastia corporal realizada com PMMA (polimetilmetacrilato).
- Diagnosticar e tratar problemas dermatológicos decorrentes da bioplastia e da aplicação de PMMA sem julgar a pessoa pela sua realização, compreendendo os determinantes sociais envolvidos na escolha dessa pessoa.

ENDOCRINOLOGIA

Leandra Steinmetz

Os especialistas em endocrinologia devem ter as competências profissionais listadas a seguir.

- Compreender o papel da endocrinologia na promoção da saúde LGBTQIA+.
- Identificar quais são as doenças endocrinológicas mais prevalentes na população LGBTQIA+ e seus determinantes.
- Identificar fatores específicos da comunidade LGBTQIA+ que predispõe a problemas de imagem corporal, como obesidade, transtornos alimentares e transtorno dismórfico corporal e manejá-los adequadamente.
- Identificar que o uso de esteroides anabolizantes é um fator de risco entre homens cis gays e bissexuais e orientar a redução de danos.
- Não patologizar a assexualidade e diferenciá-la da falta ou diminuição de desejo sexual.
- Realizar a avaliação integral de adolescentes, adultos trans e pessoas intersexo, que inclua aspectos clínicos, sexuais, reprodutivos, familiares e psicossociais.
- Avaliar o suporte familiar de adolescentes trans que requeiram intervenção.
- Avaliar a capacidade de compreensão e consentimento para pessoas que desejam modificações corporais.
- Realizar o exame físico na pessoa trans e intersexo, considerando a possibilidade de insatisfação e/ou aversão com o corpo e genitais.
- Conhecer as evidências sobre os resultados da hormonização nos desfechos em saúde e qualidade de vida de pessoas trans e intersexo.
- Orientar as pessoas sobre direitos para mudança da documentação e transição e encaminhá-las para os serviços habilitados.
- Fornecer informação e educação para adultos, adolescentes e seus pais/responsáveis em relação a opções para modificações corporais, incluindo metas da transição, riscos e benefícios do bloqueio puberal e da hormonização.
- Orientar sobre o impacto da hormonização na sexualidade no prazer sexual e abordar as principais queixas relacionadas.
- Orientar sobre o impacto da hormonização no potencial reprodutivo e oferecer a possibilidade de preservação da fertilidade para pessoas trans e intersexo.
- Explicar em linguagem acessível aos pacientes as indicações e contraindicações da hormonização e oferecer o TCLE.
- Prescrever análogos de GnRH para bloqueio puberal em adolescentes trans a partir do início da puberdade.
- Prescrever a hormonização, mantendo o acompanhamento das modificações corporais, efeitos colaterais, mudanças no cotidiano e metas pretendidas.
- Prescrever e acompanhar a hormonização em pessoas não binárias, reconhecendo que as doses e os níveis séricos hormonais podem ser diferentes dos padronizados para pessoas trans binárias, de acordo com as demandas individuais para modificação corporal.
- Monitorar o agravo de comportamentos de autolesão não suicida e ideação suicida em pessoas em uso de hormônios sexuais e trabalhar em conjunto com equipe de saúde mental, quando necessário.
- Orientar contracepção para pessoas que estejam em uso de hormônios sexuais.
- Orientar os cuidados pré-concepcionais, pré-natais e pós-parto em relação à hormonização.
- Reconhecer a possibilidade de contribuição da Fonoaudiologia e da Dermatologia para o processo de transição de gênero, realizando o trabalho conjunto, quando necessário.
- Orientar as pessoas trans e suas famílias sobre a realização de cirurgias para redesignação sexual e encaminhá-las para serviços adequados, quando necessário.
- Identificar os bebês/as crianças intersexo que necessitam de corticoterapia e realizar terapêutica conforme a necessidade.

ENFERMAGEM

Natalia Tenore Rocha
Maria Lia Silva Zerbini

Os profissionais da enfermagem devem ter as competências profissionais listadas a seguir.

- Compreender o papel da enfermagem na promoção da saúde LGBTQIA+.
- Sensibilizar e promover educação permanente aos profissionais da equipe de enfermagem e de agentes comunitários a respeito dos direitos e das necessidades da população LGBTQIA+.
- Atuar frente aos gestores de serviços e equipe multiprofissional para garantir uma ambiência na enfermaria, no ambulatório e no pronto-socorro que acolha a diversidade sexual e de gênero, como o direito ao uso do banheiro por pessoas trans.
- Reconhecer a influência das condições sociais, psicológicas e culturais sobre o estado de saúde de pessoas LGBTQIA+ ao longo do ciclo de vida.
- Oferecer suporte às transições do ciclo de vida LGBTQIA+, inclusive fases como "saída do armário" e conflitos familiares relacionados à orientação sexual e identidade de gênero.
- Abordar a diversidade sexual e de gênero em todas as ações de saúde (puericultura, pré-natal, parto, visitas domiciliares, cuidados paliativos etc.).
- Incluir as "famílias de escolha" nas discussões sobre o cuidado da pessoa LGBTQIA+, se assim ela o desejar.
- Realizar grupos educativos na comunidade, serviços de saúde e escola, sejam eles específicos para a população LGBTQIA+ ou não, que incluam aspectos da diversidade sexual e de gênero.
- Orientar contracepção para pessoas LGBTQIA+, incluindo as especificidades das pessoas trans e bissexuais.
- Explicar sobre direitos reprodutivos LGBTQIA+ e a possibilidade de preservação de gametas, fertilização *in vitro*, inseminação artificial e adoção.
- Orientar a indução da lactação para pessoas LGBTQIA+ com mamas que não gestaram e que desejem amamentar.
- Incluir gestantes LGBTQIA+ e suas famílias no grupo de visitas do pré-parto à maternidade.
- Acolher e orientar os adultos responsáveis com filhos com distúrbios da diferenciação do sexo (DDS).
- Realizar ações de promoção da saúde sexual para adolescentes, adultos e parcerias LGBTQIA+.
- Orientar métodos de prevenção de IST para pessoas LGBTQIA+.
- Ofertar e realizar testes de detecção de IST conforme a avaliação de risco das práticas sexuais.
- Oferecer vacinas de hepatites A e B, em especial para cis gays, pessoas trans e profissionais do sexo.
- Acompanhar e prescrever PrEP e PEP para o HIV, incluindo a solicitação de exames de acordo com os protocolos institucionais.
- Realizar detecção precoce e atenção ao sofrimento mental decorrente da LGBTIfobia.
- Realizar detecção e abordagem da violência doméstica entre parcerias LGBTQIA+.
- Realizar rastreamento para as doenças mais prevalentes em pessoas LGBTQIA+ de acordo com a avaliação de risco, como exames de detecção precoce de câncer de mama e colo do útero para mulheres cis lésbicas e bissexuais, pessoas transmasculinas e não binárias.
- Avaliar e orientar cuidados com polifarmácia de situações frequentes em pessoas LGBTQIA+, como uso de antirretrovirais e hormônios sexuais.
- Realizar o atendimento domiciliar na perspectiva da diversidade sexual e de gênero, evitando suposições heterocisnormativas sobre o ambiente e a dinâmica familiar.
- Acolher pessoas LGBTQIA+ que sofreram violência física ou sexual sem culpá-las pelo ocorrido, especialmente trans e travestis em situação de rua ou trabalho sexual, e encaminhá-las para outros serviços de saúde, segurança ou assistencial, quando preciso.
- Não julgar pessoas LGBTQIA+ após tentativas de suicídio e intoxicação pelo uso de substâncias, reconhecendo que a LGBTIfobia é um de seus determinantes.
- Notificar situações de violência, especificando a identidade de gênero e orientação sexual declarada pela pessoa e a motivação LGBTIfóbica.
- No atendimento de pessoas inconscientes sem identificação, respeitar a expressão de gênero (roupas, acessórios), independentemente do genital ou traços corporais, para definir o uso de pronomes de tratamento ou utilizar linguagem neutra.
- Orientar sobre os efeitos dos hormônios sexuais no corpo dos indivíduos trans, suas repercussões físicas e emocionais e solicitar exames de rotina, de acordo com protocolos institucionais.
- Avaliar a pele e orientar o uso correto de faixas peitorais (*binders*), coletes compressores ou enchimento dos peitos, ocultação genital ("aquendar") ou prótese de pênis (*packer*), enchimento dos quadris ou glúteos.
- Respeitar e acolher a dificuldade de pessoas trans na administração de medicamentos injetáveis devido a restrições para exposição ou manipulação de partes do corpo.
- Identificar e respeitar o desejo da pessoa trans na escolha da ala em relação ao gênero vivenciado para internação nas enfermarias e evitar que ela obrigatoriamente fique no quarto de isolamento, exceto por indicação clínica ou vontade própria.
- Coordenar os cuidados pré, intra e pós-operatórios na enfermaria e UTI de pacientes trans que se internam para cirurgias de redesignação sexual.
- Realizar cuidados com o curativo vaginal no pós-operatório da vulvovaginoplastia e orientar a higiene local.
- Acompanhar complicações e realizar cuidados de enfermagem (curativos, retirada de pontos, avaliação de lesões cirúrgicas) para pessoas submetidas à cirurgia de redesignação sexual.
- Oferecer informações na perspectiva de redução de danos para pessoas que realizaram aplicação de silicone industrial (caseira).
- Avaliar os sítios de aplicação de silicone líquido industrial e possibilidades de migração antes de procedimentos in-

vasivos, como colocação de cateteres, drenos e aplicações de medicamentos intramusculares.

FARMÁCIA

Felipe Campos do Vale

Os profissionais em farmácia devem ter as competências profissionais listadas a seguir.

- Compreender o papel da farmácia na promoção da saúde LGBTQIA+.
- Chamar e identificar a pessoa pelo nome social e não fazer disso um obstáculo para o acesso às medicações.
- Alterar a identificação da pessoa, de acordo com o nome social, no sistema de controle logístico de medicamentos.
- Identificar situações de microagressões LGBTIfóbicas no contexto da farmácia e criar mecanismos de sua prevenção.
- Realizar o treinamento dos técnicos em Farmácia para acolher a população LGBTQIA+.
- Garantir que o local de dispensação de medicamentos tenha privacidade, segurança e conforto, considerando a possibilidade de contextos sorofóbicos e LGBTIfóbicos.
- Avaliar a demanda por medicamentos para atender às necessidades da população LGBTQIA+ do seu território e advogar pela inclusão desses insumos na lista de Relação Municipal de Medicamentos Essenciais (REMUME), como antirretrovirais, hormônios e gel lubrificante.
- Elaborar estratégias que viabilizem a dispensação de medicamentos em maior quantidade para pessoas que tenham dificuldade de comparecer e acessar a farmácia nos horários habituais de funcionamento, como profissionais do sexo.
- Viabilizar que a população LGBTQIA+ possa adquirir os insumos de prevenção de IST (preservativo interno, preservativo externo e gel lubrificante) sem necessidade de solicitar a alguém da equipe de saúde, considerando inclusive locais facilmente acessíveis às pessoas com deficiência.
- Orientar os cuidados com a automedicação responsável para evitar danos e o abuso de medicamentos para tratamentos inadequados de IST e utilizados nas modificações corporais.
- Identificar situações que possam significar aumento de risco para IST (por exemplo, paciente com busca recorrente por antibióticos na farmácia) e informar a possibilidade de acompanhamento para PrEP e PEP.
- Estimular a autotestagem para o HIV nas farmácias.
- Ampliar a dispensação dos medicamentos antirretrovirais para PrEP e PEP para além dos serviços especializados, articulando essas ações com os programas regionais de HIV/Aids.
- Orientar sobre a interação das medicações prescritas com substâncias recreativas mais utilizadas no meio LGBTQIA+, a fim de realizar a redução de danos.
- Conhecer os protocolos de hormonização e de cuidados em saúde LGBTQIA+.
- Prestar cuidados farmacêuticos para pessoas que estejam em terapia antirretroviral e hormonização.
- Articular a ampliação de dispensação de hormônios nas farmácias para que o acesso seja facilitado à população trans.
- Realizar o acompanhamento laboratorial da dosagem de hormônios em pessoas trans em equipe multiprofissional.
- Respeitar e acolher a dificuldade de pessoas trans na administração de medicamentos injetáveis devido a restrições para exposição ou manipulação de partes do corpo.
- Questionar a presença de próteses ou silicone líquido industrial para a aplicação de medicamentos injetáveis.

FISIOTERAPIA

Mauro Barbosa Junior

Os fisioterapeutas devem ter as competências profissionais listadas a seguir.

- Compreender o papel da fisioterapia na promoção da saúde LGBTQIA+.
- Promover a educação em saúde sexual para a diversidade sexual e de gênero, a fim de maximizar a qualidade de vida e satisfação sexual.
- Orientar sobre formas seguras de práticas sexuais na população LGBTQIA+, incluindo o uso de acessórios, sexo anal e outras práticas menos frequentes.
- Conhecer a epidemiologia das principais queixas de disfunção sexual na população LGBTQIA+.
- Abordar e investigar fatores relacionados a queixas sexuais em pessoas LGBTQIA+, como crenças sexuais, sofrimento psíquico, problemas relacionais, disfunções orgânicas, LGBTIfobia e sorofobia internalizados.
- Realizar exame físico genital em pessoas LGBTQIA+, de acordo com a queixa, atentando-se às medidas para maior conforto.
- Avaliar a funcionalidade anorretal e dos músculos do assoalho pélvico.
- Abordar e identificar as demandas relativas às queixas sexuais relacionadas à prática do sexo anal.
- Realizar e orientar manipulações e exercícios terapêuticos de acordo com as alterações cinético-funcionais dos músculos do assoalho pélvico identificadas.
- Realizar a drenagem linfática e os procedimentos analgésicos após cirurgias de modificações corporais em pessoas LGBTQIA+.
- Realizar projeto terapêutico singular em equipe multiprofissional para pessoas trans no Processo Transexualizador do SUS em consonância com os desejos e as atitudes da pessoa.
- Orientar cuidados para pessoas trans e travestis que realizam o "aquendar"/*tucking* (ocultação do pênis e testículos), a fim de evitar complicações como infecções urinárias, lesões dermatológicas, torção e distopia testicular.

- Orientar pessoas transgênero sobre o comportamento vesical adequado e que preservem a função do trato urinário inferior.
- Sugerir *packers* e posturas miccionais compatíveis com a diversidade de gênero.
- Avaliar as queixas respiratórias e posturais de homens transexuais e orientar o uso do *binder*.
- Avaliar, prevenir e tratar linfedema em tronco e membro superiores após a realização de mamoplastia masculinizadora.
- Orientar sobre posturas e bandagens seguras para evitar deiscência e fibrose cicatricial nas cirurgias de modificação corporal.
- Prover assistência fisioterapêutica no pós-operatório da cirurgia de redesignação sexual, incluindo o uso de dilatadores, mantendo a saúde funcional do assoalho pélvico.
- Acompanhar e orientar no processo de manutenção funcional do canal neovaginal.
- Orientar o uso de dilatadores vaginais para pessoas intersexo, quando esse for seu desejo.

FONOAUDIOLOGIA

Maíra Caricari Saavedra

Os profissionais de fonoaudiologia devem ter as competências profissionais listadas a seguir.

- Compreender o papel da fonoaudiologia na promoção da saúde LGBTQIA+.
- Realizar ações de prevenção e combate aos preconceitos linguísticos associados à LGBTIfobia.
- Identificar o impacto da LGBTIfobia internalizada na produção de fala.
- Identificar que alguns fatores de risco para câncer de laringe e boca são mais prevalentes na população LGBTQIA+, como tabagismo e consumo de álcool.
- Identificar características na produção da fala relativas à leitura social de gênero, analisando as diferenças na articulação de fonemas, intensidade e modulação da voz, entonação, propriocepção dos movimentos orofaciais, conteúdo semântico, movimentos corporais e a comunicação não verbal.
- Realizar escuta empática e singular para entender quais são os desejos e sofrimentos em relação à voz e comunicação da pessoa trans.
- Identificar e trabalhar as expectativas da pessoa trans dentro das possibilidades do acompanhamento fonoaudiológico.
- Identificar e abordar impactos do machismo estrutural em mulheres trans que realizaram a transição, como a maior frequência de interrupções de fala (*manterrupting*) e deslegitimação de seu conteúdo (*mansplaining*) que possam interferir na capacidade ou habilidade de comunicação dessa pessoa.
- Avaliar quais intervenções foram realizadas para as modificações corporais da transição de gênero, perguntando sobre o tempo de uso de hormônios.
- Realizar avaliação fonoaudiológica completa, incluindo motricidade orofacial, voz, linguagem, audição e de comunicação não verbal.
- Realizar entrevista fonoaudiológica por meio do levantamento de dados sobre as funcionalidades da comunicação da pessoa, rotinas, trabalho, estudo e redes sociais.
- Utilizar questionários de autoavaliação no início do acompanhamento de pessoas trans, considerando o uso do TVQ (Questionário de Autoavaliação Vocal para Transexuais).
- Considerar a gravação de fala como parâmetro opcional de acompanhamento fonoaudiológico de pessoas trans, reconhecendo que nem sempre elas se sentirão confortáveis para ter sua voz gravada, podendo-se utilizar o protocolo CAPE – V.
- Detectar situações relacionadas a patologias da voz que possam ser dificultadores no desenvolvimento das modificações da fala.
- No atendimento de homens trans, avaliar a postura e orientar sobre a duração de uso diário do *binder* (faixa de contenção que os homens trans usam para diminuir o volume das mamas), ou qualquer outro acessório na região torácica.
- Realizar ações educativas com pacientes trans sobre a anatomia e fisiologia do aparelho fonador e pregas vocais e relação com produção da voz.
- Analisar e estimular os seguintes itens durante o acompanhamento fonoaudiológico: respiração/expressão corporal, ressonância e projeção, *pitch*, *loudness*/intensidade, articulação, entonação, propriocepção.
- No processo da alta, analisar junto à pessoa as evoluções e os ganhos na comunicação de forma global, por meio da revisão dos instrumentos de análise (gravações e autoquestionários), considerando se o objetivo pessoal, os desejos e as projeções da pessoa trans foram alcançados.

GERIATRIA

Milton Roberto Furst Crenitte

Os especialistas em geriatria devem ter as competências profissionais listadas a seguir.

- Compreender o papel da geriatria na promoção da saúde LGBTQIA+.
- Reconhecer a influência das condições sociais, psicológicas e culturais sobre o estado de saúde dos pessoa idosa LGBTQIA+.
- Promover visibilidade, conexão, autonomia, liberdade e estimular a participação social da pessoa idosa dentro da comunidade LGBTQIA+ e na sociedade.
- Identificar fatores da comunidade LGBTQIA+ que excluem as pessoas idosas, como a hipervalorização do corpo jovem.

- Abordar a pessoa idosa LGBTQIA+ com dificuldade de revelar sua orientação sexual, identidade de gênero e *status* sorológico para HIV.
- Reconhecer que o "armário" – a não revelação da orientação sexual/identidade de gênero – é um fator associado a maiores índices de solidão, sofrimento mental e suicídio na terceira idade.
- Respeitar a biografia da pessoa e garantir que ela não tenha de "voltar para o armário" em sua velhice.
- Incluir as "famílias de escolha" nas discussões sobre o cuidado da pessoa idosa se assim ela o desejar.
- Acolher o sofrimento decorrente da exclusão a que idosos LGBTQIA+ podem estar submetidos em comunidades religiosas, reconhecendo que a espiritualidade e a participação comunitária são fatores importantes de resiliência na velhice.
- Identificar situações de violência física, psicológica, negligência e de abuso financeiro contra a pessoa idosa LGBTQIA+ realizada por familiares, cuidadores ou terceiros devido à LGBTIfobia ou etarismo.
- Atuar em equipe multiprofissional e intersetorial para abordar situações de isolamento social e solidão, reconhecendo que esses fatores são agravantes para o cuidado de idosos LGBTQIA+ com algum grau de dependência.
- Promover a saúde sexual no idoso na perspectiva da diversidade sexual e de gênero, incluindo medidas de prevenção de IST/Aids e manejo de queixas sexuais.
- Realizar rastreamento para as doenças mais prevalentes em pessoas LGBTQIA+ na terceira idade, de acordo com a avaliação de risco para cânceres (de acordo com as partes do corpo que a pessoa apresenta, como colpocitologia oncótica em homens trans), problemas cardiovasculares, osteoporose e IST/Aids.
- Compreender o impacto do estigma do HIV em idosos LGBTQIA+ que sobreviveram à epidemia da Aids nos anos 1980 e 1990 e perderam sua rede de suporte devido ao vírus.
- Diagnosticar e tratar particularidades relacionadas à infecção pelo HIV na terceira idade, como diagnóstico tardio, risco de síndrome de reconstituição imune, progressão rápida para Aids e dificuldade de atingir a carga viral indetectável.
- Manejar a multimorbidade e polifarmácia de situações frequentes em idosos LGBTQIA+, como uso de antirretrovirais, hormônios e medicamentos para doenças crônicas.
- Identificar fatores de risco na pessoa idosa LGBTQIA+ que aumentem as chances de quadros demenciais, como tabagismo, HIV e outros fatores de risco cardiovasculares.
- Realizar o atendimento domiciliar a idosos na perspectiva da diversidade e de gênero, evitando suposições heterocisnormativas sobre o ambiente e a dinâmica familiar.
- Orientar os idosos LGBTQIA+ sobre seus direitos em relação ao Testamento Vital, diretivas antecipadas de vontade e necessidades de Procuração para Cuidados de Saúde, reconhecendo as dificuldades específicas nessa população ("família de origem" *versus* "família de escolha", por exemplo).
- Incluir a abordagem da sexualidade e da diversidade sexual nos cuidados paliativos, permitindo a expressão de afetos e outros sentimentos.
- Fazer a interface com as instituições de longa permanência para idosos (ILPI), a fim de capacitar e sensibilizar toda a equipe multidisciplinar sobre as velhices LGBTQIA+.
- Conhecer o impacto da hormonização de longo prazo nos desfechos em saúde nas pessoas trans e intersexo.
- Realizar o acompanhamento da hormonização em pessoas trans e intersexo idosas, atentando às suas especificidades.
- Orientar a respeito do processo de transição de gênero para a pessoa trans idosa que deseja iniciá-lo.
- Identificar e respeitar o desejo da pessoa trans idosa na escolha da ala em relação ao gênero vivenciado para internação nas enfermarias e evitar que ela obrigatoriamente fique no quarto de isolamento, exceto por indicação clínica ou vontade própria.
- Atuar na perspectiva da redução de danos, considerando risco *versus* benefício, e não culpar a pessoa trans idosa que optar por manter o uso de hormônios se houver alguma contraindicação.

GINECOLOGIA E OBSTETRÍCIA

Karine Schlüter

Os especialistas em ginecologia e obstetrícia devem ter as competências profissionais listadas a seguir.

- Compreender o papel da ginecologia e obstetrícia na promoção da saúde LGBTQIA+.
- Utilizar terminologia neutra para partes do corpo ou questionar se há preferência da pessoa quanto ao termo a ser utilizado, especialmente para pessoas trans.
- Perguntar sempre sobre comportamento sexual, orientação sexual e identidade de gênero com clareza, respeito e delicadeza, sem pressuposições.
- Não patologizar a assexualidade e diferenciá-la da falta ou diminuição de desejo sexual.
- Não pressupor que pessoas assexuais não tenham atividades sexuais.
- Realizar exame físico geral e genital em mulheres trans (exame de mamas, pênis, próstata, bolsa escrotal, testículos e neovulvovagina).
- Realizar exame físico geral e genital em homens trans (exame de mamas, vulva, vagina, útero, ovários e neofalo).
- Realizar exame físico geral e genital em pessoas intersexo (avaliação conforme a anatomia).
- Acolher possíveis inseguranças de pessoas trans e mulheres cis lésbicas para a realização do exame genital.
- Realizar medidas para reduzir desconforto durante o exame genital: promover o diálogo antes e durante o exame, a fim de proporcionar um exame participativo, e utilizar instrumental adequado para cada caso (espéculo de tamanho menor e uso de lubrificante).

- Orientar estratégias para higiene local em pessoas com aversão genital (pois podem evitar visualizar ou manipular essas regiões), a fim de prevenir problemas como balanopostite, bartolinite, vaginites, infecção urinária e câncer de genital.
- Orientar cuidados para pessoas trans e travestis que realizam o "aquendar"/*tucking* (ocultação do pênis e testículos), a fim de evitar complicações como infecções urinárias, lesões dermatológicas, torção e distopia testicular.
- Oferecer o rastreamento de câncer na população com diversidade de gênero e orientação sexual (inclui coleta de citologia genital em homens trans, mulheres cis lésbicas e bissexuais, pessoas intersexo conforme a genitália; citologia anal para pessoas que praticam coito anal conforme o risco).
- Realizar avaliação clínica de mamas em pessoas trans e mulheres cis e mamografia e/ou ultrassonografia de mamas conforme protocolos (manter palpação de tórax em homens trans que foram submetidos a mamoplastia masculinizadora).
- Considerar a possibilidade de lesões de alto grau em neovagina de mulheres trans, travestis e pessoas transfemininas e realizar investigação pertinente.
- Conhecer e buscar atualizações para realizar hormonização de pessoas trans, buscando adequá-los às particularidades de cada paciente.
- Orientar medidas de prevenção combinada de IST, avaliando as práticas sexuais, vulnerabilidades e especificidades das pessoas LGBTQIA+.
- Checar a carteira vacinal de todos os pacientes e orientar sua atualização quando necessário.
- Fazer triagem sobre necessidade de indicação de PrEP para pacientes em risco para infecção por HIV.
- Oferecer PEP a pacientes que relatem situação de risco recente para HIV (ver Capítulo 43 – "Infecção por HIV e sorofobia").
- Conhecer sobre saúde reprodutiva e prescrição de métodos contraceptivos adequados para homens trans, mulheres cis lésbicas e bissexuais e pessoas intersexo, conforme a possibilidade de gravidez.
- Oferecer métodos de reprodução assistida para pessoas LGBTQIA+.
- Oferecer opções de preservação de fertilidade em pacientes trans e intersexo antes do início do bloqueio e hormonização.
- Conduzir um pré-natal em mulheres cis lésbicas e bissexuais com atenção às suas especificidades.
- Conduzir um pré-natal em homens trans com atenção à possibilidade de ocorrência ou piora de disforia de gênero nessa fase.
- Orientar indução da lactação para pessoas com mamas que não gestaram (mulheres cis lésbicas e bissexuais e pessoas trans).
- Orientar sobre uso, higienização e armazenamento de acessórios sexuais.
- Considerar que a prática sexual vulva-vulva pode transmitir IST, orientar a prevenção e tratamento quando necessário.
- Abordar e orientar a respeito de queixas sexuais em pessoas LGBTQIA+.
- Identificar, acolher, notificar e realizar anticoncepção de emergência e profilaxia de IST em situações de violência sexual com pessoas LGBTQIA+.
- Explicar em linguagem acessível aos pacientes as indicações, contraindicações de procedimentos hormonais e cirúrgicos e o TCLE para hormonização e cirurgias das modificações corporais, e também para pessoas intersexo e suas famílias.
- Indicar os cuidados pré e pós-operatórios relacionados às cirurgias de modificações corporais.
- Trabalhar em equipe multiprofissional no pré e pós-cirúrgico e durante a realização dos procedimentos.
- Conhecer cirurgias de modificações corporais, a fim de apoiar as pessoas trans na escolha da técnica ideal, com a possibilidade de realizá-las conforme habilidade técnica (ooforectomia, histerectomia, oclusão de vagina, mamoplastia masculinizadora).
- Avaliar os resultados cirúrgicos na qualidade de vida, satisfação e funcionalidade das pessoas trans e intersexo.
- Diagnosticar e atender complicações decorrentes dos procedimentos cirúrgicos do processo de transição de gênero.
- Avaliar e tratar queixas geniturinárias em pessoas que realizaram a cirurgia de redesignação sexual (incontinência e retenção urinária, prolapso genital, dor ou alteração da sensibilidade na relação sexual).
- Adquirir especialização técnico-cirúrgica específica e buscar continuamente por atualização científica sobre a saúde LGBTQIA+.
- Conhecer a si mesmo, seus medos, valores, preconceitos para que realize os atendimentos percebendo as emoções que lhe suscitam, buscando realizar uma atenção integral e humanizada.

INFECTOLOGIA

Ralcyon Francis Azevedo de Teixeira

Os especialistas em infectologia devem ter as competências profissionais listadas a seguir.

- Compreender o papel do(a) infectologista na promoção da saúde LGBTQIA+.
- Conhecer a prevalência e incidência das IST na população LGBTQIA+ e sua relação com cada tipo de prática sexual.
- Compreender o mecanismo de transmissão das doenças infecciosas e implementar medidas para contê-las e preveni-las nos diferentes segmentos da população LGBTQIA+.
- Identificar a LGBTIfobia como um determinante social da maior concentração da epidemia de HIV e Aids na população de homens que fazem sexo com homens (HcSHc), travestis e mulheres trans.
- Identificar e abordar a LGBTIfobia internalizada como um fator de vulnerabilidade ao HIV e outras IST.

- Identificar fatores interseccionais de maior vulnerabilidade, como raça, classe social e idade, relacionados à dinâmica da epidemia do HIV e Aids.
- Orientar a prevenção de IST de acordo com a prática sexual na (vulva-vulva, genital-dedo, boca-genital, pênis-vagina e pênis-ânus).
- Identificar a possibilidade de transmissão sexual da *Gardnerella vaginalis* no sexo vulva-vulva e a possibilidade de tratamento para as parcerias.
- Investigar o uso de duchas higiênicas, dildos, acessórios sexuais, *plugs* anais, *plugs* vaginais e *packers* e realizar orientações específicas para a prevenção de IST.
- Acolher e tratar pessoas LGBTQIA+ com IST, aproveitando a situação para discutir prevenção combinada, adequando as maneiras de prevenção ao que faz mais sentido na situação atual do paciente.
- Não julgar pessoas LGBTQIA+ que optam por práticas sexuais sem métodos de barreira, investigando seus motivos e orientando estratégias de gestão de risco.
- Recomendar o rastreamento de clamídia, gonorreia e HPV baseada em evidências.
- Encaminhar ou prescrever a PrEP para pessoas LGBTQIA+ após avaliação de risco para HIV.
- Acolher e identificar uma pessoa que apresentou situação de risco para infecção pelo HIV e prescrever e/ou orientar a PEP.
- Conhecer a microbiota da neovagina a depender da técnica cirúrgica realizada.
- Realizar o diagnóstico diferencial entre intercorrências (fístulas, granulomas, câncer, sangramento, corrimento e crescimento de pelos) e IST em neovagina.
- Abordar a sorofobia e suas manifestações compreendendo seu impacto nos desfechos em saúde.
- Promover ações de prevenção e combate à sorofobia institucional.
- Identificar sorofobia e LGBTIfobia como fatores importantes de má adesão à terapia antirretroviral.
- Identificar o uso de substâncias psicoativas na prática sexual, sua relação com o risco de IST e orientar ações de redução de danos.
- Orientar sua prática assistencial de acordo com as diretrizes do Programa de HIV e Aids e da Política Nacional de Saúde Integral LGBT.
- Conhecer e manejar a interação entre os antirretrovirais e os hormônios sexuais e potenciais efeitos adversos.

MEDICINA DE FAMÍLIA E COMUNIDADE

Ademir Lopes Junior

Os especialistas em medicina de família e comunidade devem ter as competências profissionais listadas a seguir.

- Compreender o papel da medicina de família e comunidade na promoção da saúde LGBTQIA+.
- Desenvolver estratégias, junto à equipe de saúde e ao gestor, para facilitar o acesso e acolhimento das pessoas LGBTQIA+ aos serviços de Atenção Primária à Saúde (APS).
- Abordar a diversidade sexual e de gênero em todas as ações de saúde na APS, sejam de promoção, prevenção, recuperação ou durante os cuidados paliativos.
- Realizar exame físico geral e genital em pessoas LGBTQIA+, considerando especificidades que possam existir em pessoas que fizeram cirurgias ou que sintam desconforto com os genitais.
- Compreender que não se diagnosticam identidades de gênero e orientações sexuais, pois estas são autorreferidas.
- Identificar a influência do estresse de minoria e a LGBTIfobia na determinação social do processo saúde-adoecimento ao longo do ciclo de vida, o que resulta em piores indicadores na saúde física e mental.
- Realizar uma análise crítica da ideia de competência cultural quando aplicada a abordagem da população LGBTQIA+, pois essa população não pertence a uma "outra cultura" diferente do profissional, mas são invisibilizada pela cultura hegemônica da qual tanto profissionais da saúde quanto pacientes fazem parte.
- Oferecer suporte às transições do ciclo de vida LGBTQIA+, inclusive fases como "saída do armário" e conflitos familiares relacionados à orientação sexual e identidade de gênero.
- Incluir as iniquidades e os fatores de risco da população LGBTQIA+ na formulação das hipóteses diagnósticas, sem estigmatizar a orientação sexual ou identidade de gênero.
- Realizar rastreamento para os problemas de saúde mais prevalentes em pessoas LGBTQIA+ de acordo com a avaliação de risco, como exames de detecção precoce de câncer de mama e colo do útero para mulheres cis lésbicas e bissexuais, pessoas transmasculinas e não binárias.
- Realizar a coordenação do cuidado e manter o acompanhamento longitudinal de pessoas LGBTQIA+ que requeiram acompanhamento concomitante em serviços especializados.
- Calcular o risco cardiovascular das pessoas transgênero em uso de hormônios, considerando a idade do paciente e tempo de hormonização.
- Realizar a prevenção quaternária nas ações de saúde voltadas às pessoas LGBTQIA+, analisando criticamente a validade externa dos estudos com indivíduos cis heterossexuais.
- Realizar ações de promoção da saúde sexual para adolescentes, adultos e parcerias LGBTQIA+, incluindo temas frequentemente negligenciados, como clitóris, uso de acessórios, sexo anal, tribadismo e outras práticas sexuais para além de pênis-vagina.
- Realizar prevenção, rastreamento, diagnóstico e tratamento de IST para pessoas LGBTQIA+, considerando a diversidade de práticas sexuais.
- Orientar sobre cuidados antes, durante e depois do sexo anal, relativos à penetração anal, uso de lubrificantes e preservativos, uso de duchas higiênicas, dietas e probióticos.

- Orientar sobre qualidade, uso, higienização e armazenamento de acessórios sexuais.
- Realizar anuscopia para pacientes com queixas anorretais.
- Considerar as especificidades do sexo vulva-vulva e da neovulvovaginoplastia na manifestação dos corrimentos vaginais.
- Diagnosticar e abordar as principais queixas de insatisfação sexual na população LGBTQIA+, considerando especificidades, como a hormonização em pessoas trans e a anodispareunia relacionada à penetração anal.
- Diferenciar assexualidade de transtorno de desejo sexual hipoativo e, quando houver sofrimento, se este decorre da expectativa de desejo ou da pressão/exigência social por práticas sexuais.
- Avaliar o uso de substâncias durante o ato sexual em pessoas LGBTQIA+, diferenciando o uso recreativo do uso problemático.
- Indicar, prescrever e acompanhar a PrEP e a PEP para o HIV.
- Diagnosticar e realizar o tratamento de pessoas com HIV conforme os protocolos para a APS.
- Abordar a sorofobia como um dos determinantes de sofrimento mental e piora do autocuidado em LGBTQIA+ e pessoas com HIV.
- Diagnosticar e abordar sofrimento e transtornos mentais mais prevalentes na população LGBTQIA+, reconhecendo a LGBTIfobia na determinação do processo saúde-doença.
- Identificar e avaliar risco de suicídio e autolesão não suicida em pessoas LGBTQIA+, estabelecendo ações de suporte e encaminhando, quando necessário.
- Identificar a influência da LGBTIfobia e cis heteronormatividade relacionados à imagem corporal e que possam influenciar os cuidados de pessoas obesas ou no surgimento de transtornos alimentares.
- Considerar que pessoas com demência, transtorno mental grave, deficiência mental etc. podem ser LGBTQIA+.
- Compreender que muitas pessoas LGBTQIA+ não têm demanda para psicoterapia.
- Orientar, quando necessário, contracepção para pessoas LGBTQIA+, incluindo especificidades das pessoas trans e bissexuais.
- Explicar sobre direitos reprodutivos para pessoas LGBTQIA+ e a possibilidade de inseminação artificial e adoção.
- Orientar sobre o risco de redução da fertilidade pela hormonização e possibilidade de preservação de gametas para pessoas trans.
- Orientar a indução da lactação para pessoas LGBTQIA+ com mamas que não gestaram e que desejam amamentar.
- Desenvolver, junto com o gestor e a equipe multiprofissional, estratégias de registro e produção de dados sobre os atendimentos e o território que considerem dados sobre orientação sexual, sexo designado ao nascimento, identidade de gênero e suas intersecções com raça e classe.
- Realizar diagnóstico do território para conhecer como a comunidade lida com questões de gênero e sexualidade, identificando fatores de vulnerabilidade, resiliência, lideranças-chave e principais problemas de saúde da população LGBTQIA+.
- Articular parcerias com outros equipamentos sociais, serviços de saúde, movimentos sociais e lideranças da comunidade para combater o estigma e promover maior inclusão, conectividade social e visibilidade das pessoas LGBTQIA+.
- Promover a participação das pessoas e lideranças LGBTQIA+ nos espaços de decisão dos serviços de saúde, como os conselhos de saúde, e na organização de programas a ela destinados.
- Promover a parentalidade LGBTQIA+ positiva.
- Conhecer os símbolos relacionados à diversidade sexual e de gênero para a construção do familiograma.
- Avaliar a rede de suporte social e familiar da pessoa LGBTQIA+, promovendo inclusão, aceitação e acolhimento da diversidade, considerando as famílias de escolha na abordagem familiar.
- Compreender os efeitos da rejeição parental e saber orientar quanto às suas repercussões.
- Identificar sinais de violência a que pacientes acamados ou com deficiência possam estar sujeitos pelos cuidadores, devido à LGBTIfobia.
- Realizar o atendimento domiciliar na perspectiva da diversidade sexual e de gênero, evitando suposições heterocisnormativas sobre o ambiente e a dinâmica familiar.
- Orientar pessoas LGBTQIA+ em cuidados paliativos sobre seus direitos em relação ao Testamento Vital, diretivas antecipadas de vontade e necessidades de Procuração para Cuidados de Saúde.
- Identificar e abordar a violência familiar ou social, seja LGBTIfobia familiar (pais, filhos etc.), agressão entre parcerias LGBTQIA+, *bullying* na escola, *cyberbullying*, preconceito no trabalho, ou violência em espaços públicos.
- Abordar violência sexual em pessoas LGBTQIA+, identificando situações relacionadas ao "estupro corretivo" em mulheres cis lésbicas, homens trans e pessoas assexuais.
- Notificar situações de violência, especificando a identidade de gênero e orientação sexual declarada pela pessoa e a motivação LGBTIfóbica.
- Estabelecer comunicação com a rede de serviços de saúde e equipamentos intersetoriais (segurança, assistência social, abrigos e defensoria) para acolher e proteger pessoas LGBTQIA+ em situação de violência.
- Explicar em linguagem acessível as indicações e contraindicações da hormonização e oferecer o TCLE.
- Orientar cuidados relacionados ao uso faixas peitorais (*binders*), coletes compressores ou enchimento dos peitos, ocultação genital ("aquendar") ou prótese de pênis (*packer*), enchimento dos quadris ou glúteos.
- Avaliar as contraindicações ao uso de hormônios, manejando os riscos, e considerando o impacto na qualidade de vida nas pessoas trans.
- Promover o cuidado e a autonomia de pessoas trans que estejam no processo de transição de gênero, antecipando

possíveis dificuldades e ajudando a prepará-las para enfrentamento.
- Prescrever e acompanhar a hormonização em pessoas trans, manejando os efeitos colaterais.
- Manejar a multimorbidade e polifarmácia de situações frequentes em adultos LGBTQIA+, como o uso de antirretrovirais e hormônios.
- Orientar sobre os riscos de aplicação de silicone líquido industrial e fornecer informações sobre outras possibilidades de modificações corporais.
- Acolher e orientar os pais de bebês DDS, explicando que o intersexo é uma das variantes da normalidade e que as cirurgias precoces só precisam ser realizadas se houver urgência médica.
- Conhecer a Resolução CFM n. 2.265/2019 e encaminhar para bloqueio puberal ou para cirurgias de modificação corporal, quando pertinente.
- Participar da elaboração do projeto terapêutico singular de pessoas trans junto com a equipe multidisciplinar.

NUTRIÇÃO

Igor Oliveira Trindade
Jônatas de Oliveira

Os profissionais da nutrição devem ter as competências profissionais listadas a seguir.

- Compreender o papel da nutrição na promoção da saúde LGBTQIA+.
- Identificar fatores específicos da comunidade LGBTQIA+ que predisponham a problemas de imagem corporal, como obesidade, transtornos alimentares e transtorno dismórfico corporal.
- Promover saúde por meio de uma alimentação saudável, de acordo com os princípios preconizados pelo Guia Alimentar para a população brasileira, considerando ideais de corpo, beleza e questões específicas da população LGBTQIA+ relacionadas à possibilidade de uma alimentação transtornada e sintomas alimentares alterados.
- Ter competências para o manejo dos transtornos alimentares que podem ser mais prevalentes em homens cis gays e pessoas trans.
- Identificar que pessoas LGBTQIA+, em especial pessoas trans e travestis, podem estar em condições socioeconômicas precárias devido à LGBTIfobia, o que pode predispor à insegurança alimentar.
- Identificar que a maior prevalência de sintomas ansiosos, depressivos, uso de substâncias, álcool e cigarro, que podem afetar o padrão nutricional, está associada ao estresse de minorias em pessoas LGBTQIA+.
- Considerar que o tratamento nutricional deve trazer enfoque e estratégias de enfrentamento para a diminuição do comer disfuncional (no qual a comida é utilizada para alívio). Este pode ocorrer dentro de um contexto de vulnerabilidade social e psíquica, como o estresse de minorias, que molda a forma como as pessoas se relacionam com a comida.
- Considerar que o estresse de minorias pode impactar na motivação para a adesão ao planejamento alimentar e nutricional.
- Conhecer os riscos aumentados da população LGBTQIA+ para o desenvolvimento de alguns cânceres e problemas cardiovasculares e atuar por meio de orientações alimentares preventivas.
- Orientar dieta rica em fibras, medidas para regularização do hábito intestinal e uso de probióticos para pessoas que desejam reduzir a chance da presença de fezes durante a prática do sexo anal.
- Orientar a respeito de práticas alimentares em pessoas LGBTQIA+ que visam à mudança da forma e do peso corporal, considerando e priorizando a autonomia do indivíduo, em conjunto com a apresentação de um conceito de saúde ampliado, que conscientize sobre os riscos de dietas restritivas e práticas alimentares transtornadas.
- Conhecer os efeitos da hormonização na alteração da glicemia, perfil lipídico, resistência à insulina e hemograma.
- Identificar que as cirurgias de retirada das gônadas e o uso irregular de hormônios são fatores de risco para osteoporose em pessoas trans e orientar ingesta adequada de cálcio ou suplementação caso necessário.
- Reduzir o estigma de HIV/Aids na população LGBTQIA+ e fomentar o consumo de alimentos conforme proposto pela dieta do mediterrâneo e considerar fatores socioeconômicos e preferências alimentares em condutas alinhadas ao Guia Alimentar para a população brasileira.
- Reconhecer que pessoas LGBTQIA+ que vivem com HIV podem ter deficiências de micronutrientes e anemia crônica, devendo-se monitorar dosagens de vitaminas e minerais e administrar suplementação quando necessário.
- Reconhecer a maior prevalência de obesidade e doenças crônicas em pessoas LGBTQIA+ que vivem com HIV.

ODONTOLOGIA

Alan Carlos Braga de Arruda

Os profissionais da odontologia devem ter as competências profissionais listadas a seguir.

- Compreender o papel da odontologia na promoção da saúde LGBTQIA+.
- Avaliar, na anamnese em saúde bucal, outras necessidades da população LGBTQIA+, referenciando para outros profissionais quando necessário, pois a consulta odontológica pode ser a primeira e/ou única porta de entrada da pessoa na rede de atenção à saúde.
- Identificar os sinais e sintomas de patologias orofaciais mais prevalentes na população LGBTQIA+ (lesões orais ou alterações de articulação temporomandibular [ATM] decor-

rentes de transtornos alimentares, IST ou uso de substâncias recreativas).
- Identificar a LGBTIfobia como um dos determinantes de menor acesso aos serviços de saúde relacionada a piores indicadores em saúde bucal, como escovação inadequada, taxas de gengivite, cárie e perda dentária.
- Orientar a higiene bucal, a fim de evitar lesões orais que possam ser porta de entrada para IST.
- Realizar ações de prevenção ao câncer de boca, sem julgar as práticas sexuais e os contextos comunitários LGBTQIA+, abordando fatores de risco mais prevalentes nesses grupos (tabagismo, HPV, abuso de álcool).
- Identificar o estresse de minorias como desencadeante de ansiedade manifestada por apertamento dentário parafuncional (bruxismo).
- Realizar o diagnóstico diferencial de IST nas lesões bucais, reconhecendo que estas são mais prevalentes em alguns grupos LGBTQIA+.
- Identificar a motivação LGBTIfóbica nos traumas orofaciais, encaminhar a pessoa para suporte multiprofissional, quando necessário, e notificar a situação de violência a fim de produzir dados estatísticos que deem visibilidade a essas situações.
- Identificar quais são as diferenças anatômicas associadas à leitura social de gênero na face e boca (ângulo mandibular, formato e volume dos incisivos e caninos e protrusão de mento), a fim de indicar procedimentos estéticos na presença de demanda de modificações orofaciais para a transição de gênero.
- Explicar com linguagem simples as alternativas de procedimentos para harmonização orofacial e sua relação com a expressão de gênero, decidindo a melhor alternativa terapêutica junto com o paciente.
- Realizar a reanatomização de incisivos, caninos e demais elementos dentários aparentes para promover um sorriso, de acordo com a expressão de gênero desejada pela pessoa trans.
- Identificar os hormônios sexuais e antiandrógenos como um fator de risco para xerostomia e osteopenia e considerar seu impacto na indicação de procedimentos cirúrgicos (implantes e exodontias).
- Considerar o uso de silicone líquido industrial como causa possível para abscessos orais quando aplicado na face.

PEDIATRIA E HEBIATRIA

Andrea Hercowitz

Os especialistas em pediatria e hebiatria devem ter as competências profissionais listadas a seguir.

- Compreender o papel da pediatria e hebiatria na promoção da saúde LGBTQIA+.
- Atender a criança/adolescente LGBTQIA+ baseando-se em princípios do Código de Ética Médica e Estatuto da Criança e do Adolescente (ECA).
- Reconhecer a influência das condições sociais, psicológicas e culturais sobre o estado de saúde de crianças e adolescentes LGBTQIA+.
- Reconhecer adolescentes LGBTQIA+ como indivíduos capazes e atendê-los de forma diferenciada, respeitando sua individualidade, com garantia de privacidade e confidencialidade.
- Compreender que a diversidade sexual e de gênero de responsáveis não influencia a orientação sexual e identidade de gênero das crianças e dos adolescentes.
- Tornar rotineira a abordagem a respeito de orientação sexual e identidade de gênero nas consultas, de acordo com a idade de cada paciente.
- Reconhecer que não se diagnosticam identidades de gênero e orientações sexuais, pois estas são autorreferidas.
- Compreender que muitas crianças e adolescentes LGBTQIA+ não têm demandas para psicoterapia.
- Ajudar o paciente a "sair do armário" para a família – frequentemente o pediatra/hebiatra é o primeiro a saber.
- Fazer a interface com escolas e outros ambientes que a criança/adolescente frequenta.
- Saber referenciar redes de assistência a famílias e indivíduos LGBTQIA+, a fim de estimular a conexão com pessoas da comunidade, possibilitando a troca de experiências, fortalecimento pessoal e social.
- Fornecer literatura sobre diversidade sexual e de gênero às famílias/responsáveis legais para que possam compreender e apoiar melhor seus filhos LGBTQIA+.
- Não patologizar a assexualidade e informar a adolescentes quanto a essa possibilidade de orientação sexual.
- Pressupor que adolescentes assexuais possam ter atividades sexuais, portanto não deixar de orientar métodos contraceptivos e de proteção contra IST.
- Esclarecer aos familiares que a bissexualidade pode ou não ser uma fase e que deve ser respeitada como orientação/identidade sexual.
- Avaliar o apoio, a aceitação e a compreensão da família e realizar orientação psicoeducativa sobre a diversidade sexual e de gênero, quando necessário.
- Compreender os efeitos da rejeição parental e saber orientar quanto às suas repercussões.
- Combater a tentativa de "terapia psicológica reparativa" para crianças e adolescentes LGBTQIA+, reconhecendo-a como uma forma de violência familiar e profissional.
- Explicar a variabilidade de gênero e a não binariedade aos familiares, orientando-os a apoiar crianças e adolescentes em suas vivências do momento.
- Avaliar os riscos de violência familiar (física, verbal, psicológica) e o risco de expulsão ou abandono do lar.
- Abordar a violência sexual em pessoas LGBTQIA+, identificando situações relacionadas ao "estupro corretivo" em mulheres cis lésbicas, homens trans e pessoas assexuais.
- Reconhecer que adolescentes LGBTQIA+ estão sujeitos a *bullying* e outros tipos de violência na escola e em locais

públicos, tendo limitações no exercício, na expressão e experimentação de sua sexualidade e elaborar conjuntamente estratégias de enfrentamento.
- Identificar a internet como possível território de violência LGBTIfóbica como *cyberbullying, cyberstalking* e *grooming* e abordar o uso problemático de internet em crianças e adolescentes LGBTQIA+.
- Acolher LGBTQIA+ vítimas de violência, notificando tais situações e encaminhando-as para continuidade do seguimento em outros serviços de saúde e equipamentos intersetoriais, se preciso (serviços de segurança, assistência social, abrigos e defensoria).
- Identificar o sofrimento e transtornos mentais em adolescentes LGBTQIA+, como problemas de imagem corporal, depressão, ansiedade, reconhecendo a LGBTIfobia na determinação do processo saúde-doença.
- Manejar situações de autolesão não suicida, ideação e tentativas de suicídio e reconhecer o estresse de minorias como um dos determinantes.
- Incluir as iniquidades e a frequência de fatores de risco da população LGBTQIA+ na formulação das hipóteses diagnósticas, sem estigmatizá-las ou culpá-las por sua orientação sexual ou identidade de gênero.
- Orientar métodos contraceptivos para adolescentes LGBTQIA+, de acordo com a avaliação de risco de gestação não planejada, incluindo aqueles que estejam em bloqueio hormonal ou hormonização.
- Orientar sobre qualidade, uso, higienização e armazenamento de acessórios sexuais.
- Orientar sobre os cuidados antes, durante e depois do sexo anal, relativos à penetração anal e ao uso de lubrificantes e preservativos, uso de duchas higiênicas, dietas e probióticos.
- Orientar medidas de prevenção combinada de IST, avaliando as práticas sexuais, vulnerabilidades e especificidades das pessoas LGBTQIA+.
- Considerar que a prática sexual vulva-vulva pode transmitir IST, além de orientar a prevenção e o tratamento quando necessário.
- Fazer triagem sobre necessidade de indicação de PrEP a pacientes em risco para infecção por HIV;
- Oferecer a PEP a pacientes que relatem situação de risco recente para HIV.
- Realizar rastreamento para os agravos mais prevalentes em adolescentes LGBTQIA+, incluindo doenças, IST, violências e sofrimento em saúde mental.
- Atender adolescentes LGBTQIA+ com queixas de IST, realizando uma anamnese inclusiva para a abordagem das parcerias, práticas sexuais e estratégias de prevenção adequadas.
- Identificar, acolher e realizar anticoncepção de emergência e profilaxia de IST em situações de violência sexual com pessoas LGBTQIA+.
- Realizar o atendimento a situações de emergências clínicas em crianças e adolescentes LGBTQIA+ decorrentes de tentativas de suicídio e uso de substâncias, não as julgando e reconhecendo que a LGBTIfobia é um de seus determinantes.
- Orientar as famílias de crianças com vivências de variabilidade de gênero sobre o processo de transição social, oferecendo suporte às decisões a serem tomadas com relação à revelação para a família e sociedade, mudanças de escolas e transição social.
- Orientar sobre a retificação do nome e gênero de registro para crianças e adolescentes e fornecer laudos e relatórios, se solicitados no processo judicial.
- Conhecer os dispositivos existentes para colaborar com a expressão de gênero de adolescentes trans, como *binders, packers*, próteses mamárias, enchimentos de glúteos e quadris externos e orientar sobre cuidados na ocultação genital ("aquendar");
- Conhecer as diretrizes da Resolução do CFM n. 2.265/2019 para a indicação de bloqueio puberal, hormonização e cirurgias de modificação corporal.
- Participar da elaboração do projeto terapêutico singular junto com a equipe multidisciplinar, crianças, adolescentes e seus pais/responsáveis.
- Explicar em linguagem acessível, aos pacientes e suas famílias, as indicações, contraindicações de procedimentos hormonais e cirúrgicos e o TCLE para hormonização e cirurgias de modificações corporais.
- Compreender os efeitos do bloqueio puberal e da hormonização, suas repercussões físicas e emocionais, para que possa explicá-las aos pacientes e suas famílias/responsáveis legais.
- Oferecer opções de preservação de fertilidade para adolescentes trans e intersexo antes do início do bloqueio e hormonização.
- Diferenciar urgência médica de padronização estética quando do nascimento de um bebê intersexo.
- Acolher e orientar os pais de bebês com DDS, explicando que o intersexo é uma das variantes da normalidade e que as cirurgias precoces só precisam ser realizadas se houver urgência médica.
- Realizar exame físico geral e genital em adolescentes intersexo e trans, respeitando suas dificuldades e compreendendo que não é obrigatório em um primeiro contato, se não houver necessidade.
- Identificar e respeitar o desejo da criança e do adolescente trans na escolha da ala em relação ao gênero vivenciado para internação nas enfermarias.
- Defender políticas públicas e leis contra discriminação e violência das crianças e jovens LGBTQIA+.

PSICOLOGIA

Desirèe Monteiro Cordeiro
Luciane Gonzalez Valle

Os profissionais da psicologia devem ter as competências profissionais listadas a seguir.

- Compreender o papel da psicologia na promoção da saúde LGBTQIA+.
- Conhecer o desenvolvimento da identidade de gênero e orientação sexual e a influência dos aspectos biológicos, psicológicos e sociais.
- Realizar uma análise crítica de possíveis aspectos cis heteronormativos das teorias de desenvolvimento da Psicologia.
- Reconhecer os próprios preconceitos, estigmas e vieses, a fim de não rejeitar ou expressar uma atitude negativa em relação à diversidade sexual e de gênero durante a abordagem psicológica.
- Atuar pelo combate a tentativas de "terapia psicológica reparativa", sua publicização ou qualquer ação que favoreça a patologização de comportamentos homoeróticos e das identidades trans, reconhecendo-a como uma forma de violência institucional.
- Atuar de acordo com a Resolução CFP n. 01/1999, que estabelece normas de atuação para os psicólogos em relação à questão da orientação sexual.
- Atuar de acordo com os princípios da Psicologia Afirmativa, reconhecendo as identidades sexuais e de gênero como válidas, legítimas e que não são doença, transtorno, distúrbio ou perversão.
- Apoiar o desenvolvimento psicossocial das pessoas LGBTQIA+, conhecendo especificidades das várias fases do ciclo de vida.
- Realizar ações de promoção da saúde sexual para adolescentes, adultos e parcerias LGBTQIA+.
- Realizar a psicoeducação em grupo ou individual sobre questões relacionadas à saúde mental LGBTQIA+ e sexualidade na comunidade, serviços de saúde e escolas.
- Avaliar a rede de suporte social e familiar da pessoa LGBTQIA+, promovendo a inclusão, a aceitação e o acolhimento da diversidade.
- Identificar e abordar os determinantes de vulnerabilidade relacionados ao estresse de minoria e da cultura LGBTQIA+ que possam influenciar a saúde mental das pessoas LGBTQIA+.
- Acolher a pessoa que esteja em sofrimento mental relacionado à fase de saída do armário, sem interferir na definição da orientação sexual ou identidade de gênero.
- Acolher e abordar conflitos das crenças religiosas com a orientação sexual e identidade de gênero.
- Acolher famílias que possam ter dificuldade em lidar com a saída do armário de seus filhos.
- Incluir as "famílias de escolha" nas discussões sobre o cuidado da pessoa LGBTQIA+, se assim ela o desejar.
- Desenvolver estratégias assertivas de enfrentamento às adversidades sociais e psicológicas, promovendo-se saúde e cidadania à população LGBTQIA+.
- Identificar e abordar discriminação e preconceitos sofridos por pessoas LGBTQIA+, incluindo opressões interseccionais de raça, classe e gênero, e auxiliá-las na busca por medidas legais, quando necessário.
- Reconhecer e atuar no impacto da violência social, escolar (*bullying*), no trabalho e familiar na saúde mental das pessoas LGBTQIA+,
- Notificar situações de violência, especificando a identidade de gênero e orientação sexual declarada pela pessoa e a motivação LGBTIfóbica.
- Orientar pessoas LGBTQIA+ que desejam ter filhos biológicos ou adotivos, desfazendo mitos sobre a parentalidade LGBTQIA+.
- Realizar detecção e abordagem da violência doméstica entre parcerias LGBTQIA+.
- Abordar conflitos entre casais formados por pessoas LGBTQIA+, reconhecendo a influência do estresse de minoria e LGBTIfobia na dinâmica do casal.
- Diferenciar a falta de desejo sexual ou outras questões relacionadas à resposta sexual, a fim de não patologizar a assexualidade.
- Realizar abordagens psicoterápicas para problemas relacionados às inadequações sexuais na população LGBTQIA+.
- Identificar insatisfações ou problemas com a imagem corporal em pessoas LGBTQIA+ e referenciá-las para avaliação de equipe multiprofissional na suspeita de transtorno dismórfico corporal.
- Identificar o uso problemático de internet em pessoas LGBTQIA+ e associar com fatores específicos como LGBTIfobia internalizada e risco de exposição pública.
- Realizar o acolhimento e atendimento pré-teste para pessoas LGBTQIA+ que buscam testagem para IST/HIV ou informações para uso de PrEP e PEP.
- Realizar a consulta pós-teste para a entrega dos resultados de exames de IST/HIV e orientação sobre o plano terapêutico e de prevenção.
- Abordar a sorofobia como um dos determinantes de sofrimento mental.
- Identificar e abordar o sofrimento em relação às vivências de variabilidade de gênero.
- Apoiar a criança e o adolescente na exploração da sua identidade de gênero.
- Conhecer os desfechos na qualidade de vida, saúde mental, saúde sexual e as complexidades relacionadas às cirurgias estéticas em pessoas intersexo.
- Avaliar a capacidade da pessoa em compreender e dar consentimento para procedimentos como bloqueio hormonal, hormonização e procedimentos cirúrgicos.
- Trabalhar a expectativa e idealização em relação aos resultados das modificações corporais do ponto de vista físico e social.
- Fornecer laudos e relatórios necessários para a retificação do nome e gênero de registro para crianças e adolescentes, se solicitado no processo judicial.
- Atuar na elaboração e implementação do projeto terapêutico singular de crianças, adolescentes, adultos e idosos em transição de gênero, incluindo o Processo Transexualizador do SUS.

- Promover o cuidado e a autonomia de pessoas trans que estejam no processo de transição de gênero, antecipando possíveis dificuldades e ajudando a prepará-las para o enfrentamento.
- Saber abordar no processo psicoterápico questões específicas do processo de transição de gênero, como questões em relação à leitura social ("passabilidade"), formas de lidar com a nova anatomia e frustrações relacionadas com os resultados das modificações corporais.
- Atuar em equipe multidisciplinar no acompanhamento do desenvolvimento de crianças intersexo, a fim de garantir o direito sobre o próprio corpo e combate ao estigma.
- Acolher o sofrimento e esclarecer as dúvidas da família de uma criança intersexo.

PSIQUIATRIA

Saulo Vito Ciasca

Os especialistas em psiquiatria devem ter as competências profissionais listadas a seguir.

- Compreender o papel da psiquiatria na promoção da saúde LGBTQIA+.
- Conhecer a evolução do pensamento nosológico a respeito das homossexualidades e transexualidades, além dos motivos para os quais as diversidades sexuais e de gênero não são mais consideradas transtornos mentais.
- Combater tentativas de "terapia psicológica reparativa", sua publicização ou qualquer ação que favoreça a patologização de comportamentos homoeróticos e das identidades trans, reconhecendo-a como uma forma de violência.
- Reconhecer que não se diagnosticam identidades de gênero como transexualidade e travestilidade e orientações sexuais como homossexualidade, bi ou pansexualidade, pois estas são autorreferidas.
- Compreender que muitas pessoas LGBTQIA+ não têm demanda para psicoterapia e conhecer as indicações e os princípios de abordagens psicológicas afirmativas para essa população.
- Ofertar escuta atenta ao sofrimento psíquico, investigando efeitos de estigmas sociais e vulnerabilidades das pessoas LGBTQIA+ e evitando a "observação passiva".
- Reconhecer aspectos interseccionais (por meio de marcadores da diferença como raça, classe e gênero) na abordagem de saúde mental da pessoa LGBTQIA+.
- Articular a rede de saúde mental para promover inclusão de pessoas LGBTQIA+ marginalizadas, como aquelas em situação de rua, profissionais do sexo, pessoas privadas de liberdade.
- Incluir as disparidades e a frequência de fatores de risco da população LGBTQIA+ na formulação das hipóteses diagnósticas, sem estigmatizá-las ou culpá-las por sua orientação sexual ou identidade de gênero.
- Apoiar o desenvolvimento psicossocial das pessoas LGBTQIA+, conhecendo especificidades das várias fases do ciclo de vida.
- Acolher a pessoa que esteja em sofrimento mental relacionado à fase de saída do armário, sem interferir na definição da orientação sexual ou identidade de gênero.
- Conhecer e abordar particularidades da saúde mental de idosos LGBTQIA+.
- Avaliar a rede de suporte social e familiar da pessoa LGBTQIA+, promovendo inclusão, aceitação e acolhimento da diversidade.
- Identificar e abordar a violência familiar ou social, seja LGBTIfobia familiar (pais, filhos etc.), agressão entre parcerias LGBTQIA+, *bullying* na escola, *cyberbullying*, preconceito no trabalho ou violência na rua.
- Realizar detecção e abordagem da violência por parceria íntima entre parcerias LGBTQIA+.
- Abordar violência sexual em pessoas LGBTQIA+, identificando situações relacionadas ao "estupro corretivo" em mulheres cis lésbicas e bissexuais, homens trans e pessoas assexuais.
- Identificar a internet como possível território de violência LGBTIfóbica como *cyberbullying, cyberstalking* e *grooming* e abordar o uso problemático de internet em pessoas LGBTQIA+.
- Notificar situações de violência, especificando a identidade de gênero e orientação sexual declarada pela pessoa e a motivação LGBTIfóbica.
- Relacionar o estresse de minorias e a LGBTIfobia como manifestação do sofrimento mental e como determinantes para piores desfechos em saúde mental.
- Conhecer e abordar iniquidades em saúde mental das pessoas LGBTQIA+, como maior prevalência de depressão, ansiedade, transtorno de ansiedade social, transtorno de estresse pós-traumático, transtornos alimentares, insatisfação com imagem corporal, transtorno dismórfico corporal, suicídio, autolesão não suicida e transtornos por uso de substâncias.
- Identificar o risco de LGBTIfobia em pessoas que apresentem rebaixamento do nível de consciência, redução da capacidade da crítica ou do juízo de realidade.
- Legitimar as identidades e reconhecer que pessoas com deficiência mental e/ou transtorno do espectro autista, esquizofrenia e transtornos de personalidade, entre outros, podem ser LGBTQIA+.
- Diferenciar a falta de desejo sexual ou outras questões relacionadas à resposta sexual, a fim de não patologizar a assexualidade.
- Diagnosticar e abordar as principais queixas de insatisfação sexual na população LGBTQIA+, considerando especificidades, como o efeito da hormonização em pessoas trans.
- Saber diferenciar, na abordagem integral da saúde sexual de algumas pessoas LGBTQIA+, o transtorno parafílico de outras práticas sexuais, como BDSM, fetichismo, urofilia e outras, sem julgá-las ou discriminá-las.

- Conhecer e abordar aspectos psicológicos relacionados ao sexo anal, como LGBTIfobia internalizada, medo de presença de fezes no ato sexual e anodispareunia.
- Avaliar os efeitos do uso de substâncias durante o ato sexual em pessoas LGBTQIA+, diferenciando o uso recreativo do problemático.
- Manejar situações de autolesão não suicida, ideação e tentativas de suicídio e reconhecer o estresse de minorias como um dos determinantes.
- Abordar a sorofobia como um dos determinantes de sofrimento mental.
- Identificar e tratar transtornos mentais associados à infecção por HIV.
- Conhecer interações medicamentosas de psicofármacos associados com a terapia antirretroviral em pessoas que vivem com HIV.
- Identificar situações de risco para IST e oferecer estratégias de prevenção combinada (sorologias, PrEP, PEP, uso de preservativos, métodos de barreira e outros).
- Atuar na perspectiva da despatologização das identidades trans e intersexo, reconhecendo os questionamentos em relação aos diagnósticos de incongruência de gênero da CID-11 e disforia de gênero do DSM-5.
- Conhecer as diretrizes da Resolução do CFM n. 2.265/2019 e encaminhar para bloqueio puberal, hormonização e cirurgias de modificação corporal, quando pertinente.
- Promover o cuidado e a autonomia de pessoas trans que estejam no processo de transição de gênero, antecipando possíveis dificuldades e ajudando a prepará-las para enfrentamento.
- Trabalhar a expectativa e idealização em relação aos resultados das modificações corporais do ponto de vista físico e social.
- Fornecer laudos e relatórios necessários para a retificação do nome e gênero de registro para crianças e adolescentes, se solicitado no processo judicial.
- Trabalhar em equipe multiprofissional no processo de transição de gênero, saindo da lógica de "controlador de acesso".
- Atuar no processo de transição de gênero quando há demanda para modificações corporais através da avaliação da capacidade de consentimento, discernimento e crítica da pessoa e do acompanhamento de co-ocorrências psiquiátricas, quando presentes.
- Realizar avaliação de possíveis contraindicações psiquiátricas para modificações corporais, como hormonização e cirurgias.
- Abordar a disforia de gênero em pessoas trans e intersexo, quando presente, reconhecendo os efeitos da LGBTIfobia internalizada, impacto da violência e heterocisnormatividade na forma como as pessoas se relacionam com seus próprios corpos.
- Explicar aos pacientes e suas famílias/responsáveis legais sobre os efeitos físicos e psíquicos do bloqueio puberal e da hormonização.
- Orientar sobre o risco de redução da fertilidade pela hormonização e possibilidade de preservação de gametas para pessoas trans.
- Conhecer os efeitos e as interações dos psicofármacos em pessoas trans que fazem uso de hormonização.
- Abordar, no processo psicoterápico, especificidades do processo de transição de gênero, como leitura social, revelação ou não para terceiros, relacionamentos afetivos e sexuais, saúde sexual, prazer, autonomia, relação com o próprio corpo, autocuidado, formas de lidar com a nova anatomia, expectativas e frustrações com os resultados das modificações corporais.
- Orientar as famílias de crianças com vivências de variabilidade de gênero sobre o processo de transição social, oferecendo suporte às decisões a serem tomadas em relação à revelação para a família e sociedade, mudanças de escolas e transição social.
- Participar do projeto terapêutico singular junto com a equipe multidisciplinar no atendimento de crianças, adolescentes, seus pais/responsáveis e adultos LGBTQIA+.
- Estabelecer interface com escolas e outros ambientes que a criança/adolescente com vivências de variabilidade de gênero frequenta.
- Atuar em equipe multidisciplinar no acompanhamento do desenvolvimento de crianças intersexo, a fim de garantir o direito sobre o próprio corpo e combate ao estigma.
- Abordar os desfechos na qualidade de vida, saúde mental e sexual relacionadas às cirurgias estéticas em pessoas intersexo.
- Realizar psicoeducação em grupo ou individual em relação a identidades de gênero, orientações sexuais, diversidade de diferenciação do sexo, saúde mental de pessoas LGBTQIA+ e processo de transição de gênero e suas particularidades.
- Identificar e respeitar o desejo da pessoa trans na escolha da ala em relação à identidade de gênero para internação nas enfermarias.
- Defender políticas públicas e leis contra discriminação e violência das pessoas LGBTQIA+.

SERVIÇO SOCIAL

Liliane de Oliveira Caetano

Os assistentes sociais devem ter as competências profissionais listadas a seguir.

- Compreender o papel do serviço social na promoção da saúde LGBTQIA.
- Fomentar a garantia de direitos, o acolhimento de pessoas LGBTQIA+ na comunidade e nos serviços de saúde e o combate à opressão.
- Garantir a efetividade das determinações da Resolução CFESS n. 489/2006 a respeito da orientação sexual, na perspectiva do direito a amar e à afetividade.

- Garantir os direitos à identidade de gênero estabelecidos na Resolução CFESS n. 845/2018, tais como os relativos à autodeterminação de cada pessoa, direito ao corpo e despatologização das identidades trans.
- Reconhecer a influência do estresse de grupos minorizados nas condições sociais, psicológicas e culturais sobre o estado de saúde de pessoas LGBTQIA+ ao longo do ciclo de vida.
- Desenvolver escuta qualificada para identificar potencialidades da população LGBTQIA+, assim como as demandas e vulnerabilizações, considerando a dimensão individual e coletiva.
- Utilizar instrumentais de intervenção e registro que propiciem a coleta de dados sobre orientação sexual e identidade de gênero, renda, raça/cor, dentre outros, a fim de produzir assistência e informações na perspectiva interseccional sobre a população LGBTQIA+.
- Promover ações que objetivem garantir acesso equitativo das populações LGBTQIA+ aos serviços de saúde, assim como conectividade comunitária, considerando condições que podem se interseccionar e ser mais propensas a marginalizações e violações de direitos, como inserção de classes sociais, pertencimento étnico-racial, faixa etária, pessoas em situação de rua, imigrantes, profissionais do sexo, dentre outras.
- Potencializar a rede social de apoio da pessoa LGBTQIA+, prestando atendimento a familiares e demais vínculos sociais, incluindo as "famílias de escolha", se assim ela o desejar.
- Promover a articulação da rede de serviços específicos para pessoas LGBTQA+ ou não, para ampliação do acesso a bens, recursos e serviços.
- Articular com os movimentos sociais em defesa dos direitos à saúde, à cidadania e à livre expressão da orientação sexual e identidade de gênero.
- Desenvolver ações que objetivem a promoção de uma cultura de respeito e valorização da diversidade sexual e de gênero nos serviços de saúde e nos territórios de pertencimento da população LGBTQIA+, além da sua inclusão nas demais políticas sociais.
- Participar de cursos e atualizações com vistas à educação permanente, considerando as constantes mudanças de aprimoramento do conhecimento, de terminologias ou mesmo de técnicas em saúde para a população LGBTQIA+.
- Considerar as demandas da população LGBTQIA+ na formulação e no gerenciamento de políticas sociais.
- Participar e incentivar a participação da população LGBTQIA+ nas conferências e nos conselhos democráticos de direitos, tais como conselho de saúde e conselho LGBTQIA+.
- Orientar a população usuária do serviço de saúde sobre o tratamento fora de domicílio (TFD), quando houver necessidade.
- Oferecer suporte ao longo de todo o ciclo de vida, inclusive nas fases em que a pessoa esteja começando a se identificar como LGBTQIA+, nas transições sociais relacionadas, com atenção e cuidado para conflitos familiares e demais circunstâncias que possam gerar sofrimento a ela;
- Realizar detecção precoce e atenção ao sofrimento mental decorrente da LGBTIfobia, assim como orientar os encaminhamentos necessários.
- Realizar grupos socioeducativos na comunidade, nas escolas e nos serviços de saúde, sejam eles específicos para população LGBTQIA+ ou não, que incluam aspectos da diversidade sexual e de gênero.
- Realizar ações de promoção da saúde sexual para adolescentes, adultos e parcerias LGBTQIA+.
- Realizar o acolhimento e atendimento pré-teste para pessoas LGBTQIA+ que buscam testagem para IST ou informações para uso de PrEP e PEP.
- Explicar sobre direitos reprodutivos LGBTQIA+, incluindo a possibilidade de preservação de gametas, fertilização *in vitro*, inseminação artificial e adoção.
- Orientar sobre direitos reprodutivos para pessoas LGBTQIA+, incluindo aqueles relacionados à esterilização definitiva e preservação de gametas.
- Orientar sobre direitos relacionados à parentalidade LGBTQIA+ e ao registro de crianças nascidas por reprodução assistida, reprodução caseira ou que foram adotadas.
- Realizar detecção e abordagem da violência doméstica entre parcerias LGBTQIA+.
- Acolher pessoas LGBTQIA+ que sofreram violência física, psicológica, sexual, patrimonial, moral, dentre outras, sem responsabilizá-las pelo ocorrido, acionando outros serviços necessários.
- Orientar sobre as possibilidades de denúncia e encaminhamentos relacionados a violações de direitos, em razão da orientação sexual e/ou identidade de gênero, não naturalizando ou banalizando as diversas formas de violências.
- Notificar situações de violência, especificando a identidade de gênero e orientação sexual informada pela pessoa e a motivação LGBTIfóbica, se for o caso.
- Atuar na elaboração e implementação do projeto terapêutico singular de crianças, adolescentes, adultos e idosos em transição de gênero, incluindo o Processo Transexualizador do SUS.
- Orientar as pessoas trans sobre fluxos necessários para retificação do nome e gênero no registro civil.
- Orientar as pessoas trans, quando houver necessidade, sobre o alistamento militar, emissão ou regularização de documento de reservista.
- Promover articulação intersetorial para a empregabilidade e o acesso à educação para pessoas LGBTQIA+, em especial trans e travestis.
- Orientar profissionais, serviços de saúde e familiares sobre o registro de recém-nascidos intersexo, de forma a garantir a diversidade sexual e direitos da criança sobre o próprio corpo.

TERAPIA OCUPACIONAL

Dionne do Carmo Araujo Freitas

Os terapeutas ocupacionais devem ter as competências profissionais listadas a seguir.

- Compreender o papel da terapia ocupacional na promoção da saúde LGBTQIA+.
- Reconhecer os próprios preconceitos, estigmas e vieses, a fim de não rejeitar ou expressar uma atitude negativa em relação à diversidade sexual e de gênero durante as abordagens.
- Desenvolver escuta qualificada para identificar potencialidades da população LGBTQIA+, considerando a dimensão individual e coletiva.
- Realizar a avaliação da rotina diária da pessoa LGBTQIA+, considerando a influência do estresse de minoria e LGBTIfobia.
- Investigar os processos políticos, sociais, culturais e econômicos para promover a diversidade sexual e de gênero e combater a LGBTIfobia.
- Apoiar o desenvolvimento psicossocial das pessoas LGBTQIA+, conhecendo especificidades das várias fases do ciclo de vida e diferentes modos de vida, hábitos e atividades cotidianas dos sujeitos.
- Atuar nas diferentes áreas de desempenho da pessoa como atividades básicas (AVD), instrumentais (AIVD) e complexas de vida diária, lazer, trabalho, e avaliar comprometimentos.
- Realizar atividades de educação e brincar com crianças e adolescentes LGBTQIA+ e avaliar capacidades e comprometimentos.
- Incluir as "famílias de escolha" nas discussões sobre o cuidado da pessoa LGBTQIA+, se assim ela o desejar.
- Promover ações para reduzir a vulnerabilidade das populações LGBTQIA+ que passam por déficits sociais.
- Promover ações para reduzir o isolamento das pessoas LGBTQIA+ e promover a participação social.
- Realizar grupos educativos na comunidade e nos serviços de saúde, sejam eles específicos para a população LGBTQIA+ ou não, que incluam aspectos da diversidade sexual e de gênero.
- Promover a reinserção social e democrática das populações LGBTQIA+ que viveram encarceradas em hospitais psiquiátricos e prisões.
- Promover a parentalidade positiva LGBTQIA+.
- Realizar o atendimento domiciliar na perspectiva da diversidade sexual e de gênero, evitando suposições heterocisnormativas sobre o ambiente e a dinâmica familiar.
- Promover articulação intersetorial para a empregabilidade e acesso à educação para pessoas LGBTQIA+, em especial trans, travestis e intersexo.

UROLOGIA

Sylvia Faria Marzano

Os especialistas em urologia devem ter as competências profissionais listadas a seguir.

- Compreender o papel da urologia na promoção da saúde LGBTQIA+.
- Reconhecer que a Urologia pode ser o primeiro acesso de muitas pessoas LGBTQIA+ e/ou suas famílias para discutir sobre orientação sexual ou identidade de gênero e conflitos relacionados à "saída do armário" e à transição social de gênero.
- Realizar o toque vaginal A para avaliação de próstata em mulheres trans e pessoas transfemininas que realizam a cirurgia de redesignação sexual, reconhecendo que essa pode ser uma via anatômica mais adequada que o toque retal.
- Orientar medidas de prevenção de IST, avaliando as práticas sexuais, vulnerabilidades e especificidades das pessoas LGBTQIA+.
- Conhecer a incidência dos agentes infecciosos em uretrites, orquiepididimites e prostatites em pessoas que praticam relação anal insertiva.
- Indicar, de acordo com a avaliação de risco, o rastreamento para clamídia e gonorreia para prevenção de uretrites em homens cis gays e bissexuais e mulheres cis (de qualquer orientação sexual).
- Reconhecer a LGBTIfobia internalizada como um dos determinantes de vulnerabilidade relacionados ao comportamento sexual e adesão às estratégias de prevenção de IST.
- Não patologizar a assexualidade e diferenciá-la da falta ou diminuição de desejo sexual.
- Abordar queixas sexuais que possam estar relacionadas à hormonização de pessoas trans.
- Orientar cuidados seguros relacionados às práticas sexuais, de acordo com a redução de danos, não julgando possíveis variações (como a prática de *pumping*, inserção de objetos na uretra, *bondage* e compressão escrotal, por exemplo).
- Acolher, não julgar e considerar a diversidade de arranjos conjugais homotransafetivos e suas especificidades na abordagem das queixas sexuais.
- Identificar situações de violência doméstica entre casais homotransafetivos, considerando que esta pode estar relacionada a queixas sexuais e IST.
- Identificar, acolher, notificar e realizar anticoncepção de emergência e profilaxia de IST em situações de violência sexual com pessoas LGBTQIA+.
- Abordar, diagnosticar e tratar queixas sexuais como disfunção erétil, ejaculação precoce e dor ao ejacular para todas as pessoas que possuam pênis (homens cis, mulheres trans, travestis e pessoas não binárias).
- Diagnosticar e tratar patologias prostáticas (câncer de próstata, prostatites e hiperplasia da próstata, entre outras) em

- quaisquer pessoas que possuam esse órgão, sejam elas homens cis, mulheres trans ou pertencentes a outros gêneros.
- Recomendar ações de prevenção do câncer de próstata e de pênis baseadas em evidências científicas.
- Realizar o exame físico de forma diferenciada em pessoas trans e intersexo, considerando que algumas podem ter disforia de gênero ou dificuldade de lidar com a genitália.
- Utilizar terminologia neutra para partes do corpo ou questionar se há preferência da pessoa quanto ao termo a ser utilizado, especialmente para pessoas trans.
- Orientar cuidados para pessoas trans e travestis que realizam o "aquendar"/*tucking* (ocultação do pênis e dos testículos), a fim de evitar complicações como infecções urinárias, lesões dermatológicas, torção e distopia testicular.
- Orientar estratégias para higiene local em pessoas com aversão genital (pois elas podem evitar visualizar ou manipular essas regiões), a fim de prevenir problemas como balanopostite, bartolinite, vaginites, infecção urinária e câncer de pênis.
- Explicar em linguagem acessível aos pacientes as indicações, contraindicações e procedimentos cirúrgicos e o TCLE para cirurgias de redesignação sexual, e também para pessoas intersexo e suas famílias.
- Indicar os cuidados pré e pós-operatórios relacionados às cirurgias de redesignação sexual.
- Trabalhar em equipe multiprofissional no pré e pós-cirúrgico e durante a realização dos procedimentos.
- Conhecer e realizar mais de uma técnica para cirurgias de redesignação sexual, a fim de oferecer às pessoas trans a possibilidade de escolher conjuntamente a técnica ideal (orquiectomia, neovulvovaginoplastia, neofaloplastia, metoidioplastia, escrotoplastia, neouretroplastia e implante de prótese peniana).
- Avaliar os resultados cirúrgicos na qualidade de vida, satisfação e funcionalidade das pessoas trans e intersexo.
- Diagnosticar e tratar complicações decorrentes dos procedimentos cirúrgicos da redesignação sexual.
- Avaliar e tratar queixas geniturinárias em pessoas que realizaram a cirurgia de redesignação sexual (incontinência e retenção urinária, prolapso genital, dor ou alteração da sensibilidade na relação sexual).
- Avaliar, indicar e realizar cirurgias prostáticas em pessoas trans com neovulvovagina.
- Discernir emergência cirúrgica de urgência social em recém-nascidos com genitália atípica.
- Refletir sobre os desfechos na qualidade de vida, saúde mental, saúde sexual e as complexidades relacionadas às cirurgias estéticas em pessoas intersexo.
- Realizar cirurgias urológicas em pessoas com DDS que apresentem alterações disfuncionais, como incontinência, dificuldade para micção e ausência de meato uretral.
- Orientar a continuidade do seguimento multidisciplinar no período pós-operatório quanto à nova anatomia genital das pessoas trans e intersexo.
- Estar disponível para ter suas habilidades cirúrgicas revisadas por seus pares.
- Adquirir especialização técnico-cirúrgica específica e buscar continuamente por atualização científica sobre a saúde LGBTQIA+.

REFERÊNCIAS BIBLIOGRÁFICAS

Competências gerais

1. Fernandes CR, Farias Filho A, Gomes JMA, Pinto Filho WA, Cunha GKF, Maia FL. Currículo baseado em competências na residência médica. Rev Bras Educ Med. 2012;36(1):129-36.
2. Bollela VR, Machado JL. Internato baseado em competências: bridging the gaps. Medvance; 2010.
3. Baker K, Beagan B. Making assumptions, making space: an anthropological critique of cultural competency and its relevance to queer patients. Med Anthropol Q. 2014;28(4):578-98.
4. Lopes Junior A, Raimondi GA, Murta D, Souza TT, Borret RH. LGBTI+ Teaching and health care: reflections in the context of the Covid-19 pandemic. Rev Bras Educ Med. 2020;44(sup.1):e0152.

Agente comunitária(o) de saúde

5. Brasil. Ministério da Saúde. Secretaria de Atenção à Saúde. Departamento de Atenção Básica. O trabalho do agente comunitário de saúde. Brasília: Ministério da Saúde; 2009. 84 p.

Cirurgia plástica

6. Bowman C, Goldberg J. Care of the patient undergoing sex reassignment surgery (SRS). Vancouver Coastal Health, Transcend Transgender Support & Education Society, and the Canadian Rainbow Health Coalition; 2006.
7. Coleman E, Bockting W, Botzer M, Cohen-Kettenis P, DeCuypere G, Feldman J, et al. Standards of care for the health of transsexual, transgender, and gender-nonconforming people, version 7. Int J Transgend. 2012;13(4):165-232.
8. Dutton L, Koenig K, Fennie K. Gynecologic care of the female-to-male transgender man. J Midwifery Womens Health. 2008;53(4):331-7.
9. Grant JM, Mottet LA, Tanis J, Harrison J, Herman J, Keisling M. National transgender discrimination survey; report on health and healthcare. Washington: National Center for Transgender Equality and National Gay and Lesbian Task Force; 2010.
10. Brasil. Ministério da Educação. Resolução n. 7, de 8 de abril de 2019. Dispõe sobre a matriz de competências dos Programas de Residência Médica em Cirurgia Plástica no Brasil. Brasília: Diário Oficial da União; 2019.
11. Sevelius JM. Gender affirmation: a framework for conceptualizing risk behavior among transgender women of color. Sex Roles. 2013;68(11-12):675-89.
12. Unger CA. Care of the transgender patient: the role of the gynecologist. Am J Obstet Gynecol. 2014;210(1):16-26.
13. Wesp L. Transgender patients and the physical examination. Transgender Care University of California, San Francisco; 2016. [acesso em 30 de novembro de 2020]. Disponível em: https://transcare.ucsf.edu/guidelines/physical-examination

Clínica médica

14. Brasil. Conselho Federal de Medicina. Atuação do Clínico/Internista. [internet]. [acesso em 30 de novembro de 2020]. Disponível em: https://portal.cfm.org.br/images/PDF/competenciasclinico.pdf
15. Brasil. Ministério da Educação. Secretaria Executiva da CNRM. [publicação na Web]. Matrizes de Competências em Clínica Médica. [acesso em 30 de novembro de 2020]. Disponível em: http://portal.mec.gov.br/in-

dex.php?option=com_docman&view=download&alias=119741-13-matriz-de-competencias-em-clinica-medica&category_slug=agosto-2019-pdf&Itemid=30192

Coloproctologia

16. Sociedade Brasileira de Coloproctologia. Comissão de Ensino e Aperfeiçoamento Médico. Estrutura e conteúdo programático mínimo necessários para o credenciamento de serviços de treinamento pleno e residência médica em coloproctologia, com o objetivo de formação para obtenção de título de especialista, exigido pela Sociedade Brasileira de Coloproctologia (SBCP). [acesso em 30 de novembro de 2020]. Disponível em: https://sbcp.org.br/cms/wp-content/uploads/2017/09/SBCP_RM_REGIMENTO_2017_a.pdf
17. Melo LP, dos Santos GBS, Raimondi GA, Paulino DB, Almeida MM, de Barros EF, et al. Carta de Porto Alegre: em defesa da equidade de gênero e da diversidade sexual na educação médica. [internet]. [acesso em 27 de novembro de 2020]. Disponível em: https://website.abem-educmed.org.br/wp-content/uploads/2019/09/CARTA-LGBT-1-1.pdf.

Dermatologia

18. Charny JW, Kovarik CL. LGBT access to health care: a dermatologist's role in building a therapeutic relationship. Cutis. 2017;99(4):228-9.
19. Boos MD, Yeung H, Inwards-Breland D. Dermatologic care of sexual and gender minority/LGBTQIA youth, Part I: An update for the dermatologist on providing inclusive care. Pediatr Dermatol. 2019;36(5):581-6.
20. Brasil. Ministério da Educação. Comissão Nacional de Residência Médica. Resolução n. 8, de 8 de abril de 2019. Dispõe sobre a matriz de competências dos Programas de Residência Médica em Dermatologia no Brasil. Brasília: Diário Oficial da União; 2019.
21. Ginsberg BA. Dermatologic care of the transgender patient. Int J Womens Dermatol. 2016;3(1):65-7.
22. Yeung H, Luk KM, Chen SC, Ginsberg B, Katz KA. Dermatologic care for lesbian, gay, bisexual, and transgender persons: Epidemiology, screening, and disease prevention. J Am Acad Dermatol. 2019;80(3):591-602.

Endocrinologia

23. Telfer MM, Tollit MA, Pace CC, Pang KC. Australian standards of care and treatment guidelines for transgender and gender diverse children and adolescents. Med J Aust. 2018;209(3):132-6.
24. Coleman E, Bockting W, Botzer M, Cohen-Kettenis P, DeCuypere G, Feldman J, et al. Standards of care for the health of transsexual, transgender, and gender-nonconforming people, version 7. Int J Transgend. 2012;13(4):165-232.
25. Hembree WC, Cohen-Kettenis PT, Gooren L, Hannema SE, Meyer WJ, Murad MH, et al. Endocrine treatment of gender-dysphoric/gender-incongruent persons: an Endocrine Society clinical practice guideline. J Clin Endocrinol Metab. 2017;102(11)3869-903.
26. Brasil. Ministério da Educação. Secretaria Executiva da CNRM. [publicação na Web]. Matriz de Competências - Endocrinologia e metabologia. [acesso em 30 de novembro de 2020]. Disponível em: http://portal.mec.gov.br/index.php?option=com_docman&view=download&alias=-102821-matriz-endocrinologia-e-metabologia&category_slug=novembro-2018-pdf&Itemid=30192

Enfermagem

27. Prado EAJ, Sousa MF. Políticas públicas e a saúde da população LGBT: uma revisão integrativa. Tempus, Actas de Saúde Colet. 2017;11(1):69-80.
28. Valadão RC, Gomes R. A homossexualidade feminina no campo da saúde: da invisibilidade à violência. Physis. 2011;21(4):1451-67.
29. Santos JS dos, Silva RN, Ferreira MA. Saúde da população LGBTI+ na atenção primária à saúde e a inserção da enfermagem. Esc Anna Nery. 2019;23(4):e20190162.
30. Brasil. Ministério da Saúde. Instituto Nacional de Câncer José Alencar Gomes da Silva. Coordenação de Prevenção e Vigilância. Divisão de Detecção Precoce e Apoio à Organização de Rede. Diretrizes brasileiras para o rastreamento do câncer do colo do útero. 2. ed. rev. e atual. Rio de Janeiro: INCA; 2016.
31. Brasil. Ministério da Saúde. Protocolos da Atenção Básica: Saúde das Mulheres. Brasília: Ministério da Saúde; 2016. 230 p.
32. Brasil. Ministério da Saúde. Secretaria de Gestão Estratégica e Participativa. Departamento de Apoio à Gestão Participativa. Política Nacional de Saúde Integral de Lésbicas, Gays, Bissexuais, Travestis e Transexuais. Brasília: Ministério da Saúde, 2013.
33. Coleman E, Bockting W, Botzer M, Cohen-Kettenis P, DeCuypere G, Feldman J, et al. Standards of care for the health of transsexual, transgender, and gender-nonconforming people, version 7. Int J Transgend. 2012;13(4):165-232.
34. Angonese M, Lago MCS. Direitos e saúde reprodutiva para a população de travestis e transexuais: abjeção e esterilidade simbólica. Saude Soc. 2017;26(1):256-70.
35. Conselho Nacional de Justiça. Cadastro Nacional de Adoção. Brasília; 2009.

Farmácia

36. Lehman JR, Diaz K, Ng H, Petty EM, Thatikunta M, Eckstrand K, editores. The Equal Curriculum: The Student and Educator Guide to LGBTQ Health. Springer Nature; 2019.
37. Brasil. Ministério da Educação. Conselho Nacional de Educação. Câmara de Educação Superior. Resolução n. 6, de 19 de outubro de 2017. Institui as Diretrizes Curriculares Nacionais do Curso de Graduação em Farmácia e dá outras providências. Brasília, DF: Diário Oficial da União; 2017.

Fisioterapia

38. Brasil. Conselho Nacional de Educação. Câmara de Educação Superior. Resolução CNE/CES 4, de 29 de fevereiro de 2002. Institui as Diretrizes Curriculares Nacionais do Curso de Graduação em Fisioterapia. Brasília: Diário Oficial da União; 2002.
39. Herman H. Physical therapy and gender affirmation. Advancing Excellence for Transgender Health; 2020.

Fonoaudiologia

40. Vasconcellos L, Gusmão RJ. Terapia fonoaudiológica para transexuais masculinos: relato de três casos. Rev Bras Otorrinolaringol. 2001;67(1):114-8.
41. Santos HHANM, Aguiar AGO, Baeck HE, Van Borsel J. Tradução e avaliação preliminar da versão em português do questionário de autoavaliação vocal para transexuais de homem para mulher. CoDAS. 2015;27(1):89-96.
42. Asha 2003, SID. Protocolo – consenso da avaliação perceptivo auditiva da voz (CAPE-V). 2003.

Geriatria

43. Baker K, Beagan B. Making assumptions, making space: an anthropological critique of cultural competency and its relevance to queer patients. Med Anthropol Q. 2014;28(4):578-98.
44. Brotman S, Ryan B, Cormier R. The health and social service needs of gay and lesbian elders and their families in Canada. Gerontologist. 2003;43(2):192-202.
45. Crenitte MRF, Miguel DF, Jacob Filho W. Abordagem das particularidades da velhice de lésbicas, gays, bissexuais e transgêneros. Geriatr Gerontol Aging. 2019;13(1):50-6.
46. Galera SC, Costa EFA, Pereira SRM, Rodrigues NL. Diretrizes da Sociedade Brasileira de Geriatria e Gerontologia sobre conteúdo de disciplinas/módulos relacionados ao envelhecimento (Geriatria e Gerontologia) nos cursos de medicina. Geriatr Gerontol Aging. 2014;8(3):185-87.

47. Henning CE. Gerontologia LGBT: velhice, gênero, sexualidade e a constituição dos "idosos LGBT". Horiz Antropol. 2017;47:283-323.
48. Kcomt L, Gorey KM. End-of-life preparations among lesbian, gay, bisexual, and transgender people: integrative review of prevalent behaviors. J Soc Work End Life Palliat Care. 2017;13(4):284-301.
49. Brasil. Ministério da Educação. Secretaria Executiva da CNRM. [publicação na Web]. Matriz Geriatria. [acesso em 30 de novembro de 2020]. Disponível em: http://portal.mec.gov.br/index.php?option=com_docman&view=download&alias=124761-16-matriz-geriatria-publ&category_slug=setembro-2019&Itemid=30192
50. Weston K. Families We Choose: Lesbians, Gays, Kinship. Nova Iorque: Columbia University Press; 1992.

Ginecologia e obstetrícia

51. Brasil. Ministério da Educação. Comissão Nacional de Residência Médica. Resolução CNRM n. 3, de 8 de abril de 2019. Dispõe a Matriz de Competências dos Programas de Residência Médica em Ginecologia e Obstetrícia. Brasília: Diário Oficial da União; 2019.
52. Makadon HJ, Mayer K, Potter J, Goldhammer H. The Fenway guide to lesbian, gay, bisexual, and transgender health. ACP Press; 2015.
53. São Paulo. Secretaria Municipal de Saúde. Coordenação da Atenção Básica. Protocolo para o atendimento de pessoas transexuais e travestis no município de São Paulo. [acesso em 21 de novembro de 2020]. Disponível em: https://www.prefeitura.sp.gov.br/cidade/secretarias/upload/saude/Protocolo_Saude_de_Transexuais_e_Travestis_SMS_Sao_Paulo_3_de_Julho_2020.pdf

Infectologia

54. Brasil. Ministério da Educação. Secretaria Executiva da CNRM. [publicação na Web]. Matriz de Competências: Infectologia. [acesso em 30 de novembro de 2020]. Disponível em: http://portal.mec.gov.br/index.php?option=com_docman&view=download&alias=119721-10-matriz-de-competencias-infectologia&category_slug=agosto-2019-pdf&Itemid=30192
55. Lehman JR, Diaz K, Ng H, Petty EM, Thatikunta M, Eckstrand K, editores. The Equal Curriculum: The Student and Educator Guide to LGBTQ Health. Springer Nature; 2019.
56. Melo LP, dos Santos GBS, Raimondi GA, Paulino DB, Almeida MM, de Barros EF, et al. Carta de Porto Alegre: em defesa da equidade de gênero e da diversidade sexual na educação médica. [internet]. [acesso em 27 de novembro de 2020]. Disponível em: https://website.abem-educmed.org.br/wp-content/uploads/2019/09/CARTA-LGBT-1-1.pdf

Medicina de família e comunidade

57. Deutsch MB. Guidelines for the primary and gender-affirming care of transgender and gender nonbinary people. University of California, San Francisco; 2016. [acesso em 30 de novembro de 2020]. Disponível em: https://transcare.ucsf.edu/guidelines
58. Lehman JR, Diaz K, Ng H, Petty EM, Thatikunta M, Eckstrand K, editores. The Equal Curriculum: The Student and Educator Guide to LGBTQ Health. Springer Nature; 2019.
59. Makadon HJ, Mayer K, Potter J, Goldhammer H. The Fenway guide to lesbian, gay, bisexual, and transgender health. ACP Press; 2015.
60. Sociedade Brasileira de Medicina de Família e Comunidade. Currículo Baseado em Competências. 2015. [acesso em 30 novembro 2020]. Disponível em: http://www.sbmfc.org.br/wp-content/uploads/media/Curriculo%20Baseado%20em%20Competencias(1).pdf

Nutrição

61. Brasil. Ministério da Educação. Conselho Nacional de Educação. Câmara de Educação Superior. Resolução CNE/CES n. 5, de 7 de novembro de 2001. Institui Diretrizes Curriculares Nacionais do Curso de Graduação em Nutrição. Brasília, DF: Diário Oficial da União; 2001.
62. Bilyk HT, Wellington C, Kapica C. Cultures with unique nutrition concerns: lesbian, gay, bisexual, transgender. The FASEB Journal. 2013.
63. Azagba S, Shan L, Latham K. Overweight and obesity among sexual minority adults in the United States. Int J Environ Res Public Health. 2019;16(10):1-9.
64. Deutsch MB, Bhakri V, Kubicek K. Effects of cross-sex hormone treatment on transgender women and men. Obstet Gynecol. 2015;125(3):605-10.
65. Cathcart-Rake EJ. Cancer in sexual and gender minority patients: are we addressing their needs? Curr Oncol Rep. 2018;20(11):85.
66. Policarpo S, Rodrigues T, Moreira AC, Valadas E. Adherence to Mediterranean diet in HIV infected patients: Relation with nutritional status and cardiovascular risk. Clin Nut ESPEN. 2017;1(18);31-6.
67. Willig A, Wright L, Galvin TA. Practice paper of the academy of nutrition and dietetics: nutrition intervention and human immunodeficiency virus infection. J Acad Nutr Diet. 2018;118(3):486-98.
68. Brasil. Ministério da Saúde. Guia alimentar para a população brasileira. Brasília: Ministério da Saúde; 2014.
69. Parker LL, Harriger JA. Eating disorders and disordered eating behaviors in the LGBT population: a review of the literature. J Eat Disord. 2020;8:51.
70. Soulliard ZA, Vander Wal JS. Validation of the Body Appreciation Scale-2 and relationships to eating behaviors and health among sexual minorities. Body Image. 2019;31:120-30.

Odontologia

71. Schenal TA. A temática LGBT na formação em odontologia: uma revisão de literatura. Florianópolis. Monografia [Graduação em Odontologia] – Universidade Federal de Santa Catarina; 2018.

Pediatria e hebiatria

72. Conselho Federal de Medicina. Código de Ética Médica. Brasília: Conselho Federal de Medicina; 2019. [acesso em 28 de novembro de 2020]. Disponível em: https://portal.cfm.org.br/images/PDF/cem2019.pdf
73. Brasil. Congresso Nacional. Estatuto da Criança e do Adolescente. Lei n. 8.069, de 13 de 1990. Brasília, DF; 2019. [acesso em 28 de novembro de 2020]. Disponível em: https://www.gov.br/mdh/pt-br/centrais-de-conteudo/crianca-e-adolescente/estatuto-da-crianca-e-do-adolescente-versao-2019.pdf
74. Rizzo AC, Miranda AE, Bonetto DVS, Barbosa RM, Barbiani R. Consulta do adolescente: abordagem clínica, orientações éticas e legais como instrumentos ao pediatra. Manual de Orientação. Departamento Científico de Adolescência. Sociedade Brasileira de Pediatria; 2019.
75. Telfer MM, Tollit MA, Pace CC, Pang KC. Australian standards of care and treatment guidelines for transgender and gender diverse children and adolescents. Med J Aust. 2018;209(3):132-6.
76. Coleman E, Bockting W, Botzer M, Cohen-Kettenis P, DeCuypere G, Feldman J, et al. Standards of care for the health of transsexual, transgender, and gender-nonconforming people, version 7. Int J Transgend. 2012;13(4):165-232.
77. Rafferty J, Committee on Psychosocial Aspects of Child and Family Health. Ensuring comprehensive care and support for transgender and gender-diverse children and adolescents. Pediatrics. 2018;142(4): e20182162.

Psicologia

78. Conselho Federal de Psicologia. Resolução CFP n. 001/99 de 22 de março de 1999. Estabelece normas de atuação para os psicólogos em relação à questão da Orientação Sexual. Brasília, DF: 1999. [acesso em 28 de novembro de 2020]. Disponível em: https://site.cfp.org.br/wp-content/uploads/1999/03/resolucao1999_1.pdf
79. Conselho Federal de Psicologia. Resolução n. 1, de 29 de janeiro de 2018. Brasília: 2018. [acesso em 28 de novembro de 2020]. Disponível em: https://site.cfp.org.br/wp-content/uploads/2018/01/Resolu%C3%A7%C3%A3o-CFP-01-2018.pdf

80. Conselho Federal de Psicologia. Psicologia e diversidade sexual: desafios para uma sociedade de direitos. Brasília, DF: 2011. [acesso em 28 de novembro de 2020]. Disponível em: https://site.cfp.org.br/wp-content/uploads/2011/05/Diversidade_Sexual_-_Final.pdf

Psiquiatria

81. Conselho Federal de Medicina. Código de Ética Médica. Brasília: Conselho Federal de Medicina; 2019. [acesso em 28 de novembro de 2020]. Disponível em: https://portal.cfm.org.br/images/PDF/cem2019.pdf
82. Coleman E, Bockting W, Botzer M, Cohen-Kettenis P, DeCuypere G, Feldman J, et al. Standards of care for the health of transsexual, transgender, and gender-nonconforming people, version 7. Int J Transgend. 2012;13(4):165-232.
83. Smith RW, Altman JK, Meeks S, Hinrichs KL. Mental health care for LGBT older adults in long-term care settings: Competency, training, and barriers for mental health providers. Clin Gerontol. 2019;42(2):198-203.
84. Hirschtritt ME, Noy G, Haller E, Forstein M. LGBT-specific education in general psychiatry residency programs: a survey of program directors. Acad Psychiatry. 2019;43(1):41-5.

Serviço social

85. Associação Brasileira para o Estudo da Psicologia Psicanalítica do Self. Diretrizes Curriculares para os cursos de Serviço Social. Resolução n. 15, de 13 de março de 2002. [internet]. [acesso em 28 de novembro de 2020]. Disponível em: http://www.abepss.org.br/arquivos/textos/documento_201603311141012990370.pdf
86. Conselho Federal de Serviço Social. Código de ética do/a assistente social. Lei n. 8.662/93. Brasília, DF: Conselho Federal de Serviço Social; 2012. [acesso em 28 de novembro de 2020]. Disponível em: http://www.cfess.org.br/arquivos/CEP_CFESS-SITE.pdf
87. Conselho Federal de Serviço Social. Resolução n. 489/2006. Brasília: Conselho Federal de Serviço Social; 2006. [acesso em 28 de novembro de 2020]. Disponível em: http://www.cfess.org.br/arquivos/resolucao_489_06.pdf
88. Conselho Federal de Serviço Social. Resolução n. 845/2018. Brasília: Conselho Federal de Serviço Social; 2018. [acesso em 28 de novembro de 2020]. Disponível em: http://www.cfess.org.br/arquivos/Resolucao-Cfess845-2018.pdf

Terapia ocupacional

89. Brasil. Conselho Nacional de Educação. Câmara de Educação Superior. Resolução CNE/CES 6, de 19 de fevereiro de 2002. Brasília: Diário Oficial da União; 2002.
90. Barros DD, Ghirardi MI, Lopes RE. Terapia ocupacional social. Revista de Terapia Ocupacional da Universidade de São Paulo. 2002;13(3):95-103.
91. Leite Junior JD, Lopes RE. Travestilidade, transexualidade e demandas para a formação de terapeutas ocupacionais. Cad Bras Ter Ocup. 2017;25(3):481-96.
92. Malfitano APS. Contexto social e atuação social: generalizações e especificidades na terapia ocupacional. In: Lopes RE, Malfitano APS, organizadores. Terapia Ocupacional Social: desenhos teóricos e contornos práticos. São Carlos: EDUFSCar; 2016. p. 117-34.
93. de Melo KM. Terapia ocupacional social, pessoas trans e teoria queer:(re)pensando concepções normativas baseadas no gênero e na sexualidade. Cad Bras Ter Ocup. 2016;24(1).

Urologia

94. American Academy of Family Physicians. Screening for sexually transmitted infections practice manual; 2019.
95. Coleman E, Bockting W, Botzer M, Cohen-Kettenis P, DeCuypere G, Feldman J, et al. Standards of care for the health of transsexual, transgender, and gender-nonconforming people, version 7. Int J Transgend. 2012;13(4):165-232.
96. Brasil. Ministério da Educação. Secretaria de Educação Superior. Resolução n. 19, de 8 de abril de 2019. Aprova a matriz de competências dos Programas de Residência Médica em Urologia. Brasília: Diário Oficial da União; 2019.

Anexo – Redes de assistência, ensino e pesquisa em saúde LGBTQIA+

Para a confecção desta lista, os editores fizeram levantamento de centros de acolhimento, ambulatórios e outros serviços relacionados à saúde e promoção de direitos e cidadania LGBTQIA+. Para maiores informações a respeito de centros de referência de cidadania, ferramentas jurídicas e órgãos estaduais de políticas LGBTQIA+ orienta-se acessar o *site* https://www.abglt.org/mapa-da-cidadania da Associação Brasileira de Lésbicas, Gays, Bissexuais, Travestis, Transexuais e Intersexos (ABGLT).

REDE DE ASSISTÊNCIA NACIONAL

All Out Apoio jurídico e defesa dos direitos LGBT+	https://allout.org
Acolhe LGBT Plataforma que realiza atendimento *online* para pessoas LGBT+ que precisam de acolhimento psicológico com profissionais voluntários	https://www.acolhelgbt.org
Mães pela Diversidade ONG de acolhimento para mães e pais de filhos LGBTQIA+	https://facebook.com/maespeladiversidade
Retifica trans Auxilia procedimentos de retificação de nome e gênero no cartório	Facebook®: @retificatrans Instagram®: retificatrans
Todxs App Aplicativo e *site* para auxiliar com denúncias de situações de LGBTfobia	www.todxs.org
Transempregos Conecta profissionais trans e travestis a empresas que querem investir em diversidade	https://www.transempregos.org/ E-mail: transempregosbrasil@gmail.com
Eternamente Sou Equipe multidisciplinar que atua em prol de projetos para pessoas idosas LGBTQIA+	https://eternamentesou.org Instagram: eternamente.sou

AMBULATÓRIOS DE SAÚDE TRANS E CENTROS DE ACOLHIMENTO LGBTQIA+

Acre	
Centro de Referência LGBT do Acre	Secretaria de Estado de Justiça e Direitos Humanos Rua Francisco Mangabeira, 33 – Bosque, Rio Branco, AC. Telefone: (68) 3215-2310. E-mail: crsejudh@ac.gov.br

Alagoas	
Centro de Acolhimento Ezequias Rocha Rego (CAERR)	Telefone: (82) 99644-1004. E-mail: caerr_alagoas@gmail.com Instagram®: caerr_alagoas

Amapá	
Conselho Municipal dos Direitos da População de Lésbicas, Gays, Bissexuais, Travestis e Transexuais (CMLGBT)	Telefone: (96) 98802-1186. E-mail: contato@macapa.ap.gov.br

Amazonas	
Casa Miga – Acolhimento LGBT+ ONG Manifesta LGBT+, com o apoio da ACNUR (Agência da ONU para Refugiados)	Instagram: @casamigalgbt Facebook: casamigaLGBT E-mail: casamigalgbt@gmail.com Fone: (92) 98450-7199
Univ. Est. Amazonas – Ambulatório de Diversidade Sexual e Gênero – Policlínica Codajás	Rua Codajás, 26 – Cachoeirinha. Telefone: (92) 3612-4200/4208/4217 E-mail: dirpam@policodajas.am.gov.br

Bahia	
Casa Aurora – Associação de Diversidade e Inclusão da Bahia (ADIBA)	Instagram: @aurora_casalgbt
Hospital Universitário Professor Edgard Santos (Salvador-BA)*	R. Dr. Augusto Viana, s/n – Canela, Salvador, BA, CEP: 40301-155 (71) 3283-8195

* Ambulatório vinculado ao Processo Transexualizador do SUS.

Ceará	
Ambulatório de Saúde Trans do Hospital de Saúde Mental Frota Pinto	Rua Vicente Nobre Macêdo, s/n – Messejana, Fortaleza, CE, CEP: 60841-110. Telefone: (85) 3101-4348

Espírito Santo	
Hospital Universitário Cassiano Antônio de Moraes*	Av. Mal. Campos, 1355 – Santos Dumont, Vitória, ES, CEP: 29041-295. Telefone: (27) 3335-7100

* Ambulatório vinculado ao Processo Transexualizador do SUS.

Goiás	
Ambulatório de Transexualidade do Hospital Geral de Goiânia Alberto Rassi	Av. Anhanguera, 6479 – St. Oeste, Goiânia, GO, CEP: 74110-010. Telefone: (62) 3209-9800
Hospital das Clínicas da Universidade Federal de Goiás*	1ª Avenida, S/N – Setor Leste Universitário, Goiânia, GO, CEP: 74605-020. Telefone: (62) 3269-8200

* Serviços hospitalar e ambulatorial vinculados ao Processo Transexualizador do SUS.

Maranhão	
Ambulatório de Sexualidade do Hospital Universitário da UFMA (HU-UFMA)	Endereço: Rua Barão de Itapary, 227 – Centro, São Luís, MA, CEP: 65020-070. Telefone: (98) 2109-1000 / 2109-1002

Mato Grosso do Sul	
Hospital Universitário Maria Aparecida Pedrossian, da Universidade Federal de Mato Grosso do Sul (HUMAP-UFMS)	Av. Sen. Filinto Müler, 355 – Vila Ipiranga, Campo Grande, MS. Telefone: (67) 3345-3000
Ambulatório de Saúde de Travestis e Transexuais do Hospital Universitário Maria Pedrossian	Av. Sen. Filinto Müler, 355 – Vila Ipiranga, Campo Grande, MS, CEP: 79080-190. Telefone: (67) 3345-3000

Minas Gerais	
Ambulatório de Atenção Especializada no Processo Transexualizador do Hospital Eduardo de Menezes	R. Dr. Cristiano Rezende, 2213 – Bonsucesso, Belo Horizonte, MG. Telefone: (31) 3328-5000
Ambulatório do Hospital das Clínicas de Uberlândia*	Av. Pará, 1720 – Umuarama, Uberlândia, MG, CEP: 38405-320. Telefone: (34) 3218-2111

(continua)

Minas Gerais *(continuação)*	
Hospital Infantil João Paulo II (HIJPII) **	Alameda Ezequiel Dias, 345 – Centro, Belo Horizonte, MG. Telefone: (31) 3239-9000
Hospital Universitário da Universidade Federal de Juiz de Fora (HU-UFJF)	Rua Catulo Breviglieri, s/n – Santa Catarina, Juiz de Fora, MG. Telefone: (32) 4009-5324

* Ambulatório vinculado ao Processo Transexualizador do SUS.
** Serviços especializados no acompanhamento de crianças e adolescentes com vivências de variabilidade de gênero.

Pará	
Amb. Trans. da Unidade Espec. em Doenças Infectoparasitárias – Hospital Jean Bitar	R. Cônego Jerônimo Pimentel, 543 – Umarizal, Belém, PA. Telefone: (91) 3239-3800

Paraíba	
Complexo Hospitalar de Doenças Infectocontagiosas Dr. Clementino Fraga*	Rua Esther Borges Bastos, s/n – Jaguaribe, João Pessoa, PB, CEP: 58015-270. Telefone: (83) 3218 5416

* Ambulatório vinculado ao Processo Transexualizador do SUS.

Paraná	
CPATT - Centro de Pesquisa e Apoio a Travestis e Transexuais*	R. Barão do Rio Branco, 465 – Centro, Curitiba, PR. Telefone: (41) 3304-7567

* Ambulatório vinculado ao Processo Transexualizador do SUS.

Pernambuco	
Ambulatório LBT do Hospital da Mulher	Rod BR-101 s/n – Curado, Recife, PE. Telefone: (81) 2011-0100
Ambulatório LGBT Darlen Gasparelli – Camaragibe/PE	Rua Joaquim Cavalcante de Santana, no Bairro Novo do Carmelo, Camaragibe, PE
Ambulatório LGBT Patrícia Gomes, Policlínica Lessa de Andrade	Estr. dos Remédios, 2416 – Madalena, Recife, PE. Telefone: (81) 3355-7805
Ambulatório trans (Petrolina)	Rua Cabrobó, SN –Vila Eduardo, Petrolina, PE
Universidade Federal de Pernambuco – Hospital das Clínicas*	Avenida Professor Moraes Rego, 1235, segundo andar do bloco E, sala 236, Recife, PE. Telefone: (81) 2126-3587
Instituto Transviver	Instagram®: @transviver Site: https://linktr.ee/transviver E-mail: transviverbr@gmail.com
Univ de Pernambuco, Centro Integrado de Saúde Amaury de Medeiros	Rua Visconde de Mamanguape, S/N – Encruzilhada, Recife, PE. Telefone: (81) 3182-7708 e 0800-081-1108

* Serviços hospitalar e ambulatorial vinculados ao Processo Transexualizador do SUS.

Piauí

Ambulatório Trans do Hospital Getúlio Vargas	Av. Frei Serafim, 2352 – Centro, Teresina, PI, CEP: 64001-020. Telefone: (86) 3221-3040

Rio de Janeiro

Casa Nem – centro de acolhida	Rua Dois de Dezembro, n. 9, Flamengo, Rio de Janeiro, RJ. E-mail: casanem2016@gmail.com e @casanem
Casinha – centro de acolhida	Ladeira da Glória, 26, bloco 3. Rio de Janeiro, RJ. E-mail: contato@casinha.ong https://www.facebook.com/casinhaacolhida/ https://www.atados.com.br/ong/casinha
Ambulatório de Saúde Int. de Travestis e Transexuais João W. Nery (Niterói)	Av. Ernani do Amaral Peixoto, 169 – Centro, Niterói, RJ, CEP: 24020-070. Telefone: (21) 2717-8140
Instituto Estadual de Diabetes e Endocrinologia Luiz Capriglione*	R. Moncorvo Filho, 90 – Centro, Rio de Janeiro, RJ, CEP: 20230-194. Telefone: (21) 2332-7159
PROSAIM – Universidade Federal Fluminense	R. Des. Ellis Hermydio Figueira, 783 – Aterrado, Volta Redonda, RJ. Telefone: (24) 30768700
UERJ – Hospital Universitário Pedro Ernesto**	Boulevard 28 de Setembro, 77 – Vila Isabel, Rio de Janeiro, RJ, CEP: 20551-030. Telefone: (21) 2868-8000

* Ambulatório vinculado ao Processo Transexualizador do SUS.
** Serviços hospitalar e ambulatorial vinculados ao Processo Transexualizador do SUS.

Rio Grande do Norte

Ambulatório de Saúde Integral de Transexuais e Travestis do Rio Grande do Norte – Hospital Giselda Trigueiro	Rua Cônego Monte, 110 – Quintas, Natal, RN. Telefone: (84) 3232-7900

Rio Grande do Sul

Ambulatório de Identidade de Gênero do Grupo Hospitalar Conceição	Rua Álvares Cabral, 429 – Cristo Redentor, Porto Alegre, RS
Ambulatório T da Atenção Primária à Saúde de Porto Alegre	Av. Jerônimo de Ornelas, 55 – Santana, Porto Alegre, RS. Telefone: (51) 3289-2555
Programa de Identidade de Gênero (PROTIG) do Hospital de Clínicas de Porto Alegre da UFRGS*	Rua Ramiro Barcelos, 2350 – Largo Eduardo Z. Faraco, Porto Alegre, RS ou Av. Protásio Alves, 211 – Santa Cecília, Porto Alegre, RS, CEP 90035-903. Telefone: (51) 3359-8000

* Serviços hospitalar e ambulatorial vinculados ao Processo Transexualizador do SUS.

Rondônia

Defensoria Pública do Estado de Rondônia	Site: https://www.defensoria.ro.def.br/site/ Endereço: Rua Padre Chiquinho, 913. Bairro Pedrinhas CEP: 76801-490 – Porto Velho, RO

Roraima

Comissão da Diversidade Sexual e Direito Homoafetivo	Av. Ville Roy, 4284 – Aparecida, Boa Vista, RR. CEP: 69306-405. Telefone: (95) 3198-3350

Santa Catarina

Centro de Saúde Campeche	Rua da Capela, s/n – Campeche, Florianópolis, SC. Telefone: (48) 3237-4524
Centro de Saúde Estreito	Rua Araci Vaz Callado, 742 – Estreito, Florianópolis, SC. Telefone: (48) 32441200
Centro de Saúde Saco Grande	Rod. Virgílio Várzea, s/n – Saco Grande, Florianópolis, SC. Telefone: (48) 3238-0608

São Paulo

Casa 1 – casa de acolhimento para pessoas LGBTQIA+ e espaço para cuidados em saúde e atividades culturais	Rua Adoniran Barbosa, 151 – Bela Vista, São Paulo, SP http://www.casaum.org/ https://www.facebook.com/casaum/
Casa Chama – espaço coletivo de acolhimento LGBTQIAP+ para pessoas em situação de vulnerabilidade social	Rua do Carmo, 56 – Sé, São Paulo, SP. https://www.instagram.com/casachama_org https://www.facebook.com/casachama440/
Casa Florescer – centro de acolhida para mulheres transexuais e travestis	Rua Prates, 1101 – Bom Retiro, São Paulo, SP. Telefone: (11) 3228-0502. E-mail: cadiversidade@gmail.com; https://www.facebook.com/casaflorescer/
Ambulatório de Gênero e Sexualidades (AMBGEN) da Universidade Estadual de Campinas (UNICAMP)***	Rua Vital Brasil, 251 – Hospital das Clínicas – Faculdade de Ciências Médicas, Campinas, SP. E-mail: ambgen.unicamp@gmail.com. Telefone: (19) 3521-8990
Ambulatório Municipal de Saúde Integral de Travestis e Transexuais (São José do Rio Preto, SP)	Rua do Rosário, n. 1903 – Vila Esplanada, São José do Rio Preto, SP. Telefone: (17) 3235-6667/(17) 3234-4314. E-mail: sms.sae@riopreto.sp.gov.br

(continua)

São Paulo *(continuação)*	
Ambulatório Trans do Hospital Guilherme Álvaro (Santos, SP)	Rua Oswaldo Cruz, 197 – Boqueirão, Santos, SP. Telefone: (13) 3202-1300
Ambulatório Generidades (AGE) da Santa Casa de Misericórdia de São Paulo	Rua Dr. Cesário Mota Júnior, 112 – Vila Buarque, São Paulo, SP (11) 98409-5971. E-mail: agesantacasa@gmail.com
Ambulatório de Saúde Integral para Travestis e Transexuais do CRT (ASITT/CRT-SP)*	Rua Santa Cruz, 81 – Vila Mariana, São Paulo, SP. Telefone: (11) 5087-9911
Ambulatório Transdisciplinar de Identidade de Gênero e Orientação Sexual (AMTIGOS) do Instituto de Psiquiatria do Hospital das Clínicas da Faculdade de Medicina da Universidade de São Paulo (IPq-HCFMUSP)***	Rua Dr. Ovídio Pires de Campos, 785 - Cerqueira César, São Paulo, SP. E-mail: amtigos.ipq@hc.fm.usp.br
Hospital de Clínicas da Faculdade de Medicina da Universidade de São Paulo**	Avenida Dr. Enéas Carvalho de Aguiar, 255 – Cerqueira César, São Paulo, SP. Telefone: (11)26610000
Núcleo de Estudos, Pesquisa, Extensão e Assistência à Pessoa Trans, da Universidade Federal de São Paulo (Núcleo Trans Unifesp)	Rua Napoleão de Barros, 859 – Vila Clementino, São Paulo, SP https://nucleotrans.unifesp.br/
UBS Santa Cecília	Rua Vitorino Carmilo, 599 – Barra Funda, São Paulo, SP, CEP: 01153-000. Telefone: (11) 3826-7970

* Ambulatório vinculado ao Processo Transexualizador do SUS.
** Serviços hospitalar e ambulatorial vinculados ao Processo Transexualizador do SUS.
*** Serviços especializados no acompanhamento de crianças e adolescentes com vivências de variabilidade de gênero.

Sergipe	
CasAmor	Instagram®: @CasAmorlgbt Site: casamor.com.br
Ambulatório de Saúde Integral Trans do Hosp. UF de Sergipe	R. Cláudio Batista, 505 – Palestina, Aracaju, SE. Telefone: (79) 2105-1700

Tocantins	
Nuamac Palmas – Coletivo permanente que atua pela defesa de direitos de LGBTQIA+	Telefone: (63) 3218-6951 E-mail: nuamac@defensoria.to.def.br

Distrito Federal	
Casa Rosa Casa de apoio ao público LGBTQIA+	Facebook®: casarosalgbtq fundacaocasarosa@gmail.com Telefone: (61) 992203745
Adolescentro de Brasília*	SGAS II SGAS 605 33/34 – Brasília. Telefone: (61) 3242-3559
Ambulatório Trans do Hospital Dia	Asa Sul EQS 508/509 – Asa Sul, Brasília. Telefones: (61) 3445-7529/3445-7521

* Serviços especializados no acompanhamento de crianças e adolescentes com vivências de variabilidade de gênero.

GRUPOS DE ESTUDO E PESQUISA EM SAÚDE E MOVIMENTOS SOCIAIS LGBTQIA+

Associação Brasileira de Lésbicas, Gays, Bissexuais, Travestis, Transexuais e Intersexos (ABGLT)	www.abglt.org Facebook®: ABGLTnaLuta Instagram®: @abglt.oficial
Articulação Brasileira de Lésbicas (ABL)	Site: http://redeabl.blogspot.com Instagram®: @redeabl
Associação Brasileira de Famílias Homotransafetivas (ABRAFH)	Site: www.abrafh.org.br Facebook®: AbrafhOficial
Associação Brasileira Intersexo (ABRAI)	Facebook®: https://www.facebook.com/abraintersex/ Instagram®: @abraintersex
Associação Nacional de Travestis e Transexuais (ANTRA)	Site: https://antrabrasil.org/ Instagram®: @antra.oficial
Articulação Brasileira de Gays (Artgay)	Facebook®: @ARTGAYBrasil
Articulação Brasileira de Jovens LGBT (ARTJOVEMLGBT)	https://www.artjovemlgbt.com/ Facebook®: artjovemlgbt Instagram®: artjovemlgbtbr
Associação da Parada do Orgulho LGBT de São Paulo	paradasp@paradasp.org.br http://paradasp.org.br Facebook®: paradasp Instagram®: @paradasp
Coletivo Abrace – Coletivo de assexuais para educação e visibilidade sobre as assexualidades	Facebook®: coletivoabrace Instagram®: @coletivoabrace https://linktr.ee/coletivoabrace
Coletivo Brasileiro de Bissexuais – Bi-sides	Site: www.bisides.com/ E-mail: coletivobisides@gmail.com Instagram®: @coletivobisides
Fórum Nacional de Travestis e Transexuais Negras e Negros (Fonatrans)	http://www.fonatrans.com Facebook®: FONATRANS

(continua)

(continuação)

Grupo Gay da Bahia (GGB)	E-mail: ggb@ggb.org.br/ ggbbahia@gmail.com https://grupogaydabahia.com.br/
Instituto Brasileiro de Transmasculinidades (IBRAT)	Facebook®: institutoibrat *Site*: http://institutoibrat.blogspot.com
Liga Brasileira de Lésbicas (LBL)	Facebook®: ligabrasileiradelesbicas
Movimento D'ellas	Facebook®: @perfilMovimentoDELLAS http://www.movimentodellas.org.br/ movimentodellas@globo.com
Núcleo de pesquisa em direitos humanos e saúde LGBT+ (NUDHES)	www.nudhes.com Instagram®: @nudhes.sp
Grupo de Trabalho – Saúde da População LGBTI+ da Associação Brasileira de Saúde Coletiva (ABRASCO)	https://www.abrasco.org.br/site/gtsaudedapopulacaolgbti/
Grupo de Trabalho – Gênero, Sexualidade, Diversidade e Direitos, da Sociedade Brasileira de Medicina de Família e Comunidade (SBMFC)	www.sbmfc.org.br/gt-de-genero-sexualidade-diversidade-e-direitos/ gtsexualidade@sbmfc.org.br
Grupo de Trabalho Populações (In)visibilizadas da Associação Brasileira de Educação Médica (ABEM)	https://website.abem-educmed.org.br/projetos-e-acoes/comissoes-e-gts-2/
Rede Afro LGBT	Facebook®: redeafrolgbt
Rede Nacional de Lésbicas, Trans e mulheres Bissexuais na Promoção à Saúde e Controle Social para Políticas Públicas (Rede Sapatà)	Facebook®: redesapatà

Índice remissivo

A

Abordagem
　comunitária
　　em saúde 157, 158
　　na atenção primária à saúde 160
　　para prevenção e combate da
　　　LGBTQiA+fobia 193
　da conjugalidade LGBTQIA+ pelo
　　profissional 134
　da pessoa LGBTQIA+
　　que quer interromper a gestação 324
　　que deseja ter filhos 319
　　que não deseja ter filhos 322
　da saúde reprodutiva 219, 319
　da saúde sexual 295
　da sexualidade 219
　da violência
　　na escola 193
　　no local de trabalho 193
　　nos cuidados de saúde 191
　de risco na população LGBTQIA+ 347
　do profissional das questões de classe, raça e
　　gênero entre os LGBTQIA+ 65
　em saúde 218
　　da pessoa LGBTQIA+ refugiada e
　　　imigrante 287
　　no meio não urbano 276
　específica das queixas sexuais 304, 307
　familiar 175, 192
　　na infância e adolescência 184
　　na transição na infância e adolescência
　　　182
　　na transição no adulto e idoso 183
　　na vida adulta 184
　　no período perinatal 183
　geral das queixas sexuais 302
　na consulta 192
　populacional 347
Aborto 326
Abuso
　e exclusão homo/bifóbicos 114
　sexual 189

　violência 171
Aceitação familiar 117, 129
Acessórios sexuais 241, 338, 339
　materiais e revestimentos 340
　materiais não recomendados 340
　tipos 342
Acetato de medroxiprogesterona 452
Acne 362, 483
Acolhimento
　pessoas não binárias 251
　situações de vulnerabilidade 163
Acompanhamento
　multiprofissional para atendimento clínico
　　110
　pessoas não binárias 253
　pré e pós-operatório 110
Adenovírus 384
Adoção 321
　e reprodução assistida por casais homoafe-
　　tivos 491
Adolescentes
　intersexo 261
　transgênero 443
Afecções anorretais 365
Afirmação de gênero 14, 435
Agente comunitário(a) de saúde 533
Age Play 296
Aids 7, 89, 93, 144, 335, 374
　tratamento e prevenção 374
Aleitamento humano como direito sexual e
　reprodutivo 322
Alopecia androgenética 483
Alossexual 265
Ambiência dos serviços 149
Ambiente e pronome de tratamento
　pessoas não binárias 252
Ambientes de convivência LGBTQIA+ 407
Ambulatórios de saúde trans e centros de
　acolhimento LGBTQIA+ 557
Amputação do pênis 110
Anamnese sexual 171
Anatomia genital 32
Anexectomia bilateral 110

Anodispareunia 306, 308
Anorgasmia 294
　e ejaculação retardada 306, 308
Anovulação 362
Antiandrógenos 453
Anuscopia 172
Apagamento e silenciamento de narrativas 61
APGAR familiar 179
Aplicativos de relacionamento 414
Arranjos conjugais 134
Articulação intersetorial e entre os níveis de
　atenção à saúde 162
Aspectos
　biológicos da identidade de gênero 39, 45
　cerebrais 47
　genéticos e epigenéticos 45
　gerais do cuidado e anamnese 230
　hormonais 46
　imunológicos maternos 47
　legais: casamento e união civil 134
　psicológicos 208
　　da identidade de gênero 41
　e socioculturais 47
Assexualidade 265, 308
　problemas do desejo e atração sexual 268
Assistência
　à saúde reprodutiva 318
　hormonal 110
　jurídica e cartorial 163
Atenção primária à saúde 151
　pessoa intersexo 259
Atendimento 170
Atipia genital 13
Ativação cerebral 41
Atividades de vida diária 481
Atos preconceituosos contra pessoas
　LGBTQIA+ por profissionais da saúde
　492
Atração
　afetivo-sexual 267
　sexual 15, 16, 265
　　e/ou romântica 44
　tipos 267

Atrofia endometrial 362
Aumento de pelos 482
Autolesão não suicida 398
    homens trans 245
Autonomia sobre o corpo 318
Avaliação
    do risco de suicídio 401
    para intervenções físicas 130

B

Barreiras de acesso
    aos serviços de saúde 86
    à saúde e discriminação
        pessoas não binárias 251
Bases de apoio 117
BDSM 296
Behavioral Risk Factor Surveillance System 348
Bifobia institucional 323
Binders 242, 484
Bioética 487
Bissexualidade 15, 225
Bloqueio puberal 439, 443, 446
    e hormonização 439
Bondage 296
    e disciplina 296
Boneco da diversidade 16
Brachyspira sp 387
Bukkake 298
Bullying 114, 391
    homens trans 243
    LGBTIfobia e outras formas de violência 407
    mulheres trans e travestis 231

C

Câncer
    cervical
        homens trans 246
    colorretal 143, 353
    de ânus 370
    de canal anal 142, 350, 370
    de colo uterino 212, 351, 359
    de endométrio 353
        homens trans 247
    de mama 142, 212, 351
        homens trans 246
        mulheres trans e travestis 235
    de ovário 353
        homens trans 247
    de pele 353
    de próstata 142, 352
        mulheres trans e travestis 235
    de pulmão 143, 353
    de testículo
        mulheres trans e travestis 235
    nas populações LGBTQIA+ 349
    prostático 454
Candida albicans 379, 384
Capacitismo 271
Censo demográfico 83
Centros de acolhida 277
Cervicite 359, 384
Chlamydia trachomatis 384
Chuveirinho 332
Ciclo de Basson 301
Ciclo de vida 179
    da família com pessoas LGB 180
    da pessoa cis gay 216
    de pessoas LGBTQIA+ 179
Cirurgia 440
    craniofacial 470
    da face 469
        para alterar contornos ósseos 460
    da pelve 473
    das pregas vocais para agudização da voz 461
    de aumento do volume mamário 461
    de modificações corporais 469
    de redesignação sexual 432, 460, 484
    de redução do pomo de Adão 110
    estética para correções complementares dos grandes lábios, pequenos lábios e clitóris 110
    genital 474
        e acompanhamento 362
        para a formação de neovulvovagina 463
        preparo da pele 483
    homens trans 243
    impacto na qualidade de vida sexual 315
    para redução da cartilagem tireoide 461
    plástica 534
        mamária reconstrutiva bilateral 110
        para modificar o contorno corporal 466
Clamídia 357, 379
Classificação de Parks das fístulas anais 369
Clínica médica 535
Códigos culturais 60
Coletivos e organizações não governamentais 163
Colonialidade 20, 60
Coloproctologia 536
Colpectomia 110
Competências gerais 531
Comportamento sexual 44
Comunidade 157
    assexual 266
    rural 274
Condições relacionadas à saúde sexual 15
Conjugalidade 132, 133
    LGBTQIA+ 133
Consenso de Chicago 25
Constituição
da parentalidade 135
    de uma nova família 181
Construção
    da identidade de gênero 38
    de neovagina 110
    social do gênero 39
    social e papéis de gênero 153
Construtos
    da sexualidade e do gênero 13
    sociais 58
Consumo
    de álcool 348
    de substâncias por LGBTQIA+ 408
Contracepção 318, 319
    na população LGBTQIA+ 322
    para homens trans e pessoas transmasculinas 323
Convivência e geração de renda 163
Coocorrências em saúde mental 406
Corpo
    e a cultura 51
    gay 218
    intersexo 258
Corrimento
    das uretrites 385
    vaginal 384
Crack 407
Craving 406
Cremes e lubrificantes 342
Crianças e adolescentes LGBTQIA+ 113
Crista genital 29
Cristas gonadais 29
Crossdressing 53
Cruising bars 407
Cryptosporidium 387
Cuidado integral 208, 401
Cuidados
    após a penetração 333
    clínicos
        pessoas não binárias 253
    com a neovagina 236
    com *assplay*, *fisting* e dupla penetração 335
    em saúde nas práticas BDSM 297
    específicos por práticas sexuais 296
    estéticos domiciliares 482
    ginecológicos 357
    na transição de gênero 436
    paliativos 144
    pré-cirúrgicos 460
Cultura 51, 60, 163
    LGBTQIA+ 52

D

Daseinsanalyse 201
Declaração de confidencialidade 150
Definição de sexo biológico 36
Deiscências 110
Demências
    idosos 145
Demografia 82
Depilação a *laser* e eletrólise 236
Depressão
    idosos 143
Depressão 392
Dermatite
    de contato 484
    seborreica 483
Dermatologia 482, 536
    sofrimento psíquico e modificações corporais 484
Desafios atuais 25
Desejo sexual 265
Desenvolvimento
    da genitália 32
    da orientação afetivo-sexual 44
    do sexo 28
Desigualdades de classe em foco 62
Despatologização 22, 25
    da homossexualidade 197
    das identidades sexuais e de gênero 496
Determinação
    da identidade de gênero 38
    do sexo biológico 29
    e diferenciação do sexo biológico 28, 29
Diagnóstico
    da situação de saúde 162
    relacionado à resposta sexual humana 293
Dieta e probióticos 332
Diferenças
    anatômicas na face e no crânio de homens e mulheres 470
    diversidades de desenvolvimento do sexo 33
    do desenvolvimento do sexo 35
Diferenciação
    cerebral 40
    da genitália típica 33
    das células gonadais 30
    sexual do cérebro 40, 41
Dificuldade de acesso à saúde
    mulheres trans e travestis 232
Dimorfismo sexua 36
Dinâmica conjugal 133
Direitos
    à doação de sangue 501
    ao uso do nome social 153
    à saúde 153
    família e atenção à saúde 502
    internacional e proteção às pessoas LGBTQIA+ 285
    modificações corporais e pessoas trans 498
    da diversidade sexual e de gênero 496
    das pessoas intersexo 500
    sexuais e reprodutivos no âmbito dos Direitos Humanos 319
Disciplina 296
Disforia de gênero 16, 127, 128, 426
    abordagem 431
    critérios diagnósticos 427
    em adolescentes 429
    em adultos 430
    em crianças 428
    epidemiologia 427
    pessoas intersexo 430
    prática clínica 431
Disfunção
    de excitação sexual 304
    "feminina" 294
    de orgasmo 305
    do desejo sexual hipoativo 294, 304, 306, 307
    disfunção de excitação sexual 304
    do orgasmo 304
    erétil 306, 307
    "masculina" 294
    sexual 293
    listadas na CID-11 294
Dismorfia muscular 423
Dispositivos a vácuo 342
Distúrbios/diferenças do desenvolvimento do sexo 29
Diversidade
    das orientações sexuais 45
    do sexo 16
    sexual e de gênero 26, 54
    sexual indígena 66
Doação de sangue por homens cis que fazem sexo com homens cis e pessoas transgênero 492
Doença hemorroidária 365
Doenças crônicas 346
Dor pélvica
    homens trans 246
Drags 53
Duchas higiênicas 332

E

Educação 163
    em saúde 162, 152
Efeminofobia 216
Ejaculação precoce 306, 307
    "masculina" 294
Encarceramento 281
Encerramento do ciclo familiar 182
Endocrinologia 537
Endossexo 13, 29
    cisheteronormatividade 26
Enfermagem 479, 537
Ensino
    sobre gênero e sexualidade na formação em saúde 516
    sobre saúde LGBTQIA+ 516
Entamoeba histolytica 379, 387
Enterite 387
Envelhecimento 139, 140
    LGBTQIA+ sob o prisma da teoria interseccional 140
    trans 141
Enxerto de pele 465
Equipamentos sociais 277
Escolas 118
Escore de Framingham 349
Especificidades
    do tratamento na população LGBTQIA+ 351
    por tipo de serviço 151
Espironolactona 452
Esquemas hormonais 452, 455
Estágios de desenvolvimento
    das mamas 444
    dos pelos pubianos 444
Estereótipos de gêneros 41
Esterilidade simbólica 322
Esteroides sexuais 35, 451
Estigma 100, 376, 391
    como uma construção em múltiplos níveis 159
    e violência na rua 278
Estigmatização social 85
Estradiol 454
Estresse de minorias 61, 159, 390
    homens trans 244
    vulnerabilidades e uso de substâncias 406
Estrias, celulite e flacidez 484
Estrogênio 46, 448
Estrógenos 453
Estudos epidemiológicos 82
Estupro 103
Ética médica 494
Etinilestradiol 234
Etnocentrismo 60
Exame físico 172
Expressão de gênero 12, 14, 250
Expressões a serem utilizadas ou evitadas no atendimento 170

F

Faloplastia 362
Falso *self* 42
Família 117, 132, 175
    composta por pessoas trans 182
    e saúde reprodutiva 211
    com pessoas intersexo 183
    compostas por pessoas LGB 180
Farmácia 539
Fármacos utilizados no Brasil para masculinização 456
Fatores de risco para doenças crônicas na população LGBTQIA+ 348
Fenitoína 40
Fenobarbital 40
Fenomenologia da disforia 426
Fenótipo genital 36
Fezes 298
    no ato sexual 334
Fisioterapia 481, 539
Fissura 406
    e laceração anal 367
Fisting ou fist-fuck 298
Fístula e abscesso anal 368
Fistulectomia 110
Fluxo de estresse sobre os sistemas 176
Fobia específica 395
Fobia social 393
Fonoaudiologia 480, 540
Função sexual 293

G

Gardnerella vaginalis 379, 384
Gayfobia 216
Gênero 12
    classe e raça 62
    de criação 261
    designado 14
    em foco 63
Gênese da sexualidade humana 44
Genética 40
Genocídio 66
Genograma 178
Gerenciamento da visibilidade virtual 418
Geriatria 540
Gerontologia 139
Gestação 40, 46
    compartilhada 318
    via reprodução assistida 320
Gestalt-terapia 201
Giardia lamblia 387
Ginecologia e obstetrícia 541
Gônada bipotencial 29

Gonorreia 357, 379, 385
Graduação e residência 515
Gravidez 171
    em homens trans 245
Gray-a 265
Grupos de estudo e pesquisa em saúde e movimentoS sociais LGBTQIA+ 560

H

Hemorroidas
    tratamento 366
Hepatite 379-381
Hermafroditismo verdadeiro 35
Herpes genital 358
Herpes simples 383
Heterocisnormatividade 12, 13
Heterossexual 15
Hialuronidase 471
Higiene de objetos 298
Hinduísmo 55
Hiperandrogenismo 262
Hiperplasia adrenal congênita 36
Hipertrofia do clitóris 362
Hipogonadismo 262
Hipoxifilia 298
Histerectomia 110, 474
História 18
    da transgeneridade 23
HIV/Aids 7, 89, 93, 144, 335, 374
Homens cis gays 216
    ações preventivas
        doenças crônicas 221
        infecções e outras IST 220
        saúde mental 220
    conjugalidades e parentalidades 217
    queixas sexuais 305
Homens cis que fazem sexo com homens cis 379
Homens que fazem sexo com homens 15
Homens trans 240
    cuidado integral à saúde 243
    despatologização 240
    pessoas transmasculinas 313
    que desejam engravidar 321
    situações de violência 243
Homoparentalidade 135
Homossexual 15, 215
Homossexualidade 21
Hormônio 40, 242
    liberador de gonadotrofinas 36
    feminilizante 449
    masculinizante 449
    sexual 46
        prescrição 451

Hormonização 85, 111, 236, 439, 443, 447, 451
    com estrógeno e uso de antiandrógenos 448
    com testosterona 318, 448
    exames laboratoriais 448
    homens trans e pessoas transmasculinas 455
    mulheres trans, travestis e pessoas transfemininas 452
Hospitais 152

I

Idade na satisfação sexual 303
Ideação suicida 403
Identidade
    de gênero 12, 14, 38, 52, 115, 229
        da pessoa intersexo 430
    cis gays e saúde 216
    queer 57
    sexual 12, 15, 44, 48
    "*two-spirit*"/"dois-espíritos" 249
Identificando-se como LGB na família 181
Ideologia de gênero 100, 104
    erapia reparativa 104
Idosos
    saúde mental 143
    saúde sexual 143
Imagem corporal 311, 420
    e *packer* 343
Implante de prótese mamária 110
Implicações para profissionais de saúde 226
Inclusão da pessoa com deficiência 271
Incongruência
    com o gênero designado ao nascimento 15
    de gênero 26, 40, 428
Incontinência fecal e prolapso de reto 369
Infância e adolescência 113
    intersexo 116
    trans 115
Infecções
    sexualmente transmissíveis 379
        ginecológicas 359
        homens trans 246
        prática sexual entre pessoas com vulva 357
Infectologia 542
Iniquidades em saúde e barreiras de acesso 84
Insatisfação com a imagem corporal 420
Inseminação caseira 321
Inserção comunitária 161
Instituições de ensino da área da saúde 100
Interrupção voluntária da gestação 326
Interseccionalidade 61
Intersexo 13, 35, 36
Intersexualidade 257, 258

Intervenção
    física 130
    cirúrgica precoce em crianças intersexo 490
    hormonal 443, 446
Invisibilidade
    nos critérios diagnósticos de queixas sexuais 294
    do ânus como órgão sexual 302
Isotretinoína 483

J

Jovens e adolescentes 86

L

Lesbofobia 206
LGBTQIA+
    em situação de rua 276
    profissionais do sexo 279
LGBTQIA+fobia
    como um determinante social de saúde 158
    e/ou sorofobia internalizada 407
    institucional 100
    internalizada 391
    nas instituições de ensino 100
Linfogranuloma 386
Linguagem
    não binária 252
    não generificada 170
Lipoaspiração 473
Lubrificação 303
Lubrificantes 333, 334

M

Machismo 216
    e transfobia 231
Maconha 407
Mamoplastia masculinizadora 471, 472
Manifestações da violência em pessoas LGBTQIA+ 188
Marcadores biológicos 46
Masculinização
    de mulher XX 35
    hormonal 455
Masoquismo 296
Mastectomia simples bilateral 110
Masturbação 296
Maternidades 152
Meatoplastia 110
Meatotomia 110
Medicina de família e comunidade 543
Meio não urbano 275
Meningococo 379
Metabolismo de hormônios sexuais do feto 40
Método 5W2H para planejamento do grupo 165
Métodos de barreira 333
Metoidioplastia 362, 474, 475
Mindfulness 394, 403
Minoxidil 482
Mobilização social pelo SUS 92
Modelo
    da aprendizagem social 41
    da atração dividida 267
    de ciclo de resposta sexual de Basson 293
    de estresse de minorias 399
    do "verdadeiro *self* de gênero" 42
    PILSET 302
    explicativo do desenvolvimento da identidade de gênero 38
Modificação corporal 242
    masculinizante principal para o tronco 471
    mulheres trans e travestis 235
    pessoas não binárias 253
    qualidade de vida sexual 312
Moléstia inflamatória pélvica 384
Movimento
    LGBT 93
    Two Spirits 68
Mudança
    da face feminina para a masculina 469
    do contorno da caixa torácica e abdome 473
    corporal na feminização hormonal 453
    nos arranjos familiares 132
Mulheres
    cis lésbicas 206
    cis que fazem sexo com mulheres cis 15
    que fazem sexo com mulheres 15
    trans e travestis
        anamnese 230
        HIV/Aids e outras IST 234
        iniquidades na saúde mental 232
        relacionamentos e saúde sexual 233
        risco cardiovascular 234
        transparentalidade, reprodução e contracepção 234
        violências discursivas transfóbicas 233
    transexuais 229
    travestis submetidas a vulvoplastia e/ou vaginoplastia 361
Musculatura do assoalho pélvico 342
Mycoplasma genitalium 384, 385

N

Não binariedade 250
Não discriminação no atendimento em saúde 499
Necessidades de saúde 84
Neisseria gonorrhoeae 384
Neocolpoplastia 110
Neofaloplastia 475
Neovagina 236
Neovulvovagina 463
Neovulvovaginoplastia 463, 481
Ninguendade 274
Núcleo da identidade de gênero 42
Nutrição 545

O

Objetificação e violência 312
Ocultação do pênis e testículos
    mulheres trans e travestis 235
Odontologia 545
Orientação
    afetiva ou romântica 49
    afetivo-sexual 15, 44, 45, 48
    comunitária 160
    educativa e preventiva de violência virtual 417
    identidade de gênero do adolescente ou da criança 489
    sexual 16, 44, 49, 224
        componentes 44
Orquiectomia bilateral 110
Orquiepididimite 384, 385
Osteoporose
    mulheres trans e travestis 234
    na população LGBTQIA+ 353

P

Packers 241, 343, 484
Padrão familiar cis heteronormativo monogâmico ocidental 175
Pais cis gays e bissexuais 135
Pansexualidade 224
Papanicolau 359, 379
Papéis sociais de gênero 12, 13
Papel da medicina nos discursos sobre sexualidade 20
Papilomavírus humano 358
Parafina com mucosas 297
Parceria 171
    homotrans-afetiva 97
Parentalidade 319
    e homossexualidade 135
    gênero e sexualidade 135
    responsável 318
    trans 136
Participação popular e controle social 165
Pascu 103

Pediatria e hebiatria 546
Penetração anal 333
Pensamentos suicidas 420
Percepção da variabilidade de gênero pela família 182
Perspectiva
 budista 72
 candomblecista 73
 católica 75
 científica da sexualidade 19
 espírita kardecista 76
 evangélica 77
 interseccional e população LGBTQIA+ 64
 islâmica 78
 judaica 79
Pesquisa
 LGBTQIA+ 509
 qualitativa 510
 quantitativa 510
 de Conhecimentos, Atitudes e Práticas na População Brasileira 83
Pessoas
 assexuais 15, 16, 265, 308
  abordagem do profissional de saúde 268
  na zona cinza 265
  relacionamentos 267
 com deficiência física 272, 334
 intersexo 257, 311, 314
  abordagem multiprofissional e interdisciplinar 259
  suporte cirúrgico e outros procedimentos 262
  suporte hormonal 262
  suporte multiprofissional nao adolescente e adulto 261
 LGBTQIA+
  com deficiência 272
  contexto não urbano 274
  no sistema prisional 282
  idosas 139
  imigrantes e refugiadas 284
  privadas de liberdade 281
 não binárias 249
  fatores interseccionais 253
  legislação e direitos humanos 251
 pansexuais 15, 16
 que vivem com HIV 320
 trans 312
 transexuais não binárias 249
Pet Play 296
Pílulas contraceptivas 234
Pissing ou *golden shower* 298
Política Nacional de Saúde Integral de Lésbicas, Gays, Bissexuais, Travestis e Transexuais 92, 153

Poppers 407
População
 intersexo 97
 LGBTQIA+ e aborto 324
 transgênero 97
Portarias do processo transexualizador do SUS 108
Povo Mohave e crianças alyha 54
Povos indígenas 66
PRACTICE 180
Práticas 171
 sexuais 12
Prazer 171
Preconceito 100
 discriminação e vitimização 406
Preferências 171
Preservação da capacidade reprodutiva das pessoas trans e intersexo 321
Preservativo peniano/externo 333
Prevenção
 às doenças crônicas e prevenção quaternária na população LGBTQIA+ 347
 de doenças e rastreamentos 219
 de IST na prática anal 331
 do câncer de canal anal e condiloma 331
 quaternária na população LGBTQIA+ 347
Princípios de Yogyakarta 108, 285
Problemas
 cardiovasculares na população LGBTQIA+ 349
 dermatológicos 483
 de saúde mais comuns 208
 respiratórios na população LGBTQIA+ 353
 uso da internet 418
Procedimentos
 dermatológicos 482
 feminizantes de face 461
 minimamente invasivos 471
 para mudança da estética facial 482
Processo
 de "saída de armário" para pessoas LGBTQIA+ 124
 de transição de gênero 241, 435
 de transição social
  disforia de gênero 431
 transexualizador do SUS 107, 110, 151
Proctite 386
Proctocolite 387
Produção científica sobre especificidades da saúde LGBTQIA+ 507
Profilaxia pré-exposição 151
Profissionais de saúde 118, 171
Programa Brasil Sem Homofobia 94
Programa de atenção ao HIV e situação epidemiológica atual no Brasil 373

Promoção e educação em saúde 209
Prostatite 384, 385
Proteção social e o direito à saúde 92
Próteses
 externas 362
 penianas 241
Pseudo-hermafroditismo 35
Psicanálise 198
Psicodrama 199
Psicologia 547
 afirmativa 197
 analítica junguiana 198
 cognitiva 202
Psicoterapia 128, 402, 437, 438
Psiquiatria 549
Puberdade 443

Q

Qualidade de vida sexual 292
Queer of Color 20
Queimaduras 297
Queixas sexuais 301, 303, 305
Questão
 bioética 488
 homossexual 21
 intersexo 25
 transgênero 22

R

Racismo em foco 62
Rastreamento de câncer
 de colo uterino 359
 de mama 361
Rastreamento de violência 191
Recém-nascido com genitália atípica 259
Recomendações curriculares para o ensino de sexualidade e gênero 514
Reconstrução da neovagina realizada 110
Rede
 de apoio do paciente 147
 de assistência nacional 557
 de cuidado intersetorial LGBTQIA+ 163
Reflexões sobre outras identidades sexuais 57
Registro e prontuário 150
Regulação 150
Rejeição parental 113
Relação
 identidade de gênero e genética 40
 uso de substâncias e práticas sexuais 408
Religião 72
Religiosidade 72
Remoção de pelos 483
Reprodução assistida 318-320

Respaldo legal e ético para atuação do profissional 326
Resposta fisiológica sexual 293
Resposta sexual humana 293
Revelação social 124
Risco cardiovascular QRisk 346

S

Sadismo 296
"Saída do armário" 114, 121, 407
   do profissional 124
   para pessoas LGBTQIA+ 122
Salmonella sp 387
Salpingooforectomia 474
Sangue menstrual 299
Saúde
   da população bissexual e pansexual 225
   LGBTQIA+ na Saúde Suplementar 95
   mental
      homens trans 244
      mulheres trans e travestis 235
      pessoas não binárias 253
      violência 212
   na escola 165
   reprodutiva 318
      pessoas não binárias 254
   sexual 209
      pessoas não binárias 255
Scat 298
Segurança 163
   de impacto físico das zonas corporais 297
Self
   de gênero verdadeiro 42
   verdadeiro 42
Sentimento de pertencimento a alguma comunidade 157
Serviços
   ambulatoriais especializados 152
   de assistência 100
   de atenção primária à saúde 158
   de emergência 152
   de HIV/Aids 151
   de saúde 86, 147
   habilitados/credenciados no processo transexualizador 109
Serviço Social 550
Sexo
   anal 329, 365
      abordagem no consultório 330
      anatomia e fisiologia 330
      cuidados 332
      sem preservativo 335
      uso de substâncias e anestésicos locais 336
   atípico 32, 258
   biológico 13, 260
   cerebral 36
   religião e o pensamento científico 18
   reverso XY 35
Sexualidade 12, 292
   aspectos históricos 18
   da pessoa com deficiência 273
   feminina 303
   gênero e cultura 52
   no campo 275
Shigella sp 379, 387
Sífilis 379, 381
Sigilo da orientação sexual 402
Sigla LGBTQIA+ 15
Signos 60
Siliconoma 467
Símbolos 60
Síndrome
   da imunodeficiência adquirida 7, 89, 93, 144, 335, 373, 374
   de insensibilidade androgênica completa 36
   do membro fantasma 343
   depressivas e ansiosas 390
      homens trans 244
Sinergia de vulnerabilidades 230
Sistema familiar e a diversidade sexual e de gênero 176
Sistema reprodutor 36
Sistema Único de Saúde 92
Situação de rua 232
Sobrepeso e obesidade 348
Solventes 407
Sorofobia 376
Strap on ou cinta peniana 343
Subordinação 61
Substâncias para preenchimentos faciais e contorno corporal 484
Subvirilização de homem XY 35
Suicídio 399, 401, 454
   homens trans 245
   idosos 143
   tratamento farmacológico 403
Swab de reto 385

T

Tabagismo 349
Tabela de Tanner 444, 445
Teoria
   Crip 272
   Queer 19, 39
Terapia
   em grupo 402
   familiar 403
   ocupacional 552
   reparativa 104, 493
Termo de consentimento livre e esclarecido 467
Testosterona 35, 46, 362, 449
   na genitália e órgãos reprodutivos 361
   sérica 456
Tireoplastia 110
Top surgery 471
Toque retal 172
Tortura 103
Trabalho
   com famílias 177
   com grupos e educação popular 164
   da musculatura do assoalho pélvico 481
   sexual 279
      mulheres trans e travestis 232
      nos diferentes cenários 279
Transexualidade 16
   no DSM 24
Transfemininas 14
Transfobia internalizada 244
Transformações corporais 108
Transformistas 53
Transgeneridade 14, 15, 240
Transgênero 14, 435
Transição
   de gênero 14
   na família 182
   social 127, 241
   de gênero 438
   na adolescência 130
   na fase adulta 130
   na infância 129
Transmasculinas 14
Transtornos
   alimentares 421
   de ansiedade 393
   de dor sexual na penetração 304, 305
   de estresse agudo e transtorno de adaptação 395
   de estresse pós-traumático 394
      homens trans 244
   de pânico 395
   de personalidade *borderline* 403
   dismórfico corporal 420, 423, 437
   do espectro autista 429
   obsessivo-compulsivo 395
Transvestigênere 14
Tratamento fora do domicílio 151
Travestis 26, 56, 229
Travestilidade 54
Treinamento dos profissionais 153
Trichomonas vaginalis 384

Two-spirits 54

U

Úlceras 386
Undecilato de testosterona 455
Ureaplasma urealyticum 384
Uretrite 384
Urologia 552
Uso, abuso e dependência de substâncias 405
    acesso ao sistema de saúde 407
    consumo pela população LGBTQIA+ 408
    idosos 143
    principais consumidas pela população LGBTQIA+ 410
Uso problemático de internet e aplicativos 417

V

Vaginose bacteriana 357, 379
Variações
    de práticas sexuais 294
    do corpo intersexo 28
    do desenvolvimento do sexo 28
    transculturais 54
Variantes genéticas 34
Vida virtual 414
Vigorexia 423
Violência 85
    às pessoas LGBTQIA+ 187
    contextos 189
    doméstica 189, 231, 243
    epidemiologia 187
    estresse de minorias 187
    física 189
    idosos 145
    institucional 515
        na prática clínica 102
        no cuidado das pessoas intersexo 105
        nos serviços de saúde 101
    moral 188
    na escola 190
    no ambiente de trabalho 191
    no ambiente virtual 416
    patrimonial 189
    policial e privação de liberdade
    mulheres trans e travestis 231
    psicológica 188
    sexual 189
        homens trans 244
        sinais indiretos 191
Vírus da imunodeficiência humana 373
Visibilidade lésbica 206
Vivência do gênero 39
Vivências no sistema de saúde brasileiro 1
Vulnerabilidade 59
    das pessoas idosas LGBTQIA+ 141
    programática 100, 101
    social e aspectos interseccionais 407

X

Xerose cutânea e prurido 484

Z

Zika 379